T0226318

Klinisches Jahrbuch.

Im Auftrage Seiner Excellenz
des Ministers der geistlichen, Unterrichts- und Medicinal-Angelegenheiten
Dr. von Gossler

unter Mitwirkung der vortragenden Räte

Professor Dr. C. Skrzeczka   und   **Dr. G. Schönfeld**
Geh. Ober-Medicinalrat   Geh. Ober-Medicinalrat

herausgegeben

von

Professor Dr. A. Guttstadt.

Ergänzungsband.

Die Wirksamkeit des Koch'schen Heilmittels gegen Tuberkulose.

Springer-Verlag
Berlin Heidelberg GmbH
1891.

Die Wirksamkeit

des

Koch'schen Heilmittels gegen Tuberkulose.

Amtliche Berichte

der

Kliniken, Polikliniken und pathologisch - anatomischen Institute

der Preussischen Universitäten.

 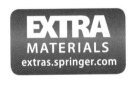

Mit einer Zusammenstellung der Berichtsergebnisse
von **Professor Dr. Albert Guttstadt.**

Springer-Verlag
Berlin Heidelberg GmbH
1891.

Additional material to this book can be downloaded from http://extras.springer.com.

ISBN 978-3-642-89013-0   ISBN 978-3-642-90869-9 (eBook)
DOI 10.1007/ 978-3-642-90869-9
Softcover reprint of the hardcover 1st edition 1891

Vorwort.

Seine Excellenz der Minister der geistlichen, Unterrichts-
und Medicinal-Angelegenheiten, Herr Dr. von Gossler, hat
in seinem Erlass vom 1. December 1890 den Wunsch ausgesprochen, von den sämmtlichen Direktoren der Kliniken und
Polikliniken, in welchen das Koch'sche Heilmittel gegen
Tuberkulose zur Anwendung gebracht werde, bis zum
1. Januar d. J. eingehenden Bericht über die damit gemachten
Erfahrungen zu erhalten. Dieser Wunsch ist auch den Vor-
stehern der in der Königlichen Charité befindlichen nicht
klinischen Abtheilungen zur Kenntniss gebracht worden.
Ferner ist, nachdem Herr Geheimer Medicinalrath Professor
Dr. Robert Koch im städtischen Krankenhause Moabit in
Berlin die Oberleitung über einige Abtheilungen desselben
übernommen hatte, an den Magistrat von Berlin das Er-
suchen gerichtet worden, von den Direktoren des genannten
Krankenhauses ebenfalls Berichte über denselben Gegenstand
einzufordern und dem Ministerium zur Verfügung zu stellen.
Schliesslich sind durch Erlass vom 12. December 1890 auch die
Direktoren der pathologisch-anatomischen Institute veranlasst
worden, über ihre einschlägigen Erfahrungen bei Sectionen und
anderen Untersuchungen zu berichten.

In Folge dessen sind im Ganzen 55 Berichte eingegangen.
In denselben kann es sich zur Zeit, wie dies auch von den

meisten Berichterstattern hervorgehoben wird, nicht um endgültige Feststellungen, sondern nur um Mittheilung der mit
grösster Sorgfalt gemachten Beobachtungen und der aus denselben gewonnenen vorläufigen Ergebnisse handeln.

Da aber ungeachtet dieses Vorbehaltes die Berichte wohl
geeignet sein dürften, zur Aufklärung der ärztlichen Welt über
das Koch'sche Heilmittel beizutragen, so erschien es rathsam, dieselben in dem vorliegenden Ergänzungsbande zum
»Klinischen Jahrbuch« zu veröffentlichen.

Am Schlusse desselben hat der Unterzeichnete versucht,
die Berichtsergebnisse kurz zusammenzustellen.

Berlin, den 20. Februar 1891.

Der Herausgeber.

Inhaltsverzeichnis.

I. Universität Berlin.

Aus der I. medizinischen Klinik.

Bericht des Direktors, Geheimen Medizinalrath Prof. Dr. Leyden.

(Vom 31. December 1890.)

Auf der **I. Medizinischen Klinik** sind vom 20. 11. 90 bis zum Abschluss des Berichts mit Koch'schen Einspritzungen behandelt worden:

A. Tuberkulose: 56.

I. Lungentuberkulose: 52. 1. Beginnende: 9. 2. Mässig vorgeschrittene: 23. 3. Vorgeschrittene (cavernöse): 20. Von letzteren sind gestorben: 4.

II. Andere Tuberkulose: 4.

B. Pleuritis-Kranke: 8, davon 1 geheilt entlassen.

C. Kontroll-Injektionen erhielten: 67. I. Mit Reaktion: 31. II. Ohne Reaktion: 36.

Es betrug insgesammt: die Zahl der Injicirten: 131; die Zahl der Injektionen: 747; die verbrauchte Lymphe: 7,3755 g.

Die grösste Zahl von Injektionen bei einem Kranken belief sich auf 24; die grösste Injektion bei einem Kranken enthielt 0,1 g; die grösste Menge, die ein Kranker bekommen hat, betrug 0,582 g.

Die Behandlung der Tuberkulose mittelst der Koch'schen Lymphe wurde am 20. November begonnen, ist also bei einer Anzahl von Patienten, welche von Anfang an bis heute dieser Behandlung unterworfen sind, 6 Wochen fortgesetzt worden. Ausser den Tuberkulösen ist eine Anzahl von Patienten, welche nicht als tuberkulös angesehen wurden, der Wirkung des Mittels unterworfen worden. Diese, zur diagnostischen Prüfung, vorgenommenen Injektionen sind in den beifolgenden Berichten als Kontroll-Injektionen bezeichnet worden.

Die nachstehenden 4 Berichte sind von den Assistenzärzten der 4 klinischen Krankenabtheilungen nach den aufgezeichneten Krankheits-

Journalen zusammengestellt, über jeden einzelnen Krankheitsfall ist ein kurzer Krankheitsbericht verzeichnet, welcher, ganz objektiv gehalten, zur Grundlage der Beurtheilung dienen soll. Die regelmässige mikroskopische Untersuchung des Auswurfes wurde von Herrn cand. med. Obst übernommen. Im Ganzen wurden in dem angegebenen Zeitraum 128 Kranke, (nachträglich sind noch 3 hinzugefügt, so dass die Gesammtzahl auf 131 angegeben ist), und zwar 43 Männer, 85 Weiber, der betreffenden Behandlung unterworfen, einzelne (zumal die Kontroll-Injektionen) erhielten nur 1 oder 2 Injektionen, bei einer nicht unbeträchtlichen Anzahl von Kranken ist die Behandlung von Anfang an (20. November) bis heute fortgesetzt, so dass wir bereits über einige zusammenhängende Beobachtungen verfügen.

Den wichtigsten Theil dieser Beobachtungen bilden die Tuberkulosen und unter diesen wieder die Lungentuberkulosen. Von diesen wurden im Ganzen 53 (24 Männer, 29 Weiber) der Behandlung unterzogen, dazu kommen 6 mit anderweitiger (Darm-, Kehlkopf-, Wirbeltuberkulose) und auch 8 Fälle von Pleuritis können grösstentheils dazu gerechnet werden. Ich habe die Fälle von Pleuritis besonders gruppirt, sofern bei ihnen bestimmte Zeichen von Tuberkulose nicht vorlagen. Indessen ist es eine bereits seit längerer Zeit feststehende Erfahrung, dass eine erhebliche Prozentzahl der Fälle von primärer seröser Pleuritis später tuberkulös wird und dass höchst wahrscheinlich schon die anscheinend primäre Pleuritis auf tuberkulöser Basis beruht. Dieser Erfahrung gegenüber bot die Behandlung mit Koch'scher Lymphe besonderes Interesse; sie ergab, dass die grösste Mehrzahl dieser Fälle auf das Mittel in derselben Weise reagirte, wie Tuberkulöse. Bei einigen (2) kam es im Verlaufe der fortgesetzten Injektionsbehandlung zum Auswurf eines bacillenhaltigen Sputums, obgleich vorher die physikalische Untersuchung der Lungen keine Zeichen von tuberkulöser Affektion derselben nachweisen konnte. Bei anderen hielt die Reaktion auf die Koch'sche Lymphe lange an, ohne dass deutliche Zeichen von Tuberkulose hervortraten, bei wenigen blieb die Reaktion aus.

Kontroll-Injektionen wurden bei 67 Patienten (16 Männer, 51 Frauen) gemacht. Von diesen standen nur wenige im Verdacht einer latenten Tuberkulose. Mehrere waren hereditär belastet oder hatten in der Kindheit skrofulöse Drüsenanschwellungen gehabt. Bei der grossen Mehrzahl lag aus den vorhandenen Symptomen ein Verdacht auf Tuberkulose nicht vor. Trotzdem haben von diesen 67 Kranken 31, also die kleinere Hälfte, mit Fieber reagirt (8 Männer, 23 Weiber), während 36 (8 Männer, 28 Weiber) ohne jede Reaktion blieben. Von denjenigen, welche auf die Injektionen reagirten (alle mit Fieber, einige auch mit lokalen Symptomen), wurde bei mehreren Tuberkulose evident, indem im Halse, an der Zunge oder in den Lungen tuberkulose Eruptionen hervortraten. Dieselben waren im Ganzen leicht und oberflächlich und verheilten wieder in nicht zu langer

Zeit, nur bei einem Theile derselben konnten Tuberkelbacillen nachgewiesen werden. Die Fieberreaktion nach der Koch'schen Injektion
dauert bei mehreren derselben noch jetzt an.

Eine andere Gruppe bilden diejenigen, welche auf die Koch'sche
Injektion reagirten, bei welchen keine lokale Affektion nachgewiesen
oder entstanden ist, welche aber hereditär belastet sind. Bei einzelnen
dieser ist die Reaktion sehr lebhaft und andauernd.

In einer dritten Gruppe von Patienten, welche deutlich, ziemlich
lebhaft und zum Theil auch wiederholt reagirt haben, konnte auf
keine Weise das Bestehen tuberkulöser Prozesse auch nur wahrscheinlich gemacht werden.

Die grössere Hälfte der zur Kontrolle Injicirten (36) reagirte
nicht. Die bestehenden Krankheitszustände waren sehr verschieden.
Bemerkenswerth ist, dass Carcinomatöse niemals eine Reaktion zeigten.

Wenn wir nun spezieller auf die Tuberkulösen eingehen, so
zeigten dieselben ziemlich ausnahmslos eine deutliche Reaktion auf
die Injektion der Koch'schen Lymphe. Doch trat bei einigen die
Reaktion erst nach wiederholten Injektionen und nach verstärkten
Dosen ein. Bei Einzelnen blieb trotz starker Dosen die Fieberreaktion
gering. Diese Kranken waren zum Theil Fälle von sehr fortgeschrittener Phthise, bei welchen man daran denken konnte, dass sie
nicht mehr so viel Lebenskraft hatten, um mit lebhaftem Fieber zu
antworten. Indessen Andere, welche sich nicht in besserer Lage befanden, reagirten lebhaft. Einige Fälle von Lungentuberkulose mit
amyloider Degeneration reagirten sehr wenig, andere lebhafter. Auch
die Fälle von beginnender Phthise zeigten ein verschiedenes Verhalten.
Einige reagirten wenig, erst auf grössere Dosen, wobei die Reaktionsfähigkeit schnell abnahm; andere reagirten auf kleine Dosen und die
Reaktion blieb lange Zeit lebhaft, ohne dass man mit den Dosen
steigen konnte. Auch bei den Fällen mittlerer Intensität zeigten sich
grosse Verschiedenheiten, so dass sich im Allgemeinen ein bestimmtes
Verhältniss zwischen der Reaktionsfähigkeit und der Ausbreitung des
tuberkulösen Prozesses nicht erkennen lässt.

Was nun die Wirkungen betrifft, welche nach der subcutanen
Injektion in dem Organismus des injicirten Patienten eintreten, so
werden diese zunächst als Reaktionserscheinungen bezeichnet.
Diese Reaktionserscheinungen unterscheiden sich:

a) in allgemeine und
b) in lokale.

Die allgemeinen Reaktionserscheinungen dokumentiren
sich in Fieber mit mehr oder minder starker Erhöhung der Blut-
temperatur, woran sich eine Reihe von Symptomen anschliesst, welche
wir auch sonst im Zusammenhange mit fieberhaften Krankheiten beobachten. Möglich, ja wahrscheinlich ist, dass wir diese Symptome,
welche übrigens von höchster Bedeutung sind, noch durchaus nicht
vollständig kennen.

a) Die Temperaturerhöhung tritt in der Regel 8—10—12 Stunden nach der Injektion ein, leitet sich oft mit einem Schüttelfrost ein, erreicht eine Höhe von 38,5 — 39,5 — 40° und mehr; die höchste von mir selbst beobachtete Temperatur betrug 40,8° C. Nach einigen Stunden fällt die Temperatur ab, erreicht wieder die Norm oder sinkt unter deutlichen Collaps-Erscheinungen unter die Norm auf 35° und sogar 34° C.

b) Die Pulsfrequenz steigt wie im Fieber, jedoch nicht ganz parallel der Temperatur. In der Regel ist sie relativ hoch, wir beobachteten 150 — 160 Pulsschläge. Der Puls war fieberhaft, eher schwach und flatternd.

c) Die Respirationsfrequenz war gesteigert, zuweilen auf 40 — 60 in der Minute.

Mit der erheblichen Steigerung der Puls- und Respirationsfrequenz geht in der Regel — wenn auch nicht regelmässig — ein Gefühl lebhafter Beklemmung einher (mit Herzklopfen), wozu sich öfters abnorme schmerzhafte Sensationen am Herzen hinzugesellen, welche selbst die Fieberperiode überdauern. Auch in Fällen, wo der Injektion kein Fieber folgte, ist wiederholt Herzklopfen, Beängstigung, Herzschmerz und Schwächegefühl angegeben. Der Herzschlag war auch in diesen Fällen beschleunigt, öfters unregelmässig.

d) Von Seiten des Nervensystems wurde im Reaktionsstadium Kopfschmerz, Schwindel, zuweilen Delirien und Sopor beobachtet. Der Kopfschmerz war mitunter gerade da, wo die Fieberreaktion ausblieb, besonders heftig und belästigend.

e) Der Digestionsapparat reagirt am häufigsten mit Appetitlosigkeit, Widerwillen gegen Speisen, Übelkeit und Erbrechen. Nicht selten wurden Magenschmerzen angegeben, selten Durchfälle und Darmschmerzen. Milzanschwellung wurde mehrmals konstatirt.

f) Den Harnapparat betreffend, so wurde einige Male die Diurese vermehrt, häufiger wurde der Urin dunkel und sparsam. Albuminurie wurde in zwei Fällen beobachtet, wo Nephritis vorhergegangen, die Albuminurie aber bereits geschwunden war. Bemerkt sei hierzu noch, dass in einem Falle von Diabetes nach wirksamer Injektion der Koch'schen Lymphe Aceton-Geruch und Reaktion im Harn auftrat, in einem zweiten Falle jedoch nicht.

g) Die Haut betreffend, so wurde in einem Falle ein scharlachartiges Exanthem beobachtet, mehrmals Herpes labialis, zweimal eine eigenthümliche Röthung und Infiltration der Wangenhaut.

h) Das Allgemeinbefinden in der fieberhaften Reaktionsperiode war in der Regel ganz erheblich alterirt. Einige Patienten ertrugen die Beschwerden ohne besondere Klagen und sogar freudig, von der Hoffnung auf günstigen Erfolg getragen. Andere Patienten klagten und wimmerten erheblich. Einige verweigerten sogar in der Folge die Fortsetzung der Kur; Einige wurden schon dadurch, dass sie an

Anderen die Wirkung des Mittels sahen, so abgeschreckt, dass sie es ablehnten, in die Kurmethode einzutreten.

Objektiv waren die Patienten in der Fieberperiode und nach derselben häufig sehr stark, andere Male weniger stark angegriffen; sie fühlten sich in der Folge matt und elend, sie sahen blass aus und magerten deutlich ab. Dies sind die natürlichen Folgen der fieberhaften Reaktion. Denn dies künstlich erzeugte Fieber ist ebenso wie das natürliche mit einer nicht unerheblichen Consumtion von Körpersubstanz verbunden, wie die vermehrte Harnstoffausscheidung beweist. Die Abmagerung hängt von dem Verhältniss der Consumtion zur Nahrungsaufnahme ab, und da der Appetit in der Regel stark litt, so war das Resultat der Wägungen, welche meistentheils eine erhebliche Abnahme des Gewichts nachwies, leicht erklärlich. Ein Zunehmen des Körpergewichts sahen wir bei Patienten, welche nur wenig fieberhaft reagirten und unter dem Einfluss der Hospitalpflege reichlich Nahrung aufnahmen. Die Angabe bezw. Ansicht, dass durch das Koch'sche Heilverfahren selbst eine bessere Ernährung erzielt werden könnte, kann nur auf einer missverständlichen Auffassung der Ernährungsverhältnisse in Krankheiten beruhen.

Im Ganzen ergiebt sich demnach aus den bisher vorliegenden Beobachtungen, dass die Injektion der Koch'schen Lymphe bei dem Kranken einen sehr erheblichen Eingriff darstellt, welcher eine entschiedene Verschlechterung des Zustandes hervorruft und mitunter so heftige Erscheinungen, dass das Leben bedroht ist. Ich selbst habe keinen Unfall erlebt — doch sind Todesfälle in den Zeitungen berichtet. Dieser Eingriff bezw. die Gefahr geht meistentheils (nicht immer) parallel der Intensität der Fiebersteigerung und der sie begleitenden Wirkung auf das Herz. Daher ist die Frage berechtigt, ob die Fiebererregung vermieden werden kann und ob sich die etwaigen Heilwirkungen des Mittels auch dokumentiren, wenn keine fieberhafte Reaktion auftritt. Diese Frage lässt sich noch nicht sicher beantworten, doch möchte ich vermuthen, nach der Natur der Wirkung, soviel wir bis heute davon wissen können, — dass die fieberhafte Reaktion ein wesentlicher Teil der beabsichtigten Heilwirkung ist.

Was nun die lokale Reaktion betrifft, so besteht dieselbe, wie bekannt, in einer Kongestion, Schwellung und entzündlichen Infiltration der tuberkulosen Herde. In den Lungen äussert sich dies zunächst durch das Gefühl von Druck und Schmerzhaftigkeit der affizierten Partien, pleuritischen Stichen in der Seite, wozu vermehrte Atmung und Dispnoe hinzutritt. Sodann beobachtet man öfters neue Exsudationen, z. B. Ergüsse in die Pleura oder neue Dämpfungen und Rasselgeräusche in der Nähe der alten tuberkulosen Herde. Diese neuen Infiltrationen können recht erheblich werden und sogar Lebensgefahr bedingen. In der Regel sind sie nicht so erheblich; nach einigen Tagen lassen die Reizerscheinungen nach und ein Theil der neuen

Symptome geht zurück. Ob sie immer vollständig rückgängig werden, kann noch nicht gesagt werden. An den Stellen alter Infiltration wird in der Regel das Rasseln reichlicher. Zuweilen wird es grossblasig und konsonirend, so dass die Bildung von Cavernen bezw. deren Vergrösserung zu vermuthen ist. In anderen Fällen wird das Rasseln sparsamer, zuweilen gehen sogar die Grenzen der Dämpfung zurück. In denjenigen Fällen, wo in den Lungenspitzen Rasseln auftrat, welches bisher nicht bestand, ist dasselbe, soweit wir bis jetzt beobachten konnten, noch nicht wieder verschwunden.

Was den Auswurf betrifft, so trat wiederholt in demselben Blut auf, niemals in erheblicher Menge. Meistens wurde der Auswurf nach den ersten Injektionen reichlicher, dann sparsamer und schleimiger. Im weiteren Verlaufe der Behandlung waren indessen konstante und bleibende Verhältnisse nicht zu konstatiren. Menge und Bacillengehalt wechselten. Eine deutliche unzweifelhafte Einwirkung konnte nicht konstatirt werden.

Der Verlauf der Injektionen. Dosirung. Wir begannen fast ausnahmslos mit 0,001 und stiegen mehr oder minder schnell, doch im Ganzen vorsichtig und langsam, so dass wir nach nunmehr fünfwöchentlicher Behandlung nur in sehr wenigen Fällen die Maximal-Dose von 0,10 erreicht haben. Massgebend für die Steigerung der Dosis war das Ausbleiben der Reaktion für die bisherige Dosis. Hierin zeigte sich aber das Verhalten der Patienten sehr verschieden. Bei mehreren konnte selbst innerhalb der ganzen 5 Wochen nur wenig gestiegen werden, weil sie andauernd auf kleine Dosen reagirten, und dies waren keineswegs vornehmlich Fälle von verbreiteter Tuberkulose, im Gegentheil mitunter solche, welche nur geringfügige Herde vermuthen liessen.

Die Wiederholung der Injektion hing wesentlich davon ab, ob die Patienten durch die vorhergehende Reaktion sehr angegriffen waren oder nicht. Nur selten zog sich das Reaktionsfieber bis in den zweiten Tag hinein. Doch mussten wir öfters zwei, drei Tage warten, ehe eine neue Injektion gemacht werden konnte.

Beendet wurde die Kur erst in sehr wenig Fällen, wo die Maximal-Dose von 0,10 ohne Reaktion geblieben war. Wir haben bis dato keine Veranlassung gehabt, über diese Dosis hinauszugehen. Die Frage, ob Patienten, welche auf 0,1 nicht mehr reagiren, dauernd reaktionsfrei bleiben oder ob sie später, und in welcher Frist, wieder ihre Reaktionsfähigkeit gewinnen, lässt sich bis jetzt noch gar nicht beantworten.

Wenn ich aus den mir bis jetzt zu Gebote stehenden Erfahrungen ein Resumé über die Wirkung des Koch'schen Geheimmittels an Menschen ziehen soll, so kann dies nur unter grosser Reserve geschehen. Denn erstens ist die Beobachtungszeit für eine Krankheit, wie gerade die Lungentuberkulose, welche in ihrem Verlaufe so viele spontane Schwankungen darbietet, sehr kurz zu nennen. Zweitens ist es sehr schwierig, die Wirkung eines Mittels zu beurteilen, von welchem man eigentlich nichts Bestimmtes weiss. Drittens ist nicht in Abrede zu stellen, dass die allgemeine Meinung durch die ungewöhnliche Art und das grosse Aufsehen, mit welchen die Koch'sche Entdeckung in die Oeffentlichkeit trat, in hohem Masse präokkupirt wurde, und dass es nicht leicht ist, sich eine selbstständige, ganz objektive Anschauung zu bilden. Ueberdies waren wir Aerzte genöthigt, direkt an kranken Menschen zu experimentiren und die Fragen, welche erledigt werden mussten, selbst zu formuliren. Denn die kurze Publikation des berühmten Entdeckers geht gar nicht in die Einzelheiten ein und giebt keine Spezialbeläge. Der Autor äussert sich weder darüber, was er unter beginnender Lungen-Phthisis versteht, noch woran wir die Heilung und das Verschwinden aller Symptome zu erkennen haben.

Wenn ich demnach das bisher durch die klinische Beobachtung Erworbene zusammenfasse, so würde ich unter der bereits ausgesprochenen Reserve Folgendes für thatsächlich halten.

1. Das Koch'sche Geheimmittel hat sich auch bei der Behandlung der Lungentuberkulose als ein Specificum erwiesen, insoweit als die grosse Mehrzahl der Tuberkulosen bereits auf sehr kleine Dosen reagirte, und die grosse Mehrzahl der Nicht-Tuberkulosen auch auf relativ grosse Dosen nicht reagirte. Man erkennt ferner an den entzündlichen Reaktionserscheinungen die lokale spezifische Einwirkung des Mittels.

2. Durch diese seine spezifische Eigenschaften kann das Mittel zur Sicherung der Diagnose tuberkulöser Prozesse wesentlich beitragen, doch würde ich niemals soweit gehen, daraufhin allein die Diagnose zu stellen, ehe nicht anderweitige, durch die klinische Erfahrung erprobte und den bisherigen Mitteln der Diagnose zugängliche lokale Symptome auftreten.

3. Die Anwendung des Koch'schen Mittels ist unter den vom Entdecker angegebenen Kautelen in der Regel ohne Gefahr, doch scheint es, dass trotz aller Vorsicht Unglücksfälle vorgekommen sind und vorkommen können. Jedenfalls ist die Behandlung keine indifferente, sondern ein ganz bedeutender Eingriff, welcher häufig mit Verschlimmerung des Allgemeinbefindens, Consumtion der Kräfte und nicht selten mit lokaler Exacerbation des Prozesses verbunden ist. Ob von den letzten Exacerbationen allemal mit Sicherheit gesagt werden kann, dass sie wieder ohne Nachtheil rückgängig werden, ist noch nicht zu entscheiden. Ferner ist noch nicht zu entscheiden, ob das Mittel anderweitige Schädlichkeiten, wie etwa neue Infektionen, erhebliche Schmelzung und Cavernenbildung herbeiführen oder gar Keime von Bacillen gelegentlich in den bisher davon freien Körper einführen kann. So lange wir weder die chemische Beschaffenheit, noch die Art der Zubereitung kennen, ist ein Urteil über so wichtige Fragen gar nicht zu formuliren.

Die Frage der Heilwirkung auf die Lungentuberkulose lässt sich noch nicht beantworten. Man wird wohl sagen dürfen, dass so eklatante Heilerfolge, eine so direkte Heilwirkung, wie sie nach der ersten Publikation erwartet wurden, nicht zu konstatiren waren. Ein Vergleich des Koch'schen Mittels mit der Wirkung des Chinins beim Wechselfieber trifft nicht zu. Die schweren Fälle der Lungentuberkulose, gleichgiltig, ob sie auf das Mittel heftig oder schwach oder gar nicht reagiren, lassen keinen merklichen Einfluss erkennen. Der Verlauf wird nicht verändert, und der Exitus letalis ist wiederholt auch auf meiner Klinik in der bisher bekannten Weise eingetreten.

Schwieriger ist das Urtheil über die Fälle von Lungenphthise, welche weniger vorgeschritten sind, oder gar die Fälle von beginnender Lungenphthise.

Von den Fällen der zweiten Art sind einige schlimmer geworden, andere zeigten einen erfreulichen Verlauf. Wieviel von dem einen oder dem anderen auf das Mittel geschoben werden soll, lässt sich nicht beantworten, da der Verlauf der Lungenphthise kein so regelmässiger und typischer ist, um Abweichungen leicht zu beurtheilen. Auffällige Beeinflussungen des Verlaufes können wir nicht angeben. Endlich die Fälle von beginnender Lungenphthise, auf welche wir nach Koch ein besonderes Gewicht legen müssen, lassen auch noch kein entscheidendes Urtheil zu. Zwar treten die Krankheitsfälle, welche der Charité zugehen, in der Regel schon in einem weiter vorgeschrittenen Stadium ein, aber wir haben zur Zeit auch mehrere Fälle, welche man mit allem Grund als beginnende Phthise bezeichnen kann. Fast allen diesen Fällen geht es recht gut, aber die Frage, ob dieses Gutgehen dem Koch'schen Heilverfahren zuzuschreiben ist, lässt sich nicht entscheidend beantworten. Wenigstens müsste ich eine solche definitive Beantwortung für durchaus willkürlich erklären. Wenn es ihnen gut geht, so ist es nicht auszuschliessen, dass es ihnen unter den gleichen Verhältnissen auch ohne die Koch'sche Behandlung ebenso gut gehen würde. Freilich ist unter den vielen Zeitungs-Publikationen, deren Quelle man nicht kennt, auch wiederholt gesagt worden, dass bisher die interne Medicin mit der Tuberkulose gar nichts anzufangen wusste und dass gelegentliche vereinzelte Heilungen nur dem Zufall zu verdanken waren. Eine solche Darstellung ist entweder tendenziös oder beruht auf sehr mangelhafter Kenntniss von der internen Medicin oder auf der sehr einseitigen dogmatischen Vorstellung, dass die interne Therapie nur in specifischen Heilmitteln gipfeln sollte. Es giebt verschiedene Wege, den kranken Menschen die Gesundheit wiederzugeben, und so ist es auch mit den Anfangsstadien der Tuberkulose. Die Heilungen dieser waren durchaus nicht selten und sind, seit wir die Tuberkulose durch Nachweis der Bacillen im Auswurf sehr frühzeitig nachweisen können, noch wesentlich häufiger geworden. Daher ist die Entscheidung der Frage, durch welche Einflüsse ein

Patient im ersten Anfangsstadium der Lungentuberkulose gesund geworden ist, durchaus nicht einfach und leicht zu beantworten, und es
können erst zahlreiche und lang fortgesetzte Beobachtungen hierüber
eine Entscheidung bringen.

Diejenigen Fälle von beginnender Phthisis, welche ich auf der
I. Medicinischen Klinik beobachtete und zum Theil 5 Wochen lang
behandelte, geben meiner Ansicht nach keine Entscheidung. Der
Verlauf derselben geht gleichmässig zum Besseren, ohne jedoch eine
eclatante Wendung zu zeigen, welche dem Medikament allein zuzuschreiben wäre. Die Bacillen sind zeitweise geschwunden, kehren
aber unter der fortgesetzten Behandlung wieder. Ganz geschwunden
sind sie nur in einem Falle, bei welchem überhaupt nur einmal zwei
Tuberkelbacillen gefunden wurden. Die Reaktionsfähigkeit hält bei
einigen immer noch an, bei anderen, wo sie verschwunden ist, war
sie von vornherein keine lebhafte. Ich bin demnach der Meinung,
dass sich ein definitives Urtheil bis jetzt noch nicht fällen lässt.

Das eine möchte ich noch hinzufügen, dass ich es eine Herab-
würdigung unserer Kunst und Wissenschaft nennen muss, wenn man
meint, die Behandlung der Tuberkulösen auf nichts weiter als die
subcutanen Injectionen zu basiren. Der kranke Mensch verlangt,
selbst wenn ein untrügliches Specificum gegeben wäre, noch mehr
Rücksicht und ärztliche Behandlung. Zur blossen .Anwendung subcutaner Injectionen braucht man gar keinen Arzt, das kann jeder
Diener machen. Wer in der ärztlichen Kunst nichts weiter sieht, als
einen schematischen Mechanismus, der sollte dem Krankenbette fern
bleiben. Die Folgen eines so barbarischen Verfahrens können nicht
ausbleiben und sind nicht ausgeblieben. Sie setzen die ärztliche
Kunst herab. Wenn nicht Wissenschaft und Kunst, Wissen und
Humanität, Gewissenhaftigkeit und Sorgfalt Hand in Hand gehen,
so hat die ärztliche Kunst keine segensreiche Zukunft zu erwarten.
Die Wissenschaft ohne Kunst und Humanität wird für den kranken
Menschen wenig erreichen, und es wäre sehr verhängnissvoll, wenn
man die ganze Therapie auf der Auffindung und Anwendung von
Specificis aufbauen wollte. Der Satz, dass die höchste ärztliche
Leistung darin besteht, den Krankheitsherd zu treffen, ist durchaus
einseitig und dogmatisch. Zu segensreicher Behandlung gehört Kenntniss des menschlichen Körpers und Geistes in allen seinen mannig-
faltigen Functionen und Wandlungen, und zu einem Krankenhause,
welches der Kultur unseres Zeitalters entsprechen soll, gehört nicht
bloss eine Apotheke, sondern ebenso reiche Mittel für Pflege, Be-
köstigung und Comfort der Kranken, Dinge, bezüglich deren fast
allenthalben noch vieles zu thun übrig bleibt.

Krankengeschichten.

Frauenstation I. (Stabsarzt Dr. Goldscheider.)

Zahl der Injicierten: 38. Zahl der Injektionen: 175. Menge der injicierten Flüssigkeit: 0,9505 g.

Anfang der Injektionen am 20. 11. 90. Die grösste Zahl der Injektionen, die eine Patientin bekam, betrug 14, die grösste Menge Flüssigkeit, die eine Patientin bekam, 0,120 g, die grösste Dosis bei einer Injektion 0,040 g.

Behandelt sind: A. Tuberkulose: 17. I. Lungentuberkulose: 15. 1. Beginnende: Keine; jedoch sind 2 Fälle, welche unter den Kontrollinjektionen aufgeführt sind und bei denen im Laufe der Injektions-Behandlung Bacillen im Auswurf auftraten (Fischer und Scholler), sowie der unter Kehlkopf-Tuberkulose geführte Fall »Thomas« hierher zu rechnen. 2. Mässig vorgeschritten: 8. 3. Vorgeschrittene: 7 (gestorben 2). II. Kehlkopf-Tuberkulose: 1. III. Wirbel-Tuberkulose: 1.

B. Pleuritis: 1.

C. Kontroll-Injektionen: 20 Kranke. I. Mit Reaktion: 12. II. Ohne Reaktion: 8.

A. Tuberkulose: 17. I. Lungentuberkulose: 15.

a. Gebessert: 1.

1. Bertha Stoi, Dienstmädchen, 29 Jahre alt, aufgenommen den 14. 11. 90. Phthisis pulmonis dextri mittleren Grades.

Zahl der Injektionen: 14, von 0,001 g bis 0,02 g, in Summa 0,0835 g. Erste Injektion am 20. 11. 90. Dauer der Injektions-Behandlung: 5 Wochen. Bei den Reaktionen treten sehr starke Schüttelfröste auf; höchste Temperatur war 40,9° C.

Patientin ist erblich nicht belastet. Husten und Auswurf bestehen seit 4 Jahren.

Status vor Beginn der Behandlung: Kleine, schwächlich gebaute, magere Person von 88½ Pfund Körpergewicht, ohne Fieber. Über und unter dem rechten Schlüsselbeine leichte Dämpfung; ebendort unbestimmtes Atmen mit mässig reichlichen, nicht klingenden kleinblasigen Rasselgeräuschen. Im 2. Interkostalraum vesikuläres Atmen mit schwachen Rasselgeräuschen am Ende der Inspiration. Spärliche Rasselgeräusche sind noch bis zur 6. Rippe zu hören. Ebenso verhält es sich in der rechten Seitenwand. In der rechten Fossa supraspinata mässige Dämpfung mit zahlreichen kleinblasigen dumpfen Rasselgeräuschen. In der Fossa infraspinata keine Dämpfung und mässig zahlreiche Rasselgeräusche. Von der 5. Rippe abwärts fehlen dieselben ganz. In der Höhe der 9. und 10. Rippe pleuritisches Schaben. Links in der Fossa supraspinata spärliche kleinblasige Rasselgeräusche.

Auswurf schleimig-eitrig, 70 ccm; Bacillen in mässiger Zahl.

Im Verlaufe der Injektions-Behandlung, bei welcher die Patientin in so ausnehmend starker Weise durch Schüttelfröste reagierte, dass eine ihr gegenüberliegende Schwindsüchtige aus Furcht vor der Koch'schen Kur das Krankenhaus verliess, wurde der Auswurf zunächst reichlicher und nahmen die Rasselgeräusche einen mehr klingenden Charakter an. Weiterhin nahm der Auswurf an Menge ab und verminderten sich die Rasselgeräusche.

Status vom 26. 12. 90. Schalldifferenz wie früher. Über und unter dem rechten Schlüsselbein unbestimmtes Atmen mit mässig reichlichen kleinblasigen, vielfach auch mittelgrossblasigen Rasselgeräuschen; weiter abwärts werden dieselben spärlich und sind vereinzelt bis zur 5. Rippe zu hören. Links, wie früher. Menge des Auswurfs 30 bis 40 ccm, Körpergewicht 85 Pfund. Die Patientin ist einen Teil des Tages ausser Bett und giebt an, sich wohler zu fühlen, als vor Beginn der Kur; speciell soll der Husten weniger quälend sein. Der Bacillengehalt, welcher sich zu Anfang vermehrt, später bedeutend abgenommen hat, hat in letzter Zeit wieder etwas sich vermehrt, so dass er als ein mässig reichlicher bezeichnet werden kann. Körpergewicht vor der Kur = 88$^1/_2$ Pfund, am Schlusse 84$^1/_2$ Pfund.

b. Unverändert: 12.

1. Krull, Kellnersfrau, 27 Jahre alt, aufgenommen den 2. 11. 90.

Mässig vorgeschrittene Phthisis pulmonis dextri.

Zahl der Injektionen: 8, von 0,001 g bis 0,008 g, in Summa 0,0215. Erste Injektion am 26. 11. Dauer der Injektions-Behandlung: 4 Wochen.

Patientin ist erblich nicht belastet; Husten und Auswurf bestehen seit Ende September 1890.

Status vor Beginn der Behandlung: Mittelgrosse, schwächliche, mässig genährte Frau von 80 Pfund Körpergewicht. Bis vor 3 Tagen bestand mässiges Fieber, zur Zeit ist Patientin fieberfrei. Vorn rechts über und unter dem Schlüsselbein und bis zur 3. Rippe herab, sowie in der Fossa supraspinata mässige Dämpfung mit unbestimmtem, im 1. und 2. Interkostalraum bronchialem Atmen mit zahlreichen kleinblasigen, zum Teil klingenden Rasselgeräuschen. Weiter abwärts unbestimmtes Atmen mit dumpfen kleinblasigen Rasselgeräuschen, nahezu bis zur unteren Lungengrenze. Linke Lunge zeigt nichts Besonderes. Auswurf ist vor drei Tagen blutig, jetzt schleimig-eitrig (50 ccm) mit nicht sehr zahlreichen Bacillen.

Seit Beginn der Injektionsbehandlung ist ein nahezu andauerndes Fieber entstanden. Die Kranke fühlt sich sehr angegriffen und bat, die Kur abzubrechen.

Status den 20. 12. 90.: Körpergewicht 79 Pfund. Die Dämpfung rechts vorn hat sich verstärkt und bis zur 6. Rippe herunter verbreitet. Ebenso ist es hinten. Im Bereich der Dämpfung scharfes bronchiales Atmen mit sehr zahlreichen kleinblasigen klingenden Rasselgeräuschen. Im 5. Interkostalraum besteht an einer umschriebenen Stelle tympanitischer Schall; das Atmen erscheint hier etwas amphorisch. Der Auswurf ist mehr geballt, als früher, 60 ccm, mit zahlreichen Bacillen.

Im Verlaufe der Injektions-Behandlung hat sich also ein Verdichtungszustand des rechten oberen Lungenlappens gebildet, welcher jetzt in Einschmelzung übergeht. Allgemeinbefinden nicht gebessert.

2. Bertha Engwer, Dienstmädchen, 20 Jahre alt, aufgenommen den 2. 9. 90.

Phthisis pulmonis dextri mässigen Grades.

Zahl der Injektionen: 10, von 0,001 g bis 0,02 g, in Summa 0,093 g. Erste Injektion am 29. 11. Dauer der Injektions-Behandlung: 4 Wochen.

Patientin ist erblich nicht belastet; Husten und Auswurf bestehen seit Ende August 1890.

Status vor Beginn der Behandlung: Kräftiges, gut genährtes Mädchen von 140 Pfund Körpergewicht, fieberlos. Über dem rechten Schlüsselbein mässige Dämpfung, ebenso in der rechten Fossa supraspinata. Ebendort hört man unbestimmtes Atmen mit reichlichen, meist kleinblasigen, zum Teil klingenden Rasselgeräuschen. Unterhalb der 1. Rippe vorn unbestimmtes Atmen mit leichtem Crepitieren; ebenso in der Seitenwand. In der rechten Fossa infraspinata vereinzelte Rasselgeräusche. An der linken Lunge nichts nachzuweisen. Auswurf von mässiger Menge, schleimig-eitrig mit mässig zahlreichen Bacillen.

Die Injektions-Kur wird gut vertragen.

Status am 20. 12. 90.: Wie früher, nur dafs die crepitierenden Geräusche bis zur 5. Rippe herab an Zahl und Intensität zugenommen haben. Auswurf an Menge, Beschaffenheit und Bacillengehalt unverändert. Körpergewicht 138$^3/_4$ Pfund.

3. Martha Bruschewitz, Näherin, 21 Jahre alt, aufgenommen den 22. 11. 90.

Ziemlich vorgeschrittene Phthisis pulmonis dextri.

Zahl der Injektionen: 7, von 0,001 bis 0,015 g, in Summa 0,042 g. Erste Injektion am 30. 11. 90. Dauer der Injektionsbehandlung 4 Wochen.

Die Mutter ist an Schwindsucht gestorben. Husten und Auswurf besteht seit November 1889 (nach Influenza).

Status vor Beginn der Behandlung: Graciles, mässig genährtes Mädchen von 92 Pfund Körpergewicht. Es bestehen leicht fieberhafte Abend-Temperaturen. Rechts vorn oben besteht ziemlich intensive Dämpfung bis zur 2. Rippe herab, von da bis zur 6. Rippe leichte Dämpfung. Oben hört man scharfes bronchiales Atmen und reichliche klingende Rasselgeräusche. Von der 2. Rippe ab rauhes Vesikulär-Atmen mit spärlichen dumpfen Rasselgeräuschen. In der Fossa supraspinata starke Dämpfung mit scharfen bronchialen Atmen und klingenden Rasselgeräuschen, in der Fossa infraspinata unbestimmtes Atmen mit klingenden Geräuschen, abwärts vom Angulus scharfe Vesikulär-Atmen mit spärlichen dumpfen kleinblasigen Rasselgeräuschen, über der linken Lunge lauter tiefer Schall, in der linken Fossa supraspinata vereinzelte feinblasige Geräusche. Auswurf 40 cbcm, schleimig-eitrig mit mässig zahlreichen Bacillen.

Die Injektions-Behandlung wird leidlich vertragen.

Status am 20. 12. 90: Objektiver Lungenbefund unverändert. Körpergewicht 89 Pfund. Auswurf an Menge, Beschaffenheit und Bacillengehalt nicht verändert.

4. Julianne Kaszemeik, Kindergärtnerin, 22 Jahre alt, aufgenommen den 25. 7. 90.

Vorgeschrittene Phthise beider Lungen mit Cavernen rechts.

Zahl der Injektionen: 8, von 0,001 bis 0,02 g, Summa 0,045 g. Erste Injektion am 30. 11., Dauer der Injektions-Behandlung: 4 Wochen.

Patientin ist erblich nicht belastet; Husten und Auswurf besteht seit Winter 1889.

Status vor Beginn der Behandlung: Gracil gebautes, abgemagertes Mädchen von 84½ Pfund Körpergewicht, ohne Fieber. Im rechten Oberlappen Cavernen-Symptome, der Unterlappen zeigt eine leichte Dämpfung mit unbestimmtem Atmen und zahlreichen kleinblasigen, zum Teil klingenden Rasselgeräuschen. In der linken Lungenspitze spärliche feinblasige Geräusche, sonst von der linken Lunge nichts Krankhaftes zu finden Im Kehlkopf besteht eine Schwellung am linken Giessbeckenknorpel mit Substanzverlust. Auswurf geballt eitrig, reichlich, mit zahlreichen Bacillen.

Die Injektions-Kur wird leidlich vertragen.

Status vom 20. 12. 90: Objektiver Lungenbefund und Auswurf (auch Bacillengehalt) nicht verändert. Körpergewicht 85 Pfund. Die Schwellung im Kehlkopf ist etwas stärker geworden, der Substanzverlust unverändert.

5. Marie Brehm, Plätterin, 26 Jahre alt, aufgenommen den 11. 12. 90.

Vorgeschrittene Phthise der linken Lunge mit Cavernenbildung.

Anzahl der Injektionen: 7, von 0,001 bis 0,03 g, Summa 0,084 g. Erste Injektion am 6. 12. 90.

Patientin ist erblich nicht belastet; Husten und Auswurf seit 3 Jahren.

Status vor Beginn der Behandlung: Kräftiges, gut genährtes Mädchen von 137 Pfund Körpergewicht, ohne Fieber. In der linken Lungenspitze bestehen Cavernen-Symptome; im Bereich des linken Unterlappens bei lautem tiefem Schall abgeschwächtes, rauh-vesikuläres Atmungs-Geräusch mit mässig reichlichen dumpfen kleinblasigen Rasselgeräuschen. Rechte Lunge ist frei. Infiltration der Stimmbänder, namentlich des rechten, ohne

Substanzverlust. Auswurf geballt eitrig, reichlich mit mässig zahlreichen Bacillen.

Die Injektions-Behandlung wird gut ertragen:

Status am 20. 12. 90: Objektiver Befund unverändert, ebenso Auswurf. Körpergewicht 136 Pfund.

6. Kundt, Aufwärterin, 36 Jahre alt, aufgenommen den 10. 11. 90.

Ausgebreitete Infiltration beider Lungen.

Zahl der Injektionen: 6, von $0{,}001$ bis $0{,}01$ g, in Summa $0{,}037$ g. Erste Injektion am 6. 12. 90.

Patientin ist erblich nicht belastet; Husten und Auswurf bestehen seit einem Jahre.

Status vor Beginn der Behandlung: Kräftig gebaute, mässig abgemagerte weibliche Person von 105 Pfund Körpergewicht, ohne Fieber. An den Unterschenkeln besteht geringes Oedem; mässige Dämpfung über dem rechten Schlüsselbein, die in der Höhe der 2. Rippe in lauten tiefen Schall übergeht. Im Bereich derselben rauhes vesikuläres Atmen mit mässig reichlichen kleinblasigen, dumpfen Rasselgeräuschen. Dieselben sind spärlich noch bis zur 5. Rippe herab zu hören. In der rechten Fossa supraspinata leichte Dämpfung mit reichlichen dumpfen crepitierenden Rasselgeräuschen. Links vorn oben mässige Dämpfung mit unbestimmtem Atmen und reichlichem kleinblasigen dumpfen Rasselgeräuschen. In der linken Fossa supraspinata derselbe Befund; im ganzen Bereich des Unterlappens links leichte Dämpfung mit unbestimmten Atmen und kleinblasigen Rasselgeräuschen. Im Urin mässiger Eiweissgehalt. Auswurf 40 cbcm, schleimig-eitrig, mit mässig zahlreichen Bacillen.

Die Injektions-Kur wird leidlich vertragen.

Status vom 20. 12. 90: Keine Veränderungen im Befund. Körpergewicht 98 Pfund.

7. Wenzel, Zimmermannsfrau, 30 Jahre alt, aufgenommen den 5. 11. 90.

Ausgebreitete Infiltration der rechten Lunge, mässige der linken Lunge.

Zahl der Injektionen: 5, von $0{,}001$ bis $0{,}008$ g, in Summa $0{,}023$ g. Erste Injektion am 7. 12. 90.

Patientin ist erblich nicht belastet; Husten und Auswurf bestehen seit $1^{1}/_{2}$ Jahren.

Status vor Beginn der Behandlung: Mässig kräftig gebaute, ziemlich stark abgemagerte Frau von 100 Pfund Körpergewicht, mit leicht fieberhaften Abendtemperaturen. Ueber der rechten Lunge vorn überall mässige Dämpfung mit unbestimmtem Atmen und zahlreichen feinblasigen, klingenden Rasselgeräuschen; hinten keine ausgesprochene Dämpfung. Links über dem Schlüsselbein leicht gedämpfter Schall mit unbestimmten Atmen und zahlreichen feinblasigen Rasselgeräuschen; hinten oben ebenso. Unterhalb des linken Angulus sind zahlreiche crepitierende Rasselgeräusche zu hören. Auswurf reichlich, schleimig-eitrig, mit zahlreichen Bacillen.

Die Injektionsbehandlung wird leidlich vertragen. Das Fieber hat im Allgemeinen, auch zwischen den Reaktionen, zugenommen.

Status am 20. 12. 90: Im objektiven Befund keine Veränderung. Patientin ist etwas geschwächt. Körpergewicht 95 Pfund.

8. Martha Lamprecht, Tischlermeisterstochter, 16 Jahre alt, aufgenommen den 6. 12. 90.

Verdichtung des linken oberen Lungenlappens.

Zahl der Injektionen: 4, von $0{,}001$ bis $0{,}008$ g, in Summa $0{,}016$ g. 1 Injektion am 12. 12. 90.

Patientin ist erblich nicht belastet. Sie hat seit einer linksseitigen Lungenentzündung, welche sie im 7. Lebensjahre durchmachte, fast beständig husten müssen. Im Sommer 1889 gesellte sich Auswurf und Drüsenschwellung hinzu. Gegenwärtig besteht eine Verdichtung und Retraktion des linken oberen Lungenlappens, ohne Auswurf und Fieber.

Patientin erhält Injektionen, auf welche sie regelmässig mit Fieber reagiert, ohne besonders angegriffen zu sein. Lokale Veränderungen sind noch nicht aufgetreten.

9. Fröhlich, Sattlersfrau, 34 Jahre alt, aufgenommen den 29. 11. 90.

Beiderseitige Lungenphthise mittleren Grades.

Zahl der Injektionen: 3, von 0,001 bis 0,005 g, Summa 0,009 g. Erste Injektion am 13. 12. 90.

Patientin ist hereditär belastet; Husten besteht seit 3 Jahren.

Status vor Beginn der Behandlung: Gracil gebaute magere Frau von 85 Pfund Körpergewicht, ohne Fieber. Ueber der rechten Lungenspitze bis zum unteren Rand der 2. Rippe herab mässige Dämpfung mit bronchialem Atmen und lauten crepitierenden Geräuschen, an welche sich nach unten zu weit verbreitete feinblasige Rasselgeräusche anschliessen. In der linken Fossa supraclavicularis und supraspinata leichte Dämpfung mit rauh vesikulärem Atmen und spärlichen crepitierenden Rasselgeräuschen. Infiltration der hinteren Kehlkopfwand. Auswurf mässig reichlich, schleimig-eitrig, mit mässig zahlreichen Bacillen.

Status vom 20. 12. 90: Keine Veränderung. Körpergewicht 85½ Pfund.

10. Rohde, Maurersfrau, 51 Jahre alt, aufgenommen den 26. 11. 90.

Vorgeschrittene beiderseitige Phthise.

Zahl der Injektionen: 4, von 0,001 bis 0,008 g, Summa 0,017 g. Erste Injektion am 13. 12. 90.

Patientin ist erblich nicht belastet; Husten und Auswurf bestehen seit einem Jahre.

Status vor Beginn der Behandlung: Mässig kräftig gebaute, etwas abgemagerte Frau von 103 Pfund Körpergewicht. Ueber der linken Lungenspitze bestehen Cavernen-Symptome; im Bereich des Oberlappens abgeschwächter Schall mit unbestimmten Atmen und Rhonchis. Die rechte Lungenspitze zeigt eine leichte Infiltration. Auswurf reichlich, geballt eitrig, mit wenig zahlreichen Bacillen. Infiltration der hinteren Kehlkopfwand und des Stimmbandes mit Substanzverlust am Processus vocalis.

Status vom 20. 12. 90. Keine Veränderung; Körpergewicht 102 Pfund, Stimmbänder stark gerötet.

11. Eleonore Wache, Arbeitersfrau, 30 Jahre alt, aufgenommen den 18. 11. 90.

Ausgebreitete Phthise der rechten Lunge.

Zahl der Injektionen: 4, von 0,001 bis 0,01 g, Summa 0,019 g. Erste Injektion am 14. 12. 90.

Patientin ist erblich nicht belastet; Husten und Auswurf besteht seit Februar 1890.

Status vor Beginn der Behandlung: Gracile, ziemlich stark abgemagerte Frau von 87 Pfund Körpergewicht mit mäfsig fieberhaften Temperaturen. Es besteht eine mässige Dämpfung über der rechten Lungenspitze bis herab zur 2. Rippe, hinten in der Fossa supra- und inpraspinata mit reichlichen kleinblasigen, klingenden Rasselgeräuschen. Im Bereich des Unterlappens unbestimmtes Atmen mit zahlreichen kleinblasigen, dumpfen Rasselgeräuschen: in der linken Lunge wenig Befund, nur an der Spitze des linken Oberlappens verschärftes vesikuläres Atmen mit Rhonchis. Auswurf sehr reichlich, ca. 200 ccm, schaumig-schleimig-eitrig mit mässig viel Bacillen.

Status vom 20. 12. 90. Es sind Schmerzen in der rechten Seite aufgetreten. Rechts hinten, unten von der 8. bis 10. Rippe hört man pleuritisches Reiben. Sonst keine Veränderung. Körpergewicht 86¼ Pfund.

12. Kubkowitz, Arbeiterin, 43 Jahre alt, aufgenommen den 13. 12. 90.
Vorgeschrittene Phthise der linken Lunge. Stimmband-Ulcerationen.
Zahl der Injektionen: 3, von 0,001 bis 0,005g, Summa 0,009g. Erste Injektion am 16. 12.
Patientin ist erblich nicht belastet. Husten und Auswurf bestehen seit Winter 1889.
Status vor Beginn der Behandlung: Mäfsig kräftige, ziemlich stark abgemagerte Frau von 89 Pfund Körpergewicht mit leicht fieberhaften Abendtemperaturen. Mäfsige Dämpfung über dem linken oberen Lungenlappen mit klingendem klein- und mittelgrossblasigen Rasselgeräuschen. Auch im Bereich des linken Unterlappens unbestimmtes Atmen mit mäfsig reichlichen kleinblasigen, zum Teil klingenden Rasselgeräuschen. Die rechte Lunge zeigt nur verschärftes Atmungsgeräusch, sonst nichts Besonderes. Beide Stimmbänder zeigen Ulcerationen. Auswurf ca. 140 cbcm, schleimigeitrig, zum Teil geballt, mit mässig viel Bacillen.
Status vom 20. 12. 90. Keine Veränderung.

c. Gestorben: 2.

1. Hermann, Tischlerfrau, 32 Jahre alt, aufgenommen den 3. 11. 90.
Sehr vorgeschrittene cavernöse Phthise beider Lungen, namentlich der linken, Albuminurie, Hydrops, Durchfälle.
Zahl der Injektionen: 8, von 0,001 bis 0,04 g, Summa 0,120 g. Erste Injektion 21. 12., letzte den 8. 12. 90.
Gestorben den 12. 12. 90.
Patientin ist erblich nicht belastet gewesen. Husten und Auswurf bestand seit 2 Jahren.
Status vor Beginn der Behandlung: Sehr heruntergekommene, hochgradig abgemagerte Kranke mit starkem Hydrops der Beine und der Bauchdecken ohne Fieber. Ausgedehnte Cavernen-Symptome über der linken Lunge; die rechte Lunge zeigt verschärftes, teils vesikuläres, teils unbestimmtes Atmen. Im Urin zeigt sich starker Eiweissgehalt. Zahlreiche Durchfälle. Auswurf 100 cbcm, geballt eitrig, mit zahlreichen Bacillen.
Auffallender Weise reagirte die Kranke auf die Injektionen zunächst gar nicht, weder allgemein, noch lokal. Nach der 4. Injektion (0,008 g) zeigte sich Wirkung auf die Circulation, insofern die Pulsfrequenz auf 132 stieg; erst bei der 6. Injektion (0,02) erfolgte Fieber von 38,0°. Die höchste überhaupt erfolgte Fieberreaktion betrug 38,5 °C. (bei 0,04 g). Das Allgemeinbefinden wurde vorübergehend leicht gestört. Die Kranke starb 4 Tage nach der letzten Injektion.

2. Klara Curts, Arbeiterin, 18 Jahre alt, aufgenommen den 15. 11. 90.
Stark vorgeschrittene Phthise, beiderseits mit Cavernen.
Zahl der Injektionen: 3, von 0,001 bis 0,005 g, Summa 0,008 g. Erste Injektion am 10. 12. 90.
Gestorben den 17. 12. 90.
Status vor Beginn der Behandlung: Hochgradig abgemagertes Mädchen von 68 Pfund mit Cavernenbildung in beiden Lungen. Auswurf sehr reichlich, 160 cbcm, eitrig geballt, mit zahlreichen Bacillen. Sie erhält auf ihren und der Mutter ausdrücklichen Wunsch Injektionen.
Tod erfolgte am 17. 12. 90, 2 Tage nach der 3. Injektion.

II. Kehlkopf-Tuberkulose: 1.

1. Juliane Thomas, Kellnerin, 23 Jahre alt, aufgenommen am 20. 9. 90.
Ulcus laryngis.
Zahl der Injektionen: 10, von 0,001 bis 0,02, Summa 0,81. Erste Injektion am 25. 11. 90. Dauer der Injektionsbehandlung: 5 Wochen.

Patientin ist erblich nicht belastet. Heiserkeit besteht seit Anfang September 1890.

Status vor Beginn der Behandlung: Kräftig gebautes, gut genährtes Mädchen von kleiner Statur und 115½ Pfund Körpergewicht. An der hinteren Kehlkopfwand zwischen den Giessbeckenknorpeln befindet sich ein Geschwür, welches schon seit einiger Zeit ohne wesentliche Änderung behandelt wird. An der Lunge kann etwas Krankhaftes nicht mit Sicherheit constatiert werden; nur erscheint die rechte Spitze verdächtig. Kein Auswurf.

Nach der 3. Injektion zeigte sich die Umgebung des Geschwürs gerötet, sodann wurden die Ränder desselben blass gelblich und es verflachte sich. Zugleich trat eine tuberkulose Eruption am rechten vorderen Gaumenbogen und der rechten Mandel ein, wo früher nichts bestanden hatte, welche sich zunächst noch etwas ausbreitete und dann nach weiteren Injektionen sich abzustossen begann. Ausserdem trat im Laufe der Injektionsbehandlung lokale trockene Pleuritis von Handteller-Gröfse auf.

Status vom 20. 12. 90: Das Ulcus im Kehlkopf ist nicht mehr zu erkennen. Die tuberkulöse Eruption im Pharynx ist zum Teil abgestossen und von einem roten demarkierenden Hofe umgeben. Das Körpergewicht, welches während der Injektionsbehandlung auf 104 Pfund heruntergegangen war, hat sich wieder bis 109 Pfund gehoben. Dies steht zum Teil damit in Zusammenhang, dass die letzten Reaktionen trotz Steigerung der Dosis sehr gering waren.

III. Wirbel-Tuberkulose: 1.

1. Buttke, Bremsersfrau, 52 Jahre alt, aufgenommen den 6. 10. 90. Spondylitis des Atlas und Epistropheus, retropharyngealer Abscess.

Zahl der Injektionen: 8, von 0,0005 bis 0,0085 g, Summa 0,0085 g. Erste Injektion am 20. 12. 90. Dauer der Injektionsbehandlung: 5 Wochen.

Eine Schwester ist an Phthisis gestorben.

Status vor Beginn der Behandlung: Kräftig gebaute, mässig gut genährte Frau. Dieselbe kam mit den Erscheinungen einer Caries des Atlas und Epistropheus zur Aufnahme. Der bestehende retropharyngeale Abscess wurde geöffnet und es trat eine Besserung der Beschwerden ein, ohne dass es zur Ausheilung kam. Die Kranke bot im Übrigen keine Erscheinungen einer tuberkulösen Erkrankung in irgend einem Organe dar. Schon bei Injektionen von 0,001 g trat regelmässig eine starke allgemeine und lokale Reaktion ein. Letztere bestand in einer starken Schmerzhaftigkeit der Halswirbel, Anfüllung des Retropharyngeal-Abscesses, Beweglichkeits-Beschränkung des Kopfes, Auftreten von Drüsen-Schwellungen am Halse.

Im objektiven Befund hat sich nichts Wesentliches geändert. Der Kopf ist etwas weniger beweglich, als vor Beginn der Injektionsbehandlung und jedenfalls nicht schmerzloser. Körpergewicht 86½ Pfund.

B. Pleuritis: 1.

1 Auguste Rosin, Schmiedswitwe, 58 Jahre alt, aufgenommen den 3. 10. 90.

Vitium cordis Pleuritis.

Zahl der Injektionen: 4, von 0,001 bis 0,005 g, Summa 0,013 g. Erste Injektion am 28. 11. 90.

Die Kranke kam mit einem Vitium des Mitral-Ostiums, serösem pleuritischem Exsudat der rechten Seite und sehr unregelmässiger Herzaktion auf die Klinik. Nach Entleerung des Exsudats mittelst Aspiration trat Besserung ein, das Exsudat kehrte nicht zurück, die Herzaktion war nahezu vollkommen regelmässig. Zeichen von Tuberkulose waren nicht vorhanden; da jedoch Pleuritiden überhaupt suspekt sind, so wurden diagnostische Injektionen gemacht. Dosen von 0,001 bis 0,002 g blieben ohne Erfolg, eine solche von

0,005 g dagegen brachte nach 32 Stunden Fieber hervor; eine Wiederholung der Dosis machte eine typisch auftretende Reaktion. Lokal veränderte sich nichts. Jedoch wurde die Herzthätigkeit stark alterirt. Einige Tage nach der letzten Injektion traten heftige Schmerzen im rechten Arm auf, namentlich am Schultergelenk.

C. Kontroll-Injektionen: 20 Kranke. I. Mit Reaktion: 12 Kranke.

a. Solche, wo die Tuberculose evident geworden ist: 1.

1. Fischer, Webersfrau, 31 Jahre alt, aufgenommen den 17. 11. 90.
Neurasthenie, Verdacht auf eine beginnende Lungenspitzen-Affektion.
Zahl der Injektionen: 4, von 0,001 bis 0,01 g, Summa 0,022 g. Erste Injektion am 11. 12. 90.
Patientin ist erblich nicht belastet.
Status vor Beginn der Behandlung: Mässig kräftig gebaute, etwas abgemagerte Frau. Über und unter dem rechten Schlüsselbeine ist der Schall leicht gedämpft und das Atmungsgeräusch verschärft. Kein Auswurf.
Die Kranke erhält 2 Injektionen von 0,001 und 0,003 g ohne Erfolg. Nach der 3. Injektion von 0,008 g tritt 33 Stunden später mässiges Fieber auf. Die 4. Injektion von 0,01 g fördert eine typische allgemeine Reaktion. Es wird zugleich Auswurf ausgehustet, welcher Bacillen enthält.
Bemerkung: Hierzu kommt noch die unter C. I. b. 9 aufgeführte Scholler.

b. Solche, wo keine tuberkulösen Erscheinungen mit Sicherheit nachweisbar geworden sind: 11.

1. Ida Böhmelt, Eigenthümerstochter, 19 Jahre alt, aufgenommen den 18. 11. 90.
Schwangerschafts-Nephritis.
Zahl der Injektionen: 3, von 0,001 bis 0,004 g, Summa 0,007 g. Erste Injektion am 25. 11. 90. Entlassen am 18. 12. 90.
Patientin kam nach einer abgelaufenen Eclampsia parturientium mit leichter Albuminurie auf die Klinik. Nachdem die Albuminurie geheilt und eine bestehende Retroflexio reponirt war, wurde wegen des blassen dürftigen Habitus der Kranken eine diagnostische Injektion von 0,001 g gemacht. Es trat ein 2 Tage anhaltendes Fieber und zugleich vorübergehend wieder Albuminurie auf. Eine späterhin applicirte Injektion von 0,002 g und eine solche 0,004 g führten gleichfalls mehrtägiges Fieber ohne Albuminurie herbei, ohne dass es zu nachweisbaren lokalen Reaktionen kam. Irgend welche Zeichen von Tuberkulose oder Skrophulose waren nicht vorhanden, auch soll dergleichen nicht in der Familie sein.

2. Gertrud Czervinski.
Intermittierende Hydronephrose.
1 Injektion von 0,001 g.
Die Patientin wurde auf der Klinik wegen einer Geschwulst der rechten Niere, welche die Erscheinungen einer intermittierenden Hydronephrose, wahrscheinlich infolge von Nierensteinen machte, behandelt. Sie bot kein Zeichen der Tuberkulose dar, jedoch leidet ihre Mutter und eine Schwester an einem chronischen Lungenkatarrh und sich selbst will als Kind viel gehustet und sich sehr langsam entwickelt haben. Auf eine Injektion von 0,001 g erhält sie Fieber bis 39,5° C. ohne weitere Erscheinungen. Da sie bald darauf herausging, musste die weitere Beobachtung abgebrochen werden.

3. Antonie Engel, Landwirtin, 20 Jahre alt, aufgenommen den 14. 11. 90.
Chlorosis.
Zahl der Injektionen: 6, von 0,001 bis 0,005 g, Summa 0,012 g. Erste Injektion den 26. 11. 90.
Die Patientin wurde wegen Chlorose auf der Klinik behandelt. Da sie eine auffallende Vermehrung der Leucocyten des Blutes, namentlich der

kleinen Lymphocyten hatte, wurde, obwohl nicht im Geringsten Tuberkulose nachzuweisen war, eine Injektion von 0,001 g gemacht, auf welche die Kranke sofort mit Fieber reagierte. Die Injektionen sind dann noch mehrfach, stets mit demselben Erfolge (Fieber bis 40,4° C.) wiederholt worden, ohne dass eine lokale Reaktion irgend welcher Art hervorgetreten wäre. Es ist zu bemerken, dass die Mutter an Darm-Schwindsucht gestorben ist und eine Schwester an tuberkulöser Coxitis gelitten hat.

4. Langer, Arbeitersfrau, 25 Jahre alt, aufgenommen den 27. 8. 90. Hysterie und Bronchialkatarrh.

Zahl der Injektionen: 6, von 0,001 bis 0,008 g, in Summa 0,027 g. Erste Injektion den 26. 11. 90.

Die Kranke wurde wegen Bronchialkatarrh und Hysterie auf der Klinik behandelt und es war Verdacht auf eine Lungenspitzen-Affektion. Im Laufe der Behandlung besserte sich der Bronchialkatarrh, der überhaupt geringfügige schaumig-schleimige Auswurf, welcher keine Bacillen enthielt, verschwand. Intercurrent trat eine rechtsseitige Otitis media mit Schwellung der Halsdrüsen auf, welche sich gleichfalls besserte. In diesem Zustande wurde eine diagnostische Injektion gemacht, auf welche die Kranke mit 2 tägigem Fieber reagierte. Dasselbe war bei den folgenden Einspritzungen der Fall, ohne dass irgend welche nachweisbaren lokalen Reaktions-Erscheinungen auftraten.

5. Wust, Tischlerswittwe, 65 Jahre alt, aufgenommen den 23. 10. 90. Zahl der Injektionen: 7, von 0,001 bis 0,005 g, Summa 0,02 g. Erste Injektion den 29. 11. 90.

Anarthrie, Wirbelankylose.

Die nicht belastete Patientin hat zweimal einen hemiplektischen Anfall gehabt und vom letzten eine dysarthrische Sprachstörung zurückbehalten. Auserdem besteht eine Ankylose einzelner Halswirbel, so dass der Hals nicht nach hinten gebeugt werden kann. Irgend welche Zeichen von Tuberkulose sind bei ihr nicht zu finden. Mit Rücksicht auf den oben berichteten Fall von Caries der Halswirbel, bekam auch diese Kranke Injektionen und reagierte bereits nach 0,001 g mit Fieber und Schmerzhaftigkeit der Halswirbel, welche vorher ganz indolent gewesen waren, sowie mit Schmerzen am rechten Schienbein. Weiterhin wurde mit der Dosis etwas gestiegen und jedesmal Fieber erzeugt. Irgend eine Veränderung des objektiven Befundes ist aber bis jetzt nicht erzielt worden.

6. Ida Dierschke, 13 Jahre alt, Schneidermeisterstochter, aufgenommen den 11. 11. 90.

Bronchialkatarrh.

Zahl der Injektionen: 4, von 0,001 bis 9,006 g, Summa 0,014 g. Erste Injektion am 4. 12. 90.

Die Patientin kam mit einem verbreiteten Bronchialkatarrh, reichlichem schleimig-eitrigem Auswurf ohne Bacillen zur Aufnahme. Die linke Lungenspitze schien etwas verdächtig, insofern der Schall über derselben etwas höher als rechts war. Die Affektion besserte sich unter der Behandlung schnell soweit, dass der Auswurf ganz verschwand. Es wurden nunmehr Injektionen von 0,001 und 0,002 g appliziert, ohne Erscheinungen zu machen Bei Steigerung der Dosis auf 0,005 g jedoch trat ein zweitägiges Fieber ein und ebenso bei einer folgenden Injektion von 0,006 g. Auswurf wurde jedoch nicht produziert, irgend welche lokalen Veränderungen sind nicht eingetreten.

7. Valeska Thimm, Dienstmädchen, 34 Jahre alt, aufgenommen den 17. 10. 90.

Diffuse Bronchitis.

Zahl der Injektionen: 6, von 0,001 bis 0,01 g, Summa 0,037 g. Erste Injektion am 6. 12. 90.

Die Patientin zeigte bei ihrer Aufnahme eine über beide Lungen verbreitete Bronchitis mit reichlichem Sekret, welche während der Behandlung gebessert wurde, ohne ganz zu weichen. Tuberkulöse Erscheinungen waren nicht zu finden, sie will auch als Kind nicht skrophulös gewesen sein; im Auswurf wurden keine Bacillen gefunden. Schon auf 0,₀₀₁ g Injektion trat Fieber auf. Es sind bis jetzt 6 Injektionen mit jedesmaliger Reaktion gegeben worden, ohne dass lokal sich etwas verändert hat oder im Auswurf Bacillen gefunden worden sind. Jedoch fühlt sich Patient wohler und der Auswurf hat an Menge etwas abgenommen. Bemerkenswerth ist, dass bei der Patientin, welche an häufigen epileptischen Anfällen litt, durch die Injektion niemals ein epileptischer Anfall hervorgerufen worden ist.

8. S c h r ö d e r, Arbeiterin, 25 Jahre alt, aufgenommen den 27. 11. 90.
Pneumonie (Reconvalescenz) Otitis media.
Zahl der Injektionen: 1, von 0,₀₀₅ g am 9. 12. 90.
Die nicht belastete Patientin hat auf der Klinik eine schwere Lungenentzündung durchgemacht, nach welcher dann noch eine Otitis media auftrat. Nach Ablauf der Erscheinungen erhielt sie eine Injektion von 0,₀₀₅ g und bekam ein typisches Fieber bis 39,₉° C. Nachweisbare Zeichen von Tuberkulose sind nicht vorhanden, auch bei der Reaktion nicht hervorgetreten.

9. S c h o l l e r, Musikersfrau, 26 Jahre alt, aufgenommen den 8. 12. 90.
Chronische Bronchitis.
Zahl der Injektionen: 4, von 0,₀₀₁ g bis 0,₀₁ g, Summa 0,₀₁₉ g. Erste Injektion am 10. 12. 90.
Patientin, erblich nicht belastet, ist als Kind scrophulös gewesen und leidet seit 1½ Jahren an Husten. Mehrfach hat sie Blut ausgehustet und über Heiserkeit zu klagen gehabt. Die Untersuchung ergiebt keine bestimmten Veränderungen der Lungen, nur eine leichte Abschwächung des Schalles über dem rechten Schlüsselbein und in der linken Fossa supraspinata. Im Kehlkopf ist nur eine leichte Verdickung der Stimmbänder zu konstatieren. Der Auswurf ist äusserst spärlich, vorwiegend schleimig ohne Bacillen. Nach Injektion von 0,₀₀₁ g trat leichtes Fieber auf. Die folgenden Injektionen von 0,₀₀₃ und 0,₀₀₅ g waren erfolglos, während eine 4. (0,₀₁ g) Fieber bis 39,₀ produzierte.
B e m e r k u n g: Nach Abschluss des Berichtes ist Auswurf mit Bacillen produziert worden und sind Rasselgeräusche aufgetreten, so dass die Kranke zur Gruppe C. I. a. gehört.

10. Z ö k e l, Maschinenbauerswitwe, 50 Jahre alt, aufgenommen den 2. 12. 90.
Bronchialkatarrh.
Zahl der Injektionen: 3, von 0,₀₀₁ g bis 0,₀₀₈ g, Summa 0,₀₁₄ g. Erste Injektion am 14. 12. 90.
Die nicht belastete Patientin hat im Jahre 1884 eine Brustfellentzündung überstanden und ist seitdem gesund gewesen. Sie kam auf die Klinik wegen einer akuten fieberhaften Erkrankung mit Herpes labialis und Crepitieren im rechten unteren Lungenlappen. Das Fieber hielt nur einen Tag an; Auswurf war nicht vorhanden. Die Kranke fühlte sich wohl, hatte jedoch immer noch Crepitieren. Nach einer Injektion von 0,₀₀₅ g entstand mässiges Fieber, nach einer solchen von 0,₀₀₈ g, Fieber bis 39,₈°. Lokale Veränderungen haben sich nicht ergeben.

11. Luise R e i n h a r d t, Dienstmädchen, 17 Jahre alt, aufgenommen den 13. 12. 90.
Chlorose.
Zahl der Injektionen: 2, von 0,₀₀₁ g bis 0,₀₀₅ g, Summa 0,₀₁₆ g. Erste Injektion am 18. 12. 90.
Die Patientin bietet die Erscheinungen der Chlorose dar. Zeichen von Tuberkulose fehlen; sie will auch nicht scrophulös gewesen sein. Da beide

Eltern an Schwindsucht gestorben sind, erhält sie Injektionen. Nach 0,₀₀₁ g erfolgt nichts. Nach 0,₀₀₅ g Fieber bis 38,₆. Anderweitige Veränderungen sind bis jetzt nicht aufgetreten.

II. Ohne Reaktion: 8.

Die Reaktion blieb aus bei 8 Kranken, welchen Kontroll-Injektionen gegeben worden waren, und zwar litten von diesen: 1 an Hysterie und Blasenkatarrh, 1 an Basedow'scher Krankheit, 2 an chronischem bz. subacutem Gelenkrheumatismus, 1 an Lungen-Emphysem, 3 an Unterleibskrebs.

Die verabreichten Dosen waren 0,₀₀₁ g bis 0,₀₀₅ g; die Gesamtzahl: 12, die Gesamtmenge 0,₀₂₇ g.

Frauenstation II. (Professor Dr. Renvers.)

Zahl der injicierten Patienten: 47. Zahl der Injectionen: 267. Menge der injicierten Flüssigkeit: 1,₆₄₁.

Anfang der Injectionen am 20. 11. 1890. Die meisten Injectionen, die eine Patientin bekam: 24. Die grösste zur Injection gelangte Flüssigkeitsmenge; 0,₅₂₃. Die grösste Dosis bei einer Injection: 0,₁.

Behandelt wurden: A. 13 tuberkulöse Patienten; 12 Lungentuberkulöse, 1 Kehlkopftuberkulöser, sämmtlich mit Reaction.

B. 3 Pleuritiden, 2 mit Reaction.

C. 31 Controlinjectionen, wovon reagiert haben: 11; und zwar 5: mit nachweisbar aufgetretener tuberkulöser Affection, 6: ohne dieselbe; nicht reagiert haben 20.

Von den Tuberkulösen waren: 4 Phthisis incipiens, 5 Phthisis media, 3 Phthisis progressa.

A. Tuberculöse Patienten: 13.

I. Lungentuberculose: 12. Kehlkopftuberculose: 1.

1. Schulz, 17 Jahr, Dienstmädchen, aufgenommen 9. 10. 1890, noch in Behandlung.

Infiltratio tuberculosa apicis pulmonis sinistri (Phthisis incipiens).

Starker Hustenreiz. Kein Sputum. Behandlung nach der Koch'schen Methode begann am 11. mit einer Dosis von 0,₀₀₁. Dosis bis jetzt gesteigert bis 0,₀₁. Im Ganzen 24 Injectionen. Verbrauchte Flüssigkeitsmenge 0,₃₄₄. Dauer der Behandlung nach Koch 6 Wochen. Im Verlauf derselben Expectoration eines Tuberkel-Bacillen enthaltenden Sputums. Gewicht bei Beginn 89½ Pfund. Gewicht am 20. 12. 88½ Pfund.

Anamnese: Mutter an Schwindsucht gestorben. Patientin machte als kleines Kind scrophulöse Augenentzündung durch, die sich nach einer Masernerkrankung wiederholte. Seit dem 12. Jahre, nach einem linksseitigen Lungenkatarrh, Husten, kein Auswurf, jedoch ab und zu heftige Stiche in der linken oberen Brusthälfte, die zuletzt so heftig wurden, dass Patientin die Anstalt aufsuchte. Kein Fieber.

Status. Beide Thoraxhälften gleichmässig gut beweglich. Rechte Lunge vollkommen frei, links vorn mässige Dämpfung bis zur 3. Rippe, hinten bis zur Spina scapulae. Ueber der Dämpfung bronchiales Athmen mit spärlichen trockenen und feuchten Rasselgeräuschen. In den nicht gedämpften Partien der linken Lunge vereinzelte katarrhalische Geräusche.

Patientin andauernd fieberfrei, wird vom 20. 11. an nach der Koch'schen Methode behandelt, nachdem sich in den letzten Wochen eine intensive Dämpfung, sowie auch ein deutliches Zurückbleiben der linken oberen Brusthälfte bei der Athmung eingestellt hatte. Die Percussion an dem 2. Intercostalraum war schmerzhaft, die Rasselgeräusche deutlich klingend geworden. Seit 2 Tagen war das linke Kniegelenk schmerzhaft geworden. Patientin klagt nach den ersten Injectionen über heftige Stiche in der linken Brust. Man hört über der hinteren oberen Thoraxhälfte pleuritisches Reiben. Es besteht dabei grosse Mattigkeit; auch treten starke allgemeine Reactionen auf, die sich in heftigen Schüttelfrösten, hohem Fieber bis 40,2 °, Athmungsfrequenz bis 48, Pulsfrequenz bis 140, heftigen Kopfschmerzen, Hitzegefühl und starken Schweisssecretion äussern. Nach der 5. Injection tritt ein Schweissexanthem ein, welches nach der 7. wieder verschwunden ist.

Nach der 2. Injection starke Empfindlichkeit des linken Kniegelenks am Condylus internus, der auf Druck äusserst schmerzhaft ist. Nach der 6. Injection ebenfalls Schmerzen am linken Fussgelenk. Nach der 7. Injection sind die Gelenkschmerzen vollkommen verschwunden. Patientin, die vordem vor Schmerzen nicht gehen konnte, kann die linke Extremität wieder frei gebrauchen.

Nach der 6. Injection (Dosis 0,004) werden die Rasselgeräusche links vorn oben grossblasiger, die Reibegeräusche über der ganzen linken Brusthälfte deutlicher. Von dem 26. 11. an links oben deutliche Cavernenbildung, am 28. 11. deutliche metallische Phänomen, am 29. 11. ist auch die rechte obere Lungenhälfte afficirt. Daselbst Percussion: voller und lauter Schall. Man hört verschärftes vesiculäres Athmen, reichliche katarrhalische Geräusche, sowie besonders rechts hinten oben spärliche Rasselgeräusche. Links lassen sich die grossblasigen Rasselgeräusche deutlich fühlen.

Vom 2. 12. ab Auswurf. Am 5. 12. reichlich Tuberkel-Bacillen.

Nach der 7. Injection tritt unter heftigen Fiebererscheinungen eine schmerzhafte Drüsenanschwellung unter dem linken Ohre ein, die nach der 8. Injection schon wieder vollständig geschwunden und nur noch auf Druck etwas schmerzhaft ist.

Die Rasselgeräusche, sowie das verschärfte vesiculäre Athmen rechts verschwindet während der Behandlung, während der physikalische Befund links, nachdem sich eine deutlich nachweisbare Caverne in der Höhe des 2. Intercostalraums ausgebildet hat, dieselben bleiben.

Nach der 10. Injection (Dosis 0,004) bis zur 24. (Dosis 0,1) ausser beschleunigter Puls- und Athemfrequenz keine allgemeine Reaction mehr.

2. **Walter**, 37 Jahr, Kellnersfrau, aufgenommen 22. 11. 1890, noch in Behandlung.

Infiltratio tuberculosa apicis pulmonis sinistri et incipiens dextri.

Sputum enthält reichlich Tuberkel-Bacillen. Injectionsbehandlung begonnen am 28. 11. Dosis von 0,001 bis 0,006 gesteigert. Im Ganzen 16 Injectionen. Verbrauchte Flüssigkeitsmenge 0,082. Dauer der Behandlung nach Koch 4 Wochen. Gewicht bei Beginn der Behandlung 90 Pfund, gegenwärtig 93½ Pfund.

Anamnese: Hereditär nicht belaftet. Als Kind litt Patientin an Drüsenschwellung, die eiterten und geschnitten wurden, sowie eitriger Periproctitis. Sonst war sie nie krank. Seit Januar, nach der Influenza, Husten, seit März Auswurf, bisweilen Nachtschweiss. Patientin suchte im Sommer Andreasberg zur Heilung auf und verliess diesen Kurort, nachdem sie sich äusserst gekräftigt fühlte, ihr Gewicht auf 112 Pfund gestiegen war, nach 6 Wochen wieder. Kein Fieber.

Status: Pectus carinatum. Thorax links oben weniger beweglich, als rechts. Intensive Dämpfung mit bronchialem Athmen und vereinzelten Rasselgeräuschen über der linken oberen Lungenhälfte, mässige Dämpfung mit verschärften vesiculärem Athmen über der rechten. In den unteren Partien beider Lungen Katarrh. Sputum dick, zäh, eitrig, schleimig; ca. 200 cbcm reichlich Tuberkel-Bacillen enthaltend.

Nach den Injectionen starke allgemeine Reactionen, Fieber bei 39,9, Frost, Hitze, grosse Mattigkeit sowie Appetitlosigkeit.

Während der Behandlung wird nach der 8. Injection der Percussionsschall links und rechts vorn oben gedämpft tympanitisch. Man hört links oben hinten lautes bronchiales Athmen bei der In- und Exspiration, dasselbe rechts oben hinten und vorn. Keine Rasselgeräusche. Es stellt sich nach dieser Injection eine oberflächliche Ulceration auf der sonst blassen Larynx-Schleimhaut, mit spärlichem grau-weissem Belage ein, die jedoch bald wieder verschwindet, dagegen treten nach den folgenden Injectionen ab und zu über beiden Lungenspitzen links mehr als rechts kleine und mittelgross-blasige Rasselgeräusche auf, ebenfalls lässt sich zeitweise ein ausgebreiteter Katarth über beiden Lungen constatieren. Eine vorübergehende Dämpfung links hinten unten bildet sich im Verlauf der Injectionsbehandlung wieder zurück.

Keine Abnahme der Tuberkel-Bacillen. Sputummenge spärlicher geworden, in 24 Stunden ca. 75 cbcm.

3. Neumann, 31 Jahr, Näherin, aufgenommen am 24. 9., noch in Behandlung.

Infiltratio tuberculosa apicis pulmonis dextri et sinistri (Phthisis media). Sputum enthält reichlich Tuberkel-Bacillen. Injectionsbehandlung begonnen am 20. 11. 1890. Dosis von 0,001 bis 0,006 gesteigert. Im Ganzen 15 Injectionen. Verbrauchte Flüssigkeitsmenge 0,066. Dauer der Behandlung nach Koch 4 Wochen. Gewicht zu Beginn der Behandlung 90 Pfund, gegenwärtig 86 Pfund.

Anamnese: Vater angeblich an Lungenentzündung gestorben. Ein Bruder ist lungenkrank. Patientin hatte als Kind scrophulöse Drüsenentzündung, linksseitige Kniegelenkentzündung mit zurückgebliebener Ancylose. Seit 3 Jahren Husten ohne Auswurf, starken Nachtschweiss, im April des Jahres wurde eine tassenkopfgrosse Menge Blut ausgeworfen. Kein Fieber.

Status: Intensive Dämpfung über beiden oberen Lungenhälften mit reichlichen klein- und mittelgrossblasigen Rasselgeräuschen.

Sputum sehr gering, enthielt reichlich Tuberkel-Bacillen. Patientin reagirt stark auf die Injectionen mit hoher Temperatur bis 39,9, Frost, Hitze, starkem Schweiss, hoher Puls- und Athemfrequenz, grosser Mattigkeit und Appetitmangel. Während sie vordem fieberfrei war, fiebert sie jetzt auch ohne Injection fort. Während der Behandlung wird die Infiltration rechts wie links stärker, die Rasselgeräusche werden reichlicher, rechts bildet sich, ebenso auch etwas später links, eine deutlich nachweisbare Caverne aus. Der Auswurf wird reichlicher, enthält ab und zu reichlich Pigment, welches, wie die microscopische Untersuchung ergiebt, in Alveolarepithelien abgelagert erscheint, auch wird die Bacillenmenge eine grössere.

4. Rieche, 29 Jahr, Arbeiterfrau, aufgenommen am 27. 11. 1890, noch in Behandlung.

Infiltratio tuberculosa incipiens apicis pulmonis dextri. Ratarrhus apicis pulmonis sinistri (Phthisis incipiens).

Sputum enthält nur wenige Tuberkel-Bacillen. Injectionsbehandlung begonnen am 29. 11. Dosis von 0,002 bis 0,006 gesteigert. Im Ganzen 15 Injectionen. Verbrauchte Flüssigkeitsmenge 0,052. Dauer der Behandlung 3½ Woche. Gewicht zu Beginn der Behandlung 96 Pfund, gegenwärtig 98½ Pfund.

Anamnese: Vater an Schwindsucht gestorben. Als Kind war Patientin stets gesund. Seit Mai 1888 Husten und Stiche in der ganzen Brust, allmählich wachsender Auswurf, starker Nachtschweiss, im Juli 1890 wurde ca. ¼ l hellrotes Blut ausgeworfen. Kein Fieber.

Status. Man hört über der mässig gedämpften rechten oberen Lungenhälfte bronchiales Athmen ohne Rasseln, über der linken katarrhalische Geräusche. Ueber der linken Lunge nirgendwo Dämpfung.

Patientin reagirt stark auf die ersten Injectionen mit Fiebererscheinungen bis 39,5, starkem Frost, Puls- und Athembeschleunigung. Nach der 3. Injection wird die allgemeine Reaction geringer, trotz steigender Dosis nur

Temperaturen von 38,5, kein Frost. Der Appetit, der vordem sehr gut war, wird gering. Es besteht sehr starke Mattigkeit.

Objectiv ändert sich der Lungenstatus der Art, dass man nach der 8. Injection (Dosis 0,0035) über der rechten unteren Lungenhälfte deutliches pleuritisches Reiben, welches gegenwärtig noch besteht, hört. Das bronchiale Athmen ohne Nebengeräusche über den gedämpften Partien ist ebenfalls noch vorhanden. Ab und zu waren rechts und links oben klein- und mittel-grossblasige, doch stets klanglose Rasselgeräusche aufgetreten.

Die Nachtschweisse haben während der Behandlung ganz aufgehört; das Sputum ist geringer geworden, auch mehr zäh-schleimig, doch der Bacillen-gehalt vermehrt.

5. **Hübscher, 17 Jahr, Hausdienerstochter,** aufgenommen am 16. 11. 1890.

Infiltratio tuberculosa pulmonis dextra cum caverna in apice, infiltratio levis apicis pulmonis sinistri (Phthisis progressa).

Sputum enthält reichlich Tuberkel-Bacillen. Injectionsbehandlung begann am 20. 11. 1890. Dosis 0,001 bis 0,004 gesteigert. Im Ganzen 15 Injectionen. Verbrauchte Flüssigkeitsmenge 0,042. Dauer der Behandlung nach Koch 4 Wochen. Gewicht bei Beginn der Behandlung 77 Pfund, gegenwärtig 74½ Pfund.

Anamnese: Beide Eltern an Schwindsucht gestorben. Patientin litt als Kind an scrophulöser Augen- und Ohrentzündung. Seit Weihnachten 1889 Husten und Atemnot, geringer Auswurf. Kein Nachtschweiss, Durchfall, Bluthusten oder Fieber.

Status: Ziemlich grosses, stark abgemagertes Mädchen von ausgesprochen hectischem Aussehen. Über der ganzen rechten Lunge ziemlich intensive Dämpfung, in der Höhe des zweiten Rippenraumes deutlich Cavernensymptome. Überall lautes bronchiales Atmen mit zahlreichen teils klingenden, teils klanglosen Rasselgeräuschen. Über der linken Lungenspitze mässige Dämpfung mit verschärftem Vesiculäratmen, aber nur von katarrhalischen, von keinen Rasselgeräuschen begleitet.

Patientin bis auf einen Tag vor der ersten Injection andauernd fieberfrei, reagiert stark auf die ersten Injectionen mit staffelförmig ansteigender Temperaturerhöhung bis 40,0, fiebert aber dann fort und ist zur Zeit noch nicht wieder ohne abendliches Fieber gewesen. Der Lungenstatus bleibt ziemlich derselbe, doch zeigt sich am 20. 12. (15. Injection, Dosis 0,004) eine deutlich nachweissbare Infiltration auch der linken Lungenspitze. Sputum-menge, die im Anfang 100 cbcm betrug, hat abgenommen. Das Sputum ist weniger eitrig, mehr zähschleimig, enthält aber noch reichlich Tuberkel-Bacillen.

Patientin kommt von Tag zu Tag mehr von Kräften, fühlt sich jedoch subjectiv ganz wohl und hat keine Klagen.

6. **Lehmann, 23 Jahr, Gürtlersfrau,** aufgenommen 3. 12., noch in Behandlung.

Infiltratio apicis pulmonis sinistri et levis dextri tuberculosa (Phthisis incipiens).

Sputum enthält reichlich Tuberkel-Bacillen. Injectionsbehandlung begonnen am 5. 12. 1890. Dosis von 0,001 bis 0,006 gesteigert. Im Ganzen 13 Injectionen. Verbrauchte Flüssigkeitsmenge 0,041. Dauer der Behandlung nach Koch 3½ Wochen. Gewicht zu Beginn der Behandlung 83 Pfund, gegenwärtig 81½ Pfund.

Anamnese: Hereditär nicht belastet. Seit April dieses Jahres leidet die früher stets gesunde Patientin an Brustschmerzen, Stichen in der oberen linken Brusthälfte, Husten mit geringem Auswurf. Sie hat 3 mal grössere Mengen Blut ausgeworfen, das letzte Mal im September einen kleinen Tassenkopf voll. Mässige Nachtschweisse. Kein Durchfall. Kein Fieber.

Status: Kleine, schwächlich gebaute Person mit stark eingefallenen Clavicclargruben. Infiltration beider oberen Lungenhälften mit bronchialem Atmen und reichlichem klein- und mittelgrossblasigen Rasseln, links jedoch stärker als rechts ausgeprägt.

Sputum 250 cbcm, zäheitrig, schleimig, reichlich Tuberkel-Bacillen enthaltend.

Patientin reagiert nur mässig auf die steigenden Dosen mit Fieber bis 38,9, leichtem Frost, Puls- und Atembeschleunigung; der Appetit nimmt ab, doch ist das Allgemeinbefinden ein gutes.

Der physikalische Befund ändert sich entschieden zu Gunsten der Patientin. Man hört nach der 7. Injection rechts reines vesiculäres Atmen, links keine Rasselgeräusche mehr. Die Dämpfung hat sich rechts bedeutend, links etwas aufgehellt. Die Sputummenge sinkt beträchtlich. Das Sputum zähschleimig, bedeutend weniger eitrig, jedoch von demselben Gehalt an Tuberkel-Bacillen.

7. Gille, 32 Jahr, Arbeitersfrau, aufgenommen am 10. 11. 1890, gebessert auf Wunsch entlassen am 8. 12.

Infiltratio tuberculosa apicis pulmonis sinistri. Katarrhus pulmonis dextri (Phthisis media).

Injectionsbehandlung begann am 24. 11. Dosis von 0,001 bis 0,015 gesteigert. Im Ganzen 11 Injectionen. Verbrauchte Flüssigkeitsmenge 0,081. Dauer der Behandlung nach Koch 2½ Wochen. Gewicht zu Beginn der Behandlung 92 Pfund. Gewicht bei der Entlassung 92½ Pfund.

Anamnese: Hereditär nichts zu ermitteln. Als Kind machte Patientin eine Lungenentzündung durch, sonst ist sie stets gesund gewesen. Seit einigen Jahren Husten mit mässigem Auswurf, dem öfter Blut beigemischt war, seit Pfingsten Stiche in der rechten Brustseite, heftiger Husten, starker Auswurf, Nachtschweiss. Seit einigen Wochen Stiche auch links. Allmählicher Kräfteverfall.

Status: Kleine, gracil gebaute Frau mit kypto-scoliotischem, nach links verkrümmtem Rückgrat. Infiltration der linken Lungenspitze mit bronchialem Atmen, spärlichem Rasseln, starker Katarrh der oberen rechten Lunge. Die linke Seite bleibt beim Atmen deutlich zurück. Sputum 100 cbcm, eitrig, schleimig, enthält reichlich Tuberkel-Bacillen.

Patientin reagiert nur mässig; stark erst auf die 8. Injection (Dosis 0,01), mit Fieber bis 39,6°, Frost, Puls- und Atembeschleunigung, grosses Mattigkeits- und Schwächegefühl. Sie lässt sich aus häuslichen Gründen nach der 11. Injection am 8. 12. entlassen, giebt an, durch die Kur eine Besserung ihres Allgemeinbefindens verspürt zu haben. Sie kam zur Anstalt mit Brust- und Kreuzschmerzen, heftigem Husten und Auswurf. Die Schmerzen sind fast vollständig geschwunden, Hustenreiz und Menge des Auswurfes bedeutend gemindert. Dagegen besteht grosse Mattigkeit und Appetitlosigkeit, die Patientin vordem nicht gehabt.

Physikalisch: Über beiden Lungen, mit Ausnahme der linken Spitze, lauter voller Schall, die Rasselgeräusche sind zum Teil, der Katarrh der rechten Lunge fast ganz geschwunden.

8. Caspar, 21 Jahr, Schlossersfrau, aufgenommen 2. 12., noch in Behandlung.

Infiltratio tuberculosa pulmonis sinistri. Katarrhus levis apicis pulmonis dextri (Phthisis media).

Sputum reichlich Tuberkel-Bacillen enthaltend. Während der Behandlung Cavernenbildung im linken Unterlappen. Injectionsbehandlung begann am 4. 12. Dosis von 0,001 bis 0,003 gesteigert. Im Ganzen 7 Injectionen. Verbrauchte Flüssigkeitsmenge 0,012. Dauer der Behandlung nach Koch 2½ Wochen. Gewicht zu Beginn der Behandlung 93 Pfund, gegenwärtig 89 Pfund.

Anamnese: Eine Schwester, $2^1/_2$ Jahr jünger, an Schwindsucht gestorben. Patientin als Kind gesund, nie lungenkrank. Seit Januar Husten mit geringem Auswurf, seit Februar Stiche in der linken oberen Brusthälfte, Nachtschweiss. Kein Durchfall. Niemals Blut ausgeworfen.

Status: Gut genährte Frau, zeigt eine Infiltration ohne nachweissbare Cavernenbildung über der ganzen linken Lunge, sowie im rechten Oberlappen einige katarrhalische Geräusche ohne Dämpfung.

Sputum 200, eitrig, schleimig, mit zahlreichen Tuberkel-Bacillen. Während der Injectionen Zunahme der Intensität der Dämpfung und der Rasselgeräusche über der linken Lunge, während die katarrhalischen Geräusche rechts oben ganz verschwinden. Nach der 7. Injection tritt ein hohes Fieber ein mit heftigen Schüttelfrösten, welches die folgenden Tage auch ohne Injection anhält. Täglich gegen Morgen heftiger, $^1/_2$ Stunde andauernder Schüttelfrost. Die Rasselgeräusche in der linken Lunge werden reichlicher und klingend. Im linken Unterlappen entwickelt sich eine Caverne, über der lautes amphorisches Atmen und metallisch klingende Rasselgeräusche hörbar werden. Die Nachtschweisse sind ganz geschwunden.

9. Leginsky, 38 Jahr, Arbeiterin, aufgenommen am 8. 12., noch in Behandlung.

Infiltratio tuberculosa pulmonis sinistri et apicis pulmonis dextri (Phthisis progressa). Enterophtisis. Otitis media duplex.

Sputum reichlich Tuberkel-Bacillen enthaltend. Injectionsbehandlung begann am 13. 12. Dosis von 0,001 bis 0,006 gesteigert. Im Ganzen 6 Injectionen. Verbrauchte Flüssigkeitsmenge 0,021. Dauer der Behandlung nach Koch 8 Tage. Gewicht zu Beginn der Behandlung 74 Pfund, gegenwärtig $77^1/_2$ Pfund.

Anamnese: Vater leidet an Lungenschwindsucht. Als Kind war Patientin scrophulös, hatte jedoch nie Drüsenanschwellungen. Im Sommer 1889 Husten mit Auswurf, im November 1890 warf sie 1 Esslöffel voll Blut aus. Starke Nachtschweisse, Durchfälle, mässiger Ausfluss aus dem rechten Ohr, seit Sommer 1889 andauernd abendliches Fieber bis 38,4.

Status: Mittelgrosse, abgemagerte Patientin, auf dem rechten Ohr vollkommen taub, links starke Schwerhörigkeit. Intensive Dämpfung über der ganzen linken Lunge mit Cavernensymptomen, links vorn im 2. Intercostalraum, mässige Infiltration der rechten Lungenspitze bis zum Oberrand der 2. Rippe. Starke Schmerzhaftigkeit des Abdomens.

Sputum 100 cbcm, eitrig, schleimig, geballt.

Patientin, die allgemein durch Fieberbewegungen auf die Injection reagiert, bekommt nach der 5. Injection eine starke Schmerzhaftigkeit des rechten processus mastoidens ohne äussere Schwellung; die Secretion im rechten Ohr wird dabei nicht stärker. Am 20. 12. fühlt sich Patientin sehr matt, klagt über heftige Kopfschmerzen, die, vom processus mastoidens ausgehend, sich in der ganzen rechten Kopfhälfte ausbreiten. Druck auf das rechte Schläfenbein äusserst empfindlich. Im Gesicht keine Lähmungserscheinungen, an den Augen äusserlich keine Veränderungen. Ophtalmoscopisch beiderseits die Opticuspapillengrenzen verwaschen; es besteht eine starke Stauung in den Augenvenen (Stauungspapille). Im Lungenstatus keine wesentliche Veränderung. Sputum an Menge geringer, weniger eitrig, aber zäher. Gehalt an Tuberkel-Bacillen sehr reichlich.

10. Thümichen, 19 Jahr, Dienstmädchen, aufgenommen am 10. 12. 1890, noch in Behandlung.

Infiltratio tuberculosa apicis pulmonis dextri, incipiens apicis pulmonis sinistri (Phthisis media).

Sputum reichlich Tuberkel-Bacillen enthaltend. Injectionsbehandlung begann am 15. 12. Dosis von 0,001 bis 0,002 gesteigert. Im Ganzen 4 Injectionen. Verbrauchte Flüssigkeitsmenge 0,006. Dauer der Behandlung nach

Koch 6 Tage. Gewicht zu Beginn der Behandlung 90 Pfund, gegenwärtig 91½ Pfund.

Anamnese: Hereditär nicht belastet. Als Kind war Patientin stets gesund; klagt seit October 1889 über Husten, Stiche auf der rechten Brustseite, starkem Auswurf, dem öfter Blut beigemischt gewesen sein soll, Nachtschweiss. Abendliches Fieber bis 38,1.

Status: Mittelgrosses, muskelschwaches Mädchen mit einer Infiltration der rechten Lungenspitze, bis zum Unterrand der 2. Rippe reichend, links beginnende Infiltration über der Spitze. Man hört rechts lautes bronchiales Atmen, reichliche Rasselgeräusche.

Patientin reagiert mit Fiebererscheinungen, Puls- und Athembeschleunigung auf die Injectionen. Der Appetit und das Allgemeinbefinden bleibt ein gutes. In den Lungen findet sich bei der Kürze der Beobachtung keine Veränderung, dagegen wird das Sputum zäher, weniger eitrig, an Menge bedeutend geringer. Die Zahl der Tuberkel-Bacillen bleibt die gleiche.

11. Rott, 36 Jahr, Schneidersfrau, aufgenommen 10. 12., noch in Behandlung.

Infiltratio tuberculosa pulmonis dextri et levis apicis pulmonis sinistri (Phthisis media).

Sputum reichlich Tubercel-Bacillen enthaltend. Injectionsbehandlung begann am 18. 12. Dosis von 0,001 bis 0,002 gesteigert. Im Ganzen 2 Injectionen. Verbrauchte Flüssigkeitsmenge 0,003. Dauer der Behandlung nach Koch 3 Tage. Gewicht bei Beginn der Behandlung 80½ Pfund, gegenwärtig 80½ Pfund.

Anamnese: Hereditär nicht belastet. Als Kind war Patientin stets gesund, leidet seit 3 Jahren an Husten, ab und zu auftretender Auswurf. Vor einem Jahr 3 mal grössere Mengen, ca. 1 Tassenkopf voll, Blut ausgeworfen. Kein Fieber. Kein Nachtschweiss.

Status: Gracil gebaute, muskelschwache, stark abgemagerte Patientin mit ausgedehnter Infiltration der rechten oberen Lungenhälfte, Katarrh und mässigen Verdichtungszuständen der linken Lungenspitze. Sputum 75 cbcm, eitrig, schleimig.

Patientin reagiert vorläufig weder local, noch allgemein auf die Injectionen. Es besteht subjectives Wohlbefinden bei gutem Appetit.

12. Meyer, 15 Jahr, Handelsmanntochter, aufgenommen 12. 12., noch in Behandlung.

Infiltratio tuberculosa pulmonis dextri cavernosa, et apicis pulmonis sinistri. Katarrhus pulmonis sinistri. (Phthisis progressa.)

Sputum enthält reichlich Tuberkel-Bacillen. Injectionsbehandlung begann 18. 12. Dosis von 0,001 bis 0,002 gesteigert. Im Ganzen 2 Dosen. Verbrauchte Flüssigkeitsmenge 0,003. Dauer der Behandlung nach Koch 3 Tage. Gewicht vor dem Beginn der Behandlung 85 Pfund, gegenwärtig 87 Pfund.

Anamnese: Grossvater an Schwindsucht gestorben, Eltern und Geschwister gesund. Als Kind hat Patientin an geschwollenen Drüsen gelitten, sowie an scrophulöser Augenentzündung. Seit 2 Jahren leidet sie an Husten, Stichen in der linken und rechten Brust, sehr reichlichen Auswurf. Kein Fieber.

Status: Abgemagerte, gracil gebaute Patientin mit einer ausgedehnten Infiltration der rechten Lunge und Cavernenbildung in der Höhe des 2. Intercostalraums, mässiger Infiltration der linken Lungenspitze, sowie einem ziemlich ausgebreiteten Katarrh daselbst.

Sputum 100 cbcm, eitrig schleimig geballt. Patientin reagiert auf die 1. Injection von 0,001 nur mit zunehmenden Schmerzen in beiden Brusthälften, über der linken Lunge hört man nach der 2. Injection — die Patientin reagiert mit Fieber bis 39,7, Übelkeitsgefühl, Appetitlosigkeit, Mattigkeit und Gliederzittern — keine katarrhalischen Geräusche mehr, sondern nur reines vesiculäres Athmen.

II. Kehlkopftuberkulose: 1.

13. Jessatis, 44 Jahr, Schneiderin, aufgenommen 8. 7. 1890 noch in Behandlung.

Tabes dorsualis. Infiltratio tuberculosa apicis pulmonis dextri et sinistri. Ulcerationes tuberculosae pharyngis et laryngis recentes.

Im Beginn kein Sputum. Starke Schlingbeschwerden. Beginn der Injectionsbehandlung 29. 11. 1890, Dosis von 0,002 bis 0,007 gesteigert. Im Ganzen 17 Injectionen. Verbrauchte Flüssigkeitsmenge 0,063. Dauer der Behandlung nach Koch 3$\frac{1}{2}$ Woche, Vernarbung der tuberculösen Pharynx- und Larynxgeschwüre.

Anamnese: Patientin, die hereditär nicht belastet ist (der Vater starb 83 Jahre alt an Altersschwäche, Mutter lebt gesund mit 83 Jahren), suchte wegen hochgradiger Ataxie infolge von Tabes dorsualis die Anstalt auf. Sie hat nie über Atembeschwerden oder Husten geklagt. Ende Oktober unter Fiebererscheinungen, Halsbeschwerden, welche auf ein tuberculöses Geschwür an der hinteren Rachenwand zurückgeführt werden.

Status: Beiderseits leichte Infiltration der Lungenspitzen, sowie die Erscheinungen eines Spitzenkatarrhs. An der hinteren Pharynxwand ein kleines linsengrosses tuberkulöses Geschwür. Im Verlauf der Beobachtung vergrössert sich die Ulceration an der hinteren Rachenwand bis zu Bohnengrösse, gleichzeitig treten heftige Schlingbeschwerden auf, die auf eine acute Larynxerkrankung zurückzuführen sind. Die laryngoskopische Untersuchung ergab eine starke Schwellung und Rötung der Schleimhaut über der ganzen Epiglottis, sowie über beiden Aryknorpeln. An beiden Stellen, namentlich aber an der Innenseite und am Rande der Epiglottis zahlreiche hirsekorn- bis linsengrosse Geschwürchen, welche von Tag zu Tag sich vergrösserten und confluirten. Die wahren Stimmbänder infolge gleichzeitig vorhandener Schwellung der falschen nicht sichtbar. Patientin konnte flüssige Nahrung nur mit grösster Mühe und unter lebhaftem Schmerzgefühl noch schlucken. Patientin war dabei andauernd fieberfrei, aber in einem Zustande grosser Erschöpfung. Zunächst auf 0,002 keine allgemeine Reaction. Erst nach der 3. Injection von 0.0025 erste Temperatursteigerung bis 38,4.

Local: Im Kehlkopf traten schon bereits nach der ersten Injection starke Schwellung und Rötung der erkrankten Schleimhautpartien, sowohl im Rachen, wie im Larynx auf. Am Rande der Epiglottis wurden deutliche Ecchymosen sichtbar. Die Geschwürsränder waren deutlich geschwellt und auf beiden Aryknorpeln ein grösserer Zerfall der Geschwürsflächen erkennbar. Schon nach der 3. Injection nahm die Rötung der gesammten Schleimhaut ab, nach der 5. auch bereits die Schwellung. Eine Reinigung der Geschwüre wurde sichtbar, es trat ein deutlicher Nachlass der Schmerzen beim Schlingen ein. Nach der 7. Injection war das Geschwür an der Pharynxwand vernarbt, eine beginnende Vernarbung sowie Reinigung der Epiglottis und Larynxgeschwüre bereits sichtbar. Nach der 12. Injection am 13. 12. sind die Schlingbeschwerden ganz geschwunden, die Geschwüre an der Epiglottis und im Kehlkopf vollständig geheilt. Am Rande der Epiglottis nach vollendeter Vernarbung ein deutlicher Substanzverlust bemerkbar. Nach der 14. Injection (Dosis 0,004) keine Fieberreaction, aber von neuem Schmerzen beim Schlingen, die auf ein kleines, frisch zerfallenes Geschwür an der rechten Tonsille zu beziehen sind. Dieses Geschwür ist am 19. 12. wieder vernarbt. Während der Injectionskur ist eine kleine schmerzhafte Drüsenanschwellung von Bohnengrösse in der rechten Unterkiefergegend aufgetreten, die noch fortbesteht.

Über beiden Lungenspitzen sind keine physikalisch nachweisbaren Veränderungen aufgetreten. Es besteht noch dieselbe Dämpfung, dasselbe kleinblasige, spärliche Rasseln, wie vor der Injection.

In dem während der Injectionskur aufgetretenen schleimig-eitrigen Sputum wurden in den letzten Tagen zum ersten Mal spärliche Tuberkelbacillen nachgewiesen.

B. Pleuritiden.

Im Ganzen: 3. Davon haben reagiert 2, nicht reagiert 1. Grösste Anzahl der Injectionen 17, grösste zur Injection gelangte Flüssigkeitsmenge 0,1.

1. Saare, 27 Jahre, Dienstmädchen, aufgenommen am 15. 9., entlassen am 15. 12.

Pleuritis dextra exsudativa.

Kein Sputum. Beginn der Injectionsbehandlung 20. 9. Dosis von 0,001
bis 0,1 gesteigert. Im Ganzen 17 Injectionen. Verbrauchte Flüssigkeitsmenge 0,523. Dauer der Behandlung nach Koch 4 Wochen. Gewicht zu Beginn der Behandlung 112 Pfund. Gewicht bei der Entlassung 109½ Pfund.

Anamnese: Vater an Schwindsucht gestorben. Patientin, die früher
stets gesund war, kam am 15. September wegen rechtsseitiger Brustfellentzündung zur Anstalt. Nachdem diese nach Punction und folgender
Aspiration, sowie theilweiser spontaner Resorption geheilt ist, will Patientin
die Anstalt geheilt verlassen, entschliesst sich jedoch auf ärztliche Veranlassung zur Koch'schen Behandlungsmethode

Status: Kräftig gebautes, gut genährtes Mädchen. Rechte untere
Lungenhälfte bleibt bei der Athmung zurück. Die Percussion über der
unteren rechten Lungenhälfte ergiebt vorn und hinten etwas gedämpften
Schall, die Auscultation abgeschwächtes vesiculäres Athmen. Linke Lunge
und rechte obere Lungenhälfte vollkommen frei.

Patientin reagiert auf die 1. Injection von 0,001 allgemein sehr stark mit
Fieber bis 39,4, Frost, Kopfschmerzen, allgemeiner Mattigkeit, beschleunigter
Puls- und Athemfrequenz. Local tritt neben leichtem Husten, der vordem
nicht bestand, eine ziemlich starke Schmerzhaftigkeit in der rechten unteren
Brusthälfte ein. Bis zur 4. Injection trotz steigender Dosis ausser Mattigkeit
und Appetitlosigkeit keine Reaction, erst nach der 5. (Dosis 0,01) hohes
Fieber bis 40,1, Schüttelfrost, starke allgemeine Depression. Local leichtes
pleuritisches Reiben an den gedämpften Partien, sowie über denselben reichliches kleinblasiges Rasseln. Das Reiben besteht bei den folgenden Injectionen ohne gleichzeitige allgemeine Reaction fort, ist nach der 9. Injection (Dosis 0,03) wieder ganz geschwunden. Der Ton über den gedämpften
Partien aufgehellt, dagegen besteht das Rasseln noch fort bis zur 16. Injection (Dosis 0,08); seitdem ist auch dieses ganz geschwunden, und weisst
Patientin nach der 17. Injection (Dosis 0,01) ausser einer leichten, doch deutlich
nachweisbaren Dämpfung über der rechten unteren Lungenhälfte einen
normalen Lungenbefund auf.

Sie verlässt nach dieser Injection am 15. 12. geheilt die Anstalt und
giebt bei der Entlassung an, sich durch die Kur entschieden gebessert zu
fühlen. Sie glaubt nach der Kur freier und leichter athmen zu können und
ist in jeder Beziehung mit dem Einflusse derselben zufrieden.

Bei einer nach 8 Tagen wieder vorgenommenen Untersuchung finden
sich neben derselben Dämpfung, wie bei der Entlassung in der Höhe der
8. Rippe bei vesiculärem Athmen sehr spärliche Rasselgeräusche.

2. Treulich, 64 Jahr, Dienersfrau, aufgenommen am 17. 11. 1890,
entlassen am 18. 12.

Asthma bronchiale. Am 13. 12. wird eine Pleuritis sinistra sicca constatirt, kein Sputum. Injectionsbehandlung begonnen am 15. 12. Dosis von
0,001 bis 0,005 gesteigert. Im Ganzen 3 Injectionen. Verbrauchte Flüssigkeitsmenge 0,01. Dauer der Behandlung nach Koch 3 Tage. Gewicht zu Beginn
der Behandlung 110 Pfund. Gewicht bei der Entlassung 110 Pfund.

Anamnese: Vater an Schwindsucht gestorben. Patientin früher stets
gesund, leidet seit einer Reihe von Jahren an Asthmaanfällen, sucht deshalb
die Anstalt auf. Hier entwickelt sich eine linksseitige Pleuritis sicca.

Status: Rechte Lunge vollkommen frei. Über der linken unteren
Lungenhälfte neben spärlichen katarrhalischen Geräuschen lautes pleuritisches
Reiben, bei geringer Dämpfung des Percussionsschalles.

Patientin reagiert auf die erste Injection mit mässigem Fieber bis 38,2, gestörtem Allgemeinbefinden und stärkerem pleuritischem Reibegeräusch. Die folgenden Injectionen von 0,003 und 0,005 sind ohne Einfluss auf das Allgemeinbefinden.

Der Lungenstatus bleibt derselbe.

Nach der 3. Injection verlässt Patientin aus häuslichen Gründen die Anstalt.

3. Mennicke, 27 Jahr, Aufwärterin, aufgenommen 9. 12. 1890 entlassen 20. 12.

Angina follicularis.

Kein Auswurf. Beginn der Injectionsbehandlung 12. 12. Dosis von 0,002 bis 0,003 gesteigert. Im Ganzen 2 Injectionen. Verbrauchte Flüssigkeitsmenge 0,005. Dauer der Behandlung nach Koch 4 Tage.

Anamnese: Patientin, deren eine Schwester an Schwindsucht gestorben ist, war als Kind stets gesund. Im späteren Leben erkrankte Patientin 2 mal an Pleuritis, 1 mal an Bronchialkatarrh. Patientin liess sich am 9. 12. 1890 wegen einer folliculären Angina aufnehmen.

Patientin, welche einen ziemlich diffusen Katarrh über der linken Lunge und ebenfalls daselbst eine percutorisch nur durch eine sehr geringe Dämpfung nachweisbaren Verdichtungszustand der linken unteren Lungenhälfte hat, wird 2 mal injiciert, jedoch ohne locale oder allgemeine Reaction.

Sie verlässt, da die Angina vollständig geheilt ist, am 20. 12. die Anstalt.

C. Controll-Injectionen.

Im Ganzen 31. Davon haben reagiert 11.

I. Solche, bei denen nach den Injectionen eine tuberkulöse Affection evident geworden ist: 5. 2 mit latenter Rachentuberkulose, 3 mit Drüsenaffectionen.

1. Heinrich, 18 Jahr, Dienstmädchen, aufgenommen am 24. 11., noch in Behandlung.

Chlorosis: Starker Nasen-Katarrh.

Geringer Auswurf eines Nasen-Rachensputums ohne Bacillen. Während der Injectionsbehandlung Auftreten einer tuberkulösen Larynx- und Pharynxaffection. Injectionsbehandlung begann am 29. 11. Dosis von 0,002 bis 0,004 gesteigert. Im Ganzen 9 Injectionen. Verbrauchte Flüssigkeitsmenge 0,024. Dauer der Behandlung nach Koch 3½ Woche. Gewicht zu Beginn der Behandlung 98 Pfund, gegenwärtig 101½ Pfund.

Anamnese: Vater ist brustkrank. Als Kind war Patientin stets gesund. Seit 8 Wochen leidet sie an Husten, Heiserkeit, verbunden mit geringen Halsschmerzen. Kein Fieber.

Status: Kleine gedrungen gebaute Person mit starkem Nasenkatarrh. Lungen, Kehlkopf und Pharynx bieten vollkommen normale Verhältnisse dar.

Patientin reagiert auf die 1. Injection von 0,002 erst nach 36 Stunden mit einer Temperatur von 39,0, nach einer 2. Injection von derselben Dosis wieder erst nach 36 Stunden, diesmal aber nur bis 38,2, nach einer 3. Injection (Dosis 0,003) tritt schon nach 12 Stunden eine Fiebertemperatur von 39,9° ein, welche über 12 Stunden andauert. Nach der 4. Injection steigt das Fieber wieder erst nach 36 Stunden an, dauert ebenso wie bei der 5. noch den ganzen folgenden Tag an. Dasselbe wiederholt sich nach der 6. Injection, während bei der 7. und 8. das Fieber nur einen Tag anhält und am nächsten Tag die Temperatur wieder auf die Norm gesunken ist. Dabei reagiert Patientin in ihrem allgemeinen Befinden sehr stark auf die Injectionen mit Schüttelfrösten, starkem Schweiss, Appetitlosigkeit, grosser Mattigkeit.

Als auffälliges Symptom ist bei der Patientin eine am Tage nach der höchsten Fiebersteigerung constatirte beträchtliche Bradycardie bemerkbar. Der Puls sinkt auf 52 Schläge in der Minute herab.

Neben der allgemeinen war eine auffällige locale Reaction eingetreten. Nach der 3. Injection wird die Stimme der Patientin heiser, es treten starke Halsschmerzen auf, ohne dass sich objectiv eswas nachweisen liesse. Erst nach der 4. Injection, nachdem heftige Allgemeinerscheinungen, leichte Schlingbeschwerden, starke Herpeseruptionen an Lippen und Nase vorausgegangen waren, sieht man die Follikel am Zungengrund stark geschwollen, Schleimhaut daselbst im Übrigen blass. Die Inspection des Pharynx ergiebt an der hinteren Rachenwand ein oberflächliches kleines Geschwür, grau weiss belegt, am rechten Arcus palato-glossus, sowie palato-pharyngeus eine mässige Rötung und Schwellung der Schleimhaut, auf welcher mehrere kleine miliare Knötchen sichtbar sind. Desgleichen auf der Mitte und Spitze der rechten Tonsille, wo die Schleimheit glasig gequollen erscheint. Die Inspection des Pharynx ergiebt

Milz stark vergrössert, 2 Finger breit über den vorderen Rippenrand hinausreichend.

Nach der 5. Injection werden die Eruptionen noch deutlicher, auch treten erneute auf.

Ebenfalls zeigt sich am frenulum linguae ein grau-weiss belegtes Geschwür, sowie 4 bis 5 kleine weisslich-graue Knötchen.

Nach 2 Tagen sind die Eruptionen an den Gaumenbögen bis auf ganz vereinzelte Knötchen durch Resorption verschwunden. Nach der 7. Injection keine Knötchen mehr sichtbar, das Geschwür am Zungengrunde vernarbt. Die Schleimhaut des Kehlkopfs, die bei mehreren Untersuchungen sich als geschwollen und gerötet erwies, zeigt normale Verhältnisse.

Milz kleiner geworden, ragt nicht mehr über den Rippenrand hervor.

Lunge vorher und nachher vollkommen frei. Patientin reagiert auf die letzten Dosen weder durch locale noch allgemeine Erscheinungen.

2. Schleinitz, 19 Jahr, Arbeiterin, aufgenommen am 25. 10. 1890. Noch in Behandlung.

Erysipelas faciei.

Kein Sputum. Während der Behandlung Ausbruch einer tuberkulösen Larynxaffection.

Injectionsbehandlung begann am 24. 11. 1890. Dosis von 0,002 bis 0,01 gesteigert. Im Ganzen 11 Injectionen. Verbrauchte Flüssigkeitsmenge 0,037. Dauer der Behandlung nach Koch 4 Wochen. Gewicht zu Beginn der Behandlung 94 Pfund, gegenwärtig 94$\frac{1}{2}$ Pfund.

Anamnese: Mutter an Schwindsucht gestorben. Ein Bruder ist lungenkrank. Patientin litt als Kind an geschwollenen Drüsen, sowie an scrophulöser Augenentzündung. Nie Husten oder Auswurf. Am 25. 10. liess sie sich wegen eines Gesichtserysipels in die Anstalt aufnehmen. Patientin, deren Lungen vollkommen frei sind, jedoch am Halse links strahlige Narben, herrührend von vereiterten Drüsen hat, wird am 24. 11. zur Kontrolle mit 0,002 injicirt. Reagiert stark mit hohem Fieber, Uebelkeit, hoher Pulsfrequenz, Mattigkeit. Nach der 2. Injection von derselben Dosis neben starker allgemeiner Reaction, Ulcerationen an beiden Tonsillen. Die Narben am linken Unterkieferwinkel sind angeschwollen. Man fühlt darunter einige kleine Drüsen.

Laryngoscopisch: Zungenfollicel auffalland stark geschwollen. Epiglottis und Kehlkopfschleimhaut leicht gerötet.

Nach der 4. Injection (Dosis 0,002) schwinden sämmtliche Erscheinungen und erfolgt, trotz steigender Dosis, erst bei der 11. Injection (Dosis 0,01) eine allgemeine Reaction mit den üblichen Nebenerscheinungen ohne locale Begleiterscheinung.

Während der Behandlung macht Patientin ein zweimaliges Erysipelrecidiv durch, während dessen die Behandlung ausgesetzt wird.

3. Rusch, 15 Jahre, Dienstmädchen, aufgenommen am 8. 11. 1890. Noch in Behandlung.

Scarlatina.

Mässiger schleimiger Auswurf ohne Bacillen. Während der Behandlung Drüsenanschwellung. Injectionsbehandlung begann am 24. 11. Dosis von 0,001 bis 0,01 gesteigert. Im Ganzen 8 Injectionen. Verbrauchte Flüssigkeitsmenge 0,029. Dauer der Behandlung nach Koch 4 Wochen. Gewicht vor der Scarlatinaerkrankung 86½ Pfund, gegenwärtig 80½ Pfund.

Anamnese: Hereditär nicht belastet. Als Kind litt Patientin an geschwollenen Drüsen, sonst war sie stets gesund. Am 4. 11. erkrankte sie an Scarlatina.

Patientin, die ausser einem leichten Bronchialkatarrh keine physicalisch nachweisbaren Lungenveränderungen darbietet, wird am 24. 11. zur Kontrolle injiciert (Dosis 0,002). Sie reagiert mit erhöhter Temperatur bis 38,6 und einer deutlichen Eiweisstrübung des sonst albuminfreien Urins. Spätere Injectionen bringen keine Reactionen hervor, erst die 8. von 0,01 Dosis wurde von einer Temperatursteigerung bis 38,3 und einer Schwellung einer am rechten Unterkieferwinkel sitzenden Drüse begleitet. Subjectiv fühlt sich Patientin, an der sonst keine auf Tuberkulose hindeutende Veränderung sich objectiv nachweisen lässt, nach den Injectionen immer sehr matt und abgeschlagen, hatte öfter Frost, stets starke Kopfschmerzen und Appetitlosigkeit.

4. Nitschke, 15 Jahr, Dienstmädchen, aufgenommen am 26. 11. 1890. Noch in Behandlung.

Scarlatina.

Kein Sputum. Injectionsbehandlung begann am 6. 12. Dosis von 0,001 bis 0,003 gesteigert. Im Ganzen 4 Injectionen. Verbrauchte Flüssigkeitsmenge 0,009. Dauer der Behandlung nach Koch 2½ Wochen. Gewicht vor der Scarlatinaerkrankung 90½ Pfund, gegenwärtig 97½ Pfund.

Anamnese: Hereditär nicht belastet. Als Kind litt Patientin an geschwollenen Drüsen am Halse, war bis zur jetzigen Erkrankung stets gesund.

Patientin, die gesunde Lungen hat und sonst normale Verhältnisse darbietet, wurde am 6. 12. zur Kontrolle mit 0,002 injiciert, reagiert danach nur mit allgemeiner Depression und Fieber. Nach der 2. und 3. Injection mit derselben Dosis keine Reaction, dagegen nach der 4. (Dosis 0,003) starke allgemeine Reaction. Fieber, welches Abends bis 40,5° ansteigt und 5 Tage hindurch anhält, Schüttelfrost, Kopfschmerz, beschleunigte Puls- und Atemfrequenz, grosse Mattigkeit.

Local: Anschwellung einiger kleiner Drüsen am linken Unterkieferwinkel.

Die Drüsen sind zur Zeit noch sehr wenig angeschwollen, das Allgemeinbefinden hat sich gehoben.

In den Lungen keine tuberkulöse Erkrankung nachweisbar. Kein Sputum.

5. Müller, 23 Jahr, Dienstmädchen, aufgenommen am 27. 11. 1890. Noch in Behandlung.

Erysipelas cruris sinistri.

Kein Sputum. Anschwellung der linken Halsdrüse am Unterkiefer Injectionsbehandlung begann am 8. 12. Dosis von 0,001 bis 0,01 gesteigert. Im Ganzen 5 Injectionen. Verbrauchte Flüssigkeitsmenge 0,02. Dauer der Behandlung nach Koch 2 Wochen. Gewicht vor der Aufnahme 145 Pfund, gegenwärtig 136 Pfund.

Anamnese: Hereditär nicht belastet. Als Kind litt Patientin an geschwollenen Halsdrüsen, war sonst bis auf ihre jetzige Erkrankung stets gesund.

Am 8. 12. zur Kontrolle (Dosis 0,002) injiciert, reagiert die, bis auf das überstandene Erysipel, vollkommen gesunde Patientin, ausser mit leichten

Kopfschmerzen, Frost und Mattigkeitsgefühl, mit einer Anschwellung der unter den alten Narben am linken Unterkiefer sitzenden Drüsen. Lungen bieten vollkommen normale Verhältnisse.

II. Solche, bei denen keine tuberkulöse Erkrankung auch nach den Injectionen nachweisbar wurde: 6.

1. Kämmereit, 22 Jahr, Kassiererin, aufgenommen 5. 12. 1890. Noch in Behandlung.

Gastritis chronica.

Kein Sputum. Injectionsbehandlung begann am 11. 12. Dosis von 0,002 bis 0,005 gesteigert. Im Ganzen 4 Injectionen. Verbrauchte Flüssigkeitsmenge 0,015. Dauer der Behandlung nach Koch 10 Tage. Gewicht zu Beginn der Behandlung 97½ Pfund, gegenwärtig 95 Pfund.

Anamnese: Vater, Mutter, sowie 2 ältere Geschwister an Schwindsucht gestorben. Als Kind war Patientin stets gesund. Seit vorigem Jahre allmähliche Gewichtsabnahme bei heftigen Magenschmerzen und Schwindelanfällen. Im letzten Jahr will Patientin 20 Pfund abgenommen haben. Wegen der Magenschmerzen sucht Patientin am 5. 12. die Anstalt auf. Kein Fieber.

Status: Ziemlich grosse, schlank gebaute, mässig genährte Patientin. Lungen vollkommen frei. Kein Auswurf.

Patientin, welche auf die ersten Dosen nur wenig allgemeine Reaction darbietet, fiebert bei der 3. Injection (Dosis 0,005) bis 39,4; starker Schüttelfrost, heftiger Kopfschmerz, Mattigkeit, Pulsbeschleunigung. Nach der 4. Injection treten ausserordentlich heftige Magenschmerzen hinzu.

Objectiv lässt sich an der Patientin keine tuberkulöse Affection constatieren.

2. Gröning, 17 Jahr, Schneiderin, aufgenommen 6. 12. 1890. Noch in Behandlung.

Angina follicularis. Otitis media duplex.

Kein Sputum. Injectionsbehandlung begann am 8. 12. Dosis von 0,002 bis 0,005 gesteigert. Im Ganzen 6 Injectionen. Verbrauchte Flüssigkeitsmenge 0,019. Dauer der Behandlung nach Koch 2 Wochen. Gewicht vor der Aufnahme 118 Pfund, gegenwärtig 110 Pfund.

Anamnese: Hereditär nicht belastet. Ausser ab und zu auftretenden Ohrenschmerzen war Patientin als Kind stets gesund.

Status: Lungen vollkommen frei. Es besteht eine beiderseitige Otitis media, die links geheilt ist, rechts sich noch durch geringen Ausfluss bemerkbar macht.

Patientin, andauernd fieberfrei, wird am 8. 12. zur Kontrolle mit 0,002 injiciert; reagiert auf diese und die folgenden steigenden Dosen stark mit Fieber bis 40,4°, Kopfschmerzen, allgemeiner Mattigkeit, Frost und starkem Appetitmangel.

Local wird der Ausfluss aus dem rechten Ohr reichlicher, ist aber bacillenfrei. Sonst lässt sich bei der Patientin nichts, was auf Tuberkulose hindeutete, constatieren.

3. Scholz, 31 Jahr, Schneidersfrau, aufgenommen 8. 12. Noch in Behandlung.

Intercostalneuralgie.

Kein Sputum. Injectionsbehandlung begann am 11. 12. Dosis von 0,002 bis 0,02 gesteigert. Im Ganzen 4 Injectionen. Verbrauchte Flüssigkeitsmenge 0,035. Dauer der Behandlung nach Koch 1½ Woche. Gewicht vor der Behandlung 119 Pfund, gegenwärtig 121 Pfund.

Anamnese: Mutter an Schwindsucht gestorben. Als Kind war Patientin stets gesund, leidet seit einem Jahre an Stichen in der linken Brust, leichtem, trockenem Husten; kein Fieber, kein Auswurf.

Status: Mittelgrosse, kräftige Patientin. Lungen vollkommen frei. Nirgends eine tuberkulöse Erkrankung.

Patientin, zur Kontrolle injiciert, reagiert auf kleine Dosen von 0,005 nicht, dagegen auf Dosen von 0,01 und 0,02 mit Fieber bis 39,4, Frost, allgemeiner Mattigkeit und Übelkeitsgefühl.

Objectiv nirgends eine tuberkulöse oder sonstige Affection aufzufinden.

4. Würz, 28 Jahr, Dienstmädchen, aufgenommen 25. 10. 1890. Noch in Behandlung.

Chronischer Icterus (Gallensteine).

Seit dem 24. 11. Auswurf ohne Bacillen.

Anamnese: Hereditär nicht belastet. Früher stets gesund. Seit 1886 leberleidend.

Patientin fängt am 24. 11. über Schmerzen in der rechten Brusthälfte an zu klagen. Man hört dort über dem Mittellappen lautes pleuritisches Reiben, am 26. 11. daselbst laute giemende Geräusche und kleinblasiges Rasseln. Eine am 29. 11. gemachte Injection von 0,002 bringt Fieber bis 38,6 hervor.

Patientin weigert sich wegen heftiger Schmerzen in der Lebergegend sich noch einmal injicieren zu lassen.

5. Bloch, 20 Jahr, Dienstmädchen, aufgenommen am 23. 2. 1890. Noch in Behandlung.

Nervöses Erbrechen.

Kein Auswurf. Patientin, die nicht hereditär belastet ist, in ihrer Jugend nie krank war und keine Erscheinungen einer tuberkulösen Erkrankung darbietet, leidet seit 3 Jahren an chronischem, hysterischem Erbrechen, wird am 11. 12. mit 0,002 injiciert. Sie reagiert auf die erste Dosis mit Fieber und allgemeineren Reactionserscheinungen, auf die folgenden beiden Injectionen (Dosis 0,003 und 0,005) nicht mehr. Auch nach den Injectionen keine nachweisbare tuberkulöse Veränderung des Status.

6. Pätzold, 22. Jahr, Töpfersfrau, aufgenommen am 11. 8. 1890. Noch in Behandlung.

Tumor cerebri.

Kein Auswurf.

Anamnese: Hereditär nicht belastet. Als Kind litt Patientin an geschwollenen Halsdrüsen, war sonst stets gesund. Während der Schwangerschaft seit Januar des Jahres entwickelte sich ein Tumor cerebri.

Patientin, die objectiv nichts darbietet, was den Verdacht auf Tuberkulose erwecken könnte, wird zur Kontrolle am 2. 12. mit 0,001 ohne jede Reaction injiciert. Bei den folgenden 3 Dosen bis 0,01 erfolgen neben allgemeinen Reactionserscheinungen, wie Fieber bis 39,0, Frost, Hitze, Appetitlosigkeit, locale Schmerzen in der linken unteren Brusthälfte.

Objectiv lässt sich zur Zeit nichts nachweisen, was auf Tuberkulose schliessen könnte.

III. Ohne Reaction.

Die Reaction blieb aus bei 20 Kranken, welchen Kontrollinjectionen gegeben waren, und zwar litten von diesen:

4 an Angina follicularis,		1 an Ulcus ventriculi et Chlorosis,
3 » Erysipelas faciei,		1 » Gangraena pulmonum,
2 » Scarlatina,		1 » Vitium cordis,
2 » Typhus abdominalis,		1 » Diphteria faucium,
2 » Bronchialkatarrh,		1 » Asthma bronchiale,
1 » Pneumonie,		1 » Chlorosis levis.

Männerstation I. (Privatdozent Dr. Klemperer.)

Berichtszeit 20. Nov. bis 29. Dez.

Zahl der Injicirten: 26. Zahl der Injectionen: 193. Insgesamt verbrauchte Koch'sche Lymphe: 3,425 g.

Grösste Zahl der Injectionen bei 1 Patient: 16. Grösste Menge der Flüssigkeit bei 1 Patient: 0,582. Grösste Menge einer Injection bei 1 Patient: 1 dcg.

Behandelt sind: A. Tuberkulöse: 16.

I. Lungentuberkulose: 15. Incipient: 4. Mässig vorgeschritten: 8. Vorgeschritten: 3. II. Darmtuberkulose: 1.

B. Pleuritis: 1.

C. Controlinjectionen: 9. I. Mit Reaction: 3. II. Ohne Reaction: 6.

A. Tuberkulose.

I. Lungen-Tuberkulose: 15.

1. Incipiente Phthise: 4.

1. Häggberg, Axel. 20 J. Kaufmann. Beginn der Behandlung am 7. Dez. Allererstes Stadium, zufällig entdeckt. 8 Jnj. bis 15 mg. Reagirt noch stark. Behandlung 3 Wochen.

Anamnese: Hereditär belastet (Vater und Mutter an Tuberkulose †, Geschwister gesund). Patient stets gesund, wird vom 22. Oct. an luetischer Hirnlähmung behandelt und durch Quecksilber geheilt. Hat niemals an Husten oder Auswurf gelitten. Soll als Gesunder im Auscultationscurs vorgestellt werden; bei dieser Gelegenheit werden die Zeichen beginnender Phthise gefunden.

Status: Sehr kräftiger junger Mann. Gewicht am 7. Dez. 122 Pfund. Kräftiger Thorax, ergiebige Athmungen. Rechte Spitze sehr geringe Dämpfung, verschärftes Exspirium, kleinblasiges, klangloses Rasseln. Unterhalb der Clavicula alles normal. Links bei völlig gutem Percussionsschall und vesiculärem Athmen über der Clavicula geringes klangloses Rasseln. Sputum spärlich (15 ccm) schleimig, Bacillen enthaltend.

Behandlung:

7. 12.:	2 mg,	höchste Temperatur		38,5°
9. 12.:	5 mg,	»	»	37,8
11. 12.:	10 mg,	»	»	38,1
16. 12.:	15 mg,	»	»	39,3
18. 12.:	15 mg,	»	»	39,6
21. 12.:	15 mg,	»	»	39,1
23. 12.:	15 mg,	»	»	40;0.

Während der Injectionen steigt das Körpergewicht auf 124 Pfund, um in der letzten Woche auf 121 zu fallen. Das Sputum schwankt in seiner Menge zwischen 0 und 30 ccm Bacillen noch spärlich. Im physikalischen Befund sind während der Berichtszeit sichere Veränderungen nicht zu constatiren. Am 28. 12. spärlich Bacillen. Die subjectiven Zeichen (Allgemeinbefinden, Stimmung) sehr gut.

2. Heller, Edwin. Cand. med. 26 J. Beginn der Behandlung 28. Nov. Geringe Infiltration beider Spitzen. 15 Inj. bis 10 cgr. Reagirt nicht mehr. Behandlung 4½ Woche.

Anamnese: Hereditär belastet (Mutter an Tuberkulose †, Geschwister gesund). Seit 3½ Jahr lungenleidend; anfangs elend. Mit Ernährung und Landaufenthalt behandelt, besserte er sich zusehends und ist seit 2 Jahren recht kräftig, ohne Lungensymptome. Inzwischen tuberkulöse Ostitis mit Recidiv, chirurgisch behandelt und geheilt.

Status: Sehr kräftiger muskulöser junger Mann. Fieberlos. Gewicht am 28. 12. 116 Pfund. Thorax recht kräftig, gute Athmung. Rechts über der Clavicula ganz geringe Dämpfung mit hörbarem Exspirium, klanglosem, spärlichem Rasseln. Links bei gutem Schall vereinzeltes Rasseln in der Spitze. Sputum äusserst spärlich (3 ccm) schleimig, mit höchst spärlichen (2) Bacillen.

Behandlung:

28.	11.:	2 mg,	höchste	Temperatur	36,7°
29.	11.:	5 mg,	»	»	37,3
1.	12.:	10 mg,	»	»	37,1
3.	12.:	20 mg,	»	»	39,7
5.	12.:	20 mg,	»	»	38,1
8.	12.:	25 mg,	»	»	39,3
11.	12.:	25 mg,	»	»	37,3
13.	12.:	30 mg,	»	»	37,2
15.	12.:	40 mg,	»	»	37,0
17.	12.:	50 mg,	»	»	37,3
19.	12.:	60 mg,	»	»	36,8
20.	12.:	70 mg,	»	»	37,3
22.	12.:	80 mg,	»	»	37,1
24.	12.:	90 mg,	»	»	37,3
27.	12.:	100 mg,	»	»	37,3.

Bei den meisten Reactionen mehrständige scarlatinöses Exanthem. Während der Injectionen steigt das Körpergewicht auf 120 Pfund. Das Sputum steigt bis 40 g und ist zur Zeit 10 g. Die Bacillen seit dem 15. 12. ganz verschwunden. Der physikalische Befund hat sich deutlich geändert. In der rechten Spitze ist Dämpfung und Rasseln (zuerst vermehrt, vom 15. 12. an) nicht mehr nachweisbar; in der linken Spitze noch vereinzeltes Rasseln.

Subjectiv: ausgezeichnet. Eine am 28. Dez. vorgenommene Untersuchung ergiebt wieder spärliches Rasseln in der rechten Spitze.

3. Rimkus, Johann. Maurer. 31 J. Beginn der Behandlung 22. November. Geringe Infiltration beider Spitzen. 12 Inj. bis 6 mg. Reagirt noch sehr stark. Behandlung 5½ Woche.

Anamnese; Hereditär belastet (Mutter tub.). Seit Juni 1890 brustleidend, ohne bedeutende Beschwerden.

Status: Kräftiger junger Mann. 143 Pfund. Fieberlos. Thorax sehr kräftig, gute Athmung.

Physikalisch: Rechte Spitze und I. Intercostalraum mässig gedämpft, verlängertes Exspirium, kleinblasiges, klangloses Rasseln. Linke Spitze guter Schall, spärliches Rasseln. Sputum spärlich (15 ccm), wenig Bacillen.

Behandlung:

22. 11.	2 mg,	Temperatur	38,9°	8. 12.	4 mg,	Temperatur 40,0°
25. 11.	4 mg,	»	39,8	12. 12.	5 mg,	» 39,6
28. 11.	5 mg,	»	39,5	16. 12.	5 mg,	» 39,4
1. 12.	5 mg,	»	39,4	19. 12.	5 mg,	» 39,3
4. 12.	5 mg,	»	39,6	22. 12.	6 mg,	» 39,2.

Die Temperaturerhöhung beginnt in diesem Fall 12 bis 20 Stunden nach der Injection und dauert meist 24 bis 36 Stunden. Dabei starke Magenschmerzen.

Das Körpergewicht hält sich, unter Schwankungen, auf gleicher Höhe. Der Auswurf vermindert sich, ist jetzt verschwunden. T. B. zeitweise verschwunden, neuerdings wieder spärlich vorhanden. Zuletzt gefunden 29. Dez. Physikalisch keine wesentliche Veränderung, doch sind die Rasselgeräusche spärlicher. Subjectiv: Befriedigend.

3*

4. Berg, Herman. Pförtner. 36 J. Beginn der Behandlung 27. November. Mässige Infiltration beider Spitzen. 15 Inject. bis 1. Dezember. Reagirt nicht mehr. Behandlung 4½ Woche.

Anamnese: Hereditär nicht belastet. Lungenleidend seit März 90 ohne wesentliche Beschwerden seitens der Lunge, doch dauernd abmagernd und anfangs von Nachtschweissen gequält. Seit Juni keine Schweisse.

Status: Mässig kräftiger Mann. 121 Pfund. Fieberlos. Thorax nicht besonders kräftig. Gute Atmung.

Physikalisch: Über beiden Claviculae mässige Dämpfung mit verschärftem Esprium, reichlichem Rasseln. Rechts unterhalb der Clavicula normal, links I. und II. Intercost., bei geringer Dämpfung kleinblasiges Rasseln.

Sputum mässig (40 ccm), schleimig-eitrig, mit reichlich Bacillen.

Behandlung:

27. 11.	2 mg	37,7°	13. 12.	50 mg	37,2°
28. 11.	4 mg	37,5	15. 12.	60 mg	37,0
30. 11.	6 mg	37,3	17. 12.	70 mg	37,0
2. 12.	10 mg	37,8	19. 12.	80 mg	37,7
4. 12.	20 mg	38,6	21. 12.	90 mg	37,1
6. 12.	20 mg	37,3	23. 12.	100 mg	37,2
9. 12.	30 mg	37,7	27. 12.	100 mg	37,3
11. 12.	40 mg	37,2			

Das Körpergewicht steigt bis zum 20. 12. auf 123 Pfund (am 27. 12. 127 Pfund).

Der Auswurf vermindert, zuletzt 15 ccm, die Bacillen unverändert zahlreich, am 27. 12. weniger. Physikalisch nichts verändert. Subjectiv: ausgezeichnet.

2. Mässig vorgeschrittene Phthise: 8.

1. Bluhm, Alfred, Lehrling, 17 Jahr. Beginn der Behandlung 20. Nov. Weitgehende Infiltration linker Lunge. 17 Injectionen bis 4 cg. Reagirt noch stark. Behandlung 5½ Wochen.

Anamnese: Hereditär belastet (Mutter an Tuberkulose gestorben). Gesund bis Mitte Juli, plötzlich starkes Bluthusten; seitdem 9mal mehr oder weniger stark wiederholt, Abmagerung, Nachtschweisse. Unter Ernährungstherapie Erholung und Zunahme um 5 Pfund. Danach neue Abmagerung.

Status: Sehr paralytischer Thorax. Remittirendes Fieber bis 38,2° Abends. Beschleunigte Atmung bis 46. Gewicht 98 Pfund. Physikalisch: Links bei mässiger Dämpfung bis III. I. C. R., hörbares, scharfes Espirium mit reichlichen Rasselgeräuschen. Rechts Spitze gedämpft und klangloses Rasseln. Sputum spärlich, 15 ccm, Tuberkulosebacillen reichlich.

Behandlung:

		Zahl der Resp.	Puls- frequenz.			Zahl der Resp.	Puls- frequenz.
20. 11.	2 mg 38,6°	44	96	8. 12.	15 mg 39,2°	86	108
21. 11.	2 mg 38,8	42	96	12. 12.	15 mg 39,4	88	100
22. 11.	4 mg 38,9	64	105	15. 12.	15 mg 38,5	76	100
23. 11.	5 mg 38.8	60	120	18. 12.	15 mg 38,5	60	96
25. 11.	10 mg 39,7	64	135	20. 12.	15 mg 38,1	48	100
27. 11.	10 mg 39,3	45	135	22. 12.	20 mg 37,8	40	104
29. 11.	10 mg 38,3	80	104	24. 12.	30 mg 39,4	24	108
1. 12.	10 mg 38,0	80	135	27. 12.	30 mg 38,0	32	108
3. 12.	10 mg 38,7	80	120	29. 12.	40 mg 38,4	24	100
5. 12.	10 mg 38,0	88	120				

Das Körpergewicht sinkt in den ersten zwei Wochen auf 96 Pfund, um in der dritten auf 99 zu steigen, in der vierten wieder **98** zu erreichen.

Sputum vermehrt bis 69 ccm, sinkt zuletzt auf 15. Tuberkelbac. bleiben unverändert zahlreich. Der physikalische Befund ergiebt in den ersten zwei Wochen Zeichen fortschreitender Infiltration, indem die Rasselgeräusche bis in den 5. Intercostalraum gehört werden, im Beginn der 3. Woche wird der Schall über I. und II. I. C. R. laut tympanitisch, das Atemgeräusch bronchialer, das Rasseln klingend, während Dyspnoe und Hustenreiz bedeutend ansteigen. Die Höhlenzeichen bleiben bestehen, während das Rasseln viel spärlicher wird und Husten und Auswurf abnehmen. Rechts nichts verändert.

Subjectiv im Beginn der 3. Woche deprimirt, seitdem bedeutend besser gestimmt.

2. **Schulz**, Wilh., Schlossergeselle, 32 Jahr. Beginn der Behandlung 24. Nov. Weitgehende Infiltration der rechten Lunge. 16 Inject. bis 5 cg. Reagirt noch stark. Behandlung 6 Wochen.

Anamnese. Hereditär nicht belastet. Angeblich seit Juni 86 lungenleidend, vielfach mit angeblich gutem Erfolg mit Kreosot behandelt. Seit 6 Wochen grössere Beschwerden.

Status: Mässig kräftiger, anämischer Mann. Fieberlos. Gewicht 113 Pfund. Thorax leidlich gut gebaut, ergiebig atmend. Physikalisch: **Rechts** über 3 I. C. R. Dämpfung mit Bronchialatmen und klingendem Rasseln, das Rasseln weniger klingend bis zur Leberdämpfung. **Links** nur über der Clavicula Infiltration. Sputum schleimig-eitrig, 50 ccm, sehr reichlich Bacillen.

Behandlung:

24. 11.	2 mg 38,3°		11. 12.	20 mg 40,0°
25. 11.	4 mg 39,4		15. 12.	20 mg 39,1
27. 11.	6 mg 37,5		17. 12.	20 mg 37,5
28. 11.	8 mg 37,4		19. 12.	30 mg 38,6
30. 11.	10 mg 38,8		21. 12.	30 mg 58,3
3. 12.	10 mg 37,9		23. 12.	40 mg 38,7
4. 12.	10 mg 37,8		25. 12.	40 mg 37,0
6. 12.	20 mg 40,0		29. 12.	50 mg 38,8

Das Körpergewicht sinkt auf 111 Pfund, **steigt** in den letzten Wochen auf 114 Pfund.

Sputum mit wenig Ausnahmen sehr reichlich (bis 100), Tuberkelbacillen stets zahlreich. Physikalisch hat sich der Befund insoweit verändert, als in rechter Spitze und I. I. C. R. deutliche Cavernenzeichen (Schallwechsel etc.) hörbar sind. Rasselgeräusche unverändert. Subjectiv gut trotz anstrengender Reactionen.

3. **Bonacker**, Carl, Schmied, 21 Jahr. Beginn der Behandlung 27. Nov. Weitgehende Infiltration der linken Lunge. 15 Inject. bis 5 cg. Reagirt noch. Behandlung 4³/₄ Wochen.

Anamnese: Heriditär belastet (Mutter † Tub.). Seit August 88 brustleidend. Oct. 88 Blutsturz, 2 mal sehr stark wiederholt. Wechselndes Befinden, langsame Abmagerung. **Status.** Mässig anämischer junger Mann. Gewicht 111 Pfund. Fieberlos. Thorax ziemlich paralytisch. Physikalisch: **Links** deutliche Dämpfung über 3 I. C. R. mit Bronchialatmen und klingendem Rasseln. **Rechts** nur Spitze wenig gedämpft, klangloses Rasseln. Sputum 80 ccm. eitrig, Tuberkelbacillen massenhaft.

Behandlung:

27. 11.	2 mg 38,3°		13. 12.	30 mg 39,2°
28. 11.	5 mg 38,2		15. 12.	30 mg 38,5
30. 11.	5 mg 37,4		17. 12.	30 mg 38,1
2. 12.	10 mg 37,9		19. 12.	35 mg 38,4
4. 12.	20 mg 38,1		21. 12.	40 mg 38,7
6. 12.	20 mg 38,1		24. 12.	40 mg 38,0
9. 12.	20 mg 37,8		27. 12.	50 mg 37,6
11. 12.	25 mg 38,0			

Bei den meisten Reactionen trat Erbrechen ein. Das Körpergewicht hat 2 Pfund zugenommen. Das Sputum ist verringert (30 bis 40), die Bacillen ziemlich zahlreich. Physikalisch eine Aenderung nicht nachzuweisen. Das subjective Befinden gut und in letzter Zeit sehr gehoben.

4. Zeppner, Franz, Schumacher, 28 J. Beginn der Behandlung 3. 12. Mässig vorgeschrittene Phthise. Refraction der rechten Spitze. 7 Injectionen bis 5 mg. Reagirt noch stark. Behandelt 4 Wochen. Anamnese. Hereditär nicht belastet. December 1887 schwere Hämoptöe. 1888 und 1889 wiederkehrend. Damals Bacillen in der Charité gefunden. Jedes Mal gute Erholung und gute Arbeitsfähigkeit. Letzte Hämoptöe: Mitte November 1890.

Status: Mässig abgemagerter junger Mann. Fieberfrei. Gewicht 107 Pfd. Thorax paralytisch. Physikalisch: Rechts Spitze und 2. I. C. R. stark gedämpft mit äusserst schwachem bronchialem Atmen und spärlichem klingendem Rasseln.

Sputum schleimig-eitrig 55, ohne Bacillen.

Behandlung:

2. 12.	2 mg 39,4°		21. 12.	5 mg 38,8°
4. 12.	2 mg 37,8		23. 12.	5 mg 38,3
10. 12.	4 mg 39,5		25. 12.	5 mg 37,5
15. 12.	4 mg 39,0			

Das Körpergewicht hat 2 Pfund zugenommen. Sputum vermindert auf 25 g, Bacillen bisher nicht gefunden. Physikalisch nichts verändert. Allgemeinbefinden sehr gut.

5. Ludorn, Otto, Schlosser, 38 Jahre. Beginn der Behandlung 31. 11. 90. Infiltration beider Oberlappen. 15 Injectionen bis 8 cg. Reagirt wenig. Behandelt 4½ Woche.

Anamnese: Hereditär belastet (Mutter an Tub. †). Seit 4 Jahren brustleidend, Bacillen in der Charité vor 2 Jahren gefunden. Um des bevorstehenden Leidens willen macht Patient Ende November Selbstmordversuch mit Phosphor, bekommt jedoch frühzeitig Brechmittel und bietet keine Intosicationszeichen bei der mehrere Stunden nach der Vergiftung erfolgten Aufnahme.

Status. Ziemlich kräftiger Mann. Guter Thorax. Fieberfrei. 114 Pfund. Physikalisch: Rechts Dämpfung bis zur 3. Rippe mit Bronchialatmen und klingendem Rasseln. Links ebenso bis zur 2. Rippe. Sputum 30 ccm, TB. sehr spärlich.

Behandlung:

21. 11.	1 mg 38,2°		8. 12.	50 mg 39,0°
22. 11.	2 mg 37,6		12. 12.	50 mg 37,9
23. 11.	5 mg 37,8		15. 12.	60 mg 37,6
25. 11.	10 mg 37,8		20. 12.	70 mg 38,8
27. 11.	15 mg 37,6		22. 12.	70 mg 38,3
30. 11.	20 mg 37,7		25. 12.	80 mg 38,3
3. 12.	30 mg 38,5		28. 12.	80 mg 37,4
5. 12.	40 mg 37,0			

Zuerst gar keine Localreaction; seit dem 30. 11. Rücken- und Halsschmerzen. Laryngoskopisch: Schwellung des linken Lip. ary-epiglotticum. Körpergewicht hat im Ganzen 3 Pfund zugenommen. Sputum nach den Reactionen bis auf 110 vermehrt, zuletzt 50 bis 70. Bacillen mehrfach verschwunden, zuletzt wieder gefunden. Physikalisch sind die Rasselgeräusche beiderseits über je 1 Intercostalraum weiter gegangen und rechts ist über Spitze und 1. I. C. R. auffallend deutlicher Wintrich'scher Schallwechsel seit Anfang Dezember zu hören. — Im Kehlkopf seit der 6. Injection Schwellung des linken Lip. ary-epiglotticum sichtbar. Allgemeinbefinden gut.

6. H o e b o l d , Friedrich, Musiker, 32 Jahre. Beginn der Behandlung 4. Dezember.

Weitgehende Infiltration der rechten Lunge. 9 Injectionen bis 15 mg. Reagirt noch stark. Behandlung: $3^1/_2$ Woche.

A n a m n e s e : Hereditär nicht belastet. Seit Juli 1889 Brustbeschwerden mit ganz langsam zunehmender Abmagerung. Zeitweise Gewichtszunahme durch Ernährungstherapie.

S t a t u s : Ziemlich anämischer magerer Mann. Fieberlos. Paralytischer Thorax. Gute Atmung. 100 Pfund.

P h y s i k a l i s c h : Rechts Dämpfung bis zur 3. Rippe mit Bronchialatmen und klingendem Rasseln. Links nur über der Clavicula geringe Dämpfung mit verschärftem Espirium und klanglosem Rasseln.

S p u t u m mässig (25 ccm) eitrig, r e i c h l i c h B a c i l l e n .

B e h a n d l u n g :

4. 12.	....	2 mg 37,4°	17. 12.	....	10 mg 37,7
6. 12.	....	3 mg 38,5	20. 12.	....	15 mg 39,6
8. 12.	....	5 mg 38,5	24. 12.	....	15 mg 39,3
12. 12.	....	8 mg 39,6	29. 12.	....	15 mg 39,9
15. 12.	....	8 mg 37,6			

Körpergewicht unter geringem Schwanken g l e i c h geblieben. Zuletzt 1 Pfund vermehrt. Sputum wenig vermindert (15 bis 18). Bacillen gleich viel, zuletzt vermindert. Physikalisch wenig verändert, die Reichlichkeit des Rasselns inconstant. Stimmung gut und zuversichtlich.

7. N e u m a n n , Richard, Cigarrenmacher, 33 Jahre. Beginn der Behandlung 12. Dezember.

Weitgehende Infiltration beider Oberlappen. Injectionen bis 20 mg. Reagirt noch stark.

A n a m n e s e : Hereditär belastet (Vater Tub. †). Seit Herbst 1885 brustleidend, langsame Abmagerung, doch dazwischen Perioden der Gewichtszunahme und gute Arbeitskraft.

S t a t u s : Abgemagerter, blasser Mann. Allabendliche Temperaturen bis 38,2°. Gewicht 99 Pfund. Thorax paralytisch. Atmung ruhig.

P h y s i k a l i s c h : Rechts Dämpfung bis zur IV. Rippe, bronchiales Atmen bis zum II. I. C. R., mit klingenden Rasselgeräuschen. Links Dämpfung mit Rasseln bis II. I. C. R. Sputum 10 bis 20, eitrig, sehr reichlich Bacillen. Nachtschweisse.

B e h a n d l u n g :

12. 12.	....	2 mg 38,4°	21. 12.	....	10 mg 39,1°
15. 12.	....	4 mg 38,4	23. 12.	....	10 mg 38,7
17. 12.	....	6 mg 39,5	28. 12.	....	20 mg 39,4
19. 12.	....	6 mg 37,9			

Körpergewicht nimmt 1 Pfund (100) zu. Sputum stark vermehrt (40 bis 60). Bacillen nach wie vor sehr reichlich. Keine Nachtschweisse. Physikalische Veränderungen werden nicht konstatirt. Allgemeinbefinden befriedigend.

8. W ö r p e l , Gärtner, 31 Jahre. Beginn der Behandlung 24. November. Mässige Infiltration beider Lungenspitzen bei diffuser c h r o n i s c h e r B r o n - c h i t i s und E m p h y s e m . 12 Injectionen bis 3 cg. Reagirt noch stark. Behandelt $5^1/_2$ Wochen.

A n a m n e s e : Hereditär nicht belastet. Seit Juli 1886 Husten und Auswurf. Seit letztem Frühjahr Abmagerung und Nachtschweisse.

S t a t u s : Mässig abgemagerter Mann. 121 Pfund. Fieberfrei. Thorax fachförmig. Untere Lungengrenzen rechts: unterer Rand der 8. R. Ueberall Rhonchi sonori. Beiderseits oberhalb der Clavicula und im I. I. C. R. Dämpfung mit Bronchialatmen und feuchtem Rasseln. Sputum sehr reichlich (250 bis 350), enthält sehr viel Bacillen.

Behandlung:

24. 11.	2 mg	39,2°	8. 12.	20 mg	38,0°
26. 11.	3 mg	38,5	12. 12.	20 mg	38,1
28. 11.	5 mg	38,3	15. 12.	25 mg	38,1
30. 11.	5 mg	37,5	18. 12.	30 mg	38,6 Erbrechen
2. 12.	10 mg	37,9	21. 12.	30 mg	39,6 Erbrechen
5. 12.	15 mg	38,0	24. 12.	30 mg	38,8

Das Körpergewicht hat 3 Pfund zugenommen. Sputum zuletzt etwas weniger (150 bis 180). Zahl der Bacillen n i c h t geringer.
Physikalisch war nachzuweisen, dass die feuchten Rasselgeräusche Fortschritte machten, 2. I. C. R. tiefer. Allgemeinbefinden gut.

3. Sehr vorgeschrittene Phthise: 3.

1. Metschke, Robert, Tischler, 45 Jahre. Beginn der Behandlung 20. November. Rechtsseitige tuberculöse Cavernen bei einem Diabetiker. 12 Injectionen bis 15 mg. Reagirt noch stark.
Anamnese: Geschwister tuberkulös. Patient ist seit 3 Jahren diabetisch mittleren Grades. Im letzten Frühjahr hatte er (auf der Klinik) putride Bronchitis, ohne Tuberkulose. October kam er wieder, sehr abgemagert, mit schwerer Phthise.
Status. Sehr schwach und abgemagert. 99 Pfund. Hektisches Fieber bis 38,3.
Physikalisch: Infiltration r e c h t s bis zur 4. Rippe. II. und III. I. C. R. Lautes Bronchialatmen, klingendes Rasseln, Perkussionsschall deutlich tympanitisch. Links geringe Spitzendämpfung, klangloses Rasseln bis 2. R. Sputum ziemlich reichlich (80 bis 120).

Behandlung:

20. 11.	1 mg	38,6°	3. 12.	10 mg	39,0°
21. 11.	2 mg	39,0	4. 12.	10 mg	38,8
23. 11.	5 mg	39,3	7. 12.	10 mg	38,5
26. 11.	10 mg	40,2	10. 12.	10 mg	39,0
28. 11.	10 mg	39,3	16. 12.	10 mg	38,8
1. 12.	10 mg	39,6	21. 12.	15 mg	38,8

Das Körpergewicht hat stetig abgenommen bis 94 Pfund (— 5 Pfund). Das Sputum gleich reichlich, Bacillen nicht vermindert. Physikalisch nicht Wesentliches verändert. Nur die gedämpfte Tympanie über dem II. und III. I. C. R. haben lautem tympanitischen Schall Platz gemacht und die Rasselgeräusche sind links über 3. I. C. R. zu hören. Allgemeinbefinden schwächer.

2. Philipp, Friedrich, 21 Jahre, Schreiber. Beginn der Behandlung 6. Dezember. Weitgehende Infiltration des rechten Oberlappens mit Caverne. 8 Injectionen bis 1 cg. Reagirt noch hoch.
Anamnese: Hereditär väterlicherseits belastet. Seit 3 Jahren lungenkrank mit langsamem Fortschritt zum Schlechtern.
Status: Sehr abgemagert. Remittirendes Fieber bis 38,1°. Gewicht 85 Pfund. Thorax paralytisch, Infiltration bis zur 4. Rippe rechts. Bronchialatmen, klingendes Rasseln, II. und III. I. C. R., Schallwechsel. Links Infiltration bis II. Rippe. Sputum 25 bis 40. Tuberkelbacillen sehr reichlich.

Behandlung:

6. 12.	2 mg	38,7°	18. 12.	5 mg	38,9°
9. 12.	3 mg	38,6	20. 12.	5 mg	38,7
13. 12.	3 mg	39,0	22. 12.	5 mg	38,3
16. 12.	3 mg	39,0	24. 12.	10 mg	38.6

Körpergewicht nimmt 3 Pfund zu, bis 88 Pfund. Sputum ist reichlicher 40 bis 75. Tuberkelbacillen sehr zahlreich. Subjectiv zufrieden. Physikalisch nichts verändert.

3. **Wolter**, Carl, Kutscher, 24 Jahre. Beginn der Behandlung 26. November. Vorgeschrittene Phthise mit grosser Caverne. 5 Injectionen bis 1 cg. Noch hohe Reaction. Hereditär nicht belastet. Im Anschluss an Influenza Anfangs Januar 1890 mit Husten, Auswurf und schnell zunehmender Abmagerung erkrankt. Arbeitsunfähig seit Juni.

Status: Äusserst abgemagert, Fieber bis 38,6. 103 Pfund. Links alles infiltrirt, über dem I. und II. Intercostalraum Tympanie mit Schallwechsel. Rechts mässige Infiltration bis zur 2. R. Sputum cavernosum, reichlich (150 bis 200), sehr viel Bacillen.

Behandlung:

26. 11.	2 mg 40,5°	
28. 11.	2 mg 39,9	Reactionen unter sehr schlechtem
9. 12.	3 mg 39,8	Befinden.
12. 12.	3 mg 39,0	Oefters Erbrechen.
21. 12.	10 mg 40,3	

Gewichtsabnahme von 10 Pfund. Sputum dasselbe. Desperate Stimmung. Patient verlässt das Hospital am 23. 12. in höchst elendem Zustand.

II. Darm-Tuberkulose.

Jahn, Gottfried, 37 Jahr, Landwirth. Beginn der Behandlung 23. Nov. Chronische Diarrhoe (Tuberkulose?) 10 Injectionen bis 6 mg. Reagirt noch sehr hoch. Behandelt 5 Wochen.

Anamnese: Hereditär nicht belastet. Niemals selbst gehustet. Seit April 1889 dauernde Diarrhoen, täglich 6—8, secundäre Entwickelung von Anämie.

Status: Sehr abgemagerter, blasser Mann mit gesunden Lungen. Diarrhoen dünnflüssig, gelb, enthalten Schleim, wenig Eiterflöckchen, Blutstückchen von Erbsen- bis Bohnengrösse. Diätetische Massnahmen und Opiumbezw. Tanninbehandlung ohne dauernde Wirkung. Die Diagnose schwankt zwischen tuberkulösen, carcinösen oder einfachen Geschwüren, ohne durch den Nachweis von Tumoren oder Bacillen gesichert werden zu können. Patient ist fieberfrei. 94 Pfund.

Behandlung:

23. 11.	2 mg 38,6°	4. 12.	5 mg 37,9°
25. 11.	4 mg 38,7	9. 12.	6 mg 39,1
27. 11.	4 mg 38,7	21. 12.	6 mg 39,3
30. 11.	4 mg 38,1	25. 12.	6 mg 38,7
2. 12.	5 mg 38,7	29. 12.	6 mg 38,3

Während der Reaction die heftigsten Leibschmerzen, die zu grösseren Unterbrechungen der Injectionen und Opiumbehandlung zwingen. Die Diarrhoen zeitweise mehr schleimig, teilweise ganz schleimig, hin und wieder mehr geformt. Doch zuletzt wieder ganz in alter Weise, mit Eiter und Blut vermischt. Die Zahl der Diarrhoen unverändert, doch das Volumen oft gering. Das Körpergewicht steigt dauernd, von 94 bis 101 Pfund. Geringe Ödeme nachweisbar.

B. Pleuritis 1. Ohne vorausgegangene Symptome von Tuberkulose.

Hoffmann, Carl, 21 Jahr, Arbeiter. Beginn der Behandlung 23. 11. Pleuritis retrahens. 17 Injectionen bis 9 cg. Reagirt noch stark. Behandelt 5 Wochen.

Patient wird seit dem 5. Mai an exsudativer Pleuritis behandelt; dieselbe ist idiopathisch entstanden. Trotz sorgfältiger Beobachtung wird kein Zeichen von Tuberkulose gefunden. Das Exsudat wird mehrfach punktirt und schwindet schliesslich unter Zurücklassung dicker Schwarten und tiefer Einsinkung der linken Thoraxhälfte. Patient wird ziemlich anämisch und hat sehr beschleunigte Herzaction, mässige Dyspnoe 40. Niemals Auswurf, dauernd fieberfrei seit August. 109 Pfund.

Physikalisch: Links Rétrécissement, links überall Dämpfung, verbreitete kurze Reibegeräusche. Kein feuchtes Rasseln.

Behandlung:

23. 11	3 mg	39,7°	11. 12	30 mg	37,3°
25. 11	3 mg	37,9	13. 12	40 mg	37,9
26. 11	6 mg	38,4	15. 12	50 mg	37,8
28. 11	10 mg	39,0	17. 12	60 mg	37,6
2. 12	10 mg	37,4	19. 12	70 mg	37,6
4. 12	20 mg	38,6	21. 12	80 mg	39,2
6. 12	20 mg	38,1	24. 12	80 mg	37,9
9. 12	25 mg	37,9	27. 12	90 mg	37,0

Die Localreaction besteht in ziehenden linksseitigen Brustschmerzen. Von der 3. Injection an beginnt ein spärlicher (10 ccm) schleimigeitriger Auswurf, welcher reichlich Bacillen enthält. Das Sputum bleibt, in wechselnder Menge (15—50), die Bacillen werden mehrfach nicht gefunden, zuletzt wieder reichlich. Physikalisch bleiben die Zeichen der pleuritischen Schwarte unverändert, doch sind seit einiger Zeit feuchte, klanglose Rasselgeräusche in der Spitze zu hören. Die Tachycardie (120) bleibt, die Atmung wird ruhiger (28—36).

Das Körpergewicht sinkt zuerst um 2 Pfund, erreicht zuletzt die alte Höhe wieder. Stimmung sehr gut und hoffnungsvoll.

C. Controll-Injectionen.

I. Mit Reaction 3.

1. Scholz, Paul, 22 Jahr, Tischlerlehrling. Behandelt seit 25. Nov. Putride Bronchiektasie. 11 Injectionen bis 4 cg.

Patient ist als Kind leidend, doch nicht skrophulös gewesen. Hustet seit seinem 16. Jahre, ohne abzumagern. Der Auswurf nicht putrid. Die jetzige Krankheit seit Juni d. J., wo er plötzlich Morgens maulvoll stinkenden eitrigen Auswurf explitorirt. Er hat vorher sicher keine Pneumonie gehabt, weiss auch nichts von Pleuritis u. dergl. Seither wirft er Tag für Tag ½ l stinkenden Eiter aus, ohne abzumagern.

Status: Kräftiger junger Mann. 114 Pfund. Dauernd fieberfrei. Thorax gut gebaut.

Physikalisches: Rechts hinten unten intensive Dämpfung mit lautem, amphorischem Atmen, das weit fortgeleitet wird, dazu grossblasiges klingendes Rasseln. Über der scapula und in regio axill. gutes Vesiculäratmen. Keine Succussio. Im Auswurf keine Lungenfetzen oder Elastica, niemals Bacillen.

Behandlung:

25. 11	2 mg	37,0°	9. 12	10 mg	39,0°
26. 11	5 mg	38,2	13. 12	10 mg	37,1
27. 11	10 mg	37,9	16. 12	15 mg	37,2
29. 11	10 mg	37,6	19. 12	20 mg	37,4
3. 12	10 mg	40,1	21. 12	30 mg	37,9
			23. 12	40 mg	37,6

Locale Reaction war nicht zu constatiren. Das Sputum bleibt unverändert. Bacillen werden nicht gefunden. Das Körpergewicht hatte vor den Injectionen um 6 Pfund in 8 Wochen zugenommen und steigt während der Behandlung um 4 Pfund. Allgemeinbefinden sehr gut.

2. Schultheifs, Herm., Schlosser, 36 Jahr. Diabetes. 3 Injectionen bis 0,01. Reagirt noch.

Patient leidet an mittlerem Diabetes, hat nach sorgfältiger Untersuchung kein Zeichen von Tuberkulose dargeboten. Kein Auswurf. Lungenspitzen frei.

29. 11.................. 5 mg 37,0° } Keine subjectiven Reactionserschei-
9. 12.................. 10 mg 39,0 } nungen über den Lungen.
19. 12.................. 10 mg 37,7)

Nach der II. Injection wird eine mässige rechtsseitige Spitzendämpfung und klangloses Rasseln daselbst constatirt. Ein sehr spärlicher Auswurf enthält Bacillen.

3. Krugler, Wilh., Schlosser, 34 Jahr. Morbus Brightii und Hemiplegie.
2 Injectionen bis 0,01.

Patient hatte vor einem Jahr in diesseitiger Behandlung geringe Pleuritis serosee, die ohne Punktion gut heilte. Während der Behandlung wurde Albuminurie constatirt und fettiges Sediment; Patient jedoch auf sein Verlangen entlassen. Im Mai 1890 kehrte er zurück mit typischer Hemiplegie, die Zeichen der chronischen Nephritis bestehen fort. Nichts von Tuberkulose.

28. 11.................. 4 mg 38,4° } Keine locale Reaction.
19. 12.................. 10 mg 37,5)

II. Ohne Reaction 6.

Bei keinem der folgenden Patienten besteht ein Symptom von Tuberkulose:

1. Saffraniak, 19 jähr., Typhus Reconval. 0,002 ohne Reaction.
2. Bähn, 41 jähr., Pneumonie Reconval. 0,002 ohne Reaction.
3. Franke, 36 jähr., Diabetiker. 0,002 ohne Reaction.
4. Lindner, chron. Nephritis. 0,002 ohne Reaction.
5. Federlein, idiopath. Herzerweiterung. 0,01 ohne Reaction.
6. Hennig, chronische Bronchitis mit Emphysem. Wird von seinem Arzt für tuberkulös gehalten und zur Koch'schen Behandlung hineingeschickt. Kein physikalisch sicheres Zeichen von Tuberkulose. Sputum ohne Bacillen. 2 Injectionen, 5 mg und 1 cg, ohne Reaction.

Männerstation II. (Dr. Bein.)

Berichtszeit vom 20. Nov. — 26. Dec.

Zahl der Injectionen: 112, Zahl der Injicierten: 20. Grösste Zahl der Injectionen bei einem Patienten: 13. Grösste Einzeldosis bei einem Patienten: 50 mg. Grösste Gesammtdosis bei einem Patienten: 292 mg. Verbrauchte Lymphe: 1359 mg.
    I. Lungentuberculose. a) Phthisis incipiens. 1. Ellberg. b) Phthisis media. 2. Blencke, complic. m. Laryngitis. 3. Wosehny, complic. m. Laryngitis und Debilitas cordis. c) Phthisis progressa. 4. Kant, 5. Ziepert, 6. Kessler, complic. m. Albuminurie, 7. Wolter, 8. Rettig, 9. Tornowsky, † complic. m. Pleuritis, 10. Schramke, † complic. m. Otitis tub.

Ellberg, Schuhmacher, 20 Jahre,
Phthisis pulmon. incipiens.
    Beginn der Inject.: 21. Nov., Dauer bis 20. Dec. Dosen: erste Dosis: 2 mg, letzte Dosis: 7,5 mg. Zahl der Injectionen: 9. Gesammtdosis: 47,5 mg.
    Anamnese: Patient ist hereditär nicht belastet. Erst seit 3 Monaten bestehen Husten, Auswurf, Nachtschweisse, Abmagerung.
    Status: Junger Mann von gracilem Körperbau, flachem Thorax. Ziemlich intensive Dämpfung fast über der ganzen linken Lunge, stark abgeschwächtes Atemgeräusch mit verlängertem bronchialem Exspirium und reichlichen feuchten Rasselgeräuschen. Im Oberlappen eine kleine Caverne. Rechts geringe Dämpfung bis zur Mitte der Scapula bezw. bis zur fossa infraclavicularis mit verschärftem Vesiculäratmen und spärlichen Rasselge-

räuschen. Der Auswurf ist reichlich (200 cc), mehr eitrig, geballt, enthält mässig reichlich Tuberkelbacillen, die ausgezeichnet sind durch grosse Brüchigkeit. In den übrigen Organen keine Veränderungen. Anfangs hohes, remittierendes Fieber, später fieberfrei. Patient erholt sich langsam.

1. Inject. v. 2 mg am 21. Nov. Starke Reaction. Unter Frösteln 6 Std. post inj. Ansteigen der Temp. bis 40,3. (12 Std. p. inj.) Puls 150. Starke Allgemeinreaction mit heftigem Kopfschmerz und Erbrechen. Starker Schweissausbruch. Local: Dyspnoe (30 pr. Min.) Brustbeklemmung. Sputum auffallend spärlich, mehr schleimig, sonst unverändert (Menge und Brüchigkeit der Bacillen). Am nächsten Tage Nachfieber — 38,3 (Abds). Grosse Mattigkeit.

2. Inject. v. 3 mg am 24. Nov. Dieselbe heftige Reaction, wie nach der ersten Injection. Fieber bis 40,2, Puls: 140. Local- und Allgemeinerscheinungen dieselben. Im Lungenbefunde keine Veränderung wahrnehmbar, nur die Dämpfung ist etwas intensiver geworden, die Rasselgeräusche zahlreicher. Die Menge des Auswurfes bleibt andauernd eine sehr geringe.

Der Patient reagiert auf die folgenden Injectionen stets sehr heftig (vergl. die Fiebercurve). Die Temp. erreicht fast immer 40°. Die Pulsfrequenz ist eine hohe 140—150. Starke Kopfschmerzen, Uebelkeit bis zum Erbrechen, leichte Benommenheit begleiten fast stets die Temperaturerhöhungen.

Der Auswurf beträgt durchschnittlich höchstens 1 Esslöffel pro Tag, während er vor der Inject. bis 200 cc betragen hatte. Derselbe enthielt nach den ersten Injectionen reichlich elastische Fasern, die Menge der Tuberkelbacillen stieg zeitweise sehr erheblich, später nahmen sie beträchtlich ab und sind jetzt nur in spärlicher Menge enthalten. Der Patient erholte sich trotz der schweren Erscheinungen nach den Injectionen verhältnismässig schnell. Am 2.—3. Tage nach dem Fieber fühlte er sich wieder vollkommen frisch. Der Appetit, der anfangs sehr darniederlag, stellte sich wieder ein. Gleichwohl konnte mit den Dosen wegen der Heftigkeit der Reactionen nur langsam vorgegangen werden. Patient reagiert z. B. auch jetzt noch, nachdem er 5 mal dieselbe Dosis empfangen (7,5 mg), mit Fieber und ziemlich heftigen Allgemeinerscheinungen.

Im Verlaufe der Injectionen (nach der 4. Inj.) klagte Patient über Halsschmerzen und Schluckbeschwerden. Die laryngoscop. Untersuchung ergiebt eine mässig starke Rötung und Schwellung der Epiglottis und der Kehlkopfschleimhaut. Besonders das linke Taschenband erscheint ziemlich stark geschwollen, so dass es bei der Phonation das Stimmband fast vollständig überragt. Im weiteren Verlaufe verschwindet die Schwellung und Rötung mehr und mehr. Eruption von Tuberkelknötchen oder Ulcerationen konnten nicht beobachtet werden. Ebenso verschwindet eine vorübergehend ziemlich heftige Schmerzhaftigkeit des linken Schultergelenks. Schwellung oder Crepitationen waren nicht zu constatieren.

Die Gewichtsverhältnisse waren folgende: am 16. 11. 99 Pfund, am 23. 11. 99½ Pfund, am 26. 11. 98½ Pfund, am 29. 11. 100½ Pfund, am 6. 12. 102¼ Pfund, am 13. 12. 105½ Pfund, am 20. 12. 107½ Pfund.

Entsprechend dieser Gewichtszunahme besserte sich das subjective Befinden des Patienten von Tag zu Tag trotz der intercurrierenden heftigen Reactionen auf die Injectionen. Auch in dem objectiven Lungenbefund ist eine Besserung zu constatieren: Die Dämpfung über der rechten Lungenspitze ist um ca. 2 Querfingerbreite zurückgegangen (Grenzen: hinten Spina scap., vorn: clavicula). Der Schall ist nur sehr wenig gedämpft. Das Athemgeräusch schwach vesiculär mit etwas verlängertem Exspirium. Rasselgeräusche in der Spitze sehr spärlich, nur nach Hustenstössen zu hören. Ueber der linken Lunge ist die Dämpfung unverändert geblieben, nur sind die Rasselgeräusche auffallend spärlich geworden, das Athemgeräusch nur sehr schwach hörbar.

Der Auswurf beträgt jetzt höchstens $1/2$ Esslöffel, ist schleimig-eitrig, zäh, enthält keine elast. Fasern mehr und Tuberkelbacillen nur in sehr spärlichen Mengen, stark brüchig.

Blencke, Arbeiter, 30 Jahre.
Phthisis pulmon. media. Laryngitis tuberc.
Beginn der Injectionen: 26. November. Dauer bis 20. December.
Dosen: erste Dosis 2 mg, letzte Dosis 15 mg. Zahl der Injectionen: 7.
Gesammtdosis: 57,5 mg.

Anamnese: Patient ist hereditär nicht belastet. Seit 3 Monaten Husten und Auswurf, Nachtschweisse. Vor 6 Tagen Haemoptoe.

Status: Mittelgrosser, ziemlich kräftig gebauter Mann. Infiltration fast der ganzen linken Lunge mässigen Grades. Dämpfung mässig intensiv, stark abgeschwächtes Atmen mit spärlichen Rasselgeräuschen. Rechts mässige Infiltration des Oberlappens mit rauhem vesikulärem Atmen und vereinzelten trocknen und feuchten Geräuschen.

Auswurf wenig reichlich, 60 bis 70 cm schleimig, eitrig, enthält mässig zahlreiche Tuberkelbacillen. Im Kehlkopf geringe Schwellung und Rötung der Schleimhaut, am rechten Stimmbande Unebenheiten, vereinzelte kleine weissliche Prominenzen. Die Epiglottis überragt kappenförmig den aditus ad laryngem. In den übrigen Organen nichts Abweichendes.

Kein Eiweiss im Urin.

Keine Fieberbewegungen vor der Injection.

1. Injection von 2 mg am 26. November. Mässige Reaction Nach 12 Stunden unter Frösteln Temperatursteigerung bis 38,9. Starke Kopfschmerzen, grosse Übelkeit.

Local: Ziehende Schmerzen in der ganzen rechten Seite.

Auswurf hat erheblich abgenommen, $1^{1}/2$ Esslöffel eitrig. Im Kehlkopf Kratzen und Brennen. Zunahme der Schwellung und Rötung, sonst nichts Auffallendes.

Auf die nächsten Injectionen schwache Reaction. Temparatur 38,4, 38,6, 38,0. Nur bei 5 mg etwas höheres Fieber (39,0) 12 Stunden post. inj. Allgemein- und Lokalerscheinungen im Allgemeinen dieselben, wie nach der ersten Reaction, nur bedeutend weniger intensiv.

Die Rasselgeräusche über den Lungen werden zahlreicher. Die Dämpfung zeigt dieselben Grenzen. Keine Cavernenbildung.

Schmerzen im Rachen und Kehlkopf, Schlingbeschwerden, zunehmende Heiserkeit. Das laryngoscop. Bild zeigt den Kehldeckel stark gerötet und geschwollen, derselbe überragt den Kehlkopf zum grossen Teil. Die sichtbaren Theile des Kehlkopfinneren stärker gerötet, die Hinterwand zeigt einzelne graugelbe Erhabenheiten (Tuberkel), starker schleimig schmieriger Belag. Die Aryknorpel stark geschwollen.

Der Auswurf gering, ca. 1 Esslöffel, zäh, schleimig-eitrig.

Auf die letzte Injection von 15 mg schwache Fieberreaction — 38,5 nach 12 Stunden, aber starke Störung des Allgemeinbefindens, Kopfweh, Gliederschmerzen, Brechreiz. Grosse Mattigkeit. Starker Schweissausbruch.

Lokalerscheinungen: unbedeutend, beschränken sich auf Kratzen im Kehlkopf und Heiserkeit.

Das subjective Befinden des Patienten hat sich nach den Injectionen wenig verändert.

Objectiv ist ebenfalls wenig bisher geändert. Der Schall über der gedämpften rechten Lungenpartie ist etwas heller geworden, dafür sind die Rasselgeräusche viel zahlreicher geworden und sind jetzt fast über die ganze rechte Lunge verbreitet. In dem Befunde der linken Lunge ist eine Änderung nicht eingetreten.

Der Auswurf ist bedeutend weniger geworden und zäher, schleimiger. Eine geringe Abnahme der Bacillen darf zugegeben werden.

In dem laryngoscop. Bilde hat sich noch wenig verändert. Der geschwollene Kehldeckel überdeckt noch einen grossen Teil des Kehlkopfinnern. Die Stimmbänder sind nur zum kleinen Teil sichtbar und erscheinen hier frei von Unebenheit. Die Schwellung der Aryknorpel ist etwas zurückgegangen. An der hinteren Kehlkopfwand sind einzelne kleinste Substanzverluste bemerkbar.

Die Gewichtsverhältnisse betrugen am 23 11. 131 Pfund, am 29. 11. 132 Pfund, am 6. 12. 135 Pfund, am 13. 12. $133^3/_4$ Pfund, am 20. 12. $133^3/_4$ Pfund.

Woschny, Fuhrherr, 41 Jahre.

Bronchopneumonia chron. tuberculosa media. Laryngitis tuberculosa. Debilitas cordis.

Beginn der Injectionen: 26. November. Dauer: bis 17. December. Dosen: erste Dosis: 2 mg, letzte Dosis: 7,5 mg. Zahl der Injectionen: 6. Gesammtdosis: 27 mg.

Anamnese: Patient ist hereditär nicht belastet. Seit Juni d. J. ist Patient total heiser, geringer Husten ohne Auswurf soll schon länger bestanden haben.

Status. Grosser, kräftig gebauter Mann mit Symptomen von Debilitas cordis: kleiner, frequenter, sehr unregelmässiger Puls, Dyspnoe, Oedeme, Ascites, Stauungsleber und -Milz. Über beiden Lungen mässig intensive Dämpfung, besonders links, rechts etwa bis zum Angelus inf. scapulae reicherm. Überall ausserordentlich stark abgeschwächtes Atemgeräusch hörbar mit vereinzelten bronchitischen und Rasselgeräuschen. Das Sputum ist ziemlich reichlich, ca. 100 cc, zähschleimig mit geringen eitrigen Beimengungen, enthält sehr spärlich Tuberkelbacillen von durchweg brüchiger Beschaffenheit. Im Urin Spuren von Albumen. Leichte unregelmässige Fieberbewegungen.

Laryngoscop. Befund: Die Kehlkopfschleimhaut etwas gerötet und geschwollen mit dicken, schmierigen, schleimig-eitrigen Massen bedeckt. Beide Stimmbänder durch tiefgreifende Ulcerationen vollständig zerstört, zackig, unregelmässig. Die Ulcerationen greifen beiderseits auf die Taschenbänder über. Der Grund mit speckig graugelben Massen bedeckt, die Ränder gewulstet, grauweifs.

1. Injection von 2 mg am 26. November. Starke Reaction. 9 Std. post inj. unter starkem Frösteln Ansteigen der Temperatur auf 39,2. Puls 80 unregelmässig.

Allgemeinreaction. Kopfschmerzen, grosse Mattigkeit, starker Schweissausbruch. Übelkeit.

Local. Luftmangel. Respiration 36mal in der Minute, angestrengt. Klagen über ausserordentlich heftige Schmerzen im Kehlkopf. Die Epiglottis und Kehlkopfschleimhaut stark gerötet und geschwollen, besonders in der Gegend der Stimmbänder. Stellenweise kleine Haemorrtagien. Die Schwellung ist so stark, dass Tracheotomie in Aussicht genommen wird. Starkes Beklemmungsgefühl auf der Brust. Auswurf reichlicher, wird ausserordentlich schwer expectoriert.

In den nächsten Tagen Besserung der Beschwerden. Die Schwellung der Kehlkopfschleimhaut geht zurück, die Dyspnoe nimmt ab. Nach Digitalisgebrauch wesentliche Besserung in dem Befinden des Patienten. Oedeme und Ascites verschwinden nach und nach vollständig, Urin wird reichlicher, Puls langsamer und regelmässiger, die Dyspnoe verschwindet.

Auf die folgenden Injectionen nur schwache Reactionen. Temperatur: 37,9 — 38,6 — 38,1 — 37,7. Auch Allgemein- und Localerscheinungen nur schwach ausgeprägt. Geringe Brustbeklemmung und Dyspnoe, Schmerzen und Schwellung im Kehlkopf erreichen bei keiner folgenden Injection den Grad der ersten Injection.

Im weiteren Verlaufe nimmt die Schwellung im Kehlkopf erheblich ab. Die Geschwüre auf den Stimmbändern reinigen sich, der Grund sieht nicht mehr grauweiss, sondern rötlich aus, ebenso sind die Ränder der Geschwüre stark injiciert, z. T. mit rötlichen Granulationen bedeckt. In der geröteten Schleimhaut der hinteren Kehlkopfwand bemerkt man kleine graue Punkte, die leicht erhaben sind, ebenso auf den Aryknorpeln. Neue Ulcerationen sind während der Beobachtung nur auf dem linken Aryknorpel aufgetreten. Auf die letzte Injection von 7,5 mg am 17. December hat Patient wieder eine starke Reaction. Fieber unter heftigem Schüttelfrost bis 39,1. Puls 80. Starke Kopfschmerzen. Schweissausbruch. Übelkeit.

Local: Luftbeklemmung, starker Husten. Heftiges Kratzen im Halse; im Kehlkopf ist aber nur eine mässige Schwellung und Rötung der Schleimhaut zu constatieren. Auswurf vermindert, 40 cc, von derselben zähschleimigen Beschaffenheit, wird ausserordentlich schwer expectoriert.

Patient verlässt auf seinen Wunsch am 24. December das Krankenhaus, da er sich wesentlich gebessert fühlt.

Die objective Untersuchung der Lungen bei seinem Abgange lässt eine geringe Besserung erkennen. Aufhellung des Schalles über der rechten Lunge bis zur claricula resp. spina scapulae. Das Atemgeräusch ist jetzt deutlich vesiculär hörbar mit verlängertem Exspirium und einzelnen bronchitischen Geräuschen. Links ist die Dämpfung intensiver geworden, das Atemgeräusch hat einen mehr bronchialen Charakter angenommen (Anfangs unbestimmt). Die Rasselgeräusche sind zahlreicher geworden. Der Auswurf ist noch immer reichlich, ca. 100 cc, zäh-schleimig, die Menge der Bacillen hat abgenommen, es sind nur noch wenige Exemplare, zerbröckelt, in jedem Präparat zu finden.

Die laryngoscopische Untersuchung ergiebt die Epiglottis und die Kehlkopfschleimhaut erheblich abgeschwollen, nur der linke Aryknorpel erscheint noch gerötet und geschwollen. Die Geschwüre überall gereinigt und mit guten Granulationen bedeckt.

Die Gewichtsverhältnisse betrugen am 22. 11. 170½ Pfund, am 26. 11. 177 Pfund, am 6. 12. 156 Pfund, am 13. 12. 154 Pfund.

Kant, Handelsmann, 36 Jahre. Phtisis pulmon. tubercul. progressa. Beginn der Injectionen: 20. November. Dauer der Injectionen: bis 8. Dezember. Dosen: erste Dosis 1 mg, letzte Dosis: 40 mg. Zahl der Injectionen: 9. Gesammtdosis 132 mg.

Anamnese: Patient ist hereditär nicht belastet. Angeblich erst seit einem Jahre erkrankt an Husten, Auswurf, Lungenstichen, Nachtschweissen.

Status: Kaum mittelgrosser, schwächlich gebauter Mann mit Tuberkulose beider Lungen. Die Affection erstreckt sich links auf den Oberlappen und den grössten Teil des Unterlappens. Im Oberlappen Cavernenbildung (II. Interc. Raum vorn). Rechts ist der Oberlappen ergriffen. An den übrigen Organen nichts Abweichendes. Es besteht kein Fieber. Der Harn ist eiweissfrei, keine Durchfälle. Auswurf reichlich, ca. 150 cc. eitrig, geballt, enthält elastische Fasern in geringer Menge und mässig reichlich Tuberkelbacillen.

Patient erhält am 20. November früh die erste Injection von 1 mg. Am Nachmittag (nach 7 Std.) Auftreten von Kopfschmerz, Schwindel, zeitweise leichtes Benommensein, Uebelkeit. Kein Fieber (37,3).

Local: Klagen über stechende Schmerzen in der linken Brust. Leichte Dyspnoe. Starker Hustenreiz, Auswurf wenig vermehrt.

Am 21. November Injectionen von 2 mg. Keine Reaction. Allgemeine Abgeschlagenheit und Schwäche.

Am 22. November Injectionen von 4 mg. Mässig kräftige Reaction. Fieber bis 38,7. Heftige Kopfschmerzen.

Local: Starkes Beklemmungsgefühl auf der Brust. Dyspnoe: (34 pr. Min.) Husten und Auswurf reichlich (120 cc.). Klagen über Schmerzhaftigkeit der

Injectionsstelle. Auf die nächsten Injectionen von 5 und 10 mg reagiert Patient mit Fieber gar nicht mehr. Nur Klagen über allgemeine Mattigkeit, Kopfschmerzen, starke Uebelkeit, die zweimal zu Erbrechen führte. Auswurf vermehrt (— 200 cc).

Am 27. November Injection von 20 mg. Nach 6 Stunden ziemlich heftiger Schüttelfrost, der 4 Stunden anhielt. Danach starker Schweissausbruch. Temperatur 40,1.

Local: Klagen über Brustbeklemmung. Dyspnoe (30 pr. Min.). Trockener Husten, Auswurf erheblich vermindert, etwa 60 cc. In dem Lungenbefund links: Aenderungen nicht zu constatieren, nur die Rasselgeräusche zahlreicher. Rechts reicht die Dämpfung hinten etwa um 2 Intercostalräume, vorn um 1 Intercostalraum weiter als bei der ersten Untersuchung. Auch hier sind die Rasselgeräusche zahlreicher.

Patient fühlt sich in den nächsten Tagen sehr abgespannt und matt, Appetit fehlt fast vollständig. Er erholt sich aber sehr bald wieder. Der Auswurf wird reichlicher, Tuberkelbacillen in geringen Mengen enthaltend. Auf die nächsten Injectionen von 20, 30, 40 mg reagiert Patient mit Fieber sehr gering resp. gar nicht mehr, am 30. 11.: 20 mg 38,6, am 5. 12.: 30 mg 37,8, am 9. 12.: 40 mg 38. Patient fühlt sich aber allgemein und local erheblich alteriert. Nach jeder Einspritzung heftige Kopfschmerzen, Schwindel bis zur Benommenheit. Nach seiner Angabe soll er sogar in der Nacht zum 1. 12. (Inject. von 20 mg am Mittag des vorhergehenden Tages) für kurze Zeit die Besinnung verloren haben. Heftige Übelkeit, Erbrechen nach 30 und 40 mg, Magenkrämpfe, vollständige Appetitlosigkeit. Starke Nachtschweisse.

Local: Schmerzen über die ganze Brust, Beklemmungsgefühl, Dyspnoe. Auswurf verringert. 50 cc schleimig eitrig, zäh, zuletzt mehr schleimig werdend.

Patient verlässt auf seinen Wunsch am 12. 12. die Anstalt, nachdem er wegen zu grosser Mattigkeit weitere Einspritzungen verweigert hatte. Die Untersuchung der Lungen lässt bei seinem Abgang auf der linken Seite wesentliche Veränderungen nicht erkennen. Die Rasselgeräusche sind spärlicher geworden, besonders über der Caverne im 2. Intercostalraum vorn. Rechts: Zunahme der gedämpften Partien, hinten 6. Brustwirbeldornfortsatz (4. Brustwirbeldornfortsatz), vorn unterer Rand der 2. Rippe (oberer Rand der 2. Rippe). Das Bronchialatmen ist mehr in ein verschärftes Vesiculäratmen übergegangen, die Rasselgeräusche sind auffallend spärlicher geworden. Die Untersuchung des Auswurfs ergiebt ausserordentlich spärlich Tuberkelbacillen.

Die Gewichtsverhältnisse betrugen am 15. 11. 100½ Pfund, am 22. 11. 98¾ Pfund, am 26. 11. 100½ Pfund, am 29. 11. 100½ Pfund, am 6. 12. 98½ Pfund. Patient fühlt sich subjectiv schlechter, als beim Eintritt in das Krankenhaus.

5. Ziepert, Buchbinder, 28 Jahre alt.
Phthisis pulmon. tubercul. progressa.
Beginn der Injectionen: 20. November. Dauer: bis 20. December.
Dosen: erste Dosis 1 mg, letzte Dosis 50 mg. Zahl der Injectionen: 13.
Gesammtdosis: 292 mg

Anamnese: Patient hereditär schwer belastet; ist bereits seit 8 Jahren lungenleidend. Wiederholte Anfälle von Haemoptoe.

Status: Grosser hagerer Mensch mit flachem, paralytischem Thorax. Affectio beider Lungen: Links fast die ganze Lunge ergriffen, rechts Infiltration bis zur 2. Rippe vorn, resp. der Mitte der scapula hinten. In der linken Spitze eine kleine Caverne nachweisbar.

Die übrigen Organe zeigen keine Abweichungen.
Es besteht kein Fieber.

Auswurf reichlich, ca. 150 cc, schleimig, eitrig geballt, enthält mässig reichlich Tuberkelbacillen und kleine Bröckel elastischen Gewebes.

Patient erhält am 20. November die erste Injection von 1 mg. Keine Reaction. Höchste Temperatur: 37,1. Klagen über Schmerzen in der linken Brust.

2. Injection 2 mg am 21. November. Keine Reaction. Höchste Temperatur 37,8. Auswurf reichlicher. Leichte Benommenheit.

3. Injection 4 mg am 22. November. Mässige Reaction. 6 Std. nach der Injection Frösteln, Ansteigen der Temperatur. Höchste Temperatur 38,6 (12 Std. post inj.) Kopfschmerzen. Local: Schmerzen an der linken hinteren, unteren Thoraxpartie. Auswurf reichlich, 100 cc, schleimig eitrig.

4. Injection 5 mg am 23. November. Sehr geringe Reaction. Höchste Temperatur 37,9 (12 Std. p. inj.). Heftige Kopfschmerzen, grosse Mattigkeit, Keine Localsymptome.

5. Injection 10 mg am 24. November. Starke Reaction. 8 Std. nach der Injection starkes Frostgefühl mit Uebelkeit und Benommenheit. Temperatur 39 (nach 12 Std.) Puls 92. Starker Schweissausbruch.

Local: Heftige Stiche in den unteren Thoraxpartien links. (Auftreten von pleuritischen Reibegeräuschen.) Geringe Atemnot (30 per Min.). Auswurf spärlicher, keine Abnahme der Tuberkelbacillen.

Am Abend des nächsten Tages (25. 11.) fieberfrei. Am 26. 11. leichtes Nachfieber 38 (Morgens). Besserung des Allgemeinbefindens. In dem Lungenbefund ist eine Änderung nicht wahrzunehmen, nur ist die Dämpfung etwas intensiver geworden, die Rasselgeräusche erheblich zahlreicher.

6. Injection 10 mg. am 28. November. Keine Reaction. Auswurf stark vermindert (20 cc).

7. Injection 20 mg am 30. November. Starke Reaction. Heftiger Schüttelfrost 8 Std. nach der Injection. Ansteigen der Temperatur 39,1 (11 Std. p. inj.). Danach starker Schweissausbruch. Uebelkeit, heftige Kopf- und Gliederschmerzen.

Localreaction: Heftige Stiche und Schmerzen über der ganzen Brust. Patient gibt an, es sei ihm in der Lunge, als würde Alles umgewühlt. Zunahme der Rasselgeräusche. Mässige Dyspnoe (28 per Min.). Auswurf sehr spärlich, ca. 1 Esslöffel.

8. Injection 20 mg am 2. December. Keine Reaction. Temperatur 37,4. Leichte Schmerzen im Kreuz und in der linken Brust. Die Dämpfung über den Lungen ist noch intensiver geworden, sie nimmt links die ganze Lunge ein, rechts bis zum 8. Brustwirbel. Die Rasselgeräusche sind jetzt geringer geworden.

Auf die nächsten steigenden Dosen reagirt Patient fast gar nicht: 4. December 30 mg, Temperatur 37,7; 6. December 40 mg, Temperatur 37. 11. Injection 50 mg am 11. December. Starke Reaction. Temperatur 39,5 (9 Std. p. inj.). Frösteln, Uebelkeit, leichte Benommenheit.

Local: Brustschmerzen und Halsschmerzen.

Die laryngoscop. Untersuchung ergiebt starke Schwellung der Follikel des Zungengrundes, die Epiglottis sowie die ganze Kehlkopfschleimhaut stark gerötet und geschwollen. An der Epiglottis eine narbige Einziehung am freien Rande; an der hinteren Kehlkopfwand, auf beiden Arknorpeln, sowie auf den Taschenbändern eine Menge kleiner, graugelber Knötchen inmitten der stark injicierten Schleimhaut. (Frische Tuberkeleruption.) Keine Ulceration. Patient fühlt sich nach der letzten Injection ausserordentlich matt. Der Appetit liegt vollständig darnieder. Patient erhält 4 Tage keine Injectionen.

12. Injection 50 mg am 15. December. Wieder starke Reaction. Heftiger Schüttelfrost (9 Std. p. inj.). Temperatur 39. Starke Kopfschmerzen mit Uebelkeit.

Local: Brustschmerzen, Halsschmerzen, Schluckbeschwerden. In dem Lungenbefund: Rasselgeräusche sehr spärlich, Bronchialatmen deutlicher, sonst keine Veränderungen. Im Kehlkopf derselbe Befund, wie das letzte Mal, nur am linken Aryknorpel eine ca. hirsekorngrosse Ulceration. In den

4

folgenden Tagen das Sputum reichlicher (100 ccm), mehr schleimig, wässerig, mit einzelnen Blutstreifen untermischt.

13. Injection 50 mg am 19. December. Mässig starke Reaction. Fieber bis 38,8. Allgemein und local dieselben Symptome, wie bei der letzten Injection. Die Mattigkeit des Patienten nach dieser Injection ist so stark, dass er am folgenden Tage beim Versuch, aufzustehen, einen Ohnmachtsanfall bekommt. Der Appetit fehlt vollständig.

Es hat sich somit in dem Lungenbefund wenig geändert. Die Dämpfung über der linken Lunge ist intensiver geworden, die über der rechten Lunge hat hinten um 2 Querfinger zugenommen. Die Rasselgeräusche sind spärlicher geworden, das Atemgeräusch schwächer hörbar. Im Kehlkopf hat die Schwellung abgenommen. Die Ulceration auf dem linken Aryknorpel etwa linsengross, der Grund graurötlich, mit Granulationen bedeckt, die Ränder injiciert. Auch an der linken Seite des frenulum linguae ist eine etwa erbsengrosse flache Ulceration aufgetreten, der Grund mit guten Granulationen bedeckt. Der Auswurf ist spärlicher geworden, die Menge der Tuberkelbacillen hat erheblich abgenommen.

Die Gewichte betrugen am 22. 11. 119 Pfund, am 26. 11. 116½ Pfund, am 29. 11. 118½ Pfund, am 6. 12. 121¼ Pfund, am 13. 12. 120½ Pfund, am 20. 12. 117¼ Pfund. Patient fühlt sich subjectiv noch wenig gebessert.

Kessler, Schriftsetzer, 25 Jahre.

Phthisis pulm. progressa. Albuminurie.

Beginn der Injectionen: 24. November. Dauer: bis 20. December. Dosen: erste Dosis 2 mg, letzte Dosis: 45 mg. Zahl der Injectionen: 11. Gesammtdosis: 247 mg.

Anamnese: Patient ist hereditär belastet. Seit 4 Jahren Blutspeien, Husten, Auswurf, Nachtschweisse. Wiederholtes, monatelanges Krankenlager.

Status: Langer, schmächtig gebauter Mensch mit auffallend schmalem und langem Thorax. Ziemlich vorgeschrittene Phthise beider Lungen. Dämpfung links über der ganzen Lunge, mässig intensiv, rechts bis zum Angulus inf. scap. reichend, resp. bis zum unteren Rand der 3. Rippe. Links allenthalben Bronchialatmen mit zahlreichen klein- und mittelgrossblasigen feuchten Rasselgeräuschen. Rechts in der Spitze ebenfalls bronchiales Atmen, weiter abwärts rauhes vesiculäres Atmen. Überall zahlreiche Rasselgeräusche. Cavernenbildung nicht nachweisbar.

Es besteht Albuminurie, die Menge des gekochten Eiweisses nimmt etwa ⅓ Volumen der Harnsäule ein. Der Urin ist klar, ohne Sediment, von gelber Farbe, Menge durchschnittlich 1800 ccm in 24 Stunden von spec. Gew. 1018. Mikroskopisch keine morphologischen Bestandteile nachweisbar. Leber und Milz nicht vergrössert, keine Durchfälle.

Der Auswurf: mässig reichlich, ca. 150 ccm schleimig eitrig, enthält reichlich Tuberkelbacillen, die zum Teil zerfallen sind. Es besteht kein Fieber.

Auf die ersten Injectionen von 2 mg, 5 mg erfolgt keine Reaction, weder local noch allgemein. Patient klagt nur über leichten Kopfschmerz.

3. Injection von 10 mg am 27. November. Mässig kräftige Reaction. 8 Std. p. inj. Ansteigen der Temp. Höhepunkt 12 Std. p. inj. mit Temp. 38,9. Leichtes Frösteln, Kopfschmerzen.

Local: Ziemlich starker Luftmangel, Respiration frequent (34) und oberflächlich. Brustschmerzen.

Auswurf: Wenig verringert, 100 ccm schleimig eitrig.

Patient hat nach der 4. Injection von 15 mg (30. 11.) eine kräftige Reaction mit heftigem Schüttelfrost u. folg. Schweissausbruch (Temp. bis 39,1). Local: Heftige Schmerzen und Stiche vorn links in der Gegend der Mammilla. (Auftreten von pleuritischen Reibegeräuschen.) Starke Brustbeklemmung. Auswurf unverändert. Auf die folgenden Injectionen nur schwache Reaction. Fieber bis 38,0, 38,2 etc. Patient fühlt sich aber nach

jeder Injection ausserordentlich matt und angegriffen. Vollständige Appetitlosigkeit. Patient bittet selbst, sich mehrere Tage nach den Injectionen erholen zu dürfen.

In dem objectiven Befunde sind keine Aenderungen eingetreten. Die
Dämpfung über den Lungen hat an Intensität etwas zugenommen, die
Rasselgeräusche sind noch ebenso zahlreich. Keine Einschmelzungsprocesse,
Cavernenbildungen etc. nachweisbar.

Die Menge des Eiweisses im Urin unverändert.

Auswurf mässig reichlich, 150 cc durchschnittlich, von mehr schleimiger,
zäher Beschaffenheit, die Menge der Tuberkelbacillen unverändert.

Nach der 8. Injection von 35 mg am 8. 12. Starke Reaction nach 18 Std.
Frost. Fieber bis 39,8. Das Fieber hält sich ca. 12 Std. auf dieser Höhe.
Starke Kopfschmerzen und Uebelkeit, Erbrechen. Brustbeklemmung über der
ganzen Brust, heftige Stiche in der linken Brusthälfte (Localerscheinungen).
Patient klagt nach dieser heftigen Reaction auch über Schmerzen beim
Schlucken.

Die laryngoscop. Untersuchung ergibt Rötung und Schwellung der Follikel
des Zungengrundes und der Epiglottis. Letztere legt sich haubenförmig über
den aditus ad laryngem und verdeckt das Bild zum grossen Teil. Beide
Aryknorpel geschwollen und gerötet, besonders der rechte. Man bemerkt bei
diesem auf der Höhe der Schwellung mehrere kleine graugelbe Knötchen,
ebenso an der hinteren geschwollenen Kehlkopfwand.

Auf die 3 folgenden Injectionen wenig oder gar keine Reaction,
38,5 — 38,6 — 38,4 sind die höchsten Temp. Patient klagt aber jedesmal
über heftige Störung des Allgemeinbefindens in den vorher geschilderten
Erscheinungen. Auch local treten jedesmal starke Brustbeklemmungen auf,
Schmerzen und Stiche über beiden Lungen. Der Auswurf behält den mehr
schleimigen Charakter. Die Menge der Bacillen hat etwas abgenommen.

In dem objectiven Lungenbefunde hat sich nichts geändert. Die Dämpfung
hat genau dieselben Grenzen wie zuvor. Die Rasselgeräusche sind etwas
spärlicher geworden.

Die Schwellung im Kehlkopf ist etwas geringer geworden. Nur der
rechte Aryknorpel erscheint noch stark geschwollen, injiciert und ist bedeckt
mit kleinen grauweissen Knötchen.

Der Eiweissgehalt des Harnes hat etwas abgenommen.

Patient fühlt sich subjectiv sehr matt und schwach und spürt wenig
Besserung.

Die Gewichtsverhältnisse: am 22. 11. 114 Pfund, am 26. 11. 113½ Pfund,
am 29. 11. 114¼ Pfund, am 6. 12. 116¼ Pfund, am 13. 12. 114¼ Pfund,
am 20. 12. 114¾ Pfund.

Rettig, Spritzenmann, 41 Jahre.
Phthisis pulm. tuberc. progressa.
Beginn der Injectionen: 17. December. Dauer: 10 Tage. Dosen: erste
Dosis 2 mg, letzte Dosis 20 mg. Zahl der Injectionen: 5. Gesammtdosis:
43,5 mg.

Anamnese: Patient ist hereditär nicht belastet. Früher stets gesund,
leidet er seit etwa einem Jahre an Husten, Auswurf, der zeitweise etwas
blutig gefärbt war, zunehmender Abmagerung und Schwäche.

Status: Kaum mittelgrosser Mann von untersetzter Statur, kräftigem
Knochenbau, und mässig gutem Ernährungszustand. Es besteht eine tuber-
kulose Infiltration fast der ganzen linken Lunge, rechts ist ein Teil des
Oberlappens ergriffen (Dämpfung bis zur Spina scap. resp. zur 2. Rippe vorn).
Links in der Höhe der 3. Rippe eine kleine Caverne nachweisbar. Sputum
reichlich, ca. 100 cc, schleimig-eitrig geballt, enthält reichlich elastische
Fasern und reichlich Tuberkelbacillen, stellenweise in Reinculturen. In den
übrigen Organen nichts Abweichendes. Es besteht kein Fieber.

4*

Patient erhält vom 17. December ab Injectionen in schnell steigenden Dosen: 2, 4, 7½, 10, 20 mg. Patient zeigt auf die ersten 4 Injectionen keine Spur von Reaction. Temp. 37,6 — 37,0 — 36,9 — 37,4 etc. Zuweilen klagt er etwas über Übelkeit, einmal über geringe Brustbeklemmung. An den Tagen nach den Injectionen nimmt der Auswurf etwas ab, sonst unverändert in Menge und Beschaffenheit.

Erst auf die letzte Injection von 20 mg. (26. December): Schwache Reaction. Temp. bis 38,1 (10 Std. post inj.). Der Auswurf enthält etwas Blutbeimengungen. Patient fühlt sich im Übrigen gar nicht alteriert, weder allgemeine noch locale Erscheinungen.

In dem Lungenbefunde hat sich bisher keine Änderung nachweisen lassen. Nur sind die Rasselgeräusche, wie fast immer, zahlreicher geworden. Patient fühlt sich subjectiv gar nicht angegriffen. Appetit rege. Gewichtszunahme von 3½ Pfund in 14 Tagen.

7. Wolter, Kellner, 35 Jahre.
Phthisis pulmon. tuberc. progressa.
Beginn der Injection: 29. November, Dauer: ca. 4 Wochen, Dosen: erste Dosis 2 mg, letzte Dosis 50 mg, Zahl der Injectionen: 11, Gesammtdosis: 282 mg.

Anamnese: Patient ist hereditär belastet. Er ist bereits seit 15 Jahren lungenleidend. Husten, Auswurf, Stiche in der Brust haben während der ganzen Zeit angehalten. Vor 4 Jahren Haemoptoe, seit 2 Jahren Nachtschweisse.

Status: Patient ist ein Mann von kleiner Statur und gracilem Körperbau, in schlechtem Ernährungszustande. Tuberkulöse Affection beider Lungen. Links Infiltration fast der ganzen Lunge mit Cavernenbildung im Oberlappen. Rechts ziemlich intensive Dämpfung bis zur Mitte der scapula bz. bis zur 2. Rippe mit rauhem Vesiculäratmen und zahlreichen feinblasigen Geräuschen.

Auswurf: reichlich 80 bis 100 cc, enthält elastische Fasern und sehr zahlreiche Tuberkelbacillen. An den übrigen Organen nichts Auffallendes bemerkbar. Keine Durchfälle, kein Eiweiss im Harn. Kein Fieber.

Patient hat auf die ersten Injectionen von 2, 5, 10 mg fast gar keine Reaction. Temperatur 37,8 — 37,8 — 38,0 cf. Curve. Klagen über Kopfschmerzen, Nachtschweiss. Sonst fühlt sich Patient in seinem Allgemeinbefinden wenig gestört.

Local: Ziehende Schmerzen über der Brust, Schmerzen an der Einstichstelle. Nach der 2. Injection von 5 mg tritt lautes pleuritisches Reiben rechts vorn über der ganzen Brust auf. Auswurf nimmt erheblich ab, 2 Esslöffel voll, sonst unverändert. Erst auf die 4. Injection von 20 mg am 6. erfolgt eine stärkere Reaction. Unter leichtem Frösteln. Ansteigen der Temperatur bis 38,9 (17 Stunden post inject.). Kopfschmerzen, Übelkeit, schleimiges Erbrechen. Rückenschmerzen. Schweissausbruch.

Local: Schmerzen über der rechten Brust (pleuritisches Reiben), erschwerte Atmung. Die object. Untersuchung ergiebt ausgedehnte klein- bis mittelgrossblasige Rasselgeräusche über beiden Lungen auch rechts ausserhalb der gedämpften Zone. Keine Zunahme der Dämpfung.

Auswurf vermindert, knapp 2 Esslöffel, von mehr eitriger und zäher Beschaffenheit, enthält reichlich elastische Fasern und kleinere Lungenparenchymafetzen. Die Färbung der Trockenpräparate zeigt fast Reinculturen von Tuberkelbacillen.

Auf die folgenden Dosen schwache Reaction. 11. 12. 25 mg, Temp. 38,6; 15. 12. 30 mg, Temp. 38,1 cf. Curve. Weder allgemeine noch locale Reaction deutlich. Nur stärkerer Hustenreiz. Übelkeit mit wiederholtem Erbrechen. 8. Injection von 40 mg am 17. December. Starke Reaction. Nach 6 Stunden Temperatursteigerung. Höchste Temperatur nach 11 Stunden 39,1. Puls 126.

Allgemein react. Kopfschmerzen, grosse Mattigkeit.
Local: Brustschmerzen, Seitenstiche, geringe Dyspnoe.
Sputum ca. 50 cc unverändert.
Expectoration erschwert. Quälender Husten.
Auf die folgenden Injectionen wieder schwächere Reaction. 21. 12.
40 mg, Temp. 38,9; 23. 12. 40 mg, Temp. 38,4; 26. 12. 50 mg, Temp. 37,8.
Allgemeine und locale Reaction wenig ausgesprochen. Wiederholt Erbrechen.
Atemnot. Über den Lungen sind die Rasselgeräusche jetzt spärlicher geworden, die Dämpfung rechts hat etwa um einen Instercostalraum zugenommen, etwas intensiver. Auch links ist sie intensiver geworden. Das
pleuritische Reibegeräusch ist vollständig verschwunden. Das Atemgeräusch
ist bedeutend abgeschwächt und trägt mehr einen bronchialen Charakter.
Die Menge des Auswurfs hat etwas zugenommen, ca. 60 cbcm, schleimig
eitrig, weniger zäh. Die elastischen Fasern sind nur spärlich darin enthalten. Die Menge der Bacillen hat nach der letzten Untersuchung abgenommen. Patient erholt sich nach den Injectionen stets sehr schnell. Er
fühlt sich subjectiv gebessert.
Die Gewichtsverhältnisse betrugen am 29. 11. 104^1/$_2$ Pfund, am 6. 12.
102^1/$_2$ Pfund, am 13. 12. 101^3/$_4$ Pfund und am 20. 12. 101^3/$_4$ Pfund.

9. Tornowsky, Bäcker, 49 J. †.
Phthisis pulm. progressa. Pleuritis tub.
Beginn d. Inject.: 26. Nov., Dauer d. Inject.: bis 4. Dec. Dosen:
erste Dosis 2 mg, letzte Dosis 5 mg. Zahl d. Injectionen: 4. Gesammt-
dosis: 15 mg.
Anamnese: Pat. ist hereditär nicht belastet. Husten seit ca. 30 Jahren.
Vor 6 Monaten Verschlimmerung, Luftmangel, grosse Mattigkeit und Ab-
magerung. Reichl. Auswurf, Nachtschweisse.
Status: Grosser hagerer Mann, macies extrema. Vorgeschrittene
Phthise beider Lungen mit ausgedehnter Cavernenbildung. Linksseitiges
pleuritisches Exsudat v. sanguinolenter Beschaffenheit (durch 3 malige Punktion
2^1/$_2$ l entleert).
Auswurf fast rein eitrig, geballt, sehr reichlich, ca. 300 ccm, enthält
zahlreiche Tuberkelbacillen. Es besteht heftige Dyspnoe (30 pr. Min.).
Unregelmässiges Fieber mit remittierendem Typus.
1. Inject. v. 2 mg am 26. Nov. Geringe Reaction. Fieber bis 38,9
(12 Std. p. inj.). Sonst keine Allgemein- oder Localerscheinungen. Eine geringe Dyspnoe besteht gleichmässig fort. Puls 100 schwach. Husten quälend,
Auswurf hat etwas abgenommen, ca. 80 ccm rein eitrig. Auftreten von
Oedemen an den unteren Extremitäten.
2. Inject v. 3 mg am 28. Nov. Geringe Reaction. Temp. bis 38,0°,
Frösteln.
Local: Ziehende Schmerzen über der Brust. Starke Dyspnoe.
50 pr. Min., angestrengt, Puls 124.
Auf die 3. Inject. v. 5 mg erfolgt keine Reaction. Der Zustand des
Pat. unverändert. Dyspnoe zunehmend. Puls 120 schwach.
4. Inj. v. 5 mg am 2. Dec. Stärkere Reaction nach 8 Std., Steigen der
Temp.; nach 20 St. höchste Temp.: 39,1. Zunehmende Dyspnoe. Leichte
Benommenheit. Am Abend des nächsten Tages: 3. Dec. Uebergang in
Agonie. Tod unter Erscheinungen von Herzschwäche.

10. Schramke, Schuhmacher, 42 J.
Phthisis pulm. tuberc. progr. Otitis tuberculosa.
Beginn d. Inject. 11 Dec., Dauer: 8 Tage. Dosen: erste Dosis 1 mg,
letzte Dosis 5 mg. Zahl der Injectionen: 5. Gesammtdosis: 15 mg.
Anamnese: Pat. ist hereditär nicht belastet. Er giebt an, sich bei der
Pflege eines brustkranken Sohnes inficiert zu haben. Pat. hustet seit 12 bis
15 Jahren, zeitweise Bluthusten. Vor zwei Jahren stellte sich Eiterung im

rechten Ohr ein unter lebhaften Schmerzen. Wegen seines Ohrleidens unterzog sich Pat. im Herbst d. J. einer Operation. Angeblich habe er sein Lungenleiden über dem Ohrleiden vernachlässigt. Status. Mittelgrosser, schwächlicher Mensch, macies extrema. Ausgedehnte Tuberkulose beider Lungen mit Cavernenbildung. Ausserdem vorgeschrittene rechtsseitige tuberkulöse Ohrerkrankung. Von der Gegend des proc. mastoid. aus ist ein Fistelgang zum Mittelohr gemeisselt. Das Trommelfell total zerstört. Die Secretion ist ausserordentlich gering. In dem spärlichen Eiter lassen sich vereinzelte Tuberkelbacillen deutlich nachweisen. Auswurf ca. 150 ccm, reichlich, rein eitrig, zäh, enthält zahlreiche elastische Fasern. An den übrigen Organen keine Veränderungen. Kein Eiweiss im Urin, keine Durchfälle. Es besteht ziemlich hohes Fieber von remittierendem Charakter.

Pat. erhält seit dem 11. Dec. Injectionen mit dem Koch'schen Mittel in langsam steigenden Dosen, 1, 2, 3, 4, 5 mg. Die Reaction auf den Organismus macht sich bei ihm in der Weise bemerkbar, dass das Fieber, dessen mittlere Temp. sich sonst um 39° bewegt hatte, um mindestens 1° sinkt. Das unregelmässig remittirende Fieber bewegt sich seit den Injectionen um 38° herum. Zuweilen fieberfreie Tage. Kein plötzliches Ansteigen der Temp. in Folge der Injectionen, nur nach der letzten Dosis (5 mg) Fieber bis 39°.

Eine Wirkung auf das Allgemeinbefinden macht sich im Übrigen bei dem Pat. nicht bemerkbar. Nur fühlt sich Pat. ausserordentlich matt. Nach der letzten Inject. (5 mg) auch leichtes Frösteln und Kopfschmerz.

Local zeigt sich jedesmal prompte Reaction. Pat. klagt über Brustbeklemmungen. Die Respiration ist erheblich erschwert, zuweilen Dyspnoe (52 Atemzüge in der Minute. Auftreten von heftigen Stichen in der Brust. Die Untersuchung der Lungen zeigt im Allgemeinen keine Veränderungen. Die Rasselgeräusche zeitweise bedeutend vermehrt. Hier und da Auftreten von pleuritischen Reibegeräuschen. — Der Auswurf am Tage nach den Injectionen geringer. Bacillengehalt unverändert.

Im rechten Mittelohr. Zunahme der Secretion; besonders auffallend nach der ersten Injection. Die Untersuchung des Eiters ergiebt: Bacillen vermehrt. Die Schmerzen in dem kranken Ohr haben nicht zugenommen.

2 Tage nach der letzten Injection (5 mg) entwickelt sich auf der Seite des erkrankten Ohres (rechts) eine vollständige Lähmung des N. facialis. Auch die oberen Aeste total gelähmt. Die Sensibilität der Haut und Schleimhaut der rechten Gesichtshälfte ist intact, ebenso bestehen keine Störungen im Gebiet des N. glossopharyngeus. Geschmack vollkommen unverändert.

In den nächsten Tagen geht die Facialisparalyse um ein weniges zurück, bleibt aber bis zum Tode, der am 26. Dec. erfolgte, deutlich bestehen.

Pat. fühlt sich nach der letzten Injection so matt, auch hat sich der Zustand so verschlimmert, dass von weiteren Injectionen Abstand genommen wird. Vom 23. Dec. an rapide Zunahme der Schwäche und Kräfteverfall. Agonie.

Der Tod erfolgte am 26. Dec.

III. Pleuritis ohne nachweisbare Tuberkulose. 1. Steinkopf, complicirt mit Psychose, 2. Deutschland, 3. Engelmann, sämmtlich mit Reaction.

Steinkopf, Versicherungsbeamter, 35 Jahre.

Pleuritis chronica.

Beginn d. Inject.: 23. Nov., Dauer d. Inject. bis 8. Dec. Dosis: erste Dosis 2 mg, letzte Dosis 7,5 mg. Zahl der Injectionen: 5. Gesammtdosis: 27 mg.

Anamnese: Pat. ist hereditär nicht belastet. Vor 2 Jahren Abscesse im Pharynx, am Halse, auf dem Sternum etc. (tuberkulös?). Im April 1890 Pleuritis überstanden, recidivirend vor 3 Wochen.

Status: Kleiner, schwächlieh gebauter Mann mit rechtsseitigem, serösem, pleuritischem Exsudat, das bis zur Mitte der scapula reicht. Am 30. 10. Punction und Aspiration von 75 cc des Exsudats. Patient seitdem Reconvalescent. Exsudat vollständig resorbiert, Probepunction = 0. Schwartenbildung. Dämpfung in der rechten Spitze bis zum III. Brustwirbel. Abgeschwächtes Atmen ohne Nebengeräusche. Kein Auswurf. Patient ist dauernd fieberfrei gewesen.

1. Inject. von 2 mg am 23. Nov. Heftige Reaction. Intensiver Schüttelfrost (½ Std. lang), 5 Std. nach der Inject. Kopfschmerzen, leichte Benommenheit. Temp. bis 40° (13 Std. p. inj.). Puls 100.

Local: Luftbeklemmung. Schmerzen rechts hinten, unten am Thorax, und an d. linken Mammilla. Patient hat heute zum ersten Mal einen schleimigen, zähen Auswurf mit geringen eitrigen Beimengungen. Die Untersuchung auf Tuberkelbacillen fällt negativ aus. Am Nachmittag des nächsten Tages leichtes Nachfieber, 38,1.

2. Inject. von 5 mg am 25. Nov. Heftige Reaction. Abermals intensiver Schüttelfrost, ½ Std. nach der Inject. beginnend. Temp. bis 38,8° (10 Std. p. inj.). Puls 124. Kopfschmerzen. Leichte Benommenheit.

Local: Starkes, beklemmendes, zusammenziehendes Gefühl vorn auf der Brust.

Auswurf ca. 1 Esslöffel, schaumig, schleimig. Am folg. Tage Nachm. Nachfieber bis 38,3.

In den nächsten Tagen starke Vermehrung des Auswurfs bis 150 ccm., schaumig, schleimig, mit sehr geringen eitrigen Beimischungen. Tuberkelbacillen nicht nachweisbar. Die Untersuchung der Lungen zeigt im Übrigen die alten Verhältnisse, nur hört man über der rechten Lungenspitze nach Hustenstössen vereinzelte knackende Geräusche.

Die 3. Inject. von 5 mg (28. 12.) hat nur geringe Reaction. (Temp. bis 38,3). Frösteln. Rückenschmerzen.

4. Inject. von 7,5 mg am 2. Dec. Heftige Reaction, aber ohne Schüttelfrost. Temp. bis 39,7. Patient ist mehrere Stunden vollständig benommen. Keine Localsymptome. Am nächsten Tage Nachfieber bis 39,5. Patient fühlt sich in den nächsten Tagen sehr matt. Auswurf unverändert. Starker Hustenreiz.

5. Inject. von 7,5 mg am 8. Dec. Sehr heftige Reaction. Frost, danach Hitze. Temp. bis 39,9. Puls 116. Patient ist mehrere Tage nach d. Inject. noch stark benommen. Das Fieber hält ca. 24 Std. an.

Local: Schmerzen vorn rechts, Gegend d. Mammilla.

Die objective Untersuchung der Lungen ergiebt rechts hinten unten Zunahme der Dämpfung bis zum angel. scapulae. Die Dämpfung ist intensiver geworden. Die Probepunction im VIII. Intercostalraum ergiebt eine geringe Menge leicht blutig gefärbter, seröser Flüssigkeit. In der rechten Lungenspitze sind jetzt deutlich einzelne kleinblasige feuchte Rasselgeräusche zu hören, die früher nicht zu hören waren. Der Auswurf unverändert, hat positive Resultate noch nicht ergeben. Patient hatte sich einige Tage nach der letzten Injection wieder erholt, das Sensorium war frei, als er durch einen Brief seines Chefs, der seine Kündigung enthielt, derartig alterirt wurde, dass er seitdem vollständig verwirrt ist, Verfolgungsideen hat und dadurch seine Mitkranken stört. Patient musste aus diesem Grunde auf die Station für Geisteskranke verlegt werden.

Die Gewichtsverhältnisse betrugen am: 23. 11. 100 Pfund, 26. 11. 98½ Pfund, 29. 11. 99¼ Pfund, 6. 12. 100 Pfund, 13. 12. 97 Pfund.

2. Deutschland, Tapezierer, 24 Jahre.
Pleuritis serosa dextra.
Beginn d. Inject. 24. Nov. Dauer d. Inject. bis 12. Dec. Dosen: erste Dosis 2 mg, letzte Dosis 15 mg. Zahl der Injectionen: 5. Gesammtdosis: 47 mg.

Anamnese: Patient ist heriditär nicht belastet. Früher gesund, erkrankte er 14 Tage vor der Aufnahme mit Fieber, Stichen in der rechten Seite und Luftmangel.

Status: Kleiner, gracil gebauter Mann mit rechtsseitigem pleuritischen Exsudat bis zur Spina scapulae. 2 malige Punction und Aspiration mit Potain'schen Apparate (Entleerung betrug: 1 l bezw. $^1/_4$ l) serös. Danach vollständige Resorption des Exsudates. Über der ganzen rechten Seite bleibt eine leichte Dämpfung zurück, besonders deutlich in der Spitze. Daselbst abgeschwächtes Atemgeräusch ohne Nebengeräusche. Linke Lunge vollkommen frei. Pat. ist andauernd fieberfrei. Kein Auswurf.

1. Inject. von 2 mg am 24. Nov. Keine Reaction. Temp. bis 37,5.

2. Inject. von 5 mg am 25. Nov. Mässige Reaction, 5 Std. p. inj. Schüttelfrost mit folgendem Schweissausbruch. Temp. bis 38,5 (11 Std. p. inj.). Puls 112. Intensive Kopfschmerzen.

Local: Keine Reaction. Pat. expectoriert seit heute eine geringe Menge schleimigen Sputums, welches keine Tub. Bac. enthält.

3. Inject. von 10 mg am 27. Nov. Ebenfalls mässige Reaction. Dieselben Erscheinungen, wie noch 5 mg. Keine Localsymptome. Leichte Benommenheit.

4. Inject. von 15 mg am 4. Dez. Starke Reaction. Temp. bis 39,3. Kein Frost. Kopfschmerzen, grosse Mattigkeit. Keine Localsymptome. Auswurf sehr spärlich, rein schleimig, enthält keine Bacillen. Patient erholt sich sehr bald wieder.

5. Inject. von 15 mg am 11. Dez. Starke Reaction. Heftige Allgemeinerscheinungen. Temp. bis 39,4. Starker Kopfschmerz, grosse Mattigkeit, Gliederschwerzen, Appetitlosigkeit, Brechreiz. Keine Localerscheinungen.

Bei der objectiven Untersuchung der Lungen hört man jetzt nach Hustenstössen vereinzelte knarrende Geräusche in der rechten Lungenspitze. Das Atemgeräusch ist immer noch schwach hörbar. Die Dämpfung in den abhängigen Lungenpartien unverändert, ebenso ist das Atemgeräusch unverändert schwach hörbar. Die Untersuchung des schleimigen Auswurfes hat noch kein positives Resultat ergeben.

Patient fühlt sich subjectiv durch die Injectionen sehr geschwächt, er bittet um längere Erholungspausen.

Die Gewichtsverhältnisse: am 22. 11. 108 Pfund, am 26. 11. 108$^1/_2$ Pfund, am 29. 11. 111 Pfund, am 6. 12. 113$^1/_4$ Pfund, am 13. 12. 115$^3/_4$ Pfund, am 20. 12. 117 Pfund.

3. Engelmann, Arbeiter, 54 Jahre.
Pleuritis chronica.
Beginn d. Inject.: 26. Nov., Dauer d. Inject. bis 10. Dez. Dosen: erste Dosis 5 mg, letzte Dosis 5 mg. Zahl der Injectionen: 3. Gesammtdosis: 15 mg.
Anamnese: Patient ist heriditär nicht belastet. Früher gesund. Im Juni d. J. plötzliches Auftreten von Atemnot, die sich mehrfach wiederholte.

Status: Grosser hagerer Mann mit einem rechtsseitigen pleuritischen Exsudat, das bis zur Mitte der scapula reicht. Über der rechten Lungenspitze mässige Dämpfung mit leichter Tympanie. Man hört daselbst abgeschwächtes Atmen ohne Nebengeräusche. Die Probepunction liefert seröses Exsudat. Linke Lunge vollkommen frei. Patient ist andauernd fieberfrei. Kein Auswurf. Das seröse Exsudat resorbiert sich allmählich ohne operativen Eingriff. Es bleibt eine mässig intensive Dämpfung über der ganzen rechten Lunge zurück.

Der Patient erhält 3 Injectionen, jede zu 5 mg. Er hat jedes Mal danach heftige Reaction, Schüttelfrost (1 Std. lang), heftige Kopfschmerzen, Ziehen in der rechten Brust, kein Luftmangel. Temp. bis 40° (12 Std. p. inj.). Das Fieber dauert etwa 18 Std. an. Nach der ersten Reaction stellt sich schleimiger Auswurf ein mit geringen eitrigen Beimengungen, die Menge ca. $\frac{1}{2}$ bis 1 Esslöffel. Die Untersuchung des Auswurfes auf Tuberkelbacillen hat bis jetzt noch keine positiven Resultate gehabt. In der rechten Lunge haben sich nach den Injectionen deutliche Rasselgeräusche in der fossa supraspinata eingestellt. In dem übrigen Lungenbefund hat sich nichts geändert. Das Exsudat ist nicht gestiegen, die Dämpfung nicht intensiver geworden. Patient fühlt sich subjectiv wesentlich gebessert.

Gewichtsverhältnisse: am 23. 11. 159 Pfund, am 26. 11. 156$\frac{1}{4}$ Pfund, am 29. 11. 159$\frac{1}{2}$ Pfund, am 6. 12. 160$\frac{1}{2}$ Pfund, am 13. 12. 159$\frac{1}{2}$ Pfund, am 20. 12. 160 Pfund.

IVa. Controllinjectionen mit Reaction. 1. Magnuscewsky (Cachexie), 2. Zlotowsky (Empyem), 3. Zoch (Hodgkin'sche Krankheit), 4. Augustin (Myositis alcoholica), 5. Dräger (Haematurie).

1. Magnuscewsky, Bildhauer, 26 Jahr. Polydactylie. Cachexie. Peritonitis tub. (?) Ischias. Beginn der Inject. 22. Nov., Dauer der Inject. bis 3. Dec. Dosen: erste Dosis 2 mg, letzte Dosis 5 mg. Zahl der Inject.: 5. Gesammtdosis: 20 mg.

Anamnese: Patient ist hereditär nicht belastet. Früher gesund, erkrankte er vor $\frac{1}{2}$ Jahr an einer Ischias des linken Beines.

Status: Blasser, mässig kräftig gebauter junger Mann, der sich durch eine seltene Missbildung auszeichnet: 6 Finger an Händen und Füssen in seltener Vollkommenheit. Der linke N. ischiad. in seinem Verlauf ausserordentlich schmerzhaft. Typische Druckpunkte. In den übrigen Organen nichts Abnormes wahrnehmbar. Nur über der rechten Lungenspitze besteht eine zweifelhafte, ganz geringe Dämpfung. Das Atemgeräusch etwas schwächer zu hören als links. Kein Auswurf, kein Fieber.

Im weiteren Verlauf der Beobachtung gehen die Erscheinungen des Ischias bald zurück. Der Patient erholt sich aber nicht recht. Er nimmt an Körpergewicht ab, zunehmende Blässe der Haut und sichtbaren Schleimhäute. Bald stellt sich ein unregelmässiges Fieber ein mit remittierendem Typus. Im weiteren Verlaufe kommt es zu Meteorismus chron. der Darmschlingen, Milz- und Drüsenschwellungen, Ascites, Durchfällen. Die Cachexie schreitet vor. Nach protrahiertem Chiningebrauch ist das unregelmässig remittierende Fieber verschwunden. Patient ist also vor den Injectionen fieberfrei.

1. Inject. von 2 mg am 22. Nov. Heftige Reaction. Frostgefühl; nach 7 Stunden Temp. 39,8. Puls 84. Heftige Kopfschmerzen, leichte Benommenheit, starkes Summen im Kopf.

Local: Heftige Schmerzen an der Stelle der alten Ischias zwischen linkem Trochanter maj. und Tuber ischii. Daselbst bemerkt man auch eine leichte Schwellung. Ausstrahlende Schmerzen in das linke Bein. Bauchschmerzen. Meteorismus hat zugenommen, der Ascites ist gestiegen. Milz und Leber ausserordentlich druckempfindlich. Leichte Dämpfung über der rechten Lungenspitze. Keine Rasselgeräusche. Spärlicher Auswurf schleimigschäumig. 2 Tage nach der 1. Inject. spürt Patient wesentliche Erleichterung in dem Gebrauch des linken Beines gegen früher.

Auf die folgenden Injectionen reagiert Patient weniger intensiv als auf die erste. Temp. 38,5 — 39,3 — 39,1. Puls 100. Auch die localen und Allgemeinerscheinungen sind weit weniger stürmisch als das erste Mal, nur hat Patient oft unter heftigen Durchfällen und Leibschmerzen zu leiden. Starke Nachtschweisse, Kopfschmerzen. Auf die 5. Inject. (5 mg) wieder stärkere Wirkung, cf. Curve, ohne besondere Abweichungen. In Folge der Injectionen wesentliche Besserung in dem Befinden des Patienten. Der Meteorismus und Ascites sind fast vollständig geschwunden. Die Durchfälle lassen nach. Patient kann sich freier mit seinem Bein bewegen. Milz und Leber sind weniger stark druckempfindlich. Die Dämpfung über der rechten Lungenspitze ist etwas deutlicher geworden. Man hört jetzt deutliche Rasselgeräusche. In der fossa supra und infraclav. dextra ist je eine etwa taubeneigrosse Drüse zu fühlen. Auswurf etwa $1^1/_2$ Esslöffel fast nur schleimig, enthält keine Tuberkel-Bacillen. Im Kehlkopf an der hinteren Wand Eruption von kleinsten graugelben Knötchen nach der letzten Injection. Schleimhaut stark gerötet und geschwollen, ebenso die Epiglottis, die den aditus ad laryngem fast vollkommen verlegt. Der Appetit liegt seit der letzten Injection gänzlich darnieder. Körpergewichte: am 23. 11. $115^1/_4$ Pfund, am 26. 11. 115 Pfund, am 29. 11. $115^1/_8$ Pfund, am 6. 12. $111^1/_2$ Pfund, am 13. 12. $108^1/_2$ Pfund, am 20. 12. 106 Pfund.

2. Zlotowsky, Schriftsetzer, 31 Jahre.

Empyema.

Beginn der Inject.: 22. Nov., Dauer der Inject.: bis 28. Nov. Dosen: erste Dosis 2 mg, letzte Dosis 5 mg. Zahl der Injectionen: 3. Gesammtdosis: 9,5 mg.

Anamnese: Patient ist hereditär nicht belastet. Früher stets gesund, erkrankte er vor 2 Jahren mit Stichen in der rechten Lunge und Luftmangel. Er wurde damals in der Charité behandelt und nach seiner Angabe 5 mal punktiert. Die Flüssigkeit soll Anfangs klar, später trübe gewesen sein. Bald nach seiner Entlassung stellte sich aufs Neue Luftmangel ein und er wurde seit der Zeit in verschiedenen Krankenhäusern teils mit Punktion, teils mit Aspiration und Ausspülungen behandelt. Im Juni d. J. exacerbierte sein altes Leiden aufs Neue und Patient liess sich diesmal wieder in die Charité aufnehmen.

Status: Grosser, hagerer Mensch von auffallend blasser Gesichtsfarbe. Die rechte Brustseite übertrifft an Umfang die linke um ein Bedeutendes. Rechts allenthalben absolute Dämpfung, kein Atemgeräusch durchzuhören. Probepunktion ergiebt reinen, geruchlosen Eiter, der weder Kokken, noch Bacillen enthält. An den übrigen Organen nichts Abnormes. Der Urin enthält kein Eiweiss. Fieber besteht nicht.

Patient wird zunächst nach der Bülau'schen Methode mittelst permanenter Aspirationsdrainage behandelt, und werden ihm ca. 3 l Eiter abgelassen. Dann, da es sich um abgekapselte Empyeme handelt, wird an einer anderen Stelle Punktion und Aspiration mit dem Potain'schen Apparat in Anwendung gebracht und so 2 l Eiter entleert. Schliesslich wird an einer 3. Stelle (VII. Intercostalraum, vordere Axillarlinie) abermals die Bülau'sche Methode angewendet und im Ganzen 6—7 l entleert. Der Drainschlauch liegt augenblicklich noch an dieser Stelle. In Folge dieser methodischen Behandlung bildet sich eine ganz bedeutende Retraction der rechten Thoraxseite aus; die Lunge, die 2 Jahre fast ad maximum comprimiert gewesen, dehnt sich langsam aus. Patient erholt sich bedeutend. Gewichtszunahme: 9 Pfund. Patient erhält nun am 22. November die erste Inject. von 2 mg. Am ersten Tage vollkommen ohne jede Reaction. Am 2. Tage (also 30 Stunden post inj.). Schüttelfrost und Fieber bis 38,1. Kopfschmerzen, grosse Abgeschlagenheit, Erbrechen wiederholt. Localerscheinungen fehlen vollständig. 2. Inj. von 2,5 mg am 24. Nov. Protrahierte Reaction, am 1. Tage leichtes Fröstein, Unwohlsein. Temp. bis 38,3. Keine Localerscheinungen. Am 2. Tage nach der Inject. (30 Stunden) abermals Schüttelfrost mit Brechneigung. Temperaturerhöhung Abends bis 38,4. 3. Inject. von 5 mg am 27. Nov. Heftige Reaction. 9 Stunden nach der Injection starker, 4 Stunden anhaltender Schüttelfrost. Danach Temperaturerhöhung bis 39,1. Übelkeit, Erbrechen, Kopfschmerz. Wiederum keine Localerscheinungen. Patient fühlt sich ausserordentlich angegriffen. Appetit liegt vollständig darnieder. Um ihn in seinem Ernährungszustande nicht zu sehr herunterkommen zu lassen, wird von weiteren Injectionen abgesehen. Objectiv hat sich bei dem Patienten nichts geändert. Lungenbefund genau derselbe. Nach wie vor kein Auswurf, kein Fieber, keine Albuminurie. Gewichtsabnahme: 3 Pfund.

3. Zoch, Hausdiener, 36 J.
Multiple Lymphosarcomatose.
Beginn der Inject.: 22. Nov., Dauer bis 20. Dec. Dosen: erste
Dosis: 2 mg, letzte Dosis: 15 mg. Zahl der Injectionen: 6. Gesammt-
dosis: 55 mg.
Anamnese: Patient ist heriditär nicht belastet. Als Kind hat er
Rhachitis überstanden, inficierte sich im vorigen Jahre angeblich gonorrhoisch.
Im Anschluss daran will er zuerst eine Schwellung seiner Leistendrüsen,
dann der übrigen Drüsen seines Körpers bemerkt haben.
Status: Mittelgrosser, kräftig gebauter Mann mit zum Teil beträchtlichen Schwellungen sämmtlicher Lymphdrüsen seines Körpers. Grosser
Milztumor bis etwa handbreit vom Nabel reichend. Seit October d. J. besteht diffuser Bronchialkatarrh mit linksseitigem pleuritischem Exsudat.
Probepunction ergiebt eine seröse, leicht sanguinolente Flüssigkeit. Am
8. 10. Punction und Aspiration von 800 cc Exsudatflüssigkeit. Nach
der Punction langsame Resorption. Kein Fieber. Auswurf ca. 80 ccm,
schleimig eitrig.
　1. Inject. von 2 mg am 22. Nov. Keine Reaction.
　2. Inject. von 5 mg am 25. Nov. Schwache Reaction. Frösteln, leichte
Benommenheit. Temp. — 38,4. Local: Ziehende Schmerzen in der linken
Thoraxhälfte vorn und hinten.
　Auch auf die 3. Inject. (8 mg) schwache Reaction. Temp. — 38,6.
Local: Ziehende Schmerzen in den Inguinaldrüsen. Object.: keine
Schwellung.
　4. Inject. 10 mg am 1. Dec. Stärkere Reaction. Temp. — 39,1.
Schwindel, Kopfschmerzen. Local: Stiche vorn links auf der Brust, in
der Gegend der Mammilla. Daselbst lautes pleuritisches Reiben hörbar. Die
Untersuchung der Lungen ergiebt links hinten unten ziemlich intensive
Dämpfung bis 2 Querfingerbreite über dem Angulus inf. scap. Stark abge-
schwächtes Atemgeräusch. Die Probepunction an 3 verschiedenen Stellen
giebt ein vollkommen negatives Resultat. Auswurf etwas vermehrt (50 ccm)
schleimig eitrig, enthält keine Bacillen.
　Auf die beiden letzten Injectionen von 15 mg. Heftige Reactionen.
Fieber bis 39,9 bezw. 40°. Puls 100. Schwindel, Benommenheit, Uebelkeit.
Localerscheinungen sehr gering. Ziehende Schmerzen über der Brust
und in den Inguinaldrüsen. Objectiv sind keine Veränderungen durch die
Injectionen nachweisbar. Ebensowenig ist an der Milz eine Schwellung oder
Abnahme bis jetzt zu constatieren. Auswurf reichlich, 100 ccm, zäh, schleimig
eitrig. Die Untersuchung auf Tuberkelbacillen verlief bis jetzt resultatlos.
　Ueber beiden Längen sind reichlich bronchitische Geräusche zu hören,
sonst keine Aenderung in dem Befund vor der Injection.
　Gewichte: am 23. 11. 136¼ Pfund, am 26. 11. 135¼ Pfund, am 29. 11.
135 Pfund, am 6. 12. 136½ Pfund, am 13. 11. 136 Pfund, am 20. 12. 131½ Pfund.
Der Patient selbst glaubt, eine Verkleinerung einzelner Drüsenpackete wahrzunehmen.

　4. Augustin, Stellmacher, 37 J.
Myositis alcoholica. 2 Controllinjectionen: 5 mg und 10 mg.
Gesammtdosis: 15 mg.
Anamnese: Patient ist hereditär nicht belastet. Vor 12 Jahren machte
er eine syphilitische Erkrankung durch, in den nächsten Jahren stellten sich
Secundärerscheinungen ein, die aber vollständig ausgeheilt sein sollen.
Patient ist potator, er kam in das Hospital mit Tremor alcoholicus und
Klagen über Schmerzhaftigkeit der Wadenmuskeln und Oberschenkelmuskeln,
die ihm das Gehen ausserordentlich erschwerten.
Status: Kleiner kräftig gebauter Mann mit Tremor der Hände und
Zunge. Starke Schmerzhaftigkeit der Oberschenkel- und Wadenmuskeln.
Spastischer Gang. Patient hatte in seinem Gewerbe viel zu stehen. An den

übrigen Organen keine Veeändrrungen nachweisbar. Kein Fieber, kein Auswurf.

Patient erhält am 26. Nov. eine Controllinjection von 5 mg. Nach 24 Std. beginnt die Temp. zu steigen und erreicht nach 31 Std. eine Höhe von 40°. Puls 128, mässig gespannt. Das Fieber dauert 16 Std. an. Während desselben weder Störungen des Allgemeinbefindens, noch Localerscheinungen. Patient fühlt sich relativ wohl dabei, die Bewegungen in den Beinen sind nach der Injection freier geworden.

2. Controllinjection von 10 mg am 2. Dec., nach 12 Std. Ansteigen der Temp. — 39,5. Puls 116. Das Fieber hält diesmal 24 Std. an. Weder allgemeine, noch Localerscheinungen. Patient fühlt sich nur etwas abgespannt. Schmerzhaftigkeit der Injectionsstelle.

Eine genaue Untersuchung der Lungen, die nach dieser Injection vorgenommen wird, lässt über der rechten Spitze eine eben wahrnehmbare Dämpfung erkennen. Nach Hustenstössen spärliche knarrende Geräusche. Auch jetzt kein Auswurf.

Patient verlässt am folgenden Tage auf seinen Wunsch die Anstalt.

5. Draeger, Instrumentenbauer, 22 Jahre.

Haematurie. Controllinjektion von 3 mg.

Anamnese: Patient ist hereditär nicht belastet. Früher gesund, überstand er im vorigen Jahre eine etwa 5 Monate andauernde Haematurie. Das Blut soll dann von selbst verschwunden sein, bis es sich von Neuem im October d. J. einstellte.

Status: Kaum mittelgrosser junger Mann von gracilem Körperbau und blassem, anämischem Aussehen. An den Lungen resp. den anderen Organen keine Veränderungen nachweisbar. Der Urin enthält beträchtliche Mengen reinen dunklen Blutes, ohne sonstige Nieren- oder andere morphologische Bestandtheile. Es wird festgestellt, dass das Blut aus dem linken Urether stammt (Cystoscopie). An der linken Niere pathologische Veränderungen mit den üblichen Methoden der Palpation nicht nachzuweisen.

Der Patient erhält am 2. Dec. eine Controllinjection von 3 mg. Nach 24 Stunden Schüttelfrost mit nachfolgendem reichlichem Schweissausbruch. Temperatur 39,4 (30 Stunden nach der Injection). Das Fieber hält fast 20 Stunden an. Leichte Kopfschmerzen und Uebelkeit, sonst keine Localerscheinungen. Am nächsten Tage Nachfieber bis 38,2. Danach wieder vollständiges Wohlbefinden. In den Lungen kein Herd nachweisbar. Die Nierengegend absolut schmerzlos. Patient verlässt auf seinen Wunsch am 8. 12. das Krankenhaus.

IVb. Controllinjektionen ohne Reaction. 1. Krecker (Multiple Sclerose). 2. Ott (Chronischer Gelenkrheumatismus).

1. Krecker, Schlosser, 21 Jahre. Multiple Sclerose.
Patient ist hereditär nicht belastet. Er kommt in das Krankenhaus mit allen Erscheinungen einer disseminirten Sclerose des Rückenmarks. Lungen vollkommen frei. Kein Auswurf, kein Fieber. Am 28. Nov. Controllinjection von 4,5 mg, allgemein und local vollständig ohne Reaction.

2. Ott, Brauer, 49 Jahre. Rheumatismus artic. chron.
Patient ist hereditär nicht belastet. Seit 7 Jahren an Gelenkrheumatismus leidend. Keine Herzaffektion. Befallen sind diesmal beide Fussknöchelgelenke und die Zehengelenke des linken Fusses. Lungen vollständig frei. Kein Husten und Auswurf. Kein Fieber. Am 28. Nov. Controllinjection von 4,5 mg, allgemein und local vollständig ohne Reaction.

Aus der II. medizinischen Klinik.

Bericht des Direktors, Geheimen Medizinalrath Prof. Dr. Gerhardt.

(Vom 31. December 1890.)

(Hierzu eine Tafel.)

I. Hülfsmittel der Krankenbeobachtung.

Als wichtigstes Hülfsmittel zur Beurtheilung des Verlaufes und zur raschen Einführung der zahlreichen fremden Besucher in den Gang des Einzelfalles wurden die Aufzeichnungen der Körperwärme (Temperaturcurven) betrachtet und deshalb mit besonderer Sorgfalt geführt und mit besonderen Bezeichnungen ausgestattet.

An den Lungenkranken, die mit dem Koch'schen Heilmittel behandelt wurden, wurden in Zwischenräumen von Anfangs $1/2$ Stunde, später von 3 Stunden, die zuvor schon begonnenen Messungen der Körperwärme wiederholt, ebenso die Zählungen des Pulses und der Atmung.

Die durch Aufzeichnungen der Ergebnisse gewonnenen Curven (s. Tafel) enthalten als besondere Bezeichnungen:

1. vorn in Buchstaben die Seite, in Zahlen 1 — 3 das Stadium der Lungenerkrankung, z. B. *L. I, R. III*;

2. über den Curvenlinien roth eingetragen die Befunde an Tuberkelbacillen, je dem Tage der Beobachtung entsprechend, in besonderen Fällen mit Angabe im wievielten Präparate zuerst Bacillen befunden wurden, z. B. *T. B.* 16;

3. die Linie der Körperwärme von der Stunde der Einspritzung an für die nächsten 24 Stunden in anderer Farbe — hier grün — bezeichnet, so dass die im Gange der Krankheit gelegenen Erhebungen der Körperwärme von den künstlich durch das Koch'sche Heilmittel hervorgerufenen leicht unterschieden werden können;

4. oben zur betreffenden Stunde eingeschrieben die jedesmal angewandte Menge des Koch'schen Mittels;

5. von Woche zu Woche Aufzeichnung des Körpergewichts am Fusse der Curve.

II. Behandelte Fälle.

In 5 Wochen, vom 17. November bis einschliesslich 22. Dezember, wurden 65 Kranke mit dem Koch'schen Heilmittel behandelt, zusammen an 1369 Behandlungstagen mit 13,118 g des Mittels in 530 Einspritzungen.

Sämmtliche 65 Kranke hatten sich mit der Anwendung des Mittels zuvor einverstanden erklärt. Bei 5 Kranken, welche diese Zustimmung später zurückzogen, wurde die Behandlung sofort ausgesetzt.

Von den zahlreichen Kranken, die sich um diese Behandlungsweise bewarben, mussten einige wegen zu weit vorgeschrittenen Lungenleidens von der Anwendung des Koch'schen Mittels ausgeschlossen werden.

Bei 4 Kranken, bei welchen noch keine Tuberkelbacillen nachgewiesen waren, wurden Einspritzungen gemacht von 0,005 zum Zwecke der Feststellung der Diagnose. Von diesen bekamen 2 Fieber, 2 nicht.

Eine dieser Kranken litt an perniciöser Anämie mit geringen Zeichen von Tuberkulose der rechten Lungenspitze, eine, wegen Magengeschwür in Behandlung, an anscheinend geheiltem Lupus der Nasenspitze (s. Krankengeschichte 1. auf S. 69), ein Mann an Tuberkulose des weichen Gaumens, der übrigen Rachengebilde und des Kehlkopfeinganges (s. Krankengeschichte 3. auf S. 74). Die übrigen 58 Kranken litten an Lungentuberkulose, grossentheils mit Betheiligung des Kehlkopfes.

Die Wahrnehmungen der II. medizinischen Klinik weisen dringend darauf hin, dem Rathe Koch's zu folgen und nur Anfangsfälle dieser Behandlung zu unterziehen. Der Gehalt des Auswurfs an Bacillen soll vorher festgestellt sein. Allein er giebt keinen sicheren Anhalt dafür, wie weit die Veränderungen an der Lunge fortgeschritten seien. Genaue Untersuchung der Brust vor Beginn der Behandlung mittelst der Auscultation und Percussion dürfte daher in jedem Falle nothwendig sein. Ausgedehnte Verdichtung in beiden Oberlappen, grössere tuberkulöse Herde in den Unterlappen, nachweisbare grössere Cavernen sollten als Grund gelten, die Behandlung mit diesem Mittel zu versagen.

III. Angewandte Gaben des Mittels.

Bei Lungenkranken, um die es sich hier fast ausschliesslich handelt, erwiesen sich durchschnittlich 0,002 des Mittels als geeignete Menge zur ersten Einspritzung. Doch wurden mehrmals bei schwereren Fällen, z. B. mit Verengerung des Kehlkopfes, Anfangsdosen von 0,001 gegeben.

Die anfängliche Menge von 0,002 g erwies sich bei nicht wenigen Fällen als zu klein, sie rief die als »Reaction« bezeichneten Störungen des Allgemeinbefindens nicht hervor.

Bei langsamer Steigerung der Menge des Mittels waren diese schwerer zu erlangen, da schon Angewöhnung eintrat. Da jedoch in einzelnen Fällen die einzuspritzende Menge von 0,002 auf 0,001 herabgesetzt werden musste, um zu starke Störungen zu vermeiden, in anderen (mit Nachweis von T. B.) auch 0,005 nicht genügten, um Reaction hervorzurufen, dürfte doch immer wieder 0,002 als geeignetste Anfangsdose zur Behandlung von Lungenkranken zu bezeichnen sein.

Hier tritt eine erste wichtige Eigenschaft des Mittels hervor, die Ungleichmässigkeit seiner Wirkung, die, weil nicht von Art und Entwickelungsgrad der Erkrankung abhängig, auch nicht voraus abzuschätzen ist.

Die zweite wichtige Eigenschaft des Mittels, die rasche Abstumpfung des Körpers gegen seine Einwirkung erfordert öftere, mitunter jedesmalige Steigerung der anzuwendenden Menge.

Diese wurde in günstig verlaufenden Fällen zumeist in der Weise bewirkt: 0,002 bis 0,005 bis 0,008 bis 0,01 bis 0,015 bis 0,02. Bei Manchen konnte auf 0,1, auch auf 0,12 gestiegen werden.

IV. Allgemeine Störungen in Folge des Mittels.

Die fiebererregende Wirkung des Mittels äusserte sich in der Mehrzahl der Fälle durch mehrstündige Steigerung der Körperwärme über 38,0° C. Das Steigen des Quecksilbers begann 6 bis 36 Stunden, meist etwa 8 Stunden nach der Anwendung der Einspritzung. Es kamen also Fälle vor, in denen erst am folgenden Tage der Anstieg erfolgte. Der höchste erreichte Wärmegrad war 40,8° C.

Die Steigerung der Körperwärme blieb aus:

1. wegen Kleinheit der Dose. Doch wurde beobachtet:

a) dass dieselbe Dose bei der zweiten Einspritzung höheres Fieber erregte als bei der ersten;

b) dass dieselbe Dose bei der zweiten Einspritzung Fieber erregte, bei der ersten nicht;

2. wegen ohnehin schon bestehenden Fiebers, das auch durch die Einspritzungen nicht gesteigert wurde;

3. wegen Angewöhnung an das Mittel — trotz hoher Dosen bis 0,1;

4. ohne besonderen Grund trotz nachgewiesener Bacillen im Auswurf, sozusagen wegen persönlicher Unempfänglichkeit.

Während zumeist mit einem mehrstündigen Fieberanfall die Wirkung der Einspritzung beendet war, kamen Fälle vor, in denen der vorher fieberlose Krankheitsverlauf von der ersten Einspritzung an oder im Verlauf der folgenden fieberhaft wurde und dauernd fieberhaft blieb. — Bei einem Kranken mit Pharynxtuberkulose schien dies erklärlich durch raschen Zerfall und fortschreitende Verschwärung von zahlreichen sichtbaren Tuberkeln des Rachens aus. In vielen Einzelfällen macht es den Eindruck, als ob die Fiebererregung abhängig sei von der Entzündung vorhandenen tuberkulösen Gewebes, oder von neu auftretenden Enzündungsherden, wie solche am Rachen und Kehlkopf gesehen, an der Lunge percutirt werden können. Namentlich die Zeit von 8, mitunter auch 24 Stunden, welche verfliesst zwischen Einspritzung und Anstieg der Körperwärme, weist auf solchen Zusammenhang hin. Auch die mehrfach bekannt gewordenen Beobachtungen von pneumonieähnlichen Veränderungen in den Lungen tödtlich verlaufener Fälle stimmen zu dieser Auffassung.

Nur in wenigen Fällen trat bei nieder bleibender Körperwärme auffallende Steigerung der Puls- und Athemzahl ein.

Bei einzelnen Kranken ging die Atmungszahl unverhältnissmässig während des Fiebers in die Höhe bis zu 50, 58, 68, 70 Zügen in der Minute. Bei diesen waren neue oder an Umfang zunehmende Verdichtungsherde in den Lungen nachweisbar. Meist war zugleich heftiger Reizhusten und schwereres allgemeines Ergriffensein bemerklich. In einem Falle minderte sich die Zahl der Atemzüge nach der Einspritzung wegen Verengung der Stimmritze durch Schwellung einer tuberkulösen Kehlkopfgeschwulst.

Die Pulszahl stieg wenige Male höher, als es die Zunahme der Körperwärme mit sich bringen musste. Der Kranke reagirte vorwiegend durch Tachycardie auf die Einspritzung.

Von subjectiven Fiebererscheinungen wurden öfter angegeben: Mattigkeit, Kopfschmerzen, leichte Brustbeklemmung, bei Einigen Gliederschmerzen.

Bei 2 Kranken erfolgte nach dem Reactionsfieber vermehrte Schweissabsonderung, die bei dem Einen nicht, bei dem Andern in geringem Masse bestanden hatte. Herpes labialis, ohnehin nach den Frösten Tuberkulöser seltener als bei Pneumonie- oder Intermittenskranken, trat 4 Male bei unseren Kranken ein.

Bei Einzelnen konnte während des Fiebers die Milz als vergrössert nachgewiesen werden, bei Anderen nicht.

V. Örtliche Störungen in Folge des Mittels.

Vier hauptsächliche Gegenstände boten sich hier der Beobachtung: 1. Der Kehlkopf. Die ersten Einspritzungen brachten hier Röthung und Schwellung des Grundes der Geschwüre hervor, dann folgte ein grauer Belag, der in der Mitte einriss, sich ohne eigentliche Abstossung verlor, und das Geschwür glatter zurückliess. Bei mehreren Kranken traten Geschwüre, die vorher undeutlich zu sehen waren, deutlicher hervor, und erwiesen sich damit zugleich als tuberkulöse. Bei Anderen entstanden neue, früher nicht dagewesene Geschwüre. Verkleinerung bestandener Geschwüre bis zur Heilung wurde mehrfach beobachtet. Genaue Angaben über einige Befunde enthält die Abhandlung von Stabsarzt Dr. Hertel in der Deutschen Medizinischen Wochenschrift 1890, No. 48.

An einem Kehlkopfskranken wurde die Tracheotomie nöthig. Ausser seichten Verschwärungen am rechten Stimm- und Taschenbande bestand eine Geschwulst, die, aus der linken Morgagni'schen Tasche hervorragend, die Stimmritze auf ca. 3 bis 4 mm Weite verengte. Sie erregte durch ihr Aussehen den Verdacht, aus tuberkulösem Granulationsgewebe zu bestehen. Nach der ersten Einspritzung von 0,001 g schwoll sie so an, dass die Stimmritze in den vorderen $5/6$ gänzlich verschlossen wurde. Später liess die Anschwellung soweit nach, dass etwa die Hälfte der Stimmritze wieder frei wurde. Noch 8 Einspritzungen wurden gemacht von 0,001 bis 0,008 g; dann unterblieben sie auf Wunsch des Kranken, der sich sehr elend fühlte. 4 Tage nach der letzten Einspritzung trat Nachts heftige Athemnoth ein. Der Luftröhrenschnitt wurde an dem bereits bewusstlosen Kranken gemacht. Durch künstliche Athembewegungen kam er wieder zu sich.

2. An den Lungen konnte bei mehreren Kranken Neuauftreten von Verdichtungsherden nachgewiesen werden. Mehrmals trat unter heftigem Hustenreiz und schnellem Athmen in der Gegend des rechten unteren Schulterblattwinkels ein Verdichtungsherd auf, den man einen Tag lang für einen pneumonischen hätte halten können. Diese Stelle der Lunge erschien vorher und nach einigen Tagen wieder gesund. Bei anderen Kranken konnte erhebliche Umfangszunahme zuvor bestandener Verdichtungen der Lunge nachgewiesen werden. Diese Herde kamen und gingen rascher als pneumonische und brachten kein Blutspeien mit sich, auch nicht dauerndes Fieber. Genauere Beobachtungen sind in der Abhandlung von Privatdozent Dr. von Noorden in der Deutschen Medizinischen Wochenschrift, 1890, No. 49, enthalten.

3. Bei mehreren der Beobachteten entstanden an vorher anscheinend gesunden Schleimhautstellen eigenthümliche Veränderungen, die sich zumeist in 3 Tagen abspielten. Zuerst entstand eine hügel- oder pilzförmige Anschwellung von lebhaft rother Farbe. Auf deren Höhe bildete sich ein wulstiger, gelber, weissgelber bis grauweisser Belag, der zerfiel, eine rothe wunde Stelle zurückliess und bald mit, bald ohne zurückbleibende Vertiefung heilte. Dieser Vorgang wurde beobachtet:

a) 1 Mal an der Zunge;

b) 4 Male am Rachen, darunter 1 Mal mit starkem, missfarbigem Oedem des Zäpfchens;

c) mehrmals am Kehlkopfe, 1 Mal symmetrisch an der Innenfläche beider Aryknorpel, 1 Mal auf der einen Hälfte eines schon zuvor vorhandenen Geschwüres der hinteren Wand.

Auf der Höhe des Vorganges sah die Veränderung meist täuschend diphtherieähnlich, bisweilen Herpes ähnlich aus, zum

5

Theil handelt es sich bei diesen Dingen um flüchtige Erscheinungen von nur ein- bis mehrtägiger Dauer und ähnlicher Bedeutung, wie sie dem Herpes labialis zukommt. In anderen Fällen enthält der schmierige gelbe Belag Tuberkelbacillen und hinterlässt dauernde Geschwüre.

4. Weniger bestimmte Angaben und Anzeichen waren von vornherein bezüglich der tuberkulösen Darmerkrankungen zu erwarten; doch traten bei vier Kranken, bei deren zweien Tuberkelbacillen im Stuhle nachgewiesen waren, nach jeder Einspritzung häufigere Diarrhöen ein. Ein Kranker gab bestimmt an, nach jeder Einspritzung an der rechten Körperhälfte Leibschmerzen zu bekommen, nach Einspritzung an der linken Körperhälfte nicht.

Ferner kamen an örtlichen Veränderungen zur Beobachtung:

5. Anschwellung eines alten, anscheinend geheilten Lupus der Nase.

6. Fünf Male trat nach einzelnen Einspritzungen Blutspeien auf, doch jedesmal nur in geringer Menge.

7. Bei einem Kranken mit Pharynxtuberkulose wurde rascher Zerfall der Tuberkeln am weichen Gaumen und Entstehung breiter Geschwüre an deren Stelle beobachtet. Zeitweise heilten einige Geschwüre, zeitweise mehrten sie sich. Das Allgemeinbefinden wurde schlechter.

8. Bei 2 Kranken schwollen nach einzelnen Einspritzungen in der Nähe der Achselhöhle gelegene Lymphdrüsen an.

9. Hautausschlag in Form blassrother maser- oder erythema multiforme-ähnlicher Flecken am Rumpfe, an den Ober- und Vorderarmen und den unteren Gliedmassen stellte sich bei 6 unserer Kranken ein, meist nach einigen auf einander folgenden Einspritzungen, nach der vorhergehenden nicht, nach den folgenden nicht wieder. Er zeigte grosse Aehnlichkeit mit den bekannten Arzneiausschlägen nach Antipyrin, Antifebrin, Sulfonal u. s. w.

10. Gelbfärbung der Haut kam selten, nur spurweise und vorübergehend vor. Im Harn war bei diesen Kranken nur Urobilin, nicht Bilifulvin nachweisbar.

VI. Todesfälle.

Von den 65 behandelten Kranken starben fünf, mehrere werden voraussichtlich noch in Bälde ihrem Leiden erliegen. Aufs Jahr berechnet und als gleich hoch fortdauernd vorausgesetzt, würde dieses — sichtlich aus zu kleinen Zahlen entnommene — Sterblichkeitsverhältniss sich auf etwa 77 % stellen. In dreien dieser tödtlich verlaufenden Fälle, betreffend eine perniciöse Anämie mit geringer tuberkulöser Erkrankung der Lungen, und zwei vorgeschrittene Lungentuberkulosen — waren nur in je 3 Einspritzungen Einzelgaben des Mittels von 0,001 bis 0,002, Gesammtgaben von 0,005 bis 0,006 angewandt worden. Die Behandlung war eine Reihe von Tagen vor

dem Tode ausgesetzt worden. In keinem dieser Fälle kann der Eintritt des Todes auf Rechnung des Mittels gesetzt werden. Aber es
hat ihn auch nicht zu verhüten vermocht, seinen Eintritt sicher nicht
verzögert, eher schien es, ihn zu beschleunigen.

In diesen Fällen konnte übereinstimmend nachgewiesen werden:
Auffällige Schwellung der bronchialen Lymphdrüsen, Pneumonoe ähnliche Veränderungen im Lungengewebe in der Umgebung tuberkulöser Herde. In mehreren Fällen fanden sich: Parenchymatöse
Veränderungen am Herzfleisch, Blutanfüllung der Darmschleimhaut,
namentlich in der Nähe tuberkulöser Darmgeschwüre.

In zwei weiteren Fällen vorgeschrittener Tuberkulose war man
zu gröfseren Dosen des Mittels gelangt, hatte aber auch die Behand-
lung wegen Schwäche aussetzen müssen. — Vgl. in der Tabelle der
Sectionsergebnisse des pathologisch - anatomischen Instituts No. 3
(Jacobi), No. 5 (Fendler), No. 6 (Funke), No. 13 (Bock) und No. 15
(Bahr).

VII. Bedeutung für die Krankheitserkenntniss.

Durch umfassende Versuche an den verschiedensten Erkrankungs-
formen wird festzustellen sein, ob dieses Mittel in Gaben von 0,002
bis 0,005 fiebererregend wirkt. Bestätigt es sich, dass es nur bei
Tuberkulosen diese Wirkung ausübt oder tritt solche Wirkung nur
bei wenigen, von Tuberkulose leicht unterscheidbaren Krankheiten
ein, so wird ihm hoher Werth in der Frage des Nachweises tuberkulöser Erkrankungen beizumessen sein. Hier in der Klinik musste
von vergleichenden Versuchen an anderen Kranken abgesehen werden,
um nicht behandlungsberechtigten Tuberkulosen das Mtttel versagen
zu müssen, weil zu wenig Koch'sche Flüssigkeit zur Verfügung stand.

Dieser Werth als Reagens auf Tuberkulose ist kein absoluter,
da Fälle vorkommen, in welchen 0,005 g trotz nachgewiesener Tuberkelbacillen keine Steigerung der Körperwärme hervorriefen.

Für Unterscheidung tuberkulöser und syphilitischer Kehlkopfs-
geschwüre, tuberkulöser und syphilitischer Lungenschwindsucht für
das Auffinden tuberkulöser Knoten der Lunge und Geschwüre des
Kehlkopfes wird es die Leichtigkett und Sicherheit der seitherigen
Diagnostik bedeutend steigern.

Namentlich in jenen Fällen von Verdichtungen der Lungenspitzen, in welchen kein Auswurf geliefert wird (wie bei Kindern),
wird der Nachweis, dass die Gewebeveränderung tuberkulöser Art
sei, durch dieses Mittel erbracht werden können.

VIII. Heilwirkungen.

Bei Lungenkranken dürfen als Beweismittel für den Erfolg angesehen werden: 1. das Körpergewicht, 2. der Befund an Bacillen
im Auswurfe, 3. die vitale Kapazität der Lunge, 4. die physikalischen
Zeichen am Brustkorbe, 5. das eigene Gefühl der Kranken.

1. Das Körpergewicht hat für Wochen und Monate mindestens dieselbe Beweiskraft, wie für den Tag die Körperwärme. Es giebt die Bilanz des Stoffwechsels. Nach dem Gange des Gewichtes kann man unterscheiden: Kranke mit günstigem, mit wenig verändertem und mit schlechtem Verlaufe. Von unseren 61 Kranken (65 — 4 probaterisch behandelte) hatten Zunahme 22, Gleichbleiben 12, Abnahme des Gewichts 12. Die Zunahme des Körpergewichts betrug in 7 Fällen nur 0,5, 4 Male 1 kg, 6 Male 1,5, 1 Mal 2,0, 3 Male 2,5, 1 Mal 5 kg. Die Gewichtsabnahme betrug 9 Male 0,5 — 1 kg, 6 Male 1,5 — 2 kg, 5 Male 2,5 — 3 kg, 4 Male 3,4 — 4 kg, je 1 Mal 5 und 8,5 kg. Hieraus ergiebt sich, dafs erhebliche Zunahmen des Gewichts (über 2 kg) nur 4 Male, erhebliche Abnahmen (von über 2 kg) 11 Male vorkamen.

2. Der Auswurf nahm häufig im Beginne an Menge zu, trat auch auf, wo er vorher gefehlt hatte. 5 Male wurde er vorübergehend blutig. Günstigenfalls nahm er mit der Zeit an Menge ab und gewann ein feinfaseriges, vorwiegend schleimiges Aussehen. Bei mehreren Kranken schien die Zahl der Bacillen im Auswurf anfangs zuzunehmen. In günstig verlaufenden Fällen verminderte sich der Bacillengehalt bis zu zeitweisem, mehrtägigem Verschwinden aus dem Auswurfe. Doch ist auch der best aussehende Fall mit 5 kg Gewichtszunahme, der Einspritzungen von 0,12 ohne Fieber erträgt, jetzt nach 5 wöchentlicher Behandlung noch nicht bacillenfrei geworden.

3. Die Athmungsgröfse nimmt nach den ersten Einspritzungen ab; unter 10 Kranken hatten 5 später Zunahme der vitalen Kapazität.

4. Die Zeichen aus dem Beklopfen und Behorchen des Brustkorbes haben in mehreren Fällen Abnahme der Krankheitserscheinungen erkennen lassen, Abnahme namentlich der Dämpfung und der Rasselgeräusche. In einigen nahmen diese Zeichen während der Behandlung zu, in keinem sind sie in diesen 5 Wochen gänzlich zum Verschwinden gekommen.

5. 3 Kranke traten aus, weil sie sich zu wohl fühlten, um im Krankenhause zu bleiben. Nach den objektiven Zeichen konnten sie jedoch nur als gebessert, nicht als geheilt angesehen werden. Zwei wurden sehr gebessert auf Wunsch entlassen; bei einem wurde die Behandlung auf seinen Wunsch ausgesetzt. Einer trat unzufrieden mit seinem Befinden aus. Bei 10 Kranken musste die Behandlung wegen Schwäche, Mattigkeit, andauernden Fiebers oder rascher Gewichtsabnahme unterbrochen werden.

IX. Erfahrungssätze.

1. Nur Anfangsformen mit geringem Fieber und sehr chronisch verlaufende Fälle im zweiten Stadium sollten der Behandlung mit diesem Mittel unterstellt werden. Sorgfältige Brustuntersuchung sollte über die Auswahl entscheiden.

2. Bei Lungen- und Kehlkopfskranken sollte die erstmalige Einspritzung nicht mehr als 0,002 betragen, als Reagens 0,005.

3. Kehlkopfsverengung, Neigung zu Blutspeien, Neigung zu entzündlichen Brustkrankheiten sollte Grund sein, die Anfangsmenge auf 0,0005 bis 0,001 herabzusetzen.

4. Andauernd Fiebernde haben schlechte Aussicht auf Erfolg.

5. Kranke, die, vorher fieberlos, nach der Einspritzung eine Reihe von Tagen hindurch fiebern, haben gleichfalls schlechte Aussichten.

6. Häufiges Erbrechen, längere Appetitlosigkeit, dauernde Gewichtsabnahme, Herzschwäche, Eintritt grosser Mattigkeit erfordert Aussetzen der Einspritzungen, mindestens Herabsetzung der Dose.

7. Ausgesprochene Darmtuberkulose mindert die Aussicht auf Erfolg.

8. Können hohe Dosen (0,05 bis 0,1) ohne erhebliche Störungen erreicht werden, so tritt Besserung ein.

9. Gewichtszunahme und Verschwinden der Bacillen aus dem Auswurfe sind die werthvollsten Zeichen günstiger Wirkung.

10. Beginnende Kehlkopfserkrankung bietet bessere Aussichten als beginnende Lungenerkrankung.

Krankengeschichten.

1. **Emma Kuschke**, 19 Jahr, Krankenwärterin.
Patientin litt als Kind an verschiedenen scrophulösen Krankheitsformen. Sie wurde an der rechten Hand, am rechten Vorderarm und am linken Fuss deswegen operirt. Die Herde heilten nach den Operationen vollkommen aus. Seit 7 Jahren Lupus der Nasenspitze. Die Nase war oftmals von Spezialisten behandelt und namentlich im letzten Sommer mehrfach mit dem elektrischen Glühstift gebrannt worden. Seit 6 Jahren Magenbeschwerden von wechselnder Stärke. Im letzten Jahr hatten dieselben zugenommen, es war mehrmals Blutbrechen aufgetreten. Die Patientin war wegen dieser Beschwerden schon zweimal auf der II. medizinischen Klinik aufgenommen worden.

Am 9. September war sie wieder wegen Blutbrechen zur Aufnahme gekommen. Die Magenbeschwerden besserten sich sehr schnell. Sie waren beseitigt, als ihr am 20. November der Vorschlag gemacht wurde, eine Injection vom Koch'schen Mittel machen zu lassen, damit man sehe, ob der Lupus an der Nase völlig geheilt sei. Für die einfache Betrachtung schien dieses der Fall zu sein und man fand auch sonst bei dem Mädchen kein Zeichen irgend einer Organerkrankung. Man hatte nur während früherer Anwesenheit auf der Klinik an einzelnen Tagen geringfügige Temperaturerhebungen bemerkt und daraus geschlossen, dass wohl noch tuberkulöse Herde, von deren früherer Anwesenheit zahlreiche Narben erzählten, im Körper schlummern möchten. Kehlkopf, Lungen und andere Organe, oft und sorgfältig untersucht, boten jetzt nichts Krankhaftes dar; kein Husten, kein Auswurf. Die lupösen Zerstörungen der Nasenspitze waren sehr gering geblieben. Die Nase sah wie abgegriffen aus. Die früher kranke Stelle war jetzt mit glatter weisser Narbe bedeckt, an deren Rande einige kleine derbe Knötchen zu fühlen waren.

Am 21. November erste Injection: 0,005 des Koch'schen Mittels. Temperatur: Morgens 36,6, Abends 38,8; Respiration: Morgens 20, Abends 42; Puls: Morgens 80, Abends 110. Die lupöse Erkrankungsstelle an der Nase ward rot und schwoll an; ausserdem wurde an der vorderen Kehlkopfswand dicht unter der Commissur ein roter Fleck sichtbar und die Patientin klagte über Schmerzen in der rechten Seite der Brust beim Atmen.

22. November; keine Injection, das Fieber besteht fort. Temperatur: Morgens 37,9, Abends 39,0; Respiration: Morgens 32, Abends 58; Puls: Morgens 108, Abends 122. Die hohe Atmungszahl war auffallend. Man fand in der Gegend des rechten Schulterblattwinkels, wo die Patientin gestern und heute über Schmerzen klagte, ein auffallend rauhes Atmungsgeräusch. Der Auswurf, früher nie, gestern spärlich vorhanden, wurde reichlich, schleimig-eitrig, geballt; im Auswurf in zahlreichen Präparaten keine Tuberkelbacillen. Der rote Fleck unter der Stimmbändercommissur noch sichtbar und etwas oberhalb und links davon eine wenig erhabene grauweisse Stelle. An dem Kehlkopfeingang ist hinten das Gewebe stärker gerötet und succulent.

Am 23. November keine Injection. Temperatur: Morgens 37,4, Abends 37,8; Respiration: Morgens 32, Abends 34; Puls: Morgens 92, Abends 110. Am rechten Schulterblattwinkel, wo die Kranke über Schmerzen geklagt und wo gestern rauhes Atmen bestand, findet sich, ca. 7 ccm im Durchmesser und nicht ganz bis zur Basis der Lunge reichend, eine Dämpfung, welche sich ganz allmälig nach der gesunden Umgebung aufhellte und über welcher man feinblasiges Rasseln hörte. Am Kehlkopf ist dicht über dem rechten Stimmfortsatz eine rauhe Stelle sichtbar; unter der Commissur sind zwei graue, leicht erhabene Stellen. An der Nase ist die Schwellung bedeutend zurückgegangen.

Am 24. November keine Injection. Gutes Allgemeinbefinden, weniger Husten, kein Auswurf. Temperatur, Respiration, Puls normal. Der Schall am rechten Schulterblattwinkel ist heller als gestern, weniger Rasseln. Die Nase schuppt etwas.

Am 25. November an der Nase keine Schwellung mehr. Am Morgen ist der Schall über der früher gedämpften Stelle des rechten Unterlappens bedeutend aufgehellt, ein wenig klanghaltig; das Rasseln ist verschwunden, nur ist das Atmungsgeräusch leiser als an der entsprechenden Stelle links; zu keiner Zeit hat man bis jetzt bronchiales Atmen hier gehört. Morgens 10³/₄ Uhr Injection 0,01. Nachmittags 3 Uhr Frost, am Abend schlechtes Allgemeinbefinden, vor Allem auch wieder starker Husten und Auswurf. Der letztere besteht aus eitrig-schleimigen Ballen, welche in reichlicher wässeriger Flüssigkeit schwimmen und enthält keine Tuberkelbacillen. Starke Magenschmerzen. Temperatur: Morgens 36,8, Abends 40,0; Respiration: Morgens 24, Abends 60; Puls: Morgens 100, Abends 128. Am Abend hört man über der früher beschriebenen Stelle des rechten Lungenunterlappens wieder feuchtes Rasseln; die Dämpfung ist wieder stärker geworden, aber nicht in der Fläche grösser als das erste Mal. Auch über dem linken Unterlappen einzelne feuchte Rasselgeräusche. Am Kehlkopf lebhafte Rotfärbung der ganzen Schleimhaut; die rauhen Stellen undeutlicher. Die Nase geschwollen, erysipelartig, aber weniger als das erste Mal.

26. November keine Injection. Temperatur: Morgens 39,4, Abends 38,8; Respiration: Morgens 60, Abends 68; Puls: Morgens 120, Abends 120. Die jagende Respiration sehr auffallend. Die Uvula ist gerötet und verdickt; links an ihrer Basis ist ein stecknadelkopfgrosser gelblicher Knoten sichtbar geworden. Der Schall über dem rechten Unterlappen am Schulterblattwinkel ist erheblich dumpfer als gestern; die Dämpfung hat sich auch in der Fläche vergrössert und ist jetzt handtellergross. Man hört hier bronchiales Atmen und Knisterrasseln.

27. November. In der Nacht Temperaturabfall mit Schweiss. Die Atmungszahl sinkt nach vorübergehender Neuerhebung auf 30 ab. Sehr

viel trockener Husten. Gelbfärbung an der Bindehaut. Über der erkrankten Lungenstelle ist noch reichliches Knisterrasseln und fernes Röhrenatmen. Der Schall ist noch gedämpft und hat dabei Klanggehalt. Im Auswurf keine Tuberkelbacillen. Im Kehlkopf wie gestern. Der gelbe Knoten an der Uvula ist etwas grösser und überragt die Umgebung.

28. November. Die gestern prominirende Stelle an der Basis der Uvula ist jetzt in einen tiefen Substanzverlust umgewandelt, fast halberbsengross. Der Verdichtungsherd im rechten Unterlappen ist ein kleiner.

29. November. Weitere Abnahme der Dämpfung. Das Geschwürchen an der Uvula hat glatten Grund, der Substanzverlust ist flacher und kleiner als gestern.

30. November. Dämpfung fast verschwunden, reines Zellenatmen am rechten Unterlappen.

Am 1. Dezember: Dämpfung verschwunden.

Am 2. Dezember 3. Injection; wegen der früher übermässig starken Reaction und der Gefahr von Seiten der Lungen wird nur 0,005 eingespritzt. Temperatur auf 39,3. Respiration auf 68. Puls auf 118.

Wiederum ist am Abend eine Dämpfung am rechten Schulterblattwinkel nachzuweisen, dieses Mal aber nur sehr geringfügig. Im Kehlkopf keine weiteren Veränderungen; von Geschwüren nichts zu sehen. Defect an der Uvula ausgeglichen.

Am 3. Dezember keine Injection, in der Nacht Temperaturabfall auf 37,0. Respiration am Nachmittag auf 70. Die Dämpfung ist noch nachweisbar; daselbst mässig reichliches unbestimmtes feuchtes Rasseln. Fleckiges Exanthem an Rücken und Bauch.

Am 4. Dezember Abnahme der Dämpfung, rauhes Vesikulär-Athmen daselbst, pleuritisches Reiben hörbar. Im Kehlkopf: Ulceration dicht unterhalb der Commissur der Stimmbänder. Der Defect an der Uvula ist geheilt, überhäutet.

Am 8. Dezember 4. Injection: 0,003. Am Abend wiederum hohe Athmungszahl: 65; Temperatur nur bis 37,9. Über den Lungen tritt dieses Mal keine Dämpfung auf. Im Kehlkopf ist inzwischen der am 4. 12. erwähnte Substanzverlust ausgeglichen.

Am 10. Dezember 5. Injection: 0,003. Seitenstechen rechts; die Nase schwillt innen etwas an, so dass sie schlecht durch die Nase athmen kann, »als ob sie Schnupfen hätte«.

12. Dezember 6. Injection: 0,005.	19. Dezember 9. Injection: 0,008.
15. Dezember 7. Injection: 0,006.	22. Dezember 10. Injection: 0,01.
17. Dezember 8. Injection: 0,007.	

Bei allen diesen seit dem 10. Dezember unter langsamer Erhöhung der Dosen gemachten Einspritzungen trat keine wesentliche Störung des Allgemeinbefindens ein, die Temperatur blieb unter 38° und auf der Lunge traten keine Rasselgeräusche oder Dämpfung auf, nur ward mehrfach nach den Einspritzungen über Stechen auf der rechten Seite geklagt.

Die lupöse Stelle, nach der 3. Injection abgeschwollen und mässig schuppend, veränderte sich nicht.

27. Dezember 11. Injection: 0,01. Temperatur Morgens 36,4, Abends 39,4. Respiration Morgens 22, Abends 60. Puls Morgens 104, Abends 120, am Abend allgemeines Übelbefinden; keine örtlichen Veränderungen an Nase, Kehlkopf und Lungen.

29. Dezember 12. Injection: 0,01, danach starke Schwellung der Nase; Temperatur bis 38,5.

3. Januar 13. Injection: 0,01.	7. Januar 15. Injection: 0,015.
5. Januar 14. Injection: 0,011.	13. Januar 16. Injection: 0,02.

Nach den letzten 4 Einspritzungen trat jedesmal nur eine äusserst geringfügige Reaction an der Nase auf. An derjenigen Stelle, wo bei Beginn der Behandlung glatte Narbe war, ist das auch jetzt der Fall; in der Umgebung

sind auch jetzt noch Knötchen, die sich weniger derb als im Anfang an-
fühlen. An Lunge und Kehlkopf sind keine neuen Veränderungen mehr
aufgetreten. Die Behandlung wird fortgesetzt unter sehr vorsichtiger
Steigerung der Dosen, um die Entstehung neuer Verdichtungsherde auf den
Lungen zu vermeiden.

Körpergewichte:

20. 11. 90. ... 52,5 kg (vor der Behandlung),

23. 11. 90. ... 50,0	⎫		14. 12. 90. ... 50,0	⎫	
26. 11. 90. ... 50,0	⎪		21. 12. 90. ... 51,5	⎪	einmal fieber-
30. 11. 90. ... 50,0	⎬ fieberhafte		28. 12. 90. ... 52,0	⎬	hafte Reaction,
3. 12. 90. ... 48,5	⎪ Reactionen.		4. 1. 91. ... 53,0	⎪	sonst kein
7. 12. 90. ... 49,5	⎪		7. 1. 91. ... 53,0	⎪	Fieber.
10. 12. 90. ... 49,5	⎭		11. 1. 91. ... 53,0	⎭	

2. **Albert Hühns**, Tischler, 47 Jahre alt, wurde am 11. 11. 1890 in die
Klinik aufgenommen. Nach seinen Angaben sind seine Eltern an ihm unbekannten Krankheiten gestorben, ein Bruder starb an Schwindsucht. Als
Kind hat Patient Masern, im Jahre 1870 die Pocken überstanden. Sein
jetziges Leiden begann vor einem halben Jahre mit Husten, Auswurf und
Brustbeklemmungen, wozu sich vor drei Monaten Heiserkeit gesellte. Da
die letztere trotz ärztlicher Behandlung immer mehr zunahm und Patient in
der Nacht vom 10. bis 11. November starke Athemnoth bekam, suchte er die
Anstalt auf.

Die laryngoskopische Untersuchung ergab bei der Aufnahme Folgendes:
Epiglottis hufeisenförmig, sonst ohne Veränderungen. Schleimhaut der Ary-
knorpel sowie der aryepiglottischen Falten stark geschwollen und geröthet.
An der Innenfläche des linken Aryknorpels befindet sich ein grosses Geschwür.
Beide Taschenbänder sind stark geschwollen, das linke mehr wie das rechte.
Aus dem vorderen Abschnitte des linken sinus Morgagni tritt eine tief grau-
rothe Schwellung hervor, die etwa die vorderen $\frac{2}{3}$ des linken Stimmbandes
und die vordere Hälfte des rechten Stimmbandes verdeckt. Das hintere
Drittel des linken Stimmbandes wird von dem geschwollenen Aryknorpel
überlagert, so dass von demselben überhaupt nichts zu sehen ist. Vom rechten
Stimmbande sieht man, soweit die Schwellung dasselbe freilässt, einen
schmalen, gelbroth gefärbten Saum, dessen freier Rand uneben aussieht und
mit Schleim bedeckt ist. Der Rest der Glottis hat annähernd die Gestalt
eines Dreiecks, dessen Spitze ungefähr der Mitte des rechten Stimmbandes
entspricht, während die Basis durch die Aryfalte gebildet wird. Die Entfernung zwischen Spitze und Basis beträgt etwa 5 mm, die Entfernung
zwischen den beiden anderen Seiten etwa 2 mm.

Die Untersuchung der Lungen ergab eine beiderseitige Spitzeninfiltration.
Der durch die Larynxtenose bedingte Stidor verdeckte das Athmungsgeräusch
fast gänzlich. Der Auswurf war mässig reichlich und enthielt zahlreiche Bacillen. An den übrigen Organen waren keine besonderen Veränderungen
nachweisbar.

Die Temperatur schwankte in der Zeit vor der ersten Injection zwischen
36,3 und 37,6, die Pulsfrequenz zwischen 90 und 110 und die Athemfrequenz
zwischen 20 und 25.

22. November. 1. Injection von 0,001 des Koch'schen Mittels. Die kleine
Dosis wurde wegen der voraussichtlich eintretenden Schwellung der Kehlkopfschleimhaut genommen. Während der Reaction stieg die Temperatur
auf 38,1, Puls- und Athemfrequenz wurden nicht gesteigert, ebensowenig die
subjectiven Beschwerden.

23. November. Die Geschwulst ist hochroth verfärbt und im Ganzen
grösser geworden. Dieselbe zeigt an ihrem hinteren Ende und auf der oberen
Fläche einen grauweissen Belag, der in der Mitte zerfällt. Auch die aryepiglottischen Falten sind stärker geschwollen, besonders links.

24. November. Die Schwellung im Larynx hat nachgelassen. 2. Injection von 0,001. Während der Reactionszeit wird die Schwellung der Schleimhaut der Aryknorpel und der aryepiglottischen Falten wieder stärker, Temperatur 37,2.

25. November. Die Schwellung der Schleimhaut ist geringer geworden, die Geschwulst unverändert.

26. November. 3. Injection von 0,002. Die grauweissen Beläge werden namentlich am hinteren Ende der Geschwulst deutlicher. Temperatur 37,3.

27. November. Die Geschwulst ist am hinteren Ende deutlich zerfallen und im Ganzen kleiner geworden, so dass jetzt das ganze rechte Stimmband sichtbar ist. Patient hat subjectiv das Gefühl der Erleichterung und behauptet, besser athmen zu können.

28. November. 4. Injection von 0,003. Abends ist die Geschwulst wieder angeschwollen, so dass man die vordere Hälfte des rechten Stimmbandes nicht mehr sieht. Temperatur 37,4.

29. November. Die Zerfallserscheinungen am hinteren Ende der Geschwulst sind noch deutlicher geworden, so dass man jetzt einen kleinen Theil des linken Stimmbandes sieht, welcher stark geröthet und gewulstet erscheint. Die Schwellung hat im Allgemeinen abgenommen, so dass das rechte Stimmband wieder völlig sichtbar ist.

1. Dezember. 5. Injection von 0,005. Temperatur 37,9. Während der Nacht muss Patient viel husten und schläft deshalb nur wenig.

2. Dezember. Starke Schwellung der Schleimhaut beider Aryknorpel. Das Geschwür in der Aryfalte zeigt stark gewulstete Bänder.

3. Dezember. 6. Injection von 0,007. Temperatur 38,5. Während der Nacht Kopfschmerzen und wenig Schlaf.

4. Dezember. Die Schwellung der Schleimhaut der Aryknorpel und der Geschwulst hat so zugenommen, dass das linke Stimmband wieder völlig verdeckt wird.

5. Dezember. Die Schwellung hat wieder abgenommen, es wird deshalb die 7. Injection von 0,008 gemacht. Temperatur 38,5°. Keine Veränderung des laryngoskopischen Befundes.

7. Dezember. 8. Injection von 0,008. Temperatur 39°. Patient schläft Nachts schlecht, träumt viel. Kehlkopfbefund unverändert.

9. Dezember. 9. Injection von 0,01. Temperatur 38,4°. Abends findet sich ein grauweisser Belag am hinteren Ende des linken Taschenbandes, im Übrigen ist der Befund unverändert. Während der Nacht schläft Patient schlecht und klagt am 10. Dezember früh über Kopfschmerzen und Mattigkeit. Auf Wunsch des Patienten werden die Injectionen vorläufig ausgesetzt. Als Grund seines Wunsches giebt derselbe allgemeines Schwächegefühl an. In den nächsten Tagen nimmt die Schwellung der Kehlkopfschleimhaut allmählich etwas zu, ohne dass jedoch deutliche Stenosenerscheinungen sich zeigen. In der Nacht vom 12. zum 13. Dezember bekommt Patient plötzlich Erstickungsanfälle und musste deshalb, vier Tage nach der letzten Injection, tracheotomirt werden

Als Ursache der Erstickungsanfälle ergab sich eine starke oedematöse Schwellung der Schleimhaut der Aryknorpel und der aryepiglottischen Falten, sowie der falschen Stimmbänder. Die Geschwulst im linken sinus Morgagni ist dagegen nur wenig geschwollen. Seit der Tracheotomie fiebert Patient Abends in leichtem Grade, sein Auswurf hat beträchtlich zugenommen, das Allgemeinbefinden ist ein weniger gutes. Die Schwellung der Kehlkopfschleimhaut hat abgenommen, jedoch nicht in dem Grade, dass ein operativer Eingriff zur Entfernung der Geschwulst bis jetzt (14. 1. 1891) möglich gewesen wäre. Das Geschwür am hinteren Ende der Geschwulst besteht noch fort. Am rechten Stimmband, welches nur in seinem hinteren Drittel sichtbar ist, ist eine Ulceration jetzt deutlich sichtbar.

3. Wilhelm Schulze, Handelsmann, 41 Jahre alt, am 10. November 1890 aufgenommen.

Angeblich, nachdem er seit ungefähr 1 Jahr fast an 10 kg Körpergewicht, ohne besondere Klagen zu haben, verloren und an Nachtschweissen gelitten habe, plötzlich Anfang September 1890 mit Schluckbeschwerden erkrankt. Bei der Aufnahme zeigte sich bei dem mässig genährten Manne eine erhebliche Schwellung und Röthung der Schleimhaut des weichen Gaumens, des Zäpfchens und der Mandeln. Letztere traten derartig mit ihrer stark zerklüfteten Oberfläche hervor, dass sie das stark geschwollene Zäpfchen von beiden Seiten einengten und nach vorn drückten. Es blieb ein Raum infolge dessen zwischen Zunge, dem Zäpfchen und den Mandeln, dass ein mässig dicker kleiner Finger hätte mühsam hindurchgesteckt werden können. In diese allgemeine rothe Schwellung waren eine Unzahl feinster, kleinster, gelblichweisser, hirsekorn- bis stecknadelkopfgrosse Herde eingelagert, die noch von Gewebe überdeckt waren, so dass mechanisch von ihnen von der Oberfläche aus nichts entfernt werden konnte. Eine ebenso hochgradige Schwellung und Einlagerung mit ähnlichen gelbweissen Herden zeigte der Kehlkopfeingang bis zu den Taschenbändern herab. Dabei kein Fieber und leidlich gutes Allgemeinbefinden. Die Ernährung konnte nur durch Flüssigkeit bewirkt werden. Es wurde täglich etwa $^1/_2$ l Flüssigkeit aus Mund, Rachenhöhle und Kehlkopf abgesondert. Wiederholte Untersuchung auf Tuberkelbacillen blieb erfolglos. In den Lungen konnte eine Erkrankung nicht nachgewiesen werden. Die Drüsen am Unterkieferwinkel und der seitlichen Hals- und Nackengegend waren geschwollen, nicht schmerzhaft, weich-hart anzufühlen, eigenthümlich prall elastisch. Körpergewicht 57,5 kg.

17. November. Injection wegen dringenden Verdachtes auf tuberkulöse Erkrankung von 0,001 Morgens 8 Uhr. Temperatur stieg von 36,3 auf 39,1 Abends 6 Uhr. Starke Absonderung, Vermehrung des Schluckwehs und Ohrenschmerzen. Urin von jetzt ab stets mässig eiweisshaltig bei mittlerem spec. Gew.

18. November. Temperatur 37,3, Abends 38,6. Zunahme der Schwellung und Röthung. Die Herde traten deutlicher hervor, am linken Gaumengewölbe kleine Blutungen, in der Mitte der Herde beginnender Zerfall und Bildung kleinster trichterförmiger Geschwüre. Am Kehlkopfeingang ganz ähnliche Vorgänge.

19., 20., 21. November. Temperatursteigerung Abends bis auf 38,1°. Die weissen Herde beginnen besonders nach dem Zäpfchen zu in grössere zusammenzufliessen, dabei deutlicher Zerfall in der Mitte derselben und Bildung zahlloser kleinster trichterförmiger Geschwürchen, ebenso an den Gaumenbögen, den Mandeln und dem Kehlkopfeingang. Die Drüsenschwellungen nehmen zu und treten deutlicher hervor.

21. November. Injection von 0,002. Temperatursteigerung von 36,9 auf 38,5°. Zunehmender Zerfall der weissen Herde in der Mund-, Rachen- und Kehlkopfshöhle. Dabei erheblicher Rückgang der Schleimhautschwellung, besonders am linken Gaumengewölbe. Täglich wird über 1 l Flüssigkeit mit schmierig grauweissem Bodensatz abgesondert. Allgemeinbefinden dabei gut.

22. November. Die Schwellung des weichen Gaumens hat im Ganzen abgenommen, links mehr wie rechts. Am Grunde des Zäpfchens ist links eine Furche entstanden. Mehr und mehr tritt der Zerfall der grauweissen Einlagerungen hervor, der in der Mitte beginnt und nach der Umgebung fortschreitet. Am rechten vorderen Gaumenbogen findet sich ein Geschwür mit fein zernagtem Grunde. Ein ebensolches sitzt links am Grunde des Zäpfchens. Temperatur: Morgens 37,5, Abends 37,0. Körpergewicht 55 kg.

23. November. Der Kehldeckel stark geschwollen, hochroth, zeigt in der Mitte einen seichten Einschnitt. Die dem Kehlkopf zugewendete Fläche

ist besonders an der linken Seite mit einem dicken, schmierig grauweissen Belage bedeckt, der auf einer Unzahl kleinster feinster Geschwüre haftet.

24. November. Temperatur 37,5°. Fünf dünne Stuhlentleerungen. Injection von 0,003. Temperatur Abends 6 Uhr 39,1.

25. November. Temperatur: Morgens 37,5, Abends 38,3. Die Schwellung des weichen Gaumens hat im Ganzen abgenommen. Links noch vereinzelte grauweisse Herde, dazwischen deutliche kleine Vertiefungen, aus denen scheinbar das Weisse ausgefallen ist. Am linken Gaumengewölbe zwei kleine Blutungen, ebenso am Grunde des Zäpfchens. Ausgiebiger Zerfall an beiden vorderen Gaumenbögen nach den Mandeln zu. Letztere sind stark zerklüftet, zerfallen, mit weissem Belage bedeckt. Auf beiden zahlreiche punktförmige Blutungen. Beide Gaumenbögen zeigen einen zarten zackigen freien Rand.

In beiden Obergrätengruben am inneren Abschnitt feinblasiges dauerndes Rasseln, links stärker als rechts. Die Drüsenschwellungen am Nacken scheinbar geringer, in der Mitte des Halses und beiden Oberschlüsselbeingruben stark entwickelt, reichlich bohnengross, prall elastisch, nicht schmerzhaft. Fünf dünne Stuhlentleerungen.

26. November. Temperatur 37,0. Injection von 0,005. Abends Temperatur 38,3. Reichliche Absonderung, über 1 l. Schluckbeschwerden.

27. November. Temperatur 36,8, Abends 38,4. . Körpergewicht 54 kg.

28. November. Temperatur 37,0, Abends 38,5.

29. November. Temperatur 36,9. Injection von 0,008. Abends 39,0. In dem Bodensatz der reichlichen Absonderung finden sich Tuberkelbacillen.

30. November. Temperatur 37,3, Abends 39,2. Auf der linken Mandel sieht man drei grosse Blutungen, nach dem Gaumenbogen zu ebenfalls. Die Zerklüftung schreitet fort im Ganzen des Gaumengewölbes. Kehldeckel stark geschwollen, grauroth, mit grauen Belegen bedeckt, in der Mitte stark zerklüftet.

1. December. Temperatur 37,0, Abends 39,1. Klagen über heftige Schmerzen im Hals, so dass auch die Nachtruhe gestört war. Zunahme der Schluckbeschwerden.

2. December. Temperatur 37,2, Abends 38,7 °. Nach links von der Mittellinie am Grunde des Zäpfchens hat sich ein grosses Geschwür gebildet.

3. December. Temperatur 36,9. Injection von 0,01. Abends Temperatur 39,8. Die linke Gaumenhälfte erscheint wieder stärker geschwollen, mit einer Anzahl wie Knochenkörperchen aussehender grauweisser Figuren besetzt, die in der Mitte deutlichen Zerfall zeigen, zum Theil Blutspuren. Aehnliche Vorgänge bestehen an beiden Mandeln. Links am Grunde des Zäpfchens ein tief einschneidendes grauweisses Geschwür, rechts einige grauweisse Knötchen.

4. December: Temperatur 37,9, 36,1, 38,6. Zunahme der Schluckbeschwerden selbst bei rein flüssiger Nahrung. Milch z. B. kann nur schluckweise genossen werden mit grösseren Pausen.

5. December: Temperatur 37,2; Injection von 0,01. Abends Temperatur 39,0. Körpergewicht 51 kg.

6. December: Temperatur 36,6, Abends 39,3. Wegen der heftigen Schmerzen beim Schlucken wird die Schleimhaut mit Cocaïn, 20 %, bepinselt vor jeder Nahrungsaufnahme. Die Bepinselungen müssen während des Genusses von Flüssigkeit mehrfach wiederholt werden, da z. B. für 1/4 bis 1/2 l Milch über 15 Minuten zum Schlucken erforderlich sind.

7. December: Temperatur 36,8, Abends 38,6.

8. December: Temperatur 36,4. Injection von 0,015. Abends Temperatur 39,3. Das ganze Gaumengewölbe stellt jetzt eine zusammengeflossene Geschwürsflucht dar mit grauweissem Belag. Die linke Seite sieht wesent-

lich weiss aus, dazwischen einige Inseln von fahlem blassrothen Schleim-hautgewebe, die zum Theil wellartig die Geschwürsränder überragen.

Die Temperatur schwankt von jetzt ab an den freien Tagen, an denen keine Einspritzungen stattfinden, früh zwischen 37 bis 38, Abends zwischen 38 und 39°.

10. December: Injection von 0,02. Temperatur früh 37,3, Abends 39,1°. Körpergewicht 50,5 kg.

11. December: Injection von 0,03. Temperatur früh 37,4, Abends 39,5°.

12. December: Sehr starker Hustenreiz. Die Geschwüre sind kleiner und seichter geworden, der Belag ist dünner, vielfach von rothen insel-förmigen Granulationen durchbrochen, die gegen früher an Zahl und Um-fang zugenommen haben. Besonders das rechte Gaumengewölbe ist damit reichlich bedeckt.

13. December: Injection von 0,04, Temperatur früh 37,5, Abends 39,3.

15. December: Injection von 0,05. Temperatur früh 37,3, Abends 38,8°. Zunehmen der Schluckbeschwerden. Die Cocaïnisirung reicht nicht aus, um während der ganzen Dauer des Schluckactes die Beschwerden zu lindern und wird von dem Kranken unangenehm empfunden.

16. December: Injection von 0,06. Temperatur früh 37,7, Abends 38,9°. Am Uebergang des vorderen rechten Gaumenbogens zum Zahnfleisch und am Umschlag zur Backe eine grosse Anzahl frischer kleiner grauweisser Knötchen.

18. December: Die rechte Gaumenhälfte erscheint mit zarten grauweissen Knötchen bedeckt. Am Grunde des Zäpfchens und an der hinteren Rachen-wand grosse zusammenfliessende Geschwürsflächen, die auch auf beide Mandeln sich erstrecken. Dieselben sind mit dickem weissgrauen Belag be-deckt und lassen eine Anzahl feinster frischer Blutungen erkennen. An der linken Gaumenhälfte erscheinen die Geschwürsflächen mehr gereinigt.

19. December: Injection von 0,07. Temperatur früh 37,7, Abends 39,3. Starke Schluckbeschwerden. Kühler Kaffee kann trotz Cocaïn kaum ge-schluckt werden. Körpergewicht 49 kg.

21. December: In beiden Spitzen dauerndes feinblasiges Rasseln, be-sonders links. Auch ist der Schall über der linken Spitze dumpfer und kürzer wie rechts.

22. December: Injection von 0,08. Temperatur früh 37,4, Abends 39,6. Die linke Gaumenhälfte hat sich grösstentheils gereinigt: besonders nach aussen zu sieht man eine grosse rothe Granulationsfläche. Auf der rechten Gaumenhälfte zeigen sich nach dem vorderen Gaumenbogen zu kleine mit grauweissem Belag bedeckte Geschwürchen.

23. December: Der geschwürige Zerfall breitet sich auf der rechten Gaumenhälfte weiter aus. In der Mittellinie sieht man eine ziemlich tiefe Furche. Zunahme der Schluckbeschwerden trotz Cocaïn. Körpergewicht 48,5 kg.

25. December: Fortschreitende Reinigung der Geschwürsfläche am linken Gaumengewölbe. Man sieht zwei grosse belagfreie, von rothen Gra-nulationen ausgefüllte Geschwüre. Das ganze Zäpfchen ist mit einem dünnen schmierigen Belage bedeckt. Die der Mittellinie entsprechende Furche hat sich zu einem scharfrandigen Längsgeschwür vertieft. Auf der rechten Gaumenhälfte sieht man grauweiss belegte Geschwürsflächen bis zum harten Gaumen hinauf. An der hinteren Rachenwand frische Blutungen.

27. December: Injection von 0,09. Temperatur früh 38,2, Abends 41,1°. Pulssteigerung von 112 auf 142.

28. December: Milz der Breite nach mässig vergrössert. Spitze deutlich unter dem Rippenbogen zu fühlen.

29. December: Injection von 0,09. Temperatur früh 38,0, Abends 39,0. Kehldeckel stark geschwollen und geschwürig zerfallen, an einzelnen Stellen frische rothe Granulationen.

30. December: Injection von 0,1. Temperatur früh 38,3, Abends 39,2°. Neue Nachschube von frischen kleinen grauweissen Knötchen an der rechten Mund- und Gaumenbogenschleimhaut. Die übrige Schleimhaut grösstentheils geschwürig zerfallen, theils mit Blutkrusten theils mit schmierig grauweissem Belage bedeckt.

31. December: Injection von 0,1. Temperatur früh 38,0, Abends 39,1°.

2. Januar 1891: Injection 0,1, Temperatur früh 37,5, Abends 6 Uhr 38,4°. Unter stetigem Ansteigen von Puls und Athmung treten in der Nacht Convulsionen auf, denen bald Besinnungslosigkeit folgt. Ueber der ganzen Brust zahlreiche Rasselgeräusche zu hören und zu fühlen. Unter Erscheinungen zunehmenden Lungenödems tritt 6 Uhr Morgens der Tod ein. Obduction am 4 Januar, Vormittags 10 Uhr: Tuberculosis submiliaris recens pulmonum, hepatis, renum, pleurae utriusque, peritonei. Ulcera maxime extensa laryngis pharyngis, linguae. Lymphadenitis colli et mediastini tuberculosa caseosa. Ulcera tuberculosa intestini et coeci, quorum unum fere perforatum. Hyperplasia lienis.

Aus der III. medizinischen Klinik.

Bericht des Direktors, Geheimen Medizinalrath Prof. Dr. Senator.

(Vom 31. December 1890.)

Auf der Krankenabtheilung der dritten medizinischen Klinik wurde mit der Behandlung nach Koch am 20. November d. l. J. begonnen, nachdem bereits am 11. September und an den folgenden Tagen an mehreren Kranken Einspritzungen zur Feststellung der Dosierung des Mittels für Menschen unter Leitung des Stabsarztes Prof. Dr. Pfuhl ausgeführt worden waren.

In den verflossenen 6 Wochen nahmen an der Behandlung Theil: 50 Kranke (24 Männer und 26 Frauen), die zusammen 307 (152 bezw. 155) Einspritzungen erhielten.

Eine Anzahl von diesen so behandelten Personen erhielt nur einzelne Injektionen, entweder zu diagnostischen Zwecken oder aber, weil bei einigen Patienten der Krankheitszustand eine weitere Behandlung verbot. 3 Patienten entzogen sich bald nach dem Beginn der Behandlung derselben durch Verlassen der Anstalt.

Einer regelrechten antituberkulösen Behandlung wurden unterworfen: 30 Kranke (16 Männer und 14 Frauen), von denen der grössere Theil bereits in den ersten beiden Wochen (20. 11. — 4. 12.) in die Behandlung trat:

im Laufe der ersten Woche:

14 Kranke (8 Männer und 6 Frauen);

im Laufe der zweiten Woche:

7 Kranke (4 Männer und 3 Frauen).

Die noch übrigen 9 Kranken wurden während der letzten Wochen in Behandlung genommen.

Von den 307 Einspritzungen entfallen auf 4 Kranke (1 Mann und 3 Frauen) je 14 Injektionen als die bis jetzt erreichte höchste Anzahl. 1 Kranker, der erst vor etlichen Tagen aufgenommen worden ist, steht mit 2 Einspritzungen am niedrigsten.

Die niedrigste Gabe des Koch'schen Mittels betrug 0,001 g; sie wurde nur vereinzelt angewendet. Die gewöhnliche Anfangsdosis war

0,002 g. Die Höchstmenge einer Einzeldosis erreichte 1 Kranker bei der 15. Einspritzung mit 0,1, während auf der Frauenabtheilung bisher nur 0,05 g bei derselben Zahl der Einspritzungen als Höchstgabe verabfolgt werden konnte. Bei einzelnen Kranken wurden die Einzeldosen, nachdem sie bereits auf mehrere Centigramme gesteigert worden waren, wieder herabgemindert, zum Teil sogar in ganz erheblichem Grade (z. B. von 0,03 auf 0,01 und 0,005 g). Trotzdem wurden mit diesen so bedeutend herabgesetzten Dosen recht ausgesprochene Reaktionserscheinungen erzielt.

Bis zum 30. d. Mts. wurden von der Koch'schen Urflüssigkeit im Ganzen 5,64 g gebraucht.

Der Sitz der tuberkulösen Erkrankung waren bei allen Patienten teils ausschliesslich, teils hauptsächlich die Lungen; bei 6 Kranken (2 Männer und 4 Frauen) war auch der Kehlkopf beteiligt. 1 Patientin leidet noch ausserdem an Darmtuberkulose, bei einer anderen bestand neben der weit vorgeschrittenen Lungenphthise noch Ascites chyliformis infolge von Carcinoma pancreatis, hepatis et peritonei.

Was die Kehlkopfaffektionen anlangt, so handelte es sich teils um einfache entzündliche, teils um geschwürige Veränderungen in demselben. Bei einem Kranken war bereits 5 Wochen vor Beginn der Behandlung nach Koch der Luftröhrenschnitt nötig geworden. Ein zweiter Kranker kam mit narbigen Veränderungen, besonders an der Epiglottis, infolge voraufgegangener lokaler Behandlung wegen seiner Lungenphthise in die Anstalt.

A. Die Lungenaffektionen waren nur zum kleineren Teile solche ersten Grades (einfache Spitzenkatarrhe oder leichtere Spitzeninfiltrationen). Es fand sich diese Form nur bei 12 Patienten (2 Männer und 10 Frauen).

B. In- und extensiv bedeutendere Prozesse ohne nachweisbare Zerstörungsherde im Lungengewebe boten 12 Kranke (7 Männer und 5 Frauen).

C. Mehr oder minder ausgedehnte Zerstörungsprozesse in den Lungen fanden sich bei 16 Patienten (8 Männer und 8 Frauen), Leuten, die auch schon äusserlich das Bild weit vorgeschrittener Phthisiker zeigten.

Die übrigen 10 Kranken, welche noch Einspritzungen erhielten, boten deutliche Lungenbefunde ersten und zweiten Grades (Spitzenkatarrhe, Dämpfungen, veränderte Athemgeräusche), doch keinen Auswurf überhaupt oder solchen ohne Bacillen.

Von diesen reagirten etliche Individuen (3) trotz mehrfacher Einspritzungen in keiner Weise. 2 Kranke hatten danach nur ganz unbestimmte Klagen über gestörtes Allgemeinbefinden, sonst war an ihnen Nichts zu entdecken, was als Reaktionserscheinung hätte gedeutet werden können.

Von den übrigen 45 Kranken hatten 6 (1 Mann und 5 Frauen) keine Tuberkelbacillen im Auswurf bisher aufzuweisen, wenn solcher überhaupt vorhanden ist.

Die Reaktionserscheinungen machten sich verhältnissmässig häufig sehr frühzeitig (in einzelnen Fällen bereits nach 3 bis 4 Stunden) und zuerst durch leichtes Frösteln bezw. durch Schüttelfröste geltend. Temperaturerhebungen traten erst frühestens 5 Stunden nach der Einspritzung, in den meisten Fällen jedoch erst nach 7 bis 8 Stunden auf. Doch ist auch mehrfach ein mehr oder minder verspäteter Eintritt des Reaktionsfiebers (18 bis 24, ja in einem Falle sogar erst 36 Stunden nach erhaltener Einspritzung) beobachtet worden.

Man kann aus den Temperaturkurven überhaupt den Eindruck gewinnen, als ob einzelne Individuen zu verspäteter Reaktion in Bezug auf die Körpertemperatur neigen. Die höchste Fiebertemperatur wurde von einem Kranken in einem einzelnen Falle mit 40,4° C. erreicht. Sonst wurde 40,0° C. nur noch etliche Male von einzelnen Kranken überschritten.

Die Dauer der Reaktionserscheinungen betrug zum mindesten 24 Stunden. Sehr häufig hatten dieselben aber längere Zeit Bestand und selbst Reaktionsstadien von 10 bis 12 tägiger Dauer sind wiederholt beobachtet worden, freilich bei Kranken, die von Hause aus zu den ungünstigsten zählten bezw. die im Verlaufe der Behandlung so zu sagen als floride Phthisen sich entwickelten, nachdem sie vor Beginn der Behandlung, im Zustande teilweiser Latenz befindlich, leichtere Erkrankungsfälle vortäuschten.

Die Reaktionserscheinungen im Allgemeinen hatten in ihrem Gesammtbilde, so lange die Einwirkung des Koch'schen Mittels auf den Organismus eine gelinde war, sehr grofse Ähnlichkeit mit dem Bilde der Influenza leichteren Grades. Die ausgesprocheneren bezw. heftigen Reaktionszustände boten reichliche Vergleichspunkte mit den septischen Fiebern.

Die subjektiven Symptome waren auch in Fällen ohne reaktive Fiebertemperatur rein nervöser Art: Kopfschmerz in der Stirn, in den Schläfen, in vereinzelten Fällen auch im Hinterkopf, Schwindelgefühl, Ohrensausen, Mattigkeit, Abgeschlagenheit im ganzen Körper, Schwere in den Gliedmassen, die sich zum Teil bis zur Schmerzhaftigkeit der Glieder, besonders in den Gelenken, zum Teil auch im Kreuz steigern kann. Gemüthsverstimmung, hochgradige Müdigkeit, Teilnahmlosigkeit, Schlafsucht machen sich bald mehr, bald weniger geltend. Übelkeiten und Appetitlosigkeit neben anhaltendem Durstgefühl waren namentlich im Anfangsstadium der Behandlung fast stehende Klagen. Dabei veränderte die Zunge ihr Aussehen nicht, falls sie vorher rein gewesen ist. Druckgefühl bezw. Schmerzen in der Brust, subjektive Dyspnoe, Konstriktionsgefühl vervollständigen den Symptomenkomplex subjektiver Natur.

Von den objektiven Erscheinungen sind die Fiebertemperaturen bereits kurz erwähnt worden.

Aus einer ganzen Reihe von Einzelbeobachtungen lässt sich der Schluss ziehen, dass einerseits das Fieber durchaus nicht immer charakteristisch und auch nicht das einzige und sicherste Reaktionssymptom ist, und dass andererseits auch ohne Erhebung bis zur Fieberhöhe die Körpertemperatur in einzelnen Fällen die Wirkung des Koch'schen Mittels deutlich erkennen lässt, sobald man zur Ermöglichung einer besseren Anschauung von der Temperaturbewegung die einzelnen Messungsergebnisse zu einer Kurve zusammenstellt. Dieselbe lässt denn erkennen, dass vor der Einspritzung die Temperatur sich annähernd in der gleichen Höhe hält, dass die Kurve tagelang fast geradlinig verläuft. Infolge der Einspritzung verliert die Kurve ihren gleichförmigen Charakter, es kommt zu einer Unstätheit in der Temperaturbewegung. Ein plötzliches, sich häufig wiederholendes, mehr oder minder ausgiebiges Auf- und Niedergehen der Körpertemperatur fällt in die Augen.

Mit dem Nachlass der sonstigen Reaktionserscheinungen bezw. mit der zeitlichen Entfernung von dem Zeitpunkt der Einspritzung gleicht sich die Kurve wieder mehr und mehr aus, bis sie schliesslich ihre ursprüngliche Form mehr oder minder vollständig wiedererlangt hat. Bei der nächsten Injektion tritt dann wohl die gleiche oder eine ähnliche Erscheinung hervor.

So viel kann aus den auf der III. medizinischen Klinik gemachten Erfahrungen mit Sicherheit entnommen werden, dass die Temperaturen allein oder hauptsächlich keinen sicheren Anhalt gewähren, nach welchem sich für die Abmessung der Dosis und der Zeitfolge der einzelnen Injectionen Bestimmungen treffen liessen. So hatte z. B. ein Kranker in gemessenen zeitlichen Zwischenräumen dreimal je 1 Milligr. der Koch'schen Flüssigkeit erhalten, ohne mit Fiebertemperaturen zu reagiren. Nach Verabfolgung der vierten Einspritzung von gleicher Höhe trat plötzlich und ganz unerwartet eine typische Reaktionstemperatur von 40,2° C. auf. In einzelnen Fällen besteht von Seiten der Temperatur eher die Neigung, subnormal zu werden, als zum Fieber sich zu erheben. Diese Fälle erfordern um so grössere Beachtung, als solche Depressionen ganz schnell und plötzlich, fast ganz unvermittelt auftreten und von bedrohlichen Collapszuständen begleitet bezw. gefolgt sein können.

Die frühzeitigsten und konstantesten Reaktionserscheinungen bietet die Herzthätigkeit, indem sie sehr frühzeitig beschleunigt wird, ohne dass Fieber vorhanden ist bezw. ohne dass die Herzbeschleunigung im Verhältnis zur Körpertemperatur steht. Dabei wird der erste Herzton dumpf und nicht selten so abgeschwächt, dass er kaum zu hören ist. Der Spitzenstoss ist gar nicht oder sehr schwach fühlbar. Der der Herzthätigkeit entsprechend frequente Puls ist ausgesprochen schnell abfallend. Zwischen zwei Pulswellen erscheint das Arterienrohr leer oder es kommt während dieses Intervalls noch zur Bildung einer ganz kleinen Welle (Hyperdicrotie). Dicrot ist der Puls sehr häufig. Unterschiede in der Höhe der Pulswellen bezw. in den Zeit-intervallen (Arhythmie) sind häufig zu beobachten, selbst bei Kranken, die noch verhältnissmässig kräftig und gut genährt in die Behandlung hineingingen. Auch ein intermittirender bezw. intercurrirender Puls kommt vor. Fadenförmige Beschaffenheit des Pulses bei mässiger sowohl als bei hochgradiger Beschleunigung (160 P.) hat etliche Male die Anwendung excitirender Mittel erforderlich gemacht. Anscheinend hatte, um es beiläufig zu erwähnen, das Strychninum nitricum, sub-cutan angewendet, sehr günstigen Erfolg bei solchen Zuständen be-drohlicher Herzschwäche. In leichteren Fällen genügte schwerer Wein oder Cognac mit einigen Tropfen Liquor Ammonii anisatus.

Fast ebenso häufig, nur nicht so frühzeitig wie die Herzthätigkeit, wird die Expektoration durch das Koch'sche Mittel beeinflusst.

Zunächst pflegt vermehrter Husten aufzutreten, der anfänglich, zumal wenn Fiebertemperaturen sich geltend machen, trocken ist, um dann aber bald mehr, bald minder veränderten Auswurf herauszu-befördern.

Meist nimmt das Sputum im Glase eine zähflüssige Be-schaffenheit an, die sich nicht selten deutlich sichtbar auf die Bei-mengung glasig-fibrinöser Schleimmassen zurückführen lässt. Im Falle reaktiver Reizung des Lungengewebes nehmen solche fibrinösen Sputa oft ein sanguinolentes Aussehen an und haben ganz die Beschaffenheit pneumatischer Sputa. Bei Kranken, die vorher keinen oder nur spär-lichen, nicht charakteristischen Auswurf hatten, ist fast stets das schleimig-fibrinöse Sputum eine charakteristische Folgeerscheinung der Einspritzung.

Im Falle reichlicherer Expektoration nimmt der Auswurf durch Beimengung seröser Massen eine dünnflüssige Beschaffenheit an und er vermehrt dadurch seine Menge nicht selten um das 5—8—10fache der gewöhnlichen Quantität. Mengen von $^3/_4$—1 Liter sind ver-schiedentlich beobachtet worden.

Sind Cavernen vorhanden, so kommt es auch zur Dreischichtung. Am Boden des Gefässes befinden sich als unterste Schicht körnige Massen (Eiterkörperchen etc.). Darüber befindet sich eine mehr oder minder mächtige seröse Flüssigkeitsschicht, an deren Oberfläche, in Schaum eingebettet, schleimig-eitrige Pfröpfe schwimmen. Dieselben enthalten nicht selten Tuberkelbacillen in überreichem Masse, so dass die Annahme wohl berechtigt ist, dass diese Pfröpfe abgestossene morti-fizirte tuberkulöse Herde des Lungengewebes darstellen.

Mit dem Nachlass bezw. mit dem Verschwinden der anderen reaktiven Erscheinungen nimmt auch gewöhnlich die Menge des Aus-wurfs ab, der Hand in Hand damit wieder seine ursprüngliche Be-schaffenheit gewinnt.

Dieser Wirkung des Koch'schen Mittels ist es zu danken, dass seit Beginn der Behandlung Expektorantien entbehrlich geworden sind. Nicht minder überflüssig sind die Narcotica geworden, da der Husten leicht und nicht quälend zu sein pflegt, den Patienten auch nicht selten stundenlang, zumal des Nachts, Ruhe lässt.

Die Urinsekretion wurde häufig in ganz auffälliger Weise beeinflusst, wenn auch Erscheinungen, die als Reizwirkung des Mittels auf die Nieren selbst hätten angesehen werden müssen (Haematurie, Albuminurie), nicht beobachtet wurden. Bei 2 Patienten (1 Mann und 1 Frau) die mit Albuminurie nach Scharlach seit Jahren behaftet, in die Anstalt kamen, nahm die Menge des ausgeschiedenen Eiweisses anfänglich zu, um später wieder auf die ursprüngliche Menge zurückzugehen. Bei einem anderen Patienten, der vor Beginn der Behandlung einen geringen Eiweissgehalt im Urin hatte, hat sich das Albumen nach Einleitung des Koch'schen Heilverfahrens bald und dauernd verloren.

Verhältnissmässig häufig dagegen traten nervöse Störungen im Harnapparat auf, die in gleicher Weise, wie die übrigen Reaktionserscheinungen, einen typischen Verlauf zeigten.

Am häufigsten wurde Strangurie, mehrmals Ischurie beobachtet. Bei einzelnen Kranken machte sich wiederholt ein andauerndes dumpfes Schmerzgefühl in der Blasengegend bemerkbar.

Der Urin zeigte sich bis auf eine geringe wolkige Trübung in einem einzelnen Falle im Bezug auf Farbe, Durchsichtigkeit und chemisches Verhalten stets von normaler Beschaffenheit.

Bei einer Anzahl von Kranken wurde zum Teil zu wiederholten Malen ausgesprochene, ja sogar hochgradige Polyurie beobachtet. Die grösste Tagesmenge betrug 4300 cbcm bei niedrigem spezifischem Gewicht (1008).

Nicht selten konnte in den Fällen von Polyurie das Vorhandensein von Hinterhauptskopfschmerzen erheblichen Grades festgestellt werden. Die Anwesenheit von Zucker im Urin konnte niemals beobachtet werden.

In einem Falle dauerten diese Störungen im Harnapparat mehr als 36 Stunden an. Im Allgemeinen waren sie jedoch mit dem Ablauf der ersten, stürmischen Reaktionserscheinungen, also nach 12 bis 15 Stunden verschwunden.

In Bezug auf die Haut wäre nur ein ganz leichter Icterus bei 2 Patienten (1 Mann und 1 Frau) zu erwähnen. Exantheme oder andere auffällige Veränderungen derselben fehlten gänzlich.

Dagegen wurden äusserst profuse Schweisse bei einer ganzen Anzahl von Kranken beobachtet, die zum Teil tagelang andauerten und in einem Falle ohne Fieber bestanden.

Die Lymphdrüsen waren mehrfach der Sitz reaktiver Reizerscheinungen, die nach jedesmaliger Einspritzung auftraten, um mit den übrigen Reaktionserscheinungen bezw. auch zeitiger zu verschwinden. Die Cervikal-, Axillar- und Inguinaldrüsen waren ausschliesslich der Sitz dieser lokalen Reizerscheinungen. Halbseitiges Auftreten derselben konnte in allen Fällen beobachtet werden. Bei 3 Patienten verlor sich diese Wirkung des Koch'schen Mittels schon nach etlichen Einspritzungen dauernd. Bei einem Kranken ist eine derartige Reaktionsfähigkeit der Drüsen noch immer vorhanden, wenn auch nicht mehr in so hohem Grade, wie nach den ersten drei Einspritzungen.

Eine unzweifelhafte Milzanschwellung wurde nur bei einer Patientin (mit Darmtuberkulose) in der ersten Zeit der Behandlung gefunden, sonst bei keinem anderen Kranken.

Von Seiten des Darmtraktus wären noch das ganz typische Auftreten von Durchfällen ohne sonstige charakteristische Eigenthümlichkeiten zu erwähnen, wie solche bei 8 Patienten (5 Männer und 3 Frauen) wiederholt beobachtet werden konnten. Dieselben fielen zeitlich mit der Acme des Fiebers zusammen, bezw. traten in einem Falle zur Zeit des vergeblich erwarteten Fiebers auf.

Es blieben noch die Störungen zu erwähnen übrig, welche in den Funktionen des Centralnervensystems nach den Einspritzungen sich geltend machten. Abgesehen von den bereits an früherer Stelle genannten Erscheinungen dieser Art (Kopfschmerz, Somnolenz etc.) traten ganz vorübergehende lokale Parästhesieen (Kriebeln) und Anästhesieen — entweder an den Fingern beider Hände oder der beiden letzten Finger beiderseits, theilweise auch nur halbseitig — auf. Diese letztere Erscheinung wurde von einer leichten Herabsetzung des Gefühls bis zur völligen Empfindungslosigkeit der befallenen Körpertheile gegen tiefe Nadelstiche beobachtet.

Halbseitiges Schwächegefühl in den Extremitäten verbunden mit Taubheitsgefühl in denselben war Gegenstand der Klage von Seiten zweier Patienten. Zweimaliges Auftreten von Herzpalpitationen bei 2 verschiedenen Patienten (1 Mann und 1 Frau) wäre an dieser Stelle ebenfalls noch zu erwähnen.

Was nun die mit dieser Behandlung erzielten Erfolge anlangt, soweit man von solchen nach einer höchstens sechswöchentlichen Zeitdauer derselben sprechen kann, so ist an erster Stelle die günstige Beeinflussung des subjektiven Allgemeinbefindens einer ganzen Anzahl der behandelten Kranken hervorzuheben. Dies äusserte sich bei denselben mehr oder minder deutlich erkennbar durch andauerndes Wohlbefinden, zunehmendes Kraftgefühl, gesteigerte Esslust, durch wesentliche Verbesserung der Gesichtsfarbe, durch gänzliches Schwinden lokaler pleuritischer Beschwerden.

Dazu kommt eine erhebliche Abnahme bezw. völlige Beseitigung des Hustenreizes und des Hustens selbst, verbunden mit bedeutender Verminderung des Auswurfs bis zur völligen Beseitigung desselben, schliesslich eine mehr oder minder erhebliche Steigerung des Körpergewichts. Diese Gewichtszunahmen bewegen sich zwischen 0,75 und 8,1 kg. Bei den männlichen Kranken waren die Gewichtszunahmen sehr viel bedeutender als bei den Frauen, bei denen der zuletzt aufgeführten Zunahme von 8,1 kg eine solche von 2,6 kg gegenübersteht, während die durchschnittliche Zunahme 4,56 kg bei den Männern und 0,88 kg bei den Frauen betrug.

In den ersten beiden Wochen der Behandlung nach Koch war durchweg eine Abnahme des Gewichts festzustellen. Erst später beginnt die Zunahme des Körpergewichts, in einem Falle um 4,4 kg während einer Woche; vielfach betrug dieselbe 1,5 bis 2,0 kg für den gleichen Zeitraum.

Nur bei denjenigen Kranken ist keine Gewichtszunahme zu verzeichnen gewesen, bei denen durch die Injektionen andauernde Fieberbewegungen angeregt worden sind, oder bei denen vorgeschrittene phthisische Zerstörungsprozesse Hand in Hand mit einem weit vorgeschrittenen Kräfteverfall eine Besserung in dem Krankheitszustande von vornherein nicht mehr erwarten liessen. Bei 9 solcher Kranker (5 Männer und 4 Frauen) wurde daher die Behandlung frühzeitig wieder eingestellt oder aus Rücksicht auf ihr psychisches Verhalten durch Einspritzungen ganz geringfügiger Dosen in grossen Zwischenräumen fortgeführt.

Es ist aber die Thatsache bemerkenswerth, dass Kranke (6 Männer und 2 Frauen) mit weit vorgeschrittener Phthise (Cavernenbildung im grösseren Umfange, bedeutende Abmagerung, harnäckigen Nachtschweissen u. s. w.) bezw. trotz gleichzeitigen Bestehens von Bronchitis putrida oder einer Darmtuberkulose mit sehr reichlichen und profusen, seit Monaten bestehenden Diarrhöen trotzdem Gewichtszunahmen bis zu 2,5 kg erfahren haben.

Ferner ist die Beobachtung auffällig, dass Kranke, die aus gewissen Gründen während eines 8—10—12 tägigen Zeitraumes Einspritzungen nicht erhalten konnten, gerade in dieser Zeit Gewichtsverluste erlitten, während sie vorher trotz nicht unbeträchtlicher und andauernder Reaktionsfieber bereits eine Vermehrung ihres Körpergewichts erfahren hatten und auch solche später nach der Wiederaufnahme der Einspritzungen wieder zu verzeichnen hatten.

Die physikalischen Erscheinungen in den Lungen haben sich selbst in den für die Koch'sche Behandlung am wenigsten günstigen Fällen insofern gebessert, als stets verhältnissmässig sehr frühzeitig ein gänzliches Schwinden der katarrhalischen Erscheinungen und Geräusche beobachtet werden konnte. Auch die Rasselgeräusche an den Stellen der Dämpfungen nahmen zum Teil nicht unmerklich ab. Im Bezug auf letztere ist zwar ein Aufhellen in einzelnen Fällen nicht in Abrede zu stellen; aber ein gänzliches Verschwinden der ursprünglich vorhanden gewesenen Dämpfungen ist bisher bei keinem Kranken festgestellt worden.

Anders steht es mit den Gewebsinfiltrationen, welche erst nach den Einspritzungen zum Teil im ausgedehnten Umfange, zum Teil nur herdweise als Zeichen örtlicher Reaktion auftraten. Diese haben sich meist verhältnissmässig bald und vollständig wieder zurückgebildet. Höchstens macht sich eine solche Stelle noch für etliche Zeit durch das Vorhandensein verschärfter Atemgeräusche kenntlich.

Je reichlicher und seröser der Auswurf, um so schneller geht die Aufhellung der Dämpfung bezw. der Schwund der Verdichtungsherde vor sich, der in einem, an sich hoffnungslosen Falle schon nach 24—30 Stunden erfolgt war.

Im Bezug auf die Bacillen im Auswurf lässt sich in den Fällen, die sich unter der qu. Behandlung wesentlich gebessert haben und die überhaupt bacillenhaltigen Auswurf hatten, die Thatsache nicht leugnen, dass deren Zahl sich auffällig vermindert hat. Weniger tritt dies bei den Kranken zu Tage, die grössere Cavernen besitzen. Bei diesen ist der Befund in dieser Beziehung ein häufig wechselnder.

Verschwunden sind die Tuberkelbacillen bisher noch bei keinem Kranken, auch nicht einmal vorübergehend.

Freilich ist in den Fällen hochgradiger Verminderung bezw. bei zeitweilig missglücktem Nachweis das Biedert'sche Sedimentierungsverfahren zu Hülfe gezogen worden.

Was die Gestaltveränderungen der Bacillen anlangt, so muss jedem, der längere Zeit sich viel mit dem Bacillennachweis beschäftigt hat, es auffällig erschienen sein, dass seit Einleitung des Koch'schen Heilverfahrens jene Veränderung der Bacillen fast ausschliesslich, sicherlich aber weit häufiger als vordem, gefunden werden kann, die früher als käsige Degenerationsform bezeichnet wurde.

Soviel steht fest, dass bei den nach Koch behandelten Kranken der Nachweis normaler Bacillen weit schwerer gelingt, als vor den Einspritzungen oder bei solchen Kranken, die solche noch nicht erhalten haben.

Eine das soeben Gesagte lediglich bekräftigende Thatsache konnte bereits im September d. J. gelegentlich der im Eingang dieses Berichts erwähnten Einspritzungen konstatirt werden, von deren Gültigkeit an einer ganzen Reihe von mikroskopischen Präparaten sich zu überzeugen Stabsarzt Prof. Dr. Pfuhl durch den Assistenten der III. medizinischen Klinik, Stabsarzt Dr. Leu, mehrfach Gelegenheit gegeben wurde.

Während nämlich vor Beginn der Einspritzungen die Präparate tagelang tadellose und unveränderte Bacillen aufwiesen, war am Tage nach der ersten Einspritzung die Zahl der normalen Bacillen verschwindend klein. Vielmehr zeigte sich die Mehrzahl derselben auffällig verändert: kolbige Auftreibung der Bacillen an den beiden Enden, körnige Beschaffenheit des Zelleninhalts, ungleichmässige Verteilung desselben in der Hülle, auffällige Schmalheit, zum Teil auch erhebliche Länge der vielfach und mannigfaltig gekrümmten Bacillen.

An dieser Stelle mag noch auf die günstige Beeinflussung der Kehlkopftuberkulose hingewiesen werden. Vor Allem muss die ausserordentlich günstige Wirkung des Mittels auf die peinigenden Schlingbeschwerden betont werden, die bei einem Patienten bis zum Beginn der Behandlung nach Koch jeder lokalen Behandlung getrotzt hatten, so dass der Kranke tagelang die Aufnahme von Nahrung verweigerte und so dem Verhungern nahe gebracht war, weil auch die Ernährung durch die Schlundsonde wegen der dadurch verursachten heftigen Schmerzen verweigert wurde. In der Zeit der regelrechten Behandlung nach Koch schwanden die genannten Beschwerden; als aber dieselbe wegen bedeutender Herzschwäche und in Rücksicht auf die plötzlich aufgetretenen, recht ausgedehnten Verdichtungen im Lungengewebe ausgesetzt werden musste, traten allmählich wieder die alten Klagen hervor.

Nicht minder günstig hat das Koch'sche Mittel in einem Fall auf die Darmtuberkulose eingewirkt insofern, als die Zahl der Stühle sich wesentlich verringert hat (2 bis 4 Stühle gegen 15 bis 20 in früheren Zeiten). Auch hat die Konsistenz der Stühle seitdem zeitweilig in sehr erfreulichem Masse sich verbessert, Erfolge, die vorher durch keinen therapeutischen Eingriff seit dem viermonatlichen Bestehen der profusen diarrhoischen Entleerungen hatten erzielt werden können. Mehrfach sind bereits geformte Stühle in diesem Falle beobachtet worden. Unmittelbar nach den Einspritzungen nimmt die Zahl und die wässrige Beschaffenheit der Stühle stets wesentlich zu, um erst nach Ablauf der Reaktionserscheinungen im obigen Sinne sich zu verändern.

Eigentliche hektische Nachtschweisse sind bei den nach Koch behandelten Kranken nicht mehr beobachtet worden, selbst wenn sie vor dieser Behandlung erheblich daran gelitten hatten.

Bluthusten ist auf der III. medizinischen Klinik mit diesem Mittel weder behandelt worden, noch ist ein solcher bei einem Kranken im Verlaufe der Behandlung aufgetreten.

Ein Patient, der wegen einer angeblich bedeutenden Lungenblutung in die Anstalt kam, hier jedoch ganz frei davon geblieben war, gehört zu denjenigen Kranken, die am weitesten in der Besserung vorgeschritten sind. Bei diesem Kranken gelang mit Hülfe der Einspritzung bezw. durch die dadurch verursachte reaktive Gewebsinfiltration der objektive Nachweis des vermuthlichen Ursprungsherdes für die Blutung.

Verstorben sind im Verlaufe der Behandlung 4 Kranke (2 Männer und 2 Frauen), die sämmtlich bei Beginn der Behandlung im vorgerücktesten Stadium der Tuberkulose sich befanden und die zum Teil nur einige wenige Einspritzungen erhielten.

Die Obduktionen ergaben recht interessante Befunde. Kehlkopfgeschwüre hatten sich vollständig gereinigt und zeigten einen röthlichen, mit guten Granulationen besetzten Grund. Einzelne waren merklich abgeflacht und zum Teil in der Vernarbung begriffen. In den Lungen bestand noch mehrfach rothe Hepatisation; in diesen Verdichtungsherden waren zahlreiche, graugelbe, in der Mortifikation begriffene Tuberkelknoten vorhanden, welche durch deutlich sichtbare Granulationssäume oder Mäntel von dem lebenden Gewebe abgeschlossen waren. In der unmittelbaren Umgebung einer Caverne fanden sich gleiche Granulationsmassen. Die gänseeigrosse Caverne hatte sich fast vollständig gereinigt. Nur an einzelnen kleinen Stellen hafteten an den Wänden noch kleine nekrotische Fetzen. Im Übrigen waren Letztere glatt und durch eine rosenrothe Färbung ausgezeichnet, weil mit gut aussehenden, ziemlich kräftigen Granulationen besetzt.

Aus der Nebenabtheilung für innerlich kranke Männer in der Königlichen Charité.

Bericht des Geheimen Medizinalraths Professor Dr. Fräntzel.

(Vom 30. December 1890.)

Im Ganzen wurden 37 Männer behandelt. Bei einer grösseren Anzahl das Koch'sche Verfahren einzuleiten, wurde absichtlich vermieden, da jeder Injicirter einer sehr genauen Beobachtung bedarf.

Es starben vier (s. Tabelle 1—4 auf S. 90 u. 92), und zwar handelte es sich hier um weit vorgeschrittene Fälle, wo der exitus letalis nur eine Frage der Zeit war. An diesen Fällen erwies sich (bei drei Männern wenigstens) das Koch'sche Mittel in sofern wirksam, als bei den Injicirten eine Reaction eintrat. Der Prozess konnte jedoch nicht aufgehalten werden; der Tod trat ein in Folge von Erschöpfung, nicht in Folge von Lungenödem.

Entlassen wurden sechs, und zwar fünf gebessert, auf Wunsch, einer ungeheilt. Die ersteren fühlten sich vollkommen gesund und wollten teilweise die Arbeit wieder aufnehmen, drei von ihnen werden, da sie nicht mehr reagiren, ambulant behandelt. Eine Verschlimmerung ihres Zustandes ist bis jetzt nicht eingetreten. Ein Vierter befindet sich nach eingezogenen Nachrichten sehr wohl und arbeitet regelmässig. Der Fünfte kam, nachdem sich in Folge von ungünstigen hygienischen Verhältnissen sein Zustand etwas verschlimmert hatte, von Neuem zur Anstalt.

Gestützt auf die Erfahrung, dass bei weit vorgeschrittener Phthise, wo der Kräfteverfall ein sehr grosser, eine positive Wirkung nicht zu erwarten steht, wandten wir das Mittel später nur bei solchen Kranken an, bei welchen noch ein verhältnissmässig guter Kräftezustand da war, und zwar wurde auf dieses Moment mehr Gewicht gelegt, als auf die Ausbreitung des Prozesses selbst. Hohe Morgen- und Abendtemperaturen boten keine Contraindication, wohl aber Hämoptoë, weil diese an und für sich schon manchmal tödlich verläuft, und man den Vorwurf, dass der Injicirte in Folge der Behandlung gestorben sei, nicht direct abwehren, und weil durch die Reactionsvorgänge in den Lungen eine geringe Hämoptoë möglicherweise zu einer tödlichen werden kann.

(Fortsetzung des Textes auf S. 124.)

Laufende No.	Name, Stand, Alter. Datum der Aufnahme.	Sind Blutsverwandte tuberkulös?	Vorgeschichte.	Allgemeinconstitution.	Nachtschweisse. Husten. Auswurf. Tuberkelbacillen vor den Einspritzungen.	Befund über den Lunge und am Kehlkopf.
1.	Hippolyt Berger, Kellner, 25 Jahre, aufgenommen 15. 7. 1890.	Ja.	Früher immer gesund. Seit dem 15. 5. 1890 allgemeine Mattigkeit, Abmagerung, Husten und starke nächtliche Schweisse.	Langer sehr hinfälliger Mann mit Fieber, durchschnittlich 39. Thorax sehr flach, Leber vergrössert, chronische Nierenentzündung.	Nachtschweisse, Husten und Auswurf sehr stark, letzterer eitrig. Tuberkelbacillen sehr zahlreich.	Ausgedehnte tub kulöse Infiltrati beider Lunge Über der link Lungenspitze ei grosse Cavern Kehlkopf norm
2.	Emil Kasper, Tischler, 48 Jahre, aufgenommen 5. 8. 1890.	Ja.	Früher gesund. Seit Januar 1890 Husten mit mässigem Auswurf.	Langer ziemlich magerer Mann ohne Fieber, mit starker Arteriosclerose, Leber stark vergrössert. Chronische Nierenentzündung, leichter Ascites. Allgemeinbefinden und Kräftezustand gut.	Husten und Auswurf mässig, letzterer rein eitrig, enthält nur zeitweise spärliche Tuberkelbacillen. Meist leichte Dyspnoe.	Ausgedehnte Sp zenaffection b derseits, besond rechts. Dasel kleine Cavern Kehlkopf norma

...spritzungen und An-fangs-Dosis.	Zahl der Einspritzungen und Gesamtmenge der eingespritzten Koch'schen Flüssigkeit.	Reaction.	Hinzu-tretende Compli-cationen.	Allgemein-befinden. Nacht-schweisse Auswurf Tuberkel-bacillen. (nach den Einspritzungen)	Gewichts-Zu- oder Ab-nahme.	Physikalische Verände-rungen in Lungen und Kehlkopf.	Ist Patient noch in Behand-lung?
2. 9. 890 mit ,05 g, etzte Dosis 5. 9. 890 ,04 g.	4 In-jectionen. In Summa 0,12 g.	Das ununter-brochene Fieber sank allmäh-lich. Am 2. und 4. Tage Col-lapstemperatu-ren bis 35, Puls-frequenz im All-gemeinen er-höht (130). Am 17. 9. unter zu-nehmendem Collaps Tod.	—	Nachtschweiss verschwindet. Husten und Auswurf gerin-ger. Atemfre-quenz steigt auf durchschnittlich 40. Seit 14. 9. grosse Mattig-keit. Am 16. 9. starke Atemnot.	—	—	Nein † 17. 9.
. 10. 890 mit ,001 g, etzte Dosis . 10. 890 ,01 g.	5 In-jectionen. In Summa 0,016 g.	Temperaturstei-gerung trat nicht auf. Am 7. 10. vorübergehend leichtes Frost-gefühl. Am 10. 10. Tod un-ter den Zeichen starker Atem-not. Section er-giebt als wahr-scheinliche Todesursache Herzschwäche infolge von Herzerweite-rung. In den Lungen keine specifischen Veränderungen.	—	Allgemeinbefin-den nach den Einspritzungen war gut, Husten und Auswurf wurden etwas geringer, Puls- und Atemfre-quenz blieb un-verändert.	—	—	Nein † 10. 10.

Laufende No.	Name, Stand, Alter. Datum der Aufnahme.	Sind Blutsverwandte tuberkulös?	Vorgeschichte.	Allgemein-constitution.	Nachtschweisse. Husten. Auswurf. Tuberkelbacillen vor den Einspritzungen.	Befund über den Lunge und am Kehlkopf.
3.	Schiweck, Eisenbahn-rangierer, 29 Jahre, aufgenommen 1. 10. 1890.	Ja.	Seit Januar allmählich zunehmender Husten und Auswurf, sowie Abmagerung. Seit September Heiserkeit. P. wurde bis zur Aufnahme mit Kreosot behandelt.	Sehr abgemagerter Mann mit Febris hectica. Thorax lang u. flach. Pulsfrequenz meist über 100.	Husten und Auswurf ziemlich reichlich, letzterer rein eitrig, enthält Tuberkelbacillen. Atmung 26. Kitzeln und Schmerzen am Kehlkopf.	Ausgedehnte In̤ tration beider Lu gen, in der link Spitze eine gros Caverne. Arykno pel ödematös. A der linken sitzt e tief gehendes G schwür. Wahr Stimmbänder a den freien Rände̤ ulcerirt.
4.	Otto Korteng, Glaser, 40 Jahre, aufgenommen 16. 10. 1890.	Nein.	Seit 8 Jahren Husten und Auswurf, mehrmals Bluthusten. Seit $3/4$ Jahren Geschwüre an Mittelhand und Mittelfuss, von der Knochenhaut ausgehend.	Schwächlicher, magerer, äusserst heruntergekommener Mensch.	Geringe Nachtschweisse. Auswurf sehr dick, eitrig, enthält sehr zahlreiche Bacillen.	Ausgedehnte Hö̤ lenbildungen be derseits. Reichlic̤ Rasselgeräusche An Mittelhand ṳ Mittelfuss tuberk löse Knochenhau entzündung.
5.	August Weigt, Schuhmacher, 26 Jahre, aufgenommen 2. 9. 1890.	Nein.	Seit 14 Wochen andauernd Husten und Auswurf, Seitenstiche, Kurzatmigkeit.	Langer Mensch von mässigem Ernährungszustande.	Starke Nachtschweisse, Auswurf schleimigeitrig, ziemlich reichlich, enthält sehr zahlreiche Bacillen.	Rechts leichte Dä̤ pfung bis zur Rippe, spärlic̤ Rasselgeräusche.

spritzungen und An-fangs-Dosis.	Zahl der Einspritzungen und Gesamtmenge der eingespritzten Koch'schen Flüssigkeit.	Reaction.	Hinzu-tretende Compli-cationen.	Allgemein-befinden. Nacht-schweisse Auswurf Tuberkel-bacillen. (nach den Ein-spritzungen.)	Gewichts-Zu- oder Ab-nahme.	Physikalische Verände-rungen in Lungen und Kehlkopf.	Ist Patient noch in Behand-lung?
10. 890 mit)01 g, etzte osis . 10. 890 o1 g.	5 In-jectionen. In Summa 0,016 g	Febris hectica bleibt bestehen. Puls und Atem-frequenz bleibt im Allgemeinen unverändert. Am 14.10. starke Atemnot. Am Nachmittag un-ter zunehmen-der Atemnot Tod.	—	Allgemeinbefin-den lag sehr dar-nieder. Auswurf und Husten wurden reich-licher. Tbc. un-verändert. Ver-mehrte Schmer-zen am Kehl-kopf.	—	—	Nein † 15. 10.
.. 10. 890.	7 In-jectionen. Gesamt-menge 0,36 g.	Temperaturer-höhung, keine Reaction der Geschwüre an Hand und Fuss. Febris hectica bleibt bestehen.	—	Anfangs Allge-meinbefinden etwas gehoben, Auswurf unver-ändert, später zunehmende Schwäche. Tod d. 10. 11. 90.	Gewichts-abnahme 5 Pfund.	Im Leben keine Veränderung nachweisbar. Bei der Section zeigten sich die Höhlen ausge-kleidet mit einer eigentümlichen schmierigen Masse.	Nein † 10. 11.
3. 9 890.	43 In-jectionen. Gesamt-menge 3,826 g.	Reaction trat nach ca. 7 Stun-den ein mit Temperaturer-höhung bis auf 40,0. Schüttel-frost, Hitzege-fühl. Atemnot hat Patient nicht. Letzte Reaction am 1. 11. 90. auf 0,1 g. Nach jeder Injection Ver-mehrung der Rasselgeräusche.	—	Allgemeinbefin-den ganz bedeu-tend gehoben. Husten unbe-deutend. Aus-wurf gering, glasig. Patient hatte 5 Perio-den, in denen er ganz bacillen-frei war. An einem Tage Reinculturen im Auswurf. Nachtschweisse geschwunden.	Gewichts-zunahme 12 Pfund.	Die Dämpfung ist nur noch angedeutet. Rasselgeräusche sind gar nicht mehr zu hören, nur nach der Injection tritt noch ganz spär-liches Rasseln auf.	Ja.

Laufende No.	Name, Stand, Alter. Datum der Aufnahme.	Sind Blutsverwandte tuberkulös?	Vorgeschichte.	Allgemein-constitution.	Nachtschweisse. Husten. Auswurf. Tuberkelbacillen vor den Einspritzungen.	Befund über den Lunge und am Kehlkopf.
6.	Herrm. Benack, Schlosser, 21 Jahre, aufgenommen 30. 9. 1890.	Nein.	Im Jahre 1889 Anschwellung der Halsdrüsen mit Vereiterung. Seit Ende Mai Auswurf und Husten. Vom 30. September bis 3. October Blut im Auswurf.	Mässig entwickelter langer Mensch mit flachem Brustkorb.	Starke Nachtschweisse, Auswurf blutig, enthält zahlreiche Bacillen.	Dämpfung vorn rechts bis zur Hö der 2. Rippe, hint rechts in der Fos supraspinata Dä pfung, zahlreic Rasselgeräusch über der recht Lunge.
7.	Karl Brendel, Schuhmacher, 44 Jahre, aufgenommen 13. 9. 90.	Nein.	Im Sommer 1889 linksseitige Brustfellentzündung. 5 Wochen vor der Aufnahme Bluthusten, Atemnot. Morgens Husten und Auswurf.	Kräftiger Mensch von mittlerer Grösse, mässigem Ernährungszustand.	Starke Nachtschweisse. Husten und Auswurf ziemlich reichlich, enthielt Blut, Bacillen in mässiger Anzahl.	Dämpfung rechts der Spitze, lin bis zur 2. Ripp Rasseln beiderseit Kehlkopf norma

Anspritzungen und Anfangs-Dosis.	Zahl der Einspritzungen und Gesamtmenge der eingespritzten Koch'schen Flüssigkeit.	Reaction.	Hinzutretende Complicationen.	Allgemeinbefinden. Nachtschweisse, Auswurf, Tuberkelbacillen. (nach den Einspritzungen.)	Gewichts-Zu- oder Abnahme.	Physikalische Veränderungen in Lungen und Kehlkopf.	Ist Patient noch in Behandlung?
. 10 890.	27 Injectionen. Gesamtmenge 1,683 g.	Reaction prompt nach 6—7 Stunden eintretend. Höchste Reaction 39,9. Dabei Schüttelfrost, zeitweise zusammenziehende Schmerzen an der Brust. Niemals Atemnot. Atmung und Pulsfrequenz nicht erhöht. Letzte Reaction am 15. 10. 90.	—	Allgemeinbefinden sehr gut. Patient verliess die Anstalt, um sich ambulant weiter behandeln zu lassen; jeden 8. Tag eine Injection von 0,1 g. Auswurf glasig, war während dreier Wochen bacillenfrei, enthält jetzt wieder eine geringe Menge T. B. Nachtschweisse fehlen.	Gewichtszunahme 5 Pfund.	Ganz leichte Dämpfung bis zur 1. Rippe rechts; ebenso noch leichte Dämpfung in der Fossa supraspinata. Auf der Höhe der Inspiration sehr spärliche klingende Rasselgeräusche.	Ja (ambulant).
. 10.	11 Injectionen. Gesamtmenge 0,176 g.	Höchste Temperatur 39,6°. Schüttelfröste, Schmerzen in den Knieen, Reaction trat auf 0,04 g (letzte Injection) noch ein.	Keine.	Allgemeinbefinden gut. Keine Nachtschweisse. Auswurf gering. Bacillen zeitweise ganz verschwunden. Patient wurde entlassen, arbeitete 7 Wochen, ohne dass Husten, Auswurf und Nachtschweiss vorhanden, dann trat wieder etwas Husten auf.	Gewichtszunahme 1¼ Pfd.	Rasseln nur noch über der linken Spitze hörbar. Dämpfung beiderseits noch vorhanden.	Nein. Patient verliess die Anstalt am 25. 10., weil er sich gesund fühlte.

Laufende No.	Name, Stand, Alter. Datum der Aufnahme.	Sind Blutsverwandte tuberkulös?	Vorgeschichte.	Allgemein-constitution.	Nachtschweisse. Husten. Auswurf. Tuberkelbacillen vor den Einspritzungen.	Befund über den Lunge und am Kehlkopf.
8.	Paul Wolff, Tischler, 28 Jahre, aufgenommen 24. 9. 90.	Ja.	Vor 4 Jahren Bluthusten, Mattigkeit, Atemnot; damals Kreosotbehandlung. Seit dieser Zeit stets Beschwerden.	Kleiner, ziemlich kräftig gebauter Mann.	Starke Nachtschweisse, Husten stark, Auswurf schleimig-eitrig, reichlich, enthielt Bacillen in grosser Zahl. Heiserkeit.	Dämpfung über b den Spitzen u links bis zur 2. Rippe. Rasse geräusche beso ders links. An c hinteren Kehlko wand eine Ge schwulst mit gra weissem Belag. L Giessbeckenkno pel geschwolle und gerötet.
9.	Wilhelm Hartmann, Schuhmacher, 42 Jahre, aufgenommen 3. 10. 90.	Ja.	Im Jahre 1868 Blutsturz. Seit dieser Zeit angeblich keine Erscheinungen. Vor 4 Wochen Stiche in der Brust, seit 8 Tagen Husten, seit 3 Tagen blutiger Auswurf.	Mittelgrosser, ziemlich kräftiger Mann.	Starke Nachtschweisse. Husten stark. Auswurf reichlich, enthält zahlreiche Bacillen.	Beide Spitzen leic gedämpft. Hint rechts ebenfalt leichte Dämpfu mit bronchialer Atmen.

spritzungen und Anfangs-Dosis.	Zahl der Einspritzungen und Gesamtmenge der eingespritzten Koch'schen Flüssigkeit.	Reaction.	Hinzutretende Complicationen.	Allgemeinbefinden. Nachtschweisse / Auswurf / Tuberkelbacillen. (nach den Einspritzungen.)	Gewichts-Zu- oder Abnahme.	Physikalische Veränderungen in Lungen und Kehlkopf.	Ist Patient noch in Behandlung?
10.	39 Injectionen. Gesamtmenge 2,579 g.	Temperaturerhöhung. Stärkere Heiserkeit nach jeder Injection. Gliederschmerzen, zeitweise Erbrechen. Puls und Atmungsfrequenz erhöht. Keine Reaction mehr seit 2. 11.	Keine.	Allgemeinbefinden bedeutend gehoben. Nachtschweisse geschwunden. Bacillen noch vorhanden. Auswurf viel geringer.	Gewichtszunahme 2¼ Pfd.	Ganz leichte Dämpfung über beiden Spitzen. In der linken Spitze b. tiefem Atmen leichtes Knacken, in der rechten Spitze ganz vereinzeltes Rasseln. Das Geschwür an d. hinteren Kehlkopfwand bis auf ein Minimum geschwunden.	Nein. Patient verliess die Anstalt auf Wunsch den 15. 12.
10.	22 Injectionen. Gesamtmenge 1,464 g.	Temperaturerhöhung, Schüttelfröste. Rötung und Schmerzhaftigkeit der Injectionsstelle. Steigerung der Puls- und Atmungsfrequenz. Zuletzt keine Reaction mehr auf 0,1 g. Nach dreiwöchentlicher Pause wieder Reaction auf 0,005 g.	Keine.	Allgemeinbefinden gut. Nachtschweisse geschwunden. Bacillen an einzelnen Tagen ganz geschwunden. Auswurf sehr gering. Patient verliess die Anstalt, weil er sich gesund fühlte, da er aber in ungünstigen Verhältnissen lebte, trat der Husten nach 14 Tagen wieder auf. Patient kam wieder zur Anstalt.	Gewichtszunahme 3 Pfd.	Nirgendwo Dämpfung nachweisbar. Oberhalb der linken Clavicula treten bei Hustenstössen Spuren von Rasseln auf, sonst überall normales Atmungsgeräusch.	Ja.

Laufende No.	Name, Stand, Alter. Datum der Aufnahme.	Sind Blutsverwandte tuberkulös?	Vorgeschichte.	Allgemein-constitution.	Nachtschweisse. Husten. Auswurf. Tuberkelbacillen vor den Einspritzungen.	Befund über den Lunge und am Kehlkopf.
10.	Gustav Nitschke, Schuhmacher, 20 Jahre, aufgenommen 6. 10. 1890.	Nein.	Seit Weihnachten Husten und Auswurf. Sommer Bluthusten von ziemlich langer Dauer.	Schwächlicher, kleiner Mensch von ausnehmend blasser Gesichtsfarbe.	Starke Nachtschweisse. Auswurf reichlich, eitrig, enthält sehr zahlreiche Bacillen.	Rechts Dämpfu der Spitze. Lin Dämpfung bis z 2. Rippe. Ül den gedämpft Stellen reichlicl kleinblasiges Ra seln.
11.	Max Zimpel, Sattler, 28 Jahre, aufgenommen 7. 10. 1890.	Ja.	Vor 1 Jahre linksseitige, vor 7 Wochen rechtsseitige Rippenfellentzündung. Seit dieser Zeit geringer Husten, mässiger Auswurf, Kreosotbehandlung. Kurz vor der Aufnahme blutiger Auswurf.	Ziemlich schwächlicher Mensch.	Nachtschweisse stark, Auswurf schleimig eitrig, etwas blutig gefärbt, enthält Bacillen in mässiger Anzahl.	Rechts vorne in c Spitze leichte Dä pfung, spärlic Rasselgeräusche.

spritzungen und An-fangs-Dosis.	Zahl der Einspritzungen und Gesamtmenge der eingespritzten Koch'schen Flüssigkeit.	Reaction.	Hinzu-tretende Compli-cationen.	Allgemein-befinden. Nacht-schweisse Auswurf Tuberkel-bacillen. (nach den Ein-spritzungen.)	Gewichts-Zu- oder Ab-nahme.	Physikalische Veränderungen in Lungen und Kehlkopf.	Ist Patient noch in Behand-lung?
. 10. 1890.	29 Injectionen. Gesamtmenge 1,501 g.	Temperaturerhöhung, Gliederschmerzen, Mattigkeit. Erhöhung der Puls- und Atmungsfrequenz nach der Einspritzung. Vermehrung der Rasselgeräusche nach der Injection.	Zeitweise Eiweiss im Urin, unabhängig von der Injection. Keine morphologischen Bestandtheile.	Allgemeinbefinden gut. Husten nur des Nachts und am Morgen, Auswurf bedeutend verringert. Bacillen zeitweise ganz verschwunden.	Gewichtszunahme 13 Pfd.	Über beiden Spitzen noch ganz leichte Dämpfung, unterhalb des linken Schlüsselbeins keine Dämpfung mehr. Rechts kein Rasseln mehr zu hören, links viel spärlicheres Rasseln als früher.	Ja.
0. 10. 1890.	21 Injectionen. Gesamtmenge 1,142 g.	Temperaturerhöhung, Mattigkeit, Schmerzen in beiden Knieen. Beschleunigung der Atmungsfrequenz. Letzte Reaction den 18. 11. auf 0,1.	—	Allgemeinbefinden gut. Husten äusserst gering. Nachtschweisse fehlen gänzlich. Bacillen zeitweise verschwunden. Patient, der jetzt ambulant behandelt wird, arbeitet täglich 12 Stdn. ohne Beschwerden. Jeden 8. Tag eine Injection von 0,1 g.	Gewichtszunahme 5 Pfd.	Nirgendwo Rasselgeräusche, nirgendwo Dämpfung nachweisbar.	Ja (ambulant).

7*

Laufende No.	Name, Stand, Alter. Datum der Aufnahme.	Sind Blutsverwandte tuberkulös?	Vorgeschichte.	Allgemeinconstitution.	Nachtschweisse. Husten. Auswurf. Tuberkelbacillen vor den Einspritzungen.	Befund über den Lunge und am Kehlkopf.
12.	Wilhelm Döring, Gipsmüller, 26 Jahre, aufgenommen 18. 10. 1890.	Nein.	Seit Weihnachten Husten und Auswurf. Kreosotbehandlung.	Grosser magerer Mensch mit flachem Brustkorb.	Starke Nachtschweisse, Husten sehr stark, Auswurf reichlich, eitrig, enhält sehr zahlreiche Bacillen. Hohes morgendliches Fieber.	Vorne rechts Där pfung bis z 2. Rippe, zal reiche kleinblasi teilweise klingen Rasselgeräusche, die auch in d linken Spitze au treten, ohne da hier Dämpfung vo handen ist.
13.	Paul Brockhausen, Handlungsgehülfe, 18 Jahre, aufgenommen 8. 11. 1890.	Ja.	Weihnachten 1889 Influenza. Im Anschluss daran Husten und Auswurf, Kreosotbehandlung. In letzter Zeit Abmagerung und Mattigkeit.	Sehr schwächlicher magerer Mensch mit flachem Brustkorb.	Ziemlich starker Nachtschweiss. Husten sehr stark. Auswurf reichlich, enthält sehr zahlreiche Bacillen.	Rechts Dämpfu bis zur 3. Ripp links Dämpfung b zur 2. Rippe. Bei Fossae supra spin tae gedämpft. Be derseits in den ob ren Partieen sel zahlreiche klinge deRasselgeräusch rechts bis zur u teren Lungengrenze reichen nach unten spä licher werden.

Tag der Einspritzungen und Anfangs-Dosis.	Zahl der Einspritzungen und Gesamtmenge der eingespritzten Koch'schen Flüssigkeit.	Reaction.	Hinzutretende Complicationen.	Allgemeinbefinden. Nachtschweisse Auswurf } nach den Einspritzungen. Tuberkelbacillen.	Gewichts-Zu- oder Abnahme.	Physikalische Veränderungen in Lungen und Kehlkopf.	Ist Patient noch in Behandlung?
.. 10. 890.	40. Gesamtmenge 2,988 g.	Temperaturerhöhung, Mattigkeit, zusammenziehende Schmerzen auf der Brust. Steigerung von Puls- und Atmungsfrequenz. Noch immer leichte Reactionen.	—	Allgemeinbefinden gut. Fieber amMorgen vollständig geschwunden. Husten geringer, Auswurf um gut $1/3$ verringert, mehr schleimiger Natur. Keine Nachtschweisse.	Gewichtszunahme 10 Pfd.	Die Rasselgeräusche rechts sind bis auf geringe Spuren geschwunden, links fehlen sie ganz, treten jedoch nach Injectionen auf. Dämpfungnoch vorhanden.	Ja.
). 11. 890.	24 Injectionen. Gesamtmenge 1,127 g.	Sehr starke Reaction nach 7 Stunden, die Temperaturerhöhung dauerte öfter bis zum folgendenTage. Allmählich verschwanden die Morgentemperaturen. Zeitweise trat während der Reaction Atemnot auf, die Rasselgeräusche waren vermehrt. Noch starke Reactionen bis zuletzt. Zeitweise auftretende Cyanose nach der Injection.	—	Allgemeinbefinden mässig, Husten geringer, Auswurf mehr schleimig. Bacillen noch vorhanden.	Gewichtsabnahme 6 Pfund.	Die Dämpfung hat sich nicht verkleinert, die Rasselgeräusche sind spärlicher geworden.	Gebessert; auf Wunsch entlassen.

Laufende No.	Name, Stand, Alter. Datum der Aufnahme.	Sind Blutsverwandte tuberkulös?	Vorgeschichte.	Allgemein-constitution.	Nachtschweisse. Husten. Auswurf. Tuberkelbacillen vor den Einspritzungen.	Befund über den Lunge und am Kehlkopf.
14.	Sammt, Mechaniker, 21 Jahre, aufgenommen 18. 11. 1890.	Nein:	Früher öfter Anschwellung der Lymphdrüsen. Anfang dieses Jahres schwerer Anfall von Influenza. Seit dieser Zeit Husten und Auswurf.	Kleiner, schwächlich gebauter Mensch von schlaffer Muskulatur.	Starke Nachtschweisse. Sehr starker Husten und Auswurf. Der letztere ist eitrig, enthält Tuberkelbacillen in ziemlicher Menge.	Vorn rechts Dä▮pfung bis zu▮ 3. Rippe. Hint▮ rechts bis z▮ Mitte des Scapu▮ Links leichte Dä▮pfung nur in d▮ Spitze. Rech▮ lautes bronchial▮ Atmen mit se▮ zahlreichen kli▮genden Rasse▮geräuschen. In d▮ Höhe der 3. Rip▮ rechts ampho▮sches Atmen, ▮ dieser Stelle br▮ de pot fêlé. Rech▮ hinten ebenfa▮ Rasseln bis unte▮ hin. Links Rasse▮ in der Spitze.
15.	Johann Lorch, Tischler, 32 Jahre, aufgenommen 30. 10. 1890.	Nein.	Seit Anfang des Sommers 1890 Husten und Auswurf. Vor 4 Tagen Bluthusten, der noch anhält.	Untersetzter, sehr kräftig gebauter Mann von guter Muskulatur.	Nachtschweisse. Blutiger Auswurf mit zahlreichen Bacillen.	Dämpfung bis z▮ 2. Rippe rech▮ ebenso in der Fos▮ supraspinata de▮tra. In der rechte▮ Spitze mittelgross▮ blasiges Rassel▮ Unterhalb der Cl▮ vicula Giemen.▮ Rechts hinten obe▮ ebenfalls Rassel▮ bronchiales Atme▮ Links kein Rassel▮

Einspritzungen und Anfangs-Dosis.	Zahl der Einspritzungen und Gesamtmenge der eingespritzten Koch'schen Flüssigkeit.	Reaction.	Hinzutretende Complicationen.	Allgemeinbefinden. Nachtschweisse / Auswurf / Tuberkelbacillen. (nach den Einspritzungen.)	Gewichts-Zu- oder Abnahme.	Physikalische Veränderungen in Lungen und Kehlkopf.	Ist Patient noch in Behandlung?
. 11. 890.	18 Injectionen. Gesamtmenge 0,488 g.	Starke Reactionen bis über 39°, leichte Atemnot und Cyanose, Anschwellung und Rötung der Nase bei der Reaction. Eine Lymphdrüse in der Fossae supra clavicularis reagierte durch starke Anschwellung. Patient reagiert immer noch.	—	Allgemeinbefinden mässig. Husten geringer. Auswurf auf ein Minimum reduziert. Bacillen noch vorhanden.	Gewichtsabnahme 1½ Pfd.	Die Rasselgeräusche haben an Zahl bedeutend abgenommen. In der linken Spitze nur noch ganz dumpfes, sehr spärliches Rasseln. Die Dämpfung ist noch nicht geringer geworden.	Ja.
. 11. 890.	26 Injectionen. Gesamtmenge 1,099 g.	Reaction trat nach 7 Stunden ein mit leichter Temperaturerhöhung, Beschleunigung der Pulsfrequenz, zusammenziehende Schmerzen auf der Brust.	—	Allgemeinbefinden bedeutend gehoben. Husten sehr gering, Auswurf enthält noch wenige Bacillen. Blut nur einmal in ganz geringem Masse aufgetreten.	Gewichtszunahme 4 Pfund.	Die Dämpfung unterhalb der rechten Clavicula hat sich bedeutend aufgehellt. Die Rasselgeräusche nur noch sehr spärlich und dumpf.	Ja.

Laufende No.	Name, Stand, Alter. Datum der Aufnahme.	Sind Blutsverwandte tuberkulös?	Vorgeschichte.	Allgemein-constitution.	Nachtschweisse. Husten. Auswurf. Tuberkelbacillen vor den Einspritzungen.	Befund über den Lunge und am Kehlkopf.
16.	Marwitz, Maurer, 18 Jahre, aufgenommen 4. 11. 1890.	Nein.	Seit Frühjahr d. J. Brust- schmerzen, Atemnot, gerin- ger Husten und Auswurf. In letzterer Zeit stärkerer Husten und Ab- magerung.	Kleiner, im All- gemeinen gut genährter, in der Entwickelung etwas zurück- gebliebener Mensch.	Leichter Nacht- schweiss, star- ker Husten, reichlicher eit- riger Auswurf, der zahlreiche Bacillen enthält.	Links vorn ausg dehnte Dämpfun In der Höhe d 3. Rippe ein Bez mit Bruit de p fêlé und ampho schem Atmung geräusch. Im Üb gen zahlreiche R selgeräusche üb der ganzen link Lunge. Rechi ebenfalls klinge des Rasseln, do nur in der Spit:
17.	Raphael Mandel, Handelsmann, 37 Jahre, aufgenommen 20. 11. 1890.	Nein.	Im Jahre 1884 Vereiterung der Halsdrüsen. Im Jahre 1886 Lun- genentzündung links. Im An- schluss daran Husten und Auswurf. Kreo- sotbehandlung.	Ziemlich kräftig gebauter Mann.	Zeitweise Nacht- schweisse. Aus- wurf war öfter blutig tingiert, im Übrigen zäh eitrig, enthält zahlreiche Ba- cillen.	Rechts vorn Dä pfung bis zu 3. Rippe, links vo bis zur 2. Rip rechts hinten zum angul. capul Rechts in den ob ren Partieen bro chiales Atmen, weiter abwärts ve culäres Atmen n reichlichem Ra seln. Links ob spärliches Rassel

spritzungen und An-fangs-Dosis.	Zahl der Einspritzungen und Gesamtmenge der eingespritzten Koch'schen Flüssigkeit.	Reaction.	Hinzu-tretende Compli-cationen.	Allgemein-befinden. Nacht-schweisse Auswurf Tuberkel-bacillen.	nach den Ein-spritzungen.	Gewichts-Zu- oder Ab-nahme.	Physikalische Verände-rungen in Lungen und Kehlkopf.	Ist Patient noch in Behand-lung?
. 11. 890.	21 In-jectionen. Gesamt-menge 0,465 g.	Patient hatte meist verzögerte Reactionen. Er reagirte mit Temperatur-erhöhung, Frost-gefühl, Glieder-schmerzen, Mat-tigkeit meist erst am Mittag des folgenden Tages. Bei der Reaction leichte Cyanose.	—	Allgemeinbefin-den gut. Keine Nachtschweisse. Auswurf bedeu-tend verringert, ist mehr schlei-miger Natur, enthält noch immer Bacillen.		Zunahme 3½ Pfd.	Die Caverne ist kleiner gewor-den, das Rasseln viel spärlicher. Auch die Däm-pfung scheint nicht mehr so intensiv zu sein.	Ja.
ʔ. 11. 890.	25 In-jectionen. Gesamt-menge 1,37 g.	Reaction trat immer prompt ein bis zum 6.12. Von da ab keine Reaction mehr. Am 20. 12. noch einmal Tempe-raturerhöhung. Während der Reaction Ver-mehrung der Rasselgeräu-sche, zusam-menziehende Schmerzen in der Brust.	—	Allgemeinbefin-den gut. Aus-wurf gering, aber noch stark eitrig, öfter blutig tingirt. Nachtschweisse fehlen. Bacillen noch vorhan-den.		Zunahme 8¼ Pfd.	Die Dämpfung unterhalb der linken Clavicula ist geschwun-den, die Rassel-geräusche sind an Zahl viel geringer gewor-den.	Ja.

Laufende No.	Name, Stand, Alter. Datum der Aufnahme.	Sind Blutsverwandte tuberkulös?	Vorgeschichte.	Allgemein-constitution.	Nachtschweisse. Husten. Auswurf. Tuberkelbacillen vor den Einspritzungen.	Befund über den Lunge und am Kehlkopf.
18.	Heinr. Neufeld, 31 Jahre, Kaufmann, aufgenommen 20. 11. 1890.	Nein.	Seit 2 Jahren Husten u. Auswurf. Nachtschweisse und Bluthusten hatte Patient niemals.	Kleiner, schwächlicher Mann, mit geringem Fettpolster, flachem Brustkorb.	Starker Husten, reichlicher eitriger Auswurf, zahlreiche Bacillen. Keine Nachtschweisse.	Links ausgedehr Dämpfung bis z 4. Rippe, daselt Bronchialatme und Rasseln. der Höhe der 3. Rippe eine gros Caverne. Bruit pot fêlé, amph risches Atmen Leber stark ve grössert. Im Ur eine Spur von E weiss.
19.	Petrouscheck, Kellner, 31 Jahre, aufgenommen 21. 11. 1890.	Nein.	Seit einem Jahre Husten und Auswurf. In letzter Zeit starke Abmagerung und Mattigkeit.	Kleiner, sehr schwächlich gebauter Mensch mit flachem Thorax.	Geringe Nachtschweisse, Husten sehr stark, Auswurf reichlich, dickeitrig, enthält zahlreiche Bacillen.	Rechts Dämpfu am oberen Ran der 4. Rippe, d in die L, Lerdän pfung übergeht Leichte Dämpfu beider Fossae s praclaviculares ur supraspinatae. Rechts vorne bro chiales Atmen m Rasseln, weite unten vesiculär Atmen. Links vorne Bronchia atmen mit Rassel bis zur 3. Ripp Hinten beidersei Rasseln, besonde rechts.

spritzungen und Anfangs-Dosis.	Zahl der Einspritzungen und Gesamtmenge der eingespritzten Koch'schen Flüssigkeit.	Reaction.	Hinzutretende Complicationen.	Allgemeinbefinden. Nachtschweisse } Auswurf } nach den Einspritzungen. Tuberkelbacillen.	Gewichts-Zu- oder Abnahme.	Physikalische Veränderungen in Lungen und Kehlkopf.	Ist Patient noch in Behandlung?
. 11. 890.	11 Injectionen. Gesamtmenge 0,077 g.	Starke Reaction nach ungefähr 7 Stunden. Gliederschmerzen. Übelkeit, Mattigkeit während der Reaction.	Nierenentzündung. Im Urin sehr starker Eiweissgehalt. Cylinder.	Allgemeinbefinden schlecht. Mattigkeit, Diarrhoe, starker Husten, reichlicher Auswurf.	Abnahme 1³/₄ Pfd.	Die physikalischen Erscheinungen haben sich nicht wesentlich geändert.	Ungeheilt auf Wunsch entlassen.
. 11. 890.	15 Injectionen. Gesamtmenge 0,058 g.	Die Reaction äusserte sich durch sehr hohe Temperatursteigerungen, Atemnot, frequenten Puls am Abend nach der Injection. Am Morgen meist normale Temperaturen. Während der Reaction waren die Rasselgeräusche vermehrt. Einmal trat eine Dämpfung rechts hinten unten auf, die am anderen Tage wieder verschwunden war.	An einem Tage Spuren von Eiweiss im Urin.	Allgemeinbefinden ziemlich gut. Nachtschweisse fehlen, Auswurf noch sehr reichlich, enthält noch zahlreiche Bacillen.	Gewichtsabnahme 1 Pfund.	Die Rasselgeräusche rechts hinten sind weniger zahlreich als früher, sonst keine Veränderung in den Lungen.	Ja.

Laufende No.	Name, Stand, Alter. Datum der Aufnahme.	Sind Blutsverwandte tuberkulös?	Vorgeschichte.	Allgemein-constitution.	Nachtschweisse. Husten. Auswurf. Tuberkelbacillen vor den Einspritzungen.	Befund über den Lunge und am Kehlkopf.
20.	Karl Vogel, Buchhandlungs-gehülfe, 26 Jahre, aufgenommen 3. 12. 1890.	Ja.	Seit drei Jahren Husten, Auswurf, zeitweise Fieber. In letzter Zeit Abmagerung.	Mittelgrosser, schwächlich gebauter Mensch, von schlaffer Muskulatur und flachem Thorax.	Kein Nachtschweiss, Husten sehr bedeutend. Auswurf ziemlich reichlich, schleimigeitrig, enthält zahlreiche Bacillen.	Rechts Dämpfu bis zur 3. Rip| links leichte Dä| pfung der Fos supraclaviculari Rechts hinten Dä| pfung bis zur unteren Lunge grenze, daselb: Rasseln. Eben vorn rechts bis z 3. Rippe, währe| links· nur in d Spitze Rasseln ; hören ist.
21.	Paul Maletz, Krankenwärter, 28 Jahre, aufgenommen 17. 11. 1890.	Nein.	Vor drei Jahren starker Luftröhrenkatarrh. Seit zwei Jahren periodenweis auftretende Heiserkeit. Husten und Auswurf gering.	Mittelkräftiger, etwas gracil gebauter Mann ohne Fieber. Linkes Trommelfell zerstört, etwas eitriger Ohrenfluss links.	Nachtschweisse nicht vorhanden, Husten und Auswurf sehr gering. Letzterer schleimig mit sehr spärlichen eitrigen Beimengungen, enthält keine Bacillen.	Über der linke| Unterschlüsselbei grube etwas rauh vesiculäres Atme über der recht(Oberschlüsselbei: grube vereinzelt| Knacken bei d‹ Inspiration. Ni gends Dämpfun| Wahre Stimmbä| der lebhaft geröte

spritzungen und Anfangs-Dosis.	Zahl der Einspritzungen und Gesamtmenge der eingespritzten Koch'schen Flüssigkeit.	Reaction.	Hinzutretende Complicationen.	Allgemeinbefinden. Nachtschweisse Auswurf Tuberkelbacillen. (nach den Einspritzungen.)	Gewichts-Zu- oder Abnahme.	Physikalische Veränderungen in Lungen und Kehlkopf.	Ist Patient noch in Behandlung?
12. 890.	13 Injectionen. Gesamtmenge 0,07 g.	Keine ausgesprochene Reaction, nur einmal etwas Frösteln.	—	An einem Tage geringe blutige Beimengungen im Sputum. Sonst keine Veränderung.	Zunahme 2 Pfund.	Keine Veränderung.	Ja.
3. 11. 890.	7 Injectionen. Gesammtmenge 0,0275 g.	Erst nach 6 mg und 20 Stunden nach der Einspritzung stieg die Temperatur auf 38° nach vorhergegangenem Schüttelfrost, nach 5 mg 3 Tage später auf 40,2, noch 3 Tage später nach 4½ mg auf 39,6. Temperaturabfall erfolgte jedesmal allmählich.	—	Allgemeinbefinden während der Reaction stark gestört. Abgesehen von den Schüttelfrösten häufig leichtes Frösteln. Vereinzelt auch Übelkeit und Brechneigung. Husten und Auswurf stärker. Letzterer meist schleimig ohne Bacillen. 2 mal Herzklopfen; am 8. und 9. 12. etwas Nachtschweiss, Reiz im Kehlkopf stärker, im Auswurf nie Bacillen.	Erst Abnahme, dann Zunahme. Im Ganzen Abnahme 1 Pfund.	Am 10. 12. Rasseln unterhalb des rechten Angul.scapul.,welches am anderen Tage verschwunden ist. Befund über den Lungen bleibt unverändert. Rötung der wahren Stimmbänder geht zurück, ebenso die anfänglich auftretende Schwellung der Aryknorpel.	Nein. Am 15.12. entlassen als gebessert, auf Wunsch.

Laufende No.	Name, Stand, Alter. Datum der Aufnahme.	Sind Blutsverwandte tuberkulös?	Vorgeschichte.	Allgemein-constitution.	Nachtschweisse. Husten. Auswurf. Tuberkelbacillen vor den Einspritzungen.	Befund über den Lunge und am Kehlkopf.
22.	Haselau, Techniker, 17 Jahre, aufgenommen 22. 11. 1890.	Nein.	Im Alter von 10 Jahren Brustfellentzündung links und Lungenentzündung. Im Alter von 14 und 15 Jahren linksseitiger Lungenkatarrh. September 1890 wiederum Brustfell- und Lungenentzündung. Seit der Zeit Atemnot. Am 19.11. leichte Hämoptoë.	Ziemlich langer magerer, junger Mann, ab und zu mit leichtem Fieber. Allgemeinbefinden und Appetit befriedigend.	Nachtschweisse mehrfach in leichtem Grade vorhanden. Husten und Auswurf gering. Letzterer schleimig mit sehr geringen eitrigen Beimengungen, enthält keine Bacillen.	Links hinten ob bis zur Mitte c Scapula leichte Dämpfung, da selbst pleuritisch Reiben. Über c rechten Fossa s pra- und infi clavicularis ve culäres Atmen r feuchtem kleinb sigem Rasseln. Wahre Stimmba der lebhaft gerö Unterhalb der b den Aryknorpe 2 kleine stark g rötete wulstige H vorragungen.
23.	Wilhelm Metschke, Obersecundaner, 19 Jahre, aufgenommen 26. 11. 1890.	Nein.	Im 8. Jahre Lungenentzündung. Seit 1 Jahre Husten. Seit September 1890 Auswurf und nächtliche Schweisse, Abmagerung, auch zweimal leichte Hämoptoë.	Mittelgrosse, gracil gebaute, etwas abgemagerte Person ohne Fieber. Allgemeinbefinden und Appetit befriedigend.	Nachtschweisse ziemlich reichlich, Husten und Auswurf mässig, letzterer enthält Bacillen in geringer Anzahl.	Nirgend Dämpfur Über der recht Fossa supracla vicularis und d Mitte der recht Fossa supraspina spärliches, klei blasiges feuchtes Rasseln. Epiglot und Aryknorpel leicht gerötet.

spritzungen und An-fangs-Dosis.	Zahl der Einspritzungen und Gesamtmenge der eingespritzten Koch'schen Flüssigkeit.	Reaction.	Hinzu-tretende Compli-cationen.	Allgemein-befinden. Nacht-schweisse Auswurf Tuberkel-bacillen.	nach den Ein-spritzungen.	Gewichts-Zu- oder Ab-nahme.	Physikalische Verände-rungen in Lungen und Kehlkopf.	Ist Patient noch in Behand-lung?
5. 11. 890.	20 In-jectionen. Gesamt-menge 0,1175 g.	In der ersten Zeit häufig Frösteln. Leichte Fieber-steigerung tritt erst nach 3 mg ein, später durchschnittlich nach 9 Stunden. Seit dem 13. kein Fieber mehr. Häufig bestand Herz-klopfen nament-lich Nachts und ziehende Schmerzen in den Gliedern, namentlich in den Knie- und Hüftgelenken.	Am 3. und 4. 12. Auf-treten von Drüsen-schwel-lung in den Ach-selhöhlen beider-seits, die noch jetzt besteht. Mehrfach vorüber-gehende Albu-minurie.	Allgemeinbefin-den war mehr-fach durch starke Kopfschmerzen gestört. Nacht-schweisse vor-handen seit 10. 12. Auswurf stets sehr gering, schleimig mit geringen eitri-gen Beimen-gungen, enthält nur 3 mal sehr spärliche Bacil-len. Häufig Kit-zeln im Halse im Anfang.		Zunahme 1½ Pfd.	Über der rechten Fossa supra- u. infraclavicularis vesiculäres At-men. Links hin-ten oben noch leichte Däm-pfung. Wahre Stimmbänder graurot. Im Übrigen im Kehlkopf keine Veränderung.	Ja.
8. 11. 890.	22 In-jectionen. Gesamt-menge 0,365 g.	Nur nach 2-5 mg leichte Fieber-steigerung bis 38°; Reaction nach 8—24 Std. Seit 4. 12. kein Fieber mehr. Im Anfang häu-figes · leichtes Ziehen in den Gliedern und Kitzeln im Halse.	—	Allgemeinbefin-den fast andau-ernd gut. Ab und zu leichte Mattigkeit. Am 21. 12. starke Schmerzen im linken Kniege-lenk. Nacht-schweisse seit 10. 12. ver-schwunden. Husten und Auswurf reich-licher. Bacillen Anfangs reich-lich, werden spärlicher.		Bis zum 18. 12. Zu-nahme 8½ Pfd. bis zum 23. 12. Zunahme 6¾ Pfd.	Am 9. 12. auch über der linken Spitze dumpfes, feuchtes, klein-blasiges Rasseln, über der recht. Spitze mittel-grossblasiges, zum Teil klin-gendes Rasseln. Am 23. 12. über der linken Spitze noch rauhes vesicu-läres Atmen. Über der lin-ken Fossa infra clavicularis nur noch dumpfes, spärliches Ras-seln, rechts hin-ten oben Ras-seln wieder ge-ringer.	Ja.

Laufende No.	Name, Stand, Alter. Datum der Aufnahme.	Sind Blutsverwandte tuberkulös?	Vorgeschichte.	Allgemein-constitution.	Nachtschweisse. Husten. Auswurf. Tuberkelbacillen vor den Einspritzungen.	Befund über den Lunge und am Kehlkopf.
24.	Julius Barth, Eisenbahnbeamtensohn, 13 Jahre, aufgenommen 20. 11. 1890.	Nein.	Seit 2 Jahren angeblich nach starker Erkältung Husten, Abmagerung und Auswurf. Mehrfach Hämoptoë.	Kleiner, sehr magerer Patient mit hectischem Fieber und starker Dyspnoe. Allgemeinbefinden und Appetit mässig.	Nachtschweisse, Husten und Auswurf sehr reichlich. Letzterer rein eitrig, enthält ziemlich viele Bacillen.	Über beiden Lu genspitzen Däm pfung. Rechts vo bis zur 2. Rip bruit de pot fê Über den ober Partieen beider Lungen bronchi les Atmen mit kli gendem Rasseln
25.	Reinh. Körner, Klempner, 28 Jahre, aufgenommen 1. 12. 1890.	Nein.	Patient klagt seit August 1885 über Husten und Auswurf. Ende 1885 linksseitige Lungenentzündung. Mitte1886 Hämoptoë.	Mittelgrosser, mittelkräftiger Mann, ohne Fieber. Puls 84, Atmung 20—22. Pat. ist schwerhörig, besonders auf dem linken Ohre.	Nachtschweisse ziemlich reichlich, Husten u. Auswurf reichlich. Letzterer rein eitrig, enthält reichliche Bacillen.	Über der linke Lungenspitze ein sehr grosse Caverne, über d rechten Lunger spitze spärliche Rasseln. Aryknor pel lebhaft geröte wahre Stimmbär der weiss, mit e nem leichten Stic ins Rötliche.

spritzungen und Anfangs-Dosis.	Zahl der Einspritzungen und Gesamtmenge der eingespritzten Koch'schen Flüssigkeit.	Reaction.	Hinzutretende Complicationen.	Allgemeinbefinden. Nachtschweisse Auswurf (nach den Einspritzungen.) Tuberkelbacillen.	Gewichts-Zu- oder Abnahme.	Physikalische Veränderungen in Lungen und Kehlkopf.	Ist Patient noch in Behandlung?
12. 390.	10 Injectionen. Gesamtmenge 0,0165 g.	Die Temperatur stieg nach den Einspritzungen nur wenig über 38° 2 mal 39 bis 39,3, Atemfrequenz im Allgemein. erhöht, Pulsfrequenz bleibt unverändert. Reaction meist nach 8 Std. In der letzten Zeit Atemnot, bis 52 Atemzüge in der Minute.	An 3 Tag. vorübergehend Albuminurie.	Allgemeinbefinden bessert sich sehr. 1—2 mal Erbrechen. Appetit hebt sich. Nachtschweisse seit der 3. Einspritzung verschwunden. Husten und Auswurf Anfangs reichlicher, später geringer. Letzterer bleibt rein eitrig; Bacillen zuletzt ebenfalls geringer.	Zunahme 2½ Pfd.	Am 23. 12. Dämpfung im Allgemeinen unverändert. Links unten in der Seite und links hinten oben noch spärliches Rasseln. An den übrig. Partien ist das Rasseln verschwunden. Atmung bronchial. Auch rechts Rasseln bedeutend geringer. Wahre Stimmbänder leicht gerötet.	Ja.
. 12. 890.	11 Injectionen. Gesamtmenge 0,5575 g.	Temperatursteigerung trat nur nach der 2. Injection von 2 mg ein bis auf 38,1. Reaction meist erst nach 12—16 Stunden. Namentlich im Anfang mehrfach leichtes Frösteln nach den Einspritzungen. Am 20. 12. Gefühl von Prickeln und Ameisenlaufen am linken Arm, Übelkeit.	An den meisten Tagen Albuminurie.	Allgemeinbefinden häufig durch Kopfschmerzen und namentlich Anfangs durch Druck über den Augen gestört. Häufig auch allgemeine Mattigkeit. Ziehen in den Gliedern und Schmerzen links vorn in der Brust und in der linken Seite. Nachtschweisse seit 15. 12. verschwunden. Husten und Auswurf Anfangs reichlicher, später geringer, ebenso Bacillen	Anfangs geringe Zunahme. Später Abnahme. Im Ganzen o.	Am 22. 12. Rasseln über der rechten Spitze etwas reichlicher. Links vorn unten und in der linken Seite jetzt vereinzeltes pleuritisches Knarren. Wahre Stimmbänder weiss. Im Übrigen Befund unverändert.	

8

Laufende No.	Name, Stand, Alter. Datum der Aufnahme.	Sind Blutsverwandte tuberkulös?	Vorgeschichte.	Allgemein-constitution.	Nachtschweisse. Husten. Auswurf. Tuberkelbacillen vor den Einspritzungen.	Befund über den Lunge und am Kehlkopf.
26.	Bernh. Robert, Briefträger, 25 Jahre, aufgenommen 7. 11. 1890.	Nein.	Seit einem Jahre Husten und Auswurf, der öfter blutig war. In der letzten Zeit Luftmangel und Atemnot.	Ziemlich langer, schmaler Mensch von geringem Fettpolster. Hohes hektisches Fieber.	Starke Nachtschweisse, sehr starker Husten. Auswurf reichlich, enthält zahlreiche Bacillen.	Links vorn Däm pfung bis zur Rippe, rechts üb der Fossa sup clavicularis. Zal reiche Rasselg räusche beiderse Links lautes Gi men und Pfeif in den oberen Pa tien Bronchial men.
27.	Hermann Winkelmann, Stellmacher, 28 Jahre, aufgenommen 20. 11. 1890.	Nein.	Patient leidet seit 22 Wochen an Heiserkeit, Husten u. Stichen in der linken Brust, Anfangs auch Nacht-schweisse. In der letzten Zeit starke Abmage-rung.	Mittelgrosser, kräftig gebauter Mann mit kräf-tigem Thorax.	Nachtschweiss nicht vorhan-den. Husten und Heiserkeit ziemlich stark. Auswurf schlei-mig eitrig, ent-hält ziemlich reichlich Bacil-len.	Rechts vorn bis z 2. Rippe Scha leicht gedämpf Über der link Spitze nicht se reichliches feuch Rasseln. An d hinteren Kehlko wand oberfläch liche Ulceratio mit grauweisse Eiter bedeckt Wahre Stimmbä der gerötet.

spritzungen und An-fangs-Dosis.	Zahl der Einspritzungen und Gesamtmenge der eingespritzten Koch'schen Flüssigkeit.	Reaction.	Hinzu-tretende Compli-cationen.	Allgemein-befinden. Nachtschweisse } Auswurf } nach den Ein-spritzungen. Tuberkel-bacillen.	Gewichts-Zu- oder Ab-nahme.	Physikalische Verände-rungen in Lungen und Kehlkopf.	Ist Patient noch in Behand-lung?
. 12. 890.	8 In-jectionen. Gesamtmenge 0,016 g.	Hohes Fieber. Vermehrung der Rasselgeräusche. Atemnot (40 in der Minute.)	—	Allgemeinbefin-den schlecht. Grosse Mattig-keit und Atem-not, hohes hek-tisches Fieber, Nachtschweisse geschwunden. Auswurf reich-lich, stark eitrig.	Abnahme 5 Pfd.	Der Befund über über den Lun-gen hat sich nicht verändert.	Ja.
. 12. 890.	7 In-jectionen. Gesamtmenge 0,015 g.	Nach 2 mg 38°, 2 Tage später nach 2 mg 39°. Seit dem 17. 12. treten die Reac-tionen verspätet auf, nach 16—20 Stdn., höchste Temp. 37,7 bis 37,9. Fast im-mer ziemlich starke Cyanose nach den Ein-spritzungen.	—	Allgemeinbefin-den bleibt im Allgemeinen gut. Nacht-schweisse treten nicht auf, Hu-sten und Aus-wurf etwas stär-ker, ebenso im Anfang die Hei-serkeit. Bacillen bis zum 22. 12. reichlicher.	Zunahme 1 Pfd.	Rechts ziemlich unverändert. Links jetzt über der linken Fossa infraclavicularis und der fossa supraspinata kleinblasiges Rasseln u. über der linken Fossa supraspinata leichtes pleuri-tisches Knarren. Ulceration noch wenig sichtbar, Aryknorpel leicht ödematös, wahre Stimm-bänder leicht gerötet.	Ja.

8*

Laufende No.	Name, Stand, Alter. Datum der Aufnahme.	Sind Blutsverwandte tuberkulös?	Vorgeschichte.	Allgemein-constitution.	Nachtschweisse. Husten. Auswurf. Tuberkelbacillen vor den Einspritzungen.	Befund über den Lunge und am Kehlkopf.
28.	Hermann Baumgarten, Vergolder, 32 Jahre, aufgenommen 24. 11. 1890.	Nein.	Seit 2 Jahren Husten u. Auswurf. Niemals blutiger Auswurf.	Mittelgrosser, schwächlicher Mann mit geringem Fettpolster und flachem Brustkorb.	Kein Nachtschweiss, starker Husten. Schleimiger reichlicher Auswurf mit zahlreichen Bacillen.	Rechts vorn Dämpfung bis zur Rippe, links Dämpfung der Fos supraclavicularis Hinten rechts Dämpfung bis zum a gulus Scapulae Reichliches gros blasiges Rasse beiderseits.
29.	Wilhelm Benecke, Tischler, 43 Jahre, aufgenommen 24. 11. 1890.	Nein.	Seit 2 Jahren Husten und Auswurf. Beim Beginn der Krankheit war der Auswurf blutig. In letzter Zeit Abmagerung und Luftmangel.	Langer Mensch von schwächlichem Körperbau.	Kein Nachtschweiss, starker Husten, reichlicher eitriger Auswurf, der zahlreiche Bacillen enthält.	Beiderseits ausgedehnte Dämpfu gen, in den ober Partieen zahlreic Rasselgeräusche rechts oben bro chiales Atmen.
30.	Fritz Lück, Kaufmann, 32 Jahre, aufgenommen 15. 12. 1890.	Ja.	Seit Frühjahr 1889 Husten u. Auswurf, Nachtschweisse. In der letzten Zeit Abmagerung, Luftmangel. Seit dem 15. 11. in Behandlung des Dr. Cornet mit Koch'scher Lymphe.	Mässig kräftiger Mensch.	Ziemlich starke Nachtschweisse, starker Husten. Auswurf enthält zahlreiche Bacillen.	Vorn rechts Dämpfung bis zur Rippe, hinten rechts bis zu Mitte der Scapu links leichte Dämpfung in der Spitz Rechts reichlich Rasseln, links ga spärliches Rassel

Zahl der Einspritzungen und An-fangs-Dosis. spritzungen	Zahl der Einspritzungen und Gesamtmenge der eingespritzten Koch'schen Flüssigkeit.	Reaction.	Hinzu-tretende Compli-cationen.	Allgemein-befinden. Nacht-schweisse Auswurf Tuberkel-bacillen.	Gewichts-Zu- oder Ab-nahme.	Physikalische Verände-rungen in Lungen und Kehlkopf.	Ist Patient noch in Behand-lung?
. 22.	9 In-jectionen. Gesamt-menge 0,031 g.	Reaction trat verspätet ein nach 18 Stun-den, hält sehr lange an. Wäh-rend der Re-action mehr-mals Atemnot und Cyanose.	—	Allgemeinbefin-den gut, Husten noch stark. Aus-wurf reichlich, enthält noch zahlreiche Ba-cillen.	Abnahme 2¹/₂ Pfd.	Dämpfung un-verändert. Ras-selgeräusche weniger zahl-reich. In der linken linea axill. leichtes pleuritisches Schaben.	Ja.
·. 12.	8 In-jectionen. Gesamt-menge 0,043 g.	Bis jetzt keiner-lei Reaction.	—	Allgemeinbefin-den gehoben, Husten und Auswurf wie früher.	Zunahme 2 Pfd.	Keine Verände-rung.	Ja.
Beginn ·r Injec- nen bei ·. Cornet . 11. mit ,001 g. In der Charité 17. 12. 0,03 g. ·tzte Dos. 0,05 g	Draussen 9 In-jectionen. In der Charité 5 In-jectionen. Gesamt-menge 0,113 g.	Reaction, nach 7 Stunden auf-tretend, mit Temperatur-erhöhung, Atemnot.	—	Allgemeinbefin-den gut. Keine Nachtschweisse. Auswurf reich-lich, enthält noch Tuberkel-Bacillen.	Abnahme 7 Pfd.	Der Befund rechts ist un-verändert, links ist das Rasseln etwas reich-licher gewor-den.	Ja.

Laufende No.	Name, Stand, Alter. Datum der Aufnahme.	Sind Blutsverwandte tuberkulös?	Vorgeschichte.	Allgemein-constitution.	Nachtschweisse. Husten. Auswurf. Tuberkelbacillen vor den Einspritzungen.	Befund über den Lunge und am Kehlkopf.
31.	Franz Fitzke, Mechaniker, 26 Jahre, aufgenommen 6. 12. 1890.	Nein.	Seit Weihnachten vorigen Jahres Husten, Auswurf und Nachtschweisse.	Schwächlich gebauter Mensch.	Starke Nachtschweisse, hohes Fieber. Sehr reichlicher Auswurf mit zahlreichen Bacillen.	Grosse Caverne der linken Spit rechts oben Dä pfung und Rasse das sehr reichli ist.
32.	Schreck, Conditor, 25 Jahre, aufgenommen 22. 11. 1890.	Nein.	Seit dem Jahre 1884 Heiserkeit. Seit October d.J. Husten. Damals auch blutiger Auswurf.	Mässig kräftiger Mensch.	Keine Nachtschweisse, ziemlich starker Husten und Heiserkeit. Auswurf schleimig, enthält sehr spärliche Bacillen.	Rechts in der Spit Dämpfung un spärliches Rasse Zunge rot, etw geschwollen, sie an ihrer Oberfläc zerklüftet aus, P pillen geschwolle Epigl. spitz, mitte rot. Aryknorp lebhaft gerötet. Wahre Stimmbä der schwach ger tet, falsche Stimr bänder stark he vortretend.

...spritzungen und An-fangs-Dosis.	Zahl der Einspritzungen und Gesamtmenge der eingespritzten Koch'schen Flüssigkeit.	Reaction.	Hinzu-tretende Compli-cationen.	Allgemein-befinden. Nacht-schweisse } Auswurf } nach den Ein-spritzungen. Tuberkel-bacillen.	Gewichts-Zu- oder Ab-nahme.	Physikalische Verände-rungen in Lungen und Kehlkopf.	Ist Patient noch in Behand-lung?
4. 12. 890.	7 In-jectionen. Gesamt-menge 0,010 g.	Reaction nach ca. 7 Stunden, Temperatur-erhöhung, ver-mehrter Hu-stenreiz, leichte Atemnot.	—	Allgemeinbefin-den etwas ge-hoben. Nacht-schweisse ge-ringer, das hek-tische Fieber ist noch nicht ge-schwunden. Auswurf ist noch sehr reich-lich, enthält noch zahlreiche Bacillen.	Abnahme 1 Pfund.	Der Befund über der Lunge ist nicht merklich verändert.	Ja.
3. 12. 890.	4 In-jectionen. Gesamt-menge 0,010 g.	Reaction trat nach 0,004 g auf, Schmerzen und Rötung an der Zunge. Schmer-zen im Kehl-kopf, leichte Atemnot, Mattigkeit, Übelkeit. Stär-kerer Auswurf.	—	Keine Verände-rung.	—	Keine Verände-rung.	Ja.

Laufende No.	Name, Stand, Alter. Datum der Aufnahme.	Sind Blutsverwandte tuberkulös?	Vorgeschichte.	Allgemein-constitution.	Nachtschweisse. Husten. Auswurf. Tuberkelbacillen vor den Einspritzungen.	Befund über den Lunge und am Kehlkopf.
33.	Borkowski, Buchbinder, 34 Jahre, aufgenommen 4. 12. 1890.	Ja.	Seit 1885 angeblich jeden Winter 8—14 tägigen Kehlkopf- und Lungenkatarrh. Sommer 1889 länger dauernde leichte Hämoptoë. Seit drei Jahren häufiger Nachtschweiss und Morgens eitriger Auswurf.	Mittelgrosser, gracil gebauter magerer Mann ohne Fieber. Allgemeinbefinden und Appetit befriedigend.	Nachtschweisse in leichtem Grade vorhanden. Husten und Auswurf sehr gering. Letzterer spärlich, schleimig eitrig, enthält Tuberkelbacillen in geringer Menge.	Rechts vorn bis ? 2. Rippe leic Dämpfung, dasel Spuren von R: seln. Über der l ken Spitze äusse spärliches dump Rasseln. Auf d Aryknorpeln etw grünlicher Eite Keine Ulceratio
34.	Karl Ebel, Kaufmann, 20 Jahre, aufgenommen 15. 12. 1890.	Ja.	Seit drei Jahren im Anschluss an eine Brustfellentzündung Husten u. Auswurf. Im vorigen Sommer enthielt derselbe Blut. Seit dem 22. 11. Behandlung mit Koch'scher Lymphe durch Dr. Cornet.	Mittelgrosser, schwächlicher Mensch, ziemlich hohes hektisches Fieber.	Leichte Nachtschweisse, ziemlich starker Husten. Auswurf eitrig, Bacillen nicht sehr reichlich.	Ausgedehnte Dä pfung vorne lin und hinten lin Daselbst reichli ches Rasseln. Rechts ist nur c Spitze angegriffe

Einspritzungen und Anfangs-Dosis.	Zahl der Einspritzungen und Gesamtmenge der eingespritzten Koch'schen Flüssigkeit.	Reaction.	Hinzutretende Complicationen.	Allgemeinbefinden. Nachtschweisse Auswurf (nach den Einspritzungen.) Tuberkelbacillen.	Gewichts-Zu- oder Abnahme.	Physikalische Veränderungen in Lungen und Kehlkopf.	Ist Patient noch in Behandlung?
3. 12. 1890.	4 Injectionen. Gesamtmenge 0,065 g.	Nach einer Injection von 2 mg Temperatursteigerung auf 38,6 bezw. 38,4. Die Reaction äusserte sich einmal in Schüttelfrost, mehrfach durch Frösteln und Hitzegefühl u. Atemnot. Auch traten Seitenstiche auf, besonders links, starkes Kitzeln im Kehlkopf.	—	Allgemeinbefinden befriedigend. Appetit gut. Nachtschweisse zeitweise verschwunden. Husten wegen des Reizes im Kehlkopf meist verstärkt. Auswurf geringer.	Abnahme 1 Pfund.	Über der rechten Lungenspitze jetzt nur noch rauhes vesikuläres Atmen. Über der linken Lungenspitze Rasseln bedeutend reichlicher, daselbst auch leichte Dämpfung. Eiter auf den Aryknorpeln verschwunden.	
Beginn draussen am 22. 11. 390 mit 1 mg. In der Charité am 16. 12. 390 mit 0,01 g.	13 Injectionen. Gesamtmenge 0,120 g.	Reaction nach ungefähr 7 Stunden, erfolgt ziemlich regelmässig. Patient hatte keine Beschwerden während der Reaction; die Rasselgeräusche waren etwas vermehrt.	Leichte Albuminurie.	Allgemeinbefinden gut. Nachtschweisse gering. Auswurf noch reichlich, Bacillen noch vorhanden.	Zunahme 3/4 Pfund.	Die Dämpfung ist noch dieselbe. Das Rasseln hat sich seit der Aufnahme in die Anstalt ebenfalls noch nicht verändert.	Ja.

Laufende No.	Name, Stand, Alter. Datum der Aufnahme.	Sind Blutsverwandte tuberkulös?	Vorgeschichte.	Allgemein-constitution.	Nachtschweisse. Husten. Auswurf. Tuberkelbacillen vor den Einspritzungen.	Befund über den Lunge und am Kehlkopf.
35.	Karl Schmidt, Kellner, 21 Jahre, aufgenommen 7. 12. 1890.	Ja.	Vor 1½ Jahren nach einer Erkältung Auftreten von Husten u. Auswurf. Allgemeine Abmagerung und nächtliche Schweisse. Seit einiger Zeit auch Heiserkeit und Schmerzen am Kehlkopfe.	Mittelkräftiger, etwas abgemagerter Mann ohne Fieber, Thorax ziemlich kräftig, Atmung leicht, 22 in der Min.	Nachtschweisse nicht vorhanden. Allgemeinbefinden und Appetit befriedigend. Husten und Auswurf ziemlich stark. Letzterer schleimig eitrig, enthält reichliche Tuberkelbacillen.	Über der recht Lungenspitze bronchiales Atm mit klingende Rasseln vorne zur 4. Rippe. Üb der linken Ob grätengrube we ger reichliche Rasseln. Epiglottis u. wa Stimmbänder le haft geröthet. Le tere an den frei Rändern ulcerie Unterhalb d. rec ten Aryknorp eine Stecknad knopfgrosse wei graue Hervorragung.
36.	Franz Genschow, Sattler, 23 Jahre, aufgenommen 1. 12. 1890.	Nein.	Im Jahre 1889 Influenza. Seitdem Husten u. Auswurf und Seitenstiche links. Niemals Hämoptoë.	Etwas untersetzter mittelkräftig gebauter Mann ohne Fieber. Allgemeinbefinden und Appetit befriedigend. Puls etwas unregelmässig.	Keine Nachtschweisse. Husten und Auswurf mässig. Letzterer schleimig eitrig, enthält Tuberkelbacillen in geringer Menge.	Über der recht Lungenspitze dumpfes feucht Rasseln, welch hinten bis zur Mi der Scapula reich über der link Spitze ebenfall Rasseln. Link hinten unten u in der linken Se Dämpfung, dasel pleuritisches Sch ben. Im Kehlko nichts Abnorme

spritzungen und Anfangs-Dosis.	Zahl der Einspritzungen und Gesamtmenge der eingespritzten Koch'schen Flüssigkeit.	Reaction.	Hinzutretende Complicationen.	Allgemeinbefinden. Nachtschweisse / Auswurf / Tuberkelbacillen. (nach den Einspritzungen.)	Gewichts-Zu- oder Abnahme.	Physikalische Veränderungen in Lungen und Kehlkopf.	Ist Patient noch in Behandlung?
. 12. 390.	5 Injectionen. Gesamtmenge 0,012 g	Leichte. Temperatursteigerungen, höchste 38,1, nach der 2. Einspritzung. Kein Frost, kein Hitzegefühl. Ab und zu jedoch leichte Mattigkeit. Atemfrequenz gesteigert (Nachts bis 38°), leichte Cyanose.	Einmal leichte Albuminurie.	Allgemeinbefinden andauernd gut, ebenso der Appetit. Husten und Auswurf stärker, Tuberkelbacillen ziemlich reichlich. Kein Kitzeln im Halse.	Abnahme 1¼ Pfd.	Rasseln über der rechten Lungenspitze im Ganzen etwas geringer, über der linken Lungenspitze etwas reichlicher. Linker Aryknorpel jetzt grösser wie der rechte, Epiglottis weniger gerötet. Das rechte wahre Stimmband jetzt grauweiss. An Stelle der Hervorragung unterhalb des rechten Aryknorpels eine Ulceration.	Ja.
3. 12. 890.	5 Injectionen. Gesamtmenge 0,011 g.	Nach den ersten 4 Einspritzungen Temperaturerhöhung, einmal bis 39,9, zweimal Schüttelfrost. Vereinzelt leichte Mattigkeit u. Kopfschmerzen. Kein Ziehen in den Gliedern.	—	Allgemeinbefinden fast andauernd gut. Husten und Auswurf reichlicher. Letzterer einmal mit geringen blutigen Beimengungen, wird mehr eitrig, Bacillen vermehrt. Am 22. 12. 1890 ziemlich reichlich.	Abnahme 1 Pfund.	Über der rechten Lunge jetzt weniger ausgebildetes Rasseln. Rechts hinten sogar vesiküläres Atmen. Links hinten unten und links unten in der Seite jetzt statt des pleuritischen Schabens leichtes krepitierendes Rasseln. Dämpfung ziemlich unverändert. Im Kehlkopf keine Veränderung.	Ja.

Laufende No.	Name, Stand, Alter. Datum der Aufnahme.	Sind Blutsverwandte tuberkulös?	Vorgeschichte.	Allgemein-constitution.	Nachtschweisse. Husten. Auswurf. Tuberkelbacillen vor den Einspritzungen.	Befund über den Lunge und am Kehlkopf.
37.	Richard Block, Cand. theol., 25 Jahre, aufgenommen 19. 12. 1890.	Ja.	Winter 1883/84 linksseitiger Spitzenkatarrh. Seitdem mit zeitweiligen Unterbrechungen Husten und Auswurf. 1884, 85, 88 und 89 leichte Hämoptoë. März 1889 linksseitige Brustfellentzündung. Seitdem etwas Kurzatmigkeit.	Mittelgrosser, gracil gebauter, ziemlich magerer Mann ohne Fieber. Allgemeinbefinden und Appetit befriedigend.	Husten und Auswurf nur gering, meist nur des Morgens. Letzterer schleimig eitrig. Tuberkelbacillen nicht nachweisbar.	Dämpfung über b den Lungenspitz welche hinter rechts bis zum A gul. Scapulae ge links bis zur Mi der Scapula. Vo über beiden Spitz leichtes Rasseln links mehr wi rechts. Links h] ten oben unt stimmtes Atme] mit Giemen, lin hinten unten ve kuläres Atmen. Wahre Stimmbä der mit einen Stich ins Rötlic]

Die Resultate, die durch die Koch'sche Behandlung erzielt wurden, konnten natürlich nur an länger behandelten Fällen constatirt werden.

1. In Bezug auf die physikalisch nachweisbaren Veränderungen in den Lungen ist zu bemerken, dass nach genügenden Behandlungstagen die Rasselgeräusche in den Lungen fast vollständig, in einzelnen Fällen sogar völlig verschwinden, dass die Dämpfung, allerdings nur in geringerem Grade, zurückgeht (11 Fälle). Hingegen stellt sich bei den kürzer behandelten Fällen heraus, dass sich die physikalischen Erscheinungen nur wenig ändern, ja dass sogar Rasselgeräusche für längere Zeit auftreten, wo früher keine nachweisbar waren.

2. In Bezug auf die Veränderungen im Kehlkopf ist zu bemerken, dass im Durchschnitt die Wirkung viel schneller sichtbar zur Geltung kommt wie bei der Lungenerkrankung, und dass schon nach verhältnissmässig kurzer Behandlungsdauer die Affectionen bedeutend zurückgehen.

3. Der Auswurf ist Anfangs vermehrt, später verringert, ändert seine Beschaffenheit und bekommt ein mehr glasiges Aussehen.

Einspritzungen und Anfangs-Dosis.	Zahl der Einspritzungen und Gesamtmenge der eingespritzten Koch'schen Flüssigkeit.	Reaction.	Hinzutretende Complicationen.	Allgemeinbefinden. Nachtschweisse, Auswurf, Tuberkelbacillen.	Gewichts-Zu- oder Abnahme.	Physikalische Veränderungen in Lungen und Kehlkopf.	Ist Patient noch in Behandlung?
. 12.	4 Injectionen.	Bis zum 23. 12.	—	Allgemeinbefin-	—	Rasseln über der	Ja.
390.	Gesamt-	niemals Tem-		den war andau-		rechten Spitze	
	menge	peraturerhö-		ernd gut, ebenso		etwas reich-	
	0,0105 g.	hung, dagegen		der Appetit,		licher. Sonst	
		bestand nach		Husten und		Befund unver-	
		den Einsprit-		Auswurf reich-		ändert.	
		zungen leichtes		licher. Letzterer			
		Ziehen in den		wird mehr eit-			
		Gliedern und		rig. Tuberkel-			
		leichte Mattig-		bacillen bis jetzt			
		keit. Am 21. 12.		nicht nachweis-			
		Stiche in der		bar.			
		linken Lungen-					
		spitze, Atem-					
		frequenz blieb					
		unverändert.					

Der Husten wird weniger intensiv, tritt nur noch zeitweise, namentlich Morgens, auf.

Die Bacillen sind Anfangs sehr reichlich im Sputum vorhanden, verschwinden später zeitweise und zwar oft ganz plötzlich, so dass man an dem einen Tage sie noch ziemlich reichlich sieht, am anderen Tage ganz vermisst, doch sind sie bis jetzt bei noch keinem Falle dauernd vollständig weggeblieben.

Einige Wochen nach Beginn der Behandlung nach der Koch'schen Methode macht sich als eine der ersten Erscheinungen der Rückbildung ein Zerfallen der Bacillen bemerkbar, wie wir in der ersten Mittheilung über diese Behandlungsmethode auf der Abteilung beschrieben haben. Die meisten Bacillen sind kleiner und schmaler, ein Teil derselben zeigt eine leichte Anschwellung an beiden Enden, ein Teil der Bacillen ist in der Mitte durchgebrochen, ein Teil besteht nur noch aus Bröckeln, die perlschnurartig angeordnet sind.

Wir haben diesen Zerfall zuweilen nicht gesehen, aber in der Mehrzahl der Fälle war er festzustellen, so dass wir diesen Zerfall noch heute als einen charakteristischen ansehen müssen, wenngleich wir gerne zugeben, was wir auch schon in unserer ersten Mittheilung erwähnt haben, dass ein ähnlicher Zerfall auch bei einzelnen alten Phthisikern, die nicht mit dem Koch'schen Mittel behandelt sind, beobachtet worden ist.

4. Unverkennbar ist die Wirkung des Mittels auf die Nachtschweisse; alle Patienten, die daran litten — oft sogar in recht unangenehmer Weise — sind davon frei geworden.

5. In Bezug auf die Gewichtsverhältnisse haben wir folgende Beobachtungen gemacht.

In der Regel tritt Anfangs, so lange die Patienten noch reagiren, eine Gewichtsabnahme ein, später eine Zunahme, in manchen Fällen über 10 Pfund.

In 3 Fällen wurde auch bei längerer Behandlungsdauer eine Besserung nicht erzielt. Diese Patienten hatten ausgebreitete Prozesse in den Lungen und febris hektica.

Über Fall 30 und 34 können in Bezug auf Rasselgeräusche bestimmte Angaben nicht gemacht werden, da die Kur ausserhalb der Charité eingeleitet wurde.

Als Complicationen während der Behandlung traten auf:

1. In sieben Fällen Albuminurie, ohne dass morphologische Bestandtheile sich im Urin nachweisen liessen.

2. In einem Falle entwickelte sich eine Nierenentzündung.

3. In einem Falle wurde starkes Herzklopfen, unregelmässiger, aussetzender Puls beobachtet.

4. In zwei Fällen wurden Drüsenanschwellungen constatirt, und zwar in beiden Achselhöhlen und in der fossa supra clavicularis dextra. Die Anschwellungen sind etwas zurückgegangen.

Von 37 Fällen reagirten auf das Mittel 35, zwei Fälle reagirten, trotzdem Bacillen nachgewiesen, nicht auf 0,009 g. Die Reaction tritt gewöhnlich nach 8—10 Stunden auf, doch wurde besonders bei den Fällen, die mit starken Dosen behandelt wurden, eine Verzögerung der Reaction bis zum nächsten Tage constatirt.

Das Wesen der Reaction bestand in Temperaturerhöhungen, denen oft ein Frösteln, seltener ein Schüttelfrost voranging.

Oft war das subjective Befinden der Patienten wesentlich gestört. Die Klagen bezogen sich gewöhnlich auf Mattigkeit, Gliederschmerzen, Übelkeit, zusammenziehende Schmerzen in der Brust, Sensibilitätsstörungen.

Im späteren Verlauf traten oft nur noch Schmerzen und Schwere in den Gliedern ohne Temperatursteigerung auf.

Objectiv wurde in vielen Fällen eine Beschleunigung des Pulses, der ausserdem oft sehr hoch war, sowie eine Vermehrung der Atemfrequenz (bis 50 in der Minute) constatirt. Bei Manchen trat am Tage nach der Injection Cyanose auf. Während der Reaction änderte sich der Befund in den Lungen oft sehr wesentlich; es machten sich Rasselgeräusche bemerkbar, wo sonst keine beobachtet worden waren, vorübergehende Dämpfungen mit bronchialem Atmen, Stiche in den lineae axillares mit leichtem pleuritischen Schaben. Hämoptoë haben wir während der Reaction nicht beobachtet, Exanthem und Herpes in je einem Falle. Während die Patienten Anfangs in Folge der Kur etwas herunterkommen, sich matt und schlaff fühlen, tritt fast immer gegen Ende der vierten Woche, oft ganz plötzlich, das Gefühl von Wohlbefinden ein.

Wieviel von der Koch'schen Flüssigkeit zu injiciren sei, muss dem Urtheil des Arztes überlassen werden. Erfahrung und Beobachtung treten hier in ihre vollen Rechte. Fast jeder Fall bietet während des Verlaufes der Krankheit ein anderes Bild. Nichts wäre weniger zu rathen, als eine schematische Behandlung Immerhin haben sich im Laufe der Beobachtung bestimmte Gesetze herausgebildet, an denen wir festhalten.

Während wir früher Anfangs mit starken Dosen begannen und dadurch eine starke Reaction mit heftigen Störungen des Allgemeinbefindens hervorriefen, stehen wir jetzt auf dem Standpunkt, die Kranken so wenig als möglich zu alteriren; deswegen beginnen wir jetzt mit 0,001 g und gehen nur um 0,001 g weiter.

In Folge des langsamen Vorgehens und der geringen Injectionsmenge war in den letzten Fällen die Reaction eine sehr geringe und das Allgemeinbefinden der Patienten wenig oder gar nicht gestört. Appetitlosigkeit, Schlaflosigkeit, Atemnot, hoher Puls, blutig verfärbtes Sputum waren Gründe für Aussetzen der Einspritzung. Massgebend für Weitergehen war hauptsächlich das subjective Befinden der Kranken. Wenn dieselben sich wohl befanden, wurden sie täglich injicirt und die Dosis gesteigert; nur bei denjenigen Patienten, die verzögerte Reaction hatten, wurde, um das Krankheitsbild nicht zu trüben, jeden zweiten Tag eingespritzt. Oft wurden wir durch das Befinden der Patienten gezwungen, lange Zeit ein und dieselbe Dosis einzuspritzen. Da wiederholt nach Bereitung von frischen Lösungen auf dieselbe Dosis eine stärkere Reaction beobachtet wurde, so gehen wir jetzt bei frischbereiteter Lösung einen Theilstrich zurück, um hohe Reaction zu vermeiden.

Nur in denjenigen Fällen, wo starke Morgentemperaturen die Kranken zu Grunde zu richten drohen, scheint ein schnelles Vorgehen geboten. Und in der That haben wir bei einem Menschen, der schon ausserhalb des Krankenhauses an hohen Morgentemperaturen litt, durch energisches Vorgehen das Fieber zum Schwinden gebracht. Die Beobachtungen sind am 23. December abgeschlossen.

Aus der medizinischen Universitäts-Poliklinik.

Bericht des Direktors, Geheimen Medizinalrath Prof. Dr. Senator.

(Vom 31. December 1890.)

In der medizinischen Universitäts-Poliklinik wurde die Behandlung mit dem Koch'schen Mittel am 17. November 1890 begonnen und bis jetzt, d. h. innerhalb 6 Wochen, bei 34 Personen (15 Männern, 17 Weibern, 2 Knaben im Alter von 12 bezw. 13 Jahren) angewandt. Diese Zahl stellt etwa die Hälfte derjenigen Kranken dar, welche sich behufs der genannten Behandlung an die Poliklinik gewandt haben. Die andere Hälfte wurde als ungeeignet zur poliklinischen Behandlung nicht angenommen bezw. in Krankenhäuser verwiesen.

Nur solche Personen wurden angenommen, welche hinreichend kräftig und nicht allzuschlecht genährt waren, keine Colliquativ-Erscheinungen und kein oder nur sehr geringes Fieber hatten. Kehlkopfkranke wurden ganz ausgeschlossen. Die Patienten mussten sich verpflichten, für die Dauer der Behandlung jede ausserhalb ihrer Wohnung auszuübende Berufsthätigkeit aufzugeben und sich an den Tagen der zu erwartenden Reaction ganz zu Hause zu halten.

Die Beobachtung und Überwachung der Kranken wurde von den Assistenten der Poliklinik sowie, da deren Zahl nicht ausreichte, von einem Volontairarzt und mehreren Praktikanten ausgeführt. In einigen Fällen übernahmen auch praktische Ärzte der Stadt, welche ärmere Kranke ihrer eigenen Kundschaft der Poliklinik zuschickten, die Beobachtung und Überwachung gegen eine schriftlich eingereichte Verpflichtung dazu. Jeder Kranke erhielt ein Notizbuch, in welches die von ihm selbst und namentlich die von den beobachtenden Ärzten gemachten Wahrnehmungen, Temperaturmessungen, Pulszählungen u. s. w. einzutragen waren. Diese Bücher dienten somit gleichzeitig für die Beobachtung und dem Leiter der Poliklinik als Kontrole für die regelmässigen Besuche Seitens der Ärzte.

Ausserdem wurden die Untersuchungsbefunde im Beginn und im weiteren Verlauf der Behandlung in einem besonderen Journal der Poliklinik verzeichnet.

Die Einspritzungen des Mittels wurden in dem Auditorium der Poliklinik in der Zeit von $9\frac{1}{2}$ bis $10\frac{1}{2}$ Uhr früh gemacht, damit die zu erwartende Reaction nicht in die späten Abendstunden oder in die Nachtzeit fiele, was die Beobachtung erschwert oder ganz vereitelt hätte.

Den genannten Vorsichtsmassregeln bei der Auswahl der Kranken und der beschriebenen Einrichtung für die Ueberwachung derselben ist es wohl zuzuschreiben, dass während der ganzen Zeit sich nicht die geringste Unzuträglichkeit ergab, keinerlei unangenehme Zufälle eintraten, die Kranken im Gegentheil sehr zufrieden waren und sich anderen Kranken gegenüber glücklich priesen, der ersehnten Behandlung theilhaftig zu werden.

Die Einspritzungen wurden unter den bekannten aseptischen Vorsichtsmassregeln mit einer ihrem Inhalt nach genau bekannten, stets sterilisirten Pravaz'schen Spritze gemacht. Reizerscheinungen, abgesehen von einer kürzeren oder länger dauernden Empfindlichkeit an der Einstichstelle, traten niemals auf, am allerwenigsten Eiterungen oder Abscessbildungen. Dem entsprechend war die Anwendung irgend welcher Arzeneien neben der Koch'schen Behandlung ausser kalten Umschlägen auf den Kopf, oder einigen Tropfen schwacher Morphiumlösung niemals nothwendig.

Im Ganzen wurden bisher 388 Einspritzungen gemacht und ungefähr 20 ccm der Koch'schen Flüssigkeit verbraucht. Die höchste Zahl der einer Person gemachten Einspritzungen betrug 23, die geringste 2. Angefangen wurde gewöhnlich mit 1 bis 2, bei den Knaben mit $\frac{1}{2}$ mg und bis zu 1 dg als der höchsten Einzeldosis vorgeschritten. Die Steigerung wurde nur mit der grössten Vorsicht unter Berücksichtigung nicht nur des Fiebers (Temperatur), sondern namentlich auch des Allgemeinzustandes, des Gesammtbefindens vorgenommen.

Von den 34 zur Behandlung genommenen Fällen litten an: Lungentuberkulose 30, Lupus 1, Drüsenschwellungen (Hals und Achsel) 1, zweifelhafte Turberkulose 2.

Von den 30 an Lungentuberkulose behandelten Fällen sind 3 im Laufe der Behandlung ausgeschieden: 1 wurde, da die Reaction verspätet (in der Nacht) auftrat, behufs genauerer Beobachtung auf die klinische Abtheilung des Unterzeichneten in der Charité aufgenommen. Eine Patientin ging auf eigenen Wunsch in ein städtisches Krankenhaus und 1 Patient (ein französischer Arzt) verliess Berlin, um die Kur in Paris fortzusetzen.

Bei den 27 in Behandlung gebliebenen Lungenkranken lassen sich die Ergebnisse zusammengefasst folgendermassen bezeichnen: fast geheilt 2, gebessert 1, nicht wesentlich verändert 20, verschlimmert 4, gestorben keiner.

Als »fast geheilt« dürfen vorläufig bezeichnet werden ein Mann und ein junges Mädchen, welche beide eine ausgesprochene Verdichtung des Oberlappens der rechten Lunge und bacillenhaltigen Auswurf hatten und binnen 36 Tagen 16 bezw. binnen 32 Tagen 18 Einspritzungen erhalten haben. Bei beiden sind Dämpfung und Rasselgeräusche geschwunden, nur noch verschärftes Athemgeräusch zu hören, und Husten, wie Auswurf fast ganz beseitigt. Der Ernährungszustand hat sich gehoben, das Körpergewicht zugenommen bei dem Manne um 4 kg.

Die Besserung bei einem Patienten besteht in einer Abnahme in der Intensität der Dämpfung und fast völligem Verschwinden der Rasselgeräusche nebst Abnahme des Hustens. Dieser Erfolg trat innerhalb 17 Tagen nach 7 Einspritzungen ein.

Die Verschlimmerung machte sich geltend bei einer Frau durch Abmagerung und dauernder Abnahme des Appetits (eine vorübergehende Abnahme kommt im Anfang der Kur häufiger vor), ferner bei 2 vor Beginn der Kur fieberlosen Kranken in dem Auftreten von Fieber mit ziemlich hohen Abendtemperaturen und in Abmagerung, endlich in dem Auftreten eines starken Bluthustens bei einem Mädchen, welches vorher niemals Blut ausgeworfen hatte und bis zur siebenten Einspritzung gekommen war. Dieses Ereigniss machte eine Pause von 17 Tagen nöthig, seitdem sind in sehr langsamer Steigerung noch 6 Einspritzungen gemacht worden, ohne dass wieder Blut im Auswurf eingetreten wäre. Doch hat sich die Patientin von den Folgen des Bluthustens noch nicht wieder erholt.

Bei der Mehrzahl der Kranken ist bisher eine nennenswerthe Veränderung des Lungenbefundes und des Allgemeinzustandes, soweit sich dies durch objective Zeichen zu erkennen giebt, mit Sicherheit nicht festzustellen. Gleichwohl glauben die meisten Kranken dieser Gruppe günstige Fortschritte gemacht zu haben und äussern sich sehr befriedigt über den Erfolg der Kur.

Der einzige in der Poliklinik bisher behandelte Fall von Lupus betrifft einen jungen Mann, besteht seit vielen Jahren und hat bisher den verschiedensten Behandlungsmethoden widerstanden. Nach vier, allerdings wegen der jedesmaligen heftigen Reaction in ziemlich grossen Zwischenräumen gemachten Einspritzungen ist die Affection, welche die ganze rechte Wange und die Hälfte des Vorderarmes eingenommen hat, soweit gebessert worden, dass durch die Inspection nichts Krankhaftes mehr nachzuweisen ist, und an Stelle der lupösen Infiltration sich glatte Narben mit nur noch gerötheter und sich abschilfernder Haut befinden. Der Heilungsvorgang entspricht ganz der von Koch gegebenen Schilderung. Die Behandlung wird noch fortgesetzt.

Mit Drüsenschwellungen am Halse und in der rechten Achsel (wahrscheinlich Lymphomen) ist ein Mädchen erst seit 4 Tagen in Behandlung genommen worden. Die bisher gemachten 2 Einspritzungen hatten eine deutliche allgemeine, aber keine erkennbare örtliche Reaction zur Folge.

In den 2 als »zweifelhafte Tuberkulose« bezeichneten Fällen wurden mehrere Einspritzungen bis zur Höhe der sogenannten »Probedosis« von 1 cg gemacht, ohne eine, sei es allgemeine, sei es örtliche Reaction zu erzeugen. Ob danach Tuberkulose wirklich mit Sicherheit auszuschliessen ist, erscheint jetzt nach den anderweitig gemachten Erfahrungen zweifelhaft. —

Im Übrigen entsprach der Verlauf der Erscheinungen, d. h. insbesondere die Reaction im Allgemeinen, ganz dem von Koch entworfenen Bilde. Temperatursteigerungen bis über 40° C. kamen einige Mal zur Beobachtung, ebenso sehr beträchtliche Steigerung der Pulszahl, niemals aber bedrohliche Erscheinungen irgend welcher Art, etwa den oben erwähnten Bluthusten ausgenommen.

Eine Abnahme der Bacillen oder gar gänzliches Verschwinden aus dem Auswurf ist nicht zu bemerken gewesen, nur insofern als der Husten und Auswurf selbst abgenommen haben (s. oben S. 129 bis 130), kann von einer Abnahme auch der Bacillen gesprochen werden.

Erwähnenswerth ist noch das mehrere Mal beobachtete Auftreten von Exanthemen (Erythem, Roseola, scharlach- und masernartiger Ausschlag, Urticaria, Herpes) während der Reaction, ferner Schwellung der Lymphdrüsen am Halse und in den Achselgruben und ganz vereinzelt Schwellung der Milz.

Niemals wurde Icterus beobachtet, auch nicht Albuminurie. Auf die Zuckerausscheidung bei einem Fall von Zuckerharnruhr mit Lungentuberkulose blieben die Einspritzungen ohne erkennbaren Einfluss.

Zum Schluss darf als Ergebniss der bisher in der Poliklinik gesammelten Erfahrungen ausgesprochen werden:

1. dass eine ambulatorische Behandlung Tuberkulöser und insbesondere Lungenkranker mit dem Koch'schen Mittel nicht nur zulässig, sondern selbst mit Erfolg durchführbar ist, wenn man bei der Auswahl der Fälle, bei der Ueberwachung der Reaction und bei der Dosirung des Mittels die nöthige Vorsicht walten lässt, wie es im Eingang dieses Berichts des Genaueren beschrieben worden ist (s. S. 128);

2. dass durch Anwendung des Koch'schen Mittels in nicht weit vorgeschrittenen Fällen von Lungentuberkulose eine Besserung, ja sogar Heilung, über deren Dauer allerdings sich jetzt noch Nichts aussagen lässt, zu erzielen ist unter Umständen und innerhalb eines Zeitraumes, wo vorher auf einen gleichen Erfolg nicht zu rechnen war.

Denn bisher konnte man Erfolge gleicher Art nur unter den günstigsten äusseren Verhältnissen und bei einer mindestens viele Monate, nicht selten aber auch Jahre lang dauernden Kur erreichen.

Aus der chirurgischen Klinik.

Bericht im Auftrage des Direktors, Geheimen Ober-Medizinalrath Prof. Dr. Bardeleben, zusammengestellt von Stabsarzt Dr. A. Koehler.

(Vom 5. Januar 1891.)

Vom 16. November bis Ende December 1890 wurden im Ganzen 52 Kranke, welche an den verschiedensten chirurgischen, auf Tuberkulose beruhenden Krankheiten litten, mit Injectionen Koch'scher Flüssigkeit behandelt. Darunter waren 22 Kinder und 30 Erwachsene; unter letzteren 24 männliche und 6 weibliche Personen. Bei der Kürze der Behandlungsdauer kann das Urtheil über die erzielten Erfolge — noch dazu bei diesen, fast immer ausserordentlich chronisch verlaufenden Krankheiten — nur ein provisorisches sein. Wir brauchen eine sehr viel längere Beobachtungszeit, um über die Festigkeit, die Dauerhaftigkeit der erzielten Erfolge uns ein Urtheil bilden zu können.

Über die nach den Injectionen beobachteten allgemeinen und localen Veränderungen haben die ersten Veröffentlichungen von Koch selbst, und die von Fraentzel und R. Köhler eigentlich alles Wesentliche gebracht. Wir haben dieselben in den zahllosen seitdem mitgetheilten Beobachtungen (sowohl aus Deutschland, als auch aus Oesterreich, Frankreich und England) fast ausnahmslos einfach bestätigt gefunden. Auch in unseren Fällen traten dieselben localen und allgemeinen Reactionen ein, welche Koch schon beschrieb, und welche seitdem so oft aufgezählt und so allgemein bekannt geworden sind, dass wir hier wohl darauf verzichten können, sie noch einmal zu wiederholen. Unwesentliche Abweichungen und Ausnahmen werden bei einer grösseren Beobachtungsreihe natürlich nicht fehlen; wir sind für die Erklärung derselben auf individuelle Unterschiede in der Empfindlichkeit angewiesen, wenn wir nicht annehmen wollen, dass die Eigenschaften der Lymphe aus verschiedenen »Ernten« nicht ganz dieselben sind, oder dass es schon Unterschiede bedingt, wenn die frisch hergestellte 1 % Lösung (mit ½ % Carbolwasser) sofort oder erst nach längerem Stehen zu Injectionen gebraucht wird. Ganz abgesehen von den bekannten sogen. Spät-Reactionen, für welche die Koch'sche Erklärung ja sehr wahrscheinlich ist, werden, wenn auch selten, Abweichungen von dem allgemeinen Schema beobachtet, welche wir uns, wenn wir nicht auf das Gebiet der Speculation übergehen wollen, vorläufig nicht erklären können.

Wir haben unsere 52 Fälle in zwei Gruppen aufgestellt; die erste (A., s. S. 137 bis 147) umfasst diejenigen, bei denen die diagnostische Wichtigkeit der Koch'schen Injectionen besonders hervortritt, die zweite (B., s. S. 147 bis 167) diejenigen, bei denen von vornherein auf die antituberkulöse Wirkung gerechnet wurde. Selbstverständlich gilt diese Eintheilung nur für die ersten Versuche; trat Reaction ein, dann gehörte der Fall eigentlich schon zur Gruppe B.

Da wir uns in diesem Bericht nicht auf eine Wiedergabe allgemein bekannter Dinge einlassen, sondern eine Reihe interessanter und wichtiger Besonderheiten, welche unsere Fälle darboten, besprechen wollten, hielten wir die Beifügung der Krankengeschichten für nothwendig. Jeder Krankheitsgeschichte ist eine kurze, zusammenfassende Beschreibung des Falles voraufgeschickt; Zeit, Zahl und Dosis der Injectionen ergiebt ein Blick auf die den beiden Gruppen vorangestellten Listen.

Es sind in der genannten Zeit im Ganzen 438 Einspritzungen gemacht. Ein Pat. (B. 21) starb 4 Tage nach der 7. Injection (in 3 Wochen von 0,001 bis 0,003) an Hirn- und Darmtuberkulose; einer (A. 1) verliess die Anstalt gebessert (4 Inj. in 3½ Woche von 0,005 bis 0,02); einer (A. 10) geheilt (9 Inj. in 3 Wochen von 0,001 bis 0,03). Bei dreien wurden die Injectionen nach kurzer Zeit wieder aufgegeben (A. 6, 12 u. 13).

Von den übrigen befinden sich 4 seit 6 Wochen, 11 seit 5, 17 seit 4, 6 seit 3, 3 seit 2, 5 seit 1 und 2 seit weniger als 1 Woche in Behandlung.

Bei den meisten ist die Dosis von 0,01 erreicht; mehr als 0,02 haben bis Ende December bekommen: 0,025: A. 3 u. 9, B. 15 u. 31. 0,03: B. 25 u. 30. 0,035: B. 2. 0,04: A. 8; B. 6, 13, 19, 20 u. 24. 0,045: B. 26. 0,05: B. 14, 27. 0,15: A. 5.

Wurde nach einer Injection eine sehr heftige Reaction beobachtet, dann wurde das nächste Mal eine geringere, oder nur dieselbe Dosis injicirt, weil für den Heilerfolg und für diagnostische Zwecke·mässige Reactionen für ausreichend erachtet wurden, und weil man auf diese Weise wohl am sichersten den an anderen Stellen beobachteten Gefahren aus dem Wege geht. Derselbe Grundsatz wurde befolgt, wenn aus irgend welchen Gründen (Mangel an Lymphe, intercurrente Krankheiten) eine längere Pause in der Behandlung mit Injectionen gemacht werden musste.

Als besonders bemerkenswerth sind folgende Fälle zu bezeichnen: A. Unter den diagnostisch wichtigen Fällen heben wir zuerst Fall 1.

hervor. Ein älterer Mann mit einem Ulc. rodens im Gesicht bekommt eine Injection von 0,005. Wie erwartet war, blieb die Reaction aus, aber in 5 Tagen war das Geschwür fast vollständig vernarbt; ein nennenswerthes Wiederzerfallen trat auch in den nächsten Wochen nicht auf. Es war, als sei ein Erysipelas über das Ulcus hinweggezogen, ein Vergleich, der sich um so mehr aufdrängte, als schon einmal, vor Jahren, Heilung des Geschwürs im Verlauf einer Kopfrose eingetreten war. Haben wir hier eine neue Wirkung des Koch'schen Mittels vor uns, oder sollen wir annehmen, dass dieses Ulc. rodens ein tuberkulöses Geschwür gewesen sei? Der Patient zeigte nach einer stärkeren Dosis (0,02) bedeutende allgemeine, etwas zweifelhafte locale Veränderungen. Ein bestimmtes Urtheil wagen wir über diesen Fall vorläufig nicht abzugeben (Pat. ist nach seiner Heimath Bromberg zurückgekehrt; er versprach, sich dort weiter mit Injectionen behandeln zu lassen. Der Zustand des Geschwürs bei der Abreise ist aus der auf S. 167 beigegebenen Zeichnung ersichtlich).

In einem zweiten Falle von ausgedehntem geschwürigen Zerfall der Haut und Fascie bei einer 27 Jahre alten Frau (in der rechten Leistengegend, s. No. 13) waren die Injectionen (bis 0,01) ohne jeden Einfluss auf das Allgemeinbefinden und auf die Beschaffenheit des Geschwürs.

Bei dem 2. Patienten der I. Gruppe bestanden schmale Narben nach Drüsenexstirpation am Halse. Die Drüsen waren noch nicht vereitert, sie konnten fast unversehrt herausgeschält werden. Die Wunden heilten per prim. — Trotzdem reagirte der Patient in ganz heftiger Weise schon nach Injection von 0,005 der Koch'schen Flüssigkeit; die Narben zeigten die von R. Köhler zuerst ausführlich beschriebenen, auch an Erysipelas erinnernden Veränderungen; nach einiger Zeit (Spät-Reaction?) zeigten sich neue Drüsengeschwülste in der Umgebung. Vorübergehend war sogar Zerfall an einzelnen Stellen der Narben und starke Schuppenbildung auf den Narben und in der Umgebung zu beobachten. Während scharlach- und masernähnliche Exantheme zu Beginn und während der Reaction häufig beobachtet wurden, zeigte dieser Patient einen über den ganzen Körper verbreiteten Psoriasis-ähnlichen Ausschlag (s. die Krankengeschichte).

Ebenso interessant waren die bei Fall 3. beobachteten Reactionen localer und allgemeiner Art; besonders die rapide Ueberhäutung der granulirenden Fläche während der Reaction, eine Narbenbildung, welche allerdings nicht von Bestand war. Ein grosser Theil des Geschwürs ist seit Wochen geheilt; ein schmaler Streifen leistet noch Widerstand. Patient hat am 22. December seine 9. Injection (0,025) bekommen, und jedes Mal, wenn auch nicht so stark, wie Anfangs, reagirt.

Von den übrigen Fällen der Gruppe A wollen wir nur den Patienten mit Lepra noch besonders erwähnen. Er war kurz vor seiner Aufnahme an sehr rauhen Novembertagen viel im Freien gewesen und hatte starke Beschwerden. — Da er auf die Injectionen (bis jetzt 9, die letzte von 0,15) nie allgemeine Reaction zeigte, so ist es zweifelhaft, ob die localen Veränderungen nicht zum grössten Theil Folgen der seit der Aufnahme ins Krankenhaus vollständig veränderten Lebensweise sind. Die weitere Beobachtung wird darüber Aufschluss geben; die Wirkung der Injectionen auf die Lepra ganz in Abrede zu stellen, sind wir um so weniger berechtigt, als die bisher veröffentlichten Fälle noch nicht einmal so lange Zeit beobachtet waren, als es mit dem unsrigen geschehen ist.

Von 4 Fällen ätiologisch unklarer Gelenkkrankheiten (No. 4, 8, 9 und 10) reagirten die ersten 3; No. 9 ist fast vollständig geheilt (s. die Krankheitsgeschichte), die beiden anderen bedeutend gebessert. Der 4. Fall (No. 10) reagirte nicht (9 Injectionen, die letzte 0,03); trotzdem heilte die Fistel an dem erkrankten Handgelenk in 3 Wochen zu; die Schwellung war ganz bedeutend zurückgegangen, Beschwerden gar nicht mehr vorhanden. Wir lassen es dahingestellt, ob man diesen Fall (die Pat. hatte Spitzenkatarrh) als Heilung durch die Injectionen betrachten kann.

Bei einer alten Osteomyelitis (Fall 6) trat keine, oder fast keine Reaction ein; da sich Fieber einstellte, die Schwellung und die Schmerzhaftigkeit zunahmen, wurde die Osteotomie vorgenommen und die Injectionen ausgesetzt.

B. Unter den Fällen der Gruppe B. waren 1. und 2. (Lupus bei Knaben von 8 resp. 10 Jahren) besonders interessant. Man konnte bei ihnen die ganze Reihe localer Veränderungen, wie sie so oft nach Injectionen der Koch'schen Flüssigkeit beobachtet und beschrieben sind, auftreten sehen; auch die allgemeinen Reactionen waren sehr stark, bei dem einen Knaben (No. 1) so stark, dass man 7 Mal bei derselben geringen Dosis (0,001) blieb. Bei beiden Knaben ist die Besserung eine ganz beträchtliche; aber eine vollständige Heilung ist bis jetzt noch nicht eingetreten. Die Besserung ist aber so gross, dass man wohl behaupten kann, mit keinem einzigen der anderen bekannten Mittel in so kurzer Zeit auch nur annähernd dasselbe erreichen zu können. Ähnlich verhält es sich mit Fall 6; die grosse, nach Exstirpation eines Theiles der Fusswurzelknochen und der proximalen Theile der drei letzten Mittelfussknochen zurückgebliebene Höhle hat sich überraschend schnell verkleinert und hat ein so gesundes Aussehen, dass man eine vollständige Heilung in kurzer Frist erwarten kann. — Im Falle 31. hat sich eine fast faustgrosse Höhle an einem seit Jahren kranken und mehrfach operativ behandelten Ellenbogengelenk in wenigen Wochen vollständig geschlossen.

Bei den Fällen von Narben mit und ohne Fisteln nach Resectio femoris (Fall 9. bis 16.) war häufig die locale Reaction nur gering, wenigstens in der ersten Zeit der Behandlung, bei kleineren Gaben; die allgemeine Reaction war von vornherein deutlicher. Auch in diesen Fällen konnten wir fast ausnahmslos eine Besserung der

Beweglichkeit, ein Nachlassen der Schmerzhaftigkeit beobachten, ebenso wie bei den übrigen Fällen von Erkrankung des Hüftgelenks (Fall 17. bis 22.). In einem Falle (No. 19.) konnte die Kranke nach 1 Monat umhergehen; die Beweglichkeit des Hüftgelenks war nahezu frei. Wir wissen sehr wohl, dass bei frischen Fällen von Coxitis eine Heilung im Streckverbande nichts Seltenes ist; haben aber den Eindruck (mehr lässt sich nicht sagen), dass es unter der Mitwirkung der Injectionen in diesen Fällen glatter und schneller gegangen ist. — Ein Fall von Coxitis bei einem 3jährigen Knaben (Fall 21.), welcher nach kleinen Gaben jedesmal deutlich allgemein und local reagirte, und bei dem wegen zunehmender Schwellung die Resection gemacht wurde, endigte tödtlich, 2 Tage nach der Resection, 4 Tage nach der letzten Injection (0,003). Bei der Section fanden sich eine grosse Zahl bohnen- bis kirschgrosser Solitärtuberkel im Gehirn (4 im Kleinhirn, davon 2 dicht am vierten Ventrikel, 2 in der Rinde der Schläfenlappen, 1 im Thalamus opticus). Das Kind hatte zu Lebzeiten keine auf Hirntumoren deutende Symptome dargeboten. In der nächsten Umgebung dieser Herde fand sich eine zarte Röthung in ganz schmaler Zone — nicht mehr, als man sonst in der Umgebung von Hirntumoren finden kann. Ausserdem fanden sich zahlreiche Darmgeschwüre und eine Caries der Körper des ersten und zweiten Lendenwirbels mit Eiterung im rechten Psoas; auch diese Erkrankung war bei dem seit vielen Wochen bettlägerigen Kinde zu Lebzeiten ohne Symptome gewesen. — Bei der Ausführung der Arthrectomie erschien es sehr merkwürdig, dass die stark verdickte Kapsel mit ihren Verstärkungsbändern sich bequem mit den Fingern herausschälen und entfernen liess; weder Scheere, noch scharfer Löffel waren dazu nöthig. Bei der Section zeigte es sich, dass am und im Collum, zwischen dem Rande des Caput femoris und dem kleinen Trochanter ein haselnussgrosser Sequester sass, mit seiner grössten, harten und rauhen Fläche nach aussen sehend, von dem gesunden Knochen durch eine dunkelblaurothe Schicht getrennt. Diese Veränderungen am Hüftgelenk: die Lockerung der erkrankten Kapsel, die deutliche Demarkirung des kranken Stückes im Collum femoris in so kurzer Zeit (kaum 10 Wochen), sind gewiss zum grossen Theil Wirkung der Injectionen.

Bemerkenswerth waren die Erscheinungen bei einer 29 Jahre alten Frau (No. 30), bei welcher, 12 Jahre nach Resectio cubiti, sehr deutliche allgemeine und locale Reaction schon nach 0,003 eintrat. Eine gleichzeitig vorhandene Bursit. praepatellaris wurde durch die Injectionen garnicht beeinflusst. Endlich müssen wir noch eines Patienten erwähnen, der Anfangs, obgleich sein Auswurf reichlich Tuberkelbacillen enthielt, erst auf 0,005 (3. Injection), seitdem allerdings immer deutlich, reagirte. Er hat bis jetzt 6 Injectionen, die letzte zu 0,01 bekommen. Eine nennenswerthe Besserung ist bei ihm natürlich noch nicht zu erwarten.

Zum Schlusse einige Worte über die Ausführung der Injectionen. Bei den Männern von Stabsarzt Dr. Salzwedel, bei Frauen und Kindern von Stabsarzt Dr. Muhlack ausgeführt, haben diese Injectionen bis jetzt noch nicht ein einziges Mal locale oder allgemein bedenkliche Folgen gehabt. Princip war allerdings das Anfangen mit kleinen Dosen, welche entweder alle 2 Tage in ganz allmählich steigender Menge (Muhlack) oder alle 5, 6 Tage in entsprechend schneller steigender Dosirung (Salzwedel) injicirt wurden. Ein besonderer Unterschied in der Wirkung wurde dabei nicht gefunden. Bei den Kindern und Frauen wurde fast ausnahmslos in den Vormittagsstunden, bei den Männern häufig in der Nacht injicirt. Dann konnten die Studenten und die ausserordentlich zahlreichen fremden Aerzte zum Theil Vormittags, zum Theil Nachmittags die in der Reaction befindlichen Patienten beobachten. In der Technik sind wir nicht von den Koch'schen Vorschriften abgegangen; dass die Spritze nach Reinigung mit Alkohol noch einmal, um sie gehörig auszutrocknen und den Alkohol auszutreiben, mit Aether gereinigt wird, dass zuweilen eine gewöhnliche Pravaz'sche Spritze mit Asbeststempel gebraucht wurde (Muhlack), fällt dabei kaum ins Gewicht.

Ein Punkt, auf den von vornherein geachtet wurde, und auf den nach Allem, was wir gelesen haben, noch nicht genügend aufmerksam gemacht wird, ist die gleichzeitige Weiterbehandlung in chirurgischem Sinne. Das Gelenk z. B., auf welches die Injectionen wirken sollen, wird zweifellos von denselben besser beeinflusst, wenn wir es unter die auch sonst günstigen Bedingungen, z. B. durch Ruhigstellung und Distraction, bringen. Wir können es vorläufig nur behaupten, dass auch die Combination der Koch'schen Behandlung mit chirurgischen Eingriffen eine viel häufigere sein wird, sobald die nöthigen Erfahrungen über allgemeine und locale Wirkung der Injectionen genauer, vollständiger geworden und allgemeiner bekannt sind.

Krankengeschichten.

1. **Ulcus rodens** am linken Auge. Keine Allgemein-Reaction auf 0,005. Merkwürdige Vernarbung des Geschwürs bis auf einzelne kleine Stellen in 5 Tagen. Dann Injection von 0,015; wieder keine Allgemein-, zweifelhafte locale Reaction. Nach 0,02 starkes Übelbefinden, Fieber. Gebessert, auf Wunsch entlassen am 10. Dec. 1890.

Karges, 69 Jahre alter Mann; Familie frei von Tuberkulose, selbst immer gesund. Seit 13 Jahren »Pickel« unter dem linken Auge, welcher etwas klare Flüssigkeit absonderte, meist aber mit trockenem Schorfe bedeckt war. Unter Behandlung mit Ätzmitteln und Antisepticis zeitweise Heilung; längere Heilung nach einem 1882 überstandenen Exysipel. Schnelleres Wachsen erst seit Anfang 1890, seit $1/4$ Jahr kann das linke Auge nicht mehr

A. Fälle, bei denen die diagnostische Wichtigkeit der Injectionen besonders hervortrat.

No.	Namen und Alter	Diagnose	Zahl der Injectionen	Dosis Anfangs	Dosis zu Ende	Reaction (im Ganzen) lokal	Reaction (im Ganzen) allgemein	Dauer der Behandlung Tage	
1.	Karges 69 J.	Ulc. rodens	4	0,005	0,02	Anfangs = 0, später mässig		18	Schnelle, fast vollständige Heilung.
2.	Graf 24 J.	Narben nach Drüsen-Exstirp.	5	0,005	0,015	bedeutend		30	
3.	Auerhammer 25 J.	Caries costarum	9	0,002	0,025	bedeutend		38	
4.	Klos 13 J.	Arthritis multiplex	7	0,001	0,05	bedeutend		39	
5.	Schuhmacher 41 J.	Lepra	9	0,005	0,15	zweifelhaft	keine	28	
6.	Leischke 23 J.	Alte Osteomyelitis	1	0,005	—		gering	15	Osteotomie.
7.	Müller 2 J.	Abscess (Caries?)	14	0,001	0,015	bedeutend		38	Noch in Behandlung.
8.	Schulze 3 J.	Ankylose des Knies nach Verl.	15	0,0005	0,03	Anfangs bedeutend		40	Desgleichen.
9.	Reinke 26 J.	Gonitis dextra	6	0,002	0,025	deutlich	deutlich	25	
10.	Mühlbach 49 J.	Arthritis multiplex	9	0,001	0,03	keine Reaction		14	Schn. Besserung.
11.	Wiesner 16 J.	Narbe nach Resectio coxae	3	0,005	0,015	gering		20	
12.	Feith 60 J.	Acne rosacea	2	0,01	0,015	keine Reaction		3	
13.	Lutze 27 J.	Gr. Ulcus in der r. Leiste	3	0,001	0,01	keine Reaction		8	
14.	Krebs 22 J.	Caries costarum	2	0,005	0,01	gering		29	
15.	Köhn 44 J.	Carcinoma laryngis (?)	2	0,001	0,001	gering		9	
16.	Otto 23 J.	Caries des r. Felsenbeines (?)	2	0,001	0,002	deutlich		11	

geöffnet werden. Schwächlicher Mann; trockene, etwas graugelbe Haut, geringes Fettpolster. Keine Drüsenschwellungen. Linkes oberes Lid prall geschwollen; unter ihm der elastische Bulbus. Der geschwürige Zerfall erstreckt sich auf die Seite des Nasenrückens, seitlich bis 1½ Zoll von dem linken Ohre, in der Schläfengegend bis zur Höhe der Augenbrauen. Am 22. Nov. wurden 5 mg der Koch'schen Flüssigkeit injicirt. Keine Reaction; höchste Temperatur in den nächsten 24 Stunden: 37,0. Der Patient wurde nun als klassisches Beispiel der Wirkungslosigkeit dieser Injectionen auf Ulc. rod. demonstrirt. Das linke Auge war mit einem leichten Verbande bedeckt. Als dieser am 5. Tage abgenommen wurde, war das Geschwür zum allergrössten Theil mit einer hellrothen, anscheinend festen Narbe bedeckt. Jetzt wurde (am 27. Nov.) eine Injection von 0,015 gemacht; auch darauf keine allgemeine Reaction; am Ulcus schienen die Ränder etwas angeschwollen, die junge Narbe etwas dunkler zu werden.

Am 2. Dec., nachdem in der Nacht um 12 Uhr 0,01 injicirt waren, klagte der Patient über allgemeines Unwohlsein, Schmerzen im Rücken und in den Hüften, besonders rechts. Starkes Krankheitsgefühl, Druck in der Magengrube, der sich öfters zu krampfartigem Schmerz steigert (Zustände, an denen der Kranke seit Jahren ab und zu leiden will). Die Schmerzen liessen in den nächsten Tagen nach, die Appetitlosigkeit blieb; der Schlaf war unregelmässig.

Der Patient wurde am 10. Dec. auf seinen Wunsch gebessert entlassen; er wollte sich in einem Krankenhause seiner Heimat mit Injectionen Kochscher Flüssigkeit weiter behandeln lassen. Wenn auch bei der Entlassung der bei weitem grösste Theil des Ulcus noch mit Narbe bedeckt war, so war die Verheilung doch nicht mehr so ausgedehnt, als 5 Tage nach der 1. Einspritzung; d. h. es befanden sich an mehreren Stellen (unteres Lid an der Nase und Mitte des Ulcus) Defecte, welche damals übernarbt erschienen waren. Die dunklen Stellen waren zum Theil auch in den ersten 5 Tagen verheilt, zum Theil waren sie mit rothbraunen Krusten bedeckt, am Tage der Entlassung bildeten sie flache Geschwüre. Die Ränder der zarten Narbe setzten sich deutlich von der Haut der Umgebung ab. Knötchen waren nirgends zu entdecken. (S. Zeichnung auf S. 167.)

2. **Exstirpation tuberkulöser Halsdrüsen am 7. Oct. 1890; Heilung p. prim. mit glatter, schmaler Narbe. Nach der Injection am 28. Nov. starke Schwellung und Röthung derselben und Bildung (vorläufig) bleibender neuer Tumoren unter der Narbe.**

Graf, 24 Jahre alter Mann aus gesunder Familie, selbst immer gesund. Seit 7 Jahren Schwellung der Halsdrüsen auf beiden Seiten. Vor einigen Monaten (nach Augina diphth.) starke Verschlimmerung. Am 7. Oct. Exstirpation der Drüsen, welche beiderseits bis zur Vena papul. interna gingen, zum Theil mit ihr verwachsen waren; doch gelang das Abschälen ziemlich leicht. Die Drüsentumoren waren mit kleinen gelben und weissen, festen und flüssigen Herden durchsetzt. Die bis auf eine kleine Drainöffnung mit Catgut vernähten Wunden heilten p. prim. Am 28. Nov. wurden, obgleich die Narben weich und ohne Schwellung in der Umgebung waren, 0,005 der Flüssigkeit unter die Haut des Rückens injicirt. Nach 9 Stunden Schüttelfrost und Erbrechen, nach 10 Stunden Temperatur 38,4, nach 12 Stunden 39,6, Puls 118, dann langsames Nachlassen der Reaction. Während derselben waren beide Halsseiten beträchtlich angeschwollen, darüber hinweg zogen die dunkelrothen, von einem 2 cm breiten rosarothen Streifen begleiteten Narben schräg von oben aussen nach unten innen. Die Schwellung war weich, nachgiebig, nicht ödematös; einzelne geschwollene Drüsen waren nicht zu fühlen. Die Nase war stark geröthet und etwas geschwollen (keine Knötchen), der Körper vollständig bedeckt mit psoriasisähnlichem Ausschlag (kreisförmig angeordnete Papeln auf geröthetem Grunde).

Am nächsten Tag war die Schwellung des Halses geschwunden; jetzt fühlte man aber unter beiden Narben mehrere bis kirschgrosse harte Tumoren, welche auf Druck etwas empfindlich waren. Links gingen diese Schwellungen wieder zurück, rechts waren sie noch am 2. Dec. deutlich am hinteren Rande des Sternocl. nost. zu fühlen.

Am 3. Dec. (nach Injection von 0,01 in der Nacht) 6 Stunden später Schüttelfrost, starkes Übelbefinden, Magen- und Leibschmerzen, Schmerzen in den Knien. Wieder starke Schwellung des Halses (4 cm unter den Ohrläppchen hat der Querdurchmesser um 2 cm gegen gestern zugenommen. Der Körper ist mit Exanthem bedeckt, welches nicht mehr so deutlich psoriasisähnlich ist, mehr wie Masernexanthem aussieht. Starke Röthung um die Nasenflügel herum. Temperatur bis 39,9, Puls 112 (1 Uhr Mitt.). Das Exanthem bestand 3 Tage und juckte zuletzt sehr stark. Am 4. Dec. Abds. stieg die Temperatur wieder auf 39,4.

Am 10. Dec. 0,015: Nach 7 Stunden (vorher Frost und dieselbe locale Reaction wie früher) Temperatur 39,7. Kopfschmerzen, starkes Krankheitsgefühl. Wieder ist der Körper mit psoriasisartigem, stellenweise ganz confluirendem Exanthem bedeckt.

In den nächsten Tagen blasste das Exanthem ab; an den Nasenflügeln und Lippen blieben geröthete, mit Schüppchen bedeckte Stellen; Narben am Halse auch mit trockenen, weissen Schüppchen bedeckt.

Am 16. Dec. 0,012: Ohne bedeutendes Fieber (Temperatur nach 10 Stunden 39,2), doch sehr deutliche allgemeine und locale Reaction; Exanthem wie bisher; leichte Mandelschwellung, Schmerzen im Nacken (Halswirbelgelenke?), Kreuzschmerzen, Durchfall. Nach 16 Stunden waren die Hüftgelenke ganz besonders empfindlich gegen Druck, ebenso das untere Ende des rechten Humerus und das (geschwollene) linke Handgelenk. Die Umgebung der Narben war in etwas geringerer Weise verändert als bisher, die Drüsen hinter dem Sternocleidom. deutlich fühlbar. Das Exanthem blasste etwas schneller ab, bestand aber, ebenso wie die Schmerzen an verschiedenen Gelenken, noch den ganzen nächsten Tag, an dem die Halsgegend schon abgeschwollen, die Drüsen hinter dem Kopfnicker nicht mehr zu fühlen waren.

Am 22. Dec. 0,015: Kein Frost, keine Übelkeit; Gliederschmerzen, Kreuz- und Kopfschmerzen aber geringer als sonst. Auch die locale Reaction ist viel geringer (Halsschwellung und Röthung der Narbe). Exanthem nach 11 Stunden kaum angedeutet; Temperatur um dieselbe Zeit 37,2, Puls 90, Respiration 20. Im Urin kein Eiweiss.

3. Rippencaries, hartnäckige Fistelbildung; multiple Resectionen (Thoracoplastik). Sehr langsame Verkleinerung des entstandenen Defectes. Starke allgemeine Reaction nach 2 mg, deutliche locale Reaction.

Auerhammer, 25 Jahre alter Mann, aus gesunder Familie stammend, selbst immer gesund. Im April 1890 Schwellung der rechten Brustseite; die Incision entleerte angeblich nur Blut. Es blieb eine eiternde Fistel zurück. Am 24. Juni wurde dieselbe anscheinend im Gesunden excidirt, eine kranke Stelle der 8. Rippe ausgekratzt und die Wunde noch mit dem galvanokaustischen Brenner kauterisirt. Es bildete sich wieder eine Fistel; am 20. Aug. wurde deshalb ein 5 cm langes Stück der 8. Rippe resecirt. Es zeigte sich bald darauf, dass die Erkrankung der Rippen eine viel ausgedehntere geworden war, und wurden deshalb am 15. Sept. von der 7., 8. und 9. Rippe je 16, 15 und 10½ cm, im Ganzen also 51½ cm, entfernt. — Im Verlaufe starke Eiterung besonders aus dem Raum zwischen Thorax und Schulterblatt. Geringe Heilungs-Tendenz, Granulationen schlaff. Es war zu befürchten, dass die langdauernde Eiterung zu amyloiden Degenerationen führen würde (bisher kein Eiweiss im Urin). Die Lungen waren frei.

Am 20. Nov. Injection von 0,002. Nach 6 Stunden Schüttelfrost, Temp. 40,0; sehr starke locale Reaction: die Granulationen waren trocken, die Wundränder geschwollen, glänzend, mit einer 2 cm breiten, rosarothen, wie erysipelatösen Zone. Von den Rändern zur Mitte des grossen Defectes sah man von Stunde zu Stunde breiter werdende zarte rothe Narbensäume. Diese locale Reaction bestand noch am nächsten Tage, als die Allgemeinerscheinungen schon geschwunden waren.

Am 22. Nov. Injection von 0,005; nach einigen Stunden Gefühl von Hustenreiz und Schnupfen. Wieder starke allgemeine und locale Reaction.

Am 24. Nov. Injection von 0,008. Erst nach ca. 14 Stunden Schüttelfrost, Kopfschmerzen und dieselben Erscheinungen, wie nach den ersten Injectionen. Am nächsten Tage waren die Wundränder viel weicher und nachgiebiger als früher.

Am 28. Nov. Injection von 0,01. Nach 7 Stunden Schüttelfrost, nach 11 Stunden 39,8, Puls 128. Wieder dieselbe energische Reaction. Wenn auch die erwähnten zarten Narben zum Teil wieder zerfielen, so hatte sich

doch nach diesen 3 Injectionen die geschwürige Fläche im Allgemeinen verkleinert; an einer Stelle war sogar die Vernarbung zwischen den früher
mehrere Centimeter auseinanderstehenden Rändern fast vollständig. Die
Granulationen hatten ein frischeres Aussehen, die Eiterung war bedeutend
geringer geworden.

Am 2. Dec. Morgens, nachdem Nachts 12 Uhr $0{,}012$ injicirt waren, leichtes
Exanthem an der Brust, sonst keine Beschwerden; aber wieder sehr deutliche
locale Reaction. Temp. nach 12 Std. 38,6.

Am 4. Dec. $0{,}015$: Geringe allgemeine Reaction; Temp. nur bis 37,8.
Locale Reaction deutlich, aber geringer als bisher.

In den nächsten Tagen änderte sich Nichts; die granulirende Fläche
war mit einer leichten Gazecompresse bedeckt. Secretion gering. Kein Fieber.

Am 10. Dec. $0{,}015$: Deutliche locale Reaction, fleckige Röthe der etwas
geschwollenen Ränder, glänzendes Aussehen der hochrothen Granulationen.
Allgemeine Reaction gering.

Am 16. Dec. $0{,}02$: Darnach wieder sehr deutliche Schwellung und Röthung
(bläulich) der Ränder, hochrothe glänzende Granulationen, stellenweise kleine
Hämorrhagien. Frost, heftige Kopfschmerzen; höchste Temp. nach 12 Std. 39,8;
Puls 120, Resp. 28.

Am 22. Dec. $0{,}025$: Locale Reaction nicht ganz so stark, aber doch sehr
deutlich. Allgemeine Reaction nach 11 Stunden noch nicht eingetreten, bis
auf die Temperatursteigerung (39,3, Puls 112, Resp. 26). Kein Frost, kein
Erbrechen, kein Exanthem. Urin frei von Eiweiss. Am nächsten Tage
waren die Wundränder kaum noch geschwollen oder geröthet.

4. Multiple Gelenkentzündungen; keine Reaction auf geringe,
deutliche, allgemeine und locale Reaction auf grössere Dosen. Zurückgehen der Schwellung, Besserung der Beweglichkeit.

Klos, 13 Jahre alter Knabe, aus gesunder Familie, litt vor 7 Jahren
1½ Jahre lang an »Rheumatismus« und lag in dieser Zeit angeblich 13 Wochen
lang im Bette. Seit 2 Jahren wieder schmerzhafte Anschwellung beider
Hand- und Fussgelenke, gegen welche die verschiedensten Mittel ohne Erfolg
gebraucht wurden.

Am 19. Nov. Injection von $0{,}001$; höchste Temperatur in den nächsten
24 Stunden 37,3, keine Wirkung auf das Allgemeinbefinden, keine Änderung
an den Gelenken.

Am 20. Nov. 2. Injection von $0{,}001$; 7 Stunden später (unter Hitzegefühl
und Schweiss) begann die Temperatur zu steigen und erreichte nach 3 Stunden
39,4; kein Schüttelfrost, kein Erbrechen. Am nächsten Morgen (20 Stunden
nach der Injection) fühlte sich der Knabe wieder vollkommen wohl.

Am 28. Nov. wurden $0{,}003$ injicirt; nach 4 Stunden Beginn der Temperatursteigerung, nach 7 Stunden Schüttelfrost und 39,6, nach 10 Stunden 1 Mal
Erbrechen; nach 13 Stunden war und blieb die Temperatur wieder normal
bis zum 30. Nov., wo sie, ohne dass eine Ursache dafür zu finden war,
kurze Zeit stieg und 39,2 erreichte. Am Morgen des 1. Dec. zeigten sich
Herpesbläschen an den Mundwinkeln und an den Nasenlöchern, die Nasenspitze war etwas geschwollen, so dass man an Lupus denken konnte. Die
Erscheinungen verloren sich aber in einigen Tagen wieder. In der linken
Achselhöhle fühlt man eine bohnengrosse, leicht bewegliche Drüse (tuberkulös
oder durch den Reiz der Injection entstanden?).

Am 10. Dec. (inzwischen Wohlbefinden) wieder dieselbe Gabe: $0{,}005$.
Starke Reaction, nach 5 Stunden Schüttelfrost, nach 7 Stunden 40,3, Erbrechen, Apathie, Kopfschmerz. In beiden Leisten finden sich schmerzhafte
Drüsenschwellungen; beide Schultergelenke und rechts der Epicond. tibiae
sind schmerzhaft. Schmerzen in fast allen Gelenken. Am 11. Dec. früh ist
der Patient frei von Beschwerden, sieht aber etwas blass aus; Temp. 36,4.

Am 16. Dec. 0,005: Nach 5 Std. Frost und Erbrechen; schnelles Steigen der Temp., welche nach 10 Std. 40,1 beträgt. Mattigkeit. Wieder Schmerzen und Druckempfindlichkeit in vielen Gelenken und weiche, ebenfalls etwas druckempfindliche Drüsen in beiden Achselhöhlen und Leisten.

Am 22. Dec. 0,005: Nach 7 Std. Frost, Erbrechen, Kopfschmerz, Temp. 39,8, Puls 132. Nach 10 Std. Temp. 38,4, Puls 136, Resp. 34, Schlafsucht. Sehr starker Herzschlag. Rechtes Knie empfindlich und geschwollen, Leistendrüsen ebenfalls.

Am nächsten Tage wieder Wohlbefinden.

5. Lepra tuberosa und maculosa, seit 4 Jahren fast ununterbrochen in Behandlung; trotzdem zunehmende Verschlimmerung. — Keine allgemeine Reaction, deutliche, aber nicht ganz beweiskräftige locale Reaction.

Schuhmacher, 41 Jahre alter Mann, früher gesund, in Brasilien 1886 erkrankt, ohne selbst mit Lepra-Kranken in Berührung gewesen zu sein. Zuerst auf der Brust kleine gelblich-weisse Flecke, welche grösser wurden und bräunliche Farbe annahmen. Allmähliche Verbreitung in 1 Jahr über den ganzen Körper; frei nur Achselhöhle, Genitalien, die Gegend unter dem Nabel und die behaarte Kopfhaut. Vielfache Behandlung ohne Erfolg. Die Haut wurde brüchig, trocken und dick. Im Gesicht und an den Händen noch in der letzten Zeit Verschlimmerung.

Die Augenbrauengegend bildet beiderseits einen dicken Wulst; in der Mitte der Nasenwurzel durch eine tiefe vertikale Falte getrennt. Haare der Augenbrauen spärlich. Unter der Nasenwurzel tiefe Querwulst. Die Nase ist nach der Spitze zu beträchtlich angeschwollen, Nasenspitze und Flügel sind mit Knötchen besetzt, in der Mitte weiss, rother Hof, stellenweis Schüppchen. Nasenlöcher, besonders das rechte, fast verlegt. An der rechten Nasenseite dicke Borken, unter denen die Epidermis fehlt. Am linken Nasenflügel eine tiefe Spalte. — Oberlippe, Unterlippe und Kinn stark geschwollen, mit ähnlichen Knötchen bedeckt wie die Nase. Die Falte zwischen Lippe und Kinn ist fast verstrichen; unter dem Kinn bis zur Zungenbeingegend dieselben Veränderungen. Epitheldefecte hier nur an den Lippen zwischen Schleimhaut und Cutis. Auf den Wangen ebenfalls Schwellung mit Knötchenbildung, deshalb sind die Nasolabialfalten sehr ausgeprägt. Symmetrisch liegen Wülste im unteren Lid und in der vorderen Schläfengegend, an den Ohren (oberer Rand des Helix, die Ohrläppchen und der Anthelix sind bei derselben besonders geschwollen). Die ganze Gesichtshaut hat ein pergamentartiges Aussehen. Wimpern und Schnurrbarthaare stehen weit aus einander und sind zum grossen Theil abgebrochen. Fast Negertypus durch die Schwellung der Nase und der Lippen. — Die Haut vom Kopf bis zum Nabel braun, wie broncedskin, auch die Sclerae sind bräunlich. Von der Mitte der Oberarme nach den Fingern zu wieder dieselbe Veränderung wie im Gesicht. Tiefe Hautfalten; an den Fingern Knötchen, besonders an der Streckseite des kleinen Fingers und an der unteren Epiphyse der Ulna, Epitheldefecte, Knötchen und Schuppen. Finger im Ganzen verdickt, werden in eigenthümlicher Weise überstreckt. Gegend der Fingergelenke und Nagelphalangen spindelförmig geschwollen. Bauch und Genitalgegend normal gefärbt, Penis an der Pars pendula wieder broncefarben. An den unteren Extremitäten beginnt die Bronzefarbe in der Höhe des Scarps'schen Dreiecks. An beiden Kniescheiben wieder stärkere Schwellung und einzelne Knötchen. Ebensolche am Kleinzehenrande. Die Nagelglieder der Zehen sind verdickt. Haut an den Beinen ebenfalls trocken, am Unterschenkel pergamentartig, stark gerunzelt. Vom Fussgelenk ab sind die Runzeln wie mit weissem Puder ausgefüllt. In der Gegend des Afters, an den Glutäen, keine Verdickung. In der Achselhöhle ganz weisse Haut, geringer Haarwuchs, Achseldrüsen mässig geschwollen; ebenso die Inginaldrüsen. Urin normal.

Am 29. Nov. 0,005: Keinerlei Reaction.

Am 1. Dec. 0,01: Keine Anzeichen einer allgemeinen Reaction; die leprösen Stellen scheinen am Tage nach der Injection etwas geschwollen, die Knötchen deutlicher. Am nächsten Tage ist die Schwellung vorüber; es scheint sogar stellenweise ein Einsinken stattzufinden. Der Patient hat selbst den Eindruck, als könne er seine Stirnhaut freier bewegen. Die dicken Querwülste in der Augenbrauengegend sind kleiner und weicher geworden. Bei der laryngosk. Untersuchung fand sich die Epiglottis dick, starr infiltrirt, von erdbeerähnlicher Beschaffenheit, besonders am freien Rande der Larynxfläche mit kleinen gelben Knötchen besetzt. Schleimhaut beider Aryknorpel von derselben Beschaffenheit; Glottis nicht zu übersehen.

Am 3. Dec. 0,015
« 10. « 0,02
« 12. « 0,03
« 15. « 0,055
« 18. « 0,09
« 21. « 0,13

Nie allgemeine Reaction; aber an Nase, Kinn, Augenbrauen und Händen bedeckten sich die erkrankten Partien mit trocknen, weissen Schuppen. — Nach der letzten Inject. soll die Haut an einzelnen Stellen genässt haben; am Morgen trockne Schörfe, in der Umgebung Schilferung.

Am 26. Dec. 0,15: Es treten immer neue Stellen auf, welche sich mit Schüppchen bedecken.

6. Alte Osteomyelitis femoris sinistr.; Verschlimmerung nach einem Stoss, Anschwellung des linken Kniegelenks. Auf 0,005 geringe Allgemeinreaction, gar keine lokale Reaction.

Leischke, 23 Jahre alter Mann, seit 1881 an, mehrfach operativ behandelter Osteomyelit, am unteren Ende des linken Femur leidend, vor 3 Wochen Stoss gegen das linke Bein, Verschlimmerung; heftige Schmerzen, Unfähigkeit, zu gehen. Umfangsdifferenz und Unterschied im Durchmesser 2 cm (8 cm oberhalb der Patella). Am 1. Dec. Injection von 0,005. Nach 17 Stunden höchste Temp. 38,9, kein Schüttelfrost. Die Temperatur stieg am nächsten Tag (am 2. Dec.) auf 39,6, ohne besondere Beeinträchtigung des Allgemeinbefindens, und war am 3. wieder auf 37,2 gesunken. An dem kranken Bein war keine Aendernng zu bemerken. In der nächsten Woche Abendtemperaturen bis 38,8, Zunahme der Schmerzen und der Schwellung (Differenz der Durchmesser rechts und links 1 Handbreit über dem Knie: 3½ cm; R. 5½, L. 9 cm). Deshalb Aufgeben der Behandlung mit Injectionen, Osteotomie am 11. Dec. Es fand sich kein Sequester, auch die Fossa poplit. war frei. Der Knochen war stark verdickt, unter dem Pereist an der Innenseite und in den Weichtheilen der Umgebung lag dicker gelber Eiter und schwammige Wucherungen (Restabscess?). Auch an der Innenseite fand sich ein ähnlicher Herd, beide standen mit einander in Verbindung. — Fieberfreier Verlauf.

7. Abscess am linken Unterarm; zweifelhafte Ätiologie. — Anfangs starke, später geringe allgemeine und lokale Reaction.

Müller, 2 Jahre altes Kind mit Hornhautgeschwüren und einem taubeneigrossen Abscess an der Beugeseite des linken Unterarmes. Eine Incision am 24. Sept. ergab reichlich Eiter. Der Radius war (in seiner Mitte) mit dem Finger zu umgehen, eine kranke Stelle nicht zu finden. An den Lungen nichts Krankhaftes nachzuweisen. — Die Wunde heilte bis auf eine kleine Fistel, welche Mitte November noch nicht geschlossen war. Am 23. Nov. Injection von 0,001. Steigerung nach 6½ Stunden, Maximum nach 10½ Stunden (40,4). Grosse Schläfrigkeit, starkes Unbehagen. Die Umgebung der Fistel war stark geröthet, geschwollen und druckempfindlich, noch nach 24 Stunden, als die Temperatur wieder 37,2 war. Kein Frost, Erbrechen 1 mal, erst 16 Stunden nach der Injection. Am 27. Nov. 0,001: gar keine Reaction! Am 29. Nov. 0,002: nach 10 Stunden 39,0, sonst keine Reaction. Am 1. Dec. 0,002: geringes Fieber (38,0), sonst keine Reaction.

Am 4. Dec. 0,003: keine Reaction.
Am 6. Dec. 0,005 ⎫
Am 8. Dec. 0,007 ⎬ keine Reaction.
Am 10. Dec. 0,009 ⎭
Am 12. Dec. 0,01 (?): etwas Müdigkeit einige Stunden nach der Einspritzung.

Diese Einspritzung ist nicht zu rechnen; es war in Folge eines Versehens eine Injection von 0,025 gemacht. 2—3 Minuten später wurde die Injectionsstelle tief gespalten, mit Carbol- und Sublimatlösung ausgespült, mit Jodoformgaze tamponirt und am nächsten Tage (13. Dec.) mit Catgut vollständig vernäht.

Am 15. Dec. wieder 0,01: keine Reaction.
Am 17. Dec. 0,015: keine Reaction.
Am 19. Dec. 0,02: keine Reaction (38,5).
Am 21. Dec. 0,015: keine Reaction.
Am 30. Dec. 0,015 (kleinere Dosis, der langen Pause wegen). Nach 8 Stunden 39,0.

8. Entzündung des linken Kniegelenks mit Ausgang in Ankylose, in Beugung und Valgus-Stellung. Nach dem Redressement Schwellung und Schmerzhaftigkeit. — Starke allgemeine und locale Reaction nach geringen Gaben.

Schulze, 3 Jahre alter, gut genährter Knabe; angeblich vor 1 J. auf das linke Knie gefallen. Jetzt mässige Schwellung (1 cm Umfangsdifferenz), Steifigkeit in halbgebeugter Stellung.

Am 21. Nov. Inject. von 0,0005: Nach 18 Stunden höchste Temp. (39,6); das linke Knie war heisser, dicker und empfindlicher geworden. Kein Frost.

Am 23. Nov. 0,001: Nach 6 Stdn. Steigerung, nach 8 Stdn. Maximum der Temp. (38,3). Geringe aber deutliche Reaction. Kein Frost.

Am 27. Nov. 0,002: In 4 Stdn. Temp. 40,0, nach 6 Stdn. 39,7, nach 7 Stdn. 40,1. Am nächsten Morgen 37,4. Erbrechen. Grosse Mattigkeit. Locale Reaction wie am 23. Nov.

Am 29. Nov. 0,0025: Nach 9½ Stdn. 39,5. Reaction sehr gering.
Am 1. Dec. 0,004: Geringe Reaction (nach 6 Stdn. 39,0).
Am 4. Dec. 0,004: Ebenso, Temp. nach 6 Stdn. 38,6.
Am 6. Dec. 0,005: Gar keine Reaction.
Am 9. Dec. 0,006: ⎫
Am 11. Dec. 0,008: ⎬ Keine Reaction.
Am 13. Dec. 0,01: ⎫
Am 16. Dec. 0,015: ⎬ Ebenfalls keine Reaction, weder allgem. noch local.
Am 18. Dec. 0,02: ⎫
Am 20. Dec. 0,03: ⎪
Am 22. Dec. 0,04: ⎬ Das Knie ist im Ganzen beweglicher, und etwas
Pause. ⎪ abgeschwollen.
Am 30. Dec. 0,03: ⎭

9. Kniegelenkentzündung bei einem Erwachsenen. Ätiologie unklar. Am 11. Nov. Potain und antiseptische Auswaschung. Erfolg gering. Am 28. Nov. erste Injection. Geringe allgemeine, starke locale Reaction. Günstiger Verlauf.

Reinke, 26 Jahre alter Kaufmann, bisher gesund, seit dem 21. October 1890 an Schwellung und Schmerzhaftigkeit des rechten Kniegelenks leidend. — Deutlicher Erguss; Bewegungen sehr schmerzhaft. Am 11. Nov. Entleerung und Auswaschung mit 3% Carbollösung (Potain'scher Apparat). Die Schmerzen, welche besonders in der Gegend des Condyl. int. tibiae sassen, wurden dadurch ebenso wenig beseitigt, wie durch die vorher gereichte Salicylsäure. Über beiden Lungenspitzen Rasselgeräusche; kein Auswurf.

Am 28. Nov. Inject. von 0,002: Höchste Temp. nach 12 Stdn. 38,2; Mattigkeit, Kopfschmerzen. Das rechte Knie sehr schmerzhaft und heiss. Am 1. Dec. 0,005: Temp. nach 10 Stdn. 38,4; Reaction, wie nach der 1. Inject. Am 3. Dec. 0,01: Temp. und Reaction, local, wie allgemein dieselben, wie am 1. Dec. Der Umfang des rechten Knies hatte überall um 2 cm abgenommen, die Furchen neben der Patella waren deutlich, Klopfen und Drücken nicht mehr schmerzhaft. Am 10. Dec. 0,012: Temp. nach 11 Stdn. 38,7. Mattigkeit, Kopfschmerzen, Schmerzen im rechten Knie, am meisten im Condyl. int. tib. und in der Kniekehle. — Noch am 11. Dec. Morgens klagt der Kranke bei sonstigem Wohlbefinden über Abgeschlagenheit. Am 16 Dec. 0,02: Nach 8 Stdn. Schüttelfrost, Mattigkeit, 38,9, P. 120, R. 26. Keine locale Reaction. Am 22. Dec. 0,025. Nach 7 Stdn. 1 stündiger Schüttelfrost, Kopfschmerzen, nach 8 Stdn. Temp. 39,1, P. 116. Keine locale Reaction.

10. Entzündung des linken Ellenbogengelenks, nach multiplen Gelenkentzündungen zurückgeblieben. Nach 10 Injectionen noch keine allgemeine oder locale Reaction (Dosen: 0,001 bis 0,03); aber sehr deutliche Abnahme der Schwellung und Schmerzhaftigkeit. Eine auf rauhen Knochen führende Fistel in der Nähe des rechten Handgelenks vernarbt während der Behandlung. Die Patientin wird am 19. Dec. geheilt entlassen.

Mühlbach, 49 Jahre alte Frau; vor 3 Wochen schmerzhafte Schwellung der Fussgelenke, des linken Schultergelenks, beider Hand- und des linken Ellenbogengelenks. Die Schwellung des letzteren blieb zurück. Nach 4 Wochen in fixirenden Verbänden keine Änderung. An den Lungen, ausser katarrhalischen Geräuschen und einer leichten Dämpfung in der rechten Spitze, nichts Besonderes nachzuweisen. Auswurf fehlt. — Seit 2 Wochen bestand Schwellung des rechten Handgelenks; spontaner Aufbruch, Entleerung krümlichen Eiters.

Am 26. Nov. Inject. 0,001: Keine Reaction. Am 27. Nov. 0,002: Keine Reaction. Am 28. Nov. 0,005: Ebenfalls keine Reaction; trotzdem am 30. (Verb. wechsel) Abschwellung und Verminderung der Empfindlichkeit zu constatiren. Am 30. Nov. 0,008: Höchste Temp. 37,9, keine Reaction. Am 1. Dec. 0,01: Keine Reaction; seit einigen Tagen besteht Husten und schleimigeitriger Auswurf. Am 2. Dec. 0,012: Keine Reaction. Am 4. Dec. 0,015: Keine Reaction; Fistel an der Hand geschlossen. Am 5. Dec. 0,02, am 6. Dec. 0,025, am 8. Dec. 0,03, jedesmal ohne nachfolgende Reaction.

Die Schwellung des Handgelenks war ganz bedeutend zurückgegangen, die Fistel geheilt; auch das linke Ellenbogengelenk war etwas beweglich und nicht mehr schmerzhaft.

11. Gut geheilte Resectio coxae. 3 Wochen nach der Entlassung, nachdem Patient schon 2 Monate umhergegangen war, 1. Injection.

Wiesner, 16 Jahre alter Knabe, an »freiwilligem Hinken« seit 8 Jahren, an heftigeren Beschwerden seit kurzer Zeit leidend, mit Extensionsverbänden, Einspritzung von Jodoformglycerin etc. vergebens behandelt, am 5. Juni resecirt; im Acetab. 2 Sequester, Caput mit lockerer Knorpelkappe ohne centralen Herd. Starker Fungus, Kapsel intact. Glatte Heilung; beschränkte Beweglichkeit in guter Stellung, Gang mit 3 cm hoher Sohle wenig behindert. Patient bekommt Injectionen, um bei ihm festzustellen, ob die Heilung nach der Operation eine vollständige war.

Am 10. Dec. 0,005: Um 9 Uhr Kopfschmerz und Frost. Nach 5 Stdn. Steigerung, nach 11 Stdn. Maximum der Temp. (39,5). Abfall in 2 Stdn. bis 38,4. In der folgenden Nacht (24 Stdn. nach der Einspritzung) wieder 39,6, am nächsten Morgen 36,8. Allgemeinreaction sehr deutlich, geringe locale Reaction. Am 16. Dec. 0,01: Nach 6 Stdn. Hüftschmerzen, leichte Röthung und Schwellung der Narbe; Frost 5 Stdn. nach der Inject. — Kopfschmerzen noch nach 16 Stdn. Die Temp. war 8 Stdn. nach der Inject. auf 39,6, Pulsfrequenz auf 136, Respir. auf 36 gestiegen. Am 22. Dec. 0,015: Nach 5 Stdn. Frost, welcher 1½ Stdn. anhält Kopfschmerzen, ziehende Schmerzen im linken Bein. Nach 10 Stdn. Wohlbefinden, Temp. 38,5, Puls 120, Resp. 26. An der Narbe keine Reaction. Leistendrüsen links etwas geschwollen und empfindlich.

12. Acne rosacea. Auf 0,01 keine, auf 0,015 ganz geringe allgemeine, keine lokale Reaction.

Feith, 60 Jahre alter Mann, überfahren und mit Quetschungen an beiden Beinen eingeliefert. Am 5. Dec. wurde ihm einer starken Acne rosacea wegen 0,01 Koch'sche Flüssigkeit injicirt. Danach keine allgemeine Reaction und keine Veränderung an der Nase. Am 6. Dec. 0,015. Nach 8 Stdn. Temp. 38,9; Nachts starker Schweiss, sonst keine Reaction, namentlich keine Veränderung an den erkrankten Partien an der Nase.

13. Grosses Geschwür in der rechten Leistengegend mit weitgehenden Unterminirungen. Ätiologie unklar. Keine Reaction auf Gaben bis zu 0,01.

Lutze, 27 Jahre alte Frau; im April d. J. Anschwellung und Vereiterung in der rechten Leistengegend. Incision, später öfter Nachoperationen, Auskratzen, Spalten von Taschen u. s. w. Bei der Aufnahme am 7. October bestand äusserste Magerkeit; der geschwürige Zerfall in der rechten Leiste hatte die Muskeln freigelegt in einer Ausdehnung von zwei Handflächen; Ränder missfarbig, dünn, weit unterminirt. Spina weit aus dem Geschwür hervorragend. Keine Senkung ins Becken hinein; Urin frei von Eiweiss. Linke Spitze infiltrirt, kein Auswurf.

Am 29. Nov. Inject. von 0,001: keine lokale, keine allgemeine Reaction; die Temperatur stieg auf 38,0; dies war aber häufig die Abendtemperatur der Patientin. Am 1. Dec. 0,005: keine Reaction. Am 5. Dec. 0,01: keine Reaction. Die Injectionen werden ausgesetzt.

14. Fistel am Thorax nach Entfernung cariöser Rippentheile. Auf 0,005 und 0,01 keine Reaction.

Krebs, 22 Jahre alter Mann, bisher immer gesund; im Jahre 1888 Erkrankung der Rippen rechts, Incision, und nach 2 Monaten Entfernung mehrerer cariöser Stücke. Patient wurde damals geheilt entlassen. Sehr bald entstand eine Fistel, welche trotz vielfacher Behandlung sich nicht wieder geschlossen hat. Fieber bestand bei der Aufnahme nicht; an den Lungen war nichts Krankhaftes nachzuweisen. (Die Mutter des Patienten soll seit längerer Zeit am Spitzenkatarrh leiden.)

Am 24. Nov. Inject. von 0,005: keine Reaction. 6 Tage nach dieser Injection (also wohl unabhängig von ihr) trat Urticaria auf, welche mehrere Tage bestand und ein längeres Aussetzen der Injectionen rathsam erscheinen liess. Am 18. Dec. 0,01: bis auf Rückenschmerzen und Kopfschmerzen keine Reaction, weder allgemein, noch lokal. — Erst am nächsten Tage Rücken- und Kopfschmerzen, welche ungefähr 24 Stunden anhielten und Temp. 38,2. — Seitdem fieberfrei.

15. Carcinoma laryngis oder Tuberkulose?

Köhn, 44 Jahre alter Mann, aus gesunder Familie, bisher gesund. Vor 2 Monaten Schwellung der rechten, bald darauf auch der linken Halsseite, Stiche und Schlingbeschwerden. Vorübergehende Besserung dieser Beschwerden nach Ätzungen mit dem Thermokautor. — Von der Glottis war bei der Aufnahme kaum etwas zu sehen; die enorm geschwollene Epiglottis, auf welcher mehrere Ulcerationen sassen, sowie die stark geschwollene Schleimhaut am Larynxeingang und an den Taschbändern verdeckten sie fast vollständig. Unter beiden Unterkieferwinkeln lag eine hühnereigrosse, ziemlich harte Geschwulst.

Am 20. Dec. Injection von 0,001: nach 6 Stdn. Kopfschmerz und Stiche in den Drüsentumoren. Sonst keine Reaction. Am 24. Dec. 0,001: keine Reaction, Temperatur nach 13 Stdn. 38,0.

16. **Facialislähmung seit 8 Wochen; Ätiologie unklar. Vermuthung: Erkrankung des Felsenbeins. — Deutliche Reaction auf 0,001.**

Otto, 23 Jahre alter, bisher angeblich gesunder Mann, vor 8 Wochen plötzlich mit Facialislähmung erkrankt. Vor 4 Wochen Kopfschmerzen und starkes Ohrensausen auf dem rechten Ohre. Am 19. Nov. Schüttelfrost, am 20. Aufnahme. Hohes Fieber in den ersten 3 Tagen, heftige Schmerzen in der ganzen rechten Kopfseite. An beiden Trommelfellen alte Veränderungen. Augenbefund normal. In der ersten Woche wiederholte sich der Schüttelfrost noch einmal, ohne nachfolgende Temperaturerhöhung, zuweilen trat auch Erbrechen auf.

Am 21. Dec. Inject. von 0,001: Frost nach 10 Stdn., Uebelbefinden den ganzen nächsten Tag, mehrfach Erbrechen. Temp. nur bis 37,8. Am 30. Dec. 0,002: nach 5 Stdn. Schüttelfrost, nach 10 Stdn. Temp. 39,4. Stärkerer Kopfschmerz rechts, Schwindel und Mattigkeitsgefühl. — Kein Erbrechen.

B. Fälle, bei denen die Diagnose feststand, bei denen es besonders auf die Heilwirkung ankam.

No.	Namen und Alter	Diagnose	Zahl der Injectionen	Dosis		Reaction (im Ganzen)		Dauer der Behandlung	
				Anfangs	zu Ende	local	allgemein	Tage	
1	Paetzold 8 J.	Lupus multiplex	17	0,001	0,006	stark		45	Reag. noch, nachd. zum
2	Popa 10 J.	Lupus nasi	16	0,001	0,03	stark		45	7. Male 0,001 injicirt war!
3	Müller 3 J.	Osteomyelit.	9	0,001	0,04	mässig	deutlich	24	
4	Bartel 17 J.	Congest. Abscess	3	0,001	0,004	stark		23	
5	Drenske 5 J.	Fisteln nach Osteomyelit.	9	0,001	0,006	deutlich		20	
6	Nugel 23 J.	Caries tarsi	16	0,0012	0,04	stark (bei gröss. Gaben)		35	
7	Backschat 37 J.	Congest. Absc.	6	0,001	0,01	—	deutlich	38	
8	Murowsky 21 J.	Osteomyelit.	2	0,002	0,015	gering		9	
9	Schuppan 7 J.	Narben u. Fisteln n. Res. femor.	4	0,001	0,003	gering		13	
10	Mertens 12 J.	Dasselbe.	9	0,001	0,01	keine	gering	24	
11	Irrgang 2 J.	«	11	0,001	0,01	keine	mässig	28	
12	Finke 13 J.	«	9	0,001	0,015	stark		40	
13	Jäger 6 J.	«	13	0,001	0,04	Anfangs = 0 später deutlich		28	
14	Böhme 9 J.	«	12	0,001	0,05	Anfangs = 0 später deutlich		31	

148

No.	Namen und Alter	Diagnose	Zahl der Injectionen	Dosis Anfangs	zu Ende	Reaction (im Ganzen) local	allgemein	Dauer der Behandlung Tage	
15	Markott 9 J.	Narben u. Fisteln n. Res. femor.	12	0,001	0,025	deutlich		28	
16	Zerning 6 J.	« (keine Fistel)	11	0,001	0,015	deutlich	mässig	32	
17	Bankus 8 J.	Coxitis	16	0,001	0,02	schwach	stark	40	
18	Mörtel 4 J.	«	13	0,001	0,01	deutlich		29	
19	Leffson 18 J.	«	12	0,001	0,04	deutlich		34	
20	Nay 29 J.	«	12	0,001	0,05	deutlich (n. gröss. Gaben)		27	
21	Kern 3 J.	«	7	0,001	0,003	deutlich		21	† 2 Tage n. der Resect. Solitärtub. im Gehirn!
22	Probst 6 J.	«	8	0,001	0,004	schwach		27	
23	Bath 7 J.	Narben nach Res. genu.	12	0,001	0,02	deutlich (n. grösseren Dosen)		27	
24	Förster 6 J.	Narben u. Fisteln n. Res. genu.	13	0,001	0,04	keine	nur ger. Fieber	27	
25	Kressmann 5 J.	Gonitis	11	0,002	0,03	keine	mässig	23	
26	Bratkow 44 J.	Chron. Fussgelenkentzündung	12	0,001	0,045	geringe Reaction n. grösseren Gaben		34	
27	Becker 8 J.	«	15	0,001	0,05	beides Anfangs deutlich		31	
28	Dembinsky 3 J.	Arthrit. man.	15	0,001	0,015	beides Anfangs stark		39	
29	Breitkreuz 51 J.	Fisteln nach Res. cubiti	8	0,004	0,02	stark	Anf. stark, sp. mässig	35	
30	Dommersdorf 29 J.	Narben nach Res. cubiti	10	0,003	0,03	deutlich	stark	28	
31	Brand 25 J.	Caries d. linken Ellenbogengel.	8	0,001	0,025	deutlich		39	Schnelle Heilung.
32	Kowala 22 J.	Narben nach Drüsen-Exstirp.	1	0,002	—	deutlich		2	
33	Egerer 20 J.	Fistula ani Phth. pulm.	6	0,001	0,01	Anf. keine, später deutliche Reaction		39	
34	Krumm 15 J.	Fisteln in der Lendengegend	2	0,002	0,005	fehlt	deutlich	41	
35	Esser 17 J.	Ankyl. gen. n. Resection	3	0,002	0,005	fehlt	stark	41	
36	Brand 27 J.	Narben nach Drüsen-Exstirp.	1	0,002	—	deutlich		3	

1. Lupus im Gesicht, auf dem linken Arm, dem linken Handrücken, vor dem rechten Knie und am rechten Fussrücken. Gute Wirkung; aber starke Reaction auf 0,001 noch bei der 6. Einspritzung.

Paetzold, 8 Jahre alter Knabe; Anamnese nicht zu erheben. Am ausgedehntesten sind die lupösen Veränderungen im Gesicht und am linken

Vorderarm, zum grössten Theil exfoliativus, an den Lippen hypertroph. (die Lippen sind zu unförmlichen Wülsten aufgeschwollen), stellenweise (z. B. an der Nasenöffnung) geschwüriger Zerfall. Nach längerer Inunctionskur und Jodkaligebrauch geringe Besserung.

Am 16. Nov.: Injection von 0,001. Nach $5\frac{1}{2}$ Stunden Schüttelfrost, Gänsehaut; Temp. 38,4, 2 Stunden später 40,2. Erbrechen. Schon während des Frostes war beobachtet, dass die linke Gesichtshälfte ganz bedeutend abblasste, ebenso die Oberlippe; an einzelnen Stellen schien weiche, weisse Narbe sich gebildet zu haben. Die Allgemeinreaction war ganz gewaltig; die Respiration angestrengt; leichte Benommenheit, Stöhnen. Über den ganzen Körper verbreitete sich ein scharlachähnliches Exanthem, welches erst am 3. Tage abgeblasst war und von einer starken Abschuppung gefolgt wurde. Das Gesicht schwoll in dieser Zeit beträchtlich an, die kranken Stellen nässten und bedeckten sich mit dicken Borken. Am linken Arm und rechten Bein sahen die Flächen frischer aus als vor der Injection, waren flacher, mit trockenen Schuppen an den Rändern bedeckt.

Am 23. Nov.: 2. Injection (wieder 0,001). Wieder heftiger Schüttelfrost, schon nach 3 Stunden, $1\frac{3}{4}$ Stunden anhaltend. Im Übrigen dieselben Veränderungen wie nach der 1. Injection.

Am 25. Nov.: 3. Injection (0,001). Kaum 3 Stunden nach der Injection Ansteigen der Temperatur; nach $3\frac{1}{2}$ Stunden Schüttelfrost, Erbrechen; nach 5 Stunden Temp. 40,5. Starke locale Reaction, Schwellung des Gesichts und der übrigen von Lupus ergriffenen Stellen, Schmerzen bei Berührung. Erbrechen. Respirationen 55 in der Minute; Apathie. Am nächsten Tag war die Temperatur wieder normal, das Befinden gut. Auf den lupösen Stellen dicke gelbe Schorfe und trockne Borken.

Am 27. Nov.: 4. Injection (0,001). Nach $7\frac{1}{2}$ Stunden Temp. 40,5; nach 20 Stunden wieder gesunken auf 36,8. Kein Erbrechen, Schüttelfrost nicht so heftig wie bisher. Die lupösen Stellen, dieses Mal besonders die am Fuss, schwollen stark an und wurden empfindlich. Am ganzen Körper, sehr stark am Halse, ausgedehnte Schuppen- und Borkenbildung.

Am 29. Nov.: 5. Injection (0,001). Kein Schüttelfrost, kein Erbrechen; Temperaturmaximum 40,2. Wieder starke Beeinträchtigung des Allgemeinbefindens, scharlachähnliches Exanthem; starke locale Reaction.

Am 1. Dec.: 6. Injection (0,001); die Temperatur stieg wieder (ohne Frost) auf 40,1. Grosses Unbehagen. Dieselbe locale Reaction.

Am 4. Dec.: 7. Injection (0,001); nach 5 Stunden Röthung der Haut; sonst Reaction schwächer.

Am 6. Dec. 0,0015: Nach 7 Stunden Apathie, Fieber. Gesicht an den kranken Stellen hochroth, besonders am linken Unterkiefer starkes Nässen. Oberlippe stark geschwollen. Die grosse Schuppe auf der kranken Stelle am rechten Fuss ist abgelöst, die Stelle selbst trocken.

Am 8. Dec. 0,0015: Keine Reaction!

Am 10. Dec. 0,002: Keine allgemeine Reaction; Schwellung der Oberlippe, Röthung der erkrankten Stellen.

Am 12. Dec. 0,003: Geringe allgemeine und locale Reaction. Knötchen oder Ulcerationen sind nirgends sichtbar; an beiden Backen, am linken oberen Lid, an der linken Halsseite trockene, glatte Flächen mit reichlicher Schuppenbildung. An dem linken Unterkieferrande noch trockene Borken; ebensolche an den Nasenlöchern. Patient athmet meist mit offenem Munde. Die abgeflachte Nasenspitze ist geröthet, mit Schüppchen bedeckt.

Am 15. Dec. 0,004: Nach $6\frac{1}{2}$ Stunden Apathie und Fieber; nach $8\frac{1}{2}$ Stunden 39,6. Geringe Schwellung der Unterlippe; an beiden Backen nässende Stellen.

Am 17. Dec. 0,005: Geringe Reaction.

Am 19. Dec. 0,006: Geringe Reaction. Neben den gerötheten Stellen sieht man zahlreiche weiche, weisse Narben.

Am 21. Dec. 0,008: Geringe Reaction.

Am 23. Dec. 0,01: Nach 5 Stunden Apathie, geringes Fieber; kein Exanthem, aber intensive Röthung der Narben im Gesicht. Die Gesichtshaut sehr empfindlich.

Am 30. Dec. 0,006: (Der langen Pause wegen etwas kleinere Dosis.) Geringe Reaction.

2. Lupus an der Nase, scheinbar abgelaufen; nach Injection kleiner Dosen mässige, nach 0,002 schon bedeutende allgemeine und locale Reaction.

Popa, 10 Jahre alter Knabe aus gesunder Familie, seit 4 Jahren an Ulcerationen an den Nasenlöchern leidend. Nach energischer Kauterisation mit dem Platinbrenner gute Heilung; nach 2 Monaten Recidiv; wieder Ausbrennen der Knötchen. Nach weiteren 3 Monaten, als alles vernarbt schien, wurden Septum und Nasenflügel aus den seitlichen Theilen der Oberlippe gebildet. Die Wunden heilten; die Nasenlöcher schlossen sich aber wieder (obgleich bei der Operation umsäumt war). In dieser ganzen Zeit keine neuen Eruptionen.

Am 16. Nov.: Injection von 0,001. Schon nach 2 Stunden war das Gesicht fleckig geröthet, die Nasenspitze angeschwollen, Haut glänzend. Keine Allgemeinreaction, höchste Temp. 38,3; erst am nächsten Tage 39,1. Jetzt trat auch etwas scharlachähnlicher Ausschlag auf. Patient war mässig benommen.

Am 19. Nov. 0,0015: Reaction dieselbe wie nach 0,001; Schuppenbildung an der Nasenspitze. Geringe Störung des Allgemeinbefindens.

Am 23. Nov. 0,002: 4½ Stunden nach der Injection Frösteln; nach weiteren 2 Stunden 40,1 Temp., 120 Pulse. Haut des ganzen Körpers theils fleckig, theils diffus geröthet. Locale Reaction an der Nase wieder sehr deutlich.

Am 25. Nov. 0,003: Steigerung der Temperatur nach 3 Stunden, Maxim. 40,1 nach 5 Stunden, dann Abfall. In der 4. Stunde nach der Injection Frösteln. Grosse Apathie. Starke locale Reaction, sogar Schwellung der Lippen. Am nächsten Tage Alles wieder normal. An der Nase haben sich mehrere Schorfe losgelöst; rothes Narbengewebe liegt frei. Ein gelbes Häutchen, welches den grössten Theil der Nasenspitze bedeckt, schilfert an einzelnen .Stellen ab.

Am 27. Nov. 0,003: Schwächere Reaction; nach 6 Stunden Temp. 39,8, nach 10 Stunden 38,0; aber grosse Müdigkeit und Unbehagen. Exanthem und Veränderung an der Nase, wie früher.

Am 29. Nov. 0,003: Nach 8 Stunden Maxim, 39,6; deutliche, wenn auch etwas schwächere locale und allgemeine Reaction.

Am 1. Dec. 0,004: Nach 5 Stunden 39,4. Reaction wie früher.

Am 4. Dec. 0,004: Röthung der Nase nach 7 Stunden, keine Schmerzhaftigkeit. Am nächsten Tage ist die Nase wieder blass.

Am 6. Dec. 0,006: Nach 7½ Stunden Schlafsucht, Fieber. Nase roth, nirgends nässend.

Am 8. Dec. 0,008: Keine Reaction.

Am 10. Dec. 0,01: Stärkere Röthung der Nase.

Am 12. Dec. 0,014: Keine Reaction.

Am 15. Dec. 0,02: Nach 8 Stunden Apathie; Patient giebt kaum Antwort. Geringes Fieber, geringe locale Reaction.

Am 17. Dec. 0,015: Etwas Schlafsucht; sonst keine Reaction.

Am 19. Dec. 0,03 }
Am 21. Dec. 0,035 } Keine Reaction.

Pause bis zum 30. Dec. 0,05.

3. Osteomyelitis mit Fisteln und Abscessen. Energische Ausräumung führt nicht zur Heilung. Deutliche allgemeine, geringe locale Reaction auf kleine Dosen.

Müller. 3 Jahre altes schwächliches Mädchen, mit Abscessen am linken Unterarm und unter dem rechten Mall. ext. und einem auf rauhen Knochen führenden Fistelgang an der Innenfläche der rechten Tibia. Bei der Ausräumung zeigt sich, dass rechts Talus, Calcaneus und Tibia cariöse Herde enthalten, ebenso der linke Radius. Eine wesentliche Besserung war nach 4 Monaten noch nicht festzustellen, als mit den Injectionen angefangen wurde.

Am 3. Dec. 0,001: Nach 5 Stdn. 38,8, nach 9 Stdn. 39,6. Kein Frost, aber Mattigkeit. Keine locale Reaction.

Am 5. Dec. 0,001: Nach 7 Stdn. 38,6, geringe Reaction. Am nächsten Tage secernirt die Fistel am linken Unterarm stärker.

Am 9. Dec. 0,0015: Nach 8 Stdn. 39,0; sonst keine Reaction. Kräftezustand sehr schlecht.

Am 11. Dec. 0,0015: Nach 5½ Stdn. 38,6, Apathie, keine locale Reaction.

Am 13. Dec. 0,002: Nach 4 Stdn. Steigerung, nach 11 Stdn. Maximum der Temp. (39,3). Schlafsucht; 9 Stdn. post inj. mässiges Nasenbluten, sonst keine Zeichen allgemeiner oder localer Reaction.

Am 16. Dec. 0,002: Nach 9 Stdn. 38,0. Keine Reaction.

Am 18. Dec. 0,0015:) Keine Reaction. Rechter Fuss in Varusstellung.
Am 20. Dec. 0,003: } Hinter dem Mall. ext. stark eiternde Fistel, Gelenk
Am 22. Dec. 0,004:) verdickt. Fistel am l. Vorderarm.

4. Congestionsabscess in der rechten Leistengegend. Reaction auf 0,001.

Bartel, 17 Jahre alter schwächlicher Knabe, vor 6 Jahren Kyphose, vor 1 Jahr Congestionsabscess in der linken Leiste; Operation, Heilung. Seit 14 Tagen Schwellung und Schmerzen in der rechten Leiste.

Am 4. Dec. Injection von 0,001: Nach 6 Stdn. 37,2, nach 12 Stdn. 39,1. in den nächsten Tagen regelmässig abendliche Temperatursteigerungen (bis zu 40,1 am 7. Dec.). Heftige Schmerzen in der rechten Leiste und im rechten Bein; elendes, verfallenes Aussehen.

Am 10. Dec. 0,002: Kein Frost; starkes Hitzegefühl. Kein Erbrechen; die Schmerzen im rechten Bein bleiben dieselben, nehmen nicht zu während der Reaction. Temp. 13 Stdn. nach der Injection 40,2 (Nachm. 4 Uhr; um diese Zeit hatte der Patient immer stark erhöhte Temperatur!)

Am 16. Dec. 0,004: Nach 7 Stdn. Schüttelfrost, Mattigkeit, Hüsteln, Temperatursteigerung in 10 Stdn. auf 39,1, Puls 120, Respiration 24.

Am 20. Dec. Incision des Senkabscesses, Entleerung einer sehr grossen Menge dicken krümlichen Eiters, ohne nekrotische Knochenstücke oder Fetzen. Abscessmembran sehr dick. Die Zinnsonde geht nach oben bequem 15, nach innen 10 cm. Erweiterung einer kleinen Fistel an der 10. Rippe hinten, sie führt auf eine cariöse Stelle.

5. Narben u. Fisteln nach Osteomyelitis, theilweise Zerfall der Narben. Conjunctivit. phlyctaenul. Allgemeine und locale Reaction auf kleine Dosen.

Drenske, 5 Jahre alter schwächlicher Junge, soll seit 3 Jahren krank sein. Am linken Unterschenkel, an der rechten Hand, am rechten Oberschenkel und am rechten Fuss befinden sich tief eingezogene grosse Narben, welche z. Th. zerfallen sind. Öfteres Auskratzen und Ausbrennen hatte keinen dauernden Erfolg.

Am 3. Dec. Injection von 0,001: Beginn der allgemeinen Reaction erst nach 8 Stdn.; Abends war das rechte Knie heisser, schmerzhafter und dicker als am Tage vorher. Höchste Temperatur 39,4 nach 10 Stdn.

Am 5. Dec. 0,001: Keine allgemeine oder locale Reaction; höchste Temp. 38,5 nach 13 Stdn. In den nächsten Tagen bildeten sich mehrere Abscesse am rechten Handrücken und eine Anschwellung des rechten Fussgelenks.

Am 9. Dec. 0,0015: } Keine Reaction.
Am 11. Dec. 0,002: }

Am 13. Dec. 0,003: Nach 4 Stdn. Ansteigen, nach 8 Stdn. Maximum der Temp. (39,1); sonst weder allgemeine noch locale Reaction. In den Zwischenzeiten stets normale, ja oft subnormale Temperaturen!

Am 16. Dec. 0,003: Temp. in 7 Stdn. 38,6; das Kind ist etwas stiller als sonst. Weiter keine Reaction.

Am 18. Dec. 0,004: Geringes Fieber, sonst keine Reaction.

Am 20. Dec. 0,005: Keine Reaction (38,5).

Am 22. Dec. 0,006: Nur Fieber, sonst keine Reaction. Die rechte Hand noch dick, mehrere Fisteln; ebenso ist der rechte Fuss noch geschwollen, am Gelenk mehrere Fisteln, das rechte Knie, die linke Tibia in ähnlicher Weise verändert; eine Fistel am linken Ellenbogen ist seit Kurzem geheilt. Am rechten Knie (vorne) deutliche Fluctuation. Kein Fieber, aber schlechter Ernährungszustand, Anämie.

6. Caries im linken Lisfranc'schen Gelenk. Entfernung der cariösen Knochen. Fieberfreier Verlauf, sehr üppige Granulat. Nach 4 Wochen 1. Injection. Jedes Mal bei höheren Dosen starke locale und allgemeine Reaction, günstige Wirkung auf die Beschaffenheit der Wundhöhle.

Nugel, 23 Jahre altes Mädchen, hatte vor 3 Jahren vorübergehend Schmerzen und Schwellung am linken Fuss. Seit dem 12. Sept. d. J. sind dieselben wiedergekehrt. Am 20. Sept. aufgenommen mit starker Schwellung von den Malleolen bis zur Fussspitze; sehr grosse Empfindlichkeit und Hitze. Unter unmobilisirenden Verbänden trat keine Besserung ein; deshalb am 31. Oct. Schnitt auf dem Metat. V und Cuboid., Entfernung der Bases des Metat. V, IV und III, des Os Cuboid., der Cuneiform II und III und der vorderen Hälfte des Os naviculare. Jodoformgazetampon, Moosverband. Im weiteren Verlaufe starke Secretion, üppige Granulationen, ab und zu auch Schmerzen im operirten Fuss. In beiden Lungen Spitzenkatarrh.

Am 26. Nov. Inject. 0,0012: Keine Reaction.

Am 27. Nov. 0,002: Erhöhte Schmerzhaftigkeit des Fusses. Krankheitsgefühl, aber kein Fieber.

Am 29. Nov. 0,004: Wieder Schmerzen im Fuss, sonst keine Reaction.

Am 30. Nov. 0,007: Temp. nach 10 Stdn. 38,7, Schmerzen im Fuss und linken Knie, Kopfschmerz.

Am 1. Dec. 0,01: Starke Schmerzen (Fuss liegt im Verband; darum Schwellung nicht controllirt). Schweiss, Temp. nach 12 Stdn. 39,7.

Am 2. Dec. 0,01: Nach 6 Stdn. Frost und Hitze, Schweiss; Kopfschmerzen, Schmerzen im Fuss. Temp. 39,8.

Am 4. Dec. 0,012: Nach 7 Stdn. Schmerzen im Fuss, bis zum Knie ausstrahlend. Etwas Husten, Kopfschmerz. Die Schmerzen im Fuss hielten 24 Stdn. an. Im Urin kein Albumen. Appetitlosigkeit.

Am 6. Dec. 0,012: Nach 4½ Stdn. einen 2 Stdn. anhaltenden Frost, nach 10 Stdn. Kopfschmerz und Temp. 40,0. Wieder Schmerzen im Fuss und Knie; letzteres nicht geschwollen.

Am 8. Dec. 0,012: Kein Frost, Temp. bis 38,8 nach 10 Stdn. Mattigkeit, Schmerzen im Fuss. Am 9. Dec. Verbandwechsel: Die Wundhöhle hat sich bedeutend verkleinert, ist mit guten Granulationen ausgekleidet, eitert sehr wenig. Keine Schwellung der Umgebung, nirgend besondere Schmerzhaftigkeit.

Am 11. Dec. 0,015: Nach 6 Stdn. Übelkeit, Kopfschmerz; höchste Temp. nach 9 Stdn. 38,6. Locale Reaction geringer als bisher.

Am 13. Dec. 0,0175: Schmerzen im Fuss wieder stärker, allgemeine Reaction geringer, nur Kopfschmerz und Ohrensausen. Temp. unter 38,0. Die Schmerzen im Fuss blieben 2 Tage lang.

Am 16. Dec. 0,02: Kein Frost, kein Fieber; aber nach 5½ Stdn. Kopf-schmerz und Schmerzen im linken Fuss. Diese Schmerzen hielten 2 Tage lang an. (Der Verband, Jodoformgazetampon und Moosverband lag aller-dings schon 8 Tage) Am 18. Dec. 0,025: Keine Reaction, nur etwas mehr Schmerzen im Fuss. Die Höhle hat sich beträchtlich verkleinert, ist mit frischrothen Granulationen ausgekleidet. Am 20. Dec. 0,03: Keine Reaction. Am 22. Dec. 0,04: Keine Reaction. (Jedes Mal Schmerzen im Fuss, Tage lang anhaltend.) Die Wundhöhle, mit guten Granulationen aus-gekleidet, verkleinert sich. Am 30. Dec. 0,04.

7. Congestionsabscess in der linken Leiste; Incision, Tamponade mit Perubalsamgaze. Reichliche Secretion. Nach 4 Monaten Ein-spritzungen mit Koch'scher Flüssigkeit. — Deutliche Reaction.

Backschat, 37 Jahre alter Mann, Familie gesund; seit 2 Jahren Husten; schon mehrere Male Eiterungen an verschiedenen Körperstellen. Vor 2 Monaten Reissen im Kreuz, nach einigen Wochen Beschwerden beim Gehen, besonders im linken Bein. Am 21. Juli Incision eines enormen Congestionsabscesses in der linken Leiste. Einführen von 8 m Perubalsam-gaze in die Wundhöhle. Die Secretion liess allmählich etwas nach, war aber immer noch beträchtlich. Beiders. Infiltr. der Lungenspitzen.
Am 21. Nov. Inject. von 0,001: nach 4½ Stdn. Frösteln, später Erbrechen, Brustbeschwerden. Am 23. Nov. 0,006: Übelbefinden, starker Schweiss. Am 28. Nov. 0,005: Kopfschmerz, Mattigkeit, Hitzegefühl nach ca. 13 Stdn. Da der Kranke sich sehr matt fühlte, abendliche Temperatursteigerungen bis 39,5 hatte, wurden die Injectionen eine Zeit lang ausgesetzt. — Urin ohne Albumen. Am 10. Dec. 0,008: Temp. nach 17 Stdn. 39,5; nicht höher, als in den vorhergehenden Tagen. Am 18. Dec. 0,01: wieder keine bemerkens-werthe Reaction. Am 21. Dec. 0,01: keine Reaction, nur etwas Kopfschmerz.

8. Alte Osteomyelitis humeri sin., Ankylosis cubiti, Luxatio capituli Radii sin. inveterata. Allgemeine und locale Reaction auf 0,002.

Murowsky. Seit 1887 leidet der jetzt 21 Jahre alte Patient an Schwel-lung und Eiterung an seinem linken Oberarm; an verschiedenen Stellen bildeten sich Abscesse, welche aufbrachen und lang eiternde Fisteln hinter-liessen. Steifigkeit des Ellenbogengelenks seit 2 Jahren. Am 7. Juni wurde hier der Knochen aufgemeisselt und ein kleiner Sequester entfernt. Auch jetzt blieben eiternde Fisteln zurück, ohne dass Patient besondere Beschwerden durch dieselben gehabt hätte. Lungen intact, Urin frei von Eiweiss. Anfang September hatte der Patient mehrere Tage Kreuzschmerzen und Entleerung von Eiter mit dem Urin.
Am 16. Dec. Inject. von 0,002: Nach 20 Stdn. Frost, nach 21 Stdn. Schmerzen in der Nierengegend beiderseits, Schmerzen im linken Oberarm, Kopfschmerzen. Narbe geröthet. Knochen empfindlich. Am 22. Dec.: nach 10 Stdn. bis auf mässigen Kopfschmerz Wohlbefinden; Temp. 37,0 P. 86. Keine Kreuzschmerzen, keine lokale Reaction. Nach 13 Stdn. Temp. 38,4, Klagen über Herzklopfen und Kopfschmerz.

9. Früher Resectio coxae; seit 3 Wochen Gibbus; hartnäckige Keratit. phlyctaen. Erst nach der 3. Inject. (0,003) mässige Reaction.

Schuppan, 7 Jahre alter Knabe mit einer Resectionsnarbe an der rechten Hüfte (mehrere Fisteln) und einer nicht schmerzhaften, seit 3 Wochen bestehenden Hervorragung des Dornfortsatzes am 11. Rückenwirbel. Eine heftige Keratitis phlyctaenul. soll schon längere Zeit bestehen.
Am 18. Dec. Inject. von 0,001: keine Reaction. Am 21. Dez. 0,001: keine

Reaction. Am 23. Dec. 0,003: nach 7½ Stdn. Apathie, scharlachähnliches Exanthem, Temp. 37,9. Hüftnarbe etwas geröthet, an der Wirbelsäule keine Veränderung.

Pause (fieberfrei) bis zum 30. Dec.; Inject. von 0,003; nach 8 Stdn. 38,4.

10. Resectio femoris sinistr. vor 5 Jahren. Heilung mit Narben und hartnäckigen Fisteln. Schlechter Ernährungszustand. Geschwollene Halsdrüsen. Über den Lungen links Dämpfung, oben katarrhalische Geräusche.

Mertens, 12 Jahre altes schwächliches Mädchen, mit 3 Fisteln in der Resectionsnarbe. Einzelne Drüsen am Halse sind geschwollen, das Kind sieht elend aus. Kein Fieber. Über den Lungen links Dämpfung bis oben; hier auch Rasselgeräusche. Auswurf fehlt. Das Bein steht flectirt und adducirt. Im Urin geringer Eiweissgehalt.

Am 1. Dec. Inject. von 0,001. Geringe allgemeine, keine lokale Reaction.
Am 5. Dec. 0,002: erst nach 14 Stdn. 39,1, sonst keine Reaction.
Am 9. Dec. 0,003: keine Reaction.
Am 11. Dec. 0,005: keine Reaction.
Am 13. Dec. 0,005: ⎱ keine Reaction, bis auf geringes Fieber.
Am 16. Dec. 0,007: ⎰
Am 18. Dec. 0,008: nach 9½ Stdn. 38,8; keine lokale Reaction. Patientin ist heiser; Zunge belegt, etwas Husten.
Am 20. Dec. 0,008: Temp. nach 7 Stdn. 38,3.
Am 22. Dec. 0,001: keine Reaction (38,0). Patientin wird allmählich immer anämischer, schläft viel, hat Abendtemp. von 38,0 — 38,5.

11. Coxitis dextra seit 1 Jahr. Eine Incision (im März 1890) führte auf einen extraartikulären Abscess. Im Juli wurde ein Abscess auf dem Trochanter entleert; von hier ein Gang in den Knochen verfolgt, ein Sequester aus dem Trochanter entfernt und ein Tunnel durch das central erweichte Collum femoris gegraben. Caput u. Acetabulum waren gesund. — Hartnäckige Fistelbildung. Deutliche allgemeine, keine locale Reaction.

Irrgang, 2 Jahre altes schwächliches Kind, seit Anfang 1890 »freiwilliges Hinken« und Schwellung der rechten Hüfte. Schon im März (bei der Aufnahme) bestand eine fluctuirende Geschwulst in der Gegend des Trochanter. Incision. Kranker Knochen wurde nicht gefunden, die Kapsel schien intact. Jodoformgazetamponade. Am 22. Juli wurde die nach der ersten Incision zurückgebliebene Fistel erweitert und jetzt kam man in einen haselnussgrossen Herd im Trochanter und von hier in das Collum, welches mit schmalem Hohlmeissel durchbohrt wurde. Es blieb bei dieser partiellen Resection, weil Kopf, Pfanne und Kapsel gesund erschienen. Weiterhin wieder hartnäckige Fistelbildung.

Am 3. Dec. 0,001: Nach 8 Stdn. 39,6, Apathie, keine locale Reaction.
Am 5. Dec. 0,001: Nach 10 Sdn. 38,5. Sonst keine Reaction. (Vor den Injectionen war die Temperatur stets normal gewesen.)
Am 8. Dec. 0,0015: ⎱ Keine Reaction.
Am 10. Dec. 0,002: ⎰
Am 12. Dec. 0,0025: ⎢ Am 17. Dec. 0,006: ⎱ Keine Reaction. (Höchste
Am 15. Dec. 0,004: ⎢ Am 19. Dec. 0,008: ⎰ Temp. 37,2 bis 37,4.)
Am 21. Dec. 0,01: Nach 4½ Stdn. 39,3. Pat. still, schläfrig. Keine locale Reaction.
Am 23. Dec. 0,0115: Keine Reaction.
Am 30. Dec. 0,01: Nach 8 Stdn 39,4!

12. Narbe nach Resectio femoris, 2 kleine Fisteln. Starke allgemeine, deutlich locale Reaction nach kleinen Dosen.

Finke, 13 Jahre alter Knabe, Mutter gesund, Vater soll schon lange an Husten leiden. Im August 1888 Resectio femoris sinistri; nach 4 Monaten

»geheilt« entlassen. 1 Jahr später bildete sich ein Abscess, der im oberen und unteren Theil je eine mässig absondernde Fistel hinterliess. Ankylose in Beugung und Adduction, Gehen in Equinus-Stellung des Fusses auf den Zehenballen.

Am 19. Nov. Injection von 0,001; höchste Temp. 38,9 nach 10 Stunden; Narbe roth, heiss, Umgebung geschwollen; Kopfschmerz und Erbrechen. Nach 5 Stunden Wohlbefinden.

Am 22. Nov. Injection von 0,002; höchste Temp. wieder 38,9, erst nach 15 Stunden starke Allgemeinreaction, Klagen über Herzklopfen, Seitenstechen, Übelkeit. Nach 5 Stunden wieder Wohlbefinden.

Am 24. Nov. 0,005; nach 5 Stunden plötzliches Ansteigen der Temp. auf 40,2, kein Schüttelfrost, aber Kopfschmerz, Benommenheit und Erbrechen; nach 9 Stunden 40,6; dann schnelles Sinken der Temperatur und Besserung des subjectiven Befindens. Locale Reaction sehr deutlich (wie am 19. Nov.).

Am 28. Nov. 0,0045; nach 5 Stunden 38,5, nach 7 Stunden Schüttelfrost und 39,9, Puls 144. Der Knabe fühlte sich sehr elend, hatte Erbrechen, Kopfschmerz, zeigte aber dieses Mal nur geringe locale Reaction.

Am 2. Dec., nachdem in der Nacht um 12 Uhr 0,01 injicirt war, stieg die Temperatur 5 Stunden nach der Injection auf 39,8. Dieselben Allgemeinerscheinungen, geringe locale Reaction.

Am 4. Dec. 0,01. Nach 5 Stunden Schüttelfrost, Erbrechen, Kopfschmerz, Temp. 39,4, Puls 120, Respiration wenig beschleunigt. Keine locale Reaction. Die untere Fistel scheint geschlossen, die obere secernirt sehr wenig.

Am 10. Dec. 0,01. Geringe allgemeine und keine locale Reaction; nur etwas Mattigkeit und Temp. von 37,8 nach 6 Stunden; nach 8 Stunden 39,1, aber ohne besondere Beeinträchtigung des Allgemeinbefindens. Kein Frost, kein Erbrechen.

Am 16. Dec. 0,01. Keine Reaction (höchste Temp. 38,3).

Am 22. Dec. 0,015. Keine Reaction, Temp. nach 11 Sdtn. 37,0, Puls 78.

13. Resectio femoris im Mai 1889. Häufige Nachoperat. wegen Fistelbildung. Zuerst deutliche, dann geringe allgemeine, keine locale Reaction.

Jäger, 6 Jahre alter Knabe, seit Ende 1888 »freiwilliges Hinken« und Schmerzen im rechten Knie. Am 9. Mai 1889 aufgenommen, am nächsten Tag Resectio femoris, detr. Acetabulum perforirt, ohne Knorpelüberzug; im Collum centraler Sequester. Congestionsabscess (Kapseldurchbruch) am Oberschenkel. Der Verlauf nach der Operation war fieberfrei; es blieben aber Fisteln zurück, welche 4 Mal in 1 1/2 Jahren erweitert, ausgekratzt, ausgebrannt, mit Jodoformstiften tamponirt, mit Argent. nitr. geätzt wurden — Alles ohne vollen Erfolg. — An den Lungen war nichts Pathologisches nachzuweisen.

Am 21. Nov. Injection von 0,001. Nach 15 Stdn. 38,8, keine Reaction.

Am 23. Nov. 0,0015. Nach 10 Stdn. 38,4; sonst keine Reaction.

Am 27. Nov. 0,003. Nach 4 Stdn. Steigerung, nach 7 Stdn. Maximum (39,7). Grosse Mattigkeit. Keine locale Reaction.

Am 29. Nov. 0,004. Nach 10 Stdn. 39,8, vorher Frost. Schläfrigkeit. Keine locale Reaction.

Am 1. Dec. 0,005. Höchste Temp. 38,5, keine Reaction.

Am 4. Dec. 0,007. Etwas Apathie, höchste Temp. 38,4, keine Reaction.

Am 6. Dec. 0,01.

Am 8. Dec. 0,0125.

Am 10. Dec. 0,015.

Am 12. Dec. 0,02.

Am 15. Dec. 0,025.

Am 17. Dec. 0,03.

Am 19. Dec. 0,04.

Keine Reaction.
Die Fistel in der 7 cm langen Narbe am linken Oberschenkel hat sich noch nicht verändert.

Pause.

14. Resectio femoris dextr. bei fungöser Coxitis (Acetabulum durchbohrt) mit Congestionsabscess am Oberschenkel. $3^{1}/_{2}$ Woche nach der Operation 1. Injection. Allgemeine Reaction erst bei der 3. Injection (0,004), keine locale Reaction.

Böhme, 9 Jahre alter Knabe, seit 5 Jahren an Coxitis dextra leidend, durch Streckverbände vorübergehend Heilung. Bei der Aufnahme (20. October) Fistel über dem Trochanter; rechtwinklige Beugung, geringe Adduction und Rotation nach innen. Bewegungsversuche sind sehr schmerzhaft; anscheinend besteht vollständige Ankylose. Unter dem Trochanter befindet sich ein grosser Senkungs-Abscess. — Am 4. November wurde das rechte Hüftgelenk resecirt: Caput ganz, Collum zum grössten Theil geschwunden: Acetabulum mit weichen Massen ausgefüllt, nach deren Entfernung sich eine Communication mit der Beckenhöhle zeigte. Der Senkungsabscess am Oberschenkel hatte keine direkte Verbindung mit der Gelenkhöhle. Der Verlauf war fieberfrei, die Eiterung gering.

Am 29. November 0,001 (an der Aussenseite des linken Oberschenkels): Keine allgemeine, keine locale Reaction.

Am 1. December 0,002 (ebenfalls in dem linken Oberschenkel): Wieder keine Reaction.

Am 4. December 0,004: Nach 12 Stunden 38,8, etwas Apathie. Keine locale Reaction.

Am 6. December 0,005 ⎫
Am 8. December 0,007 ⎪   Keine Reaction.
Am 10. December 0,01 ⎪ (Allgemeinbefinden stets ungestört; Temperatur
Am 12. December 0,015 ⎬ stets unter 37,5, Puls unter 90, Respiration
Am 15. December 0,02 ⎪ 20 bis 26. Von localer Reaction ebensowenig
Am 17. December 0,025 ⎭   zu bemerken.)

Am 19. December 0,03 ⎫
Am 21. December 0,04 ⎬ Keine Reaction.
Am 23. December 0,05 ⎭

Sämmtliche Fistelöffnungen frischroth, geringe Eitersekretion. Guter Kräftezustand.

15. Vor 6 Jahren Resectio femoris sin., vor $^{1}/_{4}$ Jahr Resectio genu sin. wegen Fungus. Glatte Heilung. — Deutliche Reaction (allgemein und local) auf kleine Dosen.

Mackott, 9 Jahre alter Knabe; Vater soll brustkrank sein. Vor 6 Jahren Resectio femoris sin. nach längerer vergeblicher Extension. Gute Heilung. Seit $^{1}/_{2}$ Jahr Schwellung des linken Knies, seit 14 Tagen, angeblich nach einem Fall, starke Verschlimmerung. Am 25. Juli Resectio genu sin. Die Condylen des Femur waren wie angenagt; im Caput tibiae war eine tiefe mit schlammigen Massen gefüllte Höhle (kein Sequester). Seitliche Öffnung am Tibiakopf, Drainage, Etagennaht mit Catgut, Knochennaht mit verzinntem Eisendraht. Fieberfreier Verlauf; es blieben einige hartnäckige Fisteln zurück, welche sich trotz mehrfacher Nachoperationen nicht definitiv schlossen. Allgemeinbefinden dabei gut.

Am 25. November Injection von 0,001: Nach 7 Stunden Temperatursteigerung, nach 11 Stunden Maximum 39,5. Umgebung der Narben geschwollen und geröthet, Granulationen etwas belegt. Keine besondere Schmerzhaftigkeit.

Am 27. November 0,003: Allmähliches Ansteigen der Temperatur in $10^{1}/_{2}$ Stunden bis 38,5. Keine Reaction.

Am 29. November 0,005: Nach 6 Stunden 40,1. Local grosse Schmerzhaftigkeit der Fistelumgebung, etwas stärkere Secretion.

Am 1. December 0,005: Dieselbe Allgemeinreaction, 40,2, linkes Knie etwas heisser.

Am 4. December 0,₀₀₅: Nach 6 Stunden 39,₆, Mattigkeit, Schmerzen im linken Kniegelenk, keine Schwellung.

Am 6. December 0,₀₀₅: Nach 6 Stunden Brechreiz, Kopfschmerz; nach 7 Stunden Temperatur 39,₂, keine locale Reaction.

Am 8. December 0,₀₀₅
Am 10. December 0,₀₀₇   Keine Reaction.
Am 12. December 0,₀₁   (Im Allgemeinen hat die Schwellung des
Am 15. December 0,₀₁₅   Gelenks abgenommen, die Fistelöffnungen
Am 17. December 0,₀₂   sehen frisch roth aus.)
Am 19. December 0,₀₁₅

Am 20. December Immobilisirung des Knies auf einer Holzschiene.

16. Resectio femoris sinistr. bei fungöser Coxitis. Heilung p. prim.

An den Lungen nichts Krankhaftes nachzuweisen. Nach 0,₀₀₁ und 0,₀₀₁₅ trat nur Fieber, sonst keine allgemeine oder locale Reaction auf. Nach 0,₀₀₂ deutliche locale Reaction.

Zerning, 6 Jahre altes schwächliches Mädchen; seit September 1889 an Coxitis leidend, lange Zeit mit Streckverbänden behandelt. Starke Flexion, Adduction und Rotation nach innen, starke Schmerzhaftigkeit der Gegend des linken Hüftgelenks. Am 3. Juli 1890 Resection. Die Knorpelkappe sass locker, Caput am Rande wie angenagt, im Collum centraler Herd. Pfanne wenig verändert. Die Wunde heilte bis auf die Drainstelle p. prim., letztere schloss sich erst nach 4 Wochen. Vorübergehend bestand eine kleine, nicht in die Tiefe führende Fistel; diese war Ende September geschlossen. Beschränkte Beweglichkeit in guter Stellung.

Am 23. November Injection von 0,₀₀₁. Nach 8½ Stunden Temperatursteigerung; Maximum 39,₀ nach 13 Stunden. Sonst keine Reaction.

Am 27. November 0,₀₀₁₅: Nach 6 Stunden Steigerung der Temperatur, nach 8 Stunden Maximum (39,₉). Sonst keine Reaction.

Am 4. December (wegen Angina wurde 1 Woche pausirt) 0,₀₀₁: Nach 7 Stunden 39,₆. Keine allgemeine Reaction weiter, aber deutliche Schwellung der Narbe, Röthung und Schmerzhaftigkeit der Umgebung.

Am 6. December 0,₀₀₁ Geringe locale Reaction.

Am 8. December 0,₀₀₁₅
Am 10. December 0,₀₀₃   Keine Reaction.
Am 12. December 0,₀₀₄   (Ziemlich viel Husten, rechts vorne bron-
Am 15. December 0,₀₀₅   chitische Geräusche.)
Am 17. December 0,₀₀₇

Am 21. December 0,₀₁: Temperatur auf 38,₃; sonst Nichts. Husten nicht vermehrt.

Am 23. December 0,₀₁₅: Keine Reaction.

17. Coxitis dextra. Schwache Rotation nach aussen. Starke allgemeine, schwache locale Reaction.

Bankus, 8 Jahre altes schwächliches Mädchen, schon längere Zeit mit Streckverbänden behandelt. Am 10. October v. J. aufgenommen. Fieberfrei; rechtes Bein im Hüftgelenk schwach gebeugt, adducirt, etwas nach aussen rotirt. Gelenk auf Druck und bei passiven Bewegungen schmerzhaft. Im Streckverbande geringe Besserung.

Am 21. November Nachts 11¼ Uhr Injection von 0,₀₀₁. Nach 11 Stunden Erbrechen, 2 Stunden vorher 39,₆; kein Frost, keine locale Reaction.

Am 25. November 0,₀₀₁₅: Nach 5 Stunden Steigerung, nach 7½ Stunden Maximum der Temperatur (40,₃). Die rechte Hüfte war heiss, etwas geschwollen, sehr schmerzhaft.

Am 27. November 0,₀₀₂: Nach 5 Stunden 40,₂ vorher Frost. Schläfrigkeit, Unbehagen. Geringe locale Reaction.

Am 29. November 0,₀₀₃: Nach 4 Stunden Erbrechen, kein Frost. Nach 5 Stunden 40,₂. Geringe locale Reaction.

Am 1. December 0,003: Nach 3½ Stunden Erbrechen, starke allgemeine Reaction. 39,3. Geringe locale Reaction.

Am 4. December 0,004: Nach 6 Stunden 39,5, Apathie, etwas Husten, kein Frost, keine locale Reaction.

Am 6. December 0,005: Husten, geringe Brechneigung; nach 7 Stunden Temperatur 39,4.

Am 8. December 0,005: Keine Reaction (38,1).

Am 10. December 0,006: Keine Reaction (37,6).

Am 12. December 0,008: Keine Reaction (37,5).

Am 13. December in Narkose untersucht, zeigt das Gelenk Beweglichkeit bis zu einem rechten Winkel. Dabei ein Mal deutliches Krachen, kein Crepitiren, Rotation frei; bei Streckung tritt leichte Lordose der Lendenwirbelsäule ein. Oberschenkel in Ruhelage noch leicht adducirt. Nach dem Brisement keine Temperatursteigerung.

Am 15. December 0,008: Keine Reaction. Bei forcirter Beugung und Streckung bewegt sich das Becken noch etwas mit.

Am 17. December 0,01 ⎫
Am 19. December 0,015 ⎪ Keine Reaction.
Am 21. December 0,02 ⎬
Am 23. December 0,025 ⎭
Pause.

Am 30. December 0,02: Keine Reaction.

18. Coxitis sinistra seit 11 Wochen: Starke allgemeine und locale Reaction, auch bei der 5. Injection noch auf 0,001.

Mörtel, 4 Jahre altes, gut genährtes Mädchen, Anfang September d. J. an »Schmerzen im Knie, freiwilligem Hinken« erkrankt. Am 23. September aufgenommen mit leichter Flexion, Adduction und Rotation nach Innen, Hüftgelenk noch gut beweglich, keine Schwellung, aber Schmerzen beim Anstossen des Caput femoris gegen die Pfanne. — Streckverband, mässige Besserung. — An den Lungen war nichts Krankhaftes nachzuweisen.

Am 25. November 0,001: Nach 9 Stunden 40,0; Apathie. Linke Hälfte heisser.

Am 29. November 0,001: Nach 6 Stunden 40,6; Unbehagen, Schläfrigkeit. Linke Hüfte viel schmerzhafter als bisher; Anschwellung auch heute nicht festzustellen.

Am 1. December 0,001: Nach 6 Stunden 40,0. Allgemeine Reaction, wie am 29. November; keine locale Reaction.

Am 4. December 0,001: Nach 6 Stunden 40,1. Wieder deutliche locale Reaction; linke Hüfte druckempfindlicher.

Am 6. December 0,001: Nach 6 Stunden Apathie, viel Schlaf, etwas Hüsteln. Keine locale Reaction. Temp. 39,5.

Am 8. December 0,001 ⎫ Keine Reaction.
Am 10. December 0,0015 ⎭

Am 12. December 0,002: Nach Entfernung des Streckverbandes sind Bewegungen nicht mehr so schmerzhaft wie früher.

Am 15. December 0,003 ⎫
Am 17. December 0,005 ⎪
Am 19. December 0,007 ⎬ Keine Reaction.
Am 21. December 0,009 ⎪
Am 23. December 0,01 ⎭

19. Coxitis im Stadium acuter Entzündung, hohes Fieber, grosse Schmerzen. Im Extensionsverband nach 3 Wochen Besserung. Deutliche Reaction nach geringen Gaben.

Leffson, 18 Jahre altes, blasses, gracil gebautes Mädchen, Anfang November plötzlich unter starkem Frost an rechtsseitiger Hüftgelenksentzündung erkrankt. Ursache unbekannt. Temp. 40,₂, Puls 120 bei der Aufnahme am 8. November. Nach 3 Wochen insofern Besserung, als das Fieber und die Empfindlichkeit nachgelassen hatten. Schwellung und Schmerzen bei den stark beschränkten Bewegungen bestanden fort.

Am 27. November Injection von 0,₀₀₁: Nach 15 Stunden 39,₀; erhöhte Schmerzhaftigkeit des rechten Hüftgelenks. Kein Frost, keine weitere Allgemeinreaction.

Am 29. November 0,₀₀₂: Keine Reaction.

Am 30. November 0,₀₀₅: Nach 4 Stunden leichter Frost und Steigerung, nach 9 Stunden Maximum (40,₂). Kopfschmerz, Schmerzen im rechten Knie. Nach 24 Stunden bestand noch hohes Fieber, Puls 112 und eine heftige Angina, welche 2 Tage anhielt.

Am 5. December 0,₀₀₅: Temp. auf 38,₀, sonst keine Reaction.

Am 8. December 0,₀₀₇: Temp. auf 38,₁, sonst keine Reaction.

Am 11. December 0,₀₁: Temp. auf 38,₂ nach 15 Stunden; Kopfschmerz, Schwindel, Übelkeit; keine locale Reaction.

Am 13. December 0,₀₁₂₅: Nach 6½ Stunden 39,₄ ohne sonstige Reaction. Auch am nächsten Tage 38,₀ und 38,₇.

Der Streckverband wurde am 13. December abgenommen; eine am 15. December vorgenommene Untersuchung ergab, dass Beugung im Hüftgelenk bis zu einem rechten Winkel möglich, Rotation ziemlich frei, Abduction und Adduction ausgiebig — alles ohne Beschwerden — ausführbar war.

Am 16. December 0,₀₁₅ ⎫
Am 18. December 0,₀₂   ⎪ Keine Reaction. Die Beweglichkeit des Hüft-
Am 20. December 0,₀₃   ⎬ gelenks besserte sich; vom 25. December an
Am 22. December 0,₀₄   ⎪ stand Patient auf und ging ohne Beschwerden
Pause.   ⎪ umher.
Am 30. December 0,₀₄ ⎭

20. Hüftgelenkentzündung bei einer Frau; starke Adduction, Flexion, Verkürzung. Reaction erst nach der 5. Injection bei 0,₀₁₅. (Rechts Spitzenkatarrh?).

Nay, 20 Jahre alte Frau, früher gesund, seit 1 Jahre an Schmerzen im rechten Hüftgelenk leidend. Allmählich starkes Hinken, Adduction, Beugung und Rotation nach innen. Bewegungen nur passiv möglich und sehr schmerzhaft. Tenotomie der Adductoren, Streckverband in richtiger Stellung. Danach Besserung. Nach 6 Wochen Textor'scher Apparat, Gehen damit sehr unbeholfen.

Am 26. Nov. Inj. von 0,₀₀₁: danach höchste Temp. 37,₆. Keinerlei Reaction.

Am 27. Nov. 0,₀₀₂: Nach 10 Stunden 38,₀ und Kopfschmerzen; angeblich war die Gegend des rechten Hüftgelenks etwas schmerzhaft. Sonst keine Änderung.

Am 29. Nov. 0,₀₀₄: Höchste Temp. 37,₅; Patient klagte über Kopfschmerzen. Sonst keine Änderung.

Am 30. Nov. 0,₀₀₆: Temp. nach 8 Stunden 37,₆. Keine Reaction.

Am 1. Dec. 0,₀₁: Keine Reaction.

Am 2. Dec. 0,₀₁₅: Nach 7 Stunden Frost, Kopfschmerzen, Schmerzen in den Hacken, etwas Schweiss. Hüfte nicht schmerzhafter, Temp. 39,₇. Am nächsten Morgen noch Kopfschmerzen, sonst Wohlbefinden.

Am 5. Dec. 0,₀₂: Nach 5½ Stunden 39,₃; Abends Kopfschmerzen und Übelkeit, stärkere Schmerzen in der rechten Hüfte. Nachts wenig Schlaf.

Am 8. Dec. 0,₀₂: Nach 8 Stunden Frost, Kopfschmerz, Übelkeit; Temp. 38,₅.

Am 11. Dec. 0,₀₂₅: Keine Reaction.

Am 13. Dec. 0,₀₃: Keine Reaction.

Am 16. Dec. 0,₀₄: Nach 10½ Stunden Kopf- und Gliederschmerzen, kein Fieber.

Am 18. Dec. 0,₀₅: Keine Reaction; schlechter Schlaf.

Die Kranke hatte im Ganzen sehr viel weniger Beschwerden und lernte immer besser, mit dem modificirten Taylor'schen, später mit einem dem Hessing'schen nachgebildeten Apparat umhergehen.

21. Coxitis sinistra, angeblich nach einem Fall auf die Hüfte. 6 Wochen Streckverband ohne Erfolg. — 10 Wochen nach dem Fall 1. Injection. Deutliche locale Reaction und hohes Fieber bei den ersten Gaben. Im Ganzen 7 Injectionen (3. 12.: 0,₀₀₁ bis 19. 12.: 0,₀₀₃). 2 Tage nach der letzten Injection: Resectio femoris (nur Arthrectomie). 2 Tage später: Tod. Befund: Solitärtuberkel im Gehirn, tuberkulöse Darmgeschwüre.

Kern, 3 Jahre alter Knabe, nach einem Fall auf die linke Hälfte mit gebeugtem, nach aussen rotirtem und etwas adducirtem Bein eingeliefert. Bewegungen im Hüftgelenk, Stoss gegen die Pfanne sehr schmerzhaft. Das Kind war schlaff und apathisch; es sollte, auch durch einen Fall, 14 Tage vorher eine leichte Gehirnerschütterung erlitten haben. — Anlegen eines Streckverbandes. Als derselbe nach 6 Wochen abgenommen wurde, war nur die Stellung gebessert, die Empfindlichkeit war noch dieselbe. Deshalb wurde am 3. December 0,₀₀₁ Koch'scher Flüssigkeit injicirt. Nach 9 Stunden 39,₃ (auch vorher waren, obgleich selten, hohe Abendtemperaturen beobachtet). Keine locale Reaction. Am 5. December 0,₀₀₁: Nach 6 Stunden 39,₂; die linke Hüfte schien etwas schmerzhafter, Patient stöhnte leise. — Etwas Durchfall. Am 8. December 0,₀₀₁: Temp. nur 38,₄, keine Reaction. Am 12. December 0,₀₀₁₅: Keine Reaction; Durchfall lässt nach. Am 15. December 0,₀₀₂: Nach 5½ Stunden 38,₇; sonst keine Reaction (auch in den Zwischenzeiten dieselben Abendtemp.). Am 17. December 0,₀₀₃: Nach 5½ Stunden 39,₀. Keine Reaction. Am 19. December 0,₀₀₃: Nach 20 Stunden 39,₅. Keine Reaction. Da der Kräftezustand des Kindes immer schlechter wurde, Durchfälle hinzutraten, wurde am 20. December die Resection in der Klinik vorgenommen. — Langenbeck'scher Schnitt führt auf die stark ausgedehnte, gespannte Kapsel, nach deren Öffnung eine grosse Menge weisslicher dickbreiiger, mit grösseren Klumpen durchsetzter Massen hervorquillt (kein flüssiger Eiter). Der eingeführte Finger kam am glatten Caput und dick umwachsenen Collum vorbei an die Innenseite des Oberschenkels, am vorderen Ende der Gesässfurche. Hier Gegenöffnung. Kurzer Gang nach der Fossa iliaca. — Die Verdickung der Kapsel an der Vorderwand ist sehr beträchtlich, lässt sich aber leicht exstirpiren (Lockerung durch Nekrose?). Der Kopf wird luxirt (Ligam. teres bis auf kurzen Stumpf geschwunden); man sieht jetzt zwischen Collum und Troch. min. einen flachen, aber mit hartem Grund versehenen Substanzverlust. Knorpelkappe sass fest. Die hintere Kapselwand war frei von Wucherungen, Acetabel. ohne Knorpel, wenig Wucherungen, welche sich mit dem Finger entfernen lassen. Ein scharfer Löffel wurde überhaupt nicht gebraucht, am Knochen Nichts entfernt! — Vorne Tampon bis in die Pfanne, hinten Naht der unteren Hälfte, oben auch Jodoformgaze. Also eigentlich: Arthrectomie; Öffnung des Gelenks und Säuberung von allen Wucherungen, an denen übrigens makroskopisch keine Tuberkel zu erkennen waren.

Nach der Operation und nach dem Erwachen aus der Betäubung fing der Knabe an, zu erbrechen, collabirte und starb nach 2 Tagen. — Bei der Section wurden, obgleich nie Symptome eines Hirntumors sich gezeigt hatten, im Kleinhirn 4, im Grosshirn 3 Solitärtuberkel gefunden; von jenen sassen 2 dicht am 4. Ventrikel, von diesen 2 in der Rinde des Schläfenlappens, 1 im linken Thalam. optic. Ausserdem fanden sich zahlreiche tu-

berkulöse Darmgeschwüre und eine, bei Lebzeiten auch symptomlos ver-
laufene Caries zwischen 1. und 2. Lendenwirbel mit Eiterung im rechten
Psoas.

22. Coxitis dextra seit $^1/_2$ Jahr. — Operative Verbesserung der
Stellung am 14. Nov. 1890. Streckverband. — Nach der Injection
allgemeine, aber keine locale Reaction.

Probst, 6 Jahre altes, schwächliches Mädchen, seit $^1/_2$ Jahr »freiwilliges
Hinken« und Schmerzen im rechten Knie und in der rechten Hüfte. Bisher
Gipsverband (ausserhalb der Anstalt). Das rechte Bein stand stark gebeugt
und nach innen rotirt adducirt. Lungen intact. Am 14. Nov. Tenotomie
der Adductorensehnen in offener Wunde, Streckverband.

Am 3. Dec. Inject. von 0,001: Nach 8 Stdn. 38,0, nach 10 Stdn. 39,3;
Mattigkeit; keine locale Reaction.

Am 5. Dec. 0,0015: Nach 6 Stdn. 39,0; Apathie. Keine locale Reaction.

Am 9. Dec. 0,0015: Nach 4 Stdn. 39,0; sonst keine Reaction.

Am 11. Dec. 0,002: Nach 6 Stdn. 38,8; sonst keine Reaction. Am 12. Dec.
Abends: 38,6, dabei Wohlbefinden.

Am 13. Dec. 0,0025: Nach 4$^1/_2$ Stdn. 39,4; sonst keine Reaction.

Am 16. Dec. 0,003: Wieder 39,0 nach 6$^1/_2$ Stdn.; sonst ohne Reaction.
Am 17. Dec. Morgens noch 38,4.

Am 20. Dec. 0,004: Hohe Temp. (39,2); sonst keine Reaction. Auch am
21. Dec. Abends 39,7: Zunge etwas belegt.

Am 22. Dec. 0,004: Keine Reaction (38,6). Am nächsten Abend wieder 39,5.

23. Früher Resectio genu. sinistr., Anf. September Exstirpation
eines fungös entarteten Theiles der Kapsel des rechten Kniegelenks.
Heilung der Wunde bis auf die Tamponstelle p. prim. Erst nach der
4. Injection (0,004) deutliche allgemeine, keine locale Reaction.

Bath, 7 Jahre altes Mädchen mit einer Narbe (Textor) am ankylotischen
linken Knie und apfelgrosser Schwellung an der Aussenseite des rechten
Knies. Anfang September aufgenommen. Bei der Incision stellte es sich
heraus, dass die Geschwulst durch fungöse, z. Theile käsige und eitrige Massen
gebildet wurde, nach deren Entfernung das Kniegelenk offen war. Galvano-
kaustische Kauterisation der Ränder der Kapsel, Perubalsamgazetampon.
Glatte Heilung bis auf eine kleine Fistel an der Stelle der Tamponade. An
den Lungen nichts Krankhaftes nachzuweisen.

Am 27. Nov. Inject. von 0,001: Keine Reaction.

Am 29. Nov. 0,003: Temp. 39,4 nach 6 Stdn., sonst keine Reaction.

Am 1. Dec. 0,003: Keine Reaction.

Am 4. Dec. 0,004: Nach 6 Stdn. Erbrechen und Steigerung, nach 8 Stdn.
Maximum (39,0). Grosses Unbehagen, Apathie. Locale Reaction fehlt.

Am 6. Dec. 0,004: Nach 6 Stdn. Unbehagen, Kreuzschmerzen, Apathie,
nach 7 Stdn. 38,8. Kein Erbrechen.

Am 9. Dec. 0,005: 8 Stdn. nach der Inject. 38,0, Kopfschmerz. Sonst
keine Reaction.

Am 11. Dec. 0,006: Keine Reaction (37,2).

Am 13. Dec. 0,008: Keine Reaction (37,4). In den Zwischenzeiten immer
fieberfrei!

Am 16. Dec. 0,01: Keine Reaction (37,0).

Am 18. Dec. 0,0125 ⎫

Am 20. Dec. 0,015 ⎬ Keine Reaction.

Am 22. Dec. 0,02 ⎭

24. Entzündung des linken Kniegelenks seit Juni 1888; mehrere
Male Redressement und immobilisirende Verbände. Im Jahre 1889

Arthrectomie und Auskratzen eines Herdes im Condylus ext. femoris und dem der Tibia. Im Jan. 1890 Abscess unter der Narbe an der Aussenseite. Seitdem Fisteln, welche nur vorübergehend geschlossen waren. — Geringe Reaction auch bei grossen Gaben.

Förster, 6 Jahre alter Knabe; die Schwellung des linken Kniegelenks soll vor 2 Jahren bei dem bis dahin ganz gesunden Knaben nach einem Falle entstanden sein. Jetzt (Nov. 1890) ist er trotz der lange bestehenden Fisteln und der, wenn auch mässigen Eiterung aus denselben, stets munter. An den Lungen nichts Krankhaftes nachzuweisen.

Am 21. Nov. 0,001: Keine Reaction (Temp. 38,0 nach 20 Stdn.).
Am 23. Nov. 0,002: Keine Reaction (Temp. 38,0 nach 10 Stdn.).
Am 25. Nov. 0,003: Keine Reaction (Temp. 38,3 nach 11 Stdn.).
Am 27. Nov. 0,005: Keine Reaction (Temp. 38,0 nach 9½ Stdn.).
Am 29. Nov. 0,008: Nach 8 Stdn. Temp. 38,8; trotzdem keine allgemeine oder locale Reaction.
Am 1. Dec. 0,01: Keine Reaction.
Am 4. Dec. 0,0125: Keine Reaction.
Am 6. Dec. 0,015 ⎫
Am 8. Dec. 0,0175 ⎪
Am 10. Dec. 0,02 ⎪ Keine Reaction. (Bei den grösseren Dosen vielleicht
Am 12. Dec. 0,025 ⎬ Nachmittags etwas stiller als sonst; andere Ver-
Am 15. Dec. 0,03 ⎪ änderungen sind nicht zu bemerken.)
Am 17. Dec. 0,04 ⎭

25. Entzündung des linken Kniegelenks, seit ½ Jahr in Behandlung, zuletzt (vor 3 Monaten) Injection von Jodoformglycerin ins Gelenk. Danach etwas Besserung. — Bei Injection kleiner Dosen der Koch'schen Flüssigkeit nur geringe locale, bei etwas grösseren Dosen auch geringe allgem. Reaction.

Kressmann, 5 Jahre altes, gut genährtes Mädchen, musste vor ¾ Jahren wegen eines Oberschenkelbruchs (rechts) 4 Wochen im Bette liegen. Als sie wieder aufstand, schwoll das linke Knie an und wurde schmerzhaft. Die verschiedensten Behandlungsmethoden waren ohne nennenswerthen Erfolg. Lungen intakt.

Am 25. Nov. Injection von 0,002: Keine Reaction; nach 9 Stdn. schien das linke heisser und etwas geschwollen, nicht schmerzhaft.
Am 27. Nov. 0,003: Keinerlei Reaction.
Am 29. Nov. 0,005: Nach 4 Stdn. Beginn, nach 9 Stdn. Maximum der Temperatursteigerung (bis 39,6). Allgemeinbefinden nicht gestört, keine locale Reaction.
Am 1. Dec. 0,005: Keine Reaction.
Am 4. Dec. 0,007: Nach 6 Stdn. höchste Temp. (38,5), Apathie, weinerliche Stimmung. Keine locale Reaction.
Am 6. Dec. 0,01 ⎫
Am 8. Dec. 0,012 ⎪
Am 10. Dec. 0,015 ⎬ Keine Reaction.
Am 12. Dec. 0,02 ⎪
Am 15. Dec. 0,025. ⎭
Am 17. Dec. 0,03.

26. Alte chron. Entzündung des rechten Fussgelenks bei einem hereditär belasteten, an Spitzeninfiltration leidenden Manne. Keine Reaction auf kleine, geringe Reaction auf grosse Gaben.

Bratkow, 44 Jahre alter Mann, dessen Vater an Blutsturz gestorben ist, litt seit 1869, wo er sich den rechten Fuss verstauchte, an Schwellung des Fussgelenks, welche seitdem, auch als spontane Öffnung und Entleerung einer grossen Menge Eiter stattgefunden hatte, nie ganz verschwand. Seit 2 Monaten vermehrte Schmerzen. — Spitzeninfiltration bestand (T. B. im spärlichen Auswurf nicht zu finden), und die Schwellung unterhalb der Malleolen auch nach 5 Wochen Ruhe im Gipsverband wurde nur wenig gemindert. In beiden Lungenspitzen leichter Katarrh.

Am 23. Nov. 0,001 injicirt. Keine Reaction.

Am 27. Nov. 0,002: Keine Reaction; das rechte Fussgelenk vielleicht etwas schmerzhafter.

Am 29. Nov. 0,005: Keine Reaction.

Am 1. Dec. 0,005		
Am 2. Dec. 0,01	Nach den starken Gaben (von 0,01 an) trat etwas	
Am 5. Dec. 0,015	Fieber auf, Temp. 38,6; 38,8. Sonst weder allge-	
Am 6. Dec. 0,02	meine, noch locale Reaction.	
Am 10. Dec. 0,023		
Am 13. Dec. 0,025		
Am 17. Dec. 0,03	Mattigkeit, nach den grösseren Gaben auch	
Am 20. Dec. 0,037	Schmerz im Fussgelenk.	
Am 23. Dec. 0,045		

27. **Alte Fussgelenksentzündung (Caries tarsi?).** Auf 0,001 gar keine, auf 0,003 locale und allgemeine Reaction. Von der 5. Injection (0,005) bis zur 15. (0,05) keine Reaction mehr. Günstige Wirkung auf den Krankheitszustand.

Becker, 8 Jahre alter Knabe, soll seit 2 Jahren an einer Eiterung am linken Fuss, seit derselben Zeit an Augenentzündungen, Drüsenschwellungen, Abscessbildungen leiden.

Schwächliches Kind von skrophulösem Aussehen, Conjunctirit. und Keratit.; unter den linken Malleol. ext. befand sich eine kleine, nicht auf rauhen Knochen führende, mässig eiternde Fistel. Gegend der Fusswurzel geschwollen (Durchmesser 6 cm, gegen 5 cm rechts). Lungen intact.

Am 23. Nov. Inj. von 0,001: Keine Reaction.

Am 25. Nov. 0,002: Keine Reaction.

Am 27. Nov. 0,003: Nach 10½ Std. 39,6, grosse Mattigkeit. Schmerzen im linken Fuss; vermehrte Secretion. Keine besondere Anschwellung.

Am 29. Nov. 0,004: Nach 11½ Std. 38,6; keine allgemeine, aber deutliche locale Reaction.

Am 1. Dec. 0,005		
Am 4. Dec. 0,008	Keine Reaction.	
Am 6. Dec. 0,01		
Am 8. Dec. 0,012		

Am 10. Dec. 0,015		
Am 12. Dec. 0,02	Keine Reaction.	
Am 15. Dec. 0,025		
Am 17. Dec. 0,03		

Am 19. Dec. 0,035	Keine Reaction.
Am 21. Dec. 0,04	Die Fisteln sind bisher nicht kleiner geworden.
Am 23. Dec. 0,05	

28. **Fungöse Handgelenksentzündung bei einem Kinde. Starke allgemeine und locale Reaction.**

Dembinsky, 3 Jahre alter Knabe; Anamnese nicht zu erheben. Gegend der rechten Radiusepiphyse stark verdickt, Handgelenk geschwollen. An Beuge- und Streckseite je ein fistulöses Geschwür mit speckigem Grunde.

Am 23. Nov. Injection von 0,001: Nach 5½ Std. Beginn der Temperatursteigerung, nach 10½ Std. Maximum 39,9; einmal Erbrechen; keine Frost. Apathie. Umgebung der Fisteln stark geröthet und geschwollen, grosse Schmerzhaftigkeit. Diese locale Reaction bestand noch nach 24 Stunden, als die Temperatur wieder 37,9 war.

Am 27. Nov. 0,₀₀₁: Nach 5 Stunden Steigerung, nach 7 Stunden Maximum der Temperatur (39,₂); nach 24 Stunden 36,₄. Apathie; kein Frost, kein Erbrechen. Locale Reaction ebenso wie am 23. Nov.

Am 29. Nov. 0,₀₀₁: Steigerung der Temperatur nur bis 38,₂, Reaction dem entsprechend geringer.

Am 1. Dec. 0,₀₀₁₅: Temperatur 38,₀, keine Reaction.

Am 4. Dec. 0,₀₀₂₅: Nach 7 Stunden 39,₀; sonst keine Reaction. Die Geschwüre sehen besser aus, das auf der Dorsalseite zeigt Tendenz zur Vernarbung.

Am 6. Dec. 0,₀₀₃: Geringe, allgemeine und locale Reaction, kein Fieber.

Am 8. Dec. 0,₀₀₄: Nach 6 Std. etwas Erbrechen, sonst keine Reaction.

Am 10. Dec. 0,₀₀₆ }
Am 12. Dec. 0,₀₀₈ } Keine Reaction, nur etwas weinerliche Stimmung.

Am 15. Dec. 0,₀₁: Nach 5½ Std. Schlafsucht, 38,₁.

Am 17. Dec 0,₀₁₅: Keine Reaction (37,₀).

Am 19. Dec. 0,₀₁₅: Keine Reaction.

Am 21. Dec. 0,₀₂: Schlafsucht, Apathie, 38,₁. Keine locale Reaction. Pause! (Desshalb wieder kleinere Dosis!)

Am 30. Dec. 0,₀₁ }
Am 1. Jan. 0,₀₁₅ } Keine Reaction.

29. Fistel nach Resectio cubiti, Schwellung in der Umgebung der Narbe. Schlechte Granulationen. Deutliche allgemeine und locale Reaction.

Breitkreuz, 51 Jahre alter, schwächlicher Mann, seit längerer Zeit an Husten leidend, seit Februar v. J. an Schwellung und Schmerzhaftigkeit des linken Ellenbogengelenks. Am 29. Sept. Resection (Condylen und Capitul. radii abgesagt, Olecranon abgekratzt), fieberfreier Verlauf aber hartnäckige Fistel im oberen Theil der Operationswunde. Im spärlichen Auswurf bei vielen Untersuchungen, auch nach den Injectionen, keine Tuberkelbacillen zu finden.

Am 24. Nov. Injection von 0,₀₀₄: Nach 7 Stunden Schüttelfrost, Beklemmung, stark beschleunigte Respiration, Uebelkeit; Temperatur nach 9 Stunden 39,₂. Umgebung der Fistel und der Narbe roth, heiss, geschwollen, empfindlich. In den nächsten Tagen vermehrter Hustenreiz und Auswurf.

Am 29. Nov. 0,₀₀₉: Allgemeine Reaction geringer, weder Kopfschmerz, noch Übelkeit, noch Brustbeschwerden. Auswurf gering, P. 100, Resp. 24 bis 28. Fistel und Narbe glänzend, trocken, geschwollen und hochroth. Nach 12 Std. Frost, 38,₅.

Am 2. Dec. 0,₀₁: Keine Reaction.

Am 4. Dec. 0,₀₁: Temperatur nach 20 Stunden 39,₉; subjective Beschwerden gering, locale Reaction deutlich, aber nicht so heftig wie Anfangs.

Am 10. Dec. 0,₀₁: Temperatur nach 8 Stunden 38,₄. Locale Reaction gering, Schwellung und Röthung kaum angedeutet.

Am 16. Dec. 0,₀₁₆: Keine Reaction, bis auf beträchtliche Temperaturerhöhung: Nach 8 Std. 39,₁; 2 Stunden später 37,₈; nach 24 Stunden wieder 39,₁, schnelles Sinken in wenigen Stunden auf 36,₉. Am nächsten Tag noch einmal Steigerung auf 38,₆, dann erst normale Temperatur.

Am 22. Dec. 0,₀₂: Etwas stärkere Eiterung. Kein Fieber, keine Änderung des Allgemeinbefindens.

30. Resectio cubiti vor 12 Jahren. Jetzt glatte Narbe, sonst keine Schwellung. Allgemeine und locale Reaction nach 0,₀₀₃.

(Keine Wirkung auf ein gleichzeitig vorhandenes Hygroma praepartellare.)

Dommersdorf, 29 Jahre alte Frau, der vor 12 Jahren das linke Ellenbogengelenk wegen Fungus resecirt war. Die Narbe hat ab und zu an

kleinen Stellen geeitert. Actives Schlottergelenk. Erbsengrosser Abscess am
oberen Ende der Narbe. Die Patientin kam wegen Hygrom der linken
Bursa praepatellar. — Lungen intact.

Am 3. Dec. Inject. von 0,003: Nach 13 Stunden Kopfschmerzen, Schweiss,
Schmerzen im resecirten Gelenk; keine Veränderung an der Bursa praepatell.
Nach 24 Stunden 38,7, papul. makulöses Exanthem auf der Brust; Gegend
der Narbe heiss, geschwollen.

Am 5. Dec. 0,005: Nach 5 Stunden etwas Kopfschmerz. Der kleine Abscess
an der Narbe hat sich mit Schorf bedeckt. Kein Fieber.

Am 6. Dec. 0,008: Nach 8 Stunden 38,5, kein Frost; deutliche locale
Reaction. Exanthem.

Am 8. Dec. 0,01: Nach 12 Stunden 39,2, Hitze, Schweiss; 2 Stunden
vorher Schmerzen im rechten Ellenbogengelenk. Umgebung der Fistel
(an der Stelle des kleinen Abscesses) blauroth, stärker gewölbt. — An der
Bursa praepat. keine Aenderung.

Am 11. Dec. 0,014: Nach 6 Stunden Steigerung, nach 11 Stunden Maximum
der Temp. (39,2); noch nach 24 Stunden 38,2. — Uebelkeit und Kopfschmerz;
keine Schmerzen im Ellenbogen. Nach Schwinden der allgemeinen Reaction
tritt ein makulos - papulöser Ausschlag auf der Brust und dem oberen Teile
des Bauches auf und hielt sich 1½ Tage.

Am 12. Dec. wurde das Hygroma praepatellare, auf welches die Injectionen
nie irgend welche Wirkung gehabt hatten, exstirpirt.

Am 16. Dec. 0,02: Nach 3½ Stunden Ansteigen, nach 12 Stunden Maxim.
der Temp. (39,2); Kopfschmerz, Übelkeit; kein Frost, keine locale Reaction.
Am nächsten Tag noch 38,7 und 38,2 bei vollkommenem Wohlbefinden.

Am 18. Dec. 0,02: Höchste Temp. 38,2 nach 12 Stunden; etwas Schweiss,
sonst keine Reaction.

Am 20. Dec. 0,0025: Keine Reaction, Temp. 38,0.

Am 22. Dec. 0,03: Höchste Temp. 37,9. Schmerzen im linken (gesunden)
Ellenbogengelenk. Die Operationswunde am linken Knie ist p. prim. verheilt.

Am 30. Dec. 0,03: Keine Reaction.

31. Caries des linken Ellenbogengelenks, seit 13 Jahren bestehend.
Keine Reaction nach 0,001, starke nach 0,005.

Brand, 25 Jahre alter Mann; Vater an einer Lungenkrankheit gestorben,
Mutter ist gesund. Vor 13 Jahren Erkrankung des linken Ellenbogengelenks;
im Ganzen 3 Mal operirt (partielle Resectionen). Seit 8 Tagen wieder
Schmerzen und Schwellung. Eine Incision entleerte krümlichen Eiter aus
einer grossen, mit weichen Granulationen ausgekleideten Höhle, nirgends
lockerer Knochen. Der Patient ist kräftig gebaut, etwas blass, aber im
Uebrigen gesund.

Am 20. Nov. Injection von 0,001. Geringe Temperatursteigerung (38,6),
mässiges Unbehagen. An den nächsten Abenden ist (ohne Injection) die
Temperatur auch etwas erhöht.

Am 26. Nov. 0,005: Nach 5 Stunden Schüttelfrost, Erbrechen; nach
12 Stunden Temp. 40,4, Puls 120, Kopfschmerzen, Mattigkeit. Am nächsten
Tag Wohlbefinden.

Am 3. Dec. 0,01: Nach 5 Stunden wieder Schüttelfrost, der fast 4 Stunden
anhält, nach 8 Stunden Erbrechen. Allgemeinbefinden dabei besser als am
26. Nov. — Temp. nach 6 Stunden 39,2. Schnelle Erholung.

Am 12. Dec. 0,015; am 18. Dec. 0,02; am 21. Dec. 0,025; am 26. Dec. 0,025:
Niemals Reaction; die Wunde ist inzwischen verheilt.

32. Narben nach Drüsen-Exstirpationen am Halse; frische Drüsentumoren in der Umgebung. — Allgemeine und locale Reaction auf
geringe Gaben (0,002).

Kowala, 22 Jahre alter Mann, aus gesunder Familie, selbst stets gesund,
litt seit 2 Jahren an Drüsenschwellungen am Halse, welche theils operativ

entfernt wurden, theils vereiterten und dann sich spontan entleerten oder incidirt wurden. Davon eine grosse Zahl dunkel gefärbter, zum Theil tief eingezogener Narben. In letzter Zeit haben sich an mehreren Stellen frische Schwellungen gezeigt: in dem rechten Trigon. submaxillare, am linken Kieferwinkel, am Rande des Cucullaris u. s. w. Lungen intact, kein Fieber.

Am 20. Dec. 0,002: Nach 7½ Stunden Erbrechen, Kopfschmerzen, kein Frost; dieser tritt erst nach 15 Stunden auf. Die locale Reaction fing nach 9½ Stunden mit Schwellung und Röthung der Narben an, dann traten zuckende Schmerzen darin auf. Höchste Temp. nach 10 Stunden 38,1, Puls 100. Am nächsten Tage stieg die Temp. ohne weitere Veränderungen an dem Kranken auf 38,6. Die Röthung der Narben bestand 2 Tage lang.

33. Fistula ani bei einem Phthisiker. Auf geringe Dosen gar keine, auf grössere mässige allgemeine Reaction; trotzdem Besserung: Husten geringer, deutliche Abnahme der Tuberkelbacillen im Sputum.

Egerer, 20 Jahre alter Mann; Eltern gesund, eine Schwester starb an einer Lungenkrankheit. Patient war angeblich gesund bis Anfang 1889; seitdem Lungenkatarrh; im April 1890 Abscess am After und Fistelbildung. Seit 4 Wochen Nachtschweisse.

Quantität des Auswurfs täglich ca. 100 cbcm, enthält reichlich Tuberkelbacillen. Links Spitzenkatarrh.

Am 20. Nov. 0,001: Höchste Temp. am folgenden Tage (9 Stunden nach der Injection) 37,9, keine Störung des Allgemeinbefindens, keine Aenderung im Husten, keine locale Reaction an der Fistel.

Am 21. Nov. 0,003: Wieder keine bemerkbare allgemeine oder locale Reaction.

Am 24. Nov. 0,005: 11 Stunden nach der Injection Kopfschmerzen, 3 Stunden später 38,2, starker Schweiss. Die Umgebung der Fistel geröthet und geschwollen.

Am 28. Nov. 0,009: 5 Stunden nachher 38,2; 9 Stunden nach der Injection höchste Temperatur 38,7, Puls 100; Schüttelfrost, Kopfschmerzen, Vermehrung des Auswurfs und der Bacillen darin.

In den folgenden Tagen nahmen Auswurf und Hustenreiz und die Zahl der Tuberkelbacillen im Sputum (tägliches Quantum 25 cbcm) bedeutend ab. Es bestand während dieser Zeit ein mässiger Durchfall, der es doch sicherer erscheinen liess, die Injectionen eine Zeit lang auszusetzen.

Erst am 10. Dec. bekam er wieder 0,01: Keine Reaction. Ebensowenig.

Am 18. Dec. nach 0,01; es folgte jedesmal Gefühl grosser Schwäche, Appetitlosigkeit.

Am 22. Dec. wieder 0,01: Dieselben Folgeerscheinungen. Vermehrung des Auswurfs, welcher am nächsten Tage etwas blutig gefärbt ist.

34. Fisteln in der Lenden-Kreuzbeingegend nach einer Verletzung vor 2½ Jahren. Deutliche Reaction nach 0,002.

Krumm, 15 Jahre alter Knabe aus gesunder Familie, selbst nie besonders krank. Im Sommer 1888 wurde er von einer Kuh gegen den Rücken gestossen; es bildete sich eine Geschwulst, welche mehrfach incidirt wurde. Eine von den Wunden ist nie ganz zugeheilt. Der Fistelgang führte 1½ cm aufwärts, bog dann nach unten um und liess sich ca. 4 cm abwärts nach dem Darmbeinkamm zu verfolgen.

Am 21. Dec. 0,002: Nach 4 Stunden 38,5; nach 9 Stunden 39,5. Schmerzen in verschiedenen Gelenken und in der Wunde.

Am 30. Dec. 0,005: Höchste Temp. 38,5. Nach 16 Stunden Schmerzen im Atlanto-occipitalgelenk, sonst nichts Besonderes.

35. Resection des rechten Kniegelenks vor 7 Jahren. Ankylose in Beugestellung. Schmerzen seit ½ Jahre.

Späte und langdauernde Reaction auf 0,002 und auf grössere Gaben. Keine locale Reaction.

Esser, 17 Jahre alter, aus gesunder Familie stammender, selbst immer gesunder Knabe. Vor 7 Jahren Fall aufs rechte Knie, danach Schwellung und heftige Schmerzen. Operation (nach der Beschreibung Resection). Heilung in Beugestellung. Seit $\frac{1}{2}$ Jahre wieder Schmerzen in dem ankylotischen Gelenk, welche bisher ohne Erfolg behandelt sind.

Am 21. December Injection von 0,002. Erst am nächsten Morgen (19 Stunden nach der Injection) Kopfschmerzen, langsame Temperatursteigerung. 30 Stunden nach der Injection Maximum (38,8). Am nächsten Tage fieberfrei.

Am 24. December 0,005: Nach 10 Stunden 38,8, nach 24 Stunden 39,2, nach 34 Stunden 39,9. Dabei keine locale Reaction. Nach 2 Tagen wieder fieberfrei.

Am 30. December wieder 0,005. Nach 7 Stunden Temperatur 40,0. Sehr starke Kopfschmerzen. Puls 120. Keine locale Reaction.

36. Zahlreiche Narben nach Drüsenexstirpationen an Hals, Brust und Leistengegend. Deutliche Reaction nach 0,002 (am 30. Dec. 1890).

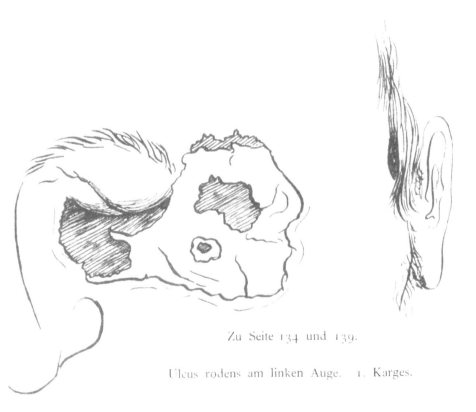

Zu Seite 134 und 139.

Ulcus rodens am linken Auge. 1. Karges.

Aus der Nebenabtheilung für äusserlich Kranke in der Königlichen Charité.

Bericht des Ober-Stabsarztes I. Kl. Dr. R. Köhler und des Stabsarztes Dr. Westphal.

(Bericht vom 30. December 1890.)

Die diesem Bericht zu Grunde liegenden Beobachtungen wurden an 40 dem Koch'schen Heilverfahren unterworfenen Kranken gemacht. Die am 11. October d. J. begonnenen Versuche umfassen einen Zeitraum von 2 Monaten 19 Tagen und lassen sich in folgende 3 Gruppen zerlegen:

1. Kontrollversuche an Kranken, deren chirurgisches Leiden nicht tuberkulöser Natur war und bei denen auch innere Tuberkulose mit grösster Wahrscheinlichkeit ausgeschlossen werden konnte.

2. Differentialdiagnostische Versuche an Kranken, bei welchen die tuberkulöse Natur des Leidens zweifelhaft war.

3. Versuche an Kranken, bei welchen die Tuberkulose zweifellos oder im höchsten Grade wahrscheinlich war.

Die der ersten Gruppe angehörenden Krankheiten waren: 2 Mal Sarcom des Beckens, 1 Mal Tumor des Oberschenkels, 1 Mal Magenkrebs, 1 Mal frische Narbe nach Operation eines carcinoma mammae mit coxitis, 1 Mal Brandnarbe des rechten Armes, 1 Mal Narbe nach Kniegelenksresection, 1 Mal Syphilom des Unterschenkels, 1 Mal Schnittwunde, 1 Mal Unterschenkelgeschwür, 2 Mal Osteomyelitis, 1 Mal chronischer Blasenkatarrh, 1 Mal abgelaufener Gelenkrheumatismus, 3 Mal chronischer Gelenkrheumatismus, 1 Mal traumatische Kniegelenksentzündung.

Die zweite Gruppe umfasst: 1 Mal Hüftgelenksentzündung, 2 Mal Kniegelenksentzündung, 1 Mal Fussgelenksentzündung mit tuberkulöser Narbe am Hals, 1 Mal Handgelenksentzündung, 1 Mal spina ventosa des rechten Mittelfingers, 1 Mal paranephritischer Abscess, 1 Mal offener Abscess der Achselhöhle, 1 Mal Lymphdrüsenentzündung am Unterkiefer, 1 Mal Mastdarmfistel, 1 Mal Narben am Hals und in den Leistenbeugen mit Fisteln am rechten Oberschenkel und zweifelhaftem Lupus der Nase, 1 Mal Sehnenscheidenentzündung.

Von diesen erwiesen sich als tuberkulös:

1 Mal Hüftgelenksentzündung, 2 Mal Kniegelenksentzündungen, 1 Mal Handgelenksentzündung, 1 Mal spina ventosa des Mittelfingers, 1 Mal lupus nasi, 1 Mal Sehnenscheidenentzündung. Diese Fälle werden daher später mit denen der Gruppe III. besprochen werden, während die übrigen bei der Erörterung der differentialdiagnostischen Bedeutung des Mittels Berücksichtigung finden sollen.

Der dritten Gruppe sind zuzurechnen:

4 Mal Lupus des Gesichts bezw. der Extremitäten und Schleimhäute, 1 Mal tuberkulöse Fussgelenksentzündung, 1 Mal tuberkulöse Fussgelenksentzündung mit tuberkulösem Beckenabscess, 1 Mal Kyphose mit amyloider Entartung der Leber und tuberkulösen Hautgeschwüren, 1 Mal scrophulöse Narben am Hals, 1 Mal Lungentuberkulose mit Geschwür auf dem Fussrücken.

Mit Berücksichtigung der erst durch die Anwendung des Mittels als tuberkulös erkannten Krankheiten der Gruppe II. wurden also der Behandlung mit dem Koch'schen Mittel im Ganzen 16 Fälle von chirurgischer Tuberkulose unterworfen.

Ort, Dosierung und Zeitfolge der Injectionen.

Die Einspritzungen der mit $1/2$ % Phenollösung hergestellten Verdünnung des Mittels wurden nach vorheriger Desinficirung der Koch'schen Spritze mit absolutem Alkohol meist subcutan in den Rücken, ausnahmsweise in die Brust, die Vorderarme und in der Nähe von Gelenken gemacht.

Die Zahl der bis jetzt an 40 Kranken gemachten Injectionen beläuft sich auf 302.

Die grösste Anfangsdosis betrug 10 mg; die grösste Einzeldosis 110 mg. Die grösste einem Kranken eingespritzte Gesammtmenge enthielt 730 mg des Mittels. In der Regel wurde mit der Einspritzung von 1 bis 5 mg und nur 4 Mal sogleich mit 10 mg des Mittels begonnen. Da bei Wiederholung derselben Dosis die Wirkung des Mittels auf den Gesammtorganismus schnell abzunehmen pflegt und schliesslich ganz ausbleibt, so wurde bei schwächlichen Individuen oder bei starker allgemeiner bezw. örtlicher Reaction mit der Einspritzung der Anfangsdosis so lange fortgefahren, bis ein erheblicher Nachlass der durch das Mittel hervorgebrachten Erscheinungen eingetreten war und dann die einzuspritzende Menge bei jeder neuen Injection je nach dem Verhalten des Kranken um 1,0 oder mehrere Milligramme gesteigert. Bei kräftigen Individuen mit mässig starker Reaction fand eine Vermehrung der anfänglichen Dosis um 10 mg statt und nach im Laufe längerer Behandlung eingetretener Toleranz gegen gröfsere Quantitäten des Mittels wurde Vervielfachung beträchtlicher Mengen desselben, z. B. in der Reihenfolge von 40, 80, 100 mg ohne Nachtheil ertragen.

Bezüglich der Zeitfolge der Injectionen befolgten wir im Allgemeinen den Grundsatz, die Einspritzung erst dann zu wiederholen,
nachdem die allgemeine Reaction des Körpers, insofern dieselbe in
der fieberhaften Temperatursteigerung und der Beschaffenheit des
Pulses ihren Ausdruck findet, abgelaufen war, d. h. nach der Rückkehr
der Körpertemperatur und der Herzthätigkeit in die normalen Grenzen.
In denjenigen Krankheitsfällen, welche anscheinend geheilt waren oder
der Heilung sehr nahe zu sein schienen, wurde, falls eine allgemeine
und örtliche Reaction auf grosse Dosen nicht mehr eintrat, eine Pause
von 2 Wochen oder länger gemacht und dann der Gebrauch des
Mittels wieder aufgenommen.

Erscheinungen an der Injectionsstelle.

Die Injection selbst ist bei den meisten Patienten fast schmerzlos
und nur von einer geringen, 24 bis 48 Stunden dauernden Druckempfindlichkeit der Injectionsstelle gefolgt. Ausnahmsweise wurde um
die letztere eine schmerzhafte Anschwellung und Rötung der Haut
beobachtet, welche zweimal den Umfang eines Handtellers erreichte,
aber jedes Mal in wenigen Tagen von selbst wieder verschwand. In
keinem Falle traten an der Injectionsstelle unangenehme Folgen, wie
Abscessbildung oder Nekrose, ein.

Kontrollversuche.

Dieselben wurden unternommen, um über das Verhalten des
Mittels gegenüber chirurgischen Krankheiten nicht tuberkulöser Natur
bezw. deren Ausgängen, wie Wunden und Narben, ein Urtheil zu
gewinnen. Die Anfangsdosis betrug hierbei 2,5 bis 5,0 mg und 2 Mal
10 mg; in ein oder zwei Sitzungen wurde sodann bis zu 10 bis 15 mg
in die Höhe gegangen, falls nicht schon vorher hohes Fieber aufgetreten war. Bei 2 Patienten ohne allgemeine Reaction wurden die
Versuche auf ihren Wunsch nach Einspritzung von 5 bezw. 7 mg
eingestellt.

Von 18 den Versuchen unterworfenen Kranken trat bei 13 entweder gar keine abnorme Temperatursteigerung oder nur eine solche
bis zu 38,5° ein, während in einem Falle die schon vorher bestehende fieberhafte Temperatur keine Steigerung erfuhr. Einige
Stunden nach der Einspritzung stellte sich bei den meisten Patienten
ein Gefühl von Mattigkeit, Eingenommensein des Kopfes, Kopfschmerz, Magenschmerz, Übelkeit, Appetitlosigkeit, zuweilen auch Erhöhung der Pulsfrequenz, Husten und Hyperämie der Bindehäute
ein, welche die Nacht hindurch bis zum anderen Tage anhielten.

Bei 5 Kranken, bei welchen die eben erwähnten Störungen einen
heftigeren Charakter annahmen, stieg die Körperwärme am Abend
nach der Einspritzung oder am folgenden Tage auf 38,9 oder höher,
um während der Nacht oder des nächstfolgenden Tages wieder zur
Norm herabzusinken. Bei ihnen wurde durch die physikalische

Untersuchung der Lungen das Vorhandensein eines vorher nicht nachweisbaren Spitzenkatarrhes aufgedeckt.

Zwei Kranke bekamen eine Infiltration des Unter- bezw. Oberlappens der linken Lunge; bei einem schwollen die hinter dem Schlüsselbein liegenden Lymphdrüsen an.

In keinem Falle wurde eine Veränderung des örtlichen chirurgischen Leidens beobachtet.

Das Mittel ist also im Stande, auch bei nicht Tuberkulösen eine geringe allgemeine Reaction hervorzurufen, verhält sich aber, so weit bis jetzt beobachtet ist, gegen localisierte Erkrankungen nicht tuberkulöser Natur und deren Folgezustände indifferent. Bei tuberkulösen Individuen kann es latente Tuberkulose wahrnehmbar machen.

Eine schädliche Wirkung des Mittels auf nicht Tuberkulöse wurde nicht bemerkt.

Wirkung des Mittels auf Kranke mit chirurgischer Tuberkulose.

1. Allgemeine Reaction:

Die bei nicht Tuberkulösen gewöhnlich nur unbedeutende allgemeine Reaction pflegt bei Tuberkulösen einen sehr heftigen Charakter anzunehmen. Dieselbe erfolgt meistens schon auf sehr kleine Dosen von 1 mg, welche bei nicht Tuberkulösen eine erkennbare Wirkung nicht hervorbringen, und läuft in folgender Weise ab:

In der Regel stellt sich 6 bis 7 Stunden nach der Einspritzung ohne vorhergegangene Störung des Wohlbefindens Frösteln oder ein Schüttelfrost von $1/_2$ bis 1 Stunde Dauer ein, worauf die Körpertemperatur in wenigen Stunden bis zu einem Maximum, welches 39° oft erheblich überschreitet, emporsteigt, um bald darauf in den nächsten 12 bis 48 Stunden wieder zur Norm oder unter dieselbe zu fallen. Infolge dessen entsteht durch eine Reihe von Injectionen ein intermittierendes, dem pyämischen sehr ähnliches Fieber, dessen einzelne Anfälle 24 Stunden selten überdauern. Nach jeder Wiederholung derselben Dosis pflegt der Gipfel der Temperaturcurve niedriger zu werden, um nach hinreichender Vermehrung der ersteren wieder einen höheren Stand einzunehmen, bis schliesslich trotz fortgesetzter Steigerung der eingespritzten Menge die fieberhafte Temperaturerhöhung immer mehr abnimmt und endlich selbst durch grosse Dosen nicht mehr hervorgebracht werden kann. Die höchsten dabei beobachteten Temperaturen waren 40 bis $40,5^\circ$, die niedrigsten nach dem Fieberabfall $36,0^\circ$.

Ausnahmen von dem geschilderten Verhalten des Fiebers, welche in verspätetem Eintritt desselben, protrahiertem Abfall und dem Auftreten von geringen Temperatursteigerungen in den sonst fieberfreien Intervallen bestehen, kommen vor. Besonders wichtig ist die Thatsache, dass in manchen Fällen von Tuberkulose trotz wiederholter

Einspritzungen das Fieber anfangs ausbleiben und erst nach Einverleibung einer gewissen Quantität des Mittels auftreten kann. Nach
schliesslichem Eintritt desselben findet seine Auslösung fernerhin auch
durch fortgesetzte Dosen statt.

Dem Verhalten der Körperwärme entsprechend, ist die Respira-
tions- und Pulsfrequenz vermehrt, ja dieselbe ist zuweilen eine ausserordentlich grosse. So wurden wiederholt bei einigen Patienten 40 bis
50 Atemzüge und 140 bis 160 Pulse in der Minute gezählt. Obwohl unter solchen Umständen dem Puls nicht selten die ihm beim
Fieber zukommenden Eigenschaften fehlen und er klein und weich
wird, so wurden bedrohliche Zeichen von Herzschwäche doch von
uns nicht beobachtet.

Die das Fieber begleitenden Allgemeinerscheinungen bestanden
in leichter Benommenheit, Kopfschmerz, ziehenden Schmerzen im
Rücken, den Extremitäten und einzelnen Gelenken, Übelkeit, heftigen
Magenschmerzen, Erbrechen, starkem Schweiss, Husten und Dyspnoe.
Diese Symptome waren gewöhnlich am folgenden Morgen nach der
Einspritzung wieder verschwunden oder wenigstens bedeutend geringer, während die Appetitlosigkeit und die belegte Zunge mehrere
Tage lang fortzubestehen pflegten. Wenn die erwähnten Symptome
auch in ihrer Gesamtheit manchen Kranken vorübergehend in einen
recht elenden Zustand zu versetzen vermögen, so wurden sie von
der Mehrzahl doch anscheinend leicht ertragen. Oft stellten sich nach
der Injection Müdigkeit und Schlaf ein; Zustände von Bewusstlosigkeit wurden dagegen niemals von uns beobachtet.

Trotz täglich vorgenommener Untersuchung des Harns wurde
in demselben Eiweiss nur bei einer an Lungentuberkulose leidenden
Patientin während einiger Tage, Blutfarbstoff überhaupt nicht gefunden.

Abgesehen von den dem Fieber angehörigen Erscheinungen
wurden bei verschiedenen Individuen während des Anfalles das Auftreten von Brust- und Kehlkopfschmerzen mit quälendem Husten,
reichlichem schleimigen Auswurf und Atemnot, sowie Hyperämie der
Bindehäute des Auges mit geringer schleimigeitriger Secretion und vermehrter Thränenabsonderung bemerkt.

Bei allen Lupuskranken und einer mit scrophulösen Narben behafteten Person zeigte sich regelmässig während des Reactionsstadiums
an Rumpf und Gliedmassen ein bald masern-, bald scharlach-, bald
urticaria-artiger Ausschlag, welcher nach 1 bis 3 tägigem Bestande
wieder abgeblasst war und eine feine Abschilferung der Haut zurückliess. Ferner stellte sich im Lauf der Behandlung bei zwei an Lupus
Leidenden Icterus der Haut und Schleimhäute von mehrtägiger Dauer
ein; in dem rotbraunen, mit gelbem Schaum versehenen Harn gelang der wiederholt versuchte Nachweis des Gallenfarbstoffs mittels
der Gmelin'schen Probe nicht.

2. Locale Reaction und Verlauf des Leidens bei den verschiedenen Krankheitsgruppen während der Behandlung mit dem Koch'schen Mittel:

a) Lupus. Die der Koch'schen Behandlung unterworfenen Fälle von Lupus gehörten der ulcerierenden, exfoliierenden und hypertrophischen Form an. Es handelte sich um veraltete Erkrankungen, welche den grössten Theil des Gesichts einnahmen, bei 2 Kranken auch auf den Gliedmassen Platz genommen und die Mundhöhle bezw. den Kehlkopf mitergriffen hatten.

Folgende Tabelle giebt über Dauer der Krankheit, der Koch-schen Behandlung, vorhergegangene Operationen, Dosierung des Mittels u. s. w. Aufschluss.

Name	Dauer der Krankheit	Früher statt-gefundene Operationen	Erste Ein-spritzung	Anfangs-dosis in Milligramm	Grösste Einzeldosis in Milligramm	Ein-gespritzte Gesamt-menge in Milligramm
Theiss........	6 Jahre	Kauteri-sation. Aus-kratzen	12. 10.	10	100	730
Thon	14 Jahre	desgl.	11. 10.	1	110	660
Exner........	20 Jahre	desgl.	28. 11.	4	100	549
Jäger.........	16 Jahre	desgl.	9. 12.	1	2,5	8,5

Bei allen diesen Patienten lief die locale Reaction, abgesehen von quantitativen Unterschieden, in derselben Weise ab.

Schon vor Beginn des Frostes tritt mit dem Gefühl von Brennen und Spannung eine erysipelatöse Rötung und Schwellung der lupösen Partien und ihrer Nachbarschaft auf, welche mit der Entwickelung des Fiebers beträchtlich zunimmt, während gleichzeitig ein mehr oder weniger reichliches seröses Exsudat — bei einigen Patienten in grossen Tropfen — aus der erkrankten Haut hervortritt und zu einem Schorf eintrocknet. Nach dem Abfall des Fiebers gehen die Rötung und Schwellung der Haut wieder zurück, die Exsudation und Krustenbildung aber dauert noch einige Tage in abnehmendem Grade fort. Auf unsere Veranlassung sind diese Krusten im pathologischen Institut des Herrn Geheimrat Virchow untersucht und mit Tuberkelbacillen durchsetzt gefunden worden. Gleichzeitig werden die einzelnen, anfangs ebenfalls geschwollenen Lupusknoten flacher und sinken schliesslich bis zum Niveau der umgebenden Haut, ja sogar unter dasselbe ein, in welchem Falle kleine Grübchen an ihre Stelle treten.

Indem diese Vorgänge sich eine Zeit lang nach jeder Einspritzung wiederholen, wird die locale Reaction, mit der allgemeinen gleichen

Schritt haltend, allmählich immer geringer, bis sie schliesslich selbst nach erheblicher Steigerung der Dosis gänzlich ausbleibt. Während dieser Zeit schwindet die Verdickung und · die derbe Beschaffenheit der lupösen Haut; sie wird weich, blass, gefaltet und runzlich und die Krusten lassen sich leicht abheben. Unter ihnen findet sich alsdann entweder eine glatte, mehr weniger rote, zarte Haut oder aber oberflächliche Geschwüre, welche in kurzer Zeit zu vernarben pflegen. Auf diesen Narben findet eine längere Zeit dauernde Abschilferung der Epidermis statt.

Der Schwund des Lupus und die an seine Stelle tretende Narbenbildung kann, wie wir an dem Kranken Theiss beobachtet haben, schon nach einer einzigen Dosis von 10 mg des Mittels eintreten. Der bald darauf wieder beginnende Zerfall der Narbe und das Wiederauftreten von Knötchen aber lehrten, dass diese Heilung nur eine scheinbare gewesen war. In der That trat auf die folgenden Injectionen jedesmal wieder lebhafte locale Reaction ein, welche erst nach Einverleibung von im Ganzen 65 mg ausblieb. Bei der Patientin Thon mit über das ganze Gesicht ausgebreitetem hypertrophischem Lupus zeigten sich schon 11 Tage nach Beginn der Behandlung inmitten der kranken Haut normal aussehende Partieen, welche sich seitdem vergrössert haben.

Hervorgehoben zu werden verdient, dass bei dem Kranken Jäger, bei welchem der Lupus auch den Kehlkopf ergriffen hat, nach Einspritzungen von 1 mg jedesmal Aphonie und erschwerte Respiration infolge Schwellung der Kehlkopfschleimhaut sich einstellten, welche Erscheinungen eine sorgfältige Ueberwachung des Patienten erforderlich machten.

Der gegenwärtige Zustand der beiden seit dem 11. October mit dem Koch'schen Mittel behandelten Lupuskranken Theiss und Thon ist folgender: Bei dem Patienten Theiss mit ulcerierendem Lupus der Nase und der Wangen ist anscheinend alles lupöse Gewebe bis auf 2 kleine etwa linsengrosse Flecke beseitigt und durch eine weiche, glatte, blassrote, etwas abschilfernde Narbe ersetzt, die jetzt seit länger als 4 Wochen unversehrt geblieben ist Auf Dosen von 100 mg tritt noch eine eben angedeutete Rötung der Narbe ein. — Die Kranke Thon trägt an der Nase und der Gegend unter beiden Ohren grosse, von früheren Cauterisationen und Auskratzungen herrührende Narben. Die früher vom Lupus ganz überzogenen Wangen bestehen jetzt zum Teil aus normaler Haut, auf welcher die Mündungen der Hautdrüsen deutlich zu erkennen sind. Locale und allgemeine Reaction tritt auch bei Dosen von 100 mg und mehr seit dem 22. 11. nicht mehr ein. Im Gesicht zerstreut finden sich noch einzelne Gruppen von Lupusknötchen, an denen trotz fortgesetzter Einspritzungen eine erkennbare Veränderung seit einigen Wochen nicht mehr eingetreten ist.

Der Kranke Exner, welcher am 28. 11. in die Behandlung eintrat und bei welchem die vom Lupus ergriffenen Theile des Gesichts und der Gliedmassen derb, infiltriert, dunkelrot, teilweise ulceriert und mit Schorfen bedeckt waren, ist nach einem Gesamtverbrauch von 549 mg des Mittels in dem Stadium, in welchem die allgemeine Reaction auf Dosen von 100 mg gar nicht mehr, die locale nur in Gestalt einer geringen Rötung des Gesichts eintritt. Die ursprünglich vom Lupus eingenommenen Hautstellen bieten jetzt eine blassrote abschuppende Fläche dar. Am Gaumen sind Lupusknötchen noch deutlich zu erkennen.

Bei dem seit dem 7. 12. 90 in Behandlung befindlichen Kranken Jäger ist nach Einspritzung von im Ganzen 8,5 mg eine bedeutende Abschwellung der vor der Behandlung stark verdickten lupösen Haut eingetreten. Die Haut hat sich an einigen Stellen abgestossen und oberflächliche Geschwüre hinterlassen, an anderen Stellen ist sie von Schorfen bedeckt. Die Besserung des Zustandes ist in die Augen fallend.

Die bei unseren Lupuskranken beobachtete Wirkung des Mittels lässt sich in folgende Worte zusammenfassen: Das Koch'sche Mittel ruft eine sehr schnell eintretende heftige, exsudative Entzündung der lupösen Haut hervor, welche zu einer Zerstörung des kranken Gewebes und zu einer Aufsaugung bezw. Abstossung desselben führt, worauf Heilung durch Narbenbildung, aber auch unter stellenweiser Wiederherstellung normaler Haut eintritt. Da die so entstandenen Narben und normalen Hautpartieen in unseren Fällen zum Theil jetzt 2 Monate lang unversehrt geblieben sind, so halten wir den Beweis für erbracht, dass das Mittel die Heilung lupös erkrankter Haut bewirken kann. Die Frage, ob die Heilung eine so definitive ist, dass Rückfälle ausgeschlossen sind, kann wegen der grossen Neigung der Krankheit zu Recidiven und wegen ihres langsamen Verlaufes erst nach mehrmonatlicher weiterer Behandlung beantwortet werden. Das Mittel übertrifft in seiner Heilwirkung alle bekannten gegen den Lupus gerichteten Heilverfahren. Seine Wirkung hat eine gewisse Ähnlichkeit mit der Wirkung des Quecksilbers und des Jodkaliums gegen sehr alte Syphilis.

Irgend ein chirurgischer Eingriff ist bei unseren Lupuskranken absichtlich vermieden.

b) Tuberkulöse Narben. In ähnlicher Weise, wie beim Lupus, äusserte sich der Einfluss des Mittels auf entzündliche Narben, welche nach der Exstirpation scrophulöser Drüsen zurückgeblieben waren. Bei 2 mit solchen Narben am Halse behafteten Personen, welche die bekannten Zeichen der scrophulösen bezw. tuberkulösen Körperconstitution trugen, trat nach jeder Injection von kleinen und mittelhohen Dosen des Mittels eine starke Rötung, Schwellung und Schmerzhaftigkeit der Narben und ihrer anscheinend gesunden Umgebung auf, welche nach Ablauf der begleitenden Allgemeinreaction wieder zurückgingen. Im weiteren Verlauf der Behandlung wurde die locale Reaction immer geringer. Eine Patientin verliess das Krankenhaus vorzeitig; bei der zweiten Kranken wurde die Narbe im Reactionsstadium behufs mikroskopischer Untersuchung herausgeschnitten. In dem exstirpirten Stücke konnten Tuberkelbacillen nicht nachgewiesen werden. Nach per primam erfolgter Heilung trat an der neuen Narbe auf wiederholte Einspritzungen eine äusserst geringe locale Reaction ein.

In beiden Fällen ist eine bedeutende Besserung, welche in Abnahme der vor Beginn der Behandlung vorhandenen entzündlichen Erscheinungen besteht, zu verzeichnen. Das Mittel beeinflusst also auch Hauttuberkulose, welche nicht in Lupus besteht, in günstigem Sinne. Die stetig abnehmende locale Reaction berechtigt uns wohl zu der Erwartung, dass Narben, welche tuberkulöses Gewebe enthalten, auf diesem Wege geheilt werden können.

c) Gelenk- und Knochentuberkulose. Die der Behandlung mit dem Koch'schen Mittel unterworfenen Erkrankungen an Gelenk- und Knochentuberkulose betrafen das Hüft-, Knie-, Fussgelenk, das Handgelenk und einen Finger, alle bei erwachsenen Personen. Das Leiden bestand in der Regel schon viele Monate und war mittels verschiedener Methoden, wie Streckverbänden, Gipsverbänden, Massage und bei 2 Kranken mit operativen Eingriffen erfolglos behandelt. Folgende Tabelle giebt über Dauer der Krankheit, Dosierung des Mittels, vor oder während der Behandlung mit dem Koch-schen Mittel stattgehabte Operationen Aufschluss.

Name	Krankheit	Dauer der Krankheit	Erste Einspritzung am	Anfangsdosis mg	Grösste Einzeldosis mg	Eingespritzte Gesamtmenge mg	Vor Beginn der Einspritzung bestand die Behandlung in	Während der Koch'schen Behandlung erforderliche Operation
Koppenhagen	Hüftgelenkentzündung	1 Jahr	17. 11.	1	25	142	Streckverband. Jodtinktur.	0
Friedrich	Kniegelenkentzündung	1 Jahr	17. 10.	5	50	393	Gipsverband. Jodkali.Salicylsäure.	Aufklappung des Kniegelenks.
Hahn	desgl.	7 Monate	12. 12.	5	20	70	Gipsverband.	0
Spichalsky	Fussgelenkentzündung	1 Jahr	11. 10.	1	40	270	Gipsverband. Massage.	Öffnung periartikulärer Abscesse.
Kieek	desgl.	9 Monate	27. 11.	2,5	25	151,5	Öffnung periartikulärer Abscesse.	0
Drencker	Handgelenkentzündung	9 Monate	28. 11.	2	32	185	Resektion des Radius.	0
Kulzer	Spinaventosa des Mittelfingers	1 Monat	11. 11.	2	1,0	38	Öffnung eines Abscesses am Finger.	0

Die meistens 6 bis 8 Stunden nach der Einspritzung auftretenden Veränderungen an den Gelenken bestehen in vermehrter Anschwellung, Schmerzhaftigkeit, erhöhter Temperatur, gestörter Beweglichkeit und zuweilen in Rötung der Haut, welche Erscheinungen
nach dem Abfall des Fiebers wieder rückgängig werden. Diese locale
Reaction wird ebenso wie die allgemeine auch bei den tuberkulösen
Gelenk- und Knochenleiden trotz fortgesetzter Verstärkung der Dosen
im Laufe der Behandlung immer geringer und bleibt schliesslich ganz
aus. Da der Verlauf der Krankheit unter der Koch'schen Behandlung sich bei den einzelnen Patienten verschieden gestaltete, findet
eine gesonderte Besprechung jedes Gelenkleidens statt.

Bei der Hüftgelenkentzündung ist durch die Einspritzung von
im Ganzen 142 mg innerhalb 5 Wochen eine erkennbare Besserung
nicht hervorgebracht worden.

Bei der Kranken F r i e d r i c h mit geringem tuberkulösen Hydrops
des linken Kniegelenks, welches bei Beginn der Koch'schen Behandlung wegen grosser Schmerzhaftigkeit activ und passiv vollkommen
unbeweglich war, trat 9 Tage nach der ersten Einspritzung und nach
einem Verbrauch von 35 mg des Mittels eine auffallende Besserung
in der Beweglichkeit des Knies ein, welche nach 23 tägiger Behandlung und einem Gesamtverbrauch von 47 mg eine selbstthätige Beugung des Knies bis zum Winkel von 45° gestattete. Da nach Ablauf
von abermals 14 Tagen die Beweglichkeit nicht besser, die Schmerzhaftigkeit dagegen bedeutend grösser geworden war, wurde am
12. December die Aufklappung des Kniegelenks von uns vorgenommen. Es ergab sich nun, dass eine abnorme Vermehrung der
Gelenkflüssigkeit nicht mehr bestand. Die Gelenkkapsel war nur wenig
verdickt, glatt und von nahezu gesundem Aussehen; die nach oben
sich erstreckende Ausbuchtung der Kapsel aber war vollständig verwachsen, so dass ein Hohlraum hier gar nicht mehr vorhanden war.
Der Knorpelüberzug der Gelenkflächen hatte im Allgemeinen seine
normale weisse, wenn auch nicht überall glatte Beschaffenheit. Dagegen fand sich, dass der medicale Semilunarknorpel bis auf mehr
als die Hälfte geschrumpft und mit einer Einziehung an der Gelenkfläche des condylus internus tibiae verwachsen war. An dem inneren
Rande des condylus internus femoris war eine etwa 2 cm lange, an
der breitesten Stelle 4 mm breite Narbe des Knorpels vorhanden.
Dieser Befund beweist, dass das Koch'sche Mittel, auf welches die
Patientin in typischer Weise reagierte, in diesem Falle einen heilenden Einfluss auf die vorhandene Gelenktuberkulose ausgeübt hatte.
Die Einspritzungen werden zur Verhinderung eines etwaigen Wieder-
aufflackerns des tuberkulösen Processes fortgesetzt, obwohl eine allgemeine und locale Reaction nicht mehr erfolgt. Die Kranke hat
bis jetzt im Ganzen 393 mg des Mittels eingespritzt erhalten.

Bei der Kranken S p i c h a l s k i, welche seit fast einem Jahre an
einer rechtsseitigen fungösen Fussgelenkentzündung mit starker

Schwellung, Schmerzhaftigkeit und Unbeweglichkeit litt, trat zwar schon auf kleine Dosen eine heftige allgemeine und locale Reaction, dagegen im Laufe der Behandlung anscheinend keine Besserung des Zustandes ein. Vielmehr nahm nach fast 5 Wochen und Einspritzung von im Ganzen 49 mg die Schwellung dauernd zu und es entwickelten sich unter dem inneren und hinter dem äusseren Knöchel Abscesse, welche am 21. November geöffnet werden mussten. Sie enthielten einen dünnen, mit zahlreichen grösseren nekrotischen Gewebsfetzen vermischten Eiter. Das den Eiter umgebende Gewebe wurde behufs mikroskopischer Untersuchung zum Teil excidiert, von einer Resection im gewöhnlichen Sinne oder von einer Ausschabung des Gelenks aber Abstand genommen. Der Fuss liegt gegenwärtig noch in einer Schiene. Die Wunden haben sich mit guten, wenig eiternden Granulationen bedeckt und gehen ihrer Vernarbung entgegen, die Anschwellung des Fusses hat sich bedeutend verringert, die active Beweglichkeit ist besser geworden. Die früher wegen ihrer grossen Schmerzhaftigkeit unerträglichen passiven Bewegungen werden jetzt ohne nennenswertes Schmerzgefühl ertragen.

Die excidierten Gewebsstücke und der entleerte Eiter wurden auf unsere Veranlassung von Herrn Dr. Israel, erstem Assistenten des pathologischen Instituts, untersucht. Er fand, dass die Abscesswandungen aus einer inneren Schicht nekrotischen, käsigen Gewebes und einer äusseren, aus Granulationsgewebe bestehenden zusammengesetzt war. Im Eiter und in den nekrotischen Partikeln wurden Tuberkelbacillen nachgewiesen. Auch in diesem Falle ist zweifellos eine Besserung der Krankheit durch die Einspritzungen erzielt worden, und da die durch das Koch'sche Mittel zur Abtötung gebrachten tuberkulösen Gewebe durch die Incisionsöffnungen einen Ausweg aus dem Körper gewonnen haben, scheint die definitive Ausheilung des Gelenks angebahnt. Die Einspritzungen werden auch bei dieser Patientin, obwohl seit dem 28. November und nach einem Gesamtverbrauch von 91 mg die allgemeine und locale Reaction nicht mehr eingetreten ist, fortgesetzt.

Die Kranke Kieke leidet seit Januar 1890 an einer fungösen Fussgelenkentzündung, welche mit der Entwicklung von periarticulären Abscessen einherging, nach deren Eröffnung am 11. August Eiter, Granulationsgewebe und nekrotische Knochenstücke entleert wurden. Die Heilung der Wunden schritt langsam vorwärts. Nachdem am 15. November ein mit den Genitalorganen nicht zusammenhängender extraperitonealer Beckenabscess unbekannten Ursprungs entdeckt worden war, trat am 27. November auf eine Injection von 2,5 mg des Mittels eine starke allgemeine Reaction mit heftigen Schmerzen in dem kranken Fuss und der Abscessgegend auf. Nach Eröffnung und Entleerung des Beckenabscesses am 29. November wiederholte sich nach jeder Einspritzung die allgemeine und locale Reaction. Die Wunden am Fuss, deren Heilung vor Beginn der Injectionen sehr langsame Fortschritte machte, haben sich jetzt rasch mit guten Granulationen gefüllt und bedeutend verkleinert. Auf den Beckenabscess ist ein deutlicher Einfluss zur Zeit nicht zu bemerken. Eingespritzt sind bis jetzt erst 150 mg.

Der 35jährige luetische Kranke Drencker, welcher in seinen Kinderjahren an scrophulösen Halsdrüsen, und seit dem Jahre 1878 an einer tuberkulösen Kniegelenkentzündung litt, welche im Jahre 1884 die Resection desselben erforderlich machte, hat seit dem März 1890 eine Anschwellung des rechten Handgelenks, welche weder durch den Gebrauch von Jodkali, noch durch die im Mai vorgenommene Entfernung eines abgestorbenen Stückes des Radius gebessert werden konnte. Bei Beginn der Koch'schen Behandlung betrug der Umfang des Handgelenks 20 cm. Die Contouren desselben waren verwischt, Beuge- und Streckbewegungen in demselben nur in geringem Grade, Seitwärtsbewegungen gar nicht möglich. Auf die am 28. 11. angefangenen Einspritzungen trat jedesmal eine heftige allgemeine und locale Reaction ein. Gegenwärtig, nach einem Gesamtverbrauch von 185 mg des Mittels, hat die Anschwellung der Hand abgenommen und die natürlichen Contouren des Handgelenks treten mehr hervor. Der Umfang desselben beträgt 19 cm. Die Beugung und Streckung geht ausgiebig von statten; die früher unmöglichen Seitwärtsbewegungen der Hand können jetzt ziemlich gut ausgeführt werden.

Der Kranke Hahn leidet seit 7 Monaten an einer Entzündung des linken Kniegelenks, welche bisher gänzlich erfolglos behandelt worden war. Der Umfang des mit einem Erguss angefüllten Kniegelenks betrug am Beginn der Koch'schen Behandlung am 13. December auf der Mitte der Kniescheibe 40,5 cm, dicht oberhalb der Kniescheibe 40,0 cm, dicht unterhalb der Kniescheibe 37,5 cm. Am 23. December, nach Einspritzung von im Ganzen 70 mg, ist der Umfang auf der Mitte der Kniescheibe 39,0 cm, dicht oberhalb der Kniescheibe 37,5 cm, dicht unterhalb der Kniescheibe 35,5 cm. Die 10 tägige Behandlung hat also bereits eine Abnahme des Umfangs um 2 cm bewerkstelligt. Die Beweglichkeit im Kniegelenk, welche trotz des grossen Ergusses nicht sehr beeinträchtigt war, ist bis jetzt dieselbe geblieben.

Die 20jährige Patientin Kulzer litt angeblich erst seit dem 3. October an einer spindelförmigen Auftreibung (spina ventosa) des linken Mittelfingers. Derselbe hatte einen Umfang von 7,4 cm und war zwischen Mittel- und Grundglied vollkommen unbeweglich. Nach 5 tägiger Behandlung mit dem Koch'schen Mittel und nach Einspritzung von im Ganzen 8,0 mg desselben nahm der Umfang des Fingers um 1 cm ab und konnte derselbe in seinem vorher steifen Gelenk fast bis zum rechten Winkel gebeugt werden. Nach den fortgesetzten Einspritzungen von je 10 mg trat jedesmal eine starke allgemeine Reaction mit Anschwellung des Fingers ein. Gegenwärtig nach einem Gesamtverbrauch von 38 mg beträgt der Umfang des Fingers 6 cm und kann derselbe in dem betreffenden Gelenk bis zum spitzen Winkel gebeugt werden.

Die Patientin Brandt mit tuberkulöser Sehnenscheidenentzündung, welche seit der Mitte des Sommers besteht, hat erst eine Einspritzung von 5 mg erhalten, nach welcher eine allgemeine und locale Reaction eingetreten ist. Eine Besserung des Leidens ist selbstredend noch nicht erfolgt.

Fassen wir die bei Gelenk- und Knochentuberkulose mit dem Koch'schen Mittel erzielten Resultate kurz zusammen, so ergiebt sich, dass von 7 Fällen bei 2 keine Verschlechterung des Leidens, bei 5 aber eine ganz bedeutende Besserung erzielt worden ist, wobei hervorzuheben ist, dass bei allen 7 Fällen die vorhergegangene, meistens monatelange Anwendung der bisher gebräuchlichen Heilmethoden ohne Erfolg geblieben war. Der Fall Friedrich (tuberkulöser Hydrops des Kniegelenks) giebt der Hoffnung Raum, dass ähnliche tuberkulöse Erkrankungen der Gelenke durch das Koch'sche Mittel allein ohne Zuhilfenahme von Operationen heilbar sein werden.

d) Andere tuberkulöse Krankheiten. 1. Bei dem mit Lungentuberkulose behafteten Kranken Thees, welcher seit dem 15. 8. 90 an einer Mastdarmfistel litt, welche am 19. 9. gespalten war, wurde wegen der mutmasslich tuberkulösen Natur der Fistel am 25. 11. mit den Koch'schen Einspritzungen begonnen. Trotz eines Gesamtverbrauches von 98 mg trat eine locale Reaction oder eine Beschleunigung der Heilung an der Mastdarmwunde nicht auf. Nachdem am 6. 12. wegen einer Haemoptoë die Behandlung ausgesetzt und nicht wieder aufgenommen war, starb der Patient am 17. 12. an Lungenödem.

2. Bei der 14jährigen Kranken Schulz mit tuberkulöser Coxitis, tuberkulösen Hautgeschwüren, Kyphose, amyloider Entartung der Leber und Lungenphthise wurden die Einspritzungen nach Einverleibung von im Ganzen 4 mg eingestellt, weil die kachektische Patientin nach denselben sehr verfiel.

3. Der 12jährige Knabe Heindel hat in der rechten Lendengegend eine von einem vor mehreren Monaten geöffneten paranephritischen Abscess herrührende Narbe, in deren Mitte eine Fistelöffnung sich befindet, welche in einen 8 cm langen Gang führt. Der Abscess konnte wegen einer gleichzeitig mit ihm bestehenden Caries der Hand für tuberkulös gehalten werden. Selbst auf Einspritzungen von 25 mg trat keine allgemeine Reaction, dagegen eine partielle Nekrose der Narbe um die Fistel herum mit vermehrter Eiterung aus derselben ein. Nach Einspritzung von im Ganzen 97 mg ist eine Besserung bis jetzt nicht bemerkt.

Erfahrungen über die differential-diagnostische Bedeutung des Mittels.

In folgenden Fällen war es möglich, auf Grund der bei nicht Tuberkulösen gemachten Erfahrungen und mit Hülfe der bei

Tuberkulösen nach Anwendung des Mittels eintretenden allgemeinen und localen Reaction die Diagnose der tuberkulösen Natur des Leidens zu stellen, welches mit den sonst anwendbaren Untersuchungsmethoden nicht mit Sicherheit möglich war.

1. Bei dem früher syphilitisch inficiert gewesenen Kranken Drencker mit chronischer Entzündung des rechten Handgelenks konnte durch die Wirkung des Mittels festgestellt werden, dass das Leiden nicht, wie seine früheren Ärzte angenommen hatten, auf Syphilis, sondern auf Tuberkulose beruhe.

2. Bei dem Kranken Hahn, dessen Kniegelenkentzündung im Februar 1890 durch einen Fall auf das Knie verursacht war, wurde constatiert, dass es sich nicht um eine einfache traumatische, sondern um eine tuberkulöse Gelenkentzündung handelte. Auf dieselbe Weise konnte die Diagnose

3. bei der Kranken Friedrich mit Kniegelenkentzündung,

4. bei der Kranken Kulzer mit Verdickung und Steifigkeit des Mittelfingers,

5. bei der Kranken Brandt mit Sehnenscheidenentzündung gesichert werden.

6. Bei der Kranken Borgwardt erwies sich zwar die an der rechten Seite des Halses befindliche Narbe als tuberkulös; die chronische Entzündung beider Fussgelenke, an welchen das Mittel gar keine locale Reaction, die Anwendung von Salicylsäure aber nach Aussetzung der Koch'schen Behandlung eine bedeutende Besserung herbeiführte, musste deshalb als eine rheumatische aufgefasst werden.

7. Bei dem Knaben Kramer, welcher an chronischen Geschwüren des Halses und der unteren Extremitäten mit Fistelbildung am rechten Oberschenkel seit etwa 9 Monaten litt und durch eine antisyphilitische Kur eine bedeutende Hebung des allgemeinen Ernährungszustandes, sowie eine Heilung der Geschwüre erfahren hatte, konnte durch das Ausbleiben jeder localen Reaction der Nachweis geführt werden, dass die Geschwüre, Fisteln und Narben nicht tuberkulösen Ursprunges waren. Dagegen gab die nach jeder Injection eintretende allgemeine Reaction in Verbindung mit Rötung und Schwellung der Nase das Vorhandensein eines tuberkulösen Prozesses in derselben, der sich bislang unserer Erkennung noch entzogen hatte, kund.

Hierher gehört auch die bei mehreren Kranken beobachtete Fähigkeit des Mittels, latente tuberkulöse Herde wahrnehmbar und den physikalischen Untersuchungsmethoden zugänglich zu machen. So wurde schon erwähnt, dass bei 2 tuberkulösen Kranken nach den ersten Einspritzungen eine Pneumonie, bei anderen ein Spitzenkatarrh zum Vorschein kam. Bei der mit scrophulösen Narben behafteten Patientin Gutschmidt, welche einen alten centralen Hornhautfleck des rechten Auges besass, stellte sich nach der ersten Einspritzung auf dem rechten Auge ein von starker perikornealer Injection begleitetes Hornhautgeschwür ein, welches unter dem Einfluss des Koch'schen Mittels auffallend rasch heilte.

Kurze Übersicht über die Wirkung und den Wert des Koch'schen Heilmittels für die chirurgische Praxis.

1. Das von Koch gegen Tuberkulose empfohlene Mittel bleibt auf chirurgische Erkrankungen nicht tuberkulöser Natur nach unseren Erfahrungen ohne jeden Einfluss. Eine schädliche Einwirkung auf nicht Tuberkulöse wurde nicht beobachtet.

2. Das Mittel ruft eine, schon nach wenigen Stunden bemerkbare heftige Entzündung des tuberkulösen Gewebes hervor, welche mit dem Absterben desselben endigt.

3. Von 4 mit dem Mittel behandelten Lupuskranken ist der eine (Theiss), wie es scheint, der vollständigen, einwurfsfreien Heilung nahe. Bei einer zweiten Kranken (Thon) ist die lupöse Affection bis auf wenige Stellen geheilt. Die beiden anderen Kranken befinden sich in einem Zustand bedeutender Besserung.

4. Auch an tuberkulösen Narben ist die Heilwirkung des Mittels unverkennbar, wenngleich eine vollkommene Heilwirkung noch nicht erzielt worden ist.

5. Von 7 Fällen von Gelenk- und Knochentuberkulose hat das Mittel in 5 Fällen eine ganz bedeutende Besserung hervorgebracht, während bei 2 Kranken bis jetzt eine Veränderung des Zustandes noch nicht erzielt worden ist. Der Fall Friedrich (Kniegelenkentzündung) berechtigt zu der Erwartung, dass gewisse tuberkulöse Gelenkkrankheiten nur durch den Einfluss des Mittels ohne Mitwirkung operativer Eingriffe heilbar sein werden.

6. In vielen zweifelhaften Fällen von Tuberkulose, bei welchen die übrigen Untersuchungsmethoden im Stich lassen, kann durch die Anwendung des Mittels die Diagnose der Tuberkulose sicher gestellt werden.

7. Das Mittel übertrifft daher sowohl in Bezug auf seine Heilwirkung, als auch in differential-diagnostischer Beziehung alle übrigen bekannten Mittel und ist als specifisch gegen die Tuberkulose zu betrachten.

8. Seine Anwendung erfordert eine grosse Sorgfalt hinsichtlich der Beobachtung der Kranken und der Individualisierung des einzelnen Falles.

9. Von 40 der Behandlung mit dem Koch'schen Mittel unterworfenen Kranken ist ein einziger, nicht infolge des Mittels, sondern an einer durch Lungenschwindsucht bedingten Hämoptoë gestorben.

Aus der Klinik für Frauenkrankheiten.

Bericht des Directors, Geheimen Medicinalrath Professor Dr. Olshausen.

(Vom 2. Januar 1891.)

Die Zahl der Fälle kann in einer Frauenklinik naturgemäss nur eine geringe sein, weil Kranke mit Lungentuberkulose lediglich dieser Affection wegen natürlich keine Aufnahme finden. In den 7 in hiesiger Klinik behandelten Fällen handelte es sich 2 Mal um Lungentuberkulose in Complication mit Schwangerschaft und Wochenbett; 1 Mal hatte eine Tuberkulose der Tuben bestanden; 3 Mal handelte es sich um Ascites, welcher auf Tuberkulose des Bauchfells mehr oder weniger wahrscheinlich bezogen werden musste. Endlich handelte es sich im 7. Falle um eine tiefgehende Ulceration an der urethra unklaren Ursprungs, in welchem die Koch'schen Injectionen nur zu diagnostischen Zwecken vorgenommen wurden.

Die 7 Fälle sind folgende:

1. Frau Petterson, Kaufmannsfrau aus Gothenburg, 22 Jahre. Aufnahme am 5. December 1890, am Ende der Schwangerschaft stehend, mit vorgeschrittener Phtisis pulmonum, besonders rechterseits. Reichliche Tuberkelbacillen im Sputum. Patientin hat seit Wochen Abends stets Temperaturen von 38° bis 39° gehabt.

Am 5. December Geburt eines lebenden Knaben von 48 cm Länge. Die Temperatur stieg in den ersten 4 Tagen täglich bis 38,4°.

Am 5. Tage Injection von 0,001 des Koch'schen Mittels; die Patientin reagirte darauf nach 7 Stunden (bei 2 stündlicher Messung) mit 39,2°, ohne sonst Reactionssymptome zu zeigen.

Da in den nächsten Tagen die Temperatur ohne weitere Injectionen stets über 39° stieg, so schien es nicht zweckmässig und nicht unbedenklich, die Behandlung zur Zeit fortzusetzen.

Die Kranke wurde am 19. December mit unverändertem Lungenbefund und mit subjectivem Wohlbefinden entlassen, und ihr der Rath gegeben, sich an eine Anstalt für Lungenkranke zu eventueller weiterer Behandlung zu wenden.

2. Frau Brachwitz, 41 Jahre, Kammerdienerfrau aus Berlin. Aufgenommen am 6. December 1890, 7 Monate schwanger. Infiltration beider Lungenspitzen, besonders der linken. Tuberkelbacillen vereinzelt nachweisbar. Verhältnisse des schwangeren uterus normal. Kindliche Herztöne zwischen 148 bis 156 schwankend. Frau B. war schon 6 Mal normal entbunden. Seit 5 Monaten bestand Husten und Auswurf, mitunter mit blutiger Beimischung. Letzte Menstruation am 2. Mai 1890.

Vom 9. bis 22. December wurden 7 Injectionen mit Koch'scher Flüssigkeit gemacht, beginnend mit 0,001 und ansteigend bis 0,0135. Es erfolgte niemals eine Temperatursteigerung, noch stellten sich sonst Symptome einer Reaction ein. Das Allgemeinbefinden blieb gut; der Lungenbefund unverändert. Der Auswurf wurde nicht stärker. Die kindlichen Herztöne behielten die gleiche Frequenz auch an den Tagen der Injection, so dass also ein erkennbarer Einfluss des Mittels auf die Frucht nicht zu Stande kam.

Am 15., 17. und 19. December wurden im Sputum Bacillen nicht gefunden, dagegen wiederum am 23. December. Patientin wird auf ihren Wunsch am 30. December mit unverändertem Lungenbefund entlassen und wird vielleicht zur Entbindung in die Klinik zurückkehren.

3. Marie Gehrhardt, 43 Jahre, Arbeiterin aus Berlin, war am 23. October 1890 in der Klinik operirt worden an einer doppelseitigen Pyosalpinx, deren Inhalt sich als tuberkulös erwiesen hatte. Nach Verabredung kommt sie am 4. December wiederum zur Aufnahme. Sie klagt über ziehende Schmerzen in der linken Unterbauchseite. Es zeigt sich bei der Untersuchung links neben dem uterus ein walzenförmiges, fast halbfaustgrosses Exsudat, welches wohl um den linken Tubenstumpf sich gebildet hat. Auf der rechten Lungenspitze verlängertes, hauchendes exspirium mit spärlichen trockenen Rhonchis beim Husten; kein Auswurf.

Hiernach war beginnende Tuberkulose der rechten Lungenspitze nicht ganz unwahrscheinlich. Ausserdem kam in Frage, ob nicht das linksseitige Beckenexsudat auch auf eine Dissemination von Tuberkelbacillen auf das peritoneum zu beziehen war.

Vom 7. bis 28. December wurden 10 Injectionen gemacht, ansteigend von 0,0025 bis 0,015. Es trat nach den drei ersten Injectionen kein Fieber auf, dagegen öfters nach den Injectionen Hitze- und Kältegefühl, Üblichkeiten, Kopf- und Kreuzschmerzen. Auswurf stellte sich ein, in welchen Bacillen nachweisbar wurden. Nach der 4. Injection (von 0,007 g) traten Schüttelfrost und Kopfschmerz auf, und Temperatursteigerung, die sich auf 40° erhob. Nach 6 weiteren Injectionen fehlte jede locale oder allgemeine Reaction. Am 29. December war Lungen- und Abdominalbefund unverändert; das subjective Befinden war ein gutes. Patientin war fieberlos.

4. Fräulein Potte, 26 Jahre, aus Berlin, aufgenommen den 9. November 1890, zeigt ein über haselnussgrosses unregelmässiges Geschwür, welches einen grossen Theil der urethra zerstört hat. Das Geschwür sollte schon Monate bestehen. Die Diagnose schwankte zwischen einem syphilitischen Geschwür (zerfallenes gumma) und Lupus.

Es wurde eine Kur mit Sublimatinjectionen unter die Haut und Jodkalium innerlich eingeleitet. Nach 7 Injectionen von à 0,01 g und Verbrauch von 20 g Jodkali zeigte sich keine Änderung in dem Aussehen des Geschwürs. Es wurde deshalb zur Anwendung Koch'scher Injectionen geschritten. Bei 3 Injectionen vom 8. bis 11. December zu 0,002, 0,004 und 0,008 trat niemals eine fieberhafte Reaction ein; ebensowenig eine locale. Es wurde deshalb von weiteren Injectionen Abstand genommen und das Geschwür mit seiner Umgebung exstirpirt. Die mikroskopische Untersuchung des Exstirpirten ist noch nicht vollendet.

Wichtiger als die bisher genannten Fälle sind 2 Fälle von Ascites, welche mittelst des Koch'schen Mittels behandelt wurden:

5. Frau Borck, 35 Jahre, Arbeitersfrau aus Spandau, kommt den 21. November 1890 zur Aufnahme.

Seit Juli 1890 hat sie eine zunehmende Anschwellung des Leibes bemerkt. Keine Schmerzen. Es zeigt sich ein nicht unerheblicher Ascites. Deutlichste Fluctuation. Horizontale Dämpfungsgrenze einen Querfingerbreit unterhalb des Nabels. Die Peripherie des Leibes am Nabel beträgt 81 cm; die grösste Peripherie 83 cm. Die Untersuchung des Urins ergiebt Abwesenheit von Eiweiss. Die Untersuchung des Herzens und der Leber ergiebt nichts Abnormes. Der Verdacht, dass es sich um Ascites durch Tuberculosis peritonei handele, wurde bestärkt durch eine deutliche Anschwellung der linken Tube, welche auf Tuberkulose derselben bezogen werden konnte.

Vom 28. November bis 21. December erhielt Patientin 12 Injectionen mit Koch'scher Flüssigkeit, ansteigend von 0,001 bis 0,02. Schon nach der ersten Injection stieg die Temperatur auf 39,5°, ebenso nach der 2. bis 9. auf 39° bis 38,4°. Nur als die Dosis von 0,008 wiederholt wurde, blieb die fieberhafte Reaction aus. Nach den drei letzten Injectionen von je 0,02 kam nur noch einmal Temperatursteigerung auf 38,3° zu Stande.

Nach den ersten 5 Injectionen zeigten sich auch Erscheinungen örtlicher Reaction am Leibe, bestehend in grösserem Spannungsgefühl, Kreuzschmerzen, Aufstossen, Brechreiz. Später trat locale Reaction nicht mehr ein.

Bei der Entlassung am 23. December 1890 zeigte sich zwar noch Dämpfung in beiden Weichen; doch war der Ascites ausserordentlich vermindert, deutliche Fluctuation nicht mehr nachweisbar. Die Peripherie des Leibes betrug am Nabel 75,5; die grösste Peripherie 80 cm. Patientin befand sich subjectiv wohl.

Von der zuvor beabsichtigten Laparotomie, welche der Koch-
schen Kur folgen sollte, wurde unter diesen Umständen Abstand genommen.

Ähnlich ist der nächste Fall:

6. Frau Bertha Schulz, 25 Jahre, Kaufmannsfrau aus Lüb-
theen, wird am 2. December 1890 aufgenommen. Seit Weihnacht
1889 ist eine allmähliche Anschwellung des Leibes unter Schmerzen
in der Unterbauchgegend zu Stande gekommen. Seit 4 Wochen soll
der Leib schneller an Umfang zugenommen haben. In Nabelhöhe
zeigt sich eine horizontale Dämpfungsgrenze. Deutlichste Fluctuation.
Leibesumfang am Nabel 102 cm; zwischen Nabel um Symph. o. p.
96 cm; zwischen Nabel und Proc. xiph. 105,5 cm. Es bestehen
Nachtschweisse. Am linken Parametrium besteht eine strangförmige,
empfindliche Verdickung. Ähnliche Massen sind über dem hinteren
Scheidengewölbe fühlbar. Urin ist ohne Eiweiss. An Herz, Leber,
Lungen nichts Abnormes. Abendtemperaturen betragen 38° bis 34,4°.
Patientin erhielt vom 5. bis 28. December 7 Injectionen, von 0,001 bis
0,003 steigend. Sie reagirte erheblich mit Temperaturen zwischen
39,2° und 39,7°. Im Leibe zeigte sich ein Gefühl von Völle
und Spannung mit lebhaften Leib- und Kreuzschmerzen
und Aufstossen. Nachdem am 13. December die 4. Injection gemacht war, erkrankte Patientin am 14. December an einer Pleuro-
pneumonia sinistra mit Abendtemperaturen, die vom 14. bis 22. December von 39° allmählich bis auf 37,8 herabgingen.

Am 23. wurde die unterbrochene Injectionskur wieder aufgenommen, die Abendtemperaturen waren 39,2, 38,8 38,4. Es stellten
sich Unterleibsschmerzen ein.

Am 29. December ist die horizontale Dämpfungsgrenze vier
Finger breit unter dem Nabel zu finden. Die Fluctuation ist nicht
mehr sehr deutlich. Der Leibesumfang beträgt am Nabel 84 cm;
zwischen Nabel und Symph. o. p. 86 cm; zwischen Nabel und Proc.
xiph. 79,5 cm. Am Thorax besteht links hinten von der spina scapulae an abwärts noch Dämpfung, Bronchialathmen, abgeschwächter
Stimmfremitus. Das linke Parametrium und beide plicae Douglasii
fühlt man jetzt verdickt und schmerzhaft. Patientin fühlt sich wohl,
trotz deutlicher Abmagerung. An den Zwischentagen der Injectionen
besteht kein Fieber. Die Behandlung wird noch fortgesetzt.

Bezüglich der Fälle 5. und 6. bezweifeln wir nicht das Bestehen
eines tuberkulösen Ascites. Der Einfluss der Koch'schen Kur
auf die rasche Abnahme des Ascites ist unverkennbar.

7. Frau Ludwig, 45 Jahre, Sattlersfrau aus Berlin, ist am
17. December aufgenommen, leidet an beginnender Infiltration der
linken Lungenspitze. Im Sputum sind Bacillen nachgewiesen. Seit
October wird der Leib stärker. Es besteht geringes Fieber. Nachtschweisse. Ziemlich erheblicher Ascites.

Die Kur hat erst begonnen mit einer Injection von 0,001, wonach die Temperatur auf 40,5° anstieg.

Soweit man aus so wenigen Fällen Schlüsse ziehen darf, lässt sich Folgendes als Resultat derselben sagen:

In der Schwangerschaft zeigte die Anwendung des Koch'schen Mittels bei sicher nachgewiesener, aber beschränkter Lungentuberkulose keine Reaction. Am Foetus blieb die Pulsfrequenz dieselbe wie vorher (Fall 2.).

Bei Ascites von Tuberkulose des Bauchfells trat unter erheblicher allgemeiner und auch örtlicher Reaction eine ganz auffällige Verminderung der angesammelten Flüssigkeit in ziemlich kurzer Zeit ein (Fall 5 und 6).

Aus der Nervenklinik.

Bericht des Directors, Professor Dr. Jolly.

(Vom 29. December 1890.)

Es ist in der Natur der Krankheitszustände begründet, dass unter Nervenkranken nicht in grösserer Häufigkeit Fälle vorkommen, in welchen das Koch'sche Mittel, sei es in diagnostischer, sei es in therapeutischer Absicht, Anwendung finden kann.

Unter den während der letzten 6 Wochen hier verpflegten Kranken waren nur 5, bei welchen sich eine solche Anzeige ergab. Zur näheren Erläuterung dieser Fälle, welche in der beiliegenden Tabelle übersichtlich zusammengestellt sind, erlaube ich mir noch Folgendes zu bemerken.

1. In Fall 1 war aus den allgemeinen Gehirnerscheinungen und der beiderseits bestehenden Stauungspapille die Diagnose auf Tumor des Gehirns mit Sicherheit zu stellen. Über die Natur des Tumors war etwas Bestimmtes nicht anzugeben; nur konnte die Thatsache, dass der Vater des Kranken an Phthisis gestorben war, zu der Vermuthung führen, dass es sich um die Entwickelung eines Tuberkelknotens im Gehirn handle.

Durch Eintritt von Reactionserscheinungen nach Einspritzung des Koch'schen Mittels würde diese Vermuthung eine Stütze erhalten haben, und es konnte dann bei positivem Ergebniss eines solchen Versuches daran gedacht werden, durch wiederholte Einspritzungen das weitere Wachsthum des Knotens zu unterbrechen. Allerdings musste auch an die Gefahr gedacht werden, dass durch Eintritt starker örtlicher Reaction innerhalb der Schädelhöhle eine erhebliche Steigerung des Gehirndruckes vorübergehend bewirkt werden könnte; es war daher der Beginn mit möglichst kleinen Dosen angezeigt.

Der Kranke erhielt das 1. Mal 1 mg des Koch'schen Mittels unter die Haut des Rückens gespritzt, worauf weder allgemeine noch örtliche Reaction eintrat. Am folgenden Tage wurde sodann eine Einspritzung von 2 mg gemacht, nach welcher ebenfalls weder Temperaturerhöhung noch örtliche Reaction eintrat. Nur subjectiv klagte der Kranke an diesem Tage über Hitzegefühl. Es ist demnach nicht unmöglich, dass eine weitere Steigerung der Dosis Reaction bewirkt haben würde; die Versuche konnten jedoch nicht fortgesetzt werden, weil der Kranke auf seinen Wunsch entlassen werden musste.

2. Im zweiten Falle handelte es sich um eine acut entstandene Rückenmarkserkrankung, die nach Erysipel des einen Beines zur Entwickelung gekommen war. Etwas kürzerer Schall über der rechten Lungenspitze und hartnäckige Durchfälle, an welchen der Kranke litt, führten zu der Vermuthung, dass ein tuberkulöses Wirbelleiden der Rückenmarkserkrankung zu Grunde liegen könne.

Wegen der grossen Hinfälligkeit des Patienten wurde zuerst eine Einspritzung von nur $^1/_2$ mg Koch'scher Flüssigkeit gemacht, welche ohne jede Reaction blieb. Auf die Dosis von 1 mg trat sodann leichte Temperaturerhöhung auf 38,1 ein, ohne dass irgend eine örtliche Wirkung erfolgt wäre.

Nach dieser, wenn auch leichten Fieberbewegung ist es wahrscheinlich, dass bei weiterer Steigerung der Dosis erheblichere Reaction eintreten wird. Die Versuche wurden jedoch wegen der grossen Schwäche des Patienten vorläufig ausgesetzt.

3. In Fall 3 und 4 handelt es sich um Compressionserscheinungen am Rückenmark, ausgehend von cariöser Erkrankung einzelner Wirbel (Spondylitis).

Dass hier, wie so häufig, tuberkulöse Knochenerkrankung zu Grunde liege, war in Fall 3 um so wahrscheinlicher, als der Kranke gleichzeitig mit Beginn der Wirbelerkrankung auch an Lungenerscheinungen erkrankte und als bei seiner Aufnahme im August über der rechten Lungenspitze kürzerer Schall und rauhes Athmen und im Auswurf das Vorhandensein spärlicher Tuberkelbacillen constatirt wurde. Die letztere Erscheinung war allerdings im October und November nicht mehr nachweisbar.

Die Einspritzungen mit Koch'scher Flüssigkeit ergaben in diesem Falle ein vollkommen negatives Resultat. Es wurden deren im Ganzen 9 gemacht mit 1 mg beginnend, bis zu 1,5 cg. Auch nach der letzteren, schon ziemlich hohen Dosis blieb die allgemeine sowohl, wie die örtliche Reaction aus. Die Temperatur erreichte einmal nach der Einspritzung von 6 mg die Höhe von 37,9°, während sie an anderen Tagen nicht über 37,6° Abends stieg. Nach der 5. Injection wurde eine leichte Zunahme der spastischen Erscheinungen an den Beinen constatirt, die weiterhin nicht anhielt, nach der 6. Injection klagte der Kranke über Schmerzen in den Beinen und im Genick. Da aber ähnliche Klagen auch vor den Injectionen öfter vorgekommen waren, so ist denselben keine wesentliche Bedeutung im Sinne einer örtlichen Reactionserscheinung beizulegen.

Es bleibt unaufgeklärt, wodurch das Versagen des Mittels in diesem Falle, in welchem es sich doch mit grosser Wahrscheinlichkeit um tuberkulöse Erkrankung handelt, bedingt war.

Lauf. No.	Name, Stand, Alter etc.	Anamnese	Erscheinungen und Diagnose
1.	Krüger, Max, Webergeselle, 34 J., aufgen.: 17. 9. 90., entl.: 26. 11. 90., ungeheilt.	Vater an Phthise gestorben. Erkrankung des Patient. an Gehirnsymptomen seit Januar 1890.	Kopfschmerz, Schwindel. Beiderseit. Stauungspapille. Über der r. Lungenspitze etwas kürzerer Schall wie links. Kein Auswurf. Tumor cerebri (vielleicht Gehirn-Tuberkel).
2.	Paul, Johann, Arbeiter, 47 J., aufgen.: 29. 9. 90.	Keine Heredität. Vor 4 Wochen am l. Bein Erysipelas. Seit 10 T. Durchfall. Schwäche der unteren Extremitäten.	Spastische Parese der unteren Extremitäten. Gürtelschmerz. An der Wirbelsäule kein bestimmter Schmerzpunkt. Retentio urinae. Über der rechten Lungenspitze Perkussionsschall kürzer wie links und verlängertes Espirium. Durchfälle. Psychisch: Benommenheit, zuweilen Delirien. Myelitis (post Erysipel).
3.	Gurwitz, Harras, Schneider, 34 J., aufgen.: 17. 8. 90.	Keine Heredität. Seit 1 Jahr langsam zunehmend. Gibbus in der Höhe des 6. und 7. Brustwirbels. Seit 11 Monaten ausgesproch. Beschw. (Schwäche, Schmerzen d. unteren Extremitäten).	Grobe Kraft und Sensibilität an den Beinen herabgesetzt. Kyphose der gesammten Wirbelsäule mit Gibbus in der Höhe des 6. und 7. Brustwirbels. In der rechten fossa supra- und infraclavicularis ist der Perkussionsschall kürzer u. höher als in der linken. Daselbst verschärftes Athmen, feinblasig. Rasseln. In der rechten fossa supraspinata rauhes Athmen. Auch hier ist der Schall kürzer wie links. Im Sputum anfangs spärliche Tuberkel-Bacillen, die aber schon vor den Injectionen nicht mehr nachweisbar waren. Muskelrigidität besonders im rechten Bein. Caries columnae vertebralis.
4.	Speer, Traugott, Kanzlist, 29 J., aufgen.: 29. 9. 90.	Keine Heredität. Patient ist seit 1884 mehrf. gestürzt. Seit 1886 Difformität der Wirbelsäule, allmähl. zunehm. (Gibbus). Seit Anfang 1890 fast vollkomme Lähm. der Beine, später Blasen und Mastdarmbeschw.	Complete Paraplegie der unteren Extremitäten. Starker spitzwinkliger Gibbus in der Gegend des 10. bis 12. Brustwirbels. Kein besond. Druckschmerz. Über der rechten Lungenspitze etwas kürzerer Perkussionsschall wie links und unbestimmtes Athmen. An der Dorsalfläche des rechten Zeigefingers Lupus-Eruption. Caries columnae vertebralis.

Injectionen			Art der Reaction
Datum	Stunde	Dosis	
20. 11.		0,001	Keine Reaction.
21. 11.		0,002	Subjectiv: Hitzegefühl. Objectiv: Keine React.
18. 12.		0,0005	Keine Reaction.
19. 12.	Vm. 9 Uhr	0,001	Abends 8 Uhr: Temperatur 38,1. Puls 96. Hitzegefühl. Objectiv keine weiteren Veränderungen.
20. 11.	Vm. 9 Uhr	0,001	Keine Reaction.
21. 11.	Vm. 12 Uhr	0,002	Keine Reaction.
24. 11.	Vm. 9 Uhr	0,003	Keine Reaction.
25. 11.		0,004	Keine Reaction.
28. 11.		0,005	Keine Reaction. Sputum enthält keine T.-B. 2. 12.: Anscheinend Zunahme der spastischen Erscheinungen und der Parese der unteren Extremitäten.
3. 12.		0,006	Keine Reaction. Seit gestern Schmerzen in den Beinen und im Genick. Temperatur bis 37,9° Abends, sonst nur 37,5—37,6° als Maximum.
4. 12.		0,008	Keine Reaction.
5. 12.		0,01	Keine Reaction (Abends 37,9°).
8. 12.		0,15	Keine Reaction.
3. 12.	Vm. 9 Uhr	0,001	Abends von 7—10 Uhr Temperatur 38,7°, dann normal. Subjectiv: Unbehagen und wüstes Gefühl im Kopf bis 2 Uhr Morgens. Keinerlei locale Reaction.
4. 12.	Vm. 9 Uhr	0,002	Nach 6 Stunden langsames Steigen der Temperatur. Abends ca. 7½ Uhr 2 mal Schüttelfrost. Abends 9 Uhr 40,0°. Sensorium frei. Schweres Gefühl im Kopf, Übelkeit. Keine locale Reaction. Abfall zur Norm in 4—5 Stunden.
8. 12.	Nm. 9¼ Uhr	0,002	Langsames Ansteigen der Temperatur. 3 Uhr Morgens 38°, 8 Uhr 39,4°. Locale Reaction am Finger. Kopfschmerz, Brechneigung,

Lauf. No.	Name, Stand, Alter etc.	Anamnese	Erscheinungen und Diagnose
5.	Peukert, Ida, Schneiderin, 22 J., verlegt von einer chirurgischen Abtheilung am 2. 12. 90.	Keine Heredität In den letzten 5 Jahr. mehrfach Exstirpationen tuberk. Drüsen am Arm u. am l. Schlüsselb. Fistelbildung. Juli 1890 Resection d. Schlüsselb., dann noch mehrf. Auskratzungen. Seit Anfang October Chorea erst rechts, dann auch links.	Chorea besonders der rechten Extremitäten. Über der linken Clavicula und in der linken Axilla Narben. In der linken Achselgegend eine reichlich secernierende Fistel. An beiden oberen Extremitäten in der Gegend des sulcus bicipitalis Narbenbildung (Drüsen-Exstirpation). Motor. Schwäche der Extremitäten, rechts mehr wie links. Lungen-Untersuchung ergiebt bei der Unruhe der Patientin ein unsicheres Resultat. Chorea. Tuberkulose.

Datum	Injectionen Stunde	Dosis	Art der Reaction
			Trockenheit im Halse. Etwas Husten mit schleimigem Auswurf. Puls 128. Respiration 40.
10. 12.	Vm. 9 Uhr	0,003	Reaction geringer. Höchste Temperatur 38° Abends 6 Uhr. Puls 104. Hitzegefühl; vorübergehend erschwerte Atmung. Am Finger starke Reaction. Sputum ohne T.-B. In der rechten fossa infraclavicularis nach Husten Rasselgeräusche.
		0,006	Keine Reaction, ausser Hitzegefühl und Schläfrigkeit.
13. 12.	Vm. 10 Uhr	0,007	Nachmittags allmählich ansteigende Temperatur. Um 9 Uhr 39,6°. Puls über 120. Respiration beschleunigt. Sensorium frei. Subjectiv: Schmerzen in der Brust rechts und im Kopf. Schwellungsempfindung in den Beinen. Der Finger geröthet und geschwollen. 14. 12. Morgens fieberfrei. Reichliches Rasseln in der rechten fossa infraclavicularis. Reibegeräusch rechts vorn unten. Leichte Dämpfung in der rechten fossa supra- und infraclavicularis. Am Kehlkopf einfach katarrhalische Erscheinungen.
15. 12.		0,007	Nur am Finger Reaction. Hustenreiz geringer. Rasseln in der rechten fossa infraclavicularis. Keine T.-B.
17. 12.		0,008	Keine Reaction.
9. 12.	Vm. 9 Uhr	0,0005	Keine Reaction.
10. 12.	Vm. 9 Uhr	0,001	Nach 4 Stunden 38,6°; dann Abfall. Nachmittags 6 Uhr Schüttelfrost. Puls 112. Respiration 40. Subjectiv: Kopfschmerz. Sensorium frei. Reaction an den Narben (?) mit Ausnahme der Axillar-Narbe.
12. 12.	Vm. 10 Uhr	0,002	Nachmittags 6—7 Uhr Kopfschmerz, Erbrechen. Temperatur ansteigend. Abends 10 Uhr 39,5°. Dann rascher Abfall. Local keine sichere Reaction. Nur vorübergehende Röthung der Clavicular-Narbe.
15. 12.	Vm. 9 Uhr	0,003	Abends 8 Uhr Schüttelfrost, dann Durst, Kopfschmerz. Chorea unverändert. Sensorium nicht benommen. Narbe nicht stärker geröthet, fühlt sich weicher an. Um 12 Uhr Nachts 39,3°; von da ab Abfall. Um 4 Uhr Morgens 38,2°. Albuminurie. Ohnmachtsanfall. (16. 12. Abends 38,0°. Halsschmerzen, Schluckbeschwerden [Tonsillar-Schwellung]).
18. 12.	Vm. 9 Uhr	0,004	Abends 7½ Uhr Schüttelfrost. 9 Uhr höchste Temperatur 38,7°. Haut um die Achselhöhle geröthet und empfindlich; reichliche Secretion. Narbe über der Clavicula druckempfindlich. Kopfschmerz.

Ganz anders verhielt sich die Sache in Fall 4. Hier war die Wirbelerkrankung zunächst im Anschluss an ein Trauma (Fall von grosser Höhe herab) zur Entwickelung gekommen, so dass nicht von vornherein an tuberkulöse Erkrankung zu denken war. Da jedoch eine ausgesprochene lupöse Affection an einem Finger dieses Kranken bestand, so wurde doch auch hier die tuberkulöse Natur des Wirbelleidens wahrscheinlich.

Auf die Einspritzungen, deren im Ganzen 8 gemacht wurden (mit 1 bis 8 mg), trat hier zunächst erhebliche Temperaturerhöhung und Pulsbeschleunigung ein, zugleich allgemeines Unwohlsein, Kopfschmerz, Übelkeit, Erbrechen.

Starke örtliche Reaction zeigte sich ferner jedesmal an der lupösen Hautstelle am Finger, welche jedoch auch nach der 8. Injection noch keine sehr wesentliche Besserung erkennen lässt.

Sodann traten leichte Krankheitserscheinungen an der Lunge auf, indem der Patient hustete und leichte Dämpfung und Rasseln über der rechten Lungenspitze nachweisbar war. Tuberkelbacillen fanden sich in dem Auswurf des Kranken nicht. Völlig unbeeinflusst blieb die Lähmung beider Beine. Auch traten keinerlei Erscheinungen auf, welche auf eine Veränderung der örtlichen Wirbel- und Rückenmarkserkrankung bezogen werden konnten*).

Es erscheint nicht zulässig, aus 2 Fällen allgemeine Folgerungen in Bezug auf die Wirksamkeit des Koch'schen Mittels bei Spondylitis abzuleiten. Nur darauf mag hinzuweisen gestattet sein, dass in beiden Fällen ein Einfluss auf den örtlichen Process zunächst nicht nachweisbar war, dass hierdurch aber nicht ausgeschlossen ist, dass doch ein Stillstand desselben eingetreten sein kann. Bei dem zweiten Kranken ist die Fortsetzung der Versuche angezeigt zur Behandlung der Lupusaffection an der Hand; möglicherweise wird sich dann noch ein Einfluss auf das Wirbelleiden herausstellen.

4. Bei der 5. Kranken handelte es sich um die Complication einer chirurgischen Erkrankung mit einer Neurose: der Chorea minor. Die Kranke war wegen tuberkulöser Drüsen- und Knochenaffection wiederholt Operationen unterzogen worden und erkrankte, während sie sich in der chirurgischen Abtheilung befand, an der angegebenen Nervenkrankheit in acuter und sehr intensiver Weise. Da unter dem Einflusse der beiden Krankheiten ein hochgradiger Erschöpfungszustand eingetreten war, so erschien es fraglich, ob die durch das chirurgische Leiden angezeigten Injectionen ohne Bedenken ausgeführt werden könnten. Wir hielten dieselben für zulässig bei möglichst langsamer Steigerung der Dosis. Auf 0,5 mg erfolgte keine Reaction. Auf 1 mg trat mässiges Fieber ein, auf 2 und 3 mg stärkere Tempe-

---

*) Nachträgliche Anmerkung während des Druckes. Nach einer in jüngster Zeit gemachten Einspritzung von 1 Centg. trat erhebliche Zunahme der spastischen Erscheinungen in den Beinen sowie der Blasenbeschwerden auf, welche nach einigen Tagen wieder auf den status quo ante zurückkehrten.

raturerhöhung bis 39,5. Ausserdem wurde regelmässig Schüttelfrost, Kopfweh und allgemeines Unwohlsein constatirt; einmal, als die Kranke das Bett verlassen hatte, trat ein Ohnmachtsanfall ein, ferner wurde vorübergehend nach den Injectionen Albuminurie constatirt.

Ein Einfluss dieser wiederholten künstlichen Fieberanfälle auf den Verlauf und die Intensität der Chorea war zunächst nicht bemerkbar. Auch die Secretion der Fistelgänge über dem Schlüsselbein und in der Achselhöhle dauerte fort. Während der auf die Injectionsperiode folgenden 14 Tage, in welchen nicht injicirt wurde, besserte sich der Ernährungszustand der Kranken. Zugleich trat eine allmähliche Abnahme der choreatischen Bewegungen ein und die Secretion der Fisteln wurde geringer*).

Schliesslich habe ich anzuführen, dass in der psychiatrischen Klinik keine für die Anwendung des Koch'schen Mittels geeigneten Fälle zur Beobachtung gekommen sind. Dabei mag mir gestattet sein darauf hinzuweisen, dass unter den vorwiegend acuten Fällen von Geistesstörung mit kurz dauerndem Anstaltsaufenthalt, wie sie in den psychiatrischen Kliniken zur Beobachtung kommen, die Tuberkulose eine viel seltenere Erscheinung ist, als bei den chronischen, viele Jahre lang in Irrenanstalten verpflegten Kranken.

Zum Schlusse mag nicht unerwähnt bleiben, dass ein in der Klinik des Herrn Geheimraths Leyden behandelter Kranker (August Steinkopf) nach achttägiger Injectionsperiode am 17. December in die psychiatrische Klinik verlegt werden musste, weil sich bei ihm ein protrahirtes ängstliches Delirium mit Aufregung entwickelt hatte. Es handelte sich um eine Fieberpsychose, die nach vierzehntägiger Dauer mit Genesung endigte bei Fortdauer der Brusterscheinungen.

---

*) Nachträgliche Anmerkung. Nachdem Anfang Januar die Einspritzung mehrmals wiederholt wurde, jedesmal mit starker allgemeiner Reaction, sind die Fisteln zur Heilung gekommen. Die Chorea ist jetzt nach 3½ monatlichem Bestande nahezu geheilt.

Aus der Klinik für kranke Kinder.

Bericht des Geheimen Medicinalraths Prof. Dr. Henoch und des Stabsarztes Dr. Goerne.

(Vom 30. December 1890.)

Unsere Beobachtungen über das Koch'sche Heilmittel erstrecken sich auf den kurzen Zeitraum von 5 Wochen, da erst am 20. November cr. dasselbe durch die Königliche Charité-Direction zur Verfügung gestellt werden konnte.

Auswahl der Fälle: Abgesehen von einem Kontrollversuche an einem choreakranken, sonst absolut gesunden 11jährigen Knaben, bei dem wir nur eine einmalige Injection von sehr geringer Menge ohne jede Reaction machten, sind von vornherein grundsätzlich nur solche Kinder (14 an der Zahl) mit Injectionen behandelt, bei denen der objective Befund und die Krankheitserscheinungen das Bestehen der Tuberkulose ausser Frage stellten, ausserdem noch 2 Fälle, bei welchen nur ein Verdacht auf Tuberkulose vorlag. Von weiteren Kontrollversuchen an nicht tuberkulösen Kindern wurde Abstand genommen; nur curative und diagnostische Gesichtspunkte waren für uns massgebend.

Die Kinder standen im Alter von 2 bis 11 Jahren. Jüngere als 2jährige Kinder mit tuberkulösen Affectionen waren gerade während des letzten Monats nicht auf der Station; wir bemerken aber ausdrücklich, dass selbst das zartere Lebensalter keinen Grund für uns geben würde, von der Heilmethode abzusehen, natürlich unter Beobachtung möglichster Vorsicht und geringerer Dosirung, auf die später eingegangen werden soll.

Feststellung der Anfangsdosis: Bei den Einspritzungen gingen wir mit der grössten Vorsicht zu Werke. Koch bezeichnet zwar für Kinder im Alter von 3 bis 5 Jahren eine Anfangsdosis von 1 mg, für sehr schwächliche von nur $\frac{1}{2}$ mg als die passende und bemerkt, dass er damit eine kräftige aber nicht besorgnisserregende Reaction erhalten habe. Wir fingen bei unseren ersten Einspritzungen mit $\frac{1}{10}$ mg an, um methodisch die Steigerung bis zum Eintritt einer deutlichen Reaction vornehmen zu können. Bei $^1/_{10}$ und $^2/_{10}$ mg blieb die Einspritzung ganz erfolglos, aber schon bei $^3/_{10}$ mg trat eine deutliche Reaction ein, z. B. bei einem 8 jährigen Knaben mit starker Infiltration der rechten Lungenspitze, der mit Fieber bis auf 38,4 reagirte. Bei einem $2^1/_2$ jährigen Kinde mit Spina ventosa des linken Mittelfingers und Rachitis brachte die gleiche Dosis von $^3/_{10}$ mg sogar eine recht stürmische Reaction mit 3 tägigem Fieber bis auf 39,9 hervor, und als wir nach 5 tägiger fieberfreier Zwischenzeit die Einspritzung mit derselben Dosis wiederholten, trat wiederum eine sehr schwere Reaction bis auf 40°, die sich mit Remissionen fast 3 Tage hinzog, ein, während gleichzeitig weit verbreitete bronchopneumonische Processe in beiden Lungen auftraten, so dass wir den tödtlichen Ausgang befürchten mussten und bei dem jetzt noch bestehenden Schwächezustande des Kindes eine neue Einspritzung, selbst mit kleinerer Dosis, nicht wagen durften.

Ein 11 jähriges kräftig entwickeltes Mädchen mit einer scrophulösen Drüsennarbe, geringen Drüsenschwellungen am Halse und einem phthisischen Augapfel bekam mit Rücksicht auf ihre gute Körperentwickelung und besonders auf die Integrität der Lungen, sowie auf das Fehlen irgend welcher sonstiger tuberkulöser Affectionen ausnahmsweise eine erste Dosis von $^6/_{10}$ mg, worauf sich eine heftige Reaction mit Fieber bis auf 39,6 einstellte. Andererseits reagirte ein 9 jähriges schwächliches Mädchen (Agnes Becker), bei welchem eine Verdichtung des ganzen linken Unterlappens besteht und bei welchem Tuberkelbacillen im Sputum nachweisbar waren, erst bei einer Steigerung auf 1 mg mit einer Temperatur von 38,1, während die vorausgegangenen Einspritzungen mit $^5/_{10}$ und $^7/_{10}$ mg erfolglos geblieben waren.

Worauf diese Verschiedenheit der Toleranz der einzelnen Individuen gegen die Injectionen beruht, wissen wir nicht; jedenfalls schien uns weder das Alter an sich von Einfluss, noch auch der Kräftezustand allein massgebend, ebenso wenig aber der durch unsere Untersuchung festgestellte objective Befund der tuberkulösen Affectionen. Ob an eine Verschiedenheit in der virulenten Natur des uns leider noch ganz unbekannten Mittels gedacht werden kann, bleibt dahingestellt. Nach dem Ergebniss unserer ersten Versuche befolgten wir das Princip, bei kleineren Kindern, bis zu 5 Jahren etwa, nur mit den kleinsten Dosen $^2/_{10}$ bis $^3/_{10}$ mg anzufangen, aber auch bei Kindern über 5 Jahren niemals mehr als $^5/_{10}$ mg als Anfangsdosis zu nehmen und erst deren Wirkung abzuwarten.

Sämmtliche Einspritzungen wurden nach Desinficirung der betreffenden Körperstelle mit der Koch'schen Injectionsspritze, welche vor und nach jedesmaligem Gebrauch mit absolutem Alkohol gehörig ausgespritzt wurde, vorgenommen.

Ort der Einspritzung: Als Applicationsstelle wurde die Gegend zwischen den Schulterblättern, einige Male auch die Lendengegend gewählt. Zu anderen Einspritzungen als subcutanen sind wir nicht gekommen, haben also nicht, wie es von einigen Seiten bei Mangel der Reaction nach subcutaner Injection empfohlen wird, eine Einspritzung des Mittels direct in die Venen versucht.

Injectionslösungen: Da wir mit Zehnteln von 1 mg begannen, haben wir zunächst nur eine 0,1 procentige Lösung der Koch'schen Flüssigkeit, welche mit 0,5 % Phenollösung verdünnt war, angewendet, so dass die ganze 1 g fassende Spritze 1 mg, jeder Theilstrich also $^1/_{10}$ mg des Mittels enthielt. Diese Lösung empfiehlt sich aus dem Grunde, weil dabei die erforderliche Dosirung nach $^1/_{10}$ mg absolut gesichert ist. Die Lösung wurde uns nach Vereinbarung und Bestimmung der Königlichen Charité-Direction von der II. medicinischen Klinik fertig abgegeben; sie war absolut klar und farblos. Da wir jedes Mal etwa 10 ccm der Lösung erhielten, war sie erst nach etwa 8 Tagen aufgebraucht, blieb aber bis zum letzten Rest klar und ebenso wirksam wie am ersten Tage.

Zeitweise hatten wir eine 0,2 procentige Lösung zur Verfügung; jeder Theilstrich enthält also $^2/_{10}$ mg; hier war bei der Dosirung von Zehntelmilligrammen schon eine Theilung der Theilstriche nothwendig, aber weit unsicherer als die erstgenannte Lösung, die also für die kleinen Anfangsdosen (bis zu 1 mg) als die empfehlenswertheste erscheint. In letzter Zeit haben wir eine 0,5 procentige Lösung, welche ebenfalls ganz klar und farblos war, verwendet. Diese erscheint gleichfalls sehr zweckmässig für Kinder, da nach unseren Erfahrungen das Steigen der Dosen von 1 mg aufwärts nicht gleich um 1 mg, sondern erst um $^1/_2$ mg rathsam ist und jeder Theilstrich gerade dieser Dosis entspricht.

Ein Unterschied der Reaction, namentlich auch an der Injectionsstelle, ist bei den verschiedenen Lösungen nicht hervorgetreten. Ob wir eine ganze Spritze einer 0,1 procentigen Lösung oder nur zwei Theilstriche einer 0,5 procentigen Lösung, welche doch beide die gleiche Menge (1 mg) der Koch'schen Flüssigkeit enthalten, einspritzten, war durchaus gleichgültig.

Injectionsstelle: Im Allgemeinen scheinen bei Kindern die Einspritzungen schmerzhafter zu sein als bei Erwachsenen; nur wenige unserer Kinder waren, die nicht von selbst über Empfindlichkeit an der Injectionsstelle und deren nächster Umgebung klagten; einzelne gaben auch Schmerzen in der betreffenden Brustseite, die nach den Schultern ausstrahlten, an. Mehr oder weniger heftige Druckempfindlichkeit bestand fast stets, indessen war diese nicht so bedeutend, dass die Kinder dadurch verhindert wurden, auf dem Rücken zu liegen. Leichte Schwellung und Röthung der Injectionsstelle am 1. und 2. Tage vermissten wir selten, aber alle diese Erscheinungen gingen schon nach Ablauf des 2. Tages von selbst zurück, ohne eine Infiltration zu hinterlassen. Auch ist bis jetzt nie eine Abscedirung eingetreten.

Reaction und Verlauf: Sämmtliche mit tuberkulösen Affectionen behafteten Kinder zeigten eine etwa 5 bis 8 Stunden nach erfolgter Injection auftretende Temperatursteigerung, die im Durchschnitt innerhalb 24 Stunden wieder zur Norm abfiel. Die höchste beobachtete Temperatur betrug 40,6.

Ausgesprochener Schüttelfrost wurde nicht beobachtet; von einzelnen Kindern wurde über leichtes Frösteln geklagt. Meist ging dem Fieberanfall ein Müdigkeitsgefühl, leichte Eingenommenheit des Kopfes voraus. Kinder, die sonst sehr munter waren, schienen missgestimmt, liessen den Kopf hängen.

Häufiger sahen wir protrahirte Formen dieser Fieberanfälle, indem erst am nächsten Tage die höchste Temperatur erreicht wurde. Wiederholt beobachteten wir nach dem ersten Abfall zur Norm ein nochmaliges Ansteigen der Temperatur, so dass sich die fieberhafte Reaction über 2 und selbst 3 Tage mit leichten Remissionen hinzog. Diese protrahirten Formen zeigten uns namentlich unsere ersten Kranken, die wir mit sehr kleinen Dosen behandelten; später, als wir zu grösseren übergingen, zeigten dieselben Kranken die typischen eintägigen Fieberanfälle mit steilerem Gipfel der betreffenden Temperaturcurven.

Im Allgemeinen, aber nicht constant, trat nach Wiederholung derselben Dosis ein geringeres Ansteigen der Temperatur ein. Eine Verstärkung der Dosis bewirkte aber in allen Fällen wieder höheres Fieber.

Die zur Zeit noch in Behandlung befindlichen Kranken reagiren noch sämmtlich fieberhaft.

Gleichzeitig mit dem Fieber trat immer eine bedeutende Beschleunigung des Pulses auf, welche nicht immer mit dem Fieber aufhörte, sondern nach demselben weiter bestand. Bei kleineren Kindern wurde wiederholt eine Pulsfrequenz über 170, einmal sogar zwischen 190 und 200 konstatirt, wobei die Spannung der Arterie eine sehr geringe war.

Die Atemfrequenz war in allen Fällen, auch da, wo die Untersuchung der Lungen nichts Krankhaftes nachweisen konnte, beschleunigt, zum Teil sehr erheblich.

Die übrigen Fiebererscheinungen, Durst, Kopfschmerz, unruhiger Schlaf, Hin- und Herwerfen im Schlaf, Appetitlosigkeit, fehlten selten. Übelkeit und Erbrechen kam nur vereinzelt vor.

Ein 8 jähriger Knabe mit Infiltration der rechten Lungenspitze zeigte jedes Mal nach der Injection lebhafte Schmerzen in den unteren Extremitäten, nicht blos spontane, sondern auch beim Druck. Comprimirte man die Ober- und Unterschenkel, so schrie der sonst nicht empfindliche Knabe laut auf, namentlich war Druck auf die Epiphysengegend der Oberschenkel enorm empfindlich. Dasselbe Symptom zeigten zwei andere Kinder, wenn auch nicht in so ausgeprägtem Masse. Da erst ein tiefer Druck sehr empfindlich war, weniger der

Druck auf die Muskulatur, so schien uns besonders das Periost und der Knochen Sitz des Schmerzes zu sein.

Nur in einem Fall wurde ein rotes diffuses feinstippiges Exanthem ganz wie Scharlach bei einem 11 jährigen Mädchen beobachtet, welchem am 28. November cr. wegen scrophulöser Drüsennarben eine Injection von $^6/_{10}$ mg gemacht war. Am 29. früh, als das Fieber auf der Höhe war, zeigte sich das Exanthem zuerst auf der Brust und am Rücken, ging dann im Lauf des Tages auf den Bauch und die Oberschenkel über. Im Pharynx war keine Röte sichtbar. Am folgenden fieberfreien Tage bestand das Exanthem noch fast ebenso deutlich, blasste aber dann allmälig ab, ohne dass an irgend einer Stelle Desquamation eintrat. Nach der nächsten Injection am 4. December cr. zeigte sich auf Brust und Rücken wieder das gleiche scharlachähnliche Exanthem, ebenso am 9. und 16., die beiden letzten Male nicht mehr so confluirend, sondern mehr in grossfleckiger Roseola-Form.

Albuminurie wurde, auch während der Fieberanfälle, niemals beobachtet, ebensowenig Icterus oder frische Milzschwellung, während bei einem phthisischen Knaben ein schon bestehender Milztumor während der Reaction deutlicher hervortrat und schmerzhaft wurde.

Ophthalmoscopische Veränderungen liessen sich, obwohl die Untersuchung nie versäumt wurde, in keinem Falle nachweisen. Dagegen sahen wir wiederholt Hyperaemie der Mund- und Rachenschleimhaut mit stärkerem Hervortreten der Pharynx-Follikel, wobei über Schmerz beim Schlucken geklagt wurde.

Gewichtsabnahme liess sich nur zweimal constatiren, während sonst das Gewicht unverändert blieb, bei einem 10 jährigen Mädchen mit nachweisbaren Bacillen sogar in kurzer Zeit um 3 Pfund zunahm. Die meisten Kinder fühlten sich aber nach dem Ablauf der Reaction matt und machten zum Teil einen so erschöpften Eindruck, dass wir erst nach 2 bis 3 tägigem fieberfreien Intervall die Einspritzung zu wiederholen wagten.

Unter den localen Reactionserscheinungen wären besonders die bei einem 11 jährigen Mädchen beobachteten hervorzuheben. Das Kind kam in die Klinik mit einer strahligen Narbe unter dem linken Ohr, der Folge eines vor Jahresfrist incidirten Drüsenabcesses. Ausserdem hatte sie seit Jahren durch eine perforirende Keratitis eine Phthisis des rechten Bulbus acquirirt. Derselbe war um die Hälfte verkleinert, eingesunken, weich, die Cornea ganz getrübt, Sklera und Bindehaut aber reizlos. Während der Reaction entwickelte sich um die schwellende Narbe herum eine lebhafte, etwa 2 cm breite Röte und das atrophische Auge zeigte starke Rötung, bündelförmig injicirte Conjunctivalgefässe und Phlyktaenen am Rande der Cornea.

Bei einem Kinde mit Caries des l. Felsenbeins und chronischer tuberkulöser Peritonitis rötete sich während der Reaction die Knochenwunde, welche durch Aufmeisselung des Felsenbeins entstanden war, schwoll, wie die ganze Umgebung, etwas an und secernirte stärker.

Auch zeigte sich percussorisch wieder eine mässige Flüssigkeitsansammlung in der Bauchhöhle, welche nach einer Punktion verschwunden, noch wenige Tage zuvor nicht vorhanden war und nach
dem Aufhören der Reaction nicht mehr nachgewiesen werden konnte.
In weiterem Verlaufe nach der letzten Injection am 2. d. Mts. ist
Facialis Parese linkerseits aufgetreten.)

Über die Heilwirkung des Koch'schen Mittels können wir
nach der kurzen Zeit der Anwendung kein Urteil abgeben. Einen
Fall von unzweifelhafter Heilung haben wir bis jetzt nicht zu verzeichnen. Nur bei einem 9jährigen Knaben, Franz Pauls, der seit
Jahren »lungenleidend« sein sollte, kam es zu einem Stillstande, wenn
man will, zu einer Rückbildung, deren Bestand freilich noch ungewiss
und unserer Ansicht nach erst nach Jahresfrist mit einiger Sicherheit
zu beurteilen ist. Tuberkelbacillen liessen sich freilich hier nicht
nachweisen, und es gelang dies unter unseren Fällen überhaupt nur
zweimal, weil bekanntlich Kinder fast niemals auswerfen, sondern ihre
Sputa verschlucken. Um so grösseren Werth haben für uns die
physikalischen Symptome und diese waren bei Franz Pauls unzweifelhaft: Dämpfung im ganzen Gebiet des rechten Oberlappens,
verlängertes Exspirium, hinten oben Bronchialatmen, vorn und hinten
kleinblasige, zum Teil klingende Rasselgeräusche, häufiger Husten ohne
Auswurf, oft nächtlicher Schweiss, zeitweise Abends mässige Temperatursteigerung. Während seit dem Juli d. J. diese Symptome unverändert geblieben waren, ist jetzt nach 11 Injectionen (im Ganzen 0,008)
die Dämpfung kaum mehr nachweisbar, das Bronchialatmen verschwunden, ebenso die Rasselgeräusche, nur noch verlängerte Exspiration hörbar, Husten selten, Schweisse nicht mehr vorhanden,
Allgemeinbefinden vortrefflich, doch ohne Zunahme des Körpergewichts. Patient reagirt auf 0,001 immer noch mit 38,1. Dagegen
mussten wir zwei andere Kinder mit vorgerückter Phthise nach 2 Injectionen aus der Kur entlassen, weil das Reactionsfieber sich in eine
andauernde Hectica verwandelte, das Allgemeinbefinden wesentlich
schlechter wurde und auch die örtlichen Erscheinungen sich ungünstig
gestalteten, so dass namentlich in dem einen Falle, wo weitverbreitete
feinblasige Rasselgeräusche, dyspnoetische Atmung und cyanotisches
Colorit schon nach der zweiten Injection von kaum 0,001 eintraten,
von einer Fortsetzung der Kur nicht mehr die Rede sein konnte.

In den übrigen Fällen von Lungentuberkulose hat sich die Sach-
lage infolge der Injectionen nicht verändert. Die Behandlung wird in
derselben Weise fortgesetzt.

Gänzlich versagten die Einspritzungen in einem Fall von tuberkulöser Meningitis, welcher im letzten Stadium tief komatös in die
Klinik kam. Von vornherein scheint es bedenklich, in einem solchen
Falle, wenn die Schädelhöhle und Fontanellen bereits geschlossen
sind, das Mittel anzuwenden. Wenn hier dieselben Wirkungen angenommen werden müssen, wie wir sie bei der chirurgischen Tuber-

Laufende No.	Name	Alter Jahre	Krankheit	Beginn der Behandlung Tag 1890	Anfangsdosis mg
			A. Injectionen		
1.	Franz Pauls	9	Lungentuberkulose, Verdichtung d. rechten Lungenspitze.	20. 11.	$^1/_{10}$
2.	Willy Gempf	$2^3/_4$	Meningitis tuberculosa (letztes Stadium).	23. 11.	$^2/_{10}$
3.	Hulda Nichter	$4^1/_2$	Caries des linken Felsenbeins, chronische Peritonitis.	23. 11.	$^4/_{10}$
4.	Lucie Kliehl........	$2^1/_2$	Spina ventosa. Rachitis.	23. 11.	$^3/_{10}$
5.	Otto Krause	8	Lupus. Hochgradige Kyphose (Spondylitis).	24. 11.	$^4/_{10}$
6.	Frieda Schmidt	2	Hirntuberkulose.	27. 11.	$^4/_{10}$
7.	Wilhelm Brosowski..	7	Lungentuberkulose. Phthisis pulmon. sin.	28. 11.	$^5/_{10}$
8	Paul Pawlick	8	Rechtsseitiger Lungenspitzenkatarrh.	28. 11.	$^4/_{10}$
9.	Hertha v.Weydenberg	11	Scrof. Drüsennarben am Halse. Phthisis bulbi dextr.	28. 11.	$^6/_{10}$
10.	Anna Kley..........	10	Lungentuberkulose. Phthisis linker Lunge.	2. 12.	$^5/_{10}$
11.	Agnes Becker.......	9	Lungentuberkulose. Verdichtung des linken unteren Lungenlappens.	4. 12.	$^5/_{10}$
12.	Grethchen Ständer...	3	Scrofulöse Knochennarben am linken Fussgelenk. Keratitis.	9. 12.	$^4/_{10}$
13.	Ida Schulz..........	$11^3/_4$	Lungenkatarrh. Im September 1890 Hämoptoë.	14. 12.	$^5/_{10}$
14.	Emma Petermann...	$11^1/_2$	Lungentuberkulose.	15. 12.	$^5/_{10}$
			B. Probe-		
1.	Georg Franke.......	2	Leichte Kyphose.	25. 11.	$^3/_{10}$
2.	Frieda Schwedt	8	Narbe auf d. 3. rechten Rippe. Verdacht auf Caries d. Rippe.	6. 12.	$^6/_{10}$

Steigerung der Dosis mg	höchste Dosis mg	im Ganzen — sind Injectionen gemacht	verbr. v. d. Koch'schen Flüssigkeit mg	Schluss der Behandlung — Tag 1890	wegen	Behandlung wird fortgesetzt	Bemerkuugen über Erfolg etc.
bei Tuberkulösen.							
$^2/_{10}$, $^3/_{10}$, $^5/_{10}$	I	II	8	—	—	ja	Besserung.
$^5/_{10}$, $^6/_{10}$	$^7/_{10}$	4	2	28.11.	Tod.	—	
$^5/_{10}$	I	3	2 (1,9)	16.12.	Herausnahme des Kindes aus der Anstalt.	nein	
—	$^3/_{10}$	2	$^6/_{10}$	6.12.	Verschlimmerung. Bronchopneumonie beiderseits.	nein	Verschlimmerung. Auftreten von Bronchopneumonie.
$^5/_{10}$, I, $1^1/_2$	2	5	$5^1/_2$	6.12.	Herausnahme des Kindes aus der Anstalt.	nein	Locale Reaction der lupösen Stellen ausgeblieben. Allgemeine Reaction eingetreten.
—	$^4/_{10}$	I	$^4/_{10}$	10.12.	ärztlicher Bedenken der Injectionen bei Hirnkrankheiten.	nein	
$^8/_{10}$	$^8/_{10}$	2	1,3	11.12.	Verschlimmerung. Kind entlassen.	nein	Verschlimmerung. Febris hectica.
$^8/_{10}$	I	6	5,2	—	—	ja	
ja	I	6	5,2	—	—	ja	
ja	$^8/_{10}$	2	1,3	21.12.	Verschlimmerung. Kind entlassen.	nein	Verschlimmerung. Febris hectica. Tuberkelbacillen nachgewiesen.
$^7/_{10}$, 3×1, 1,2	1,5	7	6	—	—	ja	Tuberkelbacillen nachgewiesen.
ja	$^1/_2$	3	$1^1/_2$	—	—	ja	
ja	I	3	$2^1/_2$	—	—	ja	
ja	I	3	$2^1/_2$	—	—	ja	
Injectionen.							
—	$^3/_{10}$	I	$^3/_{10}$	4.12.	Entlassung.	nein	Reaction nicht eingetreten.
ja	I	2	1,6	10.12.	Desgl.	nein	Desgl.

kulose (Lupus, Gelenke) deutlich vor uns sehen, so wird man es alsbald mit einer bedeutenden Steigerung des intracraniellen Drucks
durch vermehrte Blutfülle und Oedem zu thun haben, welche sicher
keinen günstigen Einfluss auf die Krankheitserscheinungen ausüben,
weit eher den tödtlichen Ausgang beschleunigen werden. Bei der
ohnehin verzweifelten Situation durften wir es trotzdem wagen, 4 Injectionen (in Summa 2 mg) zu machen. Das Kind reagirte zwar jedes
Mal mit einer Steigerung der sonst niedrigen Temperatur auf 38,2
bis 38,3, zeigte aber bis zu dem nach 4 Tagen eintretenden Tode
gar keine Veränderung. Die Section bestätigte unsere Bedenken insofern, als sie neben den gewöhnlichen Erscheinungen der tuberkulösen Meningitis eine ganz enorme Hyperaemie der Hirnhäute und
der grauen Substanz des Gehirns ergab, wie sie Herr Geheimrath
Virchow kaum jemals gesehen haben will. Derselbe untersuchte
auch die basalen Tuberkel mikroskopisch, konnte aber weder an
diesen noch in deren Umgebung irgend einen Heilungsvorgang wahrnehmen. Dieser Fall enthält daher für uns die Lehre, überall, wo es
sich um eine Tuberkulose im Innern der allseitig geschlossenen
Schädelhöhle handelt, von den Koch'schen Injectionen gänzlich abzusehen. So hoffnungslos die Fälle an und für sich auch sind, hat
der Arzt doch nicht das Recht, ein Mittel anzuwenden, welches eine
Verkürzung des Lebens fast in sichere Aussicht stellt.

Von der Mittheilung detaillirter Krankengeschichten glauben wir
um so mehr absehen zu dürfen, als dieselben noch bei Weitem nicht
abgeschlossen sind.

Eine tabellarische übersichtliche Zusammenstellung der von uns
bisher vorgenommenen Injectionen ist auf S. 202 und 203 zu finden.

Aus der Klinik für Syphilis.

Bericht des Direktors, Geheimen Medicinalrath Prof. Dr. Lewin.

(Vom 29. December 1890.)

Auf der Frauen-Abteilung der Klinik für Syphilis wurde mit den Injectionen des Koch'schen Mittels begonnen am 24. November v. Jahres und wurden bis jetzt bei 7 Patientinnen 33 Einspritzungen gemacht. Zur Verwendung kam ausschliesslich eine 1 procentige Lösung (in 0,5 % Carbolwasser), die Injection geschah mit der gewöhnlichen Pravaz'schen oder der Overlack'schen (Asbeststempel-) Spritze unter den von Koch vorgeschriebenen Vorsichtsmassregeln.

Die Fälle sind im einzelnen folgende:

1. Johanna Hopp, 17 Jahre alt, von mittelkräftiger Constitution, aufgenommen 27. August wegen Erosiones portionis uteri und fluor vaginalis, zeigte zugleich einen Lupus erythematosus der linken Wange. Nachdem am 13. September eine Cauterisation mit Paquelin vorgenommen, kehrte die Affection bald wieder. Es waren in der Mitte der linken Wange zwei nahezu kreisrunde Markstück grosse Efflorescenzen von braunroter Farbe, kaum über das Niveau der Umgebung erhaben, mit weisslichen, glänzenden Epidermisschuppen bedeckt; einzelne Follikelöffnungen, jedoch keine Knötchen zu sehen. — Keine Zeichen von Lungentuberkulose.

Nach der ersten Einspritzung am 24. November (5 mg) trat zwar kein Fieber (höchste Temperatur 37,4, 80 Pulse, 20 Atemzüge) ein, wohl aber eine intensive locale Reaction in Form einer die Effloressencen in ca. 1 cm breitem Hofe umgebenden intensiven Rötung und ödematöser Schwellung. Dieselben Erscheinungen wiederholten sich nach den weiteren Injectionen am 26. November (2 mg), 27. November (5 mg). Nach der vierten Einspritzung jedoch am 29. November (7 mg) fand sich auch eine allgemeine Reaction: Temperatur 39,9 (9 Stunden nach der Einspritzung), Puls 120, Atmung 28; ebenso war die locale Reaction sehr deutlich. Nach der fünften Einspritzung hob sich die Temperatur auf 40°, nach der sechsten (8 mg) auf 39,5°. Die nachfolgenden (am 9. December 8 mg, am 11. 12. 8 mg, am 13. 12. 10 mg, am 15. 12. 12 mg, am 17. 12. 15 mg, am 19. 12. 20 mg, am 22. 12. 25 mg) hatten keine Temperatursteigerung mehr zur Folge, es zeigten sich nur Kopfschmerzen, und auch die locale Reaction war schwächer. Zur Zeit erscheinen die Efflorescenzen vom Rande her verkleinert, und zwar um einen 2 bis 3 mm breiten Saum, die Schuppen, in denen sich nie Tuberkelbacillen nachweisen liessen, sind spärlicher geworden, die Färbung ist unverändert. Der Fall ist noch nicht abgeschlossen.

2. Martha Richter, 25 Jahre ·alt, aufgenommen 6. November 1890, von schwächlicher Constitution und blassem Aussehen, hatte seit ihrer Kindheit an Knochenaffectionen am rechten Bein und am linken Arm gelitten. Jetzt findet sich neben zahlreichen adhärenten Narben am rechten Ober- und Unterschenkel, am linken Vorderarm, der linken achten Rippe eine feste Anchylose des linken Ellbogen- und Handgelenks mit geringer ödematöser Schwellung der Umgebung; Druck ist nirgends schmerzhaft. Am Vorderarm und der unteren Hälfte des Oberarms sieht man zahlreiche erbsengrosse, zum Teil halbmondförmig gruppierte, zum Teil confluierende, dunkelbraunrot gefärbte Knötchen in der Haut, mit dichten Epidermisschuppen, besonders in der Gegend der beiden Gelenke fliessen die Knötchen in ausgedehnte Plaques zusammen, deren Oberfläche leicht nässt. Auf beiden Lungenspitzen spärliches trockenes Rasseln, in dem sehr geringen Auswurf keine Tuberkelbacillen. Da die Diagnose schwankt zwischen Tuberkulose der Gelenke und Haut (Lupus tuberculosus) oder hereditärer Syphilis oder einer Combination beider Erkrankungen, Tuberculose der Gelenke und Lupus syphiliticus der Haut, wurden Einspritzungen mit Koch'scher Lymphe ausgeführt. Die erste Injection am 27. November (2 mg) hatte eine Temperaturerhöhung von 37,7 (Puls 92, Atmung 26) zur Folge, dabei eine intensive locale Reaction am linken Arm in Form einer starken Rötung der Haut im Umkreis der Knötchen, besonders stark in der Umgebung der beiden Gelenke, und einer sehr reichlichen wässrigen Exsudation auf die Oberfläche. Nach der zweiten Einspritzung am 3. December (2 mg) stieg die Körperwärme auf 38,4, Puls 148, Atmung 26; am Abdomen und den Lenden zeigte sich ein masernartiges, nicht juckendes Exanthem. Nach der dritten Injection am 6. December (3 mg) Temperatur 38,2, Puls 148; dabei stellte sich von jetzt an nach jeder Injection eine sehr starke Dyspnoe (bis zu 56 Atemzügen) ein, wobei Patientin einen schwerkranken Eindruck macht, deliriert, um nach 24 Stunden wieder völlig wohl zu sein, und ohne dass auf den Lungen sich weitere Veränderungen nachweisen liessen. Nach dieser dritten Einspritzung zeigte sich auch eine deutliche locale Reaction hinter dem linken Ohre, wo eine bisher unbeachtete erbsengrosse Lymphdrüse zu fühlen war. Nach der vierten Injection am 11. December (3 mg) 38,9, Puls 148, Respiration 56; nach der fünften am 15. 12. (3 mg) 39,0, Puls 120, Atmung 40; dabei traten neben der Atemnot starke Schmerzen im Leibe auf. Die sechste Einspritzung am 19. 12. (4 mg) und die siebente am 22. 12. (4 mg) erzeugten zwar kein Fieber, aber die erwähnten Symptome der Leib- und Kopfschmerzen, Atemnot und eine mässige Rötung der Umgebung des Efflorescenzen. Eine wesentliche Veränderung ist an denselben bis jetzt nicht vor sich gegangen, nur einzelne Knötchen zeigen eine geringe Involution. Patientin hat 5 Pfund an Körpergewicht zugenommen.

3. Adelheid Nadulski, 24 Jahre, aufgenommen 30. November
1890 mit vorgeschrittener Phthise beider Lungen: linke Spitze mit
grosser Caverne, ausserdem Infiltration links und rechts; äusserst zahlreiche Tuberkelbacillen im Auswurf, unregelmässiges Fieber, Nachtschweisse. Die erste Einspritzung am 5. December (1 mg) liess die
Temperatur bis 39,3 ansteigen; ebenso bewirkten die folgenden Injectionen am 7. (1 mg), 12. (3 mg), 15. December (3 mg) immer Temperaturerhöhungen bis 40° und darüber; ausserdem klagte Patientin zur
Zeit der Reaction über allgemeines Unwohlsein, Übelkeit, Brustschmerzen. Irgend eine weitere Einwirkung auf das Allgemeinbefinden
oder den localen Process liess sich nicht konstatieren, da Patientin
nach Ablauf ihrer Haft am 17. December auf die Abteilung J. W.
Senator verlegt wurde.

4. Emilie Krüger, 28 Jahre, aufgenommen 28. November 1890
mit gummös-serpiginösem Exanthem am linken Oberschenkel.
Eine Injection am 1. December von 2 mg und eine zweite am 3.
von 3 mg hatten keine Reaction zur Folge, und bestätigte sich dadurch
die schon anfangs muthmassliche Diagnose auf Syphilis.

5. Elise Güldner, 25 Jahre, aufgenommen 9. December 1890
mit syphilitischer Ulceration am harten und weichen
Gaumen; ausserdem war auf beiden Lungenspitzen abgeschwächtes
Atmungsgeräusch und vereinzeltes trockenes Rasseln; kein Auswurf.
Die erste Einspritzung am 12. December (1 mg) und die zweite am
16. (3 mg) hatten weder eine locale noch eine allgemeine Reaction
zur Folge; dagegen stieg nach der dritten am 20. December (10 mg)
die Temperatur auf 40,2, Puls 96, Respiration 24; Kopfschmerzen;
local aber war keinerlei Veränderung eingetreten. Es dürfte also aus
der allgemeinen Fieberreaction auf eine Combination von Tuberkulose
der Lungen mit syphilitischer Ulceration der Gaumenschleimhaut zu
schliessen sein.

6. Marie Bloch, 25 Jahre, aufgenommen 9. December 1890,
zeigte Ulceration am harten und weichen Gaumen, an der hinteren Pharynxwand und Ozaena. Da die Frage entstand, ob die Affection syphilitischer oder tuberkulöser Natur war, wurden Injectionen mit
Koch'scher Lymphe vorgenommen. Die ersten zwei Einspritzungen am
12. und 16. December von 1 resp. 3 mg erzeugten keinerlei Reaction, bei
der dritten am 20. December von 1 cg stieg die Temperatur zwar auf
38,5°, Puls 128, local aber zeigte sich keinerlei Rötung oder Schwellung.

7. Auguste Meinecke, 23 Jahre, aufgenommen 20. December
1890, zeigte vulgäre Psoriasis an der Vorderseite beider Unterschenkel.
Eine am 23. December vorgenommene Einspritzung hatte keine Reaction, weder eine allgemeine noch eine locale, zur Folge.

Auf der Männerabtheilung wurde mit der Injection des Koch-
schen Mittels am 26. Nov. d. J. begonnen und wurden bis jetzt bei
4 Patienten 8 Injectionen gemacht. Zur Verwendung kam dieselbe
Lösung des Mittels wie auf der Frauenabtheilung.

Die Fälle sind folgende:

1. N. N., ein 29 jähriger, ziemlich schwächlicher Arbeiter, er-krankte im April 1890, angeblich nach Ueberanstrengung, an einer Entzündung des rechten Hodens und Nebenhodens, welche zu einer Operation führte, nach der eine noch jetzt bestehende 3 cm lange Fistel am Hodensack zurückgeblieben ist. Der linke Hoden bezw. Nebenhoden sollte erst Anfang November 1890 ohne nachweis-bare Ursache angeschwollen sein; im Übrigen wollte der Kranke seit unbestimmter Zeit an zeitweiligem Husten leiden. Hereditär war derselbe nicht belastet, ebensowenig lag eine Geschlechtskrankheit vor.

Bei der hiesigen Aufnahme zeigte sich der linke Hoden mit Nebenhoden hühnereigross geschwollen, war wenig druck-empfindlich und besonders der Nebenhoden von harter Consistenz. Der rechte Hoden war enteneigross, elastisch; der rechte Nebenhoden ebenfalls hart, wallnussgross. Ein Erguss in die Tunica vaginalis bestand nicht. In der Scrotalhaut befand sich über dem rechten Hoden eine erbsengrosse Wundfläche, die in einen unter der Haut befindlichen 3 cm langen Fistelgang führte, der an-scheinend mit dem Hoden nicht communicirte. Ferner wurde über dem linken oberen Lungenlappen eine leichte Dämpfung und über beiden Lungenspitzen zeitweiliges Rasseln constatirt. Der Auswurf war sehr spärlich, zäh, schleimig; Tuberkelbacillen wurden weder hier noch im wenigen Secret des Fistelganges nachgewiesen.

Die Diagnose wurde auf Lungenkatarrh sowie auf tuberkulöse Hoden bezw. Nebenhodenentzündung gestellt und fernerhin durch die Injectionen mit dem Koch'schen Mittel bestätigt.

Im Ganzen bekam der Kranke 4 Injectionen in jedesmaligen Zwischenpausen von 3 bis 5 Tagen, wobei mit 0,005 g begonnen und weiterhin auf 0,008 g und 0,01 g gestiegen ward. Als Ort der Appli-cation wurde, den Quecksilbereinspritzungen entsprechend, die Glutaeal-gegend gewählt. Stets trat nach 9 bez. 11 und 12 Stunden nach der Injection ein leichtes Frösteln mit folgender, 2 bis 5 Stunden an-haltender Temperatursteigerung bis 38,8° C. und beschleunigtem Puls bis 110 ein. Local war eine Veränderung nicht zu bemerken, jedoch klagte Patient über vorübergehendes Ziehen im linken Hoden. Nach Ablauf der Reaction erschien der linke Hoden bezw. Nebenhoden um weniges weicher und abgeschwollen. Die Secretion aus dem Fistel-gang blieb dieselbe, desgl. der Lungenbefund. Der am 25. Nov. 1890 aufgenommene Kranke verliess aus privaten Gründen bereits am 11. Dezember 1890 die Anstalt, so dass eine weitere Beobachtung nicht möglich war.

2. Der zweite Kranke, ein 27 jähriger, schlecht genährter Kellner, der 1886 an Tripper, 1888 an Schanker gelitten und 1890 bereits wiederholentlich sich antisyphilitischen Kuren unterzogen hatte, suchte die Charité nach einer soeben abermals absolvirten Schmierkur in Aachen, wegen jüngst aufgetretener Gelenkschmerzen in den Knieen

auf. Die Untersuchung stellte, neben Resterscheinungen tertiärer Lues (Narben auf dem Kopf, Exanthema gummosa über der linken Augenbraue), eine erhebliche Schwellung beider Kniegelenke fest. Die Herztöne waren rein. Rheumatische Beschwerden sollten früher nie bestanden haben.

Die Koch'sche Lymphe ward hier mit Rücksicht auf eine vielleicht vorliegende tuberkulöse Erkrankung in Anwendung gezogen, wenngleich sonstige Anzeichen von Tuberkulosis fehlten. Die Injectionen — 0,002 bezw. 0,005 — blieben hier ohne jede Reaction, so dass somit durch das negative Ergebniss die Annahme einer Synovitis syphilitica bestätigt ward. Der Kranke konnte übrigens in verhältnissmässig kurzer Zeit nach Darreichung von Jodkali als wesentlich gebessert entlassen werden, nachdem Natr. salicylic. sich ohne jede Wirkung gezeigt hatte.

3. Ebenfalls hauptsächlich zu differential-diagnostischen Zwecken wurde bei einem dritten Patienten die Koch'sche Lymphe injicirt. Der Kranke litt neben den gewöhnlichen secundären syphilitischen Erscheinungen an tuberkulös verdächtigen Schleimhautaffectionen im Munde, verdächtig, zumal von Jugend auf die rechtsseitigen, am Kieferwinkel gelegenen Drüsen geschwollen waren und bereits einen chirurgischen Eingriff erforderlich gemacht hatten, nach welchem noch eine jetzt sichtbare, mehrere Centimeter lange Narbe zurückgeblieben war.

Nach der Injection — 0,005 g Koch'scher Lymphe — erfolgte bei einer nach 10 Stunden aufgetretenen Temperatursteigerung von 39° C. und einer Pulsfrequenz von 112 Schlägen in der Minute eine gleichmässige schmerzhafte Schwellung und Röthung der Umgebung der am Kieferwinkel gelegenen Narbe, — dagegen machte sich irgend eine Veränderung der Schleimhautaffectionen nicht bemerkbar, so dass letztere als syphilitisch gedeutet werden mussten, eine Annahme, die durch die Erfolge der nun verabreichten Quecksilberinjectionen bestätigt ward.

4. Endlich wurde die Koch'sche Lymphe, 0,005 g, einem die frischen secundären syphilitischen Erscheinungen darbietenden kräftigen 27 jährigen Manne injicirt, um das Verhalten dieses Mittels unter dem Einflusse des syphilitischen Giftes im menschlichen Organismus kennen zu lernen. Es trat, abgesehen von einer 9 Stunden nach der Einspritzung vorübergehend sich zeigenden Mattigkeit des Patienten, keinerlei Reaction auf.

Nach diesen wenigen auf der diesseitigen Abtheilung angestellten Versuchen war das Koch'sche Mittel wesentlich in differential-diagnostischer Hinsicht werthvoll, indem es einmal durch Ausfall der Reactionserscheinungen — das andere Mal durch Eintritt derselben die Diagnose sicherstellte.

Aus der Klinik für Hautkranke.

Bericht des Direktors, Professor Dr. Schweninger.

(Vom 30. December 1890.)

Der Königlichen Charité-Direktion beehre ich mich, in der Anlage die Auszüge aus den Kranken-Geschichten der auf meiner Klinik und Poliklinik für Hautkrankheiten bis jetzt mit dem Koch'schen Mittel behandelten Kranken zu überreichen. Dabei bemerke ich, dass die Versuche bis jetzt begreiflich in keiner Richtung noch zum Abschluss gekommen sind, und dass deshalb auch ein eingehender Bericht über die Resultate zur Zeit noch nicht möglich ist. Was die Versuche bis jetzt gezeitigt, habe ich in aphoristischen Mittheilungen gemeinschaftlich mit meinem Assistenten Dr. Buzzi in den Monatsheften für praktische Dermatologie veröffentlicht. Ausserdem bemerke ich, dass ich von einem Berichte über meine Erfahrungen mit dem Koch'schen Mittel bei dem klassischen Objekt desselben, dem lupus vulgaris, sowie anderen Affectionen hier Abstand nehmen musste, weil das diesbezügliche Material in der Charité mir seit Bekanntwerden des Koch'schen Mittels nicht mehr zur Verfügung stand.

Bis zu dem Moment, wo ich am 26. November cr. in den Besitz des Mittels kam und zu eigenen Versuchen mit demselben übergehen konnte, hatte ich Alles mir nur zugängliche Material, das bis dahin mit dem Koch'schen Mittel behandelt worden war, nach allen Richtungen hin studirt und mit dem Mittel, seiner Verdünnung und Application mich möglichst vertraut gemacht.

Bei meinen Injectionen in der Charité, von der ich 10procentige Lösung erhalten hatte, hatte ich mich nach reichlichen Versuchen mit der Koch'schen Spritze, die eine Reihe von in der Praxis nicht zu unterschätzenden Nachteilen bot, für die weitaus meisten Fälle mit der Pravaz'schen Spritze, die möglichst thunlich durch Alcohol und Carbolsäurelösung aseptisch gemacht worden war, bedient.

Als Applicationsstelle wählte ich gar oft statt der Rückenhaut zwischen den Schultern und in der Lendengegend, die mir nach tausendfältigen Injectionen mit anderen Mitteln immer wieder am bequemsten erschienene Bauchhaut oder die Haut am Vorderarm zur Injection.

In Bezug auf die Reaction an der Injectionsstelle war, wenn auch bei mehreren Fällen im weiteren Verlauf Röthung, schmerzhafte Schwellung, Abschuppung etc. im Umkreis der Injectionsstelle zu konstatieren war, eine weitere Veränderung nicht eingetreten, namentlich nie Abscesse.

Zur Application des Mittels bei anderen als exquisit tuberkulösen Fällen, wie beim lupus erythematodes, Lichen ruber, verschiedenen Formen des Eczems u. s. w., hatten wir aus mannigfachen Gründen Veranlassung.

Einmal war und ist für eine Reihe dieser Krankheiten, wie Lichen ruber oder lupus eryth. die Ursache noch völlig unbekannt. Ausserdem aber haben eine Reihe von Autoren, namentlich in Frankreich, für letztere Affection seit Langem und immer wieder, trotz klinischen und anatomischen Verschiedenheiten, den Zusammenhang mit Tuberkulose urgiert. Andere Affectionen, wie das Eczema tub. etc., wurden wiederholt von verschiedenen Autoren mit der Tuberkulose in engsten Zusammenhang gebracht und ausserdem war es ja von Interesse und Wichtigkeit, zu konstatieren, ob nicht auch noch bei einer Reihe von anderen Krankheitsprocessen das Mittel locale oder allgemeine Reactionen hervorrufen könne, ohne damit beweiskräftig zu werden für die tuberkulöse Natur dieser Übel; haben ja doch auch Quecksilber, Jod, Salicyl und Chinin etc., die für bestimmte Krankheiten als specifisch gelten, bei einer Reihe von anderen Affectionen sich noch wirksam und nützlich erwiesen.

Unsere Versuche in dieser Beziehung sind nicht nur von einem sehr bemerkenswerten und weitere Untersuchungen anregenden Erfolge gekrönt gewesen, sondern haben auch eine Reihe gewiss nicht zu unterschätzender weiterer Fragen angeregt, die hier nur angedeutet werden können. So ist zweifellos der lupus eryth. von dem Mittel direkt beeinflusst worden und an vielen Stellen zur Abheilung gekommen, während namentlich in einem Falle auch eine allgemeine Reaction so intensiv und heftig und mit demselben Verlauf zu Tage trat, wie es nur immer bei Tuberkulose für typisch geschildert wurde. Die locale Beeinflussung des Processes geschah durch exquisit starke Rötung, Abschuppung bis zu grösseren Fetzen, aber nie durch Aussickerung, Krustenbildung, wie beim lupus vulgaris, aber immer folgte dieser localen Wirkung eine Besserung der krankhaft veränderten Parthien, bis schliesslich in weitem Umfang eine weisse, blasse Narbe an allen Stellen vorhanden war, die früher von kleinen Knötchen-Eruptionen mit dünnen Schüppchen und infiltrierter Cutis deutlich besetzt waren; gleichwohl ist bis jetzt noch kein Fall vollständig zur Ausheilung gekommen.

Sehr bemerkenswert war die bis jetzt unseres Wissens nur von uns gemachte Beobachtung, dass bei einem mit tub. coxitis behafteten 4 Jahre alten Knaben nach der 1. Injection schon eine durchaus dem Lichen scrophul. Hebrä völlig gleichende Affection zu Tage trat, die trotz ihrer Acuität im Entstehen und Verlauf doch alle Merkmale dieser Erkrankung bis ins kleinste Detail darbot.

Von weiterem Interesse erscheint der Erfolg bei zwei Fällen von Lichen ruber planus, dessen Ätiologie, wie erwähnt, auch noch vollständig unklar ist. Beide Fälle sind zwar weniger allgemein als local beeinflusst worden, indem nach der Injection starke Röthung und Schwellung, dann Schuppung und weitere Involution der sonst so hartnäckig bestehen bleibenden Lichenknötchen eintrat.

Dabei war in dem einen Falle bemerkenswert, dass nach der Injection mit dem Mittel miliarste Knötchen-Eruptionen ganz von dem Charakter des Lichen in diffuser Weise auftraten, um nach 10—14 Tagen allmählich mehr und mehr abzublassen, und schliesslich ganz zu verschwinden.

Weiteres Interesse erregten die in mehreren Fällen, wo allgemeine und locale Reactionen eingetreten waren, konstatierten Eruptionen von kleinen gruppenförmigen Bläschen an Lippe, Zunge, Gaumen, die aufs Haar dem herpes labialis glichen.

Nicht uninteressant war weiter bei manchen Kranken, wie aus der Krankheitsgeschichte erhellt, die Schmerzhaftigkeit in den Gelenken, die oft nach der Injection ziemlich intensiv auftrat, um allerdings ziemlich rasch wieder zu verschwinden. Ebenso erwähnenswert erscheinen nach den Injectionen zu Tage getretene Lymphdrüsenschwellungen, namentlich wiederholt eine Lymphdrüse, die unter der spina scapulae gelegen war.

In den Fällen mit tub. caries der Knochen, von denen der eine vollständig geheilt erscheint, war deutlich nach der Injection der Zerfall der in den Fistelgängen vorhandenen Tuberkeln nachzuweisen, dem anfänglich eine starke Eiterung, gar bald aber nur noch die geringe Absonderung einer schleimigen visciden Flüssigkeit folgte, bis vollständige Heilung eintrat.

Drei Fälle von Eczema wurden bis jetzt der Injection mit dem Koch'schen Mittel unterworfen, alle drei mit dem Erfolge, dass eine locale Reaction insofern zu Tage trat, als die eczematösen Stellen stärker juckten, schmerzten und geröthet waren, um nachher bald unter stärkerer Abschuppung und Eintrocknung eine auffallende Besserung zu zeigen.

Wir sehen, eine Reihe von bemerkenswerten Thatsachen haben die Injectionen bei den von uns behandelten Hautkranken zu Tage gefördert, die in ihrer Wichtigkeit und Bedeutung zuförderst für das Koch'sche Mittel, dann aber auch für die betreffenden Krankheiten sich noch gar nicht übersehen lassen. Aber mir scheint schon heute die Anschauung vollkommen berechtigt, dass gerade die Hautkrankheiten, bei denen man unmittelbar tasten und beobachten kann, und namentlich die tub. Affectionen derselben, die so specifisch und typisch von dem Mittel beeinflusst werden, für Studium und Versuch das beste Objekt abgeben.

Darüber heute aber schon zu entscheiden, wie weit nicht nur bei der Tuberkulose, sondern auch bei anderen Affectionen, namentlich der Haut, der diagnostische und terapeutische Wert des Koch'schen Mittels zu stecken ist, dürfte uns auch nur annähernd zu bestimmen, keinenfalls beifallen.

Wir versagen es uns deshalb auch, hier uns weiter von der objectiven Darstellung zu entfernen und namentlich eine Reihe von Fragen zu berühren, die durch die bedeutungsvolle Veröffentlichung Koch's vom 13. November 1890 und der durch sie bedingten weiteren Arbeiten angeregt worden sind.

Nur das wollen wir zum Schluss dieses Berichtes als unsere Überzeugung zum Ausdruck bringen, dass die Grossartigkeit und Zielbewusstheit, die durch Koch's Arbeiten in das Studium und das Verständnis der Ursachen und Heilung der Krankheiten, namentlich der infectiösen, gebracht worden ist, in keiner Epoche der Geschichte der Medicin nur annähernd zu finden sein dürfte.

Krankengeschichten.

I. Lupus erythematodes. Herr v. T. leidet seit mehreren Jahren an dieser Erkrankung, die sich mittlerweile über den Nasenrücken und die Augenlider zu beiden Seiten der Wangen und ausserdem am Kopfe an mehreren, thalergrossen Stellen ausgebreitet, und an letzteren zu vollständiger Haarlosigkeit geführt hat. Trotz der energischen Behandlung mit Aetzung und Kauterisirung der verschiedensten Art schritt der Prozess immer wieder von Zeit zu Zeit fort.

Die 1. Injection geschah am 26. 11. 90 9½ Uhr Morgens und zwar 0,008, worauf keine Reaction allgemeiner Natur mit Ausnahme von etwas Schüttelfrost gegen 4 Uhr Nachmittags eintrat, während an der injicirten Stelle durch mehrere Tage hindurch Schmerzen und Röthung zu konstatiren waren, die nach und nach verschwanden unter Abschuppung der betreffenden Parthie.

2. Injection 5. 12. 90 9½ Uhr Morgens 0,01, darauf Frösteln mit nachfolgender Hitze, am nächsten Tage Schüttelfrost und Kopfschmerz; die Temperatur stieg auf 38,0, dagegen waren sämmtliche Lupusstellen geröthet, die in den nächsten Tagen derart abschuppten, dass die Epidermis in Fetzen abzuziehen war.

3. Injection am 12. 12. 90 9½ Uhr Morgens: 0,01; entgegen der früheren Gepflogenheit diesmal am Bauche. Die Temperatur stieg auch erst am nächsten Tage auf 38,0 ohne weitere allgemeine Reaction, nur local war eine Röthung und Abschuppung wieder bemerkar.

4. Injection am 16. 12. 90: 0,015; keine allgemeine Reaction, aber Röthung der kranken Stellen, dann stärkere Abschuppung, darauf eine bedeutende Abblassung aller rothen Stellen, Eingesunkensein der erhabenen infiltrirten Parthien und an diesen bildeten sich später weisse Inseln.

5. Injection am 18. 12. 90: 0,018; die Temperatur blieb normal, trotzdem Frost in der Nacht und zu gleicher Zeit traten Lymphdrüsen in der r. Achselhöhle und unter der r. Spina scapulae stärker hervor, die geschwellt und schmerzhaft erschienen. Am Tage darauf war an allen Stellen, am meisten am Kopfe, eine starke Schuppenbildung zu sehen, der nach einigen Tagen eine deutliche Abblassung der gerötheten Parthien folgte, und namentlich an den

frischen Stellen zeigte sich der Vorgang in der Weise, dass ein dunkler Kreis von einem viel helleren, frisch rothen umgeben wird, während das gesammte Kolorit der afficirten Stellen die mehr bräunliche Farbe verloren und entweder hellroth oder immer mehr abgeblasst sich zeigte.

6. Injection am 22. 12. 90: 0,01; worauf die schon wesentlich in ihrer ganzen Configuration zurückgegangenen Herde nur noch wenig geröthet wurden und abschuppten, aber auch diesmal keine wesentliche allgemeine Reaction zu Tage trat.

II. Frau W. Lupus eryth. discoides an verschiedenen Stellen des Gesichts, der Stirn und der Hände, seit Jahren bestehend. Die Kranke erhält die

1. Injection am 5. 12. 90: 0,01; darauf 6 Stunden später Schüttelfrost, Übelkeit, Schläfrigkeit, in der Nacht stärkeres Fieber, ebenso am nächsten Tage. Local zeigt sich am Gesicht und Händen die erkrankte Parthie überall röther und geschwollen.

2. Injection am 9. 12. 90: 0,01; keine wesentliche Temperaturerhöhung, trotzdem Kopfschmerz und Schüttelfrost nach 8 Stunden.

3. Injection am 12. 12. 90: 0,014; der keine Temperaturerhöhung und allgemeine Reaction folgt, wohl aber etwas Schwellung und in den nächsten Tagen stärkere Abschuppung.

4. Injection am 16. 12. 90: 0,015; die Temperatur steigt nach 10 Stunden auf 38,0, dabei sind Rückenschmerzen zu beobachten, in den nächsten Tagen stärkere Abschuppung der zweifellos stark gerötheten und geschwellten Stellen. Am 19. 12. 90: auffallende Abflachung der Ränder, namentlich rechts im Gesicht, wo die neuesten Eruptionen waren. Auf eine

5. Injection von 0,01: Schüttelfrost ohne weitere allgemeine Reaction.

6. Injection am 22. 12. 90: 0,025; keine allgemeine Reaction. Die kranken Stellen scheinen nach wenigen Tagen, an denen wieder etwas Schwellung und Röthung bemerkbar war, viel stärker zurückgegangen und in ihrem Umfang verändert; einige Parthien blass, narbig und eingezogen.

III. Frl. B. leidet seit 15 Jahren an lupus eryth., der sich über die ganze Schädeldecke und weit am Gesicht ausgebreitet hat, wo überall kaum eine normale Haut mehr zu sehen ist. Die Kranke wurde wiederholt mit Ätzungen, Auskratzungen etc. der verschiedensten Art behandelt, wobei immer relative Heilung der erkrankten Stellen eintrat, während periphär der Prozess langsam, aber stetig weiter schritt, in der bekannten Weise mit kleinen oberflächlichen Krüstchen bedeckt; über die Oberfläche hervorragende Theile weisen recht harte Erhabenheiten auf mit rothem Grunde, die mit und ohne Behandlung mit Narbenbildung endeten, wobei in dem Narben-Gewebe dann oft verschiedene grosse Vascularisation zu bemerken war. Durch diesen weit ausgebreiteten Prozess hat die Kranke fast alle Haare verloren und ist in einer ziemlich trostlosen Lage und deshalb um so entschlossener, von dem neuen Mittel angesichts der wieder frisch vorhandenen Recidive Heilung zu versuchen.

1. Injection am 28. 11. 90: 0,003; darauf etwas Schüttelfrost am Abend, sonst keine Reaction, mit Ausnahme einer leichten Röthung und darauf folgende Schuppung, namentlich an den neuerkrankten Hautparthien.

2. Injection am 2. 12. 90: 0,0045; darauf nach 6 Stunden etwas Frösteln ohne Temperaturerhöhung, Schmerzen an der Injectionsstelle, Müdigkeit; am nächsten Tage steigt die Temperatur bis 38,6, die Mattigkeit und neu hinzugekommene Übelkeit besteht weiter, ebenso die Müdigkeit, aber kein höheres Fieber; alle diese Erscheinungen sind am 3. Tage verschwunden, während sich an zwei frischen Lupus-Eruptionen stark bemerkbar röthere Inj. zeigt, der in den nächsten Tagen stärkere Schuppung folgt.

3. Injection am 5. 12. 90: 0,01; 3 Stunden darauf beginnt leichter Schüttelfrost von 2 Stunden Dauer, nacher durch 10 Min. stärkeres Schütteln.

Die Temperatur steigt auf 39,7, 40,2, 40,3, um noch am nächsten Morgen immer 39,9 zu sein und sich in dieser Höhe zu halten bis gegen 5 Uhr desselben Tages, worauf sie auf 37,2 fällt und in dieser normalen Höhe bleibt. Local aber zeigt sich eine auffallend stark geröthete Kopfhaut, nebenbei Schwellung der kranken Stellen, besonders der Oberlippe, Nase und Ohren, wo die frischesten Eruptionen sitzen. Übelkeit und starke Verschleimung mit leichtem Husten sind ausserdem eingetreten, über Schmerz in der linken Schulter wird geklagt und hier eine geschwollene Drüse constatirt unter der scapula, die zweifellos vergrössert ist. An der Zungenspitze bläschenförmiger Ausschlag; an der Oberlippe markiren sich in der alten Narbe frische rothe, etwas erhabene Stellen.

4. Injection am 9. 12. 90: 0,01; 6 Stunden später Schüttelfrost mit Schwellung der erkrankten Stellen, besonders des Gesichts, diesmal zeitweise sehr starkes Jucken, Stiche in der linken Seite, die rasch vorübergehen, heftige Gliederschmerzen und Appetitlosigkeit, Durst; diese Erscheinungen dauern noch an zwei darauf folgenden Tagen an, worauf an allen erkrankten Stellen eine grössere Abschuppung zu Tage tritt, die, ebenso wie die Schwellung, am 4. Tage verschwindet. Die Temperatur steigt vom 2. Tage, Morgens 6 Uhr, wo sie 38,3 zeigt, in 2 stündigen Pausen der Reihe nach auf 39,4, 39,8, 39,9, 39,8, 39,8; diese Temperaturerhöhung bleibt auch noch am 11. 12. 90 bis gegen Nachmittag, wo sie allmählig auf 38,9 zurückgeht und von Abends 10 Uhr ab 37,6 ausweist; von da ab ist die Kranke fieberfrei, schlechter Laune, matt, muthlos, will anfänglich sich deswegen nicht mehr injiciren lassen, verlangt aber doch am 12. 12. 90 eine neue, die

5. Injection, die ihr in der Dosis von 0,01 gereicht wird, diesmal ohne jede nachweisbare allgemeine Reaction. Auch die locale Reaction ist diesmal geringer, wenn auch einzelne Stellen der erkrankten Parthie wieder stärker geschwellt und abschuppend sind, die Lunge zeigt sich frei von krankhaften Symptomen; die Drüse über der scapula ist immer noch grösser und schmerzhaft.

6. Injection am 16. 12. 90: 0,01; nach 8 Stunden Schüttelfrost, dann vorübergehend erschwertes Schlucken, etwas Husten, Gliederschmerzen; stärkere Schwellung des ganzen Gesichts am nächsten Tage, ebenso Röthung, diesmal am wenigsten am Hinterkopfe. Am nächsten Tage steigt die Temperatur langsam an auf 39,4, um am 17. 12. 90 wieder normal zu sein. Subjectiv wird über starkes Herzklopfen geklagt, was bald vorüber geht. Die Periode ist früher in geringerem Maasse aufgetreten.

7. Injection am 19. 12. 90: 0,01; alle Stellen zeigen eine auffallend bessere Glättung und Rückbildung der erhabenen Parthien. Auf diese Injection folgt nach 12 Stunden 10 Minuten langer Schüttelfrost ohne Steigerung der Temperatur, die Nacht wird unruhig, die Kranke hustet etwas mehr; am Halse schwellen verschiedene Lymphdrüsen schmerzhaft an. Am Gaumen, wo diesmal auch etwas erschwertes Schlucken konstatirt wird, finden sich Excoriationen, wohl von Herpesbläschen herrührend.

IV. Fr. R. leidet seit mehreren Jahren an Lichen ruber planus am ganzen Körper, namentlich an Beugestellen der Extremitäten, der Achselhöhlen und Leistengegend. Nachdem ein Knötchen ausgeschnitten, wird am 5. 12. 90 eine Injection von 0,005 gemacht, die von keiner allgemeinen Reaction gefolgt ist, wohl aber erscheint die Injectionsstelle in den nächsten Tagen schmerzhaft und geröthet, auffallender Weise aber die Lichenknötchen blasser und stärker schuppend.

2. Injection am 9. 12. 90: 0,01; darauf Magenschmerzen und Rückenschmerzen, nach 12 Stunden leichtes Frösteln, keine Hitze. Die Knötchen erscheinen am 12. 12. 90 weiter zurückgebildet, stark schuppend, sehr viel weniger hervortretend.

An diesem Tage: 3. Injection, 0,012; auch diesmal treten nach 8 Stunden Magenschmerzen auf, desgleichen heftige Schmerzen im Ellbogen und in den

Hüften auf. Nach 12 Stunden ein fast 3 Stunden dauernder Schüttelfrost, dazu Unterleibsschmerzen wie bei der Periode. Alle diese Erscheinungen sind am nächsten Tage vorüber.

4. Injection am 16. 12. 90: 0,015; die Knötchen scheinen weiter zurückgebildet; auch dieser Injection folgen heftige Gelenkschmerzen und Schüttelfrost nach 12 Stunden.

5. Injection am 19. 12. 90: die alten Efflorescenzen sind auffallend im Verschwinden begriffen. Es zeigen sich zwischen ihnen äusserst zahlreich allerkleinste miliare Knötchen von derselben lichenartigen Beschaffenheit, die aber am nächsten Tage allmählig blasser werden, sich verkleinern und dabei etwas schuppen.

6. Injection am 19. 12. 90: 0,018, am Leibe; 7 Stunden später Schmerzen am Arme, in den Hüften und später auch in den Gelenken und ebenso im Magen Schmerzen. Am nächsten Morgen besonders heftige Schmerzen in der rechten Schulter.

7. Injection am 22. 12. 90: 0,018; die neulich erwähnten miliaren Knötchen, wie die alten sind im weiteren Verschwinden begriffen.

V. Frl. Fr. Kl. leidet seit Jahren an Lichen ruber planus, der über den ganzen Körper ausgebreitet ist und wiederholt mit Arsenik innerlich und äusserlich mit Carbolsublimat-Salben etc. erfolgreich behandelt wurde, aber immer wiederkehrt nach einiger Zeit.

Am 26. 11. 90, 28. 11. 90 und 2. 12. 90 wird je eine Injection von 0,01 gemacht, worauf regelmässig der Ausschlag bedeutend abflachte und an einzelnen Stellen beinahe verschwunden ist. Das begleitende Jucken hat erheblich nachgelassen; für die Kranke und deren Angehörige ist eine erhebliche Besserung unverkennbar. An den injicirten Stellen zeigte sich fast jedesmal eine schmerzliche, mehrere Tage dauernde Röthe und Schwellung, ausserdem regelmässig etwas Kreuzschmerzen und Schüttelfrost nach 6 bis 8 Stunden. Die Temperatur stieg nur auf 38,5, um nach wenigen Stunden wieder normal zu sein.

4. Injection am 5. 12. 90: 0,01, worauf das Jucken fast vollständig geschwunden ist; local war zwar keine Röthung, aber eine weitere Abflachung der Knötchen zu beobachten. Nach der Injection ein mit geringen Unterbrechungen 6 Stunden dauernder Schüttelfrost, abwechselnd mit Hitze; nachher grosser Schweissausbruch und Mattigkeit. Am 6. 12. ist die Temperatur noch auf 38 erhöht, nirgends eine Röthe, aber eine weitere Involution der Knötchen, die weniger hart erscheinen, während jetzt deutlicher die chagrinlederartigen Hautstellen, die namentlich rechts und links am Halse ziemlich ausgebreitet zu finden waren, wesentlich elastischer erscheinen und die Haut, wie seit Langem nicht mehr, in Falten abzuheben ist.

5. Injection am 9. 12. 90, 0,01, worauf weder Temperaturerhöhung noch Schüttelfrost eintritt, ebensowenig trat nach der 6. Injection am 12. 12. 90 eine allgemeine Reaction ein, während local weitere Besserung zu konstatiren ist.

7. Injection am 16. 12. 90: 0,015; es scheint ein Stillstand in der Involution des Ausschlags eingetreten zu sein.

8. Injection am 19. 12. 90: 0,018, worauf Schüttelfrost und Hitze in der Nacht: am nächsten Tage Mattigkeit, die aber rasch schwindet und einem vollständigen Wohlbefinden Platz macht.

VI. R. W., hat am rechten Nasenflügel ein lupusverdächtiges Geschwür mit verdickten Rändern, weshalb eine Injection von 0,003 gemacht wird, worauf starke allgemeine Reaction mit Fieber, Rückenschmerzen, Abgeschlagenheit, local die typischen Schwellungen, Röthung, Aussickerung von Blutserum, nachherige Krustenbildung zu Tage tritt.

VII. E. S. leidet am Eczema capitis mit Drüsenschwellungen am Nacken. Auf eine Injection von 0,0015 tritt keine allgemeine Reaction ein, wohl aber unzählige kleine Bläschen am Nacken, wie beim Eczema vesiculosum.

Am 16. 12. 90 zeigt sich der Ausschlag sichtlich verschlimmert, hat sich weiter ausgebreitet. Es wird eine Injection von 0,002 gemacht. Am 19. 12. 90 hat sich der Ausschlag auffallend gebessert.

Eine neue Injection von 0,003 zeigt weder locale noch allgemeine Reactionen, dagegen verschwindet der ganze Ausschlag auffallend rasch bis zum 22. 12. 90, worauf eine neue Injection von 0,004 gemacht wird und in seinem Gefolge weiteres Verschwinden des Ausschlages unter Schuppenbildung constatirt wird.

VIII. H. S. Eczema seborr. Otorrhoe rechtsseitig, seit einem Jahre bestehend, es geschieht eine Injection von 0,001 am 19. 12. 90, die von keinem Fieber, wohl aber von stärkerem Ohrenlaufen gefolgt ist. Die Injectionsstelle schmerzt etwas am nächsten Tage und unter der spina scapula zeigt sich eine schmerzhaft geschwellte Lymphdrüse; das Eczema zeigt entschiedene Besserung, die sich nach einer zweiten und dritten Injection mit je 0,001 noch vermehrt.

IX. A. S., die Mutter der vorigen Patientin, leidet seit längerer Zeit an ausgebreitetes Eczema seborrhoicum über den ganzen Kopf, Nacken, Achselhöhlen etc. ausgebreitet. Sie erhält die 1. Injection am 19. 12. 90: 0,003, worauf sehr heftiges Brennen der kranken Körperstellen zu beobachten ist. Auch die Periode tritt auffallend früh auf. Die geimpfte Stelle ist in den nächsten Tagen schmerzhaft geröthet, aber schon nach 3 Tagen ist der Ausschlag, namentlich am Kopfe, auffallend gebessert und im Abheilen begriffen.

2. Injection am 23. 12. 90: 0,004, worauf ebenfalls in einigen Tagen Besserung des eczematösen Ausschlages zu constatiren ist.

X. J. S., 14 Jahre alt, leidet seit mehreren Jahren an tub. caries der Finger und Metatarsalknochen des Fusses, von denen die Finger mit starker Narbenbildung zur Heilung gekommen sind, während am Fusse noch mehrere Fistelgänge beobachtet werden.

1. Injection am 26. 11. 90: 0,002; worauf die Temperatur in 6 Stunden auf 37,8 steigt, in der Nacht Schüttelfrost, Schlaflosigkeit, Mattigkeit und Abgespanntheit eintritt. Die Temperatur am nächsten Tage erreicht die Höhe von 38,7. Der Fuss schmerzt, sticht, sieht röther aus, um die Fistel am Fusse zeigt sich ein empfindliches Ödem und Schmerzen, namentlich bei Betastung. Am nächsten Tage ist die Temperatur normal, das Allgemeinbefinden gut, der Localbefund wie Tags vorher.

Am 29. 11. 90 ist bei vollständig gutem Allgemeinbefinden das Ödem geringer, ebenso die Schmerzhaftigkeit und die Fistel sondert etwas mehr Eiter ab; am nächsten Tage ist die Röthe auch an Umfang geringer, dagegen scheint die Intensität derselben grösser. Am 1. 12. 90 findet sich eine kleine, etwa Haselnuss grosse Beule an der Fistel. Diese Beule entleert beim Betasten und Spannen der Haut dicken, gelbgrünlichen Eiter ohne Fetzen, darauf etwas Blut, nach dessen Entfernung im Grunde der Beule kraterförmige Geschwüre und Substanzverluste mit erweichten Rändern bemerkbar werden, so dass die Fistel breiter und weiter und ihre Wände entschieden zerfallen erscheinen.

Am 2. 12. 90 ist fast keine Eiterung mehr zu sehen.

2. Injection von 0,002; darauf nach 6 Stunden heftiger Schüttelfrost, Kopfschmerz, Gliederschmerzen, die Temperatur steigt bis auf 40,1, trotzdem gutes Allgemeinbefinden, nur vermehrter Durst und weniger Appetit; local mehr Röthe und leichte Anschwellung. Nebenbei ist eine schmerzhafte, geschwollene Drüse in der linken Achselhöhle bemerkbar.

3. Injection am 3. 12. 90 von 0,003; die Temperatur steigert sich wieder auf 40,1 ohne Störung des Allgemeinbefindens, aber local ist wiederum mehr Eiterung zu konstatiren, während die Schmerzen nicht mehr in die Erscheinung treten. Diese localen Erscheinungen sind während des nächsten Tages geringer und die Temperatur ist wieder ganz normal geworden.

Am 4. 12. 90 ist die Temperatur 36,8; Patientin ganz vergnügt, die Wunde eitert wenig und granulirt. Die zweite Fistel ist beinahe geschlossen.

4. Injection 5. 12. 90: 0,004, worauf Schüttelfrost in der Nacht, die Temperatur ist am nächsten Tage aber nur 38,2. Das Allgemeinbefinden gut. Schmerzen nur noch in der linken Achselhöhle, wo schon am 3. 12. 90 eine stärker geschwollene Lymphdrüse zu bemerken war; die Wunden am Fusse sehen gut aus, sondern wenig Eiter ab und granuliren hübsch; die Temperatur bleibt auch in den nächsten Tagen gut, höchste Steigerung auf 38,2 bei gutem Allgemeinbefinden.

5. Injection 9. 12. 90: 0,005; die Temperatur steigt nach 8 Stunden auf 38,0, die locale Röthe ist diesmal sehr gering, das Allgemeinbefinden gut. Am 10. 12. 90 ist auch die zweite Fistel, die bisher immer noch roth und Eiter absondernd befunden worden, geschlossen; in der Unterkiefergegend machen sich feinere prallgefüllte, gruppenförmig angeordnete, herpesähnliche Bläschen bemerkbar.

6. Injection 12. 12. 90: 0,008, ohne locale und allgemeine Reaction; die Wunden bleiben geschlossen, die Herpesbläschen sind abgetrocknet; neue bilden sich nicht weiter. Am 16. 12. 90: 7. Injection von 0,01, ebenso am 19. 12. 90: 8. Injection von 0,01, ohne locale und allgemeine Reaction, die Wunden bleiben geschlossen, das Allgemeinbefinden ist vorzüglich; die Kranke ist wesentlich gebessert und in ihren Kräften erholt und gilt als vollständig geheilt.

XI. Der 4 Jahre alte Knabe W. litt seit Jahren an einer Coxitis tuberc. mit Fistelgängen, die zu wiederholten Operationen, in Folge dessen zu strahlenförmigen Narben geführt hatten. Eine Reihe von Fistelgängen besteht noch. Der Knabe ist enorm abgemagert, appetitlos, leicht fiebernd, enorm blutarm.

1. Injection am 16. 12. 90: 0,001; darauf Steigung der Temperatur auf 38,2 nach 7 Stunden mit leichtem Frost, was am nächsten Tage alles vollständig geschwunden war, dagegen bemerkte man eine merkliche Steigerung der Eiterung und Auftritt eines Ausschlags rings um den ganzen Stamm. Er zeigt sich in Form von kleinen rothen, blassen, harten, später mit Schüppchen bedeckten Knötchen, die in kreisförmigen Gruppen vereinigt und durchaus dem Lichen scrophulosorum Hebrae gleich erschienen; nirgends Bläschen, nirgends eine Nässe.

2. Injection 2. 12. 90: 0,002; auf diese ist die Eiterung wenig, das Allgemeinbefinden bleibt sich gleich. Der Ausschlag um den Stamm hat sich nicht vermehrt, ist im Gegentheil in Abblassung begriffen, die einzelnen Knötchen schuppen mehr ab.

3. Injection 3. 12. 90: 0,003; die Temperatur steigt auf 38,3; Puls auf 108, Allgemeinbefinden gut. Die Erscheinungen gehen rasch wieder zurück. Am 5. 12. 90: 4. Injection von 0,005. Der Ausschlag schuppt weiter ab und hat an Umfang nicht zugenommen. Die Knötchen sind kleiner geworden. 7 Stunden nach dieser Injection tritt Schüttelfrost mit Übelkeit und Erbrechen auf. Die Temperatur steigt auf 38,0. Am nächsten Tage ist Alles vorüber.

5. Injection am 9. 12. 90. Der Ausschlag ist noch blasser geworden. Am rechten Mundwinkel zeigen sich gruppenförmig angeordnete Bläschen, wie beim herpes labialis.

6. Injection 10. 12. 90: 0,005; Temperatur steigt nur auf 38,0. Der Lichen scrophulosorum ähnliche Ausschlag ist noch weiter zurückgebildet; die Eiterung aus den Fistelgängen hat fast ganz aufgehört.

7. Injection 13. 12. 90: 0,006; die Temperatur steigt darauf 10 Stunden auf 39,0. Der Schlaf wird unruhig, am nächsten Tage aber vollständiges Wohlbefinden, von da ab fast keine Eiterung mehr aus den Fistelgängen.

8. Injection am 16. 12. 90: 0,006; ohne jede allgemeine Reaction, die geringe Eiterung dauert noch etwas fort.

9. Injection am 19. 12. 90: 0,008; an Stelle des Ausschlags, der sonst verschwunden ist, sind nur noch wenige Schuppen und leichte Pigmentirungen zu beobachten. Die Eiterung ist geradezu minimal, seit wenigen Tagen vermag der Patient wieder zu gehen, was er 5 Monate nicht mehr thun konnte; er hat sich im Wesentlichen sonst erholt, hat guten Appetit und Schlaf; das Gewicht ist in Zunahme begriffen.

XII. M. B., Langjährige Coxitis, zeigt auf Injectionen von 0,002, 0,004 und 0,005, die in dreitägigen Pausen applicirt werden, kaum allgemeine und locale Reactionen. Nur an der Einspritzungsstelle schmerzhafte Röthung und nach der letzten Injection 24 Stunden etwas Übeligkeit.

XIII. K., Mädchen von 9 Jahren mit Phthisis incipiens, Lungenspitzencatarrh mit Rasseln und leichter Abschwächung des Perkussionstons.

1. Injection am 28. 11. 90: 0,001; keine Temperaturerhöhung, keine locale und allgemeine Reaction, ebensowenig bei der 2. Injection am 2. 12. 90, wo 0,003 injicirt worden. Die einzige Veränderung war eine stärkere Röthung der injicirten Stelle, ausserdem wurde über Schmerzen am rechten Arm und Kopfschmerzen am nächsten Tage geklagt.

3. Injection 5. 12. 90: 0,005; die Temperatur steigt bis auf 38,5, nebenbei haben sich Kopf-, Arm- und Rückenschmerzen eingestellt und vollständige Appetitlosigkeit; alle diese Erscheinungen sind vom 6.—9. 12. 90 vollständig geschwunden, worauf eine neue,

4. Injection am 9. 12. 90 mit 0,005 vollzogen wird; in deren Gefolge Husten und bläschenförmiger Ausschlag, an den Lippen eingeschlossene (herpes labialis) beobachtet wird.

5. Injection 12. 12. 90: 0,008; die Temperatur steigt dies Mal, wie auch das letzte Mal in keiner Weise, dagegen ist auffallend ein besseres Aussehen, ebenso besserer Appetit und etwas mehr Husten mit schleimigem Auswurf, während die herpes abgeheilt erscheint.

XIV. A., schwindsuchtverdächtig, abgemagert, blass, Husten mit eitrigem Auswurf ohne nachweisbare Tuberkelbacillen in demselben, zeigt Rasseln über den Lungenspitzen und etwas gedämpften Schall.

1. Injection 0,002, worauf nach 14 Stunden leichter Schüttelfrost und Rückenschmerz, keine Temperaturerhöhung.

2. Injection am 2. 12. 90: 0,003, in deren Gefolge Kopf-, Rücken- und Armschmerzen, aber nur eine Temperaturerhöhung auf 37,8, die nach 8 Stunden eintrat.

3. Injection 6. 12. 90: 0,005; hier erfolgt nach 12 Stunden eine Temperaturerhöhung auf 38,6, die nach weiteren 2 Stunden auf 39,6 sich erhöht; am nächsten Tage aber normale Temperatur. Im Auswurf ist an diesem Tage Blut zu beobachten; der Kranke fühlt sich während des ganzen Fieberverlaufs wie betrunken. Appetit schlecht.

4. Injection 9. 12. 90: 0,005; diesmal an den Bauchdecken. Die Temperatur steigt auf 38,0 nach 10 Stunden, ist aber nach wenigen Stunden wieder normal. Der Appetit gut, das Allgemeinbefinden besser.

5. Injection 12. 12. 90: 0,008; geschieht ebenfalls am Bauche, wo auch neulich keine merkliche Reaction eingetreten ist.

Der Kranke reagirt weder allgemein noch local und zeigt besseres Aussehen. Der Husten ist wesentlich vermindert, ebenso die physikalischen Erscheinungen an den Lungenspitzen.

Aus der Klinik für Augenkranke.

Bericht des Directors, Geheimen Medizinalrath Professor Dr. Schweigger.

(Vom 1. Januar 1891.)

Euer Excellenz habe ich die Ehre, den Bericht über die in der Königl. Universitäts-Klinik für Augenkranke mit dem Koch'schen Heilmittel behandelten Patienten zu überreichen. Tuberkulöse Erkrankungen des Auges sind sehr selten und kamen im letzten Vierteljahre überhaupt nicht in Behandlung, doch wurde das Mittel in einigen Fällen von Knochen-Erkrankung der Augenhöhle verwendet.

Krankengeschichten.

1. Alice Rochlitz, 2 Jahre alt. Aufgenommen am 10. Nov., entlassen am 6. Dec. 1890. Krankheit: Caries und Abscess am unteren linken Orbitalrand.

Anamnese: Patientin soll im Allgemeinen früher gesund gewesen sein, Hautausschläge, Husten nicht vorhanden gewesen. Vor etwa 4 Wochen begann unter dem linken Auge auf der Wange eine Geschwulst. Die Schwellung nahm rasch zu und brach schliesslich durch, wobei sich ein wenig Eiter entleerte. Seit dieser Zeit besteht eine stetige, mässige Eiterabsonderung. Patientin wurde vor einigen Tagen in die Poliklinik der Königl. Universitäts-Augenklinik gebracht, woselbst die Geschwulst aufgeschnitten und wegen Erkrankung des Knochens die Aufnahme in die Klinik angerathen wurde.

Status: Ziemlich gesund, nur etwas dick aufgedunsenes Kind. Augen äusserlich normal und reizlos. Links unter dem Auge, sich nach aussen hin erstreckend, über dem unteren Orbitalrand und über dem Jochbein eine fast hühnereigrosse, stark geröthete Geschwulst. In der Mitte derselben befindet sich eine horizontal verlaufende, etwa 2 cm lange Incision. In der Wunde steckt ein kleiner Jodoformtampon. Mit der Sonde ist ausgedehnte Caries der angrenzenden Knochen zu fühlen. Die Perkussion und Auskultation des Thorax ergiebt nichts abnormes. Husten nicht vorhanden.

Auch sonst am Körper keine Zeichen von Tuberkulose, nur ein paar mässig geschwollene Drüsen am Halse.

Operation am 11. Nov.: In Äthernarkose wird die Geschwulst durch einen dem unteren Orbitalrand parallel laufenden Schnitt breit gespalten. Es entleert sich spontan und auf Druck viel Eiter. Der untere Orbitalrand und ein Teil des Jochbeins erweisen sich cariös zerstört. So weit wie möglich werden die cariösen Parthien mit dem scharfen Löffel entfernt. Mit der Sonde lässt sich ein breiter Gang unter der Haut der Wange nach unten zu nachweisen. Am Ende dieser unterminirten Hautparthie wird eine Gegenöffnung angelegt und in dieselbe ein Drainrohr eingelegt. Die Hautwunde wird durch Jodoformgaze austamponiert. Verband.

Am 13. Nov.: Temperatur am Abend 36,7. Verbandwechsel. Tampon gewechselt. Etwas Eiterabsonderung. Kein Fieber. Guter Verlauf. Appetit gut.

Am 18. Nov.: Verband bisher jeden zweiten Tag gewechselt; immer noch mässig reichliche Eiterabsonderung. Da die Gefahr einer Fistelbildung besteht und die Knochenerkrankung als auf tuberkulöser Basis beruhend betrachtet werden darf, wird beschlossen, das Koch'sche Verfahren anzuwenden.

Am 25. Nov.: Temperatur 36,4.

Am 26. Nov.: Morgens $10^1/_2$ Uhr Injection von $1^1/_2$ mg der Koch'schen Flüssigkeit (in 1proc. Lösung) in den Rücken. Abends: Temperatur 37,9. Local eine mässige Schwellung und Röthung der Parthien unter dem linken Auge.

Am 27. Nov.: Morgens kein Fieber. Locale Reaction etwas deutlicher. Appetit vorhanden. Abends: Temperatur 37,3.

Am 28. Nov.: Injection von 3 mg in den Rücken. Abends Temperatur 38,4.

Am 29. Nov.: Beim Verbandwechsel entleert sich kaum noch Eiter aus der Wunde. Deutliche Schwellung und Röthung der die Wunden umgebenden Partien. Abends Temperatur 37,4.

Am 2. Dec.: Injection von 4 mg Koch'scher Flüssigkeit. Abends: Patientin hat kurzen Atem, gerötete Wangen und macht den Eindruck einer Schwerkranken. Temperatur 39,5, Puls 140.

Am 4. Dec.: Beim Verbandwechsel kaum noch Eiter in der Wunde. Die Innenfläche granuliert sehr schön aus. Die Schwellung in der Umgebung lässt nach. Das Drainagerohr ist aus der Gegenöffnung gefallen und dieselbe hat sich verlegt. Allgemeinbefinden leidlich.

Am 6. Dec.: Die Wunde hat sich fast ganz geschlossen. Gar keine Eiterabsonderung mehr. Allgemeinbefinden leidlich gut. Local keine Schwellung mehr, alles in guter Heilung begriffen. Dem Wunsche der Eltern nachgebend mit der Weisung, sich von Zeit zu Zeit poliklinisch vorzustellen, wird Patientin entlassen.

2. Richard Hoppenrath, 3 Jahre alt, aus Prenzlau. Aufgenommen am 22. Nov., entlassen am 6. Dec. 1890. Krankheit: Hornhautinfiltrate und Eczeme.

Anamnese: Patient ist von Geburt an schwächlich gewesen, seit einigen Monaten sind, der Angabe nach, seine Augen nicht gesund; Patient zeigte sich besonders sehr lichtscheu. Sonst ist anamnestisch nicht viel zu ermitteln.

Status: Schwächlicher, blasser Junge. An den Armen und Beinen befinden sich kleine, vereinzelte Stellen mit rotem, teils schuppendem, teils nässendem Eczem behaftet. Am Hals, der Axilargegend und Schenkelbeuge Drüsenanschwellungen. Lidränder beider Augen geröthet, zum Teil mit Borken bedeckt; Conjunctiva geröthet und geschwollen. Im Conjunctivalsack viele Flocken von Eiter. Zarte, pericorneale Injection. Beiderseits in der cornea frische tiefgehende Hornhautinfiltrate von gelblichweisser Farbe. Pupille mittelweit, rund, anscheinend ohne Synechien.

Am 22. Nov.: Die Lidspalte wird durch Berieseln mit Sublimat 1 : 5000 gereinigt, darauf mehrmaliges Einträufeln von Atropin (1 %). Pupille erweitert sich regelmässig. Warme Umschläge von Acid. boric. Abends gelbe Quecksilber - Salbe.

Am 25. Nov.: Weniger Eiterabsonderung. Pupille weit und ohne Synechien. Die Lichtscheu lässt allmälig nach, die Augen werden spontan geöffnet. Temperatur Abends 36,5.

Am 26. Nov.: Morgens 10½ Uhr Injection von 2 mg Koch'scher Flüssigkeit in den Rücken. Abends Temperatur 37,3.

Am 27. Nov.: Die Eiterabsonderung hat eher zu- wie abgenommen, ebenso die pericorneale Injection. Sonst wenig Erscheinungen, kein Schüttelfrost, kein Erbrechen. Patient ist verhältnissmässig wohl, Appetit gut.

Am 30. Nov.: Morgens 10 Uhr Injection von 5 mg Koch'scher Flüssigkeit. Temperatur Abends 37,6.

Am 1. Dec.: Abermals sehr geringe Erscheinungen. Die Hornhautinfiltrate haben sich gebessert, sind aber immer noch eitrig. An den Drüsen ist keine bemerkenswerthe Veränderung aufgetreten.

Am 6. Dec.: Patient wird mit der Weisung, Atropin weiter zu gebrauchen und Abends Ung. hydrarg. praecip. rubr. einzustreichen, auf Wunsch entlassen.

3. Jaffke, Hermann, geb. 1. Mai 1859 zu Berlin, aufgenommen am 9. Dec. 1890 wegen eines linksseitigen Thränensackleidens.

Patient ist angeblich immer gesund gewesen bis zum Jahre 1888, wo er am 26. Nov. zum ersten Male und am 28. Nov. zum zweiten Male Haemoptoë hatte; der erste Anfall war von Husten und starkem Fieber begleitet, der zweite nicht. Er wurde ärztlich behandelt, unter anderem mit Creosot innerlich. Der Arzt erklärte, es läge eine Infiltration der Lungen vor und entliess den Patienten nach sechswöchentlicher Behandlung als geheilt. Im August 1889 hatte er wieder zweimal Haemoptoë, und hustet er seit jener Zeit öfter, hat auch Auswurf, besonders Morgens. Seine Eltern leben, der Vater hat 1870 Lungenentzündung gehabt und leidet jetzt auch noch sehr an Husten, die Mutter ist gesund. Patient ist verheiratet, hat keine Kinder; seine Frau hat zweimal abortiert, das erste Mal im dritten, das zweite Mal im vierten Monat. Sie ist unterleibsleidend.

Patient ist kräftig gebaut, Thorax normal. Der in der Poliklinik des Herrn Prof. Riess, Ziegelstrasse 2, aufgenommene Lungenbefund vom 10. Dec. 1890 lautet: Über beiden Spitzen etwas gedämpfter Schall; links etwas kürzer wie rechts. Atemgeräusch in der linken Spitze sehr verschwommen. R. im ersten Intercostalraum nach aussen hin leichtes klangloses Rasseln. In dem spärlichen, zähen Sputum finden sich sehr vereinzelt liegende Tuberkelbacillen, höchstens zu 6 bis 7 im Gesichtsfeld. Körpergewicht 64¼ kg. Links in der Thränensackgegend ein fast kreisrundes Loch von dem Umfange etwa eines stärkeren Bleistiftes, in das die Sonde in der Richtung nach unten aussen bis an die Vorderfläche des Proc. alveolaris des Oberkiefers dringt, ohne irgendwo auf rauhen Knochen zu kommen. Dem Patienten wurde in hiesiger Klinik am 13. Nov. 1890 wegen Hydrops sacci lacrymalis der linke Thränensack exstirpiert. Die durch einige Nähte geschlossene Wunde brach wieder auf und kam Patient daher Anfangs December wieder in die Klinik. Nachdem er einige Tage poliklinisch mit Jodoformgazetampons behandelt war, kam er am 9. Dec. 1890 mit obigem Befunde zur Aufnahme.

Am 10. Dec. 1890, Vorm. 10 Uhr: 1. Injection mit Koch'scher Lymphe. 1 mg. Keine Reaction.

Am 11. Dec. 1890: 2. Injection. 2 mg. Vorm. 10 Uhr. Höchste Temperatur 38,8°. Sonst keinerlei Reaction.

Am 13. Dec. 1890: 3. Injection. 2 mg. Vorm. 11 Uhr. Keine Reaction.

Am 15. Dec. 1890: 4. Injection. 3 mg. Vorm. 11 Uhr. Keine Reaction.

Lungenbefund (Prof. Riess): Dämpfung, besonders L. oben auffallend. Verlängerung der Exspiration und ab und zu leichtes Rasseln. Kein Sputum. Am 17. Dec. 1890: 5. Injection. 5 mg. Mittags 1 Uhr. Keine Reaction. Am 18. Dec. 1890: 6 Injection. 6 mg. Vorm. 10 Uhr. Keine Reaction. Am 19. Dec. 1890: 7. Injection. 10 mg = 1 cg. Vorm. 10 Uhr. Bis zum Abschlusse der Krankengeschichte, Abends 9 Uhr, keine Reaction. Temperatur 37,2°. Lungenbefund wie am 15. Dec. An der täglich mit Jodoformtampons behandelten Wunde ist keinerlei Änderung eingetreten.

4. Hagen, Ernst, 17 Jahre alt, Knecht aus Linthe bei Brück. Patient leidet seit Mitte Juli am linken Auge. Er hatte vorher Kopfrose und wurde mit warmen Umschlägen behandelt. Nach Ablauf der Krankheit begann ein linksseitiges Thränensackleiden, und bildete sich zuerst eine sich nach aussen öffnende Fistel, aus der sich bei Druck Eiter entleerte. Die Fistel schloss sich angeblich spontan und entleerte sich nunmehr der Eiter aus den Thränenpunkten. Patient ist nie lungenleidend gewesen und weiss von Phthise in seiner Familie nichts. Er hat nie Husten gehabt. Am 14. Dec. 1890: Aufnahme. In der linken Thränensackgegend ist die Haut leicht geröthet; die Stelle ist mässig geschwollen. Bei Druck auf den Thränensack entleert sich eitrigschleimiges Secret aus dem unteren Thränenpunkt in den Conjunctivalsack.

Diagnose: L. Bleuorrhoe des Thränensackes. Erkrankung des Knochens (?).

Die Untersuchung der Brustorgane ergiebt: Die Gegend links vom Sternum an der Stelle der 3. und 4. Rippe ist flachtellerförmig eingesunken. Die Entfernung vom Sterno-Claviculargelenk bis zum Proc. coracoideus beträgt links 16½ cm, rechts nur 15 cm. Das rechte Schlüsselbein ist stärker gekrümmt und kürzer. Die rechte Fossa infraclavicularis ist deutlich vertieft, die linke markiert sich nicht (Asymmetrischer Bau des Thorax). Herz normal. Die Lungen bis auf eine geringe Verstärkung und Saccadierung des Atmungsgeräusches ebenfalls normal. (Das Ergebnis der Untersuchung der Brustorgane wurde durch Herrn Prof. Riess, Ziegelstrasse 2, [Poliklinik] bestätigt). Da Patient für die Behandlung mit Koch'scher Lymphe in Aussicht genommen war zwecks Diagnose eines tuberkulösen Prozesses am Thränensack, so wurde zunächst von irgend welcher localen Therapie Abstand genommen. Da sich das Eintreffen der Lymphe indessen verzögerte, so wurde am 22. Nov. 1890 in Äthernarkose die Exstirpatio sacci lacrymalis vorgenommen. Nach Spaltung des unteren Thränenröhrchens wird die Sonde eingeführt, die glatt durch den Thränennasenkanal gleitet. 2 bis 3 cm langer Hautschnitt, worauf sogleich starke Blutung eintritt, die mit Schiebern gestillt wird. Das Thränensackgewebe ist so sulzig und morsch, dass es durch die zufassende Pincette zerquetscht wird und ein kunstgerechtes Herauspräparieren des Sackes in toto unmöglich wird. Daher wird mit dem scharfen Löffel ausgiebig alles Erkrankte ausgeschabt. Der Knochen liegt in grösserer Ausdehnung frei zu Tage, von schwach missfarbenem Aussehen. Sublimatwattetampon. Verband.

Am 24. Nov.: Der Tampon wird durch Jodoformgaze ersetzt. Wunde sieht gut aus.

Am 26. Nov. 1890: 1. Injection mit Koch'scher Lymphe. 5 mg. Mittags 2½ Uhr. Schüttelfrost und höchste Temperatur Nachts zwischen 12 und 1 Uhr. Local keine Reaction.

Am 27. und 28. Nov.: Starker Schweiss und grosse Abspannung, so dass Patient im Bette verbleibt.

Am 29. Nov.: 2. Injection. 5 mg. Vorm. 10 Uhr. Schüttelfrost Nachm. 5 Uhr 10 Minuten, etwa 20 Minuten andauernd. Local keine Reaction.

Am 2. Dec. 1890: 3. Injection. 5 mg. Vorm. 10½ Uhr. Abends 6 Uhr auf der 8. linken Rippe in der Axillarlinie eine sicht- und fühlbare, mehrere Centimeter lange, auf Druck schmerzhafte Anschwellung; Haut darüber normal. Injectionsstelle auf Druck schmerzhaft, Haut etwas geröthet; keine Schwellung. Kein Appetit, viel Durst. Zunge stark weisslich belegt. Local keine Spur von Reaction.

Am 3. Dec. 1890: Schwellung auf der Rippe noch vorhanden, auf Druck nicht mehr schmerzhaft. Grosse Mattigkeit, viel Schweiss.

Am 6. Dec.: Rippenschwellung ist verschwunden; Abspannung hat nachgelassen. Patient hat nur noch bei tiefem Atmen etwas Stiche in der linken vorderen unteren Lungenpartie. Lungenbefund (Prof. Riess): Stat. idem. Wegen der grossen Schwäche des Patienten und da trotz der heftigen Allgemeinreaction keine localen Reactionserscheinungen an der Thränensackgegend auftraten, wurden die Injectionen aufgegeben und nur die locale Behandlung mit Sondieren und täglich kleiner gewählten Jodoformgazetampons fortgesetzt. Das Allgemeinbefinden hob sich 3 Tage nach dem Aussetzen der Injectionen, der Appetit kehrte zurück und wird Patient in den nächsten Tagen als geheilt entlassen werden.

Aus der Klinik für Ohrenkranke.

Bericht des Directors, Professor Dr. Lucae.

(Vom 31. December 1890.)

Am 26. November 1890 wurde mit der Anwendung des Koch-
schen Heilverfahrens begonnen, und sind bis jetzt an 17 Kranken im
Ganzen 110 Einspritzungen gemacht. Von diesen Kranken wurde
ein Kind am zweiten Tage nach der ersten Einspritzung wieder
fortgeholt; es hatte mit mässigem Fieber reagiert. Die übrigen
Kranken haben alle mehrfach Injectionen bekommen, 3—10. Die
Behandlung wurde nur klinisch gemacht. Sie betraf 5 Kinder von
2—12 Jahren und 11 Erwachsene; 9 männlichen, 7 weiblichen Geschlechts. Bei keinem wurden Bacillen im Ohreiter gefunden, bei
zweien Bacillen im Sputum.

Complicationen: Ausser diesen 2 boten noch Zeichen phthisischer
Lungenerkrankung 2 leichten, 2 schweren Grades, also im
Ganzen 6; davon zeigten 2 leichtere, anscheinend tuberkulöse Kehlkopfaffectionen. Drüsenanschwellungen zeigten 2 mit gesunden Lungen und zur Zeit der Operation, einige Wochen vorher,
noch 2 (waren exstirpiert), ebenfalls mit gesunden Lungen.

Lupus vulgaris des Gesichts fand sich in einem Falle.

Gar keine Anhaltspunkte für ausserhalb des erkrankten Ohres
vorliegende Tuberkulose waren bei 5 Kranken vorhanden. Auffallende Magerkeit bei Intactheit der Lungen fand sich bei 2, deutlicher Kräfteverfall mit Abmagerung bei 3, davon 2 bacillär.

Ohr: Von den Kranken waren 13 am Warzenfortsatz operiert:
3 vor 1 ½ — 2 Jahren, davon war 1 drei Wochen vor Beginn der
Koch'schen Kur geheilt, hatte aber starke Lymphdrüsenschwellungen;
1 hatte vor 4 Monaten Recidiv bekommen und zeigte eine eiternde
Fistel am Warzenfortsatz; 1 noch nicht geheilt. Die übrigen 10 waren
1 bis etwa 10 Wochen vor Einleitung der Koch'schen Kur am
Warzenfortsatz operiert.

Bei den Operierten war der Warzenfortsatz äusserlich gesund
gewesen bei 6, krank bei 5; bei allen aber wurde bei der Operation

der Warzenfortsatz krank gefunden, 4 Mal mit sehr ausgedehnten, sich auf das Labyrinth fortsetzenden Knochennekrosen.

Bei Beginn der Koch'schen Kur war also 1 von seinem Ohrenleiden 3 Wochen vorher geheilt, 1 hatte eine eiternde Fistel am Warzenfortsatz bei trockener Perforation des Trommelfells; die übrigen Fälle waren chronische Mittelohreiterungen, davon 3 doppelseitig. Die Wunden am Warzenfortsatz waren bei 3 vernarbt.

Wir haben die Verdünnungen des Koch'schen Mittels mit $\frac{1}{2}$ procentiger Karbolsäurelösung vorgenommen und die Einspritzungen meist Abends spät ausgeführt. Im Allgemeinen wurde mit kleinen Dosen von 0,0005—0,001 begonnen. Im Anfang wurde einige Mal rasch, später bei mehr Erfahrung stets langsam gestiegen und in grösseren Zwischenräumen, um den Kranken Zeit zu lassen, sich von der Reaction zu erholen.

Über 20 mg sind wir bis jetzt nicht hinausgegangen. Die Einspritzungen wurden mittels der Koch'schen Spritze am Rücken zwischen Wirbelsäule und Schulterblatt gemacht.

Bei der Behandlung der Wunden haben wir uns in einigen Fällen, abweichend von unserem sonstigen Brauche, sterilisierter Gaze bedient; in anderen Fällen haben wir in der Behandlung mit Jodoformgaze keine Änderung eintreten lassen. Die Reinigung des Ohres haben wir im Allgemeinen durch schwache Ausspritzungen mit Borsäurelösung bewirkt.

Krankengeschichten.

1. **Kütz**, 40 Jahre, Fuhrherr.

Familie: gesund; ebenso die 3 Kinder. Luës im Jahre 1875 (Spritzkur). Lungenentzündung im Jahre 1882, nach welcher Husten und Auswurf zurückblieben. Influenza 1889. Otitis media puralenta dextr. seit August 1890. Seitdem auch vermehrter Husten und Auswurf; Fieber, Atemnoth bei geringer Anstrengung. Keine Nachtschweisse.

Allgemeines Aussehen: Blass, etwas abgemagert.

Lunge: Inspiration nicht beschleunigt, leicht und frei. Lungenspitze bleibt bei der Atmung zurück. Atem in fossa supraclav. bei Inspiration unbestimmt, bei Exspiration rauh, hinten links über den ganzen Thorax pfeifende, giemende Geräusche; ebenso rechts; in der rechten Spitze saccadirtes Atmen; Schall etwas dumpfer und höher.

Larynx: r. Chorda: Ulceration am proc. voc. mit prominenter Granulation; Verdickung und Rötung des ganzen Stimmbandes. L. Chorda: flache Granulation am proc. vocal. — Stimme etwas heiser.

Sputum: 7. 12. 90. In 2 Präparaten 1 Bacillus-Sputum mässig reichlich, eitrig. 8. 12. 90. Im Gesichtsfeld 1 bis 2 Bacillen.

Ohr: Rechts: chronische Mittelohreiterung; mässig starke, nicht fötide, schleimige Secretion; enge Perforation vorn oben; Trommelfell verdickt, blass. Flüstersprache 0,05 m. (20). Ohrensausen. Warzenfortsatz nicht betheiligt. Im Eiter werden keine Bacillen gefunden.

Behandlung: 2 Mal täglich Spritzen mit Borsäure. Urin frei von Eiweiss. Verdauung gut.

Vom 8. 12. bis 22. 12. 90, also in 15 Tagen, 8 Injectionen von 0,001 bis
0,013 der Koch'schen Flüssigkeit. Nach den beiden ersten Injectionen fieberhafte Reactionen.
   1. Fieber tritt 13 Stunden nach der Injection auf und dauert 8 Stunden.
   2. Fieber tritt 11 Stunden nach der Injection auf und dauert 6 Stunden.
Nach der ersten Injection viele Bacillen im Sputum. Am Ohr zeigt sich
Verminderung der Otorrhoe; später Gleichbleiben derselben; ferner Schwinden
des Sausens, später Wiederauftreten desselben. Nach der 5. Injection
Klingeln, nach der 6. zuckender Schmerz im rechten Ohre.
   Resultat: Das Ohrenleiden ist im Ganzen unverändert, ebenso die Larynx-
affection, die vielleicht als eine luetische aufzufassen ist.
   Der Lungenbefund nicht besser. Nach den Injectionen sind zumeist die
Rasselgeräusche zahlreicher, sehr ausgedehnt. Sehr wenig Bacillen im Sputum.

2. **Louise Poppe**, 2 Jahre.
Familie: Eltern gesund.
Ohr: links chronische Mittelohreiterung seit einigen Monaten. Ostitis
granulosa mit eitriger Periostitis des Warzenfortsatzes.
   23. 4. 90. Eröffnung des Warzenfortsatzes bis ins Antrum, Entfernung
des Ambosses.
   1. 9. 90. Wunde am Warzenfortsatz vernarbt. Otorrhoe noch vorhanden. Drüsen am Halse. Oft phlyktaenuläre Augenentzündung; Horn-
hautflecken.
   22. 9. 90. Aqua chlor. zum Spritzen.
   22. 11. 90. Aufnahme in die Klinik.
Befund: Blasses, gut genährtes Kind, pastös.
Lungen: Hinten rauhes Inspirationsgeräusch. Bei der Exspiration
Schnurren. Rasseln nirgends hörbar, ebensowenig Dämpfung.
Ohr: Links: rote Narbe am Warzenfortsatz, in deren Umgebung
nässendes Eczem. Defect des Trommelfells. Mucosa der Labyrinthwand
glänzend rot, feucht, wenig geschwollen; wenig schleimiger Eiter. Bacillen
werden nicht gefunden.
   Rechtes Ohr gesund. Drüsen an beiden Seiten des Halses. Puls frequent.
   Behandlung: 2 Mal täglich Ausspritzen des Ohres mit Borsäurelösung
und Verband des Eczems mit Borvaseline.
   Vom 26. 11. bis 18. 12. 90, also in 23 Tagen, 8 Injectionen von 0,0005 bis
0,004 der Koch'schen Flüssigkeit. Ausser bei der 5. Injection stets fieberhafte
Reaction, nur 3 Mal über 39°. Eintritt des Fiebers nach 6½, 9½, 13, 8, 7
8 Stunden. Dauer des Fiebers 27, 28, 15, 12 Stunden. 2 Mal wegen des
Nichtmessens während der Nacht nicht zu bestimmen. Keine Veränderungen
in Ohr und Lunge.
   Resultat bezüglich des Ohrenleidens negativ.

3. **Berthold Manasse**, 17 Jahr.
Familie: Vater gesund, Mutter in letzter Zeit lungenleidend. 1 Bruder
hat schweres Asthma, 1 Bruder bacilläre Phthise mit Hämoptoë. Patient
hat im Sommer einen starken Lungenkatarrh durchgemacht.
Ohr: Links chronische Mittelohreiterung seit Kindheit. Am 7. 2. 89
Aufmeisselung des Warzenfortsatzes.
Befund: Blasser, etwas magerer, aber sonst ziemlich kräftiger Jüngling.
Lunge: Links im Interscapularraum in halber Höhe des Schulterblatts
hört man bei tiefer Inspiration vereinzelte knarrende Rasselgeräusche auf
der Höhe der Atmung, von da ab bis zur Spitze Schnurren. Rechts ist
oberhalb der gesammten Lunge das Atmen rauh, vesiculär, bei der
Exspiration schnurrend. Hustet nicht. Kein Sputum.
Ohr: Ganz geringe Mittelohreiterung. Fistel am Warzenfortsatz breit
offen, ganz gering aus dem hintersten Abschnitt eiternd. Im Eiter keine
Bacillen gefunden.

Vom 26. 11. bis 19. 12. 90, also in 24 Tagen, 10 Injectionen von 0,001 bis 0,01 der Koch'schen Flüssigkeit. Nach der 2., 3., 4. Injection (0,005) sehr starke fieberhafte Reaction mit sehr steilem Anstieg und Abfall. Eintritt des Fiebers 12, 8 bis 9, 11 Stunden nach der Injection. Nach der 1. Injection nur etwas Unbehagen. Nach der 5. bis 10. Injection absolut keine Reaction.

Allgemeine Reaction: Kopfschmerzen, Übelkeit, leichter Schwindel, oft Appetitlosigkeit, Schläfrigkeit und Mattigkeit, Schweiss; Husten und Auswurf. Nach der 2. und 3. Injection Summen hinter beiden Ohren. Nach der 7. Injection zuckende reissende Schmerzen für kurze Zeit und in Zwischenräumen wiederkehrend.

Am Schlusse: Wohlbefinden.

Ohr eitert etwas stärker; die Fistel eitert stärker, die Granulationen sind weicher und aufgelockert. Kein Husten und Auswurf.

4. Trebat, 24 Jahre, Kutscher.

Familie: Vater gestorben an unbekannter Krankheit. Mutter gesund. Seit Kindheit auf beiden Ohren fötide Eiterung.

Am 6. 12. 90: Aufmeisselung des rechten Warzenfortsatzes. Sclerose des Knochens, geringes Empyem des Antrum. Necrose des Gehörganges.

Befund: Lunge gesund. Kein Husten und Auswurf. Linkes Ohr zeigt sehr geringe Eiterung, rechtes Ohr sehr starke. Wunde hinter dem rechten Ohre üppig granulirend.

Vom 18. bis 27. 12. 90: 3 Injectionen (0,001 bis 0,006). Erst nach der 3. Injection Fieber. Reaction der Wunde zweifelhaft.

5. Margarethe Spreemann, 12 Jahre.

Familie: Vater vor 6 Jahren im Alter von 42 Jahren an Schwindsucht gestorben. Mutter gesund. 2 Brüder, beide schwächlich; der eine hat Drüsen und hustet. Patientin hat stets etwas gehustet.

Ohr: Links chronische Mittelohreiterung mit Abscess am Warzenfortsatz, der 1885 operirt wurde; damals ungeheilt entlassen. Im Verlaufe der Mittelohreiterung entstehen Drüsenschwellungen vor und unter dem linken Ohre. 24. Sept. 1889: Aufmeisselung des linken Warzenfortsatzes, Entfernen von Sequestern; Exstirpation der zum Theil verkästen Lymphdrüsen vor dem Tragus und unter dem Ohre. 16. Nov. 1890: Heilung. Wunde am Warzenfortsatz vernarbt; Gehörgang in der Tiefe narbig geschlossen.

Befund: Drüsen an beiden Seiten des Halses, besonders an der linken mässig stark geschwollen; starke adenoide Wucherungen.

Etwas blasses, aber ziemlich kräftiges Mädchen. Gewicht nach der 1. Injection 80 Pfund. Lungen gesund. Kein Husten, kein Auswurf. Rechtes Ohr gesund, Trommelfell etwas eingezogen. Linkes Ohr: Gehörgang in einer Tiefe von etwa 2 c narbig geschlossen. Narbe am Warzenfortsatz in der Höhe des Gehörganges sehr tief eingezogen, weit am Halse hinabziehend.

Vom 26. Nov. bis 21. Dec. sind 6 Injectionen von 0,001 bis 0,025 gemacht. Nach der 1. Injection (0,001) kein Fieber, nach der 2., 3. und 4. (0,025) sehr hohes Fieber, das nach der 2. Inj. 6, nach der 3. Inj. 3 Tage anhält; nach der 5. und 6. Inj. geringes Fieber. Eintritt des Fiebers bei der 2. und 5. Inj. 11 Stunden nach denselben, bei den übrigen Injectionen war es Morgens bereits vorhanden.

Sonstige allgemeine Reactionen: Appetitlosigkeit, Mattigkeit, Kopfschmerzen, Übelkeit, auch Erbrechen; Brennen im Kopfe (Congestion), Somnolenz, Verstopfung der Nase; Erythem des Oberkörpers, etwas Husten und Auswurf, etwas Schwindel.

Locale Reactionen: Drüsenschwellungen mit Empfindlichkeit am Halse, selbst nach der 1. Injection; verschiedene Male Ohrensausen, meist in beiden Ohren; Wärmegefühl im linken Ohre. Stets erhebliche Rötung der ganzen Partie in der Umgebung des linken Ohres. Nach der 4. Injection rechts acute Mittelohrentzündung mit Exsudat.

Resultat: Die Kranke ist etwas blasser und magerer, im Gewicht von 80 auf 76 Pfund herabgekommen. Die Drüsen sind ziemlich verkleinert. Die Narben am linken Ohr sind intact geblieben.

6. Kühling, 31 Jahre, Lehrer.

Familie: Vater am Herzschlag gestorben; Mutter gesund. 3 Geschwister gesund. Nie Gelenkrheumatismus.

Ohr: Rechts chron. Mittelohreiterung seit 27 Jahren nach Fremdkörperextraction. 10. Juli 1890: Schädelbasisfractur, danach beiderseitige Taubheit, l. Facialislähmung. Letztere wieder zurückgegangen. 10. Oct. 1890: Schwitzkur mit Pilocarpin-Injectionen, 35 Mal; zuletzt 25. Nov. 1890. Ohne Erfolg.

Befund: Lunge gesund. Rechtes Ohr zeigt ziemlich reichliche schleimige Eiterung. Trommelfell zerstört, Schleimhaut der Labyrinthwand stark geschwollen. Keine Bacillen im Eiter. Warzenfortsatz äusserlich normal. Patient ist von gesundem, kräftigem Aussehen.

Vom 4. Dec. bis 18. Dec.: 5 Injectionen von 0,01 bis 0,02. Nach der 1. und 5. Inj. geringes Fieber, nach der 3. und 4. höheres Fieber (39,3°) mit vorangegangenem Schüttelfrost (6—8 Stunden nach der Injection). Nach allen Injectionen Schmerzen in den Gelenken, und zwar nach der 1 und 2 (0,01 und 0,014), nur in den Fingergelenken, nach der 3. Inj. in allen Gelenken, Arme und Beine wie gelähmt; nach der 4 Inj. ebenfalls, aber schwächer; nach der 5. Inj. grosse Gelenkschmerzen; Morgens vollständig wie gelähmt. Am 24. Dec. noch immer grosse Mattigkeit und Schmerzen im linken Schultergelenk, Kopfschmerzen, Schwindel, Übelkeit, Erbrechen. Nach den letzten 3 Injectionen (0,02) Hitze und Schmerzen im rechten Ohre und im Warzenfortsatz, auch öfter Sausen und Klingen im linken Ohre. Ohreiterung unverändert. Lungenbefund negativ. Am 24. Dec.: Warzenfortsatz nicht mehr druckempfindlich.

Resultat: Grosse Schwäche.

7. Anna Weins, 2½ Jahre.

Familie: Eltern und 2 Geschwister gesund.

Im Alter von ³/₄ Jahren Ohrensausen ohne bekannte Ursache. Dann im Zeitraum von 1¼ Jahren 2mal Masern, zuletzt vor ½ Jahr. 21. Oct. 1890: Exstirpation von grossen, zum Theil vereiterten Drüsen; von der Carotis abpräparirt. Aufmeisselung des rechten Warzenfortsatzes: Ostitis granulosa.

Befund: Gedunsenes Gesicht. Lunge ohne besonderen Befund. Etwas Husten. An der rechten Halsseite schmaler Granulationsstreifen, in der Mitte stärker eiternd. Am rechten Warzenfortsatz eine enge, von Granulationen umwallte Fistel; Gehörgang eng, in der Tiefe eine Granulation, blassroth, wenig Eiter. Linkes Ohr wenig eiternd. Trommelfell blass, enge Perforation. An beiden Seiten des Halses bis bohnengrosse Drüsen, unempfindlich. Keine Bacillen im Ohreiter gefunden.

Vom 11.—25 Dec.: 7 Injectionen von 0,0005 bis 0,005. Nach der ersten und schwächsten Injection das höchste Fieber. 3 mal sehr geringes Fieber und 3 mal gar kein Fieber. Eintritt des Fiebers 8, 15 und 22 Stunden nach den Injectionen. Nach der 1. Inj. viel Schlaf, nach der letzten Durchfall. Seit der 5. Inj. ist das linke Ohr trocken; am rechten Ohre keine Veränderung.

Resultat: Bezüglich des rechtsseitigen Ohrenleidens negativ, bezüglich des linksseitigen ist eine Besserung während der Kur eingetreten.

8. Else Höhne, 4 Jahre.

Familie: Eltern und Geschwister gesund. Grossmutter soll an Lungenerkrankung gestorben sein. Ohne bekannte Ursache etwa 8 Wochen links chron. Mittelohreiterung, seit 4 Wochen mit Abscess am Warzenfortsatz.

Befund: Kräftiges Kind. Stimme etwas heiser. Links fötide Mittelohreiterung mit Fistel am Warzenfortsatz. Pulsfrequenz: 120. Lunge gesund.

5. Dec. 1890: Aufmeisselung des linken Warzenfortsatzes. 18. Dec. 1890: Wunde stark granulirend, reichlich eiternd.

3 Injectionen von 0,001 bis 0,002 seit dem 18. Dec. Nach der 1. und 3. Inj. fieberhafte Reaction. Nach der 3. Inj. Diarrhoe. Sonst keinerlei Reaction, vielleicht ist die üppige Granulationswucherung beeinflusst.

9. Pfeffer, 17 Jahre, Kaufmann.

Familie: Vater im Alter von 39 Jahren an Schwindsucht gestorben. Mutter gesund. 2 Geschwister, beide gesund.

Krankheiten: Im Sommer 1890 Katarrh der rechten Lungenspitze, geringe Haemophoë. Viel Nachtschweiss.

Ohr: Rechts Otitis externa mit Periostitis am Warzenfortsatz und starker Vortreibung der vorderen Gehörgangswand. 15. Aug. 1890: Wesentliche Besserung. 20. Sept. 1890: Am Boden des knöchernen Gehörganges ein enger Defect, eiternd. 6. Oct. 1890: Senkungsabscess am Halse. Operation: Incision des Abscesses. Oberflächliche Eröffnung des Warzenfortsatzes.

Befund: Lunge, vorn in der foss. supraclav. dext. der Schall etwas dumpfer und höher; Atmen unbestimmt, schwächer als links. Hinten in der fossa supraspinata der Schall etwas dumpfer als rechts, doch innerhalb der physiologischen Breite. Kein Sputum. Etwas Husten. Ohr: cariöser eiternder Defect am Boden des knöchernen Gehörganges. Hinter dem Ohre eine lange, dicke, rothe Narbe. Im Eiter keine Bacillen. Unter dem Ohre ein rother vernarbter Nadelstich, der vereitert war. Urin frei von Eiweiss und Zucker.

Vom 26. Nov. bis 14. Dez. sind 8 Injectionen gemacht, von 0,001 bis 0,02. Nach der 1. Injection kein Fieber. Nach der 2. Injection sehr geringes Fieber (38,2°), 5 Stunden nachher. Nach den übrigen Injectionen hohes Fieber mit steilem Anstieg und Abfall. Nach der 5. Injection auch am zweiten Tage noch geringes Fieber. Nach der 8. Injection 10 Tage lang Fieber, von Tag zu Tag steigend bis zu 40,8°. Eintritt des Fiebers 10, 6, 5, 13, 11, 24 Stunden nach den Injectionen. Oefters Morgens subnormale Temperaturen. Weitere allgemeine Reactionen: Mattigkeit, Kopfschmerzen, Übelkeit, Schläfrigkeit, Brustschmerzen, Husten und Auswurf vermehrt, schwitzt leicht. Nach der 2. Injection schwillt ein vernarbter Nadelstich unter dem Ohre an, wird roth, nässt; ebenso nach der 3. Injection. Nach der 6. Injection stellt sich der Nadelstich als ein zu dem cariösen Defect im Gehörgangsboden führenden Fistelgang dar. Nach der 7. Injection derbes Infiltrat am unteren Ende der Narbe, das nach einigen Tagen verschwindet. Nach der 8. Injection am oberen Ende der Narbe: Schwellung, geringe Röthe und grosse Empfindlichkeit bei diesem Druck. Schwellung und Empfindlichkeit nehmen noch zu in den nächsten Tagen und breiten sich über die rechte Kopfhälfte aus, ziehen am 22. 12. auf die rechte Gesichtshälfte vorzüglich am Jochbogen, am 23. über die Mitte der Stirn, nehmen am 24. die ganze Stirn ein und dehnen sich auf die linke Kopfhälfte aus. Am 26. geht die Schwellung zurück. Seit dem 23. ist das subjective Befinden gut, dagegen ist die rechte Wade schmerzhaft, hart und dick, zeigt aber am folgenden Tage fortschreitende Besserung. Die Schwellung war mit Erysipel nicht zu verwechseln. Am 22. Dez. hatte der Urin ganz leichten Eiweissgehalt; am 29. Dez. war der Eiweissgehalt ziemlich beträchtlich.

10. Frau Jerol, 39 Jahre.

Familie: Mutter gestorben an Schlaganfall. Vater gestorben an unbekannter Krankheit. 1 Bruder gesund.

Lunge: Im November 1889 eine schwere Lungenerkrankung (Schwindsucht), von der sie sich wieder etwas erholt hat; seitdem Abmagerung und Husten.

Ohr: Seit 3 Jahren in Folge von Erkältung linksseitige Mittelohreiterung. 18. Nov. 1890: Aufmeisselung des linken Warzenfortsatzes; dabei ergiebt sich ausgedehnte nekrotische Zerstörung desselben, Nekrose der Labyrinthwand und Senkungsabscess nach dem Pharinx zu. 19. Nov. 1890: Facialisparalyse.

Befund: Magere Frau. Lunge: Vorn rechts unbestimmtes Atmen und mässig reichliches über mittelgrossblasiges Rasseln, das sich zum Theil dem Klingen nähert. Unter der Scapula ist das Atmen scharf vesiculär, hin und wieder mittelgrossblasiges Rasseln hörbar. In der linken Lunge ist rauhes vesiculäres Atmen und sparsames klangloses Rasseln hörbar, unter dem Schulterblatt ist das Atmen scharf vesikulär, Rasseln jedoch nicht hörbar. Hinten ist in beiden foss. supraspin. klangloses, mittelgrossblasiges Rasseln, rechts weit reichlicher als links. Rechts ist das Rasseln bis zur Mitte des Schulterblatts zu verfolgen, während links von der Spina scap. ab das Atmen rauh vesiculär ist. Schall in beiden foss. supraclav. dumpfer und höher als normal. Rechts ist die Dämpfung weit intensiver als links. Unterhalb des rechten Schlüsselbeins ist der Schall tympanitisch. Hinten ist in beiden foss. supraspin. der Schall ziemlich scharf gedämpft. Husten gering. Auswurf nicht stark. Keine Bacillen gefunden. Urin frei von Eiweiss und Zucker. Wunde schön granulirend, reichlich eiternd. Der Sequester an der Labyrinthwand noch nicht gelöst. Im Ohreiter keine Bacillen gefunden.

Vom 26. Nov. bis 6. Dez., also in 11 Tagen, 5 Injectionen von 0,0005 bis 0,01. Nach den ersten beiden Injectionen (0,0005 bis 0,0015) keine fieberhafte, wohl aber leichte allgemeine Reaction: Mattigkeit, Kopfschmerz, kein Appetit. Nach der 3. Injection Fieber bis zu 39°. Nach der 4. und 5. Injection (0,006 bis 0,01) ganz geringes Fieber. Allgemeine Reaction: Kopfschmerzen, Uebelkeit, Mattigkeit, Appetitlosigkeit, leichter Schweiss, Stiche in der linken Brust, vermehrter Husten und Auswurf. Nach der 5. Injection waren die Glieder wie gelähmt. Nach der 3. und 5. Injection links Ohrensausen. Wunde unverändert, ebenso der Lungenbefund. 10. Dez.: Erysipelas. 15. Dez.: Grösste Herzschwäche, Delirium. Resultat: Zustand des Ohrenleidens ohne sichtbare Veränderung. Lungenbefund unverändert. Die Schwäche ist wesentlich grösser.*)

11. **Dommisch,** 21 Jahre, Ciseleur.

Familie: Vater im Alter von 53 Jahren an Brustfellentzündung gestorben. Mutter gesund. Schwester schwächlich. Bruder, 18 Jahre, hustet. Patient hustet seit 2 Jahren.

Ohr: Links Otitis media suppurativa seit $2^2/_{12}$ Jahren. Am 6. Juni 1889 Aufmeisselung des Warzenfortsatzes wegen ausgedehnten Abscesses im Knochen. Am 3. Jan. 1890 Wunde vernarbt, trockene Perforation. Anfang Juli 1890 Recidiv der Otorrhoe, Narbe wieder aufgebrochen. 19. Oct. 1890: Trockene Perforation. Zur Koch'schen Kur aufgenommen am 24. Nov. 1890. Befund: Hagerer anämischer Kranker. Körpergewicht 123 Pfund. Lunge: In beiden foss. supraclav. mittelgrossblasiges, nicht klingendes Rasseln, rechts während der ganzen Inspiration und Exspiration, links nur am Ende der Inspiration hörbar. In der rechten foss. infraclav. bis zur 3. Rippe ganz schwaches unbestimmtes Atmen und vereinzelte klanglose, mittelgrossblasige Rasselgeräusche. In beiden foss. supraspinatae Atmen rauh und unbestimmt, im übrigen Thorax rauh vesiculär. Schall in der foss. infraspin. rechts etwas dumpfer als links; rechts vorn bis zur 3. Rippe Schall gedämpft tympanitisch. Schallwechsel nicht wahrnehmbar. Sputum reichlich, eiterig, dickgeballt; viele Bacillen (bis 40 im Gesichtsfelde).

---

*) Nach Ablauf des Erysipelas breiten sich die Rasselgeräusche über den ganzen Thorax aus. Sehr reichlicher Auswurf mit zahlreichen Bacillen (80 im Gesichtsfeld). Exitus letal. am 13. Jan. Der grossen Schwäche wegen war das Koch'sche Heilverfahren nicht wieder aufgenommen. Bei der Section fanden sich in beiden Lungen: Cavernen 'in den Oberlappen und zahlreiche Tuberkel; in der linken Niere miliare Tuberkel; im Ileum 12 tuberkulöse Geschwüre von gewöhnlichem Aussehen. Im Ohr: knöcherne Labyrinthkapsel eingeschmolzen, ebenso der canal. carotic. An Stelle des Labyrinthes Granulationsgewebe.

Ohr: Trockene Perforation. Mucosa geschwollen. Fistel in der breiten Narbe am Warzenfortsatz, welche in eine Höhle nach innen und vorn auf entblössten Knochen führt. In der Fistel schleimiger Eiter in geringer Menge, in welchem keine Bacillen gefunden wurden.

Vom 26. Oct. bis 24. Dez. wurden 8 Injectionen von 0,0005 bis 0,004 gemacht. Nach der 1. Injection erst am 2. Tage ganz geringes Fieber (31 Stunden nach der Injection). Nach der 2. Injection am 1. und 2. Tage Fieber. Nach der 5. Injection kein Fieber; nach den übrigen Injectionen jedoch hohes Fieber mit steilem An- und Abstieg und mit vorhergehendem Frieren. Der letzten Injection folgt bei gleicher Dosis das höchste Fieber. Fieber beginnt 13, 9, 14, 16, 10 Stunden nach den Injectionen. Während der Kur mehr Bacillen im Sputum als vorher. Ausser dem Fieber bestand die Reaction jedesmal in Kopfschmerz, Appetitlosigkeit, Mattigkeit, etwas Schwindel; einige Male in Schläfrigkeit, Brustbeklemmung, Schmerzen in der Brust, vermehrter Husten, wenig Auswurf. Ferner im Ohre: Einige Male links vermehrtes Sausen, ein Mal mit Klingen, einige Male Gefühl von Wärme im linken Ohre, leichte Röthung der Narbe, ein Mal leichte Stiche in der Fistel. Resultat: 26. Dez. 90: Fistel unverändert, linkes Ohr etwas feucht. Weniger Bacillen im Sputum. Lunge: foss. supraspin. dextr. spärliches Rasseln, inspir. Giemen; foss. supraclavic. dextr. Giemen bei der Inspiration, ebenso vorn oben bis zum 2. Intercostalraume. Auf der linken Lunge kein Rasseln hörbar. Grosse Mattigkeit. Körpergewicht auf 118 Pfund gesunken.

12. Buchholz, 35 Jahre, Webergeselle.

Familie: Eltern gestorben: die Mutter ertrunken, der Vater an incarc. Hernie. 1 Bruder gestorben an Brustkrankheit. 2 Geschwister sind gesund.

Anamnese: 1871 Maschinenverletzung am linken Arm. 1874 Lungenentzündung und Typhus. Danach viel halsleidend, heiser, Husten, wenig Luft. Seit 1½ Jahren nasse Kellerwohnung. Seit 4 Wochen wieder Verschlimmerung mit Heiserkeit und Husten. Patient seit Kindheit chronische Mittelohreiterung mit grosser Schwerhörigkeit.

Befund: Lunge: in foss. supraclav. sin. mässig reichliches, mittelgrossblasiges Rasseln, rechterseits daselbst Atem abgeschwächt, unbestimmt. In beiden foss. supraspin. leicht gedämpfter Schall. Larynx: Com. interaryt. mit starken weissgrauen, höckerigen Auflagerungen. Links lig. aryepiglott. um das Doppelte verdickt. Stimme etwas heiser. Sputum gering. Keine Bacillen in demselben gefunden. Etwas Obstipation. Urin frei von Eiweiss und Zucker, bleibt auch während der Kur frei. Rechtes Ohr zeigt chron. fötide Eiterung, die nach einmaligem Ausspritzen sistirt. Perforation im oberen Pol, in welcher der anscheinend cariöse Hammerkopf liegt, und fast vollständiger Defect des übrigen Trommelfells. — Continuirliches Sausen.

Injectionen: Vom 26. Nov. bis 25. Dec. wurden 7 Injectionen von 0,001 bis 0,006 bis 0,004 gemacht. Nach der 1. Inject. erst am zweiten Tage leichtes Fieber (30 Stunden nach der Inject.). Nach der 2. Inject. kein Fieber, obgleich die 2½fache Dosis gegeben wird. — Nach den übrigen Injectionen Schüttelfrost und hohes Fieber mit steilem An- und Abstieg, und zwar 3 Mal die 6fache Dosis (0,006) der Anfangsgabe, danach jedesmal höheres Fieber mit beängstigender Dyspnoe (Resp. 60) 6 Stunden nach der Injection; dann 2 Mal die 4fache Dosis, danach geringeres Fieber und geringere Dyspnoe (11 und 14 Stdn. nach der Inject.). Bemerkenswerth: Nach der Inject. von 0,006 war die Reaction bedeutend geringer, als nach den 2 folgenden Inject. mit derselben Dosis. Nach den grösseren Dosen (0,006) trat das Fieber doppelt so rasch (6 Stdn.) auf, als nach den anderen (11 bis 14 Stdn.).

Weitere allgemeine Reactionen: Grosse Mattigkeit, Kopf- und Kreuzschmerzen, etwas Sopor, Dyspnoe, Übelkeit, Appetitlosigkeit, Schwindel, leichter Schweiss, öfters viel Husten, einige Mal Leibschmerzen, Stiche in der Brust, Herpes labial. Larynx: Die Auflagerungen an der Com. interaryt.

sehr ödematös und verflacht, nach der 5. Inject. sind sie ganz verschwunden. Nach der 7. Inject. wieder etwas weisse Auflagerung, die nach 2 Tagen wieder verschwunden ist. Das lig. aryepigl. sin. ist am 25. Dec. etwas weniger dick, als vor der Kur. Ohr: 2 Mal Ohrensausen vermehrt. Nach der 5. Inject. Herpes auriculae dexst. Nach der 2. Inject. Schwellung der Paukenhöhlenschleimhaut im hinteren unteren Abschnitt, hinter welcher etwas Eiter hervorgedrückt wird. Nach der 6. Inject. dasselbe — die übrigen Tage das Ohr trocken. Nach der 7. Inject. 10 Tage später dasselbe, diesmal 6 Tage nach der Injection.

Resultat: Etwas abgemagert, fühlt sich besser, in Bezug auf das Ohr annähernd status idem, Larynx wesentlich gebessert.

13. **Eichhorn**, 32 Jahre, Eisenbahnarbeiter.

Familie: Vater starb an unbekannter Krankheit, Mutter gesund. 2 gesunde Schwestern. Keine Kinder. Nie lungenkrank.

Ohr: 15 Jahre lang rechts fötide Mittelohreiterung. Am 12. Oct. 1890 Aufmeisselung des rechten Warzenfortsatzes: Cholesteatom des Antrum, Defect im knöchernen Kanal des horizontalen Bogengangs und im Kanal des Facialis hinter der Pauke. Etwas Obstipation. Urin frei von Eiweiss und Zucker. Bei Beginn der Koch'schen Kur die Operationswunde schon sehr verkleinert, schön granulirend, wenig eiternd, etwas fötide.

Lunge: In der foss. supraclav. sin. Atem etwas rauher, Schall daselbst etwas dumpfer als rechts. In der foss. supraspin. sin. auf der Höhe der Inspiration vereinzeltes kleinblasiges Rasseln. Morgens sehr wenig Sputum, nicht eitrig. Keine Bacillen enthaltend. Wenig Husten. Im Ohreiter keine Bacillen.

Injectionen: Vom 26. Nov. bis 24. Dec. wurden 10 Injectionen von 0,001 bis 0,02 gemacht. Nach der 1. Inject. erst am nächsten Tage ganz geringe Temperaturerhöhung: 38° (30 Stdn. nach der Inject.). Dann nach der 3.—5. Inject. von 0,01 Fieber von annähernd gleicher Höhe (12, 12, 15 Stdn. nach der Inject. beginnend). Nach den übrigen Injectionen fieberfrei. Weitere allgemeine Reactionen: Etwas schläfrig. Appetitlosigkeit, Kopfschmerzen, Stiche in der Brust, Mattigkeit, etwas Husten. Direct nach der Injection 4 Mal Klingeln im rechten Ohr, 1 Mal in beiden Ohren.

Resultat: Das Ohrenleiden zeigt keine erkennbare Veränderung während der Kur.

14. **Marie Juricke**, 11 Jahre.

Familie: Vater an Schwindsucht gestorben, Mutter an Schwindsucht leidend.

Ohr: Seit mehreren Jahren links chronische Mittelohreiterung. Vor 2 Monaten Abscess am Warzenfortsatz. Am 2. Dec. 1890 Aufmeisselung des linken Warzenfortsatzes. An der Lunge nichts Besonderes. Etwas mageres, aber ziemlich wohl aussehendes Kind.

Injectionen: Vom 8. Dec. bis 21. Dec. wurden 4 Inject. von 0,001 bis 0,002 gemacht. Nach jeder Inject. hohes Fieber ohne Schüttelfrost. Nach der 1. Inject. hält das Fieber 2 Tage lang an. Allgemeine Reaction, jedes Mal bestehend in Kopfschmerz, Schwindel, Appetitlosigkeit, Somnolenz. Nach der 2. Inject. die Spitze des Warzenfortsatzes etwas druckempfindlich.

15. **Louise John**, 15 Jahre.

Familie: Eltern sind gesund, Vater jedoch an Asthma leidend, . 3 Geschwister gesund. Lupus der linken Wange seit 8 Jahren. Seit mehreren Jahren rechts chronische fötide Otorrhoe. Am 3. Oct. 1890 Aufmeisselung des rechten Warzenfortsatzes, Nekrose der Labyrinthwand und nekrotischer Defect des Facialiskanales. Sehr magere, blasse Kranke. Gewicht 75 Pfund. Lunge intact, kein Sputum. Wunde am Warzenfortsatz nicht sehr gross, ausgekleidet mit schlaffer, blasser Granulation; mässige Eiterung, nicht fötide. Im Eiter keine Bacillen. Es wird ein Kaninchen mit dem Eiter geimpft.

234

Injectionen: Vom 26. Nov. bis 24. Dec. wurden 8 Inject. von 0,001 bis 0,008 gemacht. Nach der 1. Inject. erst am 2. Tage ganz geringes Fieber, 38,2° (30 Stdn. nach der Inject.). Nach der 2. Inject. 3 Tage lang intermittirendes Fieber. Nach den anderen Injectionen hohes Fieber. mit steilem Anstieg und Abfall. Nach der 3. Inject. ist das höchste Fieber (2. Dosis von 0,005). Eintritt des Fiebers etwa 10, 8, 8, 7, 7, 8, 10 Stunden nach der Injection. Dauer des Fiebers 15, 15, 16, 9 Stunden zum mindesten.

Weitere allgemeine Reaction: Kopfschmerzen, Appetitlosigkeit, Gliederschmerzen, Hinfälligkeit, Schläfrigkeit bis zu etwas Sopor, Übelkeit, Schwindel beim Sitzen, Schmerzen in der Brust, Zunahme der Pulzfrequenz, viel Schweiss.

Locale Reaction: 1. Lupus reagirt mit Hyperämie und Infiltration gleich nach der 1. Inject., lange ehe Fieber eintritt. Schwellung der linken Submaxillardrüsen. Nach der 3. Inject. sind die Knötchen verschwunden. Nach der 4. Inject. ist der Lupus eine glatte, geröthete Fläche. Reagirt nach allen Injectionen, zuletzt freilich sehr schwach. 2. Ohr: Nach der 2. Inject. Hitze im rechten Ohr und in der Wunde. Haut am Warzenfortsatz geröthet; zeitweise Ohrensausen rechts. Nach der 4. Inject. Hitze im rechten Ohr. 3. Die eine Injectionsstelle ist etwa 3 Wochen lang breit geröthet und schuppend.

Resultat: Bedeutende Besserung des Lupus. Kein bemerkenswerther Einfluss auf das Ohrenleiden. Geringe Gewichtsabnahme.

16. Kraatz, 27 Jahre, Webermeister.

Familie: Vater gesund, Mutter im Alter von 40 Jahren an »Kopfkolik« gestorben. 2 Kinder gesund. Patient nie lungenkrank; blasser, magerer Mann von etwas kachectischem Aussehen.

Ohren: Rechts chron. fötide Mittelohreiterung seit etwa 10 Jahren, seit Weihnachten 1889 eine Fistel am Warzenfortsatz. Am 7. Oct. 1890 Aufmeisselung des rechten Warzenfortsatzes, wobei sich fand: Empyem des Antrem, nekrotischer Defect des horizontalen Bogenganges und des canalis facialis. Links chron. Mittelrohreiterung mit nekrotischem Defect des Kuppelraumes. Eiterung bald sistirend, bald wieder auftretend. Chronische Bursitis am linken Troch. maj.

Befund: Lunge: Atem etwas rauh, über den ganzen Thorax verbreitet, sonst nichts Abnormes. Kein Husten, kein Auswurf. Rechtes Ohr: Mässige Eiterung; Operationswunde auf $\frac{1}{3}$ der ursprünglichen Grösse verkleinert, schön granulirend. Linkes Ohr: Etwas fötide eiternd. Im Eiter beider Ohren werden keine Bacillen gefunden.

Injectionen: Vom 26. Nov. bis 28. Dec. wurden 7 Inject. gemacht von 0,001 bis 0,02 bis 0,01. Nach den ersten 2 Inject. keine Reactionen, ausser Schmerzen an der Injectionsstelle. Nach der 3. Inject. (0,01) keine Reaction, ausser etwas Mattigkeit. Nach der 4. Inject. (0,02) starke Reaction. Unter Frösteln tritt hohes Fieber auf, bis zu 40,1°, 2 Tage dauernd. Nach der 5. und 6. Inject. mit fallenden Dosen (0,015 bis 0,013) ebenfalls starke Reaction mit hohem Fieber, bei der letzten Inject. (0,01) mit gutem Wohlbefinden. Temp. bis 39,2°.

Die allgemeinen Reactionserscheinungen nach der 4. und 5. Inject. bestanden in Kopfschmerzen, Übelkeit, Erbrechen, Appetitlosigkeit, grosser Mattigkeit, Herzklopfen und Schläfrigkeit.

Locale Reactionen: Nach der 4. Inject. vermehrte Hitze im rechten Ohr. Nach der 6. Inject. rechts schwaches Ohrensausen.

Resultat: Das Ohrenleiden zeigt keine erkennbare Beeinflussung.

Alle Kranken haben auf die Einspritzungen mit Fieber reagirt, einige freilich nur einmal. Das Fieber zeigte manche Verschiedenheiten. Es setzte meist ohne Schüttelfrost, öfter mit Frösteln ein, in steilem Anstieg und verlief in steilem Abfall. Es dauerte meistens nur einen Tag, bei 3 Kranken 2 Tage und war dann am 2. Tage geringer; bei 3 Kranken sogar 3 bis 10 Tage mit grosser Heftigkeit. Der Eintritt des Fiebers nach der Injection schwankte sehr, zumeist zwischen 6 bis 15 Stunden. In 4 Fällen bei der ersten Injection nach kleinen Dosen erfolgte er erst am zweiten Tage nach etwa 30 Stunden und erhob sich dann nur eben über 38°. Je grösser die Gabe war, um so rascher setzte im Allgemeinen das Fieber ein.

Manchmal bot das Fieber nach der ersten und schwächsten Dosis die höchste Spitze, während in anderen Fällen bei gleicher Gabe die letzte Einspritzung höheres Fieber zur Folge hatte, als die vorhergehenden.

In einem Falle zeigte sich eine Dosis von 0,01 erst wirksam, und zwar recht intensiv, nachdem eine Einspritzung von 0,02 vorangegangen war und hohes Fieber gemacht hatte. Bei einem Kranken mit wenig Bacillen im Sputum, welche während der Kur eine grosse Vermehrung erfuhren, hatten von 8 Injectionen nur die ersten zwei mässiges Fieber zur Folge.

Das Allgemeinbefinden wird in einigen Fällen sehr wenig oder gar nicht gestört, wie z. B. bei dem zuletzt erwähnten Kranken, in anderen Fällen in der bedrohlichsten Weise beeinflusst, gewöhnlich nach Massgabe der Höhe der Temperatur. Freilich haben wir auch sehr hohes Fieber bis zu 40° beobachtet, bei gänzlich unverändertem Wohlbefinden und andererseits die grösste Zerschlagenheit und Hinfälligkeit bei völligem Fehlen von Temperaturerhöhung; so bei Frau Jerol, welche bei einer Temperatur von nur 38,1° über heftige Gelenkschmerzen klagte, und vor allem bei Kühling, welcher nach jeder Injection von heftigen Gelenkschmerzen befallen wurde und nach der 5. Einspritzung ohne Temperaturerhöhung wie völlig gelähmt im Bette lag. An den Gelenken war objectiv keinerlei Veränderung zu constatiren.

Die Störung des Allgemeinbefindens bestand meist in Kopfschmerzen, Übelkeit, Brechneigung und Erbrechen, Appetitlosigkeit, Schwere in den Gliedern und grosser Mattigkeit, Schläfrigkeit bis zur Somnolenz, dann einigem Schwindel und war bis auf die Mattigkeit am folgenden Tage meist verschwunden, während sie bei andauerndem Fieber fortbestand.

Die Hinfälligkeit erreichte bei einem Kranken, Buchholz, einen sehr hohen Grad und war mit sehr hoher Respirationsfrequenz (60 in der Minute) und beängstigendem Luftmangel verknüpft, dessen Grund nicht im Larynx lag; bei der sehr oberflächlichen Respiration ergab die Untersuchung der Lunge negativen Befund.

An der Injectionsstelle beobachteten wir stets Schmerz und Anschwellung, einige Male Röthe, welche in einem Falle etwa 20 Tage anhielt und mit stärkerer Desquamation verbunden war,

Der Lupus hat nach der 4. Injection eine wesentliche Besserung erfahren und ist in eine glatte, rothe, wenig infiltrirte Fläche umgewandelt.

Die Halsdrüsen sind bei Spreemann nach Schwellung während der Reaction wesentlich kleiner geworden.

Der Larynx bei Buchholz zeigt eine augenscheinliche Besserung; die Auflagerungen an der Com. interaryt. sind verschwunden, während die Verdickung des lig. aryepigl. noch fortbesteht.

Husten und Auswurf waren in der Reaction meist vermehrt; Husten trat in einigen Fällen auch auf, wo er sonst nicht vorhanden war.

Die Bacillen zeigten sich bei den 2 bacillären Kranken im Verlauf der Kur sehr vermehrt, während sie jetzt wieder viel spärlicher sind. Der Lungenbefund ist nicht wesentlich geändert Im Auswurf der übrigen Kranken wurden auch während der Behandlung keine Bacillen gefunden.

2 Kinder haben nach der 3. bezw. 7. Injection Diarrhoe bekommen. Bei einer Kranken trat bei den ersten beiden Einspritzungen am ganzen Oberkörper intensives Erythem auf; mehrere Kranken zeigten Herpes labialis. Die Reactionserscheinungen von Seiten des Ohres waren stets leichter und meist rasch vorübergehender Natur.

Hitzegefühl im kranken Ohr trat wiederholt nach der Einspritzung auf bei 5 Kranken. Eine geringe Röthung der Narbe bei bestehender Fistel wurde bei einem Kranken und eine geringe Röthung der Haut am Warzenfortsatz hinter der Fistelöffnung ebenfalls bei einer Kranken (John) wahrgenommen.

Eine starke Röthung der mehrfachen Narben und der ganzen Haut um die Ohrmuschel herum zeigte sich bei einer seit mehreren Wochen geheilten Kranken (Spreemann), bei welcher vor $1\frac{1}{2}$ Jahren zugleich mit der Aufmeisselung verkäste Drüsen exstirpirt waren.

Herpes des Ohrläppchens wurde einmal constatirt (Buchholz). Über leichten stechenden Schmerz in der Fistel wurde einmal geklagt; über leichte Schmerzen im kranken Ohr klagten 3 Patienten, bei einem bestand zugleich vorübergehend Druckempfindlichkeit am Warzenfortsatz (Kühling).

Sausen bezw. vermehrtes Sausen im kranken Ohr, bisweilen mit Klingen, empfanden 5 Kranke; über Sausen in beiden Ohren klagten 2.

Ein Kranker hatte oft Sausen und Klingen im nicht eiternden Ohre. — In einem Falle war das Sausen im Beginn der Kur geschwunden, später aber wiedergekehrt (Kütz).

Bei Weins sistirte die Eiterung auf dem nicht operirten Ohre nach der 5. Injection und ist auf dem operirten Ohre entschieden geringer geworden, während sie in einem anderen Falle im Beginn geringer wurde, später aber zu anfänglicher Stärke wieder anwuchs.

Bei einem Kranken trat circumscripte Anschwellung der Schleimhaut im hinteren unteren Abschnitte der Paukenhöhle auf, zugleich mit der Production von etwas Eiter an dieser Stelle, und zwar nach der 2. und nach der 6. Injection und zum dritten Male unabhängig von einer Injection (B u c h h o l z).

Bei M a n a s s e ist nach 10 Injectionen die Ohreiterung etwas stärker, besonders aber sind die Granulationen der Fistel mehr aufgelockert und eitern stärker, ohne dass ausser geringen zuckenden Schmerzen sonstige Reactionserscheinungen von Seiten des Ohres vorhanden gewesen wären.

Bei S p r e e m a n n trat nach der 4. Injection (0,0025) eine acute Mittelohrentzündung des rechten Ohres auf mit grosser Schwerhörigkeit. Durch Paracentese wurde geringes Exsudat entleert und rasche Besserung erzielt.

Bei Frau J e r o l entwickelte sich einige Tage nach der letzten Injection (0,01) e i n e G e s i c h t s r o s e; extreme Herzschwäche drohte eine Krisis herbeizuführen, wurde aber glücklich überwunden.

Ein eigenartiges Verhalten beobachteten wir bei P f e f f e r, bei dem starke Anschwellung am Kopfe auftrat und sich eine Nephritis entwickelte. Das untere Ende der Narbe am Warzenfortsatz war nach der 7. Injection von 0,01 am 11. 12. derbe infiltrirt. Die Infiltration ging bis zum 14. 12. zurück. Nach der nächsten Injection von 0,01 am 14. 12. stellte sich eine starke Schwellung und Empfindlichkeit und mässige Röthung am oberen Ende der Narbe ein, die am 18. 12. geringer wurde, sich aber am 19. über die rechte Schädelhälfte ausgebreitet hatte, am 21. auf die rechte Schläfe ohne jede Spur von Röthe übergriff; am 22. grösste Schwellung am rechten Jochbogen, am 23. in der Mitte der Stirn, die ganz schwach geröthet, etwas infiltrirt und glänzend ist. Am 24. hat die Schwellung die ganze Stirn eingenommen und sich auf die linke Kopfhälfte ausgedehnt, überzog am 25. die linke Wange; überall ohne jede Spur von Röthung, aber schmerzhaft und wenig infiltrirt.

Am 26. ging die Schwellung überall zurück, an der Stirn und hinter dem rechten Ohre unter geringer Desquamation. Dagegen wurde die rechte Wade recht schmerzhaft, hart und etwas dick, zeigte aber bereits am folgenden Tage wesentliche Besserung. Fieber bestand vom 15. bis zum 25. Dec. Das Bild war mit Erysipel nicht zu verwechseln. Der Urin zeigte am 23. ganz geringen Eiweissgehalt, am 29. ziemlich reichlichen Eiweissgehalt. Seit dem 23. ist das subjective Befinden sehr gut.

Bei 3 Kranken, welche keine Zeichen einer ausserhalb des Ohres gelegenen Tuberkulose darboten, kam von Seiten des Ohres nicht die geringste Reaction zur Beobachtung.

Über definitive und andauernde Erfolge bei den behandelnden Ohrerkrankungen können wir noch nicht berichten, auch nicht über wesentliche Besserungen. Vielleicht, dass bei Fortsetzung mit grösseren Dosen ein günstigerer Erfolg herbeigeführt werden dürfte.

Aus der chirurgischen Klinik.

Bericht des Direktors, Geheimen Medicinalrath Professor Dr. von Bergmann.

(Vom 15. Januar 1891.)

Eurer Excellenz habe ich die Ehre, nachstehenden Bericht über die Prüfung des Koch'schen Mittels an Fällen tuberkulöser Erkrankungen in der Königlichen chirurgischen Klinik der Berliner Universität ganz ergebenst zu überreichen.

Es sind bis zum 8. Januar a. c. im Ganzen 111 Fälle behandelt worden mit 1107 Injectionen (2 Fälle doppelt aufgeführt).

Dieselben ·vertheilen sich auf:

I. Tuberkulose der Haut (27 Fälle von Lupus).

Im Ganzen wurden 27 Lupusfälle mit 359 Injectionen behandelt. Von diesen befinden sich noch 20 Fälle in Behandlung, 7 sind aus der Behandlung ausgetreten.

A. Fälle, die schon aus der Behandlung ausgetreten sind. Die Patienten wurden alle vor Vollendung der Heilung auf ihren eigenen Wunsch entlassen.

1. Edgar Neal, 22 J. alt. Lupus narium, palati duri et mollis, seit etwa 8 Jahren bestehend, vielfach operirt.
Vom 15. 11. bis 5. 12. 90. 15 Injectionen. Nach der letzten Injection von 0,1 keine Allgemeinreaction, aber geringe locale Reaction.

Gebessert entlassen. Nach Bericht der Dr. Morris und Pringle in der Londoner klinischen Gesellschaft von Ende December 1890 hält die Besserung an, doch fehlt noch vollständige Heilung.

2. Frau Polenz, 36 J. alt. Lupus der Nase, seit etwa 5/4 Jahren bestehend. Mehrfach operirt, zuletzt vor 3 Wochen.
Vom 26. 11. bis 15. 12. 90. 8 Injectionen. Letzte Dosis 0,05. Danach noch Temperatursteigerung 39,0 °, keine locale Reaction. Gebessert entlassen.

3. Frau Reichardt, 22 J. alt. Lupus der Nase, seit etwa 10 Jahren bestehend, vor einigen Wochen zuletzt ausgekratzt.
Vom 21. 11. bis 29. 12. 90. 5 Injectionen. Nach der letzten Dosis von 0,02 noch Reaction vorhanden. Gebessert entlassen.

4. **Frau Kreuzer**, 36 J. alt. Lupus der rechten Wange, seit etwa 10 Jahren bestehend.

Vom 20. 11. bis 10. 12. 90. 8 Injectionen. Nach der letzten Dosis von 0,06 noch Reaction vorhanden. Während dieser zeigten sich Ergüsse im Ellenbogen- und Handgelenk, die in der fieberfreien Zeit verschwanden. Gebessert entlassen.

5. **Felix Cohn**, 17 J. alt. Lupus der rechten Wange, seit etwa 3 Jahren bestehend. Ausserdem starke Kyphose, Narben von tuberkulösen Processen herrührend an beiden Armen, der linken Hand, beiden Achselhöhlen und linkem Oberschenkel (s. unten bei Knochentuberkulose).

Vom 16. 11. bis 14. 12. 90. 4 Injectionen. Nach der letzten Injection von 0,004 noch starke Reaction, Bluthusten und Brustfellreizungen, die lange anhielten. Auf Wunsch trotz geringer Besserung entlassen.

6. **Auguste Neumann**, 22 J. alt. Lupus am Hals und Kinn, rechten Arm und linken Bein. Operirt vor 3 und 5 Wochen.

Vom 15. 11. bis 30. 12. 90. 18 Injectionen. Nach der letzten Injection von 0,05 noch deutliche locale Reaction. Gebessert entlassen, jedoch sind die lupösen Stellen noch roth, abschilfernd und weisen noch einzelne Knötchen auf.

7. **Fräulein Friese**, 31 J. alt. Lupus faciei seit 6 Jahren. Vielfach operirt.

Vom 16. 11. 90. bis 5. 1. 91. 18 Injectionen. Nach den ersten Injectionen Exanthem und einmal 1 Erguss im rechten Kniegelenk. Nach der letzten Injection von 0,1 keine Reaction. Bald darauf entwickelt sich ein Gesichtserysipel. Nach Heilung desselben die Patientin gebessert entlassen, jedoch sind noch einige Knötchen sichtbar.

B. Fälle, welche zur Zeit noch in Behandlung sind.

1. **Klingbeil**, 24 J. alt, Tischler. Lupus faciei, seit etwa 4 Jahren bestehend.

Vom 6. 11. 90. bis 8. 1. 91. 22 Injectionen. Letzte Dosis 0,3. Patient ist nicht unerheblich gebessert, jedoch sind während der Behandlung in der letzten Zeit noch neue Lupusknötchen sichtbar geworden. Nach der letzten Injection von 0,3 noch starke locale Reaction.

2. **Fräulein Wachter**, 45 J. alt. Lupus des Gesichts, der rechten Hand, und des linken Knies, seit etwa 32 Jahren bestehend. Vielfach operirt, zuletzt an der Hand vor einigen Wochen. Tuberkulöse Tendovaginitis an der Extensoren-Sehne des linken Daumens.

Vom 6. 11. 90. bis 8. 1. 91. 18 Injectionen. Letzte Dosis 0,2. Patientin ist erheblich gebessert, aber nicht geheilt. Der Gesichtslupus ist noch geröthet und schilfert ab. Der Lupus an der Hand und am Knie anscheinend geheilt. Sehnenscheide des linken Daumens noch verdickt. Nach der letzten Injection noch mässige locale Reaction.

3. **Fräulein Gottschlich**, 24 J. alt. Lupus der Nase und des Gesichts, fast vernarbt. Mehrfach operirt.

Vom 16. 11. 90. bis 8. 1. 91. 17 Injectionen. Letzte Dosis 0,2. Danach noch locale Reaction in der Nase und Allgemeinreaction. Nach den ersten Injectionen tritt Ikterus mit Entfärbung der Stühle auf, der nach etwa 14 Tagen verschwindet. Patientin ist erheblich gebessert.

4. **Eduard Kock**, 58 J. alt. Lupus der Nase und Wangen, etwa 29 Jahre bestehend.

Vom 16. 11. 90. bis 8. 1. 91. 19 Injectionen. Nach den ersten Injectionen trat jedesmal ein Exanthem auf. Nach der letzten Injection von 0,2 noch deutlich locale Reaction. Patient bedeutend gebessert.

5. **Otto Günther**, 15 J. alt. Lupus exulcerans der Nase, seit etwa 1 Jahr bestehend.

Vom 16. 11. 90. bis 8. 1. 91. 20 Injectionen. Nach den ersten Injectionen wurde Patient jedesmal somnolent und delirirte stark. Nach der letzten Dosis von 0,1 noch locale Reaction. Patient ist gebessert, jedoch bestehen noch Ulcerationen.

6. **Wilh. Noack**, 13 J. alt. Lupus der Nase, seit 3 Jahren bestehend. Mehrfach ausgekratzt.

Vom 16. 11. 90. bis 8. 1. 91. 20 Injectionen. Nach den ersten Injectionen delirirte Patient heftig. Nach der letzten Injection noch locale Reaction. Patient ist gebessert. Jedoch sind in der letzten Zeit der Behandlung deutliche frische Knötchen aufgetreten.

7. **Emma Schmidt**, 18 J. alt. Multipler Lupus, seit 11 Jahren bestehend. 3 Mal operirt.

Vom 16. 11. 90. bis 8. 1. 91. 17 Injectionen. Nach den ersten Injectionen Exanthem und Somnolenz. Patient gebessert. Aber nach der letzten Injection von 0,1 noch locale Reaction.

8. **Antonie Gebser**, 43 J. alt. Lupus faciei, theilweise vernarbt, seit 20 Jahren bestehend. Vor 8 Monaten operirt.

Vom 16. 11. 90. bis 8. 1. 91. 19 Injectionen. Nach der letzten Injection von 0,15 noch locale und allgemeine Reaction. Patientin ist gebessert.

9. **Göhring**, 23 J. alt, Hausdiener. Lupus der rechten Wange, seit 3 Jahren bestehend.

Vom 22. 11. 90. bis 8. 1. 91. 18 Injectionen. Letzte Injection 0,2. Nach derselben nur geringe locale Reaction. Der Lupus ist vernarbt und erheblich gebessert.

10. **Jaspis**, 13 J., Mädchen. Lupus faciei et antibrachii, seit 7 Jahren bestehend. Mehrfach operirt.

Vom 22. 11. 90. bis 8. 1. 91. 15 Injectionen. Letzte Dosis 0,1. Danach noch locale Reaction. Patientin ist gebessert.

11. **Fräulein Liesegang**, 17 J. alt. Lupus manus, seit 14 Jahren bestehend. Mehrfach operirt.

Vom 22. 11. 90. bis 8. 1. 91. 14 Injectionen. Letzte Injection 0,08. Nach derselben noch locale Reaction. Der Lupus ist theilweise gebessert. Jedoch sind noch neue Knötchen und kleine Ulcerationen aufgetreten. Infolge dessen am 8. 1. 91. Auskratzung der noch kranken Stellen.

12. **Fräulein Koske**, 27 J. alt. Lupus recid. der Nase, seit 3 Jahren bestehend. Mehrfach operirt.

Vom 22. 11. 90. bis 6. 1. 91. 15 Injectionen. Nach der 7. Injection von 0,015 schmerzhafter Gelenkerguss im linken Ellenbogen. Nach der letzten Injection von 0,08 noch locale Reaction. Da keine Heilung eintrat, wurde der Lupus am 6. 1. 91. ausgekratzt.

13. **Herr Blud**, 35 J. alt. Lupus der Nase, seit 7 Jahren bestehend. Vom 28. 11. 90. bis 8. 1. 91. 15 Injectionen. Letzte Dosis 0,06. Patient gebessert. Lupus noch roth und abschuppend.

14. **Fräulein Strube**, 34 J. alt. Lupus faciei et colli, seit etwa 30 Jahren bestehend. Vielfach operirt.

Vom 28. 11. 90. bis 8. 1. 91. 9 Injectionen. Letzte Dosis 0,04. Exanthem nach der 8. Injection. Patientin ist gebessert.

15. **Luise Keil**, 12 J. alt. Sehr kleiner Lupus der linken Wange. Coxitis tuberculosa dextra (s. Knochen- und Gelenktuberkulose). Lupus seit etwa 2 Monaten bestehend.

Vom 29. 11. 90. bis 3. 1. 91. 9 Injectionen. Letzte Dosis 0,02. Der Lupus hat nach der letzten Injection nicht mehr reagirt, ist aber noch roth und leicht infiltrirt. Patientin gebessert (i. ihrem Lupus).

16. **Anna Buss**, 18 J. alt. Lupus der rechten Wange, seit 16 Jahren bestehend.

Vom 2. 12. 90. bis 8. 1. 91. 11 Injectionen. Letzte Dosis 0,03. Patientin ist noch wenig gebessert. Es bestehen noch Ulcerationen und Knötchen.

17. Marie Wangerow, 19 J. alt. Lupus faciei, seit 9 Jahren bestehend. Vielfach operirt.

Vom 4. 12. 90. bis 8. 1. 91. 8 Injectionen. Letzte Dosis 0,008. Nach der zweiten Injection von 0,01 bekam Patientin einen bedrohlichen Collaps. Keine wesentliche Besserung. In letzter Zeit wurde das Auftreten neuer Knötchen constatirt.

18. Ottilie Lehmann, 26 J. alt. Lupus faciei, seit 3 Jahren bestehend. Vielfach operirt.

Vom 10. 12. 90. bis 8. 1. 91. 7 Injectionen. Letzte Dosis 0,01. Patientin ist gebessert, jedoch sind noch deutliche Knötchen vorhanden. Auch sind wenige neue Knötchen aufgetreten.

19. Frau L. Brehmer. Lupus faciei, seit 28 Jahren bestehend. 1. Injection am 7. 1. 91.

20. Neumann, 27 J., Beamter. Lupus colli, seit 3 Jahren bestehend. Geringe Lungentuberkulose.

Vom 4. 12. 90. bis 8. 1. 91. 10 Injectionen. Nach der letzten Dosis von 0,06 allgemeine Reaction, aber keine locale. Die localen Reactionen waren von Anfang an sehr geringe. Am 5. 1. 91. Auskratzung. Resultat: Vor der Auskratzung keine erhebliche Besserung. Seit der Auskratzung gebessert.

Von den eben aufgeführten Lupusfällen ist kein einziger noch vollkommen geheilt, denn es fehlt allen noch die weisse, glänzende Narbe, welche nach gelungenen Heilungen zurückzubleiben pflegt. Dagegen ist in allen Fällen eine unverkennbare Besserung eingetreten. Bei den seit dem 6. und 16. November behandelten — also mehr als 8 Wochen — in Kur befindlichen Patienten ist in vielen, früher mit Knoten und Geschwüren bedeckten Stellen die Haut glatt und eben, an anderen Stellen zeigt sie aber noch harte Einlagerungen und deutliche Knoten. Ich darf um so weniger von vollendeten Heilungen reden, als die mikroskopischen Untersuchungen, welche wir an herausgeschnittenen Hautstücken aus den Rändern der erkrankten Körperflächen vornahmen, zeigten, dass immer noch wohlentwickelte Tuberkeln in der Haut steckten. An den zelligen Bestandtheilen derselben, sowie den Riesenzellen, waren keine Veränderungen dabei bemerkbar.

Die Besserung in allen unseren Fällen ist sehr schnell erfolgt, schon nach den ersten Injectionen. Dann folgt eine Periode, in welcher die kranken Stellen unverändert bleiben, oder allmählich erblassen. Bei jeder neuen Injection röthen sie sich wieder und lassen eine stärkere Abschilferung der Oberhaut wahrnehmen. Sehr schnell sind immer die Geschwüre verheilt, wo solche vorhanden waren. Die Heilung erfolgte um so schneller, je bedeutender die locale Reaction war.

Ich habe anfangs blos das Koch'sche Mittel zur Behandlung der Lupuskranken in Anwendung gezogen. Erst in den letzten Wochen verbinde ich mit seiner Anwendung die früher übliche Therapie des Auskratzens und Ausbrennens.

Indem wir am Beginn der Behandlung, sowie auf der Höhe der Reaction und endlich in den Fällen scheinbarer Reaction Hautstückchen behufs mikroskopischer Untersuchung ausschnitten, suchten wir uns ein Bild von den Vorgängen in den erkrankten Geweben zu verschaffen. Während der localen Reaction findet eine starke Transsudation, eine Durchtränkung der lupösen Stellen mit ausschwitzendem Blutserum statt, so dass die Oberhaut abgehoben wird und die Flüssigkeit tropfenweise heraustritt. Das gleichzeitige massenhafte Auftreten von Wanderzellen innerhalb der Gewebe weist auf diejenigen activen Störungen, die im Verein mit Erweiterung der feinsten Blutgefässe eine Entzündung charakterisiren. Es handelt sich im Reactionsstadium um eine acute, wesentlich durch eine starke Transsudation charakterisirte Entzündung der lupös erkrankten Hautstellen. An den Knötchen selbst ist, sowohl während dieser Entzündung als nach derselben bald keine, bald nur eine geringe Veränderung sichtbar gewesen. Letztere schien in einem stärkeren Zerfalle der centralen Partien des Knötchens zu bestehen. Sicher ist, dass selbst nach 17 und 20 Injectionen nicht nur klinisch wahrnehmbar neue Lupusknötchen auftraten, sondern auch die mikroskopische Untersuchung völlig unveränderte, typische, miliare Knötchen im Umfange der kranken Stellen, ja auch inmitten derselben entdecken konnte.

Das Mittel bewirkt mithin, nach meinen Erfahrungen, eine sehr acute, vorzugsweise durch eine starke Transsudation ausgezeichnete Entzündung der lupös erkrankten Hautstellen.

Mit Ablauf dieser Entzündung bessert sich der Process, und zwar je stärker die örtliche Entzündung desto schneller. Aber alle Versuche, durch wiederholentliche Erzeugung dieser Entzündung den Lupus vollständig zu heilen, blieben erfolglos. Es waren auch in den vom 6. November an behandelten Fällen in den ausgeschnittenen Hautstücken unversehrte Tuberkeln nachzuweisen.

Die meisten der bis jetzt gegen den Lupus angewandten Heilmittel suchen durch flüchtige innerhalb des kranken Gebietes hervorgerufene Entzündungen die Krankheit zu heilen. In diesem Sinne sollen die Jod- und Lapis-Anstriche, die Ätzungen, die Stichelungen, die Auskratzungen und endlich die von mir oft vorgenommenen Einimpfungen der Wundrose wirken. Alle diese Mittel haben eine heilsame Wirkung, keines aber auch nur annähernd in dem Masse als das Koch'sche Mittel. Gegenüber den Einimpfungen des Erysipels, welche in der That sehr ähnliche Entzündungen wie nach den subcutanen Injectionen des Koch'schen Mittels in der erkrankten Haut hervorrufen, erfreut es sich des Vorzuges, mehr als einmal und mit ungleich geringerer Gefahr angewandt werden zu können.

Die von mir behandelten, mit Lupus behafteten Patienten haben schwere Allgemeinerscheinungen nur in vier Fällen gezeigt. Im Falle Cohn (A. 5) musste die Behandlung aufgegeben werden, da Pleuritis und Bluthusten sich einstellten. Es handelte sich aber auch dort noch um eine ausgedehnte Lungen-Erkrankung und Knochen-Affection. Schwere nervöse Erscheinungen zeigten die Knaben (B. 5 u. B. 6)

Günther und Noack, welche nach den Einspritzungen Stunden lang delirirten und in einem Schlafsucht ähnlichen Zustande noch am folgenden Tage dalagen. Weiterhin wurden bei mehreren Kranken bemerkt: Husten, ohne Auswurf, aber sehr quälend, krampfartig und Stunden lang anhaltend während der Reactions-Periode. Ohnmacht mit kleinem und aussetzendem Pulse zeigte die Patientin Wangerow (B 17). Bei drei Patienten (A 4, B 12 und A 7) entwickelten sich mehrmals nach den Injectionen acute Gelenkergüsse in mehreren Gelenken, einmal gleichzeitig in drei Gelenken, die in der fieberfreien Zeit wieder schwanden. In Fall B 3 kam es zu einem längere Zeit anhaltenden Icterus. Endlich sind mehrfach an den Kranken ebenso wie an denen der folgenden Kategorien Hautausschläge bemerkt worden, und zwar dreifacher Art:

1. Erythem an der Brust, dem Rücken und den Extremitäten, die hinterher mit grossen abschilfernden Epidermis-Schuppen sich bedeckten. 2. Ein disseminirtes papulöses Exanthem über den ganzen Körper verbreitet, nicht unähnlich einer Roseola syphilitica. 3. Punktförmige Blutaustritte zumeist an den Unterschenkeln. Alle die erwähnten Störungen haben sich während der Behandlung zurückgebildet und weitere Folgen nicht hinterlassen. Das Allgemeinbefinden und die Ernährung war lange Zeit blos bei den Patienten B 6 und B 17 gestört, die letzterwähnte Patientin ist noch jetzt in hohem Grade anämisch.

II. Fälle von Knochen- und Gelenktuberkulose.

Es wurden 55 Fälle mit 534 Injectionen behandelt. Von diesen sind 19 Fälle aus der Behandlung ausgetreten, 36 befinden sich noch in Behandlung in der Königlichen Klinik.

A. Fälle, die aus der Behandlung mit dem Koch'schen Heilmittel ausgeschieden sind.

1. Willy Ziegelsdorf, 3 Jahre alt. Coxitis tuberculosa sinistra, seit mehreren Wochen bestehend.
Vom 6. 11. bis 15. 12. 90. 17 Injectionen. Die letzte Dosis 0,04 verursachte keine locale und sehr unbedeutende allgemeine Reaction, während im Anfange die allgemeine Reaction hohe Fieber-Temperaturen wies und local deutlich die Zunahme der Schmerzhaftigkeit und fehlerhaften Stellung war. Patient am 18. 12. auf Wunsch der Eltern als leicht gebessert mit Gipsverband entlassen.

2. Oskar Schleusener, 6 Jahre alt. Coxitis tubercul. dextra mit grossem Abscess und pathologischer Luxation, seit 1½ Jahr bestehend.
Vom 6. 11. bis 9. 12. 90. 16 Injectionen. Letzte Dosis 0,05. Keine deutliche Reaction mehr. Am 13. 12. Resectio coxae. Patient stirbt an einer von der Wunde ausgehenden Wundkrankheit den 21. 12. 90.

3. Gertrud Freyer, 2 Jahre alt. Coxitis tuberculosa dextra, seit einem Vierteljahr bestehend. Jodoformglycerininjection am 21. 10. 90.
Vom 16. 11. bis 25. 11. 90. 4 Injectionen. Letzte Dosis 0,02. Nach jeder Injection tritt Diarrhoe ein. Nach der letzten bleibt dauernd Diarrhoe und tritt zeitweise Erbrechen auf, so dass das Kind sehr elend wird.
Am 15. 12. 90 ungeheilt entlassen auf Wunsch der Eltern.

4. Karl P o s s e, 3 Jahre alt. Abgelaufene Coxitis tubercul. dextra, seit 2½ Jahren bestehend. Abscess unter den Oberschenkelextensoren. Am 6. 11. Injection von 0,002. Keine Reaction. Daher wird am 10. 11. der Abscess gespalten, ausgekratzt und zugenäht. Brisement forcé zur Correctur der Stellung, Gipsverband. Abscess per prim. int. geheilt. Vom 26. 11. bis 17. 12. 5 Injectionen. Nach der ersten Injection von 0,008 deutliche Allgemeinreaction. Sonst niemals Reaction. Letzte Dosis 0,01. Patient 17. 12. geheilt entlassen.

5. Charlotte V o u t a t, 14 Monate altes, kräftiges Kind. Spina ventosa, seit etwa 6 Wochen entstanden. Vom 16. 11. bis 12. 12. 90. 8 Injectionen. Jedes Mal nach den Injectionen Diarrhoe. Nach der letzten Injection von 0,004 blutige Diarrhoe. Injectionen ausgesetzt, da das Kind zu schwach wurde. Auskratzung am 16. 12. Ungeheilt entlassen am 18. 12. auf Wunsch der Eltern.

6. Martha S c h u l z, 4 Jahre alt. Tuberkulose des rechten Kniegelenkes, seit einem Jahre bestehend. Mit Jodoforminjectionen und Gipsverbänden behandelt. Vom 16. 11. bis 3. 12. 90. 8 Injectionen. Letzte Dosis 0,01. Auf Wunsch der Eltern ungeheilt entlassen.

7. Hermann S c h l o s i n s k y, 4 Jahre alt. Handgelenktuberkulose mit Abscess, seit etwa 2 Monaten bestehend, mit Jodoforminjectionen behandelt. Vom 16. 11. bis 9. 12. 90. 11 Injectionen. Letzte Dosis 0,05. Abscess bricht spontan auf, sonst keine Änderung. Ausgekratzt am 15. 12., gebessert entlassen am 20. 12. auf Wunsch der Eltern.

8. Helene B o s s e, 15 Monate alt. Multiple Tuberkulose (am Jochbein, Unterkiefer, Fuss, Arm und Halslymphdrüsen), mehrfach operirt. Vom 16. 11. bis 11. 12. 90. 3 Injectionen von 0,001. Jedes Mal Diarrhoe und Erbrechen. Das Kind wird sehr schwach. Local keine Änderungen. Auf Wunsch der Eltern ungeheilt entlassen 11. 12.

9. Max R e i s i n g e r, 6 Jahre alt. Coxitis tuberculosa dextra ohne Abscess, seit 1½ Jahr bestehend. Vom 16. 11. bis 12. 12. 12 Injectionen. Letzte Dosis 0,03, nach derselben keine Reaction. Ausser Abnahme der Schmerzhaftigkeit keine wesentliche Änderung. Am 14. 12. auf Wunsch der Eltern als gebessert mit einem Gipsverband entlassen.

10. Rudolf R o h d e, 1¾ Jahre alt. Tuberculosis genu dextri, seit 3 Monaten bestehend. Eine Injection von 0,001 am 10. 12. Starke Reaction, Diarrhoe. Auf Verlangen der Eltern am 12. 12. ungeheilt entlassen.

11. C a s t n e r, 11 Jahre altes Mädchen. Tuberculosis genu dextri, angeblich seit mehreren Jahren bestehend. Vom 6. 12. bis 20. 12. 90. 6 Injectionen. Letzte Dosis 0,007. Am 22. 12. auf Wunsch der Eltern als ungeheilt vorläufig entlassen.

12. Kurt F e d t e r, 5 Jahre alt. Spina ventosa mit Fistel, seit 8 Monaten entstanden, vor einiger Zeit ausgekratzt. Vom 2. 12. bis 20. 12. 90. 8 Injectionen. Nach der letzten Injection von 0,008 keine Reaction. Fistel reiner, secernirt weniger. Patient auf Wunsch der Eltern am 23. 12. als wenig gebessert entlassen.

13. W i l l i a m, 9 Jahre, Knabe. Tuberkulose des Sprunggelenkes, seit etwa 3 Monaten bestehend. Am 7. 10. 90 ausgekratzt. Fistel zurückgeblieben. Vom 29. 11. bis 20. 12. 90. 8 Injectionen. Nach der letzten Injection von 0,03 keine Reaction. Fistel geschlossen. Patient geheilt entlassen.

14. Frida B r o e m e l, 2¾ Jahre alt. Tuberkulose der unteren Brustwirbel, seit ¾ Jahren bestehend.

Vom 20. 11. bis 6. 12. 90. 3 Injectionen von 0,₀₀₁. Jedes Mal starke Reaction. Erbrechen und Diarrhoe. Auf Verlangen der Eltern am 10. 12. entlassen. Keine Besserung. Das Kind sehr elend geworden.

15. Luise Rothenburg, 3 Jahre alt. Tuberkulose der untern Dorsalwirbel. Eine Injection 0,₀₀₁. Geringe Reaction. Auf Wunsch der Eltern ungeheilt entlassen.

16. Frieda Steinkopf, 6 Jahre alt. Tuberkulose der untersten Brustwirbel, seit 2 Jahren bestehend.

Am 10. 10. 89 ein Senkungsabscess gespalten, im April 90 geheilt. Im Juli 1890 wieder Fistel entstanden.

Vom 20. 11. bis 18. 12. 90. 10 Injectionen von 0,₀₀₁ bis 0,₀₀₂. Am 20. 12. auf Wunsch der Eltern ungeheilt entlassen. Keine Änderung im Befunde.

17. Frl. Seligmann, 33 Jahre alt. Senkungsabscess und Tuberkulose der Synchondrosis sacroiliaca, seit etwa 6 Monaten bestehend. Operirt am 6. 9. 90. Fistel besteht noch.

Vom 29. 11. bis 19. 12. 90. 9 Injectionen. Letzte Injection 0,₀₃. Allgemeinreaction noch vorhanden. Am 8. 9. 91 Patientin auf Wunsch entlassen. Keine Änderung im Befunde seit Beginn der Injectionen.

18. Frieda Westphal, 8 Jahre alt. Geheilte Tuberculosis genu dextri. Miliartuberkulose (?). Vor etwa 8 Wochen Arthrectomie am rechten Kniegelenk. Wunden geheilt. Seit einigen Tagen krank.

Am 8. 12 und 20. 12. je eine Injection von 0,₀₀₁ bezw. 0,₀₀₅. Starke allgemeine Reaction. — Langsamer Verfall und Abnahme der Kräfte. Am 26. 12. das Kind auf Wunsch der Eltern ungeheilt entlassen.

19. Felix Cohn, 17 Jahre alt. Alte Kyphose der Dorsalwirbelsäule, die nicht mehr schmerzhaft war. Nach den Injectionen jedes Mal starke Schmerzen in der kyphotischen Wirbelsäule. (Siehe oben bei den Lupusfällen A 5.)

B. Fälle, welche noch in Behandlung sind.

1. Tylitzki, 2 jähriger kräftiger Knabe, Coxitis tuberculosa dextra ohne Abscess, seit angeblich 8 Wochen bestehend.

Vom 6. Nov. bis 8. Dec. 1890 12 Injectionen. Nach der letzten Injection von 0,₀₁₅ keine Reaction nachweisbar. Befund an der Hüfte: Abnahme der Schmerzhaftigkeit. Bildung eines kleinen Abscesses unter der Oberschenkelextensoren. Fortbestehen der Schwellung und Bewegungsstörungen. Im Ganzen keine Besserung. Pat. hat stets nach den Injectionen Diarrhoe bekommen, die zuletzt nicht mehr verschwanden. Injectionen daher ausgesetzt und am 19. Dec. ein Extensionsverband angelegt.

2. Anna Wolf, 4 Jahre alt, Coxitis tuberculosa sinistra, seit etwa 1½ Jahren bestehend.

Vom 16. Nov. bis 27. Dec. 17 Injectionen. Die letzte Dosis von 0,₀₁ bewirkt noch locale und allgemeine Reaction. Keine deutliche Änderung im localen Befunde. Injectionen vorläufig ausgesetzt, weil Pat. elender wird. Extensionsverband angelegt.

3. Martha Rösler, 9 Jahre alt, Coxitis tuberculosa dextra mit kleinem Abscess, wenig schmerzhaft, seit 1¾ Jahren bestehend.

Vom 16. Nov. bis 9. Dec. 10 Injectionen. Letzte Dosis 0,₀₆.

Pat. hat nur nach der ersten Injection erhebliche Allgemeinreaction und sehr geringe locale Reaction gezeigt. Nach den übrigen Injectionen keine deutliche Reaction.

Der Abscess verschwindet allmählich. Am 15. Dec. wird daher die fehlerhafte Stellung durch Brisement forcé corrigirt und ein Gipsverband angelegt, der bis heute noch liegt.

4. Semerau, 12jähriger Knabe, Coxitis tuberculosa dextra, vor 4 Jahren begonnen. Im Gipsverband nach einigen Monaten ausgeheilt und schmerzlos. Seit 3 Monaten wieder Schmerzen.

Vom 16. Nov. bis 15. Dec. 12 Injectionen. Nur nach der ersten Injection stärkere Reaction, sonst ganz unbedeutende Reactionen. Letzte Dosis 0,06: keine Reaction. Am 6. Jan. 1891 zur Correctur der fehlerhaften Stellung ein Streckverband angelegt.

5. Rudolf Freitag, 9 Jahre alt, Coxitis tuberculosa dextra, seit $1\frac{1}{2}$ Jahren bestehend. Seit $\frac{1}{2}$ Jahr mit Jodoforminjectionen, Gips- und Streckverbänden behandelt.

Vom 16. Nov. 1890 bis 8. Januar 1891 13 Injectionen. Letzte Dosis 0,03. Bedeutende Allgemeinreaction, keine locale Reaction.

Am 23. Dec. 1890 Gipsverband angelegt. Keine wesentliche Änderung.

6. Mass, 8jähriger Knabe, Coxitis tuberculosa sinistra, seit $\frac{1}{2}$ Jahr bestehend. Seit 6 Wochen mit Gipsverband behandelt.

Vom 20. Nov. 1890 bis 8. Januar 1891 10 Injectionen. Letzte Dosis 0,02: keine locale Reaction, geringe allgemeine. Resultat: keine wesentliche Änderung.

7. Rosa Gutmann, 22 Jahre alt, Coxitis sinistra. Beginn vor 18 Jahren.

Vom 2. Dec. bis 27. Dec. 1890 9 Injectionen. Letzte Dosis von 0,04 bewirkte keine Temperatursteigerung, aber geringe Schmerzen in der Hüfte. Seit den letzten Injectionen besteht Ikterus ohne Entfärbung der Stühle. Am 29. Dec. Streckverband. Resultat: unverändert.

8. Hans Spitzig, 5 Jahre alt, Coxitis tuberculosa dextra, seit 2 bis 3 Monaten bestehend. Vom 22. Nov. bis 8. Jan. 13 Injectionen. Nach der letzten Injection von 0,01 noch starke Allgemeinreaction.

Am 29. Dec. Streckverband angelegt.

Resultat: keine wesentliche Änderung local.

9. Otto Meier, $2\frac{3}{4}$ Jahre alt, Coxitis tuberculosa dextra mit Abscess, Lymphadenitis tuberculosa colli, Tuberculose der Handwurzel, Otitis media purulenta beiderseits. Seit $1\frac{1}{4}$ Jahren krank.

Vom 6. Dec. 1890 bis 8. Jan. 1891 4 Injectionen. Letzte Dosis von 0,001 am 20. Dec. Injectionen ausgesetzt, weil das Kind elend wurde. Jedes Mal nach den Injectionen Diarrhoe.

Resultat: Local keine wesentliche Änderung, nur eine Fistel an der Hand hat sich geschlossen. Allgemeinbefinden bedeutend verschlechtert.

10. Elise Albrecht, 4 Jahre alt, Coxitis tuberculosa dextra, seit 2 Jahren bestehend. Mit Jodoforminjectionen und Gipsverband schon behandelt.

Vom 22. Dec. bis 8. Jan. 7 Injectionen. Letzte Dosis 0,001 ohne Reaction. Streckverband angelegt 28. Dec. 1890. Resultat: unverändert.

11. Warnecke, 6jähriger Knabe.

Coxitis tuberculosa dextra, seit $1\frac{1}{2}$ Jahren bestehend. Seit längerer Zeit mit Streckverbänden und Gipsverbänden behandelt.

Vom 9. 12. bis 8. 1. 8 Injectionen. Letzte Dosis 0,005 ohne Reaction. Resultat: Schmerzhaftigkeit unverändert, keine Besserung.

12. Hedwig Lühs, 8 Jahre alt.

Coxitis tuberculosa sinistra, seit 2 Jahren bestehend.

Am 19. 11. 89 Hüftgelenk resecirt. Seitdem mehrfach wegen Recidiven ausgekratzt. Es bestehen noch eiternde Fisteln. Urin trüb, eiweisshaltig. Geringe Lungentuberkulose.

Vom 28. 11. bis 8. 1. 8 Injectionen. Nach der letzten Injection von 0,006 keine locale, deutliche allgemeine Reaction.

Resultat: Keine erhebliche Änderung.

13. Luise Keil, 12 Jahre alt (siehe oben bei Lupus).

Coxitis tuberculosa dextra. Vor $8\frac{1}{2}$ Jahren beginnend, zeitweise geheilt gewesen. Seit 5 Monaten wieder Verschlimmerung. Resectio coxae 15. 8. 90 und mehrfach ausgekratzt. Fistel noch vorhanden.

Vom 29. 11. 90 bis 8. 1. 91. 9 Injectionen. Letzte Dosis von 0,01 bewirkt allgemeine, aber keine locale Reaction.

Resultat: Keine wesentliche Änderung.

14. Frl. Retzlaff, 22 Jahre alt.

Coxitis tuberculosa sinistra, vor beinahe 4 Jahren entstanden. Vielfach operirt. Stets Recidive. Zuletzt am 29. 9. 90. Exarticulatio femoris. Noch eine Menge von eiternden tuberkulösen Fisteln vorhanden.

Vom 28. 11. bis 8. 1. 13 Injectionen. Nach der letzten Injection von 0,01 noch allgemeine aber keine locale Reaction.

Resultat: Geringe Besserung.

15. Wilhelmine Wiebke, 22 Jahre alt.

Coxitis tuberculosa sinistra, seit 14 Jahren bestehend. Resectio coxae 22. 7. 90.

Vielfach wegen Recidiven ausgekratzt, zuletzt am 11. 11. Noch eine granulirende Wunde und mehrere Fisteln vorhanden.

Vom 28. 11. bis 8. 1. 13 Injectionen. Nach der letzten Injection von 0,015 allgemeine Reaction, aber keine locale.

Resultat: Geringe Besserung.

16. Rudolf Weiss, 23 Jahre alt.

Tuberculosis genu dextri, seit einem Jahre bestehend. Sehr geringe Lungentuberkulose.

Vom 6. 11. bis 8. 1. 21 Injectionen. Letzte Dosis 0,1 ohne Reaction. Nach den ersten Injectionen von je 0,01 sehr heftige Reaction, nach der vierten schwerer Collaps. Die Dosis daher verringert und langsam gesteigert. Am 23. 12. Jodoforminjection.

Resultat: Geringe Abnahme der Schmerzhaftigkeit und unbedeutende Verringerung der Schwellung. Sonst keine Besserung.

17. Otto Hensel, 6jähriges Kind.

Gonitis tuberculosa dextra, seit 3 Jahren bestehend, lange mit Gips-verbänden behandelt.

Vom 22. 11. bis 8. 1. 14 Injectionen. Letzte Dosis 0,05 ohne Reaction. Am 23. 12. Gipsverband angelegt.

Resultat: Keine wesentliche locale Änderung.

18. Bendeler, 13jähriger Schüler.

Gonitis tuberculosa, seit $1\frac{1}{2}$ Jahren bestehend. Mit Punctionen und Ausspülungen, dann mit Jodoforminjectionen behandelt.

Vom 22. 11. bis 8. 1. 15 Injectionen. Nach der letzten Dosis von 0,06 deutliche Allgemeinreaction, keine locale.

Resultat: Keine Besserung.

19. Gustav Becker, 4 Jahre alt.

Gonitis tuberculosa dextra, seit 2 Jahren bestehend. Mit Gipsverbänden, dann mit Jodoforminjectionen behandelt.

Vom 22. 11. bis 8. 1. 13 Injectionen. Nach der letzten Injection Allgemein-reaction, aber keine locale Reaction.

Resultat: Beweglichkeit und Schmerzhaftigkeit gebessert, Auftreibung wenig verändert.

20. Richard Franke, 16 Jahre alt.

Tuberculosis genu dextri, seit $2\frac{1}{2}$ Jahren bestehend. Mit Gipsverbänden und Jodoforminjectionen behandelt.

Vom 26. 11. bis 8. 1. 16 Injectionen. Nach der letzten Injection von 0,03 geringe Reaction. Nach den ersten Injectionen trat Exanthem auf.

Resultat: Sehr geringe Besserung.

21. Ella Müller, 14 Jahre alt.
Tuberculosis genu dextri, seit 5 Jahren bestehend.
Vom 29. 11. bis 3. 1. 13 Injectionen. Nach der letzten Injection von 0,04 keine Reaction.
Resultat: Knie unverändert, daher am 7. 1. 91 resecirt.

22. Frau Stricker, 51 Jahre alt.
Tuberculosis genu dextri, seit 1 Jahr bestehend.
Vom 18. 12. bis 8. 1. 9 Injectionen.
Nach der letzten Injection von 0,004 noch Allgemeinreaction, aber keine locale.
Resultat: Abnahme der Schmerzhaftigkeit. Grössere Beweglichkeit. Geringe Besserung.

23. Emilie Wegner, 3 Iahre alt. Tuberculosis genu sinistri, seit 7 Wochen entstanden.
Vom 16. 12. bis 8. 1. 7 Injectionen. Letzte Dosis 0,005: geringe Reaction. Am 27. 12. Gipsverband angelegt.
Resultat: Unbekannt, da der Gipsverband noch liegt.

24. Hedwig Schulze, 5 Jahre alt. Tuberculosis genu sinistri, seit 1½ Jahren entstanden. Arthrectomie am 3. 5. 90. Zwei Mal ausgekratzt, zuletzt 2. 10. 90. Noch granulirende Stellen vorhanden.
Resultat: Die granulirenden Wunden verkleinert.

25. Spiegelberg, 12jähriger Knabe. Tuberkulose des Metatarso- und Tarsal-Gelenks I und II links, vor 3½ Monaten beginnend. 2 Fisteln vorhanden.
Vom 16. 11. bis 8. 1. 18 Injectionen. Nach der letzten Dosis von 0,08 keine Reaction. Mehrfach kleine Knochensequester aus den Fisteln abgestossen.
Resultat: Verminderung der Schwellung. Die eine Fistel geschlossen. Gebessert.

26. Frau Eichblatt, 25 Jahre alt. Tuberkulose des Sprunggelenkes seit 1½ Jahren.
Am 18. 12. und 20. 12. 2 Injectionen von 0,002 und 0,003. Wegen der vorhandenen Gravidität werden die Koch'schen Injectionen ausgesetzt und Jodoforminjectionen gemacht.

27. Karl Engel, 5 Jahre alt. Tuberkulose des rechten Handgelenkes, seit 2 Jahren entstanden.
Vom 22. 11. bis 8. 1. 13 Injectionen. Nach der letzten Injection von 0,01 starke Allgemeinreaction, keine locale Reaction.
Resultat: Ganz geringfügige Abnahme der Schwellung.

28. Krull, 54 Jahre, Arbeiter. Tuberkulose des Radiocarpalgelenkes seit 1 Jahr bestehend.
Am 5. 11. Resection des Gelenkes. Am 9. 12. noch eiternde Fisteln vorhanden.
Vom 9. 12. bis 8. 1. 6 Injectionen. Reactionen niemals deutlich. Letzte Dosis 0,08.
Resultat: Fisteln geheilt.

29. Müller, 16 Jahre, Lehrling. Tuberkulose des Ellenbogengelenkes, seit einigen Monaten bestehend. Ende October 2 Jodoforminjectionen.
Vom 5. 12. bis 8. 1. 9 Injectionen. Nach der dritten tritt Exanthem auf. Nach der letzten Injection von 0,01 noch Allgemeinreaction.
Resultat: Keine Änderung.

30. Hermann Jeschke, 3 Jahre alt. Spondylitis und Kyphose, seit ¾ Jahr bestehend.
Vom 24. 11. bis 8. 1. 13 Injectionen. Letzte Dosis 0,02. Allgemeinreaction stets deutlich, locale nicht nachweisbar.
Resultat: Keine Änderung nachweisbar. Kind elender geworden, hustet sehr viel.

31. Ella Birkholz, 1½ Jahre alt. Spondylitis und Kyphose seit etwa ½ Jahr.

Vom 24. 11. bis 20. 12. 6 Injectionen von 0,001. Starke Allgemeinreaction, local nichts nachweisbar. Haufig Erbrechen und Diarrhoe, sehr viel Husten mit Auswurf. Injectionen wegen schlechten Allgemeinbefindens seit dem 20. 12. ausgesetzt.

Resultat: Local keine Veränderung. Allgemeinbefinden verschlechtert.

32. Paul Hörnick, 1 Jahr alt. Spondylitis und Kyphose mit Abscess und Spina ventosa, seit einigen Monaten bestehend.

Vom 2. 12. bis 27. 12. 6 Injectionen. Letzte Dosis 0,001. Reagirt unregelmässig. Viel Diarrhoe.

Resultat: Local keine Änderung. Allgemeinbefinden verschlechtert. Injectionen daher ausgesetzt.

33. Painter, 35 Jahre, Arzt. Tuberkulöser Abscess am Rücken, Tuberkulose der Dorsalwirbel. Seit 1½ Jahren krank. Operirt vor etwa ½ Jahre. Am 8. 12. ein grosser Abscess gespalten und tamponirt.

Vom 12. 12. bis 8. 1. 7 Injectionen. Niemals locale Reaction deutlich. Stets deutliche Allgemeinreaction. Nach der letzten Injection von 0,006 noch Allgemeinreaction vorhanden.

Resultat: Kein erkennbarer Einfluss auf den Verlauf der Wundheilung.

34. Ida Lemke, 13 Jahre alt. Multiple Tuberkulose (Tuberkulose der Dorsalwirbel, des linken Knies, des linken Handgelenkes, des rechten Calcancus. Alle mit Fisteln. Ausserdem zahlreiche tuberkulöse Narben). Von frühester Jugend an krank. Sehr oft operirt.

Vom 28. 11. bis 8. 1. 13 Injectionen. Letzte Injection von 0,005 ohne Reaction.

Resultat: Keine wesentliche Veränderung.

35. Käthe Kretschmer, 22 Jahre alt. Multiple Tuberkulose. Vielfach operirt. Fisteln an Hals und Brust, rechtem Ellenbogengelenk und Vorderarm und den rechten untern Rippen.

Vom 28. 11. bis 8. 1. 13 Injectionen. Letzte Injection von 0,01 ohne Reaction.

Resultat: Fisteln secerniren etwas weniger, zwei Fisteln geschlossen, sonst keine Änderung.

36. Georg Brehmer, 10 Jahre alt. Multiple Knochen-Tuberkulose. Seit vielen Jahren krank, sehr oft operirt.

Am 2. 1. und 7. 1. Injection von je 0,001. Local keine Reaction, starke Allgemeinreaction.

Resultat: Unverändert.

Ueberblickt man die 55 Fälle von Knochen- und Gelenk-Tuberkulose und berücksichtigt dabei die lange Dauer der Behandlung in manchen Fällen, so muss es auffallen, dass nicht in einem einzigen Falle Heilung eingetreten ist, ja noch mehr in keinem einzigen Falle war auch nur eine sichere Besserung zu constatiren. Als Ausnahme hiervon erscheinen Fall A. 1, B. 3 und B. 35.

In Fall 1, wo es sich um eine ziemlich frische Coxitis handelte, die erst seit Wochen bestand, wurden die Schmerzen des Kindes geringer und glich sich in etwas die starke Beugestellung des Beins mit der entsprechenden Beckenverschiebung aus. Allein noch während der Kur traten wieder die alten Symptome auf und sind erst zurückgegangen, seit in Chloroform-Narkose das Bein gestreckt und in einen Gipsverband gethan worden ist. Ob die zeitweilige Besserung dem Einfluss des Mittels zugeschrieben werden darf, ist mehr als fraglich, da die Erfahrung lehrt, dass frische tuberkulöse Coxitiden sich bei der Bettruhe und festen Lagerung sehr häufig bessern.

In Fall 35 lagen alte, bis auf die Rippen reichende Fisteln vor, die früheren, chirurgischen Eingriffen widerstanden hatten. Ein grosser Theil derselben schloss sich während der Injectionen, nachdem alle auf der Höhe der Reactionen stärkeren Ausfluss und einen entzündlichen Hof um ihre Ausmündungsstellen in der Haut gezeigt hatten. Indessen gleichzeitig ätzten wir und reinigten wir durch Auskratzen mit dem scharfen Löffel die Hohlgänge, so dass es fraglich bleibt, wie viel dem Koch'schen Mittel und wie viel dem chirurgischen Eingriffe hierfür zu gut zu schreiben ist.

Bei dem einzigen Patienten, Fall 4, den wir geheilt entlassen haben, blieb die Injection ohne allgemeine oder locale Reaction. Wir operirten den grossen, von der Hüfte ausgehenden, tuberkulösen Abscess und es trat schnell und, wie eine neuerliche Untersuchung gezeigt hat, bleibende Heilung ein. Der Abscess bestand lange Zeit und war durch feste Wandungen abgeschlossen; vielleicht ist deswegen die unmittelbare Wirkung des Mittels ausgeblieben.

In allen anderen Fällen, in welchen der Bericht eine Besserung verzeichnet, sind neben dem Koch'schen Mittel noch andere in Anwendung gezogen worden, so die Jodoform-Injectionen in die Gelenke, die bis jetzt als das wirksamste Mittel zur Bekämpfung der frischen Krankheitsfälle anzusehen sind. Dahin gehören die Fälle: A.13, wo die Fisteln ausgekratzt wurden, B.16, B.19, B.20, B.29, wo gleichzeitig, oder vorher Jodoform-Injectionen in die erkrankten Stellen gemacht worden waren, B.25, wo mehrere kleine Knochenstücke (Sequester) entfernt wurden.

In unseren Fällen von Gelenk- und Knochen-Tuberkulose hat weder auf die eben erst beginnenden Störungen, noch auf die schon entwickelten, das Koch'sche Mittel einen bessernden Einfluss ausgeübt. Ebensowenig hat es die operirten Fälle günstig beeinflusst, oder eine erkennbare Wirkung auf die Heilung alter Fistelgänge ausgeübt.

So oft das Mittel bei Kindern unter 10 Jahren in Anwendung kam, hat es schwere, allgemeine Störungen zur Folge gehabt, selbst wenn die Dosis von 1 mg nicht überschritten wurde. Es folgten Erbrechen und Tage lang anhaltende Diarrhöen, so in Fall A.5, wo nach jeder Injection die schwereren, mitunter blutigen Diarrhöen eintraten, so weiter in A.3, A.8, A.10, A.14, B.1, B.9 u. s. w.

Leichter Icterus war eine sehr gewöhnliche Erscheinung während und nach der febrilen Reaction, schwerer folgte in Fall B.7 und B.22. Fast in allen diesen Fällen entwickelte sich nach 5 oder 10 Injectionen eine auffällige Blutleere. Die Kinder verloren die Esslust, wurden matt und elend und wegen dieser sichtbaren Veränderung zum Schlechten von den Eltern aus der Klinik genommen.

Ich halte die Anwendung des Koch'schen Mittels bei Kindern unter 10 Jahren für sehr gefährlich. Es treten auf der Höhe der Reaction allerdings nur selten gefahrdrohende Erscheinungen wie Delirien, Sopor und Collaps ein, aber es entwickelt sich im Laufe der Zeit eine bedenkliche Anämie, von der sich noch keines der von uns in Behandlung genommenen Kinder erholt hat.

Die locale Reaction ist allemal an den kranken Gelenken und den Fisteln eine nur unbedeutende gewesen. Meist konnte sie in Zunahme der Schmerzen, der abnormen Stellung, Wachsen der Geschwulst und Röthung um die Fistelgänge, sowie stärkerem Ausfluss aus denselben gerade bemerkt werden. In den Fällen A. 2 und einem hier nicht aufgeführten, weil nach dem 8. Januar aufgenommenen, wo es zu grösseren Operationen, Total-Resectionen, nach zahlreichen Einspritzungen gekommen ist, war makroskopisch den erkrankten Geweben, so den fungösen, die Gelenke füllenden Massen, nichts anzusehen. Bei der mikroskopischen Untersuchung wurden in ihnen epithelioide Tuberkeln von gewöhnlichem Aussehen gefunden.

III. Tuberkulose der Lymphdrüsen (9 Fälle).

Es wurden im Ganzen 9 Fälle mit 86 Injectionen behandelt. Von diesen ist ein Fall nach 10 Injectionen etwas gebessert, ein Fall nach 6 Injectionen nicht gebessert entlassen. Die übrigen Fälle befinden sich noch in Behandlung.

1. Anna Harmuth, 21 Jahre alt.
Tuberkulöse Lymphdrüsen am Halse, angeblich seit 2 Jahren bestehend.
Vom 6. 11. bis 29. 11. 10 Injectionen. Letzte Dosis 0,02. Keine Reaction.
Nach den ersten Injectionen jedes Mal starkes Exanthem.
Resultat: Geringe Abnahme und Verhärtung der Drüsenschwellungen.
Geringe Besserung.

2. Knoblauch, 41 Jahre, Arbeiter.
Tuberkulöse Lymphdrüsen am Halse, angeblich seit 5 Jahren entstanden.
Am 6. 11. und 9. 11. Injectionen von 0,01. Danach keine Reaction.
Am 29. 11. Injection von 0,02: Beträchtliche Allgemeinreaction, keine locale Reaction. Am 2. 12. die gleiche Dosis: keine Reaction.
Am 4. 12. beginnen die Drüsen anzuschwellen und zu schmerzen. 5. 12. Schwellung und Schmerzhaftigkeit nimmt zu. Am 6. 12. Injection von 0,03. Danach weitere Zunahme der Schwellung und Schmerzhaftigkeit.
Am 10. 12. und 16. 12. Injectionen von 0,03 bezw. 0,04. Geringe locale Reaction, deutliche Allgemeinreaction.
Am 18. 12. Patient auf Wunsch »nicht gebessert« entlassen.

3. Anna Gentkow, 13 Jahre alt.
Tuberkulöse Lymphdrüsen am Halse beiderseits, seit 3 Jahren bestehend.
Vom 16. 11. 90. bis 8. 1. 91. 19 Injectionen. Letzte Dosis 0,1. Keine locale Reaction, geringe Allgemeinreaction.
Resultat: Sehr geringe Verkleinerung der Drüsen.

4. Kohlmann, 23 Jahre, Arbeiter.
Tuberkulöse Lymphdrüsen am Halse, 2 mal operirt, seit 1 Jahre bestehend.
Vom 5. 12. bis 8. 1. 10 Injectionen. Nach der letzten Injection von 0,08 deutliche allgemeine und locale Reaction.
Resultat: Drüsen im allgemeinen dicker, wie vorher, nicht schmerzhaft.

5. S c h u l z e, 13 jähr. Mädchen.
Tuberkulöse Lymphdrüsen am Halse, seit 3 Jahren bestehend.
Vom 26. 11. bis 8. 1. 15 Injectionen. Nach der 9. Injection von 0,035 tritt Exanthem auf. Nach der letzten Injection von 0,09: allgemeine Reaction, aber keine locale.
Resultat: Geringe Besserung.

6. S a s s e, 18 jähr. Mädchen.
Tuberkulöse Lymphdrüsen am Halse, theilweise eitrig erweicht. Seit 3 Jahren bestehend. Spaltung des Abscesses am 17. 12.
Am 19. 12. 1 Injection von 0,001. Deutliche Allgemeinreaction. Wegen beständigen Fiebers keine weiteren Injectionen.
Resultat: Keine Änderung.

7. Elise S t r a c h, 17 Jahre alt.
Tuberkulöse Lymphdrüsen am Halse, seit ½ Jahr bestehend.
Vom 29. 11. bis 8. 1. 12 Injectionen. Nach der letzten Dosis von 0,05 Reaction noch vorhanden.
Resultat: Drüsenschwellung hat zugenommen. Theilweise erweicht. Verschlechtert.

8. Frieda S a n d e r, 7 Jahre alt.
Tuberkulöse Lymphdrüsen am Halse, allgemeine Scrophulose.
Vom 20. 11. 90. bis 3. 1. 91. 9 Injectionen, anfangs sehr starke Reactionen mit lang dauernder Somnolenz. Nach der letzten Injection von 0,001 noch Reaction.
Resultat: Geringe Verkleinerung der Drüsen. Die Symptome der allgemeinen Scrophulose ebenfalls gebessert. Dagegen ist das Allgemeinbefinden nicht gebessert. Kind sehr schwach. Am 4. 1. beginnt ein Gesichtserysipel.

9. K r a u s e, 17 jähr., Mann.
Tuberkulöse Lymphdrüsen am Halse beiderseits und in der rechten Achselhöhle, seit 4 Jahren entstanden. Geringe Lungentuberkulose.
Vom 29. 12. bis 8. 1. 4 Injectionen à 0,005.
Resultat: Keine Änderung.

In dem einzigen Falle 1 sind die Lymphdrüsen-Geschwulste kleiner geworden und auch härter, wie wenn sie zusammenschrumpften. In den übrigen 8 Fällen ist eine Veränderung nicht eingetreten, weder Rückbildung noch Besserung bemerkbar geworden. Die Schwellung während der Reactionsperiode war immer unbedeutend, am meisten noch in Fall 3, sonst fehlte sie. Einige Male ist von den Patienten behauptet worden, dass die Schwellungen während der Fieberperioden empfindlich wurden.

IV. Tuberkulose der Mundschleimhaut.

1. L e h m p f u h l, 40 Jahre alt.
Ulcus tubercul. linguae, seit etwa 1 Jahr bestehend. Lungentuberkulose. Ulceration am linken Stimmbande.
Vom 28. 11. bis 8. 1. 14 Injectionen. Letzte Dosis 0,05: Allgemeine und locale Reaction.
Resultat: Ulcus tubercul. linguae nicht gebessert. Lungentuberkulose unverändert. Ulceration am Stimmbande gebessert.

2. B e t t e r m a n n, 32 Jahre, Schuhmacher.
Tuberkulose Ulcerationen am proc. alveol. des Oberkiefers, am harten und weichen Gaumen, seit ungefähr ¾ Jahren bestehend. Operirt am 30. 9. 90. Keine Heilung.
Vom 6. 11. bis 29. 12. 20 Injectionen. Letzte Dosis 0,1. Danach keine allgemeine, aber geringe locale Reaction.

Nach den ersten Injectionen starke, febrile Allgemeinreaction, Röthung um die Geschwüre und schnell sich vollziehende Reinigung der Geschwüre. In der dritten Woche wurden indessen die Geschwüre wieder schmutzig und vergrösserten sich.

Am 23. 12. wurden daher alle tuberkulösen Stellen ausgekratzt und ausgebrannt. In den ausgekratzten Stücken ergiebt die mikroskopische Untersuchung die Anwesenheit zahlreicher frischer Tuberkel mit Riesenzellen mit zahlreichen Bacillen. Am 29. 12. auf Wunsch entlassen. Die nach der letzten Operation entstandenen Wunden waren noch belegt und zeigten noch keine Neigung sich zu verkleinern.

In den erwähnten 2 Fällen ist eine Veränderung zum Bessern nur in Fall 2 nach den ersten Injectionen bemerkt worden. Die schmutzigen Geschwüre reinigten sich schnell, nachdem eine lebhafte Röthung und Schwellung während der Reactionsperiode sie umfasst gehalten hatte. Allein schon sehr bald wurden sie wieder schmutzig und vergrösserten sich, so dass nach zweimonatlicher vergeblicher Behandlung mit 20 Injectionen die Geschwüre theils excidirt, theils fortgekratzt wurden. In den Randpartieen derselben steckten, wie die mikroskopische Untersuchung zeigte, in grösster Menge freie Tuberkelbacillen, die in keinem Präparate fehlten, also in einer ungewöhnlich grossen Zahl und ungewöhnlich grosser Ausdehnung.

V. Kehlkopftuberkulose.

1. Wussow, 31 Jahre, Landwirth.
Tuberculosis laryngis, keine deutliche nachweisbare Lungentuberkulose. Seit 10 Monaten krank.
Vom 10. 11. 90. bis 8. 1. 91. 21 Injectionen. Nach der letzten Injection von 0,1 geringe locale Reaction, keine Allgemeinreaction. Nach der 2. Injection hustet Patient einen nekrotischen Fetzen aus dem Kehlkopf aus, in welchem bei mikroskopischer Untersuchung Riesenzellen nachgewiesen wurden.
Geschwüre im Kehlkopf vernarbt. Röthung und Infiltration der Schleimhaut noch vorhanden. Stimme etwas weniger heiser. Patient hat sich während der Behandlung wesentlich erholt und gebessert.

2. Nölche, 27 Jahre, Arbeiter.
Tuberculosis laryngis. Tuberkulose beider Lungenspitzen. Seit 3 Jahren krank.
Vom 16. 11. bis 8. 1. 12 Injectionen. Nach der letzten Injection (0,045) noch starke Reaction.
Resultat: Husten und Auswurf vermindert. Heiserkeit wie früher, Schluckbeschwerden vermindert.
Anmerkung: Als am 14. 1. 91 Patient wieder eine Injection (die 13. von 0,05) erhalten hatte, blieb das Fieber hoch, die Kräfte verfielen schnell, grosse Respirationsfrequenz und Druckerscheinungen auf der Brust. Tod zwei Tage später am 16. 1. 91. Sectionsbefund: Alte Tuberkulose der Lungen mit zahlreichen frischen peribronchitischen Herden. Tuberkulose des Larynx. Tuberkul. Darmgeschwüre. Miliare und submiliare Tuberkel in der Lunge, Leber, Milz und ganz vereinzelt in den Nieren.

3. Gendrich, 42 Jahre, Arbeiter.
Tuberculosis laryngis, ausgedehnte Lungentuberkulose. Seit 3 Wochen heiser, seit 3 Jahren lungenkrank.
Vom 16. 11. bis 8. 1. 11 Injectionen. Nach der letzten Dosis von 0,035 noch Reaction.

Resultat: Kehlkopfbefund gebessert. Lungen und Allgemeinbefinden verschlechtert.

4. Kegel, 21 Jahre, Bauer.

Tuberculosis laryngis und Tuberkulose beider Lungenspitzen. Seit 1½ Jahren heiser.

Vom 16. 11. bis 20. 12. 9 Injectionen. Nach der letzten Dosis von 0,₀₅ deutliche Reaction. Gestorben am 30. 12. 90.

Sectionsbefund: Nekrose der ganzen hinteren Hälfte des Ringknorpels Ausgedehntes circuläres Ulcus unterhalb der Stimmbänder. Eine Caverne und ältere Käseherde in den Lungen. Ältere Infiltration in der rechten Spitze. Frische dissiminirte miliare Tuberkulose in beiden Lungen. Die miliaren Tuberkel sind so frisch, dass sie während der Behandlung entstanden sein müssen.

Von den vier mit Kehlkopftuberkulose und gleichzeitiger Lungentuberkulose Behafteten sind zwei gestorben, nach 6- resp. 7 wöchentlicher Behandlung mit den Injectionen. In beiden Fällen handelte es sich um eine akute Miliartuberkulose. Tausende von kleinsten (submiliaren) Knötchen waren in den Lungen — im zweiten Falle auch der Leber und Milz — aufgetreten. Die mikroskopische Untersuchung erkannte in ihnen ganz frische Eruptionen, die kaum älter als höchstens 18 Tage, vielleicht ja wahrscheinlich noch jünger waren. In beiden Fällen blieb nach der 2 resp. 3 Tage vor dem Tode an den scheinbar noch rüstigen Patienten vorgenommenen Injection die Temperatur der Reactionsperiode bestehen. Die hohe Temperatur hielt unter Zunahme der Respirationsfrequenz und sehr schnellen Erschöpfung der Kranken bis zum Tode an. Die klinische Beobachtung wie die anatomische Untersuchung der betreffenden Leichentheile erwiesen es zur Evidenz, dass die Entstehung der akuten Miliartuberkulose, an welcher die Patienten gestorben sind, in die 4.—5. resp. 5.—6. Woche der Behandlung mit den Injectionen fällt.

VI. Nierentuberkulose (1 Fall).

Herr Bürkner, 34 Jahre alt.

Seit etwa 1 Jahr krank. Exstirpation der linken tuberkulösen Niere am 19. 7. 90 in einer auswärtigen Klinik. Grosse granulirende Wunde mit schmutzigen Granulationen zurückgeblieben. Tuberkulose der rechten Niere wird wegen neu aufgetretener Trübung des Urins vermuthet. Keine Bacillen im Harnsediment.

Vom 19. 11. bis 27. 12. 17 Injectionen. Nach der letzten Injection von 0,₁ keine Reaction.

Resultat: Wunde etwas reiner wie früher und kleiner. Der Harn ist vollkommen klar und sedimentfrei.

Patient auf Wunsch am 30. 12. entlassen.

VII. Hodenerkrankung (3 Fälle).

Es wurden im Ganzen 3 Fälle von Hodentuberkulose behandelt mit zusammen 14 Injectionen. Der erste wurde ungeheilt entlassen, der zweite und dritte wurden kastrirt.

Ausserdem wurden bei 2 Fällen von Nebenhodenerkrankung, die nicht durch Tuberkulose bedingt war, probeweise Injectionen gemacht. Beide Fälle reagirten nicht.

1. Bruno Elsnau, 2 Jahre alt.
Tuberculosis epididym. et testis sinistri, seit etwa 4 Monaten entstanden.
Vom 6. 11. bis 14. 11. 5 Injectionen von je 0,001. Geringe locale Reaction.
Nach der letzten Injection tritt continuirliches Fieber auf. Injectionen daher ausgesetzt.
Resultat: Patient am 6. 12. auf Wunsch der Eltern entlassen. Ungeheilt.
2. Müller, 29 Jahre, Arbeiter.
Tuberculosis epididym. et testis sinistri, seit 7 Monaten entstanden.
Vom 15. 12 bis 8. 1. 6 Injectionen. Letzte Dosis von 0,06 ohne Reaction.
Keine Änderung local.
Am 8. 1. Operation. Exstirpation des linken Hodens.

3. Heinicke, 21 Jahre, Kaufmann.
Tuberkulose des linken Nebenhodens und Hodens, seit 2 Monaten entstanden. Lungen anscheinend gesund. Kein Auswurf.
Vom 18. 12. bis 29. 12. 3 Injectionen. Letzte Dosis 0,008. Nach der ersten Injection Dämpfung über der rechten Spitze und leichtes Knacken, ausserdem Exanthem. Nach der 3. Injection Husten mit starkem Auswurf und Bacillen. Local keine erhebliche Änderung am Hoden. 9. 1. Kastration links.
Die Untersuchung der herausgenommenen beiden Hoden ist noch nicht abgeschlossen.

In allen 3 Fällen ist weder eine deutliche locale Reaction, noch eine Spur einer Besserung beobachtet worden. Die Untersuchung des exstirpirten Hodens und Nebenhodens gab das gewöhnliche Bild einer käsigen Infiltration des Nebenhodens und miliarer Tuberkel des Hodens.

VIII. Varia.

Fälle, welche zur Prüfung der specifischen Wirkung des Mittels und ihrer Verwerthung für eine differentielle Diagnose injicirt wurden.

1. Müller, 35 Jahre alt. Fractura complicata am 12. 9. 90, fast geheilt.
Am 6. 11. Injection von 0,01: Keine Reaction.

2. Karchniewski, 55 Jahre alt. Traumatische Neurose.
Am 6. 11. Injection von 0,01: Keine Reaction.

3. Quednau, 38 Jahre alt. Alte Contusion. Zur Beobachtung aufgenommen.
Am 6. 11. Injection von 0,01: deutliche Allgemeinreaction mit Atembeschwerden. In den Lungenspitzen treten nach der Injection deutlich nachweisbare Dämpfungen auf, die später und vorher nicht nachzuweisen waren. Wahrscheinlich durch die Reaction um nicht nachweisbare Tuberkelherde bedingt.

4. Bartsch, 22 Jahre, Arbeiterin. Granulirende Wunde an der Hand nach Quetschung vor 10 Tagen.
Am 6. 11. Injection von 0,01. Keine Reaction.

5. Frau Schulz, 58 Jahre alt. Syphilis. Tracheotomirt wegen syphilitischer Erkrankung des Kehlkopfes 18. 10. 90. Oberflächliches gummöses Hautsyphilid am Arm.
Am 6. 11. Injection von 0,01: Keine Reaction.

6. Herr Braun, 53 Jahre alt. Carcinoma laryngis.
Am 16. 11. Injection von 0,01: Keine Reaction.

7. Frau Erpff, 61 Jahre alt. Oberflächliches, theilweise vernarbendes Epitheliom, in dessen Mitte ein tiefer greifendes Carcinom sitzt. Seit 17 Jahren entstanden.
Am 17., 20. und 22. Nov. 3 Injectionen von 0,01 und 0,015: Keine Reaction.

8. Erich Braun, 6 Jahre alt. Adenoide Wucherungen im Nasenrachenraum. Drüsenschwellungen am Hals.

2 Injectionen von 0,001 und 0,01: Keine Reaction.

9. Herr Salzmann, 44 Jahre alt. Syphilitische Ulceration an der
Wangenschleimhaut.

1 Injection von 0,01: Keine Reaction.

10. Fromm, 23 Jahre, Bauer. Vor 3½ Monaten begann eine Anschwellung
der Gegend der Malleolen ohne Schmerzen. Die letzten 14 Tage mit
fixirendem Verbande behandelt. Schmerzhafte Schwellung in der Malleolar-
gegend und in dem Sprunggelenke. In den Lungen keine Veränderungen
nachweisbar.

Am 16. 11. Injection von 0,005. Danach verspätete Allgemeinreaction, die
erst nach 24 Stunden beginnt und nach 40 Stunden ihr Maximum erreicht.
Im Sprunggelenk Zunahme der Schmerzen und Schwellung. Die folgenden
Injectionen der gleichen Dosis hatten stets eine allgemeine Reaction zur
Folge, die sich aber durch Unregelmässigkeiten auszeichneten, wie verspätetes
Eintreten, langsames Eintreten oder Verschwinden. Local scheint jedes Mal
die Schmerzhaftigkeit und Schwellung zuzunehmen, jedoch war auffällig,
dass die Zunahme niemals so schnell wie bei Tuberkulosen eintrat, und dass
sie in den Pausen zwischen den Injectionen nicht ganz verschwand. Auch
trat gelegentlich abends Temperatursteigerung ein, ohne dass eine Injection
vorausgegangen war. In Folge dessen war nach 5 Injectionen (letzte
Dosis 0,005) die Schmerzhaftigkeit und die Schwellung des Gelenkes so
bedeutend, dass eine Eröffnung des Gelenkes und eine Auskratzung des
vermeintlich tuberkulösen Knochenherdes in der vorderen Peripherie der
Tibia und eine Auskratzung der erkrankten Kapsel vorgenommen wurde.
Dann wurden noch 5 Injectionen gemacht, auf welche der Patient trotz
Steigerung der Dosis auf 0,015 unregelmässig und zuletzt nicht mehr reagirte.

Bei der Incision und Auskratzung des Gelenkes war der Befund sehr
aufgefallen, obgleich keine Erfahrungen über die Wirkung der Koch'schen
Injectionen auf das Aussehen tuberkulöser Gelenkerkrankungen vorlagen.
Die mikroskopische Untersuchung der ausgekratzten Stücke wies ein Sarkom
nach. Ausserdem begann nach der Eröffnung des Gelenkes die Geschwulst
rapide zu wachsen. Daher Amputatio femoris 8. 1. 91.

11. und 12. Zwei Fälle von gonorrhoischer Nebenhodenerkrankung,
welche nach Injection von 0,01 resp. 0,03 keine Reaction aufwiesen.

Die letzte unter »Varia« zusammengefasste Kategorie von Beobachtungen bezieht sich auf die Erprobung des diagnostischen Werthes
vom Mittel. Bekanntlich behauptet Koch, dass nur bei Tuberkulösen
geringere Dosen des Mittels Fieber erzeugen, bei Gesunden nicht,
und dass diese Eigenschaft zum Erkennen der tuberkulösen Erkrankungen gut benutzt werden könnte.

In der That treten die Beobachtungen bei Varia 1—9 und
11, 12 hierfür ein. An vier mit Kehlkopf-Tuberkulose Behafteten
hatten 2, 3 und 4 mg hohes Fieber erzeugt, während ein mit Kehl-
kopf-Krebs Behafteter nach 1 cg noch fieberfrei blieb. Ebenso
fieberten nach 2 mg zwei an Tuberkulose der Mundschleimhaut
Leidende hoch, während ein Dritter, bei dem es sich um Syphilis
der Wangenschleimhaut handelte, nach Injection von 2 cg. frei blieb.
27 Patienten mit Lupus fieberten ausnahmslos nach Dosen unter 1 cg,
während eine Frau mit einer, dem Lupus sehr ähnlichen, carcinomatösen Affection am Gesichte nach 3 cg fieberfrei blieb. Die drei

Patienten mit Tuberkulose des Nebenhodens fieberten alle nach kleinen Dosen von 2 resp. 3 mg, während zwei zur Probe verwandte Patienten, die an Schwellungen der Nebenhoden in Folge von Tripper litten, nach zehn Mal grösseren Dosen frei blieben.

Zweifelhaft war das Ergebniss dieser Probe in dem Falle Varia 10. Hier bot Patient alle Erscheinungen einer Tuberkulose des Sprunggelenks, und zwar einer sehr schnell mit abendlichem Fieber einhergehenden Erkrankung dieser Art. Anfangs trat nach 5 mg und 1 cg allerdings Fieber ein, aber ein atypisches, indem die erste Temperatursteigerung erst 24 Stunden nach der Injection konstatirt wurde und später ein verhältnissmässig niedriges und dadurch noch von den so typischen Fieber-Curven bei der Reaction unterschiedenes, dass ähnliche Temperatur-Steigerungen auch in der Zwischenzeit, d. h. an den Tagen, an welchen nicht injicirt wurde, beobachtet wurden. An fiebernden Patienten dürfte es, wie in diesem Falle, nicht leicht zu entscheiden sein, wieviel vom Fieber auf Rechnung des injicirten Mittels, wie viel auf die der ursprünglichen Krankheit zu setzen ist.

Fasse ich unsere Resultate zusammen, so darf ich behaupten:

1. Dass durch kein Mittel schneller, sicherer und bedeutender der Lupus gebessert und zur Rückbildung gebracht wird, wie durch das Koch'sche Mittel.

2. Dass das Koch'sche Mittel sehr werthvoll für die Unterscheidung einer tuberkulösen Krankheit von den ihr nahe verwandten syphilitischen und carcinomatösen Affectionen ist.

3. Dass das Koch'sche Mittel völlig wirkungslos scheint bei tuberkulösen Knochen- und Gelenk-Krankheiten, bei tuberkulösen Lymphdrüsen-Entzündungen und Entartungen, sowie bei den tuberkulösen Erkrankungen des Hodens und Nebenhodens.

Aus der Universitäts-Poliklinik für Hals- und Nasenkrankheiten.

Bericht des Directors, Professor Dr. B. Fränkel.

(Vom 8. Januar 1891.)

Die Behandlung Tuberkuloser mit dem Koch'schen Mittel habe ich am 18. November 1890 begonnen und bis zum 31. December an 15 Fällen von mit Larynx- resp. Pharynxtuberkulose behafteten Phthisikern, an 7 Fällen von Phthisikern ohne Beteiligung des Kehlkopfes und 5 Fällen von Lupus angewandt. Davon sind:

1 Fall gestorben,

3 Fälle unverändert geblieben,

22 wesentlich gebessert und

1 Fall geheilt.

Die 5 Fälle von Lupus sind unter den 22 wesentlich gebesserten einbegriffen.

Zur weiteren Ausführung beginne ich mit der genaueren Wiedergabe des Todesfalles.

Gottlieb Sch., 46 Jahre alt, Bauunternehmer, kam am 25. Nov. in die Königliche Poliklinik für Hals- und Nasenkranke. Er gab an, seit 9 Wochen zu husten und eben so lange heiser zu sein. Seit mehreren Wochen habe sich eineVerschlimmerung eingestellt und seien Schluckschmerzen aufgetreten. Die objective Untersuchung ergab links an den Gaumenbögen oberflächliche Ulcerationen, die sich nach unten über die Tonsillen hinweg bis zum Kehldeckel hin erstreckten und nach vorn Teile des Gaumensegels einnahmen. Der Rand derselben erschien gerötet und man konnte in demselben kleine stecknadelspitzgrosse graue Knötchen wahrnehmen. Die Geschwüre trugen durchaus den Charakter der lenticulären, nur griffen sie an der Tonsille in die Tiefe. Auf der rechten Seite war ein ähnlicher Befund vorhanden; es nahm aber hier die Ulceration einen geringeren Umfang ein und griff auch weniger weit nach vorn über. Die Epiglottis war in eine wachsähnliche, dicke Masse verwandelt. Die aryepiglottischen Falten und die Gegend der Aryknorpel livide gerötet, teilweise ödematös, graulich verfärbt und erheblich geschwollen. Die Stimmbänder, besonders das linke, gerötet und dick. Secret, das den Geschwüren entnommen wurde, zeigte reichliche Einlagerungen von Bacillen. Der Patient war erheblich abgemagert und zeigte an beiden Lungenspitzen Dämpfung, Bronchial-Atmen und Rasseln: rechts vorn bis zur 3. Rippe und hinten bis zur spina scapulae, links in geringerem Umfange. Sein Auswurf enthielt reichliche Mengen von Bacillen.

Diagnose: Tuberculosis pharyngis, laryngis et pulmonum.
Ich nahm den Patienten in meine Privatklinik auf und begann am
27. November die Injectionen des Koch'schen Mittels. Vorher war festgestellt, dass der Patient abendliches Fieber zeigte. Der Patient hat im
Ganzen bis zum 20. Dezember 12 Injectionen, die höchste von 1 cg und
die letzte am 18. December erhalten. Die höchste Temperatur von 40,5
zeigte er am 1. December, an einem Tage, an welchem er nicht gespritzt
worden war. Bis zum 10. December erreichte sonst die Temperatur höchstens
39,2; am 10., an welchem Tage er nicht injiciert wurde, 39,7, und dann am
11. und am 13. 39,6; sonst höchstens 39. Nach den Injectionen zeigten sich
die im Pharynx vorhandenen Infiltrationen, insonderheit die Gegenden, an
welchen wir die miliaren Knötchen sehen konnten, als gelbe opake
Flecken. An einzelnen Stellen des velum palatinum, die wir den Tag vorher
als gesund betrachtet hatten, stellten sich nach den ersten Injectionen ebenfalls solche gelbe opake Flecken ein. Später haben wir ein Neuauftreten
dieser Erscheinung oder ein Umsichgreifen der sichtbaren Veränderungen
nicht mehr bemerkt. Die opaken Flecken sowohl, wie die Geschwüre
zerfielen unter der Einwirkung der Injectionen und machten Ulcerationen
Platz, auf denen wir in der dritten Woche der Behandlung Granulationsbildung bemerkten. Mit der Nadel aus den gelben Flecken entnommene
Teile bestanden, unter dem Mikroskop betrachtet, aus in körnigem Zerfall
begriffenen Rundzellen, zwischen denen einzelne Stellen sich zeigten, an
welchen man nur noch körnigen Detritus bemerken konnte. Die Epiglottis
sah am 29. November lebhaft rot und dünner aus; sie wurde dann weisslich
und schliesslich in dieselbe opake Masse verwandelt, die wir am Pharynx
bemerkt hatten. Vom 12 December an zerfiel sie und schliesslich war sie
in einen Stumpf verwandelt, der an seinen Rändern granulierte. Der Patient
fing an, sich kräftiger zu fühlen und konnte wieder ohne besondere Schmerzen
schlucken, so dass seine durch das Schluckweh gehinderte Ernährung besser
von statten ging. Am 19. December erwachte der Patient früh durch heftige
Schmerzen im Bauche. Bisher hatte er über denselben im wesentlichen
nicht geklagt, nur ab und zu auf besondere Fragen angegeben, dass es ihm
in den Därmen herumzöge, wie er sich ausdrückte. Diarrhoen waren nicht
vorhanden gewesen. Die objective Untersuchung ergab an diesem Tage
starke Spannung der Bauchdecken und grosse Schmerzhaftigkeit auf Druck,
insonderheit im linken Hypochondrium. Der Patient collabierte und starb
unter den Erscheinungen der Peritonitis am 20. December.

Am 21. December wurde von Herrn Dr. O. Israel, Assistenten am pathologischen Institut die Leichenöffnung gemacht. Das darüber aufgenommene
Protokoll lautet:

Gut mittelgrosser, stark abgemagerter männlicher Leichnam. Abdomen
stark gespannt, Fettpolster bis auf minimale Reste geschwunden.

Die Därme stark durch Gas aufgebläht. Zwerchfellstand unterer Rand
der 4., links unterer Rand der 5. Rippe.

Die Lungen, stark ausgedehnt, bedecken den Herzbeutel fast vollständig.

Das Herz, der Grösse der Leiche entsprechend, mässig fest routrahiert.
Die Muskulatur leicht braun verfärbt.

Die beiden Lungen an der Spitze sehr fest mit dem Thorax verwachsen,
in ihrem unteren Teil leicht emphysematös. In der linken Lungenspitze
2 über haselnussgrosse Höhlen, von denen die eine nur ganz wenige weisse
Bröckeln enthält, während die Wand gut gereinigt ist. Die andere Höhle
enthält wenige nekrotische Bröckel. Die Wand in geringer Ausdehnung
käsig infiltriert. In der Umgegend geringfügige käsige Hepatisation neben
einigen alten bronchitischen und peribronchitischen fibrösen Herden. Der
grösste Teil des Unterlappens durch dunkelrote, auf der Schnittfläche körnige,
vielfach confluierende Bronchopneumonien eingenommen. In der Mitte des
Unterlappens, dicht unter der pleura gelegen, 2 gut haselnussgrosse Systeme

von Emphysemblasen, von denen die unteren mit eitrigem Inhalt erfüllt sind und kleine missfarbige Bröckel an ihrer Oberfläche zeigen. Gewebe blutreich und ödematös. Rechte Lunge mit derben schiefrigen Narben in der Spitze und fast wallnussgrosser Höhle, die mit nekrotischen Fetzen bedeckt ist. Im übrigen ausgedehnte Bronchopneumonie im mittleren und Unterlappen. Im übrigen der Zustand wie links.

Die Schleimhaut der Bronchien sehr stark gerötet.

Schleimhaut der Trachea leicht gerötet.

Kehlkopf blass, die Taschenbänder, die ary-epiglottischen Falten und der Pharynx in grosser Ausdehnung eingenommen durch flache Geschwüre mit zackigen, weisslich gefärbten Rändern. Die ganze Epiglottis von Schleimhaut entblösst, an den Rändern zackig ausgeschnitten, nach rechts gezogen. An der hinteren Pharynxwand nur die Hälfte frei, die linke Hälfte und die Gaumenbögen durch ausgedehnte Ulcerationen eingenommen. Die Ulceration umfasst die Tonsillen und den Zungengrund bis zum for. spurium.

Die Dünndarmschlingen bedeckt zum grössten Teil mit trocknen, sehr zarten Fibrinbeschlägen und nach dem rechten und linken Hypochondrium etwas reichlichere, eitrig infiltrierte Fibrinmassen. Im linken Hypochondrium die Dünndarmschlingen etwas fester mit einander verklebt, in geringer Ausdehnung kotige Beschläge zwischen den eitrigen. Aus einem etwa 2 mm haltenden Loch des Dünndarmes, dem Mesenterialansatz entgegengesetzt, ragt ein kaum erbsengrosser Kotpfropfen hervor. Die Stelle 2 Meter oberhalb der Bauhin'schen Klappe zeigt neben einer ringförmigen, feinstreifigen Rötung in der Ausdehnung von etwa 4 cm zahlreiche, eine 2 cm breite Zone einnehmende, miliare und submiliare Tuberkel. An der Bauhin'schen Klappe eine den ganzen Umkreis des Dünndarmes einnehmende, sich 10 cm nach aufwärts erstreckende Geschwürsfläche. Weiter aufwärts 3 vereinzelte Geschwüre, die fast annulär sind. Die beiden unteren, ganz gereinigt, enthalten im Centrum einen 20 Pfennigstückgrossen Defect der Muscularis, unter dem die serosa glatt und durchscheinend vorliegt. An der serosa stark gefüllte Gefässe. Die Lymphgefässe zum Teil stark weisslich verdickt, in kleinen Knoten reihenweise angeordnet. An der serosa zahlreiche, meist submiliare Tuberkel. Die Schleimhaut des Darmes im übrigen leicht schiefrig, an der Zotte pigmentiert. Auch im Dickdarm gereinigte tuberkulöse Geschwüre. Magenschleimhaut im Pylorusteil stark gefaltet, im übrigen glatt, weisslich grau ohne Abweichungen.

Leber schlaff, am vorderen Rande des rechten Lappens ausgedehnte Atrophie. Acini klein, braun mit sehr geringfügiger Fettinfiltration.

Milz klein, atrophisch.

Nieren ohne Abweichungen.

Diagnose: Peritonitis perforativa. Cavern. pulmon. utriusque. Bronchitis et peribronchitis. Brochopneumon. Ulcera. tubercul. laryngis et pharyngis, tonsillarum et baseos linguae. Ulcera tuberculosa ilei multiplic. cum perforatione. Ulcera tubercul. coli. Atrophia lobul. destr. hepatis et lienis.

Soweit das Protocoll.

Mit der Nadel aus den im Pharynx befindlichen Ulcerationen entnommene Teile zeigten unter dem Mikroskop viele Bacillen. Dieselben waren zum Teil zerfallen, zum Teil aber auch vollkommen normal gebildet.

Es geht aus diesem Fall hervor, dass das Koch'sche Mittel tuberkulöses Gewebe zum Absterben bringt, dass es aber die in ihm enthaltenen Bacillen nicht vernichtet. Die Necrose des tuberkulösen Gewebes hatte im Darm an mehreren Stellen die Serosa blosgelegt, während klinisch vorher kein Zeichen vorhanden war, welches die ausgedehnte Tuberkulose des Darmes bewiesen hätte. An einer

Stelle war eine Perforation der Serosa erfolgt, die die unmittelbare Ursache des Todes des Patienten abgab.

Aus der auch in meinen anderen Fällen bestätigten Thatsache,
dass das Koch'sche Mittel tuberkulöses Gewebe zerstört,
folgt, dass dasselbe ein Specificum gegen die Tuberkulose
darstellt. Es wird aber zunächst noch die Frage offen bleiben, ob
alles tuberkulöse Gewebe vernichtet wird, eine Frage, die vor der
Hand nach meinen Beobachtungen zu bejahen ist.

Was wird nun aus den Bacillen? Da, wo die Necrose des
tuberkulösen Gewebes an Oberflächen statt hat, werden sie sicher
zum Theil ausgehustet. Die auf dem Boden der ulcerativen Vorgänge zurückbleibenden Bacillen müssen aber von der heilenden Kraft
der Natur beseitigt werden, wenn lediglich das Koch'sche Mittel zur
Anwendung kommt. Anders gestalten sich die Verhältnisse, wenn
die Einschmelzung des tuberkulösen Gewebes in geschlossenen
Höhlen oder im Innern käsiger Knoten erfolgt. In solchen
Fällen ist anzunehmen, dass die Producte der Einschmelzung sowohl
wie die Bacillen retiniert werden. Ich nehme an, dass durch die Resorption dieser Producte das perpetuirliche Fieber entsteht, welches
in den 3 Fällen beobachtet wurde, von denen ich oben angab, dass
sie durch die Koch'sche Behandlung nicht verändert seien. Es handelt
sich hier um 2 Männer und 1 Frau, die sämtlich neben doppelseitiger
Phthisis pulmonum tuberkulöse Geschwüre im Kehlkopf zeigen und
schon länger als 2 Jahre krank waren. Der eine Mann bekam in der
3. Woche der Behandlung eine Perichondritis arytaenoidea dextra, die
vorher nicht vorhanden war, ein Zeichen, dass auch während der
Koch'schen Behandlung eine Ausbreitung des Processes immerhin
noch möglich ist; denn der Patient hatte nur Geschwüre an der
hinteren Wand und von da aus bildete sich eine, allerdings sehr gut-
artig verlaufende, Perichondritis des Giesbeckenknorpels aus.

Was die gebesserten Fälle anlangt, so habe ich bei denselben im
Kehlkopf folgende Veränderungen der tuberkulösen Infiltrationen gesehen.

Die Einwirkung vollzieht sich nicht immer in der gleichen Weise.
Allerdings habe ich immer vermehrte Schwellung und Rötung
gesehen, gleichzeitig aber auch unabhängig von dem Auftreten des
Fiebers. Die Schwellung und Rötung macht genau den Eindruck
einer Entzündung und scheint auch nach den spärlichen darüber vorliegenden anatomischen Untersuchungen mit diesem Vorgang identisch
zu sein. Die Schwellungen im Kehlkopf, die ich bisher
gesehen habe, haben das Lumen desselben nie so weit
verengt, dass Stridor oder Atemnot eingetreten wäre. Es
ist das auch bei solchen Patienten der Fall gewesen, deren Larynx
vor der Behandlung durch die tuberkulösen Processe oder durch
Veränderung der Stellung der Stimmbänder an und für sich eng war.
Ich glaube, dass, wenn wir mit kleinen Dosen beginnen und langsam
ansteigen, sich die Gefahr der Kehlkopfstenose wird vermeiden lassen.

Ich halte dieselbe aber für so naheliegend, dass schon ihretwegen mit sehr kleinen Dosen begonnen werden muss.

Nach der entzündlichen Schwellung vollzieht sich aber der Process in verschiedener Weise. Ebenso schnell wie das Fieber, geht meist auch die Schwellung vorüber und so sieht man, dass in einer gewissen Anzahl von Fällen die vorhanden gewesenen tuberkulösen Infiltrationen nach Ablauf der der Injection folgenden Anschwellung kleiner und dünner sind als vorher und sich so allmälig verlieren. Dies ist jedenfalls der günstigste Verlauf. Ich habe eine derartige Rückbildung ohne jeden sichtbaren Gewebszerfall bei geschwulstähnlichen Wucherungen an der hinteren Larynxwand und zweimal bei walzenförmig verändertem Stimmband beobachten können.

In anderen Fällen bildet sich aber ein Gewebszerfall aus. Die tuberkulösen Infiltrationen werden graulich durchscheinend und erhaben; dann gehen oberflächliche Schichten verloren und bedecken sich mit einer Lage, die an zerfallene Pseudomembranen erinnert. Diese hautähnlichen Bildungen sind meist weisslich; einmal sah ich sie gelblich und da sah es aus, als hätte man die betreffenden Stellen mit dünnem Honig bestrichen. Zweimal habe ich derartige membranöse Fetzen mikroskopisch untersuchen können; sie bestanden fast ausschliesslich aus Epithelien, die man teilweise von der Fläche, teilweise auf die Kante gestellt erblickte. Unter diesen Bildungen kann nun eine Ausheilung wie unter dem Schorf statthaben; meist aber treten Substanzverluste ein und dann kann man von Ulceration sprechen. Allerdings haben die Substanzverluste keine Neigung um sich zu greifen und unterscheiden sich in dieser Beziehung von dem, was wir sonst Ulceration nennen. Sie werden vielmehr kleiner und flacher und zeigen in jeder Beziehung, dass sie Neigung haben, wieder zu verschwinden und einer normalen Decke Platz zu machen.

Die dritte Art, wie das Koch'sche Mittel auf tuberkulöses Gewebe wirkt, möchte ich als acute Verkäsung bezeichnen. Nach vorübergehender Schwellung erscheinen, wie dies oben bei dem mit dem Tode endigenden Falle beschrieben wurde, die vorher tuberkulös infiltrirten Theile gelb und opak. Bald schwindet über diesen Stellen das Epithel und nimmt man nun Teile heraus, so zeigen sich unter dem Mikroskop eine Menge von Rundzellen, die alle Körner in ihrem Innern haben und daneben körniger Zerfall derselben. Unter dem Mikroskop haben wir genau das Bild, das wir sonst Käse nennen. Diese acute Verkäsung führt, so viel ich gesehen habe, immer zu Substanzverlusten, aber auch hier kann noch eine Heilung wie unter dem Schorf statthaben oder es bildet sich wirkliche Ulceration aus.

Nach einiger Zeit beginnen auch die mit Substanzverlust einhergehenden Veränderungen, die das Koch'sche Mittel hervorruft, mit oder ohne Granulationsbildung eine Tendenz zur Heilung zu zeigen. Ich kann meine Wahrnehmungen über die locale Wirkung des Koch-schen Mittels bei tuberkulöser Infiltration dahin zusammenfassen, dass nach voraufgehender Entzündung eine Necrobiose des tuberkulösen Gewebes eintritt, die, in verschiedener Weise verlaufend, schliesslich zur Ausstossung desselben führt.

Sind tuberkulöse Ulcerationen beim Beginn der Behandlung vorhanden, so reinigen sich dieselben unter dem Einfluss des Koch-schen Mittels und zeigen bald zur Heilung strebende Granulationen. Es vollzieht sich dieser Process in ähnlicher Weise, wie wir es bei der Localtherapie bisher gesehen haben. Dagegen erfolgt die Reinigung der Geschwüre bei Anwendung des Koch'schen Mittels rascher, als· dies bei der Localtherapie gewöhnlich geschieht.

Ich unterlasse es, genauer auf die einzelnen von mir behandelten Fälle einzugehen, da ich dieselben nach Abschluss meiner Beob-achtungen ausführlich veröffentlichen möchte. Auch enthalte ich mich der Schilderungen der Veränderungen, welche die Lungenschwindsucht unter dem Einfluss des Koch'schen Mittels erfährt. Ich habe darüber am 17. December in der Berliner Medicinischen Gesellschaft (Berliner Klinische Wochenschrift, 1890, No. 54) Mitteilung gemacht und setze voraus, dass in diesem Jahrbuch von sehr vielen Anderen über diesen Gegenstand gehandelt worden ist. Ich möchte aber schliesslich noch in grösserer Ausführlichkeit einen Fall mitteilen, den ich als geheilt betrachten kann.

Der Kaufmann St., 30 Jahre alt, aus Moskau, befand sich im Sommer 1890 in meiner Behandlung. Er zeigte zur Zeit ein tiefes Geschwür auf der hinteren Kehlkopfwand und unbestimmtes Atmen, Rasseln und Dämpfung an der rechten Lungenspitze. In seinem Auswurf befanden sich Bacillen. Ich behandelte ihn mit Kresol-Einspritzungen in den Larynx und Kresol-Inhalationen. Nachdem unter dieser Behandlung eine Heilung des Kehl-kopfgeschwüres eingetreten war, reiste der Patient nach Moskau zurück, trat aber am 25. November wieder in meine Behandlung. Es zeigte sich jetzt in der fossa clavicularis rechts unbestimmtes Atmen und sehr spärliches Rasseln, welches einmal auch, unterhalb der clavicula gehört wurde. Da, wo das Geschwür im Kehlkopf gesessen hatte an der hinteren Wand, mehr auf der linken Seite, zeigte sich ein fingerdicker Wulst; derselbe verlief mit der Längsachse von ungefähr 2 cm von oben nach unten und war etwas weniger als 1 cm breit. Die Oberfläche desselben erschien höckerig. Es wurde nun am 26. mit den Injectionen begonnen und da der Patient nur einmal, und zwar am 27. November eine Temperatur von über 38, nämlich 38,3 zeigte, in rascher Folge gestiegen, so dass Patient schon am 24. Dec. 1 dcg injiciert erhielt. Während die allgemeine Reaction sich also in sehr bescheidenen Grenzen hielt, zeigte der Wulst erhebliche örtliche Reaction. Unter rasch vorübergehender Schwellung bildeten sich auf demselben jene weissen, haut-ähnlichen Lagen, welche ich oben erwähnte. Nach Abstossung derselben war der Wulst jedesmal kleiner und seit dem 20. Dec. ist derselbe ver-schwunden, ohne dass es dabei zu einer Ulceration gekommen wäre. Die Bacillen im Auswurf wurden weniger und weniger; die letzten wurden am 29. Dec. gefunden, seitdem sind sie verschwunden.*) Der Husten des Patienten verlor sich, sein Körpergewicht nahm erheblich zu. Vortreffliches Allgemeinbefinden. An dem Lungenbefund ergab die physikalische Unter-suchung schliesslich keine Abweichung vom Normalen. Ich sehe den Patienten desshalb als geheilt an.

---

*) Bis heute, 20. Januar, sind keine Bacillen mehr gefunden worden.

Aus dem pathologischen Institut.

Bericht des Directors, Geheimen Medicinalrath Professor Dr. Virchow.

(Vom 9. Januar 1891.)

Eurer Excellenz überreiche ich ganz gehorsamst den erforderten Bericht über die Sections-Ergebnisse, welche im hiesigen Pathologischen Institut an Leichen solcher Personen, die mit dem Koch'schen Mittel behandelt worden sind, bis zum Ende des Jahres 1890 gewonnen worden sind.

Eine tabellarische Uebersicht der einzelnen Fälle liegt bei (siehe S. 266 bis 273). Ob dieselbe ganz vollständig ist, kann von hier aus nicht beurtheilt werden, da eine rechtzeitige Anzeige, ob Einspritzungen vorgenommen worden sind, nicht stattgefunden hat, und nachträgliche Ermittelungen nicht möglich sind, wenn überhaupt eine Section nicht beantragt war.

Es ergiebt sich, dass bis zum 31. December praet. überhaupt 21 Fälle secirt worden sind, welche der Behandlung unterzogen worden waren. Davon gehören 16 Fälle der ulcerösen Phthisis an. Die übrigen vertheilen sich folgendermassen: 1 Fall von Arachnitis tuberculosa (No. 2.), 1 Fall von Tuberkulose der Knochen und des Gehirns (No. 17.), 1 Fall von schwacher Lungenphthisis und Krebs des Pancreas (No. 9.), 1 Fall von Empyem (No. 11.), 1 Fall von perniciöser Anämie und Pleuritis tuberculosa (No. 6.)

In Bezug auf die Wirkung des Mittels kann Folgendes angegeben werden:

1. Eine Einwirkung auf die Tuberkelbacillen ist nicht bemerkt worden. Ein gelegentlich beobachteter körniger Zerfall der letzteren ging nicht über die auch sonst vorkommenden Veränderungen hinaus.

2. Eine Einwirkung auf die eigentlichen Tuberkel ist nur in geringem Masse nachweisbar gewesen. Die Elemente der submiliaren

Tuberkel der serösen Häute und der Pia mater erschienen ganz intact; an den Lebertuberkeln sah man zuweilen centrale Fettmetamorphose, jedoch nicht stärker, wie sie auch sonst vorkommt. Auch die grossen Solitärtuberkeln des Gehirns liessen keine nennenswerthe Einwirkung erkennen. Dagegen schien es, dass die Tuberkeln der Schleimhäute, namentlich im Schlunde und in den Respirationswegen, einem stärkeren Zerfall unterliegen und früher zur Bildung von Geschwüren führen. Auch an grösseren Tuberkeln der Pleura habe ich einen ausgedehnteren Rückbildungsprocess wahrnehmen zu können geglaubt. Eine mehrfach beobachtete Anhäufung farbloser Blutkörperchen im Umfange und selbst im Innern der Tuberkeln dürfte mit späteren Zerfallsvorgängen in Verbindung zu bringen sein.

3. In weit höherem Masse schienen die in der Nähe von Tuberkeln gelegenen Gewebe, insbesondere die jungen Granulationsgewebe älterer Geschwürsflächen, zum Theil auch ältere fibröse Neubildungen, einer Mortification zu unterliegen. Eine daraus folgende Gefahr ist die stärkere Vergrösserung von Lungenhöhlen und die Perforation von Darmgeschwüren. Andererseits darf als ein Vortheil, dessen Grösse freilich auf blos anatomischem Wege schwer zu bestimmen ist, die ausgedehntere Reinigung der Geschwürsflächen bezeichnet werden.

4. Heilungsvorgänge, selbst Narbenbildung sind im Kehlkopf und Darm beobachtet worden, jedoch ohne definitives Ergebniss, da neue Eruptionen neben den Narben auftraten. Bestimmte Resorptionsvorgänge sind nicht erkannt worden, indess wurde mehrfach Fettmetamorphose bei katarrhalischer Hepatisation der Lunge aufgefunden.

5. Als weitere gefährliche Folgen der Injection sind beobachtet worden:

a) sehr starke fluxionäre Hyperämie mit Oedem,

b) hämorrhagische Vorgänge,

c) starke entzündliche Processe, theils exsudativer, teils infiltrativer, theils proliferirender Art. Unter diesen sind namentlich die secundären Entzündungen der Lungen zu bezeichnen, welche sich bei 12 Fällen unter 16 fanden,

d) secundäre Eruptionen neuer miliarer und submiliarer Tuberkel, welche sich gerade bei solchen Personen fanden, die längere Zeit hindurch gespritzt worden waren.

Folgen die Tabellen S. 266—273

Nationale	Injectionen	Hauptkrankheit	Todesursache
1. Liepold, Arbeiterfrau, 28 J., aufgen.: 6. 10. 90, gestorb.: 28.11.90, seciert: 29. 11. 90.	2 Mal gespritzt. Quantität 0,00125 g. Letzte Spritze 23. 11.	Empyem. Status puerperalis.	Embolie der Lungenarterie.
2. Gempf, Willy, 2¾ Jahre, aufgen.: 22. 11. 90, gestorb.: 29.11.90, seciert: 1. 12. 90.	3 Mal gespritzt. Quantität 2 mg. Letzte Spritze 16 Stunden vor dem Tode.	Arachnitis tuberculosa.	Hyperaemie d. Arachnoides u. der Rindenschicht.
3. Jacobi, Hermann, 21 Jahre, aufgen.: 15.11.90, gestorb.: 3. 12. 90, seciert: 4. 12. 90.	3 Mal gespritzt. Letzte Spritze 1½ Wochen vor dem Tode.	Phthisis ulcerosa caseosa pulmonum.	Bronchopneumonia caseosa multiplex recens.
4. Tornowski, Ferdinand, 49 J., aufgen.: 6. 11. 90, gestorb.: 4.12.90, seciert: 5. 12. 90.	4 Mal gespritzt. Quantität 0,015 g.	Phthisis ulceros. et caseos. pulmon. Osteomyelit. tuberculos. femor. et humeri.	Phthisis pulmonum.
5. Fendler, Wächter, 30 Jahre, aufgen.: 11.11.90. gestorb.: 5.12.90, seciert: 6. 12. 90.	2 Mal gespritzt. Quantität 0,005 g. Letzte Spritze 27. 11.	Phthisis pulmonum ulcerosa cavernosa.	Ausgedehnte Hepatisationen.

Die übrigen Organerkrankungen	Besonders auffallende Veränderungen
Status puerperalis. Ulcerationen mit ausgedehnter Verkäsung in der Wand der linken Lunge.	
Hyperaemia permagna arachn. et subst. cort. cerebri. Oedema cerebri et piae matris. Hepatisatio multiplex caseosa et tuberculosa. Pneum. recens diffus. lob. infer. Degener. caseos. glandular. bronch. Tuberc. submil. et miliar. lienis et hepat. Enteritis catarrhalis.	Auffallend· starke Hyperaemie und Oedem der Arachnoides und der Rindenschicht.
Bronchitis caseosa ulcerosa. Pleur. adhaesiv. chronic. dupl. Abscess. follic. et ulcer. follic. coeci et coli ascend. Gastritis catarrhal. et parenchym. Myocard. et nephrit. parench. Aorta angusta.	Bronchopneumonia cas. multipl. rec. (miliar bis kirschkerngross). Hyperaemia et infiltratio haemorrhagica multipl. valvul. connivent. Ulcus sanat. utriusque lig. glott. veri. Unum ulcus laryng. rec. tuberculos. Die Wandungen der ausgedehnten ulcerösen Höhlen waren in ausgedehnter Weise mit rothem Granulationsgewebe bedeckt.
Hyperplasis et tubercul. glandul. bronchial., mediast. post. et antic. Enterophthis. Tubercul. laryngis et pharyngis ulcerosa. Ulcus ventriculi chronic. simplex. Perigastritis et Peripancreatitis anterior. Ulcera tuberculosa ventriculi. Nephritis levis chronica interstit. et parenchym. Infarctus calcul. renum. Tubercula renum et hepatis. Osteomyelitis haemorrhog. prolifera. Tubercula femoris et humeri.	Pleuritis haemorrh. duplex. tuberc. Ulcera tuberc. ventric. In Leber und Knochenmark keine Bacillen.
Bronchitis chronica, Pneumonia interstitialis chron. Hepatis. universal. Ulcera laryng. sanantia. Pleurit. chronic. fibrinos. Inf. medull. gland. bronchial. Tubercula recent. lienis, renis, hepatis.	Zellige Hepatisation des Lungengewebes rechts. Die Pleura des Unter- und Mittellappens frisch entzündet. Links gleichfalls ausgedehnte zellige, z. T. fettig metamorphosierte Hepatisationen. Die Bronchialdrüsen markig geschwollen, sehr feucht. Frische Tuberkel der Milz, Leber und Niere. Dieselben zeigen starke Leucocyten-Infiltration, besonders am Rande. Stellenweis viele Riesenzellen.

Nationale	Injectionen	Hauptkrankheit	Todesursache
6. Funke, Näherin, 37 Jahre, aufgen.: 20. 5. 90, gestorb.: 8.12.90, seciert: 10.12.90.	3 Mal gespritzt. Quantität 0,004 g. Letzte Injection am 28. 11.	Anaemia univer- salis. Syphilis constitutionalis?	Anaemie und frische tuber- kulöse Pleu- ritis.
7. Hermann, Tischlersfr., 31 J., aufgen.: 3. 11. 90, gestorb.: 11.12.90, seciert: 12.12. 90.	6 Mal gespritzt. Quantität 0,120 g.	Phthisis pulmo- num ulcerosa cavernosa.	Phthisis pul- monum.
8. Fiedler, geb. Kaphamel, 49 J., aufgen.: ? gestorb.: 11.12.90, seciert: 15. 12. 90.	7 Mal gespritzt. Quantität 0,05 g. Letzte Spritze 5 Tage vor dem Tode.	Phthisis pulmo- num ulcerosa cavernosa.	Phthisis pul- monum.
9. Wilke, Emilie, 51 Jahre, aufgen.: 1. 12. 90, gestorb.: 13.12.90, seciert: 15. 12. 90.	1 Mal gespritzt mit 0,001 g 5 Tage vor dem Tode.	Carcinoma pan- creatis, Perito- notis carcino- matosa.	Carcinoma pan- creatis.
10. Scholz, Ar- beiter, 47 Jahre, aufgen.: 8. 9. 90, gestorb.: 15.12.90, seciert: 17.12. 90.	5 Mal gespritzt. Quantität 0,03 g. Letzte Spritze 1. 12. 90.	Phthisis pulmo- num ulcerosa, Tuberculosis peritonaei.	Fettmetamor- phose d. Her- zens.

Die übrigen Organerkrankungen	Besonders auffallende Veränderungen
Degeneratio amyl. intestini ilei et crassi. Pleuritis fibrinos. recens tubercul., chronic. adhaesiva. Oedema pulmonum. Pachydermia laryngis. Induratio lienis. Nephritis chronica interstitial. Cicatrices vaginae ad introitum. Hypertrophia et dilatatio cordis. Metamorphosis adiposa myocardii. Aorta angusta.	Frische trockene tuberkulöse Pleuritis.
Hyperaemia et Infiltr. haemorrh. pariet. cavernar., Hepatisat. recens caseos. Degener. amyloid. lien., renum, hepatis, intest. crass. et ventric. Enterit. tuberc. ulceros. Nephritis chronic. interst. et tuberculosa caseos. Tubercula hepatis et femoris.	Hyperaemia et infiltrat. haemorrhag. pariet. cavernar. Hepatisat. recens caseosa et infiltrat. haemorrhag. lobi inferior.
Phthisis pulmonum ulcerosa, partim purulenta. Hepatisatio lobi inferioris sinistri. Bronchopneumon. partialis caseosa multiplex pulmonis dextri. Cicatrices renis dextri et hepatis. Endometritis catarrhalis chronica. Ascites levis. Atrophia fusca myocardii. Hydropericardium leve. Anaemia universalis.	In den Cavernen blutig-eitriger, mit käsigen Brocken untermischter Inhalt. Bronchiektasien in beiden Lungen mit Übergang in Abscessbildung. Diffuse Hepatisationen mit Übergang in Verkäsung im linken Unterlappen. An den nicht verwachsenen Stellen der Pleurablätter dicke fibrinöse sulzige Auflagerungen. Zahlreiche, sehr gut erhaltene Tuberkelbacillen in den Höhlen, den Abscessen und der diffusen Pneumonie.
Phthisis pulmonum incipiens, partim ulcerosa. Carcinomata submiliaria peritonaei et hepatis. Carcinomata metastatica hepatis. Atrophia fusca myocardii.	Zahlreiche sehr gut erhaltene Tuberkelbacillen in den Höhlen.
Pleuritis adhaesiva duplex. Peripleuritis callosa sinistra. Bronchitis catarrhalis et fibrosa. Peribronchitis chronica fibrosa. Pneumonia chronica interstitialis. Pneumonia caseosa multiplex. Ulcus lenticulare epiglottidis. Infiltratio medullaris glandul. bronchial et tuberculosis recens. Ulcera tuberculosa jejuni. Nephritis chronica interstitialis cystica.	Fettmetamorphose des Herzens. Vier Jejunumgeschwüre mit starker Narbenbildung im Grunde und gereinigten Rändern. Reichlichere ältere und frischeste Tuberkel der Serosa. Tuberkel stark von Leucocyten durchsetzt, besonders am Rande; im Centrum Fettmetamorphose. Letztere besonders auch in den Lebertuberkeln. Dazwischen frische interstitielle Hepatitis. Bronchialdrüsen in der Grösse von Datteln, markig geschwollen mit submiliaren Tuberkeln.

Nationale	Injectionen	Hauptkrankheit	Todesursache
11. Schultze, Theodor, Schneider, 68 Jahre, aufgen.: 15.12.90, gestorb.: 16.12.90, seciert: 18.12.90.	1 Mal gespritzt. Quantität 0,002 g.	Phthisis pulmonum ulcerosa cavernosa.	Oedema pulmonum.
12. Curts, Clara, 18 Jahre, aufgen.: 15.11.90, gestorb.: 17.12.90, seciert: 18.12.90.	4 Mal gespritzt.	Phthisis pulmonum cavernosa.	Phthisis pulmonum.
13. Bock, Ferdinand, 29 Jahre, aufgen.: 15.11.90, gestorb.: 20.12.90, seciert: 21.12.90.	Quantität 0,154 g.	Phthisis pulmonum cavernosa. Pharyngitis et laryngitis tuberculosa.	Phthisis pulmonum.
14. Thees, 30 J., aufgen.: 21.8.90, gestorb.: 17.12.90, seciert: 20.12.90.	7 Mal gespritzt. Quantität 0,098 g. Letzte Spritze 4.12. Erste Blutung 5.12.	Phthisis pulmonum.	Recidivierende Haemoptoë.
15. Bahr, Paul, 24 Jahre, aufgen.: 27.11.90, gestorb.: 21.12.90, seciert: 23.12.90.	Quantität 0,045 g.	Phthisis pulmonum cavernosa.	Phthisis pulmonum.

271

Die übrigen Organerkrankungen	Besonders auffallende Veränderungen
Bronchiectasis cylindrica pulmonum. Induratio pigmentosa cum retractione apicum pulmonum. Caverna lobi superioris dextri (von der Grösse einer kleinen sauren Kirsche). Bronchit. catarrhal. purulenta lobor. superior., catarrh. lobor. inferior. et lobi medii. Bronchitis fibrosa obliterans apicum pulmonum. Pleuritis chronica adhaesiva. Pleuropneumonia fibrinosa lobi super. sinistri et partial. inferioris. Pleuritis adhaesiva chronica et proliferans recurrens.	Erosiones magnae haemorrhagicae ventriculi. Nephritis interstitialis multiplex chronica (cicatrices) et recens. Dilatatio et hypertrophia ventriculorum cordis. Enteritis catarrhalis.
Bronchitis et Peribronchitis caseosa chronica. Hepatisatio caseosa multiplex. Pleuritis adhaesiva chronica duplex partialis fibrinosa. Erosiones laryngis.	Keine diffuse Hepatisation. Frische fibrinöse Auflagerungen auf den Pleuren, zahlreiche, sehr gut erhaltene Tuberkelbacillen in den Höhlen, den bronchitischen Herden und den Auflagerungen der Pleura.
Bronchitis et Peribronchitis fibrosa obliterans multiplex. Pneumonia interstitialis et caseosa recens multiplex partialis lobi inferior. utriusque. Enteritis tuberculosa ulcerosa, partim gangraenosa. Hydrops renum cysticus. Pharyngitis et amygdalitis, laryngitis et tracheitis tuberc. recens.	Pneumonia catarrhalis recens. Pharyngitis, Amygdalitis, Laryngitis, Tracheitis tuberculosa ulcerosa recens. Überall Tuberkelbacillen. Viele körnig zerfallen.
Fistula recti sanata. Ulcus recti ad anum. Ulcera permagna tuberculosa coli. Bronchiectasis lobi inferioris dextri, lobi super. sinistri. Infiltratio medullar. glandul. bronch.	Vielfache stark gerötete hämorrhagische und pigmentierte Stellen auf der Darmschleimhaut. In einer Höhle des rechten Oberlappens Blutgerinnsel. Peripherie der Bronchialdrüsen markig geschwollen, Substanz schiefrig.
Bronchitis et Peribronchitis caseosa et chronica fibrosa. Pneumonia catarrh. multiplex part. haemorrhagica. Pleuritis chronica fibrosa duplex et tuberculosa recens. Pharyngitis, Laryngitis et Tracheitis tub. ulcerosa. Enterophthisis tub. ulcer. Ulcera follic. coli. Degen. amyl. hepatis, lienis, renum, intestinorum. Hepatitis chronica interst. et parenchym. Infiltrat. adiposa hepat.	Infiltratio medullaris et haemorrh. glandular. mesenter. Pneumonia catarrhalis multiplex, part. haemorrhag. Pleuritis tuberculosa recens. Starke zellige Infiltration, besonders der Pfortaderzone bezw. der Glisson'schen Kapsel.

Nationale	Injectionen	Hauptkrankheit	Todesursache
16. Müller, Carl, 27 Jahre, aufgen.: 6. 10. 90, gestorb.:22.12.90, seciert: 23. 12. 90.	Quantität 0,$_{038}$ g.	Phthisis pulmonum cavernosa.	Phthisis pulmonum.
17. Kern, Walther, 3 Jahre, aufgen.: 6. 10. 90, gestorb.:22.12.90, seciert: 23.12. 90.	Quantität 0,$_{012}$ g.	Tubercula caseosa solitaria cerebri et cerebelli.	Hyperaemia cerebri et piae matris.
18. Görling, Hermann, Kutscher, 35 Jahre, aufgen.: 12.12. 90, gestorb.:25.12.90, seciert: 27. 12. 90.	2 Mal gespritzt. Quantität 0,$_{004}$ g. Letzte Spritze 3 Tage vor dem Tode.	Phthisis ulcerosa pulmonum.	Phthisis pulmonum.
19. Schramke, Carl,Schumachermeister, 42 Jahre, aufgen.: 15.12.90, gestorb.:26.12.90, seciert: 29.12. 90.	5 Mal gespritzt. Quantität 0,$_{015}$ g. Die letzte Spritze 10 Tage vor dem Tode.	Phthisis pulmonum ulcerosa.	Phthisis pulmonum.
20. Becker, Isaak, 33 Jahre, aufgen.: ? gestorb.:28.12.90, seciert: 29. 12. 90.	6 Mal gespritzt. Quantität 0,$_{021}$ g. Letzte Spritze vor 4 Wochen.	Phthisis ulcerosa partialis caseosa.	Bronchopneumonia caseosa utriusque pulmonis.
21. Marczynski, Arbeiter, 57 Jahre, aufgen.: 17.11.90, gestorb.: 29.12.90, seciert: 31.12. 90.	10 Mal gespritzt. Quantität 0,$_{287}$ g.	Phthisis pulmonum ulcerosa.	Phthisis pulmonum.

Die übrigen Organerkrankungen	Besonders auffallende Veränderungen
Bronchitis chronica fibrosa et caseosa. Pneumonia recens catarrhalis multipl. levis lobi infer. Enterophthisis tuberculos. ulceros.	Pneumonia catarrhalis recens multiplex levis lobi inferioris. Starke markige Infiltration der Darmgeschwüre. Leucocytosis.
Hydrocephalus externus et levis internus. Lymphadenitis caseosa bronch. Bronchit. chronica fibros. multipl. pulmon. Pharyngit. ulcerosa tuberculosa. Enterophthisis tuberculosa ulcer. Proctitis diphtherica. Caries tuberculos. vertebrarum, lumbalis, Ileopsoit. purulenta dextra. Coxitis tubercul. sinistr. Caries coxae. Osteomyelitis, Ostitis et Periost. sin. Necrosis colli femor. Periost. ossific. part. fem. sin. Tubercula hepatis, renum, lienis.	Tubercula solitaria caseosa cerebri et cerebelli. Caries tuberculosa vertebr. Coxitis tubercul. sin. Leucocytosis.
Induratio pigmentosa pulmonis utriusque. Pneumonia caseosa. Bronchitis caseosa multiplex. Pleuritis chronica adhaesiva et recens fibrinosa tuberculosa. Laryng. et tracheit. ulceros. tubercul. Ulcer. tuberc. ilei et coli. Dilat. cord. praes. ventr. dextri. Gastr. chronica prolifer. Hepatit. chronic. interst. Tuberc. hepatis. Emphysema pulmon. partiale.	Frische fibrinöse Pleuritis mit Eruption von Tuberkeln. Frische käsige Hepatisation.
Bronchitis fibrosa chronica. Hepatisat. caseosa recens. Tubercula submiliaria hepatis et renum.	Frische miliare käsige pneumonische Herde in den Lungen. Im Mittellappen eine ganz frische schlaffe Hepatisation. Ganz junge Tuberkel an der Leberkapsel.
Ulcera epiglottidis. Cavernae apic. pulm. dextr. ulcer. plures. Induratio vicinarum partium. Tubercula submiliaria pericardii. Ulcera perichondritica laryngis.	Hepatisatio caseosa multiplex recens pulmonum. Frische Tuberkel am Pericard.
Pleuritis adhaesiv. sinistra. Pleuritis fibrinosa et tuberculos. recens. Pneumonia caseosa multiplex recens. Ulcera follicularia et tuberculosa intestini. Tubercula permulta intestini.	Im rechten Oberlappen frische fibrinöse Pleuritis und herdweise junge Tuberkel. In der linken Lunge viele käsige Hepatisationen, dazwischen frische derbe, stellenweise verkäste, stellenweise fettig metamorphosierte, zusammenhängende Hepatisationen. Geringe frische Hepatisationen im Unterlappen.

18

II. Universität Bonn.

Aus der medicinischen Klinik.

Bericht des Direktors, Prof. Dr. Friedrich Schultze.

(Vom 25. December 1890.)

Wir begannen in der Bonner medicinischen Klinik mit den Einspritzungen der Koch'schen Flüssigkeit am 22. November 1890. Da der Zudrang Tuberkulöser bald ein grosser wurde und die Anzahl der Betten in der medicinischen Klinik schon für gewöhnliche Verhältnisse kaum ausreichend ist, so ersuchte ich die städtischen Behörden der Stadt Bonn, mir das zur Zeit leer stehende Contagienhaus zur Aufnahme von 20 Tuberkulösen zu überlassen. Nachdem die näheren Bedingungen vereinbart waren, und die Zustimmung seitens des Herrn Universitäts-Curators stattgefunden hatte, wurde vor 18 Tagen auch noch dieses Krankenhaus belegt. In ihm wurden alsbald 20 weitere Kranken untergebracht und unter der unmittelbaren Leitung des Herrn Prof. Leo mittels Einspritzungen Koch'scher Flüssigkeit behandelt.

Anzahl der Kranken und der Injectionen.

Da in der medicinischen Klinik selbst bis jetzt 51 Kranke mit dieser Methode untersucht und behandelt wurden, so wurden zusammen mit den 20 Kranken im Contagienhaus bis zum Berichtstage 71 Kranke der Einwirkung der uns zugesandten Koch'schen Flüssigkeit unterworfen. Die Anzahl der Einspritzungen betrug etwa 850, die höchste Zahl der bei einem Einzelnen angewendeten Injectionen 22, das Maximum der eingespritzten Dosis 0,02. Die Anfangsdosis betrug stets 0,001 (irgendwelche Unglücksfälle kamen nicht vor). Als Injectionsspritze wurde die Overlach'sche Asbestspritze benutzt; Abscesse oder länger dauernde Entzündungen entstanden an den Einspritzungsstellen niemals. Es erwies sich aber als zweckmässig, die eingespritzte Flüssigkeit durch Massage unter der Haut zu verreiben, da auf diese Weise die leichte locale Schmerzhaftigkeit auf ein Minimum an Intensität und Zeitdauer eingeschränkt wird.

Diagnostische Untersuchungen.

Was nun die Ergebnisse der bisherigen Untersuchungen angeht, so wurde die Koch'sche Flüssigkeit zunächst zu diagnostischen Zwecken verwendet.

1. Bei Brustfell-Entzündung. In 2 Fällen von seröser Pleuritis, bei welcher keine Lungenveränderungen nachweisbar waren, aber wegen Mangels irgend einer sonstigen nachweisbaren Ursache Tuberkulose angenommen wurde, trat nach der Injection Fieber ein, und zwar bei dem einen schon nach 1 mg 39,7, bei dem anderen erst nach 0,01: 39,5. Brustschmerzen fehlten, die Beschaffenheit des Exsudates wurde nicht verändert; bei dem einen Kranken trat etwas Husten und Auswurf ein; in dem Auswurf keine Bacillen nachweisbar.

Nach öfteren (4 maligen) Injectionen ist bei dem einen dieser Kranken auch nach Einspritzung von 0,012 keine allgemeine oder örtliche Reaction mehr eingetreten, nachdem schon bei der letztvorhergehenden, 2 Tage zuvor erfolgten Injection die Temperatur nur noch auf 38,8 gestiegen war. Es bleibt bei unserer geringen bisherigen Erfahrung durchaus unsicher, ob nun schon die Tuberkulose als erloschen anzusehen ist; jedenfalls ist diese Annahme nicht wahrscheinlich; leider würde ein nach grossen Dosen eintretendes Fieber nichts beweisen. Die Grösse des Exsudates ist bei diesen Kranken im Wesentlichen unverändert geblieben.

Bei dem anderen Kranken ist nach der Einspritzung von 18 Einzeldosen, und zwar zuletzt von viermal 0,01 mit dazwischen eingestreuten Pausen, zwar stets Fieber-Reaction eingetreten, das Exsudat hat sich aber nicht nachweisbar vermindert; das Gewicht des Kranken hat zugenommen.

In einem Falle von haemorrhagischer Pleuritis bei einem 28 jährigen Manne, als deren wahrscheinliche Ursache trotz völliger Abwesenheit von Lungenveränderungen Tuberkulose angenommen werden musste, trat nach den ersten Einspritzungen bis zu 6 mg stets starkes Fieber bis zu 40,1, viel Schweiss und etwas Husten ein.

In dem sehr spärlichen eitrigen Sputum fanden sich keine Tuberkelbacillen. Bei fortgesetzten (im Ganzen 17) Injectionen in Dosen von 3 bis 5 mg ist zuletzt die Temperatur im Ganzen gesunken, das Exsudat hat sich verringert, der Allgemeinzustand ist befriedigend.

2. Bei Seitenschmerzen. Sehr auffallend war weiterhin die Reaction nach der Injection von Koch'scher Flüssigkeit bei einem jungen Mädchen, welches über stärkere linksseitige Seitenschmerzen klagte und das zeitweise leichte Temperatursteigerung bis zu 38,0 hatte. Die genaueste objective Untersuchung liess weder an den Lungen, noch an den Pleuren, noch an den Wirbeln eine Anomalie erkennen. Nach Injectionen von 1 bis 4 mg trat heftiges Fieber bis zu 40,0, nach einer weiteren Einspritzung von 0,005 sogar bis zu 41,1 ein.

Der Seitenschmerz wurde stärker, und zeitweise liessen sich über den unteren seitlichen und hinteren Abschnitten der linken Lunge

Rhonchi wahrnehmen. Auch etwas Husten mit bacillenlosem Auswurf trat ein.

3. Bei Lungenbrand. In einem Falle von Brand der rechten Lunge aus unbekannter Ursache (Bacillen fehlten im reichlichen Sputum!) entstand ebenfalls eine Fieber-Reaction, welche aber erst später erkennbar wurde, als das continuirliche Fieber des Kranken nachgelassen hatte.

Tuberkelbacillen liessen sich indessen nach wie vor bisher nicht nachweisen; der stark fötide Geruch des Sputums hat sich sehr vermindert.

4. Bei latenter Tuberkulose. In hohem Grade interessant erschien es, das neue Mittel bei unklaren Krankheitszuständen nach Körperverletzungen und Körpererschütterungen zu versuchen, wenn der Verdacht auf latente Tuberkulose nicht abzuweisen war. Bei einem kräftigen jungen Manne waren nach einem vor zwei Jahren stattgehabten starken Sturz auf Kopf und Rücken Schmerzhaftigkeit des Kopfes, der Halswirbelsäule und zeitweiliges Zittern der Beinmuskulatur zurückgeblieben. Die ersten Brustwirbel schienen abnorm nach hinten vorragend. Höchst auffallend war aber ein fortdauernd zunehmendes Magerwerden und zeitweise eintretendes leichtes Fieber. Vorübergehend bestand Husten mit spärlichem Auswurf ohne Tuberkelbacillen.

Es wurde zunächst an die Möglichkeit eines Gehirnabscesses, dann aber auch an latente Tuberkulose gedacht. Nachdem mehrere Injectionen bis zu 5 mg nur Temperatursteigerung bis zu 37,8, aber keine Localerscheinungen hervorgerufen hatte, trat nach der Injection von 0,01 Schüttelfrost, Temperatursteigerung bis zu 40,2 und zweitägiges Fieber ein. Ausserdem entstanden starke Schmerzhaftigkeit des Kopfes und des oberen Theiles der Wirbelsäule und, was besonders bemerkenswerth erschien, Paraesthesion in den Armen, Analgesie des Rumpfes und der Extremitäten, sowie eine lähmungsartige Schwäche (Parese) des linken Armes. Eine nach 5 Tagen zu curativen Zwecken vorgenommene weitere Injection von nur 0,005 rief zwar nur eine Temperatursteigerung bis zu 39,0 hervor, erzeugte aber die gleichen Erscheinungen von Seiten des Nervensystems wie das erste Mal.

Die Deutung der eigenthümlichen Krankheitserscheinungen ist keine sichere; es muss aber das Bestehen eines oder mehrerer Tuberkelherde in der Wirbelsäule sowie möglicherweise auch im Gehirn angenommen werden. Ist somit die Krankheit des Mannes wirklich auf den Unfall zu beziehen, so kann nur angenommen werden, dass die schon vorher vorhandene Tuberkulose besonders die verletzten Theile als geeigneten Nährboden sich auserwählt hat.

5. Bei zweifelhaften Fällen. Ein anderer Mann war im Mai 1888 durch herabstürzende Kohlen verschüttet worden und klagte über Schmerzen der unteren Brust- und Lendenwirbel,

welche ihm das Gehen und Bücken erschweren. Er hatte kein Fieber, gesteigerte Reflexe; über der linken Lungenspitze wurden einmal Rhonchi gehört. Nach der Injection von 0,005 entstand eine Temperatursteigerung bis zu 38,5; nach 0,01: 38,1 und 38,0. Nach 8 Tagen Pause trat aber nach der Injection dieser Dosis kein Fieber ein; nach Injection von 0,015 blieb das Temperatur-Maximum 37,0.

Gegenüber einem solchen Untersuchungsergebniss erscheint es mir nach unseren bisherigen ungenügenden Erfahrungen noch nicht möglich, ein sicheres Urtheil darüber zu fällen, ob dieser Mann nun wirklich Tuberkulose hat oder nicht.

Wenn Leyden Recht hat, dass auch bei anderen Erkrankungen als bei Tuberkulose eine stärkere Fieberreaction nach geringeren, als den von Koch angegebenen Dosen eintreten kann, so wird dem einzelnen Falle gegenüber das Urtheil besonders schwierig. Ist aber auch die Injection mit allen Cautelen gemacht worden, und ist eine Infection anderer Art durch die Einspritzung ausgeschlossen, so bleibt doch immer die Möglichkeit bestehen, dass gelegentlich auch schon bei geringerer Dosis des Mittels eine Fieberreaction eintreten kann, wie sie gewöhnlich nur bei grösseren Dosen auch bei Nichttuberkulösen sich einzustellen vermag. Jedenfalls werden die Versuche bei unseren Kranken innerhalb der gegebenen Grenzen weiter fortgesetzt werden müssen.

Bei einem weiteren Kranken, bei dem wegen des charakteristischen Symptomenkomplexes die Diagnose auf Syringomyelie gestellt werden musste, und welcher früher keine Temperatursteigerungen zeigte, erschien es möglich, dass eine Caries der Halswirbelsäule vorlag, da einige Wirbel stärker prominirten. Nach der Einspritzung von 1 mg trat nur eine Temperaturerhöhung bis 37,7, nach einer solchen von 3 mg bis 38,0 ein. Es fehlten aber alle localen Schmerzerscheinungen völlig; und auch, als nach mehrtägiger Pause 1 cg eingespritzt wurde, trat nur eine Temperatursteigerung bis zu 38,3 ein: das Allgemeinbefinden blieb aber ungestört und es fehlte jede locale Störung. Will man sich absolut genau nach dem bis jetzt gültigen Schema richten, so wäre der Mann tuberkulös, weil er auch nach geringfügigen Dosen geringfügige Temperatursteigerung zeigte, aber nicht tuberkulös, weil er nach der Injection von 1 cg nur die gestattete Temperaturerhöhung bis 38 und einigen Zehnteln darbot.

Im Allgemeinen kann natürlich nicht daran gezweifelt werden, dass das Koch'sche Mittel ein Reagens auf Tuberkulose darstellt. Das zeigen besonders die Fälle, in denen bei geringfügigen Veränderungen der Lungen, welche noch gerade durch die Krankenbeobachtung und Lungenuntersuchung nachgewiesen werden können, erhebliche allgemeine und locale Störungen auftraten. Dies zeigt — ganz abgesehen von dem so überzeugenden Verhalten des Lupus — die jedesmalige, mit Schmerzen verbundene Anschwellung von Lymph-

drüsen in weiter Ferne von der Einspritzungsstelle, das Wieder-
aufbrechen von Analfisteln und dergleichen mehr.

Selbst bei ganz kleinen Dosen kann gelegentlich schon eine
heftige und lange dauernde Reaction eintreten, so dass wir stets mit
Dosen von 0,001 bei innerer Tuberkulose begannen.

So traten bei einer jungen, zart gebauten Dame, welche nur sehr
geringfügige Zeichen einer beginnenden Lungentuberkulose darbot und
meistens am Mittage geringfügiges Fieber hatte, schon nach 0,001 Temperatursteigerung bis zu 40° ein, und auch am nächsten Tage bestand
auch ohne Einspritzung noch eine Temperatursteigerung bis zu 38,4.
Auch nach der Einspritzung von $^1/_2$ mg stieg die Temperatur noch
bis 39,4 resp. 38,4 am anderen Tage.

Bei einem anderen Kranken, welcher an chronischem Nasen-
rachenkatarrh und zeitweiligem geringfügigen Husten litt, und bei
welchem die Untersuchung ein verlängertes Exspirium auf einer Lungenspitze ergab, kam zwar erst nach voraufgeschickten, erfolglosen Einspritzungen von 1 bis 2 mg bei 5 bis 6 mg starke Reaction zu Stande;
dabei stieg aber die Temperatur bis auf 40,3; der Kranke wurde elend
und matt; zugleich fing indessen die Nase an zu fliessen, ein Ulcus der
Nasenschleimheit bildete sich aus, und einige Halsdrüsen wurden
grösser, härter und schmerzhaft.

Nebenerscheinungen bei den Injectionen bei Tuberkulösen.

Was die Nebenerscheinungen nach den Einspritzungen bei
57 Tuberkulösen überhaupt betraf, so war ausser den gewöhnlichen,
mit stärkerem Fieber verbundenen Symptomen folgendes bemerkenswerth: Auf der Haut zeigte sich bei zwei Personen weiblichen Geschlechts, und zwar bei der einen schon nach 0,001 ein ausgebreiteter
scharlachähnlicher Ausschlag, einmal wurde von Herrn Prof. Leo
Urticaria beobachtet, zweimal entwickelte sich Herpes, und zwar je
einmal an den Lippen und an den Augenlidern. Deutlicher Icterus
wurde von Herrn Prof. Leo zweimal gesehen; Milzschwellung war
einmal deutlich vorhanden; Albuminurie fehlte. Das Körpergewicht
nahm bei den meisten Patienten in 8 bis 14 Tagen nicht unerheblich
ab; das Maximum dieser Gewichtsabnahme betrug einmal bei einem
Kehlkopfschwindsüchtigen 9 Pfund. Nur bei wenigen nahm es zu,
und zwar bei 5 unter 33 schon länger in Behandlung befindlichen;
die grösste Zunahme betrug 4 Pfund. Eine gesteigerte Pulsfrequenz
ging gewöhnlich mit der Temperatursteigerung einher, aber nicht in
gesetzmässiger Weise; offenbar hat das Alter, das Geschlecht, die Beschaffenheit des Herzens und des Herznervensystems dabei einen grossen
Einfluss. Ein eigentlicher Collaps kam niemals vor. Von Seiten
des Nervensystems wurden bei einer Kranken mit Lupus starke Benommenheit und Delirien beobachtet.

Bei der Darreichung des Mittels verfuhren wir so, dass wir in
vielen Fällen zuerst Tag für Tag einspritzten und langsam mit der

Dosis stiegen; bei den allermeisten wurde nach einer Vormittags vorgenommenen Einspritzung der nächste Tag behufs der Kontrolle frei-
gelassen.

Bei stärkeren Schwächezuständen, erheblicherer Appetitlosigkeit,
heftigeren Schmerzen im Kehlkopf wurden die Einspritzungen mehrere
Tage ausgesetzt.

Die Reactionserscheinungen selbst.

Die Reaction selbst trat schliesslich bei allen Tuberkulösen
ein; bei einem Kranken des Herrn Prof. Leo, welcher ausgesprochene
Veränderungen in den Lungen und reichliche Bacillenmengen zeigte,
erst nach 0,02. Im Allgemeinen reagirten die Kranken mit chronischer Phthise am langsamsten und geringsten, diejenigen
mit beginnender viel stärker. Nach längerem Aussetzen der
Injectionen trat die Temperatursteigerung sowie die örtliche Reaction
oft viel stärker ein, als vorher bei der gleichen Dosis; eine bestimmte Regel für dieses Verhalten konnte aber bisher nicht aufgefunden werden.

Der Husten wurde in vielen Fällen zuerst stärker, der Auswurf
reichlicher und mehr schleimhaltig, um später auch bei Individuen,
die auch vor der Injection lange Zeit viel ausgehustet hatten, spärlicher zu werden. Bei Anderen nahm die Menge des Auswurfs von
vorn herein ab.

Auf die Menge der Bacillen in einem jeweils untersuchten
Sputum vermag ich kein grosses Gewicht zu legen. So lange man
die Anzahl der Bacillen in dem innerhalb eines gewissen Zeitraumes
entleerten Auswurfe nicht zählen kann, ist meines Erachtens auch
eine approximative Schätzung in dem Einzelfalle von keinem grossen
Werthe. Die Hauptsache bleibt, dass der Auswurf überhaupt verschwindet; ob er zuletzt mehr oder weniger Bacillen enthielt, erscheint
gleichgültig.

Die Form der Bacillen wurde nicht wesentlich verändert gefunden, indessen wurde darauf aus Zeitmangel nicht in der erforderlichen eingehenden Weise untersucht.

Bei manchen Kranken erschienen nach der Injection vermehrte
Rasselgeräusche an den schon vorher als erkrankt erkennbaren
Lungenabschnitten; bei anderen an solchen Stellen, wo sie vorher
fehlten; bei zwei Kranken machte sich auch pleuritisches Reiben bemerkbar. Deutliche frische Dämpfung fand Herr Prof. Leo einmal
bei einem seiner Kranken.

Heilerfolge.

Was nunmehr die Heilerfolge betrifft, so lässt sich selbstverständlich nach so kurzer Zeit über dieselben bei der Lungenschwindsucht noch nichts Bestimmtes aussagen. Wissen wir
doch, dass bei Kranken mit beginnender Schwindsucht die vorhan-

denen Krankheitssymptome gar nicht selten bei geeigneter Behandlung, und keineswegs allein bei der sogenannten Anstaltsbehandlung, völlig oder auf Jahre hinaus ausheilen; und ist es doch andererseits unmöglich zu sagen, ob nicht, wenn auch etwa 10 oder 14 Tage lang nach der letzten Injection keine erneute Reaction eintritt, die Tuberkulose schon verschwunden ist, selbst wenn alle sonstigen Symptome derselben nicht mehr vorhanden sind!

Immerhin ist das Urtheil bei einem Mittel, welches nach den Koch'schen Untersuchungen so evident auf das »tuberkulöse Gewebe« einwirkt, ein weitaus bestimmteres, als bei anderen Mitteln, wenn wirklich innerhalb kurzer Zeit rasch die Erscheinungen schwinden und die Injection keine Reaction mehr hervorruft. Bei zwei unserer Kranken war die rasche Besserung am auffallendsten.

Die eine, ein junges Mädchen, hatte erst seit 5 bis 6 Wochen vor ihrer Aufnahme Husten und schleimigen Auswurf. Dabei mässige Abmagerung. Eine Schwester ist an Lungenschwindsucht gestorben. Schon im Sommer 1889 einmal vierwöchentlicher Husten. Auf den Lungen keine Dämpfung, keine Rhonchi. In den spärlichen schleimigen Sputis keine Tuberkelbacillen. Trotzdem nach Injection von 0,002 Temperatursteigerung bis 40,0. Im Ganzen 14 Injectionen. Nach den letzten 7 Injectionen bis zur Höhe von 0,009 keine Reaction mehr! In dem etwas reichlicheren Auswurf der ersten Zeit nach den Injectionen keine Bacillen; Lungenbefund völlig negativ; kein Auswurf mehr. Gewichtszunahme 2 Pfund. Zuerst 3 Pfund Abnahme. Behandlungsdauer bisher 26 Tage.

Bei einer zweiten Kranken liess sich linksseitige Lungenspitzentuberkulose mit mässiger Dämpfung und zahlreichen Rhonchis constatiren. Im Sputum Tuberkelbacillen. Ausserdem ein mässiges rechtsseitiges Pleuraexsudat und ein Tumor in der Ileoconcal-Gegend, welcher als tuberkulös angesprochen wurde.

Nach Injectionen von 0,001 Fieber bis zu 40,1. Nach bisherigen 16 Injectionen (zuletzt 0,013) zwar noch Temperatursteigerungen, aber Verschwinden des Auswurfes und des Hustens. In den zuletzt untersuchten Sputis keine Bacillen mehr auffindbar. Gewichtszunahme 6 Pfund. Der Ileo-Concaltumor schmerzt noch nach jeder Injection, ist aber, wie es scheint, kleiner geworden. Die Rhonchi über der Lungenspitze bei häufiger Untersuchung nicht mehr auffindbar.

Interessant ist auch ferner ein weiterer Kranker, welcher im Mai dieses Jahres eine vierwöchentliche »Lungenentzündung« durchmachte und seit 3 bis 4 Wochen vor seiner Aufnahme Husten und Auswurf bekam. Im Auswurf fanden sich' sehr spärliche Bacillen. Über den Lungen nirgends Dämpfung; nur links hinten unten vereinzelte Rhonchi. Nach 12 täglich ausgeführten Injectionen bis zu 0,01 sehr geringe Temperatursteigerungen, aber starke Dyspnoe, Mattigkeit, Übelkeit und viel mehr Rhonchi links hinten unten.

Als nach 7 Tagen, während welcher der Kranke sich wohl fühlte und keinen Auswurf mehr hatte, von neuem 0,01 eingespritzt wird, viel stärkere Reaction als zuvor. Temperatursteigerung bis 39,6. In ähnlicher Weise verhielt sich die Sache bei einem vierten Kranken, so dass von einer Heilung auch der beginnenden Lungenschwindsucht in unseren Fällen bisher noch nicht gesprochen werden kann. Auch in dem erst angeführten Falle ist es möglich, dass eine neue Einspritzung nach mehreren Tagen eine erneute Reaction hervorruft. Indessen lässt sich nach den sonst vorliegenden Mittheilungen wohl erwarten, dass auch eine völlige Heilung durch das Koch'sche Mittel bei beginnender Lungentuberkulose eintreten kann.

Die Kranken mit Kehlkopftuberkulose wurden in der Weise beeinflusst, dass gelegentlich erst nach einer Injection ein bis dahin kehlkopfgesund erscheinender Kranker heiser wurde, dass aber bei anderen die vorhandenen Ulcerationen im Kehlkopf und an der Epiglottis sich mit weisslichen Massen bedeckten und zum Theil reinigten. Eine Heilung ist bisher noch nicht erfolgt. In einem Falle von Bauchfelltuberkulose wurden bisher keine wesentlichen Veränderungen nach den Koch'schen Injectionen beobachtet; erst nach der Entleerung des Exsudates durch die Punction trat Fieberlosigkeit ein, bei Darmphthise war ein sicherer Erfolg ebenfalls nicht zu beobachten. Stärkere Leibschmerzen und Diarrhoe traten selten bei Tuberkulösen auf; irgend eine verschlimmernde Einwirkung auf die Darmtuberkulose wurde bisher nicht beobachtet.

Meningitis tuberculosa oder Gehirntuberkel kam bisher nicht in Behandlung; ein Todesfall während der Behandlung kam nicht vor, da wir verzweifelte Fälle von Schwindsucht entweder gar nicht oder nur mit schwachen Dosen behandelten.

Zum Schlusse erübrigt es mir nur, meinen Assistenten, Herrn Dr. Bohland und Herrn Dr. Longard, sowie Herrn Prof. Leo für ihre Mühewaltung bei der Untersuchung und der Behandlung der Kranken meinen besten Dank abzustatten.

Fasse ich die bisherigen Untersuchungsergebnisse kurz zusammen, so lässt sich Folgendes aussagen:

1. Das Koch'sche Mittel ist innerhalb gewisser Grenzen ein Reagens auf Tuberkulose.

2. Eine Heilung von Lungen-, Kehlkopf- und Darmtuberkulose konnte in der bisherigen Beobachtungszeit von $4^{1}/_{2}$ Wochen noch nicht mit Bestimmtheit festgestellt werden. In vereinzelten Fällen stellte sich eine unzweifelhafte Besserung der Krankheitssymptome ein.

Aus der chirurgischen Klinik.

Bericht des Directors, Geheimen Medizinalrath Professor Dr. Trendelenburg.

(Vom 25. December 1890.)

In der chirurgischen Klinik wurde mit der Behandlung nach der Koch'schen Methode am 21. November begonnen und die Beobachtungen wurden, insoweit sie als Material für den Bericht dienen sollten, am 21. December als abgeschlossen angesehen. Die Dauer der Behandlungszeit schwankt demnach je nach dem Termin der Aufnahme der Kranken zwischen 4 und 30 Tagen. Um für den Bericht eine breitere Unterlage zu gewinnen, habe ich mir gestattet, die auf der chirurgischen Station des St. Johannes-Hospitals von mir behandelten Kranken in die tabellarische Zusammenstellung auf S. 284 mit aufzunehmen. Die Tabelle umfasst 96 Kranke, bei denen 719 Injectionen gemacht wurden; die Zahl der Injectionen bei den einzelnen Kranken zwischen 2 und 17, die Menge des bei den einzelnen Kranken verimpften Materials zwischen 0,002 und 0,207 g. Die Anfangsdosis war bei den zuerst in Behandlung genommenen Kranken durchschnittlich etwas grösser (0,005 — 0,008 g); später, als die Gefährlichkeit des Mittels und die grosse individuelle Verschiedenheit der Empfänglichkeit bekannt geworden waren, erheblich kleiner. In der letzten Zeit wurde immer mit 0,001, bei Kindern mit 0,0005 g begonnen und allmählich mit der Dosis gestiegen. Je nach dem Fehlen oder Auftreten von Reactionserscheinungen und je nach der Heftigkeit und Dauer derselben wurde täglich oder mit Pausen von 1 — 3 Tagen injiciert. Unglücksfälle wurden auf diese Weise vermieden.

Es ist nicht gelungen, die Ursachen aufzufinden, welche es bedingen, dass das Bild der allgemeinen Reaction, soweit es sich in den Fiebercurven abspiegelt, auch bei anscheinend ähnlichen Verhältnissen ein sehr verschiedenes ist. Wir sahen bei einigen Kranken nach der ersten Dosis von 0,001 g die Temperatur bis 40,5 steigen (im Lauf von 6 — 8 Stunden) und in den nächsten 8 Stunden wieder herabfallen, selbst bis unter die Norm: auf 36,4, während bei anderen eine Anfangsdosis von 0,008 die Temperatur nur bis 37,8 in die Höhe brachte und auch eine Dosis von 0,01 g am nächsten Tage nur eine

Steigerung bis 39,o hervorrief. In einem Falle (Langohr, No. 35 der Tabelle) rief die 1. Injection von 0,01 g am 1. Tage gar keine Wirkung hervor, während die Temperatur am nächsten Tage ohne weitere Injection 39,3 erreichte. In ähnlicher Weise zeigte sich eine Nachwirkung des Mittels am 2. Tage bei Heinrichs (No. 71). Statt des raschen Abfalls hielt sich die Temperatur gelegentlich auch 6—8 Stunden auf ihrer Höhe, um dann erst allmählich herabzusinken. Endlich kamen Fälle von unzweifelhafter Tuberkulose vor, welche so gut wie gar keine Fieberreaction auch nach stärkeren Dosen zeigten (Firmenich, No. 75: höchste Temperatur 38,2 bei 0,02 des Mittels; Röhrig, No. 79: höchste Temperatur 38,0 bei 0,015 des Mittels). Bei manchen Kranken nahm die Empfindlichkeit auch für rasch steigende Dosen schnell ab (Herr L., No. 77 und Langohr, No. 35); bei anderen blieb sie bei gleichbleibender oder langsam steigender Dosis während der ersten drei Wochen der Beobachtungszeit fast dieselbe (Hupperich, No. 7, Feuser, No. 61), oder steigerte sich bei gleichbleibender Dosis (cumulierte Wirkung) (Streng, No. 34), um sich dann erst allmählich zu verlieren. — Die meisten Temperaturmessungen wurden zweistündlich, einige dreistündlich vorgenommen, in den Fällen der Tabelle, bei denen der Temperaturzahl ein R hinzugefügt ist, im Rectum, bei den übrigen in der Achselhöhle.

Ebenso wechselnd wie die Temperaturschwankungen verhielten sich die übrigen Symptome der allgemeinen Reaction: Frostgefühl, Schüttelfrost mit oder ohne Nachschwitzen, Übelkeit, Erbrechen, Kopfschmerz, Schläfrigkeit, Somnolenz, nervöse Erregtheit, Schlaflosigkeit, Beschleunigung der Atmung, Dyspnoe. Im Allgemeinen kamen schwere Allgemeinerscheinungen nur bei sehr hoher Temperatur vor, aber die hohe Temperatursteigerung war keineswegs immer mit schweren Erscheinungen verbunden (Dierdorf, No. 25: Temperatur von 41,4 ohne wesentliche subjective Beschwerden; Bözkes, No. 41: Temperatur von 41,0 mit geringen Allgemeinerscheinungen). Die schwerste Reaction mit beträchtlicher Herzschwäche, unregelmässigem kleinem sehr frequentem Puls (142), sehr frequenter coupierter Respiration, starker Dyspnoe und Cyanose, trat bei einem 21jährigen Manne mit Caries der linken Fibula und frischer Tuberkulose des rechten Kniegelenks ein (Bornhütter, No. 45). Eine ähnlich starke Reaction mit fast bedrohlichen Erscheinungen von Herzschwäche trat bei einem Kranken mit Lymphdrüsenabscessen der Fossa iliaca ein (Weber, No. 65), der sehr starke Dyspnoe und eine Pulsfrequenz von 160 bekam. Eine bestimmte Ursache für die Schwere der Reaction in diesen Fällen liess sich nicht auffinden. Beide Kranke waren etwa in demselben Alter, bei beiden bestanden vor der Behandlung keine Erscheinungen von Seiten der Lunge: bei dem einen trat Husten und schliesslich Bacillenauswurf ein, bei dem anderen aber nicht. Es wird eine besondere individuelle Empfindlichkeit des Herzens gegen das Mittel angenommen werden müssen.

(Fortsetzung des Textes auf S. 312.)

Nummer.	Name.	Geschlecht.	Alter. Jahre.	Diagnose der Localaffection.	Alter	Frühere Behandlung	Com- plicationen.	

I. Knochen und Gelenke.

1. Schädel.

1.	Goexen.	w.	29	Perforierende Caries des Schädels (3 Stellen).	1³/₄ Jahre.	Auskratzung.	—	N
2.	Becker.	w.	28	Nichtperforierende Caries an einer Stelle des Stirnbeins.	³/₄ Jahr.	Evidement.	Ausgeheilte Schultergelenk-Caries.	N

2. Wirbelsäule (incl. Os sacrum).

3.	Baesing.	w.	6	Alte Caries der Halswirbel ohne Schmerzen, ohne Fisteln.	?	—	Fungus genu sin.Conjunctivit. phlyctaenulosa.	
4.	Brook.	w.	7	Caries der unteren Brust- und oberen Lendenwirbel, ohne Abscess, ohne Fistel.	1½ Jahre.	Lagerung.	—	
5.	Scherer.	w.	11	In der Heilung begriffene Caries des 2. Lendenwirbels, ohne Fisteln. Wenig Beschwerden. Keine Paresen.	2 Jahre.	—	—	
6.	Berressen.	w.	12	Caries des 4. und 5. Brustwirbels, ohne Schmerzen. Parese der unteren Extremitäten.	7 Mon.	Lagerung.	—	
7.	Hupperich.	w.	27	Caries der oberen Lendenwirbel (mit Fieber verlaufend). Geschlossener Abscess über den Lendenwirbeln.	³/₄ Jahre.	Jodoformöl-Injectionen in den Abscess.	Geschlossener Abscess in der linken Fossa supraspinata.	N

Gesamt-dosis.	Erste Dosis.	Höchste Dosis.	Höchste Temperatur.	Allgemeine	Locale	Anderweitige	Dauer d. Behandl. Tage.	Jetziger Zustand.
					Reactionen.			
0,094	0,006	0,014	40,2 R.	Gering.	Leichte Rötung und Schwellung der Umgebung der Fisteln.	—	22	Deutliche Verminderung der Eiterung.
0,047	0,001	0,009	39,6	Gering. Scarlatinöses Exanthem nach d. 1. Inject.	—	—	13	Normal. Fortschritt der Heilung.
0,011	0,001	0,003	39,0	Gering.Schwach. scarlatinöses Exanthem nach der 3., Morbillen-Exanthem nach der 6. Injection.	—	—	11	Unverändert. Auffallend schnelle Heilung der Conjunctivitis
0,006	0,0005	0,002	39,4	Gering.	Erhöhte Schmerzhaftigkeit auf Druck.	—	11	Unverändert.
0,028	0,001	0,005	39,8	Gering.	Leichte Schmerzen im Rücken.	—	21	Unverändert
0,027	0,001	0,005	40,3 12 Std. anhalt.	Gering.	Schmerzen im Rücken. Gürtelgefühl.	Schmerzen am recht. Ellenbog.	25	Unverändert.
0,046	0,001	0,007	40,8	Stark. Schüttelfrost. Kopfschmerzen.Übelkeit.	Starke Schmerz. in d.Wirbelsäule.	Schmerzen am link. Acromion.	27	Unverändert.

Nummer.	Name.	Geschlecht.	Alter. Jahre.	Diagnose der Localaffection.	Alter	Frühere Behandlung	Com- plicationen.	
8.	Buss.	m.	32	Caries des 6. Brustwirbels (mit Schmerzen).	4 Woch.	—	—	N
9.	Dattenfeld.	w.	21	Caries an Lendenwirbeln und Sacrum (oder vielleicht der rechten Synchondrosis sacro-iliaca). Senkungsabscess in d. r. fossa iliaca. Starke Schmerzen.	$1/4$ Jahr.	Jodoformöl-Injectionen in den Abscess.	Ausgeheilte Caries am Jochbein.	N

3. Becken.

10.	Nettekoven.	m.	15	Caries des Beckens. Abscess in der rechten Fossa iliaca. Abscess in der rechten Lendengegend mit Fistel.	1 Jahr.	Punction. Injection von Jodoformöl.	Ausgeheilte Caries an der 2. und 11. linken Rippe und am 4. Finger rechts.	N
11.	Hackenberg.	w.	36	Caries am Pfannenrande des linken Hüftgelenks mit mehreren Fisteln.	5 Jahre.	Incision von Abscessen. Jodoformöl-Injectionen.	—	J
12.	Frau Fr.	w.	41	Beckencaries mit Ankylose des Hüftgelenks nach Coxitis seit 38 Jahren.	2 Jahre.	Auskratzung. Jodoformöl-Injectionen.	—	N
13.	Fingerhut.	m.	69	Caries des Beckens mit Abscess in der linken Lendengegend.	3 Mon.	Punction. Jodoformöl-Injection.	Amputationsstumpf am rechten Oberschenkel	J

njectionen.				Allgemeine	Locale	Anderweitige	Dauer d. Behandl.	Jetziger
Gesamt-dosis.	Erste Dosis.	Höchste Dosis.	Höchste Temperatur.		Reactionen.		Tage.	Zustand.
0,073	0,003	0,01	39,8 lange anhalt.	Mittelstark. Frost. Starke Kopfschmerzen. Scarlatinöses Exanthem nach der 4. Injection.	Heftige locale Schmerzen. Gürtelschmerz. Abnorme Sensationen in beid. unt. Extremitäten.	—	24	Schmerz. fast völlig verschwunden. Erheblich grössere Beweglichkeit d.Wirbelsäule. Patient mit d. Erfolg sehr zufrieden.
0,088	0,001	0,013	40,1	Mittelstark. Kopfschmerzen.	Starke Schmerzen im Os sacrum und in der rechten Fossa iliaca.	Schmerzen am linken Orbitalrande.	26	Erhebliche Abnahme der Schmerzen. Gutes Aussehen der Patientin.
0,006	0,001	0,002	39,9	Stark.	Vermehrte Schmerzhaftigkeit in der Leiste.	—	11	Rasches Wachstum des Abscesses in der rechten Fossa iliaca, deshalb Punction (keine Bacillen im Eiter).
0,103	0,005	0,01	40,4 R.	Gering.	Rötung in der Umgebung der Fisteln.	—	27	Deutliche Abnahme der Eiterung. Besserung des Allgemeinbefindens und des Appetits.
0,024	0,001	0,007	39,6 R.	—	—	—	10	Unverändert.
0,052	0,001	0,006	38,3	Sehr gering.	—	Starke Schmerzen am Amputationsstumpf.	12	Unverändert.

Nummer.	Name.	Geschlecht.	Alter. Jahre.	Diagnose der Localaffection.	Alter	Frühere Behandlung	Complicationen.	
				4. Rippen.				
14.	Steinberg.	m.	10	Caries der 5. und 6. linken Rippe.	?	Incision.	—	N
15.	Unkel.	w.	65	Ausgeheilte Rippenresection wegen Caries der 2. linken Rippe. Von derselben herrührend eine kleine Fistel.	1 Jahr.	s. Diagnose.	Abscess in der linken Fossa supraspinata (incidiert).	N
16.	Sürtenich.	m.	62	Caries der 8. bis 10. linken Rippe mit Abscess.	?	---	Amputation des rechten Vorderarms u.d.l.Unterschenkels wegen Caries. Fistel am Unterschenkelstumpf. Husten ohne nachweisbare Lungenveränderung.	
				5. Schulter und Oberarm.				
17.	Hoffmann.	m.	27	Caries des linken Acromion mit Fistel und Abscess auf dem Deltoideus. Gelenk frei.	1½ Jahre.	Jodoformöl-Injectionen.	Pleuritische Schwarte links.	
18.	Büttgenbach.	m.	45	Periarticulärer Abscess am rechten Schultergelenk.	11 Mon.	Punction. Jodoformöl-Injection.	Husten mit Auswurf.	N
19.	Dreesen.	m.	6	Tuberkulöser Abscess an der Streckseite des Humerus, dicht oberhalb des Olekranon. Gelenk frei.	13 Woch.	Punction. Jodoformöl-Injection. 1. Dec. Spaltung und Auskratzung.	—	N
				6. Ellbogengelenk.				
20.	Goldmann.	m.	27	Fungus des rechten Ellbogengelenks mit Fistel oberhalb des Condylus internus.	1½ Jahre.	Incision. Jodoformöl-Injectionen.	—	N

| n j e c t i o n e n. | | | Höchste Temperatur. | Allgemeine | Locale | Anderweitige | Dauer d. Behandl. Tage. | Jetziger Zustand. |
Gesamt-dosis.	Erste Dosis.	Höchste Dosis.		Reactionen.				
0,023	0,001	0,007	38,2	—	—	—	12	Etwas vermehrte Eiterung.
0,024	0,001	0,006	40,0	Ziemlich stark. Gefühl von Betäubtsein, angeblich wie nach Chloroformnarkose. Herpes labialis.	Brennen in der Fistel.	Hüsteln ohne Auswurf.	13	Unverändert.
0,023	0,001	0,005	39,0	Gering.	Schmerzen.	Einmal Kriebelgefühl im amputierten Fuss.	12	Husten hat abgenommen. Im übrigen unveränderter Zustand.
0,042	0,001	0,01	40,2	Gering. Leichtes Erythem nach der 2., 3., 5., 6. und 7. Injection.	Leichtes Ziehen in Brust und Hals.	—	17	Unverändert.
0,023	0,001	0,007	38,5	Sehr gering.	—	Vermehrter Auswurf.	11	Unverändert.
0,018	0,001	0,005	40,5	Sehr gering.	—	Durchfälle.	19	Schnelle Heilung.
0,061	0,008	0,01	39,3	Gering. Scarlatinöses Exanthem nach der 1. Injection.	Starke Schmerzen.	Leichte Schmerzen in der rechten Hand.	21	Etwas freiere Beweglichkeit.*)

*) Die Beweglichkeit hat in den nächsten 4 Wochen noch zugenommen.

19

Nummer.	Name.	Geschlecht.	Alter. Jahre.	Diagnose der Localaffection.	Alter	Frühere Behandlung	Complicationen.	
21.	Geiser.	m.	40	Entzündung des rechten Humeroradialgelenks.	10 Jahre.	—	Leichte Dämpfung links oben.	J

7. Handgelenk und Hand.

22.	Menden (vgl. auch Testikel).	m.	41	Fungöse Entzündung des rechten Handgelenks.	³/₄ Jahr.	Jodoformöl-Injectionen.	Alte Drüsennarbe am Halse links.	N
23.	Steinhäuser.	w.	26	Fungöse Entzündung des rechten Handgelenks.	³/₄ Jahr.	Jodoformöl-Injectionen.	—	
24.	Dietscheid.	w.	28	Schwellung u. Schmerzhaftigkeit an der Beugeseite des Handgelenks. Diagnose zweifelhaft.	14 Mon.	—	—	N
25.	Dierdorf.	w.	20	Caries des 1. rechten Metacarpus. Kein Husten.	9 Mon.	Incision.	Phthisis pulmon.	J
26.	Pinnen.	w.	26	Caries der 1. Phalanx des linken Daumens, mit Fistel.	4 Jahre.	Jodoformöl-Injectionen.	Phthisis pulmon. Kein Husten.	J

8. Hüftgelenk.

27.	Rudolf.	m.	5	Coxitis mit Fixation, ohne Schmerzen.	1½ Jahre.	—	—	J
28.	Welter.	m.	6	Coxitis rechts.	½ Jahr.	Extension.	—	J
29.	Vondermann	w.	7	Coxitis links mit Iliacalabscess.	1 Jahr.	Punction. Jodoformöl-Injection.	—	N
30.	Thiesen.	m.	10	Coxitis links mit Abscess und Fistel.	1¼ Jahre.	Jodoformöl-Injection.	—	J

Gesamt-dosis.	Erste Dosis.	Höchste Dosis.	Höchste Temperatur.	Allgemeine	Locale	Anderweitige	Dauer d. Behandl. Tage.	Jetziger Zustand.
				Reactionen.				
0,004	0,001	0,002	38,9	Sehr gering.	Schmerzen.	—	6	Unverändert.
0,115	0,008	0,01	39,5	Mittelmässig. Erbrechen. Scarlatinöses Exanthem.	Starke Schwellung. Starke Schmerzen. Steifigkeit.	An Stelle der Drüsennarbe am Halse Abscess-bildung.	25	Auffallende Besserung. Freiere Beweglichkeit in Hand und Fingern. Geringere Schmerzen. Patient sehr zufrieden. *)
0,040	0,002	0,009	39,4 R.	Gering.	Starke Schwellung und Schmerzen. Steifigkeit.	—	19	Freiere Beweglichkeit des Handgelenks. *)
0,013	0,001	0,005	39,5 R.	Mässig.	Schwellung, Schmerzen, Steifigkeit.	Husten und Schmerzen in der Gegend des Proc. xiphoideus.	8	Unverändert.
0,006	0,001	0,002	41,4 R.	Mässig.	Schwellung, Schmerzen, Steifigkeit.	Husten mit Auswurf.	11	Unverändert.
0,0105	0,001	0,003	40,3 R.	Mässig.	Schwellung, Rötung und Schmerzen.	Husten mit Auswurf.	11	Unverändert.
0,0565	0,0005	0,007	39,5	Gering. Erythem nach der 2. Injection.	Vermehrte Schmerzhaftigkeit.	—	26	Grössere Beweglichkeit.
0,015	0,001	0,005	39,6	Gering.	Starke Schmerzen n. d. 1. Inj.	—	14	Anscheinend Besserung.
0,012	0,001	0,003	39,4	Gering. Erythem n. d. 1. u. 5. Injection.	Vermehrte Schmerzen.	—	11	Unverändert.
0,019	0,001	0,005	39,3	Sehr gering.	Vermehrte Eiterung.	—	11	Unverändert.

*) In beiden Fällen kam es in den nächsten Wochen unter Zunahme der Beschwerden zu Gelenkeiterung.

19*

Nummer.	Name.	Geschlecht.	Alter. Jahre.	Diagnose	Alter	Frühere Behandlung	Complicationen.	
				der Localaffection.				
31.	Schunk.	m.	12	Fisteln von Coxitis und Beckencaries herrührend. Hüftgelenk ankylotisch.	9 (?) Jahre.	Auskratzung. Jodoformöl-Injectionen.	—	
32.	Schneider.	m.	12	Coxitis rechts. Unvollständige Ankylose.	3/4 Jahr.	Extension.	—	N
33.	Strasburger.	m.	16	Coxitis mit Contractur (gestreckt).	8 Jahre.	Streckung.	—	N
34.	Streng.	m.	29	Mässig eiternde Fisteln, von einer Resection des linken Hüftgelenks am 16. Mai herrührend.	2 Jahre.	s. Diagnose.	—	
35.	Langohr.	m.	44	Coxitis mit Fisteln nach Abscess. Unvollständige Ankylose.	1¼ Jahre.	Jodoformöl-Injection in den Abscess.	Spitzencatarrh und Dämpfung rechts oben. Bacillen früher nachgewiesen.	

9. Kniegelenk.

36.	Puhl.	m.	4	Vereiterter Fungus des l. Knies, ohne Fistel.	10 Mon.	Jodoformöl-Injectionen.	—	N
37.	Steinbach.	m.	4	Fungus des l. Knies ohne Eiterung und Fistel.	13 Mon.	—	—	
38.	Kaiser.	m.	6	Fungus des recht. Knies. Caries der rechten Tibia. (Schlechter Ernährungszustand.)	2 Jahre.	Incision. Auskratzung. Jodoformöl-Injection.	—	
39.	Kall.	m.	8	Fungus des l. Kniegelenks mit Fisteln.	1½ Jahre.	Breite Spaltung. Jodoformöl-Injection.	—	N
40.	Hoynk.	w.	8	Fungus genu mit geheilter Fistel.	1¾ Jahre.	Jodoformöl-Injection.	—	N

njectionen.			Höchste Temperatur.	Allgemeine	Locale	Anderweitige	Dauer d. Behandl. Tage.	Jetziger Zustand.
Gesamtdosis.	Erste Dosis.	Höchste Dosis.			Reactionen.			
0,020	0,001	0,005	39,7	Sehr gering.	—	—	12	Unverändert.
0,002	0,001	0,001	39,4	Mittelmässig.	Geringe Schmerzen.	—	4	Unverändert.
0,027	0,003	0,005	40,0	Sehr gering.	—	—	19	Unverändert.
0,130	0,008	0,013	40,7	Stark. Morbillenexanthem nach der 6. Injection.	Vermehrte Schmerzen. Stärkere Eiterung.	Stiche in der l. Brustseite. Husten ohne Auswurf.	25	Unverändert.
0,175	0,001	0,03	39,3	Gering. Schwindelgefühl. Erbrechen. Kopfschmerzen.	Starke Schmerzen. Schwellung und vermehrte Steifigkeit.	Husten mit Auswurf.	30	Fistel geheilt, dann wieder aufgebr. Sonst unveränderter Zustand.
0,0035	0,0005	0,001	39,2	Gering. Scalatinöses Exanthem nach der 1. Injection.	Starke Schmerzen. Etwas stärkereSchwellung.	—	12	Stärkere Schmerzhaftigkeit, sonst derselbe Zustand.*)
0,0135	0,0005	0,004	38,7	Gering.	Zunahme d. Umfangs von 25 auf 25,6cm Flexionsstellung statt der früh. Extensionsstellung. Vermehrte Schmerzhaftigkeit.	Durchfälle.	11	Leichte Schwellung. Stärkere Schmerzhaftigkeit.
0,0065	0,0005	0,001	40,1 R.	Gering.	—	Durchfälle. Starke Leibschmerzen.	17	Allgemeinbefinden schlechter als früher.
0,032	0,002	0,004	40,4 R.	Schwer. Schweisse. Somnolenz. Hüsteln.	Starke Schmerzen. Schwellung und Rötung.	Starker Hustenreiz nach den ersten drei Injectionen.	25	Unverändert.
0,065	0,0005	0,0095	40,0	Stark. Somnolenz.	Starke Schmerzen, Schwellung.	Starker Husten.	26	Etwas geringere Schmerzhaftigkeit.

*) Später entschiedene Besserung, besonders freiere Beweglichkeit.

Nummer.	Name.	Geschlecht.	Alter. Jahre.	Diagnose der Localaffection.	Alter	Frühere Behandlung	Complicationen.	
41.	Bözkes.	m.	9	Fungus des l. Kniegelenks. Abscess. Fisteln.	2 Mon.	Incision. Jodo-formöl-Injection	—	N
42.	Müller.	m.	10	Arthrectomie vor 4 Woch. wegen Fungus des link. Kniegelenks mit Fisteln.	1¼ Jahre.	—	—	N
43.	Kastenholz.	m.	16	Fungus des rechten Knies mit Fistel.	4 Jahre.	—	—	N
44.	Pfannkuche.	m.	19	Fungus des l. Knies mit grossen Senkungsab-scessen am Oberschenk.	2 Jahre.	Punction. Jodoformöl-Injection.	Früh. Hämoptoë. Lungenbefund negativ.	N
45.	Bornhütter.	m.	21	Vor 5 Wochen partielle Resection der l. Fibula wegen Caries; Wunde fast verheilt. — Frische tuberkulöse Entzündung des recht. Kniegelenks; grosse Empfindlichkeit.	8 Woch.	—	—	
46.	Burtscheid.	w.	30	Abscedierter Fungus des r. Knies ohne Fisteln.	10 Mon.	Jodoformöl-Injection.	Etwas Husten (auf den Lungen nichts nach-weisbar).	N
47.	Wagner.	w.	32	Noch geschlossener Ab-scess bei Fungus des rechten Knies	¾ Jahr.	Jodoformöl-Injection.	Narben mit Bor-ken an d. r. Hüfte und am linken Vorderarm.	J

njectionen.				Allgemeine	Locale	Anderweitige	Dauer d. Behandl.	Jetziger Zustand.
Gesamtdosis.	Erste Dosis.	Höchste Dosis.	Höchste Temperatur.	Reactionen.			Tage.	
0,047	0,002	0,007	41,0	Gering. Erythem.	—	Herpes labialis et nasalis.	25	Unverändert.
0,069	0,002	0,01	40,4	Gering. Erythem nach den 3 ersten Injectionen an Brust und Rücken.	—	—	25	Guter Fortschritt der Heilung. Verminderung der Eiterung. Verschwinden der Schmerzhaftigkeit.
0,024	0,002	0,006	39,7	Sehr gering.	—	—	13	Unverändert.
0,060	0,001	0,01	39,6	Mässig. Erythem.	Mässige Schmerzen im Gelenk.	—	24	Unverändert.*)
0,054	0,006	0,01	41,0	Sehr stark. Cyanose. Dyspnoe mit frequenter coupierter Respiration. Puls klein, unregelmässig, 142 p.min. Lange Dauer d. React.: 16 Stunden.	Schwellung. Lebhafte Schmerzen im Knie.	—	25	Bedeutend freiere Beweglichkeit. Schmerzhaftigkeit fast verschwunden.**)
0,087	0,007	0,01	40,6 R.	Mittelmässig.	Starker Schmerz im Knie. Deutliche Schwellung und Rötung.	Schmerzen im rechten Ellbogen und den Fingern der linken Hand. Anschwellung am linken Daumen, dann am linken Ringfinger.	25	Abnahme der Schwellung von 34 bis auf 31½ cm. Verminderte Druckempfindlichkeit. Beginnende active Beweglichkeit.
0,013	0,001	0,003	40,8	Stark. Schwaches Masernexanthem nach der 4. Injection. Schweiss.	Schwellung, Rötung, Zunahme der Schmerzen.	Rötung der Narben an Hüfte und Arm.	22	Vermehrte Schmerzhaftigkeit. Resection am 22. Dec.

*) Später rasche Abnahme der Kräfte. Resection. Guter Verlauf.
**) Später Abscessbildung am Condyl. int. fem.

Nummer.	Name.	Geschlecht.	Alter. Jahre.	Diagnose der Localaffection.	Alter	Frühere Behandlung	Com-plicationen.	
48.	Marx.	m.	39	Caries am Condylus ext. tibiae rechts. Schwach eiternde Fistel.	$^3/_4$ Jahr.	Auskratzung.	Spitzenaffection rechts. Bacillen nicht nachweisbar.	N
49.	Frau K.	w.	23	Resection d. Kniegelenks vor 8 Wochen wegen Tuberkulose. Schwach eiternde Fistel.	$2^1/_2$ Jahre.	—	—	N
50.	Risse.	w.	25	Vor 4 Wochen Resection des linken Kniegelenks wegen Tuberkulose mit Abscessbildung.	2 Jahre.	—	—	J

10. Fussgelenk und Fuss.

Nummer.	Name.	Geschlecht.	Alter. Jahre.	Diagnose der Localaffection.	Alter	Frühere Behandlung	Com-plicationen.	
51.	Krämer.	m.	10	In Ankylose ausgeheilter Fungus des rechten Fussgelenks.	4 Jahre.	Jodoformöl-Injectionen.	—	
52.	Pack.	m.	16	Fisteln am Stumpf nach Mikulicz's Operation wegen Caries tarsi r.	1 Jahr.	—	—	N
53.	Heinen.	w.	16	Tuberkulose in der Narbe von Pirogoff'scher Operation am rechten Fuss wegen Caries tarsi. Caries der Sägefläche. Calcaneus gegen die Tibia beweglich.	10 Mon.	Jodoformöl-Injectionen.	Subcutaner Abscess an der Beugeseite des rechten Vorderarms.	J
54.	Frl. J.	w.	24	Fistel am Malleolus ext. rechts. Unvollständige Ankylose des Fussgelenks.	20 Jahre.	Auskratzung.	—	N
55.	Miebach.	w.	26	Caries tarsi links. Abscess. — Subcutaner Abscess am Condylus ext. humeri ohne Betheiligung des Gelenks.	$1^1/_2$ Jahre.	—	—	J

| njectionen. | | | Höchste Temperatur. | Allgemeine | Locale | Anderweitige | Dauer d. Behandl. (Tage.) | Jetziger Zustand. |
Gesamtdosis.	Erste Dosis.	Höchste Dosis.			Reactionen.			
0,021	0,001	0,006	38,2	Sehr gering.	Vermehrte Schmerzen und stärkere Eiterung.	Vermehrter Husten und Auswurf. Keine Bacillen.	11	Unverändert.
0,036	0,001	0,008	38,4	Gering.	Reissende Schmerzen.	—	11	Guter Fortschritt der Heilung.
0,088	0,001	0,018	38,5	Mässig.	Leichte Schmerzen.	—	16	Schneller Fortschritt der Heilung und der Consolidation.
0,009	0,001	0,003	39,2	Sehr gering. Leichte Kopfschmerzen.	—	—	9	Unverändert.
0,074	0,003	0,01	40,2	Mässig.	—	—	25	Unverändert.
0,093	0,005	0,01	40,9 R.	Gering.	Leichte Rötung des Stumpfes.	—	29	Stumpf unverändert. Abscess ist gewachsen.
0,022	0,001	0,005	40,3	Stark. Schüttelfrost, Gliederreissen, Erbrechen, Respiration 72. Masernexanthem nach der 2. und 3. Injection. Urticaria nach der 5. Injection.	Starke Schwellung u. Schmerzhaftigkeit. Abstossung nekrotischer Stücke mit zahlreichen Bacillen.	Anschwellung und Schmerzhaftigkeit der axillaren Lymphdrüsen rechts. Husten mit blutig tingiertem Auswurf (keine Bacillen).	17	Fussgelenk wieder ganz abgeschwollen, unempfindlich. Abschuppung der bedeckenden Haut. Fisteleiterung wie früher.
0,031	0,002	0,008	39,5 R.	Gering.	—	—	13	Unverändert.

Nummer.	Name.	Geschlecht.	Alter. Jahre.	Diagnose der Localaffection.	Alter	Frühere Behandlung	Complicationen.	
56.	Wingen.	w.	37	Caries tarsi links.	7 Mon.	—	Lungenphthise. (Bacillen im Sputum.) Alte Narbe am Sternum nach Caries.	N
57.	Kampmann.	m.	40	Caries des l. Fussgelenks mit Fistel. Mässige Schmerzhaftigkeit.	1½ Jahre.	Auskratzung. Sublimatbäder.	—	N
58.	Stommel.	m.	45	Caries malleoli ext. links. Fussgelenk frei.	1¾ Jahre.	Auskratzung.	Amputation der r. grossen Zehe wegen Caries. Husten ohne nachweisbare Lungenveränderung.	
59.	Heiliger.	w.	45	Mehrere Fisteln am Stumpf von Pirogoff'scher Operation am r. Fuss. Geheilte Amputationswunde nach Ablatio cruris vor vier Wochen.	4 Mon.	Auskratzung der Fisteln.	—	

11. Multiple Caries, zum Teil mit Lupus combiniert.

Nummer.	Name.	Geschlecht.	Alter. Jahre.	Diagnose der Localaffection.	Alter	Frühere Behandlung	Complicationen.	
60.	AufderMauer	m.	6	1) Caries des r. Radius mit Fistel. 2) Am r. Oberarm und r. Unterarm mehrere nicht adhärente Narben. 3) Narbe am linken Oberschenkel. 4) Schwach eiternde Fistel am r. Oberschenkel. 5) Narben und kleiner Abscess am r. Unterschenkel.	?	Auskratzungen und Cauterisationen.	—	J

| n j e c t i o n e n. | | | | Allgemeine | Locale | Anderweitige | Dauer d. Behandl. Tage. | Jetziger |
| Gesamt- dosis. | Erste Dosis. | Höchste Dosis. | Höchste Temperatur. | | | | | Zustand. |
					R e a c t i o n e n.			
0,018	0,002	0,004	39,8 R.	Mässig.	Starke Schwel- lung, Rötung und Schmerz- haftigkeit.	Vermehrter Husten u. Aus- wurf (mit Bacil- len). — Schmer- zen in der Narbe.	17	Stärkere Schwellung.
0,163	0,008	0,03	40,8	Sehr stark. Schüttelfrost. Erbrechen. Schweiss.	Sehr starke Schmerzen.	—	25	Vermehrte Schmerzhaf- tigkeit. Fistel geschlossen. *)
0,046	0,008	0,01	40,2	Stark. Dyspnoe. Cyanose. Kleiner Puls 152. Erbrechen. Ma- sernexanthem nach der 2. In- jection.	Erysipelatöse Röte. Schwel- lung, starker Schmerz.	Borke auf der Amputations- narbe. Heftiger Husten mit ver- mehrter Expec- toration (viele Bacillen). Dämpfung und Rasseln an wechselnden Stellen der Lungen.	25	Unverändert. Gewichts- abnahme von 8½ Pfund.
0,101	0,005	0,015	40,6 R.	Mittelstark. Starker Schüttelfrost.	Starke erysipe- latöse Röte am Pirogoffstumpf mit starken Schmerzen. Amputations- stumpf unver- ändert.	Schmerzen in der rechten Hüfte.	25	2 Fisteln ge- schlossen.
0,0055	0,0005	0,001	38,7	Gering. Masern- exanthem nach der 1. und 4. In- jection.	Schmerzen am rechten Radius. — Rötung und Schwellung der Fisteln.	—	11	Unver- ändert. **)

*) Bald darauf wieder aufgebrochen.
**) Später entschiedene Besserung. Heilung mehrerer Fisteln.

Nummer.	Name.	Geschlecht.	Alter. Jahre.	Diagnose der Localaffection.	Alter	Frühere Behandlung	Com- plicationen.
				6) Narben und Fisteln am Halse. 7) Nicht adhärente Narbe über dem Sternum. 8) Ausgeheilte Rippencaries links hinten. 9) Otorrhoe rechts.		} Auskratzungen und Cauterisationen.	
61.	Feuser.	m.	15	1) Caries mit Fisteln am l. Ellbogen. 2) Caries des 4. Metacarpus links. 3) Amputation der 4. Zehe links vor 1 Monat wegen Caries. 4) Lupöse Narben am linken Fuss. 5) Narben nach Drüsenvereiterung in der linken Achsel und der linken Leiste.	1) 2 Jahre. 2) 1 Jahr.	1) u. 2): Auskratzung; Jodoformöl-Injectionen.	—
62.	Hink.	m.	35	1) Tuberkulöses Hygrom auf dem Rücken des rechten Handgelenks. 2) Schwellung am Malleolus ext. rechts. 3) Kleine lupöse Ulceration der Nasenspitze.	1) 3 Jahre. 2) 6 Mon. 3) 2 Mon.	1) Incision; Jodoformöl-Injectionen.	Links oben vorn Infiltration. Kein Husten. N.

II. Lymphdrüsen.

Nummer.	Name.	Geschlecht.	Alter. Jahre.	Diagnose der Localaffection.	Alter	Frühere Behandlung	Com- plicationen.
63.	T.	w.	9	Eiternde Fisteln nach Exstirpation verkäster Drüsen am Halse rechts vor 2½ Wochen.	2 Jahre.	—	Katarrh beider Lungen (Auswurf nicht untersucht).
64.	Steiner.	m.	16	Narben nach Exstirpation verkäster Lymphdrüsen.	¼ Jahr.	—	—

njectionen.				Höchste Temperatur.	Allgemeine	Locale	Anderweitige	Dauer d. Behandl. Tage.	Jetziger Zustand.
Gesamt-dosis.	Erste Dosis.	Höchste Dosis.	Höchste Dosis.		Reactionen.				
0,149	0,001	0,02		40,5	Ziemlich stark. Masernexanthem nach der 1. Injection, Urticaria nach der siebenten.	Stärkere Schmerzen. Vermehrte Eiterung. Rötung.	—	30	Abnahme der Schwellung an Ellbogen und Hand. Geringere Eiterung.
0,104	0,002	0,013		39,6	Mittelmässig.	1) Schwellung und Schmerzen. 2) Abnahme der Schwellung. 3) Rötung und Borkenbildung am Defect.	Acuter Hydrops des r. Kniegelenks. Husten (mit Bacillen).	25	Defect an der Nasenspitze, anscheinend in Heilung begriffen. Im Übrigen unveränderter Zustand.
0,0185	0,0005	0,004		40,0	Mässig. Erbrechen.	Rötung der Fistelumgebung.	Vermehrter Husten u. Auswurf (viele Bacillen).	15	Unverändert. (Behandlung unterbrochen).
0,052	0,004	0,01		39,8	Gering.	—	—	9	Unverändert.

Nummer.	Name.	Geschlecht.	Alter. Jahre.	Diagnose der Localaffection.	Alter	Frühere Behandlung	Complicationen.	
65.	Weber.	m.	18	Lymphdrüsenabscess in der rechten Fossa iliaca. Daselbst schwach eiternde Fistel. In der linken Fossa iliaca indurierte Lymphdrüsen.	5 Mon.	Punction des Abscesses. Jodoformöl-Injection.	—	N
66.	Lang.	w.	16	Narben von Drüsenvereiterung am Hals, zum Teil mit Borken bedeckt.	4 Jahre.	—	Ausgeheilte Resection des linken Ellbogengelenks wegen Caries.	N
67.	Lewen.	w.	19	Lymphome am Halse rechts. Eines vereitert.	1 Jahr.	Auskratzung. Jodoformöl-Injectionen.	—	J
68.	Frl. Sch.	w.	23	Narben von Abscessen am Halse, wahrscheinlich von Caries claviculae und Drüsentuberkulose ausgegangen (jüngste Narbe seit fünf Wochen geschlossen).	4 Jahre.	Mehrfache Auskratzungen.	—	N
69.	Frl. K.	w.	29	Drüsenabscess am Halse rechts.	3½ Mon.	Spaltung und Auskratzung vor 4 Tagen.	Spitzenaffection rechts.	N
70.	Zurmühl.	m.	59	2 eröffnete Lymphdrüsenabscesse in der rechten Fossa supraclavicularis.	½ Jahr.	Incision und Auskratzung vor 4 Wochen.	—	N

III. Urogenitalorgane.

1. Niere.

71.	Heinrichs.	m.	28	Hämaturie.	3 Jahre.	Ausspülungen der Blase mit Argent. nitr.	—	N

njectionen.			Höchste Temperatur.	Allgemeine	Locale	Anderweitige	Dauer d. Behandl. Tage.	Jetziger Zustand.
Gesamtdosis.	Erste Dosis.	Höchste Dosis.		Reactionen.				
0,049	0,005	0,008	39,8	Stark. Dyspnoe, coupierte Atmung. Cyanose. Puls klein, unregelmässig, bis zu 160. Erythem.	Nicht deutlich.	Feinblasiges Rasseln in beiden Spitzen. Bronchialatmen. Blutig tingiertes Sputum (ohne Bacillen. Später Bacillen gefunden).	25	Verkleinerung des Abscesses und der Lymphome. Schluss der Fistel.
0,003	0,001	0,001	37,7 R.	—	—	—	5	Unverändert.
0,029	0,001	0,008	39,3 R.	Gering.	Leichte Rötung der Umgebung.	—	12	Unverändert.
0,034	0,001	0,01	38,8	—	Sehr geringe Rötung und Schmerzhaftigkeit.	—	7	Unverändert.
0,009	0,001	0,003	38,1	Schlaflosigkeit. Viel Durst.	—	—	8	Unverändert.
0,019	0,004	0,008	40,1	Mässig stark. Kopfschmerzen.	Rötung der Umgebung. Stärkere Eiterung.	Schmerzen im r. Fussgelenk. Etwas Husten.	10	Guter Verlauf der Heilung. (Behandlung durch Fortgang des Pat. unterbrochen.)
0,012	0,001	0,003	39,5	Mässig stark.	Schmerzen in der linken Nierengegend und in der Harnröhre.	—	13	Unverändert. (Seit dem 25. December Abnahme des Blutgehaltes).

Nummer.	Name.	Geschlecht.	Alter. Jahre.	Diagnose der Localaffection.	Alter	Frühere Behandlung	Complicationen.	
72.	Keller.	m.	30	Zeitweise auftretende Hämaturie.	1 Jahr.	Ausspülungen der Blase mit Argent. nitr.	—	

2. Blase.

73.	Becker.	m.	36	Cystitis tuberculosa.	3 Jahre.	Sectio alta.	Suspicium rechts oben.	N
74.	Guttkowsky.	m.	46	Cystitis mit Blutungen.	¼ Jahr.	Sectio alta. Ausspülungen der Blase mit Argent. nitr.	—	N

3. Testikel (und Samenstrang).

75.	Firmenich.	m.	20	Tuberkulose des rechten Nebenhodens mit Fistel; Hydrocele.	9 Woch. ?	—	—	J
76.	Herr C.	m.	22	Tuberkulöse Epididymitis rechts.	¼ Jahr.	—	In Ankylose ausgeheilte Coxitis rechts.	N
77.	Herr L.	m.	24	Bohnengrosse Infiltration am Stumpf des linken Samenstrangs.	2 Jahre.	Castratio sin. vor ½ Jahr.	Ausgeheilte Caries am rechten Zeigefinger und linken Condylus ext. humeri.	N
78.	Klöser.	m.	35	Tuberkulose des linken Nebenhodens. Rechts Castratio vor 1 Jahr.	2 Mon.	Jodoformöl-Injectionen.	—	N

njectionen.			Höchste Temperatur.	Allgemeine	Locale	Anderweitige	Dauer d. Behandl. Tage.	Jetziger Zustand.
Gesamt-dosis.	Erste Dosis.	Höchste Dosis.		Reactionen.				
0,024	0,002	0,006	38,7	Mässig stark.	Schmerzen in der linken Nierengegend. Bacillen im Urin (vorher nicht untersucht).	—	10	Unverändert.
0,058	0,001	0,009	39,7	Gering.	—	—	24	Unverändert.
0,025	0,002	0,005	40,2	Mittelstark.	Vermehrte Schmerzen in der Harnröhre. Urin eitriger und sanguinolenter. Keine Bacillen darin.	Schmerzen in der linken Lumbalgegend.	15	Unverändert.
0,102	0,001	0,02	38,2	Sehr gering.	—	—	16	Castration am 17. Tage. Befund: Käsige Tuberkulose des Nebenhodens; frische miliare des Hodens.
0,020	0,001	0,007	40,5	Mittelstark.	Leichtes Ziehen im Samenstrang.	—	11	Unverändert.
0,090	0,005	0,015	40,0	Gering. Kopfschmerz.	Schwellung, Schmerzhaftigkeit. Geringe Eiterung.	Strangurie. Etwas Husten ohne positiven Befund (Sputum ohne Bacillen).	16	Infiltration kleiner, weniger druckempfindlich.
0,039	0,001	0,01	39,3	Gering.	Leicht vermehrte Druckempfindlichkeit. Ziehen im Samenstrang.	—	9	Unverändert.

Nummer.	Name.	Geschlecht.	Alter. Jahre.	Diagnose der Localaffection.	Alter	Frühere Behandlung	Complicationen.	
22. (78a)	Menden (vgl. No. 22).	m.	41	Tuberkulose des linken Hodens. Castratio rechts.	1 Jahr.	Jodoformöl-Injectionen.	Fungus des rechten Handgelenks; alte Drüsennarbe am Halse links.	N
79.	Röhrig.	m.	54	Tuberkulöse Epididymitis.	¼ Jahr.	Jodoformöl-Injectionen.	—	N

IV. Larynx.

80.	Klein.	w.	21	Höckerige Anschwellung der Schleimhaut unterhalb der Stimmbänder.	½ Jahr.	—	—	
81.	Stüber.	m.	41	Ulcerierende Tuberkulose des Larynx. Stridor und leichte Dyspnoe.	2 Jahre.	—	—	Ne

V. Pleura.

82.	Streppel.	m.	12	Empyemfistel nach vor 5 Monaten operiertem Empyem der rechten Pleurahöhle.	7 Mon.	—	—	Ne

n j e c t i o n e n.			Höchste Dosis.	Höchste Temperatur.	Allgemeine	Locale	Anderweitige	Dauer d. Behandl. Tage.	Jetziger Zustand.
Gesamt-dosis.	Erste Dosis.	Höchste Dosis.			Reactionen.				
0,115	0,008	0,02	39,5		Mässig. Erbrechen. Scarlatinöses Exanthem.	—	An Stelle der Drüsennarbe am Halse Abscessbildung. Jedesmal Schwellung und Steifigkeit im rechten Handgelenk.	27	Hoden unverändert.
0,059	0,003	0,015	38,0		Nur geringe Kopfschmerzen.	—	—	14	Unverändert.
0,013	0,002	0,007	39,8 R.		Gering.	Stärkere Schwellung der Höcker und eitriger Belag.	Nach der 3. Injection leichte Dämpfung unterhalb der rechten Scapula. Atmen abgeschwächt, ebenso Stimmfremitus. Leichtes pleuritisches Reiben.	7	Deutlicheres Hervortreten der geschwollenen Partien. (Behandlung unterbrochen.)
0,064	0,001	0,01	39,1		Gering.	Stimme heiser; vermehrte Schmerzen beim Schlucken, in das Ohr ausstrahlend. Laryngoskopisch: Stärkeres Ödem, Rötung. Nach der 3. Injection Dyspnoe erheblich vermehrt, deshalb prophylactische Tracheotomie.	—	25	Atmung durch den Larynx freier.
0,006	0,001	0,003	40,0		—	—	—	9	Unverändert. (Behandlung unterbrochen.)

20*

Nummer.	Name.	Geschlecht.	Alter. Jahre.	Diagnose der Localaffection.	Alter	Frühere Behandlung	Com-plicationen.

VI. Peritoneum.

| 83. | Wüst. | w. | 17 | Peritonitis tuberculosa ohne Ascites. Lupus an der von der Laparo-tomie herrührenden Narbe. | 1 $\frac{1}{2}$ Jahre. | Entleerung des Exsudats durch Laparotomie vor 1 $\frac{1}{2}$ Jahren. | Spitzenaffection links (Auswurf ohne Bacillen). |

VII. Lupus und andere Hauttuberkulosen.

84.	M.	m.	10	Lupus an der Nase. Klei-ner lupöser Herd am harten Gaumen.	6 Jahre.	Wiederholte Auskratzung und Cauterisa-tion.	—	N
85.	Geller.	w.	12	Weichteiltuberkulose am rechten Kniegelenk ohne Beteiligung des Gelenks.	5 Jahre.	—	—	N
86.	Vollmar.	m.	15	1) Völlig vernarbter Lupus der linken Wange. 2) Lupöse Narben am rech-ten Vorderarm und Hand.	4 Jahre.	Wiederholte Auskratzungen.	Fistelnarbe am Metacarpus des rechten Dau-mens.	N
87.	Bruch.	m.	17	Lupus der Nase.	6 Jahre	Auskratzung. Pacquelin. Pyrogallussalbe.	—	N
88.	Honrath.	m.	18	Mit Borke bedecktes Ge-schwür der linken Wange. Glatte Narben von früheren Geschwü-ren an Nacken und Hals.	10 Jahre.	Wiederholte Auskratzungen und Cauterisa-tionen.	Spitzeninfiltrat rechts. Auswurf ohne Bacillen. — Ausgeheilte perfor. Schädel-caries.

Gesamt-dosis.	Erste Dosis.	Höchste Dosis.	Höchste Temperatur.	Allgemeine	Locale	Anderweitige	Dauer d. Behandl. Tage.	Jetziger Zustand.
					njectionen.			
					Reactionen.			
0,207	0,002	0,02	40,5	Mittelmässig.	Reissende Schmerzen und Schwellung der linken Bauch-hälfte. Rötung der lupösen Stelle.	Vermehrter Husten und Auswurf.	29	Besseres All-gemeinbefin-den. Sonst keine Verän-derung.
0,058	0,001	0,01	39,2	Mässig. Schlaf-losigkeit, ner-vöse Erregung.	Leichte Rötung, Abschuppung. Borkenbildung in der Nase.	—	13	Besserung. (Behandlung unterbrochen.)
0,091	0,003	0,01	40,4 R.	Gering.	Leichte Rötung.	—	30	Langsamer Fortschritt der Heilung.
0,083	0,001	0,015	40,1	Stark. Durch-fälle, Schwindel-gefühl. Masern-exanthem nach der 1. und 2. In-jection; Scarla-tinöses Exanth. nach der 4., Ur-ticaria nach der 6. Inj. (starke Ab-schuppung).	1) Starke Schwel-lung u. Rötung. Brennende Schmerzen. Schuppen- und Borkenbildung.	Fistel aufge-brochen, später wieder ge-schlossen. — Leichter Husten ohne Auswurf.	30	Borken abge-stossen; Nar-ben glatter und blasser als früher.
0,086	0,001	0,013	40,9	Mässig stark. Scarlatinöses Exanthem nach der 2. Injection.	Rötung der affi-cierten Partien und der Um-gebung. Vor-springen der Knötchen. Bil-dung von Bor-ken, die dann abfallen.	—	23	Borken noch nicht völlig abgestossen. Anscheinend guter Verlauf der Heilung.*)
0,097	0,001	0,02	39,5	Sehr gering.	Rötung; Ab-stossung der Borke; starke Eiterung.	Vermehrter Husten.	19	Ulcus verklei-nert.

*) Heilung nach 8 wöchentlicher Behandlung noch nicht vollständig erreicht.

Nummer.	Name.	Geschlecht.	Alter. Jahre.	Diagnose der Localaffection.	Alter	Frühere Behandlung	Complicationen.	
89.	Schröder.	w.	31	1) Eiternde Wunden und Fisteln am Hals. 2) Thiersch'sche Transplantationen auf einer über handgrossen Wundfläche der linken Claviculargegend, von einer vor 4 Wochen erfolgten Abtragung und Auskratzung eines tuberkulösen Ulcus mit weit unterminirten Rändern herrührend.	17 Jahre.	—	—	ʲ
90.	Frl. F.	w.	34	Grösstenteils vernarbter Lupus der rechten Wange, sowie der Nasenschleimhaut mit Perforation des Septum.	30 Jahre.	Wiederholte Auskratzungen und Cauterisationen.	Hüsteln ohne positiven Lungenbefund.	N

VIII. Zweifelhafte Fälle und Kontrolfälle.

Nummer.	Name.	Geschlecht.	Alter. Jahre.	Diagnose der Localaffection.	Alter	Frühere Behandlung	Complicationen.	
91.	Lang.	m.	8	Knochenauftreibung durch Periostitis zweifelhaften Ursprungs am rechten Oberschenkel.	2½ Mon.	Probeincision. (Kein Eiter.)	Lymphome unter beiden Kieferrändern.	N
92.	Herber.	w.	25	Perforation des Septum narium. Ursache unbekannt.	?	Ätzung.	—	
93.	Frau B.	w.	37	Eiterung in den Nebenhölen der Nase (?).	1³/₄ Jahre.	Cauterisation in der Nase.	—	
94.	Braun.	m.	48	1) Ulcus cruris sin. nach Nekrose der Tibia. 2) Schmerzhafte Infiltration u. Druckempfindlichkeit am rechten Unterschenkel.	1) 36 Jahre. 2) 10 Tage.	—	—	N
95.	Kessel.	m.	49	Recidiv eines Oberkiefercarcinoms.	½ Jahr.	Resection des Oberkiefers.	—	N
96.	Holzhauer.	m.	25	Hämaturie.	?	—	—	

| n j e c t i o n e n. | | | Höchste Temperatur. | Allgemeine | Locale | Anderweitige | Dauer d. Behandl. | Jetziger Zustand. |
Gesamt-dosis.	Erste Dosis.	Höchste Dosis.						
					Reactionen.		Tage.	
0,104	0,006	0,01	40,9 R.	Stark. Erbrechen, Kopfschmerzen. Dyspnoe. Scarlatinöse Erytheme nach den ersten 6 Injectionen.	1) Rötung und Schwellung der Umgebung der Fisteln. 2) Rötung und Schwellung der Umgebung; Abschuppung der transplantierten Haut.	Ecchymosen in den Transplantationsnarben am Oberschenkel.	30	Gute Heilung der Fisteln.
0,131	0,003	0,015	38,9	Sehr gering.	Rötung, Schwellung. Schuppen- und Borkenbildung. Stärkere Secretion aus der Nase.	Vermehrter Hustenreiz.	22	Lupus abgeheilt. Noch leichte Rötung und Infiltration der Narbe.
0,004	0,001	0,003	38,0	—	—	—	4	Unverändert.
0,071	0,002	0,01	39,0	Gering. Kopfschmerz, Appetitlosigkeit.	Schmerzen und Verstopftsein in der Nase.	—	16	Unverändert.
0,028	0,001	0,007	37,9	—	—	—	11	Unverändert.
0,024	0,001	0,01	38,6	Sehr gering.	—	Stiche in der linken Brustseite.	9	Unverändert.
0,055	0,005	0,02	37,7	—	—	—	5	Unverändert.
0,010	0,002	0,005	—	—	—	—	10	Unverändert.

Exantheme (einschliesslich leichter Erytheme) wurden bei 23 Kranken beobachtet, nicht selten bei einem und demselben Kranken zu wiederholten Malen; Erythem, Roseola, Urticaria (mit oder ohne Jucken), Morbillen, Scarlatina ohne Gesetzmässigkeit auftretend und mit einander bei demselben Kranken abwechselnd.

Auch die locale Reaction war eine sehr verschiedene unter anscheinend ganz gleichen Bedingungen. Von 2 Kranken mit tuberkulösen Fisteln an einem Pirogoff'schen Amputationsstumpf (Heinen, No. 53, Heiliger, No. 59) bekam die eine (Heiliger) starke Schwellung und erysipelatöse Rötung der Haut in der Umgebung der Fisteln mit heftigen Schmerzen im Stumpf, während die andere (Heinen) nur über leichte ziehende Schmerzen klagte und an ihrem Stumpf gar keine objektiven Veränderungen darbot.

Meist trat an den Fisteln Rötung und Schwellung der Umgebung und eine Verstärkung, später dann eine Verminderung der Eiterung ein. Mitunter stiessen sich weissliche nekrotische Gewebfetzen aus, in denen sich (z. B. bei Frl. J., No. 54) Haufen von Bacillen nachweisen liessen. Oft gelang der Nachweis von Bacillen im Eiter nicht.

Von tuberkulösen Processen herrührende Narben schwollen meistens an und wurden empfindlich. Fistelnarben brachen in einigen Fällen auf und schlossen sich dann wieder. Einige von Drüsenvereiterung herrührende Narben blieben ganz reactionslos. Lupusnarben schwollen stark an und röteten sich lebhaft, während des weiteren Verlaufs der Behandlung bedeckten sie sich teilweise mit Borken oder schuppten stark ab; endlich wurden sie wieder ganz flach und blass.

Die örtliche Reaction bei floridem Lupus entsprach ganz dem klassischen, von Koch gegebenen Bilde.

Die tuberkulösen Gelenke wurden bei der localen Reaction empfindlicher und steifer, schwollen oft auch deutlich an; bei vereiterten Fungi zeigte sich nicht selten eine vorübergehende Hautröte über dem Gelenk; nach Ablauf der allgemeinen Reactionserscheinungen gingen auch die localen Erscheinungen wieder zurück. In vielen Fällen war das Bild zum Schlusse der Beobachtungszeit dasselbe wie im Beginn derselben. Von den schon vereiterten tuberkulösen Gelenken zeigten einige schliesslich stärkere Schwellung und grössere Empfindlichkeit; von den nicht vereiterten Gelenken trat bei einzelnen eine ganz unverkennbare Besserung ein, die Gelenke waren weniger geschwollen, weniger schmerzhaft und freier beweglich als vorher (No. 22, No. 23, No. 45). Im Allgemeinen scheinen die frischen Fälle von Gelenktuberkulose stärker zu reagieren und eher Tendenz zur Besserung zu zeigen, als ältere. Fast alle Gelenke standen noch unter der Nachwirkung früherer Jodoformölinjectionen, was die Beurteilung des Erfolges erschwert.

Bei einem Falle von Larynxtuberkulose (No. 81) trat nach

der Injection vermehrte Schwellung und Rötung der ulcerierten und schon vorher stark geschwollenen Epiglottis und des ganzen Kehlkopfsinneren ein, soweit dasselbe mit dem Spiegel übersehen werden konnte. Zugleich nahm die schon vorher vorhandene Dyspnoe zu, und zwar in so hohem Grade, dass es ratsam erschien, die prophylactische Tracheotomie auszuführen.

Bei dem Fall von Bauchfelltuberkulose (No. 83), bei dem vor 1½ Jahren ein beträchtlicher Ascites durch Incision und Drainage zur Ausheilung gebracht war, äusserte sich die locale Reaction durch Schmerzhaftigkeit und deutliche Schwellung der linken Bauchseite, bei gleichzeitiger Rötung der links von der Mittellinie liegenden Incisionsnarbe.

Eine besondere Erwähnung verdient noch die Gruppe der Fälle von Wirbelcaries bei Erwachsenen; dieselbe zeichnet sich durch promptes Eintreten der allgemeinen und örtlichen Reaction auf verhältnissmässig kleine Dosen aus. Die 27jährige Hupperich (No. 7), seit 9 Monaten an Wirbelcaries erkrankt, bekam nach der 1. Dosis von 0,001 g sehr heftige Schmerzen in den erkrankten Wirbeln und die Reaction war bei jeder nächsten Injection fast von gleicher Heftigkeit. Während vorher nur leichte abendliche Temperatursteigerungen vorgekommen waren, betrug die Temperatur

am	1.	Tage	bei	0,001 g	. . . .	40,5,
-	3.	-	-	0,002 g	. . . .	40,4
-	4.	-	-	0,004 g	. . . .	40,8
-	6.	-	-	0,004 g	. . . .	40,8
-	8.	-	-	0,004 g	. . . .	40,3
-	10.	-	-	0,004 g	. . . .	40,8
-	12.	-	-	0,004 g	. . . .	39,2
-	15.	-	-	0,005 g	. . . .	39,8
-	17.	-	-	0,005 g	. . . .	38,7
-	20.	-	-	0,006 g	. . . .	40,0
-	22.	-	-	0,008 g	. . . .	40,4.

Bei der Dattenfeld (No. 9) erreichte die Temperatur noch nach der 7. Injection bei einer Dosis von 0,005 die Höhe von 39,3 und bei allen Injectionen traten starke Schmerzen in der Lendengegend ein. Bei Buss (No. 8) folgten auf die Injection jedesmal sehr intensive Schmerzen in der Wirbelsäule und abnorme Sensationen in den unteren Extremitäten, welche vorher gefehlt hatten und in den Zwischenzeiten wieder verschwanden. Schon nach wenigen Injectionen gab der Patient bestimmt an, bedeutende Besserung zu verspüren, und dieselbe macht sich in der viel freieren Beweglichkeit der Wirbelsäule auch objectiv deutlich bemerkbar.

Im Gegensatz dazu zeigten die Fälle von Hodentuberkulose sehr geringe oder gar keine Reactionserscheinungen. Ein Kranker (Menden, No. 22 und No. 78a), der gleichzeitig an Tuberkulose des einen Hodens und des einen Handgelenks leidet, bekam mässige allgemeine Reactionserscheinungen und deutliche locale Erscheinungen am erkrankten Handgelenk, aber durchaus keine Reaction am Hoden. Ebenso traten bei einem Kranken mit alter, scheinbar ausgeheilter Coxitis und frischer Tuberkulose des Nebenhodens (No. 76) zwar Temperatursteigerungen bis zu 40,5 auf, der Hoden aber blieb unverändert und seine Erkrankung verriet sich nur durch sehr unbedeutende ziehende Schmerzen im Samenstrang. Firmenich (No. 75), welcher nur an Hodentuberkulose ohne gleichzeitige Gelenktuberkulose litt, bekam bei 9 Injectionen bis zur Einzeldosis von 0,02 g (Gesamtdosis 0,102 g) nur eine höchste Temperatur von 38,2, kaum erkennbare allgemeine und gar keine locale Reactionserscheinungen. Die nachfolgende Castration ergab käsige und abscedierende Tuberkulose des Nebenhodens und frische miliare Tuberkulose des Hodens. Besser reagierte ein Kranker, bei dem nach der Castration eine bohnengrosse Infiltration am Stumpf des Samenstranges zurückgeblieben war (Herr L., No. 77): nach der Injection schwoll die Infiltration an und wurde stärker druckempfindlich.

Was die locale Reaction an anderen Stellen als an der Stelle der Hauptaffection betrifft, so kommen dabei besonders diejenigen Fälle in Betracht, bei denen eine locale Reaction an Stellen auftrat, deren Erkrankung bisher nicht bekannt war. In diagnostischer Beziehung haben sie natürlich ein besonderes Interesse. Bei 7 Kranken (No. 34, 39, 40, 58, 65, 80, 86) wurde auf diese Weise eine tuberkulöse Erkrankung der Lunge wahrscheinlich gemacht oder sicher nachgewiesen, welche vorher unerkannt geblieben war. Bei einem Kranken (No. 71) mit Hämaturie, bei dem der Sitz der blutenden Stelle bisher in der Blase gesucht war, traten zur Zeit der Reaction heftige reissende Schmerzen in der linken Nierengegend ein. Bei einem zweiten Kranken mit Hämaturie (No. 72), bei dem die Blutung schon vorher aus der linken Niere zu kommen schien, zeigten sich ebenfalls starke Schmerzen in der linken Nierengegend und der nunmehr genauer untersuchte Urin ergab das Vorhandensein von Tuberkelbacillen. In beiden Fällen konnte also die Diagnose mit Wahrscheinlichkeit auf Tuberkulose der linken Niere gestellt werden. Ob einigemal auftretende Durchfälle als Symptome von Darmtuberkulose oder als Teilerscheinungen der allgemeinen Reaction aufzufassen seien, blieb zweifelhaft.

Die Erfahrungen der chirurgischen Klinik bestätigen demnach die schon von Koch betonte grosse praktische Bedeutung des Mittels für die Diagnose tuberkulöser Erkrankungen und für das Auffinden versteckter localer Herde der Krankheit. Nur bei Tuberkulose der Hoden scheint die Einwirkung unsicher zu sein und in einzelnen Fällen ganz ausbleiben zu können, so dass in zweifelhaften Fällen von Hodenerkrankung jedenfalls wiederholte Injectionen von grösseren Dosen nothwendig sein werden, ehe ein negatives Resultat für die Diagnose verwerthet werden kann. Dagegen wird in der Koch'schen Behandlung ein sicheres diagnostisches Mittel gegeben sein, in zweifelhaften Fällen das tuberkulöse Malum Pottii von Geschwülsten der Wirbelkörper frühzeitig zu unterscheiden. Ebenso wird für die Aussonderung des tuberkulösen Hydrops genu aus der grossen Gruppe von serösen Ergüssen in das Kniegelenk aus verschiedenen Ursachen ein sicherer Boden gewonnen sein. Von grosser praktischer Bedeutung verspricht das Mittel auch für die frühzeitige Diagnose der Nierentuberkulose zu werden. Im Gegensatz zu den beiden oben erwähnten Fällen von Nierentuberkulose blieb bei einem dritten Kranken (No. 96), der ebenfalls an Hämaturie litt, verbunden mit Schmerzen in der linken Nierengegend, jede allgemeine und locale Reaction aus; hier handelt es sich also wahrscheinlich um einen Fall von Nierensteinen. Allerdings fehlt noch die Probe auf das Exempel, wie sie nur durch directe Untersuchung des Organs nach der Exstirpation oder bei einer gelegentlichen Section geliefert werden kann. Bei dem Fall No. 80 erwiesen sich die höckerigen Schwellungen im Kehlkopf unterhalb der Stimmbänder, deren Natur zweifelhaft war, durch die deutliche Reaction nach den Injectionen als tuberkulösen Ursprungs.

Ein sehr gutes Beispiel für die Einwirkung des Mittels nur auf tuberkulöses Gewebe bot der Fall der Frau Heiliger (No. 59) dar. Derselben waren beide Füsse amputirt, auf der linken Seite oberhalb der Knöchel vor 4 Wochen, auf der rechten Seite nach Pirogoff vor 1 ½ Jahren. Rechts, am Pirogoff'schen Stumpf, bestanden tuberkulöse Fisteln, links an dem frischen Amputationsstumpf war nur normales Gewebe vorhanden. Dementsprechend traten rechts starke Schwellung, Rötung und Schmerzhaftigkeit des Stumpfes auf, während der linksseitige frische Stumpf absolut unverändert blieb.

Über die praktische Bedeutung in therapeutischer Beziehung kann ich mich nur sehr reserviert ausdrücken. Die Kürze der Beobachtungszeit erlaubt kaum irgendwelche Schlüsse. In der grossen Majorität der Fälle hat sich während der Beobachtungszeit kein deutlicher Erfolg feststellen lassen. Einige Kranke, besonders solche mit abscedierter Gelenktuberkulose, klagten sogar mehr als vor der Behandlung. In einigen Fällen war eine unzweifelhafte Besserung des Zustandes nicht zu verkennen. Zu den durch die Behandlung gebesserten Fällen kann ich rechnen (abgesehen von den Lupusfällen):

1. Buss (No. 8), Wirbelcaries,
2. Menden (No. 22), Handgelenktuberkulose,
3. Bornhütter (No. 45), Kniegelenktuberkulose,
4. Burtscheid (No. 46), Kniegelenktuberkulose *).

---

*) 5. Goldmann (No. 20), Ellbogengelenktuberkulose. [Nach Abschluss des Berichts constatiert].
6. Heinrichs (No. 71), Hämaturie [Dergl.]

Der Fall Steinhäuser (No. 23) ist weniger sicher.*)
Auffallend schnell schritt während der Behandlung auch bei dem
Fall von Schädelcaries (No. 1) die Heilung fort; ebenso schien sich
in den Fällen No. 89 (Hauttuberkulose und Drüsentuberkulose) und
No. 11 (Beckencaries) ein günstiger Einfluss der Behandlung auf den
Heilungsprocess geltend zu machen.

Das Allgemeinbefinden litt in der ersten Zeit der Injectionen entsprechend der Höhe des Fiebers, welches bei den Kranken, die ge-
wogen wurden, auch eine deutliche Gewichtsabnahme hervorrief.
Später, wenn das Stadium der stärkeren Reaction überstanden war,
zeigten manche Kranke ein auffallend frisches, verhältnissmässig gesundes Aussehen und entwickelten einen besseren Appetit als vor dem
Beginn der Behandlung.

Um die Wirkungen zu studieren, welche sich bei einer Combination grösserer chirurgischer Eingriffe mit der Injectionsbehandlung ergiebt, reichte die Zeit ebenfalls nicht aus.
Die geringe Reaction bei zwei Patientinnen, denen vorher das Kniegelenk reseciert worden war (No. 49 und 50), zeigte, wie wenig
tuberkulöses Gewebe bei solchen Resectionen zurückbleibt. Vielleicht
werden die Injectionen von Nutzen sein, den Erfolg der Operation
in dieser Beziehung zu controlieren und etwaige Reste durch die noch
offene Wunde auszustossen. In einem Falle wurde bei tuberkulöser
Kniegelenkvereiterung umgekehrt die Resection nach den Injectionen
vorgenommen (Wagner, No. 47, operiert am 22. 12, einen Tag nach
Abschluss der Tabelle). 13 Tage zuvor war eine Injection von 0,003 g
in das Gelenk selbst vorgenommen worden, worauf eine besonders
heftige locale Reaction eingetreten war. Bei der Resection fand sich
das Gelenk mit hämorrhogischem Eiter angefüllt, die Synovialis stark
injiciert und ödematös geschwollen; die tuberkulösen Schichten liessen
sich mit auffallender Leichtigkeit von dem darunter liegenden festen
Bindegewebe abschaben, an vielen Stellen waren sie überhaupt nicht
mehr zu erkennen und statt dessen lag eine dünne weissliche Schicht,
wie zarte Milchgerinnsel aussehend, auf der geschwollenen Synovialis,
nach vorläufiger Untersuchung durch Prof. Ribbert aus verfetteten
und zerfallenen Zellen bestehend. Vielleicht werden die Koch'schen
Injectionen dazu dienen können, die Gelenke für die mechanische
Ausräumung des tuberkulös inficierten Gewebes durch Arthrotomie
und Auswaschung, Arthrektomie oder vollständige Gelenkresection
geeigneter zu machen und vorzubereiten.

Alle diese Fragen werden erst durch zahlreiche, über einen
längeren Zeitraum sich erstreckende Beobachtungen ihre Beantwortung
finden können.

---

*) Betreffend Menden, Bornhütter, Steinhäuser vergl. die Anmerkungen in der Tabelle, S. 291
und 295.

Aus der Klinik für syphilitische und Hautkrankheiten.

Bericht des Directors, Geheimen Medicinalrath Prof. Dr. Doutrelepont.

(Vom 24. December 1890.)

Das Koch'sche Heilmittel erhielt ich am 21. November Morgens und konnte schon auf der äusseren Station des Friedrich-Wilhelm-Stirtes an demselben Morgen 7 Injectionen ausführen. Am folgenden Tage wurden dann in der Klinik selbst 5 Kranke, die an Hauttuberkulosen litten, mit dem neuen Mittel eingespritzt. Die folgenden Beobachtungen erstrecken sich also auf ungefähr einen Monat. Die Injectionen wurden Morgens zwischen 8 und 9 Uhr gemacht.

I. Knochen- und Gelenktuberkulosen.

1. **Georg B.**, 5 Jahre alt, befindet sich schon lange im Hospitale und leidet an Caries der Finger, Metacarpen, des Ellbogengelenkes, beider Fussgelenke und Tarsalknochen und beginnendem Amyloid der Nieren, Milz und Leber. Lungen normal. In der letzten Zeit keine erhöhte Temperatur. Zum Versuche wurde injicirt:

am 21. 11. ½ mg, höchste Temp. 8 Uhr Abends 40,1° C., Somnolenz,
22. - ½ mg, - - 8 - - 39,3
23. - ½ mg, - - 4 - - 38,9
25. - keine Inj. - - 10 - Morgens 39,4
26. - - - - - 12 - Nachts 38,9
27. - 1 mg, - - 9 - Abends 37,9
28. - keine Inj. - - 3 - - 38,5
29. - 1½ mg, - - 12 - Nachts 38,9
30. - keine Inj. - - 3 - Nachm. 38,1
1. 12. 3 mg, - - 3 - - 40,0
3. - 3 mg, - - 6 - - 39,9

Patient wurde durch die Injectionen nicht besonders angegriffen, da aber der Eiweissgehalt des Urins zunahm, wurden die Einspritzungen aufgegeben. Die Wunden schienen zuletzt weniger zu eitern.

318

2. Peter W., 5 Jahre alt, leidet an Caries des Beckens mit mehreren Fisteln. Jodoformöl hatte nur wenig gewirkt. Die Lungen bieten nichts Abnormes.

21. 11. 0,5 mg: 6 Uhr Abends 40,0°C. | 1. 12. 3 mg: 9 Uhr Abends 39,5° C.
22. - 0,5 mg: 4 - - 39,3 | 3. - 3 mg: 9 - - 38,8
23. - — 4 - - 38,5 | 8. - 3 mg: 9 - - 39,6
24. - 0,5 mg: 4 - - 38,8 | 10. - 3 mg: 3 - Nachm. 38,3
25./26. 11.: - 38,8 | 12. - 4 mg: 6 - - 39,4
27. 11. 1 mg: 6 - - 39,5 | 15. - 4 mg: 4 - - 39,3
28. - 1 mg: 12 - Mittags 38,4 | 18. - 4 mg: 9 - - 38,5
29. - 1,5 mg: 6 - Abends 39,4 | 22. - 5 mg: 3 - - 39,0
30. - — 12 - Mittags 37,8

Patient verträgt die Injectionen gut; ein wesentlicher Einfluss auf den Process wurde nicht beobachtet.

3. Ludwig P., 7 Jahre alt, Fungus genu sin., durch Jodoformöl schon gebessert. Knie fast rechtwinklig gebeugt fixirt, Valgusstellung. Lungen intact.

21. 11. 0,5 mg: 8 Uhr Abends 38,1° | 8. 12. 4 mg: 9 Uhr Abends 39,8°
22. - 0,5 mg: 10 - - 38,5 | 10. - 4 mg: 6 - - 37,7
23. - — 4 - - 38,0 | 12. - 5 mg: 9 - - 38,0
24. - 0,5 mg: 10 - - 38,0 | 13. - 6 mg: 6 - - 38,9
25. - 1 mg: 9 - - 39,0 | 15. - 7 mg: 6 - - 39,3
27. - 1 mg: 6 - - 38,0 | 16. - 8 mg: 6 - - 38,6
29. - 2 mg: 9 - - 39,5 | 18. - 1 cg: 9 - - 38,0
1. 12. 3 mg: 9 - - 40,1 | 20. - 1,5 cg: 9 - - 38,4
3. - 3 mg: 6 - - 40,2 | 22. - 2 cg: 6 - - 38,6
6. - 3 mg: 6 - - 38,8

Das kranke Knie fühlte sich bei den zwei ersten Injectionen wärmer an, später schwoll es neben und unter der Patella wenig an. Jetzt ist noch wenig Geschwulst vorhanden, Patient kann jedoch das Knie vollständig normal beugen und strecken. Die Injectionen werden sehr gut ertragen.

4. Anton P., 8 Jahre alt, Gonitis tuberculosa · suppurativa dextr. — Lungen intact. Früher ist das Gelenk eröffnet, ausgekratzt und mit Jodoformölinjectionen behandelt worden. Gelenk gestreckt, ankylosirt, eine Fistel an der äusseren Gelenkseite.

21. 11. Injection von 0,5 mg: 2 Uhr Nachmittags 37,8° (höchste Temperatur),
22. und 23. 11.: — 2 - - 38,8 - -
24. 11. Injection von 0,5 mg: 2 - - 37,9 - -
25. - - - 1 mg: 9 - - 38,5 - -
26. - — 9 - Vormittags 38,7 - -
27. - Injection von 1,5 mg: 9 - Abends 37,7 - -
28. - — 9 - Vormittags 38,4 - -
29. - Injection von 2 mg: 12 - Mittags 38,9 - -
30. - — 7 - Vormittags 37,8 - -
1. 12. Injection von 4 mg: 9 - Abends 40,2 - -
3. - - - 4 mg: 6 - - 40,0 - -
8. - - - 4 mg: 9 - - 40,4 - -
10. - - - 4 mg: 6 - - 37,5 - -
12. - - - 5 mg: 6 - - 37,7 - -
13. - - - 6 mg: 9 - - 38,8 - -
15. - - - 7 mg: 6 - - 38,8 - -
16. - - - 8 mg: 6 - - 38,9 - -
18. - - - 1 cg: 9 - - 38,1 - -
20. - - - 1,5 cg: 6 - - 38,3 - -
22. - - - 2 cg: 6 - - 38,2 - -

Das Gelenk ist nicht weiter angeschwollen und die Gegend um die Fistel wenig gerötet und geschwollen gewesen. Letztere ist fast geschlossen. Patient wird von den Injectionen nicht besonders angegriffen.

5. August H., 30 Jahre alt, welcher wegen Caries der Rippen früher aufgenommen, die Resection der Rippen abgelehnt hatte und deshalb mit Jodoformölinjectionen behandelt worden war, hatte noch zwei Fisteln, welche ziemlich eiterten. Auf der rechten Lungenspitze etwas kürzerer Schall, sonst keine Abnormitäten nachweisbar.

27. 11.	Injection von	1 mg:	8 Uhr Abends	37,6°
28. -	-	- 2 mg:	6 -	- 37,6
29. -	-	- 4 mg:	8 -	- 37,8
30. -	-	- 5 mg:	8 -	- 38,6
1. 12.	-	- 6 mg:	8 -	- 37,8
2. -	-	- 1 cg:	8 -	- 37,8
3. -	-	- 1,5 cg:	8 -	- 38,4
5. -	-	- 1,5 cg:	5 -	- 37,5
8. -	-	- 2 cg:	10 -	- 37,5
10. -	-	- 3 cg:	8 -	- 38,0
12. -	-	- 4 cg:	5 -	- 37,3

In der Nacht vom 30. 11. auf 1. 12. leichter Frost. Patient wurde am 13. 12. mit geheilten Fisteln entlassen. Er hatte nur sehr wenig auf die Injectionen reagirt.

6. Nicolaus J., 47 Jahre alt, Caries des Trochanter maior sin., Fistelgänge; am 9. 10. Spaltung derselben. Auskratzen des Trochanter. Phthisis pulmonum.

21. 11.	Injection von	1 mg:	6 Uhr Abends	38,5°
22. -	-	- 1 mg:	4 -	- 38,4
24. -	-	- 1 mg:	8 -	- 38,5
25. -	-	- 2 mg:	2 -	- 38,4
26. -	-	- 3 mg:	5 -	- 38,9 (Frost)
27. -	-	- 3 mg:	6 -	- 39,5
29. -	-	- 4 mg:	8 -	- 39,6
30. -	-	- 5 mg:	8 -	- 39,6

Patient hatte bis jetzt kaum von Seiten der Lungen reagirt, nur zuweilen wenig stärker als sonst gehustet, aber den Appetit verloren. Daher wurden bis zum 12. 12. die Injectionen ausgesetzt.

12. 12.	Injection von	0,001 g:	5 Uhr Nachmittags	37,9°
13. -	-	- 2 mg:	8 -	- 39,3
15. -	-	- 2 mg:	8 -	- 38,0
17. -	-	- 3 mg:	8 -	- 37,9
19. -	-	- 4 mg:	8 -	- 39,3
20. -	-	- 4 mg:	5 -	- 38,3
22. -	-	- 5 mg:	8 -	- 38,7

Die Fisteln sind fast vollständig durch gesunde Granulationen geschlossen und führen nicht mehr auf rauhen Knochen, nur eine, entsprechend der Operationswunde, lässt noch rauhen Knochen nachweisen.

7. Hermann Fl., 49 Jahre alt, Phthisis pulmonum mit Cavernen, Coxitis dextra, zuweilen Diarrhöen. Vor der Injection 38,6.

21. 11.	Injection von	1 mg:	6 Uhr Abends	39,0°
22. -	-	- 1 mg:	4 -	- 39,0
24. -	-	- 1 mg:	2 -	- 39,0
25. -	-	- 2 mg:	5 -	- 39,0
27. -	-	- 3 mg:	6 -	- 37,6
29. -	-	- 4 mg:	8 -	- 37,6
30. -	-	- 5 mg:	8 -	- 39,1

Patient hatte am 26. 11. über Leibschmerzen geklagt, Stuhlgang regelmässig; der Leib nicht aufgetrieben, nicht besonders schmerzhaft bei Druck, am 30. 11. trat Erbrechen ein. Die Injectionen wurden ausgesetzt. Husten war nicht vermehrt; Reaction von der Lunge überhaupt nicht beobachtet. Patient wurde schwächer. Die Temperatur war Anfangs nicht erhöht, erst am Abend des 4. 12. 39,5°. Am 5. 12. Morgens verlangte er auf den Stuhl, es trat Collaps dabei ein und Patient starb Mittags, 5 Tage nach der letzten Injection. Die Section, von Prof. Köster ausgeführt, zeigte beide Lungen stark phthisisch mit grossen Cavernen ohne Veränderung des gewöhnlichen Bildes; keine neue entzündliche Herde in den Lungen. Der Darm zeigte zahlreiche tuberkulöse Geschwüre, wovon eines perforirt und eine fibrinöse Peritonitis erzeugt hatte. Milz, Nieren und Leber mit einzelnen Miliartuberkeln versehen. Coxitis dextra tuberculosa mit zwei periarticulären Abscessen (cfr. Bericht des pathologischen Instituts zu Bonn von Professor Dr. Köster).

Patient war schon 1 Monat vor der ersten Injection ins Hospital aufgenommen worden; er war damals schon sehr schwach und erhielt Guajacol; die Injectionen wurden versucht, obgleich man nicht viel erwartete, und da Patient selbst es wünschte. Die Reaction war eine sehr geringe; local wurde eine Veränderung nicht constatirt. Die Section wies auch nichts nach, was auf Wirkung des Koch'schen Mittels zurückzuführen gewesen wäre.

8. Christian Sch., 16 Jahre alt. Wegen Caries des Metatarsus I und des Gelenks zwischen diesem und dicker Zehe war am 10. 7. die Exarticulation ausgeführt worden; es blieben jedoch drei Fisteln zurück. Patient kam am 8. 12. ins Hospital, um sich der neuen Behandlungsmethode zu unterwerfen.

9. 12.	Injection von	1 mg:	9 Uhr Abends			37,7°
10.	-	-	1 mg:	5	-	-	39,1
12.	-	-	2 mg:	5	-	-	37,8
13.	-	-	3 mg:	8	-	-	39,0
15.	-	-	4 mg:	8	-	-	38,3
16.	-	-	5 mg:	8	-	-	38,4
17.	-	-	7,5 mg:	8	-	-	40,5
19.	-	-	7,5 mg:	8	-	-	38,0
20.	-	-	1 cg:	5	-	-	39,0
22.	-	-	1,5 cg:	8	-	-	38,2

Gleich nach der ersten Injection Röte und Geschwulst der Haut um die Fisteln, die jedoch bei den letzten Injectionen abgenommen hat. Die Granulationen der Fisteln sehen gesund aus.

9. Theodor B., 29 Jahre alt, leidet seit 1 Jahre an geringem fungus genu sin. Knie noch ziemlich beweglich. Lungen bieten keine Abnormitäten.

16. 12.	Injection von	2 mg:	8 Uhr Abends			39,1°
17.	-	-	3 mg:	8	-	-	38,9
19.	-	-	4 mg:	8	-	-	38,4
20.	-	-	5 mg:	8	-	-	39,0
22.	-	-	6 mg:	8	-	-	38,7

Nach jeder Einspritzung schwoll das kranke Knie ein wenig an; Patient klagte dann über Schmerzen.

Ich füge hier einen Fall von Caries des Schädels an, der in der Klinik beobachtet wurde:

10. Anna W., 9 Jahre alt, Schädelcaries, Scrophuloderma an der linken Seite des Kopfes, Kieferrandes und Halses. Patientin seit 2 Jahren leidend, auswärts oft durch Auskratzen behandelt. Keine hereditäre Belastung. In der linken Schläfengegend vor und hinter dem Ohr, am Mentalrand bis zur Mitte und vom Ohr aufwärts bis zum Scheitel 9 Ulcera mit unterminirten Rändern und schlaffer Granulation, einige, mit Borken bedeckt, in Vernarbung begriffen. Die in der Nähe des Scheitels liegenden zeigen Pulsation. Die Sonde dringt an keiner Stelle auf Knochen, überall Granulationsmassen. Das

linke Auge ist leicht vorgetrieben; auf dem oberen Lide eine Ulceration mit unterminirten Rändern. Augenhintergrund normal. Patientin leidet fortwährend an Kopfschmerzen ohne bestimmte Localisation, Erbrechen und Ohnmachtsanfälle. Patientin zuerst mit Sublimatumschlägen behandelt. Bei der Diagnose war, ausser an Tuberkulose, auch an Lues zu denken. Aus verschiedenen, nicht näher zu erörternden Gründen entschied man sich für erstere.

22. 11. Inj. von 3 mg: höchste Temp. 40,6, Dauer der Temp. über 38°: 28 Std.
25. - - - 3 mg: -   -   40,5,   -   -   -   -   38°: 16 -
28. - - - 3 mg: -   -   40,8,   -   -   -   -   38°: 16 -

Nach jeder Injection trat starke Röte, Schwellung und Serumaustritt auf. Neben Somnolenz Kopfschmerzen und Erbrechen. Die auf Tuberkulose gestellte Diagnose wurde durch diese heftige örtliche Reaction bestätigt. Die Injectionen wurden ausgesetzt, da seit dem 1. December unregelmässige Fieberbewegungen neben heftigem Kopfschmerz und Apathie auftraten. Am 5. Dezember Eröffnung eines neu entstandenen Abscesses auf der Mitte des Scheitels, sowie am oberen linken Augenlid. Die Sonde gelangt an erstgenannter Stelle auf entblössten Knochen. Fieber und Kopfschmerzen dauern an. Häufiges Erbrechen. Ulcera werden kleiner. Am 8. December intermittirender Puls, Somnolenz, Erbrechen. Die Granulationen der Fistel sind zum Teil zerfallen. Mit der Sonde gelangt man durch den Knochen, den man entblösst fühlt; am 11. 12. Krampfanfälle mit leichtem Opisthotonus, heftigen Kopf- und Gliederschmerzen, fortwährendem Erbrechen und Somnolenz. Die Temperatur bleibt erhöht, Puls intermittirend. Am 16. 12. vorübergehende Besinnlichkeit. Temperatur steigt bei aussetzendem, zuletzt flatterndem Puls bis 41,5°. Neue cerebrale Symptome treten nicht auf. Exitus letalis 3¼ Uhr Nachm.

Die Autopsie ergab: Cariöse Zerstörung der Lamina interna und Diploe, nach vorne bis zur Mitte des Stirnbeins reichend, dann rechts herüber bis ungefähr 5 cm über die Mittellinie, nach hinten bis zur Mitte des Scheitels. Perforation des Schädels an 5 Stellen, auf deren scharfen Rändern die Granulationen der Kopfschwarte unmittelbar aufsitzen. Einlagerung käsiger Massen zwischen Dura und Schädel, entsprechend den Defecten des letzteren. Die Dura ist in der linken mittleren Schädelgrube getrübt; makroskopisch hier und auch in der Pia seine Knötchen nachweisbar. In beiden Seitenventrikeln ziemlich viel trübe Flüssigkeit. Keine Consistenzdifferenzen und Herderkrankungen sonst im Gehirn zu constatiren. Miliare Tuberkulose beider leicht adhärenter Lungenspitzen, Verwachsung von Leber und Milz mit dem Zwerchfell. Einige Mesenterialdrüsen sind verkäst.

II. Lymphdrüsentuberkulose.

11. Peter M., 32 Jahre alt; Narben von exstirpirten Lymphdrüsen am Halse, vereiterte Drüsen haben die Haut abgelöst. Am 2. October Spaltung und Auskratzung. Lungenbefund normal. 21. 11. Inject. von 0,5 mg: 8 Uhr Abends 38,5° C.

Schon diese geringe Dosis rötete die vorher weissen Narben und liess diese anschwellen. Die Umgebung der granulirenden Wunden schwoll ebenfalls an und rötete sich.

22. 11. Injection von 1 mg: 9 Uhr Abends 38,5°
24. -   -   - 1 mg: 5 -   -   38,7
25. -   -   - 2 mg: 2 -   -   38,7
26. -   -   - 2 mg: 8 -   -   38,2
27. -   -   - 3 mg: 9 -   -   39,5
28. -   -   - —   9 -   -   38,4
29. -   -   - 4 mg: 8 -   -   39,6
30. -   -   - 5 mg: 8 -   -   39,7

1. 12. Injection von 6 mg: 8 Uhr Abends 39,4
3. - - - 7 mg: 8 - - 38,6
8. - - - 8 mg: 10 - - 39,1
10. - - - 8 mg: 8 - - 37,9
12. - - - 1 cg: 5 - - 37,8
15. - - - 1,5 cg: 8 - - 38,1
16. - - - 2 cg: 5 - - 38,0
17. - - - 3 cg: 5 - - 38,8
18. - - - 4 cg: 5 - - 37,9
19. - - - 5 cg: 8 - - 37,9
20. - - - 6 cg: 5 - - 37,8
22. - - - 6 cg: 8 - - 37,3.

Die Granulationswunde fast geheilt, zeigt auf die Injectionen keine Reaction mehr. Patient wird bald entlassen.

12. Else M., 19 Jahre alt, früher, zuletzt am 2. 7. 90 Exstirpation und Auslöffelung vieler Drüsen am Halse, Narben schön weiss. Seit einem Jahre flache chronische Infiltration im subcutanen Bindegewebe im Verlauf des musculus sartorius des rechten Oberschenkels, 25 cm lang, 10 cm breit, fast bis zum ligamentum Poupartii sich erstreckend; am äusseren Rande derselben zwei Narben, am unteren, inneren Ende eine noch stark secernirende Fistel; Geschwulst gegen die Unterlage beweglich, nicht mit dem Knochen verwachsen. Die Sonde führt nicht auf Knochen. Jodoformölinjectionen hatten keinen Erfolg.

27. 11. Injection von 1 mg: 12 Uhr Nachts 39,20
28. - - - 1 mg: 3 - - 38,4
29. - - - 2 mg: 9 - Abends 39,6
30. - - - — Morgens noch 38,9
1. 12. - - 4 mg: 9 Uhr Abends 40,4
2. - - - — 9 - Mgs. 39,5
3. - - - 4 mg: 12 - Nachts 40,1
6. - - - 4 mg: 6 - Abends 40,1
8. - - - 4 mg: 9 - - 39,8
10. - - - 4 mg: 9 - - 38,8
12. - - - 5 mg: 3 - Nachm. 38,5
13. - - - 5 mg: 3 - - 37,6
15. - - - 6 mg: 3 - - 38,0
16. - - - 8 mg: 9 - - 37,8
17. - - - 12 mg: 3 - - 38,4
18. - - - 15 mg: 3 - - 38,6
19. - - - 2 cg: 3 - - 38,3
20. - - - 3 cg: 6 - - 38,3
21. - - - 4 cg: 6 - - 38,3

Neben Fieberreaction, Kopfschmerz, Übelkeit, Erbrechen, Appetitlosigkeit (zuletzt nicht mehr), Atemnot, Husten; Drüsen am Halse, die früher nicht zu fühlen waren, schwollen an und schmerzten. Am 11. 12. ist die Fistel geschlossen. Die Geschwulst am Oberschenkel ist um 2/3 kleiner, ohne schmerzhaft zu sein.

III. Scrofuloderma.

13. Luise Sch., 22 Jahre alt, sehr kräftig gebaut und gut genährt, ist schon im Jahre 1885 an tuberkulösen Geschwüren der unteren Extremitäten behandelt und geheilt worden. Am 12. 10. wurde Patientin ins Friedrich-Wilhelm-Stift aufgenommen. An jedem Crus je ein Ulcus mit unterminirten Rändern, aufgebrochenen Gummaten sehr ähnlich; an dem linken Ober- und Unterschenkel einzelne kleine Knötchen im subcutanen Bindegewebe. 13. 10.: Auskratzen der Ulcera, auf den Knötchen Emplastrum hydrargyri. Lungen normal.

24. 11. Injection von 1 mg: 9 Uhr Abends 38,3.

25. 11. Patientin klagt über Schmerzen im linken Ellenbogengelenk und gibt an, seit gestern Abend den Arm nicht ganz strecken zu können. Im Sommer hatte sie an Rheumatismus (?) desselben Gelenks und beider Kniee gelitten. An beiden Seiten des linken Olekranon geringe Geschwulst des Gelenks. 2 mg: 9 Uhr Abends 39,4.

26. 11. Patientin klagt über Schmerzen in beiden Knieen. Die neben der Patella eine umschriebene geringe Geschwulst aufweisen. In der Umgebung der ausgekratzten Ulcera geringe Röte und Schmerzhaftigkeit. Die kleinen Knötchen im subcutanen Gewebe bei Druck schmerzhaft.

27. 11. Injection von 3 mg: 9 Uhr Abends 38,3°
28. 11. - - 4 mg: 12 - Nachts 39,2
30. 11. - - 5 mg: 9 - Abends 40,3

Wegen Eintretens der Menses Pause in den Injectionen.

6. 12. Injection von 5 mg: 6 Uhr Abends 40,0.

Je eine erbsengrosse Drüse unter dem Kiefer, die früher nicht zu fühlen waren, schmerzhaft. Patientin macht noch auf einige schmerzhafte Punkte der Haut am Oberschenkel aufmerksam, welche ganz kleine, früher der Patientin auch unbekannte Knötchen aufweisen.

8. 12. Injection von 5 mg: 6 Uhr Abends 39,4°
10. - - - 5 mg: 9 - - 39,1
12. - - - 6 mg: 3 - - 37,8
13. - - - 7 mg: 6 - - 38,8
15. - - - 8 mg: 9 - - 38,4
16. - - - 1 cg: 7 - - 38,1
17. - - - 1,5 cg: 9 - - 38,5
18. - - - 2 cg: 9 - - 38,5
19. - - - 3 cg: 12 - - 37,6
20. - - - 4 cg: 9 - - 38,3
22. - - - 5 cg: 9 - - 38,0

Dieser Fall zeigt uns den hohen diagnostischen Wert des Koch'schen Mittels. Die Geschwüre hätte man für Gummata ansehen können, aber durch die Reaction wurde die Diagnose bestätigt und bei der fortgesetzten Anwendung des Mittels traten tuberkulöse Erkrankungen im linken Ellenbogen, in beiden Knieen, im subcutanen Bindegewebe und in Drüsen ausserdem zu Tage, die man nicht einmal vermutete. Die ausgelöffelten Geschwüre sind geheilt und reagiren nicht mehr auf die Injectionen. Patientin wird am 24. 12. entlassen.

14. Martha H., 10 Jahre alt, Scrofuloderma malae utriusque et colli.

25. 11. Injection von 1 mg .... 12 Uhr Nachts 40,2°
am folgenden Abend noch 39,3
27. 11. Injection von 1 mg .... 6 Uhr Abends 40,6
29. - - - 1 mg .... 6 - - 40,6
1. 12. - - 1,5 mg .... 3 - - 41,1
3. - - - 2 mg .... 6 - - 40,9
6. - - - 2 mg .... 3 - - 40,4
9. - Erysipelas facici von der Nase ausgegangen, am folgenden Tag schon abgeblasst.
15. - Injection von 1 mg .... 9 Uhr Abends 40,2
18. - - - 1 mg .... 6 - - 37,9
20. - - - 2 mg .... 6 - - 40,2
22. - - - 2 mg .... 9 - - 38,9

Die Scrofulodermen trocknen ein. Patientin hustete mehrmals nach den Injectionen, ohne Auswurf zu liefern.

21*

324

15. Josepha F., 11 Jahre alt, Scrofuloderma malae utriusque, Drüsennarben am Halse rechts. Vor $^1/_2$ Jahre durch Auskratzen behandelt. Keine erbliche Belastung, Lungen normal. Auf beiden Wangen infiltrirte Narben mit kleinen Ulcerationen.

25. 11.	Injection von	3 mg:	höchste Temperatur 38,8°, Dauer über 38°: 30 Std.
27. -	- -	3 mg:	- - 37,7 - - - — -
28. -	- -	4 mg:	- - 39,5 - - - 9 -
30. -	- -	4 mg:	- - 40,3 - - - 10 -
2. 12.	- -	4 mg:	- - 39,0 - - - 9 -
4. -	- -	5 mg:	- - 38,5 - - - 6 -
7. -	- -	5 mg:	- - 38,9 - - - 8 -
9. -	- -	6 mg:	- - 37,8 - - - — -
11. -	- -	7 mg:	- - 39,1 - - - 2 -
12. -	- -	9 mg:	- - 39,1 - - - 9 -
14. -	- -	10 mg:	- - 38,0 - - - — -
16. -	- -	15 mg:	- - 38,3 - - - 8 -
18. -	- -	17 mg:	- - 37,7 - - - — -

Bei den ersten Injectionen örtlich starke Röte, auch in der alten Narbe am Halse, nach der 6. bis 7. Injection fehlt dieselbe fast völlig. Die Narben der Wangen sind völlig glatt, blassrosa, noch etwas fest. Keine Ulcerationen mehr. Nach jeder Injection fester, lange andauernder Schlaf, aus dem Patientin kaum erweckt werden kann. Puls normal. Patientin verlässt am 19. 12. die Behandlung auf Verlangen der Eltern.

16. Karl B., 31 Jahre alt, wegen secundärer Lues 1886 hier mit Sublimatinjectionen behandelt. Anscheinend keine Tuberkulose in der Familie. Patient leidet an Scrofuloderma hinter den Kieferwinkeln. In der rechten Leiste ein 10 cm langes, flaches Geschwür mit unterminirten Rändern und vielfachen Hautbrücken; auf der Brust rechts über der zweiten Rippe eine gerötete Narbe, in deren Peripherie ein ulcerirtes, mit Borke bedecktes und zwei nicht ulcerirte Knötchen sitzen. Vom Scheitel links eine centralnarbige Stelle, in deren Umkreis ebenfalls durch Zerfall grösserer Knötchen entstandene runde Geschwüre mit leicht infiltrirten und geschwellten Rändern sich befinden. Die ganze Partie ist über dem Knochen verschieblich. Während die ersteren Processe offenbar tuberkulöser Natur sind, bleibt es zweifelhaft, ob die erkrankten Stellen auf dem Kopfe durch die Syphilis oder durch Tuberkulose hervorgerufen sind. Andere Zeichen noch bestehender Syphilis sind nicht vorhanden. Lungen gesund.

17. 12.	Injection von	1 mg:	höchste Temp. 37,8°, Dauer über 38°: — Stunden
18. -	- -	2 mg;	- - 39,0 - - - 10 -
19. -	- -	3 mg:	- - 39,3 - - - 12 + 3 -
21. -	- -	4 mg:	- - 37,5 - - - — -
22. -	- -	5 mg:	- - 38,5 - - - 10 -
23. -	- -	6 mg:	- - 38,6 - - - 5 -

Örtliche Reaction, am wenigsten am Scheitel.

IV. Lupus.

17. Konrad N., 30 Jahre alt, Lupus am rechten oberen und unteren Augenlide, an der rechten Nasenseite, an der Conjunctiva des unteren Lides. 3. 9. Galvanokaustik, später Pyrogallus. Lupus durch die Behandlung vernarbt. Lungenbefund normal. Aufnahme am 27. 11., die lupösen Stellen mit leichten Borken bedeckt, das untere Lid noch angeschwollen. Lupus der Conjunctiva gut verheilt.

28. 11.	1 mg:	3 Uhr Nachm.	38,0°		9. 12.	1 cg:	10 Uhr Nachm.	40,3°
29. -	2 mg:	8 -	-	37,6	11. -	1 cg:	2 -	-	37,6
30. -	5 mg:	9 -	-	37,5	12. -	1,5 cg:	8 -	-	39,0
1. 12.	5 mg:	5 -	-	37,7	13. -	1,5 cg:	8 -	-	37,5
2. -	7,5 mg:	8 -	-	37,8	15. -	2 cg:	8 -	-	37,6
3. -	7,5 mg:	8 -	-	39,1	16. -	3 cg:	8 -	-	39,1
5. -	7,5 mg:	9 -	-	40,1	17. -	3 cg:	8 -	-	37,6
8. -	8 mg:	8 -	-	37,7					

Die Conjunctiva hat nicht mehr reagirt; die Narbe des Lides schwoll stark an und rötete sich gleich nach der Injection; es bildeten sich Borken, welche jetzt abgefallen sind und eine noch rötliche Narbe hinterlassen haben. Patient ist auf seinen Wunsch entlassen, um sich später wieder vorzustellen.

18. Alma M., 20 Jahre alt, Lupus der Nase mit Defect geheilt. Lupus der Schleimhaut der Oberlippe, des Zahnfleisches, des harten Gaumens und des Larynx. Lungenbefund normal.

3. 12. Injection von 1 mg: 9 Uhr 40,5. Starke Geschwulst und Schmerzen der Lippe, welche mehrere Tage andauern.
8. 12. Injection von 1 mg: 6 Uhr 40,7° (Nachmittags).
10. - - - 1 mg: 6 - 40,1 -
12. - - - 1 mg: 9 - 38,5 -
13. - - - 1 mg: 6 - 38,3 -
15. - - - 2 mg: 9 - 38,2 -
16. - - - 3 mg: 9 - 38,6 -
17. - - - 4 mg: 9 - 38,5 -
18. - - - 5 mg: 6 - 38,6 -
20. - - - 6 mg: 9 - 38,0 -
22. - - - 7 mg: 9 - 38,0 -

Die Lippe schwillt nicht mehr, die Geschwüre der Schleimhaut heilen. Von Seite des Kehlkopfes keine besondere Reaction, insbesondere keine grössere Atemnot. Heiserkeit. Lupus des Larynx ist vernarbt. Stimmbänder nur wenig gerötet.

19. Frau V., 38 Jahre alt, Lupus der knorpeligen Nase, Dacryocystoblennorrhoea dextr., Lungenbefund normal.

12. 12. Injection von 1 mg: 8 Uhr Nachmittags 37,6°
13. - - - 1 mg: 6 - - 39,2
15. - - - 2 mg: 9 - - 38,7
16. - - - 3 mg: 9 - - 38,8
Nasenhöhle durch Geschwulst verstopft, Gegend des Thränensacks geschwollen, gerötet, schmerzhaft.
17. - Injection von 4 mg: 6 Uhr Nachmittags 39,6°
18. - - - 5 mg: 6 - - 40,0 (Hustenreiz)
20. - - - 5 mg: 6 - - 40,8
21. - Menses.

Die Nase reagirt noch ziemlich stark nach den Injectionen, ebenso die rechte Augenwinkelgegend.

20. Katharina Sch., 16 Jahre alt, sehr schmächtig, sieht aus, als wenn sie 10 Jahre jünger wäre. Sie leidet seit ihrer Kindheit an Lupus verschiedener Körperstellen. Der rechte Oberarm wurde von mir am 6. 2. 1890 amputirt, weil die Hand ganz verkrüppelt durch Lupus und Caries war, der Lupus sich bis über das Ellbogengelenk erstreckte und letzteres ankylosirt war. Nachher wurden die anderen Lupusstellen abgekratzt, gebrannt und mit Sublimatumschlägen behandelt. Jetzt hat sie Lupus des Amputationsstumpfes und des linken Vorderarmes, Narben im Gesichte und am Halse. Die Lungen zeigen bei der Untersuchung nichts Abnormes.

16. 12. Injection von 1 mg: 9 Uhr Nachmittags 39,2°
18. - - - 1 mg: 6 - - 38,2
20. - - - 2 mg: 9 - - 40,9
22. - - - 2 mg: 6 - - 40,7

21. **Katharina St.**, 18 Jahre alt, Lupus nasi et mucosae narium, seit 2 Jahren krank; keine hereditäre Belastung. Am 6. 11. Auskratzen und Ausbrennen. Bei Einleitung der Behandlung Ulceration der ganzen Nase. In den Lungen nichts Abnormes nachweisbar.

22. 11. Injection von 5 mg: höchste Temp. 40,4°, Dauer über 38°: 66 Stunden
9. 12. - - 2,5 mg: - - 40,4 - - - 25 + 5 -
14. - - - 2,5 mg: - - 40,6 - - - 23 -
18. - - - 2,0 mg: - - 40,7 - - - 26 -
22. - - - 1,0 mg: - - 39,5 - - - 14 -

Vom 22. 11. bis 9. 12. keine Injection, um die Wirkung der starken Reaction zu beobachten. Die Nase war mit Borken bedeckt, unter denen Eiterung stattfindet. Bei der 2. Injection von neuem örtlich starke Reaction. Trotzdem die 5. Injection zu 1 mg nur genommen wird, ist die örtliche Reaction noch sehr deutlich, aber etwas geringer, die allgemeine immer noch sehr stark: Temp. 39,5, Somnolenz, Kopf- und Gliederschmerzen, ausserordentliche Pulsfrequenz. Die Nase ist noch mit Borken bedeckt, unter denen eine glatte Narbe sichtbar wird.

22. **Christine H.**, 19 Jahre alt, Lupus nasi, mucosae narium, labii superioris. Seit 4 Jahren krank. Früher klinisch behandelt, zuletzt am 13. 11. 1890 kauterisirt. Erblich nicht belastet. In beiden Lungenspitzen kurzer Schall, ebenso auf der linken Thoraxseite. Abgeschwächtes Atmen, hin und wieder Rasselgeräusche. Am linken Kieferrande kleine Drüse, eine grössere submaxillär rechts.

22. 11. Inject. von 5 mg: höchste Temp. 40,9°, Dauer über 38°: 108 u. 6 Stunden
9. 12. - - 2,5 mg: - - 40,1 - - - 29 -
12. - - - 2,5 mg: - - 40,5 - - - 16 -
14. - - - 2,5 mg: - - 40,4 - - - 19 -
19. - - - 2,5 mg: - - 40,4.

Vom 22. 11. bis 9. 12. keine Injectionen, um den Erfolg der einen starken Reaction zu sehen. Die Nase blasste ab, schilferte stark ab und schien gut vernarbt. Bei neuer Einspritzung reagirt dieselbe jedoch wieder durch ziemlich starke Röte. Die Temperatur bleibt nach der 5. Injection erhöht, da Erysipel des Gesichtes mit Blasenbildung aufgetreten ist. Leichter Husten ohne Auswurf wurde bei ansteigender Temperatur bis 41,0 während des Erysipels beobachtet. An der Nase glatte Narben, die nur wenig mehr reagiren. Knötchen nicht mehr zu sehen. Der Drüsentumor am Kiefer rechts ist nach anfänglicher Anschwellung bedeutend verkleinert. Auf der linken Seite sind die Drüsen ebenfalls kleiner geworden. Lungenerscheinungen nicht wesentlich verändert. Kein Auswurf. Patientin hat früher schon 5 mal Erysipel gehabt.

23. **Timothea R.**, 19 Jahre. Vernarbter Lupus der Nase und der Nasenschleimhaut. Dacryocystitis Ozaena. Patientin aus erblich belasteter Familie, wurde oft klinisch behandelt, zuletzt vor 2 Jahren. An der Nase sind keine neuen Efflorescenzen zu sehen. Das Septum mit Borken bedeckt, viel Secret in der Nase. Am Halse rechts eine Drüsennarbe. In beiden Lungenspitzen kurzer Schall, desgleichen unter der Clavicula rechts. Hier verlängertes Exspirium. Kein Husten.

22. 11. Inj. von 5 mg: höchste Temperatur 39,4, Dauer über 38,0°: 32 Stdn.
25. - - - 5 mg: - - 40,3, - - - 15 -
28. - - - 5 mg: - - 40,8, - - - 24 -

30. 11.	Inj. von 5 mg:	höchste Temperatur	40,3,	Dauer über 38,0°:	16 Stdn.
2. 12.	- - - 5 mg:	- -	40,0,	- - -	13 -
5.	- - - 5 mg:	- -	39,7,	- - -	11 -
7.	- - - 6 mg:	- -	37,8,	- - -	— -
9.	- - - 7 mg:	- -	38,5,	- - -	5 -
11.	- - - 8 mg:	- -	38,0,	- - -	— -
13.	- - - 10 mg:	- -	37,5,	- - -	— -
15.	- - - 20 mg:	- -	37,8,	- - -	— -
17.	- - - 25 mg:	- -	37,3,	- - -	— -
18.	- - - 30 mg:	- -	37,5,	- - -	— -
20.	- - - 40 mg:	- -	37,3,	- - -	— -
21.	- - - 50 mg:	- -	37,4,	- - -	— -
22.	- - - 60 mg:	- -	37,3,	- - -	— -

Die Nase der Patientin, die vor 2 Jahren zuletzt behandelt wurde, reagierte nicht mehr. Eine leichte Reaction zeigte sich nach den ersten Einspritzungen an der Gegend des rechten Thränennasenganges. In der sonst weissbleibenden Narbe am Halse rechts tritt nach der ersten Reaction ein kleines Knötchen auf, das stark gerötet erscheint. Später schilfert es ab und verschwindet. Nach der 5. Injection tritt heftiger Husten auf. Es werden geballte Sputa ausgeworfen, in denen eine Menge zum Teil degenerirter Tuberkelbacillen gefunden wurden. Nach der 8. Injection tritt überhaupt keine Reaction mehr ein, weder fieberhaft, noch örtlich. Kein Husten mehr. Die Ozaena ist geschwunden. Geringes Secret in der Nase. Die Schalldifferenzen an der Lunge bestehen fort. Rasselgeräusche nicht mehr nachzuweisen.

24. **Matthias Br.**, 15 Jahre alt, lupus cruris sin. recidiv., caries oss. cuboid und chronischer Abscess am Zehballen links. Bisher mit Sublimatumschlägen und Jodoformöleinspritzungen behandelt. Am 4. November wird die Fistel noch mit dem scharfen Löffel ausgekratzt und mittels Pacquelins Kugelbrenner cauterisirt. Aristoltamponade. Auf den Lungen beiderseits verschärfte Respiration, verlängertes Exspirium. Keine Dämpfung, kein Husten.

	Inj. von		höchste Temper.		Dauer über 38,0°	
22. 11.	Inj. von 1,5 mg:	höchste Temper.	40,2,	Dauer über 38,0°:	30 Stdn.
24.	- - - 3 mg:	- -	39,8,	- - -	12 -
27.	- - - 4 mg:	- -	40,3,	- - -	12 -
29.	- - - 5 mg:	- -	40,4,	- - -	13 -
1. 12.	- - 5 mg:	- -	40,2,	- - -	13 -
3.	- - - 5 mg:	- -	39,9,	- - -	12 -
6.	- - - 5 mg:	- -	39,7,	- - -	9 + 1 -
9.	- - - 5 mg:	- -	38,9,	- - -	3 -
11.	- - - 6 mg:	- -	37,7,	- - -	— -
13.	- - - 7 mg:	- -	37,6,	- - -	— -
15.	- - - 8 mg:	- -	37,6,	- - -	— -
17.	- - - 1 cg:	- -	37,8,	- - -	— -
18.	- - - 1 cg:	- -	40,0,	- - -	20 -
20.	- - - 1 cg:	- -	38,4,	- - -	15 -
22.	- - - 1,2 cg:	- -	38,7,	- - -	6 -

Die Phänomene von Seiten der Lungen haben sich kaum geändert. Husten und Auswurf gering und erst nach Injectionen, sonst nicht. Eine nach der 2. Injection an der Oberlippe zu Tage getretene schilfernde Efflorescenz wieder fast ganz abgeblasst. Die alten Cariesnarben am rechten Ellenbogen haben sich gar nicht verändert. Der Glanz und die Derbheit der Narben am linken Unterschenkel und Fuss ist einer weichen, fast normal aussehenden und noch leicht schuppenden Cutis ähnlich geworden. Keine scharfe Abgrenzung der Narben gegen die normale Haut mehr. Einzelne Partieen sind noch etwas derber und zwar mit einer dunkel - schmutzigroten

328

Pigmentirung, ohne die geringste Granulation. Die Fistel am Würfelbein ist eben noch gerade für die Sonde durchgängig und mit spärlichem Secret ausgefüllt. Kein rauher Knochen fühlbar. Der ausgekratzte Abscess an der dicken Zehe hat nicht mehr reagirt.

25. Walter Bl., 14 Jahre alt, am 3. October dieses Jahres als geheilt entlassen, jetzt lupus narium et faciei, antibrachii et manus sin. recid. Jetzt wenige Knötchen sichtbar. Granulationen in der Nase. Lungen frei.

24.	11. Inj. von	5	mg:	höchste Temperatur 40,4,	Dauer über 38°:	42	Stdn.
27.	- - -	5	mg:	-	-	40,1,	-	-	- 18	-
29.	- - -	5	mg:	-	-	40,5,	-	-	- 14	-
1. 12.	- -	5	mg:	-	-	40,2,	-	-	- 12	-
3.	- - -	5	mg:	-	-	39,2,	-	-	- 9	-
6.	- - -	5	mg:	-	-	37,8,	-	-	- —	-
9.	- - -	6	mg:	-	-	38,7,	-	-	- 6	-
11.	- - -	7	mg:	-	-	38,3,	-	-	- 2	-
13.	- - -	8	mg:	-	-	38,0,	-	-	- —	-
15.	- - -	1	cg:	-	-	37,8,	-	-	- —	-
17.	- - -	1,2 cg:		-	-	37,5,	-	-	- —	-
18.	- - -	1,5 cg:		-	-	37,6,	-	-	- —.	-
20.	- - -	2,0 cg:		-	-	38,4,	-	-	- 8	-
21.	- - -	3	cg:	-	-	39,1,	-	-	- 4	-
22.	- - -	4	cg:	-	-	37,7,	-	-	- —	-

Auf sämmtlichen lupösen Stellen glatte der Cutis ähnlicher werdende leicht schuppende und etwas rötliche Narben. Keine Lungenerscheinungen.

26. Matthias Sch., 42 Jahre alt, seit 20 Jahren an Lupus leidend und in letzter Zeit hier lange aufgenommen gewesen, hat jetzt wieder starkes Recidiv des Lupus, der bei ihm Stirn, Augenlider, Nase, Wangen, Schläfen, Ohren, Lippen, Submentalgegend, den ganzen Umfang des Halses vorn abwärts bis zum Sternum, beiderseits die Supraclaviculargruben und hinten eine grosse Fläche des Nackens noch einnimmt. Wie weit die Schleimhäute mit afficirt sind, ist schwer festzustellen. Links ist die Hand und der Vorderarm zum grössten Theil bis über das Ellenbogengelenk mit lupösen und Narbenflächen bedeckt. Eine lupöse Fläche von Überhandtellergrösse in der rechten Hüftgegend: alle Formen des Lupus sind hier vertreten. Beiderseits Lungenaffection. Vor 8 Tagen noch geringe Hämoptoë. Trotzdem ist der Ernährungszustand ein verhältnissmässig guter.

28. 11. Inj. von	1 mg:	höchste Temperatur 40,4,	Dauer über 38:	34 Stunden,
1. 12.	- -	2 mg:	-	-	40,5,	-	17 Stunden,
4.	- - -	3 mg:	-	-	40,8,	-	22 + 8 Stunden,
8.	- - -	3 mg:	-	-	41,1,	-	19 Stunden,
13.	- - -	3 mg:	-	-	40,9,	-	17 -
18.	- - -	3 mg:	-	-	40,2,	-	15 -
22.	- - -	3 mg:	-	-	40,5,	-	16 -

Die Abblassung der lupösen Partieen mit Abschuppung geht an den weniger gespannten Hautstellen in schöner Weise vor sich, während an den gespannteren Partieen am Mund und am Halse (besonders wohl durch den Husten) rhagadenartige Continuitätstrennung der Oberfläche besonders in den Reactionsstunden stattfinden, die dann nässen und zu Borkenbildung oder zu flachen Exulcerationen (am Halse) geführt haben. Die Erscheinungen von Seiten der Lungen localisiren sich hauptsächlich in der linken Toraxhälfte. Auswurf gering, nach Injectionen acut vermehrt, keine Hämoptoë weiter beobachtet.

27. Anna H., 21 Jahr alt, Lupus hypertrophicus faciei, narium et lab. sup., cruris sin., lupus exulcerans palati duri et laryngis. Seit 11 Jahren krank. Erblich belastet. Vor 6 Jahren zuletzt durch Auskratzen behandelt.

Beide Wangen, Nase und Oberlippen sind von hypertropischen Lupus-wucherungen bedeckt. Eine Stelle gleicher Art am linken Knie und in der rechten Glutealgegend. Am rechten falschen Stimmbande eine Ulceration, an der Epiglottis rechts ein kleines Knötchen. Das Zahnfleisch ist an den Schneidezähnen beider Kiefer sehr rot, gewulstet, exulcerirt, die oberen Schneidezähne sind lose. In der linken Lungenspitze kurzer Schall, abgeschwächtes Atmen. Rechts unterhalb der Clavicula deutlich verkürzter Schall. Exspirium verlängert.

29. 11.	Inj. von	1 mg:	höchste	Temperatur	37,8,	Dauer	über	38°	—
30.	- -	- 1 mg:	-	-	38,1,	-	-	-	4 Stunden,
1. 12.	- -	2 mg:	-	-	38,0,	-	-	-	—
2.	- -	- 3 mg:	-	-	38,0,	-	-	-	—
3.	- -	- 4 mg:	-	-	38,0,	-	-	-	—
4.	- -	- 5 mg:	-	-	38,3,	-	-	-	8 Stunden,
5.	- -	- 5 mg:	-	-	37,8,	-	-	-	—
7.	- -	- 6 mg:	-	-	37,8,	-	-	-	—
9.	- -	- 7 mg:	-	-	37,5,	-	-	-	—
11.	- -	- 8 mg:	-	-	38,0,	-	-	-	—
13.	- -	- 9 mg:	-	-	37,5,	-	-	-	—
15.	- -	- 1 cg:	-	-	37,8,	-	-	-	—
17.	- -	- 1,2 cg:	-	-	37,8,	-	-	-	—
19.	- -	- 1,5 cg:	-	-	38,3,	-	-	-	4 Stunden,
22.	- -	- 2 cg:	-	-	37,5,	-	-	-	—

Nach den ersten Injectionen trat Schwellung und Rötung der lupösen Stellen ein mit Infiltration. Später starke Abschuppung mit Einsinken der Knötchen. Die ulceröse Stelle am harten Gaumen hat sich gereinigt, Knötchen nicht mehr deutlich zu erkennen. Während der Reaction Kopfschmerzen, einigemale starker Schweiss, Stechen und Prickeln im Kehlkopf, der dann auf Druck schmerzhaft ist. Die Ulcerationen im Larynx sind kleiner geworden, das Knötchen der Epiglottis erscheint weniger prominent. Es besteht kein Husten.

28. **Katharina St.**, 42 Jahre alt, Lupus faciei, nasi, mucosae narium, labiorum, gingivae, seit 20 Jahren leidend. Keine hereditäre Belastung. Patientin schon oft behandelt. Das ganze Gesicht und Nase sind eingenommen von einer Narbe, die auch auf die Lippen, das Kinn und die Stirn sich fortsetzen. An den Rändern der Narbe frische Lupusefflorescenzen, auf der rechten Wange eine durch Transplantation gedeckte Stelle. Mikrostomie durch Vernarbung. Die submentalen und submaxillaren Lymphdrüsen sind geschwellt; in der rechten Spitze und unterhalb der Clavicula rechts kurzer Schall, ebenso in der linken Spitze hinten, an diesen Stellen verlängertes Exspirium. Wenig Rasselgeräusche. Patientin hustet seit längerer Zeit.

3. 12.	Inj. von	1 mg:	höchste	Temperatur	39,5,	Dauer	über	38°:	45 Stunden,
10.	- -	- 1 mg:	-	-	41,0,	-	-	-	50 -
16.	- -	- 1 mg:	-	-	40,6,	-	-	-	28 -
19.	- -	- 1 mg:	-	-	40,6,	-	-	-	19 -
22.	- -	- 1 mg:	-	-	40,3,	-	-	-	11 -

Bei jeder Reaction tritt starke Schwellung und Rötung der ganzen erkrankten Partie auf, die anfangs mehrere Tage andauert und sehr schmerzhaft ist. Während der Reaction Austritt von Serum. Später starke Abschilferung. Die Knötchen an der Peripherie der Narbe sind nicht mehr sichtbar. Noch viele borkenbedeckte Stellen, unter denen glatte Narbe hervortritt. Auch der transplantirte Lappen der rechten Wange rötet sich bei den ersten Reactionen intensiv, bleibt aber später blasser. Kopfschmerz, Atemnot und Husten begleiten die Reaction. Im Auswurf wenige Tuberkelbacillen. Der Husten ist geringer geworden, die Drüsen an beiden Kiefern sind kleiner. Die örtliche Reaction dauert zuletzt nur noch einen Tag.

29. Elisabetha E., 18 Jahre alt, Lupus faciei, nasi, palati duri. Patientin ist schon häufig behandelt. Erbliche Belastung ist nicht nachweislich. An den Rändern der glatten Narben auf den Wangen einige neue Knötchen sichtbar. Der harte Gaumen von Ulcerationen bedeckt. Über der rechten Lungenspitze kurzer Schall, ebenso unterhalb der rechten Clavicula und über der linken Spitze hinten. An diesen Stellen verlängertes Exspirium, spärliche Rasselgeräusche. Kein Husten.

6. 12. Inj. von	1 mg:	höchste Temperatur	39,3,	Dauer über 38°:	31	Stunden
8. -	- - 1 mg:	-	-	38,1,	-	- - 3	-
10. -	- - 2 mg:	-	-	40,8,	-	- - 17	-
12. -	- - 2 mg:	-	-	40,0,	-	- - 12	-
14. -	- - 2 mg:	-	-	40,2,	-	- - 11	-
17. -	- - 2 mg:	-	-	39,4,	-	- - 9	-
19. -	- - 3 mg:	-	-	37,4,			
20. -	- - 4 mg:	-	-	38,0,			
21. -	- - 5 mg:	-	-	37,3,			
22. -	- - 6 mg:	-	-	37,5,			
23. -	- - 7 mg:	-	-	37,2.			

Die Narben im Gesicht und an der Nase reagirten nur bei den ersten Injectionen, blieben dann leicht gerötet und schuppen stark ab. Die Ulcerationen am harten Gaumen, die nach den ersten Injectionen stark geschwellt waren, sind flacher geworden, haben sich gereinigt und zeigen Tendenz zur Vernarbung. Knötchen sind an den Narbenrändern nicht mehr zu erkennen, statt dessen eingesunkene borkenbedeckte Stellen. Kein Husten. Der Befund in den Lungen ist nicht geändert.

30. Anna R., 27 Jahre alt, Lupus exulcerans faciei, nasi, mucosae nasi, palati duri. In der Familie keine Tuberkulose. Patientin seit 8 Jahren leidend. Auswärts zu verschiedenen Malen behandelt durch Auskratzen. Wangen und Nase von Narben eingenommen, dazwischen Borken auf Ulcerationen. Oberlippe stark prominent voll Borken. An der Peripherie der Narben einzelne neue Knötchen. Das Zahnfleisch um die oberen Schneidezähne ist gerötet, gewulstet, etwas ulcerirt. Am harten Gaumen in der Nähe der Schneidezähne Ulceration. An beiden Lungenspitzen kurzer Schall, abgeschwächtes Atmen. Hin und wieder Rasselgeräusche, besonders hinten rechts. Die Kieferdrüsen sind beiderseits geschwellt.

6. 12. Injection von	1 mg:	höchste Temp.	41,0,	Dauer über 38°:	33	Stunden
8. -	- - 1 mg:	-	-	40,0,	-	- - 19	-
10. -	- - 1 mg:	-	-	40,5,	-	- - 17	-
12. -	- - 1 mg:	-	-	40,8,	-	- - 20	-
15. -	- - 1 mg:	-	-	40,7,	-	- - 17	-
17. -	- - 1 mg:	-	-	38,9,	-	- - 6	-
19. -	- - 1 mg:	-	-	39,0,	-	- - 6	-
21. -	- - 1 mg:	-	-	38,0,	-	- - —	-
23. -	- - 2 mg:	-	-	39,5,	-	- - 9	-

Bei jeder Reaction trat örtlich intensive Schwellung und Rötung auf. Die Ulcera secernirten reichlich. Austritt von Serum. Abschilferung nach der Reaction. Nach jeder Einspritzung Husten mit geringem Auswurf, in dem keine Tuberkelbacillen gefunden wurden. Die ulcerirten Stellen haben sich jetzt gereinigt, secerniren geringer, die Ränder sind flach. Unter den stark abschuppenden Stellen bildet sich glatte Narbe. Schwellung der Kieferdrüse ist geringer geworden. Auch die Ulceration des harten Gaumens ist gereinigt und zeigt beginnende Vernarbung. Es besteht noch leichter Husten mit seltenem Auswurf.

31. Georg B., 21 Jahre alt, Lupus narium, faciei, labii super. hypertrophicus. Die knorpelige Nase bereits der Krankheit zum Opfer gefallen. Lungen normal.

8. 12. Injection von 1 mg: höchste Temp. 37,8, Dauer über 38°: — Stunden
10. - - - 2 mg: - - 38,3 - - - 4 -
11. - - - 3 mg: - - 38,0 - - - — -
13. - - - 4 mg: - - 38,3 - - - ⎫
14. - - - 5 mg: - - 39,6 - - - 5/8 -
16. - - - 5 mg: - - 38,7 - - - 12 -
18. - - - 6 mg: - - 37,1 - - - — -
19. - - - 7 mg: - - 38,3 - - - 6 -
20. - - - 8 mg: - - 37,7 - - - — -
21. - - - 9 mg: - - 38,1 - - - 3 -
22. - - - 10 mg: - - 37,8 - - - — -

Nach den Injectionen auf den Lungen keine Erscheinungen. Die lupösen Stellen des Gesichts gerötet, mit ziemlich grossen Schuppen bedeckt, unter denen sich trockene, gerötete Haut befindet. Besonders am Munde und an der Nase, die dadurch verschlossen wird, Borken von eingetrocknetem Secret, das aus kleinen Rissen der Haut ausgesickert ist. Disseminirte, abblassende, leicht schuppende Knötchen an den Wangenrändern des Lupus. Drei Lupusstücke wurden zur histologischen Untersuchung excidirt, die Wunden sind per primam intentionem geheilt.

32. Gertrud Br., 20 Jahre alt, Lupus exulcerans faciei, nasi, mucosae nasi, labii super., pedis dextr., lupus hypertrophicus femoris dextr. Patientin seit über 10 Jahren leidend, stammt aus erblich belasteter Familie. Sie wurde vor 2½ Jahren zuletzt klinisch behandelt. Die Haut beider Wangen der Mentalgegend und des Halses rechts ist narbig verändert, ebenso die Nase. Im Gesicht borkenbedeckte Geschwüre. An den Narbenrändern hier und da Lupusknötchen. Oberlippe stark infiltrirt. Septum verdickt, Zahnfleisch gewulstet rot, stellenweise ulcerirt. Kieferdrüsen beiderseits geschwellt. Auf beiden Lungenspitzen kurzer Schall, verschärftes Atmen, das gleiche auf der ganzen linken Thoraxseite, hier zahlreiche Rasselgeräusche. An der Basis der drei ersten Zehen des rechten Fusses fünfmarkstückgrosse, mit Borken bedeckte Ulceration; eine 10 cm lange ovale hypertrophische Lupusstelle am Oberschenkel rechts hinten. Kein Husten.

10. 12. Injection von 1 mg: höchste Temp. 40,1, Dauer über 38°: 32 Stunden
14. - - - 1 mg: - - 40,7 - - - 40 -
17. - - - 1 mg: - - 40,7 - - - 32 -
20. - - - 1 mg: - - 40,4 - - - 18 -
22. - - - 1 mg: - - 40,7 - - - 16 -

Die Narben des Gesichts und Halses röten sich bei jeder Reaction, schwellen an und secerniren Serum, schilfern später ab. In gleicher Weise reagiren die Ulcera, deren Granulationen schön rot werden, deren Ränder sich abflachen. Knötchen sind nicht mehr zu erkennen. Infiltration des Gesichts und der Lippen ist geringer, ebenso am Fuss. Die Mentaldrüsen sind kleiner geworden. Die lupöse Stelle des Oberschenkels ist flacher und schilfert stark ab. Nach jeder Injection trat universelles Erythem auf.

33. Joseph K., 14 Jahre alt, am 2. 12. dieses Jahres als geheilt entlassen. Lupus nasi recidiv. Der Process hat erst die unteren Ränder der Nasenflügel, des Septums und die Nasenspitze ergriffen. Sonst nirgends pathologischer Befund.

10. 12. Injection von 1 mg: höchste Temp. 39,1, Dauer über 38°: 12 Stunden
12. - - - 2 mg: - - 40,0 - - - 15 -
14. - - - 2 mg: - - 40,6 - - - 17 -
16. - - - 2 mg: - - 41,0 - - - 19 -
18. - - - 2 mg: - - 40,6 - - - 10+2 -
20. - - - 2 mg: - - 40,2 - - - 9+4 -
22. - - - 2 mg: - - 40,2 - - - 16 -

Nach den ersten Injectionen treten auf der äusseren Nase disseminirte Knötchen deutlich hervor, die, wie die übrigen rot gewordenen Partien, in der Folge blässer werden und leicht abschuppen. Auch eine Schwellung der Mucosa in der Nase giebt sich durch das Oeffnen des Mundes zum Atmen auf der Höhe der Reaction kund. Obgleich nach den letzteren Injectionen starke Hustenanfälle und etwas Atemnot auftreten, sind pathologische Veranderungen klinisch nicht nachzuweisen. Kein Auswurf.

34. Elisabetha Schn., 39 Jahre alt, Lupus hypertrophicus der Nase, beider Wangen, der Lippen, des Zahnfleisches. Patientin stammt aus hereditär belasteter Familie. Beginn der Erkrankung vor 26 Jahren. Damals einmal durch Auskratzen behandelt. Septum geschwellt, ebenso wie die Nasenschleimhaut borkig belegt. Beide Wangen bis nahe zu den Ohren von stark hypertrophischen, nicht ulcerirten Lupuswucherungen eingenommen. Ober- und Unterlippe, sowie Nasenrücken in gleicher Weise befallen. Lippen stark infiltrirt. Zahnfleisch geschwellt, gerötet, hier und da exulcerirt. Seit Frühjahr 1890 Husten. Bei der Atmung bleibt die rechte Seite etwas zurück. Dämpfung in der rechten Spitze abwärts bis zur 3. Rippe. Bronchialatmen und klingende Rasselgeräusche. Kieferdrüsen beiderseits leicht geschwellt.

10. 12.	Injection von	1 mg:	höchste Temp.	37,5	Dauer über 38°:	— Stunden
12.	-	- - 2 mg:	-	- 38,3	- - - 15	-
14.	-	- - 2 mg:	-	- 37,5	- - - —	-
15.	-	- - 3 mg:	-	- 38,8	- - - 6	-
16.	-	- - 4 mg:	-	- 38,3	- - - 6	-
18.	-	- - 5 mg:	-	- 38,6	- - - 4	-
19.	-	- - 6 mg:	-	- 38,0	- - - —	-
20.	-	- - 7 mg:	-	- 37,5	- - - —	-
21.	-	- - 8 mg:	-	- 37,7	- - - —	-
22.	-	- - 9 mg:	-	- 37,8	- - - —	-
23.	-	- - 10 mg:	-	- 37,5	- - - —	-

Die stark hypertrophischen Lupusstellen des Gesichts schwollen bei der Reaction an, röteten sich. Sie liegen jetzt in dem Niveau der Haut und schuppen stark ab. Knötchen sind nicht mehr deutlich zu erkennen. Der Husten ist geringer geworden, ebenso der Auswurf. Schwellung der Mentaldrüsen beiderseits zurückgegangen. Die Dämpfung auf der rechten Thoraxseite besteht wie vorher, doch sind die Rasselgeräusche weniger zahlreich.

35. Gerhard Sch., 27 Jahre alt, Lupus narium et faciei. Coniunctivitis catarrhalis, Keratitis dextr. Weisse Narben auf der rechten Gesichtshälfte und in der rechten Supraclaviculargrube. Auf der rechten Lungenspitze etwas verstärktes Atemgeräusch.

11. 12.	Inject. von	1 mg:	höchste Temp.	38,5	Dauer über 38°:	10 + 9 Stunden
13.	-	- - 2 mg:	-	- 38,0	- - - —	-
15.	-	- - 3 mg:	-	- 39,4	- - - 15	-
17.	-	- - 4 mg:	-	- 39,5	- - - 6	-
19.	-	- - 5 mg:	-	- 40,5	- - - 20	-
20.	-	- - 6 mg:	-	- 38,5	- - - 10	-
21.	-	- - 7 mg:	-	- 38,9	- - - 8	-
22.	-	- - 8 mg:	-	- 38,1	- - - 1	-

Die Injectionen bewirkten, dass zunächst die Nase ziemlich an- und zuschwoll, dass die glatten, weissen Narben etwas gerötet wurden, die ausgesprochen lupösen Stellen aber die charakteristischen Zeichen der Anschwellung, des Abblassens und Abschuppens zeigten. Auch am weichen Gaumen hat Patient auf der Höhe der Reaction Wirkung und ist der Gaumen dabei leicht geschwellt, gerötet und anscheinend von kleinen Bläschen besetzt. Auf den Lungen und sonst keine nachweisbaren Veränderungen des Status praesens bei der Aufnahme.

36. **Peter W.**, 34 Jahre alt, Lupus nasi et faciei vernarbt. Hier früher behandelt und jetzt wieder zur definitiven Heilung aufgenommen. Respiration an den Lungenspitzen leicht verschärft.

14. 12. Injection von 1 mg: höchste Temp. 37,0, Dauer über 38°: — Stunden

15.	-	-	-	2 mg:	-	-	38,5	-	-	-	4	-
16.	-	-	-	3 mg:	-	-	37,9	-	-	-	—	-
18.	-	-	-	4 mg:	-	-	39,0	-	-	-	2+4	-
20.	-	-	-	5 mg:	-	-	39,0	-	-	-	11	-
22.	-	-	-	6 mg:	-	-	39,3	-	-	-	10	-

Wie die Fieberreaction, so ist auch der Kopfschmerz nach Injectionen mässig, der Husten gewöhnlich am Morgen nach der Injection anfallsweise stark. Auswurf sehr wenig. Tuberkelbacillen nicht nachgewiesen. Von den Narben zeigten nur die den Augenlidern zugekehrten Ränder weniger intensive Rötung und ganz geringe Abschuppung. Nur die Müdigkeit, Abgeschlagenheit und Appetitlosigkeit waren nach den Injectionen ziemlich andauernd.

37. **Katharina B.**, 13 Jahre alt, vernarbter Lupus nasi mit einzelnen Knötchen, Granulationen am Septum, lupus gingivae et lab. super. Patientin wurde zuletzt vor ¹/₂ Jahre durch Auskratzen behandelt. Der grösste Teil des knorpeligen Septums fehlt. Der Rest ist mit Granulationen besetzt. An Nasenspitze und -Flügeln einzelne dissemirte Knötchen. Kurzer Schall über der rechten Lungenspitze und unterhalb der rechten Clavicula. An diesen Stellen verlängertes Exspirium. Keine Rasselgeräusche. Oberlippe stark geschwellt, Zahnfleisch gewulstet, hochrot. Drüsen der Mentalgegend leicht geschwollen.

20. 12. Injection von 1 mg: höchste Temp. 40,2, Dauer über 38°: 24 Stunden

22.	-	-	-	1 mg:	-	-	39,7	-	-	-	12	-

V. Lepra.

38. Patientin, 21 Jahre alt, leidet seit 4 Jahren an Lepra tuberculosa mit Affection besonders des linken nervus ulnaris. Knoten nur sehr klein am Gesicht und allen Extremitäten. Lepröse Entzündung beider Augen. Seit Ende August in Behandlung und Beobachtung.

3. 12. Injection von 0,5 mg: höchste Temp. 37,5, Dauer über 38°: —. Stunden

4.	-	-	-	0,75 mg:	-	-	37,4	-	-	-	—	-
5.	-	-	-	1 mg:	-	-	37,3	-	-	-	—	-
6.	-	-	-	2 mg:	-	-	37,4	-	-	-	—	-
7.	-	-	-	3 mg:	-	-	37,3	-	-	-	—	-
8.	-	-	-	4 mg:	-	-	37,6	-	-	-	—	-
9.	-	-	-	5 mg:	-	-	37,9	-	-	-	—	-
10.	-	-	-	7 mg:	-	-	38,8	-	-	-	8	-
12.	-	-	-	8 mg:	-	-	38,5	-	-	-	11	-
13.	-	-	-	9 mg:	-	-	39,1	-	-	-	12	-
15.	-	-	-	10 mg:	-	-	39,1	-	-	-	18	-
17.	-	-	-	10 mg:	-	-	38,1	-	-	-	4	-
18.	-	-	-	12 mg:	-	-	39,0	-	-	-	12	-
20.	-	-	-	15 mg:	-	-	39,0	-	-	-	11	-
23.	-	-	-	15 mg.								

Von der 6. Injection an disseminirtes Erythem auf den Volarflächen der Unterarme, links mehr als rechts, Kopfschmerzen und Schmerzen in den Knieen. Das Erythem blasst Morgens ab. Nach der 7. Injection Frost, starke Kopfschmerzen. Knie empfindlich, leicht geschwollen. 8. Injection: Frost, Kopfschmerz, Schwellung beider Kniee, heftige Schmerzen darin. Narben und Knoten im Gesicht und an den Armen deutlich röter. Das Erythem greift mehr auf das Dorsum der Unterarme über. Nach der 13. Injection

Kopfschmerzen und Frost, Schmerz in den Knieen. Auf Unterarmen und Oberarmen eine Menge von roten Flecken, die Morgens abblassen. Die Knötchen und Narben sind stark gerötet in der Reaction. Die Coniunctiva bulbi rechts wird während der Reaction stark injicirt. Ein kleiner Tumor am Corneoscleralrande schwillt an und der Bulbus schmerzt heftig.

Trotz der allgemeinen und localen Reactionserscheinungen wage ich noch kein Urtheil über die Wirkung des Koch'schen Mittels bei Lepra auszusprechen.

In der Klinik hatten wir an drei kräftigen Mädchen, No. 21, 22, 23, gleich zum ersten Male eine Injection von 5 mg ausgeführt. Während in dem einen Falle (23), welcher einen geheilten Lupus der Nase aufwies, die allgemeine Reaction verhältnismässig gering war, die geheilte Nase sich nicht einmal rötete, trat bei beiden anderen (21 und 22) eine sehr heftige fieberhafte Reaction auf, welche bei der einen Patientin 3, bei der anderen sogar 4 Tage andauerte. Bei letzterer trat am 4. Abende noch heftige Dyspnoe mit starker Cyanose auf, die erst in der Nacht gegen 11 Uhr zugleich mit dem Abfall der Temperatur (Abends noch 40,7) nachliess. Während der Dyspnoe war das Atmungsgeräusch in dem linken oberen Lungenlappen nur sehr schwach zu hören, nachher liessen sich dort reichliche Rasselgeräusche nachweisen. Diese heftige Reaction bei beiden Patientinnen hat mich veranlasst, bei Lupösen nur mit einer Injection von 1 mg anzufangen, auch wenn keine Erscheinungen von Seiten der Lungen zu constatieren sind. Bei sehr verbreitetem Lupus des Gesichts habe ich schon bei dieser schwachen Dosis sehr heftige Reaction (Temperatur bis 41,1 mit Sopor) beobachtet.

Beide oben erwähnten Patientinnen habe ich bis zum 16. December ohne weitere Injection gelassen, um den Verlauf der Heilung nach einer Injection mit so starker Reaction zu verfolgen. Bei 21 ging die Röte in der Umgebung der Nase zurück; die früher schon ausgekratzte Nase eiterte jedoch unter der Kruste noch weiter. Die 2. Injection von nur 2,5 mg am 16. December rief wieder lebhafte örtliche sowohl wie allgemeine Reaction hervor. Die Nase der 2. Patientin war dagegen am 15. December, also 16 Tage nach der 1. Injection, so schön weiss und glatt vernarbt, dass man sie für vollständig geheilt hätte halten können. Die am 16. 12. ausgeführte Injection liess jedoch die locale Reaction wieder hervortreten. Auch bei den folgenden Injectionen war die allgemeine sowohl wie die locale Reaction bei den beiden Patientinnen sehr heftig.

Die letztere Patientin (22) bot auch Gelegenheit, den Einfluss des Koch'schen Mittels auf tuberkulöse Drüsen genau zu beobachten: Neben anderen kleineren war auch unter dem rechten Unterkieferrande eine dickgeschwollene Lymphdrüse, welche nach der Injection stark anschwoll, ohne besondere Schmerzen zu veranlassen, und welche während der folgenden Tage abwechselnd grösser und kleiner wurde und jetzt sehr an Volumen abgenommen hat. Ähnliche

Beobachtungen konnten wir bei anderen Lupösen machen. Wo wir vor der Injection bei Lupösen keine deutliche Anschwellung von Drüsen wahrnahmen, was bei unserem Material selten ist, fehlten diese fast nie nach der Injection. Die Patienten gaben häufig selbst an, dass sie Schmerzen unter dem Kiefer fühlten, worauf kleine, erbsen- bis bohnendicke Drüsen nachgewiesen wurden.

Die Injectionen sind alle zwischen den Schulterblättern gemacht; Abscesse sind nicht beobachtet. Einige Kranke klagten über geringen Schmerz, wenn beim Liegen die Stellen gedrückt waren, nur bei 2 Patienten bildete sich eine leichte Infiltration um die Injectionsstellen, welche jedoch bald schwand.

Bei allen Lupuskranken wurde die von Koch genau beschriebene örtliche Reaction mehr oder weniger beobachtet, auch da, wo keine allgemeine Reaction vorhanden war. Am stärksten trat jene bei dem Patienten Sch. (26) auf; das ganze Gesicht, Hals, Nacken, Thorax, linker Vorderarm und Hand sahen schon nach einer 1. Injection von nur 1 mg aus, als wenn sie von einem sehr heftigen Erysipel befallen wären, seröse Flüssigkeit floss aus allen befallenen Stellen massenhaft hervor, um nachher Borken zu bilden. Bei den folgenden Injectionen war die örtliche Reaction gewöhnlich nicht mehr so stark wie bei der ersten; in einzelnen Fällen trat die Röte und Geschwulst nicht mehr so deutlich hervor. Die Knötchen sahen dabei aus, als wenn sie unter den leichten, vorher entstandenen Borken schrumpften und eintrockneten. Zuletzt waren die früher lupösen Stellen nur noch schuppend und blass, die Narben sehen so glatt aus, wie man es sonst nach Heilung des Lupus nur selten sah. Ich habe den Eindruck erhalten, als wenn alte keloidartige Lupusnarben durch die Behandlung mit dem Koch'schen Mittel glatter und weicher würden. In einzelnen Fällen war die örtliche Reaction nicht sehr deutlich, besonders wo die Epidermis über den Lupusknötchen stark war, sickerte keine Flüssigkeit aus; es bildeten sich aber zuweilen Bläschen, welche eintrocknend leichte Borken bildeten, während die anderen Stellen stark schuppten. Die Lupusknötchen selbst sanken ein, die Haut wurde glatt. In dem Falle von Lupus des Unterschenkels blieb eine Stelle dunkelrot, als wenn in der Haut noch Lupusmassen gesessen hätten (24). Beim Auskratzen fand man jedoch eine stark hyperämische Narbe, keine Granulationen mehr.

Ich habe oben schon hervorgehoben, dass wir nach einer Injection von 1 mg bei den Lupösen sehr heftige Fieberreaction beobachtet haben, Temperatur über 40°, ja bis zu 41,1 kam vor. Mehrere Patienten waren dabei stark soporös, gaben jedoch meist klare Antworten auf gestellte Fragen. Eine Patientin (15) reagierte regelmässig auf jede Injection mit starker Somnolenz, aus der sie kaum erweckt werden konnte, trotzdem das Fieber einen hohen Grad nur einmal erreichte. Die fieberhafte Reaction wurde häufig durch Frösteln oder durch einen leichten Schüttelfrost eingeleitet. Neben dem Fieber wurden noch als allgemeine Symptome Mattigkeit, Ziehen in den Gliedern, Übelkeiten und Erbrechen beobachtet. Die Pulsfrequenz war häufig eine sehr enorme, bis zu 160 Pulsschlägen in der Minute. Was die höchste Temperatur nach den Injectionen anbetrifft, so wurde durch eine Zusammenstellung eruiert, dass meistens die ersten Injectionen die höchste Temperatur langsamer hervorrufen, die folgenden schneller, dass die ersten Injectionen eine längere Dauer des Fiebers als die folgenden, wenn auch weit stärkeren Injectionen veranlassen, so dass die Fiebercurven immer steiler auf- und absteigen. Die Höhe der Fieberreaction fällt im Allgemeinen in die 7. bis 9. Stunde, seltener etwas früher oder später; in 3 Fällen in die 24., 28. und 32. Stunde.

Nach den Injectionen haben wir häufig während der allgemeinen Reaction das Auftreten masern- oder scharlachähnlicher Exantheme über Hals, Bauch oder auch Extremitäten beobachtet, einmal auch einen papulösen Ausschlag am Thorax und Bauch; bei einer Patientin traten an verschiedenen Stellen grosse, kreisrunde, umschriebene rote Flecken auf, welche nachher sehr stark schuppten (28). Bei einigen Fällen wurde auch Herpes labialis beobachtet.

In den Sputis der Kranken, welche wir nach den Injectionen untersuchten, konnten wir normale Tuberkelbacillen nachweisen, in mehreren Fällen neben diesen zu Körnchen zerfallene Bacillen beobachten. In einem Falle bei Patientin 23, welche früher nicht gehustet hatte, bei der die Auscultation und Percussion an den Spitzen beiderseits und unter der Clavicula rechts kurzen Schall und verlängertes Exspirium ergeben hatte, trat nach der 5. Injection Atemnot mit heftigem Husten auf, welcher geballte Sputa hervorbrachte. In diesem Sputum waren massenhaft Tuberkelbacillen nachzuweisen, welche teils normal aussahen, in der Mehrzahl jedoch verschiedene morphologische Veränderungen erkennen liessen. Die Deckglaspräparate waren mit Carbolfuchsin gefärbt und mit Methylenblau überfärbt. Ich fand Klumpen von Bacillen, welche wie in Reinculturen geordnet waren und sehr gut gefärbt erschienen; andere Haufen zeigten die Bacillen nur sehr schwach gefärbt. Man musste genau zusehen, um die einzelnen Bacillen zu unterscheiden. Sie waren viel schmächtiger, feiner als normale. Einige waren kaum gefärbt, einige hatten sogar einen blauen Schimmer angenommen. Auch in diesen Haufen sah man noch zuweilen gut rot gefärbte Bacillen. In ihnen oder in ihrer Umgebung zeigten die Bacillen ferner häufig an beiden Enden eine kugelige Anschwellung, die gut gefärbt war, während der Mittelteil nur angedeutet erschien. Ein Teil der Bacillen war in Körnchen zerfallen, deren Anordnung zu drei oder vier die Entstehung aus einem Bacillus andeutete. Einige zeigten auch eine Art kolbiger Anschwellung an einem Ende. Derartig zerfallene Bacillen bildeten vollständige Haufen von Körnchen. Die Patientin hat nachher keinen Auswurf mehr geliefert; in anderen Sputis habe ich so grosse Veränderungen an den Bacillen nicht wiedergefunden. Ob diese

beobachteten Veränderungen an den Bacillen der Wirkung des Koch-
schen Mittels zuzuschreiben sind oder nicht, werden wohl weitere
zahlreichere Untersuchungen entscheiden. Lupusstücke, welche ich zu
verschiedener Zeit nach Anwendung des Koch'schen Mittels exstirpirt
habe, werden nächster Zeit genauer untersucht werden, um die Einwirkung des Mittels auf den tuberkulösen Process zu studieren. Die
Untersuchung ist noch nicht so weit gediehen, um ein endgültiges
Urteil zu fällen. Bis jetzt fanden wir in einzelnen Schnitten eines
24 Stunden nach der 1. Injection exstirpirten Stückes um die Tuberkelknötchen und in diese eindringend massenhafte dunkelgefärbte Rundzellen, während die Kerne der epitheloiden und Granulationszellen
der Tuberkelknötchen nur schwach sich färbten. In der Peripherie
der Knötchen zahlreiche Mastzellen und Exsudat, besonders fibrinöses,
welches in den Papillen und in der Umgebung der Lupusknötchen
nach der Weigert'schen Färbemethode für Fibrin gefärbt, dunkelblaue,
feine oder dickere Netze darstellt. Das Exsudat dringt auch durch
die Epidermis und drängt die Retezellen auseinander. An einzelnen
Schnitten sah man beginnende Bläschenbildung im Rete. Die Untersuchungen werden fortgesetzt.

Unsere Beobachtungen bestätigen voll die bekannten Angaben
Koch's. Überall, wo tuberkulöses Gewebe sitzt, tritt locale Reaction
ein, so dass der grosse diagnostische Wert des Mittels nicht hoch
genug angeschlagen werden kann. Bei einzelnen Lupuskranken traten
während der Behandlung an Stellen, wo früher nichts zu sehen war,
deutliche Knötchen auf. Narben, die früher weiss waren, röteten
sich, wenn noch tuberkulöses Gewebe darinnen vorhanden war,
während bei denselben Patienten andere, von Verbrennungen oder
ausgeheilter Tuberkulose herrührende Narben keine Reaction aufwiesen. Unsere Lupusfälle heilen alle unter Anwendung des Koch-
schen Mittels. 2 Fälle von Lupus konnten wir schon entlassen,
2 weitere werden dieser Tage folgen. Sie reagierten schon nicht
mehr auf die letzten Injectionen. 1 Fall von Scrophuloderma ist
entlassen, 1 Fall von Drüsentuberkulose wird nächster Tage weggehen können. Die Zeit der Beobachtung ist noch zu kurz, um über
Recidive, sowie über die Nothwendigkeit der mechanischen Hülfe bei
der Behandlung sich auszusprechen. Jedenfalls ist die Behandlung
der Hauttuberkulose mit dem Koch'schen Mittel als eine alle vorherigen
weit übertreffende zu bezeichnen, sowohl was die Dauer der Behandlung anlangt, als besonders auch die Schönheit der erzielten Narben.

Über den nach der Koch'schen Methode behandelten Fall von
Lepra wird vorläufig ein abschliessendes Urteil wohl noch nicht
abgegeben werden können, obgleich von der 6. Injection an sich
steigernde örtliche Reaction zeigte, neben heftigen Allgemeinerscheinungen.

Aus der Universitäts-Poliklinik für Ohrenkranke.

Bericht des Directors, Professor Dr. Walb.

(Vom 27. December 1890.)

Die hiesige Ohrenpoliklinik kam später als die anderen Kliniken in den Besitz des Koch'schen Mittels und ist daher naturgemäss die bisherige Beobachtungszeit nur eine kurze und die Zahl der behandelten Fälle eine beschränkte. Auch musste vor allen Dingen erst für passende Unterkunft der Kranken in Privathäusern gesorgt werden, da die Ohrenpoliklinik eine stationäre Abtheilung nicht besitzt.

Das Gehörorgan und das dasselbe einschliessende Felsenbein sind ungemein häufig der Sitz tuberkulöser Erkrankung, Krankheitszustände, die oft genug den Tod des Betreffenden zur Folge haben, durch Übergang auf die Hirnhäute und den Schädelinhalt. Die Behandlung mit der Koch'schen Lymphe wird daher fürderhin eine dauernde Aufgabe der Ohrenkliniken sein, und erwächst daraus die dringende Nothwendigkeit der Errichtung stationärer Abtheilungen.

Was nun die bisher gesammelten Erfahrungen anbelangt, so bin ich in der Lage, recht bemerkenswerthe Dinge mittheilen zu können. Gleich der erste Fall, der mit Koch'scher Lymphe behandelt wurde, sollte bestimmend für die Methode der Behandlung werden. Es handelte sich um ein Mädchen von 20 Jahren, von mütterlicher Seite erblich belastet, das schon längere Zeit in Behandlung war wegen eines chronischen Ohrkatarrhes, der durch ein ernstliches Nasenleiden erzeugt war. Letzteres bestand in ausgedehnter tuberkulöser Entartung der Schleimhaut, und hatte ich vor längerer Zeit bereits grössere Tumoren bis zu Haselnussgrösse aus der Nase entfernt, die sich bei der mikroskopischen Untersuchung als tuberkulöse Granulome darstellten, mit zahlreichen kleinen Käseherden durchsetzt. Eine lupöse Erkrankung der äusseren Haut bestand nicht. Die Nase war äusserlich etwas gedunsen, sonst normal. Am Halse waren verschiedene nicht schmerzhafte und nicht entzündete Lymphdrüsentumoren. Die wiederholt vorgenommene Untersuchung der Lungen ergab nichts Abnormes.

Eine längere Behandlung mit Jodoformeinblasungen hatte das Wiederaufschiessen des tuberkulösen Gewebes nicht verhindern können und waren die operativen Eingriffe bereits mehrmals von mir wiederholt worden. Da die Patientin von etwas schwächlicher Körperconstitution überhaupt war und ich die Anwesenheit weiterer tuberkulöser Herde bei ihr vermuthete, begann ich die Behandlung mit Koch'scher Lymphe sehr vorsichtig und spritzte nur ein halbes Milligramm ein. Die Reaction war eine ganz gewaltige. 10 Uhr Morgens eingespritzt, stieg die Körpertemperatur, welche 4 Uhr Nachmittags 38,7 betrug, 7 Uhr Abends auf 40,6, um 8 Uhr lag Patientin in Delirien, hatte um 12 Uhr Nachts heftiges Erbrechen. Pulsfrequenz 120. Dabei war die örtliche Reaction nicht minder hochgradig. Die Nase enorm geschwollen, die Haut intensiv geröthet, die Epidermis rissig, die Nasenlöcher verkrustet. Die Schwellung erstreckte sich über die ganze Oberlippe, sowie über beide Wangen bis zum Ohr hin. Patientin bis zur Unkenntlichkeit entstellt.

Im weiteren Verlaufe nun hielt das Fieber mehrere Tage an, stieg Abends immer noch bis zu 39 und mehr, so dass an eine weitere Einspritzung zunächst gar nicht gedacht werden konnte. Die Nase schwoll allmählich wieder ab, wurde aber von abgestossenen Epidermisschuppen ganz weiss. Die Löcher vor wie nach stark verkrustet. Am 9. Tage nachher wagte ich die zweite Einspritzung, und zwar von nur $^1/_{5000}$ mg. Ich sagte mir sofort, dass für diese Patientin offenbar die Dosis von $^1/_{2000}$ mg noch zu hoch gewesen sei und war überzeugt, dass auch $^1/_{5000}$ noch örtlich genügend wirken würde, während vermuthlich die Allgemeinerscheinungen milder sich gestalten würden. Aber es kam anders. Abendtemperatur 7 Uhr 40,8, Puls 128. Am anderen Morgen 38,9, Puls 112. Abends 39, dann allmählicher Abfall. Die örtliche Reaction deutlich vorhanden, Nase wieder bedeutend geschwollen und geröthet. Von den Löchern bis zu den Lippen alles mit Krusten bedeckt. — In den letzten Tagen habe ich eine dritte Einspritzung wieder von $^1/_{5000}$ vorgenommen und war die gewaltige Allgemeinreaction die gleiche. Abendtemperatur 40,8, Puls colossal beschleunigt = 140. Um 10 Uhr trat wieder Erbrechen ein, sowie ein scharlachartiges Exanthem der Haut im Rücken.

Fieberabfall am anderen Tage. Örtlich die gleiche Reaction wie bei der zweiten Einspritzung. Die durch Abbaden und theilweise auch von selbst gelösten Krusten und Epidermisschuppen in grossartiger Weise neugebildet.

Ich habe nun die Absicht, in diesem Falle successive die Dosis noch weiter zu verringern, um zu jener Grenze zu kommen, wo eine Reaction nicht mehr eintritt. —

Dieser und andere Fälle, insbesondere auch ein gleich zu beschreibender Fall, haben mir den Gedanken nahe gelegt, eine von der bisherigen abweichende Anwendungsmethode der Lymphe einzuschlagen. Bei der kurzen Zeit bin ich nicht im Stande, Definitives darüber mitzutheilen, möchte dieselbe aber in Kurzem skizziren. Es ist anzunehmen, dass Dosen von solcher Kleinheit, dass sie keine erhebliche Fieberbewegung hervorrufen, doch noch örtlich genügend wirken. Sie können dann rascher sich folgen und jene Zeiten, die wir bei hoher Fieberbewegung unthätig verstreichen lassen müssen, und während welcher die Tuberkelbacillen wieder freies Spiel haben, gehen für die Behandlung meist verloren. Patient kann täglich eingespritzt werden. Für viele Kranke wird sicherlich dabei nicht über $^1/_{10000}$ hinausgegangen werden dürfen. Solche Kranke, insbesondere auch Phthisiker, hoch fiebern zu lassen, halte ich für verhängnissvoll, und erscheint es paradox, bei einer Krankheit, bei der man von jeher Fieber für gefährlich gehalten hat und gefürchtet hat, wiederholt hohes Fieber hervorzurufen. Wo dies eintrat, war die Dosis zu hoch. So weit dies bis jetzt sich übersehen lässt, ist die Reactionsfähigkeit ungemein verschieden, und wird es kaum zu vermeiden sein, bei der Anfangsdosis kräftige Reaction zu erzeugen. Tritt diese ein, so muss meiner Ansicht nach die Dosis verringert werden, statt, wie dies so vielfach geschieht, gesteigert. Eine rasche Gewöhnung an das Mittel habe ich nicht konstatiren können, und so muss angenommen werden, dass, wenn eine Erstlingsdosis nach starker Reaction tuberkulöses Gewebe zerstört hat, eine zweite geringere Dosis für das noch vorhandene geringere Quantum tuberkulösen Gewebes ausreicht. — Was nun speciell die Wirkung am Ohr anbelangt, so habe ich auch hier die Einwirkung des Mittels auf tuberkulöse Processe konstatiren können. Aber auch hier steht obenan auf der Fahne geschrieben: »Kleine Dosen!« Insbesondere gilt dies für Kinder, bei denen sich Caries des Felsenbeines am häufigsten findet. Die Nähe der Meningen und die Ungewissheit, wie tief resp. wie nahe der Schädelhöhle der Knochen bereits erkrankt ist, bedingt eine ungemeine Vorsicht in der Anwendung des Mittels, da es nicht bis zur Ausdehnung der reactiven Anschwellung bis zu den Gehirnhäuten kommen darf.

Zunächst sei ein Fall erwähnt, wo bei einem 15 jährigen Knaben, der seit Kindheit an Otorrhoe litt, eine granulirende Periostitis am Warzenfortsatz entstanden war, und wo eine ausgiebige Spaltung nothwendig wurde. Wochenlange Behandlung hatte keine Heilung erzielt. An der Operationswunde wucherten immer neue schwammige Granulationen hervor, die vielfach abgetragen wurden.

Die tuberkulöse Natur wurde vermuthet und eine Probeeinspritzung von $^1/_2$ mg vorgenommen. Der Fall gestaltete sich, wie folgt:

11. 12. 90. $9^1/_2$ Uhr Morgens: 0,0005. 12 Uhr 37,8, Puls 84, 3 Uhr 38, 6 Uhr 38, 9 Uhr 38,1. Schweissausbruch. Schmerz im Ohr.

12. - - 8 Uhr 37,5, 12 Uhr 38,3, Puls 96, 3 Uhr 38,7, Puls 104, 7 Uhr 38,7, 10 Uhr 39,1, 12 Uhr 40,5.

13. - - 9 Uhr 40,5, 3 Uhr 38,2, 7 Uhr 38,1, 10 Uhr 38.

14. - - 9 Uhr 37, Puls 96. Granulationen an der Wunde verkleinert.

15. - - $9^1/_2$ Uhr Morgens: Injection 0,0005. 12 Uhr 37,2, 4 Uhr 37,3, 7 Uhr 37,5, 10 Uhr 37,9. Zwischen 10 und 11 Uhr Nachts

Schweissausbruch. Rechte Achseldrüsen geschwollen und schmerzhaft.

16. 12. 90. 9 Uhr 37, 12 Uhr 38, 4 Uhr 38,7, 8 Uhr 38,8. Nachmittags Schweissausbruch. Puls 84. Granulation bedeutend kleiner.

17. - - 9 Uhr 37,2, 12 Uhr 37,6 etc. Kein Fieber.

18. - - 9½ Uhr Morgens Einspritzung, 12 Uhr 37,1, 4 Uhr 37,4, 8 Uhr 37,2.

19. - - 9 Uhr 37,2, 12 Uhr 37,6, 4 Uhr 38,2.

20. - - 9 Uhr 37,6. Granulation ganz zurückgegangen. Wunde geschlossen.

Im vorstehenden Falle trat ganz regelmässig die Climax des Fiebers erst am zweiten Tage ein. Örtlich war ein ganz bedeutender Einfluss des Mittels zu konstatiren und die Warzenfortsatzerkrankung nach der dritten Einspritzung geheilt. Dabei wirkte die dritte Einspritzung, welche das Allgemeinbefinden nur wenig störte, örtlich gleich günstig.

Lebhaftes Interesse bot ein weiterer Fall, der schon im vorigen Jahre in Behandlung gewesen war, wegen tuberkulöser Mittelohreiterung und wo es gelungen war, durch die Behandlung die Eiterung vollkommen zu beseitigen. Bei dem Patienten, Mann von 50 Jahren, war tuberkulöse Erkrankung der rechten Lungenspitze vorhanden. Bacillen im Auswurf wiederholt konstatirt. Das Ohr heilte unter Persistenz einer grossen Perforation. Hier nun trat sofort nach der ersten Injection (½ mg) wieder Otorrhoe auf, ein Beweis, dass das scheinbar geheilte Ohr noch latente Tuberkulose beherbergte. Durch die Untersuchungen von Habermann ist die vielfache und disseminirte Anwesenheit von Tuberkeln in fast allen Abschnitten des Gehörorgans dargethan worden und können dieselben offenbar längere Zeit vorhanden sein, ohne äussere Symptome zu machen. Auch dieser Patient reagirte mit hoher Abendtemperatur und ist dies für mich Veranlassung, ihn den Minimalinjectionen zu unterwerfen. Die Dauer der Behandlung ist noch zu kurz, um ein Resultat mittheilen zu können.

Es fragt sich, ob bei dieser von mir vorgeschlagenen Methode nicht zu viel Carbolsäure gleichzeitig mit dem Körper einverleibt wird, und könnte dies besonders bei Kindern seine Bedenken haben. Hier würde meiner Ansicht nach eine einfache Änderung in der bisherigen Vertheilung der Lymphe Abhülfe schaffen können, wenn nämlich von der Centralstelle aus genau abgemessene Minimaldosen in zugeschmolzenen Glasröhrchen versandt würden, wo dann das Verdünnungsmittel destillirtes Wasser sein könnte, vorausgesetzt, dass eine Sterilisirung der Mischung vorausgegangen. Es könnten so mehrere Concentrationen hergestellt werden, deren längere Haltbarkeit sich so wohl sichern liesse.

Aus der medicinischen Poliklinik.

Bericht des Professors Dr. Finkler.

(Vom 21. Januar 1891.)

Nachdem mir von Koch's Heilmittel gegen Tuberkulose am
20. November 1890 2 Fläschchen zugegangen waren, habe ich vom
21. November 1890 bis 15. Januar 1891 75 Fälle von Tuberkulose damit behandelt. In keinem dieser Fälle wurde eine andere
antituberkulöse Substanz zu gleicher Zeit kurmässig in Anwendung
gebracht. Nur in symptomatischer Verwendung ist Morphium, Antipyrin, Pulv. Doveri und eine Reihe von Excitantien nicht ganz zu
umgehen gewesen. Die Kranken wurden entweder in dem hiesigen
Friedrich Wilhelm-Hospital oder in ihren Häusern behandelt. Diese
letztere Behandlung wurde nur in wenigen leichten Fällen durchgeführt. Als die Station des genannten Hospitals besetzt war, hatte
Herr Dr. Brockhaus in Godesberg die Güte, eine Anzahl von
Kranken in dem dortigen Victoria-Hospital zu überwachen. Diesem
Herrn, sowie den Herren Assistenzärzten Dr. Gräser, Dr. Troistorff,
Dr. Wolff bin ich für ihre eifrige Unterstützung zu Dank verpflichtet.

Von den 75 Fällen litten an Lungentuberkulose 69, Lupus 2,
Meningitis basilaris 1, Spondylitis 1, Larynxtuberkulose 2.

Wenn man voraussetzt, dass Koch's Mittel da angreift, wo ein
specifisch vorbereitetes Gewebe existirt, und wenn man daran die
Voraussetzung knüpft, dass nach dem Angriff auf diese Stelle eine
»Ausheilung« stattfindet, so müssen mancherlei Momente für die Erscheinungen, welche die Anwendung des Mittels hervorbringt, massgebend werden. Diese Erscheinungen werden sich einesteils ergeben
aus der Beschaffenheit des anzugreifenden Herdes, andernteils aus
den sämtlichen Bedingungen, welche zur Ausheilung eine Rolle spielen.

Was die Beschaffenheit des Herdes angeht, so ist zunächst klar,
dass seine Grösse von Bedeutung ist; ein kleiner Herd wird leichter
zu mortificiren sein, als ein grosser ceteris paribus. Ob ein frischer
leichter als wie ein alter, ob ein in Zerfall begriffener leichter als ein
vernarbter mortificirt wird, ist in Folgendem zu untersuchen.

I. Gruppe. Beginnende Phthise.

Sehen wir zunächst nach, was die Erfahrung ergibt über die Behandlung kleiner Lungenherde. Diese sitzen gewöhnlich in der Spitze oder in dem Oberlappen und stellen entsprechend dem progredienten Charakter der Tuberkulose den Anfang des Processes dar. Sie müssen also unter den beginnenden Phthisen gemeint sein.

Meiner Ansicht nach ist es nicht nur der Spitzenkata'rrh, der hier zu berücksichtigen ist. Derselbe stellt nur eine Art des Krankheitsanfanges dar. Ausser diesem gibt es auch Spitzenpneumonien, welche ohne oder zeitweise ohne jeden Katarrh unter den physikalischen Erscheinungen eines minutiösen pneumonischen Herdes die ersten Andeutungen der Lungenphthise bilden.

1. Fall. W. ist eine solche beginnende Spitzenpneumonie tuberkulöser Natur. Darüber nur folgende allgemeine Bemerkungen: Kräftig gebauter Arbeiter klagt seit kurzer Zeit über Ermattung, Husten, Appetitlosigkeit, Nachtschweisse, Frösteln.

Die Untersuchung des Thorax ergibt, dass über der rechten Clavicula einige kleine geschwellte Lymphdrüsen fühlbar sind. Der Schall ist hier kaum merklich gedämpft gegen links. Das Atemgeräusch ist etwas verschärft, das Exspirium schwach hörbar. Nur beim Husten ist sehr spärliches knisterndes Rasseln zu hören.

Der Mann erhielt 12 Einspritzungen in toto 71 mg, seine Behandlung dauerte genau 4 Wochen, dann wurde er als einstweilen geheilt entlassen. Die Reactionserscheinungen, im Allgemeinbefinden beträchtlich, waren in Bezug auf die Temperatursteigerung gering. 38,8 war die höchste Steigerung, die zu erhalten war. Im Allgemeinen aber wurden trotz Steigerung der Dosis die Reactionserscheinungen geringer. Am Schlusse bestand weder Husten noch Auswurf. Die letzten schleimigen Expectorationen enthielten keine Tuberkelbacillen mehr, während diese anfangs nachgewiesen waren. Die Nachtschweisse hörten auf, der Appetit und das Allgemeinbefinden waren wesentlich gebessert.

Hier möge gleich schon erwähnt werden, dass bei diesen beginnenden Erkrankungen, welche durch Bacillenbefund sichergestellt wurden, die Reactionen gewöhnlich sehr prägnant eintraten. Aber es ist nicht zu erwarten, dass gerade das Verhalten der Temperatur ein besonders hervortretendes Zeichen der Reaction sein muss. Eine Proportionalität zwischen Ausdehnung und Art des localen Processes einerseits und der Reaction, speciell der in der Fieberbewegung, andererseits ausgesprochenen existirt nicht. Für die Frage nach der diagnostischen Bedeutung des Mittels ist es von Interesse, zu wissen, dass offenbar doch mit nur ganz seltenen Ausnahmen die beginnende Phthise überhaupt Reaction auf das Mittel zu erkennen gibt. Wenn es vorkommt, dass sehr vorgeschrittene chronische Lungenphthisen keine Fieberreaction zeigen, so setzt dies den Werth für die Diagnose keineswegs herab.

Ein 2. Kranker (Schmittberg) möge hier erwähnt werden. Er lag schon im Herbst auf der Abtheilung wegen eines chronisch rheumatischen Leidens, welches dauernde Schmerzen im Kreuz verursachte und zu einer nachweisbaren Atrophie der langen Rückenmuskeln geführt hatte. Während jener Zeit trat bei dem Kranken eine mit katarrhalischen Erscheinungen beginnende Affection der rechten Lungenspitze ein. Ganz geringe Dämpfung, verschärftes Atmen, hörbares Exspirium, spärliches feuchtes Rasseln. Nunmehr vermuthete ich, dass vielerlei Klagen des Patienten, welche ihn schon seit 1 Jahre von der Arbeit zurückhielten, bei welchen er kraftlos und hinfällig geworden und in der Ernährung zurückgegangen war, mit dieser Spitzenaffection zusammenhingen. Dieselbe ist vielleicht früher schon eclatanter gewesen, vielleicht hat sie sich auch bis zu diesem Herbst ganz schleichend entwickelt. Innerliche Verabreichung von Guajacol hatte Stillstand und in manchen Dingen Besserung zur Folge. Mit dieser Verordnung hatte uns Patient im September verlassen und nunmehr kehrte er zum Zweck der Behandlung nach Koch zu uns zurück. Patient sah anämisch aus, hustete selten, entleerte dabei sehr wenig Sputum, welches Tuberkelbacillen enthielt: Nachtschweisse bestanden. Temperatur ging Abends höchstens bis 37,9. Die früher erwähnten Kreuzschmerzen bestanden noch.

Behandlung mit Koch's Mittel begann am 15. Dec. 90. Am 15. Januar konnte durch Injection von 0,01 keine Reaction mehr erzeugt werden. In der 4 wöchentlichen Behandlung hatte Patient 9 Einspritzungen erhalten, in toto 42 mg.

Die Reactionen waren sehr deutlich; die Temperatur stieg dabei bis 39,5 und 40,0; bei jeder folgenden grösseren Dosis kam die Spitze der Temperaturcurve nicht mehr so hoch wie vorher. Ganz ausgesprochen zeigten die Reactionen denjenigen Typus, bei welchen trotz steigender Dosis der Injection die Reaction in jeder Beziehung geringer wird (reactio decrescens). Eigentümlich war es in diesem Falle, dass die Reaction erst spät nach der Injection auftrat. Der Beginn der Reaction trat bei allen Injectionen 24 Stunden später ein, die Akme der Temperatur liegt 30 bis 36 Stunden nach der Einspritzung.

Die 8. Einspritzung hob die Temperatur noch auf 38,1, die 9. brachte keine Reaction mehr hervor.

Während dieser Behandlung sind zunächst die Localerscheinungen der rechten Lungenspitze bis zu einer kleinen Narbenbildung zurückgegangen. Auswurf ist nicht mehr vorhanden. Die letzten schleimigen Theile enthielten keine Bacillen mehr. Ganz entsprechend sind die übrigen Erscheinungen gebessert. Nachtschweisse verschwunden, Appetit und Ernährungszustand gehoben. Merkwürdiger Weise sind auch die Kreuzschmerzen verschwunden, sodass deren Entstehung doch wohl in indirektem Zusammenhang mit der Tuberkulose gestanden haben muss. Patient ist als einstweilen geheilt zu betrachten.

Noch einen derartig typischen Fall habe ich in Behandlung. Die letzte Einspritzung von 7 mg hat nur noch eine Steigerung der Temperatur bis 38,0 zur Folge gehabt.

Indessen folgen nicht alle »Spitzenaffectionen« diesem Typus. Ich glaube hauptsächlich deshalb, weil es unter den als »Spitzenaffection« diagnosticirten Fällen ebensowohl sehr alte vernarbte Veränderungen, als auch ganz frische gibt.

Wenn ich die vorher skizzirten Fälle als Beispiele für den allereinfachsten Modus der Heilung mit Koch's Mittel auffasse, so reihen sich diesen andere Vorkommnisse an, bei welchen die locale anatomische Läsion der Lunge der gleichen Art zu sein schien, wenn nicht vielleicht gerade das Verhalten nach den Injectionen dazu berechtigt, anzunehmen, dass die Lungenveränderungen doch von jenen einfachen Fällen verschieden waren.

Zunächst habe ich es beobachtet, dass die ersten Einspritzungen keine erhebliche oder wirklich keine Reaction hervorbrachten, dass auch local an der erkrankten Lungenstelle nichts passirte. Aber die 3. oder 4. Einspritzung löste Zustände aus, wie sie sonst nach der 1. Injection zu Stande kommen. Ja, bei den nachfolgenden Einspritzungen steigern sich oft noch die Reactionserscheinungen mit der Steigerung der Dosis des Mittels. Nach diesem Typus accrescens folgt dann wohl derselbe Typus decrescens, wie ich ihn vorher als einfachstes, wenn ich so sagen darf, normales Vorkommen beschrieb. Noch merkwürdiger ist eine Beobachtung, bei welcher in ausgesprochener Weise der Typus accrescens sich entwickelte, obwohl die Dosis der Injection die gleiche, und zwar gleich geringe (1 mg) blieb. Es war fast so, als wenn eine Accumulation des Mittels stattgefunden hätte. Nachdem einmal diese deutliche Reaction erzwungen war, folgte nunmehr der Typus dem einfachen normalen Gang, es trat in diesem Falle Heilung nach 6 Wochen ein, indem mit ansteigender Dosis die Reactionen allmählich geringer wurden.

Ähnliche Erscheinungen im Gange der Reactionen werde ich wieder bei späterer Gelegenheit erwähnen.

Einige Besonderheiten zeigten die nachfolgenden Fälle, welche der Ausbreitung der erkrankten Spitzenstellen nach zu dieser ersten Kategorie gehören.

Ein junger Mensch von kräftiger Gestalt und blühendem Aussehen hatte in der linken Lungenspitze etwas verlängertes Exspirium und leises Giemen. Im sehr spärlichen Sputum wurden einzelne Tuberkelbacillen, diese aber sicher, nachgewiesen. Der Kranke war fieberfrei. Nach der ersten Einspritzung von 1 mg traten Allgemeinerscheinungen der Reaction ein, die Temperatur stieg auf 38,3, das Sputum wurde reichlicher, der Husten intensiver. Alle diese Erscheinungen verloren sich bis zum nächsten Tage. Am 3. Tage wird wieder injicirt, ohne Reaction! Von nun an erfolgt überhaupt keine Reaction mehr, trotz schneller Steigerung der Dosis bis 0,01. Am 8. Tage ist jede abnorme Erscheinung in der Lungenspitze absolut verschwunden; trat auch bis jetzt nichts mehr auf.

Eine andere Kranke, welche wiederholt kleine, aber dauernde Lungenblutungen gehabt hatte, welche in letzter Zeit fast regelmässig zur Zeit der Menses aufgetreten waren, wurde schon längere Zeit mit dem Verdacht auf Tuberkulose behandelt. Tuberkelbacillen sind nicht mit Sicherheit nachgewiesen. Die Kranke reagirte absolut nicht auf die Injectionen, sie fühlte sich danach sogar besonders wohl. Die geringen Erscheinungen von Knistern in der rechten Lungenspitze, die namentlich zur Zeit der Blutungen deutlich gehört wurden, sind verschwunden. Vermuthlich hat es sich nicht um Tuberkulose gehandelt.

Dies wäre ein eclatanter Fall, in welchem trotz der wiederholten Lungenblutungen und allerdings zweifelhaften Localerscheinungen der Lungenspitze nach dem Ausbleiben der Reaction auf Koch's Mittel die Diagnose Tuberkulose nicht aufrecht erhalten werden kann, vorausgesetzt, dass das Ausbleiben der Reaction nicht auch bei bestehender Tuberkulose vorkommt.

Bei einem jungen Lehrer, der schon seit Jahren wegen Anämie und allgemeiner Klagen von mir behandelt wurde, hatte sich seit einem Vierteljahr eine ganz minimale Affection der rechten Lungenspitze entwickelt, zugleich mit hartnäckigem Schnupfen und stetigem Druck in der Gegend der Stirnhöhle. Dieser Kranke, in dessen Auswurf Tuberkelbacillen nachgewiesen sind, reagierte bis jetzt auf Einspritzungen bis zu einer Dosis von 0,015 nur zweimal mit einer Fieberbewegung von 38,0 bis 38,4, und zwar trat diese Temperatursteigerung ein bei einer Gabe von 0,01 und bei der von 0,015, nach allen anderen dazwischen liegenden Dosen ist niemals Temperatursteigerung eingetreten; wol aber andere Zeichen der Reaction, Frost, Hitze, Kopfschmerz, Atembeschwerden, Stiche in der Brust zeigten sich nach den Injectionen.

Nachdem die letzte Injection von 0,01 ohne Reaction geblieben, wurde Patient auf seinen Wunsch entlassen. Der Auswurf war verschwunden, die objectiven Zeichen des Spitzenkatarrhs nicht mehr aufzufinden. Also scheinbare Heilung. Aber vierzehn Tage nach seiner Entlassung stellte sich mir der Kranke wieder vor: In der rechten Lungenspitze war wieder Rasseln zu hören, der gelblicheitrige Auswurf enthielt wieder Bacillen, so dass eine neue Kur wieder begonnen wurde.

Eine merkwürdige Reactionserscheinung begegnete mir bei einem blassen jungen Manne, bei welchem eine sehr geringe Affection der rechten Lungenspitze zur Anwendung der Injectionen Veranlassung gab. Auch er reagierte nur mit sehr geringen Temperatursteigerungen. Aber nach der zweiten Injection (2 mg) traten heftige dauernde Kopfschmerzen auf. Dieselben sind allmählich geringer geworden, und ganz auffallend ist die Thatsache, dass dieselben, die sich früher bei jeder neuen Injection vermehrten, jetzt nach den Einspritzungen geringer werden, um später wieder stärker hervorzutreten.

Bei den sämtlichen Fällen dieser ersten Kategorie habe ich keinerlei schwerere Zufälle erlebt. Collaps ist mir nie zu Gesicht gekommen. Von den 10 Fällen, die ich in diese Abtheilung rechne, sind 4 geheilt. Nachträglich verschlechtert haben sich von diesen wieder 1. Alle nicht als geheilt bezeichneten Fälle haben mit deutlichen Zeichen der Besserung die Behandlung verlassen, welche bei diesen Fällen durchschnittlich 4 bis 6 Wochen gedauert hat.

Den in der ersten Gruppe zusammengeführten Fällen »beginnender Phthise« können die sogenannten »vorgeschrittenen« Erkrankungen nicht als eine Einheit gegenübergestellt werden. Da der tuberkulöse Erkrankungsprocess der Lungen in sehr verschiedener Weise aus verschiedenen Anfängen sich entwickelt, so kann der Gebrauch der Bezeichnung »vorgeschrittene Fälle« nur einen bedingten Anspruch auf wissenschaftliche Berechtigung machen.

Für die vorliegende Frage nach der Heilwirkung eines Mittels gegen die Tuberkulose muss es von grosser Wichtigkeit sein, zu wissen, in welches Stadium der natürlichen Ausheilung oder der Ausheilung durch andere künstliche Mittel und Methoden der Process schon gebracht worden ist. Auch ergiebt es ohne Zwang die einfache Beobachtung, dass für die Wirkungsart und den Nutzeffect des Koch'schen Mittels die schon vorhandenen Vernarbungen der Lungenverwundung von wesentlicher Bedeutung ist. Demgemäss scheint es mir notwendig, gerade mit Rücksicht auf die Beurteilung des Koch'schen Mittels, die Erkrankungen einzuteilen nach der Dauer ihres Bestehens und nach der Art, in welcher heilende Reactionen in der Lunge schon zur Ausbildung gekommen sind. Die tuberkulöse Phthise der Lungen ist ein Process, welcher eine gewaltige Energie der Proporgation besitzt. Wenn auch in demselben Stillstände vorkommnn, so sind dieselben doch meist nur, ich möchte sagen, makroskopische gewesen; das heisst bei genauerer Analyse und bei mikroskopischer Untersuchung der Lungenläsion ist meistens nicht zu finden, dass ein definitiv heilender Abschluss zu Stande gekommen wäre. Die Vorkommnisse, wo eine tuberkulöse Narbe keinerlei Zeichen des Fortschreitens mehr bot, und aus ihr durch Verimpfung auf Tiere nicht wieder neue Tuberkulose erzeugt werden kann, zum Beweis, dass in der Narbe noch lebensfähige Bacillen existirten, gehören sicher zu den Seltenheiten.

Und doch ist nicht zu übersehen, dass in fast jeder tuberkulösen Lunge Stellen zu finden sind, welche wenigstens für diese kleinste Localität eine recht tüchtige Vernarbung entwickelt zeigen. Selbst bei floriden Phthisen vermisst man nicht solche locale Ausheilungen, während freilich an anderen Stellen und oft an den bei weitem zahlreichsten der Process der Zerstörung rüstig voranschritt.

Die teilweise Vernarbung spielt in der Entwickelung der klinischen Symptome eine bedeutende Rolle.

Mag nun der tuberkulöse Process der Lunge ausgehen von der Bronchialschleimhaut, von der Bronchiolitis, Peribronchitis und die pneumonische Veränderung erst secundär entwickelt werden, oder mag die Pneumonie das erste Stadium der Lungenkrankheit derselben, mag die Lymphbahn oder die Blutbahn den Weg für die Verbreitung der Bacillen in der Lunge abgeben, stets wird das Fortschreiten oder Stillstehen, die schnelle oder langwierige Entwickelung und, was das Wichstigste ist, die Heilung oder Nichtheilung durchaus bestimmt durch das Verhältniss, welches zwischen der Zerfall erregenden Propagation der Tuberkelbacillen einerseits und der bindegewebigen Neubildung, der indurirenden Narbenbildung andererseits zur Geltung kommt.

Will man den Begriff der »vorgeschrittenen« Phthise richtig erkennen, so muss man klar bezeichnen, welches Verhältniss des Zerfalls zur Vernarbung vorliegt. Ein halber, in acutem Zerfall begriffener Oberlappen ist das Resultat einer weniger vorgeschrittenen Erkrankung, als ein ganzer indurirter Lappen; und doch stellt der letztere eine weit weniger gefährliche Läsion dar, als die halb so ausgedehnte erstere Veränderung.

II. Gruppe. Indurationen.

Von dieser Gedankenfolge ausgehend, stelle ich nunmehr die Fälle zusammen, bei welchen Indurationen als vorwiegende Veränderung in den erkrankten Lungenpartien zu erkennen sind.

1. Ein 48 jähriger Beamter hat innerhalb mehrerer Jahre eine tuberkulöse Verdichtung des rechten Oberlappens in grosser Ausdehnung, des linken in der oberen Spitze erfahren. Verschlimmerungen und Stillstände des Leidens wechselten ab. Wiederholte Badekuren und Inhalationskuren in Lippspringe hatten jedesmal wesentliche Besserung des Allgemeinbefindens und der Lungenvorgänge zur Folge gehabt. Patient war vor Beginn der Kur fieberfrei. Der Auswurf verriet, dass er aus einer kleinen Caverne kam, deren Lage durch das umliegende verdichtete Gewebe aber so verdeckt wurde, dass sie nicht mit Sicherheit anzugeben war. In dem Auswurf massenhaft Bacillen, die meist nicht schön ausgebildet, sondern im Zerfall begriffen zu Gesicht kamen. Obgleich kein Fieber bestand, war der Appetit gering, die Stimmung sehr deprimiert, Kräfte und Ausdauer bei der Arbeit gering. Was den Lungenbefund angeht, so führt es zu weit, denselben in extenso anzugeben. Die Zeichen der Verdichtung sehr ausgeprägt, dagegen Rasseln nur zeitweise nachzuweisen. Ein stetes Gefühl der Oppression über beiden oberen Lungenpartien plagte den Kranken.

Wir begannen die Behandlung mit Koch's Mittel am 23. November 1890 mit einer Dosis von 1 mg. Die Einspritzung erfolgte morgens 9 Uhr. Den ganzen Tag über wurde die Reaction vergeblich erwartet. Aber in der Nacht, etwa 16 Stunden nach der Injection, setzte dieselbe mit grosser Heftigkeit der Allgemeinerscheinungen ein. Diese Eigentümlichkeit blieb für alle folgenden Reactionen bestehen. Der Kranke zeigte stets ausgeprägt »Spätreaction«. Am 20. December waren wir schon bei einer Dosis von 15 mg angekommen. In einem ganz echten Typus decrescens war jede Reaction geringer als die vorhergegangene, obgleich die Dosis schnell gesteigert wurde. Zwar war bei den Reactionen oft die Beklemmung sehr stark, aber nie traten irgend welche beängstigende Symptome auf. Die Injection von 0,015 (15 mg) rief am 20. December keine Temperatursteigerung, nur noch subjective Reactionserscheinungen hervor. In dieser kurzen Zeit hatte sich der Kranke auffallend gebessert, so dass dieses Resultat von vielen mich besuchenden Ärzten als überraschend bestätigt wurde.

Das subjective Befinden des Kranken liess nichts zu wünschen übrig, er war in eine gewisse gehobene Stimmung gekommen. Körpergewicht nahm schnell zu, die Nächte waren gut. Husten fehlt fast ganz. Auswurf sehr spärlich, in demselben aber noch Bacillen nachzuweisen. Was mir besonders interessant war, war die Thatsache, welche ich öfter demonstrieren konnte, dass der Lungenschall über früher gedämpften Partien heller (nicht etwa tympanitisch) geworden. Das Atemgeräusch über den gleichen Stellen war weicher und weniger bronchial, sodass unzweifelhaft eine weitere Rückbildung zur Norm selbst in dem scheinbar so fest indurierten Gewebe angenommen werden musste.

Leider nun hat sich dies Resultat nicht ganz so glänzend erhalten. Der Patient musste für einige Tage nach Hause gehen, wo schwere Erkrankungen seiner Kinder und Sorgen sein Gemüth aufs tiefste ergriffen. Als er zurückkam, hatte sich der Auswurf wesentlich vermehrt, so dass es mir schien, als wenn eine frische Entzündung des rechten Oberlappens eingetreten wäre. Patient reagierte nun auf 15 mg wieder ziemlich stark. Er ist nunmehr nach Coblenz ins Hospital gegangen, um dort die Behandlung fortsetzen zu lassen.

2. Zu dieser Kategorie gehört ein junger Mensch, der im Verlauf der letzten 2 Jahre, ohne dass längere acute Zustände aufgetreten sind, hochgradiges Rétrécissement der ganzen rechten Thoraxhälfte erlitt. Ich glaube, dass die Erkrankung bei ihm als Pleuritis begann, dann in das Lungengewebe eindrang. Die rechte Spitze war der einzige Platz, an dem etwas Rasseln gehört wurde. Auswurf war gering, enthielt aber Bacillen. Patient fieberte sehr schwach. Die erste Einspritzung blieb ganz und gar ohne Erfolg, obgleich ich sofort 2 mg injicierte. Die Körpertemperatur ging danach sogar vollkommen zur Norm, der Husten hörte auf und es wurde in den nächsten 4 Tagen überhaupt kein Sputum mehr geliefert. Auch das Rasseln in der rechten Spitze war verschwunden. Am 4. Tage neue Injection von 3 mg. Danach stellte sich schwache Reaction ein (38,4). Nach weiteren 3 Tagen 3. Injection von 5 mg. Nach dieser deutliche Reaction in jeder Beziehung. Nach wiederum 4 Tagen wurde durch 6 mg eine Temperatursteigerung bis auf 40,2 ° erzielt. Von nun an, nachdem also überhaupt zunächst einmal eine ordentliche Reaction forciert war, wurde die spätere Reaction bei steigender Dosis geringer, wie in einem ganz einfachen Fall.

Zur Zeit dieser deutlichen Reactionen vermehrte sich der Auswurf, der aber nie sehr reichlich Bacillen enthielt. Nach 5 wöchentlicher Behandlung wurde der Auswurf viel geringer und nach 6 Wochen wurde nichts mehr entleert. Trotzdem reagiert der Kranke noch immer auf die Einspritzungen. Er ist aber unzweifelhaft gebessert. Körpergewicht hat zugenommen. Aussehen ist besser. Die Temperatur nach den Reactionen normal. Die Behandlung wird fortgesetzt.

3. Eine intensive Induration der rechten Lungenspitze neben einer die obere Hälfte dieser Seite einnehmenden pleuritischen Verdichtung besteht bei einem Patienten, der ausserdem über heftige Schmerzen in der linken Inguinalgegend klagt. Seltener Husten entleert etwas Schleim, der spärliche Bacillen enthält. Temperatur normal, aber der Kräftezustand sehr zurückgegangen. Nach der ersten Injection von 2 mg ist der Husten ganz verschwunden, Sputum wird nicht mehr geliefert, aber Reaction war nicht eingetreten. Temperatur blieb normal. Die 2. Injection von 4 mg brachte eine leichte Reaction und Steigerung bis 38,5 °. Von nun an reagiert der Kranke jedesmal auf die Einspritzung. Während die Dosis gesteigert wird, bleiben die Reactionen dieselben; sie sind nicht etwa entsprechend grösserer Dosis stärker, nehmen aber auch nicht in der Form des Typus decrescens ab. Während der vierwöchentlichen Behandlung sind die Erscheinungen von Katarrh oder Reizung der indurierten Lungenspitze verschwunden, die Verdichtung dieser Partie ist dieselbe geblieben. In der linken Inguinalgegend sind starke Drüsenschwellungen hervorgetreten, so dass wohl hier die Abstossung eines tuberkulösen Prozesses, wo früher schon die Schmerzhaftigkeit bestand, angenommen werden muss. Besserung des Allgemeinbefindens ist bis jetzt nicht erkennbar geworden.

4. Zu erwähnen ist hier ein hochgradig indurierender tuberkulöser Process bei einem 21jährigen, gracil gebauten jungen Menschen. Die Erkrankung hatte mit exsudativer Pleuritis angefangen; noch ehe diese vollständig resorbiert war, wurde bei Influenza, durch heftige Pneumonie des Ober- und Unterlappens die gleiche (rechte) Seite ergriffen. Die beiderlei Processe führten zu starken Retractionen, in welchen sich Tuberkulose entwickelte, die wohl von der ersten Pleuritis her in die Lunge eindrang. Im ganzen Krankheitsverlauf spielt niemals ein deutlicher Zerfall eine Rolle. Die cirrhöse Veränderung beherrschte stets das Bild. So war es auch bei der Aufnahme. Auswurf war nicht gerade reichlich, enthielt viele Bacillen. Die Empfindlichkeit der Lunge war so gross, dass die Perkussion schon häufige Hustenstösse auslöste. Gefühl der Beengung machte sich bei tiefen Atemzügen

geltend. Fieber erreichte Abends 38°, viele Tage waren fieberfrei. Dabei war der Kräftezustand zurückgegangen. Wir begannen die Kur am 23. 11. Die erste Einspritzung von 1 mg, die zweite von 2 mg, die dritte von 3 mg blieben ohne Reaction; nur bei der dritten zeigten sich subjective Störungen. Dagegen rief die 4. Injection von 5 mg Reaction hervor. 7 mg, 8 mg wurden injiciert bei verminderter Reaction. Dabei hob sich das Allgemeinbefinden deutlich, der Auswurf wurde sehr gering, so dass wir rein Typus decrescens vor uns hatten und demgemäss uns der Hoffnung hingaben, dass vollständige Ausheilung sogleich zu constatieren sein würde. Da rief Injection von 10 mg stärkere Reaction hervor; es begann damit gewissermassen eine 2. Serie in der Behandlung. Innerhalb dieser nahmen ebenfalls die Reactionen wieder ab bei steigender Dosis bis zur Höhe von 20 mg. Diese Menge brachte wiederum deutliche starke Reaction zu Wege, welche auch jetzt noch bei Injection von 25 mg zur Beobachtung kommt. Dabei hat sich der Auswurf in der letzten Zeit, dem 3. Abschnitt in der Behandlung, wieder vermehrt und enthält viele Bacillen. In diesem 3. Abschnitt (Dosen über 20 mg) ist nun auch in der Zeit nach der Reaction die Temperatur nicht mehr dauernd zur Norm zurückgekehrt. Sie geht vielmehr mit starken Intermissionen zwischen 36,5 und 38,9. Trotzdem hat der Kranke an Gewicht etwas zugenommen. Die Reactionen nach der Einspritzung machen in letzter Zeit unangenehmere subjective Erscheinungen.

Auch in diesem Falle tritt leicht zu erkennen die Eigentümlichkeit hervor, dass die erste Reaction geradezu erzwungen werden muss. Ich möchte mir vorstellen, dass die tuberkulösen Stellen, welche so beschaffen sind, dass sie auf das Mittel reagieren, nicht direct zu erreichen sind. Das narbige Gewebe schliesst sie so ab, dass erst grössere Dosen, und zwar erst nach mehreren Einspritzungen, den Weg dorthin finden.

Die einmal so attaquierte Stelle heilt nun in kurzer Zeit. Da wühlen die grösseren Dosen eine neue Stelle auf, auch diese heilt bei weiterer Injection, und dann kommt die dritte Linie in Angriff. Deren Behandlung beschäftigt uns zur Zeit.

5. Ganz analog diesem Fall verhält sich ein anderer: Eine Induration mit Caverne im linken Oberlappen, nach unseren bisherigen Begriffen eine fast geheilte indurierende Phthise. Patient ist ein zäher, widerstandsfähiger Mensch, der in den letzten Jahren schon vielerlei für die Heilung seiner Tuberkulose gethan hat. Er ist bei Beginn der Kur fieberfrei. Die ersten Injectionen gehen so spurlos an ihm vorüber, dass ich schon daran dachte, es könne sich um eine nichttuberkulöse Cirrhose handeln. Aber grössere Dosen bringen Reaction hervor; sowohl allgemeine, als auch locale. Der Auswurf wird sehr vermehrt, enthält nun auf einmal massenhafte Bacillen, die früher nur in zweifelhaften Exemplaren zu sehen waren. Bei steigender Dosis wird die Reaction geringer, auch der Auswurf vermindert sich sehr, nur selten ist noch ein Bacillus zu finden. Nach der Einspritzung von 18 mg erfolgt nur eine kleine Reaction und danach wird die Temperatur normal. Zur Sicherung des Resultats wurden 20 mg eingespritzt und nun beginnt eine heftige Reaction, welche der Anfang einer starken Verschlimmerung ist. Die ganze Temperaturcurve schiebt sich über 38° hinauf.

Woher kommt diese Verschlechterung? Unzweifelhaft begann eine bis dahin noch versteckte tuberkulöse Stelle in die Wirkungszone des Mittels einzugehen. Dem Sputum nach zu urteilen, ist diese Stelle wahrscheinlich in der Lunge zu suchen, obwohl die physikalische

Untersuchung keinen sicheren Anhalt für dieselbe an die Hand giebt. Bei den früheren Reactionen hat sich um die untere Grenze der alten indurierten Lungenveränderung eine neue Zone gebildet, in welcher geringe Dämpfung mit Knistern und kleinblasigem Rasseln auftrat; ich habe schon bei diesen ersten Vorkommnissen dieselbe als pneumonische gedeutet; eine andere Auslegung ist auch nicht möglich. Innerhalb dieser Gegend ist jetzt nichts Neues zu bemerken, so dass die Stelle, welche momentan sich abstösst, im Centrum des Lappens gelegen sein muss. Nicht unmöglich ist es, dass eine Reizung in der Nasenhöhle, die sich jetzt eingestellt hat, auf dort in Angriff genommene tuberkulöse Affection zurückzuführen ist. Auch die beiden Vorgänge können zusammen die Ursache für die nun andauernde Fieberbewegung abgeben. Hoffentlich gelingt es auch noch, über diese Schwierigkeit wegzukommen.

Unter diesen alten Erkrankungen mit Zeichen weitgehender Vernarbung stellten sich 2 zur Beobachtung, bei welchen es zu grossen, aber durchaus glattwandig begrenzten Cavernen gekommen war.

6. Der eine Patient trug eine solche Caverne, die den ganzen linken Oberlappen ausfüllte und schulmässig eclatante physikalische Symptome aufwies.

Die Reactionen, nach den ersten Einspritzungen kaum angedeutet, wurden bei späteren deutlicher, aber schon nach der 4. Injection (3 mg) erreichte die Temperaturcurve 38° nur noch ausnahmsweise. Nachdem wiederholt 5 mg keine Reaction mehr hervorgebracht, ging Patient nach Hause. Das subjective Befinden war sehr gut. Sputum wurde weder vor noch nach der Kur geliefert.

Nicht so glücklich gestaltete sich der zweite diesem analoge Fall.

7. Eine Frau von 28 Jahren hatte eine durchaus glatt vernarbte Caverne des linken Oberlappens, in deren Umgebung aber an einigen Stellen knisternde Geräusche zu vernehmen waren. Auswurf war nicht reichlich, enthielt Bacillen. Die zarte Frau geriet nach den Injectionen in beträchtliche Schwächezustände. Nach der 4. Injection (2 mg) entstand unter Callaps ein vollkommener Pneumothorax der linken Seite. Der an dieses schlimme Ereigniss anschliessende elende Zustand verbot zunächst die Operation, eine indicatio vitalis für dieselbe lag nicht vor. Vom 5. Tage nach der Perforation an entwickelte sich ein Exsudat auf der kranken Seite, von unten allmählich aufsteigend. Wir behandelten mit Eis, Opiaten und absoluter Ruhe. Die anfänglich hohe Temperatur fiel nach 14 Tagen herab. Das Exsudat wurde resorbirt und der Pneumotorax verschwand ebenfalls durch Resorption der Luft. Nunmehr ist schon wieder eine beträchtliche Hebung der Kräfte erzielt. Von weiteren Einspritzungen wurde Abstand genommen.

Die übrigen Fälle dieser Kategorie bieten nichts wesentlich anderes, als ich es in den angeführten Beispielen beschrieb.

Im Ganzen behandelte ich 17 Fälle, die zu dieser Gruppe zu rechnen sind. Geheilt ist von diesen keiner. Gebessert sind 5 Fälle, und zwar erstreckt sich diese Besserung nicht nur auf das subjective Befinden, sondern auf objectiv nachweisbare Zustände. Ungebessert sind 12.

Schlechter geworden ist der eine Fall, bei welchem sich die Perforation ereignete, Fortschritt der Lungenveränderung zum Zerfall,

bei anderen Fällen, bei welchen das Allgemeinbefinden gut blieb
oder sich sogar gebessert hat, kann ich nicht ohne weiteres als Verschlechterung anerkennen.

III. Gruppe. Fortschreitende chronische Phthise mit Zerfall des Lungengewebes.

In der III. Gruppe fasse ich Erkrankungsfälle zusammen, bei
welchen es sich um grössere Zerstörungen in den Lungen handelt,
ohne dass zur Zeit ein Stillstand in den localen oder allgemeinen Erscheinungen nachweisbar ist. Der Zerfall des erkrankten Lungengewebes überwiegt über die Induration. Gewöhnlich sind im Verlauf
der Krankheit wenigstens zeitweilig Besserungen oder stationäre Zustände
vorhanden gewesen. So gross auch die Verschiedenheiten sind,
welche für solche Fälle in der Art der Erkrankung oder in der
Individualität begründet liegen, so bleibt doch die Möglichkeit der
Vereinigung zu einer Kategorie.

Diese Fälle sind die bei weitem zahlreichsten, welche unter der
Bezeichnung Phthisis pulmonum in den Krankenhäusern behandelt
werden. Sie sind unbedingt und ganz besonders als »vorgeschrittene«
zu betrachten. Trotzdem habe ich mich dazu drängen lassen, auch
solche Fälle mit Koch's Mittel unter Beobachtung grösster Vorsicht
zu behandeln.

Von diesen Fällen sind zunächst einige zu erwähnen, bei welchen
die Erkrankung noch nicht allzuweit vorgeschritten war, und zwar
will ich solche erwähnen, um zu zeigen, dass auch dabei die specifische
Einwirkung des Koch'schen Mittels Verbesserung inducieren kann.

1. Ein junger Mann von 26 Jahren, der 2 Geschwister an Phthise verloren hat, erkrankte, nachdem er früher stets gesund gewesen, August 89 mit
einem sehr bedeutenden Blutsturz. Danach blieb Husten bestehen, October
desselben Jahres wiederholte sich die Blutung. Patient wird in Nizza, in
Oran in Afrika behandelt, kehrt etwas gebessert nach Basel zurück und
erhält dort Lungeninjectionen von Perubalsam und Anilinöl. Von da kam
er hierher und wurde hier mit innerlicher Verabreichung von Guajacöl,
Carbolsäure etc. behandelt. In dieser mehrere Jahre ausfüllenden Zeit war
es zu einer Infiltration des linken Oberlappens bis fast zu dessen Basis gekommen, und zu einer narbigen Einziehung der rechten Spitze. Fieber bestand hier kurz vor Beginn der Injectionskur nur noch ab und zu und nie
ging die Temperatur über 38°. 21. November begann die Kur. Patient
reagiert ganz typisch. Erst bei 5 mg (5. Einspritzung) steigt die Temperatur
auf 40°. Die Reactionserscheinungen sind schwer, aber nicht bedenklich.
Bei späteren Einspritzungen trotz grösserer Dosen geht das Maximum der
Reactionstemperatur herunter, auch das Mittel der Temperatur in den Zeiten
nach der Reaction stellt sich allmählich tiefer. Nach Ablauf der ersten
4 Wochen der Kur zeigt der Kranke in jeder Beziehung Besserung. Das
Allgemeinbefinden ist jetzt nicht mehr ganz so gut, weil eine gewisse
Schwäche sich seit etwa 14 Tagen geltend macht. Die Lungenerscheinungen
sind dabei wesentlich verändert; zum Teil im Sinne einer Heilung, indem
sich an Stelle der Induration der linken Spitze ein Hohlraum gebildet hat,
in welchem jetzt kein Rasseln mehr zu hören ist; in einer anderen Beziehung
ist eine Verschlimmerung des Lungenbefundes zu verzeichnen, insofern die

Zone des Zerfalls sich rechts oben weiter ausgebreitet hat. Vermutlich haben an diesen Punkten auch schon tuberkulöse Herde gelegen, welche durch das Mittel in Zerfall gerieten und dadurch der Erkennung durch physikalische Zeichen näher gebracht wurden. Gebessert sind auch die Localerscheinungen der linken Lungenspitze. Da in der letzten Zeit öfter Brechneigung auftrat, die auch mehrere Tage nach der Injection noch bestand, müssen wir nun für eine Zeit die Kur unterbrechen.

2. Deutlicher noch tritt die Besserung zu Tage bei einem jungen Menschen, welcher einen frischen Zerfall in der rechten Lungenspitze trug, der sich schneller in einem Zuge entwickelt hatte.

Derselbe lag schon September und October auf der Abteilung; Stillstand des Lungenprozesses war nicht zu constatieren. Dagegen trat sogar Peritonitis auf mit sehr deutlichem Exsudat und überhaupt hochgradigen Erscheinungen. Mit Eisbehandlung und Opium waren diese zur Zeit des Kurbeginns schon etwas zurückgegangen, aber bestanden doch in nachweisbarer Weise. Dieser Kranke reagierte sehr heftig auf die Einspritzungen. Nach 6 mg (7. Einspritzung) ging die Temperatur sogar auf 41,2 ° in die Höhe. Aber ich kann nicht sagen, dass etwa dementsprechend das Allgemeinbefinden schlecht gewesen, oder nach der Reaction geworden wäre. Der Hustenreiz war ausserordentlich stark, es wurde massenhaft Schleim entleert, als wenn eine beträchtliche bronchitische Reizung erregt wäre. Die Peritonitis mit allen ihren subjectiven und objectiven Erscheinungen ging schon in den ersten 8 Tagen vollkommen zurück, so dass garnichts davon übrig blieb.

An der Lunge passierte nach der 2. Injection eine Veränderung, welche mir zuerst Sorge machte. Es entwickelte sich nämlich auf der anfangs völlig freien linken Seite an der Basis des Oberlappens auf der Ausdehnung einer vola manus eine Pneumonie. Natürlich fürchtete ich, dass es sich um eine Metastase oder um eine allzugrosse Reizung der Bronchen und dadurch entstandene Bronchopneumonie handelte. Dass an einer so isolierten Stelle einer bis dahin freien Seite eine tuberkulöse, vorher latente Infiltration sässe, war unwahrscheinlich. Dennoch kann es so gewesen sein. Nach mehreren Injectionen zerfiel diese Stelle und bildete einen kleinen Hohlraum, der aber so weiterhin vernarbt ist, dass momentan nur geringe Andeutungen einer Verdichtung noch übrig sind.

Patient ist jetzt, nach fast 8 Wochen auf einer Dosis von 15 mg pro Injection angekommen und reagierte darauf zuletzt nur noch mit einer Fiebererhöhung auf 38,2 °. Das Körpergewicht hat constant zugenommen. Allgemeinbefinden entschieden gebessert. Der Auswurf viel geringer an Masse, fast nur noch schleimiger Beschaffenheit.

Es ist ganz erstaunlich, wie sehr sich die rechte ursprünglich so stark infiltrirte Spitze aufgehellt hat. Man hat es früher nicht für möglich gehalten, dass bei der Lungentuberkulose so hochgradige Dämpfungen aus doch noch resorbierbarem Material hergestellt werden könnte. Wir haben keinen Grund, die Behandlung nunmehr zu unterbrechen, weil die directen Einwirkungen des Mittels nicht bedenklicher Art sind.

Andere Fälle ähnlicher Art sind, wenn auch nicht in so hohem Grade, so doch in zufriedenstellender Weise, gebessert worden. Speciell sind 2 Kranke, bei welchen schon grosse Cavernen bestanden in Bezug auf die Localerscheinungen der Lunge, ebenso wie in Bezug auf die Allgemeinerscheinungen, entschieden gebessert worden.

Eine Kranke hat nunmehr eine erfreuliche Besserung erfahren, nachdem vor 4 Wochen durch die starke, 3 Tage dauernde Blutung eines Darmgeschwürs die Lage eine sehr betrübte geworden war. Die peritoneale Reizung war zu jener Zeit sehr beträchtlich. Aber alles verlief gut; wir haben nach 14 tägiger Pause die Injectionen wieder begonnen und nunmehr reagiert Patientin auf 6 mg nur noch mit 38,3, in der Zwischenzeit ist sie ganz fieberfrei. Sie hat eine grosse Caverne im rechten Oberlappen; der Auswurf ist bei ihr ganz minimal geworden. Kräftezustand wesentlich gehoben. Gewichtszunahme.

In diese Gruppe gehören aber auch ganz schwere Erkrankungen, bei welchen keine Spur von Besserung erzielt werden konnte, und andere, bei denen während der Behandlung schneller Kräfteverfall und schneller Fortschritt der Lungenläsion es verboten, die Kur fortzusetzen.

Bei einem solchen Patienten trat ebenfalls eine Darmblutung auf, jedoch ohne peritonitische Erscheinungen. Dieselbe kam wieder zum Stehen, allein der Kräftezustand des Kranken hat dabei sehr gelitten.

Eine Patientin mit ausgedehnter Phthise litt zugleich an einer tuberkulösen Anusfistel. Die Kranke zeigt bis jetzt trotz grösserer Dosen keine Temperaturerhöhung als Reaction. Vorteil für den Lungenprocess ist bis jetzt nicht zu constatieren. Ebenso zeigte die Fistel keine Neigung zur Heilung oder überhaupt zur Veränderung, so dass dieselbe in diesen Tagen gespalten wurde.

Diese fieberlose Reaction haben wir mehrfach bei sehr vorgeschrittenen Erkrankungen gefunden, bei welchen auch zugleich ein sehr torpides Verhalten des Lungenprocesses oder ganz enorme Eiterentleerungen in Auswurf bestanden.

37 Fälle dieser Kategorie wurden behandelt. Davon sind 7 zum Teil sehr beträchtlich gebessert, die übrigen 30 ungebessert. Schnell schlechter geworden sind von diesen 3.

IV. Gruppe. Phthisis florida.

In einer vierten Gruppe fasse ich Fälle von florider Phthise zusammen. Von allen Erkrankungen haben mir diese die ungünstigsten Resultate ergeben. Freilich war es ja auch aus den Veröffentlichungen Koch's zu entnehmen, dass hier von dem Mittel ebensowenig wie von anderen Versuchen Heilung zu erhoffen war; indessen konnte ich in einigen Fällen die Behandlung nicht abweisen. Ich hatte auch die Möglichkeit vorausgesetzt, dass doch vielleicht einer oder der andere dieser Fälle bei grosser Vorsicht zum Stillstand gebracht werden könnte.

Ein Kranker starb an allgemeiner Entkräftung in vollständiger Adynamie, nachdem die letzte der 3 gemachten Injectionen 3 Wochen vor dem Tode stattgefunden hatte. 14 Tage ante mortem stellte sich ein ganz acuter Zerfall des rapide infiltrierten linken Unterlappens ein;

bis zu diesem Termin war die linke Seite frei geblieben, während rechts schon eine Durchsetzung der sämtlichen Lappen stattgefunden hatte.

Bei einer Frau, welche einen schnellen Zerfall des linken Oberlappens seit diesem Sommer acquiriert hatte, brachten die ersten 6 Einspritzungen wirklich Besserung in den Lungenerscheinungen und für das Fieber zu Wege. Dann aber begann unter der Ausbildung einer Febris continua eine pneumonische Infiltration des rechten Unterlappens, die zu hochgradiger Entkräftung führt. Indessen scheint mir dieser Prozess in letzter Zeit doch noch einmal zum Stillstand zu kommen. Seit dem Beginn der Continua habe ich die Einspritzungen aufgegeben. Die gleichzeitig bestehende Larynxaffection hatte sich gebessert. Da aber die Temperatur öfter schon des Morgens über 40° steht und sowohl Antipyrin wie Phenacetin kaum im Stande sind, die Temperatur zu erniedrigen, so schien es mir nicht möglich, dass eine durch das Mittel hinzuaddirte Erhöhung der Körpertemperatur ohne Schaden ertragen würde.

In einem ähnlichen Zustande acuten Zerfalls waren beiderseitige Lungen eines Mannes, der die Behandlung mit Koch's Mittel stürmisch erbat. In vorsichtigster Weise habe ich mit halben Milligrammen Injectionen gemacht, nach einiger Zeit aber eine derartige allgemeine Schwäche eintreten sehen, dass der Versuch der Behandlung wieder aufgegeben wurde.

Die nachfolgende Beobachtung führe ich an, weil es sich dabei um einen scheinbar floriden Process handelt, der eine gewisse Besserung erfuhr, nachträglich aber durch Hämoptoë wieder verschlimmert wurde.

Frl. L., 17 Jahre alt, graciles, etwas anämisches Mädchen. Infiltration der rechten Spitze mit Zerfall; oberhalb der Clavicula klingendes Rasseln, unter der Clavicula Dämpfung und mittelblasiges Rasseln bis zum unteren Rand der 2. Rippe; viel Hustenreiz, jedoch wenig eitriger Auswurf mit Bacillen. Am 9. 12. wurde mit der Injection von 1 mg begonnen und bis zum 23. 12. mit eintägigen Pausen bis zu 1 cg gestiegen. Nach 6tägigem Aussetzen wurde vom 29. 12. 90 bis zum 10. 1. 91 wieder von 0,006 zu 0,01 cg vorgeschritten, im Ganzen 15 Injectionen. Die Reaction war im Allgemeinen sehr schwach; Temperaturerhöhung war blos einmal, am 1. 1., und zwar am 2. Tage nach der Einspritzung eingetreten, dagegen hatte sich, vom 16. 12. an, rechts vorn oben Knistern und Dämpfung bis zum oberen Rand der 4. Rippe eingestellt, das erst in den letzten Tagen sich in mittelblasiges Rasseln auflöste. Das Allgemeinbefinden hat sich, einige kurze Anfälle von Übelsein und Kopfschmerz abgerechnet, gebessert. Die Kranke fühlt sich wohl und ist lebhaft. Vor Allem jedoch ist der Auswurf, trotz dem unveränderten Bestehen der auscultatorischen Erscheinungen, vollkommen geschwunden. Die Patientin klagte einzig über starkes Ausfallen der Haare.

21. 1. 91. Gestern Abend nach plötzlichem Hustenreiz leichte Hämoptoë: es war ungefähr ein Liqueurglas hellrotes Blut in verschiedenen Zwischenzeiten entleert worden.

In vielen Fällen lässt sich, wie auch hier, sehen, dass in der Umgebung derjenigen Lungenpartie, deren Veränderungen deutlich nachweisbar waren, Erscheinungen reactiver Entzündung auftreten. Aus unseren Sectionsbeobachtungen ist uns aber bekannt, dass die tuberkulösen Processe gewöhnlich weiter verbreitet sind, als wir sie intra vitam nachwiesen, sei es, dass in disseminirten Herden oder in grösseren Complexen beginnende tuberkulöse Veränderungen ausser der primären Zone existieren. Auch pflegen die Tuberkelbacillen in der Umgebung der Verdichtungen oft schon nachweisbar zu sein. Es liegt deshalb nahe, anzunehmen, dass die pneumonischen Symptome an vorher scheinbar intacten Stellen so zu deuten sind, als wenn sie der specifischen Einwirkung auf bis dahin latente Stellen entsprechen.

Im Anschluss an diese Gruppe will ich einen Fall kurz besprechen, der leicht zu Ungunsten des Koch'schen Mittels gedeutet werden könnte.

Es handelt sich um einen Mann, der eine hochgradige Anthracose der Lunge hatte, in welcher sich ein rapider Zerfall entwickelte. Bei der Aufnahme betraf dieser Zerfall den rechten Oberlappen. Das tintenschwarz gefärbte massenhafte Sputum enthielt spärliche Tuberkelbacillen, trotz der deutlichen Mortification des Lungengewebes war das Fieber unbeträchtlich. Wir machten Injectionen, sahen dabei nur sehr geringe Temperaturerhöhungen, aber andere Zeichen der Reaction. In einer Zeit von 3 Wochen nahmen die Zeichen des Zerfalls trotz der Einspritzungen rapide zu, die Kräfte verminderten sich schnell und in Adynamie trat der Tod ein. Die Section ergab nun, dass es sich um einen Zerfall in der anthracotischen Lunge handelte, der anscheinend gar nicht im directen Zusammenhang mit der Tuberkulose stand. Diese war von so geringer Ausdehnung, dass sie die Abstossung des Gewebes scheinbar nicht bedingt haben konnte. In einem Unterlappen waren einige wenige frische Tuberkeleruptionen. Deren Entwickelung kann wohl nicht direct mit den Einspritzungen in Beziehung gebracht werden, weil in den letzten 14 Tagen keine Einspritzungen mehr gemacht worden waren. Es bleibt immerhin fraglich, ob die ausgedehnte Abstossung des Lungengewebes und der geringe Bestand tuberkulöser Veränderungen nicht so aufzufassen ist, dass durch die Einspritzungen das vorher tuberkulöse Gewebe fast vollkommen entleert worden sei. Ich halte dies für möglich, weil doch im Sputum Bacillen waren, und weil die frischen Cavernen mit einem derartig zerfliesslichen Inhalt gefüllt waren, ohne Zersetzungserscheinungen, wie ich es sonst noch nicht gesehen habe. Frischere pneumonische Veränderungen habe ich bei der Section nicht wahrgenommen.

Zwei Fälle von Lupus stellten sich zur Behandlung:

Ein 17jähriges kräftiges, gesundes Mädchen ohne erbliche Belastung, leidet seit 11 Jahren an einem Lupus der rechten Submaxillargegend. Sie ist verschiedentlich, zuletzt vor 4 Jahren, durch Auskratzen und Brennen behandelt worden.

Status praesens: Hühnereigrosse, etwas faltige Narbe in der rechten Submaxillargegend, am Aussenrand derselben, ringsherum 1 cm breiter Rand frischer roter Lupusknötchen.

23. 11. 1890 Injection von 0,005: Der Lupus reagiert typisch; kein Fieber, dagegen Uebelkeit und Kopfweh.

24. 11. 0,006: Starke Schwellung und Rötung des Lupus, Temperaturmaximum 38,5° C., Appetitlosigkeit.

25. 11. 0,01: Die lupösen Stellen beginnen sich von der Mitte aus, wo früher Narbenbildung bestand, mit graugelblichen Borken zu bedecken. Temperaturmaximum 38,5, Kopfschmerz, Übelkeit, starke Brustschmerzen und Atemnot, Puls 108.

28. 11. 0,012: Örtliche Reaction geht zurück unter vermehrter Borkenbildung; starker Schüttelfrost, Atemnot, Schmerzen in der Brust, Hustenreiz, ohne objectiv nachweisbare Ursache, Übelsein.

2. 12. 0,015: Die mit Borken bedeckten lupösen Stellen reagieren kaum sichtbar. Der rote Kranz frischer Lupusknötchen ist geschwunden. Dagegen treten schwere Allgemeinerscheinungen auf: Heftige Brust- und Kopfschmerzen, Kurzatmigkeit, fadenförmiger, schneller Puls 130, Übelsein, Erbrechen. Temperaturmaximum 39,5.

Nach einigen Tagen fiel die Borke ab und es zeigte sich darunter eine glatte rosafarbene Narbe. Die Einspritzungen mussten eingestellt werden, da das Allgemeinbefinden dieselben nicht mehr zuliess.

5. 1. 91. Um die frühere Narbe hat sich wieder ein 1 cm breiter roter Hof gebildet. Es wurde darum eine Injection von 0,005 gemacht, welche wiederum Übelsein, Kopfweh und Brustschmerz veranlasste. Temperaturmaximum 39,0. Die lupösen Stellen reagieren durch leichte Schwellung.

7. 1. 91 0,006. 9. 1. 0,007. 12. 1. 0,009. 14. 1. 0,010. 16. 1. 0,012.

An der kranken Stelle zeigte sich stellenweise leichte Schorfbildung, ohne dass der rote Hof geschwunden war. Das Allgemeinbefinden hatte sich neuerdings verschlechtert; kein Appetit, Müdigkeit, Brustschmerzen, blasse Gesichtsfarbe. Temperaturerhöhungen waren während der letzten Einspritzungen nicht eingetreten, aber die Schwächeerscheinungen waren zur Zeit der Reaction und einige Tage nachher, trotz der nicht hohen Dosis, so beängstigend, dass wir für einige Zeit auf weitere Einspritzungen verzichten müssen.

Ein zweiter Fall von Lupus faciei, der bei einem 22jährigen Mädchen bestand und seit 16 Jahren jährlich einmal operativ behandelt worden war, zeigte schon nach 5 wöchentlicher Behandlung eine beträchtliche Besserung. Die Narben wurden ganz blass, Knötchen kaum noch erkennbar. Dabei vorzügliches Allgemeinbefinden.

Zum Schluss will ich noch einer sehr auffallenden Heilung Erwähnung thun.

Ein Anstreicher, früher kräftig und gesund, erkrankte schon vor Jahren an heftigen Schmerzen in der Gegend des os sacrum, die sich auf rheumatische Schädlichkeiten zu beziehen schienen. Dementsprechend waren schon an vielen Plätzen viele Kuren bei ihm durchgeführt worden. Mir fiel bei der Untersuchung eine kleine Verkrümmung der unteren Wirbelsäule, Atrophie der Muskulatur in der Glutealgegend und des linken Beines auf. Der Vermutung Raum gebend, dass es sich um eine schleichende Spondylitis handeln könne, versuchte ich durch constanten Zug die Wirbelsäule zu strecken. Das verbesserte nichts an der Schmerzhaftigkeit. Als ich in den Besitz des Koch'schen Mittels kam, machten wir auch bei diesem Patienten der Diagnose halber eine Injection und erhielten eine 2 Tage nach der Einspritzung erfolgende sehr starke Reaction. Dabei sei noch bemerkt, dass an keinem anderen Organe eine Andeutung für Tuberkulose vorlag. Nunmehr setzten wir die Einspritzungen fort. Die Reactionen blieben stets Spätreactionen, der Typus ihres Verlaufs war decrescirend. Nach den Injectionen verstärkten sich jedesmal die Kreuzschmerzen in fast unerträglichem Grade. Aber in gleichem Masse, wie die Reactionen geringer wurden, liessen auch die Schmerzen nach. Nach 4 wöchentlicher Behandlung, in welcher 11 Einspritzungen gemacht waren und die Dosis bis 10 mg gekommen war, sind die sämtlichen Beschwerden absolut verschwunden, so dass Patient in glücklichstem Gefühl uns verlassen hat. Druckpunkte sind nicht mehr zu constatieren. Jede Bewegung des Beckens und der unteren Wirbelsäule wird frei und schmerzlos ausgeführt.

Es muss sich also wohl hier um eine tuberkulöse Affection im unteren Teile der Wirbelsäule gehandelt haben, welche durch die Injectionen geheilt ist.

Es ist dies ein Fall, welcher die diagnostische Bedeutung des Mittels für derartige latente Tuberkulose erkennen lässt.

Zwei Fälle von Larynxtuberkulose sind erst seit kurzer Zeit in Behandlung. Diejenigen Kehlkopfaffectionen, welche in einigen sehr vorgeschrittenen Fällen von Lungentuberkulose bestanden, sind ebenso wie das Hauptleiden nicht wesentlich gebessert worden.

Der Vollständigkeit halber will ich anführen, dass ich in einem Falle einer ganz fulminant verlaufenden Meningitis eine Einspritzung von 0,1 mg bei einem Kinde gemacht habe, ohne dass daraufhin irgend etwas im Krankheitsbild verändert wurde.

Wenn ich meine Beobachtungen nach dem Erfolg zusammenstelle, so ergiebt sich folgende Übersicht:

	geheilt	gebessert	ungebessert	gestorben
I. Gruppe (beginnende Phthise) in toto: 10 Fälle	4	6	—	—
II. Gruppe (Indurationen) in toto: 17 Fälle	—	5	12	—
III. Gruppe (fortschreitende chronische Erkrank. mit Zerfall) in toto: 37 Fälle	—	7	30	—
IV. Gruppe (florider Prozess) in toto: 5 Fälle	—	—	3	2
Lupus, in toto: 2 Fälle	—	2	—	—
Spondylitis: 1 Fall	1	—	—	—
Meningitis: 1 Fall	—	—	—	1
Larynxtuberkulose: 2 Fälle	—	2	—	—

vorg. Phthise

Aus dem pathologischen Institut.

Bericht des Directors, Professor Dr. Koester.

(Vom 30. December 1890.)

Im Folgenden erstatte ich Bericht über Beobachtungen an Leichen und an operativ entfernten Organen von Individuen, welche mit dem Koch'schen Mittel behandelt waren.

Die Untersuchungen mussten, wie sich aus dem Datum der eingegangenen Objekte ergibt, zu rasch ausgeführt werden, als dass ich die Ergebnisse derselben für bindende erachten könnte.

I. 2 Jahre altes Mädchen, poliklinisch an tuberkulöser Meningitis behandelt, gestorben am 3. December nach einer Injection.

Die Section wurde nicht gestattet, doch gelang es dem Assistenten Herrn Prof. Ribbert am 4. December, das Gehirn der Leiche zu entnehmen.

Befund: Starke Hyperämie des ganzen Gehirns, leichte Abplattung der Gyri; an der Basis um das Chiasma opt. und von hier in die fossae Sylvii sich fortsetzend bis auf die Aussenfläche der Stirnlappen gelbliche, käsige Infiltrate der Pia und in dieser gelbliche und graue Knötchen deutlich erkennbar; 2 stecknadelkopfgrosse, käsige Knötchen in der weissen Substanz des linken Grosshirns.

Bei der mikroskopischen Untersuchung (Prof. Ribbert) fiel nur auf, dass in der weiteren Umgebung der tuberkulösen Herde zahlreiche Gefässe mit Fibrin verlegt waren. (Weigert'sche Fibrinfärbung.)

II. 45jähriger Mann, von Prof. Doutrelepont im Friedrich-Wilhelm-Stift behandelt an vorgeschrittener Tuberkulose der Lungen. Nur einige schwache Einspritzungen, die letzte 5 Tage vor dem am 5. December eingetretenen Tode. In den letzten Tagen Bauchfellentzündung.

Section am 6. December Morgens 9 Uhr.

Befund: Ausgedehnte Phthise mit Indurationen und vielen kleinen Cavernen in den oberen und hinteren Teilen beider Lungen. Kleinere und bis zu nussgrosse, käsige Infiltrationen in den vorderen Partien der Lungen, insbesondere im linken Oberlappen. Die meisten käsigen Herde waren central erweicht, gingen aber an ihrer Peripherie allmählich in das gesunde Lungengewebe über. Demarkirende Erscheinungen sind nicht vorhanden.

Im unteren Ileum einige kleine bis zehnpfennigstückgrosse tuberkulöse Geschwüre mit sehr wenig erhabenem, weichem, blassem Rande und blassem, fast ebenem Grunde. Ein grösseres Geschwür in Sondendicke durchbrochen, die Umgebung der Perforationsöffnung sehr dünn und missfarbig grau. Viel trübes, graugelbes, flüssiges, kotig riechendes Exsudat in der ganzen Bauchhöhle.

Die Umgebung des rechten Hüftgelenkes geschwellt. An der Innen- und Aussenseite je ein etwa apfelgrosser periartikulärer Abscess mit fast glatter Wand und mit gelblich rahmiger puriformer Flüssigkeit gefüllt. Keine Communication mit der Gelenkhöhle. Letztere sehr tief, rauh, aber hart. Der Schenkelkopf trägt nur noch fleckenweise dünne Spuren von Knorpel, im Übrigen gleichfalls rauh, aber hart. Im Knochen keine Herde. Die Synovialkapsel mit dicklichem, graugelbem Brei bedeckt und locker geschwellt.

Die mikroskopische Untersuchung der Darmgeschwüre ergab keine von dem gewöhnlichen Bilde abweichende Verhältnisse.

Auf Grund des Befundes in der Beobachtung I wurde nach Fibrinverstopfung der Gefässe gesucht, jedoch nichts dergleichen gefunden. Beachtenswert ist in diesem Falle immerhin der Zustand der wenigen und kleinen Darmgeschwüre (blasser, nur wenig geschwellter Rand und fast glatter Grund) und gerade deswegen auch die Perforation.

III. 9 Jahre altes Mädchen, in der Klinik für Hautkrankheiten behandelt (s. deren Bericht), gestorben 16. December Abends; Section 17. December Morgens 10 Uhr.

Befund: Die vordere Hälfte der linken Seite des Kopfes rasirt und auf dieser Fläche 6 etwa fünfpfennigstückgrosse Defekte der Haut mit Borken auf den Rändern. Letztere teilweise in Vernarbung begriffen. Aus dreien der Defekte werden lange Streifen von Jodoformgase herausgezogen. Beim Ablösen der Kopfschwarte ergiebt sich, dass die Geschwürsdefekte bis auf und durch den Knochen gehen. Zwei fast runde Öffnungen des Schädels liegen in der Kranznaht, ein unregelmässiger 2 cm hinter derselben in halber Höhe des Scheitelbeins, einer in dem Winkel zwischen Schläfen und Kranznaht, einer hinter und oberhalb des Ohres. 1 cm vor der Fontanellenstelle ein linsengrosser scharfrandiger Defekt mit gelbgrünlicher weicher Masse gefüllt und wieder 2 cm weiter nach vorn ein stecknadelkopfgrosses scharfrandiges Grübchen, aus dem man ein gelbliches, weiches Zäpfchen hervorziehen kann.

Beim Abziehen der Kopfschwarte ergiebt sich, dass die Ränder der Defekte an der Innenseite mit 2 bis 4 mm dicken Granulationen umsäumt sind, welche sich in die entsprechenden Knochendefekte hineinlegen. Beim Herausziehen kommt noch vielfach dickes, zähkäsiges Material aus der Tiefe heraus.

Die Ränder der Öffnungen im Knochen sind auffallend glatt und hart, als wenn sie mit einer Feile behandelt wären, die sowohl von aussen, als von innen rings herum schief eingeführt gewesen wäre.

Beim Abheben des Schädeldaches von der Dura bleibt auf letzterer in einer über handtellergrossen, unregelmässig, landkartenartig gestalteten Fläche, welche unterhalb des linken Stirn- und der vorderen Hälfte des linken Scheitelbeines liegt, eine bis zu 5 mm dicke Schicht fester, zäher, gelber, käsiger Masse sitzen.

An der Grenze ist die Dura etwas verdickt und mit einer schmalen, zarten Schicht gefässreichen jungen Gewebes bedeckt.

Die geschilderte käsige Masse bildet gewissermassen den positiven Ausguss einer entsprechenden Defektbildung der inneren Schichten des Schädels bis etwa auf die tabula externa derselben. Der Grund des Defektes ist aber hyperämisch, sandig rauh, jedoch ganz hart. Die Ränder desselben sind erhaben, scharf, in einem 1 bis 3 mm breiten Saum sehr hart und dicht (vernarbt) und fallen dann in sanfter Neigung ab in der Breite von 1 bis 3 cm bis auf die normale Schädelinnenfläche.

Diese geneigte Böschung ist weniger hart als der Rand und mit einem feinen Netz von feinsten Gefässfurchen durchsetzt. An der entsprechenden Innenfläche ist die Dura mit Flecken sulzig weicher, gefässhaltiger Membranen bedeckt, welche in Form und Ausdehnung den Zwischenfurchen der Gehirnwindungen entsprechen.

Aus den übrigen Partien des Schädels, der Dura, dem Sinus, auch an der Pia der Convexität nichts Abnormes. Keine Sinusthrombose, auch da nicht, wo der Sinus longitudinalis durch den Käse hindurchzieht.

An der Basis des Schädels ziemlich viel, nur wenig getrübte Flüssigkeit. Die Pia der Basis ist nur um das Chiasma und in den Sylvi'schen Spalten mit Flüssigkeit infiltrirt, Knötchen sind jedoch mit dem freien Auge hier nicht zu erkennen.

Die Ausgrabung der Innenfläche des Schädels setzt sich seitlich bis in die mittlere Schädelgrube und vorn bis auf die Mitte der Orbitaldecke fort, jedoch mit nur wenig käsigem Material zwischen Dura und Knochen, aber mit gleicher Membranbildung auf der Innenfläche der Dura.

Im Sattel sind nur Reste von Hypophysis um eine dicke gelbe, breiige Masse herum.

Das Gehirn ist gross und weich, durchweg anämisch ohne Consistenz-differenzen. Die Seitenventrikel enthalten eine grosse Quantität leicht ge-trübter Flüssigkeit, das Ependym ist locker und nicht ganz glatt, aber nirgends sind Knötchen zu erkennen.

Um das linke Ohr herum, über dem Augenbrauenbogen noch mehrere unregelmässige Defekte der Haut mit teilweise vernarbenden Rändern oder mit Granulationssäumen, die sich bis auf rauhen, aber stets harten Knochen erstrecken.

Das vorgetriebene linke Auge, von der Schädelhöhle aus geöffnet, ist in seinem Inhalt und seinen Wandelementen völlig klar und unversehrt.

In den serösen Brust- und Bauchhöhlen keine Flüssigkeit, die Serosa blank. Die Leber jedoch vielfach mit dem Zwergfell verwachsen.

Am Herzen nichts Abnormes. Beide Lungenspitzen sind lose ver-wachsen. Die Lungen und die Pleuren enthalten mit Ausnahme einiger subpleuraler hanfkorngrosser schwarzer Knötchen gar kein Pigment. Die beiden Spitzen sind in der Höhe von 3 bis 4 cm mit einem Geflecht von weiss-grauem derben Gewebe durchsetzt und hier liegen auch einige grau-gelbe miliare Knötchen. Ein gegitterter querer Zug weisser Streifchen grenzt die Spitzentheile scharf von den anderen Theilen der Oberlappen ab; letztere sind luft- und wenig bluthaltig. Am hinteren Umfang des linken Unterlappens eine schmale, ganz periphere Zone graurother Verdichtung und in ihr einzelne graue und gelbe Knötchen. Im rechten Unterlappen vereinzelte graue miliare Knötchen.

Im Übrigen sind beide Lungen gut luft- und bluthaltig. In den Gefässen und Bronchien nichts Abnormes. Die bronchialen Lymphdrüsen enthalten schwarzes Pigment, keine Knötchen. Milz ringsum verwachsen, gross, fest, hyperämisch, Follikel sehr klein, aber zahlreich, miliare Knötchen nicht zu erkennen.

In Nebennieren, Nieren, Magen, Leber, Harnblase, am äusseren Genital-apparat, am After und Mastdarm, am Uterus nichts Besonderes.

Im Darmkanal und zwar abwärts zunehmend zuerst Schwellung einzelner Follikel der Plaques, dann auch sollitärer Follikel, endlich allgemeine blasse Schwellung beider — ähnlich wie bei beginnendem Typhus.

Die Mesenterialdrüsen sind sehr zahlreich, blass und nicht gerade ge-schwellt. In einer Drüse des Ileocoecalstranges eine weiche Verkalkung.

An den zugänglichen Knochen sind Verdickungen oder sonstige Ab-normitäten nicht zu finden.

Epikritische Bemerkungen. Aus vorstehendem Befund sind es drei Dinge, welche Interesse bieten: 1. die destruirenden Processe am Kopfe; 2. die Veränderungen der Lungen; 3. die folliculäre Schwellung im Dünndarm.

In den Rändern der Hautgeschwüre des Kopfes, ob in Ver-narbung begriffen oder noch granulirend, hat die mikroskopische

Untersuchung eine eigentliche Tuberkulose nicht ermitteln können, obgleich das Bild ganz das der multiplen Hauttuberkulose war.

Besonders auffallend ist das Verhalten des Schädels beim Vorwärtsdringen der Ulcerationen durch dessen Decke hindurch. Die Ränder der Perforationsöffnungen weichen in ihrem Verhalten von dem bei der sogenannten Caries wesentlich ab, sie sind nicht zackig, porös, auch die Umgebung der Ränder ist nicht rareficiert, vielmehr sind sie, wenn auch rauh, wie roh gefeilt, so doch sehr hart und abgerundet.

Und ganz gleich verhält sich der Grund der grossen Ausgrabung an der Innenfläche des Schädels. Nicht dass es die tabula externa wäre, welche dem Grunde die Härte verlieh, denn dieser ist trotz Härte rauh und hyperämisch, enthält also sehr viel mehr Gefässräume, als sie der tabula externa auch in ihren inneren Schichten zukäme. Übrigens ist nicht an allen Stellen die tabula externa erreicht und doch verhalten sich diese genau wie die tieferen Stellen.

Noch auffallender sind die steilen hohen Ränder scharf und hart in schmaler Zone sklerosirt. Und diese sind doch unzweifelhaft aus neugebildeten Knochen entstanden.

Derartige Verdichtungen, »Vernarbungen« der Ränder von Knochenulcerationen, sind aber nur bei syphilitischen Ulcerationen und Necrosen bekannt.

Bei der Section habe ich daher mein besonderes Augenmerk auf solche Stellen gerichtet, an welchen syphilitische Erkrankungen oder Residuen solcher vorkommen. Aber nirgends hat sich etwas Verdächtiges finden lassen. Die Verwachsungen der Leber und der Milz mit dem Peritoneum waren nicht mit Veränderungen dieser Organe selbst verbunden, welche auf Syphilis zurückzuführen gewesen wären.

Die interstitiellen Verdichtungen in den Lungen, namentlich die peripheren, sind zwar meinen Erfahrungen nach zumeist syphilitischer, wenn sie rein interstitieller Natur sind; aber die mikroskopische Untersuchung der Lungenverdichtungen hat gerade die Existenz von miliaren Tuberkeln nachgewiesen. Freilich ist damit noch nicht eine Combination von Syphilis und Tuberkulose abzuweisen, aber noch weniger eine Syphilis nachzuweisen. Klinischerseits haben die Nachforschungen nach Syphilis absolut nichts ergeben, weder für congenitale noch für erworbene Syphilis. Mit congenitaler Syphilis stimmen auch die Knochenulcerationen am Schädel nicht überein. Kurz der Verdacht auf Syphilis konnte nicht begründet werden.

Darnach entstand die Frage, ob die eigenthümliche Vernarbung der Ränder der Knochenulcerationen auf die Behandlung mit Koch'scher Flüssigkeit oder auf die Verbreitungsweise zurückzuführen seien.

Die relativ kurze Dauer der Behandlung würde der ersteren Annahme nicht entgegenstehen, einmal weil sie bei jungen Individuen immerhin ausreichend gewesen wäre für Verdichtung einer ausheilenden

Ostitis, und das andere Mal weil meines Wissens noch gar keine Erfahrungen darüber vorliegen, was das Koch'sche Mittel in dieser Beziehung zu leisten im Stande sein kann.

Es besteht aber die zweite Möglichkeit, dass die Sklerosirung unabhängig von der Behandlung vor sich gegangen ist.

Aus der ganzen Art der Ausbreitung der Processe am Schädel geht hervor, dass das entzündliche Zerfallsmaterial nach Durchbruch der Schädeldecke von aussen nach innen sich zwischen Dura und Knochen eingeschoben hat, d. h. dass es nicht ausschliesslich durch Zerfall von Granulationsgewebe, welches an der Innenfläche des Schädels oder auf der gegenüberliegenden Fläche der Dura gesprosst wäre, sich gebildet hat.

Mikroskopisch war das käsige Material nicht wie tuberkulöses Zerfallmaterial geformt, sondern sah aus wie eine Kruppmembran, innerhalb der sich Kerne färben liessen. Es bestand also aus Exsudat. So findet man oft dicke pleuritische oder pericarditische Beläge. Hat sich aber derart fest gerinnendes Material zwischen Dura und Schädel eingeschoben, dann wurden die Gefässverbindungen zwischen Dura und Knochen zerstört, der Käse lag wie ein Fremdkörper zwischen beiden und wirkte wie ein solcher.

Bei dieser Auffassung erhalten der Defect an der Innenfläche des Schädeldaches und die erhabenen Ränder desselben die Bedeutung einer capsula sequestralis, und damit hätte die Sklerosirung von Grund und Rand alles Befremdliche abgestreift. Auch das Fehlen von tuberkulösem Gewebe selbst in den Granulationen, welche sich in die Perforationsöffnungen hineinlegten, und in der Dura wäre vollständig erklärlich.

Nachdem schon erwähnt, dass in den Lungenindurationen Tuberkel gefunden wurden, möge beigefügt werden, dass die follikulären Schwellungen im Dünndarm rein zelliger Natur waren, dass weder Tuberkulose noch in der Umgebung der Follikel Fibrinverstopfung von Gefässen oder dergleichen gefunden wurde.

IV. 70jähriger Mann, gestorben im St. Johannis-Hospital am 18. Dec. Koch'sche Injection wegen tuberkulöser Entzündung des rechten Ellenbogengelenkes und der Hoden.

Section 18. December (Prof. Ribbert).

Befund: Schädel und Gehirn ohne Abnormitäten. Magerer Körper, keine Ödeme.

Herz schlaff und blass, sonst ohne Veränderungen.

Linke Lunge frei. In der Spitze des Oberlappens eine wallnussgrosse ausstrahlende schiefrige Induration mit mehreren, höchstens erbsengrossen trockenen Käseherden. Die Lunge ist im Übrigen schwach bluthaltig, leicht ödematös und überall lufthaltig.

Rechte Lunge in grosser Ausdehnung, flächenförmig fest verwachsen. In der Spitze eine etwa apfelgrosse Verdichtung, aus einzelnen schiefrigen Herden zusammengesetzt. In der Umgebung der einzelnen Knoten spärliche grauweisse Knötchen. Weiter abwärts im Oberlappen einzelne höchstens haselnussgrosse Verdichtungen, aus einem schiefrigen Centrum und einem Saum grauweisser und gelber Knötchen bestehend. Einzelne kleinere solcher

Verdichtungen auch im Unterlappen. Das ganze Organ sonst blutarm, lufthaltig, leicht ödematös.

Milz, Magen und Leber ohne besondere Veränderungen. Im Dünndarm vereinzelte linsengrosse Geschwüre mit aufgeworfenen Rändern und unebenem, mit gelben miliaren Knötchen besetztem Grunde. Die Mesenterialdrüsen theils vergrössert, theils verkäst.

Linke Niere gross, Kapsel leicht löslich. Auf der Oberfläche ziemlich zahlreiche, theils eben erkennbare, theils deutlich hervortretende miliare und stecknadelkopfgrosse, graue und gelbe Knötchen. Ebensolche auch auf der Schnittfläche, in der Rinde und dem Mark.

Rechte Niere in der Hauptsache wie die linke. Nierenbecken beiderseits unverändert, desgleichen Ureteren. Blasenschleimhaut leicht geröthet, aber glatt.

Prostata vergrössert, in ihr mehrere unregelmässige bis erbsengrosse Herde, die theils aus fester, theils aus eitrig käsiger, flüssiger Masse bestehen.

Beide Samenblasen vergrössert, einzelne Stellen der Wand käsig entartet.

Rechter Hoden schlaff, blass, Nebenhoden gross, derb, im Kopf und Schwanz kleine Käseherdchen.

Linker Hoden und Nebenhoden unverändert.

Im rechten Ellenbogengelenk eine zähe, trübe, theilweise deutlich eitrige Schmiere. Der Bandapparat stark injicirt, auf der Innenfläche der dicken weichen Synovialis sind zahlreiche miliare Knötchen erkennbar.

Es liegt hier eine multiple Tuberkulose vor in den Lungen, dem Urogenitalapparat, dem Dünndarm und einem Gelenke.

Die Veränderungen in den Lungen boten das übliche Bild ohne jegliche Erscheinung irgend eines frischen Processes. Auch im Urogenitalapparat, insbesondere im Hoden ist nichts zu finden gewesen, was die tuberkulösen Processe abweichend vom Gewöhnlichen umgestaltet haben sollte.

Die Darmgeschwüre trugen ihre gelben Knötchen auf dem Grunde wie sonst.

Nur die Hyperämie im Ellenbogengelenk macht den Eindruck, als wenn sie jüngst veranlasst sei, und die eitrige Beschaffenheit des Gelenkinhalts spricht für frischere exsudative Entzündung.

Bemerkt muss aber werden, dass in der Synoxialkapsel die Tuberkeln deutlich vorhanden waren, ohne dass an ihnen oder in ihren Umgebungen resolvirende Erscheinungen zu erkennen waren.

Die geringen Erscheinungen, welche nach Injection mit Kochscher Flüssigkeit bei Tuberkulose des Hodens sowohl im Allgemeinen als auch local eintreten, wurden schon in einem am 8. d. M. gehaltenen Vortrag des Collegen Trendelenburg betont. Letzterer hat aus diesem Grunde auch am 19. und 20. d. M. zwei Hoden operativ entfernt und dem pathologischen Institut behufs Untersuchung überwiesen:

V. Tuberkulose des Hodens. In der chirurgischen Klinik von Professor Trendelenburg exstirpirt am 19. December. Zwei Injectionen ohne Reactionserscheinungen.

Befund: Der ganze Nebenhoden vergrössert, derb mit graugelben, meist stecknadelkopfgrossen Knötchen durchsetzt, welche theilweise eine centrale Delle haben. Im Kopf- und Schwanztheile jedoch grössere käsige Knoten verschiedener Grösse und einzelne mit centraler Erweichung. Käsige derbe Knötchen auch im corpus Highmori. Derbe ungleiche Verdickung des Samenstranges.

Die mikroskopische Untersuchung ergab eine sehr starke Wucherung des interstitiellen Bindegewebes im Nebenhoden und corpus Highmori von stark faseriger Natur. Bald diffus, bald fleckenweise ist dieses Bindegewebe aber ausserordentlich stark zellig infiltrirt, und in solches zellig infiltrirte Gewebe ist auch die fibröse Wand der Nebenhoden und Hodenkanälchen umgewandelt, so dass eine Begrenzung dieser Wand nicht existirt. Nur die circuläre Anordnung der Fasern und vielfach eine noch stärkere Anhäufung von kleinen Rundzellen lässt die ursprüngliche Wandbegrenzung erkennen. Nach innen ist die Wucherung oft so stark, dass die Kanälchen obliterirt sind. Diejenigen mit erhaltenem Lumen sind vollgepfropft mit einer käsig entarteten Masse, auf welcher jedoch vielfach noch erhaltene oder in Zerfall begriffene Epithelien aufsitzen.

Nur ganz spärlich existiren in dem interstitiellen Gewebe oder in dem Wandgewebe der Kanälchen deutliche Miliartuberkel mit Riesenzellen, oder kleine Flecken in der Grösse von Tuberkeln, welche nur aus fein-molekularer oder filziger Masse bestehen. Und diese liegen mehr im Schwanz- und Kopftheil des Nebenhodens, weniger in dem Mittelstück, gar nicht im corpus Highmori. Am Übergang des letzteren in den Hoden verliert sich die zellige Infiltration. Im Hoden selbst ist nur das interstitielle Bindegewebe etwas stark faserig, die Kanälchen erhalten, aber ihr Epithel in Zerfall begriffen.

Im Samenstrang durchweg Verstärkung des Bindegewebes mit flecken-weiser zelliger Infiltration, jedoch ohne Tuberkel. An vielen Strecken ist starke Wucherung der Wandung des Samenstranges vorhanden mit radiärer Anordnung und manchmal bis zu vollständiger Obliteration.

Diese Erkrankung des Nebenhodens verlief also mehr unter dem Bilde einer interstitiellen Entzündung mit starker Epitheldesqua-mation als unter demjenigen einer Tuberkulose. Ob die starke zellige Infiltration des interstitiellen Gewebes mit der Behandlungsart in causaler Beziehung steht, lässt sich zur Zeit nicht erweisen. Eine solche Annahme würde jedoch nicht ganz stimmen zu dem Aus-bleiben jeder Reaction nach den Injectionen mit Koch'scher Flüssig-keit, welche auch nur zweimal vor einigen Wochen vorgenommen waren.

VI. Tuberkulose des Hodens. Im St. Johannis-Hospital von Professor Trendelenburg exstirpirt am 20. December von einem 20jährigen Patienten. 3 Wochen hindurch fast täglich Injectionen, steigend bis zu 2 cg. In den letzten 8 Tagen keine Injection. Am 19. December Abends hat Professor Trendelenburg aber noch eine Injection gemacht, um am nächsten Morgen noch in der Reactionsperiode die Entfernung des Hodens vorzunehmen, in der Erwartung, ganz frische Reactionserscheinungen am Hoden finden zu können. Befund direct nach der Exstirpation.

Keine Hyperämie, weder im Hoden, noch im Nebenhoden.

In letzterem typische Tuberkulose fast genau wie im Fall V. Im corpus Highmori ganz frische graue, miliare Knötchen, ohne Verkäsung in grosser Anzahl. Einzelne ganz kleine, eben erkennbare, noch transparente submiliare Knötchen im Hoden selbst.

Die mikroskopische Untersuchung, soweit sie bis jetzt gediehen ist, liess nicht das Geringste erkennen, was von dem gewöhnlichen Befunde einer Hodentuberkulose abwich. Stärkere zellige Infiltration als sie bei analogen, rasch entwickelten Fällen vorkommt, oder eine andere Anordnung derselben konnte ich nicht finden. Im Hoden selbst aber existiren sehr viel mehr allerkleinster frischester Tuberkel mit sehr vielen und grossen Riesenzellen, Reticulum u. s. w., als nach dem makroskopischen Aussehen zu erwarten war. Und bald da, bald dort begegnet man Quer- und Längsschnitten von Hodenkanäl-chen, deren Faserwand aufgelockert, fleckenweise oder sogar ringsum mit Tuberkel-Riesenzellen vollgepfropft ist, oder man sieht als ersten Beginn nur eine oder zwei solcher Zellen kleinster Natur, jedoch mit charakteristischer Kernstellung.

Bei meinen sehr ausgedehnten früheren Untersuchungen über Hodentuberkulose habe ich kaum so absolut klar den Ort und die Art der allerersten Anlage der Miliartuberkel erkennen können, wie gerade in diesem vorliegenden Hoden.

Es geht aber aus dem Befund unzweifelhaft hervor, dass diese allerjüngsten Tuberkel, an denen, wie ich besonders hervorhebe, nicht die geringsten regressiven Veränderungen zu erkennen sind, während der Zeit der Behandlung mit Koch'scher Flüssigkeit, selbst in den letzten Tagen entstanden sind. Dieser Hoden hat sich jeden-falls vollständig ablehnend gegen diese Behandlung verhalten.

VII. Kniegelenk durch Resection entfernt von Prof. Trendelenburg im St Johannis-Hospital am 23. December bei einer 23jährigen Frau.

Injectionen vom 29. December ab mit 1 mg beginnend, ein über den anderen Tag steigend bis 2 mg. Am 9. December Injection von 2 mg, am 10. December von 3 mg in das Gelenk.

Die Synovialmembran von innen fleckig belegt mit einer milchig grauen Masse in sehr dünner Schicht, die sich theilweise in kleinen Fetzen ablösen lässt. Die nicht belegten Stellen sind rauh, als wenn man sie mit steil gestelltem Messer abgeschabt hätte, jedoch nur mässig injicirt. Die Kapsel selbst ist sehr locker, weich, transparent uud nur 1 bis höchsens 3 mm dick, ohne bestimmte Grenze nach aussen. Mit freiem Auge lassen sich schon in derselben graue miliare Knötchen erkennen.

Mikroskopisch besteht der graue Belag zu oberst aus unbestimmbarer Zerfallsmasse mit kleineren und grösseren Fetttröpfchen, dann folgt, jedoch ohne Grenze, eine sehr schmale Zone von zelligem Gewebe in molekularem Zerfall und starker sog. fettiger Degeneration begriffen, dann weiter stark zellig infiltrirtes Gewebe lockerer Art. In diesem liegen sowohl erhaltene, als auch molekular zerfallende miliare Tuberkel und einzelne Riesenzellen. Weiter nach aussen wird das Gewebe streifiger, nur noch fleckig und streifig zellig infiltrirt im Anschluss an die Gefässe, aber hier zahlreiche vereinzelte und Gruppen von miliaren Tuberkeln von gutem Aussehen. Diese liegen noch bis an das kapsuläre Fettgewebe.

Insofern bei tuberkuloser Gelenkentzündung schon im Beginn ein moleculärer oder fettiger Zerfall der Innenschichten der Gelenk-kapsel sich findet und von da an fortdauert, jedoch zumeist nur in moleculärer Masse abfällt, so könnte sich die Frage anschliessen, ob im vorliegenden Gelenke die Ablösung in membranartigen Fetzen auf die Behandlung zurückzuführen ist, eine Frage, auf welche zur Zeit eine Antwort noch nicht gegeben werden kann, obgleich die folgende Beobachtung dieselbe Erscheinung in erhöhtem Masse bot.

Wenn aber auch ein stärkerer Zerfall der innersten Schichten stattgefunden haben sollte, so lässt sich doch an den zahlreichen miliaren Tuberkeln in den tieferen Schichten nicht erkennen, dass letztere irgendwie in Form, Grösse, Bau, Begrenzung u. s. w. eine Veränderung erfahren hätten.

VII. Tuberkulöses Kniegelenk von Professor Trendelenburg in der chirurgischen Klinik resecirt am 29. Dec. an einem 19jährigen Patienten. Injectionen vom 27. Nov. ab mit 1 mg beginnend und bis zum 19. Dec. steigend auf 1 cg. Dann erst wieder Injection am 28. Dec. Abends 10 Uhr von 3 mg direkt in das Gelenk, letztere wieder in der Absicht wie bei Beobachtung VI.

Im Grossen und Ganzen derselbe Befund wie bei dem vorhergehenden Objekt, nur ist die Granulationsschicht der Synovialmembran dicker, jedoch sehr ungleich, an einzelnen Stellen gallertig, grobhöckerig, froschlaichähnlich. Letztere Stellen sind mit einem feinen, milchigen Belag versehen, der wie eine leicht getrübte Arachnoidea die Oberfläche überzieht. Auf den geringer geschwellten Strecken eine ungleich, bis zu 1 mm dicke graue Schicht weicher Masse, die sich jedoch nur an einzelnen Stellen ablösen lässt, an anderen in fester Verbindung mit den Granulationen steht, oder vielmehr nur deren innere Schicht bildet. Dasselbe ist der Fall auf der Auskleidung eines periartikulären sog. Abscesses.

In den transparenten fungösen Granulationen erkennt man fast überall mit freiem Auge graue Knötchen, namentlich aber an der Grenze zwischen der inneren grauweissen Schicht und dem transparenteren Gewebe. Die mikroskopische Untersuchung wurde an frischen oder nur auf kurze Zeit in Müller'scher Flüssigkeit gelegenen Präparaten vorgenommen.

Man kann an Querschnitten der Granulationsmembran bei schwacher Vergrösserung zunächst zwei Schichten unterscheiden, die innere ist von sehr ungleicher Dicke, auf der Oberfläche sich molekular auflösend und zersetzend, nach aussen zu sich mit kurzen oder fingerförmigen Fortsätzen in die äussere Schicht einschiebend. Die letztere ist innen sehr dunkel (zellig) und wird nach aussen heller, fleckig, um sich in dem gewöhnlichen Faser- oder Fettgewebe zu verlieren.

Zwischen beiden Schichten zieht sich aber, alle Biegungen der Fortsätze mitmachend, ein heller Saum durch die ganze Membran, jedoch weder gegen die innere noch gegen die äussere Schicht begrenzt, wenn auch annähernd von gleicher Breite.

Die innere Schicht besteht nicht blos aus molekularer Masse, sondern enthält ausserordentlich viel Kerne*) und Kernreste, jedoch kein faseriges Gewebe. In ihr liegen ferner grössere fettig degenerirte Zellen, sog. Körnchenkugeln aber auch feinkörnig getrübte und wohl erhaltene Riesenzellen. Letztere sind sogar ganz an der Oberfläche zu finden, gerade noch durch molekulare Masse fesgehalten. Man findet sie auch bis in den hellen Saum hinein. Bald da, bald dort existiren Flecke von körnig zerfallenden rothen Blutkörperchen, manchmal in ziemlich grossem Umfange.

An dem Übergang in den hellen Saum werden die Kerne oder Zellen deutlicher, stellen sich senkrecht, oder bei Biegungen radiär, und hier erscheinen auch seine Fäserchen in derselben Richtung und Gefässe, diese jedoch fast nie bluthaltig.

In dem hellen Zwischensaum sind wieder senkrecht oder radiär gestellte Zellen und Kerne von grosser Blässe und nicht dicht gelagert; sofort beim Übergang in die äussere Schicht, in welcher jetzt die Fasern sich nach allen Richtungen winden und lagern, tritt eine dichte zellige Infiltration auf,

---

*) Theilweise gut färbbar (späterer Zusatz).

die nach aussen mehr und mehr nur noch in Flecken existirt und sich dann ganz verliert. In der innersten zelligen Schicht und fast nur in dieser liegen ziemlich reichlich Tuberkel. In ihr auch sehr verbreitet Arteriitis obliterans

Dies der Hauptbefund, soweit er durch eine rasche und mir keineswegs genügende Untersuchung festgestellt werden konnte.

Es ergiebt sich aus ihm, dass eine tuberkeltragende innere Granulationsschicht von wechselnder, aber immerhin sehr starker Breite necrotisirt und, wie schon das makroskopische Bild ergiebt, in Abstossung begriffen ist.

Eigenthümlich ist, dass die Begrenzung durch eine helle Zone mit wenig und sehr blassen Zellen vor sich geht und erst ausserhalb dieser die starke zellige Infiltration auftritt, welche sonst als Erscheinung einer demarkirenden exsudativen Entzündung zu betrachten ist. Die Zell- und Faserrichtung in der hellen Zone macht den Eindruck, als wenn sie durch einen erweichenden Flüssigkeitsstrom mechanisch veranlasst war.

Bei Endocarditis der Herzklappen ist mir eine ähnliche Erscheinung zwischen den necrotisirenden Auflagerungen und dem entzündlichen Grunde des Klappengewebes vorgekommen, und dort drängte sich mir auch dieselbe Auffassung auf.

Ob aber diese Art der Abstossung und die breite Necrotisirung der inneren Granulationsschichten eine Folge der Behandlung sind, darüber wage ich keine Behauptung. Denn dass die inneren Schichten der tuberkulös-fungösen Gelenkgranulationen necrotisiren, ist nichts Neues, sondern eine constante Erscheinung bei Gelenktuberkulose, und dass das Abgestorbene sich ablöst, noch weniger. Es könnte sich also wohl nur um die Art, die Ausgiebigkeit und die Zeit der Demarkation handeln.

Ich habe aber noch mehr Veranlassung, mit einem Urtheil zurückzuhalten, weil das betreffende Gelenk ebenso wie das der vorhergehenden Beobachtung vor der Behandlung mit Koch'scher Flüssigkeit mit Jodoform-Injection behandelt war.

III. Universität Breslau.

Aus der medicinischen Klinik.

Bericht des Directors, Geheimen Medicinalrath Professor Dr. Biermer.

(Vom 28. December 1890.)

Die Behandlung der Tuberkulose mit Koch'scher Lymphe wurde am 21. November c. a. auf der medicinischen Klinik begonnen. Die Beobachtungen, welche diesem Bericht zu Grunde liegen, wurden am 21. December abgeschlossen. Es handelt sich also nur um eine Beobachtungszeit von einem Monat, welche natürlich nicht ausreichte, um über die definitiven Resultate der Koch'schen Heilmethode ein bestimmtes Urteil zu gewinnen.

Unser Beobachtungsmaterial war auch kein grosses, denn die medicinische Klinik besitzt im ganzen nur 75 Betten, von denen im Interesse des klinischen Unterrichts der grössere Teil nicht mit Tuberkulösen belegt werden konnte. Ausserdem hatten wir von der Direction des Allerheiligenhospitals noch einen Saal mit 10 Betten für Behandlung Tuberkulöser erbeten und am 12. December erhalten.

Im Ganzen behandelten wir 47 Kranke nach der Koch'schen Methode, darunter 11 Fälle, bei welchen nur Probe-Injectionen gemacht wurden.

Von den behandelten Tuberkulösen sind 2 gestorben, 3 ungebessert ausgetreten, die Übrigen in Behandlung verblieben. Es handelte sich in allen Fällen um Tuberkulose der Lungen. In 5 Fällen wurde auch Larynxphthise durch den Spiegel constatiert; in einem Fall wurde neben der Lungentuberkulose Darmtuberkulose durch Bacillen im Stuhlgang nachgewiesen. Ein Fall ist mit Lupus der Nase compliciert; ein weiterer Fall mit Amyloidniere; ein dritter mit harnsaurer Gicht; bei demselben war während der Behandlung ein echter Podagraanfall aufgetreten. Die Pleuritisfälle, welche mehrfach vorkamen, wollen wir, als zur Lungentuberkulose gehörig, nicht beson-

24

ders zählen. Die Meisten der Kranken gehörten zu den leichten und mittleren Formen, schwere Fälle mit grösseren anatomischen Veränderungen der Lungen (käsige Pneumonie mit oder ohne Cavernen) behandelten wir nur 8.

Was die tötlich verlaufenen Fälle betrifft, so ergab die Obduction in dem einen (Frau Wolff) ausser zahlreichen alten schiefrig-pigmentierten, grösstenteils absoleten peribronchitischen Herden und vernarbten Stellen, in der Lingula frischere lobuläre pneumonische Herde; im Larynx waren ausgeheilte Geschwüre. Ziemlich starkes vicarierendes Emphysem und bedeutende Herzdilatation ohne Klappenfehler mit starker Venenstauung in den Unterleibsorganen und Hydrops wurden ausserdem gefunden.

In dem zweiten tötlich verlaufenen Fall (Heinrich Sattler, 41 Jahre) war doppelseitige tuberkulöse Pleuritits mit serös-hämorrhagischem Exsudat und tuberkulösen Herden in der Lunge diagnostisiert. Es kam eine Embolie der Arteria poplitaea dextra hinzu, welche sofort erkannt wurde und bald vom exitus letalis gefolgt war. Diese Diagnose wurde auch durch die Autopsie bestätigt, es fanden sich aber ausserdem Parietalthromben im rechten Ventrikel, eine beginnende interstitielle Hepatitis und 3 tuberkulöse Geschwüre im Darm.

Methode der Injection. — Die Injection wurde mit einer gewöhnlichen, gut graduierten, Pravaz'schen Spritze unter den vorgeschriebenen antiseptischen Massnahmen ausgeführt. Ein Abscess ist in keinem der Fälle aufgetreten, dagegen wurde öfters eine mehrere Tage dauernde Schmerzhaftigkeit und Röthung der Injectionsstelle beobachtet. Der Ort der Injection war anfangs ausschliesslich der Rücken, an welchem die Lendengegend vor der Schulterblattgegend bevorzugt wurde, in letzter Zeit wurde vielfach unter die Bauchdecken injiciert.

Die Anfangsdosis betrug 1—2 mg. Bei kleinen Dosen wurde bereits nach 24 Stunden, wenn die Reaction in dieser Frist abgelaufen war, wieder injiciert; in einem anderen Teile und stets bei grössseren Dosen wurde mindestens ein freier Tag zwischen den Injectionen gelassen.

Die Steigerung der Dosis wurde in verschiedener Weise vorgenommen, je nachdem Reaction eingetreten war oder nicht. War ersteres der Fall, so wurde gewöhnlich die gleiche Dosis nochmals injiciert und dies, wenn nöthig, so lange wiederholt, bis keine Reaction auf diese Dosis mehr eintrat, erst dann wurde die Dosis um 1—4 mg, je nach der Lage des Falls, erhöht; war erst 0,01 erreicht, so erfolgte die Steigerung um 5—10 mg.

Trat keine Reaction ein, so wurde im allgemeinen das Doppelte der vorigen Dosis injiciert. Die höchste Dosis, die wir bisher überhaupt (in einem Falle) injicierten, war 0,05.

Zeit der Injection. In einem Teile der Fälle wurden die Injectionen in den Morgenstunden (7—10 Uhr), in einem anderen Teile spät Abends oder Nachts (9—1 Uhr) gemacht. Letzteres wurde für nicht unzweckmässig befunden, weil die Messungen in der Nacht bei unseren Einrichtungen keine Schwierigkeiten haben und wir dann bei der klinischen Visite die Acme der Reaction constatieren konnten. **Eintritt der Fieberreaction.** Die Fieberreaction trat in unseren Fällen gewöhnlich nach 5 — 8 Stunden ein, einmal nach 3, einmal erst nach 14 Stunden, und je einmal erst nach 19 resp. 30 Stunden.

Dauer des Fiebers. Die Dauer des Fiebers war sehr variabel; sie schwankte zwischen 2 und 17 Stunden. Selbst bei einem und demselben Kranken wurden grosse Differenzen beobachtet. Es schien uns, als wenn in einem Teile der Fälle die Dauer des Fiebers um so geringer war, je später die Reaction eintrat.

Die **höchste Temperatur**, die bei uns überhaupt beobachtet wurde, war $41,3^{\circ}$ (im Rectum) in einem einzigen Falle; der betreffende Patient fieberte schon vorher (bis 39°). Im Ganzen haben wir nicht oft Temperaturen über 40° gesehen; ziemlich oft hat die Temperatur nicht einmal 39° erreicht.

Auch wir haben die Beobachtung bestätigen können, dass der zeitliche Eintritt und die Stärke der Fieberreaction nicht sowohl von der Ausbreitung und Schwere der Localaffection, als vielmehr von individuellen Verschiedenheiten abhängen.

Nachfieber. In vereinzelten Fällen trat, nachdem die Temperatur nach der Injection bereits zur Norm abgesunken war, am nächsten Tage ohne neue Injection ein Fieberrückfall ein, der aber nur einige Stunden dauerte.

Begleit- und Folgeerscheinungen des Fiebers. Der Anstieg des Fiebers erfolgte öfters unter Frösteln, zuweilen unter unangenehm empfundenem Frost. Ein eigentlicher Schüttelfrost wurde nur selten beobachtet. In einigen Fällen erfolgte der Abfall des Fiebers unter starkem Schweiss.

Circulationsapparat. Was den Circulationsapparat anlangt, konnten auch wir die von den meisten Autoren erwähnte bedeutende Erhöhung der Pulsfrequenz bei der Fieberreaction constatieren. Dieselbe war in den meisten Fällen stärker, als dies bei anderen Fieberkrankheiten (z. B. Pneumonie und Typhus) im Verhältniss zur Temperatur beobachtet wird. In einem Falle, wo auch die Dyspnoe sehr gross wurde (doppelseitige Pleuritis mit serös-haemorrhagischem Exsudat und geringer Lungen-Tuberkulose), stieg der Puls auf 160. Auch in einigen anderen Fällen mit hochgradiger Reaction sind Pulse bis 140, bei einem Kinde bis 168 (Temperatur 39,8) beobachtet worden. Jedenfalls ist die Einwirkung der Injection auf die Herzthätigkeit eine sehr deutliche und dürfte bei schweren Fällen eine gefährliche Herzschwäche hervorbringen können.

Nervensystem. Von Seiten des Nervensystems wurden Kopfschmerzen häufig beobachtet, seltener auch Glieder- und Gelenkschmerzen, öfter hochgradige Mattigkeit und Abgeschlagenheit. Somnolenz und Delirien wurden von uns nicht beobachtet.

Verdauungsapparat. Den Verdauungsapparat betreffend, wurde einige Male Übelkeit und Erbrechen beobachtet. In einem Falle (Frau Leschau) war das Erbrechen so heftig und anhaltend, dass nach demselben empfindliche Schmerzen bei Berührung der Magen- und Zwerchfellgegend zurückgeblieben waren; dieselben waren so eklatant, dass wir zuerst an peritonitische Reizung dachten, die jedoch nicht eingetreten war. Bei den nächsten Injectionen erfolgte zwar sehr starke Reaction, aber das Erbrechen kehrte nicht wieder.

Der Appetit war bei manchen Patienten während der Reaction stark vermindert, dagegen war es bei einigen geradezu auffallend, wie sie trotz einer Temperatur von $39°$ und mehr ihre Mahlzeiten mit grossem Appetit verzehrten.

Palpable Milzschwellung konnte nur in wenigen Fällen constatirt werden.

Icterus wurde nicht beobachtet.

Haut. Flecken-Exantheme kamen nach 4 Injectionen vor.

Herpes labialis wurde ebenfalls 4mal beobachtet. In dem einen Falle von Complication mit Lupus zeigten sich wiederholt nach den Injectionen nicht blos die charakteristischen Veränderungen der Lupusknötchen, sondern auch eine von der Lupusgegend bis zum rechten Ohr sich erstreckende erysipelatöse Röthung und Schwellung, die bei dem Fieberabfall wieder verschwand.

Harn. Eine constante Einwirkung der Injectionen auf die Harnwege war in unseren Fällen nicht nachweisbar. In manchen Fällen trat eine deutliche Verminderung derselben ein, in einzelnen eine mässige Vermehrung; aber bei den meisten fand weder eine erhebliche Vermehrung noch Verminderung statt.

Albuminurie wurde selbst bei hohem Fieber nicht beobachtet. Bei dem einen Falle von Complication mit Amyloid-Niere konnte die einige Male beobachtete Zunahme des Eiweissgehaltes nichts beweisen, weil der Kranke solche Schwankungen in den Eiweissmengen schon vor der Behandlung gezeigt hatte.

Einwirkung auf Kehlkopf und Lungen. Deutliche Reaction im Kehlkopf trat fast in allen jenen Fällen ein, wo der Kehlkopf vorher erkrankt gefunden war. Man beobachtete Röthung und mässige Schwellung an den erkrankten Stellen. Die Schwellung war niemals so bedeutend, dass Erscheinungen von Stenose auftraten. Die fluxionären Veränderungen betrafen nur die alten erkrankten Stellen, neue Herde wurden durch die Injection mit Ausnahme eines Falles nicht erzeugt; in dem einen Fall war an dem Kehlkopf vor der Injection keine Veränderung sichtbar; nach der Injection dagegen traten Heiserkeit, Röthung und Schwellung der Aryknorpelgegend und ein deutliches Infiltrat an der hinteren Larynxwand auf.

Die Einwirkung auf die Lungen machte sich in Veränderung des Auswurfs geltend. Es wurde häufig beobachtet, dass der Auswurf an Menge zunahm und eine dünnflüssige Beschaffenheit bekam. Einzelne Patienten, die vorher dick-schleimig-eitrigen Auswurf hatten, zeigten nach der Injection bei zunehmendem Husten ein seröses Sputum, in welchem schleimig-eitrige Flocken schwammen. Wir constatierten, dass in einigen Fällen die Menge des Auswurfs um das Doppelte stieg. Die grösste Tagesmenge, welche in einem Falle beobachtet wurde, betrug 300 ccm. In 5 Fällen traten Blutstreifen im Auswurf auf, in einem Falle wurde eine grössere Hämoptoë hervorgerufen. Die Patientin hatte aber 10 Tage vor der ersten Injection bereits ähnliche Hämoptoë gehabt.

Eine Vermehrung der Bacillen im Auswurf wurde wiederholt beobachtet, in den meisten Fällen aber fehlte sie. In zwei Fällen wurden erst nach den Injectionen Bacillen im Auswurf gefunden. Mehrmals fanden wir Haufen von Bacillen (gewissermassen Nester) vor, welche nur ein Drittel bis zur Hälfte der gewöhnlichen Länge hatten. Wir haben uns aber überzeugt, dass dieses Verhalten nicht charakteristisch ist für eine örtliche Reaction. Ebensowenig konnten wir andere morphologische Veränderungen der Bacillen, die auf Injectionswirkungen zu beziehen gewesen wären, nachweisen.

Deutliche Verminderung der Bacillen im Auswurf im Laufe der Injectionskur wurde in einem Falle festgestellt. Der betreffende Kranke bietet Erscheinungen von alter käsiger Pneumonie.

Eine Vermehrung der elastischen Fasern im Auswurf wurde in keinem Falle constatiert. Übrigens hatten wir auch nur wenige Kranke mit weit fortgeschrittener Phthise. Ein Kranker hustete ein kleines Concrement von Hirsekorngrösse aus, derselbe hatte aber auch schon früher Lungenconcremente expectorirt.

Als bemerkenswerthes Zeichen der örtlichen Reaction in den Lungen beobachteten wir in ziemlich vielen Fällen das Auftreten vermehrter Rasselgeräusche an den erkrankten Stellen, einige Male auch an Stellen, die vorher für gesund gehalten worden waren. Die Rasselgeräusche waren einigemal so fein wie Knistern. In einigen Fällen traten frische pleuritische Reibegeräusche auf; einige Male hatten wir auch den Eindruck, dass das vorher bestehende Reibegeräusch nach der Injection verstärkt war. Wir haben also keinen Zweifel, dass entzündliche Vorgänge an der Pleura und Lunge durch die Injection angeregt werden können. Dafür spricht auch die Veränderung des Percussionsschalls, die wir aber nur in wenigen Fällen sicher constatieren konnten.

Am auffallendsten war dies in einem Falle (Patientin Palutke), wo beinahe auf der ganzen linken Seite, besonders in den unteren Partien, unerwartet ein lauter tympanitischer Schall (Williams'scher Trachealton) mit hohem amphorischen Bronchial-Athmen und ziemlich zahlreichen, feuchten, zum Theil consonirenden Rhonchis nachgewiesen wurden. Man hätte wegen des tympanitischen Schalles an circumscripten Pneumothorax denken können, wenn nicht an den tympanitischen Stellen die Rasselgeräusche gehört worden wären und alle übrigen Erscheinungen von Pneumothorax gefehlt hätten. Diese Veränderungen des Percussionsschalls verschwanden nach 2 Tagen, um einer geringen Dämpfung Platz zu machen. Ohne Zweifel war in diesem Fall eine grössere acute Infiltration des Lungenparenchyms entstanden. Weiter wurde in drei Fällen eine auffallende Zunahme der Dämpfung gefunden, welche sich bald wieder zurückbildete. Bei einem Patienten (Keprta), welcher im wesentlichen eine Infiltration beider Spitzen hatte, traten nach der vierten Injection deutliche Zeichen einer circumscripten Verdichtung im rechten Unterlappen ein, dieselben nahmen successive ab, aber 3 Tage später nach der nächsten Injection wieder deutlich zu.

Die subjective Dyspnoe ist im allgemeinen gering, dagegen ist die Respirationsfrequenz bei Reactionen mit hohen Temperaturen immer gesteigert. Stärkere objective Dyspnoe beobachteten wir nur in den beiden tötlich verlaufenen Fällen.

Sichere Darmtuberkulose beobachteten wir nur in einem Falle (Bacillen in den Dejectionen waren nachgewiesen). Es konnte kein Einfluss der Injection auf die Darmaffection constatiert werden, weder Besserung noch Verschlimmerung.

Auf die Complication mit amyloider Nephritis, welche in einem Falle (Baumgarten) besteht, haben die Injectionen keinen besonderen Einfluss gezeigt.

Bemerkenswerth war das Auftreten eines Podagra-Anfalls bei einem Tuberkulösen, der schon früher Gichtanfälle durchgemacht hatte.

Probe-Injectionen wurden im Ganzen bei 9 Patienten gemacht, und zwar bei zweifelhaften Fällen und bei einigen Patienten, welche sicher nicht tuberkulös waren. In einem Falle von Tabes alcoholica ohne allen Verdacht der Tuberkulose trat nach einer Injection von 0,01 nach 11 Stunden Fieber auf (Temp. bis 39,3°, Puls 100 pro M.), welches 18 Stunden dauerte und dann spurlos verschwand. Bei einem 19jährigen Mädchen (Tietze) vom besten Ernährungszustand, welche seit 4 Jahren hustete und ab und zu etwas glasig-schleimigen, nicht bacillenhaltigen Auswurf producirte, aber hereditär belastet ist, wurden 6 Probe-Injectionen angestellt. Dasselbe zeigte bei der dritten Injection von 0,012 Schüttelfrost, Fieber bis 39,5, Schmerzen im Rücken und sehr gesteigerten Husten; die 3 folgenden Injectionen von 15, 20 und 25 mg verliefen fieberlos, dagegen waren rechts hinten etwas Dämpfung, abgeschwächtes Athmen und beim Inspirium geringes feines Rasseln aufgetreten; wir konnten uns aber nicht überzeugen, dass ein sicherer tuberkulöser Herd entstanden war Der Fall blieb also bis jetzt zweifelhaft. Bei den übrigen Probe-Injectionen war das Resultat negativ.

Die Einwirkung der Injectionen auf das Allgemeinbefinden war recht verschieden. Einzelne Patienten erklärten sich wohler zu befinden, andere fühlten sich schwächer und matter. Exquisite Verschlimmerung des ganzen Zustandes wurde nur in dem erwähnten Fall (Leschau) beobachtet, nach der intensiven Reaction mit Erbrechen und Magenschmerzen.

Der Ernährungszustand unserer Kranken hat, soweit er sich durch das Körpergewicht ausspricht, in 11 Fällen eine kleine Besserung erfahren: 2—3 Pfd. Gewichtszunahme und in einem Fall sogar 10 Pfd. Es ist aber zu bemerken, dass ein Theil unserer Kranken vor dem Eintritt ins Spital unter schlechteren Ernährungsbedingungen gestanden hat, und dass die Frau, welche innerhalb 4 Wochen um 10 Pfd. zunahm, kurz vorher ein Wochenbett durchgemacht hatte. Bei einigen Kranken war in der ersten Woche eine kleine Gewichtszunahme beobachtet worden, welche später, wahrscheinlich in Folge der stärkeren Fieberreactionen, wieder verschwand und sogar einer Verminderung des Gewichts bis zu 3 Pfd. innerhalb 3 Wochen Platz machte.

In 17 Fällen war eine von Anfang an progressive Gewichtsabnahme von 1—6 Pfd. beobachtet worden. In den übrigen Fällen war das Körpergewicht unverändert geblieben.

Die Beurtheilung der Einwirkung auf den Localprocess ist bei der inneren Tuberkulose bei einer so kurzen Beobachtungszeit eine sehr schwierige. In einem Fall von tuberkulöser Pleuritis mit ziemlich grosser Exsudatmenge war es uns nicht zweifelhaft, dass die rasche Besserung der Injectionsbehandlung zuzuschreiben sei. In anderen wenigen Fällen, wo wir eine Abnahme der Rasselgeräusche oder eine geringe Veränderung der Perkussionsergebnisse oder eine Veränderung der Bacillen im Auswurf constatieren konnten, ist es uns vorläufig zweifelhaft geblieben, ob wir eine Besserung der anatomischen Verhätnisse annehmen durften. In drei Fällen (einem leichten und zwei mittelschweren) schritt der tuberkulöse Process in den Lungen während der Koch'schen Injectionen deutlich fort.

Bei dem Lupuskranken trat eine deutliche Besserung der Hauterkrankung ein, ohne dass eine Besserung der Lungensymptome beobachtet werden konnte.

Die Kehlkopfsveränderungen, die während der Reaction aufgetreten waren, blieben sich ziemlich gleich; jedenfalls wurde eine Ausheilung der Kehlkopfaffection bis jetzt nicht beobachtet.

Über die diagnostische Bedeutung der neuen Methode möchte ich mich mit einiger Vorsicht ausdrücken, denn wir haben zwei Fälle von sicherer Tuberkulose mit Bacillenauswurf beobachtet, bei welchen trotz fortgesetzten Injectionen weder eine allgemeine noch eine locale Reaction zu constatieren war. Andererseits haben wir in einem Fall von Tabes alcoholica, in welchem weder vorher noch nachher Anhaltspunkte für eine Complication mit Tuberkulose gefunden werden konnten, eine ganz deutliche allgemeine Reaction gesehen. Die Fieber-temperatur begann 10 Stunden nach einer Injection von 0,01 und dauerte 14 Stunden. Es trat etwas serös-schleimiger Auswurf auf, der leicht gelblich tingiert war und bald wieder verschwand. Auf den Lungen keine Veränderung. Wir rechnen den Fall zu jener Kategorie, wo nach Koch selbst bei Gesunden nach einer etwas grösseren Dosis (0,01) der Injection Fieber erregt worden ist.

Die differentialdiagnostische Bedeutung hat nur dann einen sicheren Werth, wenn locale Reaction nachgewiesen wird. Bei blos all-gemeiner Fieberreaction kann man nur dann auf verborgene tuber-kulöse Herde schliessen, wenn die Reaction nach ganz kleinen Dosen erfolgt ist.

Das Ausbleiben der allgemeinen Reaction in Fällen, wo tuber-kulöse Herde nicht nur durch physikalischen Befund, sondern auch durch Bacillen nachgewiesen sind, zeigt, dass auch in fraglichen, ver-dächtigen Fällen das Nichtauftreten von Reaction Tuberkulose nicht mit Sicherheit ausschliessen lässt.

Aus der chirurgischen Klinik.

Bericht des Directors, Geheimen Medicinalrath Prof. Dr. Mikulicz.

(Vom 1. Januar 1891.)

In dem Zeitraum vom 22. November bis 31. December 1890 wurden mit dem Koch'schen Heilmittel gegen Tuberkulose im Ganzen 47 Fälle behandelt. Dazu kommen 3 Fälle aus meiner Privatpraxis. Ausserdem habe ich, um mir selbst ein Urteil über die Wirkung des Mittels bei Gesunden zu bilden, an 10 Personen je 1 Injection gemacht, bei welchen keinerlei krankhafte Veränderungen der Organe nachweisbar waren. Es erstrecken sich demnach meine Beobachtungen auf 60 Personen. Die längste Beobachtungszeit beträgt bei 3 Patienten 39 Tage, die kürzeste 2 Tage. Die Zahl der bei einzelnen Patienten ausgeführten Injectionen schwankt dementsprechend zwischen 13 und 1. Die geringste Menge, welche zur einmaligen Injection verwendet wurde, betrug 0,0005, die grösste 0,2 der Koch'schen Flüssigkeit. Ich brauche kaum zu erwähnen, dass die Injectionen genau nach den Koch'schen Vorschriften meist unter die Rückenhaut, und wo dies aus besonderen Gründen unzweckmässig erschien (z. B. bei Spondylitis), unter die Haut des gesunden Oberschenkels gemacht wurden. Zur Injection bedienten wir uns einer Pravaz'schen Spritze. Die Reaction an der Injectionsstelle wich in keinem Fall von den von Koch beschriebenen Veränderungen ab.

Die an den 10 gesunden Personen gemachten Beobachtungen sind in der Tabelle auf S. 378 zusammengestellt. Es handelte sich durchgehends um Männer zwischen 22 und 30 Jahren. Bei 5 derselben trat nach Injectionen von 0,01 bezw. 0,005 keine Reaction ein. Bei den anderen 5 trat eine mehr oder weniger ausgesprochene Allgemeinreaction unter den bekannten Erscheinungen ein. In allen 5 Fällen war die Temperatur und Pulsfrequenz erhöht, am auffälligsten in Fall 8. (Temp. 39, Puls 128).

Reaction nach den Injectionen des Koch'schen Mittels bei
10 gesunden Personen.

	In-jections-dosis	Eintritt der Reaction nach Stunden	Dauer der Reaction Stunden	Maximum der Temp.	des Pulses
1. Dr. L., 30 J., 6. 12.	0,01	Keine Reaction			
2. Dr. S., 26 J., 8. 12.	0,01	Keine Reaction			
3. Dr. Sch., 25 J., 1885 »Lungenkatarrh« überstanden, 9. 12.	0,005	Keine Reaction			
4. Cand. med. W., 22 J., 17.12.	0,01	Keine Reaction			
5. Heilgeh. Chr., 29 J., 30. 12.	0,01	Keine Reaction			
6. Dr. B., 25 J., 4. 12.	0,01	29	30	38,8	92
7. Dr. v. N., 30 J., 5. 12. . . .	0,01	9½	31	37,9	100
8. Dr. T., 26 J., 7. 12.	0,01	9½	30	39,0	128
9. Cand. med. Z., 22 J., 15.12.	0,01	10	24	38,6	92
10. Diener K., 23 J., 28. 12. .	0,01	.10	44	38,6	108

Bemerkungen:

Zu 6.: Frösteln, Mattigkeit, etwas Kopfschmerz und Schwindel.

Zu 7.: Starke Abgeschlagenheit, Kopfschmerz, ziehende Schmerzen in den Gelenken, Appetitlosigkeit.

Zu 8.: Kopfschmerzen, starkes Unbehagen und Abgeschlagenheit, Schmerzen in der Oberschenkelmuskulatur und Ziehen im Kreuz. Schmerz an der Injectionsstelle.

Zu 9.: Kopfschmerzen, Frösteln, Benommenheit. Schmerzen an der Injectionsstelle.

Zu 10.: Kopfschmerzen, Übelkeiten, Mattigkeit.

Die 50 Krankheitsfälle, nach der Zeitfolge aufgezählt, sind folgende:

1. Tuberkulose des linken Ellbogengelenks mit Fisteln, W., 18.*)

2. Tub. periarticuläre Fisteln am linken Ellbogen; Tub. der Metatarsalknochen links (nach Evidement), M., 25.

3. Tub. des linken Kniegelenks; Tendovaginitis tub. beider Hände, M., 26.

4. Tub. des Scheitelbeins (nach Trepanation), W., 55.

5. Arthritis deformans nach Depressionsfractur der Tibia. Tabes., M., 49.

6. Gonorrhoische Hüftsgelenkentzündung, M., 24.

7. Tub. Psoasabscess. Phthisis pulm., M., 35.

8. Chronische (nicht tub.) Ostitis der rechten Femur, M., 21.

9. Tub. der Hals- und Achsellymphdrüsen; Tub. des Duodenum (?) mit consecutiver Stenose und Gastrectasie, W., 22.

10. Tub. des linken Kniegelenks, M., 6.

11. Fistel am Oberschenkel, M., 6.

12. Tub. Spondylitis, M., 6.

13. Tub. der rechten Tarsal- und Metatarsalknochen (nach Evidement), M., 5.

14. Tub. des rechten Fussgelenks; Spondylitis tub., W., 6.

*) W. = Weib, M. = Mann; die danebenstehende Zahl bedeutet das Alter.

15. Syphilitische Hautgeschwüre, syph. Geschwüre des Kehlkopfes, gummöse Ostitis des V. linken Metacarpalknochens, W., 54.
16. Tub. Mastdarmfistel, M., 39.
17. Nicht tub. Mastdarmfistel, M., 19.
18. Tub. Coxitis (nach Resection), M., 18.
19. Fistel am Oberarm nach Osteomyelitis, W., 17.
20. Tub. des rechten Kniegelenks, W., 3.
21. Lupus des Gesichts, W., 22.
22. Empyemfistel (nicht tub.), M., 39.
23. Tub. Spondylitis, M., 5.
24. Tub. der Zunge (nach vollständiger Excision), M., 32.
25. Tub. Kniegelenksentzündung rechts (nach Resection), W., 18.
26. Mastdarmfistel, nicht tub., M., 32.
27. Tub. Coxitis mit Fisteln, M., 20.
28. Lymphadenitis inguin. tub. (?), M., 18.
29. Tub. Mastdarmgeschwür, M., 44.
30. Tub. der Halslymphdrüsen mit zahlreichen Fisteln und Abscessen, W., 42.
31. Tub. Coxitis, W., 7.
32. Kalter Abscess am linken Rippenbogen, M., 73.
33. Beiderseitige eitrige Mittelohrentzündung, nicht tub., W., 18.
34. Scrophulöse Hypertrophie der Oberlippe, W., 6.
35. Tub. des rechten Ellbogengelenks (nach Resection), W., 4
36. Tub. Spondylitis, W., 2.
37. Gonorrhoische Strictur des Mastdarms, M., 25.
38. Sarcom des Darmbeins, Emphysem, Bronchitis, M., 60.
39. Tub. Coxitis mit Fisteln, M., 23.
40. Tub. Spondilitis, Senkungsabscess, M., 5.
41. Tub. Gonitis links, M., 8.
42. Tub. des Nebenhodens, Hydrocele, M., 40.
43. Tub. des I. Matatarsalknochens mit Fisteln (nach Evidement), W., 16.
44. Arthritis deformans des rechten Schultergelenks, M., 40.
45. Necrose der rechten und linken Tibia nach acuter Osteomyelitis, M., 11.
46. Tub. Coxitis mit Fistel, W., 23.
47. Tub. Mastdarmfistel, Tub. des Nebenhodens und der Samenblasen, kalte Abscesse, M., 65.
48. Tub. Spondylitis, W., 5.
49. Tub. Spondylitis, Senkungsabscess mit Fistel, W., 10.
50. Carcinom des Pharynx, M., 62.
Die aufgezählten Fälle lassen sich am besten in folgender Weise gruppiren:
I. Fälle, in welchen die Injection zunächst zu diagnostischen Zwecken vorgenommen wurde, im Ganzen 26. Von diesen erwiesen sich:

a) 16 als sicher nicht tuberkulöse Erkrankungen. Dieser Nachweis wurde erbracht entweder durch die Operation resp. mikroskopische Untersuchung excidirter Gewebsstücke, durch die Beobachtung des weiteren Verlaufes oder endlich (No. 5) durch die Autopsie. Die injicirten Mengen betrugen 0,001 bis 0,01. In keinem der 16 Fälle trat eine allgemeine oder locale Reaction ein. Die hierher gehörigen Fälle sind:

No. 5 Arthritis deformans nach Depressionsfractur der Tibia bei einem Tabiker (0,002); No. 6 Coxitis gonorrhoica (0,004); No. 8 Ostitis femoris (0,003); No. 11 Fistel nach Osteomyelitis des Oberschenkels (0,001 und 0,003); No. 15 syphilitische Geschwüre am Nacken und über der Clavicula, Geschwüre im Kehlkopf, Caries des 5. Metacarpalknochens (0,003 und 0,01) (nach 4 wöchentlicher Jodkaliumbehandlung complet geheilt); No. 17 Fistula ani (0,005); No. 19 Osteomyelitis humeri (0,003 und 0,01); No. 22 Empyema thoracis (0,002 und 0,01); No. 24 Tuberculosis linguae (0,01) (4 Wochen vorher das tuberkulöse Geschwür durch Excision und Kauterisation vollständig entfernt, Pat. sonst vollkommen gesund); No. 26 Fistula ani (0,01); No. 33 Ostitis media suppur. (0,002 und 0,005); No. 37 Fistula ani (0,005); No. 38 Sarcoma oss. ilei. Bronchitis (Verdacht auf Tub.) (0,001); No. 44 Arthritis deformans (tabes) (0,01); No. 45 Osteomyelitis tibiae (0,005 und 0,01); No. 50 Carcinoma pharyngis (0,01).

b) Die 10 anderen Fälle erwiesen sich entweder ganz zweifellos als tuberkulöse Erkrankungen oder es wurde wenigstens in hohem Grade wahrscheinlich, dass Tuberkulose vorlag. In keinem der Fälle gab die spätere Beobachtung — ganz abgesehen von der Reaction auf das Koch'sche Mittel — sichere Anhaltspunkte gegen die Annahme einer tuberkulösen Erkrankung. Alle 10 Fälle zeigten die typische Allgemeinreaction. Die locale Reaction war meist deutlich ausgesprochen; in einzelnen Fällen war sie unbedeutend oder fehlte ganz, ein Verhalten, welches wir mehrfach auch bei anderen zweifellos tuberkulösen Erkrankungen beobachten konnten. Die hierher gehörigen Fälle sind: No. 13. Caries ossium tarsi. No. 16. Fistula ani. No. 25. Gonitis (nach Resection). No. 27. Coxitis mit Fisteln. No. 28. Lymphadenitis inguinalis. No. 29. Fistula ani. No. 34. Skrophulöse Hypertrophie der Oberlippe. No. 42. Tuberkulose des Nebenhodens, Hydrocele. No. 46. Coxitis (nach Resection). No. 47. Fistula ani, Epididymitis.

II. Die übrigen 24 Fälle betrafen Kranke, bei welchen schon vorher floride Tuberkulose mit Sicherheit diagnostizirt werden konnte, bei welchen somit die Injectionen lediglich zu Heilzwecken vorgenommen wurden.

Wenn wir die früher angeführten 10 Fälle von Tuberkulose, in welchen nach Feststellung der Diagnose selbstverständlich die Injectionen fortgesetzt wurden, hinzunehmen, so sind es im Ganzen 35 Tuberkulöse, welche mit dem Koch'schen Mittel behandelt wurden, und zwar:

A. 23 Fälle von Knochen- und Gelenktuberkulose.

In 13 Fällen waren die tuberkulösen Herde nach aussen vollständig abgeschlossen, d. h. es bestanden keine Fisteln. Dahin gehören die Fälle: No. 3, 10, 12, 13, 14, 20, 23, 25, 31, 36, 40, 41, 48. In den übrigen 10 Fällen bestanden Fisteln, welche mit dem tuberkulösen Herd in Verbindung standen. Es sind die Fälle: No. 1, 2, 4, 18, 27, 35, 39, 43, 46 und 50. Ausserdem zählt hierher noch ein Fall aus der hiesigen dermat. Klinik, welcher gleichzeitig an lupus des Gesichts und an Tuberkulose der Fusswurzelknochen litt.*)

B. Tuberkulose der Weichtheile.

Dahin gehören; 1 Fall von lupus des Gesichts No. 21. 1 Fall von subcutanen Abscessen No. 30. 3 Fälle von kalten Abscessen No. 7, 32, 40. 1 Fall von skrophulöser Hypertrophie der Oberlippe No. 34. 3 Fälle von Mastdarmfisteln No. 16, 29, 47. 1 zweifelhafter Fall von Tuberkulose des Duodenums No. 9 (daneben tuberkulöse Drüsen am Halse und in der Achsel). 4 Fälle von Lymphdrüsen-Tuberkulose, und zwar 2 ohne Eiterung und Fistelbildung No. 3 und 9. 1 mit vielfachen Fisteln No. 30. 1 mit Bildung eines kalten Abscesses No. 27. 2 Fälle von Nebenhoden- resp. Samenblasen-Tuberkulose No. 42 und 47 (einzelne Fälle mit doppelten Erkrankungsherden sind zweimal aufgeführt, sofern es sich um eine verschiedenartige Localisation der Tuberkulose handelte).

Bei der kurzen Beobachtungszeit, welche. in den ältesten Fällen doch nur 39 Tage beträgt, hat es zur Zeit noch keinen besonderen Werth, über die einzelnen Krankheitsfälle ausführlich zu berichten. Dies wird erst dann angezeigt sein, wenn eine, wenn auch geringe Zahl von vollkommen abgeschlossenen Beobachtungen vorliegt. Aus diesem Grunde möchte ich mich darauf beschränken, im Folgenden eine zusammenfassende Darstellung der von mir gemachten Beobachtungen zu geben.

Die erste Frage, welche hier zu beantworten wäre, ist: Wie verläuft die Reaction nach jeder einzelnen Injection; wie gestalten sich die Veränderungen nach einer Reihe regelmässig fortgesetzter Injectionen? Ich möchte gleich hier erwähnen, dass in der Mehrzahl unserer Fälle die Einzelreactionen nach dem von Koch genau beschriebenen, bekannten Typus verlaufen sind. Es dürfte überflüssig sein, diese typische Reaction hier ausführlich zu beschreiben; dagegen ist es von grösstem Interesse, die Abweichungen von diesem Typus genau zu studieren und etwa neue Veränderungen, welche im Gefolge der Reaction beobachtet werden, genau zu notieren. In diesem Sinne sind die folgenden Bemerkungen zusammengestellt.

---

*) Prof. Dr. Neisser überliess mir die Beobachtung und Behandlung des Falles, soweit es sich um die Erkrankung des Fusses handelte. Der Fall ist insofern von Interesse, als durch eine relativ früh ausgeführte Operation trotz des schlechten Allgemeinzustandes eine auffallende locale Besserung erzielt wurde.

Allgemeine Reaction.

Die allgemeine Reaction blieb bei keinem unserer Tuberkulösen aus, wenn auch in Bezug auf die Heftigkeit der einzelnen Symptome, in Bezug auf die Zeit des Eintritts, sowie die Dauer derselben die grössten Schwankungen vorkamen. In einzelnen Fällen blieb nach den ersten Injectionen sehr geringer Mengen des Mittels die Reaction aus; sie trat aber in typischer Weise ein, sobald die Dosis gesteigert wurde. Die Allgemeinreaction blieb ferner aus bei Kranken, welchen nach einer Reihe von erfolgreichen Injectionen schon mehrere Male die maximale Dosis von 0,1 oder 0,2 injicirt worden war. Eine bestimmte Regel für die Abhängigkeit des Grades der Allgemeinreaction von Alter, Geschlecht, Lage, Grösse und Ausbreitung des tuberkulösen Herdes, sowie von der injicirten Dosis konnte ich bisher nicht auffinden. Doch habe ich den Eindruck, dass Frauen stärker reagiren als Männer; ferner, dass bei Kindern die Reactionen weniger stürmisch verlaufen als bei Erwachsenen. Auch scheinen sich Kinder nach beendeter Reaction rascher zu erholen.

Der Eintritt der Allgemeinreaction trat in der Regel nach 5 bis 6 Stunden auf. In einzelnen Fällen beobachteten wir sie schon nach 3 bis 4 Stunden, in einem Fall schon nach 1 Stunde (No. 3, II. Inj. v. 0,004). In anderen Fällen trat dagegen die Reaction erst nach 12 Stunden oder noch später ein.

Die Dauer der Allgemeinreaction betrug in der Regel 9 bis 12 Stunden; in einzelnen Fällen, insbesondere nach oft wiederholten Injectionen ging sie auf 3 bis 4 Stunden herunter. In anderen Fällen dagegen dauerte sie selbst 30 bis 40 Stunden. Es handelte sich hier meist um sehr schwere Reactionserscheinungen.

Bei einigen Kranken (No. 2, 9, 23, 27) stellten sich nach einzelnen Injectionen »Nachreactionen« ein. Die Kranken fieberten ohne nachweisbare Ursache (Temperaturen bis 40): dabei fehlten aber anderweitige Störungen des Allgemeinbefindens, sowie typische locale Erscheinungen. Ob es sich hier um eine eigentliche Nachreaction, d. i. um eine unmittelbare Nachwirkung des Koch'schen Mittels oder um ein davon unabhängiges Resorptionsfieber handelt, lässt sich im Allgemeinen nach meinen Beobachtungen nicht beantworten. In einzelnen meiner Fälle, z. B. No. 9, war das oft Tage lang anhaltende Nachfieber sicher durch keine Secretretention im gewöhnlichen Sinne des Wortes bedingt. Es handelte sich um Lymphdrüsentuberkulose: die betreffenden Drüsen waren, wie wir uns bei der späteren Exstirpation derselben überzeugen konnten, zum Teil verkäst; von Eiterung war nirgends eine Spur vorhanden.

Ein Schüttelfrost leitete bei den meisten Erwachsenen die Reaction ein; bei öfter wiederholten Injectionen blieb er dann öfter aus. Bei Kindern trat selten Schüttelfrost ein.

Das Maximum der Temperatur schwankte zwischen 39 und 40. In einzelnen Fällen errreichte die Temperatur 41 und darüber.

Als eines der konstantesten Symptome der Reaction konnten wir eine hochgradige Vermehrung der Pulsschläge constatieren; eine Pulsfrequenz von 140 und darüber war nicht selten. Einmal konnten wir sogar 180 Pulsschläge in der Minute zählen.

Abenso auffallend war die Steigerung der Athemfrequenz, in einzelnen Fällen bis 52—60 Respirationen in der Minute.

Exantheme der verschiedensten Formen, meist nur am Rumpf ausgebildet, fanden sich bei starker Reaction häufig bei Frauen und Kindern. Meist hatten sie den Charakter einfacher Erytheme und verschwanden dann spurlos. In einzelnen Fällen, z. B. No. 1, folgte dann eine starke Abschuppung. Von den Männern zeigten nur zwei ein ausgesprochenes Exanthem, davon einer, No. 3, an der sonst normalen rechten unteren Extremität.

Icterus beobachteten wir in keinem Falle.

Das Allgemeinbefinden der Kranken war im Gegensatz zu den sonstigen Erscheinungen in vielen Fällen wenig alterirt. Mit klarem Auge und zufriedener Miene beantworteten die betreffenden Patienten willig alle Fragen. Andere hingegen, insbesondere die Kinder und Frauen, lagen ganz apathisch dahin und machten den Eindruck Schwerkranker.

Regelmässig verschwand während der Reaction der Appetit vollständig. Die Meisten klagten über einen bitteren oder Metallgeschmack im Munde. Sehr häufig klagten auch Kranke über Übelkeit. Zum wirklichen Erbrechen kam es nur selten bei schweren Reactionen.

Einzelne Kranke wurden auf der Höhe der Reaction von einem heftigen Hustenreiz geplagt; dabei expectorirten sie nicht. Auch die genaueste Untersuchung der Lungen ergab keine gröberen Veränderungen an denselben.

Das Sensorium war nur ganz vereinzelt, bei sehr schwerer und langdauernder Reaction benommen. Vollständige Bewustlosigkeit beobachteten wir in keinem Falle. Auch anderweitige bedrohliche Zustände stellten sich bisher bei unseren Kranken nicht ein.

In der Harnsecretion konnten wir auffallende Veränderungen nicht constatieren; in einem Falle war sie allerdings erheblich vermehrt. Nur einmal, Fall 12, fand sich nach der 12. Injection (0,1) eine geringe Menge von Eiweiss im Harn.

In der Mehrzahl der Fälle wurden Haemoglobinbestimmungen mit dem v. Fleischl'schen Haemometer vorgenommen. Der Haemoglobingehalt des Blutes nahm in etwa der Hälfte der Fälle während einer mehrwöchentlichen Beobachtungszeit um 10 bis 20 $\%$ ab. In einzelnen Fällen war die zunehmende Anämie schon an der Blässe der Schleimhäute und an der Hautfarbe zu erkennen. Bei den übrigen Kranken waren unzweideutige Änderungen im Hämoglobingehalt des Blutes nicht zu finden. — Bei der mikroskopischen Untersuchung des

Blutes zeigten sich — auf der Höhe der Reaction, mehrere Stunden, sowie einige Tage nach Abfall derselben untersucht — keine deutlichen Veränderungen. — Im frischen Präparate liess sich keine Vermehrung der weissen Blutkörperchen, noch auch eine Formveränderung der rothen nachweisen. »Schatten« insbesondere waren nie zu sehen. Blutplättchen waren in fast jedem Präparate durch geeignete Färbemethoden zu constatieren, doch nie in wesentlich grösserer Menge als im normalen Blut. — Die Eosin-Methylenblaufärbung der in Alkohol gehärteten Blutpräparate ergab ebenfalls nichts Abnormes.

Die Gewöhnung der Kranken an das Koch'sche Mittel trat in der Regel in der Art ein, dass dieselben auf die kleinen Anfangsdosen weniger reagierten und bei der späteren Steigerung der Dosis entweder dieselbe oder mindestens keine erheblich stärkere Reaction zeigten. Bei wiederholten Injectionen der maximalen Dosen von 0,1 oder 0,2 wurde dann die Reaction immer schwächer, bis sie schliesslich ganz ausblieb. Nur in einzelnen Fällen waren die Reactionen auf die kleinen Anfangsdosen zu wiederholten Malen so heftig, dass wir erst nach 5 oder 6 Injectionen an eine Steigerung denken konnten. Instructiv ist in dieser Beziehung Fall 3. In einem Falle (No. 9) waren bisher jedesmal die Reactionen auf 0,005 so schwer, dass ich nach nun 5 wöchentlicher Behandlung noch immer nicht wagen darf, die Dosis zu erhöhen.

Es ergiebt sich aus dem eben Gesagten von selbst, nach welchen Grundsätzen die Dosirung des Mittels bei uns geschah. Was die Pausen zwischen den einzelnen Injectionen betrifft, so richtete ich mich auch hierin nach der Schwere und Dauer der Reaction. Als allgemeine Regel habe ich in dieser Beziehung für meine Klinik Folgendes bestimmt: Dem Kranken wird nach abgelaufener Reaction mindestens doppelt so viel Zeit Ruhe gegönnt, als er infolge der Injection appetitlos geblieben. Dementsprechend schwankten die Pausen bei uns zwischen 2 und 10 Tagen.

Locale Reaction.

So constant die allgemeine Reaction bei Tuberkulösen ist, so wechselnd ist das Bild, welches die locale Reaction nach Injection des Koch'schen Mittels darbietet. Während in der grösseren Hälfte unserer Fälle eine stark ausgeprägte locale Reaction eintrat, entwickelte sie sich in einer geringeren Zahl von Fällen sehr schwach oder fehlte vollständig, d. h. es fehlten makroskopisch nachweisbare Veränderungen. Dass in diesen Fällen ohne sichtbare locale Reaction doch auch feinere Veränderungen vor sich gehen, möchte ich schon aus dem Umstande schliessen, dass in einzelnen dieser Fälle in relativ kurzer Zeit eine auffallende Besserung des localen Zustandes eintrat. Wenn ich nach dem Grad der localen Reaction meine Fälle eintheilen soll, so möchte ich folgende 3 Gruppen aufstellen:

I. Starke locale Reaction.

Starke Schwellung und Rötung der kranken Partie und ihrer weiteren Umgebung, unter dem Bilde eines Erysipels oder Erysipelas phlegm. Spontane Schmerzhaftigkeit und Druckempfindlichkeit. Erkrankte Gelenke werden in Contracturstellung vollkommen fixiert, wenn sie es nicht schon vorher waren. Die geringsten Bewegungen erzeugen heftige Schmerzen. Sind Fisteln oder offene Geschwüre vorhanden, so erscheint die Secretion auffallend vermehrt. Das Secret trocknet an den Fistelöffnungen leicht zu bräunlichen festhaftenden Borken ein. Blosliegende tuberkulöse Granulationen schwellen kolossal an, sind dunkelbläulich-rot verfärbt; nachträglich werden sie häufig nekrotisch und in diesem Zustande ausgestossen. — In diese Gruppe gehören 20 Fälle, und zwar No. 1, 2, 3, 4, 9, 10, 13, 14, 20, 21, 25, 30, 31, 34, 35, 39, 41, 42, 43 und der Fall aus der dermat. Klinik.

II. Schwache locale Reaction.

Eine ganz geringe Rötung und Schwellung zeigt sich in der Umgebung des tuberkulösen Herdes. Die Secretion ist deutlich vermehrt. Keine Schmerzhaftigkeit. Hierher gehören die 6 Fälle 12, 18, 23, 28, 40 und zum Theil auch 30.

III. Keine makroskopisch sichtbaren localen Veränderungen.

Hierher gehören die 11 Fälle No. 7, 14, 49 und 50 (in Bezug auf die Spondylitis), 16, 27, 29, 32, 36, 47 und 46.

Somit hatten wir 20 Mal eine starke, 6 Mal eine schwache, 11 Mal keine makroskopisch sichtbare Localreaction.

Im Anfange waren wir bei den Fällen der Gruppe II und III im Zweifel, ob es sich thatsächlich um Tuberkulose handle, nachdem die locale Reaction äusserst schwach oder gar nicht aufgetreten war. Es wurde aber in den meisten nachträglich durch die weitere Beobachtung, durch Operationen und durch genaue histolopische Untersuchung excidirter Gewebsstücke (z. B. Fall 16 typische Tuberkel und Tuberkelbacillen) die Diagnose auf Tuberkulose ausser Zweifel gestellt. Die Frage, unter welchen Bedingungen die locale Reaction wenig oder gar nicht zum Ausdruck kommt, lässt sich nach der geringen Zahl meiner Fälle kaum beantworten. Nur Eines musste mir schon jetzt auffallen: 3 Formen der tuberkulösen Erkrankung haben constant eine sehr schwache oder gar keine locale Reaction gezeigt. Es sind dies die Fälle von Spondylitis (in diesen Fällen kann man allerdings annehmen, dass die locale Reaction sich an einer der Beobachtung nicht zugänglichen Stelle, an der vorderen Fläche der Wirbelsäule vollzieht; ausserdem konnte es sich hier um lauter schon in Heilung begriffene Processe gehandelt haben), von kalten Abscessen und von tuberk. Mastdarmfisteln. Sie finden sich alle in der

Gruppe · II und III. — Die Frage, ob das Ausbleiben der localen Reaction von einer individuellen Disposition oder von localen Bedingungen abhängt, möchte ich noch nicht entschieden beantworten. Dass in dieser Richtung die individuelle Disposition eine Rolle spielt, ist wohl nicht zu bezweifeln. Ausserdem hängt aber der Grad der localen Reaction ohne Zweifel auch von rein localen Vorbedingungen in den erkrankten Geweben ab. Bei 3 Kranken mit mehrfacher Localisation der Tuberkulose konnte ich beobachten, dass der eine Erkrankungsherd eine typische locale Reaction zeigte, während sie bei anderen Herden ausblieb. Es sind dies die Fälle 7, 14 und 30. — In Fall 7 zeigten sich an den Fisteln und an der Umgebung eines Psoasabscesses keine Veränderungen, während die gleichzeitig erkrankten Lungen deutlich reagierten. In Fall 14 war von Seite der erkrankten Wirbel keine locale Reaction aufzuweisen, während das tuberk. Fussgelenk typisch reagirte. — Am auffallendsten war die Differenz in Fall 30: Von den zum Theil vereiterten Lymphdrüsen des Halses war eine weitgehende locale Reaction ausgegangen. Einige kalte Abscesse und oberflächliche Fisteln über dem sternum und der clavicula zeigten dagegen bis auf eine vermehrte Secretion keine Veränderungen. — Man könnte annehmen, dass bei tuberkulösen Herden, welche durch eine dicke Bindegewebsschicht allseitig abgekapselt sind (z. B. kalte Abscesse) oder aber bei solchen, welche ihr Secret ganz frei nach aussen gelangen lassen können, die locale Reaction ausbleibt. Wo dagegen das tuberk. Erkrankte gewissermassen diffus und von keiner schützenden Kapsel begrenzt in den Geweben liegt, wo die Producte des tuberkulösen Herdes keinen genügenden Abfluss finden, sondern in die umgebenden Gewebe diffundiren müssen, dort bleibt die locale Reaction nicht aus.

Die Frage, inwieweit die locale und die allgemeine Reaction von einander abhängen, möchte ich dahin beantworten, dass bei ausgesprochener localer Reaction auch die allgemeine Reaction entsprechend ausgeprägt ist. Hingegen kann bei schwerer Allgemeinreaction die locale recht wohl fehlen oder geringfügig sein. Ein Ausbleiben der Allgemeinreaction bei schwacher localer habe ich in Fall 10 bei den letzten 2 Injectionen (je 0,1) beobachtet.

Diagnostische Bedeutung des Koch'schen Mittels.

Dieselbe ergiebt sich im Wesentlichen schon aus der vorangehenden Darstellung. Ich möchte auf Grund meiner Beobachtungen in dieser Richtung folgende Sätze aufstellen:

1. Tritt nach der Injection des Koch'schen Mittels eine locale und allgemeine Reaction ein, dann ist die Diagnose auf Tuberkulose sichergestellt.

2. Tritt weder allgemeine noch locale Reaction ein, dann ist Tuberkulose auszuschliessen. — Hierbei ist jedoch zu berück-

sichtigen, dass die typische Reaction auch bei Tuberkulösen nicht immer auf die erste Injection einer kleinen Dosis eintritt. Sie kann bei wenigen Milligramm (0,001 bis 0,005) noch ausbleiben, während sie bei der späteren Injection einer etwas grösseren Menge in typischer Weise auftritt. Diese Erfahrung haben wir in 8 Fällen gemacht, und zwar bei No. 7, 12, 13, 23, 28, 36, 43 und 47. In allen diesen Fällen blieb die erste Injection von 0,001 bis 0,003 wirkungslos, während erst die zweite Injection einer grösseren Menge einen deutlichen Erfolg zeigte. In ähnlicher Weise machten wir selbstverständlich auch bei Nichttuberkulösen eine zweite Injection, ohne jedoch danach eine typische Reaction zu beobachten (die Fälle 11, 15, 19, 22, 33 und 45).

3. Tritt auf relativ geringe Mengen eine heftige Allgemeinreaction ohne locale Veränderungen ein, so ist auch mit Sicherheit anzunehmen, dass Tuberkulose vorliegt.

4. Tritt nach Injectionen einer nicht zu geringen Menge eine mässige Allgemeinreaction ohne locale Veränderungen ein, dann bleibt die Diagnose zweifelhaft, falls nicht spätere Injectionen den Ausschlag geben.

Fälle dieser Art dürften selten sein und thun der hohen Bedeutung des Koch'schen Mittels in diagnostischer Beziehung keinen Eintrag. Die eingangs angeführten 26 Fälle, in welchen das Mittel zu diagnostischen Zwecken angewendet wurde, sprechen genügend für seinen diagnostischen Werth. Es befinden sich darunter Fälle, in welchen sich mit unseren bisherigen Hülfsmitteln eine sichere Differential-Diagnose nur schwer stellen liess und in welchen erst nach der Koch'schen Injection eine richtige Therapie eingeschlagen werden konnte. Insbesondere gehören hierher die Fälle 17 (Syphilis) und 6 (Coxitis gonorrh.). Ausserdem gewinnt, wie schon Koch betont hat, die diagnostische Bedeutung des Mittels noch dadurch, dass es uns in vielen Fällen versteckte tuberkulöse Herde zum Vorschein bringt. Wir sind durch das Mittel in die Lage versetzt, derartige Herde in einem frühen Stadium zu erkennen und zu behandeln. In dieser Richtung leistete uns das Mittel vortreffliche Dienste in den Fällen No. 1, 2, 3, 10, 13, 20, 35, 41.

Die therapeutische Bedeutung des Koch'schen Mittels.

In dieser Richtung lassen sich nach einer Beobachtungszeit von wenigen Wochen selbstverständlich noch keine weitgehenden Schlüsse ziehen.

Eine deutliche Besserung des tub. Erkrankungsherdes liess sich beim Abschluss der Beobachtungen in 17 Fällen constatiren. Ich möchte hier hervorheben, dass auch in Fällen, in welchen die locale Reaction ganz ausblieb oder schwach ausgeprägt war, auch eine Besserung des localen Zustandes constatirt werden konnte (No. 16,

18, 29 und 40). Jene 17 Fälle müssen jedoch in zwei Kategorien getrennt werden:

a) Solche, in welchen weder kurz vor noch während der Behandlung chirurgische Eingriffe vorgenommen wurden, in welchen also die Besserung unzweifelhaft dem Koch'schen Mittel zugeschrieben werden muss. Dahin gehören folgende Fälle:

No. 3 (Gonitis, Tendovaginitis und Lymphadenitis colli). Hier trat in jeder Richtung eine eclatante Besserung auf: Das colossal geschwollene und äusserst schmerzhafte Knie schwoll erheblich ab, wurde fast ganz schmerzfrei und in mässigen Grenzen activ und passiv beweglich. Die fungösen Massen waren ursprünglich so derb, dass die Contouren der patella gar nicht palpirt werden konnten. Heute lässt sie sich leicht umgreifen und ausgiebig verschieben. Pat., welcher 6 bis 7 Monate das Bett hüten musste, kann dasselbe mit Krücken und einem leichten fixirenden Verband verlassen. — In den letzten 10 Tagen ist allerdings kein weiterer Fortschritt mehr zu verzeichnen.*)

No. 4 (Tuberkulose des Seitenwandbeins). Hier war die Innenfläche des Knochens in einem Umkreis von ca. 6 cm Durchmesser rauh und entblösst; die Sonde drang in allen Richtungen von einer alten Trepanationsöffnung zwischen dura und Knochen ein. Jetzt sind noch 2 feine Fistelöffnungen von 1 bis $1\frac{1}{2}$ cm Länge übrig, der Knochen nirgends entblösst.

In No. 9 sind die Drüsen am Halse auf etwa die Hälfte verkleinert; die Drüsen in der Achsel unverändert.

In No. 10 (Hydrops genu tub.) ist das geschwollene und nur beschränkt bewegliche Knie erheblich abgeschwollen und fast in normalen Grenzen beweglich. Der 7jährige Pat. läuft nach kaum 4 wöchentlicher Behandlung behend und hinkt dabei kaum merklich.

Eine ebenso deutliche Besserung ist ferner in den Fällen No. 20 (Gonitis), No. 21 (Lupus), No. 12 (Spondylitis) und No. 30 (vereiterte Lymphdrüsen am Hals) zu constatiren.

Endlich sei erwähnt, dass in Fall 7 ein deutlicher Rückgang der Veränderungen in den Lungen nachzuweisen ist.

b) In folgenden 7 Fällen wurde eine deutliche Besserung constatirt, nachdem entweder vor Beginn der Koch'schen Behandlung oder während derselben chirurgische Eingriffe vorgenommen worden: No. 2, 13, 16, 18, 29, 35 und in dem angeführten Fall aus der dermat. Klinik. Am weitesten vorgeschritten ist die Heilung in Fall No. 2. Hier legte ich überall die tuberkulösen Gewebe durch oberflächliche Schnitte bloss und kratzte die zum Theil schon nekrotisirten Gewebsmassen mit dem scharfen Löffel aus. Ich glaube, dass dieser Fall als geheilt angesehen werden darf.

Sehr günstig gestaltet sich auch der Fall aus der dermat. Klinik, in welchem ich gleichfalls mit dem scharfen Löffel die zum

---

*) Nachträgliche Bemerkung. Mitte Januar wurde die Arthrectomie ausgeführt.

Theil nekrotisirten Granulationsmassen entfernte. Trotz des schlechten Ernährungszustandes zeigen sich doch allenthalben üppige Granulationen.

Keine wahrnehmbare Besserung konnte in den übrigen Fällen constatirt werden. Bei den meisten derselben ist allerdings die Beobachtungsdauer eine relativ kurze. Bei einzelnen liegt auch der tuberkulöse Herd so tief (Spondylitis), dass ein Urtheil überhaupt erst nach langer Beobachtungszeit möglich sein wird. Es befinden sich darunter aber auch Fälle, in welchen die Veränderungen am Erkrankungsherd sich leicht beobachten liessen und nach 4 bis 5 wöchentlicher Behandlung doch noch kein Schritt zur Besserung zu constatiren ist. — Charakteristisch in dieser Richtung sind folgende Fälle:

No. 1. Hier trat nach den ersten Injectionen eine reichliche Abstossung der nekrotisirten fungösen Massen ein. Eine Zeit lang zeigten sich auch an einzelnen Stellen reine Granulationen. In den letzten 2 Wochen quollen aber wieder aus allen Fisteln tuberkulöse Granulationen hervor, welche trotz der fortgesetzten Injectionen unverändert bleiben; auch im Übrigen ist der Zustand des Gelenks unverändert.

In No. 7 schloss sich nach den ersten Injectionen eine von einem Psoasabscess ausgehende Fistel sehr rasch. Nach 4 Wochen füllte sich jedoch der Abscess wieder und die Fistel brach von neuem auf.

In No. 14 nahm während der Behandlung die Anschwellung am Fusse sichtlich zu, und es kam nach ca. 4 Wochen zur Abscedirung.

In No. 31 (Coxitis) ist während 3 wöchentlicher Behandlung keine Besserung zu constatiren.

Die zuletzt angeführten Fälle, in welchen absichtlich jede chirurgische Behandlung unterblieb, führen zu der Frage:

Wieweit soll das Koch'sche Verfahren mit der chirurgischen resp. operativen Behandlung combinirt werden?

Ich habe schon jetzt die Überzeugung gewonnen, dass zunächst in allen Fällen an den bisher geübten orthopädischen Behandlungsmethoden (Extension u. a.) festgehalten werden muss. Inwieweit operative Eingriffe zweckmässig sind, lässt sich zur Zeit im Allgemeinen wohl noch nicht bestimmen, weil in vielen Fällen auch ohne dieselben eine deutliche Besserung nachzuweisen ist. Es scheint mir aber zweifellos, dass dort, wo die tuberkulösen Granulationen erweichen oder nekrotisch werden, mit dem Messer oder scharfen Löffel möglichst bald nachgeholfen werden soll. Ich glaube, dass in den Fällen 1 und 14, in welchen ich Operationen absichtlich unterlassen hatte, ein ebenso schöner Heilerfolg wie in No. 2 und dem Fall aus der dermat. Klinik durch rechtzeitig vorgenommene Eingriffe hätte erzielt werden können.

Bei der Frage, ob man während der Koch'schen Behandlung operativ eingreifen soll oder nicht, muss man bedenken, dass der Heilungsmodus bei diesem Verfahren nicht immer derselbe ist. Ich glaube, dass wir hier, wenigstens klinisch, 2 verschiedene Vorgänge unterscheiden müssen:

In dem einen Falle tritt Erweichung und Nekrotisirung der tuberkulösen Granulationen ein. Sie bleiben als ganz oder halb abgestorbene Massen in den Geweben liegen. Hier muss der Chirurg eingreifen, um diese immer noch infectiösen Gewebe fortzuschaffen.

In dem anderen Falle tritt eine entzündliche Schwellung im tuberkulösen Gewebe und seiner Umgebung auf. Derselben folgt eine Resorption und ein allmählicher Schwund der tuberkulösen Granulationen (vielleicht in ähnlicher Weise wie bei gummösen Processen). — Ein operativer Eingriff wäre hier selbstverständlich überflüssig, wenn die weitere Erfahrung lehren sollte, dass eine derartige Resorption vollständig und ohne Schaden eintritt.

Diese Anschauung, welche ich mir vorläufig gebildet habe, möchte ich als eine durchaus hypothetische betrachten, da sie sich ja auf eine relativ geringe Beobachtungszeit stützt. Ich wollte sie aber doch aussprechen, weil sie vielleicht einen brauchbaren Gesichtspunkt für weitere Beobachtungen abgiebt.

Aus der Klinik für Frauenkrankheiten.

Bericht des Directors, Geheimen Medicinalrath Professor Dr. Fritsch.

(Vom 2. Januar 1891.)

In den Frauenkliniken bezw. in geburtshilflichen Kliniken wird die Koch'sche Lymphe nicht so häufig Anwendung finden als in medicinischen oder chirurgischen Kliniken. Aber gerade die wenigen Fälle sind der Art, dass sie eine besondere Wichtigkeit für das Erkennen und die Behandlung der tuberkulösen Krankheiten besitzen.

I. Bauchfelltuberkulose.

a) Diagnostische Bedeutung Koch'scher Einspritzungen.

Es kommen Fälle von Bauchfellwassersucht vor, deren Grund nicht leicht festzustellen ist. Hat man eine Herz-, Leber- oder Nierenkrankheit ausgeschlossen, so schwankt die Diagnose zwischen Krebserkrankung und Tuberkulose. Beim Krebs, der meist von den Eierstöcken ausgeht, kann die Masse des vorhandenen Wassers so gross, die Krebsgeschwulst so klein sein, dass der untersuchende Arzt nur allein die Wasseransammlung, dagegen nicht eine Härte oder Geschwulst im Bauche nachweisen kann.

Bei tuberkulöser Bauchwassersucht fehlt, wie beim Krebs, mitunter jede fühlbare Geschwulst. Aber es können auch Verhärtungen des Netzes, des wandständigen Bauchfells oder des Darmüberzuges denselben Tastbefund geben, wie bei einer krebsigen Erkrankung des Bauchfells. Da die tuberkulöse Bauchwassersucht bezw. die Tuberkulose des Bauchfells oft die einzige örtliche Erkrankung ist, alle anderen Organe dagegen frei von Tuberkulose sind, auch Fieber völlig fehlt, so ist selbst der geübte Frauenarzt oft nicht im Stande, die Differentialdiagnose anders als durch Vermuthung zu stellen.

Für diese Fälle wird die Einspritzung mit Koch'scher Lymphe einen hohen diagnostischen Werth erlangen: man wird durch das Vorhandensein oder Fehlen der specifischen Reaction sofort erkennen, ob Carcinose oder Tuberkulose vorliegt.

Wir behandelten einen Fall von Bauchwassersucht zweifelhaften Herkommens, nachdem Herz-, Leber- und Nierenkrankheiten ausgeschlossen waren, mit Koch'scher Lymphe (Fall I, S. 399). Die Frau reagirte prompt auf die erste Einspritzung. Somit war die tuberkulöse Natur des Leidens erkannt.

b) Therapeutische Bedeutung.

Betreffs der therapeutischen Bedeutung der Koch'schen Einspritzungen bei tuberkulöser Bauchwassersucht können wir vorläufig nur Vermuthungen hegen und aprioristisch urtheilen.

Es ist hier die interessante Thatsache zu erwähnen, dass auch schon früher tuberkulöse Bauchwassersucht in Folge tuberkulöser Erkrankung des Bauchfells allein dadurch geheilt ist, dass nach Anlegung eines Bauchschnittes die ganze Wasseransammlung gründlich entleert wurde. Ich habe an eine solche Heilung erst dann geglaubt, als ich sie selbst erlebt hatte. Auch von anderer Seite, namentlich von König in Göttingen, wurden solche Heilungsfälle nach Bauchschnitt bei Tuberculosis peritonaei beobachtet.

Dass Heilung nach Abfluss des Wassers zu Stande kommt, erkläre ich mir folgendermassen: In der alten Literatur sind Fälle berichtet von »Mangel des Bauchfells«. Man fand dabei eine völlige Verwachsung aller Därme mit dem wandständigen Bauchfelle und untereinander. Man wunderte sich, dass bei dieser totalen Verwachsung die peristaltischen Bewegungen der Därme überhaupt noch möglich wären. Nicht unmöglich ist, dass auch bei diesen Fällen eine ausgeheilte Tuberkulose vorgelegen hat. Den Beweis dürften wir nicht erbringen können, da natürlich »geheilte Fälle« nicht zur Section oder zu erneuter Eröffnung der Bauchhöhle gelangen.

Noch wahrscheinlicher ist mir ein anderer Heilungsmodus, zu dessen Verdeutlichung ich etwas weit ausholen muss. Im Bauchraume (Peritonaealcavum) befindet sich stets etwas seröse Flüssigkeit. Diese Flüssigkeit wird, wie jede andere Gewebsflüssigkeit, nicht stagniren, sondern circuliren. Sie wird stets neu gebildet und aufgesaugt. Das Bauchfell hat also zwei Functionen, eine abscheidende (secretorische) und eine aufsaugende (resorbirende), oder vielmehr es ist der Bauchraum ein Theil des grossen Lymphgefässgebietes, in welchem Lymphe in beständiger Bewegung ist. Bei Erkrankungen werden hier, wie in allen Organen, die Functionen gestört. Es giebt nun einen krankhaften Zustand des Bauchfells, wo das Gleichgewicht der Abscheidung und Aufsaugung gestört ist. Hört z. B. die Abscheidung bei Verletzungen der Endothelienschicht auf, so giebt es Verwachsungen. Andererseits aber haben Erkrankungen des Bauchfells, z. B. bei Tuberkulose oder bösartigen Neubildungen die Folge, dass die aufsaugende Kraft beeinträchtigt wird. Vielleicht giebt es auch eine Krankheit des Bauchfells, die eben in massenhafter »Exhalation«, wie es französische Autoren nannten, der serösen Flüssigkeit besteht. Bei allgemeiner Wassersucht ferner, wo die kranken Gefässwände Blutflüssigkeit durchlassen, wird so enorm viel Flüssigkeit abgeschieden, dass die aufsaugende Kraft nicht gleichen Schritt halten kann. Die dann erfolgende Ansammlung von Bauchwasser scheint durch Zunahme des Inhaltsdruckes im Bauchraume und durch daraus entstehende Circulationshemmung in den Blutgefässen oder in anderer, z. B. chemischer Einwirkung, die Function des Bauchfells zu stören. Besteht also lange Zeit Bauchwassersucht, so verliert das Bauchfell überhaupt seine aufsaugende Kraft. Lässt man aber das Wasser ab, auch nur unvollständig, so beobachtet man oft, dass selbst ohne medicamentöse Hülfsmittel, z. B. Anregung der Harnabscheidung durch Coffein und Digitalis der Rest der wassersüchtigen Ansammlung weggeschafft wird und dass die Harnmenge aus diesem Grunde stark zunimmt. Es wird dies in letzter Linie damit zusammenhängen, dass das von Druck entlastete Bauchfell (sc. dass nach Verringerung des intraabdominellen Druckes) die Blutgefässe sich wieder füllen können. Diese Füllung der Blutgefässe wird auf den Lymphstrom Einfluss haben. Plötzlich gewinnt das Bauchfell seine aufsaugende Kraft wieder — zunächst vielleicht sogar in erhöhtem, übernormalem Masse.

Besteht nun in Folge von Tuberkulose eine massenhafte Knötchenbildung auf dem Bauchfell oder eine Erkrankung des Netzes, so wird die Zunahme der aufsaugenden Kraft die tuberkulösen Knötchen einfach aufsaugen und sie wegschaffen. Auch an anderen Orten des Körpers, namentlich bei Entzündungsproducten, die in mancher Beziehung der Tuberkulose nahe stehen, ist dies der Modus der Ausheilung kleiner Krankheitsherde.

Jedenfalls ist es eine Thatsache, dass ohne irgend ein Medicament die Bauchfelltuberkulose allein dadurch ausheilen kann, dass in möglichst vollkommener Weise das Bauchwasser nach Anlegung eines Schnittes entleert wird.

Dass in solchen Fällen ein Irrthum in der Diagnose etwa vorgelegen hätte, ist ausgeschlossen; in ausgeschnittenen Stücken, Netz oder Bauchfell, sind die Riesenzellen und Tuberkelbacillen nachgewiesen. Auch ist es nicht richtig, dass etwa das Einpulvern von Jodoformpulver, wie man früher glaubte, eine Bedeutung für die Heilung hat.

Leider aber kommen auch, und wohl noch mehr Fälle vor, wo die Bauchfelltuberkulose nicht ausheilt, sondern fortschreitet und wo ohne Fieber und ohne acute Zwischenfälle langsam ein Kräfteverfall und schliesslich der Tod eintritt.

Nun ist kein Zweifel, dass, wenn es ein Specificum für Tuberkulose giebt, gerade diese Fälle von isolirter Bauchfellerkrankung sehr günstig liegen, noch günstiger als isolirte Hauttuberkulose, der Lupus, gegen welchen es früher überhaupt kein Heilmittel gab. Die Wirkung der Operation und die Wirkung des Specificums würden hier gleichsam cumulirend den Heilerfolg sichern.

Es fragt sich nur, wie soll man den Plan für die Heilung machen? Drei Wege sind möglich.

1. Man operirt, d. h. lässt durch Bauchschnitt das Wasser ab, dann nach Heilung von der Operation ca. am 8. bis 14. Tage injicirt man so lange Koch'sche Lymphe, bis eine Reaction nicht mehr eintritt.

2. Man injicirt so lange, bis eine Reaction nicht mehr eintritt und operirt erst dann, also eigentlich nach Heilung von der Tuberkulose, wenn nur noch die Wasseransammlung vorhanden ist.

3. Man operirt und injicirt gleichzeitig.

Was das richtige ist, muss die Erfahrung lehren. Vorläufig giebt es für alle drei Wege theoretische und aprioristische Gründe und Gegengründe.

ad 1. Operirt man zuerst und injicirt man sodann später, so kann man nicht wissen, ob überhaupt die Injection noch nöthig ist. Es könnte vielleicht schon völlige Heilung vorhanden, und die Injection bezw. der durch dieselbe bedingte Aufenthalt in einer Klinik überflüssig sein.

ad 2. Injicirt man und operirt man erst später, so hat man allerdings den Vortheil, die vielleicht schwankende Diagnose zu sichern. Doch ist dieser Vortheil nicht sehr gross, da ja der Beschluss, den Bauch aufzuschneiden, feststeht. Gewiss wäre auch möglich, dass der durch die Injection hervorgerufene Zustand von — sagen wir Entzündung — des Peritonaeums die Operation erschwerte und die Heilung vom Bauchschnitt störte, dass sich eventuell Fieber einstellte, weil ein frisch entzündetes Bauchfell eingeschnitten und eröffnet wurde.

Operirte man noch später, z. B. nach 3 Wochen, so muss man sagen, dass doch das nicht völlig unschuldige, vielleicht mit Bacillen durchsetzte Bauchwasser ganz unnöthig 3 Wochen im Bauche bleibt, dass bei einer durch die Injection eventuell bedingten Resorption auch viele Tuberkelbacillen in die Circulation oder in die Drüsen gelangen und somit eine neue Infection nachträglich verursachen können. Denn alle Bacillen werden wohl nicht mit einem Schlage fortpflanzungsunfähig.

ad 3. Operirt man und injicirt man gleichzeitig, so würde die Beobachtung sehr getrübt, man würde nicht wissen, ob das Fieber und die schweren Allgemeinerscheinungen eine Infection bei der Operation bewiesen oder als specifische Reaction nach der Injection aufzufassen wäre. Dies ist heutzutage gewiss zu bedenken. Späterhin verschafft uns vielleicht die Erfahrung so klare differentielldiagnostische Merkmale, dass Zweifel unmöglich werden und man schon der Kürze wegen beide Eingriffe gleichzeitig macht.

Ganz im Allgemeinen halte ich für das Rationelle, erst zu operiren und nach 8 Tagen mit den Injectionen zu beginnen. Das in der Bauchhöhle angesammelte Wasser kommt auf die für den Körper leichteste, schnellste und ungefährlichste Weise durch einen

Schnitt aus dem Bauchraum heraus. Sollte dann schon Heilung eingeleitet bezw. eingetreten sein und die Injection also überflüssig sein, so würde sie jedenfalls nichts schaden, wohl aber den sehr willkommenen Beweis liefern, dass die präsumtive Heilung eine definitive ist. Im anderen Falle, wenn also Fieber sc. die specifische Reaction einträte, würde nach einem achttägigen fieberfreien Verlaufe, nach Regelung aller Functionen, der Verdacht einer Wundkrankheit fern liegen. Man müsste das Fieber auf die specifische Reaction beziehen und hätte eventuell, wahrscheinlich oder hoffentlich sicher das Recidiv unmöglich gemacht.

Bis jetzt sprach ich nur von den eigenthümlichen Tuberkulosen des Peritonaeum, bei denen ausser Bauchwasser Nichts nachzuweisen ist. Nicht selten kommen aber auch solche Fälle vor, wo statt massenhafter kleiner Knötchen eine mehr geschwulstartige Tuberkulisirung des Netzes eintritt. Hier scheinen von Anfang an mehr die Mesenterialdrüsen und das Netz zu erkranken. Das Netz rollt sich auf, schrumpft, wird verdickt und verwandelt sich in eine oft deutlich zu fühlende, kleinhöckerige, im Bauchraum leicht bewegliche, gleichsam schwimmende Geschwulst. Auch fühlt man oft, namentlich an der tiefsten Stelle des Bauchraumes — im Douglasischen Raume — bei der Untersuchung von der Scheide aus, kleine und kleinste Geschwülste, welche von krebsiger Neubildung auf diese Weise nicht zu unterscheiden sind. Auch in diesen Fällen, wo mehr die Geschwulstbildung als das Bauchwasser in den Vordergrund tritt, ist nach dem Bauchschnitt wunderbarerweise Heilung eingetreten. Trotz dessen dürfte dies eine Ausnahme sein. Meist schreitet von den nicht zu entfernenden Geschwulstmassen die Krankheit fort. Ich für meine Person habe in solchen Fällen noch keine Heilung gesehen.

Es bot sich uns auch ein solcher Fall (II, S. 401) dar, und auch bei diesem trat eine entschiedene Besserung ein. Leider entzog sich die Kranke der weiteren Behandlung und reiste in die Heimath.

Erkundigungen, die später in der Art eingezogen wurden, das einer der Assistenten zu der Kranken reise, ergaben, dafs der Abdominaltumor verschwunden war (s. die Krankengeschichte).

In diesen Fällen wird die diagnostische Bedeutung sehr wichtig sein, weil die Reaction auf die Injection mit Koch'scher Lymphe die Natur des Leidens zu einer Zeit klar macht, wo in anderer Weise eine sichere Diagnose bisher nicht zu stellen war. Bei Krebs und bei Tuberkulose fühlte man dieselben Geschwülste, in beiden Fällen fehlte oft jede Fieberbewegung, die ja sonst so gut bei der Diagnose der Tuberkulose zu verwenden ist.

II. Tuberkulose der Blase (Fall III).

Eine für die Kranken sehr unangenehme Form der Tuberkelkrankheit ist die Tuberkulose der Blase. Sie kommt bei Frauen nicht selten vor und verläuft meist unter den Erscheinungen eines intensiven Blasenkatarrhs. Oft leitet erst die zunehmende Schwäche, complicirende Lungentuberkulose oder Fieber, sowie die Erfolglosigkeit jeder üblichen örtlichen und allgemeinen Behandlung auf die richtige Diagnose. Nicht immer sind Tuberkelbacillen im Bodensatz des Urins nachzuweisen. Verhältnissmässig oft sehen wir in Frauenkliniken solche Fälle, die meist durch viele Hände gegangen und vielfach erfolglos behandelt sind. Die Zunahme der Harnbeschwerden, die ruhelosen Nächte, die fortwährenden Schmerzen, bringen eine Patientin dazu, jede Therapie anzunehmen, von der sie sich oder von der der Arzt sich nur irgendwie Erfolg verspricht. Wiederholt habe ich in solchen Fällen wegen des andauernden quälenden Harndranges eine künstliche Fistel geschnitten. Trotz des Harnträufelns war die Patientin höchst beglückt, da nunmehr die Schmerzen und der Harndrang aufhörten. Sieht man in solchen Fällen die Schleimhaut der Blase sofort frisch bei der Anlegung der Fistel an, so ist sie stark geschwollen, wie durchsichtig, blass, graulich, statt rosaroth wie bei gesunder lebender Blase. Das Fassungsvermögen der Blase ist durch diese Schleimhautschwellung und die sich anschliessende Schwellung, Entzündung und Verdickung der Blasenmuskulatur erheblich verringert. Darauf besonders ist der quälende fortwährende Urindrang zu beziehen.

Bei dieser Krankheitsform ist die örtliche Blasenbehandlung so schmerzhaft, dass sie auf die Dauer gar nicht durchgeführt werden kann. Nur Beruhigungs- und schmerzstillende Mittel sind von Erfolg. Wie schwer es aber ist, eine solche Patientin nur palliativ zu behandeln, dürfte einleuchten, wenn man bedenkt, dass allmählich alle diese Mittel trotz Steigerung der Dose versagen.

Wenn man für diese Fälle, wo thatsächlich die frühere Therapie fast erfolglos war, ein Mittel erlangen kann, das specifisch ohne die Unannehmlichken, Schwierigkeiten, ja Unmöglichkeiten der localen Blasentherapie einwirkte, so wäre damit etwas sehr Grosses erreicht.

Freilich würde vor Allem der Nachweis der Tuberkelbacillen im Urin nothwendig sein. Indessen wird derselbe nicht immer erbracht. Stellt es sich zudem immer mehr heraus, dass den Nicht-Tuberkulösen durch Koch'sche Injectionen kein Schaden zugefügt wird, so dürfte in allen Fällen, welche nur tuberkelverdächtig sind, schon aus diagnostischen Gründen ein Versuch mit Koch'schen Injectionen zu machen sein.

In diesem Sinne haben wir bei einem einschlägigen Falle das Koch'sche Mittel angewendet, ohne dass es uns vorher gelungen wäre, Tuberkelbacillen zu finden. Es wurde ein deutlicher Erfolg erzielt, obwohl später ein Carcinom der Blase entdeckt wurde. Erstens nahmen die quälenden subjectiven Beschwerden ab, und zweitens nahm das Fassungsvermögen der Blase ganz erheblich zu. Ich verweise auf die Krankengeschichte, in welcher die Zunahme des Blaseninhalts durch Zahlen ausgedrückt ist. Ob hier eine Complication von Tuberkulose und Carcinom vorliegt oder ob vielleicht auch auf bestimmte Formen des Carcinoms eine Wirkung erfolgt, ist vorläufig nicht zu sagen. Jedenfalls ist wunderbar, dass nach mehreren Injectionen mit Koch'scher Lymphe ein Stück des Carcinoms per urethram aus der Blase ausgestossen wurde. Auch dies kann ja zufällig sein. Vielleicht werden aber ähnliche Beobachtungen gemacht, und bis sich die Anschauungen klären, wird es gut sein, alles Thatsächliche zu berichten, ohne daran irgendwie weitgehende Schlüsse zu knüpfen.

III. Forensische Bedeutung des Koch'schen Verfahrens (Fall IV).

Eine schwierige, dem Gerichtsarzt auch schon früher vorliegende Frage ist die: inwieweit eine tuberkulöse Erkrankung mit einer Verletzung in Causalconnexus stehen könnte? Ich selbst kenne einen Fall, in dem nach wiederholten Schlägen, die gegen den Kopf eines schwächlichen Knaben mit einem Buche geführt waren, der Tod durch eine Gehirnhautentzündung eintrat. Die Section zeigte eine frisch-tuberkulöse Erkrankung der Hirnhäute. Ein begutachtender Arzt erklärte es für höchst wahrscheinlich und für den modernen pathologischen Anschauungen entsprechend, dass ein Causalconnexus zwischen jenen wiederholten Züchtigungen und dem plötzlichen Ausbruch der tuberkulösen Gehirnhautentzündung bestände. Andererseits kann mit Recht der Einspruch erhoben werden, dass an derartigen Züchtigungen ein sonst gesundes Kind nicht zu Grunde gegangen sein würde, dass also der Tod nicht die Folge der Schläge gegen den Kopf, sondern die Folge der schon vorher bestandenen Tuberkulose gewesen sei.

So dürfte auch bei Wunden, die vielleicht wegen complicirender Tuberkulose schlecht und langsam heilen, die schlechte Heilung auf die Tuberkulose geschoben werden können. Und Derjenige, dessen Handlung die Wunde zur Folge gehabt hat, könnte im Hinweis auf den tuberkulösen Charakter der Wunde seine Haftpflicht bestreiten.

Einen einschlägigen Fall, dessen civilrechtliche Beurtheilung durch die Behandlung nach Koch beeinflusst wird, haben wir in unserer Klinik. Der Fall IV, S. 405, bietet sonst kein Interesse.

Ein Mädchen erlitt eine Zerreissung der Bauchmuskulatur dadurch, dass ihr ein junger Mann einen Stuhl, auf welchen sich das Mädchen eben setzen wollte, unter dem Gesäss fortzog. Es bildete sich erst eine Blutansammlung unter der Haut, dann eine Vereiterung und später eine schlecht heilende Wunde, deren tuberkulöser Charakter durch die Reaction auf Koch'sche Lymphe festgestellt wurde.

Es wird sich nun, da die Klinik und das betreffende Mädchen Ersatz der Kurkosten verlangen, fragen, welchen Standpunkt in solchen Fällen der Richter einnehmen wird. Als Arzt kann man nicht leugnen, dass ohne die complicirende Tuberkulose vielleicht 3 bis 4 Wochen zur Ausheilung genügt hätten. Die 10 Wochen lange Dauer des klinischen Aufenthaltes wird mehr auf die Tuberkulose als auf die Wunde geschoben werden müssen.

Es ist kein Zweifel, dass in ähnlichen Fällen ein Einspruch auf der Basis moderner Anschauungen über Tuberkulose oft erhoben werden wird. Es dürften sich erst an der Hand der forensischen Casuistik bestimmte Grundsätze für die Beurtheilung herausbilden. Gewiss fallen diese dahin aus, dass eine gesetzlich festzustellende Heildauer einer Wunde nicht normirt werden kann, und dass der Haftpflichtige bei individuell ungünstigen Verhältnissen die schlimmen Folgen ebensogut zu tragen hat, wie ihm auch zufällig besonders günstige Verhältnisse im Wundverlaufe zu Gute kommen.

IV. Differentiell-diagnostische Bedeutung bei postpuerperalen Exsudaten.

Wenn eine auf Phthisis incipiens verdächtige Kranke mit einem mehr oder weniger grossen, aus dem Wochenbett stammenden Exudate in Behandlung kommt, so ist man oft längere Zeit im Zweifel über das Hauptleiden. Solche Kranke sind anämisch, heruntergekommen, mager und fiebern.

Dieser Zustand kann allein von dem Exsudate abhängen. Die schädigenden Einflüsse eines fieberhaften Wochenbettes, Exsudatbildung, langes Krankenlager, oder in niederen Ständen die Unmöglichkeit der Schonung bewirken oft eine Decrepidität, die, was den Grad anbelangt, mindestens der gleichsteht, welche bei Phthisis besteht. Je nach dem Standpunkte des Arztes werden solche Fälle oft ganz verschieden aufgefasst und verschieden behandelt. Der Gynäkologe fühlt das Exsudat, es erklärt ihm zur Genüge das schlechte Allgemeinbefinden, er behandelt vor allem das Exsudat. Ein anderer Arzt weist vielleicht kleine Dämpfungsunterschiede in der rechten und linken Lungenspitze nach oder hört abgeschwächtes Athmen: er diagnosticirt und behandelt den »Lungenkatarrh«: die Phthisis incipiens, die ihm einen genügenden Befund abgiebt, um den Kräfteverfall zu erklären.

Würde sich in der Zukunft erweisen, dass mit Hülfe des Koch-schen Mittels prompt die Diagnose der Tuberkulose sich stellen lässt, so wäre ein Zweifel unmöglich, wir würden nicht zwischen der einen oder der anderen Diagnose schwanken, sondern würden sofort die Krankheit erkennend, auch sofort richtig handeln können.

Es würde dies vor allem eine grosse Bedeutung für den Praktiker haben, der die Kranken leider nicht immer beim Beginne der Krankheit sieht, sondern erst dann, wenn der Vorrath der »Hausmittelchen« und der Kurpfuschereien erschöpft ist. Es lässt sich dann aus den Laienberichten schwer ein Bild über den bisherigen Verlauf bilden. Haben wir aber ein Mittel, um sofort zu einer richtigen

Diagnose zu kommen, so wird auch die Behandlung sofort das Übel am rechten Ende anfassen können.

Um einen solchen Fall handelt es sich in Fall V.

Im Folgenden führe ich die 5 Fälle, welche den obigen Auseinandersetzungen zu Grunde liegen, an.

Fall I. Tuberculosis peritonaei, Jahrgang 1890/91, No. 375.
Frau Rosina Koschmieder, 41 Jahre, Schneiderfrau, aufgenommen 22. November, entlassen 16. December.

Seit 9 Jahren verheirathet, 4 Kinder leicht geboren, das letzte vor 2 Jahren; bisher gesund; erkrankte vor einem Vierteljahr. Der Leib begann allmählich immer mehr zu schwellen. Vor 4 Wochen entwickelte sich ein Vorfall der weiblichen Genitalien durch den zu starken Innendruck im Abdomen. Gleichzeitig magerte Patientin hochgradig ab.

Leib jetzt glatt, glänzend, Umfang 131 cm. Nur Ascites, kein Tumor im Leibe nachzuweisen. Keine sonstigen Oedeme, kein Husten, kein Auswurf, kein Fieber. Herz und Lungen normal.

In dem Prolaps ist der ganze Uterus nachweisbar. Portio mit Geschwüren bedeckt. Der ganze Prolaps stark gespannt. Fluctuation setzt sich von oben in den Prolaps fort.

Diagnose: Tuberkulöser Ascites.

Es wurde beschlossen, durch eine Koch'sche Injection die Diagnose zu sichern, dann sofort zu laparotomiren. Bei der Laparotomie soll ein Stück Peritonaeum herausgeschnitten werden, um die durch die Injectionbe wirkte Veränderung des Peritonaeum oder der eventuellen Tuberkel zu studiren.

1. Injection am 23. Nov. Mittags 1 Uhr 3 mg. Allmähliches Ansteigen der Temperatur auf 40,2, des Pulses auf 120; von 7 bis 9 Uhr höchste Temperatur, dann langsamer Abfall. Nacht unruhig, so das 0,01 Morphium subcutan gegeben werden. Durchaus keine Schmerzhaftigkeit des Leibes, trotz des hohen Fiebers, Allgemeinbefinden, abgesehen von der Unruhe, nur wenig gestört.

Operation am 25. Nov. Durch einen 8 cm langen Schnitt wird die Bauchhöhle eröffnet. Circa 20 l einer klaren, durchsichtigen, hellgelben, etwas ins grünliche schimmernden Flüssigkeit entleert. Herausschneiden eines mit vielen Tuberkelknötchen bedeckten Stückes Peritonaeum. Alle Därme mit massenhaften Tuberkeln bedeckt. Das ganze Peritonaeum sehr roth, wie gequollen, stark verdickt, wie infiltrirt. Schluss der Bauchwunde mit Knopfnähten. Zunächst bei sehr gutem Allgemeinbefinden fieberhafter Verlauf. cfr. Temperaturtabelle.

Trotz des Fiebers wird am 27. 11. nochmals dieselbe Quantität 3 mg eingespritzt. Das Fieber kaum erhöht. Ebenso den nächsten Tag. 2 Tage nach der Einspritzung normale Temperatur.

Am 3. Tage danach Fieber bis 38,8. Am 4. Tage, 1. 12., neue Einspritzung 4 mg, durch die das Fieber um einen Grad erhöht wird.

Innerhalb der nächsten 4 Tage langsamer Abfall des Fiebers, die Temperatur erhält sich 5 Tage Morgens erhöht, Abends normal.

Am 10. 12. 7 mg Einspritzung, um 5 Uhr Kältegefühl, Abend 39,4, Puls 120. Tag darauf normal. Tritt gegen den Wunsch des Arztes aus der Klinik aus. Pat. ist nach späterer Erkundigung gesund.

Untersuchung des herausgeschnittenen Stückes. (Dr. Pfannenstiel.)

Das ganze Peritonaealstück ist circa 3 mal so dick als normal und überall von gleicher Beschaffenheit. Dasselbe zeigt sich dicht besät von grauweissen, miliaren Knötchen. Dieselben stehen so dicht an einander, dass zwischen zwei Knötchen nur je ein so kleiner Zwischenraum bleibt, als der Durchmesser eines Knötchens selbst. Das Peritonaeum ist hochroth, im Verhältniss zu anderen Fällen, die schon beobachtet wurden, sehr blutreich. Diese Entzündungserscheinung ist wohl als Folge der Injection aufzufassen. Die mikroskopische Untersuchung ergiebt in jedem Knötchen den typischen Bau des Tuberkels mit Rundzellen, epitheloiden und Riesenzellen. Das Centrum jedes Knötchens ist verkäst. Tuberkel-bacillen sind nirgends nachzuweisen, obwohl zur Controle gleichzeitig in derselben Flüssigkeit gefärbte Schnitte tuberkulöser Meerschweinchen die Bacillen in grosser Menge erkennen lassen.

Noch ist zu bemerken, dass der Prolaps bei der Entlassung sich als völlig geheilt zeigte.

Temperaturtabelle:

22. 11............... Abends 37,5.
23. - früh 37,2. 100. 1 Uhr Einspritzung 3 mg; 3 Uhr 38,6. 116; 5 Uhr 38,8. 116; 7 Uhr 40,2. 120; 9 Uhr 40,2. 124.
24. - - 4 Uhr 39,6. 116; früh 6 Uhr 38,9. 116; 9 Uhr 38,4. 100; 3 Uhr 37,8. 96; 5 Uhr 37,8. 80; 7 Uhr 37,8. 76.
25. - - 38,2. 100. 8 Uhr Operation; 3 Uhr 38,6. 116; Abends 39,4. 104.
26. - - 38,2. 100. Abends 38,3 112.
27. - - 37,1. 104. Einspritzung 12 Uhr 3 mg; 3 Uhr 38,3. 112; 5 Uhr 38,3. 116; 8 Uhr 38,7. 124.
28. - - 38,1. 104. 9 Uhr 38,9. 124; 1 Uhr 38,1. 116; 4 Uhr 38,3. 104, Abends 38,6. 116.
29. - - 38,1. 80. Abends 37,7. 96.
30. - - 38,8. 100. - 38,8. 100.
1. 12. - 37,9. Einspritzung 4 mg 10 Uhr; 12 Uhr 38,4. 100; 2 Uhr 38,4. 116; 4 Uhr 39,7. 124; 6 Uhr 39,8. 128.
2. - - 38,7. 100. Abends 38,0. 104.
3. - - 37,6. 96. - 39. 104.
4. - - 37,4. 96. - 38,4. 116.
5. - - 37,0. 96. - 38,0. 110.
6. - - 38,1. 92. - 37,5. 80.
7. - - 38,4. 80. - 37,5. 76.
8. - - 38,1. 100. - 37,8. 84.
9. - - 38,5. 100. - 37,2. 84.
10. - - 38,3. 88. Um 11 Uhr Einspritzung 7 mg. (Erst um 5 Uhr tritt Kältegefühl ein. 3 Uhr 37,5. 100; 6 Uhr 39,4. 120.
11. - - 37,0. 92. Abends 35,7. 92.
12. - - 36,7. 80. - 37,4. 80.
13. - - 36,3. 80. - 38,6. 84.
14. - - 37,6. 76. - 38,1. 76.
15. - - 36,6. 72. - 37,2. 72.
16. - - 37,2. 72.

Epicrise:

Die Diagnose wurde durch die Einspritzung vor der Operation sicher-gestellt.

Die Operation gerade mitten in der Reaction bedingte wohl den unregel-mässigen Gang des Fiebers. Fernerhin ist entweder vor der Einspritzung zu operiren, oder später nach Ablauf der Reaction, also nach 14 Tagen. 4 Einspritzungen sind gemacht von 3 bis 7 mg. Jedesmal deutliche Reaction. Die makro- und mikroskopische Untersuchung beweist die Bauch-felltuberkulose. Die Entzündungserscheinungen sind als locale Reaction auf die Einspritzung aufzufassen. Auch einige prognostisch günstige, subnormale Temperaturen kommen vor. Allgemeinbefinden nach den 4 Einspritzungen so gebessert, dass Patientin sich für genesen hält und die Klinik verlässt.

Fall II. Tuberculosis peritonaei, Jahrgang 1890/91, No. 348.

E. T., 40 Jahre, ledig, aus Schweidnitz, aufgenommen am 5. November, entlassen am 13. December.

Patientin war bis zur jetzigen Krankheit stets gesund. Seit 5 Wochen verlor Patientin den Appetit. Der Leib fing an zu schwellen und ist seitdem bis jetzt stetig gewachsen.

Bei der Aufnahme fand sich ein den Nabel überragender, circa mannskopfgrosser Tumor von harter Consistenz, dabei war in beiden Seiten Ascites nachzuweisen.

Grösster Leibesumfang 89 cm. Herz und Lunge gesund, kein Oedem, starke Abmagerung, bleiche Gesichtsfarbe.

Diagnose schwankte zwischen malignem Ovarialtumor und Netz-Tuberkulose mit Ascites. Laparotomie am 8. 11. Es entleert sich etwa 1 Liter klarer Flüssigkeit. Das zu einem dick schalenartigen, die Därme überkleidenden Tumor verwandelte Netz liegt vor und über den Därmen. Es ist circa 5 cm dick, fest, weiss. Das Peritonaeum überall mit Tuberkelknötchen noch ausserdem bedeckt. Wegen der massenhaften Verwachsungen war das Netz bezw. der Tumor nicht zu entfernen. Der Fall wurde als hoffnungslos angesehen, der Bauch wieder geschlossen.

Weiterer Verlauf:

Allgemeinbefinden sehr schlecht. Puls enorm schwach, klein und fadenförmig zwischen 100 und 116. Es stellen sich Athembeschwerden und Stiche, besonders unten rechts in der Pleura ein. Patientin fühlt sich sehr krank, schwitzt viel. Abends leichte Temperaturerhöhungen bis 38,8 (cfr. Temperaturtabelle). Diese Temperaturerhöhung erklärte sich durch die Beschaffenheit der Bauchwunde. Verbandwechsel am 18. 11. Die Wunde ist oben verheilt, klafft unten und entleert etwas Eiter.

Von jetzt an war kein Fieber mehr vorhanden, trotzdessen ist Patientin so schwach, dass die Prognose schlecht gestellt werden muss.

Am 27. 11. um 1 Uhr Mittags erste Einspritzung mit Koch'scher Lymphe 2 mg. Am selben Abend starke Dyspnoe nach 7 Stunden. Allgemeinbefinden sehr schlecht, kein Fieber. Temperatur im Gegentheil, wie anliegende Tabelle beweist, stets nach den Injectionen subnormal. Dagegen andere Reactionserscheinungen sehr deutlich, namentlich schlechtes Allgemeinbefinden, stark erhöhte Athemfrequenz und beschleunigter Puls bis 120.

Erst am anderen Tage Fieber bis 38,7. Patientin erklärt: sie würde sich nie wieder eine Einspritzung machen lassen, da sie an den Folgen zu sehr zu leiden habe.

29. 11. Befinden bedeutend besser, Temperatur subnormal; Patientin fühlt sich bedeutend wohler als seit vielen Wochen und bittet nunmehr selbst um die nächste Einspritzung.

Am 1. 12. zweite Einspritzung 3 mg. Erfolg in Bezug auf das Allgemeinbefinden zum wenigsten ebenso intensiv als das erste Mal. Temperatur subnormal, Athmung stark beschleunigt. Puls 120.

Nach 3 Tagen bessert sich das Allgemeinbefinden so, dass Patientin das Bett verlässt. Dieselbe lässt sich zu keiner neuen Injection mehr bereden und verlässt die Klinik am 13. 12. Im Leibe sind die harten Knollen etwas verkleinert zu fühlen.

Temperaturtabelle:

8. 11.	. . . .	Abends 38,1.	96
9.	- früh 36,8. 80.	- 38,1.	100
10.	- - 37,5. 80.	- 38,8.	104
11.	- - 37,7. 92.	- 38,8.	104

26

12.	11. früh 37,3.	84.	Abends 38,5.	116			
13.	- - 37,5.	96.	- 38,0.	100			
14.	- - 38,6.	112.	- 37,8.	100			
15.	- - 37,3.	96.	- 38,1.	96			
16.	- - 37,2.	88.	- 38,0.	100			
17.	- - 37,6.	88.	- 38,4.	104			
18.	- - 37,2.	88.	Verbandwechsel. 37,5. 96				
19.	- - 37,4.	92.	Abends 37,1.	88			
20.	- - 37,3.	88.	- 37,5.	92			
21.	- - 36,8.	84.	- 37,4.	92			
22.	- - 37,7.	88.	- 36,0.	92			
23.	- - 36,2.	Mittags 37,1. 37,5. 36,8. 92					
24.	- - 37,1.	92.	Abends 37,5.	92			
25.	- - 36,8.	80.	- 37,3.	92			
26.	- - 36,2.	80.	- 37,2.	88			
27.	- - 37,1.	80.	Inject. 1 Uhr 2 mg; um 2½ Uhr 36,9, P.80. 5 Uhr 36,6. 116. 8 Uhr 36,9. 120.				
28.	- - 36,0.	116.	Abends 38,7. 120				
29.	- - 37,0.	116.	2 Uhr 35,9. 120. Abends 36,0. 120				
30.	- - 37,0.	116.	2 - 36,0. 116. - 36,0. 116				
1. 12.	- 35,9.	100.	Inject. 9½ Uhr 3 mg; 12 Uhr 35,8. 120, 2 Uhr 36,4. 120, 4 Uhr 36,8. 120, 7 Uhr 36,9. 120.				
2.	- - 36,2.	120.	3 Uhr 35,6. 120. Abends 35,9. 116				
3.	- - 35,6.	120.	Abends 36,6. 120				
4.	- - 36,3.	120.	- 37,0.	124			
5.	- - 35,9.	100.	- 37,0.	140			
6.	- - 35,5.	104.	- 36,8.	104			
7.	- - 35,8.	92.	- 36,6.	96			
8.	- - 35,4.	88.	- 37,5.	80			
9.	- - 36,0.	72.	- 37,0.	76			
10.	- - 37,0.						

Epicrise: Zwei Einspritzungen von Koch'scher Flüssigkeit von 2 und 3 mg ohne deutliche Fieberbewegung, meist mit subnormalen Temperaturen. Sehr starke Allgemein-Reaction auf Puls und Athmung. Nach deren Ablauf ist jedesmal eine deutliche Besserung des Allgemeinbefindens und Hebung des Kräftezustandes zu constatiren.

Patientin bessert sich so, dass sie nicht in der Klinik zu halten ist.

Es ist oben bemerkt, dass bei der Entlassung die Knoten im Leibe schon verkleinert waren. Bei einem Besuche, den später der Assistenzarzt bei der Kranken machte, stellte er Folgendes fest: Die Kranke ist noch bettlägerig und hat starke Nachtschweisse. Linke Lungenspitze: spärliche Rasselgeräusche, etwas gedämpfter Percussionsschall. Kein Husten, kein Auswurf, kein Fieber.

Abdomen aufgetrieben, schmerzhaft, von Knollen oder Tumoren nichts zu fühlen. Appetit gut, doch treten nach jeder Mahlzeit schneidende Schmerzen im Unterleibe ein. Dies ist die Hauptklage der Patientin.

Die Bauchnarbe ist gut verheilt. Patientin schiebt ihre ganzen Beschwerden auf die Injectionen und lehnt eine weitere Therapie ab, obwohl factisch vor den Injectionen in der Klinik die Prognose absolut ungünstig gestellt wurde. Dass Patientin überhaupt reisefähig wurde, und dass der Tumor im Leibe unter deutlich peritonitisch-entzündlichen Erscheinungen schwand, ist wohl den Injectionen zuzuschreiben.

Fall III. Carcinosis (Tuberculosis?) vesicae.

Frau Ernestine Paetzold, 44 Jahre, Jahrgang 1890/91, No. 374. Aufgenommen am 21. 11. 90. Verheirathet seit 1870. 4 Geburten, die letzte im Jahre 1878.

Patientin hat viele Kinderkrankheiten durchgemacht, war stets schwächlich, will Masern, Nervenfieber, Herzbeutelerweiterung etc. gehabt haben. Vor einem Jahre traten ohne Veranlassung Urinbeschwerden ein; diese äusserten sich in Harndrang, der zunächst einmal in der Woche, dann immer häufiger auftrat. Jetzt muss Patientin alle Viertelstunden uriniren. Blasenblutungen sind niemals dagewesen.

Der Urin enthält viel Blasenepithelien aus allen Schichten, Eiterkörperchen und Eiweiss. Die Blase enthält nicht mehr als 20 ccm im Maximum. Obwohl mehrere Urinpräparate, auf Tuberkelbacillen untersucht, negative Resultate ergaben, wurde beschlossen, probeweise eine Koch'sche Einspritzung zu machen. Klinisch war eine Blasentuberkulose nach Analogie anderer Fälle zu vermuthen. Auch sprach dafür die erfolglose Behandlung.

Am 27. 11., Mittags 12 Uhr, Injection von 3 mg. Keine deutliche Reaction. Temperatur und Puls unverändert. Schmerzhaftigkeit in der Blase nicht erhöht. Fassungsvermögen der Blase 20 ccm. Harndrang alle 10 bis 15 Minuten. Allmählich empfindet Patientin — ohne dass eine andere Therapie angewendet wurde — Besserung. Da keine deutliche Reaction vorhanden, sollte nicht wieder injicirt werden. Allein die Patientin behauptete, sich subjectiv viel gebessert zu haben. Deshalb erneute Versuche:

Am 10. 12. Einspritzung mit 5 mg. Langsames Ansteigen der Temperatur bis 39,8 unter mässigem Kältegefühl. Patientin giebt an, nach 3 bis 4 Stunden finge es an zu »reissen«, zuerst vom Rücken ausgehend, dann in allen Gliedern; am stärksten wären die Schmerzen in der Blase. Der Harndrang steigert sich. Alle 5 Minuten tritt Harndrang ein. Der Urin wird blutig. Die Quantität wird aber verringert: auf 200 g in den nächsten 24 Stunden. Die Blase fühlt sich von der Scheide aus heiss an und ist sehr hart, so dass sie fast einen, sie ausfüllenden glatten Tumor vortäuschen könnte. Die Druckempfindlichkeit ist ganz ausserordentlich stark.

Am nächsten Tage ist dieser locale Befund unverändert, dagegen befindet sich Patientin subjectiv auffallend wohl.

12. 12. Eine ganz wesentliche Besserung ist eingetreten. Urin ist sehr trübe, enthält sehr viel Eiterkörperchen, wird aber nur alle halbe Stunden gelassen, die Quantität nimmt zu und wird normal.

13. 12. Fortschreitende Besserung.

15. 12. Dritte Einspritzung von 7 mg. Heftiges Krankheitsgefühl. Temperatur bis 39,9. Grosse Schmerzhaftigkeit der Blase. Enormer Harndrang. Harn blutig.

16. 12. Temperatur und Puls normal, ziemliches Wohlbefinden. Harnbeschwerden lassen nach. Harn leicht blutig.

17. 12. Patientin kann 3/4 Stunden den Harn halten. Während früher die Blase beim Katheterisiren nie mehr als 20 ccm enthielt, werden jetzt 80 ccm entleert.

18. 12. Einspritzung von 10 mg Koch'scher Flüssigkeit. Erfolg wie früher. Namentlich nimmt der Harndrang sofort sehr zu. Die Temperatur steigt bis 38,9.

20. 12. Reaction völlig abgelaufen. Die Blase enthält beim Katheterisiren 125 bis 130 ccm Harn. Patientin hält jetzt den Urin über eine Stunde bequem, ohne Schmerzen.

21. 12. 5. Einspritzung mit Koch'scher Lymphe. Erfolg ungefähr gleich. Temperatur bis 40,1. Wieder tritt starker Harndrang alle Viertelstunde ein. Puls auffallend niedrig 80.

22. 12. Reaction abgelaufen. Urin noch sehr trübe, etwas blutig.

24. 12. Temperatur und Puls normal. Patientin hält jetzt den Urin über eine Stunde. Die Blase ist weich anzufühlen, nicht mehr schmerzhaft. Obwohl Patientin sich gesund fühlt, verbleibt sie zur weiteren Beobachtung noch in der Klinik.

Die Temperatur bleibt nunmehr normal. Es wird, da die Blasen-beschwerden allmählich wieder zunehmen, eine Blasenspülung gemacht, bei der ein Gewebsfetzen abgeht. Dieser mikroskopisch untersucht, lässt Carcinom erkennen. Durch Dilatation der Harnröhre ist rechts oben ein kirschengrosser Tumor nachzuweisen. Danach wird die Sectio alta gemacht, um eventuell von oben und unten vorgehend das carcinomatöse Blasenstück zu entfernen. Nach Eröffnung der Blase (von oben) ist das Carcinom rechts deutlich zu fühlen. Es wird mit der Scheere abgeschnitten. Die histologische Unter-suchung ergab ein oberflächliches Plattenepithelcarcinom der Blase, keinen sogen. Zottenkrebs, wodurch wohl auch das Fehlen der diagnostisch sonst so wichtigen Blasenblutungen zu erklären ist.

Temperaturtabelle.

23.	11. früh	36,9.	76.	Abends 37,0.	72
24.	- -	36,5.	72.	- 36,8.	76
25.	- -	36,8.	72.		
26.	- -	36,4.	72.		
27.	- -	36,5.	—	Einspritzung 3 mg 10 Uhr. 12 Uhr 36,8. 72,	
				2 Uhr 37,5. 72, 4 Uhr 37,4. 83, 6 Uhr 37,4. 84	
28.	- -	37,1.	80.	Abends 37,3. 84	
29.	- -	37,2.	72.	- 37,8. 76	
30.	- -	36,9.	68.	- 37,5. 72	
1.	12. -	36,8.	72.	- 37,5. 76	
2.	- -	36,8.	72.	- 37,3. 76	
3.	- -	37,0.	86.	- 37,2. 84	
4.	- -	37,1.	72.	- 37,0. 80	
5.	- -	37,0.	80.	- 37,1. 80	
6.	- -	36,9.	76.	- 37,3. 72	
7.	- -	36,7.	72.	- 37,4. 68	
8.	- -	37,3.	72.	- 37,5. 76	
9.	- -	37,0.	72.	- 37,2. 76	
10.	- -	36,8.	71.	Einspritzung 11 Uhr 5 mg. 1 Uhr 37,8. 80,	
				3 Uhr 39,0. 84, 5 Uhr 39,5. 96, 7 Uhr 39,8. 96	
11.	- -	38,0.	88.	Abends 38,2. 92	
12.	- -	37,2.	76.	- 37,3. 76	
13.	- -	37,0.	72.	- 37,5. 72	
14.	- -	37,3.	80.	- 37,5. 84	
15.	- -	36,9.	72.	Einspritzung 8 Uhr 7 mg. 10 Uhr 37,9. 80,	
				4 Uhr 39,9. 96, 7 Uhr 39,2. 88	
16.	- -	37,2.	72.	Abends 37,4. 76	
17.	- -	37,3.	72.	- 37,5. 76	
18.	- -	37,0.	80.	Einspritzung 8 Uhr 10 mg. 10 Uhr 38,0. 88,	
				12 Uhr 38,3. 96, 7 Uhr 38,9. 96	
19.	- -	37,2.	72.	Abends 37,2. 76	
20.	- -	37,2.	72.	- 37,6. 72	
21.	- -	36,9.	72.	Einspritzung 9½ Uhr 12 mg. 11 Uhr 37,9. 80,	
				1 Uhr 39,2. 96, 3 Uhr 40,1. 100, 7 Uhr 39,0. 80	
22.	- -	36,9.	76.	Abends 37,5. 80	
23.	- -	36,7.	72.	- 37,3. 76	
24.	- -	37,1.	68.	- 37,2. 72	
25.	- -	37,1.	68.	- 37,6. 76	
26.	- -	37,0.	68.	½ 5 Uhr 12 mg. ½ 8 Uhr 37,6. 68, ½ 11 Uhr	
				38,3. 92, ½ 2 Uhr 37,4. 72	
27.	- -	37,2.	68.	Abends 37,8. 72	
28.	- -	37,2.	64.	- 37,6. 68	
29.	- -	37,0.	64.	- 37,6. 74	

Epicrise: Probeweise werden 3 mg eingespritzt. Trotz Fehlen der specifischen Reaction Besserung. Obwohl die Diagnose »Tuberkulose« nunmehr fraglich schien, verlangt Patientin wieder eine Einspritzung, die auch gemacht wurde.

Nach jeder bis zu 12 mg steigenden, der 5 ferneren Injectionen dieselbe Reaction; allgemein Fieber und Krankheitsgefühl; local: zunächst Zunahme des Harndrangs, Abnahme der Urinquantität. Urin wird stets nach der Injection etwas wenig blutig, was vorher niemals der Fall war.

Auffallende Besserung: Die Blase hält allmählich immer mehr Urin, so dass beim Katheterisiren statt 20 nun 130 ccm entleert werden und der Urindrang, der alle 10 Minuten vorhanden war, jetzt nur alle Stunden eintritt. Dabei Allgemeinbefinden ebenfalls gebessert, ohne jede locale und medicamentöse Behandlung ausser den Koch'schen Injectionen.

Es ist dies vor Allem deshalb interessant, weil Patientin schon 4 Wochen vorher in der Klinik lag, somit die Besserung nicht allein auf die Bettruhe zu beziehen ist. Wäre die Besserung nur eine subjective gewesen, so hätte ja eine »Suggestion« angenommen werden können. Die Besserung war aber durch Zahlen nachzuweisen, indem die Blase nach den Injectionen eine erheblich höhere Capacität gewann.

Ich gebe gern zu, dass diese Krankengeschichte nichts beweisen kann; ein Fall beweist ja überhaupt nichts und der Zufall kann für Alles verantwortlich gemacht werden. Aber unmöglich wäre ja die Annahme nicht, dass eine gewisse Wirkung auch beim Carcinom stattfände. Auffallend ist doch der Abgang eines necrotischen Stückes des Carcinoms, zum ersten Male nach vierwöchentlicher Behandlung. Jedenfalls verwahre ich mich dagegen, irgend welche Folgerungen anzuknüpfen und registrire einfach die Thatsachen, da die ganze Angelegenheit es heutzutage noch für angezeigt erscheinen lässt, jedes auch vielleicht unwichtige Ereigniss zu beachten.

Fall IV. Wund-Tuberkulose.

Hedwig Stanko aus Rzendrowitz. Jahrgang 1890/91. No. 181.

Patientin war stets als Kind gesund. Am 1. 5. 90 zog ihr ein junger Mann, als sie im Begriff war, sich zu setzen, den Stuhl fort. Sie stürzte aufs Gesäss und fühlte sogleich einen heftigen Schmerz vorn im Bauche.

Nach 8 Tagen hatte sich ein glatter, harter, über 5 Markstück grosser Knoten unter grossen Schmerzen gebildet. Namentlich die Bewegungen waren sehr schmerzhaft.

Die Untersuchung ergab eine Zerreissung des rechten Musculus rectus abdominis. Ein handtellergrosses Haematom wurde im zweiten untersten Viertel nachgewiesen.

Patientin reiste wieder nach Hause und kehrte am 16. 7. zur Klinik zurück. Sie wurde aufgenommen.

Eine handtellergrosse Stelle über dem Haematom war geröthet. 3 Fisteln führten in eine grosse Höhle: das vereiterte Haematom.

Operation am selben Tage: die Fisteln werden durch grosse Schnitte vereinigt. Die bläulichen, infiltrirten, buchtigen Hautränder werden abgetragen, die Wundflächen gründlich mit scharfem Löffel abgekratzt. Ausstopfung mit Jodoformgaze. Nachbehandlung mit verschiedenen flüssigen Desinficientien, Pulvern, Salben und Bädern -- stets vergeblich. Die Wundflächen überhäuten sich nicht, sondern zeigen stets dieselben blassen, graulichröthlichen, schlaffen, ödematösen Granulationen. Am 4. 8. Transplantation aus der Oberschenkelhaut nach Thiersch. Feuchter Verband. Zwar heilte der grösste Theil der Hautstückchen an. Trotzdem blieben stets mehr oder weniger tiefe Fistelgänge zurück. Mehrfach wurden in den späteren Monaten sehr energische Auskratzungen und Ausätzungen vorgenommen.

Nach Empfang der Koch'schen Lymphe wurde ein Versuch gemacht, die Kranke durch antituberkulöse Therapie zu heilen.

Am 28. 11. erste Einspritzung 3 mg. Deutliche Reaction. Allgemein-befinden wenig gestört, Schüttelfrost fehlt, dagegen tritt leichtes Frieren und danach ein sehr heftiger Schweiss ein. Am 1. 12. zweite Einspritzung 4 mg. Danach stärkere Reaction. Im Ganzen wurden 8 Einspritzungen mit stets deutlicher Reaction gemacht.

Der Puls schwankte stets zwischen 120 und 132. Schüttelfrost war niemals vorhanden, der typische Anfall fehlte, wie die Temperaturtabelle zeigt.

Nach den ersten Einspritzungen heilte die Wunde ganz überraschend schnell, doch zerfielen nach weiteren Einspritzungen früher geheilte Partien, so dass also jedenfalls der tuberkulöse Charakter sowohl der Granulationen, als wie der Narben festgestellt wurde.

Patientin verbleibt in der Klinik. Mit den Einspritzungen soll eine Zeit gewartet werden, um die Reactionen dann wieder deutlich beobachten zu können.

Temperaturtabelle, nur soweit sie in Betracht kommt, abgeschrieben:

27. 11. früh 37,1. 80.   Abends 38,2. 84.
28. -   - 36,8. 80.   Einspritzung 12 Uhr 3 mg; 2 Uhr 37,8. 80,
                        5 Uhr 38,2. 88, 7 Uhr 38,7. 88, 9 Uhr 38,7. 88.
29. -   - 37,5. 80.   Abends 38,1. 88.
30. -   - 37,6. 80.   -   38,5. 88.
1. 12.   - 37,0. 80.   Einspritzung 10 Uhr 4 mg; 12 Uhr 37,4.
                        80, 3 Uhr 39,0. 88, 6 Uhr 40,0. 100, 9 Uhr
                        39,9. 96.
2. -   - 37,5. 80.   Einspritzung 11 Uhr 4 mg; 1 Uhr 37,6. 80,
                        4 Uhr 38,2. 88, 7 Uhr 40,0. 96, 9 Uhr 40,2. 120.
3. -   - 38,0. 100. Abends 39,1. 116.
4. -   - 37,9. 88.   Einspritzung 11½ Uhr 5 mg; 2½ Uhr 38,1.
                        96, 5½ Uhr 38,8. 100, 9 Uhr 38,9. 104.
5. -   - 37,8. 100. Einspritzung 11½ Uhr 7 mg; 2½ Uhr 38,6.
                        116, 6 Uhr 39,3 120, 3 Uhr 39,8. 120.
6. -   - —   Einspritzung 11 Uhr 10 mg; 2 Uhr 37,8. 96,
                        5 Uhr 39,2. 100, 9 Uhr ·39,2. 100.
7. -   - 37,6. 80.   Abends 38,3. 88.
8. -   - 37,4. 80.   -   38,7. 96.
9. -   - 37,5. 88.   -   38,6. 92.
10. -   - 37,5. 80.   Einspritzung 11½ Uhr 7 mg; 2½ Uhr 38,6.
                        100, 6 Uhr 39,3. 116, 9 Uhr 39,8. 120.
11. -   - 37,6. 80.   Abends 39,1. 100.
12. -   - 37,8. 88.   -   40,0. 112.
13. -   - 38,4. 100. -   38:8. 112.
14. -   - 37,4. 88.   -   39,8. 96.
15. -   - 38,0. 88.   Einspritzung 11 Uhr 10 mg; 2 Uhr 37,8.
                        100, 4 Uhr 39,2. 116, 6 Uhr 39,8. 100.
16. -   - 38,2. 104. Abends 38,5. 108.
17. -   - 37,9. 100. -   39,4. 100.
18. -   - 37,7. 100. -   39,1. 112.
19. -   - 37,5. 100. -   39,4. 104.
20. -   - 37,4. 96.   -   38,9. 100.
21. -   - 37,5. 96.   -   38,2. 100.
22. -   - 37,4. 104. -   39,0. 120.
23. -   - 37,5. 96.   -   38,4. 100.
24. -   - 37,4. 88.   -   38,5. 112.
25. -   - 37,5. 88.   -   38,0. 96.

Epicrise: Der Fall hat Ähnlichkeit mit anderen schon publicirten. Narben, die wahrscheinlich tuberkelhaltiges Gewebe einschlossen, zerfallen, während Granulationen gleicher Art zur Heilung gelangen. Wichtig ist nur, dass eine frische Wunde nicht heilt und dass eine Tuberkulose der Wundfläche nach Trauma eintritt.

Auf die forensische Bedeutung ist oben hingewiesen.

Fall V. Fieber und Kräfteverfall als Folge von Lungentuberkulose oder Exsudat?

Frau Auguste Koch, 33 Jahre alt, aus Steinau a. O., will als Kind gesund gewesen sein, hat 2 rechtzeitige und 2 unzeitige Kinder geboren. Das letzte, am 23. 7. 90, war ein vorzeitiges, das nur 3 Wochen lebte. Nach dieser Geburt war Patientin längere Zeit bettlägerig krank und fieberte. Erst seit dieser Krankheit fühlt sich Patientin »schwach im Unterleibe«. Sie hat beim Gehen Schmerzen und ist erheblich abgemagert. Befund am 24. 11. 90: Linke Lunge normal, in der rechten oben im Vergleich zur linken Lunge Percussionsschall weniger sonor, wenn auch nicht deutlich gedämpft. Abgeschwächtes Athmen mit trockenem Rasseln.

Innerlich: Uterus nach vorn links gedrängt. Hinter dem Uterus ein bimanuell zu umgreifendes Exsudat, das von der Gegend der linken Douglasischen Falte den ganzen Uterus bis nach vorn rechts umgreift. Exsudat hart, wenig schmerzhaft, unbeweglich dem Uterus anliegend. Scheide heiss. Es besteht mässiges Fieber: 38,5. Puls 88.

Da es bei einer Untersuchung nicht festzustellen ist, ob das Exsudat oder die Lungenaffection die Schuld an dem Fieber und schlechten Kräftezustand trägt, so wird der Patientin zugeredet, sich in die Klinik aufnehmen zu lassen. Dies geschieht erst am 25. 12. 90.

Bei dem nach der Aufnahme festgestellten Befunde sind die Verhältnisse fast gleiche wie am 24. 11. Nur ist die Dämpfung auf der rechten Lunge mehr ausgeprägt.

Es wird nun mit den Injectionen begonnen und zwar zuerst mit 1 mg am 26. 12.

Es trat keine Reaction ein, Fieber schon vorher constant, Abends 39,0 bis 39,5. Bei den späteren Injectionen, deren Geschichte ich hier nicht ausführlich schildern will, weil der Fall wohl ein medicinisches, weniger ein gynaekologisches Interesse ferner haben wird, zeigte sich nun Folgendes:

Die Reaction, welche sich übrigens später auch durch Erhöhung der Temperatur documentirte, war eine wesentlich locale.

Patientin bekam nach den Injectionen stets starken Hustenreiz und Zunahme des Rasselns auf der Lunge, ohne dass irgend ein Sputum ausgehustet wurde. Diese deutliche locale Reaction wurde auch subjectiv so empfunden, dass Patientin, welche bisher nur unterleibskrank gewesen zu sein glaubte, nunmehr auch die Krankheit in die Lungen verlegte.

Epicrise: Die klinische roborirende Behandlung hat den Zustand gebessert. Das Exsudat ist entschieden kleiner geworden. Patientin soll der inneren Klinik bald übergeben werden.

Wäre in diesem Falle jede Reaction ausgeblieben, hätte es sich herausgestellt, dass die Lunge gesund und also allein das spätpuerperale Exsudat die Schuld an dem schlechten Ernährungszustande und dem Fieber trüge, so müsste die Behandlung eine ganz andere werden.

Nachdem aber durch die deutliche locale und durch die Allgemeinreaction die Lungentuberkulose nachgewiesen, ist jedenfalls die letztere als die Hauptsache zu betrachten. Gelingt es, diese zur Heilung zu bringen, so wird allein durch die bei der Behandlung nothwendige Ruhe das Exsudat am Uterus verschwinden.

Es werden gewiss solche Fälle, wo die Koch'sche Injection und die sich anschliessende Reaction am schnellsten den Fall klar legt, dem Gynaekologen oft vorkommen.

Aus der Klinik für Hautkranke.

Bericht des Directors, Professor Dr. Neisser.

(Vom 2. Januar 1891).

Der vorliegende Bericht umfasst alle seit dem 22. Nov. auf der mir unterstellten Klinik mit Koch'scher Flüssigkeit vorgenommenen Behandlungsversuche. Derselbe kann naturgemäss nur ein ganz vorläufiger sein — ist doch bisher nicht ein einziger Kranker bis zu seiner definitiven Heilung behandelt worden — und betrifft 46 Personen mit 258 Injectionen und einer Gesammtdosis von 2,98 g.

(Andere 16 Personen sind erst so kurze Zeit in Beobachtung, dass über sie noch nicht berichtet werden kann.)

Die Personen, welche behandelt worden sind, lassen sich in folgende Gruppen theilen.

I. 1. Fälle (1—7) von Hautlupus ohne oder mit nur ganz unbedeutender Betheiligung der Schleimhaut (wesentlich der Nase).

2. Lupus-Fälle mit sehr starker Betheiligung der Schleimhaut des harten und weichen Gaumens, der Zunge, des Nasenrachenraumes, der Nase, des Kehlkopfes (8—18).

3. Lupus-Fälle (19) mit gleichzeitigen tuberkulösen Affectionen an Knochen und Gelenken.

4. Scrofuloderma (20, 21), theils in mehr diffuser Form, theils in Form des sog. Gumma scrofulos.

5. Zwei Fälle von Blasen-Tuberkulose (22, 23).

6. Fälle von Tuberkulose, die sonstiger Haut- oder venerischer Leiden wegen auf der Klinik lagen (24, 25, 26).

II. Personen mit zweifelhaften und mit nicht tuberkulösen Processen, bei denen Injectionen zu diagnostischen resp. differential-diagnostischen Zwecken oder endlich zum Studium der Wirkung Koch'scher Flüssigkeit bei anscheinend oder wirklich Gesunden gemacht wurden.

Hierher gehören a) Kranke mit:

1. Lupus erythem. (27, 28),
2. Lues ulcerosa (29, 30, 31),
3. Rosacea (32, 33),
4. chron. Eczem (34, 35),

5. Ulceröses Hautleiden mit unbestimmter Diagnose (36),
6. Cystitis ohne bekannte Ursache (37).

b) Anscheinend gesunde resp. der Tuberkulose keineswegs verdächtige Personen:

1. Bei denen durch die Injectionen der Verdacht auf Tuberkulose geweckt wurde (38, 39, 40).

2. Bei denen die Injectionen ohne specifische Einwirkung blieben (41—46).

Die diesem Bericht beigefügten Notizen geben die Unterlage für die nun folgenden Betrachtungen, die, wie ich noch einmal wiederhole, natürlich keinen Anspruch auf eine definitive Lösung der einschlägigen Fragen machen können.

Keiner der Kranken wird von uns als geheilt betrachtet, und die Unterbrechung bezw. die Beendigung der Behandlung ist theils aus rein äusserlichen Gründen erfolgt, theils in der Absicht, in die Behandlung geeignet erscheinende Pausen einzuschieben.

Die Technik der Injectionen war die gewöhnliche, nur benutzten wir statt der Koch'schen eine gute, auf ihr Kaliber geprüfte und sorgsam sterilisirte Pravaz'sche Spritze. Thatsächlich haben wir bis auf leichte, schmerzhafte Schwellung an der Injectionsstelle nie eine Störung gesehen. — Die Verdünnungen wurden täglich frisch hergestellt. — Als Zeit zu den Injectionen wählten wir die späten Abendstunden, weil sich die Beobachtung am folgenden Tage dadurch sowohl für die Kranken (der häufigen Temperaturmessungen wegen) als auch für das Wartepersonal und die Aerzte bequemer gestaltete.

Was die von uns angewendete Dosis anlangt, so haben wir bis auf wenige Ausnahmen mit einem Milligramm begonnen. Die auch nach diesen minimalen Dosen in fast allen Fällen eingetretene sehr starke Reaction scheint uns ein Fingerzeig dafür zu sein, dass es nothwendig ist, ganz regelmässig mit dieser Dosis zu beginnen. Die Reaction ist häufig dabei so intensiv gewesen, dass die Befürchtung, eine grössere Anfangsdosis könnte einmal schlimmere Folgen haben, gerechtfertigt erscheint.

Wir haben nun überall da, wo (auch bei den minimalsten Dosen) eine genügende Reaction*) eintrat, dieselbe Dosis beibehalten, und es hat sich im Laufe der Versuche als allgemeine Erfahrung herausgestellt, dass es nicht nöthig ist, die Dosen sofort in regelmässiger Weise zu steigern. In manchen Fällen (z. B. 5, 9, 14, 15, 36) wird man finden, dass selbst 4—6 aufeinander folgende Dosen von 1 mg jedesmal sehr kräftige Reactionen ergaben. In einzelnen Fällen zeigte es sich sogar, dass einer schwächeren ersten oder zweiten Reaction trotz Beibehaltung derselben Dosen eine stärkere zweite oder dritte Reaction folgte. Diese Bemerkungen beziehen sich freilich nur

---

*) Anm. Wir haben in der letzten Zeit auch dann dieselben Dosen beibehalten, wenn noch deutliche locale Reaction — ohne allgemeine Reaction — eingetreten war.

auf solche Personen, welche überhaupt schon auf ganz schwache Dosen sehr stark reagirten. Gerade in diesen Fällen stehen wir daher auch, trotzdem die einzelnen Patienten schon eine grössere Anzahl von Injectionen erhalten haben, doch noch bei verhältnissmässig kleinen Dosen, doch liess die Stärke der örtlichen wie allgemeinen Reaction nichts zu wünschen übrig. Es muss einer weiteren Versuchsreihe vorbehalten bleiben, zu entscheiden, ob der definitive Heilerfolg günstiger sein wird, wenn auch in solchen Fällen die Dosen sehr rapid gesteigert werden. Denn wir haben noch gar kein Urtheil darüber, ob durch eine solche Steigerung die örtliche Reaction — und auf diese wird es doch in erster Reihe ankommen — entsprechend intensiver werden würde. Die allgemeine Reaction, wie gesagt, war ja auch bei unseren kleinen Dosen in den erwähnten Fällen schon eine ausserordentlich starke.

Bei anderen Kranken (Fall 1 und 2), bei denen die Anfangs-Reactionen sehr schwach waren, hat sich umgekehrt die Nothwendigkeit ergeben, in verhältnissmässig grossen Sprüngen die Menge zu erhöhen, um überhaupt eine Allgemein-Reaction zu erzielen, und ebenso verhielten sich diejenigen Patienten — zumeist der ersten Klasse angehörig —, welche über die kleinsten Dosen hinweggekommen waren. Auch bei ihnen war weiterhin eine sehr energische Steigerung der Dosen nothwendig.

Immer also war man schliesslich gezwungen, die Dosen zu erhöhen*), so dass man vom klinischen Standpunkt zweifellos zunächst den Eindruck gewinnt, dass es sich um eine »Gewöhnung« an das Mittel handele. Wie weit diese Erscheinung durch die bekannte, von Koch selbst ausgesprochene Anschauung zu erklären ist, oder einer wirklichen Gewöhnung (in Analogie mit anderen Arzneimitteln) entspricht, ist vor der Hand nicht zu entscheiden. — Bemerkenswerth erscheint in dieser Beziehung die bei dem Kranken 26 gemachte Beobachtung, dass, während eine Dosis von 20 mg am Ende der ersten Injections-Serie gar keine Reaction ergab, eine Dosis von 10 mg nach einer dreiwöchentlichen Pause eine sehr starke Reaction im Gefolge hatte. Sonstige sicher deutbare Erfahrungen stehen uns in dieser Beziehung nicht zur Verfügung.

Die Frage, in welchen Zwischenräumen die Injectionen zu wiederholen sind, ist im Allgemeinen dahin zu beantworten, dass dieselben erst nach Ablauf sowohl der objectiv nachweisbaren (Temperatur und Puls) Symptome wie aller subjectiven Beschwerden, also der gesammten »allgemeinen Reaction« zu wiederholen sind.

Es hat sich jedoch herausgestellt, dass bei einigen Reactionen, und zwar regellos wechselnd, bald bei den ersten bald bei den späteren Injectionen eine sog. zweigipflige Temperaturerhöhung sich

---

*) Anm. Statt grössere Dosen subcutan zu injiciren, haben wir bei einigen Patienten wieder mit 1—10 mg intravenös kräftige Reactionen erzielt.

einstellte (Fall 5, 15, 16), d. h. dass dem vollständigen oder fast vollständigen Absinken der Temperatur eine Erhöhung am nächsten Tage folgte. Auch diese Erfahrung wird bei der Aufeinanderfolge der Injectionen zu berücksichtigen sein. — In einem Falle (15) folgte der dritten Injection, welche in derselben Dosis wie die erste und zweite, 48 Stunden nach der zweiten gemacht wurde, eine so starke, von bedrohlichen Erscheinungen örtlicher wie allgemeiner Natur begleitete Reaction, dass die Annahme, es habe hier eine Cumulation der Wirkung stattgefunden, nahe liegt, — bedingt durch die dritte Injection, welche bei noch nicht abgelaufener Reaction der zweiten gemacht worden war.

Den vollständigen Ablauf der örtlichen Reaction abzuwarten, scheint nicht nöthig, zumal da derselbe in einzelnen Fällen sich ungemein langsam, jedenfalls schwer kontrollirbar vollzog. Wurde auch während einer, nach diesen Prinzipien vorgenommenen Injections-Serie ein sicheres Urtheil über die durch die Injectionen hervorgebrachten Veränderungen sehr erschwert, so ergab doch die einer solchen Serie folgende Pause den sehr günstigen Einfluss der Injectionsbehandlung.

Die Ursachen, welche die Differenzen in der Stärke der allgemeinen Reaction bedingen, können im einzelnen Falle nur sehr schwer mit Sicherheit konstatiert werden. Im Allgemeinen kommen folgende Factoren, welche in wechselnder Combination das Gesammtresultat bedingen, in Frage:

1. Der Ernährungszustand des Kranken im Allgemeinen.

2. Die Ausbreitung des Processes (in die Fläche, wie in die Tiefe).

3. Eine sehr wesentliche Rolle scheint auch die Vascularisirung des erkrankten Gewebes zu spielen. Auf succulentes, reichlich mit Gefässen versorgtes Gewebe scheint die Koch'sche Flüssigkeit weit schneller und prompter zu wirken, als auf gefässarme Partien, wie sie z. B. in alten Narben vorhanden sind; solche eingesprengte Tuberkel werden darum schwerer und langsamer zu beeinflussen sein.

Dieses Moment hat einmal eine zweifellos grosse Bedeutung für die Möglichkeit der Necrotisirung der Tuberkel, andererseits aber auch für die Resorption der an dem locus morbi gebildeten chemischen Producte, deren Uebergang in den Säftestrom das Auftreten der allgemeinen Reaction wohl in erster Reihe bedingt.

Dies vorausgeschickt, weise ich hin

1. auf die Fälle (1, 2) von reinem Hautlupus in narbig-bindegewebiger Grundsubstanz. Diese zeigten eine auffallend geringe allgemeine Reaction bei deutlicher örtlicher Einwirkung, bei der aber Zerfallserscheinungen nicht auftraten;

2. auf die auffallend starken Reactionen aller derjenigen Fälle (8 bis 18), bei denen eine starke Betheiligung der Schleimhaut vor-

handen war: bei letzteren stets und überall rapide Ulceration der Lupusherde; auch hierbei spielt vielleicht die im Vergleich zur Haut reichlichere Gefässversorgung der Schleimhaut eine wesentliche Rolle.

3. Ein ausgedehnter Fall von reinem. Hautlupus (7) reagirte stark, auch ohne dass es anfangs zu einer Ulceration kam; hier handelte es sich aber im Gegensatz zu den sub 1. aufgeführten Fällen um ganz weiche, stark vascularisirte lupöse Neubildungen.

In dieselbe Gruppe gehört der Fall 20 (Scrofuloderma), bei dem die auffallende Intensität der örtlichen Reaction durch die grosse Zahl der das lockere Gewebe durchsetzenden Gefässe erklärlich erscheint.

Bemerkenswerth ist ferner noch die geringe örtliche wie allgemeine Reaction der beiden Fälle von Blasentuberkulose (22, 23), obgleich sicherlich eine örtliche Einwirkung auf die Blase zu Stande kam.

Die örtliche Reaction

blieb in keinem einzelnen Falle von sicherer Tuberkulose aus. In den allermeisten Fällen war sie sehr deutlich und charakteristisch; nur einige (z. B. 24) reagirten in schwacher, nicht eindeutiger Weise. Diese aber waren von vornherein zweifelhaft gewesen.

Der Eintritt der localen Reaction erfolgte gewöhnlich 4 bis 6 Stunden nach der Injection — häufig um Stunden früher als der der allgemeinen — und machte sich oft auch durch ein subjectives Gefühl von Spannung, Brennen, »Arbeiten« in den erkrankten Partien noch vor dem Sichtbarwerden objectiver Veränderungen bemerkbar.

Die augenfälligsten und frühesten Erscheinungen der localen Reaction bestehen, entsprechend den Symptomen einer acuten entzündlichen Schwellung, in Hyperaemie und Exsudation: starke Röthung, Schwellung und messbare locale Temperaturerhöhung (um 2° gegenüber gesunder Nachbarschaft) sowohl der erkrankten Partien als der Umgebung derselben. (In einigen Fällen auch Andeutung einer blassen, anaemischen Zone, welche die weitere, stark hyperaemische Umgebung von der erkrankten Stelle selbst trennte.)

Die auf der Exsudation beruhenden Symptome wechseln mit der für die exsudirte Flüssigkeit gegebenen Möglichkeit, sich ungehindert auszubreiten oder an die Oberfläche zu treten. An fest infiltrirtem Lupus daher nur starke, diffuse, gleichmässige Schwellung; an weichem Lupusgewebe starke Intumescirung und Hervorquellen über das Niveau; bei von vornherein gelockerter Oberhaut Durchtränkung oder blasenartige Abhebung derselben, die theils zu Nässen, theils zu schneller Krustenbildung führt, theils auch zu sofortiger Abhebung und Abstossung der Epidermis und Bildung oberflächlicher Excoriationen.

Wo von vorherein »exulcerirter« Lupus vorliegt, ist gesteigerte Eiterung die Regel. Neben diesen in den Anfangstadien der Reaction im Vordergrund stehenden Symptonen tritt der wahrscheinlich dem ganzen Process zu Grunde liegende wesentliche Vorgang, die Necrotisirung alles tuberkulösen Gewebes zunächst mehr in den Hintergrund.

Erst beim Ablauf der örtlichen Reaction erkennt man deutlicher die diesem Vorgange entsprechende Veränderung an: Einsinken vorher prominenter Lupusherde, Vertiefung bestehender Excoriationen und Ulcerationen, in ganz eclatanten Fällen mit Schwarzfärbung einhergehende Necrotisirung von Granulationen, Abstossung necrotischer Membranfetzen (besonders am Fussgelenk des Kranken 19 beobachtet).

An der Schleimhaut*) fehlt der Widerstand, den an der Haut die Hornschicht der Epidermis bildet, und hier geht die Ulceration natürlich viel rapider vor sich, — ein besonders eclatanter Beweis dafür, dass in der That die necrobiotischen Vorgänge, welche an der Haut gerade im Anfange in den Hintergrund traten, den primären und wesentlichen Effect der Injectionen darstellen. Fistelöffnungen secerniren entsprechend stärker und werden durch Abstossung unterminirter Hauptpartien zu breiten Geschwürsflächen, tiefer im Bindegewebe liegende tuberkulöse Processe (Scrofuloderma) werden zu mächtigen Infiltraten, aus denen (bisher unentdeckt gebliebene) Fistelöffnungen mehr oder weniger reichlich Secret nach aussen führen.

Von den Fällen mit Cystitis tubercul. bekam der eine Patient (22) jedesmal nach der Injection stark vermehrten Harndrang, im Urinsediment des andern (23) fanden sich sehr reichlich Bacillen, während es vorher nur ein einziges Mal nach mühseligem Suchen gelungen war, in einem Präparat einen Bacillenhaufen zu finden.

Die Heilungsvorgänge

sind kurz so zu beschreiben, dass zunächst an Stelle eines specifisch tuberkulös erkrankten — ulcerirten oder noch überhäuteten — Gewebes eine einfache mehr oder weniger glatte Wundfläche vorliegt. Auffallend ist die geringe Granulationsbildung bezw. schnelle Überhäutung der Substanzverluste nach der Behandlung; ein Vorgang, der aber keineswegs die definitive Ausheilung des specifischen Processes beweist.

In wenigen Fällen (16 u. 1) wurde die sonst geübte Zerstörung der Lupus-Infiltrate durch Pyrogallussäure mit der Injectionsbehandlung combinirt. Es ergab sich dabei nur ein schnellerer und tieferer Zerfall der so behandelten Partien. Ein Urtheil, wie weit eine Combination der Koch'schen Behandlung mit irgend einer anderen localen oder allgemeinen Therapie nothwendig oder vortheilhaft sei, kann, da bisher die Versuche möglichst uncomplicirt sein sollten, noch nicht abgegeben werden.

In einigen Fällen war für die mikroskopische Untersuchung die Hälfte lupöser Infiltrate excidirt worden (theils vor, theils während der

---

*) Anm. Ein ausführlicher Bericht über die beim Schleimhaut-Lupus gemachten Erfahrungen wird, von Dr. Oscar Drieger verfasst, in der Deutschen med Woch 1891 5 erscheinen

414

örtlichen Reaction). Überall heilte der sich selbst überlassene Rest lupösen Gewebes schneller als die Excisionswunde.

Allgemeine Reaction.

Bei der allgemeinen Reaction ist in erster Linie das Fieber zu erwähnen, das sich theils unter leichtem Frösteln, theils mit ausgeprägten Schüttelfrösten einstellte. Letztere haben wir nur in wenigen Fällen beobachtet. Die Temperatur-Erhebung begann durchschnittlich 6—9 Stdn. nach der Injection, erreichte 12—15 Stdn. danach die Höhe und war in 24 Stdn. meist zur Norm zurückgekehrt. Die auch am nächsten Tage auftretenden Temperatursteigerungen haben wir bereits erwähnt. In einzelnen Fällen (16, 11) lag die Möglichkeit nahe, dass eine selbst mehrere Tage dauernde, der eigentlichen Reaction sich anschliessende Fieberbewegung intermittirenden Charakters auf die Ansammlung reichlicher necrotischer Massen oder auf Eiterretention unter den Krusten zurückzuführen war. — Zu erwähnen ist die fast überall — bei Gesunden wie bei Kranken — beobachtete Temperatur-Erniedrigung bald nach der Injection vor dem Einsetzen des Fiebers. Da wir aber zumeist Nachts zwischen 11—1 Uhr injicirten, so könnte der ca. um 4 Uhr eintretende Temperaturabfall auf das schon physiologisch um diese Zeit vorhandene Temperatur-Minimum bezogen werden. Dem gegenüber stehen freilich sichere Temperaturabfälle auch nach in den Morgenstunden vorgenommenen Injectionen.

Der Puls erreichte in allen Fällen eine sehr hohe Frequenz. In seiner Qualität unterschied er sich (sphygmographisch) nicht von dem Puls bei durch andere Ursachen bedingtem Fieber. Im Allgemeinen ist die Steigerung der Pulsfrequenz relativ höher als die der Temperatur.

Delirienartige und comatöse Zustände haben wir, trotzdem wir sonst sehr starke Reactionen gesehen haben, nur zweimal beobachtet; freilich haben wir, wie schon oben erwähnt, stets mit kleinsten Dosen begonnen.

In 2 Fällen (bei Frauen, 13, 11) war eine stark weinerliche, nicht durch die subjectiven Beschwerden zu erklärende Stimmung während der Reaction nach den ersten Injectionen vorhanden. Ein Kranker (10) wies geradezu eine melancholische Depression auf (bat alle an sein Bett Herantretenden um Verzeihung, glaubte, dass er etwas begangen habe etc.). Nach Ablauf der Reaction verschwand auch dieser — nur ein Mal auftretende — Zustand wieder schnell und vollständig.

Schlaf- und Appetitlosigkeit war bei fast allen Patienten mehr oder weniger ausgesprochen.

Besondere Klage verursachte der sehr starke Kopfschmerz, in einigen Fällen verbunden mit einem starken Oppressionsgefühl, welches in die Magengegend verlegt wurde.

Der in 6 Fällen (7, 5, 21, 16, 26, 25) gemachte Versuch, diese Beschwerden durch Darreichung von Antipyrin zu beseitigen, ist entschieden als ein erfolgreicher zu bezeichnen. Ein Einfluss auf die

Fiebercurve ist — es wurde freilich nie mehr als 3,0 verabreicht — vor der Hand nicht beobachtet worden.

Einmal (15) trat neben stark comatösen Zuständen und auffallender Prostration eine fast 36 Stunden anhaltende Vermehrung der Respirationsfrequenz auf 50—60 Athemzüge pro Minute auf, zeitweise verbunden mit sehr quälenden Anfällen von Husten, ohne dass auf den Lungen irgend etwas Pathologisches nachzuweisen war. In wie weit diese gesteigerte Athemfrequenz zurückzuführen ist auf centrale Beeinflussung oder auf eine directe Einwirkung auf den Vagus (Patientin klagte über heftige Schmerzen neben dem Kehlkopf, wo auch eine sehr stark druckempfindliche Stelle vorhanden war), liess sich mit Sicherheit nicht eruiren.

Über die allgemeinen Wirkungen, welche die fortgesetzte Behandlung auf den Organismus ausübte, glaube ich Folgendes bemerken zu müssen:

1. Das Körpergewicht nahm bei einer Anzahl von Patienten schnell und ziemlich bedeutend ab. Doch ist bei anderen auch eine Zunahme konstatiert worden. Sichere Aufschlüsse nach dieser Richtung hin sind bei der verhältnissmässig geringen Anzahl der Behandelten und speziell bei dem Krankenmaterial, welches Kliniken aufzusuchen pflegt, aus dem Grunde nicht zu erwarten, weil bei vielen Patienten der Hospitalaufenthalt von vornherein so viel günstigere Ernährungs- und Verpflegungsbedingungen schafft, dass eine Vermehrung des Körpergewichts trotz der event. konsumierenden Wirkung der Injectionen leicht erklärlich erscheinen musste. (Während die Patientin 16 in 16 Tagen bei 4 Injectionen [sehr starke Reaction] eine Abnahme von 47 auf 43 kg aufwies, zeigte die Patientin 12 nach 10 Injectionen am 27. Tage [bei gleichfalls sehr starken Reactionen] eine sehr wesentliche Gewichtszunahme; ebenso die Kranke 21 nach 5 Injectionen [bei auffallend starker Reaction] in 24 Tagen.)

2. Blutuntersuchungen konnten leider erst mitten in der Beobachtungszeit begonnen werden. Ich verzichte daher darauf, die Hämoglobin-Bestimmungen, welche bereits vorliegen, hier wiederzugeben. Aber schon das Aussehen der Injicierten ergiebt in vielen Fällen — bei Kranken wie bei Gesunden — das Auftreten einer Anämie; doch ist irgend eine auffallende Abnahme des Kräftezustandes und Wohlbefindens nie konstatiert worden.

Bestimmungen der Urinmenge sind nicht vorgenommen worden, ebensowenig andere, den Stoffwechsel betreffende Untersuchungen.

Dagegen haben wir eine grosse Anzahl von Nebenwirkungen, welche nach den Injectionen unmittelbar im Anschluss an die örtliche und allgemeine Reaction auftraten, zu verzeichnen. Elfmal unter 27 Fällen sahen wir deutliche Exantheme. Dieselben traten nur bei Patienten mit zweifelloser Tuberkulose auf, nicht ein einziges Mal — trotz verhältnismässig hoher Temperaturen — bei Gesunden. Liess sich auch keine gesetzmässige Beziehung zwischen dem Auftreten und der Stärke des Exanthems einerseits und der sonstigen Allgemein-Reaction andererseits feststellen, so ergiebt sich doch bei einer vergleichenden Zusammenstellung, dass im Allgemeinen die Exantheme am stärksten bei den ersten Injectionen und bei den stärksten Reactionen auftraten. Unerklärliches Ausbleiben der Exantheme und Wiederauftreten bei späteren Injectionen wurden freilich auch beobachtet.

Die Form der Exantheme war teils eine erythematöse, roseolaähnliche (diffus oder maculös), teils maculo-papulös. Die Farbe wechselte zwischen einem schnell abblassenden Hellrot und ganz dunklem, zweifellos auf starker Diapedese roter Blutkörperchen beruhendem Dunkelbraunrot; im letzten Falle verschwanden die Efflorescenzen naturgemäss viel langsamer (nach 10—12 Tagen) und hinterliessen starke Pigmentierungen. Fast alle Exantheme endeten mit starker Abschuppung, — der Exanthemform entsprechend in grösseren oder kleineren Lamellen.

Subjective Beschwerden waren nie mit dem Exanthem verbunden.

Die Localisation betraf in den meisten Fällen Brust und Rücken, seltener die Extremitäten, in einem Falle besonders das Schenkeldreieck. 2 Fälle waren dadurch ausgezeichnet, dass eine nicht mit der localen Reaction des tuberkulösen Processes zusammenhängende fleckige Rötung in grösserem Umfange die Haut der den Krankheitsherd tragenden Extremität befiel. Die folgenden Eruptionen hatten im Allgemeinen dieselbe Localisation, wie die ersten und brachten häufig schon verschwindende Efflorescenzen vorausgegangener Exantheme wieder deutlicher zur Erscheinung.

Erwähnenswert ist ferner eine an eine starke Seborrhoe des Kopfes sich anschliessende, mit der Allgemeinreaction einhergehende und wieder verschwindende Rötung des an die Haargrenze sich anschliessenden Stirnbezirkes, während der Patient zugleich ein starkes Exanthem am Körper zeigte (9). Bei fast allen Exanthemen waren die Haarfollikel der befallenen Flächen mehr oder weniger beteiligt, dem ganzen Exanthem einen scarlatiniformen Eindruck aufprägend.

Was die Pathogenese dieser Exantheme betrifft, so entsprechen sie in ihrer überaus wechselnden Efflorescenzen-Form und -Verbreitung, sowie durch die Thatsache, dass sie, wenn auch verhältnissmässig häufig, doch nicht regelmässig, nur bei einzelnen Individuen auftraten, ganz den Erscheinungen, wie wir sie bei den Arznei-Exanthemen kennen. Ein tieferes Verständniss freilich wird uns allerdings durch diese Analogie nicht erschlossen. Dass die in einer Anzahl von Fällen beobachtete Coniunctivitis event. in Parallele mit den Exanthemen zu setzen ist, soll hier nur angedeutet werden.

Bei 6 Fällen findet sich in den Notizen der Vermerk von typischen Herpeseruptionen; dieselben haben wahrscheinlich mit den Injectionen und deren Folgen keinen Zusammenhang. Es konnte nämlich konstatiert werden, dass die Versuchszeit gerade

zusammenfiel mit einer Herpes-Epidemie, welche innerhalb wie ausserhalb des Hospitals an den verschiedensten Orten von den verschiedensten Aerzten beobachtet wurde und naturgemäss ganz unabhängig
von der Koch'schen Behandlung war.

Ebenso halte ich den Fall, in dem eine Alopecia areata
während der Injectionen auftrat, für eine zufällige Complication.

Zwei Injicierte (43 und 40) klagten während des den Injectionen
folgenden Fiebers über Gelenkschmerzen. Beide Kranke hatten
früher Gelenkrheumatismus durchgemacht.

Muskel- und allgemeine Gliederschmerzen ohne bestimmte Localisation gehörten zu den regelmässigeren Symptomen der Allgemeinreaction.

Einmal trat während der Injection ein starker Icterus auf. Die
Möglichkeit, dass es sich hier um einen gewöhnlichen Icterus catarrhalis
handelte, liess sich natürlich nicht ausschliessen; auffällig ist, dass der
Kranke zweimal gerade nach Injectionen erbrach, während er sonst
vom Erbrechen verschont blieb. Der Icterus verlief im ganzen milde
und zeigte in seiner Intensität keine den Injectionszeiten entsprechende
Schwankungen.

Störungen seitens der Niere wurden zweimal beobachtet. Bei
einer Kranken (15) trat zweimal (nach der 3. und 4. Injection) vorübergehende Albuminurie auf; das eine Mal wurden auch sehr
vereinzelte hyaline Cylinder gefunden. Bei einem anderen Kranken (19)
machten sich nach der 1. Injection die Symptome einer hämorrhagischen Nephritis geltend mit reichlichen Cylindern, starkem
Eiweiss- und roten Blut-Körperchen-Gehalt, welche aber nach einigen
Tagen wieder verschwanden. Nach der 2. Injection traten diese Erscheinungen in verstärktem Masse wieder auf, und zwar nach Ablauf der
allgemeinen Reaction, und hielten nunmehr etwas längere Zeit an.
Nach den weiteren, mit geringen Dosen vorgenommenen Injectionen
fand sich zunächst ganz minimal, dann kein Eiweiss mehr im Urin.
Die Erwägung, dass es sich bei diesem Patienten vielleicht um einen
tuberkulösen Herd in der Niere gehandelt habe, und dass die Nephritis
der Ausdruck einer localen Reaction in der Niere gewesen sei, kann
nicht ganz von der Hand gewiesen werden, obgleich es auch nach
sehr sorgfältigem Suchen nicht gelang, Tuberkelbacillen im Urin aufzufinden.

Die Frage über das Verhalten der Tuberkelbacillen hatte für
unsere Fälle weniger Bedeutung. Die Thatsache, dass schon normaler
Weise im Lupus dieselben nur äusserst spärlich auffindbar sind, macht
von vornherein die darauf gerichtete Untersuchung wenig aussichtsvoll.
In einigen Fällen haben wir das Secret und die Krusten untersucht,
glaubten auch, zerfallene Tuberkelbacillen in denselben gefunden zu
haben, doch möchte ich diesem — übrigens auch nicht ganz sicheren
— Befunde eine besondere Bedeutung bis jetzt nicht beimessen.
Diese Lücke wird durch spätere Untersuchungen auszufüllen sein.

Der Thatsache, dass in einem Falle von Blasen-Tuberkulose erst nach den Injectionen sehr reichlich Tuberkelbacillen im Urin aufzufinden waren, ist bereits Erwähnung gethan. Ebenso haben wir in einem Falle von Lungenspitzen-Tuberkulose Tuberkelbacillen in dem nach den Injectionen reichlich auftretenden Sputum gefunden, in welchem sie vorher nicht nachweisbar waren.

Die von mancher Seite behaupteten Formänderungen der Tuberkelbacillen: Auftreten der sogen. „Perlschnurform", scheinen mir vor der Hand nicht genügend bewiesen. Abgesehen von der Thatsache, dass in jedem Sputum, in welchem reichliche Tuberkelbacillen vorhanden sind, man neben glatten Stäbchenformen gekörnte findet, ist die Art und Intensität der Säureentfärbung bei wiederum wechselnder Intensität der Färbung von solchem Einfluss auf das mehr oder weniger körnige Aussehen der Tuberkelbacillen, dass die Perlschnurform allein meines Erachtens als durch die Injectionen hervorgebrachte Zerfallserscheinung nicht gedeutet werden kann.

Die mikroskopische Untersuchung während der localen Reaction des Lupusgewebes excidierter Gewebsstücke ist in vollem Gange. Dass eine reichliche Durchsetzung der Gewebe mit entzündlichen Wanderzellen stattfindet, ist zweifellos. Ob aber die von manchen Seiten geschilderte Ansammlung von vielkernigen Leucocyten um und in dem Tuberkel und die für diesen Vorgang gegebene Erklärung als »Vereiterung« des Tuberkels auf Rechnung der Injectionswirkung zu setzen sei, scheint mir noch unerwiesen, um so mehr, als ich in dem neuerdings des Vergleichs wegen wieder häufig untersuchten Lupusgewebe aller Stadien aus altem Material — ohne Behandlung — ganz analoge Bilder gefunden habe. — Auch die Weigert'sche Fibrinfärbung hat mir eindeutige, den Vorgang erklärende Bilder bisher nicht gegeben.

Noch viel weniger möchte ich mich zur Zeit der für diesen Vorgang gegebenen Erklärung von der Vereiterung der Tuberkel anschliessen. So weit es mir überhaupt erlaubt erscheint, zur Zeit ein Urtheil über diese Frage abzugeben, scheint mir jedenfalls als directe Einwirkung der injicierten Stoffe nur die necrotisierende auf das bacillärdurchsetzte Gewebe wahrscheinlich, alle übrigen Vorgänge dagegen secundärer Natur, durch diese primäre Necrose bedingt; sei es, dass dieselben zu directer Resorption des necrotisierten Gewebes bei genügender Kleinheit des Herdes führen, sei es, dass sie, wo die Örtlichkeit es erlaubt, auf dem Wege der Ulceration die Abstossung des necrotisierten Gewebes nach aussen bewirken.

Die diagnostische Bedeutung (vergl. einige in der Deutsch. med. Woch., 1891, No. 5 publicierte Bemerkungen) der Injectionen ist nach unseren Fällen für mich durchaus unzweifelhaft. Die Fälle, in welchen die locale und die allgemeine Reaction typisch ausgesprochen ist, bedürfen keiner Erörterung; aber auch diejenigen, in denen bei deutlicher localer· Reaction eine sehr geringe allgemeine Reaction eintrat, scheinen mir unzweifelhaft zu sein; denn auch in ihnen ist bei unseren kleinen Anfangsdosen immer eine Temperatursteigerung (z. B. von 36,3 bis 38,2) aufgetreten, wenn auch keine wirkliche Fiebererhebung.

Schwierig liegen die Fälle nur dann, wenn bei anscheinend gesunden resp. bei solchen, bei denen eine Beobachtung der eventuellen localen Reaction unmöglich ist, sich Fiebererhebungen geltend machen. Für diese Fälle ist eben erstens festzuhalten, dass nicht jede Temperaturerhöhung ohne Weiteres als Allgemeinreaction zu deuten ist; bis auf leichtes Frieren, sehr unbedeutende Kopfschmerzen fehlten alle subjectiven Beschwerden, welche eine typische Allgemeinreaction auszeichnen; auch blieb die Pulsfrequenz in vielen dieser Fälle relativ hinter der Temperatursteigerung zurück. Zweitens war bei diesen anscheinend Gesunden fast immer eine viel grössere Dosis nötig (cfr. Fall 43), um überhaupt eine allgemeine Einwirkung zu erzielen.

Allerdings wird man in allen diesen Fällen mit anscheinend typischer Temperatursteigerung nie mit Sicherheit den Verdacht abweisen können, dass irgendwo versteckte tuberkulöse Herde vorhanden sind — für den inneren Kliniker eine oft sehr schwierige Situation. Für uns dagegen bestand eine solche Schwierigkeit nur in denjenigen Fällen, in denen makroskopisch eine tuberkulöse Infiltration irgend welcher Art nicht wahrgenommen werden konnte, in welchen also höchstens minimalste, eben beginnende Herdchen supponiert werden müssen, wenn man die beobachtete allgemeine Reaction im Zusammenhang mit der (natürlich auch schwer zu beurteilenden) localen Reaction dieses auf Tuberkulose verdächtigen Herdes bringen will. Für deutlich ausgebildete Hautaffectionen irgend welcher Art dagegen, welche nicht reagieren, wird die Injection stets als ein sicheres Reagens zu betrachten sein.

Unsere hierher gehörigen Beobachtungen sind folgende:

1. Lupus erythematodes (Fälle 27, 28). Bei beiden trat keine Spur örtlicher Reaction auf, während der eine eine deutliche Temperatursteigerung, aber ohne jegliche subjective Beschwerden zeigte. Beide Fälle bedürfen noch einer weiteren Beobachtung, da nur je eine Injection von 0,005 gemacht worden ist.*)

2. Zweifellose Fälle von Lues ulcerosa (29, 30, 31) reagierten weder örtlich noch allgemein.

Bemerkenswert, vielleicht für solche, welche von der örtlichen Reaction luetischer Affectionen sprechen, erscheint der Fall 21. Der Tumor auf der Nase mit der gleichzeitigen Perforation des Septums glich derart einer Lues gummosa, dass nur der gleichzeitig bestehenden sicher tuberkulösen Halsdrüsen halber die Injectionen angewendet wurden. Zu unserem Erstaunen reagierte aber die Nase in der denkbar

---

*) Anmerkung: Ein dritter mir bekannter Fall reagierte weder örtlich noch allgemein.

typischsten Weise. Ebenso wenig blieb der Heileffect aus, während eine eingeschobene energische Jodkalikur nach keiner Richtung hin einen Erfolg herbeiführte.

Der Fall hatte übrigens auch eine gewisse Ähnlichkeit mit Rhinosclerom, was ich wegen der Behauptung, dass Rhinosclerom reagieren solle, erwähne.

Ein Lupuspatient (3), der zugleich einen Primäraffect und ein maculöses Syphilid aufwies, zeigte durch die Injectionen keine Veränderungen der syphilitischen Symptome.

Besonders erwähnenswert ist der Fall 26, dessen oberflächlich excoriierte Zungenneubildung von keinem der zahlreichen Beobachter mit Sicherheit diagnosticiert werden konnte. Die Diagnose schwankte zwischen Carcinom, Zungengumma und Zungentuberkulose. Die Injectionen ergaben eine typische Allgemeinreaction, welche sich aber durch den Bacillenbefund der bis dahin ebenfalls nicht klaren Lungenaffection erklärte. Die Zunge selbst blieb bei wiederholten Injectionen absolut reactionslos. Eine in der Zwischenzeit und neuerdings wieder begonnene antisyphilitische Kur scheint mir eine leichte Besserung herbeigeführt zu haben. Der Fall ist noch in Beobachtung; jedenfalls kann mit Sicherheit die tuberkulöse Natur des Tumors ausgeschlossen werden. Es wird also zu der alten Chirurgenregel, in zweifelhaften Fällen nie eingreifende Zungen- und ähnliche Operation ohne voraufgegangene antisyphilitische Kur vorzunehmen, nun die hinzutreten, auch die Koch'schen Injectionen nie unversucht zu lassen.

3. Sehr merkwürdig ist ferner der Fall 18. Alle früheren Krankengeschichten, sowie der Verlauf der Affection — seit 20 Jahren — machen es wahrscheinlich, dass die frühere, in sehr vielen Beobachtungen festgestellte Diagnose Lupus zu Recht besteht. Die wenn auch noch nicht abgeschlossene mikroskopische Untersuchung, sowie das auffallende Aussehen der Ränder machen das gleichzeitige Bestehen eines Epithelioms in höchstem Grade wahrscheinlich.

Die locale Reaction war eine auffallend geringe, die Schwellung nicht sehr bedeutend, der rote Hof um die ganze erkrankte Schleimhautpartie wenig ausgeprägt; nur die Angabe des Patienten über starkes Brennen und Hitzegefühl in der Wunde machten die geringen objectiven Veränderungen bedeutsamer. Patient ist zur Zeit entlassen und es wird später weiter über ihn berichtet werden.

4. In Behandlung waren ferner zwei Fälle von Rosacea, in denen einzelne kleine, nicht ganz unverdächtige Fleckchen vorhanden waren, die den Gedanken, es könne sich um Lupusknötchen handeln, möglich erscheinen liessen.

In beiden Fällen trat eine locale Reaction nicht ein; in einem (Fall 33) fehlte auch eine einigermassen beträchtliche Temperaturerhöhung (in maximo 38,1°); in dem anderen (32) stieg die Tem-

peratur bis 39°. Gerade der letzte Fall aber schien örtlich ganz unbeeinflusst, während in dem erst erwähnten eine anhaltende Besserung
der diffusen Rötung und ein vollständiges Verschwinden der knötchen-
ähnlichen Effloresenzen immerhin auffallend erscheinen muss.

5. Versuche bei sogenanntem scrophulösen Eczem bei Kindern
sind noch sehr spärlich. Ein Fall ist noch gar nicht zu verwerten,*)
findet sich auch nicht in den Tabellen; in einem anderen war die
örtliche wie allgemeine Reaction so deutlich, dass hier wohl eine versteckte Tuberkulose der Nasenschleimhaut vermutet werden muss.
Besonders erwähnenswert ist das Auftreten von kleinen, im höchsten
Grade lupusverdächtigen Flecken an der Aussenhaut der Nase, die
vorher in keiner Weise bemerkbar waren.

6. Bei zwei anderen Kindern, bei denen ein bestehendes Hautleiden sich keiner der bekannten Hautkrankheiten einfügte, ergab die
Injection die Sicherheit, dass es sich jedenfalls um tuberkulöse Processe nicht handele. Der eine Fall (36) ist noch dadurch interessant,
dass eine vor Jahren überstandene Pleuritis, welche vor der Injection
in keiner Weise trotz daraufhin gerichteter Untersuchung Reste aufwies, nach der Injection (mit typischer Allgemeinreaction) objectiv
wieder nachweisbare Symptome, wie es scheint, der periphersten
Lungenpartieen aufwies.

7. Was endlich noch die »Gesunden« betrifft, bei denen zum
Studium des Einflusses der Injectionen auf den gesunden Organismus
injiciert wurde, so ergaben sich hier zwei Gruppen, solche, welche
selbst auf grosse Dosen gar nicht reagieren, und solche, bei denen
die oben beschriebene Temperatursteigerung mit oder ohne Verdacht
auf versteckte Herde, nach kleinen oder erst nach grösseren Dosen
sich ergab. Auch hier muss jegliches Urteil weiterer Beobachtung
vorbehalten bleiben.

Soll ich zum Schluss meine Überzeugung, welche ich aus den
bisherigen Versuchen über den therapeutischen Erfolg gewonnen
habe, aussprechen, so ist derselbe für mich ein ebenso unzweifelhafter, wie der Wert des Koch'schen Mittels in diagnostischer Beziehung. Eine zum Abschluss gebrachte Heilung haben
wir bisher bei der Kürze der zur Verfügung stehenden Zeit freilich
nicht beobachtet, doch habe ich nach den bisher erzielten Fortschritten keinen Zweifel, dass ein solcher definitiver Erfolg sich
erzielen lassen wird. Speciell die Beobachtung der Veränderungen an
Lupus der Schleimhaut — bisher einer wirklich radicalen Therapie
geradezu unzugänglich — scheint mir ein eclatanter Beweis für diese
Anschauung zu sein.

---

*) Anmerkung. Nach Fertigstellung dieses Berichtes ist in diesem Falle — es handelt
sich um ein 10 jähriges Kind mit sogenanntem »scrophulösen Habitus«, bei dem ausser einem
krustösen Eczem der Nasenöffnung nichts Pathologisches zu konstatieren war — nach einer Injection
von 3 mg eine sehr starke allgemeine Reaction und eine intensive Rötung und Schwellung der
rechten Seite der Nase eingetreten.

Krankengeschichten.

1. **Blasius**, Carl, 9 J. alt. **Aufnahme-Status**. Lupus faciei bestehend seit mehreren Jahren, bereits oft local behandelt. Auf beiden Wangen und auf der Nase derb infiltrierte, von narbigen Strängen durchzogene, dunkelrote, scharf begrenzte Lupusflächen. Keine Ulceration. Daneben 3 isolierte Herde vor dem linken Ohre, einer am Kinn; letzterer oberflächlich excoriiert. Sonst gesund, nichts von Tuberkulose. Seit Jahren bestehende rechtsseitige Mittelohr-Eiterung; Gehörgang bis auf einen schmalen Spalt verengt. Reichliches, stark fötides, eitriges Secret ohne Tuberkelbacillen. Nach Ausspülung in der Tiefe pulsierender Lichtreflex sichtbar, nichts vom Trommelfell. Hörvermögen beträchtlich herabgesetzt.

Behandlungs-Verlauf:

1. Krankheitstag. 1. Inj. 0,003. Loc. Reaction: Starke Schwellung, Rötung, Blasenbildung, teilweise Verschorfung, fast vollständiger Verschluss des Gehörgangs, vorwiegend durch Schwellung der hinteren Wand. Bei Nachlass der Schwellung sehr reichliche, mehr dünnflüssige Secretion. Keine Schmerzen im Ohr. Allg. Reaction: Kältegefühl, subjectiv sonst gut. H. T. 39,4, P. 122 (14 St. p. i.). NB. Am Abend des nächsten Tages neue Temperaturerhebung auf 38,5, P. 112.

3. Krankheitstag. 2. Inj. 0,005. Loc. Reaction: Deutlich, Rötung, Schwellung, leichte Conjunctivitis. Allg. Reaction: Mässig. H. T. 37,9, P. 92 (18 St. p. i.).

4. Krankheitstag. 3. Inj. 0,010. Loc. Reaction: Deutlich, Abblassung bis 2 Tg. p. i. Gehörgangsschwellung seit der 1. Inj. nur wenig zurückgegangen, reichliche eitrige Secretion. Allg. Reaction: Fehlt. H. T. 38,4, P. 110 (14 St. p. i.).

5. Krankheitstag. 4. Inj. 0,010. Loc. Reaction: Schwellung, Rötung, Conjunctivitis. Allg. Reaction: Kältegefühl, kein Appetit, Kopfschmerz. H. T. 38,8, P. 128 (11 St. p. i.).

11. Krankheitstag. 5. Inj. 0,015. Loc. Reaction: Deutlich. Die abgeblassten Affectionen im Gesicht schwellen auf's neue stark an. Abschwellung bis zum nächsten Tage. Zunahme der Gehörgang-Stenose während der Reaction nicht zu constatieren. Gehörgang immer noch hochgradig verengt. Allg. Reaction: Starkes Kältegefühl, Kopfschmerzen. H. T. 38,4, P. 128 (14 St. p. i.).

14. Krankheitstag. 6. Inj. 0,010. Loc. Reaction: Wie früher. Allg. Reaction: Sehr gering. H. T. 38,1, P. 116 (19 St. p. i.).

16. Krankheitstag. 7. Inj. 0,030. Loc. Reaction: Keine. Allg. Reaction: Keine. Keine Temperaturerhöhung. Am folgenden Tage ein Aufstieg bis 38,4.

26. Krankheitstag. 8. Inj. 0,030. Loc. Reaction: Deutlich. Locale v o r der allgemeinen Reaction. Schwellung und intensive Rötung. Roter Hof um die Affection, Borkenbildung. Gehörgang erweitert. Schwellung nur an der hinteren Wand. Trommelfell nicht zu erkennen, in seiner Gegend das Lumen ausfüllende Granulationsmasse. Secret geringer, noch fötid. Geringe Hörverbesserung. Allg. Reaction: Kopfschmerzen und Stechen auf der Brust ohne nachweisbare Erscheinungen. H. T. 38,5, P. 125 (12 St. p. i.).

27. Krankheitstag. 9. Inj. 0,040. Loc. Reaction: Mässige Schwellung, deutliche Rötung. Allg. Reaction: Keine. Temp.-Erhöhung nur bis 38,3, Puls erhebt sich zweimal (106 u. 108).

32. Krankheitstag. 10. Inj. 0,050. Loc. Reaction: Nicht erkennbar. Allg. Reaction: Kopfschmerz. Keine Temperatursteigerung.

Schluss-Status. Deutliche Besserung und Abheilung nur an den flachen — am Ohr befindlichen — Herden erkennbar. An den übrigen Stellen ist — zumal in den letzten Tagen mehrere Injectionen eine locale

Reaction verursacht hatten — die Hyperämie noch so stark, dass ein Urteil nicht gefällt werden kann. Zwischen dem 16. und 26. Krankheitstag war — ohne Injection und deren locale Folgen — der Unterschied gegen den Status vor der Behandlung ein zweifelloser.

Rechter Gehörgang nur wenig enger als der linke, Trommelfell nur unvollständig zu übersehen. Vorn unten mehrere stecknadelkopfgrosse Granulationen in einer Trommelfell-Perforation. Secretion bedeutend verringert, kaum fötid. Gehörvermögen etwas gebessert. Nie ein Exanthem, Urin normal. Körpergewicht sank von 27,220 kg auf 26,200 (nach 16 Tagen) und stieg dann wieder auf 27 kg.

2. Wiesner, Julius, 20 J. Aufnahme-Status: Lupus faciei et colli. Fast die gesammte Gesichtshaut und Vorderfläche des Halses einnehmend. Am Halse und Unterkiefergegend strahlige Narben von exulcerierten Drüsen herrührend. Auch im Gesicht narbige Contracturen, welche beiderseits zum Ectropium des unteren Augenlids geführt haben. Die ganze erkrankte Partie stark hyperämisch, von sehr zahlreichen, mehr oder weniger deutlich lupösen Infiltraten durchsetzt.

Nach Angabe des Patienten besteht die Erkrankung seit dem siebenten Jahre. Pat. war auf der Klinik in Behandlung im Jahre 1884 zweimal, 1885 zweimal, 1886 einmal, seitdem in steter Beobachtung und ambulanter Behandlung bis Februar 1890. Wiederaufnahme auf die Klinik Mitte März. Sehr kräftiger junger Mann.

Behandlungs-Verlauf:

1. Krankheitstag. 1. Inj. 0,003. Loc. Reaction: Sehr deutlich. Schwellung der Oberlippe und oberen Augenlider. Rötung der Gesichtsaffectionen. Allg. Reaction: Leichtes Frieren, Kopfschmerzen, Gliederschmerzen, Husten ohne Auswurf. Einmalige kurz dauernde Temperaturerhöhung auf 38,5, Puls 68 (16 St. p. i.).

2. Krankheitstag, Abends. 2. Inj. 0,005. Loc. Reaction: Sehr deutlich. Rötung und Schwellung der Oberlippe, der oberen Augenlider, der Affectionen im Gesicht. Allg. Reaction: Kopf- und Gliederschmerzen. H. T. 38,6, P. 96 (12 St. p. i.).

4. Krankheitstag. 3. Inj. 0,010. Loc. Reaction: Sehr deutlich. Rötung, Anschwellung, Abschuppung. Allg. Reaction: Keine subjectiven Beschwerden. H. T. 38,2, P. 86 (nach 8¼ St.).

6. Krankheitstag. 4. Inj. 0,020. Loc. Reaction: Sehr deutlich. Rötung, Anschwellung. Allg. Reaction: Kopf- und Gliederschmerzen, Kältegefühl. H. T. 39,0, P. 88 (16 St. p. i.).

17. Krankheitstag. 5. Inj. 0,010. Loc. Reaction: Deutlich. Anschwellung der oberen Augenlider, Oberlippe, der anderen Gesichtsaffectionen. Allg. Reaction: Frostgefühl, Kopfweh, Brustschmerzen, Oppressionsgefühl in der Magengegend. Schmerzen an der Injectionsstelle. H. T. 38,9, P. 116 (15 St. p. i.).

19. Krankheitstag. 6. Inj. 0,040. Loc. Reaction: Sehr deutlich. Schwellung der oberen Augenlider, Oberlippe, Rötung der Gesichtsaffectionen. Allg. Reaction: Kopfschmerz, Gliederschmerz. Wenig Appetit. H. T. 39,1, P. 106 (11 St. p. i.).

21. Krankheitstag. 7. Inj. 0,050. Loc. Reaction: Schwellung des linken, oberen Augenlides, sonst wenig loc. Reaction. Allg. Reaction: Hustenreiz, Kopfweh, Augenschmerz. Grosse Lichtscheu. H. T. 38,5, P. 106 (8½ St. p. i.). Temperatur bleibt 10 Stunden auf 38,5 bis 38,7.

22. Krankheitstag. Schwellung des linken oberen Augenlides, leichte Überhäutung der unteren Augenlider.

End-Status: Die ursprünglich erkrankten Stellen im Narben-Gewebe schwer zu beurteilen. Gesamteindruck hinterlässt aber keinen Zweifel über die sehr bedeutende Besserung und zum Teil Abheilung.

424

3. Kortsch, Carl, 29 J. alt. Aufnahme-Status: Lupus vulgaris brachii dextri (syphilis recens). Seit 20 Jahren kreisrunder, leicht schuppender, Fünfmarkstück grosser, braunrot verfärbter Herd. Patient erhält eine Injection von 6 mgr, welche eine sehr starke locale und allgemeine Reaction (40,7 15 St. p. i.) hervorruft. 13 St. p. i. starkes masernartiges Exanthem.

4. Eduard, Rudolf, 24 J. Aufnahme-Status: Tuberkulöse Nasen-Gaumenfistel. Scrophuloderma am Handrücken der rechten Hand seit 22 Jahren. Die Nasen-Gaumenfistel, dicht hinter dem linken Schneidezahn, ist bequem für Luft durchgängig; Rand ohne Besonderheiten. An der rechten Hand eine erhabene braunrot verfärbte, infiltrirte, mässig schuppende Stelle. Der Metacarpalknochen des Mittelfingers fehlt teilweise, die 1. Phalange fast vollständig. Im Übrigen finden sich an verschiedenen Stellen des Körpers von Drüsenvereiterungen herrührende alte, zum Teil adhärente Narben. Innere Organe normal. Nebenbefund: Gonorrhoea, Ulcus molle. Behandlungs-Verlauf: Pat. erhält 3 Inj. von 1, 1, 2 mg. Locale wie allgemeine Reaction jedesmal sehr kräftig; locale Reaction der allgemeinen deutlich um mehrere Stunden vorausgehend. Starker Schüttelfrost bei einer Temperatur von 40,6. Die Nasen-Gaumenfistel während der Reaction sehr geschwellt, so dass sie für Luft nicht mehr durchgängig ist.

Schluss-Status: Eine Veränderung des anfänglichen Status bis zur Entlassung nicht besonders auffällig. Patient auf einige Wochen entlassen.

5. Ferdinand Biebrich, 35 J., .Landwirt. Aufnahme-Status: Lupus faciei. Lupus digitorum pedis dext. c. Elephantiasis cruris dext. (sehr viele vorausgegangene Erysipels). Einzelne exulcerierte Stellen im Gesicht, die meisten nur stark hyprämisch und ungleichmässig infiltrirt. Häutige und knorpelige Nasenspitze fehlt. Handtellergrosses derbes Infiltrat mit centraler kleiner tuberkulöser Ulceration am rechten Unterarm. Erbsengrosse, glatte, kugelige Prominenz zwischen den beiden vordersten Schneidezähnen. Bestand: seit vielen Jahren.

Behandlungs-Verlauf:

1. Krankheitstag. 1. Inj. 0,001. Starke loc. Reaction: Schwellung sehr intensiv. Rötung und Infiltration sowohl am Gesicht wie am Arm. Überall Vergrösserung der Ulcerationsstellen. Conjunctivitis. Bläschenbildung im Gesicht. Am Unterschenkel das ganze elephantiastische Bindegewebe geschwellt und gerötet. Rückbildung der Localerscheinungen langsam, erst am 3. Tage unter Desquamation vollendet. Allg. Reaction: Sehr starkes Hitzegefühl, viel Durst, Prostration, Schwitzen in der folgenden Nacht und Brustschmerzen. Rückgang der Allgemeinerscheinungen am 2. Tage p. inj. H. T. 40,6, P. 102 nach 15 Stdn. NB. Am nächsten Abend (10 Stdn. nachher) noch einmal 38,9 (P. 90).

4. Krankheitstag. 2. Inj. 0,001. Loc. Reaction: Beginn der Schwellung im Gesicht 5 Stdn. p. inj. Arm und Bein schwollen erst später. Excrescenz am Alveolarfortsatz des Oberkiefers stärker gerötet, mehr turgescent. Schneidezähne gelockert. Allg. Reaction: Leibschmerzen. Oppressionsgefühl auf der Brust und Stiche. Viel Husten. Schleimig eitriges Sputum (keine Tuberkelbacillen). Die Injectionen greifen den Patienten sehr an. H. T. 40,3, P. 110 nach 10 Stdn. NB. Temp. bleibt 6 Stdn. auf 40,3 bis 40,4.

6. Krankheitstag. 3. Inj. 0,001. Starke loc. Reaction: Während der Nacht intensive Rötung und Schwellung. Umfangreiche Desquamation des Epithels im Gesicht. Tiefgreifende Geschwürsbildung am Arm und Unterextremit. Allg. Reaction: Kopfweh. Stechen auf der Brust. H. T. 38,2, P. 90 nach 8 Stdn. NB. Beim Anstieg der Temp. Antipyrin 2,0 u. 1,0. Alle subjectiven Beschwerden schwanden.

9. Krankheitstag. 4. Inj. 0,003. Starke loc. Reaction: Dauer der Schwellung 32 Stdn. p. inj. Die beiden vordersten Schneidezähne ausgefallen. Zahnfächer mit schwammigen Granulationsmassen ausgefüllt. Allg. Reaction:

2 Stdn. p. inj. Kältegefühl. Subjective Beschwerden gering. Am nächsten Tage noch sehr abgeschlagen. Schlaf gut. H. T. 39,6, P. 125 nach 11 Stdn. NB. Beim Fieberanstieg Antipyrin 2,0 u. 1,0. Puls auffallend hoch im Verhältniss zur Temperatur.

Schluss-Status: Die ulcerösen Stellen im Gesicht sehr scharf abgesetzt, ohne Zeichen zur Verheilung. Am Unterarm ist die ursprünglich ulceröse Stelle stark vergrössert; neben ihr ist eine Perforation zum Vorschein gekommen. Auffallend deutlich markiert sich jetzt eine handgrosse, derbe Infiltration, welche der ursprünglichen Ausdehnung des Krankheitsprocesses am Unterarm entsprechend, vor der Behandlung abgeheilt erschien.

6. Mosler, Bertha, 16½ J. Aufnahme-Status: Lupus vulgaris nasi. Seit 6½ Jahren bestehender, mässig ausgedehnter Lupus der Haut der Nase, von welcher die Spitze und der untere Teil des Septums fehlt, früher viel local behandelt. Haut diffus gerötet, leicht schuppend, einzelne frischere Infiltrate enthaltend. Die Nasenschleimhaut in geringer Ausdehnung ulceriert. Sonst ganz gesund.

Behandlungs-Verlauf:
Pat. erhält innerhalb von 23 Tagen 10 Inj. von 5 mg, 5 mg, 5, 8, 15, 20, 30, 40, 50, 70 mg. Die Allgemeinreaction war nur bei den zwei ersten Injectionen bedeutend (T. 40,4, P. 108), bei den übrigen Injectionen erreichte die Temperatur höchstens 38,5, zuletzt nur 37,7 bis 38,1. Auch die örtliche Reaction war nur bei den ersten zwei Injectionen stark, nachher überall sehr mässig ausgesprochen.

Schluss-Status: Haut der Nase hellrot, leicht gerunzelt, ausser einzelnen weisslichen milienartigen Herdchen, noch 2 bis 3 mehr gelblich gefärbte, etwas verdächtige Stellen, die aber nach den Einspritzungen keine Reaction aufwiesen.

7. Grundmann, Wally, 44 J. Lupus vulgaris faciei exfoliativ. hypertroph. Seit 30 Jahren bestehend, von der linken Wange ausgehend. Aufnahme-Status: Schwächliche Person mit hochgradiger Kyphoscoliose, Lungen gesund. Auf beiden Wangen über handtellergrosse, mit serpiginösen Rändern versehene Flächen, deren Centrum flach vernarbt ist, während am Rande in wechselnder Breite zum Teil sehr hohe Wülste von hypertrophischem Lupusgewebe vorhanden sind, nirgends Exulcerationen. Die frischen Herde, von denen einzelne auch in die alten Narben eingesprengt sind, von braunroter Farbe, charakteristischer Weichheit. Am rechten Ohr isolierte Knötchen und Knoten.

Behandlungs-Verlauf:
Pat. erhält innerhalb von 22 Tagen 10 Inj. von 3 mg, 3 mg, 5, 5, 5, 5, 8, 12, 15, 20 mg. Die locale wie allgemeine Reaction war stets sehr ausgesprochen. Nach den ersten 3 Inj. zeigte sich bereits ein deutliches Flacherwerden der vorher erhabenen Lupuswülste, bei der 4. Inj. sehr starke Schuppung und Borkenbildung, welche allmählich in oberflächlich ulceröse Vertiefung übergeht. Die Allgemeinbeschwerden sind im Ganzen sehr bedeutend, sehr heftige Kopfschmerzen, grosse Mattigkeit, Gliederschmerzen etc. Antipyrin beseitigte dieselben regelmässig sehr prompt. Temperatur erreichte bei den ersten Injectionen regelmässig 39,5 bis 40,1, bei den späteren höchstens 38,5.

Schluss-Status: Von den ursprünglich vorhandenen stark hypertrophischen Lupusmassen ist nichts mehr vorhanden: die ganze erkrankte Partie ist flach und glatt, und es finden sich an den Rändern sehr reichlich und stellenweise confluierend, in den mittleren Partien mehr zerstreut stehend scharf geschnittene, flache weisslich belegte Substanzverluste.

8. Scholz, Herrmann II., Arbeiter, 24 Jahre. Lupus vulg. faciei et colli. Besteht angeblich seit 8 Jahren; bereits 1889 zweimal auf hiesiger Klinik behandelt, dann Rhinoplastik auf der chirurgischen Klinik.

Aufnahme-Status: Kräftiger Mann. In den weitverbreiteten Narben reichlich theils isolierte eingesprengte Knötchen, theils schuppende, theils ulcerirte Infiltrate. Eine solche ulceröse Partie befindet sich auch an der (Rhinoplastik-) Nase.

Anfangs-Status: Schleimhaut: Vereinzelte Narben am harten Gaumen. Beträchtliche Hypertrophie der Balgdrüsen des Zungengrundes; auch oberhalb derselben vereinzelte warzige Prominenzen. An der Basis der Uvula eine flache kleine Narbe. An der hinteren Rachenwand massenhafte, aus dem Nasenrachenraum stammende Secretansammlung, nach deren Entfernung auch Narben sichtbar. Epiglottis defect; freier Rand des Stumpfes unregelmässig, vielfach ausgezackt mit mehreren bis hirsekorngrossen knotigen Verdickungen besetzt.

Behandlungs-Verlauf:

1. Krankheitstag. 1. Inj. 0,003. Loc. Reaction: Stark. Anschwellung und Rötung der Nase und Secretion der erodirten Stellen; Unterlippe rüsselartig intumescirt; Gesicht geschwellt, stark gerötet. Nach 8 Stunden bedeutende Schwellung, tiefdunkelrote Färbung, Empfindlichkeit bei Berührung der rechten Hälfte der Zunge mit der Mittellinie abschneidend. Am rechten Zungenrande, etwa 2 cm hinter der Spitze beginnend, ein von vorn nach hinten etwa $^3/_4$ cm messendes flaches Geschwür; etwa $^1/_2$ cm dahinter und etwas nach oben ein zweites Geschwür. Von den übrigen erkrankten Schleimhautpartien wegen der Zungenschwellung nichts zu erkennen. Mässige Schlingbeschwerden, geringe Druckempfindlichkeit des Larynx von aussen. Mund kann nur wenig geöffnet werden. Allg. Reaction: Kopfschmerz. H. T. 40,3, P. 120 (12 St. p. i.). NB. T.-Curve sehr verflacht, namentlich der Abfall verzögert, mit kleinen Erhebungen.

3. Krankheitstag. Loc. Reaction: Nachlass der Rötung und Schwellung; Verschorfung an der Unterlippe. Schwellung der Zunge etwas zurückgegangen, aber noch beträchtliche Niveaudifferenz zwischen linker und rechter Hälfte. Allg. Reaction: Sensorium frei.

4. Krankheitstag. 2. Inj. 0,006. Loc. Reaction: Stark wie oben. Um einzelne Herde an der linken Wange ein anaemischer Hof. Schwellung der rechten Zungenhälfte etwas geringer als nach der ersten Injection, aber noch sehr beträchtlich. Die beiden Geschwüre am Zungenrande mit schmierigem, graugelben Belege bedeckt. Nach unten und hinten von dem zuerst entstandenen grösseren Ulcus ein neues etwa hirsekorngrosses entstanden. Mund kann nicht weit genug geöffnet werden, um die übrige Schleimhautpartie erkennen zu können. Allg. Reaction: Keine. H. T. 41,0, P. 120 (12 St. p. i.). Exanthem: Sehr reichliches, masernartiges Exanthem, besonders an der Innenseite der Oberschenkel (Schenkeldreieck).

6. Krankheitstag. Loc. Reaction: Abblassung und Abschwellung. Neben den Zungengeschwüren ein erbsengrosses, flaches Geschwür am harten Gaumen, rechts von der Mittellinie, desgleichen ein kleineres am linken phinteren Gaumenbogen. An der hinteren Rachenwand nach Entfernung es Secrets ein oval angeordnetes Conglomerat flacher Granulationen; die Schleimhaut in der Umgebung ein eigenthümlich glänzendes, wie lackiertes Aussehen. Allg. Reaction: Keine.

7. Krankheitstag. 3. Inj. 0,006. Loc. Reaction: Stark, wie oben. Allg. Reaction: Mässiger Schüttelfrost, Benommensein, Schwindelgefühl. H. T. 41,0, P. 126 (12 St. p. i.). Exanthem sehr intensiv.

12. Krankheitstag. 4. Inj. 0,0 6. Loc. Reaction: Stark. Allg. Reaction: Kurz dauernder Schüttelfrost, Kopfschmerz. H. T. 39,4, P. 128 (8 Std. p. i.). Exanthem auffallend dunkelrot, besonders an der Innenfläche der Oberschenkel (Schenkeldreieck). NB. Die Pulscurve überragt in ungewöhnlicher Weise die T.-Curve.

17. Krankheitstag. 5. Inj. 0,008. Loc. Reaction: Schwach. Harter Gaumen und Gaumenbogen vollständig frei, die Geschwüre des Zungen-

randes zeigen flachen, reinen Geschwürsgrund. Allg. Reaction: Keine subjectiven Beschwerden. H. T. 38,8, P. 106 (17 St. p. i.). Exanthem: Die noch bestehenden Reste blassen immer mehr ab.

20. Krankheitstag. 6. Inj. 0,01. Loc. Reaction: Schwach. Keine Reaction an der Zunge. Allg. Reaction: Starke Schmerzen im Hinterkopf und im rechten Schultergelenk. H. T. 40,2, P. 120. (17 St. p. i.). Exanthem: Wieder neue erhabene graurötliche mit Schuppen bedeckte Efflorescenzen an der Innenseite des linken Oberschenkels.

22. Krankheitstag. 7. Inj. 0,010. Loc. Reaction: Fast keine. Nur an der rechten Halsseite Rötung und Schwellung. — Geringe Schwellung in der Umgebung der Zunge und auch an der Wangenschleimhaut. Allg. Reaction: Geringe Schmerzen in der Brust, ohne objectiven Befund. H. T. 38,6, P. 100 (12 St. p. i.).

25. Krankheitstag. 8. Inj. 0,015. Loc. Reaction: Keine. Auch an der Schleimhaut fehlend. Allg. Reaction: Kopfschmerz, bei Abfall des Fiebers Schweiss. H. T. 39,2, P. 100 (15 St. p. i.). Kein neues Exanthem, das alte abgeblasst und schuppend.

27. Krankheitstag. 9. Inj. 0,020. Loc. Reaction: Mässig. Allg. Reaction: Schmerzen im rechten Ellbogengelenk. Kein dauernder Schmerz an der Injectionsstelle. H. T. 38,8, P. 98 (9 St. p. i.).

28. Krankheitstag. 10. Inj. 0,030. Loc. Reaction: Keine. Allg. Reaction: Schmerzen im Knie- und Ellbogengelenk rechterseits. Verläuft ohne nennenswerthe T.- und P.-Erhöhung. NB. Auffallend häufiges Auftreten von Gelenkschmerzen.

31. Krankheitstag. 11. Inj. 0,040. Loc. Reaction: Sehr gering. Allg. Reaction: Gelenkschmerzen. H. T. 38,4, P. 114 (17 St. p. i.).

33. Krankheitstag. 12. Inj. 0,060. Loc. Reaction: Sehr gering. Leichte anhaltende Rötung. Allg. Reaction: Leichte Gelenkschmerzen. T. steigt nicht über 37,8.

Schluss-Status: Ulcerationen überall geheilt; die meisten früher stark hyperaemischen Stellen abgeblasst und weniger schuppend. Einzelne isolierte Knötchen noch deutlich sichtbar. Totaleindruck: Sehr wesentliche Besserung. Zungengeschwüre vollständig vernarbt. Sonst keine Veränderung, speciell auch nicht an der Epiglottis, wo eine Reaction, soweit sie der Untersuchung zugänglich war, nie konstatiert werden konnte.

9. Rohr, Gustav, 19 J. alt. Aufnahme-Status: Lupus vulgaris faciei et mucosae oris. Besteht seit 11 Jahren, auf der Klinik bereits behandelt.

Nasenspitze fehlt, »wie abgegriffen«. Umgebung derselben, sowie Oberlippe, Unterlippe und Wange teils (von früheren Auskratzungen etc.) leicht narbig, teils infiltriert, gerötet, von isolierten grösseren und kleineren Lupus-Infiltraten durchsetzt.

Schleimhaut: Im Bereich der ganzen Mundspalte, hinter den Schneidezähnen beginnend und auf den harten Gaumen übergreifend, ein in seinem rechts von der Mittellinie gelegenen Abschnitt exulcerierter Lupusherd, in dessen linksseitigem Anteil vorwiegend hirsekorn- bis erbsengrosse papilläre Excrescenzen, zu 2 durch eine schmale Geschwürsfläche getrennten, warzigen Agglomeraten angeordnet liegen. Uvula etwas nach links und oben verzogen; etwa in der Mitte des linken freien Randes eine ca. 2 mm in die Substanz der Uvula einschneidende Narbe, an der Vorderfläche 2 stecknadelkopfgrosse Einsprengungen von braunrotem Farbenton. An der Epiglottis ein vorwiegend die rechte Hälfte betreffender Defect, welcher in die Substanz der Epiglottis so einschneidet, dass aus dem linken intacten Anteil ein zapfenartiger Vorsprung prominiert; dieser an seiner ganzen Peripherie, wie die übrige Epiglottis an vielen Stellen, besonders an der ganzen pharyngealen Fläche, ebenso das Ligamentum ary-epiglotticum sinistrum mit bis erbsengrossen, bald flachen, bald mehr prominierenden, dunkelroten Excrescenzen besetzt.

Behandlungs-Verlauf:

1. Krankheitstag. 1. Inj. 0,001. Loc. Reaction: Stark. Sehr deutliche Schwellung und Rötung der erkrankten Partieen. Schluckbeschwerden, obere Schneidezähne gelockert. Schwellung der ehemals erkrankten Partieen. Starke Schwellung der Wangenschleimhaut, des ganzen Zahnfleisches, der Schleimhaut des harten und weichen Gaumens, Schneidezähne bei Berührung sehr empfindlich. Hochgradiges Ödem der Uvula. Larynx nicht zu übersehen, bei Druck von aussen etwas empfindlich. Allg. Reaction: Schwindelgefühl, Speichelfluss, Schüttelfrost, Muskelschmerzen, Leibschmerz, Kopfschmerz, Neigung zum Schlafen. H. T. 39,6, P. 102 (13 St. p. i.). Exanthem: Scarlatina-ähnliches Erythem, Diffus über den Körper verbreitet, besonders deutlich ausgeprägt an den Follikeln.

2. Krankheitstag. Loc. Reaction: Schwellung noch deutlich. Allg. Reaction: Wiederholter Schüttelfrost, Neigung zum Schlaf, Appetitmangel, Kopfschmerz.

3. Krankheitstag. Loc. Reaction zurückgegangen. 2 hirsekorngrosse grau-weisse Herde an der noch immer geschwellten, eigentümlich (wie lakiert) glänzenden Uvula.

4. Krankheitstag. 2. Inj. 0,001. Loc. Reaction: Mässig stark. Sehr intensive Schwellung auf den papillären Excrescenzen am harten Gaumen, hochgradige Hyperaemie derselben. (Angeblich spontan.) Blutung ex ore. Herd am harten Gaumen mit Blutgerinseln bedeckt. Allg. Reaction: Kältegefühl. H. T. 39,8, P. 92, (11 St. p. i.). Exanthem im Anschluss an die Follikel.

5. Krankheitstag. Loc. Reaction: Rückgang der Rötung und Schwellung. Abschuppung beginnt.

7. Krankheitstag. Loc. Reaction: Schwellungen zurückgegangen; inmitten der früher diffusrot gefärbten Stellen im Gesicht sind zahlreiche weisse Partieen sichtbar. Geschwürsfläche am harten Gaumen durch Zerfall einzelner Granulationen vergrössert. Unmittelbar dahinter und bis dahin normal scheinender Schleimhaut ein neuer Herd.

8. Krankheitstag. 3. Inj. 0,001. Loc. Reaction: Starke Schwellung der Unterlippe, Schwellung und Rötung im Gesicht, starke Schwellung des harten Gaumens und der Uvula. Allg. Reaction: Schüttelfrost, Mattigkeit, Lichtscheu. H. T. 40,6, P. 108 (6 St. p. i.). Exanthem sehr intensiv entwickelt, dunkelrot, diffus und um die Follikel localisirt, kleinpapulös.

9. Krankheitstag. Loc. Reaction: Ein fast erbsengrosses Geschwür an der Ursprungsstelle des linken hinteren Gaumenbogens. Uvula auch in der reactionsfreien Zeit erheblich verdickt. Vorderste Schneidezähne noch immer gelockert.

12. Krankheitstag. 4. Inj. 0,001. Loc. Reaction: Affectionen im Gesicht geschwollen und gerötet. Spannungsgefühl. Starke Reaction der sichtbaren Schleimhautherde. Allg. Reaction: Schüttelfröste, Kopfschmerzen, Appetitmangel. H. T. 40,5, P. 110 (11 St. p. i.). Starkes Exanthem, besonders auffallend ein breiter, von der Kopfhaut auf die Stirn übergreifender Erythemstreifen (starke Seborrhoea capitis).

14. Krankheitstag. Loc. Reaction: Fortschreitender Zerfall im Bereich des hinter den Zähnen liegenden Herdes, aus welchem nur noch 3 bis 4 der papillären Excrescenzen prominieren. Mehrfache frische Herde am Gaumensegel, Uvula (Vorderfläche) und linken Gaumenbogen. Die früher entstandenen, durch Abstossung ihrer nekrotischen Oberfläche meist schon geheilt und nur noch durch mehr hyperämische Beschaffenheit der betreffenden Schleimhautstelle erkennbar. Larynx nicht zu untersuchen.

16. Krankheitstag. 5. Inj. 0,001. Loc. Reaction: Oberlippe gespannt, geschwollen, Gesichtsaffectionen mässig gerötet. Starke Schleimhaut-Reaction. Ausgebreitetes Blutgerinsel über dem harten Gaumen. Allg. Reaction:

Schwindelgefühl, Schüttelfrost, Kopfschmerz; Appetit gut. H. T. 39,2, P. 106 (20½ St. p. i.). Exanthem stark wie früher, diffuse Rötung der behaarten Kopfhaut; Auftreten einzelner Alopecia areata-ähnlicher Flecken.

18. Krankheitstag. 6. Inj. 0,002. Loc. Reaction: Schwellung und Rötung im Gesicht. Einzelne kleine Herde treten deutlicher hervor. Mässiges Ödem der Uvula. Stärkere Schwellung am harten Gaumen. Allg. Reaction: Kein Schüttelfrost; Brustschmerzen; Appetit gut. H. T. 39,6, P. 92 (12 St. p. i.).

20. Krankheitstag. 7. Inj. 0,003. Loc. Reaction: Sehr schwach. Etwas vermehrte Turgescenz der Excrescenzen am harten Gaumen. Keine Temperatursteigerung.

21. Krankheitstag. 8. Inj. 0,006. Loc. Reaction: Starke Schwellung und Rötung der Oberlippe. Schwache Reaction des Herdes am harten Gaumen. Mässige Schwellung der Uvula und Epiglottis, an dieser besonders der zapfenartigen Prominenz. An der pharyngealen Fläche der Epiglottis 2 flache Geschwüre. 2 flache nekrotische Ulcerationen am rechten und 1 im linken Mundwinkel. Allg. Reaction: Schmerzen im linken Arm. Allgemeinbefinden sonst nicht gestört. H. T. 38,6, P. 84 (13 St. p. i.). Deutlich rotes Exanthem, nach wenigen Stunden verschwunden.

23. Krankheitstag. 9. Inj. 0,010. Loc. Reaction: Vergrösserung der Substanzverluste Schwellung der Ober-· und Unterlippe. Schwache Reaction am harten Gaumen. Allg. Reaction: Schwach. Schmerz in der Magengegend und im Rücken. Mattigkeit. H. T. 38,9, P. 100 (13 St. p. i.). Exanthem: Kein deutliches.

25. Krankheitstag. 10. Inj. 0,015. Loc. Reaction: Gesicht fast garnicht geschwollen. Keine deutliche Reaction der Schleimhaut. Allg. Reaction: Schwindelanfall. Injectionsstelle schmerzhaft. Kein Frost. H. T. 40, P. 100 (18 St. p. i.). Exanthem: Schuppung der blassen Haut.

26. Krankheitstag. Loc. Reaction: Zerfall im Bereich des Herdes am harten Gaumen weiter vorgeschritten, nur noch eine bei jeder Reaction etwas anschwellende Excrescenz erhalten. Zähne fester. Urin: Etwas Eiweiss.

27. Krankheitstag. 11. Inj. 0,020. Keine loc. Reaction. Allg. Reaction: Einmaliges Erbrechen. Keine Temperatursteigerung, nur nach 36 St. plötzliche Steigerung auf 39,1°, P. 80. Plötzliche Rückkehr zur Norm. Urin: eiweissfrei.

28. Krankheitstag. Loc. Reaction: Schwellung und Rötung. Neue Defecte am Mundwinkel. Allg. Reaction: Kopfschmerz mit Schwindel.

30. Krankheitstag. 12. Inj. 0,040. Keine Loc. Reaction. Keine Temperatursteigerung.

End-Status: Im Verlaufe der Behandlung sind die Geschwüre, die sich an den Mundwinkeln gebildet hatten, bis auf ein kleines am rechten verheilt. Gesichtshaut blasser, die lupösen Herde fast überall geschwunden. Gesamteindruck: Zweifellose Besserung und Abheilung. Gesamtbefinden vorzüglich. Schleimhaut: Lupus-Herd am harten Gaumen fast vollständig abgeheilt; nur noch eine erbsengrosse Excrescenz am Rande des Herdes sichtbar. Uvula im Ganzen etwas voluminöser wie früher, die wäh-· rend der persistierend gebliebenen Schwellung nicht sichtbar gewesene Narbe wieder nachweisbar. An der Epiglottis noch keine wesentliche Veränderung, nur sind die papillösen Excrescenzen an ihr und dem Ligam. ary-epiglott. sin. flacher und weniger zahlreich.

10. Fiegert, Heinrich, 25 J. Lupus faciei et mucosae oris et laryngis. Anfangs-Status. Im Gesicht derbe Infiltrationen, zahlreiche Narben, intensive Rötung. Lippe teilweise exulceriert, eingesunkene Nasenspitze. Narbenbildung am rechten Ohr. In der Narben überall zahlreiche isolierte Knötchen eingesprengt. Innere Organe gesund. Allgemeine Drüsenschwellung. — Schleimhaut: ausgedehnter Lupusherd am harten Gaumen; neben tief einschneidenden Narbenzügen mehrere zwanzigpfennigstückgrosse exulcerierte

430

Stellen. Uvula in ihrer ganzen Oberfläche, besonders an der Spitze von hirsekorngrossen, dunkelroten Excrescenzen bedeckt. Uvula kolbig angeschwollen. Epiglottis links von der Mittellinie hochgradig verdickt. Die tumorartig prominierende Partie zeigt unregelmässig gekörnte Oberfläche. Larynx sonst ohne Veränderung.

Behandlungs-Verlauf:

1. Krankheitstag. 1. Inj. 0,001. Loc. Reaction: Starke Rötung, Schwellung, oberflächliche Krustenbildung im Gesicht. 48 Std. anhaltend. — Starke Schwellung am harten und weichen Gaumen, besonders an der Uvula. — Epiglottis in toto hochgradig geschwellt. Linke Seite des Larynx nicht zu übersehen. Rechtes Stimmband gerötet, ebenso die Schleimhaut der hinteren Wand und beider Ary-Knorpeln. Nach 36 Stunden Auftreten eines punktförmigen, allmählich sich vergrössernden, grauweissen Herdes an vorher normal befundener Stelle des Velums. Allg. Reaction: Frieren, Kopfschmerz, geringer Appetit. H. T. 39,9, P. 106 (14½ St. p. i.).

3. Krankheitstag. Loc. Reaction: Schwellung am Gaumen zurückgegangen. An den Ulcerationen fest anhaftende, grau-weissliche Belege. An der Epiglottis eine erbsengrosse, grau-weiss verfärbte Stelle (nach 48 Std. beginnend). 60 St. p. i., an der Uvula 3 kleine, grau-gelbliche Einsprengungen, am Velum 2 neue Herde.

4. Krankheitstag, Abends. 2. Inj. 0,001. Loc. Reaction: Sehr deutlich. Schwellung, Abstossung der nach der 1. Inj. aufgetretenen Borken. Geschwürsgrund wenig secernierend. Schwellung der Schleimhautherde wenig ausgesprochen, am Velum mehrere neue Herde, einzelne kleine Exulcerationen konfluierend. Auch an der Wangenschleimhaut neue Herde. Allg. Reaction: Leichtes Frieren. H. T. 38,9, P. 84 (12½ St. p. i.). Drüsen haben nie reagiert.

5. Krankheitstag. 3. Inj. 0,001. Loc. Reaction: Sehr gering. Schwellung und Rötung, Gefühl von Spannung. Schleimhautherde ohne Reaction. H. T. 38,9, P. 84 (19 St. p. i.).

7. Krankheitstag. 4. Inj. 0,005. Loc. Reaction: Stark. Bedeutende Schwellung und oberflächliche Exsudation. Hochgradige Schwellung der Uvula. Allg. Reaction: An den nächsten 2 Tagen auffallende melancholische Depression. Gehör verschlechtert. Mässiges Kopfweh. Schmerz an der Injectionsstelle. H. T. 40,6, P. 122 (9 Std. p. i.). Im Urin minimale Eiweissmenge, die am nächsten Tage verschwindet. 21 Std. nach Ende der Reaction, neuer Anstieg auf 40,3 (P. 108). 7 Stunden darauf 37,4.

9. Krankheitstag. Loc. React.: Intens. Schuppung. Am Velum rechts von der Mittellinie 2 grössere, grauweise Plaques, aus konfluierenden Herden entstanden. Ulcus in der linken Hälfte in Abheilung begriffen, ebenso der Herd an der Wangenschleimhaut. Oberfläche der ganzen Uvula mit zahlreichen, graugelben Einsprengungen und daraus entstandenen flachen Geschwürchen besetzt. Dieselben Herde auch am rechten hinteren Gaumenbogen. An der Epiglottis ein zweiter grauweisser Herd neben dem schon bestehenden, etwas grösser gewordenen auf der Höhe des Wulstes. Allg. Reaction: Sensorium frei.

10. Krankheitstag. Loc. Reaction: Nachlass der Schwellung. Allg. Reaction: Psyche vollkommen frei. Subjectives Wohlbefinden.

12. Krankheitstag. 5. Inj. 0,005. Loc. Reaction: Gering. 9 Std. p. i. Geringe, auf die Oberlippe beschränkte Schwellung. Nur Rötung der Rachenschleimhaut, keine nennenswerte Schwellung. Allg. Reaction: Starkes Hitzegefühl, Schmerzen in der Zunge und an der Injectionsstelle. Keine psychische Alteration. H. T. 39,9, P. 104 (12½ St. p. i.).

13. Krankheitstag. 6. Inj. 0,010. Loc. Reaction: Sehr gering. Nur leichte Rötung, keine Reaction an den Schleimhautherden. Allg. Reaction: Schmerzen am Hinterkopf, leichtes Hitzegefühl. H. T. 39,9, P. 92 (7½ St. p. i.). Exanthem: Niemals.

16. Krankheitstag. 7. Inj. 0,015. Sehr geringe loc. Reaction. Allg. Reaction: Keine subjectiven Beschwerden. H. T. 39,1, P. 96 (15 St. p. i.). Exanthem: Diffuses, schnell verschwindendes Erythem. 18. Krankheitstag. 8. Inj. 0,020. Sehr geringe loc. Reaction. Allg. Reaction: Keine subjectiven Beschwerden. Temperatur: Keine Steigerung. Schluss - Status. Gesicht im ganzen abgeblasst. Viele Knötchen verschwunden. Allg. Eindruck: Rückbildung und Heilung. — Am Gaumen keine wesentliche Veränderung: Uvula kleiner, Epiglottis flacher geworden, auf ihrer Höhe ein über bohnengrosses, flaches Geschwür.

11. Scholtissek, Susanne, 14 J. alt. Lupus vulgaris palati duri et mollis. Ulcus tuberculosum nasi. Aufnahme-Status: Sehr ausgedehnter, nirgends exulcerierter Lupus der Schleimhaut des harten und weichen Gaumens. Perforation in der Mitte des harten Gaumens. Scharf geschnittenes, ca. Zehnpfennigstück grosses, tuberkulöses Geschwür am linken Nasenflügel, am unteren Rande eine höckrige Wucherung tragend. Die Nasenaffection angeblich erst seit 4 Wochen bestehend.

Status am 17. Tage (seit der 1. Injection): Das Geschwür an der Nase und ebenso der Tumor an derselben verkleinern sich nach dem Ablauf jeder Reaction, der nach der 3. Injection schon recht schnell eintritt. Die beiden nach der 1. Reaction aufgetretenen wulstartigen Erhebungen an der Schleimhaut des harten Gaumens sind zwar flacher, aber auch in der reactionsfreien Zeit vorhanden. Einzelne circumscripte, grau-weiss belegte, oberflächlich exulcerierte Stellen an der Schleimhaut des weichen Gaumens und dem linken vorderen Gaumenbogen.

Behandlungs-Verlauf:
1. Krankheitstag. Körpergewicht 36½ kg. 1. Inj. 0,001. Loc. Reaction: Sehr starke Schwellung, Secretion und Rötung an der Nase. Am Gaumen sehr bald beginnende Abstossung; weisser Belag auf der ganzen Fläche. Schwellung besonders an der Schleimhaut des harten Gaumens, wo sich zu beiden Seiten der Mittellinie zwei mit grau-weissem Belage wie mit Ätzschorf bedeckte Wülste erheben. Perforation durch Schwellung der Umgebung fast verdeckt. Allg. Reaction: Sehr starke Kopfschmerzen, Abgeschlagenheit, leichter Hustenreiz. Allgemeinbefinden nur sehr langsam sich bessernd. H. T. 41,0, P 100 (13 St. p. i.). Exanthem rein erythematös, Roseola-Flecke von sehr verschiedener Grösse, besonders an Brust, Rücken, Streckseiten der Handgelenke. Urin normal. Am 4. Tage p. inj. Herpes labialis. Temperatursteigerungen von 37,5 bis 38,9° ad maximum im Verlauf der nächsten 8 Tage ohne Störung des Allgemeinbefindens.

11. Krankheitstag. 2. Inj. 0,002. Loc. Reaction: Wie das erste Mal, nur nicht ganz so stark. An der Schleimhaut des Gaumens starke Schwellung, wenige Stunden nach der Injection ist die ganze Fäche von grau-weissem Belag überzogen. Allg. Reaction: Heftiger Kopfschmerz, weinerliche Stimmung, am nächsten Tage schon gebessert. H. T. 41,2, P. 140 (12 St. p. i.). Exanthem wie nach der 1. Inj., auch im Gesicht.

16. Krankheitstag. 3. Inj. 0,001. Loc. Reaction: Deutlich immer schwächer werdend; Schwellung an der Schleimhaut; geringe, aber sehr bald auftretende Abstossung. Allg. Reaction: Wenig Kopfschmerz, sonst keine Störung des Allgemeinbefindens. H. T. 40,3, P. 104 (14 St. p. i.). Exanthem ebenso; Gesicht und Arme frei; schnell verschwindend.

18. Krankheitstag. 4. Inj. 0,001. Sehr unbedeutende loc. Reaction. Allg. Reaction: Keine Störung des Allgemeinbefindens. H. T. 39,7, P. 102 (14 St. p. i.). Grossfleckiges Exanthem am Rumpf noch vor Beginn der Temperatursteigerung.

20. Krankheitstag. 5. Inj. 0,004. Sehr unbedeutende loc. Reaction. Allg. Reaction: Leichter Kopfschmerz. H. T. 38.9, P. 112 (11 St. p. i.). Grossfleckiges, weniger intensives Exanthem.

432

24. Krankheitstag. Körpergewicht 38 kg. 6. Inj. 0,006. Sehr unbedeutende loc. Reaction. Allg. Reaction: Leichter Kopfschmerz. Temp. und Puls keine Erhöhung. Exanthem leicht angedeutet.

Schluss-Status. Es ist nur noch ein seichter, von einer Kruste bedeckter Geschwürssaum vorhanden, neben dem sich der ursprüngliche Tumor als eine leichte, wie geschrumpft erscheinende Vorwölbung markiert. Am weichen Gaumen bereits einzelne Stellen von ziemlich normaler Schleimhaut bedeckt. Perforation des harten Gaumens ist scheinbar grösser geworden.

12. Hänsel, Ernestine, 35 J. alt, Arbeiterin. Lupus vulgaris exfoliativus faciei, exulcerans manus sinist. Lupus palati duri et mollis et laryngis. Lupus vor 21 Jahren beginnend, zuerst an den unteren Extremitäten, bald auch im Gesicht; ist in der Klinik 33 Mal operiert worden.

Aufnahme-Status: Kräftige Person; innere Organe gesund. An Beinen und Armen eine grosse Anzahl flacher, glatter und weisser Narben. Im Gesicht: die Nase «wie abgegriffen», die ganze mittlere Partie des Gesichts in ein sehr derbes, hyperplastisches Narbengewebe umgewandelt, am Rande ein Streifen frischen Lupusgewebes von wachsender Breite — nirgends exulceriert. An der linken Hand ein isolierter leicht exulcerierter Lupusherd. Am harten Gaumen neben flachen Narben 3 exulcerierte Stellen; die Uvula in einen blumenkohlartigen Tumor von Wallnussgrösse verwandelt und mit vielfachen bis erbsengrossen Excrescenzen — auch an der Hinterfläche — besetzt. Der linke vordere Gaumenbogen beträchtlich verdickt; an seinem freien Rande eine erbsengrosse ulcerierte Stelle. Am rechten Rande der Epiglottis sitzen zwei halbkuglige Tumoren mit glatter, grauroter Oberfläche. Im Larynxinneren, das nur links vollständig zu übersehen ist, ist ausser einer diffusen Schwellung der vorderen Fläche der hinteren Wand nichts Wesentliches nachweisbar.

Behandlungs-Verlauf:

1. Krankheitstag. 1. Inj. 0,002. Loc. Reaction: Sehr starke Rötung und Schwellung des ganzen Gesichts und des linken Handrückens. Schwellung am harten Gaumen; die exulcerierten Stellen mit Blutgerinnseln bedeckt. Hochgradige Schwellung der Uvula und des Gaumenbogens, ebenfalls mit einzelnen fest aufsitzenden Blutgerinnseln. Mässige Schwellung im Larynx, besonders im Bereich der Epiglottis. Allg. Reaction: Sehr stark. Hochgradige Kopfschmerzen, Mattigkeit, profuser Schweiss, Appetitmangel, Durst. Vollständige Aphonie. Starke Schlingbeschwerden. Druckempfindlichkeit des Larynx. H. T. 39,4, P. 96 (16 St. p. i.). Ziemlich grosse, rein erythematöse Efflorescenzen in der Vorderseite der Thorax. Die alten Narben am Körper vollständig reactionslos, um einen kurz vor der Injection in toto excidierten isolierten Lupusherd am linken Vorderarm ebenfalls keine Reaction.

3. Krankheitstag. Loc. Reaction: Schwellung im Gesicht vollständig zurückgegangen, leichte Schuppung, keine Exulceration. — Um den Herd an der linken Hand noch immer erysipelähnliche Rötung. — Auf der bisher normalen Schleimhaut des weichen Gaumens treten nur von Stecknadelkopf- bis Hirsekorngrösse anwachsende, allmählich zu grösseren Plaques confluierende, graurote Herde auf, die allmählich erblassen und nur mehr braunrote hyperämische Stellen zurücklassen. An der Uvula und dem Gaumenbogen entstehen graugelbliche, schnell zerfallende und flache Geschwürchen hinterlassende Knötchen. Der Herd am harten Gaumen mit schmierigem graugelben Belage bedeckt. Im Larynx ähnliche Herde wie am weichen Gaumen, besonders am linken Ary-Knorpel. Allg. Reaction: Allgemeinbefinden wieder vollständig normal.

4. Krankheitstag. 2. Inj. 0,004. Starke loc. Reaction an der Haut. Auftreten neuer Herde am Gaumen und der Wangenschleimhaut. Allg. Reaction: Starke Beschwerden fast eben so heftig wie bei der 1. Injection. H. T. 40,0, P. 126 (11 St. p. i.).

14. Krankheitstag. 3. Inj. 0,005. Starke loc. Reaction; an der Hand hat sich ein flaches, scharf begrenztes Geschwür gebildet. — An der Uvula fortschreitender Zerfall. Schleimhaut des weichen Gaumens im weiten Umfang mit den beschriebenen Herden besetzt. — Oberflächliche Ulceration auf der Höhe des grösseren Tumors an der Epiglottis. Allg. Reaction: Etwas schwächer. H. T. 40,3, P. 118 (12 St. p. i.).

17. Krankheitstag. 4. Inj. 0,008. Loc. Reaction: Geringe Reaction an Hand und Schleimhaut. Allg. Reaction: Völliges Wohlbefinden. Stimme klangvoller. H. T. 39,6, P. 108 (10 St. p. i.).

19. Krankheitstag. 5. Inj. 0,010. Loc. Reaction: Geringe Reaction an Haut und Schleimhaut. Allg. Reaction: Mässig. Subjective Beschwerden gering. H. T. 39,4, P. 104 (8 St. p. i.).

23. Krankheitstag. 6. Inj. 0,010. Sehr schwache loc. Reaction. H. T. 39,1, P. 104 (19 St. p. i.).

24. Krankheitstag. 7. Inj. 0,010. Loc. Reaction: Fehlt im Gesicht fast ganz; an der Hand noch deutliche Rötung. H. T. 37,5, P. 84.

25. Krankheitstag. 8. Inj. 0,015. H. T. 37,8, P. 86.

27. Krankheitstag. 9. Inj. 0,020. Keine loc. Reaction. H. T. 37,9, P. 84.

28. Krankheitstag. 10. Inj. 0,030. Loc. Reaction: Unbedeutende Rötung im Gesicht und an der Hand. H. T. 37,6, P. 88.

Schluss-Status: Die frischeren Herde im Gesicht sind flacher, blasser, glatter; die derbe Schwellung des ganzen Gesichts ist etwas geringer geworden. An der linken Hand hatte sich unter dem Einfluss der Injectionen in weiterem Umfange ein flaches Geschwür gebildet, das jetzt schon wieder fast vernarbt ist. Am harten Gaumen vollständige Heilung. Uvula bis auf einen haselnussgrossen Stumpf zerfallen. Der Befund im Larynx nicht wesentlich verändert, nur sind die Tumoren an der Epiglottis etwas flacher geworden, vom Larynxinnern jetzt etwas mehr zu übersehen.

13. Fohl, Ida, 26½ J. alt; Kaufmannstochter. Lupus vulgaris miliaris et exfoliativus faciei et genu dextri; Lupus laryngis. Der Lupus am Knie besteht angeblich seit 7 Jahren, der im Kehlkopf seit 3½, der im Gesicht seit 3½ Jahren. Pat. ist schon wiederholt in klinischer Behandlung gewesen. Aufnahme-Status: Etwas anämisches Mädchen; Lungen gesund. Sehr unbedeutende, nicht ulcerierte lupöse Herde auf der zum Teil ganz oberflächlich vernarbten, diffus geröteten Haut der Nase, deren rechter Flügel einen kleinen Defect aufweist. Unbedeutende isolierte, nicht charakteristische Herde am rechten Knie. Am rechten Stimmband, den hinteren zwei Dritteln entsprechend, ein flaches Geschwür; nach vorn davon eine hirsekorngrosse dunkelrote Prominenz. Aryknorpel und Interarytaenoidal-Falte geschwollen, mit einzelnen circumscripten knotigen Verdickungen besetzt. Fast complete Aphonie. (In beiden Ohren Residuen alter Mittelohreiterungen, ohne Secretion; auch früher im Eiter nie Tuberkelbacillen gefunden.)

Behandlungs-Verlauf:

1. Krankheitstag. 1. Inj. 0,003. Loc. Reaction: Starke Rötung und Schwellung der Nase; geringere am Knie. Nirgends Exulceration. Intensive Rötung der ganzen sichtbaren Larynx- und Trachealschleimhaut. Schwellung besonders ausgesprochen am rechten Aryknorpel; auch subglottische Schwellung nachweisbar. Stimmbänder fast unbeweglich. Allg. Reaction: Sehr stark. Leichter Stridor, Halsschmerzen, bei Schluckbewegungen vermehrt. Kopfschmerzen, Mattigkeit. Vollständige Aphonie. Geringe Druckempfindlichkeit des Kehlkopfs. H. T. 40,0, P. 120 (13 Stdn. p. inj.). NB. Leichte Conjunctivitis auf beiden Augen.

3. Krankheitstag. Loc. Reaction: Nasenhaut ganz abgeschwollen. An der laryngealen Fläche der Epiglottis mehrere (bis dahin nicht vorhanden gewesene) grauweisse Knötchen, welche allmählich oberflächlich zerfallen. Geschwür am rechten Stimmband etwas schmaler und flacher. Allg. Re-

action: Allgemeinbefinden wieder ganz normal. NB. Unbedeutender Herpes labialis.

4. Krankheitstag. 2. Inj. 0,005. Loc. Reaction: Sehr unbedeutend; geringe Schwellung im Kehlkopf. Allg. Reaction: Sehr unbedeutend. Keine subjectiven Beschwerden. H. T. 38,4, P. 84 (20 Stdn. p. i.).

6. Krankheitstag. 3. Inj. 0,006. Loc. Reaction: Sehr starke Schwellung der Nase; am Knie nichts. — Im Larynx ebenfalls intensive Reaction, wenn auch nicht so stark wie nach der 1. Inj. — Schmerzen im rechten Ohr; mässige Hyperämie der Paukenschleimhaut. Allg. Reaction: Sehr starke Kopfschmerzen. Aphonie. H. T. 40,5, P. 110 (9 Stdn. p. i.).

9. Krankheitstag. 4. Inj. 0,006. Loc. Reaction: Sehr schwach — auch im Kehlkopf. Am Knie leichte diffuse Schwellung und Rötung. Allg. Reaction: Sehr schwach; keine Beschwerden. H. T. 38,6, P. 86 (18 Stdn. p. i.). NB. Die Injection in einem der Herde am Knie gemacht.

10. Krankheitstag. 5. Inj. 0,010. Loc. Reaction: Starke Schwellung an der Nase; am Knie nichts. — An der Epiglottis und am rechten Aryknorpel sind neue Knötchen sichtbar geworden. Allg. Reaction: Stark. — Kopfschmerzen; Schwäche. Sehr deprimierte und weinerliche Stimmung. H. T. 39,8, P. 120 (10 Stdn. p. i.).

15. Krankheitstag. 6. Inj. 0,015. Loc. Reaction: Fehlt an der Haut. — Auf dem Geschwür am rechten Stimmband wieder schmieriger Belag. Allg. Reaction: Fehlt fast ganz. H. T. 38,3, P. 100 (16 Stdn. p. i.).

18. Krankheitstag. 7. Inj. 0,015. Loc. Reaction: An der Haut nichts. — Laryngoskopisch: Geringe Schwellung, aber starke Rötung, besonders an der Trachealschleimhaut. Allg. Reaction: Temperatursteigerung gering; aber ziemlich starke Kopfschmerzen und wiederum auffallend gereizte und weinerliche Stimmung. H. T. 38,5, P. 104 (13 Stdn. p. i.). NB. Pyrogallussalbenverband auf die noch deutlichen, wenn auch wenig charakteristischen Herde am Knie.

20. Krankheitstag. 8. Inj. 0,015. Loc. Reaction: Fehlt. Allg. Reaction: Sehr unbedeutend. Die Temp. steigt nicht über 38,0°. P. 94 (15 Stdn. p. i.).

21. Krankheitstag. 9. Inj. 0,020. Loc. Reaction: Nur im Larynx, besonders am Aryknorpel geringe Schwellung. Allg. Reaction: Sehr unbedeutend. H. T. 38,3, P. 92 (13 Stdn. p. i.).

28. Krankheitstag. 10. Inj. 0,030. Keine locale Reaction. Allg. Reaction: Sehr unbedeutend. H. T. 38,1, P. 90 (15 Stdn. p. i.). NB. Eine typische Wirkung der Pyrogallussalbe auf die Stellen am Knie ist nicht eingetreten.

Schluss-Status: Bei der (vorläufigen) Entlassung der Patientin ist die Haut der Nase blass, erscheint leicht geschrumpft; nirgends Knötchen. Am Knie haben sich die Herde ganz allmählich zurückgebildet. Das Geschwür am rechten Stimmband ist anscheinend abgeheilt.

14. Gittler, Anna, 22 J. alt. Lupus vulgaris nasi. Aufnahme-Status: Angeblich seit 2³/₄ Jahren bestehender, mässig ausgedehnter Lupus der Spitze und des linken Flügels der Nase, nur an der Nasenöffnung ulceriert, sonst weiche Infiltration, braunrot, leicht erhaben. Schleimhaut: Am Boden der rechten Nasenhöhle, ziemlich weit in das Naseninnere sich erstreckend, mehrere unregelmässige, rötlich-graue Prominenzen bis zur Grösse einer halben Erbse. Septum im untersten Teil von unregelmässiger Oberfläche mit einzelnen knotigen Verdickungen. Links ebenfalls einige ebenso beschaffene Erhabenheiten am Boden. Schleimhaut der unteren Muschel hyperplastisch, Oberfläche unregelmässig mit einzelnen Excrescenzen.

Behandlungs-Verlauf:

Pat. erhält innerhalb von 23 Tagen 10 Inj. von 5 mg, 6 mg, 6, 6, 10, 10, 10, 15, 20 mg. Bis zur 8. Inj. incl. die Allgemeinreaction immer sehr ausgesprochen (H. T. 39,6 bis 40,3, P. 92 bis 112), gewöhnlich von einem reichlichen maculösen Exanthem an Brust und Rücken begleitet, das sich bei jeder Injection wiederholt. Die letzten Injectionen ergaben weniger Temperatursteigerung und kein Exanthem. Auch die örtliche Reaction sowol des Haut- wie des Schleimhautlupus anfangs sehr stark, bei den letzten Injectionen schwächer.

Schluss-Status: Bei der (vorläufigen) Entlassung der Patientin ist die Haut an der Spitze blasser, glatter, an einzelnen Stellen vernarbt. Am linken Flügel noch immer weich, eindrückbar, braunrot, aber glatter und flacher, die exulceriert gewesene Stelle am Nasenrande überhäutet. Schleimhautbefund nicht wesentlich verändert. Rechts sind die Excrescenzen am Nasenboden etwas flacher geworden.

15. Unruh, Marie, 18³/₄ J. alt. Lupus vulgaris faciei, antibracchii sinistri, cruris sinistri, palati, conjunctivae. Aufnahme-Status: Seit 7 Jahren bestehend, vom Gaumen ausgegangen. Sehr ausgebreiteter Lupus des Gesichts, in einzelnen disseminierten, meist leicht erodierten und exulcerierten Plaques. Sehr starker Lupus der linken oberen Conjunctiva, Nase ganz abgeplattet. Tiefer Fistelgang am linken Handgelenk, nirgends auf Knochen führend. Isolierter Herd am linken Unterschenkel. Innere Organe, speziell Lungen, gesund. Schleimhaut: Harter Gaumen sehr stark gewölbt, auf der Höhe der Wölbung ein ca. 2 Markstück grosser, nach der Mitte zu sich vertiefender Lupusherd, in der Mitte exulceriert, nach den Rändern zu mit zahlreichen granulationsartigen Prominenzen besetzt. Linker vorderer Gaumenbogen etwas verdickt. Hintere Rachenwand mit zäher grauweisser, aus dem Nasenrachenraum herunterziehender Schleimmasse bedeckt. Nasenrachenraum, soweit zu übersehen, ohne Veränderung. Obere Fläche des weichen Gaumens, in ihrer linken Hälfte besonders, unregelmässig knotig verdickt.

Behandlungs-Verlauf:

1. Krankheitstag. Körpergewicht 48½ kg. 1. Inj. 0,005. Loc. Reaction: Sehr starke Schwellung, Rötung, Secretion, Exulceration an einzelnen überhäuteten Stellen. An der Oberfläche des Herdes am harten Gaumen dicker, fest anhaftender, schmieriger, graugelblicher Belag mit einzelnen Blutgerinseln. Starke Secretion aus dem Nasenrachenraum. Geringe Schwellung der Uvula. Allg. Reaction: Sehr starker Kopfschmerz, Teilnahmlosigkeit, Dyspnoe, Schlafsucht. H. T. 40,₉, P. 110 (14 St. p. i.). Exanthem: Kein. Urin: Normal. NB. Temperatur stieg nach 70 St. p. inj. wieder auf 41,0°.

9. Krankheitstag. 2. Inj. 0,005. Loc. Reaction: Wieder sehr stark. In der Schleimhaut dieselben Erscheinungen, wie bei der 1. Injection, nur noch intensiver. Die Geschwürsfläche am harten Gaumen zeigt eine braunschwarze gangränöse Oberfläche, ist bei Berührung intensiv schmerzhaft und blutet leicht. Uvula stärker geschwellt, ebenso der linke Gaumenbogen. Im Larynx mässige diffuse Schwellung der hinteren Wand. Hochgradige Schlingbeschwerden. Allg. Reaction: Sehr stark, Kopfschmerz, kurzer Atem, etwas Husten. H. T. 41, P. 96 (10 St. p. i.). Roseola-ähnliches Exanthem an Brust und Rücken.

10. Krankheitstag. Der ganze Herd am harten Gaumen in eine Geschwürsfläche verwandelt. Uvula noch etwas geschwellt, sieht eigentümlich glänzend, wie lackiert aus. An der oberen Fläche des Gaumensegels eine die linke Hälfte fast bis zur Mittellinie einnehmende diffuse Schwellung. Hochgradige Schlingschmerzen, bis in das linke Ohr ausstrahlend. Heiserkeit seit der 1. Reaction bestehend, seitdem etwas zurückgegangen, jetzt wieder vermehrt. Im Larynx ausser Schwellung der hinteren Wand und nicht ganz komplettem Glottis-Schluss bei der Phonation nichts Abnormes.

11. Krankheitstag. 3. Inj. 0.005. Loc. Reaction: Sehr stark. Sehr intensive Schwellung und Rötung der ganzen Mund- und Rachenschleimhaut. Am harten Gaumen dieselben Veränderungen wie früher. Auch das Gaumensegel bis zur Uvula von grauweissem Belage (wie Ätzschorf) bedeckt, so unbeweglich, dass es bei dem Versuch, die hintere Larynxwand zu untersuchen, nicht in die Höhe gedrängt werden kann. Sehr reichliche Secretion

aus dem Nasenrachenraum. Im Larynx Secretanhäufung, besonders an der hinteren Wand. Allg. Reaction: Sehr starker Kopfschmerz, Atemnot, Schlingbeschwerden, krampfhafter Husten. H. T. 40,8, P. 108 (13 St. p. i.). Exanthem: Wie nach der 2. Injection. Urin: Eiweiss und vereinzelte Cylinder, Nachmittags wieder normal. NB. Temperatur stieg nach 43 Stunden wieder auf 38,8. Leichte Cyanose der Lippen. Atemfrequenz — 60, ohne dass auf den Lungen etwas nachweisbar. Schmerzen rechts vom Kehlkopf, besonders bei tiefem Druck. Die Reaction nach der 3. Injection war beträchtlich stärker, als die nach den beiden ersten, vielleicht weil die 3. Injection sehr schnell auf die 2 folgte, also eine cumulative Wirkung eingetreten sein kann.

12. Krankheitstag. Loc. Reaction: Am weichen Gaumen Auftreten frischer, stecknadelkopfgrosser, allmälig an Ausdehnung zunehmender, grauweisser Herde (5). Dieselben spärlicher am linken Gaumenbogen. An der oberen Fläche des Gaumensegels eine erbsengrosse exulcerierte Stelle. Allg. Reaction: Noch mehrere Tage nach der letzten Injection grosse Schwäche.

21. Krankheitstag. 4. Inj. 0,005. Loc. Reaction: Sehr starke Rötung und Schwellung um alle bereits vernarbten Herde, auch am Arm und Bein. Allg. Reaction: Starke Kopfschmerzen, leichte Benommenheit, etwas beschleunigte Atmung, unbedeutender Husten, leichte Schlingbeschwerden. Nach 24 Stunden bereits wieder allgemeines Wohlbefinden. H. T. 40,3, P. 120 (10 St. p. i.). Exanthem: Sehr unbedeutend. Urin: Wieder Eiweiss, am nächsten Tage verschwunden. NB. Gegen Abend nochmalige Erhebung der Temperatur auf 40°. Die Temperatur bleibt 8 Stunden über 39° und ist am anderen Morgen wieder normal.

23. Krankheitstag. Loc. Reaction: Starke Rötung im Gesicht, das vorher schon blasser geworden war, ebenso am Arm. Am nächsten Morgen wieder blasser und flacher. Allg. Reaction: Starke Kopf- und Halsschmerzen.

Schluss-Status. Ausserordentliche locale Besserung, flache, glatte Narben fast überall da, wo unter dem Einfluss der Injectionen tiefe Geschwüre entstanden waren. Oberes Augenlid sehr viel flacher. Im Ganzen local verändertes Aussehen. Schleimhaut: Beginnende Abteilung des Herdes am harten Gaumen. Am weichen Gaumen nur noch einzelne mehr hyperämische Partien an Stelle der früher aufgetretenen, nekrotisch abgestossenen Herde. Larynx ohne Veränderungen. Stimme noch immer heiser. Im Nasenrachenraum bis auf geringe Niveaudifferenz zwischen rechter und linker Hälfte des Gaumensegels nichts Abnormes.

16. Weber, Pauline, 19 J. alt. Lupus vulgaris faciei, colli, coniunctivarum, mucosae oris. Gesichtsaffectionen, angeblich seit 9 Jahren bestehend, viel chirurgisch behandelt (ausserhalb der Klinik). Aufnahme-Status: Etwas anämisches Mädchen; innere Organe gesund. Sehr ausgebreiteter Lupus des Gesichts, der zu einer vollständigen Abplattung der Nase und zu einer festen Vernarbung in den ganzen mittleren Partien des Gesichts geführt hat. In die Narben eingesprengt einzelne frischere Infiltrationsherde, der ganze Rand der erkrankten Partie wird von einem stellenweise unterbrochenen, 1 bis 2 cm breiten Streifen frischen lupösen Gewebes gebildet, über dem die Epidermis vollständig erhalten ist. Sehr starkes Ektropium. Einzelne isolierte, ebenfalls überhäutete Lupusherde auf den sonst gesunden lateralen Partien der Wangen. Ein im Durchschnitt 2 Finger breiter Lupusstreifen an der Grenze von Kinn und Hals. Endlich an der Beugeseite des rechten Vorderarms ein ungefähr Dreimarkstück grosser, ebenfalls nicht exulcerierter Lupusherd. Schleimhaut: Ziemlich ausgedehnter Lupus des harten Gaumens. Vollständiger Defect der Uvula. Am linken vorderen Gaumenbogen nahe der Insertion desselben ein Agglomerat mehrerer bis hirsekorngrosser, dunkelroter Granulationen. An der Oberfläche des Gaumensegels ein etwa in dessen Mitte nach vorn verlaufender, hahnenkammartiger Wulst.

Behandlung-Verlauf:
1. Krankheitstag. 1. Inj. 0,001. Loc. Reaction: 6 bis 7 Stunden p. inj.,
sehr starke Rötung und Schwellung der lupösen Partien, sehr stark entzündlicher Hof, dabei Temperatur erst 38,1°. An einzelnen Stellen, besonders am Vorderarm, Nässen und Krustenbildung. Auf der Conjunctiva
einige weisse Schorfe. Starke Schwellung der Schleimhaut des harten
und weichen Gaumens, grauweisser, schorfartiger Belag auf dem harten
Gaumen. Im Nasenrachenraum reichliche Secretion, Schwellung auch an
der Oberfläche des Gaumensegels. Zähne am Oberkiefer gelockert, bei Berührung sehr schmerzhaft. Allg. Reaction: Sehr starke Kopfschmerzen,
Abgeschlagenheit, vollständige Teilnahmlosigkeit. Nach 24 Stunden alle
Beschwerden geschwunden. H. T. 40,5, P. 108 (15 St. p. i.). NB. Noch
am 3. Tage p. inj. hält sich die Temperatur auf 38 bis 38,3.
2. Krankheitstag. Loc. Reaction: Am weichen Gaumen, nahe dem freien
Rande, rechts von der Mittellinie, Auftreten von 3, allmählich konfluierenden,
im Niveau der Schleimhaut gelegenen, grauweissen Herden.
3. Krankheitstag. 2. Inj. 0,001. Loc. Reaction: Wieder sehr stark, besonders am Arm eine blasenartige Abhebung des Randes bemerkbar.
Schleimhautreaction so wie nach der 1. Injection. Nur stärkere Schwellung
der Prominenzen am linken Gaumenbogen. Schwellung auch an der
hinteren Larynxwand ziemlich erheblich ohne nachweisbaren Herd.
Schlingbeschwerden. Allg. Reaction: Sehr stark. Die ausserordentlich
heftigen Kopfschmerzen schwinden im Laufe des Nachmittags Vorher
Antipyrin 2,0. H. T. 40,5, P. 108 (11 St. p. i.). NB. Auf der Höhe der
Reaction Antipyrin 2,0. Abfall etwas steiler als das erste Mal. Dagegen
an den folgenden Tagen abendliche Fiebererhebungen (am 4. Tage 59,1).
Erst am 6. Tage vollständige Fieberlosigkeit. Vielleicht Resorptionsfieber
wegen der sehr starken Krusten.
4. Krankheitstag. Loc. Reaction: Herd am Arm. Am ganzen Rand
tief exulceriert, auch am Gesicht tiefere Exulcerationen und Krustenbildung.
Eine 2 Tage mit Pyrogallusplastermull bedeckte Stelle am Hals ganz besonders tief zerstört.
7. Krankheitstag. Loc. Reaction: Gesicht noch immer gedunsen und
gerötet. Exulcerationen immer deutlicher. Allg. Reaction: Patientin erholt
sich ausserordentlich langsam von der letzten Injection. Noch immer Schwäche
und Appetitlosigkeit.
8. Krankheitstag. Loc. Reaction: Am Nasenrachenraum, an den
abhängigen Teilen des von der oberen Fläche des Gaumensegels gelegenen
Wulstes 3 flache Geschwüre, ebenso am linken vorderen Gaumenbogen.
10. Krankheitstag. 3. Inj. 0,001. Loc. Reaction: 8 Stunden p. inj. sehr
starke örtliche Reaction mit starker Secretion, Ulcerationen sichtlich vertieft, besonders die am Halse. — Schwächere Reaction der erkrankten
Schleimhautpartien mit reichlicher Secretion im Nasenrachenraum
Allg. Reaction: Wie oben sehr kräftig, wie schon am 2. Tage die subjectiven Beschwerden geschwunden. H. T. 40,9, P. 120 (14 St. p. i.).
NB. Am Tage der Injection ein zweiter Aufstieg auf 38,1°.
14. Krankheitstag. 4. Inj. 0,001. Loc. Reaction: 8 Stunden p. inj. wieder
eine starke Rötung und Schwellung. Schleimhautreaction nur auf die
obere Fläche des Gaumensegels beschränkt. Allg. Reaction: Kopfschmerzen
geringer, Nachmittags bereits geschwunden. H. T. 39,9, P. 108 (15 St. p. i.).

17. Willmann, Anna, 27 J. alt. Lupus vulgaris miliaris et exfoliativus
faciei. Lupus exulcerans palati duri, mollis et laryngis.
Aufnahme-Status: Die Hauterkrankung besteht angeblich seit
11 Jahren, die Patientin ist in der Klinik mehrmals behandelt worden. Stat.
praesens: Kräftiges Mädchen, innere Organe gesund. Nasenspitze wie
abgegriffen, an der linken Seite ein grosser Defect der knorpeligen Nase.
Oberlippe stark geschwollen, am Lippenrot eine mit einer Kruste bedeckte

438

Exulceration. Auf beiden Wangen und am Kinn teils isolierte, teils gruppenförmig beisammenstehende typische braunrote Lupusknötchen. Beiderseits deutliche Cervical- und Subaxillardrüsen. Schleimhaut: Ausgedehnter, z. Z. geschwürig zerfallener Lupusherd mit 2 grösseren (etwa bohnengrossen) Efflorescenzen am harten Gaumen. Mehrere Narben an der Schleimhaut des harten Gaumens. Uvula fehlt, der freie Rand des Gaumensegels verläuft in einer unregelmässigen, mehrfach gezackten Linie, hintere Gaumenbögen beiderseits an ihrem freien Rande durch mehrfache kleine einspringende Defecte ausgezackt. Epiglottis an ihrem freien Rande ebenfalls ausgefranst, mit mehreren etwa hirsekorngrossen grauroten, knotigen Verdickungen besezt. Linkes ligam. ary-epiglotticum auch mit kleinem Defecte. Vordere Fläche der hinteren Larynxwand diffus geschwellt mit einzelnen stecknadelkopfgrossen Prominenzen, welche auch am rechten Aryknorpel vorhanden sind und dessen unregelmässig gewulstetes Aussehen bedingen.

Patientin reagiert auf 1 mg gar nicht, dagegen auf 5 mg sehr intensiv, sowohl local mit starker Rötung und Schwellung aller Lupusherde und der ganzen Oberlippe, als auch allgemein. H. T. 39,2, P. 100 (16 Stdn. p. i.).

18. Peschke, Franz, 35 J. alt. Lupus (mit Epitheliom). Sehr kräftiger Mann. Die Erkrankung besteht seit dem 15. Jahre, ist nach einem Stich in die Nase aufgetreten. Sehr langsame Entwickelung. Patient war in Behandlung der Klinik 1885, 1886, 1888 (2 Mal); erst in den letzten Monaten soll die Zerstörung schneller vor sich gegangen sein.

Aufnahme-Status. Zerstörung der Oberlippe, der häutigen und knorpligen Teile der Nase, sowie des knöchernen Gerüstes. Die Muscheln liegen frei. Die Schneidezähne samt den Alveolarfortsätzen des Oberkiefers fehlen. Der ganze Grund und die Ränder dieses Substanzverlustes ausgefüllt von Granulationsgewebe. Es gelingt, im Eiter 2 Tuberkelbacillen nachzuweisen. Innere Organe normal.

Patient erhält zwischen dem 1. und 12. Injectionstage 7 Inj. zu 2, 4, 6, 8, 12, 20, 30 mg. Die Localreaction ist zwar jedesmal ganz deutlich: Schwellung und Rötung der freiliegenden Schleimhaut, stärkere Secretion und bedeutende Rötung des umgebenden Hautrandes, auch subjectiv Schmerzempfindung in der Wunde, die Allgemeinreaction aber ist verhältnismässig gering. Nur bei der 1. Inj. etwas Kältegefühl und Kopfschmerzen. T. erreicht nur bei der 2. Inj. 38,9, sonst nur 38,3—38,5.

Entlassung, ohne dass eine Änderung im Aussehen der erkrankten Fläche erkennbar ist.

19. Biallas, Casper, 40 J. alt. Lupus vulgaris des Gesichtes und Nackens zu vereinzelten Herden, teils exfoliiert, teils ulceriert.

Aufnahme-Status: Linkes Fussgelenk stark verdickt und auf Druck schmerzhaft. Auf dem Fussrücken, sowie an den Malleolen fistulöse eiternde Öffnungen mit schlaffen Granulationen ausgefüllt. Mit der Sonde gelangt man leicht auf rauhen Knochen. Gesamtbefinden sehr schwach. Hochgradige Anämie. Die Erkrankungen des Fussgelenks von chirurgischer Seite verfolgt.

1. Krankheitstag. 1. Inj. 0,003. Loc. Reaction: Starke Schwellung des Gesichtes. Schmerz im rechten Fussgelenk. Rote Höfe um die mit Krusten bedeckten Lupusherde. An Stelle der früheren Lupusknötchen entsprechende weisse bläschenförmige Efflorescenzen. Rings um diese intensive Rötung. Mächtige Schwellung der Granulationen der Geschwürstellen am Fusse. Starke Secretion der Fisteln und Geschwüre. Allg. Reaction: Kopfschmerzen, Kältegefühl, Unruhe in der Nacht. H. T. 40,5, P. 146 (8 Stdn. p. i.). Exanthem: Leichtes diffus verbreitetes Erythem. Urin: normal.

2. Krankheitstag. Loc. Reaction: Confluenz mehrerer Lupusknötchen. Leichte oberflächliche Verschorfung. Einzelne Lupusherde scheinen einzusinken. Schwarzfärbung der Granulationen der Fistelöffnungen des Fusses.

Weisser Hof ringsherum. Krustenbildung. Allg. Reaction: Erbrechen, Neigung zum Schlaf, Kältegefühl. Fieberfrei. Urin: Eiweiss.

3. Krankheitstag. Loc. Reaction: Schwellung des Fusses. Abblassen der Stellen im Gesichte. Abschuppung, Verschorfung der Geschwüre am Fusse. Fieberfrei. Urin: Eiweiss, Cylinder, rote Blutkörpérchen (acute hämorrhagische Nephritis).

4. Krankheitstag. Urin: Viel Eiweiss, Cylinder, Blut.

5. Krankheitstag. Loc. Reaction: Auffallende Abblassung, keine roten Höfe um die erkrankten Stellen. Fieberfrei. Urin: Weniger Eiweiss im Urin, kein Blut.

6. Krankheitstag. 2. Inj. 0,006. Loc. Reaction: Heftiger Schmerz im Fussgelenk, starke Secretion aus den Fistelöffnungen. Lupusherde stark hyperämisch, geschwellt. Allg. Reaction: Ruhige Nacht. Heftiger Schüttelfrost, Mattigkeit, Collaps geringen Grades. H. T. 40,8, P. 122 (nach 8 Stdn.). Urin: eiweissfrei. NB. Conjunctivitis. Temperaturabfall erst nach 10 Stunden.

8. Krankheitstag. Loc. Reaction: Weitere Krustenbildung und Abschuppung im Gesicht. Urin: Eiweiss, Blut, Cylinder in hohem Grade.

15. Krankheitstag. Urin: Kein Blut, sehr wenig Eiweiss.

20. Krankheitstag. Loc. Reaction: Sämtliche Wundöffnungen von gut aussehenden Granulationen umgeben. Lupusherde glatt, blass. eingesunken. NB. Trotz reichlichen Suchens keine Tuberkelbacillen im Urinsediment zu finden.

21. Krankheitstag. Urin fast frei von Eiweiss.

27. Krankheitstag. In der ganzen vorausgehenden Zeit unregelmässiges, von der Fussgelenkaffection ausgehendes Fieber. Urin: Kein Eiweiss, kein Blut.

29. Krankheitstag. 3. Inj. 0,002. Loc. Reaction: Mässig. Rötung und Schwellung des Gesichtslupus. Schmerz in der Fusswunde. Allg. Reaction: Stark. Kopfweh, Kältegefühl, kein Appetit, Mattigkeit, kein Husten. H. T. 40,9, P. 144 (nach 14 Stdn.). Exanthem: Diffuse Rötung am Kopfe. Urin: Erst im Abendharn (24 Stdn. p. i.) Spuren von Eiweiss, Blut. NB. Temperaturabfall schon nach 2 Stunden.

30. Krankheitstag. Loc. Reaction: Oberflächliche Ulceration am Nasenrücken, ebenso an einzelnen Stellen des Halses, keine Schwellung, keine Rötung. Allg. Reaction: Beim Fieberabfall Schweiss. Urin: Vermehrter Gehalt an Eiweiss, Blut. Cylinder mit weissen Blutkörperchen und Epithelien.

32. Krankheitstag. 4. Inj. 0,006. Loc. Reaction: Mässige Rötung und Schwellung. Allg. Reaction: Schmerz und Schwellung an der Injectionsstelle. Vermehrter Hustenreiz. Schüttelfrost. H. T. 40,9, P. 140 (12 Stdn.). Urin: Kein Eiweiss.

33. Krankheitstag. Allg. Reaction: Subjectives Wohlbefinden. Urin: Eiweiss in geringerem Grade, kein Blut.

35. Krankheitstag. 5. Inj. 0,002. Loc. Reaction: Nichts Bemerkenswertes. Allg. Reaction: Leichtes Frieren. H. T. 38,8, P. 112 (11 Stdn.). Urin: Frei von Eiweiss und Blut.

Schluss-Status: Die früher ulcerösen Lupusherde alle vernarbt, aber noch (nach den letzten Injectionen wieder deutlicher) rot. — Überall leicht eingesunken. Einzelne Stellen ganz verheilt.

20. Scholz, Hermann I, Landwirt, 21 J. alt. Aufnahme-Status: Scrophuloderma in der linken Glutaealgegend, längliche, etwa 3 cm breite, nicht sehr derbe Infiltration, dunkelrot, schuppende, vereinzelte Fistelöffnungen. Daneben alte teigig sich anfühlende, wenig gerötete Narben. Mässige Schuppung in der Umgegend. Bestand seit 11 Jahren. Patient reagiert bereits auf 8 mg sehr deutlich mit starker Schwellung der Infiltrate und ausgesprochener Hofbildung um dieselben herum, die bisher unbedeutenden Fisteln zeigen eine stark eitrige Secretion, auch die wulstigen Narben zeigen ziemlich starke Anschwellung und Rötung. Patient erhält noch fernerhin 8 Inj. von 3, 6, 8, 8,

440

8, 10, 20, 40 mg. Die locale Reaction bleibt stark bis zur 5. Inj., lässt bei der 6. nach und fehlt nachher so gut wie ganz. Die Allgemeinreaction verhält sich entsprechend. Bemerkenswert ist das Auftreten von Icterus nach der 3. Inj. Demselben geht zweimaliges Erbrechen voraus. Die Gelbfärbung bleibt bis zur Entlassung bestehen. Nach der 5. Inj. wird dieselbe auffallend stärker, nachdem auch hier mehrmaliges Erbrechen vorausgegangen ist. Sodann ist ein sehr ausgedehntes, weit verbreitetes papulöses Exanthem zu erwähnen, welches nach der 3. Inj. auftrat und bei der 4. und 5. Inj. sich wesentlich verstärkte. Das Exanthem hinterliess sehr starke Pigmentierungen, welche auch bei der Entlassung noch vorhalten.

End-Status: Bei der Entlassung ist eine wesentliche Verkleinerung des ganzen Infiltrates zu constatiren.

21. Schölzel, Ida, 34 J. alt. Aufnahme-Status. Tuberkulosis glandul. lymphat. et Scrophuloderma colli. Tuberkulosis mucosae narium. »Gumma tuberculos« in dorso nasi. Alte Narben von Drüsenoperationen am Halse. Zwei intumescierte Drüsen mit der Haut verwachsen, diese mit leichten Krusten bedeckt. Auf der Nase ein — einem Gumma gleichender — unbedeutend fluctuierender Tumor, der einem syphilit. Gumma (vorausgegangene Syph. bekannt) durchaus glich. (Drüsen am Halse schon seit vielen Jahren bestehend, der Tumor an der Nase seit 6 Wochen.) Rechte Nasenhöhle bis zum Naseneingang mit leicht blutenden, weichen, schwammigen Tumormassen angefüllt, deren Ausgangspunkt nicht festzustellen ist. 1 ½ cm hinter der Nasenöffnung eine zwanzigpfennigstückgrosse Perforation des Septums, deren Rand den beschriebenen Tumoren analoge Granulationsmassen aufsitzen. Links vom Septum entsprechender Befund. Nasenmuscheln, besonders die unteren, hyperplastisch; Oberfläche der unteren Muschel unregelmässig mit einzelnen bis erbsengrossen Prominenzen besetzt. Häufiges Nasenbluten. Patientin ist früher wegen Nasenpolypen (?) operiert worden.

Behandlungs-Verlauf:

1. Krankheitstag. 1. Inj. 0,005. Loc. Reaction: Sehr starke Schwellung der Nasenschleimhaut, der Halsdrüsen und der umgebenden Haut, des Tumors auf der Nase, Ödem des ganzen Gesichtes, Naseneingang rechts vollständig verlegt. Mit Nachlass der Schwellung reichliche eitrige Secretion. Allg. Reaction: Sehr starkes Unbehagen, Kopfschmerz, leichte Benommenheit, kurzer Ohnmachtsanfall, schwache Delirien, Husten, nicht typischer Schüttelfrost. H. T. 40,8, P. 122 (nach 11 St.). Exanthem: Rein erythematös, zum Teil nur Rötung um die Follikel. NB. Temperatur stieg noch 2 mal an, auf 40,4 resp. 39,9 und zw. 24 Std. resp. 31 St. p. inj. Herpes labialis.

7. Krankheitstag. 2. Inj. 0,005. Loc. Reaction: Wieder sehr starke locale Reaction. Allg. Reaction: Sehr starke subj. Beschwerden. H. T. 40,6, P. 104 (7 St. p. i.). Exanthem nicht deutlich.

11. Krankheitstag. 3. Inj. 0,005. Loc. Reaction: Stark. Leise Berührung der Nasenschleimhaut löst reichliche Blutung aus. Schwellung des Naseneingangs wie nach der 1. Injection. Stirnkopfschmerzen. Allg. Reaction: Starke Prostration. H. T. 40,1, P. 110 (12 St. p. i.). Exanthem sehr schwach. NB. Die Behandlung ausgesetzt; statt dessen eine energische Jodkali-Behandlung eingeleitet; diese hat auf das Geschwür auf der Nase keinen Effect.

23. Krankheitstag. 4. Inj. 0,005. Loc. Reaction: Sehr starke Schwellung der Schleimhaut der Nase, der Drüsen am Halse, geringere des Geschwürs auf der Nase. Allg. Reaction: Leichter Sopor, Schüttelfrost (6 St. p. i.), trockener Husten, sehr matt. H. T. 40,3, P. 110 (9 St. p. i.). Exanthem: Zuerst rein erythematös (linsengrosse Röseolaflecke), später leicht papulös (Brust und Rücken). NB. 2 gr. Antipyrin auf der Höhe der Reaction gegeben, lindern die Kopfschmerzen und den Hustenreiz.

25. Krankheitstag. 5. Inj. 0,005. Loc. Reaction: Sehr viel geringer. Naseneingang etwas weniger als sonst verlegt. Secretion blutig tingierten

Eiters. Allg. Reaction: Unbedeutende Kopfschmerzen. H. T. 38,3, P. 98 (9 St. p. i.). NB. 2,0 + 1,0 Antipyrin auf der Höhe der Reaction gegeben. Schluss-Status. Die Drüsen etwas kleiner geworden; der Tumor an der Nase — nach einer einfachen Incision (ohne Auskratzen) die eine ziemlich ausgedehnte Höhle eröffnete — ganz eingesunken, an seiner Stelle ein schwach granulierendes Geschwür. Befund an der Nasenschleimhaut nicht wesentlich verändert. Die das Innere der rechten Nasenhöhle ausfüllenden Tumoren jetzt etwas geschrumpft, anscheinend vorwiegend von der mittleren Muschel ausgehend. Perforation des Septums von vorn nach hinten weiter ausgedehnt als bei Einleitung der Behandlung.

22. Pankow, Fritz, Zahnarzt, 29 J. alt. Tuberculosis vesicae. Aufnahme-Status. Gonorrhoe October 1886, die bis December 1888 dauerte. Von da bis 1. Oct. 1889 ist Patient ganz gesund gewesen. October 1889 Eintritt als Einjährig-Freiwilliger. Nach 14 Tagen häufig Harndrang, 8 Tage darauf Auftreten von Blut im Urin. Von da ab häufig zahlreiche Blutgerinnsel und starker Blutgehalt im Urin. — Am 28. Dec. Aufnahme in die Klinik. Urin trübe, starkes Sediment aus Eiterkörperchen und Blasenepithelien, Fibrinflocken, Schleim, keine Tuberkelbacillen. Der filtrirte Urin fast eiweissfrei. Eine genaue Untersuchung ergiebt Strictur mässigen Inhaltes; die Cystoskopie ergiebt an der oberen Blasenwand, etwas rechts und unten mehrere kleine, mit Fetzen bedeckte Geschwüre, mit rotem, erhabenem Hof. Die übrige Blasenschleimhaut ziemlich stark injicirt. Am 17. Jan. reichlich Tuberkelbacillen. Patient wird nach fortgesetzter localer Behandlung am 28 März entlassen; ist Juli-August in Salzbrunn gewesen. Danach allgemeines Wohlbefinden und wenig Störungen seitens der Blase. Blutungen sehr mässig und selten. Mitte Nov. 1890 wieder Verschlechterung des Zustandes; Neuaufnahme in die Klinik am 27. Nov. Patient erhält innerhalb von 23 Tagen 12 Inject. von 3, 5, 5, 10, 20, 30, 40, 50, 60, 70, 100 mg. Die locale Reaction bestand in hin und wieder auftretender Verstärkung des Harndrangs, einmal in $^1/_2$ stündigen Pausen, die allgemeinen Beschwerden in geringen Kopfschmerzen und mässigem Frieren. T.- u. P.-Steigerung war fast immer eine deutlich ausgesprochene, wenn auch nicht sehr erhebliche, 38,8—39,3 erreichend. Von der 7. Injection an blieb dagegen die T.-Steigerung fast ganz aus und fehlte bei den letzten 4 Injectionen ganz. Der Urin hellte sich allmählich etwas auf, enthielt auch zuletzt wenige oder gar keine Bacillen. Schluss-Status. Allgemeinbefinden vorzüglich; Urin ziemlich unverändert, trübe und stark sedimentierend. — Tuberkelbacillen in den letzten Tagen nicht mehr nachweisbar. — Patient wird auf mehrere Wochen entlassen.

23. Koczorowski, Waclaw, 29 J. alt. Cystitis tuberculosa. Patient seit 1 Jahre wegen Cystitis in Behandlung, ohne wesentlichen Erfolg. Stets Verdacht auf Tuberkulose, aber stets mangelnder Bacillennachweis.

Aufnahme-Status. Urin sauer, trübe, von mässigem Eiweissgehalt. Mikroskopisch: weisse Blutkörperchen, sehr spärlich Tuberkelbacillen. Harndrang mässig. Patient erhält innerhalb 11 Tagen 9 Inj. von 1, 2, 3, 7, 12, 20, 30, 40, 60 mg. Nur bei den ersten Injectionen T.-Erhebungen bis 38,8; bei den letzten 5 Inj. nie über 38,0. Von Seiten der Blase wurde nur über leichte Vermehrung des Harndranges geklagt; im äusseren Aussehen des Urins trat eine Veränderung nicht ein. Dagegen fanden sich, während in den ersten Tagen nach langem Suchen nur ganz spärliche Tuberkelbacillen sich fanden, nach der 5. Inj. sehr reichliche Tuberkelbacillen-Massen, welche bei der (vorläufigen) Entlassung wieder verschwunden waren. Schluss-Status. Im Ganzen keine Veränderung.

24. Gutfreund, Hermann, 28 J. alt. Tuberkulose des linken Humerus mit tuberkulösen Fisteln und Tuberkulose des Unterhautbindegewebes. Patient sehr anämisch und schwächlich, will im 13. Jahre brustkrank gewesen sein. Jetzige Erkrankung besteht seit ½ Jahre, begann mit starker Schwellung des linken Ellbogengelenks, allmählich eine Anzahl Perforationsöffnungen, die sich ebenso wie einige Incisionswände zu Ulcerationen von wechselnder Grösse umbildeten.

Aufnahme-Status. Streckseite des linken Ellbogengelenks stark geschwollen, Haut livide, darin eine Anzahl von scharf geschnittenen, fast wie syphilitische Ulcera aussehenden Ulcerationen wechselnder Form und Grösse, von denen aus fistulöse Gänge in die Tiefe führen, zum Teil auf freigelegten Knochen. Haut nach verschiedenen Richtungen hin weit unterminiert. An der Vorderfläche des linken Oberschenkels ein zwanzigpfennigstückgrosses, scharf geschnittenes Geschwür, Ränder wenig unterminiert. Innere Organe ohne jeden Befund. Überall Drüsenschwellung. — 5 Inj. von 1, 5, 10, 20, 20 mg.

Schluss-Status. Eine wesentliche Veränderung ist bei der Entlassung nicht eingetreten. Die Ulcerationen etwas gereinigter als vorher. Geschwür am Oberschenkel absolut unverändert, hat auch nie reagiert.

Bemerkung. Die Diagnose muss noch zweifelhaft erscheinen; die locale Reaction war, allenfalls mit Ausnahme der letzten, nie eine besonders ausgesprochene; das Verhalten der Temperatur bei den letzten 2 Inj. von je 0,020 (mit auffallend niedrigem Puls) entspricht Beobachtungen, wie sie auch bei Gesunden gemacht worden sind.

25. Herkner, Hugo, 35 J. alt. Psoriasis, Phthisis pulmonum, Phthisis laryngis. Abgelaufene Otitis media auf tuberkulöser Basis (früher vom behandelnden Arzte Dr. Riesenfeld Tuberkelbacillen nachgewiesen). Mittelohreiterung besteht links etwa 10 Wochen, rechts etwas kürzere Zeit.

Aufnahme-Status. Linke Lunge: Dämpfung der linken Spitze, vorn bis zur 2. Rippe, hinten bis zur Spina scapulae. Verschärftes Atmen mit inspiratorischen knisternden und knackenden Rasselgeräuschen, vereinzelten Rhonchi. Larynx: Am linken Stimmbande ein flaches, linsengrosses Geschwür. An der hinteren Wand (bei der Untersuchung nach Kilian) in ihrer linken Hälfte eine erbsengrosse, etwas dunkler rot als die Umgebung verfärbte, über das Niveau der Umgebung etwas erhabene Partie. Stimme absolut tonlos, angeblich zeitweise besser. Ohr: Links: Aussen zwei grosse ovale Perforationen in der unteren Hälfte. Paukenhöhle wie Gehörgang absolut secretfrei. Rechtes Trommelfell zeigt eine grosse runde Perforation, in welcher trockene, noch etwas hyperämische Paukenschleimhaut sichtbar ist. Beiderseits (bei Catheterismus tub.) lautes Perforationsgeräusch ohne Rasselgeräusche. Hörvermögen beträchtlich herabgesetzt.

Behandlungs-Verlauf. Patient erhält innerhalb 26 Tagen 12 Inj. von 2, 2, 3, 4, 6, 6, 8, 8, 13, 20, 20, 20 mg. Allg. Reaction sehr bedeutend, T. erreichte fast nach jeder Injection 39,2, einmal auch 40. Das subjective Befinden während der Reaction war meist gut, Husten verstärkt. Die Reaction des Larynx äusserte sich durch starke Rötung und Schwellung; auch im linken Ohr Gefühl von Pulsation mit minimaler Verstärkung des Secrets; bei den letzten Injectionen reagierte der Kehlkopf verhältnismässig wenig.

Schluss-Status. An Stelle des Geschwüres am linken Stimmbande, welches sich seit der 4. Inj. nicht mehr belegte, ein flacher, glatter Defect. An der hinteren Larynxwand einige nicht sehr prominente grauweisse Efflorescenzen. Im linken Ohre seit letzten Reaction beginnende Secretion. Auch am rechten Ohre ein verdächtiger feuchter Glanz auf der Paukenschleimhaut. Sonstiger Befund unverändert. Hörvermögen erheblich gebessert. Das Körpergewicht sank von 57¼ kg auf 54 kg.

26. Saloschin, Louis, 43 J. alt. Zungen-Affection zweifelhafter Art (Lues gummosa? Cancroid? Tuberkulose?) Zu gleicher Zeit Spitzen-Affection der linken Lunge mit Bacillen-Befund. Bei deutlicher Allgemein-Reaction und localer seitens der Lungenspitze (8 Inj. von 2, 5, 10, 20, zuletzt 25 mg), nicht die geringste Reaction seitens der Zunge.

27. Zickel, Henriette, Kaufmannsfrau, 36 J. alt. Lupus erythematodes faciei. Seit Jahren bestehend; sonst ganz gesund.

Nach einer einmaligen Einspritzung von 0,005 keine Spur einer örtlichen Veränderung und keiner allgemeinen Reaction.

28. Hoffmann, Marie, 23 J. Typischer Lupus erythematodes. Sonst nichts Pathologisches aufzufinden, speciell die Lungen gesund.

Nach einer Inj. von 5 mg trat eine Temp.-Erhöhung bis 39,9 ein, ohne dass eine Spur örtlicher oder sonstiger Allgemein-Reaction zu constatieren war. Auffallend war das völlig ungestörte Allgemeinbefinden und die im Verhältniss zur Temp.-Steigerung andauernd niedrig bleibende Puls-Frequenz.

29. Krall, Adolf, 23 J. alt. Lues tubero-serpiginosa (Gesicht und Nacken).

Nach einer Inj. von 1 mg weder örtliche noch allgemeine Reaction.

30. Schommartz, Carl, 54 J. alt. Syphiloderma tubero-ulcerosa. (Nase). Patient wird mit der Diagnose »Lupus« der Klinik überwiesen.

Nach 2 Inj. von 1 mg und 1 cg weder örtliche noch allgemeine Reaction.

31. Schmidt, Clara, Kaufmannstochter, 15 J. Lues hereditaria (?) Tubero-serpigino-ulceröses Syphilid des Gesichts.

Patientin ist mit der Diagnose »Lupus« ins Hospital geschickt worden. Bei der Aufnahme muss die Diagnose des sehr ausgedehnten, zum grösseren Teil vernarbten, am Rande noch überall ulcerösen Krankheitsprocesses im Gesicht noch in suspenso gelassen werden. Auf 5 Inj. von 1, 2, 3, 6 mg und 1 cg trat keine örtliche Reaction und nur bei den beiden letzten Inj. Temp.-Erhöhungen von 39,2 bis 39,4 auf, das Allgemeinbefinden war, von geringen Kopfschmerzen abgesehen, ganz ungestört. Es konnte sonach die Diagnose Lupus ausgeschlossen werden und der Erfolg einer nunmehr eingeleiteten antisyphilitischen Kur ergab das Vorhandensein einer ulcerösen Lues.

32. Rieger, Emmy. Rosacea nasi (verdächtig auf Lupus vulgaris). Nach 2 Injectionen von 5 resp. 10 mg keine Local-Reaction, Temp.-Erhöhung nach der ersten Inj. 38,4, nach der zweiten 39. Sonst, ausser etwas Kopfschmerz, keine Zeichen von Allgemein-Reaction. Kein Lupus.

33. Scholz, Anna, 24 J. Rosacea (verdächtig auf Lupus). Patientin erhielt 4 Inj. von 5, 10, 15, 20 mg ohne jede Local-Reaction; Temp.-Steigerung auf höchstens 38,1, etwas Kopfschmerzen.

34. Nawroth, Marie, 8 J. An der Nasenspitze eine etwa bohnengrosse, flache, oberflächliche Narbe, ganz weich, etwas bräunlich rot, die vor 1 bis 2 Jahren entstanden sein soll. Ursache unbekannt; auch jetzt nichts direct von Lupus zu sehen. Nach 2 Inj. von 2 resp. 5 mg weder örtliche noch allgemeine Reaction.

35. Scholz, Martha, 4 J. alt, Arbeitertochter. Eczema crustosum labii superioris et narium. Blasses Kind mit scrophulösem Aussehen. An der Nasenöffnung und an der Oberlippe unbedeutende, mit einer gelblichen Kruste bedeckte Eczemstelle. Nase etwas dick. Submarillaxillardrüsen, besonders links, stark geschwollen, nicht schmerzhaft. Sonst, soweit nachweisbar, gesund.

36. Münch, Emma, 12 J. Hautleiden unbekannter Natur. Pleuritis tuberculosa inveterata.

37. Keiper, Max, 25 J. Cystitis. Katarrhalische Affection der rechten Spitze, und zwar vorn bis zur 2. Rippe, hinten bis zur Spina scapul. Dämpfung mit abgeschwächtem Atmen. Seit mehreren Monaten Blasen-

444

katarrh ohne nachweisbare Gonorrhoe oder sonstige Ursache. Wird wegen Verdachts auf tuberkulöse Cystitis aufgenommen. — Bacillen fehlen. Urin trüb; minimaler Eiweissgehalt; sehr starker Harndrang. Patient erhält drei Injectionen von 1,5 und 10 mg; Temperatursteigerung trat nicht ein; der Harndrang nahm nach der 1. Injection auffallend zu, war aber im Ganzen so wechselnd, dass auf diese Erscheinung ein grosses Gewicht nicht gelegt werden kann. Der Verdacht auf tuberkulöse Cystitis war also durch die Injectionen nicht bestätigt worden. Patient wurde auf Wunsch entlassen.

38. Katlewski, Ferdinand, 31 J. alt. Lues, Sclerosis, Exanthem. Abgeschwächtes Atmen auf der rechten Lungenspitze ohne Dämpfung des Percussions-Schalles. Tuberkelbacillen bisher nicht nachweisbar. Patient erhielt 5 Injectionen von 1, 3, 8, 15 und 15 mg; nach den ersten beiden Injectionen trat weder örtliche noch allgemeine Reaction ein; nach den letzten aber Temperatursteigerungen bis 40,0°, 39,9° und 39,4°. Nur nach der 3. Injection trat in der rechten Achselhöhle deutliches inspiratorisches Knistern mit mässiger Verschärfung des Atemgeräusches ein. Bacillen nicht nachweisbar. Patient bleibt weiter in Beobachtung.

39. Klein, Gustav, 30 J. alt. Urethritis, Cytitis, Lues latens. Innere Organe ohne nachweisbare Veränderungen. Patient erhielt 3 Injectionen von 1, 4 und 8 mg. Auf die erste trat kein Fieber ein, auf die zweite Temperaturerhöhung bis 39,0°, auf die dritte bis 40,3°. Erst nach der 3. Inj. konnte an der rechten Lungenspitze unterhalb des Clavicula an einer umschriebenen, etwa fünfmarkstückgrossen Stelle abgeschwächtes Atmen mit feuchtem Rasseln etwa 12 Stunden lang nachgewiesen werden; keine Dämpfung. Patient musste leider auf Wunsch entlassen werden.

40. Hantke, Robert, 28 J. alt. Gonorrhoe, Epididymitis duplex. Innere Organe ohne Befund. Pat. erhält innerhalb von 19 Tagen 8 Inj. zu 1, 1, 1, 4, 8, 8, 15, 15 mg. Während bei den ersten Injectionen die Temperatur höchstens auf 38,1 stieg, dagegen Nachtschweisse, Kopfschmerzen, Husten auftraten, trat bei der 5. Inj. am 9. Tage von 8 mg andauernder Husten und Temperaturerhöhung auf, die bereits 14 Stdn. p. i. 39,1 erreichte, auf 39,7 stieg und noch 30 Stdn. p. i. auf 39,1 anhielt. Auf den Lungen war ein objectiver Befund nicht zu eruiren.

11. Tag. 6. Inj. 8 mg; einmal Temperaturerhöhung auf 38,4.

12. Tag. 7. Inj. 15 mg; wiederum Kopfschmerzen. T. 40,4 (15 Stdn. p. i.).

19. Tag. 8. Inj. 15 mg; weder locale noch allgemeine Beschwerden. Temperatur wieder auf 39,5, P. 110 (16 Stdn. p. i.). Lungen ohne objectiven Befund.

41. Ratsch, Gottlieb, 43 J. alt. Psoriasis vulgaris. Potator. Kräftiger Mann. Innere Organe ohne Befund. Pat. bekommt 4 Inj. zu 1 mg, 8 mg, 15 mg, zuletzt 30 mg ohne jegliche Temperaturerhöhung.

42. Kleinwächter, August, 27 J. alt. Lues. Initial - Sclerose am inneren Blatte des Praeputium. Indurierter Lymphstrang am Rücken des Penis; der Lymphstrang zum Teil excidiert. Eiterung und Secretretention an der Excisionswunde am Penis. 2 Inj. von 1 und 3 mg ohne jede örtliche Reaction, einige Fiebererhebungen sind so unregelmässig, dass kein Zusammenhang mit den Injectionen ersichtlich ist.

43. Illgner, Paul, 48 J. alt. Psoriasis guttata. Potator. Grosser, kräftiger Mann. Innere Organe ohne jeglichen Befund. Nach den ersten Injectionen von 1, 8, 15 mg keine Temperaturerhöhungen, nur wird über starke Nachtschweisse geklagt. Nach der 4. Inj. mit 45 mg Schmerzen auf der Brust ohne nachweisbaren Befund; Prostration, die 24 Stdn. dauert, und ziemlich starke Gelenkschmerzen in verschiedenen Gelenken, Kältegefühl, kein Schlaf. Eigentümlich graugelbes Aussehen des Gesichts. T. 40,1, P. 104 (10 Stdn. p. i.). 5 Tage darauf erneute Injection von 45 mg. 7 Stdn. p. i. Frieren, Gelenkschmerzen, Appetitmangel. T. 38, P. 86. Localerschei-

nungen auch jetzt nicht nachweisbar. Eine spätere Injection von 50 mg 3 Tage darauf und von 80 mg 10 Tage darauf haben keine irgendwelche Temperatursteigerung etc. im Gefolge.

44. Krüger, 23 J. alt. Lues, Sclerosis, Exanthem. Innere Organe ohne Befund. Patient erhält am 1. Tage 1 mg, am 2. Tage 1 mg, am 4. Tage 4 mg. Nur nach der letzten Injection leichtes Unwohlsein; T. steigt auf 38,0, innere Organe ohne Befund. — Wegen eines grösseren Furunkels wurden weitere Injectionen verschoben bis zum 10. Tage: 4. Inj. zu 4 mg. T. 39,8, 11 Stunden p. i. P. 102, noch 29 Stunden p. i. 39,6. Schmerzen an der Injectionsstelle sehr erheblich. Innere Organe ohne Befund. Am 18. Tage: 5. Inj. von 4 mg ohne jede örtliche oder Allgemein-Einwirkung.

45. Kazubsky, Balzer, 49 J. alt. Gonorrhoe. Innere Organe ohne Befund. Patient erhält 3 Inj. von 1, 6, 6 mg. T.-Steigerungen während der Beobachtungszeit sind so unregelmässig, dass sie als in keinem Zusammenhang mit den Injectionen stehend betrachtet werden müssen.

46. Fränkel, Abele, Handelsmann, 45 J. alt. Psoriasis universalis. Sehr schmerzhafte Arthritis deformans beider Kniegelenke. Innere Organe ohne Befund. Allgemeinbefinden sehr schlecht, starke Abmagerung. 1 Inj. von 3 mg ohne jegliche loc. Reaction, ohne Veränderung der Gelenke u. s. w. T.-Anstieg bis 39,0. P. 118, 17 Stunden p. i. Fortsetzung der Injectionen wegen schlechten Allgemeinbefindens unterlassen.

Aus dem pathologischen Institut.

Bericht des Directors, Geheimen Medicinalrath Professor Dr. Ponfick.

(Vom 31. December 1890.)

Von der medicinischen Klinik sind zwei mit dem Koch'schen Heilmittel behandelte Patienten zur Obduction gekommen, während weder auf der Königl. chirurgischen, noch der Königl. dermatologischen Klinik ein Todesfall eingetreten ist.

Der erste der in Rede stehenden Patienten befand sich bereits im vorgerücktesten Stadium der Schwindsucht und bot demgemäss in der Leiche eine Fülle von Veränderungen der Lungen dar. Letztere waren mindestens zur Hälfte sei es durch ältere Verdichtungen verödet, sei es durch geschwürige Processe direct zerstört. Der Tod der 38jährigen Frau war unmittelbar veranlasst durch Flüssigkeitsergiessung in die Lungenbläschen der noch frei gebliebenen Abschnitte (wesentlich der beiden Unterlappen).

Es lag nahe, die Frage aufzuwerfen, ob dieses offenbar erst kurz zuvor entstandene Ödema pulmonum nicht etwa der Anwendung des Mittels zuzuschreiben sei, von welchem innerhalb der letzten 6 Tage 5 Dosen eingespritzt worden waren. Dieser Gedanke drängte sich um so mehr auf, als gleichzeitig eine nicht geringe Zahl von Blutergüssen in den gleichen Gewebsbezirken gefunden wurden. Waren dieselben auch klein, so war doch ihre Menge beträchtlich; überdies blieben sie aber nicht auf das Lungengewebe beschränkt; sondern ebensolche fanden sich in ansehnlicher Verbreitung auch in der catarrhalisch geschwellten Schleimhaut grösserer, wie kleinerer Bronchien und sogar im Dünndarm kehrten sie in ziemlicher Zahl wieder. Sie fehlten dagegen bezeichnenderweise in der Schleimhaut des Kehlkopfs durchaus, obwohl in diesem beiderseits tiefe Geschwüre sassen, welche nicht nur die wahren Stimmbänder tief zerfressen, sondern auch zur teilweisen Ausstossung des Giessbeckenknorpels geführt hatten. An allen diesen Stellen langwieriger und tiefgreifender Zerfallsvorgänge liess sich dessenungeachtet keine Spur einer frischen Ausschwitzung im Sinne einer neueren spezifischen Reaction bemerken.

War schon im Hinblick hierauf alle Vorsicht in der Deutungsweise der erwähnten Blutergüsse geboten, so musste die Annahme eines directen ursächlichen Zusammenhanges vollends zweifelhaft erscheinen angesichts der Thatsache, dass verbreitetes Emphysem der Lungen (soweit noch von der phthisischen Verdichtung verschont) und eine starke Herzerweiterung nachgewiesen worden waren: Erkrankungszustände, welche erfahrungsgemäss oft genug an und für sich allein zu, sei es wässerigen, sei es blutigen Ergiessungen in die Gewebe Anlass geben. Sonach ist es auch im vorliegenden Falle nicht unwahrscheinlich, dass lediglich die gegen das Lebensende mehr und mehr gesteigerte Störung der bis dahin seitens des Herzens geübten Compensation zu einer abnormen Überfüllung des Venensystems im kleinen wie grossen Kreislauf geführt habe, aus welcher sodann jene Ergiessungen hervorgehen mussten.

Im zweiten Falle handelte es sich um einen 41 jährigen Schlosser, dessen altes Lungenleiden s. Z. offenbar in hohem Masse ausgeheilt war. Der von der tuberkulösen Affection befallene Abschnitt beschränkte sich fast völlig auf den linken Oberlappen; geringe Rückstände liessen sich auch im rechten entdecken.

Den Mittelpunkt des neuerlichen, letal endigenden Leidens bildete ein mächtiger Flüssigkeitserguss in den rechten Brustfellsack, welcher aus teils serösen, theils blutigen Ausschwitzungsproducten bestand und seinen Ursprung in einer äusserst ausgedehnten Entwickelung kleiner Tuberkel auf dem Lungen- und Brustfell fand.

Während in der Nachbarschaft der alten Verödungsherde kaum eine Spur neuer Entzündungserscheinungen sich wahrnehmen liess, zeigten sich die freigebliebenen Bezirke wiederum von seröser Ausschwitzung erfüllt. Vor Allem aber nahm der Erguss im rechten Brustfellsacke teils wegen seiner Massenhaftigkeit, teils wegen seines blutigen Charakters das grösste Interesse in Anspruch, insofern etwa eine Zunahme der Ansammlung unter dem Einflusse des Koch'schen Mittels vermuthet werden möchte. — Nach den Angaben der Krankengeschichte ist indess ein bestimmter Anhalt für eine derartige Unterstellung nicht vorhanden.

Die — übrigens ebenfalls schon sehr alten — tuberkulösen Erkrankungsstellen im Darmkanal, sowie in dem Kehlkopf boten überhaupt kein Anzeichen einer neuerlichen Steigerung der entzündlichen Symptome.

Die Untersuchungen, welche die Feststellung etwaiger mikroskopischer Umwälzungen in den befallenen Geweben zum Ziele haben, sind heute noch nicht abgeschlossen.

IV. Universität Göttingen.

Aus der medicinischen Klinik.

Bericht des Directors, Geheimen Medicinalrath Prof. Dr. Ebstein.

(Vom 31. December 1890.)

Nachdem wir am 15. November d. J. aus der Koch'schen Mittheilung (Deutsche medicinische Wochenschrift, 1890, No. 46 a) zuerst ersehen konnten, auf welche Weise wir in den Besitz seines Mittels zu gelangen im Stande wären, haben wir dasselbe sofort erbeten und am 21. desselben Monats 2 Fläschchen zu je 5 g davon erhalten. Am 22. November haben wir mit unseren Versuchen begonnen. Wir haben dieselben bis jetzt auf die stationäre medicinische Klinik beschränkt und gedenken dabei zu beharren, bis die Angelegenheit in ihren wesentlichsten Punkten, so betreffs der Dosirung des Mittels, der Stärke der Reaction unter verschiedenen Umständen u. s. w. in durchsichtigere Bahnen gelangt sein wird. Es ist sämmtlichen die medicinische Klinik besuchenden Studirenden nicht nur in den klinischen Lehr-, sondern auch in besonders dafür angesetzten Stunden ausreichend Gelegenheit geboten worden, sich mit der Anwendungs- und Wirkungsweise des Mittels bekannt zu machen. Ausserdem sind in der am 4. December d. J. stattgehabten Sitzung der medicinischen Gesellschaft in Göttingen von dem Director der medicinischen Klinik Mittheilungen über die bis dahin mit der Koch'schen Flüssigkeit angestellten Versuche gemacht und sind bei dieser Gelegenheit die betreffenden Kranken den Anwesenden vorgestellt, und die Wirkungen des Mittels überdies an mikroskopischen Präparaten und Temperatur-curven, Photogrammen, Zeichnungen u. s. w. erläutert worden. Diese Mittheilungen sind in No. 51 d. J. der Deutschen medicinischen Wochenschrift erschienen. Endlich wurde auch den Docenten der Medicin an unserer Universität, sowie zahlreichen hiesigen und auswärtigen

Ärzten ermöglicht, die Wirkung des Koch'schen Mittels genau zu verfolgen und zu studiren.
Wir haben hier nach Koch's Angabe mit der 1 procentigen Verdünnung seines Mittels gearbeitet. Wir haben sie aber nicht aus der 10 fachen Verdünnung einer 10 procentigen Lösung in der von Koch angegebenen Weise hergestellt. Wir haben vielmehr stets 0,1 bezw. 0,2 ccm der Koch'schen Flüssigkeit mittelst einer in 0,10 ccm getheilten Pipette abgemessen und dieselbe mit 10 bezw. 20 ccm einer 0,5 procentigen Phenollösung verdünnt. Bei der zur Zeit immerhin noch verhältnissmässig grossen Kostbarkeit des Mittels und besonders bei seiner schwierigen Beschaffbarkeit schien uns dieses Vorgehen zweckmässiger. Wenngleich unsere Lösungen nicht genau einer Verdünnung von 1 : 100, sondern von 1 : 101 entsprachen und das Abmessen von 0,1 ccm dieser differenten Flüssigkeit etwas subtiler ist, so begegnet letzteres doch keinen Schwierigkeiten, und es thut der Wirkung des Mittels keinen Eintrag, dass es in der von uns benutzten Lösung eine Spur weniger concentrirt war. Wir haben auch mit sehr kleinen Dosen unserer Injectionsflüssigkeit (0,001 ccm), wie sich weiterhin ergeben wird, selbst bei Erwachsenen gelegentlich Resultate erhalten, welche an Kräftigkeit nichts zu wünschen übrig liessen. Als Spritze benutzten wir nicht die von Koch zunächst für bacteriologische Zwecke angegebene, nunmehr von ihm auch für diese Injectionen empfohlene, sondern eine gewöhnliche Pravaz'sche Spritze mit Theilung des Stempels und einer an ihm befindlichen Stellscheibe, wodurch die zu injicirende Menge der Injectionsflüssigkeit vorher festgestellt werden kann. Wir haben dieselbe durch Ausspritzen mit 3 procentiger Phenollösung vor und nach dem Gebrauch aseptisch gehalten und haben bei den 225 Einspritzungen mit der Koch'schen Flüssigkeit, welche wir bis heute gemacht haben, ebensowenig eine unangenehme Complication, wie Abscessbildung u. s. w., gesehen, wie bei unseren subcutanen Morphiuminjectionen.

Die von uns seither für die Injectionen benutzte Spritze fasste 1,245 ccm einer 0,5 procentigen Carbolsäurelösung. Köhler schlägt vor, geaichte Spritzen zu benutzen. Die Dosirung des Mittels würde dadurch genauer werden, als es zur Zeit möglich ist, und dies muss, da man nie genau genug bei so differenten Dingen sein kann, als wünschenswerth bezeichnet werden. Als Einstichstelle benutzten wir theils die Haut der Interscapularräume, theils die Haut unterhalb der Schulterblätter, wie letzteres von O. Fraentzel empfohlen ist, weil diese Hauptpartie dem Druck weniger ausgesetzt ist. Abgesehen von einer geringen Röthung an der Einstichstelle und einer bisweilen mehrere Tage lang anhaltenden leichten Druckempfindlichkeit haben auch wir keine Veränderung an der Einstichstelle und in deren nächster Umgebung beobachtet. Nur einige Male wurde von den in den Interscapularräumen eingespritzten Kranken über geringe Schmerzen geklagt. Im Allgemeinen empfanden die Kranken keine irgend in

Betracht kommenden Beschwerden an der Stelle, wo die Einspritzung gemacht worden war.

Die Kranken wurden nach vorgängiger, mindestens eintägiger, meist aber längerer Beobachtungsdauer mit den Injectionen behandelt. Die Körpertemperaturen wurden meist nur dreistündlich mit geaichten Thermometern gemessen. Stündliche Messungen haben wir in einigen Fällen gemacht, aber aufgegeben, da sie unsere Erkenntniss im wesentlichen nicht förderten. Dagegen wurden die gewöhnlich in der Achselhöhle gemessenen Temperaturen, wo es erforderlich erschien, durch Messungen in dem Mastdarm oder in der Scheide controlirt. Jeder Patient wurde stets mit dem gleichen Thermometer gemessen.

Wir haben natürlich vornehmlich, ja fast ausschliesslich die Tuberkulose der inneren Organe, insbesondere der Lungen und des Kehlkopfes in Angriff genommen. Leider haben wir bis jetzt keine einfache Lungenschwindsucht im ersten Beginn des Processes in Behandlung nehmen können, in der Mehrzahl der Fälle handelt es sich um weiter vorgeschrittene Fälle, wir haben sogar auch, dem Drängen der betr. Kranken nachgebend, einige schwere Fälle von der Behandlung nicht auszuschliessen vermocht. Von vornherein aber glaubten wir schwindsüchtige Schwangere von der Behandlung mit dem Koch'schen Mittel ganz fern halten zu sollen. Wir haben daher zwei Schwangere, die eine im sechsten, die andere im siebenten Monat der Schwangerschaft stehend, beide übrigens an vorgeschrittener Lungenschwindsucht leidend, die eine überdies mit Betheiligung des Kehlkopfes, event. auf die Zeit nach der Entbindung vertröstet. Man könnte nicht nur die Frucht, sondern auch die kranke Mutter durch diese Behandlung gefährden. Dass Schwangere durch Abortus, Partus praematurus etc. auf den immerhin nicht gleichgültigen Eingriff reagiren können, dürfte nicht in Abrede zu stellen sein. Ob die hier ausgesprochenen Befürchtungen und inwieweit sie sich bewahrheiten werden, muss die Zukunft lehren. Jedenfalls waren die beiden von uns zurückgewiesenen Schwangeren soweit vorgeschrittene Phthisen, dass die Aussichten überall bei ihnen als durchaus ungünstige bezeichnet werden mussten. Bei der gleichzeitig an Larynxphthise leidenden Schwangeren wurde nach ihrer Entlassung aus der Klinik die Tracheotomie, ohne dass sie mit Koch'scher Flüssigkeit behandelt worden war, nothwendig. Besonders aber war die Rücksicht auf den Fötus bei der Zurückweisung bestimmend. Bei der so grossen Seltenheit der angeborenen Tuberkulose beim Menschen erschienen die Einspritzungen nicht einmal als ein Remedium anceps für den Fötus gerechtfertigt. Ferner haben wir auch Patienten, bei welchen eine schwere tuberkulöse Erkrankung des Darmkanals oder des Peritoneums angenommen werden musste, von der Behandlung mit dem Koch'schen Mittel ausgeschlossen, und zwar wegen der Gefahren der Durchlöcherung des Darms, welche bei der Abstossung der durch das Mittel nekrotisch gemachten, tuberkulös

erkrankten, bezw. der durch die Geschwürsbildung stark verdünnten Darmpartien drohen. Ich sehe als absolute Contraindicationen
in dieser Richtung an: 1. Darmgeschwüre, welche sich vor kurzem
durch Darmblutungen manifestirten; 2. diejenigen Fälle von Tuberkulose, bei welchen durch constante Schmerzhaftigkeit, bezw.
bei Druckempfindlichkeit circumscripter Stellen des Bauches
auf die Anwesenheit von umschriebenen Peritonitiden in Folge von
tiefgehenden Ulcerationen des Darms mit Wahrscheinlichkeit
geschlossen werden muss; 3. colliquative Durchfälle, wie sie besonders vergesellschaftet mit Febr. hectica auftreten; 4. die Anwesenheit von tuberkulöser Peritonitis mit flüssigem Exsudat, bei
welcher ich der Laparatomie den Vorzug gebe.

Wir haben bis zum 23. December incl. mit dem Koch'schen
Mittel 39 Personen behandelt. Hiervon fallen auf das männliche
Geschlecht 28 Kranke im Alter von 13—41 Jahren, auf das weibliche Geschlecht 11 Kranke im Alter von 15—53 Jahren. Bei den
28 männlichen Kranken wurden 165, bei den weiblichen Kranken
60 Injectionen gemacht. Die angewandte Dosis des Mittels schwankte
zwischen 0,001—0,014 ccm. Bei vier Kranken wurde bis jetzt nur eine
Injection gemacht. Die grösste Zahl der Injectionen, welche bis jetzt
an ein und demselben Kranken gemacht wurden, beträgt 15. Es
sind das zwei Fälle, welche seit Beginn unserer Versuche in Behandlung sind und wo beim Ausbleiben der Reaction mit kleineren Dosen
dieselben rasch gesteigert werden konnten.

Ich beginne mit einigen Bemerkungen über drei Fälle von Lupus.

1. Gothe, Ackerknecht, 17 Jahre alt, aus Rimbach. Aufnahme 19. November 1890.

Seit April 1890 Ausschlag an der Nase, der mit Salbe und chirurgisch
behandelt worden ist. Keine hereditäre Belastung. Mittelmässige Ernährung,
das Körpergewicht am 19. Nov. betrug 90 Pfund.

Lupus an dem unteren Theil der Nase und der Oberlippe. Lymphdrüsenschwellung am Processus mastoideus und in der Leistengegend. Verdichtung der linken Lungenspitze. Kehlkopf frei. Die 24stündige Menge
des Auswurfes schwankte zwischen 20, 5, 5, 2, 3, 2, 3, 2, 3, 1, 7, 10 ccm.
Die Beschaffenheit war theils eitrig-schleimig, theils rein eitrig. Bacillen
wurden trotz häufiger Untersuchung nie gefunden. Kein Fieber. 2 Injectionen.

1. 22. Nov. 0,005 ccm. Röthung und Schwellung an der erkrankten
Hautstelle und reichliche Absonderung einer serösen Flüssigkeit der Nase
und der Oberlippe, die Umgebung der afficirten Hautstelle ist ebenfalls geröthet und geschwollen. Maximaltemp. 39,5° C. Frost. Vermehrte Pulsfrequenz 124 in der Minute. Zunge scharlachroth, Kopfschmerz, schlechter
Appetit, Hustenreiz, Erythem am Rumpf und den unteren Extremitäten.
Vergrösserte Milzdämpfung. Schlechter Schlaf. Halsschmerzen, Hyperämie
des weichen Gaumens und der Gaumenbogen, an der rechten Hälfte des
ersteren und der des Arcus glossopalatinus mehrere mit kleinen grauen
Knötchen garnirte Geschwürchen.

24. Nov. Temperatur ist normal, Schwellung der afficirten Haut, der
Nase und der Oberlippe ist zurückgegangen; Befinden besser. Appetit
schlecht; Milzdämpfung ist kleiner geworden; Geschwüre am Gaumen sind
undeutlicher, Schleimhaut des Gaumens ist abgeblasst.

25. Nov. Urin etwas eiweisshaltig; Allgemeinbefinden gut; Appetit gut; Röthung am Gaumen ist abgeblasst.

2. 26. Nov. 0,01 ccm. Schüttelfrost. Maximaltemp. 41,2° C.; papulöses Exanthem auf Brust, Bauch und Rücken, Reizhusten, Veränderung an der Nase und Oberlippe, wie am 22. Nov. Geschwürähnliche Vertiefung an der rechten Tonsille; Vergrösserung der Milzdämpfung. Urin eiweissfrei.

29. Nov. Temperatur seit 28. Nov. subnormal. Schwellung und Röthung der erkrankten Hautpartien ist erheblich zurückgegangen. Zunge dunkelroth gefärbt. Milzdämpfung ist kleiner geworden.

1. Dec. Reste des papulösen Exanthems noch vorhanden, dasselbe heilt mit Desquamation ab. Oberlippe und unterer Theil der Nase mit gelb-braunen bis braunrothen Borken bedeckt. Geschwür am harten Gaumen ist geheilt. Pulsfrequenz in der Minute 48.

4. Dec. Die Borken beginnen sich abzustossen. Puls ist rhythmisch.

Herr Prof. Orth, der die abgestossenen Borken zu untersuchen die Güte hatte, theilt über dieselben Folgendes mit: »Die übersandte abgestossene Borke bestand aus zahlreichen Epidermiszellen, Eiterkörperchen und einigen Fibringerinnseln. Die Eiterkörperchen liessen sich zum grössten Theile noch gut färben, waren also nicht etwa abgestorben. Die Epidermisschichten zeigten sich an senkrechten Schnitten, welche ich durch die gehärtete Kruste machte, vielfach auseinandergeblättert, so dass kleinere und grössere Hohl-räume entstanden waren, in welchen sich Exsudatzellen befanden. Tuberkelbacillen habe ich bis jetzt vergeblich gesucht, andere, in Methylen-blau gefärbte Mikroorganismen waren natürlich in grosser Menge vor-handen.«

13. Dec. Die Borken sind jetzt verschwunden; die erkrankte Hautstelle ist glatt, geröthet, zum Theil mit Epidermisschuppen bedeckt; seit dem 5. Dec. besteht leichte Arhythmie des Pulses.

18. Dec. Temperaturerhöhung. Maximaltemp. 38,7° C. · Vermehrte Puls-frequenz, Kopfschmerzen, Schwellung und Röthung der erkrankten Haut, an der Nase Austritt von seröser Flüssigkeit, Zunge intensiv geröthet, glatt; ebenso der Gaumen. Schlechter Appetit. Kein Milztumor.

21. Dec. Subnormale Temperatur, unterer Theil der Nase ist noch etwas geröthet und geschwollen, mit Borken bedeckt; Röthung der Zunge ist ab-geblasst. Allgemeinbefinden und Appetit ist gut. Puls noch langsam, etwas arhythmisch. Körpergewicht am 24. Dec. 92 Pfund.

2. Pormetter, Maurerlehrling, 15 Jahre alt, aus Nörten; aufgenommen 24. Nov. 1890.

Vor 4 Jahren Excision von Drüsen an der rechten Seite des Halses. Seit ½ Jahre Ausschlag an der Nase und Oberlippe, der mit Salbe behandelt worden ist. Patient stammt aus gesunder Familie.

Mittelmässige Ernährung. Gewicht am 24. Nov. 74 Pfund. Kein Fieber.

Vernarbte, an der Peripherie noch mit Borken bedeckte lupöse Haut-stelle an der rechten oberen Halspartie. Lupus am unteren Theil der Nase. Infiltration beider Lungenspitzen, besonders der rechten Spitze. Lupus des Kehlkopfes, welcher den Kehldeckel bis auf einen kleinen Stumpf zerstört hat. Der Stumpf erscheint glatt und weiss.

Die 24 stündige Menge des Auswurfes schwankte zwischen 7, 10, 4, 1, 5, 2, 2, 2, 5, 15, 5, 15, 10, 10 ccm. Die Beschaffenheit war theils schleimig-eitrig, eitrig-schleimig, theils rein eitrig. Bacillen wurden trotz häufiger Unter-suchung, nie gefunden. 4 Injectionen.

1. Nov. 0,005 ccm. Schwellung und Röthung der erkrankten lupösen Hautpartien, die eine seröse Flüssigkeit absondern. Maximaltemp. 39,9° C. Vermehrte Pulsfrequenz. Milzdämpfung etwas vergrössert. Appetit ist gut. Nachts Erbrechen. Der Epiglottisstumpf stark geröthet.

2. 28. Nov. Temperatur erst heute subnormal. Die Schwellung und Röthung der erkrankten Hauptpartien zurückgegangen. Die Hautstellen sind

mit Borken besetzt. Urin eiweissfrei. Allgemeinbefinden gut. Auf dem Epiglottisstumpf ein querovales Geschwür mit käsigem Grunde. 0,01 ccm. Dieselbe Reaction wie am 25. Nov. Es fehlte die Milzvergrösserung. Maximaltemp. 40,4° C. Pulsfrequenz 124, Respirationsfrequenz 40 in der Minute.

30. Nov. Subnormale Temperatur, Localerscheinungen sind im Zurückgehen.

2. Dec. Allgemeinbefinden heute wieder gut, Appetit vorhanden. Pulsfrequenz 64, Respirationsfrequenz 20 in der Minute.

3. 4. Dec. 0,01 ccm. Frost, Hitze, Appetitverlust. Locale Reaction wie am 25. Nov., nur weniger intensiv. Maximaltemp. 40,4° C. Vermehrte Pulsfrequenz.

7. Dec. Seit 6. Dec. subnormale Temperatur; geringe Arhythmie des Pulses. Am Epiglottisstumpf, der nur schwach geröthet ist, ist das Geschwür geheilt.

9. Dec. Die Borken beginnen sich abzulösen; Arhythmie des Pulses besteht noch. Allgemeinbefinden gut.

13. Dec. Borken sind abgestossen, die erkrankte Haut ist geröthet, glatt, mit Epidermisschuppen bedeckt. Geringe Arhythmie.

4. 18. Dec. 0,01 ccm. Keine Arhythmie. Geringe locale Reaction. Leib- und Kopfschmerzen, Erbrechen, Frost, Appetitlosigkeit. Pulsfrequenz 140, Respirationsfrequenz 36 in der Minute. Maximaltemp. 40,3° C.

19. Dec. Subnormale Temperatur, Allgemeinbefinden besser. Epiglottisstumpf, der vor der Injection blass war, stark geröthet.

21. Dec. Befinden gut. Leichte Arhythmie des Pulses.

23. Dec. Auf Wunsch gebessert entlassen.

Der dritte Fall von Lupus betrifft eine 53 jährige, im Allgemeinen gut genährte, sonst gesunde Frau (Fleschner). Es handelte sich bei ihr um eine lupöse, angeblich seit 7 Jahren bestehende Erkrankung der rechten Oberlippe ohne anderweite Zeichen von Tuberkulose. Der Lupus war zweimal, das erste Mal vor 4 Jahren und zuletzt vor 6 Wochen ausgekratzt worden. Er ist gut vernarbt und nur in der Peripherie mit einer Reihe kleiner Schorfe und Borken bedeckt. Während die beiden ersterwähnten Lupuskranken auf die Injection sehr stark reagirten — bei dem zweiten stieg die Temperatur nach der zweiten Injection (0,01 ccm des Mittels) bis auf 41,2° C. (das Maximum war nach 8 Stunden erreicht) — trat bei dieser Lupuskranken überhaupt keine Temperaturerhöhung nach den Injectionen der Koch'schen Flüssigkeit auf. Nach der ersten Injection von 0,005 ccm und der zweiten und dritten von 0,01 ccm des Mittels bemerkte man lediglich eine mässige Röthung am Rande der lupös erkrankten Hautpartie nebst geringer Schmerzhaftigkeit; man sah daselbst eine Reihe kleiner Knötchen. Ein auf der Nasenspitze sitzendes, kaum stecknadelkopfgrosses Knötchen röthete sich deutlich und nahm an Umfang zu. Eine Störung des Allgemeinbefindens war bei der Patientin nicht beobachtet worden, bis am 3. December die vierte Injection von 0,013 ccm gemacht wurde. Schon nach einigen Stunden klagte Patientin über eingenommenen Kopf, Übelkeit und Abgeschlagenheit, welch letztere auch noch einige Tage andauerte. Die höchste Temperatur betrug auch nach dieser Injection nur 37,8° C., jedoch trat auch diesmal die gleiche locale Reaction, wie nach den früheren Injectionen, ein.

Am 8. Dec. 1890 wurde der Patientin abermals 0,013 ccm von der Koch'schen Flüssigkeit eingespritzt, und zwar ist dies die 5. Einspritzung. Mit dem Allgemeinbefinden reagirt sie wie bei der vorhergehenden Injection, nur eher noch etwas intensiver. Heut hat zum ersten Male die Temperatur über 38,0° C. erhoben, und zwar hält sie sich von Abends 6 bis 11 Uhr gleichmässig auf 38,5° C., ist aber am nächsten Morgen wieder normal. Die lupöse Hautpartie hat sich hochroth verfärbt, einzelne Knötchen am Rande treten deutlicher hervor. Patientin verspürt auch leichten Schmerz in der kranken Oberlippe.

9. Dec. Noch Abgeschlagenheit und Appetitmangel; Lupus noch nicht abgeblasst.

10. Dec. Röthung der rechten Oberlippe noch ziemlich intensiv, nicht mehr schmerzhaft. Allgemeinbefinden völlig gut.

14. Dec. Die lupöse Partie ist allmählich wieder blass geworden. Am Lippenroth und im Winkel zwischen rechtem Nasenflügel und Wange haben sich neue Schorfe gebildet, die an den Rändern bereits gelöst sind.

Patientin wird bei gutem Allgemeinbefinden auf ihren Wunsch entlassen. Der Appetit der Patientin war während der ganzen Behandlung gut.

Körpergewicht: Bei der Aufnahme 118 Pfund, bei der Entlassung 117½ Pfund.

Nicht nur seiner Seltenheit wegen, sondern gerade auch mit Rücksicht auf die praktische Verwerthbarkeit der Koch'schen Tuberkulosebehandlung beansprucht folgender Fall von Tuberkulose der Harnröhre unser Interesse, weil bei ihm der tuberkulöse Process des Penis der Palpation direct zugänglich war.

Panse, Weber, 17 Jahre alt, aus Buhla, aufgenommen 8. November 1890. Seit 8 Jahren Beschwerden beim Urinlassen. Seit August 1890 Anschwellung am Penis. Patient stammt angeblich aus gesunder Familie.

Mittelmässige Ernährung, Affection (Schrumpfung?) beider Lungenspitzen und geringgradige Laryngitis. Die 24stündige Menge des Auswurfes schwankte zwischen 5, 5, 3, 2, 1, 5, 3, 2, 2, 3, 2, 2 ccm. Die Beschaffenheit war theils schleimig-eiterig, häufig eiterig-schleimig.

Bacillen wurden trotz häufiger Untersuchung nie gefunden.

Bei seiner Aufnahme in die Klinik wurde eine ziemlich hochgradige Phimose und eine an der unteren und den seitlichen Flächen des Penis befindliche Härte constatirt. Die Phimose wurde operirt und die Vorhaut ebenso wie die Glans penis bis auf eine wie verhornt sich anfühlende rundliche Stelle von ca. 1 cm im Durchmesser gesund gefunden. Die erwähnte harte Stelle beginnt hinter der Glans, sitzt in dem Corpus cavern. urethrae, ist ca. 5,0 cm lang, setzt sich mit unregelmässiger Umrandung gegen die Umgebung scharf ab, hat eine maximale Breite von ca. 2 cm und ist nicht druckempfindlich; nur hinter dieser Härte empfindet der Kranke auf Druck etwas Schmerz. Cutis und subcutanes Gewebe zeigen nichts abnormes. Der Urin (täglich 990—1300 ccm, 1010 spec. Gewicht) rothgelb, sauer, zeigt deutlichen Dichroismus, enthält eine mässige Menge Eiweiss und in dem ziemlich reichlichen graugelben Sedimente, welches ausser Eiter eine ziemlich grosse Menge ausgelaugter rother Blutkörperchen enthält, finden sich sehr zahlreiche Tuberkelbacillen. Beim Druck auf die Harnröhre hinter dem Infiltrat lässt sich bacillenhaltiger Eiter aus der Harnröhre ausdrücken. Die Leistendrüsen sind mässig geschwollen. Ob ausser dem tuberkulösen, offenbar mit der Harnröhre communicirenden Infiltrat des Penis andere Theile des Harnapparats tuberkulös erkrankt sind, liess sich mit Sicherheit nicht ausmachen. Es bestand eine leichte Empfindlichkeit bei Druck auf die linke Bauchhälfte nach der Niere hin. Hoden und Prostata zeigten nichts abnormes. Blasensymptome fehlen. Kein Fieber. Körpergewicht bei der Aufnahme am 8. Nov. 1890 78½ Pfund. 15 Injectionen.

1. 22. Nov. 0,001 ccm ⎫
2. 23. - 0,002 - ⎬ keine Reaction.
3. 24. - 0,004 - ⎪
4. 25. - 0,006 - ⎭
5. 26. - 0,001 ccm. Kopfschmerzen, Hitzegefühl. Appetit vorhanden.
Max. Temp. 37,2° C.

6. 28. Nov. 0,01 ccm. Frost. Hitzegefühl, Kopfschmerzen; kein Appetitverlust. Max. Temp. 40,4 ° C. Befund am Penis unverändert. Bei Druck auf die harten Stellen am Penis entleert sich aus denselben etwas Eiter, der spärliche Tuberkelbacillen enthält.

7. 30. Nov. 0,01 ccm. Max. Temp. 37 ° C. Frost; Kopfschmerzen; dabei guter Appetit.

8. 3. Dec. 0,01 ccm. Max. Temp. 37,5 ° C. Frost; Kopfschmerzen; dabei guter Appetit.

9. 5. Dec. 0,01 ccm ⎫
10. 8. - 0,01 - ⎬ keine Reaction;

die Härte am Penis ist vielleicht etwas weicher geworden.

10. Dec. Patient klagt heute über Schmerzen an der Wurzel des Penis, an der eine haselnussgrosse Anschwellung zu fühlen ist, die mit dem corpus cavernosum zusammenzuhängen scheint.

Dieselbe ist auf Druck empfindlich. Aus der Urethra entleert sich auch spontan etwas Eiter, der Tuberkelbacillen enthält.

11. 12. Dec. 0,011 ccm ⎫
12. 12. - 0,011 - ⎪
13. 18. - 0,012 - ⎬ keine Reaction.
14. 21. - 0,013 - ⎪
15. 23. - 0,014 - ⎭

Befund am Penis hat sich seit dem 10. Dec. nicht verändert. Das Sediment im Urin ist seit dem 15. Dec. geringer; am 22. Dec. enthielt dasselbe noch reichliche Eiterkörperchen, mässige Mengen ausgelaugter Blutkörperchen.

Bevor ich zur Tuberkulose der Lungen und des Kehlkopfes übergehe, soll hier eines Falles gedacht werden, der, wenn er auch kein curatives Interesse hat, doch für die Diagnose von nicht zu unterschätzender Bedeutung ist.

Es handelt sich um ein 23jähriges Mädchen (Teuteberg), welches sich seit dem 21. April 1887 mit einer kurzen Unterbrechung von vier Wochen auf der medicinischen Klinik befindet.

Sie wurde damals aufgenommen wegen angeblich vor 14 Tagen eingetretener Erblindung. Die bei der ophtalmoskopischen Untersuchung sich ergebende doppelseitige Stauungspapille, welche im Laufe der Zeit zu einer jetzt noch sichtbaren Atrophie geführt hat, veranlasste die Diagnose einer Neubildung im Gehirn, über deren Natur zunächst nichst bestimmtes ausgesagt werden konnte. Patientin machte einen schwachsinnigen Eindruck und es war von ihr selber über ihre Vorgeschichte wenig zu erfahren. Der Vormund gab an, Patientin sei von Jugend auf »blödsinnig« gewesen, während sie körperlich bis zum 18. Jahre gesund gewesen sei. Von da an habe sie häufig an Krämpfen gelitten, bei denen sie das Bewusstsein verloren habe und ihr der Schaum vor den Mund getreten sei.

Diese Krämpfe haben sich während ihres Hospitalaufenthaltes in kürzeren und längeren Zwischenräumen, theils nach 8—14 Tagen, theils aber auch erst nach Wochen wiederholt. Die Anfälle dauerten meist nur wenige Minuten und trugen einen epileptiformen Charakter. Anderweitige nervöse Störungen zeigte die Kranke nicht. In den Organen, besonders auch in den Lungen, fand sich nichts abnormes.

Urin stets eiweissfrei. Patientin hustete und expectorirte nie. Temperatur durchweg normal bis auf einige Zwischenfälle. Es traten nämlich Ende des Jahres 1887 an beiden Ellenbogen sowie unter dem linken Unterkiefer Abscesse auf, die eine Verlegung der Kranken auf die chirurgische Klinik nöthig machten und die dort als tuberkulös erkannt wurden. Der linke Ellenbogen wurde resecirt. Fisteln an beiden Oberarmen und Ellenbogen bestehen noch, secerniren aber erst seit 1 ½ Monaten nicht mehr; die Fistel unter dem linken Unterkiefer ist erst seit einigen Wochen trocken. Nach Entwicklung dieser tuberkulösen Drüsen - und Gelenkerkrankungen wurde es wahrscheinlich, dass es sich auch im Gehirn um einen tuberkulösen Process handeln möchte. Um die Diagnose zu sichern bezw. zu erweitern, wurden der Patientin, welche relativ wohl und bei gutem Appetit war, am 3. December 1890 früh 10 ½ Uhr 0,001 ccm der Koch'schen Flüssigkeit injicirt und um 7 Uhr Abends war die Temperatur, welche seit Monaten nur einmal 38,5 °C betragen hatte, bis auf 39,6 °C. gestiegen. Ausserdem bekam sie um 7 Uhr Abends einen kurzandauernden Krampfanfall (allgemeine Convulsionen) — der letztvorhergehende war am 9. Nov. d. J. aufgetreten — welchem im Laufe der Nacht noch etwa acht gleiche folgten.

Am 4. Decbr. Morgens 10 Uhr war die Temperatur auf 38,5 °C. gesunken. An den geschlossenen, zum Theil noch mit Borken bedeckten Fisteln ist keine Veränderung zu sehen, wohl aber bemerkt man auf dem Handrücken und auf der Brust ein leichtes Erythem. Auf die subjectiven Klagen der Patientin ist bei ihrer geistigen Schwäche kein Gewicht zu legen. Sie sind übrigens die gleichen, welche bisweilen, von der im allgemeinen sehr zufriedenen Patientin auch sonst geklagt werden. Der Urin ist frei von Eiweiss. Da die erwähnte Temperatursteigerung auf 39,6 ° C. nicht als Grund für die so häufig sich wiederholenden Krampfanfälle angesehen werden kann, würde man nach dem dermaligen Stande der Frage am ehesten annehmen dürfen, dass diese zahlreichen Krampfanfälle durch die Einwirkung der Koch'schen Flüssigkeit auf den tuberkulösen Process in der Schädelhöhle bezw. im Gehirn bedingt worden sind.

Bis zum heutigen Tage (23. Decbr.) sind weitere Krampfanfälle nicht mehr aufgetreten.

Wenden wir uns jetzt zu unseren seitherigen Erfahrungen über den Einfluss der Injectionen von Koch'scher Flüssigkeit bei den tuberkulösen Lungen- und Kehlkopferkrankungen. Wie ich bereits vorhin bemerkt habe, handelte es sich bei der weitaus grössten Zahl der in der Klinik mit dem Koch'schen Mittel behandelten Kranken um Lungen- und Kehlkopfkranke. Bei unseren 28 männlichen Kranken waren überhaupt die Lungen in keinem Falle frei. Auch die beiden Lupuskranken hatten Spitzenerkrankungen (einer überdies, wie ich bereits angeführt habe, einen Kehlkopflupus), und auch der

Kranke mit Tuberkulose des Penis hatte keine normalen Lungenspitzen. Er hustete auch, expectorirte aber bacillenfreie Sputa. Ebenso wurden auch bei den 2 Kranken, die mit Lupus behaftet waren, in dem schleimig-eitrigen Sputum, welches in dem zweiten Falle gelegentlich mit etwas Blut gemischt war, bisher Tuberkelbacillen nicht gefunden. Von den übrigen 25 männlichen Kranken hatten 6 keine Tuberkelbacillen im Auswurf, sie waren aber der Tuberkulose verdächtig und wurden daher mit dem Koch'schen Mittel behandelt, und zwar um den diagnostischen Werth desselben zu erproben. Bei dem ersten dieser Patienten war eine Verdichtung der rechten Lunge und Bronchitis putrida vorhanden (Riese). Er reagirte auch auf 0,01 ccm des Mittels nicht. Bei dem zweiten Falle fand sich eine auf die linke Lungenspitze beschränkte Erkrankung bei einem an chronischem Ekzema universale leidenden, hereditär belasteten, mässig genährten 17jährigen Menschen (Schunicht), derselbe reagirte ebenfalls auf 0,01 ccm des Mittels nicht. Der dritte, vierte, fünfte und sechste Fall reagirte auf das Koch'sche Mittel. Der erste dieser Fälle betraf einen 24jährigen Schneider Martène aus Göttingen; aufgenommen am 8. Dec. Die Krankengeschichte ergiebt Folgendes:

Vor 1½ Jahren Bluthusten, seit ½ Jahr dyspeptische Symptome, Husten ohne Auswurf. Hereditär angeblich nicht belastet. Mittelgute Ernährung. Anfangsgewicht (8. 12.) 87 Pfund. Infiltrationen beider Spitzen. Larynx frei. Kein Fieber. Die 24stündige Sputummenge betrug im Mittel 10 ccm. Die Beschaffenheit war stets eitrig-schleimig. Bacillen sind nicht gefunden.

Injectionen:

1. 16. Dec. 0,001 ccm. Subnormale Temperatur, etwas Hustenreiz, keine vermehrte Puls- und Athemfrequenz.

2. 18. Dec. 0,002 ccm. Max. Temp. 37,4 ° C. Angeblich Kurzathmigkeit, aber keine vermehrte Puls- und Athemfrequenz. Appetitlosigkeit, Leibschmerzen, vermehrter Husten, Durchfälle.

3. 20. Dec. 0,003 ccm. Max. Temp. 39,5° C. Vermehrte Puls- und Athemfrequenz, Durchfall, Kopfweh, Athemnoth, vermehrter Husten. Gewicht am 22. Dec. 84½ Pfund.

Der zweite Fall betraf einen 13jährigen Gärtnerssohn (Burhop), einen mittelmässig genährten Jungen, welcher infolge eines im Herbst 1889 überstandenen, wiederholt punktirten rechtsseitigen Pleuraexsudats an einer Schrumpfung der rechten Lunge litt und ausserdem eine Verdichtung der linken Spitze zeigte. Tag der Aufnahme: 7. November 1890.

10 Injectionen.

Gewicht am 28. Nov. 72½ Pfund.

1. 28. Nov. 0,002 ccm. Max. Temp. 39° C. Eingenommener Kopf, Frost, Kopfschmerzen.

2. 30. Nov. 0,003 ccm. Keine Reaction.

3. 3. Dec. 0,005 ccm. Frost, Appetitlosigkeit. Max. Temp. 39° C.

4. 5. Dec. 0,007 ccm. ⎫
5. 8. - 0,008 - ⎬ Keine Reaction.
6. 12. - 0,009 - ⎭
7. 15. - 0,01 - Max. Temp. 38,5 ° C.
Etwas beschleunigter Puls. Etwas Hitze. Guter Appetit.
8. 18. Dec. 0,011 ccm. Max. Temp. 38,7° C. Etwas vermehrte
Pulsfrequenz. Hitzgefühl.
9. 21. Dec. 0,012 ccm. Max. Temp. 38,5°, etwas Hitzegefühl.
10. 23. Dec. 0,013 ccm. Max. Temp. 37,7°C. Allgemeinbefinden gut.
Gewicht am 22. Dec. 73 ¹/₂ Pfund.

In besonders bemerkenswerther Weise gestaltete sich der Verlauf
bei dem vierten dieser Fälle.

Es handelte sich um einen 30 jährigen Musiker (Geburzky)
aus Breitenworbis, aufgenommen am 15. Oct. c. Der Mann von unter
mittelmässiger Ernährung, von 99 Pfund Körpergewicht, sehr blasser
Gesichtsfarbe, hatte früher an rechtsseitiger Lungenentzündung und
an Gelenkrheumatismus gelitten. Die Untersuchung ergab bei ihm
eine frische exsudative rechtsseitige Pleuritis, Schrumpfungsprocesse
und Verdichtungserscheinungen in beiden Lungen, Pericarditis, event.
auch Endocarditis, und Nephritis. Die schleimig-eitrigen, überaus
spärlichen, wiederholt untersuchten Sputa enthielten, wie gesagt,
keine Bacillen. Trotzdem glaubte ich, dass es sich um tuberkulösen
Process bei ihm handeln hönne und meinte, mit einer Dosis von
0,005 ccm des Mittels vorgehen zu dürfen, um die Diagnose sicherzu-
stellen. Hatte doch der vorher erwähnte Fall, der 13 jährige schwächliche Junge, auf diese Dosis in ganz mässiger Weise reagirt. Indess
gestaltete sich die Sache ganz anders. Die bei Geburzky auf
0,005 ccm eintretende Reaction war eine sehr starke; es traten Kopfschmerzen, Leibschmerzen, Schüttelfrost und Herzklopfen auf. Die
Temperatur stieg bis auf 40,4° C. Was aber die Hauptsache war, es
entwickelte sich eine bedrohliche Herzschwäche, mit zeitweise un-
zählbaren Pulsen. Die Albuminurie nahm erheblich zu, desgleichen
die Zahl der Harncylinder und der früher gleichfalls schon consta-
tirten ausgelaugten rothen Blutkörperchen. Ausserdem entwickelte
sich bei ihm zuerst ein schwacher Scleralicterus, später ein allgemeiner,
wenn auch schwacher Icterus. Am vierten Tage nach der Injection
stieg die Temperatur, welche am zweiten Tage nach derselben subnormal geworden war, am Abend auf 30° C. ohne nachweisbaren
Grund, dabei schlechtes Allgemeinbefinden, Frost und Hitze, Nacken-
und Rückenschmerzen.

11 Tage nach der Injection war das Allgemeinbefinden gut, der
Urin klar, enthielt nur wenig Eiweiss und spärliche Mengen von
Cylindern und ausgelaugten rothen Blutkörperchen.

Gewicht 10 Tage nach der Injection 94 Pfund.

In dem sechsten Falle handelte es sich um einen 31 jährigen
Tagelöhner Wenderoth aus Cassel, aufgenommen am 6. Oct. 1890.

Derselbe war mittelmässig genährt, hatte eine blasse Hautfarbe und war hereditär nicht belastet. Es bestand eine Infiltration der rechten Lungenspitze (?). Leukaemia lienalis, Peritonitis exsud. et sicca. Kein Fieber. Geringe Menge schleimig-eitrigen Sputums ohne Bacillen. Körpergewicht vor den Injectionen am 3. Dec. 1890: 113 Pfund.

Injectionen:

1. 8. Dec. 0,001 ccm. Max. Temp. 38 ° C., keine Störung des Allgemeinbefindens.

2. 12. Dec. 0,002 ccm. Max. Temp. 37,5 ° C. Allgemeinbefinden gut. Beschleunigter Puls. Seit dem 14. intermittirendes Fieber. Abendtemperatur 38° C., Morgentemperatur subnormal.

Körpergewicht nach den Injectionen am 14. Dec. 1890 113 1/2 Pfund.

Die übrigen 19 männlichen Lungenkranken hatten vor den Injectionen Bacillen im Auswurf und zwar liessen sich in fast jedem bacillenhaltigen Sputum Zerfallsformen der Bacillen nachweisen, am zahlreichsten in dem mit Käsebröckeln untermischten Cavernensputum. 6 dieser 19 Fälle von bacillärer Lungenphthise hatten auch Laryngitis ulcerosa, bei 5 anderen war leichte Laryngitis vorhanden und nur 8 Mal war der Kehlkopf frei. Die meisten dieser Fälle waren fieberfrei, nur bei zweien (Stüber und Kühne) war intermittirendes Fieber vorhanden. Es waren aber trotzdem fast sämmtlich mittelschwere oder schwere Fälle, insofern die Lungen- bezw. auch die Kehlkopfprocesse ziemlich ausgedehnt waren.

Über die einzelnen Kranken theile ich Folgendes aus den Krankengeschichten mit:

1. Dr. med. Th., Arzt, 30 Jahre alt, aus Langenhals, aufgenommen am 30. Nov. 1890. 3 Geschwister an Schwindsucht gestorben. Patient leidet seit Sommer 1885 an Affectionen der Respirationsorgane, im Sommer 1887 wurde eine linkseitige Spitzenaffection nachgewiesen. Winter 1888/89 vorübergehend Heiserkeit, Weihnachten 1889 Influenza, seitdem Verschlechterung. Sehr viele Kuren (Seereisen, Davos, Rehburg), kommt jetzt direct aus Ajaccio hierher. Beiderseitige Lungenaffection, links oben Höhlensymptome. Gelegentlich mässiges Fieber. Zur Zeit kein Fieber; schlanker, grossgewachsener Mann, 133 1/2 Pfund. Die Menge des Auswurfs schwankte zwischen 20, 35, 150, 100, 100, 70, 100, 60, 60, 50, 35, 30, 15, 35, 20 ccm. Die Beschaffenheit war durchweg eitrig-schleimig, mehrfach waren blutige Beimischungen vorhanden. Bei der Bacillenuntersuchung wurden anfangs wenig, später stets mässig viel Bacillen gefunden. Eine Veränderung derselben ist nicht eingetreten.

8 Injectionen:

1. 1. Dec. 0,0001 ccm. Allgemeinbefinden gut.

2. 5. Dec. 0,003 ccm. Kopfweh, ziemlich heftige Schmerzen in der Brust unter dem Sternum, Appetit erhalten.

3. 8. Dec. 0,005 ccm. An demselben Tage keine Veränderung des Allgemeinbefindens. Am 9. trockner, schmerzhafter Husten, am 10. Nachtschweiss und Mattigkeit. Der Auswurf wird geringer, ist nicht mehr blutig.

4. 12. Dec. 0,006 ccm. Etwas Mattigkeit und vermehrter Husten, sonst keine Störung des Allgemeinbefindens.

5. 16. Dec. 0,007 ccm. Maximaltemp. 38 ° C. Allgemeinbefinden schlechter als sonst. Fehlender Appetit. Steifigkeit in den Gelenken, erschwerte

Athmung. 17. Dec. etwas Blut im Sputum, schmerzhafter Husten. Kurzathmigkeit, Herzklopfen.

6. 18. Dec. 0,008 ccm. Maximaltemp. 37,7° C. Schmerz in der rechten
Brusthälfte und in der Nähe des Sternum.

7. 20. Dec. 0,009 ccm, völlige Appetitlosigkeit. Kein Fieber. Allgemeinbefinden sonst gut. Keine Änderung des Lungenbefundes.

8. 23. Dec. 0,01 ccm. Maximaltemp. 37,8° C. Schlechter Appetit,
Schläfrigkeit, vermehrter Husten und Auswurf. Körpergewicht am 22. Dec. 1890
134½ Pfund.

2. Stud. med. W., 21 Jahre alt, aus Rethem, aufgenommen 29. Nov. 1890.
Angeblich ohne familiäre Disposition. Seit fast 2 Jahren Husten und Aus-
wurf. Wiederholt Haemoptoë. Im Winter 1889 Heiserkeit. Mittelmässige
Ernährung. Am Tage der Aufnahme (29. Nov.) 109 Pfund. Schrumpfung
und Cavernensymptome in der rechten Spitze. Kein Fieber. Schleimiges
Sputum, weches Bacillen enthielt.

Die 24 stündige Menge des Auswurfs schwankte zwischen 25, 30, 25, 15,
20, 20, 35, 25, 15, 15, 15, 20, 20, 25 ccm. Die Beschaffenheit war meistens
eitrig-schleimig, mit bedeutendem Vorwiegen des Eitergehalts, zeitweise rein
eiterig. Einmal, 1. Dec. 1890, etwas Blut im Sputum. Bacillenbefund: Anfangs
wurden wenig Bacillen, einmal sehr viel, sonst mässig viel Bacillen gefunden.
Vom 20. Nov. bis 20. Dec.

9 Injectionen:

1. 30. Nov. 0,001 ccm. Keine Aenderung des Befindens. Maximaltemp. 38° C.

2. 1. Dec. 0,003 ccm. Maximaltemp. 37,9° C. Keine Störung des Allgemeinbefindens.

3. 5. Dec. 0,005 ccm. Maximaltemp. 38,8° C. Vermehrter Husten. Am
6. Dec. Kopfschmerz, Appetitlosigkeit, Auswurf geringer.

4. 7. Dec. 0,006 ccm. Maximaltemp. 38,7° C. Husten und Auswurf vermehrt. Befinden gut.

5. 11. Dec. 0,007 ccm. Maximaltemp. 38,7° C. bei gutem Allgemeinbefinden;
am 12. Dec. etwas Kopfschmerzen.

6. 15. Dec. 0,008 ccm. Maximaltemp. 39,3° C. Abends und die erste Hälfte der
Nacht, Kopfschmerz, Übelkeit, etwas Frost, dann guter Schlaf; am 16. Dec.
Wohlbefinden. Husten ist spärlich, Auswurf schleimig-eitrig.

7. 18. Dec. 0,009 ccm. Maximaltemp. 38,4° C. Etwas mehr Husten.

8. 20. Dec. 0,01 ccm. Maximaltemp. 38,3° C. Vermehrter Husten und
Auswurf.

9. 23. Dec. 0,011 ccm. Keine Reaction. Körpergewicht am 22. Dec.
109½ Pfund.

3. F., stud. theol., 23 Jahre alt, aus Göttingen, aufgenommen am 16. Dec. 1890.
Januar 1890 Haemoptoë, seit längerer Zeit Husten und Auswurf. Ein Bruder
und eine Schwester an Schwindsucht gestorben. Guter Ernährungszustand.
Infiltration beider Lungenspitzen und Katarrh in der rechten. Kein Fieber.
Die 24 stündige Menge des eitrig-schleimigen Auswurfs schwankte zwischen
25, 35, 35 ccm. Es enthielt viel Bacillen. Körpergewicht am 16. Dec. 119 Pfund.
2 Injectionen:

20. Dec. 0,001 ccm. Keine Reaction.

23. Dec. 0,002 ccm. Keine Reaction. Körpergewicht am 22. Dec. 120 Pfund.

4. Henze, Schlachter, 25 Jahre alt, aus Northeim, aufgenommen am
29. Nov. 1890. Vor 7 Jahren Lungenentzündung. Weihnachten 1890 Influenza.
Seit mehreren Jahren Husten und Auswurf. Seit Ende März 1890 heiser.
Angeblich keine Familiendisposition. Schlechte Ernährung. Gewicht am
Tage der Aufnahme (29. Nov.) 99 Pfund. Linksseitige Schrumpfung, rechts
Spitzen-Infiltration. Beiderseits Laryngitis ulcer., besonders links; Laryngitis
epiglottica. Kein Fieber. Die 24 stündige Menge des Auswurfs schwankte
zwischen 250, 230, 210, 300, 270, 270, 300, 250, 180, 150, 250, 300, 250,

450, 200, 300 ccm. Beschaffenheit: meistens schleimig-eiterig, seltener eiterig-schleimig.

Bacillenbefund: Anfangs wenig Bacillen, später viel Bacillen gefunden.

9 Injectionen:

1. 1. Dec. 0,001 ccm. Allgemeinbefinden gut.

2. 3. Dec. 0,002 ccm. Etwas mehr Husten.

3. 5. Dec. 0,003 ccm. Abends etwas Frost, aber kein Fieber; guten Appetit.

4. 8. Dec. 0,004 ccm. Keine Störung des Allgemeinbefindens, kein Fieber. Am 9. Kopfschmerzen, geringerer Appetit, zeitweise Übelkeit.

5. 12. Dec. 0,005 ccm. Abends etwas Fieber, Maximaltemp. 38,5° C. und Kopfweh. Im Halse kratzendes Gefühl. Keine Änderung des Kehlkopfbildes.

6. 15. Dec. 0,006 ccm. Allgemeinbefinden gut. Maximaltemp. 38° C. Angeblich in der Nacht etwas Frost.

7. 18. Dec. 0,007 ccm } keine Reaction.
8. 20. Dec. 0,008 ccm }

Körpergewicht am 22. Dec. 96½ Pfund.

9. 23. Dec. 0,01 ccm. Maximaltemp. 38,5° C. Kopfschmerzen, etwas vermehrte Pulsfrequenz.

5. Wollenweber, Kutscher, 30 Jahre alt, aus Kapellenhagen, aufgenommen am 30. Nov. 1890.

Seit Pfingsten 1890 Husten, im August 1890 Pleuritis links; seitdem vermehrter Husten, Auswurf, Halsschmerzen. Angeblich keine Familiendisposition.

Mittelmässige Ernährung. Gewicht am Tage der Aufnahme (30. Nov.) 99½ Pfund. Lungenbefund: Schrumpfung der linken Spitze, Cavernensymptome links. Laringitis mässigen Grades, Ulcus auf dem linken Stimmband. Sputum-Untersuchung ergiebt betreffs der 24stündigen Menge: 40, 250, 80, 80, 35, 80, 30, 50, 40, 50, 60, 80, 100, 40, 40 ccm. Die Beschaffenheit war meist schleimig-eitrig, zuweilen eitrig-schleimig. 2 mal fanden sich geringe Mengen Blut im Sputum. Bacillenuntersuchung: Stets mässig viel Bacillen. Kein Fieber.

6 Injectionen:

1. 1. Dec. 0,005 ccm. Frost, Kopfschmerzen, etwas Hitze, Erbrechen, viel Husten, vermehrte Puls- und Respirationsfrequenz. Maximaltemp. 40,2° C.

2. 5. Dec. 0,005 ccm. Dieselben Erscheinungen. Beide Stimmbänder verdickt und geröthet, geringe Parese des linken Stimmbandes, Geschwür auf demselben unverändert, Giessbeckenknorpel geschwollen. Maximaltemp. 40° C.

3. 8. Dec. 0,005 ccm. Maximaltemp. 40,2° C. Frost, Kopfschmerz, Appetitlosigkeit, vermehrter Husten und Schmerzen, zunehmende Heiserkeit.

4. 12. Dec. 0,005 ccm. Maximaltemp. 39,5° C. Frost, Kopfschmerz und Hitze. Vermehrte Puls- und Athemfrequenz. Es besteht noch etwas Röthung auf dem linken Stimmbande, das Ulcus sieht gereinigt aus. 13. Dec. klagt Patient über Halsschmerzen.

5. 16. Dec. 0,005 ccm. Maximaltemp. 39,2° C. Zunahme der Heiserkeit und des Hustens. Puls und Athmung beschleunigt.

17. Dec. Larynxbefund: Falsche Stimmbänder injicirt. Beide Stimmbänder geröthet, links mehr wie rechts, das Ulcus auf dem linken Stimmbande ist gereinigt. Geschwür auf der Membrana interarytaenoidea. Körpergewicht am 22. Dec. 1890 101 Pfund.

6. 23. Dec. 0,005 ccm. Maximaltemp. 40,1° C. Frost, Kopfschmerzen, vermehrter Husten und Auswurf. Zunahme der Schmerzen im Halse. Heiserkeit. Kein Appetit. Vermehrte Puls- und Athemfrequenz.

6. **Hartung**, Förster, 23 Jahre alt, aus Volkerode, aufgenommen am 22. Nov. 1890.

Frühling 1888 Lungen- und Rippenfellentzündung, seitdem Husten. Juli 1888 und Mai 1889 Hämoptoë. Angeblich keine Familiendisposition. Ziemlich gute Ernährung. Anfangsgewicht (22. Nov.) 125 Pfund. Beide Lungenspitzen infiltrirt, links Cavernensymptome. Keine Complicationen, kein Fieber. Sputum-Untersuchung ergiebt betreffs der 24 stündigen Menge: 30, 30, 20, 35, 7, 20, 20, 35, 35, 40, 35, 30, 20, 5, 40, 40, 80, 70, 70, 60, 50 ccm. Beschaffenheit meist eitrig-schleimig, seltener schleimig-eitrig.

Bacillenbefund: Stets sehr viel Bacillen.

11 Injectionen:

1. 24. Nov. 0,002 ccm. Keine Reaction.

2. 25. Nov. 0,01 ccm. Hitze, viel Husten, Appetitlosigkeit, Kopfschmerzen, Schmerzen in den Beinen. Maximaltemp. 40,5° C.

3. 27. Nov. 0,01 ccm. Hitze. Maximaltemp. 39° C. Appetitlosigkeit, wenig Husten.

4. 29. Nov. 0,01 ccm. Keine Störung des Allgemeinbefindens. Maximaltemp. 38° C., etwas vermehrte Puls- und Athemfrequenz.

5. 1. Dec. 0,01 ccm. Keine Reaction.

6. 5. Dec. 0,01 ccm. Abends starker Hustenanfall, etwas Frost und Hitze. Maximaltemp. 39,5° C.

7. 8. Dec. 0,01 ccm. Hitze, vermehrter Husten, Appetitlosigkeit. Maximaltemp. 38,3° C.

8. 12. Dec. 0,011 ccm. Maximaltemp. 39,4° C., vermehrte Puls- und Athemfrequenz, Frost, Hitze, Kopfschmerz, mehr Husten. Am 13. Dec. subnormale Temperatur, die katarrhalischen Erscheinungen in der Lunge sind stärker.

9. 15. Dec. 0,011 ccm. Hitze, sehr beschleunigte Athmung, beschleunigter Puls, vermehrter Husten, aber kein vermehrter Auswurf. Maximaltemp. 39° C.

10. 18. Dec. 0,012 ccm. Maximaltemp. 38,1° C. Vermehrter Husten, Appetitverlust, kein Frost und keine Hitze.

11. 20. Dec. 0,013 ccm. Maximaltemp. 39,9° C., Kopfschmerzen, Schmerzen in den Beinen und in der linken oberen Thoraxgegend. Mehr Husten. Körpergewicht: am 22. Dec. 125½ Pfund.

Am 23. Dec. auf sein Verlangen ungebessert entlassen.

7. **Nied**, Eisenbahnarbeiter, 39 Jahre alt, aus Heinebach, aufgenommen am 21. Nov. 1890.

Seit Sommer 1889 Schmerzen im Halse, seit August 1890 Heiserkeit, Familiendisposition.

Mittelgute Ernährung. Anfangsgewicht (21. Nov.) 129 Pfund. Linksseitige Lungenschrumpfung, Infiltration der rechten Spitze. Schwellung der Aryknorpel, Ulcera auf beiden Stimmbändern, besonders links. Kein Fieber. Sputum schwankt in 24 Stunden zwischen 20, 10, 8, 10, 30, 25, 25, 60, 40, 40, 50, 50, 110, 50, 50, 80, 100, 120 ccm. Beschaffenheit meist schleimigeitrig, seltener eitrig-schleimig.

Bacillenbefund: Anfangs mässig viel Bacillen, dann wenig; am 19. Dec. wieder viel Bacillen.

10 Injectionen:

1. 28. Nov. 0,002 ccm. Maximaltemp. 38,90° C. Hitzegefühl, sonst keine Störung des Allgemeinbefindens.

2. 30. Nov. 0,003 ccm. Maximaltemp. 38° C.

3. 1. Dec. 0,006 ccm. Schwindelgefühl, sonst gutes Allgemeinbefinden. Maximaltemp. 38,5° C.

4. 5. Dec. 0,007 ccm. Abends Frost und Hitze, etwas Kopf- und Halsschmerzen, Appetit vorhanden. Maximaltemp. 38,9° C.

5. 8. Dec. 0,008 ccm. Starke Halsschmerzen, Larynx nicht verändert. Schüttelfrost. Maximaltemp. 38,3° C., vermehrter Husten. Durchfälle.

6. 12. Dec. 0,009 ccm. Maximaltemp. 39,5° C. Husten gering.
7. 15. Dec. 0,01 ccm. Maximaltemp. 38,4° C. Zunahme der Halsschmerzen.
Die Röthung auf beiden Stimmbändern ist geringer geworden, die Defecte bestehen noch, auf dem linken Stimmbande sehen die Geschwüre gereinigt aus.
8. 18. Dec. 0,011 ccm. Maximaltemp. 38,9° C. Hitze, Kopfschmerzen, keine wesentlich vermehrte Pulsfrequenz, Appetit erhalten.
9. 20. Dec. 0,012 ccm. Maximaltemp. 37,5° C. Allgemeinbefinden gut. Körpergewicht: 22. Dec. 125½ Pfund.
10. 23. Dec. 0,013 ccm. Maximaltemp. 39,4° C. Kopfschmerzen, Appetitlosigkeit, viel Husten, wenig Schlaf. Nachts stärkere Schmerzen im Halse. Patient ist heiserer. Stärkere Röthung des Stimmbandes.

8. Kaufmann, Conditor, 41 Jahre alt, aus Göttingen; aufgenommen am 25. Nov. 1890. 1883 Pneunom. d., seit mehreren Jahren Husten, der seit 1¼ Jahr häufiger geworden ist. Seit 1¼ Jahr Auswurf. Februar 1890 Haemoptoë. Angeblich keine Familiendisposition. Mittelmässige Ernährung. Anfangsgewicht (25. Nov.) 111½ Pfund. Schrumpfung in beiden Lungenspitzen, besonders rechts. Linksseitige Laryngitis ulcer. Kein Fieber. Die 24stündige Menge des Sputums schwankte zwischen 70, 100, 200, 180, 200, 200, 180, 180, 80, 120, 150, 120, 120, 90, 160, 150, 160, 80, 180, 150, 220 ccm.
Die Beschaffung war theils schleimig - eitrig, häufiger eitrig - schleimig.
Bacillenbefund: Immer viel Bacillen.
11 Injectionen:
1. 27. Nov. 0,001 ccm. Kopfschmerz, kein Fieber.
2. 28. Nov. 0,005 ccm. Maximaltemp. 39° C. Mattigkeit.
3. 30. Nov. 0,006. Mattigkeit, kein Fieber.
4. 1. Dec. 0,01 ccm. } Kein Fieber, keine Störung des Allgemeinbefindens.
5. 3. Dec. 0,01 ccm. }
6. 7. Dec. 0,01 ccm. Maximaltemp. 38,4° C.
7. 12. Dec. 0,01 ccm. Hitze. Maximaltemp. 39,1° C. Kopfschmerz, Pulsbeschleunigung.
8. 15. Dec. 0,01 ccm. Allgemeinbefinden gut. Maximaltemp. 38,5° C.
9. 18. Dec. 0,011 ccm. Maximaltemp. 39° C. Etwas vermehrte Puls- und Athemfrequenz, etwas Mattigkeit. Geschwür am linken infiltrirten Stimmbande zeigt röthlich gelben Grund.
10. 20. Dec. 0,012 ccm. Maximaltemp. 38,5° C. Geringes Schwächegefühl, sonst Allgemeinbefinden gut. Körpergewicht am 22. Dec. 1890, 108 Pfund.
11. 23. Dec. 0,013 ccm. Maximaltemp. 38,5° C. Etwas vermehrte Puls- und Respirationsfrequenz, Mattigkeit. Appetit vorhanden.

9. Ebbecke, Maschinenbauer, 18 Jahre alt, aus Behrensen; aufgenommen am 25. Nov. 1890; hat angeblich häufig an Gelenkrheumatismus gelitten, zuletzt vor 2 Jahren, und will seit dieser Zeit Husten und Auswurf haben. Mittelgute Ernährung. Anfangsgewicht (25. Nov.) 99½ Pfund. Hereditäre Belastung soll nicht bestehen. Schrumpfung beider Lungenspitzen, besonders rechts; rechts Cavernensymptome. Epiglottis verbogen, Stimmbänder frei. Kein Fieber, keine sonstigen Complicationen. Die 12 stündige Menge des Sputums schwankt zwischen 3, 5, 6, 3, 6, 2, 4, 7, 5, 2, 10, 5, 3, 5, 10, 20, 10, 20, 10, 15 ccm.
Das Sputum bestand durchweg aus eitrigen, luftleeren Plaques und mehr oder weniger Schleim. Zuweilen etwas Blut im Sputum.
Bacillenbefund: Anfangs zahlreiche Bacillen, dann einmal wenig, am 21. Dec. wieder zahlreiche Bacillen.
7 Injectionen:
1. 27. Nov. 0,002 ccm. Hitze. Maximaltemp. 38,3° C.
2. 29. Nov. 0,005 ccm. Allgemeinbefinden gut. Maximaltemp. 39° C.
3. 1. Dec. 0,006 ccm. Kopfschmerz, Schwindel. Appetit vorhanden. Kein Fieber. Viel Husten, wenig Auswurf.

4. 5 Dec. 0,007 ccm. Hitze, Kopfschmerz, Mattigkeit, welch letztere sich am 6. noch steigert.

5. 8. Dec. 0,008 ccm. Kopfschmerz, Schmerzen in den Beinen, kein Fieber.

6. 12. Dec. 0,009 ccm. Maximaltemp. 39,4° C. Frost, Kopfschmerz, Schluckbeschwerden, Pharynx und Larynx frei, Appetitlosigkeit. Am 13. Dec. subnormale Temperatur. Am 15. Dec. hat Patient Erbrechen und bekommt Durchfall. Vermehrte Pulsfrequenz.

7. 20. Dec. 0,01 ccm. Maximaltemp. 39° C., vermehrte Puls- und Athemfrequenz, Kopfschmerzen, Mattigkeit in den Beinen. Durchfall. Körpergewicht am 22. Dec. 98½ Pfund. Am 23. Dec. wird Patient auf seinen Wunsch ungebessert entlassen.

10. Friedewald, Invalide, 25 Jahre alt, aus Göttingen, aufgenommen am 30. Nov. 1890. Seit Nov. 1889 Husten mit Auswurf. Abmagerung. Keine Familiendisposition. Gute Ernährung. Anfangsgewicht (29. Nov. 1890) 108 Pfund. Infiltration beider Spitzen, rechts Cavernensymptome. Kein Fieber, keine Complicationen; die 24stündige Menge des Sputums schwankte. 3, 3, 4, 10, 6, 8, 10, 10, 10, 20, 15 ccm.

Die Beschaffenheit war stets eitrig-schleimig, der Eitergehalt überwog stets erheblich. In dem Sputum wurden einmal viel Bacillen, sonst nur wenig gefunden.

4 Injectionen:

1. 1. Dec. 0,002 ccm ⎫ keine Reaction.
2. 3. - 0,004 - ⎭

3. 5. Dec. 0,007 ccm. Etwas Hitze und Kopfschmerzen. Temperatur 39° C.

4. 8. Dec. 0,008 ccm. Max. Temp. 39,5° C. Frost und Hitze, etwas Kopf- und Halsschmerzen. Stimme etwas belegt. Kehlkopf frei. Körpergewicht am 10. Dec. 107½ Pfund.

Am 12. Dec. auf Wunsch ungebessert entlassen.

11. Rohrbach, Lehrer, 22 Jahre alt, aus Herrenbreitungen, aufgenommen am 28. Nov. 1890. Im August 1889 Haemoptoë. Seit October 1889 Husten, seit Ostern 1890 spärlicher Auswurf.

Gute Ernährung. Anfangsgewicht (28. Nov.) 135½ Pfund. Infiltration und Katarrh der rechten Spitze. Sehr geringgradige Laryngitis, sonst keine Complicationen. Kein Fieber. Die Menge des Auswurfs in 24 Stunden schwankt zwischen 2, 5, 15, 10, 30, 15, 40, 30, 20, 15, 35, 30, 30, 40, 40, 25, 25 ccm.

Beschaffenheit desselben war stets eitrig-schleimig, oft oberroth, der Eitergehalt erheblich. Er enthielt anfangs keine, dann sehr wenig Bacillen.

10 Injectionen:

1. 30. Nov. 0,002 ccm. Keine Reaction.

2. 1. Dec. 0,004 ccm. Max. Temp. 38,5° C. Etwas Frost und Kopfschmerzen.

3. 3. Dec. 0,006 ccm. Keine Reaction.

4. 5. Dec. 0,011 ccm. Frost, stärkerer Husten, Appetitlosigkeit, Kopfschmerzen.

5. 8. Dec. 0,01 ccm. Frost. Max. Temp. 38,5° C. Uebelkeit, Appetitverlust, Kopfschmerzen, Schmerzen in der Brustwirbelsäule.

6. 12. Dec. 0,01 ccm. Max. Temp. 37,5° C. Hustenanfall, sonst keine Störung des Allgemeinbefindens. Mässige Schmerzen am linken Fuss.

7. 15. Dec. 0,01 ccm. Subnormale Temperatur, keine Störung des Allgemeinbefindens ausser den Schmerzen am Fuss, die seit dem 12. Dec. bestehen.

8. 18. Dec. 0,011 ccm. Keine vermehrte Pulsfrequenz, etwas Kopfweh, sonst Allgemeinbefinden gut.

9. 20. Dec. 0,012 ccm. Keine Reaction.
Körpergewicht am 22. Dec. 137½ Pfund.
10. 23. Dec. 0,013 ccm. Etwas Frost und Hitze. Max. Temp. 37,5 ° C.
Appetit vorhanden.

12. Kühne, Cigarrenmacher, 17 Jahre alt, aus Unterrieden, aufgenommen am 15. Nov. 1890. Seit September 1889 Husten, seit October 1890 Heiserkeit und Auswurf. Angeblich keine Familiendisposition. Schlechte Ernährung, blasse Gesichtsfarbe. Anfangsgewicht (20. Nov.) 100 Pfund. Beiderseitige Spitzenaffection, besonders rechts. Laryngitis ulcerosa beiderseits. Intermittirendes Fieber.
Morgentemperatur 36,3 ° C. (Minim.), Abendtemperatur 39,6 ° C. (Max.).
Die 24stündige Menge des Auswurfs schwankte zwischen 25, 25, 30, 40, 15, 10, 5, 4 ccm. Die Beschaffenheit war meist eitrig-schleimig, zuweilen schleimig-eitrig. Während der letzten Untersuchungen rein eitrig. In dem Auswurf fanden sich anfangs mässig viel, später sehr viel Bacillen.
2 Injectionen:
1. 30. Nov. 0,002 ccm. Keine Reaction.
2. 1. Dec. 0,004 ccm. Geringe Kopfschmerzen. Am 4. und 5. Schmerzen im Hals, starke Mattigkeit in den Gliedern, Appetitverringerung, Schluckbeschwerden. Morgentemperatur 38,1 ° C. (Minimum), Abendtemperatur 39,4 ° C. (Maximum). 9. Dec. noch immer grosse Mattigkeit.
Körpergewicht am 10. Dec. 95½ Pfund.
11. Dec. auf sein Verlangen ungeheilt entlassen.

13. Kunkel, Musiker, 20 Jahre alt, aus Lutter, aufgenommen am 29. Nov. 1890. Im Juni 1890 Stiche in der rechten Brusthälfte, Husten und Auswurf. October 1890 2 mal Bluthusten. Hereditär nicht belastet.
Mittelmässige Ernährung. Anfangsgewicht (29. 11.) 104½ Pfund. Infiltration beider Lungenspitzen, rechtsseitige Lungenschrumpfung. Geringgradige Laryngitis. Mitralinsufficienz. Kein Fieber. Die 24stündige Menge des Sputums betrug: 5, 10, 40, 20, 35, 30, 50, 30, 30, 25, 30, 20, 20, 20, 30, 25 ccm.
Beschaffenheit: Anfangs eitrig-schleimig, später schleimig-eitrig.
Bacillenbefund: Anfangs keine, später sehr wenig Bacillen gefunden.
9 Injectionen:
1. 30. Nov. 0,001 ccm. Keine Reaction.
2. 1. Dec. 0,005 ccm. Frost und Hitze, Kopfschmerzen, Appetitlosigkeit, Maximaltemp. 39,8 ° C. Vermehrte Pulsfrequenz.
3. 5. Dec. 0,006 ccm. Mattigkeit, etwas Frost, Maximaltemp. 38,7 ° C.
4. 8. Dec. 0,007 ccm. Keine Störung des Allgemeinbefindens, kein Fieber.
5. 12. Dec. 0,008 ccm. Maximaltemp. 38,2 ° C. Etwas Hitze, Frost, kein Appetit, keine Kopfschmerzen, Abends etwas Husten.
6. 15. Dec. 0,009 ccm. Keine Störung des Allgemeinbefindens. Subnormale Temperatur.
7. 18. Dec. 0,01 ccm. Maximaltemp. 37,7 ° C. Etwas Mattigkeit, etwas vermehrter Husten. Appetit erhalten.
8. 20. Dec. 0,011 ccm. Allgemeinbefinden bleibt gut. Subnormale Temperatur.
9. 23. Dec. 0,012 ccm. Keine Reaction. Durchfall. Körpergewicht am 22. Dec. 107 Pfund.

14. Hunze, Schumacher, 30 Jahre alt, aus Alfeld, aufgenommen am 29. Nov. 1890.
Hereditär nicht belastet. Jan. 1890 Influenza. Seit Sommer 1890 Husten ohne Auswurf. Abmagerung. Untermittelmässige Ernährung. Anfangsgewicht (29. 11.) 116½ Pfund. Infiltration der rechten Spitze. Geringgradige Laryngitis und Parese der Stimmbänder. Kein Fieber. Die 24stündige

30

Menge des schleimig-eitrigen Sputum 25 resp. 7 ccm. In demselben finden sich mässig viel Bacillen.

5 Injectionen:

1. 30. Nov. 0,001 ccm. Keine Reaction.
2. 1. Dec. 0,004 ccm. Hitze, Frost, Kopfschmerz, Maximaltemp. 40° C.
3. 3. Dec. 0,006 ccm. Keine Reaction.
4. 5. Dec. 0,008 ccm. Mattigkeit, etwas Kopfweh, kein Fieber. Weniger Husten.
5. 8. Dec. 0,01 ccm. Keine Reaction.

Körpergewicht am 10. Dec. 115 Pfund.

11. Dec. Ungebessert auf Wunsch entlassen.

15. Stüber, Maurer, 26 Jahre alt, aus Bodenfelde, Aufnahme am 3. Dec. Hereditär belastet. Jan. 1890 Influenza, seit dieser Zeit Husten, Auswurf, Kurzathmigkeit, Abmagerung. Untermittelmässige Ernährung, Körpergewicht am 24. Oct. 1890, dem Tage der Aufnahme, 90½ Pfund. Infiltration und Katarrh der rechten Lunge. An der rechten Lungenspitze Cavernensymptome. Pleuritis dextra. Larynx frei. Intermittirendes Fieber; niedrigste Morgentemperatur 35,9° C., höchste Abendtemperatur 40,5° C. Die 24stündige Menge des Sputums schwankte zwischen 30, 40, 100, 35, 15, 20 ccm. Beschaffenheit desselben war stets vorwiegend eitrig.

Bacillenbefund: 2 mal untersucht. Beide Male sehr viel Bacillen gefunden.

6 Injectionen:

1. 22. Nov. 0,001 ccm. Maximaltemp. 39,9° C. Keine Veränderung des Allgemeinbefindens.
2. 23. Nov. 0,002 ccm. Maximaltemp. 39,5° C. Keine Veränderung des Allgemeinbefindens.
3. 24. Nov. 0,004 ccm. Maximaltemp. 40° C. Desgleichen.
4. 25. Nov. 0,006 ccm. Maximaltemp. 40,1° C. Desgleichen.
5. 26. Nov. 0,008 ccm. Maximaltemp. 40,1° C. Desgleichen.
6. 27. Nov. 0,01 ccm. Maximaltemp. 39,5° C. Desgleichen.

Körpergewicht am 26. Nov., 6 Tage vor der Entlassung am 2. Dec., die auf seinen Wunsch erfolgte, 88½ Pfund.

16. Bolese, Steinbrecher, 36 Jahre alt, aus Wildemann, aufgenommen am 8. Dec. 1890.

Hereditär angeblich nicht belastet. Dec. 1889 Influenza, seitdem angeblich viel Husten und reichlicher Auswurf. April und September 1890 wenig Blut ausgehustet. Mässige Ernährung. Anfangsgewicht (8. 12.) 110½ Pfund. Cavernensymptome in der linken Lungenspitze. Keine Complicationen, kein Fieber. Die 24stündige Menge des Auswurfs schwankte zwischen 4, 10, 20, 15, 8, 20, 35, 35 ccm.

Beschaffenheit stets eitrig-schleimig, meist überwog der Eitergehalt erheblich. Bei der Bacillenuntersuchung wurden stets wenig Bacillen gefunden.

3 Injectionen:

1. 15. Dec. 0,001 ccm. Abends Frost, Fieber. Kein Appetitverlust. Maximaltemp. 39,3° C.
2. 18. Dec. 0,002 ccm. Maximaltemp. 39,7° C. Abends Schüttelfrost, Kälte- und Hitzegefühl, Schmerzen im Kopf und Beinen, Appetitverlust, vermehrte Pulsfrequenz.

Körpergewicht am 22. Dec. 1890 111 Pfund.

3. 23. Dec. 0,003 ccm. Maximaltemp. 39,3° C. Schüttelfrost, Hitzegefühl, Erbrechen, Appetitlosigkeit, vermehrte Puls- und Athemfrequenz; Nachts schlecht geschlafen.

17. Kraus, Cigarrenarbeiter, 30 Jahre alt, aus Vlotho, aufgenommen am 2. Dec. 1890.

Seit ½ Jahre Geschwüre im Munde, seit 12 Wochen Husten, Auswurf und Heiserkeit. Patient stammt angeblich aus gesunder Familie.

Schlechter Ernährungszustand. Körpergewicht am 3. Nov. 115½ Pfund. Infiltration und Katarrh in beiden Lungenspitzen, links Cavernensymptome, Laryngitis ulcerosa, ausgedehnte tuberkulöse Ulcera der Mundschleimhaut, Schwellung der Unterlippe. Geringes Fieber. Maximaltemp. 38,₁. Die 24 stündige Menge des Auswurfs betrug: 150, 150, 200, 210, 150, 200, 150, 180, 200, 200, 230 ccm.

Beschaffenheit: Anfangs eitrig-schleimig, später schleimig-eitrig, zuletzt wieder eitrig-schleimig.

Bacillenbefund: Am 7. Dec. wurden viel, später nur wenig Bacillen gefunden.

7 Injectionen:

1. 5. Dec. 0,₀₀₁ ccm. Keine Reaction.

2. 8. Dec. 0,₀₀₃ ccm. Maximaltemp. 38,₄° C. Allgemeinbefinden gut.

3. 12. Dec. 0,₀₀₄ ccm. Maximaltemp. 39°. Leichter Frost. Kein Husten. Ulcera im Munde und Kehlkopfbefund unverändert. Appetit ist gut.

4. 16. Dec. 0,₀₀₅. Maximaltemp. 38,₅° C. Etwas Hitze, vermehrter Husten, schlechter Appetit.

5. 18. Dec. 0,₀₀₆ ccm. Maximaltemp. 39,₄° C., vermehrter Husten, Stiche am Halse, Nachts geringe Schmerzhaftigkeit der Geschwüre im Munde, aber keine Veränderung desselben, Schwellung der Unterlippe ist zurückgegangen.

6. 20. Dec. 0,₀₀₇ ccm. Maximaltemp. 38,₃° C. Keine Störung des Allgemeinbefindens.

Körpergewicht vom 22. Dec. 1890 113 Pfund.

7. 23. Dec. 0,₀₀₉ ccm. Maximaltemp. 39,₅° C., etwas vermehrte Respirationsfrequenz, Hitzegefühl. Schmerzhaftigkeit der Geschwüre im Munde, dieselben zeigen aber keine Veränderung. Appetit vorhanden.

18. Mönchmeyer, Landmann, 31 Jahre alt, aus Wohlendorf, aufgenommen am 19. Dec. 1890.

Seit 2 Jahren wenig Husten, der sich seit Februar 1890 verschlimmert hat. Im Februar 1890 Bluthusten.

Mutter und Schwester des Patienten sind an der Schwindsucht gestorben.

Sehr guter Ernährungszustand. Körpergewicht am 20. Dec. 161 Pfund. Infiltration beider Lungenspitzen. Kehlkopf frei. Kein Fieber. Der Auswurf hat eine eitrige Beschaffenheit und enthält mässig viel Tuberkelbacillen.

1 Injection:

23. Dec. 0,₀₀₁ ccm. Maximaltemp. 38,₁° C. Kopfschmerzen, die bis zum nächsten Morgen andauern, Appetit vorhanden.

19. Ahrend, Lehrer, 32 Jahre alt.

Seit Ende April 1890 Husten und Auswurf; seit Juli 1890 blutige Beimengungen im Auswurf. Vater des Patienten ist an der Schwindsucht gestorben. Guter Ernährungszustand, blasse Hautfarbe. Körpergewicht am 20. Dec. 1890 127 Pfund. Ueber der linken Lungenspitze Cavernensymptome. Geringgradige Laryngitis. Kein Fieber. Der Auswurf ist eitrig-schleimig und enthält Tuberkelbacillen.

1 Injection:

23. Dec. 0,₀₀₁. Keine Reaction.

In ähnlicher Weise gestaltete sich die Sache bei den 8 unter unseren 10 weiblichen Lungenkranken, bei denen Bacillen im Auswurf gefunden wurden. Es handelte sich auch hier um zum Theil weit vorgeschrittene meist doppelseitige Lungenschwindsucht (Blankenburg, Becker, Heise, Käsewitter, Schlemm, Junghans, Aschoff, Klaus). Von diesen zeigten 4 Kranke (Becker, Käsewitter, Junghans und Klaus) keine, einer (Heise) eine geringfügige, drei (Blankenburg, Schlemm und Aschoff) schwerere Veränderungen des Kehlkopfs. In dem Falle Blankenburg fanden sich tuberkulöse Geschwüre auf beiden Stimmbändern. Nur bei einer weiblichen Lungenkranken (Weiland) fanden sich keine Bacillen im Auswurf.

1. Blanckenburg, Emma, 16 Jahre alt, Arbeiterstochter, Tottleben, aufgenommen am 10. Nov. 1890.

Angeblich hat Patientin immer viel gehustet, bekam dann um Ostern 1890 Influenza, wonach sie sich nicht erholt habe und der Husten schlimmer geworden sei. Allmählich wurde sie zunehmend heiserer und litt an Nachtschweissen. Blut habe sie nie gehustet. Regel seit 7 Wochen ausgeblieben.

Sehr mageres, fast aphonisches Mädchen mit starkem Husten und reichlichem eitrigen Auswurf, atypisches intermittirendes Fieber (Abends gegen 39° C.). 108 Pulse, 24 Respirationen in der Minute.

Phthisis cavernosa des linken Oberlappens, weniger vorgeschrittener phthisischer Process im rechten Oberlappen.

Beide Stimmbänder hochroth, geschwollen, an den Rändern geschwürig, zerfallen, rechter Giesbeckenknorpel dicker als der linke. Bei der Phonation kommt kein völliger Schluss der Stimmbänder zustande. Die 24 stündige Menge des Sputums schwankt zwischen 20, 40, 20, 15, 35, 40 ccm. Beschaffenheit: Meistens eitrig-schleimig, zuweilen rein eitrig. Bacillenbefund: Es wurden stets sehr viel Bacillen gefunden. Appetit gut.

9 Injectionen.

30. Nov. 1890 1. Injection (0,001 ccm). Patientin, welche schon vor der Injection allabendlich bis nahe an 39,0° C. fieberte, zeigte heute keine besondere Reaction.

1. Dec. 2. Injection (0,002 ccm). Keine Reaction.

3. Dec. 3. Injection (0,003 ccm). Abends Klagen über Mattigkeit und Übelkeit. Temperatur nicht höher als an den Abenden vor der Injection. Kehlkopfbefund nicht verändert.

5. Dec. 4. Injection (0,004 ccm). Keine Reaction.

8. Dec. 5. Injection (0,005 ccm). Klagen über Mattigkeit. Zunahme des Hustens. Im Sputum einzelne Blutstreifen. Höchste Temperatur nach 10 Stunden (39,4° C.).

9. Dec. Heute hat Patientin zum ersten Male Abends kein Fieber. Allgemeinbefinden gut.

11. Dec. 6. Injection (0,006 ccm). Klagen dieselben wie nach der 5. Injection. Höchste Temperatur nach 10 Stunden (39,6° C.).

15. Dec. 7. Injection (0,007 ccm). Klagen dieselben. Höchste Temperatur nach 10 Stunden (39,7° C.). Lungen- und Kehlkopfbefund nicht verändert.

18. Dec. 8. Injection (0,008 ccm). Klagen dieselben. Höchste Temperatur nach 10 Stunden (39,7° C.).

20. Dec. Die Geschwüre an den Stimmbändern sehen reiner aus. An der vorderen Partie des rechten Stimmbandes sieht man eine grau-weisse Hervorragung.

21. Dec. 9. Injection (0,008 ccm). Höchste Temperatur nach 10 Stunden (39,5° C.).

Die am 9. Dec. Abends constatirte Fieberlosigkeit ist nicht wieder beobachtet worden.

23. Dec. Allgemeinbefinden gut. Körpergewicht bei der Aufnahme 79 Pfund, am 18. Dec. 80¼ Pfund.

2. Becker, Emma, 17 Jahre alt, Ackermannstochter aus Bartolfelde. Aufnahme 26. Nov. 1890.

Seit 2 Jahren Husten, vor 1½ Jahren Bluthusten. Seit 7 Monaten ist die Regel ausgeblieben. Familiendisposition ist angeblich nicht vorhanden.

Sehr mageres Mädchen mit Nachtschweissen, Durchfällen (2 bis 3, meist gegen Abend) und Fieber. Sehr geringer Appetit. Phthisischer Process in der ganzen linken Lunge, sowie in der rechten Spitze.

Die übrigen Organe sind frei. Die 24stündige Menge des Sputums schwankte zwischen 30, 20, 5, 10 ccm. Beschaffenheit stets schleimig-eitrig. Bacillenbefund: Wiederholt sehr viel Bacillen gefunden.

Temperatur vor der Einspritzung: Morgens meist unter 37,0° C., Abends nahe an 39,0° C. oder darüber.

3 Injectionen:

30. Nov. 1. Einspritzung (0,001 ccm) ohne erkennbare Reaction. Fieber nicht höher als am Abend vorher (39,3° C.).

1. Dec. 2. Injection 0,002 ccm). Keine Reaction. Höchste Temperatur 38,5° C.

2. Dec. Patientin hat Abends kein Fieber. Das erste Mal seit sie hier ist.

3. Dec. 3. Injection (0,003 ccm). Klagen über Mattigkeit und Übelkeit. Höchste Temperatur Abends 7 Uhr (38,5° C.). Da Patientin sehr wenig geniesst, so werden die Injectionen ausgesetzt. Die Durchfälle sind erst jetzt nach Behandlung mit Plumb. acet. geschwunden. Der Kehlkopf ist frei geblieben. In den Lungen und der Menge, sowie Beschaffenheit des Auswurfs keine Veränderung. Die am 2. Dec. notirte Fieberlosigkeit hat nicht angedauert, im weiteren Verlauf früh normal oder subnormal, Abends leicht febril oder subfebril. Die Patientin wird auf ihr Verlangen am 14. Dec. entlassen. Körpergewicht bei der Aufnahme 91 Pfund, bei der Entlassung 89½ Pfund.

3. Heise, Regine, 20 Jahre alt, Ackermannstochter, aus Lemshausen, Aufnahme 29. Nov. 1890.

Vor ³/₄ Jahren mit Bluthusten erkrankt. Husten und Auswurf blieben seit jener Zeit und nahmen zu. Patientin wurde magerer und matter. Seit 2 Monaten Ausbleiben der Regel. Blass, mager, klagt über Schmerzen zwischen den Schulterblättern und Husten. Kein Fieber. Appetit mässig gut. Die 24stündige Menge des Sputums schwankte zwischen 30, 50, 50, 60, 50, 70, 100 ccm. Beschaffenheit: stets eitrig-schleimig. Bacillenbefund: Es wurden jedesmal viel Bacillen gefunden. Phthisis cavernosa beider Oberlappen. In den übrigen Organen nichts Besonderes. Leichte Laryngitis catarrhalis.

8 Injectionen:

1. Dec. 1. Einspritzung (0,001 ccm). Keine Störung im Allgemeinbefinden, leichte Erhöhung der Temperatur auf 38,1° C.

3. Dec. 2. Einspritzung (0,002 ccm). Patientin bleibt ohne Beschwerden und fieberfrei.

5. Dec. 3. Einspritzung (0,003 ccm). Klagen über Kopfschmerz. Nach 11 Stunden höchste Temperatur (39,4° C.).

8. Dec. 4. Einspritzung (0,003 ccm). Klagen über Hitze im Kopf. Nach 12 Stunden höchste Temperatur (38,9° C.).

11. Dec. 5. Einspritzung (0,004 ccm). Klagen über starken Hustenreiz und Kopfschmerz. Auswurf hat an Menge zugenommen, ist etwas schaumiger wie bisher. Nach 11 Stunden höchste Temperatur (39,4° C.).

15. Dec. 6. Einspritzung (0,005 ccm).) Die gleichen Erscheinungen wie am 11. Dec. Höchste Temperatur nach 9½ Stunden (39,4° C.).

18. Dec. 7. Injection (0,006 ccm). Klagen über Frost, Mattigkeit, Übelkeit, Erbrechen und Hustenreiz. Höchste Temperatur nach 10 Stunden (40,0° C.).

19. Dec. Beschwerden haben noch nicht völlig nachgelassen Temperatur heute Abend noch 38,0° C.

20. Dec. Befinden heute gut, Temperatur normal.

21. Dec. 8. Injection (0,007 ccm). Nachmittags Klagen über Hitze, Frösteln, Übelkeit. Höchste Temperatur nach 10 Stunden (39,8° C.).

23. Dec. Seit gestern ist Allgemeinbefinden und Temperatur wieder normal. Körpergewicht bei der Aufnahme 107 Pfund, am 17. Dec. 109 Pfund.

4. Käsewitter, Elma, 15 Jahre alt, Kaibelaufseherstochter, Wildemann. Aufnahme 28. Nov. 1890. Vor 5 Monaten erkrankt mit Husten, Auswurf und Stechen auf der rechten Brust. Vor 3 Monaten und vor 6 Wochen Bluthusten. Regel seit einem Jahre 6 wöchenlich.
Patientin ist blass, mager, fieberfrei. Appetit mässig gut. Rechtsseitige Lungenaffection mit Cavernenbildung im Oberlappen. Linke Lunge frei. Die übrigen Organe erscheinen gesund. Husten. Die 24 stündige Menge des Auswurfs schwankte zwischen 15, 25, 20, 15, 25, 20, 30 ccm. Beschaffenheit: Theils eitrig-schleimig, theils rein eitrig. Bacillenbefund: Stets ausserordentlich viel Bacillen gefunden.
8 Injectionen:
30. Nov. 1. Injection (0,001 ccm). Ohne Reaction.
1. Dec. 2. Injection (0,002 ccm). Ohne Reaction.
3. Dec. 3. Injection (0,003 ccm). Ohne Reaction.
5. Dec. 4. Injection (0,004 ccm). Keine Störung des Allgemeinbefindens. Temperatur am höchsten nach 11 Stunden (38,2° C.).
8. Dec. 5. Injection (0,005 ccm). Keine Störung des Allgemeinbefindens. Temperatur nach 12 Stunden (38,0° C.).
9. Dec. Dem Auswurf sind einige blutig gefärbte Ballen beigemischt. Appetit hat sich seit der Aufnahme gehoben.
11. Dec. 6. Injection (0,006 ccm). Allgemeinbefinden nicht gestört. Temperatur am höchsten nach 10 Stunden (37,8° C.).
15. Dec. 7. Injection (0,007 ccm). Nur gegen Abend etwas Kopfschmerz, sonst keine Allgemeinstörungen. Temperatur am höchsten 9 Stunden nach der Einspritzung (38,4° C.). Auswurf hat an Menge etwas abgenommen.
18. Dec. 8. Injection (0,008 ccm). Abends Klagen über grosse Mattigkeit, Hustenreiz und Abnahme des Appetits. Höchste Temperatur nach 9 Stunden 38,9° C.
20. Dec. Patientin fühlt sich gestern wie heute noch matt, während die Temperatur normal ist. Im Auswurf eine Spur Blut.
23. Dec. Allgemeinbefinden ist wieder besser. Körpergewicht bei der Aufnahme 90 Pfund, jetzt 90¼ Pfund.

5. Wilhelmine Schlemm, Schäfersfrau, 33 Jahre alt, aus Hammenstedt bei Northeim i. H., aufgenommen den 15. Nov. 1890, will seit dem vorigen Winter heiser sein. Der Zustand soll abwechselnd bald schlimmer, bald besser gewesen sein. Früher angeblich immer gesund, kein Husten. Patientin hat 3 mal geboren, 2 Kinder leben und sind gesund. Auch der Mann der Patientin soll gesund sein. Beide Eltern der Patientin angeblich stets gesund, sind im hohen Alter gestorben. Menstruation regelmässig, keine Abmagerung in letzter Zeit. Appetit und Allgemeinbefinden gut. Mässig kräftige, mittelgut genährte Frau, Körpergewicht bei der Aufnahme (15. Nov.) 99¼ Pfund, heute dasselbe, fieberfrei seit dem Hospitalaufenthalt (37,2° C. bis 36,9° C.) mit geringer Arhythmie des Herzens, klagt nur über Heiserkeit mässigen Grades. Lungen: Rechts vorn oben geringe Abschwächung des Percussionsschalles, Athemgeräusch daselbst vesiculär, etwas schärfer als links. Rechts hinten oben leichte Dämpfung, im Bereich derselben vereinzelte kleinblasige, klingende Rasselgeräusche, besonders nach Husten. Sonst Lungen frei.
Herz: Arhythmie, Töne rein, Resistenz nicht vergrössert.
An den übrigen Organen nichts besonderes. Kehlkopf Schwellung und Röthung der Schleimhaut beider Giessbeckenknorpel,: besonders des rechten. Linkes Stimmband intakt, weiss resp. rosa. Rechtes Stimmband nicht sichtbar; an Stelle desselben findet sich ein flacher, rother Wulst mit unregelmässigem freien Rande, an dessen hinterem Ende eine grauweisse, etwa kleinerbsengrosse, warzig aussehende Wucherung sichtbar ist. Bei der Phonation bewegen sich linkes Stimmband und der beschriebene Wulst rechterseits gegen einander, ohne die Stimmritze völlig

zu schliessen, die kleine Wucherung wird dabei unsichtbar. Expectoration: gering schleimig-eitrig.

Am 22. November wurden mässig viel Tuberkelbacillen im Auswurf
nachgewiesen.

Vom 22. November bis 1. December 1890 hat Patientin 9 Injectionen mit
Koch'scher Flüssigkeit bekommen, und zwar am 22. Nov. 0,001, 23. Nov. 0,002,
24. Nov. 0,004, 26. Nov. 0,005, 28. und 30. Nov., sowie am 1., 3. und 6. Dec. je
0,01 ccm. Eine Steigerung der Dosis wurde mit Rücksicht auf die andauernde
Arhythmie der Herztöne und der Albuminurie nicht gewagt. Patientin
reagirte niemals mit Temperaturerhöhung, im Gegentheil, seit dem 28. Nov.
ist die Temperatur subnormal, zwischen 36,6° C. und 35,8° C. in der
Achselhöhle; letztere am 1. Dec. 1 Uhr Mittags. Bevor sie eingespritzt
wurde, war ihre höchste Temperatur in der Achselhöhle 37,3° C. Abgesehen
von allen übrigen Cautelen sind diese Messungen auch durch Messungen in
der Scheide und im Mastdarm kontrollirt worden.

Am 22. Nov. Abends (10 Stunden nach der ersten Injection), giebt
Patientin an, ein Gefühl von Anschwellung an der rechten Seite des Halses
zu verspüren. Sichtbar ist davon nichts, kein Schmerz auf Druck. Appetit
gut. Allgemeinbefinden gut.

23. Nov. Um 3 Uhr Nachmittags flüssiges Erbrechen, etwas Müdigkeit.
Starke Arhythmie der Herztöne, ca. 126 Pulse, mässige Mengen
Eiweiss im Urin, der bis dahin frei von Eiweiss war, kein Cylinder.
Appetit gut. Allgemeinbefinden gut.

Vom 24. Nov. bis 1. Dec. Allgemeinbefinden gänzlich ungestört. Der
Eiweissgehalt des Urins hat allmählich abgenommen, heute findet sich im
Harn nur leichte Opalescenz.

Kehlkopf. Die erkrankten Partien erscheinen am 27. Nov. etwas
weniger geschwollen, sonst Bild dasselbe.

30. Nov. Patientin hat das Gefühl, »als ob es im Halse besser sei«,
Stimme erscheint etwas weniger heiser, die kleine warzige Wucherung ist
verschwunden, nur eine am freien Rande besonders mitten ausgefressene
rothe Sckleimhautfalte ist sichtbar. Rechter Giessbeckenknorpel noch dicker
als der linke.

2. Dec. Unter der rothen Wulstung schiebt sich bei der Phonation ein
schmaler weisser Saum vor, der dem rechten Stimmbande anzugehören
scheint. Die 24stündige Menge des Auswurfs schwankte zwischen 6, 12, 2,
6, 2, 3, 4, 7, 4, 5, 3, 5, 5 ccm.

Beschaffenheit: Anfangs theils schleimig-eitrig, theils eitrig-schleimig,
später vorwiegend eitrig.

Bacillen-Untersuchung: 22. Nov.: mässig zahlreiche Tuberkelbacillen. 27. und 29. Nov.: keine Bacillen. 1. Dec.: zahllose Bacillen.
2. Dec.: äusserst spärliche Bacillen. 5. Dec.: mässig viel. 10. Dec.: sehr viel
Bacillen. Pulsfrequenz hat während der Zeit, wo Patientin injicirt wird,
zwischen ca. 126 und 66 in der Minute geschwankt, Respiration zwischen
30 und 18 in der Minute.

Am 3. Dec. 1890 die 9. Einspritzung. Patientin klagt einige Stunden
nach der Einspritzung über Eingenommensein des Kopfes und Mattigkeit,
doch bleibt der Appetit gut und die Temperatur steigt nicht.

4. Dec. Allgemeinbefinden wieder gut. Auswurf spärlich, schleimig-
eitrig. Im Kehlkopf keine auffallenden Veränderungen. Der Urin enthält
noch Spuren von Eiweiss. Die Arhythmie ist zeitweise verschwunden,
zeitweise recht erheblich.

6. Dec. Patientin reagirt auch auf diese Einspritzung weder mit einer
Temperaturerhöhung noch durch eine Veränderung des Allgemeinbefindens.

Am 13. Dec. musste Patientin wegen eines Todesfalles in der Familie
die Klinik verlassen. Sie hatte bis dahin keine weitere Einspritzung mehr
bekommen. Wesentliche Veränderungen wurden weder bei der Unter-

suchung des Kehlkopfes noch der Lungen in letzter Zeit beobachtet. Jedoch fiel am 12. Dec. ein sehr starker Foetor ex ore auf, der auch am Tage der Entlassung noch vorhanden war und welcher an den Foetor brandiger Gewebe erinnert. Die Sputa hatten diesen Gestank nicht. Es machte den Eindruck, als wenn die Quelle des Gestanks im Kehlkopf läge.

Die Albuminurie ist bis auf eine leichte Opalescenz verschwunden, die Arhythmie der Herzthätigkeit ist wechselnd. Der Appetit der Patientin war stets gut. Körpergewicht

bei der Aufnahme (15. Nov.) 99¼ Pfund,
19. Nov. 99¼ Pfund,
26. Nov. 98 Pfund,
2. Dec. 98 Pfund.

6. Junghans, Marie, 41 Jahre alt, Barbiersfrau, Göttingen.

Anamnese: Beginn der Erkrankung vor etwa 1 Jahre mit Stechen auf der rechten Brust, Husten und Abmagerung. Blut wurde bisher nicht ausgehustet. Zur Zeit expectorirt Patientin nicht. Regel ist seit 10 Monaten ausgeblieben. Beide Eltern leben, Mutter soll an Asthma leiden. Sie hat einmal geboren, das Kind lebt und ist gesund.

Status praesens: Magere, blasse Frau, welche auf der rechten Lunge die Erscheinungen von Schrumpfung und Höhlenbildung aufweist. Kein Sputum. Ausser einem Tumor der Gallenblase (Hydrops cystidis felleae. Vorangegangener Icterus und Leberkoliken weisen auf Cholelithiasis), welcher Patientin nicht belästigt, findet sich in den Organen nichts Besonderes. — Appetit mittelgut.

7 Injectionen.

1. Injection am 29. Nov. (0,001 ccm). Keine Reaction.
2. Injection am 30. Nov. (0,002 ccm). Keine Reaction.
3. Injection am 1. Dec. (0,004 ccm). Nach etwa 5 Stunden Klagen über geringe Mattigkeit, Kopfschmerzen, Frösteln. Nach 10 Stunden Temperatur von 39,1 ° C. Am nächsten Tage keine Störungen im Allgemeinbefinden mehr, Temperatur normal. Patientin expectorirt jetzt.
4. Injection am 3. Dec. 1890 (0,005 ccm). Dieselben Klagen wie bei der vorhergehenden Injection. Temperatur nur auf 37,9° C. angestiegen.
5. Injection am 5. Dec. (0,007 ccm). Reaction wie das Mal vorher. Temp. nach 10 Stunden 39,2° C.
6. Injection am 8. Dec. (0,008 ccm). Klagen über grosse Mattigkeit, heftige Kopfschmerzen und Abnahme des Appetits. Nach 10 Stunden Temperatur von 39,8° C.

Schon am 9. Dec. ist die Temperatur normal, die Beschwerden haben wesentlich nachgelassen.

7. Injection am 11. Dec. (0,009 ccm). Klagen wie sonst, Temperatur am höchsten nach 10 Stunden 39,6° C.

Schon am folgenden Tage ist Temperatur und Allgemeinbefinden normal. Am 13. Dec. wird Patientin auf ihren Wunsch entlassen.

Während der Behandlung beschränkte sich die Expectoration auf 2 bis 3 theils schleimig-eitrige, theils eitrig-schleimige Plaques, 3 bis 5 ccm in 24 Stunden. Hustenreiz sehr gering. Bacillen wurden erst in der letzten Zeit des Hospitalaufenthalts, wenn auch in geringer Zahl gefunden. In den Lungen keine Veränderung nachzuweisen, ebensowenig im Kehlkopf, welcher beständig das Bild einer leichten Laryngitis catarrhal. zeigt. Das Körpergewicht bei der Aufnahme 87½ Pfund, bei der Entlassung 89¾ Pfund.

7. Aschoff, Marie, 22 Jahre alt, Musikerstochter aus Hundeshagen bei Leinefelde. Aufnahme 15. Dec. 1890.

Beginn der Erkrankung vor 2 Jahren mit Husten. Bisher nie Blut gehustet. Seit 1 Jahr heiser. Erblich nicht belastet. Menstruation unregelmässig, spärlich. Körpergewicht 85¼ Pfund. Phthisisch. Process im rechten

Oberlappen. Röthung und Schwellung beider Stimmbänder. Tuberkulöses Geschwür neben dem rechten Giessbeckenknorpel. Die 24stündige Menge des Auswurfs schwankte zwischen 7 und 25 ccm. Seine Beschaffenheit war vorwiegend eitrig, er enthielt sehr viel Bacillen. Appetit gut. Kein Fieber. 1 Injection.

21. Dec. 1 Injection (0,001 ccm). Keine Reaction.

8. Klaus, Friederike, 30 Jahre alt, Tischlersfrau aus Borry bei Emmerthal. Aufgenommen am 2. Dec. 1890.

Vor ³/₄ Jahren will Patientin mit Husten und Auswurf erkrankt sein. Blut habe sie nie ausgehustet. Eltern der Patientin gesund; eine Schwester an Schwindsucht gestorben. Sie ist regelmässig menstruirt und hat 2 gesunde Kinder. Phthisischer Process in beiden Oberlappen, links mit Cavernenbildung. Die 24 stündige Menge des Auswurfs schwankte zwischen 15, 5, 20, 20, 25, 20 ccm. Beschaffenheit: Theils eitrig, theils eitrigschleimig. Bacillenbefund: Wiederholt mässig viel Bacillen gefunden. Kein Fieber. Appetit mässig. Die übrigen Organe scheinen frei zu sein. 5 Injectionen.

5. Dec. 1. Injection (0,001 ccm). Nachmittags Frost, Kopfschmerz, starker Hustenreiz. Höchste Temperatur nach 9 Stunden 39,7° C.

6. Dec. Allgemeinbefinden gut, Temperatur normal.

8. Dec. 2. Injection (0,001 ccm). Keine Störungen im Allgemeinbefinden, ausser vermehrtem Hustenreiz. Höchste Temperatur nach 12 Stunden 38,4° C.

15. Dec. 3. Injection (0,002 ccm). Dieselben Erscheinungen wie bei der 1. Injection. Höchste Temperatur nach 9 Stunden 39,0° C.

18. Dec. 4. Injection (0,003 ccm). Klagen dieselben. Höchste Temperatur nach 9 Stunden 39,6° C. Auswurf etwas reichlicher als bisher.

21. Dec. 5. Injection (0,004 ccm). Höchste Temperatur nach 9 Stunden 39,7° C.

Körpergewicht bei der Aufnahme 102 Pfund, am 19. Dec. 102¹/₂ Pfund.

Nicht ohne Interesse ist die weibliche Lungenkranke (Weiland), bei welcher keine Bacillen im Auswurf gefunden wurden.

9. Weiland, Amalie, 44 Jahre alt, Schuhmachersfrau aus Göttingen. Aufnahme 27. Nov. 1890.

Im Januar v. J. hatte Patientin angeblich Influenza, litt damals stark an Luftmangel und Husten. Sie wurde seitdem bereits 2 Mal wegen asthmatischer Beschwerden einige Wochen auf der Klinik behandelt. Eine Erkrankung der Lungen, besonders auch Bacillen wurden nicht nachgewiesen. Jetzt will Patientin seit 8 Tagen in gleicher Weise krank sein. Patientin hat ein gesundes Kind, zweimal habe sie zu früh geboren. Die Kinder seien todt gewesen. Menstruation regelmässig. Kräftige Frau mit sehr starkem Panniculus adiposus und leichter Cyanose der Wangen, beschleunigter Respiration (36) und frequentem Puls (120), klagt über Athembeschwerden, die sich zeitweise verschlimmern sollen, und heftigen Husten. Menge des Auswurfs gering, schleimig, schaumig. Bacillen wurden bei wiederholter Untersuchung im Auswurf nicht gefunden. Auf den Lungen Zeichen einer diffusen Bronchitis und geringe Dämpfung in der linken Spitze. Herz etwas nach rechts verbreitert, unreiner 1. Ton, verstärkter 2. Pulmonalton. An den anderen Organen nichts Abnormes. Appetit schlecht.

2 Injectionen:

30. Nov. 1. Injection (0,001 ccm). Nachmittags Klagen über Kopfschmerz, Durst, Gefühl von Trockenheit im Munde. Temperatur nach 6 Stunden am höchsten: 38,2° C.

1. Dec. 2. Injection (0,002 ccm). Allgemeinbefinden war heute Morgen wieder besser, Nachmittags die gleichen Störungen wie gestern, nur etwas heftiger. Höchste Temperatur nach 10 Stunden: 39,1° C.

2. Dec. Abendtemperatur ist heute ohne Injection 39,0° C. Patientin klagt sehr über Mattigkeit, Kopfschmerz und Hustenreiz. Sie expectorirt seit einigen Tagen mehr. Es schwimmen in einem schaumig - schleimigen Menstruum reichliche weisse Pfröpfe. Patientin behielt, ohne injicirt zu werden, bis zum 20. Dec. abendliche Temperatursteigerungen von 38,9° C. Das Allgemeinbefinden und der Appetit waren sehr schlecht, der Auswurf nahm an Menge zu und enthielt in letzter Zeit eitrige Beimengungen. Bacillen wurden nicht gefunden.

17. Dec. Es wurde heute eine rechtsseitige Pleuritis sicca constatirt.

20. Dec. Das pleuritische Reiben über der rechten hinteren Thoraxhälfte ist nahezu verschwunden, Allgemeinbefinden schlecht. Urin sieht leicht röthlich aus.

23. Dec. Rothe Farbe des Urins hat zugenommen, derselbe enthält mässige Mengen Eiweiss.

Mikroskopisch: Im Sedimente des Urins finden sich Harncylinder von verschiedener Beschaffenheit, nämlich hyaline - Epithel - und einzelne Blutcylinder, ferner mässig zahlreiche Rundzellen, vereinzelte Schatten von rothen Blutkörperchen, Harnsäure, einzelne Crystalle von phosphorsaurer Ammoniak-Magnesia.

Am 19. und 20. Dec. war Patientin fieberfrei, seitdem wieder Fieber mit starken Morgen-Remissionen (Früh normal oder subnormal, Abends meist 39° C. oder mehr).

Die allgemeine Wirkung, welche wir nach der Injection des Koch'schen Mittels beobachteten, bestand auch in unseren Fällen bei fieberlosen Tuberkulösen in einer grösseren oder geringeren Temperatursteigerung bezw. von Frost und Hitze begleitet, die übrigens keineswegs immer der Temperaturhöhe nothwendig entsprechend waren. Das Fieber hatte gewöhnlich 8 bis 12 Stunden nach der Injection seinen Höhepunkt erreicht und war, in der Regel stetig abfallend, meist am nächsten Tage abgelaufen. Bei Tuberkulösen mit atypisch intermittirendem Fieber mit abendlicher Exacerbation stellte sich meist, nach Injection des Koch'schen Mittels am Morgen, eine Steigerung der Abendtemperatur ein, welche am nächsten Morgen schon dem gewöhnlichen Temperaturgange Platz gemacht hatte. Tuberkulöse mit Febris continua haben wir nicht behandelt. Die Dosen des Mittels, bei deren Anwendung eine Temperaturerhöhung überhaupt eintrat, schwankte in verhältnissmässig weiten Grenzen. Bei einer Reihe von Fällen wurde sie überhaupt nicht beobachtet. Wir haben gesehen, dass ein schwer Tuberkulöser (Stüber) an 6 aufeinander folgenden Tagen je eine Einspritzung von 0,001, 0,002, 0,004, 0,006, 0,008 und 0,01 ccm des Koch'schen Mittels bekam, bei welchem aber trotzdem weder der Temperaturverlauf noch das übrige Befinden sich änderte. Ohne auf andere ähnliche Fälle, die uns vorgekommen sind, näher einzugehen, will ich hier nur noch in dieser Beziehung hervorheben, dass wir sogar einen Fall beobachtet haben (Fall Schlemm), bei welchem trotz der Injection mit steigender Dosis (bis zu 0,01 ccm) die vorher normale Temperatur bei ausgesprochener Tuberkulose der Lunge und des Kehlkopfs nicht nur nicht stieg, sondern sogar subnormal wurde. Es hat sich uns der Satz also nicht bestätigt, dass bei Tuberkulösen nach Injection von 0,01 ccm des Mittels sowohl eine starke allgemeine als auch eine örtliche Reaction eintritt. Aus solchen Beobachtungen wird man folgern müssen, dass Jemand, der auch auf 0,0ı ccm des Koch'schen Mittels nicht mit einer starken Temperaturerhöhung oder der darauf überhaupt nicht reagirt, doch an vorgeschrittener Tuberkulose leiden kann, während andererseits Jemand, der auf solche Dosen unbedeutend reagirt, nicht tuberkulös zu sein braucht, weil es nach Koch's eigener Angabe möglich ist, dass andere Kranke und Gesunde ebenfalls auf die Koch'sche Flüssigkeit unbedeutend reagiren können. Da vorauszusetzen ist, dass die Koch'sche Flüssigkeit ein Mittel von constanter Zusammensetzung ist, muss die Verschiedenheit der Wirkung gleicher Dosen derselben Flüssigkeit theils in individuellen Verhältnissen im Allgemeinen, theils vielleicht auch in Besonderheiten der tuberkulös erkrankten Gewebe, auf welche das Mittel specifisch einwirkt, gesucht werden. Die Frage, ob es eine obere Grenze giebt bezw. wo dieselbe liegt, bis zu welcher man die Koch'sche Flüssigkeit anwenden darf, um eine tuberkulöse Erkrankung anzunehmen oder auszuschliessen, wofern die typischen bei seiner Anwendung auftretenden Gewebsveränderungen, wovon bald die Rede sein soll, nicht eintreten bezw. nicht sichtbar sind, ist eine offene. In der Verschiedenheit, welche betreffs der Wirkungsweise der Flüssigkeit bei verschiedenen Tuberkulösen erfahrungsmässig obwaltet, liegt die Verpflichtung, selbst bei Erwachsenen (auch bei solchen nicht, bei denen im Auswurf keine Bacillen gefunden werden [vergl. Fall Geburzky — S. 458 —] oder welche an Lupus leiden), für die erste Einspritzung nicht mehr als 0,00ı ccm zu nehmen. Auch brüske Steigerungen der Dosis haben wir zu vermeiden im Interesse der Kranken als vortheilhaft gefunden: denn die gleiche Dosis wirkte eben auch nicht zu allen Zeiten bei demselben Individuum gleich. Abgesehen davon nämlich, dass die gleiche Dosis, wiederholt eingespritzt, bekanntlich gewöhnlich ihre Wirkung mehr oder weniger einbüsst, haben wir aber auch gesehen, dass eine Dosis des Mittels, welche das erste Mal kaum oder gar nicht wirkte, das nächste Mal eine immerhin recht erhebliche Wirkung auf Temperatur u. s. w. zeigte. Bei einer Lungenkranken (Weiland), bei welcher keine Bacillen im Auswurf gefunden wurden und welche vor den Injectionen fieberlos war, stellte sich nach denselben Fieber ein, welches auch nach dem Aussetzen derselben andauerte, und welches sich mit einer Pleuritis rechterseits vergesellschaftete, während gleichzeitig der Harn die Veränderungen zeigte, welche denen bei acuter Nephritis entsprechen.

Als Theilerscheinungen der Allgemeinwirkung des Mittels haben wir, abgesehen von der Wirkung auf die Körpertemperatur, allgemeines Übelbefinden und Abgeschlagenheit, Mattigkeit, Wirkung auf den Verdauungsapparat (dyspeptische Symptome: Appetitlosigkeit, Übelkeit, Erbrechen, Durchfälle) Kopfschmerzen, nie aber — mit Ausnahme einer an (tuberkulösem) Hirntumor leidenden Kranken (Teuteberg) schwere nervöse Symptome in Form von Bewusstlosigkeit, Benommenheit, Delirien u. s. w. beobachtet. Die Puls-frequenz wurde gewöhnlich entsprechend dem Fiebergrade gesteigert. Eine Ausnahme bildeten indessen die Fälle, wo schwere Collaps-zustände sich einstellten (Fall Geburzky) oder wo die allgemeine Reaction trotz der Rückkehr der Temperatur sich lange hinzog (Fall Gothe — S. 451 — nach der 2. Injection). In solchen Fällen ist uns, abgesehen von einer Pulsbeschleunigung, welche sich bis zum Un-zählbaren steigern kann, aufgefallen, dass sich (Fall Gothe und Pormetter — S. 452 —) eine Verlangsamung des Pulses einstellen kann, welche bei Diphtherie eine so ominöse Bedeutung hat, indem diese Pulsverlangsamung oft den bei dieser Krankheit ganz unerwartet eintretenden plötzlichen Todesfällen bei Patienten, die sich anscheinend in voller Reconvalescenz befinden, vorausgeht. Arhythmische Herz-thätigkeit haben wir mehrfach und lange andauernd (Fall Schlemm — S. 470 — Fall Gothe und Pormetter) beobachtet.

Wir haben oben gesagt, dass der Abfall der nach der Injection sich einstellenden Temperatursteigerung in der Regel ein stetiger ist. Wir haben in einzelnen Fällen am folgenden Tage eine geringe Recrudescenz des zur Norm zurückgekehrten Fiebers gesehen.

In einem Fall von Lupus der Nase, Oberlippe und der Mund-schleimhaut (Gothe) trat im Gefolge der 2. Injection, 21 Tage nach dem Ablauf des Fiebers, während aber die allgemeine Reaction, bestehend in Hinfälligkeit neben unregelmässiger Herzthätigkeit, noch andauerte, ein neues Aufflackern desselben neben einem erneuten Auftreten der abgelaufenen Localreaction auf; die Temperatur erhob sich bis auf 38,7° C., der Lupus der Nase röthete sich und schwoll an, das Gleiche sah man an den erkrankten Partien der Mund-schleimhaut eintreten; es trat Absonderung seröser Flüssigkeit aus den lupös erkrankten Theilen der Nase auf, die Zunge wurde roth, glatt und trocken, wie bei den Injectionen selbst, es stellte sich Röthung und Schwellung in der nächsten Umgebung des Nasenlupus ein; kurz es entwickelte sich vollkommen das Bild, wie nach den Injectionen der Koch'schen Flüssigkeit.

Ergiebt sich aus dem Vorstehenden, dass in manchen unserer Fälle ausgesprochener Tuberkulose die Temperatursteigerung und die damit vergesellschafteten übrigen allgemeinen Störungen nicht eingetreten sind, auch wenn wir das Mittel in Dosen bis zu 0,01 ccm anwendeten, so gestaltet sich die Sache doch wesentlich anders, wo wir uns ein Urtheil über die localen Reactionen verschaffen konnten; denn die Koch'sche Flüssigkeit sucht und findet anscheinend sicher das tuber-kulös erkrankte Gewebe in allen seinen Schlupfwinkeln, bringt eine Steigerung der in ihnen sich abspielenden entzündlichen Vorgänge hervor und vermag die kranken Gewebe bezw. zu nekrotisiren oder vorher zum Abstoss zu bringen. Dass die abgestossenen Theile nicht nekrotisirt zu sein brauchen, hat das oben mitgetheilte Ergebniss der Untersuchung der Borken des Lupus vom Fall Gothe ergeben.

Wir haben uns aber nach der Injection einer wirksamen Dosis der Koch'schen Flüssigkeit, insbesondere bei den Lupösen, davon überzeugen können, dass, abgesehen von der bekannten localen, so frappirenden Reaction des floriden lupösen Gewebes, gleichzeitig Krankheitsherde in der Haut, am Stumpf des lupös zerstörten Kehldeckels (Fall Pormetter), an welchem der Krankheitsprocess abgelaufen zu sein schien, sichtbar wurden und dass auch an Stellen, an welchen überhaupt keine Zeichen krankhafter Veränderung sichtbar waren — Mund- und Gaumenschleimhaut von Gothe — ganz wider Erwarten tuberkulöse Herde auftauchten. Wir haben ferner an manchen tuberkulösen Kehlkopfprocessen Zerfall des erkrankten Gewebes eintreten sehen (Fall Schlemm), welche in solcher Schnelligkeit und promptem Anschluss an die Injection der Koch'schen Flüssigkeit sich vollzogen hat, dass man diese Veränderungen auf die Wirkung des Koch'schen Mittels beziehen musste. Wir haben ferner Reinigungen tuberkulöser Geschwüre beobachtet, Abschwellungen geschwollener, Verblassen stark gerötheter Partien, wo es sich freilich nicht immer ausmachen liess, welchen Antheil der natürliche Ablauf des Processes und die Vermeidung äusserer Schädlichkeiten beim Aufenthalt im Krankenhause dabei hatte. Eine anderweitige locale Therapie des Kehlkopfes haben wir nicht eintreten lassen. An tuberkulösen Mundgeschwüren (Fall Kraus, S. 466), deren Verhalten in Folge von Injectionen der Koch'schen Flüssigkeit wir ebenfalls verfolgen konnten, war während der Reaction eine auffällige objective Veränderung nicht wahrzunehmen, dagegen trat dabei eine Steigerung der subjectiven Beschwerden auf, während in der Zwischenzeit der Kranke einen Nachlass derselben rühmte. An einer Tuberkulose der Harnröhre und des Penis (Fall Panse, S. 454) konnten wir durch das Gefühl keine Verkleinerung des Knotens in dem Penis constatiren, dagegen trat während der Behandlung mit der Koch'schen Flüssigkeit, wie oben berichtet, ein neuer, früher nicht beobachteter, ebenfalls indolenter Knoten an der Wurzel des Penis auf, wofür natürlich letztere nicht verantwortlich zu machen ist. Was nun die Beobachtung an unseren Lungenschwindsüchtigen anlangt, so mag vorausgeschickt werden, dass wir fast nur fieberlose Kranke behandelt haben, von den männlichen Kranken fieberten nur 2 (Stüber und Kühne); von den weiblichen Kranken nur 2 (Blankenburg und Becker), als sie der Behandlung mit der Koch'schen Flüssigkeit unterzogen wurden. Leider aber mussten wir, da uns leichte Fälle nicht zur Verfügung standen, mittelschwere und — den Bitten der Kranken Rechnung tragend — auch einige schwere Fälle mit sehr ausgebreiteten Lungenaffectionen und schweren Kehlkopfveränderungen in Behandlung nehmen.

Wir haben zur Beurtheilung der Wirkung des Koch'schen Mittels folgende drei Anhaltspunkte in Betracht gezogen: 1. das Verhalten der Sputa, 2. die Untersuchung mittelst der Auscultation und Percussion und 3. die Angaben der Kranken. Was das Verhalten der Sputa bei der Behandlung Schwindsüchtiger mit dem Koch'schen Mittel anlangt, so haben wir bis dahin keine Verbesserung derselben, weder was Quantität noch Qualität, insbesondere, was das Verhalten der Tuberkelbacillen angeht, gesehen. Die weitere Beobachtung hat seither noch immer alle Hoffnungen, welche die Kranken und wir selbst in dieser Beziehung zu schöpfen anfingen, vereitelt. Was die Veränderung der Form der Bacillen anlangt, welche von manchen Seiten im Gefolge der Einspritzungen Koch'schen Mittels beobachtet und als eine Wirkung, und zwar eine günstige desselben angesehen worden ist, so haben wir dieselbe auch öfter beobachtet, können sie aber weder als eine günstige noch überhaupt als eine Wirkung des Koch-schen Mittels ansehen; denn wir haben solche veränderte Formen der Bacillen auch ohne diese Behandlung in fast jedem Sputum, constant aber in Käsebröckeln gesehen. Da die Koch'sche Flüssigkeit die Tuberkelbacillen nicht tödtet, würde auf eine Formveränderung derselben auch kein Gewicht zu legen sein. Auf die Verringerung und das Verschwinden der Bacillen im Auswurf kann man nur dann ein Gewicht legen, wenn man zur Untersuchung der Sputa Methoden angewendet hat, welche, wie die Stroschein'sche, ein zuverlässiges Urtheil in dieser Beziehung gestatten Mittheilungen aus Dr. Brehmer's Heilanstalt für Lungenkranke in Görbersdorf, I. (S. 285, Wiesbaden, 1889). Wir haben seither, wenn wir einmal keine Bacillen mehr fanden, in den nächsten Tagen dieselben in grösserer oder geringerer Zahl, bisweilen zahllose gefunden. Veränderungen im Lungenbefunde, weder zum Besseren, noch zum Schlechteren, haben wir bei keinem unserer Kranken beobachtet. Wir haben heut spärliche, morgen reichliche Rasselgeräusche gehört, bei gefüllten Hohlräumen Dämpfungen, die nach der Entleerung derselben verschwanden, und ähnliche Befunde gesehen, ohne dass wir vermöchten, diese Befunde auf Rechnung des Koch'schen Mittels oder irgend welcher Behandlungsmethode zu setzen. Was die Angaben der Kranken mit Lungenschwindsucht anlangt, so bemerkten fast alle nach den Einspritzungen des Koch'schen Mittels eine gewisse stärkere oder schwächere locale Reaction — Stiche auf der Brust, Beklemmung, vermehrter Husten und Auswurf, mit gelegentlich geringen blutigen Beimengungen —, welche aber mit dem Aufhören der Reactionserscheinungen, ohne Nachwehen zu hinterlassen, vorübergegangen ist. Einen wirklichen Heilerfolg können wir weder bei einem unserer Fälle von Lungenschwindsucht constatiren, noch bei einem der anderen Fälle, welche mit dem Koch'schen Mittel hier seither behandelt wurden. Es hat auch in der Zeit der Behandlung keine wesentliche Aenderung des Allgemeinbefindens stattgefunden. Das Körpergewicht hat bei unseren Kranken zu geringe Schwankungen gezeigt, um daraus weitere Schlüsse ziehen zu können. Wir haben, abgesehen von der Koch-schen Flüssigkeit, unseren Kranken gelegentlich auch die bekannten, in solchen Fällen üblichen Heilmittel gegeben, besonders wenn es

sich darum handelte, einzelne besonders lästige Symptome zu be-
kämpfen. Die Kranken erhielten nahrhafte, leicht verdauliche Kost,
leider aber erwiesen sich die infolge der Einspritzungen des Koch-
schen Mittels auftretenden Störungen des Appetits als Hinderungsmittel.
Wir haben unter unseren Kranken keinen Todesfall zu verzeichnen. In einem Fall (Geburzky) fürchteten wir einen unglücklichen Ausgang infolge der nach einer Einspritzung von 0,005 ccm
des Koch'schen Mittels sich einstellenden sehr bedrohlichen Herzschwäche. Indess hat sich der Kranke davon wieder erholt. Einen
Kranken, den 22jährigen, an schwerer Schwindsucht leidenden
Arbeiter Schulze, welcher auf der chirurgischen Klinik mit Einspritzungen der Koch'schen Flüssigkeit behandelt worden war, können
wir nicht auf unsere Rechnung nehmen. Er wurde am 17. December
in sehr elendem Zustande aus der chirurgischen in die medicinische
Klinik übernommen und starb daselbst am folgenden Tage.

Dagegen mag hier noch einzelner Symptome gedacht werden,
welche bei einzelnen unserer Kranken auftraten. Abgesehen von der
bereits erwähnten Harnveränderung in dem Falle Weiland, beobachteten wir in dem Falle Geburzky, welcher an Nephritis litt,
eine Steigerung der Albuminurie und der morphotischen Elemente im
Harn. Albuminurie beobachteten wir in zwei Fällen, bei dem
Kranken Gothe sehr rasch vorübergehend, bei der Patientin Schlemm
während der ganzen Behandlung andauernd. In zwei Fällen (Gothe
und Pormetter) beobachteten wir während der Reaction eine schnell
verschwindende Zunahme der Resistenz in der Milzgegend; einen
fühlbaren Milztumor konnten wir nicht constatiren. Bei einem
unserer Lupuskranken (Gothe) trat nach der ersten Injection ein
maculöses, nach der zweiten ein papulöses Exanthem auf, welches mit
Schuppenbildung abheilte.

Von den in Behandlung genommenen Kranken haben am 23. d. M.,
wo die Zusammenstellung des Materials für diesen Bericht abgeschlossen
wurde, 13 Kranke, nämlich 8 männliche und 5 weibliche, die Klinik
verlassen; von diesen litten an:

	männlich:	weiblich:
1. Lupus	1 (Pormetter),	1 (Fleschner),
2. Lungenaffectionen ohne Bacillenbefund	1 (Schunicht),	1 (Weiland),
3. Kranke mit bacillärer Lungenschwindsucht mit oder ohne Betheiligung des Kehlkopfes	6 (Hunze, Kühne, Friedewald, Ebbecke, Hartung, Stüber)	3 (Schlemm, Junghans, Becker),
Summa	8	5 = 13.

Ausser diesen Kranken ist noch am 25. und 27. December je
eine Patientin (Käsewitter und Blankenburg) mit bacillärer Lungenphthise auf ihr Verlangen entlassen worden.

Die Kranken verlassen vornehmlich die Anstalt, weil sie ihre übertriebenen Hoffnungen, mit denen sie in die Anstalt einzutreten pflegen, nicht erfüllt sehen.

Unbeschadet der grossen wissenschaftlichen Bedeutung der Koch-schen Entdeckung haben wir durch unsere seitherigen Versuche den vorläufigen Eindruck gewonnen, dass noch lange Zeit vergehen wird, ehe wir über die Leistungsfähigkeit der Koch'schen Flüssigkeit als Heilmittel der Tuberkulose ein abschliessendes Urtheil gewonnen haben werden; denn wie, um kurz zusammenzufassen, aus dem vorstehenden Berichte sich ergeben dürfte, haben wir (mit Ausnahme der Fälle von Hauttuberkulose, wo eine Besserung des localen Processes eingetreten ist) bis jetzt in keinem der von uns mit der Koch'schen Flüssigkeit behandelten Fälle eine Besserung weder des tuberkulösen Processes, noch auch des Allgemeinzustandes der Kranken zu verzeichnen, bezw. war dieselbe in den wenigen Fällen, wo eine solche in letzterer Beziehung eingetreten ist, gering und man kann überdies dieselbe wohl lediglich als durch die Hospitalpflege veranlasst ansehen. Auch in diagnostischer Beziehung können wir der Koch'schen Flüssigkeit keine absolute Sicherheit zuschreiben. Dagegen ist auf der anderen Seite hervorzuheben, dass die Koch'sche Flüssigkeit sich als eine differente, in ihren Wirkungen auf den Tuberkulösen nicht klar zu übersehende Substanz gezeigt hat. Haben wir selbst auch nach der Anwendung derselben keinen Todesfall zu beklagen, so hat die Koch'sche Flüssigkeit selbst bei vorsichtigster Anwendung, d. h. bei nur um je 0,001 ccm gesteigerter Dosis, abgesehen von den manchmal eintretenden, oben geschilderten, nicht unbedenklichen Einflüssen auf Herz, Nieren und Verdauungsorgane, mehrfach, ohne dass ein anderer Grund dafür verantwortlich gemacht werden kann, einen Allgemeinzustand der Behandelten erzeugt, welchen wir als Kachexie bezeichnen müssen, in dem die betreffenden Kranken auch nach Aussetzen der Behandlung mit der Koch'schen Flüssigkeit zum mindesten unverhältnissmässig lange zu beharren scheinen. Solche Erfahrungen haben naturgemäss Bedenken in mir erzeugt. Man darf bei der Behandlung der Tuberkulose mit dem Koch'schen Mittel nur mit der allergrössten Vorsicht vorgehen, weil die Anwendung desselben mancherlei schwere Gefahren für die Kranken hat, welche sich in keinem Falle sicher voraussehen lassen.

Aus der chirurgischen Klinik.

Bericht des Directors, Geheimen Medicinalrath Professor Dr. König und des Assistenten, Privatdocent Dr. Hildebrand.

(Vom 5. Januar 1891.)

Am 23. November d. J. wurden in der chirurgischen Klinik zu Göttingen die Versuche mit dem Koch'schen Mittel gegen Tuberkulose begonnen und bis zum heutigen Tage fortgesetzt. Man unterzog von jenem genannten Zeitpunkte an bis zum 23. December incl. im Ganzen 58 Menschen dieser Behandlung und es wurden diesen zusammen 174 Injectionen gemacht. Es waren 29 Erwachsene und 29 Kinder, von denen 10 an Lupus litten, 1 an Lymphdrüsentuberkulose, 25 an Coxitis tuberculosa, 5 an tuberkulöser Kniegelenkentzündung, 4 an Fussgelenktuberkulose, 2 an Ellenbogengelenktuberkulose, 3 an Wirbeltuberkulose, 1 an Schädeltuberkulose, 1 an Kehlkopftuberkulose, 1 an Nebenhodentuberkulose, 1 an Tuberkulose in einem Amputationsstumpf, 1 an Fisteln in der Gegend des Kniegelenks tuberkulöser Natur und 1 wahrscheinlich an Nierentuberkulose. Ausserdem wurden versuchsweise injicirt: 1 Fall von Muskelgumma, 1 von chronischem Ekzem, 1 von carcinösen Drüsen des Halses, 1 von einer zweifelhaften Schwellung des Handgelenks und schliesslich 1 Fall von Geschwür auf dem Handrücken, dessen Aitiologie unklar war.

Die äusseren Vorbereitungen zur Injection und die Technik derselben war folgende: Es wurden zunächst genau nach der Vorschrift durch Mischungen der Koch'schen Flüssigkeit mit $\frac{1}{2}$ % Carbolsäure Lösungen hergestellt in der Stärke von 10 %, 1 %, $\frac{1}{10}$ %. Diese Lösungen wurden unter den gewöhnlichen antiseptischen Cauteln subcutan injicirt. In einem kleinen Theil der Fälle benutzte man zur Einverleibung des Mittels die von Koch angegebene Spritze, in dem bei weitem grösseren Theil eine gewöhnliche Pravaz'sche Spritze mit möglichst richtiger Graduirung. Die Thatsache, dass bei Tausenden von Morphiuminjectionen nie eine Entzündung an der Injectionsstelle beobachtet worden war, liess diese ungefährlich und bei der einfachen Handhabung zur Verwendung durchaus geeignet erscheinen. Als Applicationsstelle wählte man in einigen wenigen Fällen die Rückenhaut, in den meisten die Haut entweder des Vorderarmes oder des Oberschenkels. Abgesehen von der grösseren Derbheit der Rückenhaut konnte eine wesentliche Differenz in dieser Beziehung für die Haut der verschiedenen Körperstellen nicht festgestellt werden. Schmerzens-

31

äusserungen kamen fast gar nicht zu unseren Ohren, es waren nur Kinder und selbst diese selten, die im Momente der Injection etwas über Schmerzen klagten. Gewöhnlich entwickelte sich an der Injections-stelle im Laufe des 1. Tages eine mässige Schwellung und nach einigen Tagen verfärbte sich die Haut bläulich, so blieben die Injectionsstellen etwa 1 Woche lang, dann verloren sich diese Erscheinungen von selbst.

Es wurde nun aus Vorsicht mit kleinen Dosen angefangen, indem man für kräftige Erwachsene 0,01 des Mittels pro Dosi an-wendete, für Kinder 0,001 und für elende Kinder 0,0003 bis 0,0005 und diese Dosen wurden nur sehr allmählich gesteigert, niemals um mehr als um 0,002. Die höchste Quantität, die injicirt wurde, betrug 0,014. Aus derselben Vorsicht liess man die Injectionen nicht rasch auf einander folgen, es wurden Pausen gemacht von 4- bis 8 tägiger Dauer, manchmal sogar noch grössere. Nur wenn man anfänglich keine Reaction bekam, ging man rascher vorwärts.

Bei dieser Art der Anwendung des Mittels traten nun eine Reihe von Wirkungen der Injection zu Tage, die im Folgenden näher betrachtet werden sollen.

Es waren 1. solche, die den ganzen Organismus als solchen betrafen, und 2. solche, die an den tuberkulös erkrankten Körper-theilen zur Beobachtung kamen. Das auffälligste objective Symptom war die Änderung der Körpertemperatur, und zwar im Sinne der Erhöhung derselben. Bei weitem die grösste Zahl der Kranken reagirten auf die Injection mit Fieber und zwar folgendermassen: 5 bis 6 Stunden nach der Einspritzung begann die Temperatur zu steigen, gelangte dann durchschnittlich 10 Stunden p. inj. auf den Höhepunkt, hielt sich einige Stunden auf der Höhe und fiel dann meist allmählich ab, um am 3. resp. 4. Tage wieder die normale zu erreichen. Dies war gleichsam der Typus bei den Erwachsenen, die die Dosis von 0,01 bekommen hatten. Freilich gab es auch einige Abweichungen davon: in einem Fall fing die Temperatur erst nach 10 Stunden an zu steigen, und in 5 Fällen erreichte die Temperatur erst am folgenden Tage unter ganz allmählichem Ansteigen am Morgen oder gar Abends, also 20 bis 36 Stunden p. inj., ihren Höhepunkt. Dementsprechend dauerte auch das Heruntergehen der Temperatur lange, so dass erst am 4. Tage die normale wieder erreicht wurde. Auch in dem Abfall der Temperatur zeigten sich in einigen Fällen Abweichungen, indem dieselbe fast kritisch im Laufe von 6 bis 8 Stunden um 2 bis 3° herunterging. Die Temperaturen, die erreicht wurden, betrugen in vielen Fällen über 39 und 40°. Nach der 2. Injection stieg die Temperatur bei ungefähr der gleichen Dosis meist etwas rascher, in ca. 8 Stunden, zum Höhepunkt. Auch der Abfall erfolgte rascher, so dass sie am Abend des 2. Tages meist wieder normal war. Nach der 3., 4., 5. und 6. Injection waren die Temperaturverhältnisse ungefähr dieselben wie nach der 2. Nur einer von jenen Fällen mit verzögerter Steigerung der Temperatur behielt diesen Modus auch bei den späteren Injectionen bei.

Viel inconstanter erwies sich die Fieberreaction des Körpers auf die Koch'sche Injection bei Kindern. Die Dosirung wurde hier viel peinlicher nach dem einzelnen Fall bestimmt und wohl manchmal aus Vorsicht zu klein gewählt. Von 7 Kindern im Alter von 2 bis 5 Jahren, die auf 0,001 reagirten, waren es nur 2, bei denen die Temperatur über 39 stieg. Bei 10 Kindern erreichte die Temperatur auf die Dosis von 0,005 den Höhepunkt 40° durchschnittlich in 9 Stunden. Auch bei den Kindern konnten wir beobachten, dass die Temperatur nach der 2., 3. etc. Injection rascher in die Höhe stieg und auch rascher wieder abfiel, so dass gewöhnlich am Abend des 2. oder Morgen des 3. Tages die Temperatur wieder normal war. Ein Fall ist dadurch bemerkenswerth, dass die Temperatur nach raschem Anstieg jedesmal bei dem Abfall subnormal wurde und dann erst wieder zur normalen Höhe emporstieg.

Sieht man die 10 Fälle durch, wo keine Fieberreaction eingetreten ist, so ist wohl in einem Theil mit Sicherheit die geringe Dosirung zu beschuldigen. In einigen Fällen trat nur eine ganz leichte Temperaturerhöhung auf, von der es fraglich ist, ob sie als Folge der Injection aufzufassen ist. In einigen weiteren Fällen war die Dosis für ein Kind gewiss nicht zu gering (0,005) und die Fieberreaction blieb doch aus, bei zweifellos tuberkulöser Affection.

Nur in wenigen Fällen war die Temperatursteigerung von einem Frösteln begleitet; ausgesprochener Schüttelfrost wurde nur bei 2 Patienten beobachtet; doch ist der eine von diesen beiden Fällen dadurch bemerkenswerth, dass jedesmal nach der Injection der Frost auftrat.

Mit der Steigerung der Körpertemperatur stellte sich auch eine Steigerung der Pulsfrequenz ein, die in den meisten Fällen entsprechend der Erhöhung der Temperatur war, eher etwas geringer, in einigen Fällen jedoch weit darüber hinausging; bei 1 Kinde wurden 168 Pulse bei einer Temperatur von 40° gezählt. In den letzteren Fällen war der Puls auch noch leicht unterdrückbar, fast flatternd. Ein sonstiger Einfluss auf die Herzthätigkeit wurde nicht beobachtet.

Als weitere Folge der Injection traten von Seiten des Magendarmkanals in fast allen Fällen Appetitlosigkeit, in manchen Übelkeit, die sich gelegentlich zu Erbrechen steigerte. Diese Erscheinungen dauerten einen, manchmal mehrere Tage. Einmal wurden anhaltende Durchfälle im Gefolge der Injection beobachtet.

Das Nervensystem reagirte mit Kopfschmerz und Gliederschmerzen, in einigen Fällen trat eine auffallende Schlafsucht auf, die sich noch am Tage nach der Injection in ausgiebigem Masse zeigte. Ausserdem wurde in einer ziemlich grossen Reihe von Fällen Lichtscheu beobachtet. Diese nervösen Beschwerden verloren sich gewöhnlich mit dem Abfall der Temperatur.

In Folge dieser eben angegebenen allgemeinen Wirkungen auf den Körper kamen die meisten Patienten in ihrem Ernährungszustande herunter, wurden elender und blässer. Leider wurde versäumt, dieses Moment durch Gewichtsmessungen genauer zu bestimmen. Man gewann aber den Eindruck, als ob diese Wirkung noch erheblicher sei, als aus dem Fieber erklärlich. Diese Wirkungen auf das Allgemeinbefinden waren individuell ausserordentlich verschieden stark und namentlich zeigte sich eins, dass sie durchaus nicht allein von der Höhe der Dosis abhängig waren. Wir beobachteten Fälle, wo schon nach kleinen Dosen eine erhebliche Reaction auftrat, und wieder andere, bei denen grössere Dosen eine geringere Reaction zur Folge hatten. Sicher kommt als sehr wichtiges Moment hinzu: die Ausdehnung der Erkrankung; je grösser diese ist, je mehr tuberkulöse Herde vorhanden sind, um so stärker ist die Reaction des Allgemeinbefindens. Es entspringt diese Auffassung der Beobachtung, dass diejenigen Patienten, die stark reagirten, gewöhnlich mehrere tuberkulöse Herde hatten. Auch liess sich noch Folgendes constatiren: in einer Anzahl von Fällen trat starke Erhöhung der Körpertemperatur auf mit sehr geringer Störung des Allgemeinbefindens und andererseits in einzelnen Fällen bei geringer Steigerung der Körperwärme sehr erhebliche Alteration des Allgemeinbefindens.

Wenn wir nun weiter die Wirkungen auf die verschiedenen tuberkulösen inneren Organe verfolgen, so macht sich zunächst jene Einwirkung auf die Lunge sehr bemerkbar. In 24 Fällen bestand neben dem betreffenden chirurgischen Leiden eine mässige Tuberkulose der Lungen, die sich physikalisch diagnosticiren liess; Sputum war nur in vereinzelten Fällen da, Bacillen nur in 2 Fällen. Nach der Injection trat bei verschiedenen Kranken Hustenreiz mit vermehrtem Auswurf auf, so dass Patienten, die vorher kaum Sputum gehabt hatten, plötzlich viel auswarfen. Dies kam gewöhnlich am 2. Tag, am 3. nahm es schon wieder ab und am 4. hat es sich meist verloren; etwas Besonderes wurde in dem Sputum nicht gefunden.

Ebenso wurde auch mehrmals eine Einwirkung auf die Nieren beobachtet. Es fand sich Eiweiss im Urin in 3 Fällen in sehr geringer Quantität gewöhnlich am 2. Tag nach der Injection. Am folgenden Tage verlor es sich wieder. Es war das nicht mehr Eiweiss, als wie es bei hoch fieberhaften Zuständen überhaupt auftritt. Nur in einem Falle kamen sehr erhebliche Nierenerscheinungen zur Beobachtung. Es handelte sich um einen Mann mit Ellenbogentuberkulose und Lupus des Gesichts, dem schon wegen Knietuberkulose das eine Gelenk resecirt und das andere Bein amputirt worden war. Dieser Mann hatte schon vor der Injection Eiweiss im Urin in nicht unbeträchtlicher Menge, jedoch war der Urin ganz klar, weshalb eine Untersuchung auf Bacillen unterlassen wurde. Durch die Injection wurde die Eiweissmenge sehr gesteigert. Es traten Flocken und Fetzen im Harn auf, die sich bei der mikroskopischen Untersuchung als aus Eiterkörperchen, Nierenepithelien und Fibrin bestehend erwiesen; Bacillen fanden sich nicht vor. Blut wurde in diesem Urin nicht beobachtet. Erst ganz allmählich ging diese Albuminurie auf ihr früheres Masz zurück. Ob es sich in diesem Falle um die Reaction einer tuberkulös erkrankten Niere oder einer blos chronisch entzündeten Niere auf die Koch'sche Injection handelt, liess sich bei dem vollständigen Mangel von Bacillen und Eiter nicht mit Sicherheit entscheiden, um so mehr, als die Vorgeschichte des Falles beide Annahmen zulässt.

Ehe wir uns nun der Einwirkung der Koch'schen Injection auf die chirurgischen Tuberkulosen zuwenden, die selbstverständlich unser Hauptinteresse in Anspruch nahmen, müssen wir noch einer Beobachtung an der Haut dreier Patienten gedenken. Während der Steigerung der Temperatur sahen wir ein Exanthem von maculösem und papulösem Charakter entstehen, das namentlich auf Brust und Bauch seinen Sitz hatte und stark an Scharlach- oder Masern-Exanthem erinnerte. Es war gewöhnlich am 2. Tag sehr ausgesprochen und verschwand dann im Laufe von mehreren Tagen unter leichter Abschuppung. Jede neue Injection liess es wieder von Neuem auftreten.

In hohem Masse wurde unser Interesse erregt durch die Veränderung, welche die Tuberkulose der äusseren Hautbedeckung, also der Lupus, unter dem Einfluss der Koch'schen Injection erlitt. Zweifellos sind die Veränderungen bei diesem Leiden am meisten ausgeprägt.

Wenn wir unsere Erfahrungen darüber zusammenfassen wollen, so lässt sich etwa Folgendes sagen:

Bei ausgeprägtem Lupus entstand nach der Injection von 0,01 beim Erwachsenen eine starke Schwellung der erkrankten Partie. Die lupöse Stelle wurde glänzend, blauroth, schwoll an, ein blassrother Hof von 2 bis 3 cm Breite umsäumte den Lupus. An scheinbar gesunden Stellen zeigten sich rothe Knötchen und in der Peripherie stellten sich öfters neue Eruptionen von Lupus ein. Durch die Schwellung wurde die Geschwulstmasse eine einheitliche, die einzelnen Knötchen verschwanden für die Wahrnehmung, indem sie confluirten. Dann trat eine seröse Exsudation auf, förmliche Blasen bildeten sich. Am folgenden Tage ging die Schwellung und Röthung wieder zurück, die lupösen Stellen wurden flacher, die Blasen trockneten ein, es bildeten sich Borken von eigenthümlicher Bernsteinfarbe und an den nicht ulcerirten Stellen Epithelschuppen, die Haut wurde wieder faltiger und am 3. resp. 4. Tage hatte der Lupus wieder ein reactionsloses Aussehen; dabei konnte man aber bemerken, dass er entschieden, sowohl was die Dicke als die Verfärbung der Haut betraf, rückgängig war. Diese Erscheinungen wiederholten sich bei jeder Injection; durch 4 Einspritzungen gelang es so bei einem Lupuskranken, der zugleich Haemophile war, er hatte ausgesprochene Bluterknie, eine ganz erhebliche Besserung des Lupus herbeizuführen.

Geheilt ist zwar dieser Fall noch lange nicht, aber die lupösen Stellen
sind viel flacher geworden, man hat den Eindruck, als ob sie stark
geschrumpft seien, die Farbe ist heller roth, man sieht, abgesehen von
der Peripherie, wo einige neue Eruptionen sind, kaum noch einzelne
Knötchen, sondern nur eine diffuse Schwellung. An einzelnen Stellen
sieht das Epithel unter den abfallenden Schuppen wie das einer Narbe
aus. Eine Necrose, eine Abstossung von Gewebe konnte nicht beobachtet werden. Bei den Lupusfällen, die stark ulcerirt waren, trat
eine sehr bedeutende Exsudation und Borkenbildung ein und nachher
zweifellos eine erhebliche Verkleinerung und Abflachung der Geschwürsfläche, so dass die Veränderung in einzelnen Fällen frappant
war. Fast noch interessanter waren die Beobachtungen bei den
Kranken, die früher Lupus gehabt hatten, bei denen aber infolge
vielfacher Ausschabungen und Kauterisationen der Lupus ausgeheilt
erschien und statt der Neubildungsmassen Narbengewebe vorhanden
war. Solche Fälle konnten wir 2 studiren. In dem einen war
fast die ganze Gesichtshaut in Narbe verwandelt und die Weichtheil-
nase fehlte vollständig. Man konnte nirgends mehr etwas von Lupus
entdecken. Nach der Injection von 0,01 war die Temperatur 12 Stunden
später auf 38,4 gestiegen, während sie sonst immer normal gewesen
war, dann fiel sie wieder ab. Zugleich damit wurden die narbigen
Flächen stark glänzend und leicht geröthet, ohne dass jedoch einzelne
Lupusherde etwa sich deutlich machten. Konnte man in diesem
Falle bei der geringen Reaction zweifelhaft bleiben, ob nicht doch
aller Lupus beseitigt sei, um so mehr, als nach der 2. Einspritzung
keine Reaction auftrat, so wurden in einem anderen analogen Falle
alle Zweifel durch die Koch'sche Injection beseitigt. Es handelte sich
um ein Mädchen, dessen Wange durch Lupus und wiederholte Behandlung mit dem scharfen Löffel und dem Thermokauter in eine
glatte, blasse Narbenmasse verwandelt war, in der man von Lupus
nichts mehr sah. Nach der 1. Injection von 0,001 trat ausser einer
erheblichen Störung des Allgemeinbefindens eine starke locale Reaction
auf. Die Narbenfläche schwoll an, namentlich an einigen Stellen,
wurde hier glänzend stark geröthet, es zeigten sich einige Lupusknötchen und um die Narben herum entstand ein rother Hof.
Patientin empfand heftiges Brennen in der Narbe. Diese Erscheinungen traten nach jeder Einspritzung im Ganzen viermal auf, stets
in ausgeprägter Weise, jedoch mit etwas abnehmender Intensität bei
gleichen Störungen des Allgemeinbefindens und hohem Fieber. Die
localen Veränderungen am 2. und 3. Tag nach der Injection waren
die oben beschriebenen; es bildeten sich an mehreren Stellen, wo
jetzt deutliche Lupusknötchen sichtbar waren, Borken und Schuppen,
die sich dann abblätterten. Man hatte hier also durch die Koch'sche
Injection allein mit Sicherheit erkannt, dass noch lupöse Stellen in
den Narbengeweben vorhanden waren. Die gleichen Erscheinungen
konnte man an einem dritten Lupuskranken beobachten, der ausser

sehr viel Lupusnarben auch noch einzelne deutliche Erkrankungsherde hatte. Bei ihm zeigten nicht nur letztere die typischen Veränderungen, sondern auch in den Narben tauchten nach der Einspritzung einige Herde auf, die sich stark rötheten, anschwollen und unter Borkenbildung wieder schrumpften. Affallend war in diesem Fall, wie schon nach einer Injection von 0,01 im Stadium des Rückganges die Haut sich glättete und die Erkrankungsherde verschwanden. In mehreren Fällen von Lupus konnte noch eine interessante Beobachtung gemacht werden. Es trat nämlich eine mässige Schwellung und Schmerzhaftigkeit der zugehörigen Lymphdrüsen auf.

Entsprechend diesen Beobachtungen waren die Erscheinungen, die bei Lupus der Schleimhaut zu Tage traten. In einem Fall, in dem schon die Nase gespalten und die Nasenschleimhaut ausgeschabt und gebrannt worden war, zeigten sich wieder tuberkulöse Ulcerationen der Schleimhaut. Nach der Einspritzung mit Koch scher Flüssigkeit schwoll die Nase an, röthete sich aussen um die Nasenlöcher herum und zugleich trat vermehrte Secretion und Borkenbildung ein. Dasselbe wurde in einem Fall von Lupus der Gaumenschleimhaut beobachtet. In einem Fall von sehr weit fortgeschrittener Kehlkopftuberkulose sahen wir keine Reactionserscheinungen, was wohl seinen Grund in den sehr kleinen Dosen hat, die wegen des sehr elenden Allgemeinzustandes des Patienten genommen werden mussten. Patient bekam 2 Injectionen von 0,001 und 0,0015. Etwa 4 Tage nach der letzten Injection starb Patient an seiner Lungenphthise. Noch eine interessante Erscheinung konnten wir beobachten. Ein Kind mit mehrfachen Tuberkulosen hatte ausserdem eine etwas dicke Oberlippe und wunde Mundwinkel. Nach der Injection schwoll die Lippe mächtig an, die wunden Stellen nässten, es bildeten sich Borken und nach einigen Tagen ging die Schwellung wieder zurück. Dies ereignete sich nach jeder Injection und jetzt ist die Lippe erheblich dünner als früher. Es ist wohl ein hübscher Beweis für die tuberkulöse Natur der sogenannten scrophulösen Lippe.

Tuberkulose sonstiger Weichtheile kam nur vereinzelt zur Beobachtung. In einem Fall von tuberkulösem Lymphdrüsenabscess am Halse sahen wir nach der Einspritzung von 0,01, abgesehen von den Allgemein-Erscheinungen, local etwas Schwellung der Drüse; eine weitere Beobachtung des Falls konnte jedoch nicht gemacht werden, da schon 2 Tage nach der Injection die Drüse exstirpirt wurde. — Sehr deutlich war die Einwirkung des Koch'schen Mittels auf einen tuberkulösen Nebenhoden zu sehen. Er wurde auf die Dosis von 0,01 dicker und schmerzhaft, schwoll dann aber in den nächsten Tagen wieder ab. Dies trat jedesmal nach der Einspritzung auf. Nach 4 Injectionen von 0,01 war die Schwellung und Schmerzhaftigkeit entschieden geringer als vor dieser Behandlung, so dass Patient also zweifellos gebessert wurde. Ebenso sahen wir eine Besserung bei einem Mann, dem der Fuss wegen Tuberkulose des

Fussgelenks nach Syme amputirt worden war. Es war eine Tasche zurückgeblieben, aus der sich viel Eiter entleerte, die Granulationen sahen tuberkulös aus. Nach 2 Einspritzungen von 0,01 nahm die Eiterung sehr ab, die Wände der Tasche legten sich an. Freilich war auch hier mehrmals Jodoform-Glycerin in die Höhle injicirt worden.

Wenn wir nun zur Betrachtung der Einwirkung des Koch'schen Mittels auf Knochen- und Gelenkleiden tuberkulöser Natur übergehen, so müssen wir zunächst, um wirklich ein Urtheil gewinnen zu können, unsere Fälle in gewisse Gruppen sondern, und zwar: 1. in solche Gelenke, an denen noch kein operativer Eingriff vorgenommen, die nur mit Gypsverbänden oder Extension behandelt worden waren. Sie zerfallen wieder in solche ohne und solche mit Eiterung. Dann 2. in solche, bei denen vor der Koch'schen Injection schon Jodoform-Glycerin in das Gelenk eingespritzt war. 3. In solche, wo eine operative Entfernung der Tuberkulose mit nachheriger Jodoformbehandlung stattgefunden hatte. Aus dieser Eintheilung geht hervor, dass für die Entscheidung, ob und wie weit das Koch'sche Mittel auf die Gelenktuberkulose einwirkt, nur jene Fälle der ersten Gruppe Verwendung finden können, da die anderen alle keine reinen Fälle sind. Zu dieser ersten Gruppe gehören 13 Hüftgelenke, 3 Kniegelenke, 1 Fussgelenk und 1 Ellenbogengelenk.

Die Frage, ob die Hüftgelenke auf die Injection reagirten, ist bei der tiefen Lage des Hüftgelenks mit Hülfe von objectiven Symptomen schwer zu beantworten. Immerhin zeigten sich in einigen Fällen so ausgesprochene subjective Symptome, dass sie eine Einwirkung wohl als zweifellos erscheinen lassen. Während von jenen 3 Fälle überhaupt nicht reagirten auf die Injection, weder allgemein noch local, und weitere 6 Fälle keine locale Reaction darboten, wurde in 4 Fällen das Gelenk mit der Temperatursteigerung erheblich schmerzhafter; diese Schmerzhaftigkeit hielt 1 bis 2 Tage an, dann wurde das Gelenk wieder unempfindlich. Dies wiederholte sich nach jeder Injection; in 2 Fällen hatte man den Eindruck, als ob nach Application mehrerer Einspritzungen das Gelenk überhaupt schmerzloser gewesen wäre; freilich wird diese Thatsache ja häufig schon durch einfache Ruhe und Extensionsbehandlung, wie sie auch in unseren Fällen nicht unterlassen wurde, herbeigeführt.

Viel leichter zu sehen war natürlich die Einwirkung auf die tuberkulösen Knie-, Fuss- und Ellenbogengelenke.

In 2 Fällen von Kniegelenkstuberkulose mit Hydrops vermehrte sich die Flüssigkeit im Gelenk erheblich nach der Injection, so dass eine Differenz von 1 cm im Umfang des Gelenks eintrat und die Fluctuation im oberen Recessus sehr viel deutlicher wurde; in einem 3. Fall war weniger die Vermehrung des Ergusses, als die starke Schwellung der Kapsel nachweisbar. Dazu kam, dass in allen 3 Fällen die Gelenke sehr viel mehr schmerzhaft und druckempfindlich wurden.

Diese Erscheinungen gingen in den nächsten Tagen allmählich zurück. Das Gleiche beobachteten wir in je einem Fall von Ellenbogen- und von Fussgelenktuberkulose. Zweifellos ist in letzterem Falle nach 3 Injectionen das Gelenk dünner und schmerzloser geworden. Freilich hat Patient seit der Einspritzung immer im Bett gelegen, während er vorher umhergegangen war.

Ein Einfluss auf Gelenkabscesse konnte nicht constatirt werden. In 3 Fällen war die Coxitits mit Abscess complicirt; auch sie wurden durch die Injection schmerzloser, eine Veränderung am Abscess fand sich jedoch nicht.

Wenn ich nun zu der zweiten Gruppe übergehe, den Gelenken, die vorher mit Jodoform-Glycerin-Injection behandelt wurden, so finden sich in dieser Gruppe 3 Fälle, 1 Ellenbogengelenk, 1 Fussgelenk und 1 Hüftgelenk. Alle 3 hatten schon mehrere Einspritzungen von Jodoform-Glycerin bekommen, als die Behandlung mit dem Koch'schen Mittel begann. Die ersten beiden reagirten auf das letztere sowohl allgemein mit Fieber als local mit Schmerzhaftigkeit und Schwellung des Gelenks; sie gaben also dieselbe Reaction wie die nicht mit Jodoform-Glycerin Behandelten. Auch bei ihnen trat in den folgenden Tagen allmählich eine Abschwellung ein und schliesslich wurde das Gelenk entschieden schmerzloser und freier beweglich als vorher. In diesen Fällen wird natürlich das Urtheil darüber, ob die Besserung dem Koch'schen Mittel zuzuschreiben ist, dadurch erschwert, dass vorher die Behandlung mit Jodoform-Glycerin stattgefunden hat, der doch ein bessernder Einfluss auf Gelenktuberkulose nicht abzusprechen ist. Zu diesen Gelenken müssen wir noch ein viertes rechnen, nämlich 1 Kniegelenk; bei dem 3 Wochen vor dem Beginn der Koch'schen Behandlung das tuberkulöse Kniegelenk aufgeschnitten, ein Theil der Kapsel exstirpirt, das Gelenk mit Jodoform-Glycerin angefüllt und wieder zugenäht worden war. Auch dies Gelenk wurde nach der Einspritzung sehr druckempfindlich und schmerzhaft, der obere Recessus gefüllter; nachher trat allmählicher Rückgang dieser Erscheinungen ein mit zweifelloser Besserung, wenn auch der Hydrops bis jetzt noch nicht ganz verschwunden ist.

Von grosser Bedeutung war natürlich auch die Frage: Wie wirkt die Koch'sche Injection auf Fisteln, die nach Resection resp. Arthrectomie eines Gelenks zurückgeblieben sind, sind das doch Dinge, die dem Chirurgen viel zu schaffen machen. Zur Prüfung dieser Frage standen 2 Fälle von Kniegelenksfistel, 1 Fussgelenksfistel und 8 Fälle von Hüftgelenksfistel zur Verfügung. Unter diesen 8 Hüftgelenksfisteln sind 6, in denen die Gelenke bei der Resection stark zerstört gefunden wurden, meist Hüftkopf und Pfanne von grossen Herden eingenommen. Die Resectionen waren vor 3 bis 5 Monaten gemacht und von der Operation Fisteln zurückgeblieben, die stark eiterten. In einem anderen Fall war ohne Gelenkresection ein Herd aus der oberen Pfannengegend weggenommen worden, und der letzte Fall war eine Arthrectomie des Hüftgelenks mit Reposition des luxirten Kopfes in die Pfannen. In den 2 Fällen von Kniefisteln waren diese zurückgeblieben, in dem einen nach Arthrectomie, in dem anderen, nachdem vergeblich nach einem Ausgangspunkt der Tuberkulose im Knochen gesucht worden war. Die Fussgelenksfisteln waren die Überbleibsel einer Resection dieses Gelenkes. Von den Hüftgelenks-erkrankungen reagirten 2 nicht, weder allgemein noch local, die 6 anderen dagegen bekamen hohes Fieber. Ausserdem fiel es in einigen Fällen auf, dass die Granulationen fibrinöse Beläge bekamen, nach deren Wegnahme die Fisteln breiter und offener wurden. In einzelnen Fällen wurde im Laufe der Behandlung nach 4 bis 5 Injectionen die Eiterung erheblich geringer; aber auch hier ist es schwer zu sagen, wem die Besserung zuzuschreiben ist. Die Kniefisteln reagirten wohl in Folge zu kleiner Dosen nicht merkbar auf die Einspritzung, während der Fall von Fussgelenksfisteln dieselben Erscheinungen darbot, wie jene Fisteln nach Hüftgelenksresection. Schliesslich möchten wir noch 2 interessante Beobachtungen erwähnen: Die eine betrifft einen Kranken mit Lupus und Ellenbogengelenk-Tuberkulose, dem vor 4 Jahren das eine Kniegelenk wegen Tuberkulose resecirt worden war. Während er an den tuberkulösen Stellen seines Körpers stark auf die Koch'sche Injection reagirte, zeigten sich an der Resections-stelle nichts von Schwellung oder Schmerzhaftigkeit, also wohl ein Beweis, dass hier durch die Resection wirklich Heilung erzielt wurde. Der andere Fall ist ein Mädchen mit operirter Tuberkulose des Schädels. Es reagirte auf die Einspritzung stark mit Fieber. Am Schädel war nichts zu sehen, dagegen wurde das eine Ellenbogen-gelenk dick, schmerzhaft und schwer beweglich. Weder Patientin noch Arzt hatten vorher von einer Erkrankung dieses Gelenks etwas gewusst. Von sonstigen Knochentuberkulosen kamen nur 3 Fälle von Gibbus in Behandlung. Sie reagirten stark mit Fieber, in einem Falle trat locale Schmerzhaftigkeit auf, ohne dass jedoch weitere Er-scheinungen etwa seitens des Rückenmarks und seiner Nerven zur Beobachtung kamen.

In den 5 Fällen von nicht tuberkulösen Leiden, denen versuchs-weise das Mittel einverleibt wurde, blieb sowohl die allgemeine wie die locale Wirkung aus.

Diesem klinischen Bericht möchten wir noch einiges Wenige hinzufügen über die Beschaffenheit der tuberkulösen Gewebe, die nach Behandlung mit Koch'scher Injection durch Operation gewonnen wurden. In dem einen Falle handelt es sich um eine Knietuber-kulose bei einem jungen Mann. 2 Injectionen von 0,01 mit aus-geprägter nachfolgender Reaction waren vorausgegangen. Die 9 Tage nach der ersten und 3 Tage nach der zweiten Injection gemachte Resection des Kniegelenks lieferte folgendes Präparat: Exquisites Faserstoffgelenk, Kapsel überall stark verdickt, geschwollen injicirt. Viele gestielte zungenförmige, theilweise schon organisirte Faserstoffblätter. Der Faserstoff leicht gelblich tingirt. Dabei viel Injection der Gefässe, viel kleine Blutergüsse in der Kapsel. Von der lateralen Tibiagelenkfläche ist der Knorpel geschwunden, darunter sitzt ein bohnengrosser, käsiger tuberkulöser Herd. Ein zweiter Herd in der Mitte der Tibia, etwas kleiner, der bedeckende Knorpel intact. Auf dem Durchschnitt der Kapsel sieht man eine deutliche Scheidung der Faserstoffschicht von dem tiefer liegenden organisirten Gewebe, die hervorgerufen ist durch' eine geringe Menge von Blut. Ein zweites Object zur Untersuchung wurde gewonnen von dem tuberkulösen Kniegelenk eines 6 jährigen Kindes, das vorher 3 Injectionen von 0,001 bekommen und darauf stark reagirt hatte. Das makroskopische Aussehen der Kapsel war analog dem oben beschriebenen. Drittens wurde eine vereiterte Lymphdrüse vom Halse eines 22 jährigen Mädchens 3 Tage nach einer erfolgreichen Koch'schen Injection exstirpirt. Sie war stark vereitert, so dass nur Reste des tuberkulösen Lymphdrüsengewebes gewonnen werden konnten, an dem makroskopisch nichts zu sehen war. Bei der mikroskopischen Untersuchung fanden wir keine wesentliche Differenz gegen das gewöhnliche Aussehen jener Gewebe bei tuberkulöser Erkrankung.

Ferner machten wir noch folgendes Thierexperiment, um die Infectiosität tuberkulösen Eiters nach der Koch'schen Injection zu prüfen. Aus dem geschlossenen tuberkulösen Hüftabscess eines Kindes wurde - mit Hülfe einer Pravaz'schen Spritze eine Quantität Eiter aspirirt. 5 Tage, nachdem dem Kinde eine Injection von 0,0005 des Koch'schen Mittels gemacht worden war, worauf eine mässige Reaction erfolgte, wurde wiederum dem Abscess auf dieselbe Weise Eiter entnommen. Beide Male wurde der Eiter sofort nach der Entnahme je einem Kaninchen in die Pleurahöhle eingespritzt. Bei beiden Thieren fand sich nach Verlauf von mehreren Wochen eine ausgedehnte Tuberkulose der betreffenden Pleura.

Wer den vorstehenden, streng nach den Krankengeschichten verfassten Bericht aufmerksam gelesen hat, der wird mit uns die Meinung theilen, dass ein abschliessendes Urtheil über die Wirkung und über den humanen Werth des Koch'schen Mittels auf Grund desselben nicht möglich ist. Er muss mit uns die Ueberzeugung theilen, dass die Koch'sche Flüssigkeit, wenn sie in das Blut tuberkulöser Menschen aufgenommen wird, überraschende Veränderungen an den tuberkulösen Geweben und eigenthümliche Allgemeinerscheinungen bei den kranken Menschen hervorruft.

Wir können vorläufig folgende Sätze als unsere Erfahrungen über die Wirkung der Koch'schen Flüssigkeit aufstellen:

1. Die Koch'sche Flüssigkeit ruft, wenn man geeignete Mengen tuberkulösen Menschen subcutan injicirt, bei der grossen Mehrzahl dieser Menschen Fieber und, insofern die tuberkulösen Gewebe dem Auge oder dem Gefühl zugänglich sind, eine örtliche Reaction hervor, welche sich durch Schwellung, Temperaturerhöhung und Röthung

kenntlich macht. Nach Abfall des Fiebers tritt eine allmähliche Abschwellung, eine Schrumpfung der kranken Theile ein, zuweilen da, wo Epithel entblösste Stellen vorhanden sind, unter dem Bild der Gewebsnecrose.

2. Fieber und Schwellung an kranken Theilen tritt in der Regel nur bei Tuberkulösen ein. In den wenigen Fällen, bei welchen wir, ohne dass nachweisbare Tuberkulose vorhanden war, Injectionen von solchen Dosen des Mittels machten, welche bei Tuberkulose schwere Erscheinungen hervorrufen, traten nur geringe Fiebersteigerungen ein. Uebrigens reichen unsere Versuche nicht aus, um diese Thatsache erschöpfend zu erhärten. Aber ohne Bedenken können wir doch die Bemerkung machen, dass man den Werth des Mittels als eines diagnostischen nicht hoch anschlagen darf. Denn auf der einen Seite weiss man bereits, dass manche schwer tuberkulöse Personen sich dem Mittel gegenüber ganz ähnlich verhalten wie Gesunde: Sie fiebern nicht nach Injectionen von Dosen, nach welchen sie fiebern sollten, und andererseits können Menschen, welche ein zweifelhaft tuberkulöses, beispielsweise krebsiges Leiden haben, dessen Diagnose durch Injection sichergestellt werden soll, sehr leicht irgendwo verborgene Tuberkulose haben. Eine tuberkulöse Drüse genügt schon.

Solche Menschen können also fiebern, während das Leiden, dessen Diagnose man durch die Injection sicherstellen wollte, kein tuberkulöses ist.

3. Wir hoben bereits hervor, dass der primären Schwellung erkrankter Theile ein secundäres Schrumpfen in der Regel folgt. Am augenfälligsten zeigten sich diese Vorgänge bei Lupuskranken. Die durch Lupus veränderten Theile der Haut schwollen ab, während zugleich eine Anzahl von Geschwüren verheilten.

Allmählich wurden die vorher geschwellten, abschuppenden, nässenden Partien der Haut glatt, und wenn auch offenbar an einzelnen Stellen noch flache Knötchen vorhanden waren und neue auftauchten, so stand doch nichts der Annahme entgegen, dass bei zahlreichen weiteren Injectionen eine Heilung möglich sei.

Dahingegen waren nur bei ganz vereinzelten tuberkulösen Gelenkerkrankungen die Veränderungen derartige, dass man von einer erheblichen Besserung sprechen konnte, während sich bei den wirklich schweren Fällen die Ueberzeugung von der Unzulänglichkeit des Verfahrens bereits so weit bei uns Bahn gebrochen hat, dass wir entweder andere Behandlung (Kapselexstirpation, Resection, Jodoformglycerin-Injection) mit weiteren Injectionen verbunden oder auch die Einspritzungen ganz fallen gelassen haben.

4. Die Erscheinungen, welche die Injection des Koch'schen Mittels im Allgemeinbefinden des Menschen hervorruft, sind die einer putriden Intoxication. Fäulnissgifte, wie beispielsweise bei Leicheninfection incorporirte, rufen ganz ähnliche Fieberzufälle hervor.

Wenn nun auch im Allgemeinen für diese Vergiftung gilt, dass die Schwere der Erscheinungen der Masse des Giftes parallel geht, so trifft dieser Satz für die Injection des Koch'schen Mittels bei Tuberkulösen um deswillen nicht ganz zu, weil ihre Empfindlichkeit eine ganz ausserordentlich grosse ist. Ganz besonders gilt dieser Satz bei Schwerkranken und bei Kindern. So kommt es, dass oft in ganz unerwarteter Weise schwere Intoxicationserscheinungen eintreten, welche zu bannen nicht in der Hand des Arztes liegt und welche, wie bereits hinreichend bekannt ist, zum Tod zu führen vermögen.

Wenn wir selbst diesen Erfahrungen keine eigenen hinzuzufügen vermögen, so sind wir dagegen in der Lage, über anderweitige Wirkungen, welche zumal bei wiederholter Anwendung des Mittels auftreten können und nicht ganz selten auftreten, zu berichten.

Die Patienten verlieren den Appetit und derselbe kehrt nicht wieder, sie fühlen sich elend, magern ab und ihre Gesichtsfarbe wird eigenthümlich bleich. Ohne zu fiebern, scheinen sie einer von den Injectionen abhängigen Cachexie verfallen; man ist gezwungen, den weiteren Gebrauch der Injectionen einzustellen.

Auch durch unsere Erfahrungen wird die hohe wissenschaftliche Bedeutung des von Koch gefundenen antituberkulösen Mittels bestätigt. Dagegen können wir bis jetzt auf Grund unserer Erfahrungen nicht behaupten, dass die Koch'sche Injection in ihrer jetzigen Form Tuberkulose heilt. Wir nehmen an, dass Heilungen durch lange fortgesetzte Injectionen unter Umständen möglich sind, aber wir sind der Meinung, dass die grössere Menge der schwerer Kranken und zumal derer, welche an Complicationen der Tuberkulose leiden, eine solche Kur von langer Dauer nicht erträgt, und dass sie auch bei anscheinend leicht Kranken mit grosser Vorsicht angewandt werden muss. Wir hegen die Hoffnung, dass nun, nachdem die Herstellung des Mittels bekannt geworden ist, Modificationen des Verfahrens möglich sind, welche seine Anwendung noch ungefährlicher und seine Wirkung auf Tuberkulose sicherer machen.

Aus dem pathologischen Institut.

Bericht des Directors, Professor Dr. Orth.

(Vom 30. December 1890.)

1. Von lebenden Kranken stammende Theile kamen nur wenig zur Untersuchung. Ein abgestossener S c h o r f von einer l u p ö s e n Nase zeigte sich weder gebildet von abgestorbenem Gewebe, noch von eingetrocknetem Serum, sondern bestand im Wesentlichen aus Epidermiszellen, aus Exsudat - (Eiter -) Körperchen und hie und da etwas feinfädigem Fibringerinnsel. Die vorhandenen Zellen zeigten grösstentheils eine vortreffliche Färbbarkeit ihrer Kerne. An senkrechten Durchschnitten durch den in Alcohol gehärteten Schorf zeigten sich die einzelnen Lagen der Epidermiszellen vielfach streckenweise auseinandergeblättert, so dass kleinere und grössere, meist spindelförmige Lücken entstanden waren, welche von den Exsudatzellen ausgefüllt wurden. Das Bild erinnerte an das fächerige Aussehen einer Pockenpustel. Es lässt dieser Befund keinen Zweifel darüber, dass in Folge der Injection des Koch'schen Mittels eine heftige exsudative Entzündung mit Auswanderung der Leucocyten entstanden war.

Das K n i e g e l e n k eines 21jährigen Dienstknechtes, dem am 30. November und am 6. December je 0,01 g des Koch'schen Mittels eingespritzt worden waren, wurde am 9. December auf der hiesigen chirurgischen Klinik resecirt. Ein Stück der Gelenkhaut wurde uns, nachdem es schon in Alcohol gelegen hatte, zur Verfügung gestellt. Bei der mikroskopischen Untersuchung fand sich zuoberst eine Schicht theilweise necrotischen Gewebes, in welchem nur noch einzelne gefärbte Kerne sichtbar waren und insbesondere auch einige Riesenzellen, vorzugsweise in der peripherischen Zone, deutlich hervortraten. Meist grenzte sich diese Schicht ziemlich scharf gegen die folgende ab, welche das gewöhliche Bild langsam gewachsenen Granulationsgewebes mit eingestreuten Riesenzellentuberkeln darbot. Weiterhin folgte (ohne scharfe Grenze) ein schwieliges Bindegewebe, in welchem ungemein zahlreiche sog. Mastzellen vorhanden waren. Ich kann nicht sagen, dass dieser Befund etwas Besonderes, dem Koch'schen Mittel Zuzuschreibendes dargeboten hätte, wenn ich es auch nicht für unmöglich halte, dass die frische Necrose der obersten Schicht durch dasselbe bewirkt worden ist. Zeichen einer reactiven Exsudation in der Umgebung des tuberkulösen Granulationsgewebes konnte ich jedenfalls nicht feststellen.

2. Das Sectionsmaterial, soweit es von den hiesigen Kliniken stammte, war gering, denn es kam nur 1 Fall zur Section; ein junger Arbeiter (22 Jahre alt), welcher am 18. December gestorben war, nachdem er am 13. Dec. 0,001 und am 15. Dec. 0,0015 g der Koch'schen Lymphe erhalten hatte. Es fand sich bei der Section eine höchst ausgedehnte ulceröse Lungen-, Luftröhren-, Kehlkopf-, Rachen-, Darm- u. s. w. Phthise nebst einer amyloiden Entartung der Lymphknötchen der Milz. Wenn auch sowohl die geschwürigen Partien der Respirationswege, wie einzelne Abschnitte der Lunge und die bronchialen, trachealen, cervicalen Lymphdrüsen eine auffällig saftreiche Beschaffenheit und ein eigenthümliches, wie gallertiges Aussehen darboten, so halte ich mich doch nicht für berechtigt, darin etwa eine Wirkung des Koch'schen Mittels zu sehen, da ich ähnliche Befunde auch früher schon gemacht habe. Eine eingehende mikroskopische Untersuchung der Tuberkelbacillen konnte noch nicht vorgenommen werden.

3. Grösseres Interesse besitzen einige Fälle, welche an auswärtigen Krankenhäusern behandelt und secirt wurden, deren wichtigste Organe mir aber durch die Güte der behandelnden Aerzte zur frischen Untersuchung zur Verfügung standen.

Am wenigsten bot ein Fall aus dem Kinderhospital in Bremen. Ein 2 jähriges Kind litt an einer tuberkulösen Hüftgelenksentzündung; ausserdem bestand Dämpfung hinten oben rechts am Thorax. Am 3. und 8. December wurden auf Wunsch der Eltern Injectionen von je 0,0005 der Koch'schen Flüssigkeit gemacht. Es trat eine starke Fieberreaction inmitten andauernder hoher Temperaturen ein. Der Tod erfolgte am 14. December, 6 Tage nach der letzten Injection.

Bei der Section fand sich eine Pericarditis, welche zu einer ausgedehnten festen Verwachsung der Pericardialblätter geführt hatte; in den Adhäsionen sassen Miliartuberkel. Die vergrösserten trachealen und bronchialen Lymphdrüsen waren in grosser Ausdehnung verkäst, beide Lungen zeigten gleichmässig eine disseminirte Miliartuberkulose, deren Knötchen theilweise im Centrum verkäst waren. In der Nähe der vorderen Ränder beider Lungen zeigten sich eine grössere Anzahl bis hanfkorngrosse, dicht an Tuberkeln anliegende Emphysemblasen. Einige schlaff hepatisirte labuläre Entzündungsherde waren in beiden Lungen zu bemerken. In den Bronchien röthlicher schleimiger Inhalt, in einen grösseren der rechten Lunge ragt eine verkäste Lymphdrüse hinein, doch zeigen sich in den peripherischen Verzweigungen und dem dazu gehörigen Lungenparenchym keine davon abhängigen Veränderungen. Milz, Nieren, Leber frei von Tuberkeln, Gehirn durfte nicht untersucht werden.

Die Lungen boten mikroskopisch das typische Bild verkäsender Riesenzellentuberkel, ausserdem aber zeigten sich entzündliche Veränderungen, bei denen der grosse Reichthum sowohl der freien Exsudatmassen in den Alveolen wie der vielfach durch zellige Infiltration verdickten Alveolarsepten an polynucleären Leucocyten, die theilweise auch in den peripherischen Schichten der Tuberkel sichtbar waren, auffiel. (Reactive Auswanderung nach Injection Koch'scher Flüssigkeit?) — In den Nieren fanden sich parenchymatös-degenerative Veränderungen an den Epithelien der gewundenen Harnkanälchen.

Ein zweiter Fall aus demselben Krankenhause betraf nach der gütigen Mittheilung des Herrn Dr. Hurm einen 4jährigen Knaben, welcher an Tuberkulose der Wirbelsäule litt, etwa alle 4—5 Tage Abends leichte Fiebertemperatur (bis 38,2) hatte und ab und zu über leichtes, schnell vorübergehendes Kopfweh klagte. Es wurde bei ganz normaler Temperatur am 5. Dec. um 12 Uhr 0,0005 Koch'sche Flüssigkeit eingespritzt, um 3 Uhr T. = 38,4, um 5 leichter Schüttelfrost, um 6 T. = 40,4, jagender Puls, kurzer schneller Athem, um 8 Bewusstsein verschwunden, um $9^3/_4$ Tod.

Bei der Section (Dr. Buss) fand sich eine an 2 Stellen localisirte, höchst ausgedehnte tuberkulöse Caries der Wirbelsäule mit je einem grossen prävertebralen Abscess, welcher reichlich Eiter mit zahlreichen kleinen käsigen Bröckchen enthielt; ferner geringe Miliartuberkulose der Lungen, der Milz und der Leber. Am Gehirn Hyperämie der Pia, Abplattung der Windungen und in den Venen der convexen Oberfläche wie in der Art. basil. kleine weissliche Partikel von Stecknadelkopf- bis Hanfkorngrösse neben flüssigem Blute; im Sinus longitudinalis ein speckhäutiges Gerinnsel. Bei der Herausnahme des Gehirns war viel klare Cerebrospinalflüssigkeit abgelaufen.

An den mir übersandten Organen konnte ich diese Angaben bestätigen, ausserdem fand ich in dem absichtlich noch nicht secirten Gehirn eine Anfüllung der erweiterten Ventrikel mit klarer Flüssigkeit, eine Maceration der anstossenden Theile, besonders des Gewölbes und Balkens, 1 wallnussgrossen und 1 kirschgrossen, nahe bei einanderliegenden Tuberkel-Conglomerat-Knoten in der rechten Kleinhirnhemisphäre, deren Umgebung so stark erweicht war, dass die Knoten leicht sich loslösten. Die erweichte Masse sah rein weiss aus. Sämmtliche Schnittflächen des Gehirns zeigten einen starken feuchten Glanz. — Auffällig war mir noch das eigenthümliche, etwas gallertige, speckige Aussehen der gelbröthlichen, einige Millimeter dicken Granulationsschicht an der inneren Oberfläche des mir übersandten Stückes der Membran des einen prävertebralen Abscesses, an der jede Spur von käsigen Massen fehlte.

Mikroskopisch fanden sich in der erweichten Umgebung der Gehirnknoten keine Körnchenzellen, die Knoten selbst ergaben den gewöhnlichen Befund. Die Bröckchen in den Gefässen erwiesen sich, wie auch schon der Obducent richtig angegeben hatte, als Leucocytenhaufen, durch etwas Fibrin zusammengehalten, auch das Gerinnsel im Sinus longitudinalis war reich an Leucocyten. Die Abscessmembran zeigte an der Oberfläche eine zusammenhängende tuberkulöse Granulationsbildung ohne erhebliche Necrose, weiter in der Tiefe zerstreute Tuberkel, vereinzelt oder zu kleinen Gruppen vereinigt, und daneben eine ungleichmässige Infiltration des Fettgewebes mit Zellen, welche hauptsächlich kleine runde Kerne hatten; mehrkernige Leucocyten waren in der Minderzahl vorhanden. Von den sonstigen mikroskopischen Befunden ist noch eine ausgedehnte Epithelnecrose der gewundenen Harnkanälchen bemerkenswerth.

Der Tod, welcher in diesem Falle so evident mit der auf die Einspritzung folgenden Reaction zusammengefallen ist, ist m. E. durch die Gehirnveränderungen bewirkt worden. Am Gehirn fanden sich deutliche Zeichen der Schwellung und Volumenvermehrung (Abplattung der Windungen), als deren Ursache man den Hydrocephalus und das allgemeine, wie das besonders starke, um die Tuberkelknoten localisirte Ödem ansehen muss. Das Verhalten der Höhlen und ihrer Wände war ganz das, wie bei frischem Hydrocephalus, besonders wichtig aber ist der Umstand, dass in den erweichten Partien um die Kleinhirntuberkel herum keine Körnchenzellen zu finden waren, was unbedingt hätte der Fall sein müssen, wenn es sich um einen schon älteren Process gehandelt hätte. Man darf daher annehmen, dass diese collaterale Schwellung wie der Hydrocephalus und nicht minder die Hyperämie der Pia mater ganz frisch sind, d. h. erst durch die Einwirkung des Koch'schen Mittels entstanden sind: es ist die Reaction um die Kleinhirntuberkel herum, und an dem dadurch bedingten langsam zunehmenden Gehirndruck ist das Kind gestorben. — Die in den Gefässen vorhanden gewesenen Leucocytenklümpchen weisen auf eine Leucocytose hin, die vielleicht mit dem Koch'schen Mittel in Zusammenhang steht, aber nicht davon abhängig sein muss, weil bei chronischer Tuberkulose eine Vermehrung der farblosen Blutkörperchen vorkommen kann.

Einen weiteren Fall verdanke ich dem Kinderhospital in Hannover. Ein 12 jähriges Mädchen erhielt nach dem Bericht des Herrn Dr. Brune wegen Lupus der Nase am 1. December eine Einspritzung von 0,005 g, der eine ziemlich starke Reaction von der bekannten Art folgte. Am 10. December waren alle Schorfe abgestossen, das Allgemeinbefinden gut. Am 11. December 2. Einspritzung von 0,005 g. Reaction heftiger als das erste Mal, Anfangs Collaps mit rasch folgendem Fieber bis 40,4, nach 9 Stunden Puls schwach, sehr frequent (160); die Nacht ohne schwere Erscheinungen; am 12. December Vormittags Puls kaum fühlbar, Gesicht und Hände cyanotisch, Athemfrequenz zwischen 40 und 60, kein Husten, kein Auswurf, um 4 Uhr Nachmittags Tod, trotz Campher- und Aetherinjectionen.

An den übersandten Organen nahm ich folgenden Befund auf: Die beiden Lungen auffällig voluminös, äusserlich von matt blaugrauer bis dunkelrothgrauer Farbe; Consistenz und Gewicht vermehrt. Auf dem Durchschnitt das Parenchym von düsterer dunkelrother Farbe mit mattgrauem Schimmer; zahllose feine, theilweise nur schwer sichtbare dunkelgraue Knötchen, die nicht immer scharf abzugrenzen sind, gleichmässig über sämmtliche Abschnitte der beiden Lungen zerstreut; dieselben sind in der Spitze der Lungen nicht grösser wie in den unteren Lappen und zeigen nirgends Verkäsung. In der linken Lunge sind ausserdem 2 kleine lobulärpneumonische Herdchen von gelblichrother Farbe vorhanden, rechts am Rande einer infolge einer narbigen Bronchialstenose collabirten Partie 2 eckige Steinchen. Weder sonst in den Lungen, noch in den Bronchialdrüsen käsige Veränderungen. In Milz und Leber vereinzelte Miliartuberkel. Nierenrinde blass, hellgraubräunlich. Im Dünndarm an zahlreichen Stellen typische tuberkulöse Geschwüre, theilweise verbunden mit umschriebener Peritonealtuberkulose. Eine grössere Anzahl Geschwüre sitzt am Anfang des Colon ascendens; ihre Umgebung zeigt eine auffällig hellrothe Färbung. Ein Theil der ileocäcalen Lymphdrüsen ist etwas vergrössert und enthält theils graue Tuberkel, theils kleinere käsige Massen.

Die mikroskopische Untersuchung der Lungen, welche übrigens noch nicht abgeschlossen ist, zeigt die Knötchen aus grossen mit grossen, meist ovalen Kernen versehenen Zellen zusammengesetzt, unter welchen sich auffällig zahlreiche kohlenhaltige befinden, wodurch das eigenthümlich düstere Aussehen der Schnittfläche sich erklärt. Verkäsung fehlt durchweg. Viele Knötchen liegen excentrisch, zuweilen auch concentrisch um Blutgefässe herum, andere in der Umgebung von Bronchien, wieder andere an den Interlobularsepten, welche ausserdem hie und da eine geringe kleinzellige Infiltration zeigen, sonst nicht erheblich verändert sind. Die Umgebung der Knötchen zeigt theilweise freie Alveolen, theilweise eine Ausfüllung derselben mit zelligen Exsudatmassen. Das Gerüst der Lunge erscheint vielfach verdickt durch die starke Hyperämie und durch zellige Infiltration. An solchen Stellen liegende Knötchen sind dann nicht scharf umgrenzt. An einzelnen Knötchen zeigen sich seitlich Haufen von kleinen einkernigen Zellen, welche den Eindruck von Lymphknötchen machen. Riesenzellen fehlen in den Knötchen nahezu vollständig, Bacillen scheinen vereinzelt vorhanden zu sein, doch sind die Befunde bisher noch nicht so unzweideutig gewesen, dass ich eine bestimmte Angabe darüber machen könnte. Sowohl dieserhalb, wie wegen des fast völligen Fehlens der Riesenzellen und wegen des reichlichen Kohlengehalts liesse sich die Frage aufwerfen, ob es sich denn wirklich um Tuberkel handelt. Die gleichmässige Dissemination, die vielfach deutlich kugelige Gestalt, das Fehlen von diffusen indurativen Veränderungen neben den Knötchen scheinen mir keinen Zweifel in dieser Beziehung zu lassen. Der häufige Sitz um Gefässe und Bronchien herum, wo die Kohlenablagerungen besonders stark zu sein pflegen, dürfte den Kohlenreichthum der meisten Knötchen genügend erklären.

In der Niere ist in auffällig grosser Ausdehnung eine Necrose des Epithels der gewundenen Kanälchen vorhanden.

Dieser Fall scheint mir deshalb besonders interessant zu sein, weil er die Frage anregen muss, ob die gefundene Miliartuberkulose, besonders der Lungen, etwa eine Folge der Injection des Koch'schen Mittels sei. Zur Beantwortung dieser Frage ist zunächst eine Vorfrage zu erledigen: wie alt mögen die Lungenknötchen sein? Aus dem Umstande, dass dieselben sämmtlich grau und auch mikroskopisch frei von Verkäsung waren, dass sie theilweise so fein waren, dass man sie mit blossen Augen nur mit Mühe erkennen konnte, ist der Schluss gerechtfertigt, dass sie noch jung waren.

Nun wissen wir aber aus den experimentellen Untersuchungen, dass in der letzten Hälfte der 2. Woche nach der Injection Tuberkel sichtbar zu werden pflegen, bei directer Injection von Bacillen in die Blutbahn sogar noch früher. *)

Wenn auch Resultate des Thierexperimentes nicht ohne Weiteres in allen Einzelheiten auf den Menschen übertragen werden dürfen, so stimmen doch die Erfahrungen beim Menschen so weit mit den experimentell gewonnenen überein, dass man wird annehmen dürfen, dass die Tuberkel in den Lungen dieses Kindes nicht älter als 14 Tage und wahrscheinlich wenig älter als 8 bis 10 Tage waren.

Nun ist das Mädchen aber am 12. Tage nach der 1. Injection, welche von ziemlich starker Reaction gefolgt war, gestorben, so dass in Bezug auf die zwischen Injection und Tod verflossene Zeit der Annahme nichts im Wege steht, dass der Eintritt derjenigen Bacillen, von welchen die disseminirte Tuberkulose der Lungen erzeugt worden ist, ins Blut bei der Injection oder während der darauffolgenden Reaction zu Stande gekommen ist.

Würde das Koch'sche Mittel, den Pasteur'schen Vaccins z. B. für Milzbrand entsprechend, abgeschwächte Bacillen enthalten, so könnte man daran denken, dass hier eine directe Impfinfection vorliege, aber nach allem, was über die Flüssigkeit bekannt ist, darf man wohl von einer solchen Annahme ohne Weiteres absehen, und somit bleibt,

---

*) K o c h selbst hat die Angabe gemacht, dass die von ihm durch Injection von reingezüchteten Bacillen in das Blut inficirten Kaninchen bereits in der 2. Woche anfingen schwer zu atmen, und dass er bereits vom 13. Tage an Todesfälle durch diese Impftuberkulose zu verzeichnen hatte, wobei die Lungen hervorragend afficirt waren. Veröff. des Kais. Gesundheitsamts, II., S. 74, 1884.

ein Zusammenhang vorausgesetzt, nur die Annahme übrig, dass durch die reactiven Vorgänge Tuberkelbacillennester mobil gemacht worden und ins Blut gelangt seien. Dass dies möglich ist, darüber besteht bei mir kein Zweifel. Die Reaction besteht, darin stimmen alle Beobachter überein und das beweisen auch die mikroskopischen Befunde, in einer exsudativen Entzündung, durch welche die Umgebung der tuberkulösen Neubildung wie diese selbst von einer reichlichen Flüssigkeitsmenge überschwemmt und durchströmt wird. Nun ist aber längst bekannt, dass durch derartige Vorgänge in der Umgebung von käsigen, bacillenhaltigen Massen auch eine Erweichung dieser Massen eintritt, wodurch dieselben befähigt werden, in kurzer Zeit von Lymphe und Blut resorbirt zu werden bezw. bei günstigen Umständen in grössere Lymph- oder Blutbahnen einzubrechen. Das ist aber die gewöhnliche Ursache der acuten disseminirten Miliartuberkulose, folglich muss auch die Möglichkeit zugegeben werden, dass durch das Koch'sche Mittel, welches ja die Bacillen selbst nicht sofort abtödtet, eine Miliartuberkulose indirect erzeugt werden kann. Auf unseren Fall angewandt, erscheint somit die Annahme nicht unbegründet, dass die gefundene Miliartuberkulose der Lungen, Milz und Leber eine Folge der 1. Injection sein könne. Es fehlt allerdings in der Kette der Beweise eine thatsächliche Feststellung, nämlich diejenige des angenommenen Bacillennestes. In dem lupösen Gewebe sind die Bacillen und Käsemassen überhaupt nicht so reichlich, dass dieses selbst in Betracht kommen könnte; für die Darmgeschwüre gilt dasselbe, und die kleinen, theilweise verkästen Lymphdrüsen neben dem Darm waren nicht erweicht. Da auch die sonst bei Kindern so häufig verkästen Bronchialdrüsen frei waren, so bleibt höchstens die Vermuthung übrig, dass eine regionäre Lymphdrüse der lupösen Hautstelle, wie das bekanntlich vorkommt, verkäst war und nun erweicht wurde.

Wenn also auch der Fall nicht ganz beweisend ist, so scheint er mir immerhin eigenthümlich genug zu sein, um bei der Indicationsstellung für die Anwendung des Koch'schen Mittels Berücksichtigung zu verdienen und um die Lehre zu geben, dass man gerade bei Kindern, bei welchen ganz besonders häufig die Verhältnisse für die Entstehung einer acuten disseminirten Miliartuberkulose günstig zu sein pflegen, in der Anwendung des Mittels die äusserste Vorsicht walten lassen muss.

Eine besondere Erwähnung verdient noch der Nierenbefund. Die Epithelnecrose der gewundenen Harnkanälchen, wie sie hier in so grosser Ausdehnung vorlag, findet sich hauptsächlich bei gewissen Intoxicationen, sowohl gewöhnlichen wie besonders infectiösen. Ich habe sie auch bei acuter Miliartuberkulose schon früher. gefunden und daraus den Schluss gezogen, dass auch von den Tuberkelbacillen gewisse Toxine bereitet werden müssen, welche in der Niere eine diffuse, von der Tuberkelbildung gänzlich verschiedene Veränderung zu erzeugen vermögen. Man würde demnach hier in der Anwesenheit dieser Veränderung einen Unterstützungsgrund für die. Annahme einer acuten Miliartuberkulose durch plötzlichen Import einer grossen Zahl von Bacillen nebst ihren Toxinen ins Blut sehen können, um so mehr, als auch bei den anderen Fällen mit disseminirter Miliartuberkulose die gleiche Veränderung, wenn auch in geringerem Masse, vorhanden war, doch scheint mir auch die andere Möglichkeit ins Auge gefasst zu werden müssen, dass hier eine directe Wirkung der Koch'schen Flüssigkeit vorliegt. Das nicht seltene Auftreten von Albuminurie, das freilich auch durch bis dahin latent gebliebene tuberkulöse Herde in den Nieren bedingt sein kann, könnte doch auch mit einer solchen toxischen Wirkung des Mittels in Zusammenhang stehen. Jedenfalls ist dies ein Punkt, auf den weiterhin die Aufmerksamkeit der Untersucher gerichtet sein muss.

V. Universität Greifswald.

Aus der medicinischen Klinik.

Bericht des Directors, Geheimen Medicinalrath Professor Dr. Mosler, unter Mitwirkung von Professor Dr. Strübing und Privatdocent Dr. Peiper.

(Vom 1. Januar 1891.)

Zum ersten Mal hat in Greifswald die Koch'sche Injections-flüssigkeit zur Behandlung der Tuberkulose am 20. November 1890 ihre Verwerthung gefunden. Durch besondere Güte von Geheimrath Koch war ein Fläschchen der Flüssigkeit in Besitz seines. Schülers, Prof. Löffler, gelangt. Zu Versuchen bei Kranken der medicinischen und chirurgischen Klinik hatte derselbe die Flüssigkeit zur Disposition gestellt. Wie es in Koch's Sinne ist, dass seine Entdeckung recht Vieler Wohlthat werde, so waren auch die zunächst hier anzustellenden Versuche bestimmt, Gemeingut aller Mitglieder des hiesigen medicinischen Vereins und der Ärzte unserer Provinz zu werden. Dieselben waren aus diesem Grunde durch den Vorsitzenden des Vereins, Geheimrath Mosler, zu einer ausserordentlichen Sitzung in das Auditorium der medicinischen Klinik eingeladen worden, woselbst auch in Gegenwart der klinischen Zuhörer am 20. November Vormittags 10 Uhr zunächst durch Prof. Löffler bei 15 Kranken der medicinischen und chirurgischen Klinik, welche mit·Lupus, tuberkulösen Knochen- und Gelenkkrankheiten und Lungentuberkulose behaftet waren, die Injectionen vorgenommen wurden. Nach Verlauf von 8 Tagen wurde durch Dr. Libberts dem Director der medicinischen Klinik ein besonderes Fläschchen der Koch'schen Flüssigkeit übersandt, das allmählich seine Verwendung gefunden hat.

In der ersten Zeit benutzten wir die besondere, von Koch dafür angegebene Injectionsspritze. Die von Berlin uns gelieferten Exemplare waren indess nicht so tadellos gearbeitet, dass die Injection damit in correcter Weise vorgenommen werden konnte. Bei dem mangelhaften Schluss der Canüle floss in der Regel ein Theil der Injectionsflüssigkeit durch die bestehenden Zwischenräume aus, es konnte deshalb die Menge der unter die Haut gelangten Flüssigkeit nicht genau genug angegeben werden. Aus diesem Grunde bedienten wir uns sehr gut gearbeiteter, jedes Mal aufs Sorgfältigste desinficirter Pravaz'scher Spritzen und hatten den Gebrauch derselben nicht zu bereuen.

Im Ganzen wurden die Versuche bei 93 Kranken gemacht und sind ca. 600 Injectionen bei denselben zur Ausführung gelangt.

Die Injection erfolgte gewöhnlich 2—3 Mal wöchentlich von 7—9 Uhr Vormittags und konnten im Laufe des Tages die Reactionserscheinungen genau verfolgt werden. Es wurden ein- bis zweistündlich Temperaturmessungen vorgenommen, Puls- und Athemfrequenz, so oft es wünschenswerth erschien, gemessen, die physikalischen Symptome der Lunge, das laryngoskopische Bild, die Befunde der Tuberkelbacillen kontrollirt, über das subjective Befinden der Kranken die entsprechenden Aufzeichnungen gemacht, die Secrete und Excrete in Fällen, in denen sie Sonderheiten darboten, genau untersucht.

Vor Allem interessirte es uns, ob auch solche Personen, die nicht an Tuberkulose litten, bei verschiedenen Gaben der Koch'schen Flüssigkeit eine Reaction darboten und welche Erscheinungen bei denselben danach auftraten.

In zweiter Reihe bemühten wir uns, den Einfluss zu ergründen bei Fällen von namentlich beginnender Tuberkulose sowohl der Lungen, wie des Kehlkopfes, ob eine Besserung resp. wirkliche Heilung zu erzielen sei.

Als dritte Aufgabe stellten wir uns die Ergründung der diagnostischen Bedeutung des neuen Heilmittels.

Was die locale Behandlung der Lungentuberkulose, einerseits die parenchymatöse Injection der Koch'schen Flüssigkeit in die Lunge selbst, sowie andererseits die Eröffnung der Lungencavernen bei gleichzeitiger subcutaner Injection von Koch'scher Flüssigkeit, in der Heilung der Tuberkulose zu leisten vermöge, war unsere vierte und letzte Aufgabe.

I.

Beobachtungen bei Gesunden. Um die Wirkung des Mittels bei Nichttuberkulösen kennen zu lernen, wurden · bei 8 Individuen, die keinerlei tuberkulöse Affectionen zeigten, zumeist Reconvalescenten, Injectionen mit dem Mittel vorgenommen. Die Kostbarkeit des Stoffes erlaubte zunächst keine grössere Ausdehnung dieser Untersuchungen. Sämmtliche Patienten befanden sich schon längere Zeit im Krankenhause und waren völlig fieberfrei. Es sei gestattet, hier einen kurzen Überblick über unsere Beobachtungen zu geben.

1. Rhode, 28 Jahre alt, Schäfer, hat vor drei Wochen einen Typhus überstanden.

1. Injection 0,002 am 9. Dec. Nach 6 Stunden heftige Kopfschmerzen. Höchste Temperatur 37,7° C.

2. Injection 0,005 am 12. Dec., keine Reaction, Temperatur auffallend niedrig, zwischen 36,3 bis 36,8° C. schwankend.

3. Injection 0,01 am 15. Dec., die Temperatur zur Zeit der Injection 36,3° C., sinkt allmälig und beträgt nach 7 Stunden 35,7, nach 12 Stunden 38,3° C., nach 14 Stunden 38,8°; sodann allmäliger Abfall. Patient klagte während des Fieberparoxysmus über heftige Kopfschmerzen und allgemeines Unwohlsein. Am nächsten Tage subnormale Temperaturen.

4. Injection von 0,012 am 17. Dec. Zunächst wieder subnormale Temperaturen. Nach 7 Stunden Beginn der fieberhaften Reaction (38,1° C.), nach 14 Stunden 39,4° C., dann allmäliger Abfall. Während des Reactionsstadiums bestehen heftige Kopfschmerzen, allgemeine Abgeschlagenheit, vermehrter Durst.

2. Rüstow, 69 Jahre alt, Arbeiter, klagt seit 3 Jahren über rheumatische Beschwerden in den unteren Extremitäten.

1. Injection 0,002 am 9. Dec. Nach 4 Stunden starke Kopfschmerzen, 2 Stunden später starker Schweiss. Keine Veränderung der Temperatur.

2. Injection 0,005 am 12. Dec. Keine Erscheinungen, nur 2 Stunden nach der Injection eine Temperatur von 35,8° C.

3. Injection 0,01 am 15. Dec. 7 Stunden später, nachdem abermals die Temperatur um 0,5° C. gesunken ist, treten Frost, Hitzegefühl und Kopfschmerzen auf, 12 Stunden nach der Injection Temperatur 38,1° C., darauf allmäliger Nachlass der Erscheinungen.

4. Injection 0,012 am 17. Dec. Die Temperatur steigt langsam, erreicht nach 7 Stunden 38,5° C. und beträgt nach 14 Stunden 38,9° C., um dann langsam wieder zu fallen. Auch nach dieser Injection die gleichen Allgemeinerscheinungen.

3 Sunagel, 40 Jahre alt, Arbeiter, Eczema faciei.

1. Injection 0,002 am 12. Dec. Nach 4 Stunden leichter Schweiss und Hitzegefühl. Temperatur und Puls ohne Veränderung.

2. Injection 0,005 am 17. Dec. Die Temperatur steigt langsam an und erreicht nach 12 Stunden 39,3° C., nach 14 Stunden 39,5° C., um dann wieder zu sinken; allgemeines Unwohlsein, Benommenheit des Sensoriums, Hitze, Frösteln und Schweiss begleiteten die Reaction.

4. Breslich, 38 Jahre alt, Arbeiter, Tabes dorsualis.

1. Injection 0,002 am 9. Dec. Nach 4 Stunden Kopfschmerzen und starker Schweiss, Appetit im Laufe des Tages geringer als sonst. Die Temperatur zeigte keine Schwankungen.

2. Injection 0,005 am 12. Dec. Zunächst Temperaturabnahme um 0,5°; nach 7 Stunden 37,7°, nach 12 Stunden 39,7°, sodann allmäliger Abfall. Während des Fiebers bestehen reissende Schmerzen in allen Gliedern, Frost, Schweiss, leichte Benommenheit des Sensoriums.

4. Injection von 0,012 am 17. Dec. Nach 7 Stunden steigt die Temperatur rasch auf 39,4°, nach 12 Stunden bis 40,0° C. unter ähnlichen Erscheinungen wie zuvor.

5. Schmidt, 20 Jahre alt, Maler, geheilte Gonorrhöe.

1. Injection 0,002 am 9. Dec.; ausser geringen Kopfschmerzen keine Reaction.

2. Injection 0,005 am 12. Dec. Keinerlei Erscheinungen.

3. Injection 0,01 am 15. Dec. Nach 12 Stunden höchste Temperatur 38,2°; sonstige Symptome fehlen.

4. Injection 0,012 am 17. Dec. Nach 7 Stunden 37,6°, nach 14 Stunden 39,0°. Langsamer Abfall. Während der Reaction leichtere Allgemeinerscheinungen.

6. Holzkopf, 49 Jahre alt, Arbeiter, Ischias.

1. Injection 0,002 am 9. Dec. Ausser Kopfschmerz keine Symptome.

2. Injection 0,005 am 12. Dec. Nach 2 Stunden Temperaturerniedrigung von 0,6°. 5 Stunden p. inject. Temperatur 38,0°. Nach 10 Stunden 38,2°. Sodann allmäliger Rückgang. Während der Reaction heftige Schmerzen in der Lebergegend.

3. Injection 0,01 am 15. Dec. verläuft ohne besondere Erscheinungen.

4. Injection 0,012 am 17. Dec. Unter allmäligem Ansteigen erreicht die Temperatur nach 7 Stunden 38,9°. Starker Schweiss, Kopfschmerzen, leichte Benommenheit, allgemeines Unwohlsein. Nach 14 Stunden normale Temperatur.

7. Dahlke, 48 Jahre alt, Arbeiter, Bronchitis diffusa.

Die Injectionen von 0,002, 0,004, 0,006 haben keine Reactionserscheinungen zur Folge. Bei 0,008 tritt unter allgemeinem Unwohlsein, Kopfschmerzen, Gliederreissen, eine Temperatursteigerung bis auf 39,5° C. ein, sodann allmäliger Nachlass der Erscheinungen. Husten und Auswurf waren nicht vermehrt.

8. Schulz, 53 Jahre alt, Arbeiter, Bronchitis diffusa.

Die Injectionen von 0,002 bis 0,01 rufen keinerlei Reactionserscheinungen hervor.

Für den diagnostischen Werth des Mittels sind die vorstehenden Versuche nicht ohne Interesse, denn bisher liegen noch keine ausführlichen Beobachtungen vor, in welcher Weise der nicht tuberkulöse Mensch auf kleine Gaben reagirt. Koch bezeichnet in seiner Publication die untere Grenze der Wirkung auf den gesunden Menschen als bei ungefähr 0,01 liegend. »Die meisten Menschen reagiren auf die Dosis nur noch mit leichten Gliederschmerzen und bald vorübergehender Mattigkeit. Bei einigen trat ausserdem noch eine leichte Temperatursteigerung bis auf 38,0° C. und wenig darüber hinaus ein.«

Unsere vorstehenden Beobachtungen entstammen einem Material von Individuen, welche zum Theil Reconvalescenten, zum Theil mit rheumatischen Affectionen, Tabes dorsalis, Eczema faciei, Bronchitis diffusa behaftet waren. In keinem Falle lag Tuberkulose irgend eines Organs vor. Die bei diesen Patienten hervortretenden Erscheinungen nach der Injection des Koch'schen Mittels ergeben, dass die untere Grenze der Wirksamkeit auf den nicht tuberkulösen Menschen noch tiefer anzunehmen ist. Im Falle No. 3 traten bei 0,005, im Falle No. 4 bei 0,008 lebhafte Temperaturerhöhungen auf unter allgemeinen Krankheitssymptomen. Selbst nach 0,002 zeigten sich Reactionserscheinungen, welche zumeist in Kopfschmerzen, Frösteln und vermehrter Schweissbildung bestanden. Die Puls- und Athemfrequenz war in diesen Fällen nicht gesteigert, in den stärker reagirenden der Höhe der Temperatur entsprechend.

In keinem Falle, auch nicht bei den an chronischer Brochitis leidenden Patienten, wurde über Hustenreiz oder vermehrten Husten geklagt, ebenso fehlte jeder Auswurf; Symptome, die wir bei Tuberkulösen nach den Einspritzungen beobachteten. Es fehlten also unter den charakteristischen Reactionserscheinungen selbst bei grösseren

Gaben (0,012) diejenigen, welche bei Tuberkulösen neben der Temperaturerhöhung besonders hervortraten.

Beginnende und vorgeschrittene Fälle.

Unter den beobachteten Fällen befinden sich Kranke männlichen und weiblichen Geschlechts im Alter von 10 bis 37 Jahren. Bei dem grossen Andrange der Hülfesuchenden war es nicht möglich, nur die beginnenden Fälle von tuberkulöser Erkrankung der Lunge und des Kehlkopfs mit den Einspritzungen zu behandeln, vorgeschrittene Stadien aber auszuschliessen. Zudem erschien es zweckmässig, auch über Fälle vorgeschrittener Erkrankungen Erfahrungen betreffs der Wirkung des Mittels zu sammeln. Unter dem im Nachstehenden zu besprechenden Krankenmaterial befinden sich also einmal Fälle beginnender Phthisis mit zweifelhaften oder geringen nachweisbaren physikalischen Symptomen; dann andere, bei welchen diese deutlich ausgesprochen waren.

Selbstredend wurden vor Beginn der Einspritzungen alle Patienten einer genauen Beobachtung und Untersuchung unterzogen, speciell die physikalische Untersuchung der Lungen und der übrigen Organe vorgenommen und die Temperaturverhältnisse, sowie das Körpergewicht sorgfältig festgestellt. In sämmtlichen Fällen gelang der Nachweis der Tuberkelbacillen, allerdings nicht immer vor Beginn der eigentlichen Kur. Wiederholt erst wurden die Krankheitskeime bei Patienten, die zuvor ohne Auswurf waren, in dem während der Reaction entleerten Sputum vorgefunden, die betreffenden Präparate wurden aufbewahrt zum Vergleich mit später anzufertigenden.

Um unangenehmen Zwischenfällen vorzubeugen, erschien es daher zweckmässig, bei Beginn einer Injection äusserst vorsichtig vorzugehen. In der Mehrzahl der Fälle, besonders aber bei allen Patienten, welche körperlich heruntergekommen waren, wurde mit 0,001 begonnen. Bei Individuen, deren Kräftezustand es noch erlaubte, wurde später, nachdem wir die Reactionen auf den kranken Organismus näher kennen gelernt hatten, mit Gaben von 0,002 bis 0,003 begonnen. In keinem Falle haben wir bei Berücksichtigung der individuellen Verhältnisse über unangenehme Folgezustände nach den Einspritzungen zu berichten.

Trat nach der Einspritzung eine von Fieber und sonstigen Erscheinungen begleitete Reaction ein, so erfolgte die nächste Einspritzung erst dann, wenn sich der Patient wiederum vollkommen wohl fühlte. In der Mehrzahl der Fälle konnten die Einspritzungen erst nach 3 Tagen wiederholt werden, bei einigen Patienten erst nach 5 bis 6 Tagen. Bei der Wiederholung der Einspritzungen wurden wir stets von dem Gedanken geleitet, die Kräfte der Patienten während der Kur möglichst zu schonen, die eingreifende Wirkung des Mittels zu mildern. Diesem Umstande ist es, wie gesagt, wohl zuzuschreiben, dass wir trotz der ausgedehnten Versuche auch nicht in einem Falle bedrohliche Erscheinungen auftreten sahen.

Die Steigerung der Dosis erfolgte bei den einzelnen Patienten in verschiedener Weise je nach der eingetretenen Reaction. Sobald dieselbe auf 0,002 eine stärkere gewesen war, so erhielt der Patient das nächste Mal 0,003, später 0,005, 0,007, 0,010 u. s. w.; in anderen Fällen hingegen erfolgte eine schnellere Steigerung von 0,002 auf 0,005, 0,007, 0,01. Kurz, wir suchten in jedem Falle in der Steigerung der Dosis möglichst zu individualisiren. Ausser der Höhe der Temperatur waren für uns massgebend das Verhalten des Pulses, der Athmung und die Allgemeinerscheinungen.

II.

Bei Durchsicht unserer Krankengeschichten, sowie der für Temperatur, Puls- und Athemfrequenz angefertigten Curven, lässt sich allerdings ein gewisser Typus der Reaction herausfinden, trotzdem ergaben sich zahlreiche individuelle Verschiedenheiten, sowohl was jene oben genannten Erscheinungen, als auch was die Änderung des subjectiven Befindens anbetrifft. Wir erhielten hinsichtlich des letzteren ausserordentlich verschiedene Angaben. Variabel waren auch die Veränderungen des Stoffwechsels, die sich in den Se- und Excreten kundthaten. Bei der Mehrzahl der Kranken war eine reichliche Schweiss-Secretion zu constatiren, in der Regel war dieselbe von Abnahme des Körpergewichts begleitet. Diarrhoen waren selten; die Veränderungen des Urins waren in der Regel nur diejenigen, wie sie bei Fieber vorzukommen pflegen.

Schildern wir nun zunächst das Bild der allgemeinen Reactionserscheinungen, welches wir als das gewissermassen typische hinstellen wollen — auf die Abweichungen kommen wir unten zurück —, so heben wir zuerst das Verhalten der Körpertemperatur hervor, welche, wie schon oben gesagt, in zweistündlichen Intervallen gemessen wurde. Bei einer ganzen Reihe von Patienten fiel auf, dass 2 bis 3 Stunden nach der Injection eine Temperaturerniedrigung vorhanden war. Der Anstieg erfolgte zumeist 6 bis 8 Stunden nach der Injection unter Frösteln, hin und wieder unter Schüttelfrost oder ohne besondere Erscheinungen; in einzelnen Fällen erfolgte die Temperatursteigerung schon nach 3 bis 4 Stunden. Der Anstieg vollzog sich in der Mehrzahl der Fälle ziemlich rasch, so dass schon 2 bis 3 Stunden nach Beginn des Fiebers, ja vereinzelt selbst auch früher, das Maximum erreicht wurde. Die höchste bisher beobachtete Temperatur betrug 40,9° C. Nach meist 2 bis 3 stündigem Hochstand begann die Temperatur wieder zu sinken, bald rasch, innerhalb 2 bis 3 Stunden, bald langsam, in 4 bis 6 Stunden. Mehrfach zeigte sich, nachdem schon ein Sinken der Temperatur eingetreten war, nochmals ein vorübergehender Anstieg. Subnormale Temperaturen nach Abfall des Fiebers wurden selten beobachtet.

Der Temperaturabfall war begleitet in einer Anzahl von Fällen von leichter, in anderen von starker Schweissabsonderung, in noch anderen fehlte dieselbe ganz. — Puls und Athemfrequenz waren während der Reactionszeit erhöht. Wiederholt zeigte sich die Zunahme der Frequenz des Pulses und der Athmung auch in Fällen, bei denen typische Reactionssymptome zuerst fehlten und erst auf grössere Gaben eintraten. Die Steigerung des Pulses und der Athmung erfolgte nicht immer in demselben Verhältniss. Sehr oft wurde noch normale Puls-frequenz beobachtet, während die Athmung schon auf 24 und mehr gestiegen war. Auf der Höhe der Reaction wurde wiederholt eine Pulsfrequenz von 130 bis 150 beobachtet, eine Athemfrequenz zwischen 40 bis 44. Nur bei einer Patientin waren die Erscheinungen noch intensiver ausgesprochen. Die betreffende Kranke, welche an einer hartnäckigen Pleuritis sicca und leichter Peritonitis litt, erhielt zu diagnostischen Zwecken eine Injection von 0,01; die eintretende Reaction mit rasch ansteigender Temperatur bis auf 40,5° war von einer Puls-frequenz von 160, einer Athemfrequenz von 52 bis 62 begleitet. Die späteren geringeren Gaben von 0,005 bis 0,007 hatten mässige Reaction, zwei nochmalige Injectionen von 0,01 aber ähnliche Er-scheinungen wie das erste Mal zur Folge. Die Steigerung der Athem-frequenz blieb auch in mehreren Fällen 24 bis 48 Stunden nach Abfall des Fiebers zurück.

Gastrische Erscheinungen, wie Appetitmangel, Brechneigung, Erbrechen, waren während der Reactionszeit meist vorhanden und überdauerten dieselbe in einigen Fällen. Dünne Stuhlentleerungen sind in 5 Fällen zur Beobachtung gekommen. Bei einer Kranken aus besseren Ständen, die vorher an hartnäckiger Obstipation gelitten hatte, traten schon nach der ersten Injection von 0,001 spontane Ent-leerungen, fünfmal innerhalb 24 Stunden auf. Sie wiederholten sich in gleicher Weise nach der zweiten Injection und wurden nach der dritten so heftig, dass die Patientin mehrere Tage zu Bett liegen musste, wegen heftiger Schmerzen in der Curvatura coli sinistra. Möglich, dass es sich hier um eine latente Darmtuberkulose gehandelt hat, da die Kranke schon seit vielen Monaten über spontane Schmerzen in jener Gegend klagte.

Ausser diesen Erscheinungen begleiteten noch eine Reihe an-derer Symptome das Bild der allgemeinen Reaction; bei dem einen Patienten mehr, bei dem anderen weniger ausgesprochen, traten auf: Allgemeines Unwohlsein, Hitzegefühl, Kopfschmerzen, Congestionen nach dem Kopfe, mässige Benommenheit des Sensoriums, die nicht immer mit der Höhe der Temperatur in Beziehung stand; Athem-beschmerden, Kurzathmigkeit, Schmerzen in der Brust, Hustenreiz, vermehrter Auswurf; bei zwei Patienten, die während der bisherigen Beobachtung kein Sputum hatten, trat erst während der Reaction der erste Auswurf auf. Mehrere Kranke klagten über Schmerzen an der gerötheten Zungenspitze, am Zahnfleisch, an den Mundwinkeln. Hier fanden sich auch kleine, vorher nicht dagewesene Excoriationen und Aphthen.

Was das Verhalten der Milz anbelangt, so haben wir in einer grossen Zahl von Fällen deutliche Milzvergrösserung beobachtet.

Im Urin wurden bisher keine pathologischen Bestandtheile gefunden. — In einem Falle trat ein scharlachähnlicher Ausschlag nach der Einspritzung am Rumpfe auf.

Der Untersuchung des Sputums wurde eingehende Aufmerksamkeit zugewandt. In fast allen Fällen trat nach den Injectionen eine Zunahme desselben ein; gleichzeitig wurde dasselbe zuerst, in Folge des vermehrten Hustens, schaumiger, dann wurde der Schleimgehalt desselben ein stärkerer und nach wiederholten Injectionen machte es bisweilen den Eindruck, als wenn vorher typische »sputa globosa fundum petentia« die Tendenz zeigten, auseinander zu fliessen. Inwieweit eine spätere, wiederholt constatirte Verringerung des Sputums auf einen Nachlass des Hustens oder auf eine Besserung des localen Herdes zu beziehen ist, bleibt abzuwarten. Hin und wieder zeigten sich kleine Blutstreifen, jedoch haben wir niemals bisher eine Hämoptoe beobachtet. Vergeblich haben wir uns bisher bemüht, charakteristische Veränderungen im Verhalten der Tuberkelbacillen nachzuweisen. Wenn solche in der Zahl und in der Form vorhanden zu sein schienen, lehrte doch die immer von Neuem vorgenommene Untersuchung nach späteren Injectionen, dass die anfänglich wahrgenommenen Veränderungen nur vorübergehende resp. zufällige gewesen waren. Bei der Kürze unserer Beobachtungszeit hatten wir allerdings von vornherein charakteristische Veränderung in dem Verhalten der Bacillen auch nicht erwartet.

Der Einfluss der Behandlung auf das Allgemeinbefinden der Patienten trat mehr oder weniger in den meisten Fällen hervor. Zunächst wurde ein besseres, gesunderes Aussehen sowohl bei den Patienten mit leichter, als auch mit vorgeschrittener Lungenaffection zumeist constatirt. Es musste dies um so mehr auffallen, als die länger fortgesetzte Behandlung trotz guter und reichlicher Kost einen unverkennbaren Einfluss auf den Ernährungszustand ausübte. In der Mehrzahl der Fälle wurde trotz guter und reichlicher Kost eine Abnahme des Körpergewichts wahrgenommen, trotzdem wir unsere Patienten nicht durch forcirte Einspritzungen belästigt haben. Die Abnahme bewegt sich allerdings nur in engen Grenzen. In einigen Fällen trat keine Änderung im Körpergewicht auf, in anderen wurde eine Zunahme um einige Pfunde constatirt.

Nur selten haben wir besondere Erscheinungen in der Zeit zwischen den einzelnen Einspritzungen angetroffen. Einige Patienten klagten allerdings über Schwächegefühl, Müdigkeit und gastrische Störungen. Die Einspritzungen wurden dann so lange ausgesetzt, bis völliges Wohlbefinden wiederum eingetreten war.

Über die Einwirkung des Mittels auf den localen tuberkulösen Lungenprocess kann wegen der Kürze der Zeit kein definitives Urtheil abgegeben werden; bisweilen nahmen die Dämpfungserscheinungen nach den Einspritzungen zu (s. u. Michalski), und Rasselgeräusche wurden vermehrt und verstärkt, doch konnten wir dieses deutlichere Hervortreten und Anwachsen der physikalischen Erscheinungen nur in einigen Fällen wahrnehmen.

Unverkennbar war die Beeinflussung des localen tuberkulösen Processes im Kehlkopf. Bei der relativ kurzen Versuchszeit können wir hier allerdings nicht über Heilungen, aber doch über Besserungen berichten. Allerdings haben wir schwere Fälle mit sehr starken, über den grössten Bereich des Kehlkopfes sich erstreckenden Infiltraten und Ulcerationen nicht in den Bereich unserer Beobachtungen gezogen, da es darauf ankam, erst in leichteren Fällen die Art und die Folgen der localen Reaction kennen zu lernen. Wir sahen nach den Injectionen reactive Schwellung, namentlich im Bereich der Infiltrate auftreten, dann aber schliesslich die entzündlichen Erscheinungen im Kehlkopf abnehmen, die Ulcerationen selbst sich reinigen, die Infiltrate nach voraufgegangener Anschwellung sich verflachen. Da das Verhalten sichtbarer tuberkulöser Processe nach den Einspritzungen die Gefahren der letzteren für die gleichen Erkrankungen des Kehlkopfes leicht erwiesen, so verfuhren wir bei Patienten mit derartigen Kehlkopfaffectionen selbstverständlich stets mit grösster Vorsicht. In der That ist es dadurch gelungen, unangenehmen Vorkommnissen zu begegnen, obwohl wir uns von vornherein darüber klar waren, dass die Schwere der tuberkulösen Affection des Kehlkopfes nicht massgebend sein könne für die Bestimmung der Dosirung der Injectionen. Lassen sich doch vor Allem durch die Intubation die Gefahren starker Schwellungszustände im Kehlkopf beseitigen. Wir bekamen stärkere Stenosenerscheinungen bei unserem bisherigen Verhalten nur bei einer Patientin, der 33 jährigen Frau Steffen aus Demmin. Die Patientin, relativ gut genährt, erblich nicht belastet, hatte nach 8 jähriger Ehe im Juli vorigen Jahres ihren Mann an Phthisis pulmonum et laryngis verloren. Während der ganzen Krankheit war sie seine Pflegerin gewesen. Husten, Auswurf, Heiserkeit stellten sich im Laufe des Sommers ein, wurden zuerst von der Patientin nicht beachtet, verstärkten sich aber dann im Herbst und eine Hämoptoe veranlasste Mitte November die Kranke, sich in ärztliche Behandlung zu geben. Sie trat am 24. November in die Klinik ein. In der linken Spitze war tympanitisch gedämpfter Schall mit kleinblasigen, leicht klingenden Rasselgeräuschen. Im Kehlkopf ausgedehnter Katarrh mit starker Schwellung namentlich der Schleimhaut der Arytaenoidknorpeln, der hinteren Partien der aryepiglottischen Falten und der falschen Stimmbänder. Die Regio interaryt. war infiltrirt und eben dort befand sich ein Ulcus, dessen untere Ausdehnung auch bei Anwendung der Kilianschen Untersuchungsmethode sich nicht mit Sicherheit feststellen liess.

Das Ulcus griff auf das hintere Ende des linken falschen Stimmbandes über. Die Athmung war im Übrigen vollständig frei, ohne den geringsten laryngealen Stridor.

Die allgemeine Reaction hielt sich in gewöhnlichen Grenzen und verlief im Übrigen in durchaus erwünschter Weise. Die höchsten Temperaturen bewegten sich zwischen 39,5 bis 40°. In 7 Injectionen wurde die Höhe von 12 mg erreicht. Gleich nach der ersten Injection (3 mg), welche Nachmittags um 5 Uhr vorgenommen wurde, stellte sich in der Nacht nach ca. 7 Stunden Athemnoth ein, welche allmählich sich immer mehr verstärkte, so dass die Patientin nur langsam stridorös und mit Inanspruchnahme der Hülfsmuskeln die Athmung vornehmen konnte. Wirklich bedrohlich waren jedoch auch hier die Erscheinungen nicht, da die Dyspnoe immer in derartigen Grenzen sich hielt, dass von einem weiteren Eingriff Abstand genommen werden konnte. Die Dyspnoe, welche, wie gesagt, ungefähr 7 Stunden nach der Injection eintrat, dauerte in grösster Intensität ungefähr 4 Stunden an und nahm dann allmählich ab. Die Patientin bekam die gleiche Quantität in Pausen von 1 bis 2 Tagen noch zweimal und zeigte dabei bei Weitem geringere Reactionserscheinungen im Kehlkopf. Später bei der weiteren allmählichen Steigerung bis auf die oben genannte Dosis von 0,012 g blieben ähnliche Erscheinungen aus. Auch hier zeigte sich eine Beeinflussung des localen Befundes im Kehlkopf. Die Schwellung der Larynxschleimhaut war verringert, die Infiltration in der Regio interaryt. war flacher geworden und die bestehende Ulceration zeigte ein frischeres und rötheres Aussehen. Auch hier ist die Beobachtungsdauer natürlich eine zu geringe, um ein definitives Urtheil zu ermöglichen.

Wenn so in vielen Fällen die Reaction ein im Ganzen einheitliches Bild darbot, so zeigten in anderen die den Einspritzungen folgenden allgemeinen und localen Erscheinungen sehr wesentliche Abweichungen.

Die allgemeinen Reactionserscheinungen standen überhaupt nicht im Verhältniss zu den physikalisch nachweisbaren Lungenveränderungen. Während bei beginnender Phthise bisweilen nach 0,001 bis 0,002 die allgemeinen Reactionserscheinungen sehr erhebliche waren, blieben sie bei verschiedenen Kranken, welche sichere physikalische Symptome boten und reichlich Tuberkelbacillen im Sputum entleerten, zunächst völlig aus oder hielten sich auf ungenügender Höhe. Ebenso wurde auch das umgekehrte Verhalten konstatirt.

Die locale Reaction im Bereich des erkrankten Herdes, aus der Veränderung der physikalischen Erscheinungen, aus der Verstärkung des Hustens und der Veränderung des Sputums erschliessbar, zeigte einen ähnlichen Wechsel.

Über die Gründe dieser Erscheinungen lässt sich naturgemäss erst bei längerer Beobachtung ein Urtheil fällen; die uns zu Gebote stehende Zeit war hierfür eine zu kurze. Uns erschienen der Kräftezustand, die Dauer der Erkrankung etc. nicht allein ausreichend zur Erklärung dieser Erscheinung. Möglich, dass die localen Verhältnisse am Krankheitsherde für das Angreifen der Injectionsflüssigkeit bald mehr, bald weniger günstige sind. Wohl sicher wird bei Fällen mit ungenügender Reaction die letztere sich verstärken, sobald eine immer weiter gehende Steigerung in der Dosis vorgenommen wird.

In anderen Fällen war das Auftreten der allgemeinen Reaction nach den Einspritzungen Schwankungen unterworfen, die der Erklärung zunächst schwer zugänglich sind. Der 21 jährige stud. theol. Max Bünger zeigte in der linken Lungenspitze physikalisch deutlich nachweisbar die Symptome einer Infiltration (gedämpft tympanitischer Schall, kleinblasiges klingendes Rasseln). Auch die rechte Spitze war verdächtig (unbestimmtes Athmen, Perkussionsschall abgekürzt); Tuberkelbacillen im Sputum in mässiger Menge vorhanden. Die Herzkraft war eine gute, der Kehlkopf vollständig frei.

Die ersten beiden Injectionen (0,001—0,003) waren ohne jeden Erfolg; erst die dritte Injection von 0,01 liess die Temperatur auf 39,5 ansteigen. Die allgemeinen Reactionserscheinungen hielten sich in mässigen Grenzen, der Husten war nicht wesentlich verstärkt. Weitere Injectionen bis 0,025 haben bisher ein Ansteigen der Temperatur nicht herbeigeführt. Wenn hier die Behandlung dementsprechend mit weiter wachsenden Dosen fortgesetzt werden muss, so darf doch vielleicht der eine Punkt nicht vollständig übersehen werden, dass hier vom 21. November bis zum 16. December das Körpergewicht von 114 auf 119½ Pfund gestiegen ist.

Ein gleiches Verhalten zeigt folgender Fall:

Magedanz, 29 Jahre alt, Briefträger. Die objectiven Veränderungen bestehen in leicht gedämpftem Schalle in beiden reg. supra clav. Ebenda findet sich abgeschwächtes, unbestimmtes Athmen und spärliches klingendes Rasseln. Dabei abendliches Fieber. Nach der ersten Injection von 0,002 erfolgte am Abend eine Temperatursteigerung auf 38,9° C. Die übrigen Erscheinungen waren nicht typisch. Auch nach den folgenden Injectionen — die letzte Gabe betrug 0,014 — traten keine Reactionserscheinungen ein. Subjectiv erheblich wohler verliess Patient nach vierwöchentlichem Aufenthalt das Krankenhaus.

Bei anderen Kranken mit gleichzeitig tuberkulösen Kehlkopfaffectionen war die allgemeine Reaction ebenfalls eine geringe, doch machte sich hier bisweilen eine ausgesprochene locale Wirkung im Larynx bemerkbar, welche in den Vordergrund des Interesses trat.

So bei dem 32 jährigen Schornsteinfeger Beck, der eine ausgesprochene tuberkulöse Infiltration der einen Lungenspitze und eine beginnende der anderen und gleichzeitig neben einer mässigen Schwellung der Schleimhaut des Kehlkopfes eine tuberkulöse Ulceration am linken Stimmband und eine gleiche in der regio interarytaenoidea hatte. Nennenswerthe Temperatursteigerungen traten hier nach der Injection nicht auf. Mehrere Male stellte sich nach einer leichten

Alteration des Allgemeinbefindens Schweissabsonderung ein. Dagegen bekam der Patient nach jeder Injection stärkere subjective Beschwerden im Kehlkopf, die sich in Brennen und Stechen äusserten. Gleichzeitig wurde der Hustenreiz stärker und die bei dem Patienten vorhandene Heiserkeit nahm an Intensivität zu. Gewöhnlich war diese Exacerbation der laryngealen Erscheinungen 24 Stunden nach der Injection abgeklungen.

Bei dem Patienten, der am 24. November in die Behandlung der Klinik trat, ist in 8 Injectionen die Dosis von 1 cg bisher nicht überschritten worden. Trotzdem macht sich eine günstige Beeinflussung der Behandlung auf das Kehlkopfleiden bis jetzt schon insofern geltend, als, während die Ulcerationen selbst ein reineres Aussehen bieten, die Schwellung der Larynxschleimhaut, namentlich in der Umgebung der Ulcerationen eine entschieden geringere geworden ist und dementsprechend die Heiserkeit nachgelassen hat.

Ein anderer Patient, der 21 jährige Litograph L e p l o w aus Stralsund, zeigte ungefähr das gleiche Verhalten. In der linken Lungenspitze bestand hier eine mässig grosse Caverne; die rechte Spitze war infiltrirt. Im Larynx waren Ulcerationen an beiden falschen Stimmbändern und in der Regio interaryt. vorhanden, jedoch war die Infiltration des Gewebes relativ nicht bedeutend. Der Kräftezustand war schlecht, der Patient wog 98 Pfund. Mit Rücksicht auf die Schwere des Lungenprozesses musste auch hier mit der Steigerung der Dosis sehr vorsichtig vorgegangen werden. Der Patient erhielt bisher in 5 Injectionen 6 mg. Die allgemeine Reaction hielt sich in sehr mässigen Grenzen; die Temperatur überschritt die Höhe von 39° nicht, die Pulsfrequenz erreichte die Zahl von 110. Auch hier stellten sich jedesmal nach der Einspritzung intensive subjective Beschwerden im Kehlkopf ein; der Patient klagte über Stechen, Kratzen, leichten Schmerz und stärkeren Husten. Auch hier liess sich eine, wenn auch nur geringe Besserung des Larynxbefundes insofern konstatiren, als die vorher mit einem grauweissen Belag bedeckten Ulcerationen jetzt ein ungleich besseres Aussehen bieten, der Geschwürsgrund zweifellos sich gereinigt hat und, wie es scheint, an einzelnen Stellen Tendenz zur Granulationsbildung zeigt.

Und ein gleiches Resultat der Behandlung und die gleiche Art der Reaction zeigte ein 23 jähriger Patient, der Schlosser H a c k b a r t aus Wollin. Derselbe, erst am 2. December in die Klinik aufgenommen, hatte ebenfalls in der einen Lungenspitze eine mässig grosse Caverne und eine beginnende Infiltration der anderen. Im Kehlkopf bestand neben mässiger Schwellung der Schleimhaut eine tuberkulöse Infiltration und ein tuberkulöses ulcus in der regio interaryt.

Im Sputum waren reichlich Bacillen vorhanden. Mit Rücksicht auf den auch hier relativ weit vorgeschrittenen Lungenprocess und auf den recht mässigen Kräftezustand wurde in 8 Injectionen die Dosis von 1 cg nicht überschritten. Auch hier hielten sich die allgemeinen Reactionserscheinungen auf mässiger Höhe; die Temperatur erreichte nur einmal die Höhe von 39,8°, während sie sonst auf 38,5° bis 39,0° hinaufging. Auch hier zeigte der Kehlkopf wieder das gleiche Verhalten in Bezug auf Zunahme der subjectiven Beschwerden unmittelbar nach der Einspritzung. Auch hier endlich lässt sich schon jetzt Reinigung der Ulceration und vor Allem eine Abnahme der katarrhalischen Erscheinungen constatiren.

Dass vor Allem Phthisiker mit beginnender Affection sich für die Behandlung mit dem Mittel besonders eignen und bei diesen Kranken der Einfluss auf den tuberkulösen Process hervortritt, können wir, soweit unsere Erfahrungen reichen, voll und ganz bestätigen. Ueber vollkommene Heilung liegt uns allerdings bisher noch keine Beobachtung vor, wohl aber Erfahrungen, die uns Heilungen erhoffen lassen.

Wir glauben hier einen kurzen Auszug aus den Krankenberichten einiger leichterer Fälle geben zu sollen:

1. Fk., cand. med., 23 Jahre alt, litt vor einem Jahre an starker Haemoptoë; jetzt besteht Husten und spärlicher Auswurf, in welchem zahlreiche Tuberkelbacillen nachgewiesen werden. Die Untersuchung ergiebt gedämpften Schall auf der linken Spitze, unbestimmtes Athmen und vereinzeltes kleinblasiges, klingendes Rasseln. Nach der ersten Injection von 0,003 typische Reaction; vier Tage später trat nach 0,005 nur eine geringe Reaction mit 38,3° ein; die weiteren 9 Einspritzungen auf 0,01 blieben ohne jede Reaction. Patient sieht entschieden frischer aus. Körpergewichtsabnahme 2 Pfund. Tuberkelbacillen sind in dem spärlichen Sputum noch in reicher Zahl vorhanden. Die Behandlung wird weiter fortgesetzt.

2. Kieker, Bauunternehmer, 40 Jahre alt, leidet an Husten, Auswurf und mässiger Heiserkeit. Die Untersuchung ergiebt gedämpften Schall auf beiden Lungenspitzen, kleinblasiges, klingendes Rasseln und unbestimmtes Athmen. Patient erhält im Laufe von 4 Wochen 9 Einspritzungen. Die erste typische Reaction trat nach 0,003 ein. In der Folge wurden die Reactionserscheinungen bei allmäliger Steigerung des Mittels bis auf 0,022 immer geringer. Bei letzterer Dosis trat noch eine Temperatursteigerung bis auf 38,5° C. unter mässigem Husten und Auswurf ein. Das Allgemeinbefinden des Patienten war bei dem Austritt aus dem Krankenhause ein sehr gutes. Husten und Auswurf hatten beträchtlich abgenommen. Das Körpergewicht hatte sich nicht verringert; das Aussehen war ein sehr gutes.

3. Fräulein Schöning, 17 Jahre alt, leidet seit einem Jahre an Husten und geringem Auswurf. Tuberkelbacillen finden sich sehr spärlich. Die Untersuchung ergiebt percutorisch kein Resultat. Bei der Auscultation wurde verschärftes Athmen und ganz vereinzeltes Rasseln auf der rechten Lungenspitze constatirt. Patientin erhält innerhalb 15 Tagen 5 Einspritzungen von 0,001 bis 0,01 steigend. Erst bei 0,005 erfolgt eine typische Reaction. Die späteren Einspritzungen waren bisher nicht mehr von stärkeren Reactionserscheinungen begleitet. Das Allgemeinbefinden wurde ein entschieden besseres.

Auch andere Patienten (Bünger, Magedanz s. o. — Michalski s. u.) zeigen jetzt Erscheinungen, die in der That die Aussicht eröffnen, dass sich bei Fortsetzung der Behandlung mit dem Koch'schen Mittel eine Heilung wird wahrscheinlich erzielen lassen.

Eine Gefährdung des Lebens wie überhaupt bedrohliche Erscheinungen haben bei genauer Individualisirung durchweg gefehlt. Allerdings haben wir auch unter den vorgeschrittenen Fällen nicht derartige der Behandlung unterzogen, in denen nachweisbare schwere Erkrankungen anderer Organe als der Lunge vorlagen. Wir haben es vermieden bei Schwangeren, bei Patienten mit starker Darm- oder Meningealtuberkulose, bei frischer Haemoptoë, bei amyloider Entartung der Unterleibsorgane. Eine Polypraxis ist in der That nicht geboten in einer Zeit, in der unsere Erfahrungen über das in seiner Wirkung so gewaltige Mittel noch mangelhafte sind.

In den vorgeschrittenen Fällen von Lungentuberkulose, in denen ausgedehnte Infiltration oder Cavernenbildung vorlag, bewegten sich die Reactionen in dem oben gezeichneten Rahmen. Besserungen des Allgemeinbefindens haben wir hier beobachtet, das Aussehen wurde vielfach ein frischeres, der Husten und Auswurf nahm in einigen Fällen schliesslich an Intensität ab; die Nachtschweisse wurden beeinflusst, dagegen nicht das hektische Fieber.

Bisher, allerdings bei der Kürze der Zeit, konnte in keinem Falle, weder in diesen noch in den Fällen beginnender Lungentuberkulose, ein objectiver Befund bei der Untersuchung der Lungen festgestellt werden, der einen deutlichen Rückgang oder eine definitive Heilung des Processes mit Sicherheit bekundet hätte.

III.

Wenngleich die diagnostische Bedeutung des Mittels naturgemäss durch den Umstand beeinträchtigt wird, dass auch nicht tuberkulös Erkrankte nach der Injection Fieber und eine Reihe allgemeiner Reactionserscheinungen zeigen und dass auch Tuberkulöse nicht immer auf die ersten Einspritzungen reagiren, so zweifeln wir nicht, dass das Mittel, namentlich wiederholt angewandt, wohl zur Entscheidung der Frage beitragen kann, ob bei verdächtigen Individuen eine tuberkulöse Erkrankung innerer Organe, speciell der Lungen besteht oder ob eine früher vorhandene Erkrankung zur Ausheilung gelangt ist. Weiter vermag es in günstigen Fällen darüber Auskunft zu geben, ob ein Leiden, dessen Natur die klinischen Untersuchungsmethoden bisher mit Sicherheit nicht sofort feststellen konnten, eventuell als ein tuberkulöses aufgefasst werden muss. Zur Illustrirung des Gesagten mögen die kurzen Daten aus 3 Krankengeschichten dienen:

Der 24jährige cand. med. L. bekam vor drei Jahren in Berlin eine rechtsseitige exsudative Pleuritis. Da der Ernährungszustand ein mangelhafter blieb und Husten sich einstellte, welcher der eingeleiteten Behandlung trotzte, so musste der Patient 1 1/2 Jahr in Italien leben. Hier verlor sich zwar der Husten, doch blieb der Kräfte- und Ernährungszustand auch später ein mangelhafter. Die Untersuchung der Lunge ergab zwar ein negatives Resultat, doch liess sich der Verdacht auf eine bestehende latente tuberkulöse Erkrankung nicht von der

Hand weisen. Die jetzt vorgenommenen Injectionen blieben absolut resultatlos, sie liessen jede, namentlich locale Reaction vermissen, so dass die Annahme an Sicherheit gewann, der Patient sei zur Zeit frei von einer tuberkulösen Infection.

Ein gleiches Ergebniss lieferte die Injection bei dem 26 jährigen cand. med. Riet., der, erblich nicht belastet, im Winter 1887/88 einen Spitzenkatarrh sich zuzog und seines Leidens wegen 1½ Jahre im Süden zubrachte. Michaelis 89 kehrte er, um 20 Pfund schwerer, von dort zurück. Eine hochgradige Empfindlichkeit der Schleimhaut des Respirationstractus und namentlich des Kehlkopfes machte sich sehr bald hier wieder geltend, und Ende October d. J. stellte sich von Neuem ein Katarrh der grossen Luftwege ein. Im Anschluss an den starken. Husten warf der Patient Mitte November Blut aus, jedoch ergab die Untersuchung der Lunge stets ein negatives Resultat. Tuberkelbacillen fehlten im Sputum. Die Injectionen waren auch hier völlig resultatslos, und ihr negativer Erfolg bestärkte nur die schon vorher gefasste Meinung, dass eine tuberkulöse Erkrankung der Lunge zur Zeit bei dem Patienten nicht vorliege.

Wir könnten die Reihe dieser Fälle noch um andere vermehren, begnügen uns jedoch, hier nur noch auf einen hinzuweisen, bei dem die Frage zur Entscheidung gelangen sollte, ob bei Benutzung der bisher üblichen Behandlungsmethoden eine Heilung der Tuberkulose erfolgt sei oder nicht.

Der 24 jährige stud. med. Ignaz Mich., erblich nicht belastet, bekam im letzten Winter eine Haemoptoë. Während des Sommers war das Allgemeinbefinden gut, der Kräftezustand blieb, ohne nennenswerthe Schwankungen, ein leidlicher, Husten und Auswurf fehlten. Er war in Behandlung der medicinischen Klinik. Die physikalischen Symptome waren zuletzt ganz zweifelhafter Natur. Rasselgeräusche waren auch beim Husten nicht vorhanden; die Percussion ergab einen Befund, der entweder auf Schrumpfungszustände in der rechten Spitze mit Verringerung des Luftgehaltes derselben oder auf einen gewissermassen abgekapselten Herd hinwies. Nach der diagnostischen Einspritzung, welche zuerst am 22. November vorgenommen wurde (0,03), stellte sich Husten ein, der mit jeder Wiederholung der Einspritzung stärker wurde und zuerst ein sehr geringes, keine Bacillen haltiges, dann ein immer reichlicheres Sputum zu Tage förderte, in welchem nach der vierten Einspritzung Bacillen gefunden wurden Die Reaction selbst verlief in gewöhnlicher Weise, die höchsten Temperaturen bewegten sich zwischen 39 und 40°. Nach der ersten und zweiten Einspritzung war der physikalische Befund noch unverändert, nach der dritten und vierten änderten sich die physikalischen Symptome. Während in der rechten Fossa supraclavicularis der Percussionsschall vorher leicht tympanitisch gedämpft war, Rasselgeräusche auch beim Husten vollständig fehlten, wurde alsbald die Dämpfung in der Spitze deutlicher, und Knistern und kleinblasiges Rasseln konnte man, wenn auch in geringer Intensität, so doch deutlich nachweisen. Der Patient hat bisher 9 Injectionen erhalten. Durch die Einspritzungen wurde die physikalisch nicht nachweisbare Existenz und der Fortbestand des tuberkulösen Prozesses erwiesen. Die Erscheinungen wurden von Neuem angefacht und der vorher negative Befund bei Untersuchung des Sputums durch die Einspritzungen in einen positiven verwandelt. Nach der 6., 7. und 8. Injection wurde trotz gesteigerter Dosis die Reaction immer schwächer, und bei der 9., in welcher auf 0,016 gestiegen wurde, blieb sie völlig aus. In dem spärlichen Sputum waren Tuberkelbacillen nur in geringer Zahl nachweisbar. Die Zukunft wird darüber Auskunft geben, ob die Abschwächung und das Ausbleiben der Reaction Aussichten auf den eintretenden Heilungsprocess schon jetzt eröffnen oder ob eine weitere Steigerung der Dosis die Erscheinungen von Neuem anfacht.

Klinisch werthvoll kann auch in differentiell - diagnostischer Hinsicht das Heilmittel werden, indem es uns die bei Benutzung der bisher üblichen Untersuchungsmethoden bisweilen recht schwere Entscheidung der Frage erleichtert, ob eine vorhandene Erkrankung eventuell tuberkulöser Natur sei.

Schon der erste Fall, bei dem wir überhaupt die Koch'sche Flüssigkeit injicirten, lieferte ein für die Diagnose werthvolles Resultat zur Unterscheidung des tuberkulösen vom luetischen Lupus.

G. K., ein 40 Jahre alter Lehrer, der von einer tuberkulösen Mutter stammt, leugnete jemals syphilitisch inficirt gewesen zu sein. Vor 4 Jahren hatte bei ihm die lupöse Affection an der Nase begonnen, und setzte sich von da auf Stirn und Wangen fort. Als die Nasenspitze mitsammt der Nasenschleimhaut ulcerirte, liess er sich am 10. November 1890 in die hiesige medicinische Klinik aufnehmen. Die genaue Untersuchung des Körpers liess ausser einer chronischen Endocarditis Zeichen, die auf Syphilis zurückzuführen waren, nicht nachweisen. Die physikalische Untersuchung der Lungen ergab negatives Resultat. Da sich hier das Mittel als erfolglos erwies, so wurde mit der Inunctionskur begonnen. Nach 4 Wochen war hierdurch eine fast vollständige Heilung des Lupus erzielt.

Ein positives Resultat bezüglich der differentiellen Diagnose zwischen Lungensyphilis und Lungentuberkulose wurde schon durch die erste Injection erhalten bei einem 25 Jahre alten Kandidaten der Medicin. Seine Eltern sind beide gesund. Er selbst hat an Lungenkrankheiten früher nicht gelitten. Im April 1890 inficirte sich derselbe syphilitisch, weshalb er sich in der hiesigen Klinik einer antisyphilitischen Kur unterziehen musste, die nach dreimaligem Schmieren endete. Weitere Folgen der Krankheit sind nicht aufgetreten. — Anfang December wurde er von einem Husten befallen, der ihm grosse Beschwerden bereitete. Nach einiger Zeit spürte er Schmerzen in der rechten Lunge, es gesellte sich Auswurf hinzu und am 12. December Abends Haemoptoë, die andauerte bis zu seiner Aufnahme

in die medicinische Klinik am 15. December. Hier sistirte die Lungenblutung und das Befinden des Patienten besserte sich. Die rechte
Lungenspitze zeigte eine deutliche Dämpfung; Tuberkelbacillen waren
im Sputum nicht nachweisbar. Auf die Injectionen erfolgten typische
Reactionen, und im später entleerten Sputum waren Tuberkelbacillen
vorhanden.

In differentiell-diagnostischer Beziehung bietet auch die 15jährige
Patientin Louise Brandt ein gewisses Interesse. Dieselbe, hochgradig
anämisch, höchst mangelhaft ernährt, zeigte auf den Lungen die Erscheinungen einer Bronchitis sicca. Auch über den Spitzen waren
trockne Rasselgeräusche zu hören. Bacillen liessen sich im Sputum
nicht nachweisen. Zur Entscheidung der Frage, ob es sich hier um
die Complication von Chlorose mit einem einfachen Bronchialkatarrh
handle, oder ob der anämische Zustand secundärer Natur durch eine
beginnende und zunächst noch latente, auch physikalisch nicht nachweisbare tuberkulöse Erkrankung der Lungen bedingt sei, wurde die
Patientin der Koch'schen Behandlungsmethode unterzogen. Im Verlauf von 10 Tagen wurde bis zur Dosis von 5 mg gestiegen. Hier
blieb jegliche Reactionserscheinung aus, die Temperatur überschritt
die Höhe von 37,9 nicht. Bei einer Steigerung von 5 auf 7 mg (am
11. Tage) ging die Temperatur auf 40°·hinauf. Gleichzeitig bot die
Patientin eine Reihe der gewöhnlichen Erscheinungen: Kopfschmerz,
leichtes Oppressionsgefühl u. dergl. Im Übrigen schwankte die Temperatur am nächsten Tage noch zwischen 38,2 und 38,6, stieg an dem
dann folgenden Tage nochmals auf 39,4, um dann definitv zur Norm
abzufallen. Weitere Injectionen bis auf 0,012 übten auf die Temperatur
keinen oder einen sehr geringen Einflus aus. So stieg dieselbe einmal
nach 8 mg auf 38,2 und nach 12 mg auf 38,0. Husten bekam die
Patientin nach den Injectionen niemals. Wir glauben nicht zu irren,
wenn wir die einmal aufgetretene Reaction als eine zufällige ansehen
und sie in die Kategorie derjenigen verweisen, die auch sonst gelegentlich
bei nicht tuberkulös Erkrankten auftreten. Wir wurden bei dem
Ausbleiben anderer namentlich localer Reactionserscheinungen (Husten,
Steigerung des Auswurfs) in der schon vorher ausgesprochenen Ansicht
bestärkt, dass bei der Patientin die Complication von Chlorose mit
einfachem Bronchialkatarrh vorgelegen habe.

Bei dem 18jährigen Albert Nürnberg aus Neuenkirchen waren
sehr viele Verdachtsgründe auf Tuberkulose vorhanden. Der Kranke
stammt von einer tuberkulösen Mutter, ist selbst von Jugend auf
schwächlich, sehr rasch gewachsen, (Körperlänge 179 cm), und zeigt
tuberkulösen Habitus, paralytischen Thorax. Seit zwei Jahren empfindet
er Bruststiche und ist seit August d. J. in poliklinischer Behandlung
wegen Anämie und chronischer Gastritis. Der ganze Habitus des
Kranken, die ausgesprochenen und der Therapie schwer zugänglichen
anämischen Erscheinungen mussten, trotzdem die physikalische Untersuchung der Lungen directe Anhaltspunkte nicht bot, den Verdacht

auf latente Lungentuberkulose erwecken. Es wurden deshalb am
20. November 2 mg Koch'scher Flüssigkeit, am 25. 7 mg und am 28.
0,01 derselben Lösung bei ihm injicirt. Da nicht ein einziges Mal
eine Reaction eintrat, wurde der Kranke am 1. December aus der
Klinik entlassen und die früher eingeleitete Behandlung fortgesetzt.

Von einem gewissen diagnostischen Interesse war auch die 29jährige
Helene Burbach aus Garz a. R., wenngleich hier sofort hervorgehoben
werden muss, dass bei der Kürze der Beobachtungszeit dieser Fall
noch kein definitives Urtheil gestattet. Die Patientin wurde am
9. December in die Klinik aufgenommen. Ihr bisheriges Leiden,
welches sich in mässig starkem Husten und in allmählich wachsender
Heiserkeit äusserte, führte die Kranke auf die im Anfang d. J. überstandene Influenza zurück. An beiden falschen Stimmbändern bestanden ausgedehnte Ulcerationen. Die Untersuchung des in geringer
Menge entleerten Sputums ergab ebenso wie die physikalische Untersuchung der Lungen ein negatives Resultat. Der Verdacht auf Lues
war durch nichts gerechtfertigt.

Die Patientin, 101 Pfund schwer, von mässigem Ernährungszustand, erhielt zuerst 0,002 g, dann nach 3 Tagen 0,004 und nach
weiteren 3 Tagen 0,006 g injicirt, ohne dass die geringste allgemeine
oder locale Reaction aufgetreten wäre. Wegen Eintritt des Weihnachtsfestes mussten die Injectionen zunächst unterbrochen werden.
Die Patientin wurde mit Jodkali entlassen und zugleich angewiesen,
zur Fortführung der weiteren Behandlung Anfang des nächsten Jahres
sich wieder in die Klinik aufnehmen zu lassen.

Wenn das Ausbleiben jeder localen Reactionserscheinung im
Kehlkopf immerhin eine auffallende Erscheinung ist, so halten wir
es doch für verfrüht, ohne Fortsetzung der Injectionen mit gesteigerter
Dosis einen Schluss auf die Natur des Leidens schon jetzt zu machen.
Auch hier muss durch weitere Beobachtung der Kreis der Erfahrungen
in kommender Zeit erweitert werden.

IV.

Vom ersten Beginn der Verwerthung des Koch'schen Heilmittels
sind wir der Meinung gewesen, dass die Wirkung desselben durch
anderweitige Behandlungsmethoden, durch geeignetes Regimen, selbst
durch locale Eingriffe in die Lunge unterstützt werden muss. Wir
haben es deshalb nicht unterlassen, bei einer grossen Zahl unserer
Kranken tonisirendes Verfahren einzuleiten, um den durch das
Koch'sche Heilmittel herbeigeführten Eiweisszerfall mittels vermehrter
Zufuhr von neuem stickstoffhaltigen Material zu ersetzen. Gleichzeitig haben wir versucht, durch Expectorantien nicht nur innerlich gereicht, sondern äusserlich in Form von Inhalationen, insbesondere Oleum Terebinthinae, gemischt mit Ol. Eucalyptie foliis,
die nach Injection des Koch'schen Mittels vielfach gesteigerte Aus-
scheidung von Lungensecreten zu steigern.

Nach unseren zahlreichen Versuchen mit localer Behandlung von Lungenkrankheiten lag es uns besonders nahe, nunmehr die parenchymatösen Injectionen, sowie die Eröffnung von Lungencavernen bei gleichzeitiger Anwendung des Koch'schen Mittels wieder aufzunehmen. Um unsere frühere Stellung zu dieser Frage zu präcisiren, will ich aus meinem am 20. April 1883 beim II. Kongress für innere Medicin in Wiesbaden gehaltenen Vortrage (Mosler: Zur Lungenchirurgie 1883. Wiesbaden. Verlag von Fr. Bergmann) Folgendes hier wiederholen.

»Seit November 1872 habe ich bei Kranken meiner Klinik, die mit den mannigfachsten Bronchial- und Lungenaffectionen behaftet waren, verschieden starke Lösungen von Carbol- und Salicylsäure durch die Thoraxwand in die erkrankten Partien injicirt. Bis in die neueste Zeit wurden diese Versuche fortgesetzt. In der Regel ist die Injection ohne Beschwerde ertragen worden, wenn jegliche Vorsicht der Antisepsis beobachtet wurde. Direct in die Lungenspitzen habe ich aus Furcht vor Blutung nicht zu injiciren gewagt, mich auf die mittleren und unteren Partien beschränkt.

Welcher Lohn ist all der Ausdauer und Mühe geworden, welche innerhalb 10 Jahren dieser Behandlungsmethode von mir zugewandt worden sind?

In keinem einzigen Falle, ausser bei Lungenachinococcen, habe ich bis jetzt den erwarteten Erfolg, Änderung des Charakters der Entzündung, narbige Schrumpfung, vollkommene Ausheilung des Processes, erzielt.

Bei putrider Bronchitis, auch in einem Falle von Lungenabscess, habe ich durch fortgesetzte parenchymatöse Injectionen von concentrirter Salicylsäurelösung vorübergehende Änderung des übelriechenden Sputums erreicht, von Dauer war dagegen die Wirkung nicht. Bei acuter Lungengangrän blieb der Erfolg gewöhnlich aus, wahrscheinlich weil die Menge der injicirten Flüssigkeit zur Desinfection nicht ausreichte. Ich wünsche sehnlichst, dass Andere über bessere Erfolge von dieser Methode zu berichten haben. Bei den Versuchen von Wilhelm Koch und Hiller hat sich leider selbst der Einfluss von Jodtinctur auf die Schrumpfung tuberkulös degenerirter Processe als ziemlich irrelevant erwiesen.

So Grosses die vorsichtige Einführung der Pravatz'schen Spritze in Pleura und Lungen für die Diagnose geleistet, so wenig lässt sich von therapeutischen Erfolgen der Injection medicamentöser Lösungen in Lungeninfiltrate und Lungencavernen berichten.

Gerade vor 10 Jahren habe ich gelegentlich der Versammlung deutscher Naturforscher und Ärzte hier in Wiesbaden einen Vortrag über locale Behandlung von Lungencavernen gehalten. Zur Heilung bronchiectatischer Höhlen versuchte ich zunächst die Aspiration des Cavernensecretes mit nachfolgender Injection von Medicamenten. Mitunter liess ich die Canüle mehrere Tage liegen, um mittels häufiger

Injection eine Ausspülung vornehmen zu können. Weder Pepper, der denselben Weg eingeschlagen, noch mir ist es gelungen, mittels dieser einfachsten Manier völlige Ausheilung einer Caverne zu erzielen.

Ich bin darum der alten Idee, der Eröffnung der Lungencavernen von aussen, näher getreten und habe schon in meinem oben erwähnten Vortrage über eine derartige Operation berichtet.

Diese Idee, in der Lunge sich entwickelnde Höhlen nach chirurgischen Principien zu behandeln, ist so alt, als die wissenschaftliche Medicin überhaupt.

In einer verdienstvollen historischen Arbeit hat uns Wilhelm Koch eine Übersicht über die bisherigen Leistungen gegeben. Aus diesem Grunde unterlasse ich es, geschichtliche Daten in Zusammenhang hier zu erwähnen.

Fenger und Holloster haben jüngst als Verdienst meines Vortrages hervorgehoben, dass derselbe, wie keine frühere Mittheilung, die allgemeine Aufmerksamkeit der localen Behandlung von Lungencavernen zugewandt und zu neuen Versuchen angeregt habe. Innerhalb der letzten 10 Jahre ist denn auch mehr als zu anderen Zeiten. die Lungenchirurgie auf experimentellem Wege gefördert worden. Therapeutische Effecte sind allerdings noch sehr vereinzelt. Auch der Kranke, über dessen operirte Cavernen ich vor 10 Jahren hier berichtet, ist einige Zeit später gestorben. Durch die Section wurde constatirt, dass trotz der chirurgischen Behandlung der bronchiactatischen Caverne, der Process auf die benachbarte Lungenpartie fortgeschritten, eine tuberkulöse Allgemeinerkrankung dadurch erzeugt war.

Bei einem anderen Kranken meiner Klinik, der in dem linken oberen Lungenlappen eine grosse brochiactatische Caverne hatte, wurde am 14. Januar 1875 durch unseren leider so früh verstorbenen Kollegen Hüter nach Anlegung eines grösseren Haut- und Muskelschnittes mittels vorsichtigen Einbohrens einer Kornzange die vordere Cavernenwand eröffnet, der Inhalt entleert, danach eine Canüle eingelegt, durch welche die Einführung flüssiger und staubförmiger Medicamente längere Zeit statthatte; die in der Tiefe sich entwickelnden Granulationen nöthigten die Canüle immer mehr zu verkürzen, bis sie endlich gar nicht mehr sich einführen liess.

Luft und Secret wurden nicht mehr aus der Wunde entleert, letztere verheilte gänzlich. Tympanitischer Schall und Rasselgeräusche waren darüber verschwunden. Allmählich machte sich Einziehung der Thoraxwand daselbst bemerklich. Die Stelle war beim Percuttiren völlig schmerzlos, die Herzdämpfung infolge von Lungenretraction in grösserem Umfange nachweisbar, die Herztöne lauter, die Kräfte hatten sich gehoben, das Körpergewicht bedeutend zugenommen. Der Kranke, der kaum Klagen mehr hatte, wurde Ende

März aus der Klinik entlassen und vermochte seiner Arbeit wiederum nachzugehen.

Konnten durch diesen Erfolg nicht grosse Hoffnungen für die locale Behandlung von Lungencavernen erweckt werden? — Leider stellten sich nach Verlauf von 8 Monaten wieder Brustbeschwerden, Appetitmangel, Schlaflosigkeit bei dem Kranken ein, weshalb er Aufnahme in meine Klinik abermals nachsucht.

In der regia supra- und infraclavicularis sinistra amphorisches Athmen, klingendes Rasseln zu constatiren, auch in der rechten Lungenspitze beginnende Dämpfung und Rasselgeräusche. Sputum sehr reichlich, eiterig, Husten quälend, Appetitstörung, Albuminurie vorhanden. Unter profusen Durchfällen, Zunahme des Destructionsprocesses auf beiden Lungen, begleitet von intensivem Fieber, hydropischen Erscheinungen erfolgte der Tod am 25. März 1876. Die Section ergab das Bild allgemein verbreiteter Tuberkulose mit amploider Degeneration verschiedener Organe.

Dieser Misserfolg der chirurgischen Behandlung einer bronchiectatischen Caverne unter scheinbar so günstigen Verhältnissen wird als interessantes therapeutisches Problem alle Zeit seine Bedeutung behalten. Wer wird danach noch entscheiden wollen, wie lange eine bronchectatische Caverne in den Lungenspitzen noch· völlig circumscript, ob das übrige Lungenparanchym noch intact sei?

Durch Balmer's und Frentzel's werthvolle Untersuchungen der Sputa ist der Anfang gemacht, die mancherlei Processe, welche mit der Tuberkulose und der tuberkulösen Phthise noch confundirt werden, von einander zu trennen, schon während des Lebens zu erkennen. Möchte Robert Koch's grossartige Entdeckung nach dieser Richtung immer fruchtbarer werden: denn alle Cavernen, die von Tuberkulose herrühren oder damit complicirt zu sein pflegen, müssen so lange ein Noli tangere für die operative Behandlung sein, bis die Prüfung antiseptischer Mittel an besonderen pathogenen Pilzen auch für den Bacillus tuberculosus von praktischem Erfolg begleitet sein wird«.

Seit der Entdeckung des Koch'schen Heilmittels dürfte von der vorerwähnten localen Behandlung tuberkulöser Lungenleiden mehr Erfolg zu hoffen sein; vor Allem musste versucht werden, ob die parenchymatöse Injection des Mittels in die Lungen vertragen werde, und ob bei gleichzeitiger Anwendung des Koch'schen Heilverfahrens eine grössere Caverne durch chirurgischen Eingriff rascher zur Heilung zu bringen und die nebenbei vorhandenen· zerstreuten tuberkulösen Herde, selbst kleinere Cavernen, die einem chirurgischen Eingriff noch nicht zugänglich sind, durch gleichzeitige Anwendung des Koch'schen Heilmittels zu beseitigen sind.

Indicirt erscheint uns dabei noch die Eröffnung der oberflächlich gelegenen Cavernen, um die durch Einwirkung des Koch'schen Mittels abgestossenen Gewebspartien mittels desinficirender Ausspülung der Cavernen rascher nach aussen zu befördern. In solchen Fällen hat die Eröffnung der Caverne der Injection des Koch'schen Mittels vorauszugehen. Zum ersten Male wurde eine parenchymatöse Injection von 0,001 Koch'scher Flüssigkeit am 1. December Mittags 11 Uhr bei dem an Lupus des Gesichts und Lungentuberkulose leidenden, 30 Jahre alten Arbeiter Carl Güldenhenning vorgenommen. Derselbe stammt von gesunden Eltern, war selbst bis zum 17. Lebensjahre gesund. Alsdann begann auf der rechten Wange der Lupus, der bald die ganze rechte Gesichtsseite einnahm, über die Oberlippe nach der linken Gesichtshälfte sich erstreckte, dann die Nase, Unterlippe, Ohren und endlich die Augen in Mitleidenschaft zog, so dass innerhalb 13 Jahre fast das ganze Gesicht zerstört wurde. Am rechten Arme und linken Fusse traten circumscripte Stellen auf. Im Winter 1873 hat der Kranke zum ersten Male die hiesige chirurgische Klinik aufgesucht, nach einem 3 monatlichen Aufenthalt wieder verlassen. 2 Jahre später wurde er abermals 4 Monate in der Klinik behandelt. Im Jahre 1877 dauerte der klinische Aufenthalt 7 Monate, verschiedene äusserliche und innerliche Mittel, Operationen an Mund und Nase sind von Prof. Hüter angewandt worden, ohne dass eine wirkliche Heilung erzielt worden wäre.

Um das Koch'sche Heilverfahren an sich zu erproben, suchte der Kranke am 29. November 1890 die Hilfe der hiesigen medicinischen Klinik nach. Das Gesicht des Kranken zeigte sich im höchsten Grade entstellt, Nase ist kaum mehr vorhanden, die unteren Augenlider völlig zerfressen, nach abwärts gekehrt, Unterlippe stark geschwollen, von lupösen Geschwüren bedeckt, an den Wangen bis an die Ohren hin fast continuirlich zusammenhängende Geschwüre. Noch niemals haben wir eine so weit vorgeschrittene lupöse Affection gesehen.

Bei der Percussion zeigen beide Supraclovicorlargruben abgekürzten Schall, in der rechten reg. supraspinata ist derselbe gedämpft. Daselbst trockene Rasselgeräusche hörbar, auch rechts hinten unten wahrnehmbar. Durch Zerstörung der Nase und Verwachsung der Nasenlöcher war das Athmen wesentlich erschwert. Fieber bestand bei dem Kranken nicht, Appetit war vorhanden, die Se- und Excretionen gingen in normaler Weise von statten. Der Kranke willigte gern ein, ihm die Injection des Koch'schen Heilmittels direct in die Lungen zu machen. Mittels einer ganz vorzüglich gearbeiteten Pravaz'schen Spritze wurde ihm am 1. December Vormittags 11 Uhr in dem vorderen zweiten rechten Intercostalraum 0,001 in sehr stark verdünnter Lösung mittels tiefen Einstiches der Spritze in die Lunge injicirt. Unmittelbar darauf erfolgte Hustenreiz und Expectoration. An den lupösen Stellen zeigte sich im Laufe der nächsten 12 Stunden eine so intensive Reaction, wie wir sie noch nicht gesehen haben. Die Fiebererscheinungen waren dagegen nicht so bedeutend, wie wir erwartet hatten. Es betrug die Temperatur unmittelbar vor der Injection 36,5° C. und erreichte erst in der Nacht die Höhe von 38,5° C. Am 2. December war sie wieder auf 37,5 heruntergegangen. Trotz dieser geringen Temperatursteigerung klagte der Kranke über starken Hustenreiz und Schmerzen in der linken Seite. Am 5. December Abends 7 Uhr erhielt der Kranke eine zweite parenchymatöse Injection von 0,002 in die linke Lunge mittels Einstichs in den zweiten Intercostalraum an der vorderen Thoraxseite. Das Mittel war diesmal nicht in so starkem Grade verdünnt worden, wie vorher, es hatte aber trotzdem eine unangenehme mechanische Reizung nicht herbeigeführt. Die Temperatursteigerung war nicht bedeutender als beim ersten Male. An den lupösen Stellen waren wieder sehr starke Reactionserscheinungen vorhanden, ausserdem klagte der Kranke über Kopfschmerzen, Brustbeklemmung, andauernden Hustenreiz mit Expectoration verbunden. Es zeigte sich ein schleimig-eitriges Sputum, in demselben wurden nur wenige Tuberkelbacillen aufgefunden. Die dritte parenchymatöse Injection in die Lunge wurde am 5. December Abends 7 Uhr gemacht, es waren ebenfalls nur 0,002 der Koch'schen Flüssigkeit. Diesmal erfolgte eine starke Fieberreaction, indem Nachts 12 Uhr die Temperatur 38,3° C., am 6. December Morgens 3 Uhr 39,5° C. und Morgens 7 Uhr 39,8° C. betrug.

Im Laufe dieses Tages ging sie allmählich wieder bis zur Norm herunter und blieb am 7., 8., 9. und 10. December unter 37,0. Bei dieser stärkeren Temperatursteigerung war auch die Athemfrequenz bis 40, die Pulsfrequenz bis 126 in die Höhe gegangen. Der Kranke hatte stärkeren Hustenreiz, empfand heftige Stiche in der Lunge, die lupösen Stellen waren ganz ausserordentlich angeschwollen.

Am 12. December Morgens 7 Uhr wurden 0,003 in die Lunge injicirt und war die Temperatur bis Abends 8 Uhr wiederum auf 39,8 gestiegen. Derselbe Effect war erzielt worden, als am 15. December wiederum 0,003 injicirt worden waren.

Es hatte sich nunmehr eine solche Gewöhnung der Lunge an die Injection eingestellt, dass der Kranke danach keine Bruststiche und keine Beklemmung mehr empfand; er hatte wenig Husten, schwitzte aber stark.

Am 17. December wurden, nachdem inzwischen ganz normales Verhalten bezüglich Temperatur, Puls, Athemfrequenz, Se- und Excreten wieder eingetreten war, um 9 Uhr abermals 0,005 in die Lunge injicirt. Nachmittags 5 Uhr war die Temperatur 38,0, um 6 Uhr 39,3, um 8 Uhr 39,6, um 10 Uhr 39,3, um 12 Uhr 38,2 und fiel allmählich herunter, so dass sie am anderen Morgen 9 Uhr 36,02° C. betrug.

Am 19. December Morgens 9 Uhr wurde die 7. Injection von 0,008 gemacht. Vorher wurde folgender Status praesens aufgenommen: der bisherige Erfolg war an dem Gesichte schon sehr auffällig, die Mehrzahl der lupösen Stellen war glatt und eingetrocknet, als Zeichen fortschreitender Heilung. Dasselbe war am Auffallendsten an beiden

Augen, an denen die Reste der Lider ectropiumartig nach abwärts gezogen waren und immer tiefergreifende geschwürige Stellen dargeboten hatten. Dieselben sind nunmehr nahezu trocken, glatt, secerniren nur noch in geringer Menge. Die geschwürigen Stellen um beide Nasenöffnungen sind völlig verheilt, die Unterlippe weniger geschwollen, dadurch mehr nach aufwärts gezogen, es kann der Mund etwas mehr geschlossen werden. Die offenen Stellen, die der Kranke am rechten Oberarm und am linken Fuss gehabt hat, sind völlig eingetrocknet und verheilt. Die Dämpfung an der linken Lungenspitze ist noch nachweisbar, aber nicht mehr so ausgeprägt, wie vordem. Rasselgeräusche sind nunmehr daselbst hörbar. Es wurde heute die Beschaffenheit der Milz genau kontrollirt. Sie hatte vor der Injection eine Ausdehnung von oben nach unten in der linea axillaris von 5 cm und ragte 4 cm vor die mittlere Axillarlinie; Nachmittags 6 Uhr betrug die Temperatur 39,5° C., die Milz zeigte alsdann eine beträchtliche Schwellung, mass von oben nach unten 11 cm und ragte vor die mittlere Axillarlinie 9 cm hervor. Die Dämpfung über beiden Lungenspitzen war viel deutlicher, als am Morgen nachweisbar, die Rasselgeräusche in der reg. supraspinata sinistra lauter als am Morgen hörbar. Abends 7 Uhr betrug die Temperatur 39,3° C., um 9 Uhr 38,8° C.

Am 20. December Vormittags 10 Uhr war die Reaction vollständig überstanden; es betrug die Temperatur 37,0° C. Das Gesicht war wiederum vollständig abgeschwollen, die Heilungsresultate so eclatant wie je zuvor. Insbesondere gab der Kranke auch an, dass er besser kauen und sprechen könnte. Die Dämpfung in der linken Lungenspitze erwies sich heute noch deutlicher, als sie vor der gestrigen Injection war.

Der Kranke hat über Nacht reichlich geschwitzt und behauptet, dadurch von der Kur erheblich geschwächt zu werden. Vom 8. bis zum 18. December, also innerhalb 10 Tagen, hat sein Körpergewicht von 99 Pfund bis 92 Pfund, also um 7 Pfund abgenommen. Die Milz hat gegenüber der Grösse von gestern Abend wieder um ein Erhebliches abgenommen, sie mass von oben nach unten 7,5 C. und ragte vor die Axillarlinie 6 cm.

Am 22. December wurde 0,01 Vormittags 11 Uhr in die Lunge injicirt. Es sind die gleichen Resultate erlangt worden auch bezüglich der Milz. Sowohl über derselben, wie auch über zahlreichen anderen Gefässen wurden eigenthümliche Gefässgeräusche beobachtet, die wir früher schon als Vorkommniss bei febris intermittens beschrieben haben.

Bei Schluss dieses Berichtes wurde die Behandlung dieses Kranken mit steigender Dosis fortgesetzt. Sicher ist durch diese Beobachtung die Zulässigkeit der parenchymatösen Injection des Koch'schen Heilmittels in die Lunge dargethan, weshalb noch bei zwei anderen Kranken unserer Klinik dieselbe Methode eingeleitet worden ist.

Welche Vortheile die parenchymatöse Injection in die Lunge vor
der subcutanen bietet, insbesondere, ob der heilende Einfluss derselben
ein grösserer sei, darüber lässt sich zur Zeit ein bestimmtes Urtheil
noch nicht abgeben.

Die Eröffnung einer rechtsseitigen Lungencaverne
wurde vorgenommen bei der 33 Jahre alten Frau Sass. Sie verlor
im vorigen Jahre nach 10 jährigem Leiden ihren Ehemann an Tuberkulose der Lungen. Bis zum Mai d. J. ist Patientin angeblich gesund
gewesen. In dieser Zeit begann ihre jetzige Krankeit unter Frösteln,
Husten und Auswurf. Die Körperkräfte schwanden in so beträcht-
lichem Grade, dass das Körpergewicht von 135 Pfund auf 95 Pfund
abnahm. Die Aufnahme in das Königliche Universitäts-Krankenhaus
erfolgte am 1. December 1890.

Die Untersuchung ergab in der rechten Lungenspitze eine beträchtliche Cavernenbildung: Geräusch des gesprungenen Topfes, amphorisches Athmen, metallisch klingendes Rasseln. Die linke Lungenspitze zeigte Infiltration. Es bestand Febris remittens. Im Urin war
kein Eiweiss. Eine reichliche Anzahl von Tuberkelbacillen fand sich
im Sputum.

Am 2. December erfolgte die Injection von 0,003 des
Koch'schen Mittels. Mässige Reaction mit einer Temperatursteigerung
bis auf 39,1° C.

Die Eröffnung der Lungencaverne erfolgte am 5. December
durch Herrn Collegen Dr. E. Hoffmann. Nach Resection der
zweiten rechten Rippe wurde ein Versuch gemacht, in die Caverne
mit einer Kornzange zu gelangen. Da hierbei die Caverne nicht eröffnet wurde, sahen wir zunächst von weiteren Eingriffen ab und
schlossen die Wunde mit Jodoformgaze. Die Patientin ertrug den
Eingriff ohne besondere Erscheinungen. Am Abend war die
Temperatur 36,8° C. Pulsfrequenz 72, Athemfrequenz 32. Auch an
den folgenden Tagen zeigten sich keine abnormen Verhältnisse. Patientin war fieberlos. Am 9. Dezember gelang es, beim ersten Verbandwechsel mit der Kornzange in die Caverne einzugehen,
in welche ein dickes Drainrohr eingesetzt wurde. Am 12. December
erwies sich die Wunde reactionslos, aus dem Drain floss Secret aus.
Am 14. Dezember hatte sich wiederum ein febriler Zustand ein-
gefunden. Höchste Temperatur 38,4° C.

In den nächsten Tagen stellte sich vermehrter Hustenreiz und
Auswurf ein. Die Untersuchung ergab rechts hinten unten eine
drei Finger breite Dämpfung: bronchiales Athmen. Bei Percussion
der rechten Spitze fand sich tympanitischer Schall, keine Rasselgeräusche. Das Fieber schwankte in den nächsten Tagen zwischen
38,4° C. bis 39,2° C. und wurde als Zeichen des fortschreitenden
tuberkulösen Processes angesehen.

19. December. Die Patientin fühlte sich durch das Fieber geschwächt, reichliches Sputum globosum. Die äussere Hautwunde zeigt Neigung zum Verheilen. Anwendung von Excitantion.

Am 20. December wird, da der Zustand der Patientin sich gebessert hat, die Injection von 0,002 des Koch'schen Heilmittels vorgenommen. Die Pulsfrequenz steigt nach 7 Stunden auf 132, die Athemfrequenz auf 32. Höchste Temperatur 38,9.

Die nächsten 2 Tage verlaufen, abgesehen von der febris hectica, ohne besondere Erscheinungen, am 23. December wird, von mässigen Reactionserscheinungen gefolgt, 0,004 Koch'scher Flüssigkeit injicirt. Höchste Temperatur 39,2° C. Puls 140, Athmung 32. Patientin fühlt sich nach überstandener Reaction sehr schwach, so dass wiederum Excitantien in Anwendung kamen, die den Schwächzustand bis zum Abschluss der Beobachtungen (27. December) beseitigen.

In den letzten Tagen ist aus der Brustwunde beim Verbandwechsel ein reichliches rahmiges Secret ausgeflossen. In demselben wurden viele Streptococcen und Staphplococcen, dagegen keine Tukerkelbacillen nachgewiesen. Auch das durch den Mund expectorirte Secret war ein auffallend reichliches geworden. In viel grösserer Menge als vordem sind Tuberkelbacillen in ihm aufgefunden worden.

Der vorliegende Fall ist ohne Zweifel ein höchst lehrreicher und interessanter. Ohne Zweifel geht aus dem angeführten Krankenberichte hervor, dass selbst in so vorgeschrittenen Fällen ein operativer Eingriff ohne Gefährdung des Lebens vorgenommen werden kann. Ohne merkliche Reaction vertrug die Patientin den Eingriff einer Rippenresection und Eröffnung der Caverne, obwohl sie durch die rapid vorwärts schreitende Erkrankung körperlich heruntergekommen war. Die Erscheinungen, welche durch die beträchtliche Caverne hervorgerufen waren, nahmen ab. Leider hat sich die tuberkulöse Affection der übrigen Lungentheile als eine so hochgradige erwiesen, dass gänzliche Heilung im vorstehenden Falle kaum zu hoffen ist. Wohl aber lässt sich erwarten, dass weniger vorgeschrittene Fälle, in denen der tuberkulose Process noch nicht so destructiv geworden, durch eine locale chirurgische Behandlung in Verbindung mit der Anwendung des Koch'schen Mittels erfolgreicheren Ausgang zeigen werden.

Aus der chirurgischen Klinik.

Bericht des Directors, Professor Dr. Helferich.

(Vom 5. Januar 1891.)

Die ersten Injectionen wurden am 19. November Nachmittags an Kranken der chirurgischen Klinik vorgenommen. Am 20. November Vormittags wurden in einer ausserordentlichen Sitzung des Greifswalder medicinischen Vereins diese Injicirten in der Reaction vorgestellt, und weitere Kranke mit verschiedenen Formen chirurgisch-tuberkulöser Erkrankung injicirt. Der erste Bericht wurde am 6. December in einer Sitzung desselben Vereins unter Vorstellung dieser 14 zuerst injicirten Kranken und Vorlage genauer Temperaturcurven erstattet. Die bis zum 31. December weiter vorliegenden Beobachtungen aller Krankheitsfälle bilden die Unterlage für den folgenden Bericht. Derselbe umfasst eine Darstellung des Krankenmaterials und der daraus sich ergebenden klinischen Beobachtungen.

Ich beginne mit den Fällen von:

A. Lupus.

1. Bronislawa Wartoczek, 19 Jahre, leidet seit fünf Jahren an Lupus der Nase, Oberlippe und des Gaumens und ist noch nicht ärztlich behandelt worden. Nase und Lippe sind charakteristisch verändert, sehr verdickt, die Nasenflügel durch vorhandene Ulcerationen am Rande zerstört; auch in die Nasenlöcher hinein reichen mit Borken bedeckte Geschwüre, ebenso finden sie sich recht ausgedehnt an dem freien Rande der Oberlippe, an dem Lippenroth. Sehr hochgradig ist die ulceröse Zerstörung des Gaumens, besonders der Schleimhaut des harten, während der weiche Gaumen ältere narbige Stellen zeigt. Lungen gesund.

Das war der Zustand am 19. November, und schon am 6. December, nachdem in der Zwischenzeit vier Injectionen à 0,01 vorgenommen wurden, war das Mädchen kaum wiederzuerkennen: Die Geschwüre in reine Granulationsflächen verwandelt, an deren ebenen Rändern der schönste Epithelsaum zu bemerken war; die Lippendefecte schon fast geheilt, und der Gaumen zeigte ebenso einen granulirenden, in bester Heilung befindlichen Substanzverlust an Stelle des Geschwürs. Nase und Oberlippe fast nicht mehr verdickt, von annähernd normaler Bildung.

Bis heute hat die Heilung weitere Fortschritte gemacht; auch die Gaumendefecte sind fast geheilt. Nase und Oberlippe von normaler Form bis auf die verloren gegangenen Theile der Nasenflügel.

Die allgemeine Reaction der Injection von 0,01 war jedesmal heftig, entsprechend den Angaben, welche Koch selbst gemacht hat. Das Fieber verhielt sich bei genauer, Tag und Nacht fortgesetzter zweistündiger Messung nach den sechs ersten Injectionen folgendermassen: 1. Beginn 4 Stunden nach der Injection, höchste Temperatur 40,3° zeigt sich 12 Stunden nach der Injection: Gesammtdauer des Fiebers 50 Stunden. 2. Fieber beginnt nach 4 Stunden, zeigt Maximum 40,9 nach 10 Stunden, dauert im Ganzen 24 Stunden. 3. Fieber nach 4 Stunden, 40,4° nach 6 Stunden, dauert 16 Stunden. 4. Fieber nach 4 Stunden, 39,4 nach 8 Stunden, dauert 14 Stunden. 5. Fieber nach 6 Stunden, 38,5° nach 12 Stunden, dauert 18 Stunden. 6. Ohne jede fieberhafte Reaction. Darauf hin wurde die Dosis gesteigert und nach 6 weiteren Injectionen die Einzeldosis 0,05 erreicht.

Im Übrigen traten nach der Injection jedesmal ziehende Schmerzen im Körper, nach der zweiten Injection auch ein Schüttelfrost auf. Local war an den kranken Theilen mit Beginn des Fiebers starke Röthe und Schwellung zu bemerken; eine solche trat auch an den Wangen auf; besonders links, mit Schwellung des Augenlides und Drüsenschwellung am Halse. Starke Borkenbildung an den Geschwüren, auch am Gaumen und an den übrigen lupösen Stellen. Nach Abstossung der Borken wurden die wunden Stellen mit Borsalbe bedeckt.

2. Bernhard Skibbe, 22 Jahre, leidet seit sechs Jahren an Lupus der Nase und Oberlippe und ist schon zweimal in monatelanger Behandlung bei uns gewesen und »geheilt« entlassen worden. Jetzt ist er wieder mit einem schweren Recidiv zugegangen mit lupöser Schwellung der Nase, deren Flügel und Septum zum Theil zerstört und mit massigen, schwammigen Granulationen bedeckt sind. Die Oberlippe, ganz enorm verdickt, zeigt auf ihrer Oberfläche ein grosses Geschwür. Im Übrigen nichts abnormes.

Am 20. November begannen die Injectionen, welche bis jetzt viermal zu 0,01 ausgeführt wurden.

Schon am 6. December zeigten sich die kranken Theile weniger verdickt, die Geschwüre gereinigt, und am Rande der granulirenden Flächen war normale Ueberhäutung zu bemerken.

Heute ist die Heilung der granulirenden Flächen noch weiter fortgeschritten, jedoch noch nicht vollendet. Wundverband mit 1 °/₀ Argent. nitr. Salbe hat sich hier günstig erwiesen.

Die Reaction nach den ersten Einspritzungen war local sehr heftig, im allgemeinen mässig. Die Temperatur stieg 1. auf 39,0, 2. auf 38,6, 3. auf 39,7, 4. auf 39,0. Bei der Betrachtung der aufgezeichneten Temperaturcurve ergiebt sich eine Abnahme der Fieberdauer mit jeder Injection (nämlich 51, 29, 25, 11 Stunden), während die Fieberhöhe nach der dritten Injection am grössten war. Bei der localen Reaction fiel es auf, dass die Wangen neben der Nase sehr starke Schwellung und Röthe zeigten, und auf der einen Seite eine lebhafte Röthe bis in die Submaxillargegend — offenbar eine Reaction der schon tuberkulös inficirten Hautpartie und der Lymphbahnen. — Bei den weiteren Injectionen ergab sich folgendes: 5. am 8. December 0,01. Temp. bis 38,8°. — 6. am 11. December 0,01. Temp. bis 37,7°. — 7. am 18. December 0,015. Temp. bis 38,1°. — 8. am 20. December 0,01. Temp. bis 37,6°. — 9. am 22. December 0,05. Temp. bis 37,5°. — 10. am 31. December 0,07. Temp. bis 38,6°. — Das Allgemeinbefinden war bei diesem Patienten immer nur sehr wenig gestört worden; in letzter Zeit so viel wie nicht.

3. Bei der 33jährigen Caroline Hausmann, welche seit mehr als 20 Jahren an Lupus des Gesichtes leidet, ist die ganze Gesichtsfläche und Unterkinngegend krank. Die Nase ist auf eine flache Prominenz reducirt, in welcher die Nasenlöcher nur durch permanent liegende Drainröhren

erhalten werden können; der Mund ist eine starre, fast unbewegliche Oeffnung, welche vor drei Jahren von uns durch operative Vergrösserung der narbig verkleinerten Oeffnung hergestellt wurde. Stirn, Wangen, Unterkiefergegend, alles zeigt eine confluirende lupöse Fläche, die stellenweise ulcerirt ist. Der übrige Körper des unglücklichen Mädchens ist kräftig und wohlgebildet und zeigt nur in der linken Schulterblattgegend, in der rechten Achselhöhle und am rechten Vorderarme lupöse Stellen, welche erst seit etwa 8 Jahren bestehen.

Dieser Status lag vor, als am 20. November die erste Injection vorgenommen wurde. Das Mädchen erhielt nur 0,₀₀₅, und doch war die Reaction in jeder Hinsicht bei Weitem die stärkste unter allen Patienten. Das Fieber begann nach der ersten Injection nach 6 Stunden, erreichte 14 Stunden nach der Injection die höchste Temperatur von 40,₂, hielt sich etwa 24 Stunden ungefähr auf dieser Höhe, um sodann in Form einer Lyse zur Norm abzufallen. Die Fieberperiode hatte eine Gesammtdauer von 80 Stunden. Die Pulsfrequenz stieg bis auf 140, und die Respiration auf 44. Die lupösen Stellen zeigten unter Zunahme der Röthung eine starke Schwellung, so dass sie das Niveau der umgebenden Haut bedeutend überragten. Die letztere zeigte zunächst an den lupösen Stellen, dieselben umgebend, eine 1—1½ cm breite weisse Zone, und erst an diese schloss sich die entzündlich geröthete Umgebung. Am deutlichsten zeigten sich diese Veränderungen an der kranken Stelle der linken Schulterblattgegend; und in deren weiterer Umgebung, etwa handbreit entfernt, abwärts am Rücken und in der Mitte desselben zeigten sich zwei neue, vorher nicht bemerkte, etwa erbsengrosse lupöse Stellen von gleicher Beschaffenheit wie die übrigen: mit weissem Hof innerhalb der gerötheten Haut, hervorragend und lebhaft injicirt, bei Berührung schmerzhaft. Diese beiden kleinen Stellen sind offenbar Lupusknötchen, bis jetzt latent und nun durch die Injection des wunderbaren Mittels manifest geworden. Die kranken Stellen im Gesicht durch Antrocknung des reichlichen Secretes mit dicken Borken bedeckt, die Augenlider stark geschwollen, die Halslymphdrüsen schmerzlos vergrössert; die Haut am Rumpf und Hals von einem scharlachähnlichen Exanthem bedeckt; dazu Kopfschmerz, Uebelkeit, Unruhe, Brustbeklemmung, Appetitlosigkeit. Das waren die Wirkungen der Injection, welche erst am 24. November mit dem Aufhören des Fiebers verschwanden.

In den folgenden fieberlosen Tagen bildeten sich die localen Veränderungen langsam wieder zurück, doch rief die zweite Injection (wieder 0,₀₀₅) am 28. November dieselben localen und allgemeinen Erscheinungen hervor. Das Fieber begann schon 2 Stunden nach der Injection, erreichte 6 Stunden nach derselben ihr Maximum (40,₇°), hatte eine Gesammtdauer von 60 Stunden.

Am 2. December erfolgte die dritte Injection von 0,₀₀₅. Das Ansteigen der Temperatur begann nach 2 Stunden, sie erreichte ihr Maximum von 41,₃° wieder 6 Stunden nach der Einspritzung, doch betrug die gesammte Dauer der Fieberperiode nur 29 Stunden. Die locale Reaction der kranken Stellen war diesmal entschieden schwächer; im Ganzen war aber die Patientin wieder recht krank.

Schon bei der Vorstellung am 6. December liess sich gegenüber dem Zustand bei Beginn der Injectionen ein grosser Unterschied constatiren, besonders am Rücken. Hier war die kranke Stelle der linken Schulterblattgegend wie vertrocknet: sie lag unter dem Niveau der Haut, rothbraun gefärbt, mit einem auf die nähere Umgebung übergreifenden abschilfernden Häutchen bedeckt (wie ein dünner am Rande sich lösender Collodiumüberzug), und war auch kleiner. Während diese Stelle zuvor 4 bis 2¼ cm Durchmesser hatte, mass sie jetzt 3½—2⅕ cm. Die zwei kleinen neu aufgetretenen Lupusstellen am Rücken fielen nicht mehr auf und verhielten sich wie die eben geschilderte. Ebenso die übrigen kranken Stellen, auch das Gesicht, wenn auch hier noch keine so wesentlichen Verbesserungen hervortraten.

Die vierte Injection, wiederum 0,005, erfolgte am 8. December. Das Ansteigen der Temperatur begann nach 2 Stunden, erreichte 40,9° (Maximum) nach 6 Stunden, Fieberdauer 28 Stunden. Eine locale Reaction war am Rücken nicht mehr zu bemerken, wohl aber im Gesicht. Wiederum zeigte sich das Bild schwerster, fieberhafter Erkrankung mit hochgradigen subjectiven Beschwerden.

Am 14. December trat auffallenderweise spontan ein heftiger, im Ganzen etwa 36 Stunden dauernder Fieberanfall auf, als Maximum 40,9° erreichend. Es war dabei nur eine Bronchitis nachweisbar, welche sich auf geeignete Mittel rasch wieder besserte. Von den Lupusstellen konnte das Fieber nicht ausgehen. In der fortgeführten Temperaturcurve nimmt sich diese plötzliche Steigerung wie die Folge einer Injection aus.

Die fünfte Injection, wieder 0,005, fand am 18. December statt. Patientin hatte sich wieder soweit erholt, dass ihr die Folgen der Injection zugemuthet werden konnten, umsomehr, als wir doch endlich eine Verminderung der Intensität der allgemeinen Reaction erwarten durften. Diese trat jedoch nicht ein: wieder stieg die Temperatur sehr hoch und die Erscheinungen von Seiten des Herzens nahmen einen so bedenklichen Grad an, dass ich sehr glücklich war, als die Remission begann. Das Fieber begann nach 3 Stunden, erreichte 40,7° (Maximum) nach 7 Stunden und dauerte im Ganzen 26 Stunden. Die Erscheinungen im Gesicht waren die alten.

Man muss solche Erfahrungen durchgemacht haben, um die Situation zu würdigen, wenn nach der Injection einer kleinen Menge des Heilmittels die Temperatur immer höher steigt, die Pulsfrequenz und die Herzschwäche einen bedenklichen Grad erreichen. Bis jetzt war ja alles glücklich abgelaufen und ich habe überhaupt keinen Unglücksfall zu beklagen, aber nahe an die Grenze dessen, was das Mädchen auszuhalten vermochte, waren wir gekommen. Sie hatte um 20 Pfund an Gewicht verloren. Ich wagte es nicht, dieselbe Dosis von 0,005 dem vorher so kräftigen, sonst gesunden, namentlich mit intacten Lungen versehenen Mädchen nochmals zu injiciren, nachdem die ersten 5 Injectionen dieser Dosis so beängstigende Erscheinungen hervorgerufen hatten.

Am 22. December fand die 6. Injection statt, aber nur in der Höhe von 0,002, mit deutlicher Wirkung im Gesicht, aber mit einer Temperatursteigerung nur bis 37,8°, und mit sehr geringer Alteration des Gesammtbefindens. Die 7. Injection, wieder mit 0,002, brachte überhaupt keine Steigerung (37,1°) zu Wege; so wurden am 31. December bei der 8. Injection 0,003 injicirt, doch auch hier trat nun keine Steigerung (37,2°) ein. Auf diese Weise soll nun fortgefahren werden.

Der Effect im Gesicht ist nun der, dass die normalen Formen immer mehr hervorgerufen sind, namentlich am Munde und am Kinn, welch letzteres wieder in normaler Weise über die Halslinie hervortritt. Die Lippen sind weich und dehnbar, so dass der Mund leicht weit geöffnet werden kann, während vor zwei Jahren eine operative Erweiterung des starren und abnorm verkleinerten Mundes vorgenommen werden musste; Lippenroth und Haut umgrenzen die Mundöffnung. Die lupösen Stellen im Gesicht verhalten sich wie glatte, noch geröthete Narbenhaut, in welcher sich stellenweise miliare weissgelbe Stellen erkennen lassen. Die lupösen Stellen am Rücken sind völlig geheilt, blass bräunlich gefärbt, sonst wie normale Haut.

4. Die 18jährige Rosalie Wloschinska war uns deshalb von Interesse, weil sie vorher schon auf unserer Abtheilung mit den üblichen Mitteln behandelt und geheilt war, so dass sie entlassen werden sollte, als wir durch

die Güte unseres Collegen Löffler in den Besitz des Koch'schen Mittels kamen. Nun konnte die Wirkung des Mittels an diesem durch rein chirurgisches Vorgehen frisch »geheilten« Fall erprobt werden. Es erfolgte eine so starke allgemeine und locale Reaction, dass das Vorhandensein reichlicher tuberkulöser Gewebe an der frisch vernarbten Nasenspitze erwiesen war — eine Demonstration des relativ geringen Werthes unserer bisherigen Heilverfahren, trotz rigorosester Anwendung des scharfen Löffels und des Paquelin auch in der Form der punktförmigen Ustion.

Das Mädchen erhielt zunächst jedesmal 0,₀₁. Die zuerst ausgeführten 4 Einspritzungen ergaben folgende Fieberverhältnisse: 1. Beginn 8 Stunden, Maximum (39,₇°) 12 Stunden nach der Injection. Fieberdauer 38 Stunden. 2. Beginn 4 Stunden, Maximum (39,₉°) 8 Stunden nach der Injection. Fieberdauer 30 Stunden. 3. Beginn 2 Stunden, Maximum (40,₆°) 8 Stunden nach der Injection. Fieberdauer 19 Stunden. 4. Beginn 2 Stunden, Maximum (40,₂°) 10 Stunden nach der Injection. Fieberdauer 16 Stunden.

Im Übrigen waren die Beschwerden dieser Kranken jedesmal sehr bedeutende. Starkes Oppressionsgefühl und Hustenreiz, Kopf- und Rückenschmerzen waren äusserst belästigend. Local zeigte sich starke Schwellung und Röthe der Nase, auch der Oberlippe und Wangen, also an Gebieten, welche bisher nicht krank schienen.

Weitere Behandlung: 5. Injection am 8. December wieder von 0,₀₁. Fieber beginnt 4 Stunden, erreicht 39,₈° (Maximum) 8 Stunden nach der Injection. Fieberdauer 14 Stunden. — 6. am 15. December wieder 0,₀₁. Fieber nach 5 Stunden, Maximum (39,₁°) nach 11 Stunden. Fieberdauer 16 Stunden. — 7. am 20. December, wieder 0,₀₁ ohne Reaction. — 8. am 22. December 0,₀₂ ohne Reaction. — 9. am 26. December 0,₀₃ ohne Reaction. Patientin wird nunmehr entlassen. Die Nase erscheint blass und etwas geschrumpft. Mag das auch jedenfalls zum Theil durch Narbenschrumpfung bedingt sein, welche durch unsere Operation und besonders die punktförmige Ustion eingeleitet wurde, so ist doch eine Einwirkung der Injection nicht auszuschliessen.

5. Die 14jährige Martha Putzar leidet seit 5 Jahren an Lupus der Nase und Oberlippe. Verschiedene Operationen haben keine Heilung gebracht. Bei der Aufnahme am 1. December fand sich neben intacten Narbenstellen der rechten Nasenseite die Spitze und die linke Seite der Nase, sowie in geringerem Grade die Oberlippe mit Lupusgeschwüren bedeckt. Die Injectionen hatten folgende Fieberwirkung: 1. am 2. Dec. 0,₀₀₅. Temperatur 18 Stunden lang über 40°, Maximum 40,5°, gesammte Fieberdauer 56 Stunden. — 2. am 6. Dec. wieder 0,₀₀₅. Temperatur bis 40,₇°, hält sich 12 Stunden über 40°, Fieberdauer 28 Stunden. — 3. am 11. Dec. wieder 0,₀₀₅. Temperatur bis 41,₅, hält sich 12 Stunden über 40°, Fieberdauer 24 Stunden. — 4. am 18. Dec. 0,₀₀₈. Temp. bis 40,₇°, hält sich 8 Stunden über 40°, Fieberdauer 18 Stunden.

Die locale Reaction war nach diesen Injectionen die typische; die allgemeine aber ungewöhnlich schwer. Das Mädchen war jedesmal schwer krank und nach der 4. Injection zeigten die Erscheinungen, besonders der Puls so unheimlich bedrohlichen Charakter, dass ich, wie bei der Hausmann, die Injectionsdosis verminderte. — 5. Injection am 22. Dec. 0,₀₀₃. Temp. bis 40,₂°, nur 2 Stunden über 40°, Fieberdauer 18 Stunden. — 6. am 26. Dec. 0,₀₀₃. Temp. bis 39,₃°, Fieberdauer 14 Stunden. — 7. am 31. Dec. 0,₀₀₃ ohne Reaction.

Eine Besserung des lupösen Leidens ist zweifellos, aber die Heilung noch nicht erreicht.

6. Die 24jährige Johanna Hartseil leidet seit 10 Jahren an Lupus im Gesicht und seit 13 Jahren am rechten Oberschenkel. Sie ist wiederholt operativ behandelt. Jetzt finden sich zum Theil blasse

Narben, zum Theil aber hypertrophisches Lupusgewebe, fast ohne Ulcerationen. Injectionsbehandlung: 1. am 6. Dec. 0,01. Fieber beginnt 6 Stunden, hat Maximum $(39,5^\circ)$ 14 Stunden nach der Injection. Fieberdauer 36 Stunden. — 2. am 11. Dec. 0,01. Fieber nach 4 Stunden, Maximum $(40,2^\circ)$ nach 8 Stunden, Dauer 20 Stunden. Die locale Reaction nach diesen beiden Injectionen war sehr heftig. An der Oberlippe kam es zur Blasenbildung, und am Oberschenkel war enorme Schwellung und Röthe der lupösen Stellen mit weissem Saume und gerötheter Umgebung vorhanden. — 3. am 18. Dec. 0,01. Fieber nach 3 Stunden, Maximum $(40,0^\circ)$ nach 7 Stunden; Dauer 20 Stunden. — 4. am 22. Dec. nur 0,004. Fieber nach 5 Stunden, Maximum $(39,6^\circ)$ nach 9 Stunden; Dauer 14 Stunden. — 5. am 26. Dec. 0,004. Fieber bis 38,3°. — 6. am 31. Dec. 0,004 ohne Reaction.

An den lupös erkrankten Stellen im Gesicht ist Besserung (Schrumpfung und geringere Röthe) bemerkbar; die Stelle am Oberschenkel ist hellbräunlich, mit leicht abschilfernden Schuppen bedeckt, liegt im oder gar unter dem Niveau der gesunden umgebenden Haut und reagirt nicht mehr; sie erscheint geheilt und ähnelt den Stellen an dem Rücken der Hausmann.

7. Die 28jährige Friederike Ewert leidet seit 14 Jahren an Gesichtslupus; die Erkrankung, von der Nase ausgehend, nimmt jetzt das ganze Gesicht ein (hypertrophische und exfoliative Form, stellenweise, besonders an den Backen papilläre, oberflächlich ulcerirte Wucherungen). Die Oberlippe ist stark verdickt und hart infiltrirt.

Injectionsbehandlung: 1. am 19. Dec. 0,001. Fieber bis 39,0°. — 2. am 21. Dec. 0,001. Temp. bis 37,9°. — 3. am 22. Dec. 0,002. Temp. bis 38,1°. — 4. am 23. Dec. 0,002. Temp. bis 38,1°. — 5. am 24. Dec. 0,002. Temp. bis 37,6°. — 6. am 25. Dec. 0,003. Temp. bis 39,0°. — 7. am 26. Dec. 0,003. Temp. bis 38,3°.

Während nach diesen rasch auf einander folgenden Injectionen kleinerer Dosen das Allgemeinbefinden kaum gestört war, und höchstens über etwas Kopfweh und leichtes Unbehagen geklagt wurde, war die locale Reaction eine sehr starke. Die Schwellung und Röthe war sehr gross, bedingte ziehende Schmerzen; unter starker Secretion kam es zur Borkenbildung. Zwischen den einzelnen Injectionen kam es weder zur Abblassung noch zur Abschwellung: das Gesicht blieb hochroth injicirt, geschwollen und mit Borken von zunehmender Dicke bedeckt. Ich hielt endlich eine vorübergehende Abnahme der localen Reaction für wünschenswerth und setzte aus. Nun wurde das Gesicht allmählich blass, es erfolgte theils Abschuppung, theils künstliche Entfernung der Borken.

Am 31. Dec. begann ich wieder mit den Injectionen und gab (8.) wieder 0,003. Diesmal stieg die Temp. höher als vorher bei Injection derselben Dosis, nämlich auf 38,9°. 9. am 1. Januar 1891 0,003. Temp. bis 37,6°.*)

Wegen der Kürze der Behandlungsdauer ist bei dieser Kranken natürlich von Heilung noch keine Rede. Doch wurde die locale entzündliche Reaction in typischer Weise erreicht, und eine Besserung des Zustandes ist in der injectionsfreien Zeit, als dem Gewebe zur Verblassung und Schrumpfung Zeit gelassen war, ohne Frage zu constatiren gewesen. Auch bei dieser Kranken sind zahlreiche kleine weissgelbe Stellen im Gebiet des Lupus zu bemerken.

---

*) Anmerkung während des Druckes. In der Folge weitere Injectionen: X. am 2. Jan. 0,004. Temp, bis 37,6°. — XI. am 3. Jan. 0,005. Temp. bis 37,3°. — XII. am 4. Jan. 0,006. Temp. bis 37,5. — XIII. am 5. Jan. 0,008. Temp. bis 37,5°. — XIV. am 6. Jan. 0,009. Temp. bis 37,6°. — XV. am 7. Jan. 0,01. Temp. bis 37,5°. — Darauf wieder Aussetzen der Injectionen: weil die locale Reaction wie vorher eine andauernd heftige war. Diese Thatsache, dass auf solche Weise locale heftige Reaction zu erreichen ist, ohne Fieber und ohne sonstige allgemeine Erscheinungen, erscheint mir in hohem Grade beachtenswerth vom theoretischen wie vom praktischen Zustande.

Die bisherige Beobachtung dieser Lupusfälle setzt uns in den Stand, denjenigen zuzustimmen, welche die Injection des Koch'schen Heilmittels als eine überaus wichtige Bereicherung unserer Kunst ansehen. Wir konnten uns selbst davon überzeugen, dass 1. die Injection die sichtbaren Lupusstellen in einen entzündungsähnlichen Zustand versetzt, 2. dass in scheinbar gesunden Lupusnarben Reste von tuberkulösem Gewebe manifest werden, und dass 3. frische, makroskopisch noch nicht erkennbare, gewissermassen latente Lupusknötchen durch die Injection deutlich werden. Neben diesen die diagnostische Bedeutung des Mittels ohne Frage anerkennenden Sätzen können wir auch die Behauptung aufstellen, dass das Mittel einen direct heilenden Einfluss äussert. Dass Lupusgeschwüre sich ohne eingreifende Localbehandlung so bessern, in reine Granulationsflächen verwandelt werden und zur Überhäutung gelangen, dass Lupusstellen unter Abschilferung zur narbigen Schrumpfung kommen und ihren specifischen Charakter verlieren, das sind Beobachtungen, wie sie früher unerhört waren. Ich halte es für erlaubt, darauf hinzuweisen, dass wir in der Wirkung des Quecksilbers und Jodkaliums auf luetische Gewebe etwas ähnliches haben, auch hier eine zur Heilung führende Veränderung in den specifisch veränderten Geweben, eine Wirkung, welcher unter Umständen auch eine diagnostische Bedeutung (ex juvantibus) nicht abzusprechen ist. Die Frage nach den definitiven Erfolgen dieser Injectionsmethode ist noch lange nicht spruchreif.

Erwähnenswerth halte ich eine in bisherigen Berichten nicht erwähnte Erscheinung, welche ich an den mehr flächenhaft ausgebreiteten Lupusstellen an der Wange bei der Hausmann, Hartseil und Ewert gemacht habe, nämlich das Auftreten kleinster, weissgelber Pünktchen im Lupusgewebe zerstreut. Dieselben sind auf der Höhe der Reaction und später bemerkbar. Auf Nadelstich entleert sich kein Eiter. Ich halte es für kleine necrosirte Gewebsstellen, vielleicht Tuberkel im Gewebe, welche ihre Entstehung der Einwirkung des Koch'schen Heilmittels auf die tuberkulösen Gewebe verdanken. Unsere histologischen Untersuchungen sind noch nicht so weit gediehen, dass sie über diesen Punkt Auskunft geben.

B. Tuberkulose der Knochen und Gelenke etc.

Coxitis.

1. Die 9jährige Friederike Schröder leidet seit Anfang dieses Jahres an linksseitiger Coxitis, seit 3 Wochen Gehen unmöglich. Es fand sich eine Contractur in Abduction, Flexion und Auswärtsrotation; im Sinne der Flexion ist eine Beweglichkeit von etwa 15° Excursion vorhanden. Starke Schmerzhaftigkeit bei Druck auf Hüftgegend und Trochanter.

Drei Injectionen von 0,002 hatten jedesmal sehr schwere Reaction zur Folge. Das Fieber stieg auf 39,9 und 40,0, nach der dritten Einspritzung auf 38,8, und zeigte im übrigen gleichen Charakter bezüglich des Ansteigens und der Dauer, wie es bei den Lupuskranken angegeben ist. Die Pulsfrequenz erhob sich auf 140. Von grossem Interesse ist, dass nach jeder Injection die Erscheinungen einer schweren, acuten Verschlimmerung der Gelenkentzündung eintraten: die pathologische Abductionsstellung wurde viel hochgradiger, die noch vorhandene Beweglichkeit verschwand, und das Gelenk erschien unbeweglich, die Schmerzhaftigkeit war so gesteigert, dass schon die leiseste Berührung gefürchtet wurde.

Bei der Weiterbehandlung brachte die 4. Injection am 8. Dec. wieder von 0,002 eine Steigerung auf 39,1. — 5. am 11. Dec. 0,002. Temp. bis 39,0°. — 6. am 18. Dec. 0,002. Temp. bis 37,1°. — 7. am 20. Dec. 0,003. Temp. nur 36,7°. — 8. am 22. Dec. 0,004. Temp. 37,0°. — 9. am 26. Dec. 0,004. Temp. 37,5°. — 10. am 31. Dec. 0,005. Temp. 37,5°. — Bei diesen späteren Injectionen war die lokale Wirkung geringer. Jetzt ist zweifellos gegen den ersten Status eine Verminderung der localen Schmerzhaftigkeit und eine ganz geringe Zunahme der Beweglichkeit zu constatiren.

Die allgemeine Reaction war bei dieser Kleinen jedesmal eine sehr schwere, so lange Fieber eintrat; späterhin war sie geringer. Anfangs waren gelegentlich Krämpfe (auch Weinkrampf) aufgetreten.

2. Die 10jährige Anna Normann. Linksseitige Coxitis seit fast einem Jahre. Flexion und Abduction, sehr geringe Beweglichkeit, starker Schmerz bei Druck auf den Trochanter. Mittelst eines typischen Extensionsverbandes wird die Stellung corrigirt und die Schmerzhaftigkeit vermindert. Während der Injectionsbehandlung (4 Injectionen zu 0,003) bleiben die Extensionsverbände liegen. Die locale Reaction ist jedesmal unbedeutend: eine Wiederkehr der coxalgischen Stellung ist nicht zu bemerken, Schmerzen nur gering. Die allgemeine Reaction ist bedeutend, dreimal mit einem masernähnlichen Exanthem verbunden. Die Temperatur verhielt sich nach den 4 Injectionen wie folgt: 1. Fieber beginnt 6 Stunden, erreicht Maximum (40,1°) 11 Stunden nach der Injection, dauert 32 Stunden. 2. beginnt 4 Stunden, hat Maximum (40,1°) 16 Stunden nach der Injection, dauert 20 Stunden. 3. beginnt 4 Stunden, hat Maximum (39,9°) 12 Stunden nach der Injection, dauert 12 Stunden. 4. beginnt 4 Stunden, hat Maximum (39,1°) 6 Stunden nach der Injection, dauert 12 Stunden. Hiernach unterschied sich am 6. Dec. der Zustand von dem früheren, vor Beginn der Injectionen, durch eine wesentliche Verminderung der Schmerzen bei direktem Druck; die Beweglichkeit noch immer eine äusserst geringe. Die weiteren Injectionen hatten viel geringere Wirkung zur Folge. Bei der 5. am 8. Dec. von 0,003 erhob sich die Temp. nur bis 38,9°. — 6. am 11. Dec. 0,003. Temp. bis 37,0°. — Bei sechs weiteren Injectionen bis zum 31. Dec. stieg die Dosis auf 0,012, ohne dass fieberhafte Reaction eintrat. Eine bemerkbare Verbesserung der Beweglichkeit ist nicht eingetreten, auch die Schmerzhaftigkeit hat wieder etwas zugenommen.

3. Der 15jährige Adolf Karnitz. Rechtsseitige Coxitis seit einem Jahre. Abductionscontractur mit Flexion und Auswärtsrotation. Minimale Beweglichkeit. Knieschmerz. — Correctur der Stellung durch Gewichtsextension. Mit dem Beginn der Injectionsbehandlung wurde die Extension fortgelassen. Die Wirkung der Injection zeigte sich local in Zunahme aller Erscheinungen und Wiederauftreten der coxalgischen Stellung mit gesteigerter Schmerzhaftigkeit, allgemein in Beschwerden und Fiebererscheinungen, wie wir sie nach dem Vorhergehenden als typisch bezeichnen können.

Nach den ersten Injectionen von je 0,004 verhielt sich der Zeitraum bis zum Beginn der Fiebersteigerung, dann bis zur Erreichung des Maximums und die gesammte Fieberdauer folgendermassen: 1. am 20. Nov. 4, 18 (39,9°), 36 Stunden. — 2. am 24. Nov. 5, 7 (40,6°), 24. — 3. am 26. Nov. 3, 7 (40,3°), 16. — 4. am 2. Dec. 5, 7 (40,0°), 10. — 5. am 8. Dec. 7, 9 (38,5°), 10. — Die weiteren 6 Injectionen, bis auf 0,02 gesteigert, zeigten nur sehr geringe allgemeine und locale Reaction. — Eine merkliche Verbesserung des Leidens ist sonst nicht zu constatiren.

4. Der 13jährige Hans S c h r a m m. Vor 7 Jahren Resectio coxae; seitdem offene Fisteln. Starke Adduction und Flexion des kranken rechten Beines. Die erste Injection von 0,003 führte zu einer Fiebersteigerung von 40°, die zweite nur auf 37,8, die dritte mit 0,005 auf 40,3, und die vierte von 0,005 auf 39,9. Steigerung der Injectionsdosis bis auf 0,02, und immer geringere Reaction. — Eine Besserung ist nachzuweisen, insofern eine wesentliche Verminderung der Fisteleiterung eingetreten ist; die Secretion ist nur mehr minimal.

5. Der 19jährige Wilhelm H e y d e n mit schwerer Beckeneiterung nach Resection des tuberculösen Hüftgelenkes vor 2½ Jahren. Der Patient befindet sich im Zustand hoher Erschöpfung in Folge der profusen Eiterung. Der Verband, so reichlich er auch angelegt wird, muss Anfangs täglich erneuert werden. Die locale Wirkung der ersten Injectionen äusserte sich so, dass die S e c r e t i o n s e h r v e r m i n d e r t w u r d e; schon die nächsten Verbände konnten 8 und 11 Tage liegen bleiben. Die allgemeine Reaction der Injectionen, von 0,001 langsam aufsteigend, war mässig; Temp. stieg auf 40,3°, 39,0°, 39,2°, 38,5° etc. Der Kranke hat an Gewicht etwas zugenommen.

6. Der 11jährige Karl E w e r t wegen Hüftgelenktuberkulose im September resecirt und bis auf eine Fistel mit guter Beweglichkeit geheilt. Wirkung der Injectionen äussert sich in Verminderung der auch vorher geringen Fisteleiterung.

Von weiteren Coxitisfällen, welche ebenfalls mit dem Koch'schen Heilmittel injicirt wurden, ist nichts Besonderes zu bemerken.

Hiernach ist bei den angeführten Fällen von Coxitis die typische Wirkung der Jnjection zu beobachten gewesen, jedoch nur ein geringer Heileffect: V e r m i n d e r u n g d e r S e c r e t i o n, w o o f f e n e F i s t e l n b e s t a n d e n, u n d t h e i l w e i s e e i n e g e r i n g e V e r b e s s e r u n g d e r B e w e g l i c h k e i t. Der letztere Erfolg ist natürlich abhängig von der speciellen Beschaffenheit des erkrankten Gelenkes. A e l t e r e F ä l l e m i t n a r b i g e r S c h r u m p f u n g d e r K a p s e l, m i t N a r b e n b i l d u n g i m p e r i a r t i c u l ä r e n G e w e b e w e r d e n n a t ü r l i c h e i n e f u n c t i o n e l l e B e s s e r n n g n u r s o w e i t e r - f a h r e n k ö n n e n, a l s e s d u r c h V e r m i n d e r u n g o d e r A u f h ö r e n d e r S c h m e r z e n m ö g l i c h i s t. Beginnende Fälle, namentlich synoviale Formen, können aber in jeder Richtung gebessert werden. B e i d e n s c h w e r e n ä l t e r e n F o r m e n w e r d e n w i r g l ü c k l i c h s e i n, d u r c h d i e I n j e c t i o n e n s o l c h e V e r h ä l t n i s s e z u s e t z e n, d a s s w i r t h e r a p e u t i s c h n u r m e h r o r t h o p ä d i s c h e A u f g a b e n z u l ö s e n h a b e n, u n d d a s s w i r n a c h d e n O p e r a t i o n e n v o n R e c i d i v e n u n d l a n g w i e r i g e r F i s t e l e i t e r u n g v e r s c h o n t b l e i b e n. Die Beobachtung unserer Fälle hat mir den Eindruck verschafft, als ob die l o c a l e n B e s c h w e r d e n d e r R e a c t i o n d u r c h d i e a c u t e n t z ü n d l i c h e n E r s c h e i n u n g e n geringer seien, wenn die übliche mechanische Extensionsbehandlung nicht a u f g e g e b e n w i r d. Ich möchte deshalb sowohl, wie auch zur rascheren Erzielung eines Erfolges rathen, bei der Vornahme Koch'scher Injectionen bei Coxitis die Extensionsbehandlung von Anfang an stricte durchzuführen.

Kniegelenkstuberkulose.

1. Die 31jährige M a r i a G i e s e klagt seit ¼ Jahr über zunehmende Schmerzen am rechten Kniegelenk, so dass die Bewegung schmerzhaft wurde und Steifigkeit eintrat. Wir fanden als einzigen Befund eine geringe schmerzhafte Verdickung unter dem Condylus internus an der Kniegelenkslinie, entsprechend dem Zwischenknorpel, und die Beweglichkeit im Sinne völliger Streckung und stärkerer Beugung behindert.

Es war fraglich, ob es sich bei dieser Affection, welche zuerst auf einem Gange in die Stadt mit einem plötzlichen Schmerz an der erwähnten Stelle begonnen hatte, um eine t r a u m a t i s c h e o d e r e i n e t u b e r k u l ö s e handelte. Obgleich keine hereditäre Belastung vorlag und das Mädchen sonst gesund war, schien uns doch eine tuberkulöse Gelenksaffection, speciell am inneren Semilunarknorpel, vorzuliegen. Die Injection bestätigte diese Diagnose, denn die Wirkung von 0,01 war viermal eine typisch allgemeine, und local eine solche, dass vermehrte Schwellung und Schmerzhaftigkeit am Knie vorübergehend eintrat. Neben der eminent diagnostischen Wirkung war aber auch schon bei der Vorstellung am 6. Dec. ein therapeutischer Effect zu constatiren, indem völlige Streckung, ausgiebigere Flexion und schmerzlose Gehbewegungen möglich waren. Die 5. Injection von 0,01 hatte eine Temperatursteigerung nur bis 38,7° zur Folge. Bei vier weiteren Injectionen konnte bis 0,03 als letzte Dosis gestiegen werden, worauf die Temperatur sich nicht über 37,2° erhob. Eine Localwirkung war schliesslich nicht mehr eingetreten; aber allgemeine Beschwerden waren, wenn auch vermindert, noch bis zuletzt die Folge gewesen, namentlich äusserst heftige Rückenschmerzen, wie sie gelegentlich bei schweren Influenzafällen beobachtet wurden. Am 31. Dec. wurde Patientin geheilt entlassen, wieder dienstfähig, mit frei beweglichem, schmerzlosem Kniegelenk.

2. Von nicht geringerem Interesse ist der 18jährige Gustav Mundt, welcher seit 12 Jahren mit einer rechtwinkeligen Contractur des Kniegelenkes in Folge tuberkulöser Entzündung behaftet ist. Es ist einer von den Fällen, in welchen wir den tuberkulösen Process als abgelaufen und die Aufgabe als eine rein orthopädische betrachten. Ich wollte deshalb die nöthige Operation ausführen und nur versuchsweise das neue Mittel probiren. Aber siehe da, die Injection von 0,01 führte zu einer lebhaften allgemeinen Reaction, local zu geringer Schwellung, aber bedeutender Schmerzhaftigkeit der Gewebe zwischen Femur und Tibia und entsprechend der Fossa intercondylica vorn. Weitere Injectionen von 0,01 hatten dasselbe Resultat in etwas abnehmender Intensität, und so wurde mit Injectionen fortgefahren, bis local und allgemein eine Reaction auch nach grösseren Dosen nicht mehr eintrat.

Am 22. Dec. wurde sodann die Operation zur Entfernung der kranken und narbigen Gewebe und zur Geradestrekung des Beins vorgenommen. Die Kapselreste und Weichtheile des in der Hauptsache verödeten Gelenkes wurden sehr sorgfältig exstirpirt und sofort dem pathologischen Institut zur genaueren Untersuchung übergeben.*) Die

---

*) Anmerkung während des Druckes. Patient wurde am 19. Januar geheilt entlassen. — Über die Untersuchung der exstirpirten Gewebe verdanke ich Herrn Professor Grawitz folgenden Bericht des Herrn A. Kruse:

»Zur Entscheidung der Frage, ob in der tuberkulös erkrankten Synovialmembran noch lebensfähige Tuberkelbacillen vorhanden seien, wurden Stücke derselben Meerschweinchen unter die Haut gebracht. Als Ort der Impfung wurde nach Koch's Vorschrift (in seiner Originalmittheilung über die Aetiologie der Tuberkulose vom 24. März 1882) die seitliche Unterbauchgegend gewählt und den Thieren in tiefe Hauttaschen verschieden grosse Stücke von den am meisten afficirten Stellen der Synovialmembran eingebracht. Jedes Thier erhielt mehrere hirsekorn- bis über erbsengrosse Stücke, welche unter der dünnen Haut deutlich fühlbar waren. Antiseptica wurden bei diesen kleinen Operationen absichtlich nicht angewandt, um nicht etwa vorhandene Bacillen dadurch abzutödten. Trotzdem verheilten die kleinen Hautwunden reactionslos, die eingebrachten Stücke blieben unverändert liegen. Am 19. 1. 91, also 28 Tage nach der Operation, wurde folgender Befund erhoben:

Bei allen drei Meerschweinchen sind am Bauche unter der Haut kleine Knötchen zu fühlen, den eingebrachten Gewebsstücken entsprechend. Man kann noch deutlich unterscheiden, wo die kleineren und wo die grösseren derselben liegen; nur sind alle Knötchen etwas grösser als die ursprünglich eingebrachten Stücke, und nicht mehr, wie kurz nach der Operation beliebig unter der Haut verschiebbar. Beim Einschneiden in die Knötchen ergiebt sich, dass ein junges, nicht sehr gefässreiches Granulationsgewebe die Stücke abgekapselt hat (daher die Vergrösserung); irgendwelche frische Käseherde sind nicht auffindbar. Eine Färbung auf Tuberkelbacillen (Carbolfuchsin) fällt negativ aus; es finden sich bei der mikroskopischen Untersuchung nur junge runde und spindelförmige Bindegewebszellen. Ausserdem sind die inguinalen Lymphdrüsen, die

Geradstreckung wurde durch bogenförmige Resection ganz schmaler Scheiben von den Knochenenden in der von mir angegebenen Weise mit gleichzeitiger offener Durchschneidung der spannenden Sehnen in der Kniekehle zu Stande gebracht. Naht der gesammten Wunde ohne Drainage. — Prima reunio zeigt sich bei dem ersten Verbandwechsel. Es darf nun baldige völlige Heilung erwartet werden.

3. Der 11jährige Paul Schrodt war wegen sehr schwerer, vom Femur ausgehender Kniegelenkstuberkulose am 21. October resecirt worden. Da die Haut und Weichtheile in ungewöhnlich grosser Ausdehnung exstirpirt werden mussten, waren noch granulirende Wunden vorhanden, als am 2. Dec. mit den Injectionen begonnen wurde. Der blasse, aber sonst gesunde Knabe erhielt nur 0,002. Die Reaction war local sehr gering, indem nur geringe ziehende Schmerzen auftraten, aber im Ganzen sehr stark. Die Fiebersteigerung begann nach 4 Stunden, erreichte 40,3° (Maxim.) 9 Stunden nach der Injection, Fieberdauer 54 Stunden. 2. Injection am 8. Dec. 0,002. Fieber begann nach 3 Stunden, erreichte 40,1° nach 13 Stunden, Fieberdauer 22 Stunden. 3. Injection am 11. Dec. 0,002. Fieber begann nach 3 Stunden, erreichte 40,2° nach 11 Stunden, Fieberdauer 18 Stunden. Die Allgemeinwirkung war nach diesen 3 Injectionen jedesmal sehr heftig, (Schüttelfrost, Erbrechen, Scharlachexanthem); der Knabe machte einen schwer kranken Eindruck. Höchst bemerkenswerth scheint mir, dass am Tage nach der 3. Injection, also am 12. Dec. Mittags, als die Temperatur schon wieder auf 37,4° gesunken war, unerwartet ein heftiger Collapszustand eintrat: dabei starke Cyanose, aussetzender Puls, Herzaction unregelmässig, aber so heftig, dass die ganze vordere Brustwand erschüttert wurde, subjectiv hochgradiges Angstgefühl. Dauer etwa 15 Minuten, Besserung durch Spirit. aether. und Glühwein. — Nachdem sich der Knabe erholt hatte, war nichts Auffallendes mehr zu bemerken; die Temperatur schwankte zwischen 37,0 und 37,1. Da trat an dem darauffolgenden Tag, dem 13. Dec. Mittags, ebenso unerwartet ein zweiter heftiger Collaps ein, welcher von gleichem Charakter, aber etwas kürzerer Dauer wie Tags zuvor, wiederum sehr gefahrdrohend war und durch Reizmittel glücklicherweise überwunden wurde. Infolge dessen wurde die Injectionsdosis verkleinert. 4. Injection am 18. Dec. nur 0,001. Fieber nach 5 Stunden, Maxim. (39,6°) nach 9 Stunden. Fieberdauer 16 Stunden. — 5. Injection am 22. Dec. 0,001. Fieber nach 3 Stunden, Maxim. (39,8°) nach 7 Stunden, Fieberdauer 12 Stunden. — 6. Injection am 29. Dec. 0,001. Temperatursteigerung nur bis 38,0°. — 7. Injection am 31. Dec. 0,0015. Temperatur erhob sich bis 38,7°. Die allgemeine Wirkung der letzten Injectionen war sehr gering, local war sie nicht mehr bemerkbar. Die Wundheilung am resecirten Knie hat weitere Fortschritte gemacht, ist aber noch nicht vollendet.

4. Der 18jährige Friedrich Krüger mit tuberkulöser Gonitis wurde nur kurze Zeit nach Koch injicirt, von 0,003 aufsteigend, und ohne dass ein bemerkenswerthes Resultat eintrat.

Ellbogengelenkstuberkulose.

Die 21jährige Bertha Witt war im Herbst 1889 diesseits wegen ausgebreiteter rechtsseitiger Ellbogengelenkstuberkulose resecirt. Die Heilung war bei der Entlassung eine völlige, die Function recht gut. Am 1. Dec. 1890 kam sie wieder zur Aufnahme, weil eine Fistel

---

sonst nach Koch (l. c.) ein sicheres Urtheil über das Gelingen der Impfung bei virulentem Material bereits nach 14 Tagen erlauben, nicht irgendwie merklich vergrössert, verglichen mit denen der anderen Seite und mit Kontrollthieren.
    Nach alledem kann man behaupten, dass lebensfähige Tuberkelbacillen in den Geweben nicht mehr vorhanden waren.«

entstanden war; die Function des Armes war vorzüglich. Das resecirte Gelenk gestattete active völlige Streckung und Beugung bis zu einem spitzen Winkel. Auch Pronation und Supination in leidlichem Grade ausführbar. An der Innenseite des Gelenks findet sich in der Narbe die Fistelöffnung, welche Einführung der Sonde 6 cm tief gestattet. Die Secretion ist reichlich. 1. Injection am 2. Dec. 0,01. Fieber beginnt nach 10 Stunden, erreicht 38,7 (Maxim.) nach 18 Stunden. Gesammtdauer 24 Stunden. Dabei starke Beschwerden (Kopfschmerz, Husten etc.); aus der Fistel vermehrte Secretion, Schwellung, Schmerz und verminderte Beweglichkeit. — 2. Injection am 8. Dec. 0,01. Fieber nach 4 Stunden, Maxim. (39,2°) nach 10 Stunden, Fieberdauer 22 Stunden. — 3. Injection am 15. Dec. 0,01. Fieber nach 4 Stunden, Maxim. (39,0°) nach 8 Stunden, Fieberdauer 18 Stunden. — 4. Injection am 20. Dec. 0,01. Fieber nach 4 Stunden, Maxim. (39,3°) nach 10 Stunden, Fieberdauer 16 Stunden. — 5. Injection am 22. Dec. 0,01. Reaction nur bis 37,8°.

Nach den bisherigen Injectionen hatten sich Aussehen und Secretion der Fistel nicht eigentlich verändert. Die Reactionen hatten im Ganzen nichts Abweichendes von dem gewöhnlichen Typus gezeigt. Nach der 6. Injection wurde das Bild ein anderes: Dieselbe wurde am 26. Dec. Morgens 10 Uhr ausgeführt, 0,02. Die Temperatur hob sich rasch, Abends 6 Uhr 39,0°. Am folgenden Tage Morgens 38,0°, Abends 38,5°. Am 28. Dec. Morgens 37,8, Mittags 39,0, Abends 39,3°. Dieser ganz ungewöhnliche Temperaturverlauf deutete auf eine anderweitige, complicirende Erkrankung. In der That fand sich an dem kranken Gelenk ein deutlicher Abscess, welcher durch Retention des Eiters bei ungenügendem Abfluss aus der durch Schwellung verstopften Fistel entstanden war. Der Abscess wurde am 29. Dec. Vormittags bei einer Morgentemperatur von 39,2° eröffnet, worauf schon Abends eine Remission auf 38,0° eintrat. Der Abscesseiter enthielt Streptococcen. Mit den Injectionen soll nun fortgefahren werden.

Fussgelenkstuberkulose.

Der 20jährige Berndt mit Fussgelenksresection wegen tuberkulöser Entzündung (im Juli 1890) geheilt bis auf eine Fistel. Sonst gesund. Beginn der Injectionen am 24. Nov., jedesmal 0,005, Fieberbeginn, Maximum und Dauer wird wie bisher durch folgende Zahlen geschildert: 1. am 24. Nov. 6, 24 (39,1°), 36. — 2. am 28. Nov. 6, 10 (39,6), 14. — 3. am 2. Dec. 6, 10 (39,3°), 16. — 4. am 6. Dec. 8, 10 (39,0), 14. — 5. am 11. Dec. 8, 10 (38,8°), 12. — 6. am 15. Dec. 10, 14 (38,1), 8. — In der Folge immer geringere Steigerung, trotz Erhöhung der Dosis. Nach der 3. Injection, am 4. Dec. erwies sich die Fistel geschlossen.

Knochentuberkulose.

1. Der 14jährige Emil Boll mit tuberkulöser Ostitis im linken Tarsus. Hier war am 12. Nov. eine Incision und Excochleation der Fistel vorgenommen. Am 19. Nov. Abends wurde die 1. Injection mit 0,004 ausgeführt. Die Folge war starke entzündliche Schwellung und vermehrte Wundsecretion am Fusse. Die allgemeine Reaction war mässig (Kopfschmerz, mehrmals Erbrechen); das Fieber begann nach 6 Stunden, Maximum (39,9°) nach 14 Stunden, Gesammtdauer 30 Stunden. 2. am 24. Nov. 0,004. Fieber nach 4 Stunden, Maximum (40,0°) nach 10 Stunden, Dauer 18 Stunden. — 3. am 28. Nov. 0,004. Fieber nach 4 Stunden, Maximum (40,3°) nach 14 Stunden, Dauer 16 Stunden. — 4. am 2. Dec. 0,004. Fieber nach 6 Stunden, Maximum (39,2°) nach 10 Stunden, Dauer 14 Stunden. — Während die bisherigen Injectionen immer starke, entzündliche Schwellung des Fusses bewirkten, war das bei der letzten weniger der Fall und zeigte in der Folge weitere Abnahme. — 5. am 8. Dec. 0,005. Fieber nach

8 Stunden, Maximum (39,3) nach 10 Stunden, Dauer 10 Stunden. — Die Allgemeinreaction wird immer geringer. Die Secretion am Fusse vermindert, versiegt vollständig, und am 16. Dec. zeigt sich die Fistel fest und, wie sich zeigt, dauernd verschlossen. Nach 5 weiteren Injectionen (bis 0,015), welche fast symptomlos verlaufen, soll Patient demnächst geheilt entlassen werden.

2. Die 10jährige Hedwig Telgmann mit Kyphose in Folge tuberkulöser Spondylitis des 6. und 7. Brustwirbels. 1. Injection am 20. Nov. 0,001. Fieber nach 16 Stunden, Maximum (38,4°) nach 22 Stunden, Fieberdauer 20 Stunden. Sehr geringe Beschwerden; locale Symptome fehlen. — 2. am 24. Nov. 0,001. Fieber nach 4 Stunden, Maximum (39,6°) nach 10 Stunden, Dauer 16 Stunden. — 3. am 28. Nov. 0,001. Fieber nach 6 Stunden, Maximum (39,9°) nach 12 Stunden, Dauer 10 Stunden. — 4. am 2. Dec. 0,001, ohne Reaction. — 5. am 4. Dec. 0,002. Fieber nach 8 Stunden, Maximum (38,8°) nach 12 Stunden, Dauer 12 Stunden. — Weitere 8 Injectionen (schliesslich 0,008) bleiben fast ohne Reaction. Erst Mitte Dec. ist nach der Injection auch etwas Schmerz an der Kyphose vorhanden gewesen. Sonst hat sich in dem Befinden des Kindes nichts geändert.

3. Der 18jährige Heinrich Frenck mit tuberkulöser Ostitis des Metatarsus I. und Phthisis pulmonum. Bis jetzt 8 Injectionen zu 0,001 und 0,002. Das Allgemeinbefinden ist gebessert, das Körpergewicht hat zugenommen, die Eiterung aus der Fistel am Fusse hat ersichtlich abgenommen.

4. Der 7jährige Otto Papke mit tuberkulöser Ostitis des Calcaneus war am 5. November mit breiter Eröffnung und partieller Resection des Knochens operirt worden. Es bestand noch eine kleine Wundhöhle mit reichlicher Eiterung, als am 7. December mit den Injectionen begonnen wurde. Dieselben verliefen in typischer Weise mit deutlicher localer und allgemeiner Wirkung und führten Ende December zu fester Heilung ohne Fistel, so dass Patient demnächst entlassen wird. Vom 26. bis 31. December wurden ausserdem die Masern überstanden. Die Heilung ist insofern als eine Wirkung der Injectionen (im Ganzen 7, von 0,001 bis auf 0,005) anzusehen, als bei der Operation nicht radical verfahren war, vielmehr nach Eröffnung der Gelenkspalten auf weitere Exstirpation verzichtet wurde.

Lymphdrüsentuberkulose etc.

1. Der 11jährige Wilhelm Eichmann mit tuberkulöser Halsdrüsenschwellung, war Ende September operirt. Ende November bestand noch eine mässig secernirende Fistel. Mehrere Injectionen zu 0,001 und 0,002 bis zu der am 16. December erfolgenden Entlassung hatten eine entschiedene Verminderung der Fisteleiterung zur Folge.

2. Der 27jährige Wilhelm Berner mit tuberkulöser Lymphadenitis in der Leistengegend nach Castration wegen Tuberkulose des Nebenhodens wurde 11 mal injicirt. Die erste Injection am 20. Nov. mit 0,0005 hatte eine Steigerung auf 37,8° zur Folge, war sonst fast wirkungslos. — 2. am 24. Nov. 0,002. Fieber nach 6 Std., Max. (38,8°) nach 12 Std., Dauer 14 Std. — 3. am 28. Nov. 0,003. Fieber nach 6 Std., Max. (41,4°) nach 12 Std., Dauer 18 Std. — 4. am 2. Dec. 0,003. Fieber nach 6 Std., Max. (39,9°) nach 10 Std., Dauer 24 Std. — 5. am 8. Dec. 0,003. Fieber nach 6 Std., Max. (39,1) nach 10 Std., Dauer 10 Std. — 6. am 11. Dec. 0,003 ohne Reaction. In der Folge Steigerung der Dosis auf 0,03, ohne dass eine stärkere Reaction wieder aufgetreten wäre. Die Fisteleiterung ist versiegt, die Fistel geschlossen.

3. Der 57jährige Heinrich Schmidt mit tuberkulöser Fistula ani, am 25. Nov. in gewöhnlicher Weise operirt, vom 8. Dec. an mit dem Koch'schen Heilmittel injicirt. 1. 0,002. Fieber nach 9 Std., Max. (39,3°) nach

19 Std., Dauer 34 Std. — 2. am 15. Dec. 0,002, Steigerung nur bis 37,8°. — 3. am 18. Dec. 0,004, Steigerung bis 37,7°. — 4. am 20. Dec. 0,006, Temp. nicht über 37,2°. — 5. am 22. Dec. 0,008, Temp. bis 38,5°. — 6. am 27. Dec. 0,008, Temp. bis 38,1°. — 7. am 31. Dec. 0,01, Temp. bis 37,6°. Operationswunde völlig geheilt; Patient wird demnächst entlassen.

C. Injectionen bei Nicht-Tuberkulösen.

1. Der 41jährige Johann Reintrog mit Fisteleiterung nach Resection des Schultergelenkes wegen eiteriger Gelenkentzündung nach Influenza, reagirt nicht auf 0,002.

2. Der 24jährige Wilhelm Weith mit Ulcus cruris, reagirt weder local noch allgemein auf 0,01.

3. Die 20jährige Marie Schulz mit ausgedehnten luetischen Geschwüren, reagirt nicht auf 0,001.

4. Der 21jährige Emil Fink mit operirtem Empyem, reagirt nicht auf 0,005.

5. Der 21jährige Albert Strelow mit Fractura femoris, reagirt nicht auf 0,005.

6. Die 16jährige Wilhelmine Wullwage mit osteomyelitischer Eiterung am Schenkel, reagirt nicht auf 0,002.

Ausserdem wurden gelegentlich 4 Candidaten und Doctoren der Medicin injicirt mit 0,005, ohne Fiebersteigerung, nur zum Theil mit ziehenden Schmerzen in dem Körper.

Unsere Erfahrungen beziehen sich demnach auf die Beobachtungen an 33 Tuberkulösen und 10 Nichttuberkulösen. An den ersteren wurden insgesammt 230 Injectionen ausgeführt; dieselben wurden stets mit ein und derselben Koch'schen Injectionsspritze gemacht unter gleichzeitiger Anwendung der selbstverständlichen antiseptischen Massnahmen. Als Injectionsstelle diente zunächst der Rücken nach Koch's Angabe zwischen den Schulterblättern. In der Folge benutzten wir mehr die tieferen Rückentheile, in der Lumbargegend, und darauf bei den bettlägerigen Kranken mehr die seitliche Lendengegend und die Haut des Unterleibs, um dann aber auf Wunsch der Kranken wieder der Rückenhaut den Vorzug zu geben. An der Injectionsstelle haben wir bis auf 2 bis 3 Tage dauernde geringe Schmerzen und zuweilen umschriebene entzündliche Infiltration der Haut, welche einige Tage bemerkbar war, nichts Ungünstiges constatirt, namentlich niemals einen Abscess bekommen; sorgfältiges Verstreichen der eingespritzten Flüssigkeit an der Injectionsstelle ist sehr zweckmässig. Eine Wirkung der Injection haben wir bei Gesunden oder an nicht tuberkulösen Affectionen leidenden Kranken regelmässig vermisst; bei denselben traten höchstens dann und wann geringe ziehende Schmerzen im Körper auf, niemals stärkere Erscheinungen von Athemnoth, Hustenreiz etc. und niemals Fieber. Hiernach sowohl, wie nach den vorher mitgetheilten Beobachtungen berechtigen unsere Erfahrungen demnach zu der Anschauung, dass das Koch'sche Heilmittel in der That ein Reagens auf tuberkulöse Gewebe ist und unter Umständen ein wichtiges Mittel zur Diagnose von tuberkulöser Localaffection abgeben kann. Die Frage, ob alle tuberkulösen Herde von dem Mittel beeinflusst werden, ist natürlich entscheidend zur Beurtheilung des absoluten diagnostischen Werthes des Koch'schen Mittels.

Der erste Effect der Injection an der tuberkulös erkrankten Stelle besteht in einer vorübergehenden acut entzündlichen Veränderung: Schwellung, Röthe, Schmerzhaftigkeit, locale Temperatursteigerung ist zu beobachten; vermehrte Secretion aus vorhandenen Fisteln und Wunden ist ein regelmässiger Befund; die Functionsfähigkeit der betreffenden Theile ist vermindert. So sahen wir tuberkulöse Gelenke entzündlich fixirt in charakteristischer Stellung, das Gesicht durch entzündliche Schwellung lupöser Flächen in schmerzlicher Spannung. Entscheidend für unsere Vorstellungen ist die directe Beobachtung der Lupusflächen. Über die Schwellung und Röthe, die massenhafte Secretion aus kleineren Rissen der Oberfläche, die dadurch bedingte Borkenbildung etc. sind alle Beobachter einig. Ich habe oben schon bemerkt, dass man bei genauer Betrachtung der möglichst gereinigten Lupusfläche nach einigen Injectionen kleine gelb-weisse Pünktchen in dem Lupusgewebe bemerken kann. Beim Aufstechen derselben mit feiner Nadel entleert sich, soweit mit blossem Auge zu sehen ist, kein Eiter, sondern meistens ein kleinstes Tröpfchen Blut aus dem darüber liegenden Gewebe. Die Annahme, dass es sich hier um necrosirtes Gewebe, vielleicht um necrotische Tuberkel handelt, erscheint vorläufig berechtigt, bedarf aber der exacten mikroskopischen Untersuchung. — Bei einer Kranken (Hartseil) hatten wir als Folge der ersten Injectionen auch Blasenbildung an lupösen und benachbarten narbigen Stellen des Gesichtes beobachtet.

Bezüglich der Dosirung des Mittels constatire ich, dass ich nach den eigenen Erfahrungen immer vorsichtiger geworden bin. Nach der Mittheilung von Koch hatten wir bei unseren ersten Injectionen an sonst gesundenen Erwachsenen mit wenig ausgebreiteter tuberkulöser Localaffection 0,01 als Anfangsdosis gewählt; zum gleichen Zweck gehe ich jetzt nicht über 0,005 hinaus. Die Beachtung der allgemeinen Wirkung war hierfür massgebend. Dieselbe besteht namentlich in einer starken Temperatursteigerung, in dem Auftreten heftigen Fiebers. Man hat das Koch'sche Mittel eine pyrogene Substanz genannt; das trifft aber nur zu, wenn das Mittel tuberkulöses Gewebe vorfindet. Erst die gegenseitige Einwirkung des Mittels und der tuberkulösen Gewebe bringt die Fieberreaction hervor. In Folge davon ist die Höhe des Fiebers nicht allein von der injicirten Dosis abhängig, sondern auch von der Art und Ausdehnung der tuberkulösen Processe. Die Angabe, dass bei gleicher Dosirung die erste Injection die stärkste Fieberreaction hervoruft, ist plausibel, aber sie trifft nicht immer zu. Wir haben bei unseren Beobachtungen diesen Verhältnissen die grösste Aufmerksamkeit zugewandt und während der Fieberreaction in allen Fällen Tag und Nacht zweistündig die Aufzeichnung der Temperatur, des Pulses und der Respiration vorgenommen. Die Assistenzärzte meiner Klinik haben sich dieser mühevollen Aufgabe mit grösstem Eifer unterzogen. Dabei hat sich Folgendes ergeben, wie es auch in einer Anzahl der vorher mitgetheilten Krankengeschichten schon bemerkt ist.

Die zweite und dritte Injection gleicher Dosis hat häufig die gleiche oder eine höhere Fiebersteigerung (ein höheres Maximum) zur Folge, als die erste, dann aber bleibt eine Abnahme der Wirkung bei weiteren Injectionen gleicher Dosis nicht aus. Bei der Wichtigkeit dieses Gegenstandes führe ich von einigen Fällen hier die nach aufeinander folgenden Injectionen gleicher Dosis erreichten Temperaturmaxima an:

Boll . . . . I. 39,9°.	— II. 40,0°.	— III. 40,3°.	— IV. 39,2°.	
Wartoczek . . 40,3	— 40,9	— 40,4	— 39,4	— 38,5
Hausmann . . 40,2	— 40,7	— 41,3	— 40,9	— 40,7
Wloschinska 39,7	— 39,9	— 40,6	— 40,2	— 39,8
Hartseil 39,5	— 40,2	— 40,0	— 39,6	— 38,3

Eine Einsicht in die vorher bei der Beschreibung der einzelnen Kranken gemachten Angaben giebt dasselbe Resultat. Wir müssen es geradezu als Regel aufstellen, dass die II. und III., manchmal sogar noch die IV., selten die V. Injection eine höhere Temperatursteigerung zur Folge haben als die erste. Ohne eine Erklärung dieser Thatsache geben zu wollen, finde ich es doch plausibel, daran zu denken, dass dieses auffallende Factum in Beziehung steht zu einem Freiwerden zahlreicher vorher narbig verborgener oder abgekapselter tuberkulöser Herde durch die mit der ersten Injection beginnende enorme Gefässerweiterung.

Sodann halte ich für richtig die Beachtung des Zeitraumes, welcher verstreicht zwischen der Injection und dem Beginn der Temperatursteigerung.

Im allgemeinen ist der Zeitraum zwischen Injection und Beginn der Fiebersteigerung bei der 1. Injection am grössten und nimmt bei der 2. und 3. mehr und mehr ab, um dann nach späteren Injectionen wieder grösser zu werden.

Zum Vergleiche notire ich hier die Stundenzahl, welche bei einzelnen Kranken nach Injection der gleichen Dosis zwischen der Injection und dem Beginn des Fiebers (Ansteigen über 37,5°) nach den ersten Einspritzungen der Reihe nach beobachtet wurde:

Wloschinska I. 8.	— II. 4.	— III. 2.	— IV. 2.	— V. 4 Stunden,
Hausmann . 6.	— 2.	— 2.	— 2.	— 3 -
Hartseil . . . 6.	— 4.	— 3.	— 5.	—
Normann . . 6.	— 4.	— 4.	— 4.	—
Schrodt . . . 4.	— 3.	— 3.	—	
Giese . . . . . 6.	— 4.	— 2.	—	

Es lässt sich annehmen, dass die im Blute circulirende Substanz ihre Wirkung auf die tuberkulösen Gewebe schneller äussert, wenn durch die bei der ersten Injection zu Stande gekommene Gefässerweiterung die Blutzufuhr zu den betreffenden Geweben erleichtert ist. Ferner habe ich geachtet auf das Ansteigen der Temperatur zu ihrem Höhepunkt von dem Zeitpunkt der Injection an, und habe gefunden, dass dieses Ansteigen der Temperatur zum Maximum bei der 2. und 3. Injection oft ein rascheres ist, so dass das Maximum schon nach einem kürzeren Zeitraum erreicht wird. Dieser Zeitraum zwischen Injection und Temperaturmaximum nach der 1., 2., 3. Injection betrug bei der Hartseil 14, 8, 7 Stunden; bei der Wloschinska 12, 8, 8, 10 Stunden, bei der Hausmann 14, 6, 6, 6, 7 Stunden; bei der Wartoczek 12, 10, 6, 8, 12 Stunden. Ein Verständniss für dieses raschere Ansteigen ergiebt sich wohl ungezwungen aus dem bei dem eben zuvor erwähnten Punkte gegebenen Erklärungsversuch.

Besonders wichtig erscheint mir die Beachtung der gesammten Fieberdauer, d. h. des Zeitraums, welcher vom Ansteigen über 37,5° bis zum Fieberabfall unter dieselbe Temperaturgrenze verläuft. Nach den einzelnen Injectionen mit gleicher Dosis, der 1., 2., 3. etc., betrug die Fieberdauer

> bei der Wartoczek 50, 24, 16, 14, 18 Stunden,
> bei der Hausmann 80, 60, 29, 48, 26 Stunden,
> bei der Skibbe 51, 29, 25, 11 Stunden,
> bei der Wloschinska 38, 30, 19, 16, 14, 16 Stunden,
> bei der Normann 32, 20, 12, 12 Stunden,
> bei der Giese 34, 16, 13, 10, 10 Stunden.

Somit ergiebt sich, dass mit grosser Regelmässigkeit die Fieberdauer eine kürzere wird. Das könnte zusammenhängen mit dem durch die reichlichere Vascularisation der tuberkulösen Gewebe und Herde bedingten relativ schnelleren Verbrauch der wirksamen Substanz.

Es würde zu weit führen, diese Verhältnisse im Einzelnen noch weiter darzulegen. Die mitgetheilten Angaben beweisen schon, zumal im Zusammenhange mit den vorher geschilderten Krankengeschichten, dass die Fieberverhältnisse nach der Injection des Koch'schen Mittels etwas Charakteristisches, etwas Typisches haben. Am schönsten zeigt sich das bei der Herstellung von Temperaturcurven.

Betrachtet man die aufgezeichneten Temperaturcurven, so ergeben sich nämlich an denselben nach Injectionen gleicher Dosis gewisse typische Verschiedenheiten. Die erste Fiebererhebung zeigt ein ziemlich rasches Ansteigen, hält sich mehr oder weniger lange in der Höhe, um dann langsamer (lytisch) abzufallen. Die folgenden Injectionen erheben sich oft gleich hoch oder höher, aber meist rascher ansteigend, um sodann früher und schneller wieder abzufallen; die Grundlage oder Breite der Erhebung ist deshalb bei den folgenden Injectionen in der Regel schmäler als bei der ersten, und sie erscheinen spitzer als dieselbe.

Die Schnelligkeit des Ansteigens der Temperatur ergab sich besonders bei einigen Beobachtungen, bei welchen das Thermometer in der Achselhöhe liegen blieb und sehr häufig abgelesen wurde. So stieg bei Wloschinska die Temperatur binnen 15 Minuten von 38,2 auf 39,0, bei der Hausmann sogar binnen 5 Minuten von 37,5 auf 39,0. Wir haben auch die locale Temperatur von Lupusflächen während der Reaction untersucht, und dabei ein lebhaftes Ansteigen der Temperatur nach vorausgehender Steigerung der Achselhöhlentemperatur wahrgenommen, bis auf 39,3 bei gleichzeitiger Achselhöhlenmessung von 40,8.

Alle diese Punkte verdienen die genaueste Beobachtung, damit wir den zweifellosen grossen Nutzen des Mittels in diagnostischer und therapeutischer Beziehung recht ausnützen lernen.

Besonders wichtig erscheint mir die Beachtung der Fieberverhältnisse für die Dosirung des Mittels. Wir wissen jetzt, dass die allgemeine Reaction bei der 2. und 3. Injection nicht schwächer, sondern stärker wird. Wir wissen ferner, dass nach heftiger allgemeiner Reaction noch im Stadium völliger Entfieberung gefahrdrohende Collapszustände eintreten können (siehe Krankengeschichte von Schrodt). Aus diesen Gründen halte ich in der Regel, wenn nach der 1. Injection eine heftige allgemeine Reaction und eine Temperatursteigerung über 40,0° eintritt, eine Verminderung der Injectionsdosis für geboten. Ich vermeide jetzt gefährliche Situationen, wie sie die Kranken Hausmann und Putzar darboten und verringere die Dosis in solchen Fällen gleich nach der ersten Injection.

Die vorstehenden allgemeinen Bemerkungen beziehen sich alle auf eine Darreichung des Mittels in der von Koch angegebenen Weise, so dass in Intervallen Injectionen vorgenommen wurden mit starker localer und allgemeiner Wirkung, während die Kranken in der Zwischenzeit sich wieder etwas erholen konnten. Immerhin war die Wirkung dieser Behandlung in der Regel eine recht eingreifende, mit starker Gewichtsabnahme verbunden.

Ich habe deshalb, namentlich nach den bedenklichen Zuständen der Kranken Hausmann, Putzar und Schrodt eine andere Art des Vorgehens zu erproben angefangen. Aus den obigen Mittheilungen über die Lupuskranke Ewert ist schon zu ersehen, dass es hier möglich war, durch täglich injicirte kleine Dosen eine starke locale Reaction fast ohne allgemeine Wirkung zu erzielen. Die Temperatur erhob sich nicht über 39,0° nach der ersten Injection, um sodann bei den weiteren 4 Injectionen nicht über 38,1° zu steigen. Und dabei bestand die stärkste Reaction an den lupösen Stellen im Gesicht: Secretion, Borkenbildung, Schwellung und Röthe waren sehr stark, dabei spannende Schmerzen. Das Gesicht glühte förmlich während der ersten Injectionsperiode vom 19. bis 26. December, weil immer wieder vor dem Erblassen eine neue, wenn auch kleine Dosis injicirt wurde. Die

35

Kranke erhielt in dieser Periode 0,014 des Heilmittels, und doch fühlte sie sich nicht krank. Erst am 27. December sistirte ich einige Tage mit Injectionen, um dem entzündeten Gewebe Zeit zu gönnen zur Erblassung und Schrumpfung. Dann soll periodenweise auf gleiche Art fortgefahren werden. Für mich unterliegt es hiernach und nach weiteren kürzlich begonnenen Beobachtungen keinem Zweifel, dass die Darreichung des Koch'schen Mittels möglich ist mit localer Wirkung, ohne allgemeine Reaction hervorzurufen. Das ist von Wichtigkeit, weil dann gefährliche Zufälle, wie ich sie beobachtet habe, und tödtlicher Ausgang, wie er an anderen Orten erlebt wurde, wohl sicher zu vermeiden sind. Die Frage ist nur, ob das ohne Beeinträchtigung des Heilerfolges möglich ist.

A priori ist der Gedanke berechtigt, dass der locale Heilerfolg abhängig ist von einem Grade der Einwirkung, welcher zur Fiebersteigerung führen muss, dass also mit anderen Worten ein Heilerfolg ohne Fiebersteigerung nicht möglich ist, und dass eben die schweren Reactionserscheinungen in Kauf genommen werden müssen, wenn man überhaupt Nutzen von dem Koch'schen Mittel haben will. Ich bin aber zu der Ansicht gekommen, dass die Sache sich nicht so verhält, dass vielmehr locale, zur Besserung und Heilung führende Reaction möglich ist, ohne erhebliche Schädigung des Allgemeinbefindens, namentlich ohne nennenswerthe Fiebersteigerung. Der Befund an der Ewert, welcher von dem der anderen an Lupus behandelten Patienten in keiner Weise abweicht, ist der Beweis für die Richtigkeit meiner Anschauung.

Hiernach gebe ich jetzt den neuerdings in Behandlung tretenden erwachsenen Tuberkulösen zunächst eine mittlere Anfangsdosis, 0,002 bis 0,003, um zunächst eine einmalige, auch diagnostisch wichtige Reaction zu erzielen. Sodann folgen Injectionen von 0,001 so lange, bis 38,0 nicht mehr erreicht wird; erst dann Steigerung auf 0,0015 oder 0,002 und so weiter. Ich lasse es vorläufig dahingestellt, ob dies Verfahren für alle Fälle genügt. Doch dass die zur localen Reaction führende Wirkung der Substanz auf die tuberkulösen Gewebe möglich ist, ohne dass grössere Mengen der pyrogen wirkenden Substanz frei werden, ist sicher.

Von Begleiterscheinungen während der Reaction nach den ersten Injectionen haben wir ein scharlachartiges und ein masernähnliches Exanthem zu verzeichnen, welche bei den betreffenden Kranken (Hausmann und Normann) nach den ersten Injectionen in gleicher Weise wiederholt auftraten. In etwa einem Drittel der Fälle war ein Herpes an den Lippen, den Lidern zu bemerken.

Koch selbst hat in seiner Mittheilung schon angedeutet, dass der chirurgischen Behandlung neben der Vornahme seiner Injectionen die grösste Bedeutung zuerkannt werden müsse. Über Versuche mit verschiedenartig combinirter Behandlung bin ich vielleicht später in der Lage zu berichten. Hier möchte ich noch darauf hin-

weisen, dass selbstverständlich Fisteln, Wundhöhlen etc. während der
Injectionsbehandlung die sorgsamste Beachtung erfordern, ja sogar
eine weit sorgsamere als sonst. In dieser Hinsicht ist die oben mitgetheilte Krankengeschichte der Witt mit Fisteleiterung nach Ellbogen-
gelenkresection wichtig, bei welcher es im Verlaufe der Injectionsbehandlung unter Fieber und bei gleichzeitigem Versiegen der Fisteleiterung infolge der Schwellung der Fistelwände zur Bildung eines
Abscesses gekommen ist. Die Eröffnung förderte streptococcen-
haltigen Eiter zu Tage. Hier war natürlich der Fistelgang schon bei
der Aufnahme des Mädchens inficirt; verhängnissvoll wurde diese Infection aber erst bei Retention des Eiters. Der Fieberverlauf war
hier ein solcher, dass sein Abweichen von dem Typus der gewöhnlichen Fieberreaction nach der Koch'schen Injection auffallen musste.
Auch für die Erkennung solcher Complicationen ist die
genaue Beachtung der Fieberverhältnisse praktisch wichtig.
Wo möglich hat man aber das Zustandekommen solcher Störungen
zu verhüten durch Drainage etc.

Der hier angeführte Fall ist von Interesse, weil zweifellos analoge
Verhältnisse auch bei anderer tuberkulöser Erkrankung, z. B. in der
Lunge, vorkommen können.

Was endlich den Heileffect der Injectionen betrifft, so lässt
sich zur Zeit noch nichts Definitives sagen. Immerhin sind die auch in
den obigen Krankengeschichten mitgetheilten Veränderungen an Lupusflächen (bei Hausmann, Wartoczek, Hartseil, Skibbe etc.), wie
das Versiegen der Fisteleiterung und der Verschluss von Fisteln (bei
Boll, Berndt, Schramm, Heyden etc.), Beobachtungen, die zu
den grössten Hoffnungen berechtigen. Durch Combination leichter,
wenig eingreifender (eigentlich unvollständiger) Operationen mit der
Koch'schen Injectionsbehandlung werden wir voraussichtlich die
schönsten Erfolge erzielen.

VI. Universität Halle.

Aus der medicinischen Klinik.

Bericht des Direktors, Geheimen Medicinalrath Professor Dr. Weber.

(Vom 2. Januar 1891.)

Es wurden mit Koch'schen Impfungen behandelt 55 Kranke, davon 31 Männer, 22 Frauen und 2 Kinder. Von ihnen litten an Lungentuberkulose 42, an Kehlkopftuberkulose 15, darunter ein Fall, wo blos der Kehlkopf erkrankt erschien, an Darmtuberkulose 10, an Drüsentuberkulose und tuberkulösen Drüsennarben 3, an Lupus 5, an Hodentuberkulose 1, an Spondylitis tubercul. 1 Fall. Zweifelhafte Fälle 6, darunter 1 Lippengeschwür, 1 Rachengeschwür, 1 Gesichtssyphilis, 1 Bronchiectasie, 2 Emphyseme.

Zum ersten Male wurde geimpft am 4. December 1890. Die Kranken wurden 2 Tage vorher untersucht und beobachtet, um das Krankheitsbild vor der Impfung festzustellen. Bis heute, also innerhalb 3 Wochen, sind eine Reihe von Patienten schon zum 6. und 7. Male mit steigenden Dosen geimpft. Bei Allen wurde mit kleinen Mengen des Impfmittels begonnen: bei 1 Fall mit $\frac{1}{2}$ mg, bei 28 Fällen mit 1 mg, bei 7 Fällen mit $1\frac{1}{2}$ mg, bei 18 Fällen mit 2 mg, bei 5 Fällen mit 3 mg, bei 1 Fall mit 5 mg.

Hochgradige Phthisiker, Kehlkopfkranke und Solche, die Hämoptoë gehabt hatten, fingen mit 1 mg an, und es ist die Dosis bei manchen Kranken schon bis zu 9 mg gesteigert worden, aber bei jeder Einspritzung um nicht mehr als um 1 oder 2 mg. Bei einzelnen Fällen, die starke Reaction zeigten, musste bei weiteren Injectionen die frühere Dosis beibehalten oder zu einer kleineren Dosis zurückgegangen werden.

Sämmtliche Kranke wurden nur diätetisch und mit Koch'schen Einspritzungen behandelt, und nur in einigen Fällen wegen Durchfalles Opium oder wegen zu starken Hustens Morphium gegeben.

Reactionserscheinungen nach den Impfungen.

Körpertemperatur. Von den 55 Fällen haben 38 kein deutliches Reactionsfieber nach der ersten Einspritzung bekommen; darunter befinden sich eine Anzahl fiebernder Kranker, deren Fieber auf gleicher Höhe blieb, wie gewöhnlich.

Das Verhältniss der Kranken, die eine Fieberreaction bekamen, zu denen, die frei blieben (nach der Höhe der Dosis des Koch'schen Mittels bei der ersten Impfung zusammengestellt), ergab folgendes Resultat:

	Reaction:	Keine Reaction:
$\frac{1}{2}$ mg............	0,	1,
1 mg............	5,	26,
$1\frac{1}{2}$ mg............	3,	6,
2 mg............	5,	3,
3 mg............	3,	2,
5 mg............	1,	0.

Daraus scheint hervorzugehen, dass das Reactionsfieber bei grösseren Dosen des Injectionsmittels häufiger eintritt, als bei kleinen. Es zeigten eine ganze Anzahl schwerer Lungen- und Kehlkopf-Phthisiker bei 1 mg Einspritzung keine Reaction. Eine bedrohliche Reaction trat bei dieser Dosis überhaupt niemals auf. Kinder schienen auf kleine Dosen leichter zu reagiren als Erwachsene. Ein alter Mann von 70 Jahren hatte nach 3 mg keine Fieberreaction. Das Geschlecht scheint auf die Reactionsfähigkeit keinen Einfluss zu haben.

Ein Unterschied bezüglich der Stärke des Reactionsfiebers scheint nicht zu bestehen, je nachdem die Kranken an Lungen-, Kehlkopf- oder Darmphthise leiden.

Ob die Ausbreitung des tuberkulösen Processes einen wesentlichen Einfluss auf die Stärke des Reactionsfiebers hat, konnten wir nicht bestimmt entscheiden. Es scheint aber so. Es scheint Leute zu geben, die eine grössere oder geringere individuelle Disposition zum Koch'schen Reactionsfieber haben.

Der Puls stieg und fiel im Allgemeinen in gleichem Verhältnisse wie die Fiebertemperatur. Doch schien er durch die Reaction etwas stärker beeinflusst zu werden als diese. In einer Anzahl Fällen, wo Fiebertemperatur nicht eintrat, wurde doch der Puls frequenter. Es kann dies vielleicht bei einigen Kranken auf eine psychische Erregung als Folge der Einspritzung zurückgeführt werden.

Respirationsorgane. Die Respirationsfrequenz stieg und fiel ebenfalls im Allgemeinen mit der Körpertemperatur; auch hier kamen in einzelnen Fällen, die fieberlos blieben, Steigerungen der Athemfrequenz vor. In 3 Fällen mit Steigerung der Körpertemperatur trat, obgleich die Kranken Lungenphthisiker waren, keine vermehrte Athemfrequenz ein.

Lufthunger und Athembeklemmung. traten ungefähr bei dem 4. Theil der Kranken in der Reactionsperiode auf, aber oft nur für ganz kurze Zeit.

Brennen, Druck, Trockenheit im Halse und längs der Trachea trat in vielen Fällen auf. Eine grosse Anzahl derselben waren Kehlkopfkranke. Diese Erscheinungen dauerten oft während der ganzen Reactionsperiode, hatten aber nie einen bedrohlichen Charakter.

Bei Kranken mit Kehlkopftuberkulose fand sich in vielen Fällen während der Reactionsperiode Röthung und Schwellung der Schleimhaut in grösserer Ausdehnung und besonders in der Nachbarschaft der Geschwüre. Necrotische Schorfe wurden nicht beobachtet. Bei einer geringeren Anzahl traten keine örtlich wahrnehmbaren Veränderungen auf. Die meisten Kehlkopfkranken hatten Gefühl von Brennen und Trockenheit im Kehlkopfe. Dasselbe dauerte 12 bis 24 Stunden. Bedrohliche Symptome, namentlich stenotische Erscheinungen, kamen in keinem Falle vor. Eine Kranke wurde jedesmal aphonisch.

Stechen, Druck, Schmerzen an einer bestimmten Stelle der Brust, an der man nach der physikalischen Untersuchung tuberkulöse Processe erwarten konnte, wurden bei der grössten Anzahl der Lungenphthisiker und besonders bei den schwerer Erkrankten beobachtet. Die Dauer dieser Empfindungen war sehr verschieden, von einigen Minuten bis zu vielen Stunden.

Der Husten war in einem Theile der Fälle während der Reactionsperiode vermehrt, bei einigen vermindert, bei anderen zeigte der Husten keine Veränderung.

Der Auswurf verhielt sich sehr verschieden, bei manchen war er vermehrt und dünnflüssiger, bei einigen wurde er Stunden lang sehr gering, bei anderen blieb er an Quantität und Qualität gleich.

Eine wesentliche Veränderung der Tuberkelbacillen nach Form und Zahl wurde bisher nicht beobachtet.

Eine stärkere Hämoptoë kam in keinem Falle vor, auch bei denen nicht, die früher daran gelitten hatten; dagegen zeigten sich in 6 Fällen geringe blutige Beimischungen zu den sputis, die nach wenigen Stunden wieder verschwanden. Das Blut stammte in einigen Fällen sicher aus der Lunge.

Veränderungen des physikalischen Befundes wurden während der Reactionsperiode nicht beobachtet. Nach dreiwöchentlicher Behandlung war in 8 Fällen eine Abnahme der Rasselgeräusche zu bemerken. Alle betrafen leichtere Kranke ohne Cavernen. Percussionsveränderungen, die eine Besserung anzeigten, konnten nicht nachgewiesen werden. Weiteres Fortschreiten der tuberkulösen Processe wurde aber bei mehreren Kranken constatirt.

Verdauungsorgane. Im Allgemeinen wurden dieselben wenig beeinflusst. Bei höherem Fieber zeigten sich Appetitlosigkeit und trockene Zunge. Bei manchen Kranken nahm der Appetit mit der Dauer der Kur etwas ab. In 5 Fällen trat Erbrechen und Übelkeit auf. Das Erbrochene war uncharakteristisch, Magen- und Leibschmerzen in 12 Fällen. Auf die Frequenz des Stuhlganges hatte die Kur keinen Einfluss.

Harn und Geschlechtsorgane. Auf die Harnausscheidung schienen die Einspritzungen keinen Einfluss auszuüben. Bei stärkerem Fieber traten die Erscheinungen des Fieberurins ein. Eiweiss trat nicht auf, wenn nicht schon vorher solches vorhanden war. Nur bei einem Kranken mit Albuminurie stieg die Urinmenge während der Reactionsperiode auf das Doppelte, während die Eiweissprocente abnahmen.

Bei zwei menstruirenden Frauen hatte die Einspritzung keinen Einfluss auf die Menstruation.

Kopf und Nervensymptome. Die meisten Kranken bekamen Kopfschmerz und Eingenommenheit in verschiedener Intensität, selbst solche, die kein Fieber hatten, und zwar nach jeder neuen Injection.

Der Schlaf war sehr verschieden. Manche waren schlaflos, Manche schliefen leidlich, einige Wenige hatten einen schlafsüchtigen Zustand. Starke Träume und starke psychische Erregungen wurden nicht angegeben.

Haut. Schmerzhaftigkeit der Injectionsstelle bei den meisten hielt oft viele Tage an. 1 mal Erythem unter dem Kinn. 1 mal scharlachähnlicher Ausschlag am ganzen Körper. Schweisse beim Abfall des Fiebers häufiger, einmal ohne Fieber.

Tuberkulöse Hautstellen schwollen an, rötheten sich und secernirten zu Krusten vertrocknende Flüssigkeit.

Erkrankte, aber nicht tuberkulöse Hautstellen wurden nicht beeinflusst.

Allgemeine Erscheinungen. Mattigkeit war in der Reactionsperiode bei einer grossen Anzahl der Geimpften, bei einigen Zerschlagenheit der Glieder vorhanden.

Im Allgemeinen hat jetzt nach 3 Wochen die Mattigkeit überhaupt bei vielen Patienten zugenommen: die Gemüthsstimmung, die anfangs sehr gehoben war, geht herunter, und das mag auf das Mattigkeitsgefühl, auf den Appetit und das ganze Allgemeinbefinden eine Rückwirkung haben.

Bei der grössten Anzahl der Kranken hat das Körpergewicht abgenommen, nur bei einigen ist eine Zunahme zu constatiren.

Todesfälle. Von den 55 Kranken starben bis jetzt 2.

1. Ein Mädchen von einigen 20 Jahren. Es litt an ausgebreiteter Lungen-, Kehlkopf- und Darmtuberkulose, war sehr anämisch, hatte viel Fieber und Durchfälle. Es wurde 3 mal mit Koch'scher Lymphe eingespritzt, die letzte Einspritzung am Tage vor dem Tode, 1 mal

mit 1 mg, 2 mal mit 2 mg. Einige Tage vor dem Tode trat Peritonitis auf. Die Section ergab Perforation eines tuberkulösen Darmgeschwüres, deren viele vorhanden waren. Ihre nächste Umgebung war geröthet, stark injicirt und zum Theil hämorrhagisch. In der Lunge fanden sich in unmittelbarer Nähe der tuberkulösen Herde ebenfalls Röthung und vesiculäre und lobuläre geringe pneumonische Infiltration. Der Grund der Kehlkopfgeschwüre erschien ziemlich glatt, in ihrer Umgebung mässige Schwellung. Ein beginnender Heilungsvorgang konnte. nicht constatirt werden, was bei der kurzen Dauer der Behandlung auch nicht erwartet werden konnte.

2. Ein junger Mensch mit ausgebreiteter Lungentuberkulose, Tuberkulose des Kehlkopfes und Darms. Derselbe war 6 mal eingespritzt worden, zuerst mit 1, mit 2 und dann mit 3 mg. Trotzdem traten 4 Tage vor dem Tode die Zeichen einer allgemeinen Miliartuberkulose auf mit Symptomen der Meningitis tuberculosa. Auch während dieser Zeit wurden noch 2 mal 3 mg Koch'sche Lymphe injicirt. Diese Einspritzungen änderten das Krankheitsbild nur wenig und der Kranke starb im Sopor. Die Section ergab frische miliare Tuberkelknötchen, auf den Hirnhäuten daselbst fast kein Exsudat, auch keine serösen Transsudationen und wenig Flüssigkeit in den Ventrikeln. Kein Hirnödem. Das Gehirn zeigte aber zahlreiche Blutpunkte auf dem Durchschnitt, d. h. war ziemlich blutreich. In den Lungen grössere und kleinere Cavernen, die übrigen Theile mit frischen miliaren Knötchen durchsetzt. Ebenso miliare Knötchen in der Leber und der Niere. Die Milz war nicht vergrössert. Die Kehlkopfgeschwüre hatten etwas geschwulstete Ränder. In der Umgebung der miliaren Granulationen zeigte sich nirgends entzündliche Reizung oder Infiltration. Der ganze Sectionsbefund machte den Eindruck eines gewöhnlichen Falles von miliarer Tuberkulose. Eine Veränderung des Befundes durch die Koch'sche Lymphe konnte nicht constatirt werden.

Der Fall ist von grossem Interesse und wird noch genauer beschrieben werden. Trotz längerer Behandlung mit Koch'scher Lymphe trat während derselben eine miliare Tuberkulose auf und es zeigte sich keine Wirkung auf die frischen Eruptionen. Freilich waren die angewandten Dosen nur gering (3 mg), aber sie durften in diesem Falle nicht stärker angewandt werden und hatten bei diesem Kranken, ebenso wie bei vielen anderen, doch eine allgemeine Reaction hervorgerufen.

An diesen sachlichen Bericht schliessen sich noch einige Fragen, die wir zu lösen suchten. Dabei muss in Erwägung gezogen werden, dass nur 55 Fälle und eine Behandlungsdauer von nur 3 Wochen die Unterlage gaben.

1. Wirkt das Koch'sche Mittel auch auf die tuberkulösen Processe, wenn es keine Fieberreation hervorruft? Kann also ein günstiger

Einfluss bei Tuberkulösen erwartet werden, wenn keine Fieberreaction nach der Einspritzung eintrat? Wir suchten die Frage so zu lösen, dass wir nach örtlichen Reactionen bei solchen Kranken suchten, die nach der Einspritzung nicht fieberten. Es ergab sich, dass bei einem Lupuskranken sich deutlich Röthung und Schwellung der lupösen Stellen zeigten, während er fieberlos blieb. Ein Kranker mit Kehlkopftuberkulose bekam Schmerz im Kehlkopf, aber kein Fieber. Vier Patienten mit Lungentuberkulose bekamen Schmerzen an den erkrankten Lungenstellen und einer von ihnen Schmerz, Röthung und Schwellung einer erkrankten Lymphdrüse am Halse ohne Fieber. Bei einem Kranken mit nicht stärkerem Fieber, als er es gewöhnlich hatte, trat Schmerz, Schwellung und Secretion an einem tuberkulösen Hoden und einer Lymphdrüsenfistel ein. Wir müssen deshalb die Frage mit ja beantworten.

2. Giebt es eine individuelle Disposition für das Reactionsfieber nach der Koch'schen Injection? und giebt es tuberkulöse Kranke, die wenig oder keine Disposition dazu haben? oder hängt das Reactionsfieber nur von der Ausbreitung der tuberkulösen Processe und der Dosis der Lymphe ab?

Wenn wir diejenigen Kranken zusammenstellen, welche mit gleichen Dosen der Koch'schen Flüssigkeit injicirt wurden und bei denen, soweit es mit Wahrscheinlichkeit zu bestimmen war, ein ungefähr gleich ausgebreiteter tuberkulöser Process bestand, so fanden sich, bezüglich der Höhe des Reactionsfiebers, sehr grosse Verschiedenheiten. Aber auch notorisch schwerere Tuberkulöse reagirten in einer Anzahl Fällen mit geringerem Fieber als leichter Erkrankte, selbst wenn die ersteren grössere Dosen der Lymphe erhalten hatten. Ein Kranker, bisher fieberlos, mit mässiger Tuberkulose, reagirte nach $1\frac{1}{2}$ mg mit 40,5° und ebenso nach zwei weiteren Injectionen, während ein anderer ebenso Kranker nach 2 und 3 mg geringe Temperatursteigerungen hatte.

Wir haben zwei Kranke, in deren sputis reichlich Tuberkelbacillen vorhanden sind, die bis zu einer Dosis von nahe 1 cg aufgestiegen sind und nie ein Reactionsfieber hatten.

3. Soll die Kur mit kleinen Dosen begonnen werden?

Kleine Anfangsdosen (1 mg) haben niemals bedrohliche Reactionserscheinungen zur Folge gehabt, grössere nicht selten. Bei langsamer Steigerung der Dosis kann man gefährliche Reactionen vermeiden und man lernt die individuelle Disposition für die Reaction kennen. Ohne starke allgemeine Reactionserscheinungen lassen sich dann bei allmähliger Steigerung selbst grosse Mengen einspritzen. Wenn nun die örtliche Wirkung auch ohne starke Allgemeinreaction in genügender Weise eintritt, und das scheint nach der zuerst aufgestellten Frage der Fall zu sein, so halte ich es für sehr zweckmässig, bei Tuberkulose innerer Organe die Injectionskur mit 1 mg, bei Tuberkulose äusserer Theile mit 3 — 5 mg zu beginnen. Zu diagnostischen Zwecken dürften 1 — 2 mg zu wenig sein und würde ich 2 — 4 mg vorschlagen.

4. Tritt cumulative Wirkung bei mehrmaliger Anwendung der gleichen Dosis des Koch'schen Mittels ein?

Dass die Reactionsfähigkeit nach längerer Anwendung des Kochschen Mittels nachlässt, ist von Koch selbst betont worden. Es kommt aber auch vor, dass die Reactionswirkungen bei den 2., 3., 4. Einspritzungen immer heftiger wurden, obgleich die gleiche Dosis eingespritzt wurde. Das war in vier von unseren Fällen so auffällig bemerkbar, dass wir zu schwächeren Einspritzungen zurückgehen mussten. Wenn man annimmt, dass die tuberkulösen Stellen bei jeder Einspritzung mehr und mehr zerstört werden und eine geringere örtliche Reaction hervorrufen sollen, so ist die Beobachtung, dass eine commulative Wirkung in einzelnen Fällen auftritt, sehr merkwürdig.

5. Entsteht das Reactionsfieber durch Einwirkung des Koch'schen Mittels auf die tuberkulösen Gewebe und durch Stoffe, die sich bei der örtlichen Reaction bilden?

Das Koch'sche Mittel kann, wie Koch gezeigt hat, in grosser Dosis angewandt auch bei gesunden Personen Fieber hervorrufen, in kleineren Mengen bringt es nur bei Tuberkulösen örtliche und allgemeine Reaction hervor. Die Reactionserscheinungen entstehen also wahrscheinlich zunächst durch die Einwirkung des Mittels auf die tuberkulösen Körperstellen, und es fragt sich nun, ob die allgemeine Reaction erst die Folge der örtlichen Reaction ist. Man könnte sich vorstellen, dass durch die Einwirkung des Koch'schen Mittels auf tuberkulöse Herde sich Stoffe bildeten, die, ins Blut aufgenommen, das Fieber und die allgemeinen Reactionserscheinungen zur Folge hätten. Wäre diese Vermuthung richtig, so müsste die örtliche Reaction zeitiger eintreten als die allgemeine. Unsere Beobachtungen haben dies bestätigt.

In einer ganzen Anzahl von Fällen trat die Schwellung und Röthung der tuberkulösen Hautstellen 1/4 Stunde bis 2 Stunden zeitiger auf, als der Beginn der fieberhaften Steigerung der Temperatur. Bei manchen dieser Kranken war das Gefühl der Spannung in den erkrankten Hautstellen das erste Zeichen der beginnenden Reaction. Bei einzelnen Lungen-Phthisikern zeigten sich localisirte Brustschmerzen zeitiger, als die ersten febrilen Temperaturerhöhungen.

6. Wie ist der Einfluss des Koch'schen Mittels auf das schon bestehende hektische Fieber? Soll während der hektischen Fieberanfälle nicht injicirt werden?

Viele Schwindsüchtige haben Fieberanfälle, die täglich zu bestimmten Zeiten auftreten, und es lag die Vermuthung nahe, dass diese sich zu übermässiger Höhe steigern würde, wenn das Reactionsfieber während derselben noch hinzutritt. Wir waren daher sehr erstaunt, zu finden, dass diese Voraussetzung falsch war; denn die

Temperaturen fielen regelmässig, wenn während des Höhestadiums des Fiebers injicirt wurde, und stiegen nicht höher als beim gewöhnlichen Fieberanfall, wenn zu Anfang desselben eingespritzt wurde; in einer Anzahl Fällen erreichten sie dann nicht einmal die sonst gewöhnliche Höhe. Nach diesen Erfahrungen machen wir die Injectionen mit Vorliebe während der Fieberperiode.

7. Eignet sich das Koch'sche Verfahren auch für die Privatpraxis?

Wenn die Einspritzungen bei Tuberkulose innerer Organe mit 1 mg, bei Lupus und Hauttuberkulose mit 3 mg begonnen werden und wenn dann die Dosis bei den folgenden Injectionen um 1 mg gesteigert wird, so tritt nach unserer Enfahrung kein gefahrdrohender Zustand auf und ein gewissenhafter und sorgsamer Arzt wird daher ohne Gefahr das Mittel bei seinen Patienten anwenden können.

Kurze Zusammenstellung der Resultate, welche die Kochschen Injectionen nach unseren Beobachtungen als diagnostisches Mittel und als Heilmittel bisher ergeben haben:

1. Als diagnostisches Mittel. Da bei einer grösseren Anzahl notorisch tuberkulöser Kranker keine allgemeine Fieberreaction eintritt, zumal wenn das Mittel in kleineren Dosen angewandt wurde, grosse Dosen zu Anfang zu probiren aber gefährlich ist, so ist die Koch'sche Einspritzung kein sicheres diagnostisches Mittel für die Tuberkulose innerer Organe und giebt bei zweifelhaften Fällen kein sicheres Resultat. Bei Tuberkulosen äusserer Theile, namentlich solcher, die dem Gesichtssinne zugänglich sind, scheint die örtliche entzündliche Reaction den tuberkulösen Charakter der erkrankten Stelle mit Sicherheit anzuzeigen und kann daher für die Differenzialdiagnose benutzt werden. Wir haben zwar auch an nicht tuberkulösen Geschwüren eine geringe Röthung nach den Einspritzungen bemerkt, dieselbe war indess im Vergleich mit der entzündlichen Reaction an tuberkulösen Stellen so bedeutend, dass sie kaum zu Irrthum Veranlassung geben konnte.

2. Die Heilwirkungen des Koch'schen Mittels. Eine völlige Heilung eines tuberkulösen Prozesses wurde bis jetzt nicht beobachtet.

Eine Besserung trat in 29 Fällen ein. Unter diesen befanden sich 5 Lupusfälle. 24 der Gebesserten litten an Lungentuberkulose und unter diesen waren auch mehrere Fälle von Kehlkopftuberkulose. Die Gebesserten gehörten grösstentheils zu den weniger schwer Erkrankten. Bei 10 Kranken war eine Verschlimmerung der ohnehin Schwererkrankten wahrzunehmen; bei 16 Kranken blieb der Krankheitszustand unverändert.

Euphorie zeigte sich nach den ersten Injectionen bei fast allen Kranken mit Ausnahme der an Lupus Leidenden. Später liess die gehobene Stimmung bei manchen Kranken etwas nach. Bei 22 war das Allgemeinbefinden schlechter geworden, 33 waren mit ihrem Zustande zufrieden.

Das Körpergewicht hatte nach dreiwöchentlicher Behandlung bei 16 Kranken zugenommen, bei 12 Kranken war es gleich geblieben, bei 28 hatte es. abgenommen. Unter den letzteren befanden sich 4 Lupusfälle. Das Fieber schien auf die Abnahme des Körpergewichts einen hervorragenden Einfluss geübt zu haben.

Das hektische Fieber hat in 5 Fällen abgenommen, in den meisten ist es gleich geblieben.

Nachtschweisse waren bei 11 Kranken vermindert, bei 3 Kranken vermehrt.

Mattigkeit in 10 Fällen gebessert, in 10 Fällen vermehrt, bei den übrigen gleich geblieben.

Die physikalischen Erscheinungen hatten sich bei 4 Kranken deutlich gebessert, bei 7 verschlimmert, bei den anderen war keine Veränderung wahrnehmbar.

Kurzathmigkeit war bei 11 geringer geworden, hatte bei 14 sich verschlimmert und war bei den Anderen dieselbe geblieben.

Husten war bei 14 gebessert, bei 15 vermehrt, bei den übrigen gleich geblieben.

Auswurf war bei 18 vermindert, bei 12 vermehrt, bei den anderen derselbe geblieben.

Kehlkopf-Erscheinungen bei 6 gebessert, bei 4 verschlechtert, bei 5 unverändert.

Darm-Erscheinungen: 7 unverändert, 2 gebessert, 1 verschlimmert.

Aus der chirurgischen Klinik.

Bericht des Direktors, Professor Dr. von Bramann.

(Vom 26. Januar 1891.)

Nachdem ich am 22. November pr. in den Besitz der Koch'schen Lymphe gelangt war, habe ich am 22. November mit der Anwendung derselben begonnen und bis Ende December bei 49 tuberkulösen und 7 nicht tuberkulösen (Kontrollfällen) Patienten die Injectionen ausgeführt. Angesichts einiger Mitte November gerade publicirter Unfälle, die bei der Injection einer im Allgemeinen ungefährlichen Dosis in Wien etc. eingetreten waren, wurden zunächst ganz kleine Quantitäten des Mittels in Anwendung gezogen, um die In- und Extensität der Reaction bei den einzelnen Individuen zu erproben und danach die Dosirung präcisiren und individualisiren zu können. Dabei habe ich im Gegensatz zu vielen anderen Chirurgen an den mit Koch'scher Lymphe behandelten Patienten keinerlei chirurgische Eingriffe vorgenommen, sondern principiell mich darauf beschränkt, den allgemeinen Indicationen bezüglich der Ernährung etc. zu genügen und den (an chirurgischer Tuberkulose) erkrankten Gelenken die für die Function zweckmässigste Stellung zu geben und zu wahren. Nur in 5 Fällen war aus zwingenden Gründen, vor allem wegen des hohen Fiebers ein operatives Vorgehen geboten und nicht zu umgehen, nämlich 2 Mal Abscessöffnung, 1 Mal Punction eines Abscesses, 1 Mal Auskratzung einer tuberkulösen Fistel nach Resectio coxae, 1 Mal Resection des Hüftgelenks wegen Zerstörung von Kopf und Pfanne und ausgedehnter Eiterung. In allen anderen Fällen, bei welchen nach den früher gültigen Indicationen auch operative Eingriffe gemacht worden wären, unterblieben die letzteren, um die Wirkung des Koch'schen Mittels in den verschiedensten Stadien der tuberkulösen Erkrankung und den Einfluss desselben auf die durch den tuberkulösen Process bedingten Krankheitsproducte zu erproben und kennen zu lernen, zumal da die inzwischen erschienenen Publicationen sehr verschiedene Beobachtungsresultate aufwiesen. Während z. B. von Einigen, wie Koch und von Bergmann, ein Einfluss des Koch'schen Mittels auf die Eiterung und Eiteransammlung in geschlossenen Abscessen verneint wird, wollen Andere, wie z. B. Billroth, die Frage in bejahendem Sinne beantwortet wissen.

Um ein selbständiges Urtheil zu gewinnen, glaubte ich deshalb von einem combinirten Verfahren: Koch'sche Injectionen neben chirurgischen Eingriffen, zunächst absehen zu müssen. Wenn ich trotzdem zu einer definitiven Entscheidung auch nicht gelangt bin, so glaube ich mich doch den Koch'schen Ausführungen, zu welchen sich auch Herr Geheimrath von Bergmann in seinem Vortrage vom 16. November pr. bekannt hat, anschliessen zu müssen, dass geschlossene Abscesse und abgekapselte käsige Herde vom Koch'schen Mittel unbeeinflusst bleiben und chirurgische Hülfe hier unvermeidlich ist. Die Abnahme der Eiterung, die verminderte Eitersecretion bei bestehenden Fisteln, nachdem im Stadium der Reaction dieselbe entschieden reichlicher gewesen war, habe auch ich in einigen Fällen beobachtet, ohne dass ich aber darin eine specielle Wirkung des Koch'schen Mittels anzunehmen geneigt wäre. Im Fall 28, Fussgelenkstuberkulose mit grossem Abscess an der Aussenseite des Fussgelenks, der nur durch eine feine Fistel einem Theil des Eiters den Austritt gestattet, war nach der 2. Injection die nach aussen entleerte Eitermenge zweifellos geringer, aber nur deshalb, weil in Folge der nach der 1. Injection eingetretenen localen Reaction durch Nekrose der dünnen Haut eine zweite grössere Fistelöffnung zu Stande gekommen war, durch welche der angesammelte Eiter genügend ausfliessen konnte, so dass in der Folge nur der von den erkrankten Geweben neugebildete Eiter täglich entleert wurde.

In zwei anderen Fällen, bei einer vereiterten Drüse der Submaxillar-Gegend — Fall 46 — und bei einem Extensoren-Abscess bei Coxitis — Fall 15 — füllte sich nach Entleerung des Eiters nach Punction und gleichzeitiger Anwendung des Koch'schen Mittels der Abscess ebenso schnell, wie wir es früher auch zu sehen gewohnt waren.

Einen Einfluss des Koch'schen Mittels auf die Eitersecretion und Production bei geschlossenen Abscessen kann ich daher nach meinen Erfahrungen nicht zugeben, ebenso wenig habe ich eine Abnahme der Eiterung bei tuberkulösen Fisteln mit Sicherheit constatiren können.

Dagegen kann ich bezüglich dieser mit bestehender Eiterung in Behandlung gelangenden Krankheitsfälle die von Koch, von E. von Bergmann und anderen gemachte Beobachtung bestätigen, dass hier im Allgemeinen die Reaction des Koch'schen Mittels fast ausnahmslos später und weniger intensiv eintritt, wie bei frischen und nicht mit Eiterung combinirten Fällen, worauf ich später noch einmal zurückkommen werde.

Aus diesem Grunde hielt ich es für zweckmässig, die mit Kochscher Lymphe behandelten Fälle von tuberkulösen Knochen- und Gelenk-Erkrankungen in 2 Gruppen zu scheiden, nämlich 1. in solche, welche mit, und 2. in solche, welche ohne Eiterung, ohne Abscess-

und Fistelbildung in Behandlung kamen, unter gleichzeitiger Berücksichtigung der Zeitdauer, welche seit dem Beginn des Leidens verflossen war. In zweiter Linie schien es mir aber unerlässlich, der Frage näher zu treten, ob und welche vorher stattgehabte Therapie die Wirkung des Mittels zu alteriren oder zu beeinflussen im Stande wäre.

Leider war die Beobachtungszeit für die Beantwortung dieser Fragen nicht ausreichend, und indem ich diesen Punkt erwähne, gebe ich zugleich die Erklärung für die folgende Rubricirung der von mir behandelten Fälle, über deren weiteren Verlauf später berichtet werden soll.

Aus obigen Gründen hatte ich folgende Eintheilung für die zweckmässigste gehalten:

I. Fälle von Lupus und tuberkulösen Affectionen der Haut und sichtbaren Schleimhäute.

II. Fälle von Knochen- und Gelenktuberkulose.

A. 1. Fälle, die schon vorher behandelt waren und welche Fisteln oder Abscesse aufweisen.

2. Fälle ohne Fisteln und Abscesse, die schon vorher behandelt waren.

B. 1. Fälle, die frisch in Behandlung kamen mit Abscessen und Fisteln.

2. Gleiche Fälle ohne Abscesse und Fisteln.

III. Fälle von Drüsentuberkulose.

IV. Varia (Nebenhodentuberkulose, Darm-, Rachen- und Lungentuberkulose.

V. Kontrollfälle.

Was die Wirkung des Mittels im Allgemeinen betrifft, so ist die typische Reaction, wenn auch in verschiedenem Grade und unter wechselnden Erscheinungen in allen Fällen eingetreten, in welchen es sich nachweisbar um tuberkulöse Erkrankung gehandelt hat, und zwar, übereinstimmend mit den bisher mitgetheilten Beobachtungen, um so schneller und intensiver, je frischer die Erkrankung war, je kürzere Zeit sie bestanden hatte. Bei älteren Processen und solchen, welche mit Eiterung combinirt waren, zeigte sich die Wirkung meist später und zuweilen auch weniger intensiv; dafür dauerte die Fieberbewegung aber sehr viel länger und ihr Ansteigen und Abfallen war meistens ein allmähliches, während in den ersteren Fällen schnelles Steigen und ebenso schnelles Sinken der Temperatur die Regel war, von der es aber, wie Fall 39 u. A. beweisen, nicht ganz seltene Ausnahmen giebt, indem in Fall 39 bei einer seit einem Vierteljahr bestehenden Gonitis und Coccitis die Temperatur nach rapidem Ansteigen fast drei Tage hindurch um 40° sich bewegte und dann sehr langsam zur Norm zurückkehrte. Im Allgemeinen trat bei Anwendung derselben Dosis die stärkste Reaction nach der ersten bezw. den ersten Injectionen ein, allein in mehreren Fällen

und zwar auch in solchen, die keine Abscesse und Fistelbildungen aufwiesen, war die Wirkung der 1. Injection sehr gering, oder blieb
gar vollständig aus, während die 2. oder 3. bezw. die folgenden Einspritzungen sehr deutliche Reactionen hervorriefen. Besonders bemerkenswerth scheint mir Fall 16, der einen 35jährigen, seit 2 Jahren
an einer rechtsseitigen Gonitis leidenden Patienten betraf, bei welchem
am 1. October 1890 die Arthrectomie des Kniegelenks ausgeführt
und, nachdem am 3. November die Heilung der Operationswunde
eingetreten war, in der Zeit vom 28. November bis 8. December
4 Mal je 1 cg injicirt war. Nach der ersten Injection stieg die Temperatur auf 38,6, nach der zweiten höchste Temperatur 37,3, nach
der dritten 39 unter starkem Schüttelfrost (die vierte 38,8). Während
nach den beiden ersten Injectionen nur geringe Schmerzen und leichte,
kaum nachweisbare Schwellung des operirten Kniegelenks eintraten,
stellten sich bei der dritten Injection sehr stürmische Symptome, wie
Schüttelfrost, Erbrechen und gleichzeitig eine deutliche Schwellung
und lebhafte Schmerzhaftigkeit des linken Handgelenks ein, an welchem
Patient 6 Jahre vorher eine leichte Contusion erlitten, seitdem aber
keinerlei Störungen oder Beschwerden verspürt hatte. Die allein zu-
lässige Erklärung dieser Beobachtung scheint mir in der Annahme zu
liegen, dass zur Zeit der beiden ersten Injectionen, worauf
auch die Symptome hinweisen, nur äusserst geringe Reste tuberkulöser Erkrankung im rechten Kniegelenk vorhanden waren,
während das linke Handgelenk damals noch intact und erst
zur Zeit der dritten Injection erkrankt war. Ich erwähne diese
Beobachtung, ohne weiter auf die Frage einzugehen, ob ein causaler
Zusammenhang zwischen der tuberkulösen Handgelenks-Erkrankung
und den vorangegangenen Injectionen und den Wirkungen des Kochin
denkbar oder möglich ist, d. h. ob in Folge des durch das Mittel
bewirkten Zerfalls der tuberkulösen Massen und durch eine Ver-
schleppung der letzteren nach anderen Körperstellen die letzteren inficirt und Sitz neuer tuberkulöser Herde geworden sind. Zur Beantwortung dieser Frage reichen die bisherigen Beobachtungen noch
nicht aus; umsomehr ist es geboten, das Material für diesen Zweck
zu sichten und zu sammeln, und Fälle, wie den obigen und den
nun folgenden nicht unbeachtet zu lassen.

Der letztere betrifft einen 45jährigen Mann, der seit längerer Zeit
an Heisersein und seit einem Vierteljahr an einem Geschwür auf der
linken Zungenhälfte leiden will. Auf der letzteren findet sich etwa
2 cm von der Zungenspitze entfernt ein zweifellos tuberkulöses, rinnen-
förmiges Ulcus und ausserdem im Larynx mehrere oberflächliche
Ulcerationen an der hinteren Wand und Spitzencatarrh beider Lungen.
Cavernen sind nicht nachweisbar, aber zahlreiche Bacillen im Sputum.
Die ersten Injectionen von 0,005 sind von Fieber bis 39,2 und 39,3
gefolgt, ausserdem Schwellung und Röthung der kranken Zungenhälfte, Kopfschmerzen, Hustenreiz und Athmenbeschwerden. Bei den

späteren Injectionen steigt die Temperatur bis 38,5 und 38,8, während
die locale Reaction geringer ist; dafür verschlechtert sich aber das
Allgemeinbefinden erheblich und als Patient, der auf seinen Wunsch
für 2 Wochen beurlaubt war, vor etwa 8 Tagen wieder in meine
Behandlung kam, hatte das Ulcus der Zunge die doppelte Grösse wie
zuvor erreicht, die Geschwüre im Larynx waren ausgedehnter und
die Erkrankung der Lungen hatte ganz ungewöhnliche Fortschritte
gemacht: die Infiltration beiderseits hatte zugenommen und rechts
oben war eine Caverne nachweisbar mit reichlichem und bacillenhaltigem Sputum. Und während Patient in leidlichem Kräftezustande
vor Weihnachten die Klinik verliess, macht er jetzt einen sehr cachec-
tischen Eindruck und ist derart von Kräften gekommen, dass er
kaum das Bett verlassen kann. Ob diese rapide Verschlimmerung
trotz oder in Folge der Injectionen eingetreten ist, lasse ich dahingestellt, ich hielt mich nur für verpflichtet, dieses Falles Erwähnung
zu thun, zumal wir an ihm auch den Werth der Koch'schen Lymphe
für die Differential-Diagnose zu erproben und zu schätzen Gelegenheit
hatten. Ich stehe nicht an zu erklären, dass nach den gemachten
Erfahrungen das Koch'sche Mittel als ein anscheinend unfehlbares
Reagens auf das Vorhandensein der Tuberkulose gelten darf. Ich
kann nicht verschweigen, dass auch in einigen Fällen, in welchen
keine Tuberkulose nachgewiesen werden konnte, eine Reaction eintrat, d. h. Temperatursteigerung bis gegen 39° und darüber, wie
z. B. in 3 Fällen der sub V. erwähnten Kontrollfälle (Fall 50, 52
und 53). Im Falle 50 bei einem 56jährigen Patienten, welcher
mehrere Monate zuvor wegen grosser Papillome des Larynx operirt
worden war und an Bronchitis litt, trat 10 Stunden nach Injection
von 8 mg Schüttelfrost und Temperatursteigerung bis 40° unter
schweren Störungen des Allgemeinbefindens, bei den nächstfolgenden
zwei Injectionen Fieber bis 39,5 und 38,3 auf, während in der Folge
die Reaction ausblieb, trotzdem die Bronchitis fortbestand. Da Bacillen nie nachgewiesen werden konnten, so muss zugegeben werden,
dass in diesem Falle die Unfehlbarkeit des Kochins als diagnostisches
Hülfsmittel in Frage gestellt erscheint. Von dem ferneren Verlaufe
des Falles hängt die definitive Entscheidung ab, ob die Reaction
durch einen tuberkulösen Herd bedingt, oder trotz Fehlens
desselben eingetreten war. Für die letztere Möglichkeit scheint
Fall 50 insofern zu sprechen, als auch hier im Anschluss an die erste
Injection von 0,01 eine Temperatursteigerung bis über 39° eintrat,
trotzdem es sich nicht um tuberkulöse, sondern um carcinomatöse,
von einem Hautcarcinom des rechten lab. majus secundär afficirte
Inguinaldrüsen handelte. Als Ursache der Temperatursteigerung führe
ich aber in diesem Falle die Thatsache an, dass die betreffende Patientin am Vormittage jenes Tages, an dessen Vorabend sie die Injection erhalten hatte, von einem Staatsexaminanden und darauf in
der klinischen Vorlesung intensiv untersucht und dabei der in Er-

weichung und theilweise in Eiterung übergegangene carcinomatöse Inguinaldrüsen-Tuor so sehr insultirt worden war, dass die einmalige abendliche Temperatursteigerung zweifellos als Folge dieses Insultes, aber nicht als Folge der Injection anzusehen ist, zumal die folgenden Injectionen auch nicht die geringste Reaction zeigten.

Wenn ich demnach die specifische Einwirkung des Koch'schen Mittels auf tuberkulöse Processe der verschiedensten Art und allein auf diese für erwiesen halten muss, so lässt sich über den therapeutischen Werth des Mittels auf Grund der hier bis jetzt gemachten Beobachtungen wegen der Kürze der Zeit kein abschliessendes Urtheil fällen. Wenn daher in den beifolgenden Krankengeschichten unter der Rubrik: »Therapeutisches Ergebniss« »Heilung« fast gar nicht, »Besserung« auch nur in der Minderzahl der Fälle und zum Theil mit Vorbehalt vermerkt ist, so ist die Erklärung dafür im obigen Moment und in dem Bestreben zu suchen, ein möglichst objectives Urtheil abzugeben.

I. Bei den 7 an Lupus und Hauttuberkulose leidenden Patienten trat die Reaction stets sehr prompt und unter den bekannten typischen Erscheinungen ein, und in 5 Fällen lautet das Ergebniss: »Besserung«; in Fall 2 ist die letztere nicht zu constatiren und in Fall 6, in welchem nach dreiwöchentlicher Behandlung scheinbare Besserung eingetreten war, ist jetzt, nach weiteren 2 Wochen die Eruption zahlreicher frischer Lupusknötchen in der Peripherie der früher erkrankten Partien zu constatiren. Fall 3 allein ist geheilt entlassen (Hauttuberkulose am Ohr); allein es muss betont werden, dass nach Angabe des Patienten bereits früher mehrfach eine Heilung, d. h. Überhäutung des tuberkulösen Geschwürs vorübergehend eingetreten war.

Ad II. A. 1. Vorher behandelte Fälle von Knochen- und Gelenktuberkulose mit Fisteln und Abscessen.

Die Reaction bei diesen mit Abscessen und Fistelgängen complicirten und zuvor schon behandelten Fällen erfolgte meist etwas später, aber fast ebenso intensiv wie in anderen Fällen. Heilerfolge sind hier nicht zu verzeichnen, nur ist die Eiterung in einer kleinen Zahl der Fälle ein wenig geringer geworden.

Auf geschlossene Abscesse wirkt anscheinend die Injection gar nicht, ja, selbst nach vollständiger Entleerung des Eiters durch Punction und Aspiration füllt der Abscess sich sehr bald wieder an.

Ebensowenig ist von einer Abschwellung der tuberkulös erkrankten und meist mehr oder weniger stark verdickten Knochen etwas zu constatiren.

II. A. 2. Fälle von Knochen- und Gelenktuberkulose, ohne Abscesse und Fisteln, die schon vorher behandelt waren, scheinen bessere Resultate aufzuweisen, insofern in circa der Hälfte der Fälle eine geringe Besserung eingetreten zu sein scheint, d. h. Abnahme der Schmerzhaftigkeit und der Schwellung. Zweifellose Erfolge sind bis jetzt nicht zu verzeichnen.

II. B. 1. Frische Fälle von Knochen- und Gelenktuberkulose mit Abscessen und Fisteln, Fall 28 bis 30, boten bisher keine Zeichen von Besserung dar.

II. B. 2. Frische Localtuberkulosen ohne Abscesse und Fisteln ergeben annähernd übereinstimmende Resultate: anscheinend geringe Besserung in etwa 39 % der Fälle: Schwellung und Schmerz geringer; sonst keine nachweisbare Veränderung, kein positiver Erfolg.

III. Lymphome: 3 Fälle waren Gegenstand der Behandlung; in dem einen (Fall 44) waren nach 3. und 4. Einspritzungen von 0,008 und 0,01 fast gar keine allgemeine und nur geringe locale Reaction (Drüsenschwellung am Halse), in dem 2. Falle waren sehr schwere Störungen: Cyanose, die 48 Stunden dauerte, und schwerer Collaps eingetreten; in beiden aber war in den nächsten Tagen eine Verkleinerung der Drüsen zweifellos zu constatiren. Allein 14 Tage später, nachdem die Patienten auf ihren dringenden Wunsch für die Feiertage aus der Klinik entlassen waren und jetzt wieder hierher zurückgekehrt sind, lässt sich eine Besserung nicht constatiren, vielmehr hat an einzelnen Drüsen die Schwellung inzwischen wieder zugenommen. In dem 3. Falle (46) wurde nach der 3. Injection von 0,01 wegen Vereiterung einer Submaxillardrüse zunächst die Punction versucht, nach einigen Tagen aber die Exstirpation der Drüse vorgenommen.

IV. Varia: 1. Pharynx-, Larynx-, Lungen- und Darmtuberkulose, 2. Zungentuberkulose und 3. Epidydimit. tubercul. lassen keine wesentliche und nachweisbare Besserung erkennen. Fall 47 kam in Folge der weit vorgeschrittenen Tuberkulose des Pharynx, Larynx, der Lungen und des Darms 8 Tage nach der 3. Injection ad exitum; die Untersuchung der erkrankten Organe ist noch nicht abgeschlossen. Die beiden anderen Fälle befinden sich noch in Behandlung; des Falles von Tuberkulose der Zunge ist oben bereits Erwähnung geschehen und von einer erheblichen Verschlimmerung des Leidens Mittheilung gemacht. Bei der Epidydimitis tuberculosa — Fall 48 — ist inzwischen eine energische Auskratzung der tuberkulösen Granulationen ausgeführt.

V. Die Kontrollfälle (nicht tuberkulöse) reagirten, von Fall 50 und 53 (siehe oben) abgesehen, gar nicht auf die Injection von 0,01. Wir haben somit in der Koch'schen Lymphe ein unschätzbares und, soweit die Tuberkulose in Betracht kommt, wohl ein sicheres differentialdiagnostisches Hülfsmittel, während wir über die therapeutische Bedeutung noch kein positives Urtheil abzugeben im Stande sind.

Zum Schlusse kann ich es aber nicht unterlassen, noch auf gewisse, mit der Anwendung des Mittels verbundene Störungen und unangenehme Nebenwirkungen hinzuweisen, die für weniger kräftige

Personen leicht verhängnissvoll werden können, auch wenn Lungentuberkulose nicht vorliegt.

Ein nicht ganz geringer Procentsatz der an Localtuberkulose leidenden Patienten geräth in Folge der Injection der Koch'schen Lymphe in einen mehr oder weniger bedrohlichen Zustand von Anämie, Appetitmangel etc., der eine continuirliche Anwendung des Mittels unmöglich macht, wie die Fälle 2, 6, 9, 14, 23, 27, 31, 45 etc. beweisen.

In dem Falle 6, 18jähriges Mädchen, welches nach 3 (à 0,008 und 0,006) Injectionen schwere Reaction gezeigt hatte, war schliesslich die Anämie so bedrohlich, dass Patientin Mitte December bis auf Weiteres aus der klinischen Behandlung entlassen werden musste, zu einer Zeit, wo die Erkrankung im Gesicht eine wesentliche Besserung aufwies. Dass 14 Tage später im Bereiche der anscheinend vollkommen geheilten Partien und besonders am Rande der narbig veränderten Hautstellen zahlreiche frische, disseminirte, hellroth gefärbte Lupusknötchen aufgetreten waren, habe ich oben bereits erwähnt.

Ebenso habe ich auf die Verschiedenartigkeit der Reaction des Mittels bei Anwendung gleich grosser Dosen hingewiesen und kann nicht unterlassen, die Beobachtung mitzutheilen, dass gewisse allgemeine Störungen, wie Übelkeit und Erbrechen, ungleich häufiger und intensiver auftreten, wenn die Injectionen mehr oder weniger kurze Zeit nach der eingenommenen Mahlzeit gemacht wurden, während dieselben Patienten, früh Morgens geimpft, nur selten darunter zu leiden hatten.

Aus meinen Beobachtungen lässt sich somit Folgendes schliessen:

1. Die Koch'sche Lymphe ist anscheinend ein sicheres Reagens auf das Vorhandensein von Tuberkulose.

2. Tuberkulöse Herde werden durch die Koch'sche Lymphe sehr energisch alterirt; ob aber Heilung und dauernde Beseitigung des tuberkulösen Processes dadurch zu erreichen ist, steht dahin.

3. Das Mittel erfordert bei seiner Anwendung grosse Vorsicht, weil die Intensität seiner Wirkung nicht vorherzusehen ist.

4. Bei allen localen tuberkulösen Erkrankungen (Haut, Knochen, Gelenke etc.), sobald dieselben mit Eiterung einhergehen, sind neben der Anwendung des Mittels chirurgische Eingriffe unbedingt nothwendig. Wieweit die letzteren bei der Ausheilung der Tuberkulose durch die Koch'sche Lymphe unterstützt werden, wird die Zukunft lehren.

5. Die Einwirkung der Koch'schen Lymphe auf tuberkulöse Gewebe ist unabhängig und unbeeinflusst von einer zuvor bereits stattgehabten andersartigen Behandlung, nur die In- und Extensität der Reaction scheint ein wenig zu differiren.

Zum Schlusse lasse ich die Krankengeschichten im Auszuge folgen.

Krankengeschichten.

I. Hauttuberkulose.

1. **Jahn**, Minna, 17 jähr. Witwentochter aus Gräfenhainichen. Vater ist an Phthisis pulm. gestorben. Als kleines Kind war Patientin scrophulös. Seit früher Jugend leidet sie an tuberkulösen Hauterkrankungen am linken Bein und Arm, seit 2 Jahren auch im Gesicht. Mit Auskratzung behandelt.

Status: Am linken Arm mehrere alte Narben. Auf beiden Wangen eine kleinhandtellergrosse trockene Wundfläche, am Rande mit neuer Haut bedeckt. Am linken Bein eine handtellergrosse knotige Verdickung der Haut vom Condylus ext. zur Mitte der Kniekehle reichend. Bläulich verfärbt, mit Schuppen bedeckt.

Injectionen: 1. am 22. 11.: 0,008.
- 2. - 28. 11.: 0,01,
- 3. - 3. 12.: 0,01,
- 4. - 8. 12.: 0,01,
- 5. - 16. 12.: 0,008.

Nach jeder der 4 ersten Injectionen Rötung und Schwellung der tuberkulösen Hautpartien. Heftige Allgemeinerscheinungen, Fieber, Somnolenz, Schüttelfröste, bezw. Erbrechen, Kopfschmerz.

Eintritt der höchsten Fiebererscheinungen: 39,9 — 39,5 — 39,9, — 39,5 nach 20 — 12 — 10 — 12 Stunden. Nach der letzten Injection keine Reaction.

Endstatus: Die vollständig geheilte linke Wange zeigt eine der Grösse der Erkrankung entsprechende rote glatte Narbe. Auf der rechten Wange eine ähnliche Narbe, doch in derselben noch 2 etwa 5 Pfennigstück grosse granulierende Flächen, die noch auf Tuberkulose verdächtig aussahen.

Therapeut. Ergebnis: Besserung.

2. **Hampe**, 36 Jahre, (Lupus der Wange). Seit 30 Jahren bestehend.

Stat. praes. bei der Aufnahme: Handtellergrosse, stark gerötete, an einigen Stellen mit weisslichen Borken bedeckte, an anderen Stellen leicht nässende, aus einzelnen Geschwüren und Knötchen bestehende Hautaffection an der rechten Wange.

Injectionen: 1. am 28. 11.: 0,005,
- 2. - 3. 12.: 0,006,
- 3. - 8. 12.: 0,007,
- 4. - 15. 12.: 0,007.

1. **Injection:** Örtliche Reaction. Deutliche Anschwellung und intensive Rötung der ganzen rechten Wange; stärkere seröse Sekretion. Fieber bis 40,0, Dauer 20 Stunden. Starke Alteration des Allgemeinbefindens: Somnolenz, Hustenreiz, grosse Unruhe.

2. **Injection:** Örtliche Reaction gleich der ersten. Fieber bis 40,2, Dauer 10 Stunden. Allgemeinbefinden nicht wesentlich gestört.

3. **Injection:** Örtlich sind Reactionserscheinungen geringer, Fieber wieder hoch bis 40,8°, rapider Anstieg, 10 Stunden Dauer.

4. **Injection:** Keine örtlichen, geringe Allgemeinerscheinungen, Fieber bis 39,5.°

Endstatus: Keine wesentliche Veränderung ist an der befallenen Fläche zu bemerken. Patient ist sehr angegriffen und wird auf Wunsch bis auf Weiteres entlassen.

3. **Wilhelm Wolf**, 39 Jahre (Lupus). Seit 14 Jahren bestehende Ulceration hinter dem linken Ohr.

Stat. praes. bei der Aufnahme: Hinter dem linken Ohr auf der Ohrmuschel eine etwa 4½ cm lange, 2½ cm breite Geschwürsfläche, deren unterer Rand auf das Ohrläppchen übergeht.

Injectionen: 1. am 25. 11. 90. von 0,01,
  -     2. am 28. 11. 90. von 0,01,
  -     3. am 3. 12. 90. von 0,01,
  -     4. am 8. 12. 90.
  -     5. am 15. 12. 90.

1. Injection: Örtliche starke Schwellung, Rötung mit nachfolgender Sekretion und Krustenbildung. Fieber bis 39,5°, sehr langsam ansteigend, von 40 Stunden Dauer.

2. Injection: Örtlich gleiche Erscheinungen, Fieber bis 38,0, ebenfalls langsam ansteigend wie abfallend.

3. Injection: Rapider Fieberanstieg bis 40,8°, langsamer Abfall. Starke Rötung und Schwellung an der Injectionsstelle; an der Geschwürsfläche geringe Erscheinungen.

4. und 5. Injection: Keine örtliche Erscheinungen mehr, geringes Fieber bis 38,2°.

Endstatus: Heilung bis auf eine kleine, kaum 5-Pfennigstück grosse Stelle.

Lupus am linken Ellbogen.

4. Weber, Wilhelmine, 28 jähr. Arbeiterin aus Eisleben. Patientin, deren erster Mann an Lungenphthise gestorben ist, leidet seit 2 Jahren an Lupus am linken Ellbogen. Seit einem halben Jahre hustet sie viel.

Status: Schwach gebaute, magere Person, von phthisischem Habitus. Temperatur Abends mitunter bis 38,4° gesteigert. Über der linken Lungenspitze Dämpfung und kleinblasiges Rasseln. Husten, Auswurf, Tuberkelbacillen enthaltend. Am linken Ellbogen eine etwa handtellergrosse, teils mit Krusten, teils mit grauen Granulationen bedeckte ulceröse Fläche, an deren Begrenzung einzelne Knötchen sicht- und fühlbar sind.

Injectionen: 1. am 25. 11.: 0,002,
  -     2. - 28. 11.: 0,005,
  -     3. - 3. 12.: 0,005,
  -     4. - 8. 12.: 0,005.

Nach jeder Injection Schwellung und Rötung der erkrankten Partie, mit Bildung und Abstossung von Krusten. Ferner Allgemeinerscheinungen, als Fieber, Kopfschmerz, Husten bezw. Schüttelfrost.

Eintritt der höchsten Fiebererscheinungen:
  39,2 nach 3 Stunden,
  39,4 - 8   - ,
  39,4 - 10 - ,
  40,4 - 12 - .

Endstatus: Am linken Ellbogen findet sich nach Abstossung der Borken teils eine gerötete Narbe, teils sind noch kräftig granulierende Stellen vorhanden. Knötchen nicht mehr nachweisbar.

Therapeutisches Ergebnis: Besserung.

Lupus.

5. Georg, Amalie, 25 jähr. Dienstknechtsfrau aus Brücken. Patientin leidet seit 12 Jahren an Lupus der linken Wange, des linken Ohres, der linken Hals- und oberen Brustgegend und der Nase. Zwei Mal mit Auskratzung und Ausbrennung behandelt.

Status: Knötchenbildung am linken Ohr, an beiden Nasenflügeln und an der Peripherie der Brustwarze. Die linke Wange von blasser Narbe eingenommen.

Injectionen: 1. am 25. 11.: 0,01,
  -     2. - 29. 11.: 0,01,
  -     3. - 3. 12.: 0,01,
  -     4. - 7. 12.: 0,01,
  -     5. - 16. 12.: 0,01.

Bei allen fünf Injectionen Reaction mit Fieber, Schüttelfrost, bezw. Erbrechen und Husten. Jedesmal starke Schwellung und Rötung der gesammten erkrankten Partien, besonders der Ohr- und Nasengegend. Bildung von gelblichen Bläschen an den Randpartien mit darauf folgender Krustenbildung.

Eintritt der höchsten Fiebererscheinungen: 40 — 40,4 — 40,1 — 40 — 40,3 nach 6 — 5 — 6 — 10 — 8 Stunden.

Endstatus: Geschwürige Partien am Ohr vollkommen, an den Nasenflügeln zum Teil verheilt, einzelne Knötchen am rechten Nasenflügel und Nasenrücken zu fühlen.

Therapeutisches Ergebnis: Besserung.

6. Lupus im Gesicht. Vocke, Anna, 18jähr. Gastwirtstochter aus Halle. Seit ihrem ersten Lebensjahre leidet Patientin an Lupus, der sich über beide Wangen ausgedehnt hat.

Status: Lupus auf beiden Wangen und an der rechten Seite des Halses. An den Randpartieen Knötchen. Über der gesammten erkrankten Partie geringe Abschuppung der Epidermis.

Injectionen: 1. am 22. 11.: 0,008,
2. - 3. 12.: 0,008,
3. - 8. 12.: 0,006.

Nach allen drei Injectionen tritt neben Kopfschmerz, Fieber, mehreren Schüttelfrösten, Husten und Auswurf, in welchem keine Tuberkelbacillen nachgewiesen wurden, Schwellung und Rötung der gesamten erkrankten Haut ein; darauf folgt Bildung kleiner, mit gelbem Inhalt erfüllter Bläschen, und gewöhnlich nach der höchsten Temperatursteigerung Krustenbildung. Nach der letzten Injection Blut im Auswurf.

Eintritt der höchsten Fiebererscheinung:
40,5 nach 16 Stunden
40,7 - 8 -
40,4 - 8 -

Patientin musste nach jeder Injection 2 bis 3 Tage zu Bett bleiben, weil sie sich sehr angegriffen fühlte und ausserordentlich blass war.

Endstatus: Die erkrankten Partieen sind gerötet; an den Rändern noch einzelne Knötchen zu fühlen. Die Mitte der lupösen Partie glatt.

Therapeutisches Ergebnis: Geringe Besserung.

7. Tuberkulose des Fussrückens. Julius, Addi, 5 Jahre, Arbeiterskind aus Halle a. S. Seit 1 Jahre leidet das Kind an Geschwüren des Fussrückens in der Nähe der Zehen. Ausgekratzt und geätzt.

Status: Auf dem Dorsum des rechten Fusses, nahe den Zehen, mehrere linsen-kirschengrosse mit Borke bedeckte Narben. Da, wo sich die Borke ablöst, blassrote, zarte Haut. Vierte Zehe um 0,75 cm verkürzt (Einsinken des Metatarsus).

Injectionen. 1: 0,004, 2: 0,005, 3: 0,005, 4: 0,005, 5: 0,005. Bei 1. trat erst 16 Stunden nach der Injection locale Reaction ein, Rötung des ganzen Fussrückens, besonders der Narben. Bei 2 und 3 Rötung nur in der directen Umgebung der Narben. Bei 4 stecknadelkopfgrosse Ulcerationen (zwei an Zahl) an den Narben mit Rötung derselben. Bei 5 nur sehr geringe locale Reaction.

Eintritt der höchsten Temperatur: 39,2° — 40,1° — 40,4° — 40,0° — 38,9° nach 6 — 8 — 10 Stunden.

Endstatus: Narben vollständig abgeblasst, fast normal.

Therapeutisches Ergebnis: Besserung.

8. Böttcher, 45 Jahre (Ulcus tub. linguae). Ein langgestelltes, angeblich seit 1/4 Jahr bestehendes Geschwür, nahe der Zungenspitze, 1 1/2 cm lang, 1/4 cm breit, harte Ränder. Tuberkulöse Geschwüre im Larynx und Spitzen-

affection beider Lungen mit starkem Luftröhrencatarrh. Cavernen nicht nachweisbar; zahlreiche Bacillen im Sputum.
Injectionen: 1. am 28. 11. 90 von 0,004,
     2. am 3. 12. 90 von 0,005,
     3. am 8. 12. 90 von 0,005,
     ,, 4. am 15. 12. 90 von 0,005.
 1. Injection: Örtlich deutliche Schwellung der kranken Zungenhälfte,
Fieber bis 39,2. Kopfschmerzen. Hustenreiz.
 2. Injection: Oertlich wenig Reaction, Fieber bis 39,3 10 St. Dauer.
 3. Injection: Oertlich geringe Reaction, Fieber bis 38,5.
 4. Injection: Fieber bis 38,8 12 St. Dauer. Keine deutliche örtliche
Reaction.
 Endstatus: Keine Veränderung gegen den Anfangsbefund. Die Infiltration wohl etwas geringer; 14 Tage später: tuberkul. Geschwür um das
Doppelte vergrössert, in der Umgebung desselben sind mehrere neue kleinere
Geschwüre von tuberkulösem Aussehen aufgetreten. Die Affection der
Lungen hat rapide Fortschritte gemacht, beiderseits Zunahme der Dämpfung
und Cavernenbildung. Allgemeinbefinden erheblich verschlechtert, Aussehen
kachectisch.

 II. A. 1. — 9. Spondylitis. Kunze, Otto, 9 Jahre Landwirtssohn aus
Loitzsch. Seit 6 Jahren hat er eine Rückgratsverkrümmung, welche seit
März 1890 ernstere Erscheinungen hervorrief.
 Status: Gibbus des 2.—4. Brustwirbels. Vollständige Lähmung der
unteren Extremitäten, Blase, des Rectums. Sensibilität gestört.
 Am 14. 10. Resectio vertebrarum ohne Erfolg. Tuberkulöse Herde in
Wirbelbögen.
 Injectionen: 1.: 0,005, 2.: 0,003. Beide Reactionen von Übelkeit,
starker Unruhe, Mattigkeit und Husten begleitet. Local keine nachweisbaren
Störungen.
 Eintritt der höchsten Temperatur: 40,1°—40,2° nach 12—10 Std.
 Endstatus: wie oben.
 Therapeutisches Ergebnis: nicht nachweisbar.

 10. Kokot, 21 Jahre, Tuberkulose des Schultergelenks. Beim Patienten
ist am 10. 10. 90 die Resection des Schultergelenks wegen ausgedehnter mit
Abscedirung verbundener Zerstörung gemacht. Bei Beginn der Injectionen
war die Operationswunde bis auf zwei Granulationsstreifen der Vorder- und
Hinterseite, sowie einer Fistel an der Aussenseite geheilt.
 Injectionen: 1. am 28. 11. von 0,01,
     2. am 3. 12. von 0,01,
     3. am 8. 12. von 0,01,
     4. am 15. 12. von 0,01.
Die erste Injection bringt unter schweren Allgemeinerscheinungen (Somnolenz) eine Temperatur von 40,6°—40,8° zu Stande, die 12 Stunden dauerte,
das gesammte Fieber dauert dreimal 24 Stunden. Die zweite, wiederum
Temperatur von 40,9, nur 2 Stunden auf dieser Höhe. Entfieberung in
24 Stunden. 3. Injection lässt eine Temperatur von 41° entstehen, die sich
annähernd auf dieser Höhe 8 Stunden hält. 4. Injection bringt nur kurz
dauerndes Fieber zu Stande, höchste Höhe 40,5. Oertlich starke Aufquellung
der Granulationen, schmieriger Belag, dann starke Secretion.
 Endbefund: Die Fistel auf der Aussenseite ist geheilt, die Granulations-
stellen zeigen dieselbe Grösse wie anfangs.

 11. Fussgelenktuberkulose. Barth, Paul, 2 Jahre, Handarbeiters-
sohn aus Halle a. S. Vor 1/2 Jahre verrenkte sich der Kleine den Fuss, es
trat Schwellung und Schmerzhaftigkeit der Ferse ein, welche der Behandlung
mit Gipsverbänden nicht weichen wollte.

Status: Das rechte Fussgelenk mässig geschwollen und schmerzhaft. Am Malleol. ext. eine linsengrosse, wenig secernierende Wunde. Injectionen. 1.: 0,0025, 2.: 0,0025, 3.: 0,001, 4.: 0,002. Bei 1. eine geringe Zunahme der Schwellung nebst Rötung und vermehrter Schmerzhaftigkeit. Bei den übrigen nur äusserst geringe Störung des Allgemeinbefindens.

Eintritt der höchsten Temperatur: $39,5°-39,3°$ nach 6—8 Std. Endstatus: wie oben.
Therapeutisches Ergebnis: nicht nachzuweisen.

12. Fussgelenktuberkulose. Meyer, Karl, 5 Jahre, Landmannssohn aus Gr.-Leixungen. Seit 1 Jahre an einigen Fistelgängen, welche vom Fussgelenk durchgebrochen waren, teils mit Auskratzen, teils mit Jodoforminjection behandelt. Öftere Recidive, so dass am 4. 11. der ganze Talus exstirpiert werden musste.

Status: Am linken Fussgelenk an beiden Seiten eine mit Granulationen bedeckte secernierende Wunde. Schwellung, starke Schmerzhaftigkeit. Injectionen. 1.: 0,003, 2.: 0,004. Geringe Reaction mit localer verstärkter Schmerzhaftigkeit und Schwellung nebst Rötung. Allgemeinbefinden stets gut gewesen.

Eintritt der höchsten Temperatur: $39,2°-39,9°$ nach noch 10 bis 8 Stunden.
Endstatus: Die Wunden fast vollständig vernarbt. Schwache Secretion.
Therapeutisches Ergebnis: Nicht unbedeutende Besserung.

13. Coxitis. Pohling, Bertha, 12jähr. Telegraphenbeamtentochter aus Gera. Vor $1^1/_2$ Jahren an Hüftgelenksentzündung erkrankt; im December 1889 Resectio coxae. Seit September 1890 geringes Recidiv.
Status: Linkes Bein in geringer Abduction und Flexion. In der Narbe zwei trichterförmige Vertiefungen, die schwach secernieren.
Injection: 1. 0,005. Keine Reaction.

14. Coxitis. Brendel, Arthur, 8 Jahre, Landmannssohn aus Markröhlitz. Stammt aus tuberkulöser Familie. Seit $1^1/_2$ Jahren an der Hüfte leidend, von verschiedenen Aerzten behandelt.
Status: Das linke Bein steht in Innenrotation und geringer Adduction. Gegend des Hüftgelenkes stark geschwollen, sehr schmerzhaft. Unterhalb des Trochanter schmutzige Fistelöffnung.
Am 14. 10. 90 Resectio costae, am 28. 11. Auskratzung eines Recidivs.
Injectionen: 1.: 0,003, 2.: 0,004, 3.: 0,0045. Besonders die erste Injection mit starker Reaction, Unwohlsein, Erbrechen, Collaps verbunden. Starke Schwellung des Hüftgelenks, Zunahme der Schmerzhaftigkeit.
Eintritt der höchsten Temperatur: $40,1°-40,0°-40,1°$ nach 4 — 6 — 8 Stunden.
Endstatus: Wunde fast völlig zugeheilt, wenig secernierend.
Therapeutisches Ergebnis: Besserung.

15. Coxitis. Starke, Otto, 5 Jahre, Pferdeknechtssohn aus Zorbau. Seit 1 Jahre krank. Mit Gypsverbänden, Extension und Jodoforminjectionen behandelt.
Status: Mässige Adductions- und Flexionsstellung nebst Innenrotation. Gelenk sehr schmerzhaft; mässige Schwellung. Seit dem 8. 11. 1890 ein Extensorenabscess.
Injectionen: 1.: 0,004, 2.: 0,003, 3.: 0,003, 4.: 0,003. Mit Ausnahme der letzten riefen alle Injectionen starke Reaction herbei; Kopfschmerz, Erbrechen; starke Schwellung mit grosser Schmerzhaftigkeit. Flexionsstellung des Beines. Der Abscess fühlt sich praller gefüllt an.

Eintritt der höchsten Temperatur: 39,3° — 40,1° — 40,6° — 40,4° nach ungefähr 6 bis 8 Stunden.

Endstatus wie oben. Der Abscess wird punktiert; Eiter entleert, füllt sich aber sehr bald wieder.

Therapeutisches Ergebnis: —.

16. Tuberkulöse Handgelenkentzündung. Gonitis fungosa dextra. Hoyer, Carl, 35jähriger Handelsmann, Halle. Leidet seit 2 Jahren am rechten Knie; wurde im vorigen Jahre in Leipzig punctiert. In hiesiger Klinik anfangs Behandlung mit Jodoformemulsion-Injection; am 1. 10. Arthrectomie. 3. 12. Verheilung der Operationswunde.

Injectionen: 1. 25. 11. 90: 0,01 g,
           2. 28. 11. 90: 0,01 g,
           3. 3. 12. 90: 0,01 g,
           4. 8. 12. 90: 0,01 g.

Höchste Temperatur: 38,6° — 37,3° — 39,0° (Schüttelfrost) — 38,8° nach 10 — 10 — 12 — 10 Stunden.

Auftreten von geringen Schmerzen im rechten Knie. Allgemeinbefinden bei 1., 2., 4. nur wenig gestört; bei 3. Erbrechen, starke Kopfschmerzen. Dagegen nach den letzten Injectionen Schwellung und Schmerzhaftigkeit im linken Handgelenk, an welchem er vor längeren Jahren eine Contusion erlitten hat.

Therapeutisches Ergebnis: Das linke Handgelenk ist wieder abgeschwollen und nicht schmerzhaft.

II. A. 2. — 17. Ellbogengelenkstuberkulose. Dilsner, Sophie, 52jährige Arbeiterswittwe aus Halle a. S. Seit 7 Jahren geht die Beweglichkeit des Ellbogengelenks zurück. Seit 5 Wochen sehr verschlimmert. Gipsverbände, Jodoforminjectionen.

Status: Linker Arm in Flexion gehalten; Ellbogengelenk stark geschwollen, krepitiert. Geringes Ödem.

Injectionen: 1.: 0,005, 2.: 0,005, 3.: 0,005, 4.: 0,005. Mässige Reactionserscheinungen; geringe Übelkeit mit Schwellung und Schmerzhaftigkeit des Ellbogens.

Eintritt der höchsten Temperatur: 39,7° — 39,5° — 39,3° — 39,0° nach 8 — 10 — 12 Stunden.

Endstatus: wie oben.

Therapeutisches Ergebnis: Schmerzhaftigkeit bei Bewegungen sehr gering. Schwellung hat abgenommen.

18. Fussgelenkstuberkulose. Brocksch, Pauline, 43 jährige Näherin aus Finsterwalde. Patientin leidet seit Ostern dieses Jahres an Tuberkulose des linken Fussgelenks und ist bisher mit Jodoforminjectionen und Gipsverbänden mehrfach behandelt worden.

Status: Der linke Fuss steht nach Abnahme des Verbandes in Equinusstellung und ist bei Bewegung äusserst schmerzhaft. Im Fussgelenk ist nur Flexion und Extension möglich, das Kniegelenk ist in geringer Flexion fixirt, das Fussgelenk in der Gegend beider Malleolen immer noch geschwollen. Die Schwellung ist von weicher Konsistenz, die Haut darüber ist verschieblich und nicht gerötet.

Injection. 1. am 8. 12.: 0,004.

Auftreten von Schüttelfrösten, Kopfschmerzen, Hitzegefühl und heftigen Schmerzen im kranken Fussgelenk, welches sich rötet und stark anschwillt. Zunahme der Circumferenz um 1½ cm.

Temperatur steigt innerhalb 6 Stunden von 36,6° auf 41,1°.

Nach 24 Stunden ist das Gelenk noch schmerzhaft, die Schwellung ist in Abnahme begriffen. Die Patientin fühlte sich in den nächsten Tagen noch sehr schwach.

Therapeutisches Ergebniss: Keine Veränderung des Status eingetreten.

19. Gaertner, 15 Jahre. Tuberkulose des Fussgelenks seit 1 Jahre bestehend. Patient ist mit Jodoforminjectionen behandelt wegen einer starken Schwellung des Fussgelenks. Bei seiner Aufnahme besteht eine geringe Schwellung in den Seitentheilen, keine Schmerzhaftigkeit. Bewegungen sehr beschränkt.

Injectionen: 1. am 25. 11. 90: 0,006,
2. am 28. 11. 90: 0,008,
3. am 3. 12. 90: 0,008,
4. am 8. 12. 90: 0,008.

Die erste Injection ruft erst nach 20 Stunden Temperatursteigerung hervor, die aber während 3 mal 12 Stunden dauert.

Die zweite zeigt nach 18 Stunden eine Sechsstundenfieberperiode zwischen 37,8° und 38,6°, die dritte und vierte bringt kein Fieber mehr zu Stande.

Örtlich ist nach der ersten und zweiten Injection eine geringe Erhöhung der Schmerzhaftigkeit zu bemerken.

Endbefund zeigt keine Abweichung vom Anfangsstatus.

20. Gonitis. Ehricht, Willy, 9 Jahre, Arbeiterssohn aus Gr.-Kamsdorf. Seit ungefähr 1 Jahre krank an Kniegelenksentzündung, welche lange Zeit mit Gypsverbänden und Jodoforminjectionen behandelt ist. Darauf Ankylose des Kniegelenks.

Status. Knie in völliger Ankylose, etwas flectiert. Kein Erguss. Patella am äusseren Rande verwachsen. An Nase und Oberlippe Ekzem.

Injectionen: 1.: 0,005, 2.: 0,006, 3.: 0,006. Sämtliche Injectionen verliefen fasst völlig reactionslos; kein Fieber, keine allgemeinen Störungen; Knie kaum geschwollen, nicht schmerzhaft.

Endstatus: Völlige Ankylose des Knies; kein Erguss, keine Schmerzen.

Therapeutisches Ergebnis: —.

21. Gonitis. Paul, Minna, 8 Jahre, Arbeiterskind aus Halle a. S. In diesem Frühjahr hat sich das Kind eine Verletzung des Knies zugezogen, welche bei einer Behandlung mit Gipsverbänden nicht vollständig ausheilte.

Status: Das linke Bein wird in mässiger Flexion gehalten. Starke Schwellung des Kniegelenks mit Kapselverdickung. Grosse Schmerzhaftigkeit.

Injectionen. 1.: 0,005, 2.: 0,005, 3.: 0,004, 4.: 0,004. Bei den ersten beiden Injectionen Unwohlsein mit Erbrechen, local starke Schwellung und Schmerzen. Bei der letzten Reaction geringer.

Eintritt der höchsten Temperatur: 39,5° — 39,6° — 38,5° — 38° nach 6 — 8 — 10 Stunden.

Endstatus: wie oben, doch ist Schwellung und Flexionsstellung geringer.

Therapeutisches Ergebnis: Vielleicht gering.

22. Gonitis. Böttcher, Otto, 5 Jahre, Arbeiterssohn aus Arensdorf. Seit 4 Jahren am Knie leidend. Abscessbildung, später Contractionsstellung und Ankylose des Knies.

Status: Kniegelenk ankylotisch, Bein etwas flectiert und nach innen rotiert. Keine Schmerzhaftigkeit.

Injectionen. 1.: 0,003, 2.: 0,003, 3.: 0,003. Bei der ersten Injection Knie geschwollen, ohne schmerzhaft zu sein (Unterschied im Umfang 3 cm). Bei der zweiten und dritten Injection keine localen Störungen.

Eintritt der höchsten Temperatur: 39,5° — 40,1° — 39,6° nach 6 — 8 Stunden.

Endstatus: Knie in Ankylose. Keine Schwellung, keine Schmerzhaftigkeit.

Therapeutisches Ergebnis: Besserung.

23. Gonitis. Klopfleisch, Minna, 7 Jahre, Arbeiterskind aus Halle a. S. Seit Ostern 1890 lungenleidend. Im September ohne Ursache Schmerzen im Knie. Gipsverbände, Jodoforminjectionen.

Status: Rechtes Knie geschwollen, Konturen verwischt. Unterhalb der Patella Pseudofluctation.

Injectionen. 1.: 0,004, 2.: 0,003, 3.: 0,003. Bei der 1. Injection nach 4 Stunden tiefer Collaps. Starker Husten, starke Schmerzen im Bein, besonders im Kniegelenk, dasselbe bedeutend geschwollen. Bei der 2. geringere Reaction, unterhalb der Patella deutliche Fluctuation. 3. Injection fast völlig reactionslos bis auf die Temperatur.

Eintritt der höchsten Temperatur: $40,8^{\circ} - 40,8^{\circ} - 40,2^{\circ}$ nach $6 - 8 - 10$ Stunden.

Endstatus: Schwellung nicht unerheblich zurückgegangen, ebenso die Schmerzhaftigkeit.

Therapeutisches Ergebnis: Besserung.

24. Coxitis. Grauert, Willy, 4 Jahre, Fabrikantensohn aus Frenz bei Cöthen. Seit $1/2$ Jahre an der Hüfte leidend. Längere Zeit auswärts behandelt. In die Klinik gebracht, mit Extension behandelt.

Status: Linkes Bein in mässiger Adduction, Flexion und Innenrotation. Hüftgelenksgegend sehr schmerzhaft auf Druck.

Injetionen. 1.: 0,003, 2.: 0,003. Bei beiden Injectionen starke Schwellung und vermehrte Schmerzhaftigkeit des Hüftgelenks. Schwellung der Leistendrüsen.

Eintritt der höchsten Temperatur: $39,8^{\circ} - 40,4^{\circ}$ nach $6 - 8$ Stunden.

Endstatus: Stellung des Beines verbessert. Schmerzhaftigkeit geringer geworden.

Therapeutisches Ergebnis: Besserung.

25. Coxitis. Encke, Otto, 7 Jahre, Bergmannssohn aus Helbra. Seit 2 Jahren nach Masern an der Hüfte erkrankt mit Hinken und Schmerzen. Extension.

Status: Mässige Flexion des rechten Beines; Adduction; geringe Verkürzung. Schmerz bei Bewegungen.

Injectionen. 1.: 0,005, 2.: 0,005, 3.: 0,005, 4.: 0,005, 5.: 0,005. Nach den ersten vier Injectionen starkes Unwohlsein, Erbrechen, Somnolenz. Hohe Temperatur, starke Schwellung des Hüftgelenks mit ausserordentlicher Schmerzhaftigkeit. Bei 2. Exanthem wie bei Scarlatina. Bei 5. geringere Reaction.

Eintritt der höchsten Temperatur: $39,6^{\circ} - 38,8^{\circ} - 39,9^{\circ} - 39,9^{\circ} - 39,6^{\circ}$ nach 8 oder 10 Stunden.

Endstatus: Flexion und Adductionsstellung sehr gering, Schmerzhaftigkeit desgleichen.

Therapeutisches Ergebnis: Besserung.

26. Coxitis. Franke, Paul, 5 Jahre, Kutscherssohn aus Mehringen. Vor $1 1/2$ Jahren fiel der Knabe und konnte lange nicht gehen Es trat aber eine geringe Besserung ein, bis diese schwand und der Knabe das Bett hüten musste. Er wurde mit Gipsverbänden und Jodoforminjectionen behandelt.

Status: Nachts, Bein in mässiger Adduction, Flexion und Innenrotation. Verkürzung von circa 3 cm. Starke Schmerzen im Hüftgelenk.

Injectionen. 1.: 0,005, 2.: 0,004, 3.: 0,004, 4.: 0,004. Sehr schnelle und hohe Reaction: Unwohlsein, Erbrechen. Starke Schwellung des rechten Hüftgelenkes und der Inguinaldrüsen. Hohe Schmerzhaftigkeit. Flexionsstellung des Beines im Hüft- und Kniegelenk.

Eintritt der höchsten Temperatur: $40,6^{\circ} - 40,5^{\circ} - 40,0^{\circ} - 40,2^{\circ}$ nach $4 - 6$ Stunden.

Endstatus: Wie oben.

Therapeutisches Ergebnis: —.

27. Coxitis. Schlenvoigt, Paul, 8 Jahre, Landwirtssohn aus Alterode. Seit $1^1/_2$ Jahren an der linken Hüfte leidend. Mehrmals hier aufgenommen, mit Extension, Gipsverbänden und Jodoforminjection behandelt. Status: Bein in mässiger Adduction, Flexion und Innenrotation. Keine Schmerzen.

Injectionen. 1.: 0,005, 2.: 0,005, 3.: 0,005. Im Allgemeinen sehr geringe Reaction. Keine Schwellung, keine vermehrte Schmerzhaftigkeit. Bei der 3. Injection zeigte sich die alte Einstichstelle für Jodoforminjection und ihre Umgebung gerötet und ein wenig secernierend.

Eintritt der höchsten Temperatur: $39,3^0 -- 39,9^0 - 38,3^0$ nach 6 bis 8 Stunden.

Endstatus: Beinstellung gut. Der Knabe kann gehen ohne Schmerzen, wenn auch noch hinkend.

Therapeutisches Ergebnis: Besserung, doch wurde der Knabe nach der ersten Injection sehr anämisch, so dass längere Zeit ausgesetzt werden musste mit der Injectionsbehandlung.

II. B. 1. — 28. Fussgelenkstuberkulose. Heyde, Hermann, 10 Jahre, Knechtssohn aus Döllingen. Im Sommer 90 durch einen Sturz vom Baum am Fuss verletzt. Wunde wollte nicht zuheilen.

Status: Gegend des Sprunggelenks und der Ferse des rechten Beines stark gerötet und geschwollen. Am Malleol. extern. eine mit schmutzigen Granulationen bedeckte Fistelöffnung, grosser Abscess.

Injectionen. 1.: 0,004, 2.: 0,005, 3.: 0,005, 4.: 0,005. Die erste Injection verlief fast völlig reactionslos; dagegen trat bei den übrigen starke Schwellung, Rötung und Schmerzhaftigkeit des Sprunggelenks ein. Unwohlsein, Somnolenz und starkes Frostgefühl.

Eintritt der höchsten Temperatur: $38,5^0 - 40,4^0 - 40,4^0 - 40,6^0$ nach 6—8 Stunden.

Endstatus: Wie oben.

Therapeutisches Ergebnis: Nicht nachweisbar.

29. Coxitis. Keller, Friedrich, 8 Jahre, Arbeiterskind aus Heidersbach b. Suhl. Seit 2 Jahren Ohrenlaufen, Hüftgelenksschmerzen, Hinken.

Status: Linkes Bein um 6 cm verkürzt erscheinend. Fast rechtwinkelige Flexion und äusserste Adduction. Sehr starke Lordose und Hebung des Beckens. Trochanter steht etwa 4 cm über der Roser-Nélaton'schen Linie. Bedeutende Schwellung. Extensorenabscess. Pfannenwanderung.

Injectionen. 1.: 0,004, 2.: 0,004. Bei der ersten Injection langsamer Temperaturanstieg, wenig allgemeine Reaction; bei der zweiten Benommenheit, Unwohlsein, starke Schmerzhaftigkeit; Abscess fühlt sich praller gefüllt an.

Eintritt der höchsten Temperatur: Bei 2. $40,6^0$ nach 10 Stunden.

Endstatus: Derselbe.

Therapeutisches Ergebnis: Wenige Tage später Resectio coxae. Wundverlauf normal. Endergebnis abzuwarten.

30. Bennewitz, 25 Jahre. Osteomyelit. tubercul. Sterni mit Fistelbildung und Lungentuberkulose. Seit $3/_4$ Jahren bestehend.

Stat. praes. bei der Aufnahme: Im Jugulum eine markstückgrosse granulierende Wunde, von der aus eine Fistel ganz auf die innere Seite des Brustbeins führt. Geringe Spitzeninfiltration beiderseits, keine Cavernen.

Injectionen. 1. am 25. 11. 90 von 0,003,
2. am 28. 11. 90 von 0,003,
3. am 3. 12. 90 von 0,004,
4. am 8. 12. 90 von 0,004,
5. am 15. 12. 90 von 0,004,
6. am 19. 12. 90 von 0,004.

Die erste und dritte Injection bewirkten hohes Fieber bis über 40° von 16 und 12 stündiger Dauer, die anderen nur kurze dauernde Temperatursteigerungen, die letzte gar keine Temperatursteigerung. Örtliche Erscheinungen nur nach der ersten und dritten Injection; Schwellung der Wunde, starke Secretion aus dem Fistelgang. Das Allgemeinbefinden teilweise durch Kopf- und Leibschmerzen gestört.

Endbefund: Die granulierende Wunde bis auf den Fistelgang überhäutet, der letztere secerniert wie beim Beginn der Behandlung.

II. B. 2. — 31. Spondylitis. Storbeck, Willy, 5 Jahre, Arbeiterssohn aus Kleinschwechten A. M. Seit 2 Jahren leidet der Knabe an einer Verkrümmung der Wirbelsäule.

Status: In der Gegend des letzten Brust- und der beiden ersten Lendenwirbel ein Gibbus.

Injectionen. 1.: 0,004, 2.: 0,004, 3.: 0,003, 4.: 0,003. Im Allgemeinen wenig Reaction. Local keine Veränderung nachzuweisen. Bei der 2. und 4. Schmerzen in den Beinen mit geringem Unwohlsein.

Eintritt der höchsten Temperatur: 39,3° — 39,6° — 39,9° — 38,5° nach 6—10 Stunden.

Endstatus: Wie oben.

Therapeutisches Ergebnis: Nicht nachzuweisen.

32. Ellbogengelenkstuberkulose. Selle, Ernestine, 54 jährige Agentenfrau aus Halle a. S. Stammt aus tuberkulöser Familie und war selbst als Kind stark scrophulös. Seit 1½ Jahren Schmerzen im Ellbogen und Anschwellung desselben.

Status: Gegend des linken Ellbogens stark geschwollen, das Gelenk krepitiert bei Bewegungen. Am Olecranon eine taubeneigrosse, prall gefüllte Geschwulst. Mässige Schmerzhaftigkeit.

Injectionen. 1.: 0,01, 2.: 0,01, 3.: 0,01, 4.: 0,01. Jedesmal starkes Unwohlsein, Frostgefühl, Somnolenz. Anschwellung nicht bedeutend. Schmerzhaftigkeit wenig vermehrt.

Eintritt der höchsten Temperatur: 39,7° — 39,9° — 39,8° nach 8—8—10 Stunden.

Endstatus: Wie oben.

Therapeutisches Ergebnis: Nicht nachweisbar. Schmerzen anscheinend geringer.

33. Hauptmann, 69 Jahre, Tuberkulose des Handgelenks. Seit 1½ Jahren bestehend.

Stat. praes. bei der Aufnahme: Im rechten Handgelenk Zerstörung der Gelenkenden, fungöse Anschwellung der Sehnenscheiden auf dem Handrücken.

Injectionen: 1. am 28. 11. 90 von 0,003,
2. am 3. 12. 90 von 0,006,
3. am 8. 12. 90 von 0,007,
4. am 15. 12. 90 von 0,008.

Die Injectionen bringen nur ganz geringe Temperatursteigerungen zu Stande trotz steigender Dosis. Allgemeine Erscheinungen fehlen ganz. Örtlich lässt sich vielleicht nach der ersten und zweiten Injection eine Anschwellung constatieren. Nach der 3. Injection bildet sich ein Abscess auf dem Handrücken, von den Sehnenscheiden ausgehend. Derselbe wird incidiert.

Endstatus: Keine Veränderung gegen den Befund beim Beginn der Einspritzungen. Die Schmerzhaftigkeit ist noch gesteigert.

34. Otto, 12 Jahre, Arthritis sicca tub. articul. humeri (Caries sicca). Seit mehreren Jahren bestehend.

Stat. praes. bei der Aufnahme. Nahezu vollkommene Ankylose im Schultergelenk rechts. Starke Atrophie der Muskulatur der Schulter.

Injectionen: 1. am 25. 11. 90 von 0,006,
           2. am 28. 11. 90 von 0,008,
           3. am 3. 12. 90 von 0,008,
           4. am 8. 12. 90 von 0,008,
           5. am 15. 12. 90 von 0,008.

Die erste Reaction zeigt nur geringes Fieber, leichte Anschwellung der Schultergelenke; die zweite hohes, nur 6 Stunden langes Fieber bis 40,0° und starke, etwas schmerzhafte Anschwellung der Schulter; die dritte zeigt noch ebenfalls hohes Fieber und gleiche örtliche Erscheinung, die vierte nur Fieber bis 39,2° und die letzte keine Temperatursteigerung; ohne örtliche Reaction.

Endstatus: Keine Änderung gegen den Aufnahmebefund.

35. Franke, 18 Jahre, Caries sicca der Schultergelenke. Seit 4 Jahren bestehend.

Status praes. bei der Aufnahme: Vollkommene Ankylose im Schultergelenk, starke Atrophie sämmtlicher Muskeln in der Schultergegend. Druckschmerzhaftigkeit.

Injectionen: 1. am 3. 12. 90 von 0,006,
           2. am 8. 12. 90 von 0,006,
           3. am 15. 12. 90 von 0,006.

Erste Injection Fieber bis 40,1 mit allmähligem Abfall, zweite Injection bis 39,8 mit schnellem Temperaturabstieg, dritte Injection 39,5 mit schnellem An- und Abstieg.

Örtliche Reaction: Nur wenig gesteigerte Schmerzhaftigkeit;

Endstatus: Keine Veränderung gegen den anfänglichen Befund.

36. Toprowski, 31 Jahre, Tubercul. calcanei. Seit 1/4 Jahr bestehend. Stat. praes. bei der Aufnahme: Der ganze hintere Teil des Calcaneus ist stark verdickt, die Haut der Ferse bläulichrot. Bei Druck geringe Schmerzhaftigkeit.

Injectionen: 1. am 28. 11. 90 von 0,01,
           2. am 3. 12. 90 von 0,01,
           3. am 8. 12. 90 von 0,01,
           4. am 15. 12. 90 von 0,01.

Die erste Injection bewirkt Fieber, das 39,1° nicht übersteigt, aber 3 × 24 Stunden anhält. Bei der zweiten und dritten Erhebung bis auf 40,1° resp. 40,1° aber schon nach 20 Stunden wiederum Temperaturlosigkeit. Die vierte bewirkt nur Fieber bis 39,6° nach 16 Stunden Entfieberung. Örtlich wie allgemein geringe Erscheinungen. Leichte Schmerzempfindung in der Ferse.

Endstatus: Patient kann weder das Fussgelenk besser bewegen, noch ist eine Verminderung der Druckschmerzen zu bemerken. Schwellung geringer.

37. Fussgelenkstuberkulose. Stiller, Max, 4 Jahre, Schuhmacherssohn (unehelich) aus Breslau. Vom Sommer dieses Jahres an hinkt er, keine Ursache. Dabei trat Schwellung des Fussgelenkes mit Schmerzhaftigkeit ein, welche beide aber nach längerer Bettruhe verschwinden, aber bald wiederkehrten.

Status: Äussere Seite des rechten Fussgelenkes geschwollen; Vorwölbung der Kapsel; keine äussere Wunde; Bewegungen etwas behindert, wenig schmerzhaft.

Injectionen. 1.: 0,003, 2.: 0,003, 3.: 0,003. Bei der ersten traten nach schnellem Temperaturanstieg starke Schwellung (Differenz circa 2 cm im Umfang), Rötung und grosse Schmerzhaftigkeit des Fussgelenkes ein. Nach ungefähr 16 Stunden normal. Die beiden letzten Injectionen zeigten keine locale Reaction.

Eintritt der höchsten Temperatur: 39,9° — 40,7°.— 39° nach 8 — 10 — 12 Stunden.

Endstatus: Schwellung des Fussgelenkes zurückgegangen, so dass ein nur geringer Unterschied des Umfanges beider Gelenke besteht. Allgemeinbefinden gut. Keine Schmerzen im Gelenk.

Therapeutisches Ergebnis: Besserung.

38. Gonitis. Hegewald, Henriette, 43 Jahre, Dienstmagd aus Martinskirchen. Vor 7 Jahren ist sie von einem Stier gegen das Knie gestossen worden; keine Beschwerden bis zum Januar dieses Jahres. Da plötzlich Schmerzen, sie musste hinken, später zu Bett liegen. Eisumschläge; Gipsverbände.

Status: Der ganze Unterschenkel ödematös; Knie stark verdickt, ankylotisch; Patella kaum beweglich. Auf Druck Schmerzhaftigkeit.

Injectionen. 1.: 0,01, 2.: 0,01, 3.: 0,01. Die ersten beiden verliefen mit Übelkeit, Erbrechen, Somnolenz. Knie stark geschwollen, heiss anzufühlen, sehr schmerzhaft. Scheinbar Erweichung des Gelenkes. Die letzte Injection local, reactionslos.

Eintritt der höchsten Temperatur: 39,3° — 39,2° — 39,5° nach ungefähr 6 — 8 — 10 Stunden.

Endstatus: Knie in Ankylose. Schmerzhaftigkeit fast ganz verschwunden. Patientin hinkt, aber das Gehen macht ihr keine grossen Beschwerden.

Therapeutisches Ergebnis: Geringe Besserung in Bezug auf Schmerz und Schwellung.

39. Gassmann, 11 Jahre. (Gonitis et Coxitis.) Seit einem halben Jahr bestehend.

Aufnahme-Status: Rechtes Knie mässig, besonders am lend. int. fl. geschwollen und wenig schmerzhaft; Hüftgelenk in geringer Flexionsstellung, Ab- und Adductionsstellung beschränkt und schmerzhaft.

Injectionen: 1. am 25. 11. 90 von 0,006,
2. am 3. 12. 90 von 0,006,
3. am 8. 12. 90 von 0,006,
4. am 16. 12. 90 von 0,006.

1. Injection: Rapid ansteigendes Fieber bis 40,2°. Schüttelfrost. Colossale Schwellung des rechten Knies (5 cm nimmt der Umfang zu); mässige Schwellung des Hüftgelenks. Die Erscheinungen bilden sich ganz allmählich zurück; erst am 28. 11. verschwindet das Fieber.

2. Injection ebenfalls Fieber bis 40,2°. Schwellung des Knies aber nicht so intensiv.

3. und 4. Injection, hohes, aber nur wenige Stunden dauerndes Fieber; örtlich geringe Erscheinungen.

Endstatus: Keine wesentliche Veränderung gegen den Anfangsbefund.

40. Coxitis. Huth, Otto, 4 Jahre, Arbeiterssohn aus Stolberg. Seit Sommer 1890 nach einem Fall an der Hüfte erkrankt, bekam Masern, nach denen Verschlimmerung eintrat.

Status: Am linken Hüftgelenk derbe Kapselschwellung. Mässige Abduction, Flexion und Innenrotation.

Injection: 1. 0,001. Bein wird im Hüft- und Kniegelenk flectiert gehalten; Schwellung; jede Bewegung äusserst schmerzhaft.

Eintritt der höchsten Temperatur: 39,9° nach 12 Stunden.

Endstatus: Wie oben.

Therapeutisches Ergebnis: Nicht nachweisbar.

41. Coxitis. Winter, Reinhold, 3jähr. Arbeiterssohn aus Petersroda. Seit 10 Wochen an der Hüfte erkrankt, 4 Wochen darauf Scropheln. Mit innerlichen Mitteln behandelt.

Status: Rechtes Bein in geringer Abduction und Flexion. Fixation des Beckens; active Bewegungen sehr beschränkt. Mässige Lordose. Schmerzen bei Bewegungen. Kein Abscess. An Nase und Lippe von Schrunden und Exanthem bedeckt.

Injectionen. 1.: 0,002, 2.: 0,004, 3.: 0,004, 4.: 0,003, 5.: 0,003. Bei der ersten Anschwellung des Hüftgelenks unter starken Schmerzen Unwohlsein. Nasenflügel und Oberlippe stark geschwollen und gerötet; Nackendrüsen rechts geschwollen. Die übrigen vier Injectionen brachten wenig Reaction hervor.

Eintritt der höchsten Temperatur: 39,1° — 38,6° nach 4 — 8 Stunden.

Endstatus: Stellung des Beines in geringerer Abduction. Sonst derselbe Befund.

Therapeutisches Ergebnis: Geringe Besserung.

42. Coxitis. Hesse, Otto, 3 Jahre, Arbeiterssohn aus Schraplau. Mitte October d. J. begann der Knabe zu hinken und klagte über Schmerzen.

Status: Geringe Abduction, Flexion und Aussenrotation des rechten Beines. Wenig Schmerzen.

Injection: 1. 0,002. Hohe Temperatur nach 10 Stunden 40,2°. Schmerzen und Schwellung im Hüftgelenk, besonders bei Bewegungen.

Endstatus: Derselbe wie oben.

Therapeutisches Ergebnis: Nicht nachweisbar.

43. Coxitis. Hund, Carl, 3 Jahre, Zimmermannssohn aus Halle a. S. Status: Seit ½ Jahre ohne Ursache krank. Linkes Bein im Hüftgelenk in starker Flexion und Abduction; active Bewegungen nicht möglich, passive sehr schmerzhaft. Geringe Schwellung des linken Oberschenkels; aber kein Abscess nachzuweisen.

Injectionen: 1.: 0,003, 2.: 0,003, 3.: 0,003, 4.: 0,003, 5.: 0,004. Bei der ersten zeigte er starkes Unwohlsein, Erbrechen. Schwellung des linken Oberschenkels, sehr grosse Schmerzhaftigkeit, Gesicht gedunsen. Bein wird in Flexion gehalten, im Hüft- und Knieegelenk die folgenden Injectionen abgeschwächt, besonders die letzte.

Eintritt der höchsten Temperatur: 39,9° — 39,2 — 39,0 — 38,5° nach 4 — 6 — 8 — 8 Stunden.

Endstatus: Wie oben.

Therapeutisches Ergebnis: Nicht nachweisbar in Bezug auf Bewegungen, wohl aber in Bezug auf Schmerzhaftigkeit.

III. — 44. Tuberkulöse Lymphdrüsen am Halse. Hönich, Hugo, 16 a. n., Kellner, Halle. Patient leidet seit Jahren an geschwollenen Drüsen an der linken Seite des Halses. Seit 3 Wochen stärkere Schwellung.

Status pr.: Etwa faustgrosses Drüsenpacket am Halse, ungefähr am linken Kieferwinkel beginnend, nach unten und hinten in der regio sterno-cleido-mastoidea sich ausdehnend.

Injection 1 am 22. 11. 90.: 0,008 g,
  - 2 - 28. 11. 90.: 0,01 g,
  - 2 - 8. 12. 90.: 0,01 g,
  - 4 - 16. 12. 90.: 0,01 g.

Höchste Temperatur: Bei der 1. 38,0° nach 10 Stunden; bei der 2. 38,1° nach 16 Stunden; bei der 3. und 4. keine Erhöhung.

Endstatus: Die Drüsen waren nach jeder Injection stärker geschwollen und schmerzhaft; bereits nach der 2. Injection liess sich eine Verkleinerung constatieren, welche nach der 4. Injection eine sehr auffallende war. Der therapeutische Erfolg daher unzweifelhaft. 14 Tage später wieder stärkere Schwellung.

45. Tuberkulöse Lymphome. Barth, Ida, 18jähr. Landwirtstochter aus Teutschenthal. Patientin wurden im September 1890 grosse Packete tuberkulöser Lymphdrüsen des Halses exstirpirt. Sie kehrt im November mit Recidiven zurück.

Status: Drüsenschwellungen in der Umgebung der Operationsnarbe an der rechten Seite des Halses, in geringerem Grade auch an der linken Seite und in den Supraclaviculargruben.
Injectionen: 1. am 22. 11. 90.: 0,008,
         2. - 28. 11. 90.: 0,01,
         3. - 3. 11. 90.: 0,008.
Nach jeder Injection tritt starke Reaction auf mit Fieber, Schüttelfrösten, Erbrechen, Hustenanfällen, ziehenden Schmerzen in den geschwollenen Drüsen, Hitze und Rötung der letzteren nebst rotem Exanthem auf der Brust, Beschleunigung des Pulses und der Respiration. Nach der 3. Injection treten ausser Schwellung und Rötung der hinteren Rachenwand Collapserscheinungen (Cyanose des Gesichts und der sichtbaren Schleimhäute, Puls 160 und sehr weich) auf, welche Injectionen von Moschus und Kampher erfordern. Sämtliche Reactionserscheinungen nach jeder Injection Koch'scher Lymphe gehen durchschnittlich innerhalb 40 Stunden vorüber.

Eintritt der höchsten Fiebererscheinungen: 40,6 — 40,8 — 40,8 nach 12 — 6 — 10 Stunden.

Endstatus: Die Drüsenschwellungen rechterseits am Halse, sowie in den Supraclaviculargruben sind deutlich zurückgegangen, links anscheinend status quo ante.

Therapeutisches Ergebnis: Besserung, doch hat das Allgemeinbefinden sehr gelitten, Patient sieht blass und angegriffen aus.

46. Müller, 18 Jahre, Lymphoma tub. Seit 4 Monaten bemerkt. Haselnussgrosse Drüsengeschwulst am linken Unterkieferwinkel.
Injectionen: 1. am 28. 11. 90 von 0,01,
         2. - 3. 12. 90 von 0,01,
         3. - 8. 12. 90 von 0,01,
         4. - 15. 12. 90 von 0,01,
1. Injection: Örtlich starke parulisartige Anschwellung der ganzen Halsgegend; rapid ansteigendes Fieber bis 40,6°, Dauer 16 Stunden, Kopfschmerzen.
2. Injection: Starke örtliche Reaction, Fieber bis 40,4°.
3. Injection: Örtliche Reaction bedeutend kleiner, Fieber bis 40,0°.
4. Injection: Örtlich nur noch leichte Schwellung, Fieber bis 39,4°, 8 Stunden Dauer.
Endstatus: Die Drüse ist vereitert und selbst nach Aspiration des Eiters nicht geschrumpft. Dieselbe wird exstirpirt.

IV. — 47. Heusack, 38 Jahre. Rachen- und Lungentuberkulose. Stat. praes. bei der Aufnahme: Am weichen Gaumen mehrere markstückgrosse Ulcerationen. An der Stelle der Tonsillen kraterförmige Geschwüre. An den Lungen R. H. O. und L. H. U. Dämpfung und klingendes Rasseln. Darmtuberkulose. Fortgesetztes Fieber zwischen 38° und 39°.
Injectionen: 1. am 3. 12. 90 von 0,002,
         2. am 8. 12. 90 - 0,003.
Reaction bei der ersten Injection keine besondere, weder örtliche noch allgemeine, Fieber bis 39°, bis zu welcher Temperatur es auch schon sonst angestiegen war.
Injection: Fieber bis 40,5, Patient klagt über Kopfschmerzen, an den geschwürigen Stellen des weichen Gaumens keine Veränderungen zu entdecken.
Patient stirbt am 15. 12.

48. Boeckel, 24 Jahre. Epidydimitis tubercul. Beim Patienten ist wegen Epidydimitis tubercul. die Castration links ausgeführt, ferner ein Stück stehengebliebenen Samenstranges am 2. 11. wegen eines tuberkulösen Abscesses entfernt. Es bestand ein Granulationsstreifen.

Injectionen. 1. am 28. 11.: 0,0025,
          2. am 3. 12.: 0,004,
          3. am 8. 12.: 0,004,
          4. am 15. 12.: 0,004.

Erste Injection bringt Temperatur bis $39,2°$, die zweite eine ganz geringe Temperatursteigerung bis $38,5°$ hervor. Die dritte Injection bewirkt Fieber bis $39,8°$, die vierte nur geringes Heraufgehen der Temperatur bis $38,1°$. Allgemeinbefinden nicht gestört. An der Granulationsfläche zeigt sich Schwellung. Die frische Narbe ulceriert, so dass eine breite tiefe Wunde zu Stande kommt, die später auftretenden Granulationen sehen suspect aus und zeigen wenig Neigung zur Verheilung. Noch am 25. 12. 90 besteht eine tiefe Wunde, die teilweise mit tuberkulösen Granulationen bekleidet ist.

49. Kniegelenksaffection. Controllfall. Masthof, Anna, 19jährige Näherin aus Mehringen. Patientin wurde bereits im October 1890 hierselbst wegen Hydrops genu behandelt, das rechte Kniegelenk wurde punktiert, ausgespült, Jodoformemulsion injiciert und Gipsverband angelegt. Im December kehrt sie zurück, ohne dass die Schwellung und Schmerzhaftigkeit verschwunden sind.

Status: Mädchen, 16 Jahre alt, von kräftigem Körperbau, der wenig zur Annahme tuberkulöser Erkrankung berechtigt. Das rechte Kniegelenk ist stark geschwollen und schmerzhaft, besonders in der Gegend der Condylen des Oberschenkels. Die passive Bewegung des Kniegelenks ist wenig behindert.

Injection: 1. am 8. 12: 0,008.
Keine Reaction.

V. — 50. Papillomata laryngis; Bronchitis. Bauer, Franz, 56a. n. Bergmann, Teuchern. Leidet an Kehlkopfpapillomen; am 11. 6. 90 Laryngofissur; der grösste Teil des Kehlkopfs wird entfernt; die Tumoren recidivieren. Daneben hat Patient seit längeren Jahren Husten und Auswurf; die wiederholt vorgenommene Untersuchung auf Tuberkelbacillen lieferte ein negatives Resultat.

Status pr.: Percussion lässt nirgends Veränderungen erkennen. Atemgeräusch vesiculär, spärliche feinblasige Rasselgeräusche über den Lungen zerstreut. Recidiv des Kehlkopfpapilloms.

Injectionen: 1. am 22. 11.: 0,008 g,
           2. am 26. 11.: 0,008 g,
           3. am 3. 12.: 0,008 g,
           4. am 8. 12.: 0,008 g.

Höchste Temperatur: $40°$ (Schüttelfrost) — $39,5°$ — $38,3°$ — $37,6°$ nach 10 — 14 — 8 — 10 Stunden.

Endstatus: Das Allgemeinbefinden war nach 1., 2., 3. stark alteriert; der Lungenbefund veränderte sich niemals, und wurde der Auswurf jedesmal etwas reichlicher und dünnflüssiger. Bei der letzten Injection zeigt Patient kaum eine Reaction.

Ein therapeutisches Ergebnis ist nicht bemerkbar.

51. Nasendefect. Controllfall. Krebs, Lina, 43jährige Arbeiterin. Patientin litt vor 10 Jahren an einem Geschwür des rechten Nasenflügels, welches vier Jahre lang bestanden und auf Salbenbehandlung bis auf einen zurückbleibenden roten harten Knoten geheilt sein soll. Letzterer wurde bald wieder ulcerös und durch einen Arzt operativ entfernt. Neuerdings Bildung neuer Geschwüre an den Defecträndern.

Status: Defect fast des ganzen rechten und eines grossen Teils des linken Nasenflügels. Das Septum cartilagineum ist erhalten und der linken Seite anliegend, die Defectränder infiltrirt und mit Ulcerationen bedeckt.

Injection; 1. am 22. 11.: 0,01. Weder allgemeine noch locale Reaction ist eingetreten.

Diagnose: Lues, da Besserung nach Gebrauch von Jodkali eintritt.

52. Gonitis fungosa.(?) Naumann, Franz, 18 a. n. Schmiedelehrling. Patient erlitt Ende September einen Sturz auf das rechte Knie, seitdem Schwellung des Kniegelenks.

Status pr. 21. 11. Geringe Flexionsstellung des Gelenks, Kapsel zu beiden Seiten der Patella verdeckt; das Gelenk ist an der Aussenseite druckempfindlich.

Injectionen: 1. 21. 11. 0,008 gr, 2. 28. 11. 0,01.

Temperatur: Niemals erhöht. Die Flexionsstellung ist nach der Injection stärker, Gelenk stärker geschwollen und empfindlicher auf Druck. Allgemeinbefinden nie gestört.

Therapeut. Ergebnis: Nicht bemerkbare Veränderung.

53. Secundäres Lymphdrüsencarcinom der rechten regio inguinal. nach Carcinom des rechten lab. majus. Frau Hecht, 65 Jahre alt. 1 Jahr vorher wegen eines Carcinoms des rechten lab. majus operirt. Im November ein fast zweifaustgrosses carcinomatöses Drüsenpacket in der rechten Inguinalgegend und fossa iliaca. Der Tumor zum grössten Teile erweicht und vereitert, die Haut sehr dünn, aber noch nicht ulceriert.

Inoperabel 25. 11. Abends 9 Uhr 1. Injection von 0,01. Am 26. 11. Vorm. 8 Uhr noch keine Reaction. Zwischen 8 und 9 Uhr intensive Palpation des Tumors. 5 Stunden später, d. h. 17 Stunden nach der Einspritzung Temperatur 39° ohne locale Reaction; am 27. 11. Temperatur normal. 28. 11. 2. Injection von 0,01, keine Reaction. Resumé: Temperatursteigerung am 26. 11. Folge der Untersuchung, unabhängig von der Injection.

Aus der Klinik für Ohrenkranke.

Der Director, Geheimer Medicinalrath Professor Dr. Schwartze, theilt in seinem Bericht vom 2. Januar 1891 mit, dass die Versuche mit den Injectionen des Koch'schen Heilmittels gegen Tuberkulose in der Ohrenklinik erst Ende November 1890 begonnen worden seien. Die von Koch beschriebene allgemeine Reaction wurde in allen Fällen beobachtet; die locale Reaction war bald in sehr auffallender Weise, bald gar nicht bemerkbar. Von einer Heilwirkung auf die locale tuberkulöse Erkrankung im Schläfenbein, auch des Siebbeins und der Stirnhöhlen, konnte in der kurzen Beobachtungsdauer natürlich nichts erwartet werden.

Aus dem pathologischen Institut.

Bericht des Direktors, Geheimen Medizinalrath Professor Dr. Ackermann.

(Vom 31. December 1890.)

Im pathologischen Institut sind im Ganzen 4 Sectionen von Tuberkulösen vorgekommen, welche bald kürzere, bald längere Zeit vor ihrem Tode mit Koch'scher Lymphe behandelt worden waren. Ausserdem sind, ebenfalls im Institut, von dem hiesigen Privatdocenten für Dermatologie und Syphilis Dr. Ernst Kromeyer mikroskopische Untersuchungen über die Wirkung des Koch'schen Heilmittels bei Lupus angestellt worden. Der Genannte hat die Resultate dieser seiner Untersuchungen zwar bereits in der »Deutschen medicinischen Wochenschrift« No. 49 vom Jahre 1890 veröffentlicht; dieselben haben aber, da sie im pathologischen Institut gewonnen wurden, im Nachstehenden ebenfalls noch eine kurze Berücksichtigung gefunden, und es setzen sich daher die folgenden Mittheilungen zusammen aus den Resultaten der 4 Sectionen und den Untersuchungen des Dr. Kromeyer.

I. Sectionsergebnisse.

(Die ganz unwesentlichen, in den betreffenden Sectionsprotokollen enthaltenen Daten sind in den nachfolgenden Mittheilungen fortgelassen.)

1. Marie Körtge, gestorben am 12. December, secirt am 13. December, 19 Stunden nach dem Tode.

Die in einem Alter von 24 Jahren verstorbene Person ist im Ganzen nur zweimal mit je 0,001 g Koch'scher Lymphe geimpft worden und hat die letzte Injection am Tage vor ihrem Tode erhalten.

Die Leiche ist sehr mager und zeigt an ihrer Hinterfläche zahlreiche Todtenflecke und am Kreuzbein in mässiger Ausdehnung einen oberflächlichen Decubitus. Der Blutgehalt des Schädels ziemlich bedeutend. In den Sinus der Dura mater ebenfalls grössere Mengen, vorzugsweise aus Cruorgerinnseln bestehenden Blutes. Die Dura mater nicht besonders stark gespannt. Ihre Innenfläche feucht glänzend. Die Venae cerebrales stark gefüllt, namentlich auf der rechten Seite. Auf der Höhe der Scheitellappen ein stellenweise nicht unerhebliches Oedem. Arterien der Hirnbasis ziemlich stark mit Blut gefüllt. Die Schnittfläche der Grosshirnhemisphären feucht glänzend. Hirnsubstanz von etwas mehr als mittlerem Blutgehalt.

Das Zwerchfell steht rechts am unteren Rande des 5. Rippenknorpels, links etwa in der Mitte des 5. Intercostalraums. Die linke Lunge liegt etwas weiter zurück als gewöhnlich, die rechte dagegen erreicht mit dem scharfen Rande ihres oberen Lappens die Medianlinie. Beide Lungen, namentlich die linke, in ziemlich bedeutendem Umfange mässig fest verwachsen.

Im Herzbeutel sind etwa 20 ccm klaren, fast farblosen Serums vorhanden. Peri- und Epicardium etwas ödematös. Coronargefässe mässig gefüllt. Im rechten Herzen grosse, in die Lungenarterie und in die Hohlvenen hineinreichende Cruormengen. Im linken Herzen nur wenig schlaff geronnenes Blut. Herzfleisch blass, durchscheinend, leicht gebräunt.

Die rechte Lunge zeigt an ihrer Oberfläche eine Anzahl bis dreimarkstückgrosser, intensiv geröther Stellen, welche Hepatisationsherden, die unmittelbar unter der Pleura liegen, entsprechen und ein vorwiegend hämorrhagisches Aussehen haben. Am stumpfen Rande dieser Lunge und an ihrer seitlichen Fläche eine ziemlich bedeutende Menge punktirter Hämorrhagien in und unter der Pleura. Das obere Viertel des oberen Lappens ist theils hepatisirt, theils schiefrig indurirt und in diesen Gegenden von zahlreichen, mit käsigem Inhalt erfüllten Bronchiektasieen durchsetzt. Die hepatisirten Partieen sind ausgezeichnet durch einen sehr starken Blutgehalt, welcher ihnen eine dunkelbläulichrothe Farbe verleiht. In diesen erkrankten Partieen des Oberlappens finden sich ausserdem sehr zahlreiche, vorwiegend in der Umgebung der kleineren Bronchialverzweigungen sitzende miliare Knötchen von opaker Beschaffenheit. In den mittleren und unteren Theilen des oberen, ferner im mittleren und, in geringer Anzahl, auch im unteren Lappen hepatisirte Herde von Haselnuss- bis reichlich Wallnussgrösse und zum Theil unmittelbar unter der Pleura gelegen, insgesammt aber von dunkelbläulichrothem hyperämisch-hämorrhagischem Aussehen. In den hinteren Theilen der Lunge ein ziemlich hoher Grad hypostatischer Hyperämie. In den Bronchien nur geringe Mengen schleimigen Secrets, Schleimhaut derselben mässig geröthet, frei von Tuberkeln. In der linken Lunge sind die Veränderungen im Wesentlichen die gleichen wie rechts, namentlich tritt auch hier eine Anzahl von Hepatisationsherden hervor, welche ebenfalls durch starken Blutgehalt ausgezeichnet sind. Ausserdem findet sich in dieser Lunge eine Anzahl kleinerer, mit trübem, etwas bröcklichem Inhalt versehener Cavernen, deren Grenzen ebenfalls eine etwas stärkere hyperämisch-hämorrhagische Röthung erkennen lassen.

In der Schleimhaut des Zungengrundes und an den Tonsillen eine Anzahl reichlich linsengrosser hyperämischer Flecke. Im Pharynx und Oesophagus ein ziemlich voluminöser Soorbelag. Die Schleimhaut am Kehlkopfseingange leicht ödematös. An der Vorderfläche des rechten Giesskannenknorpels ein linsengrosses, unregelmässiges, mit zackigen Rändern versehenes Geschwür, dessen Grund ziemlich gereinigt ist und dessen Umgebung ebenfalls hyperämisch erscheint. An den hinteren Enden beider Stimmbänder je eine ganz oberflächliche Erosion, die rechterseits etwa $\frac{1}{2}$ cm lang und 2—3 mm breit, linkerseits aber etwas kürzer und schmäler ist. Die Defecte gehen anscheinend nicht weit über das Epithel hinaus und lassen am Grunde eine leicht gelbliche Trübung und in den mehr nach dem Centrum hin gelegenen Partieen eine undeutlich fleckige hyperämische Röthung erkennen.

In der Bauchhöhle befinden sich etwa 800 ccm eines trüben, gelblich tingirten, eitrigen, stark faeculent riechenden Exsudats. Das Bauchfell ist im Ganzen etwas getrübt, das grosse Netz ausserordentlich stark diffus geröthet und seine kleineren Venen sind stark mit Blut gefüllt. An der Serosa des Dünndarms eine grosse Anzahl, in ihren centralen Partieen dunkelblauroth, in ihren peripherischen Abschnitten mehr rein hellroth gefärbter Flecke, welche die Grösse von Zweimarkstücken erreichen und offenbar insgesammt exulcerirten Peyer'schen Plaques entsprechen. Ein Theil dieser Flecke ist mit mässig festen, dicken, ihre Grenzen bald mehr, bald weniger weit überragenden gelblichen Exsudatmassen überzogen, die grössere Anzahl aber der hämorrhagischen Flecke zeigt derartige Überzüge nicht, und es finden sich dieselben auch sonst, vielfach gänzlich unabhängig von anderen Veränderungen des Darms, an den verschiedensten Stellen seiner Oberfläche und namentlich in den Winkeln zwischen den Darmschlingen vor. Der Proc. vermiformis ist mit einem Theile seiner Oberfläche an eine benachbarte Darmschlinge angeklebt, zeigt aber, frei in die Bauchhöhle sich öffnend, eine sehr umfängliche, gänzlich unregelmässige, offenbar durch tuberkulöse Geschwürsbildung hervorgerufene Zerstörung. Die Zahl der im Darm befindlichen Geschwüre ist ausserordentlich gross. Dieselben beginnen bereits im oberen Jejunum, nehmen aber an Zahl und an Grösse im weiteren Verlauf des Darms immer mehr zu und erreichen im unteren Drittheile des Ileums eine so bedeutende Ausbreitung, wie sie nur selten bei Darmtuberkulose vorkommt. Die Geschwüre zeigen insgesammt eine nur mässige tuberkulöse Infiltration ihres Grundes und ihrer Ränder; indessen erkennt man doch bei allen noch, namentlich im Grunde, eine Anzahl opaker miliarer Knötchen. Die Ränder zeigen fast durchweg eine von der im übrigen blassen Mucosa sehr deutlich sich abhebende, die Geschwüre umgebende Röthung von vorwiegend hyper-

ämischer, zum Theil auch wohl hämorrhagischer Beschaffenheit.
Die erwähnte Röthung an den den Geschwüren entsprechenden Stellen
der Darmserosa geht vielfach weit über die Grenzen der Geschwüre
hinaus und schliesst sich an zahlreichen Stellen ungemein deutlich an
miliare Knötchen an, welche in der Serosa und Subserosa in der
Nähe der Geschwürspartien ihren Sitz haben. Ein grosser Theil
dieser Knötchen befindet sich im Innern der subserösen Lymphgefässe,
ein geringerer Theil liegt aber auch, mehr frei und unregelmässig,
in der Subserosa zerstreut. Aber sowohl von diesen, wie auch von
jenen Knötchen, ist eine grosse Anzahl durch intensiv hyperämische
Höfe eingeschlossen. Im Proc. vermiformis ist die Mucosa und zum
Theil auch die übrige Darmwand durch zahlreiche und ausgebreitete
Exulcerationen zerstört. Im Colon ebenfalls eine, jedoch nur geringe
Zahl tuberkulöser Geschwüre, welche im Wesentlichen mit denen des
Dünndarms übereinstimmen.

Mesenterialdrüsen theilweise vergrössert, einzelne verkalkt, andere
ziemlich stark geröthet. Desgleichen die retroperitonealen Lymphdrüsen,
von denen ein grosser Theil sehr stark geschwollen ist, ohne indessen
käsig zu erscheinen.

Die Darmschlingen, namentlich die im Becken gelegenen, mehrfach durch fibrinöse Exsudate theils unter einander, theils mit dem
Bauchfell oder mit den Organen des Beckens verklebt.

2. Moritz Heusack, gestorben am 13. December, secirt am
14. December, 15 Stunden nach dem Tode.

Der in einem Alter von 38 Jahren verstorbene Mann hat am
3. December eine Injection von 0,002 g Koch'scher Lymphe erhalten
und am 8. December eine desgleichen von 0,003 g. Es ist hier also
zwischen der letzten Injection und dem Tode eine Zeit von beinahe
einer Woche vergangen.

Die Leiche war sehr mager. Todtenflecke spärlich. Die Dura
mater des Gehirns war wenig gespannt. Die Sinus der Dura mater
stark mit Blut gefüllt. In den mittleren und hinteren Partieen der
Grosshirnoberfläche ziemlich starkes Ödem der Pia. Hirnsubstanz
ebenfalls ödematös, von mässigem Blutgehalt.

Linke Lunge an der Spitze, rechte Lunge nirgends verwachsen.
Im Herzen mässige Mengen flüssigen Blutes, mit einzelnen Cruorgerinnseln untermischt.

Am stumpfen Rande des Unterlappens der linken Lunge eine
ziemlich bedeutende Anzahl punktirter Hämorrhagien. Im oberen
Lappen sowie in der Spitze des Unterlappens zahlreiche, in Gruppen
stehende miliare Knötchen von zum Theil opaker und käsiger Beschaffenheit. Am vorderen Rande des oberen Lappens ein etwa
hühnereigrosser hämorrhagischer Infarct, keilförmig, bis an die Oberfläche reichend. Ausserdem, im Parenchym zerstreut, eine Anzahl
bis wallnussgrosser, scharf begrenzter lobulärer Hepatisationsherde,

welche ziemlich stark geröthet sind. In dem Hauptbronchus dieser Lunge einige wenige, linsengrosse, ziemlich oberflächliche Geschwüre mit nicht gerötheter Umgebung. In der Spitze der rechten Lunge eine klein-apfelgrosse, ziemlich glattwandige, mit spärlichem Secret theilweise erfüllte Caverne. In den oberen Partieen des oberen Lappens dieser Lunge zahlreiche, in Gruppen stehende miliare Knötchen in einem theils indurirten, theils hepatisirten, mässig hyperämischen Gewebe liegend. Im mittleren Lappen ein stark hyperämischer Hepatisationsherd, welcher zahlreiche miliare Knötchen einschliesst, während im unteren Lappen sich ebenfalls ausgedehnte und zahlreiche Anhäufungen miliarer Knötchen vorfinden, die aber durchweg eine ganz blasse Umgebung zeigen.

An der vorderen Fläche des Gaumensegels ein von hier auf die Pharynxwand und den Zungengrund übergehender, sehr umfänglicher, bis zum Kehldeckel hinabreichender und die seitlichen und hinteren Partieen des Schlundkopfes umgreifender Defect, in dessen Grunde opake, käsige Knötchen in bedeutender Anzahl sich vorfinden. Hyperämische oder hämorrhagische Färbungen zeigen sich nirgends weder im Grunde noch an den Rändern dieses Geschwürs. Beide Ligam. ary-epiglottica ödematös. Am rechten Lig. ary-epiglotticum eine unregelmässige Röthung der Mucosa über einer ganz leichten Anhäufung miliarer, theilweise auch exulcerirter Knötchen. An der unteren Fläche des Kehldeckels eine zehnpfennigstückgrosse, mit miliaren Knötchen durchsetzte Exulceration, welche in ihrer Tiefe, wie an ihren Rändern eine leichte Hyperämie aufweist. Auch am linken Stimmband einige oberflächliche Erosionen mit leicht geröthetem Grunde und eben solcher Umgebung.

Im Dünndarm zahlreiche kleinere und grössere Geschwüre mit zum Theil ziemlich stark infiltrirten Rändern und blasser Umgebung. Im Colon desc. ebenfalls eine Anzahl zum Theil gürtelförmig den Darm umgreifender Geschwüre, die aber insgesammt eine blasse Umgebung, eine ziemlich stark infiltrirte Basis und ebenso beschaffene Ränder besitzen. Fast unmittelbar über dem Orific. ani ein etwa 5 cm hohes und 10 cm breites tuberkulöses Geschwür, dessen Grund mässig, dessen Umgebung stärker geröthet ist.

3. Otto Zorn, gestorben am 25. December, secirt am 26. December, 22 Stunden nach dem Tode.

Der in einem Alter von 20 Jahren verstorbene Mann ist im Ganzen 6 Mal mit Koch'scher Lymphe geimpft worden, und zwar zu Anfang mit 0,001 g, dann, allmählich steigend, bis auf 0,003 g. Die letzte Injection hat am 24. December stattgefunden.

Die Dura mater cerebri war mässig blutreich, die weichen Hirnhäute hyperämisch. In den Fossae Sylvii, und zwar dem Verlauf der Arterien dieser Gegend entsprechend, eine mässige Anzahl miliarer opaker Knötchen, wie sie sich, jedoch ebenfalls in nur geringer

Menge, an den Arteriae corporis callosi und an einzelnen Stellen der Convexität des Gehirns vorfinden. In der Nachbarschaft dieser Knötchen ist eine Hyperämie oder eine anderweitige Veränderung nicht erkennbar. Im Allgemeinen ist die Substanz des Gehirns ziemlich blutreich, jedoch nicht in höherem Grade als man sie sonst bei Meningealtuberkulosen vorzufinden pflegt. Ödem der Pia nicht vorhanden. In den Hirnventrikeln eine etwas reichlichere Menge von Flüssigkeit als gewöhnlich und dementsprechend die Ventrikel etwas erweitert.

Am Pericardium und am Herzen keine bemerkenswerthen Veränderungen.

Die linke Lunge, welche beinahe in der ganzen Ausdehnung ihrer Oberfläche verwachsen ist, enthält in ihrem oberen Lappen eine apfelgrosse Caverne mit glatten Wandungen und ausserdem eine Anzahl zum Theil bronchiektatischer Höhlen von durchschnittlich etwa Haselnussgrösse, ausserdem zahlreiche, in Gruppen stehende miliare Knötchen, welche sich auch im unteren Lappen vorfinden, aber in ihrer Umgebung ebensowenig eine deutliche Hyperämie erkennen lassen wie die erwähnten Cavernen. Die Bronchialschleimhaut ist ziemlich stark geröthet und in den Bronchien befinden sich grosse Mengen dünnen, lufthaltigen, puriformen Secrets. In der Umgebung der tuberkulösen Herde erscheint das Lungenparenchym in nicht unerheblichem Grade ödematös. Die Bronchialdrüsen ziemlich stark geschwollen und käsig verändert; nirgends in ihrem Innern oder in ihrer nächsten Umgebung besonders blutreich. Die rechte Lunge, welche nur an ihrer Spitze adhärent ist, zeigt im Wesentlichen ein gleiches Verhalten wie die linke, namentlich, ebenfalls in der Spitze, eine Anzahl von Cavernen und im unteren Lappen zahlreiche miliare Knötchen neben einigen lobulären Hepatisationen. Auch hier sind mässige locale Ödeme in der Umgebung der tuberkulösen Herde erkennbar, nirgends jedoch finden sich deutlicher ausgesprochene hyperämische Röthungen vor.

Die Nieren etwas blutreich und gross, enthalten dicht unter der Oberfläche und in ihrem Innern einzelne miliare Tuberkeln, in deren Nachbarschaft aber eine Hyperämie nicht erkennbar ist.

Die Milz klein, frei von miliaren Tuberkeln.

In der im Ganzen ziemlich blutreichen Leber eine bedeutende Anzahl frischer miliarer Knötchen, die sich aber weder durch einen stärkeren Blutgehalt in ihrer nächsten Umgebung noch durch irgend welche sonstige Eigenthümlichkeiten von den Tuberkeln dieses Organs in anderen Fällen unterscheiden.

Der Kehlkopf enthält sowohl an beiden Stimmbändern wie auch in deren nächster Nachbarschaft eine Anzahl kleinerer und oberflächlicher Defecte und in deren Grund wie in ihrer Umgebung eine Anzahl opaker miliarer Knötchen, welche aber eine ganz blasse Nachbarschaft zeigen, wie denn auch die Mucosa des Kehlkopfes durchweg blutarm ist.

Im Dünndarm keine Geschwüre. Im Coecum, im Wurmfortsatz und im Colon asc. einige tuberkulöse Geschwüre mit blasser Umgebung. Die Schleimhaut des ganzen Darms blutarm.

4. Wilhelm Kittel, gestorben am 27. December, secirt am 28. December, 28 Stunden nach dem Tode.

Der in einem Alter von 21 Jahren verstorbene Mann hat im Ganzen 4 Injectionen mit Koch'scher Lymphe erhalten, zu Anfang je 0,001 g, zum Schluss 0,002 g; die letzte Injection ist bereits am 22. December, also etwa 5 Tage vor dem Tode, ausgeführt worden. Bei der Section musste auf die Angehörigen des Verstorbenen, welcher Student der Theologie war, Rücksicht genommen werden, weshalb eine Eröffnung des Schädels unterblieb.

Die rechte Lunge in grosser Ausdehnung mit der Thoraxwand verwachsen, die linke Lunge fast überall frei. In den hinteren Partieen des unteren Lappens derselben eine Anzahl subpleuraler Ecchymosen. Ein grosser Theil des oberen Lappens der rechten Lunge durch eine Caverne eingenommen, deren Wandungen eine stark fetzige, nekrotische Beschaffenheit zeigen und die in ihren unteren Partieen frische, schlaffe und ziemlich voluminöse Blutgerinnsel enthält. In dieser Gegend erkennt man eine die Oberfläche leicht überragende Arterie, welche an ihrer prominentesten Stelle einen kleinen Defect aufweist. Ausser der grossen Caverne noch eine Anzahl von kleineren, welche, ebenso wie die ersteren, in einer grösstentheils ziemlich fest indurirten Umgebung sich befinden. In der linken Lunge zahlreiche, meist zu Gruppen vereinigte, opake miliare Knötchen. In beiden Lungen ein mässiges, nicht auf einzelne Partieen beschränktes, sondern vielmehr ziemlich gleichmässig über die ganzen Organe ausgebreitetes Ödem. Nirgends in der Umgebung der Cavernen oder der tuberkulösen Herde eine stärkere Hyperämie mit Sicherheit zu erkennen.

Im Kehlkopf eine grosse Zahl unregelmässig zackiger, vorwiegend oberflächlicher und vielfach zusammenfliessender Geschwüre, welche sowohl an der unteren Fläche der Epiglottis, wie auch an den Stimmbändern und den übrigen Theilen der Kehlkopfswand ihren Sitz haben und nirgends, weder an ihrem Grunde noch an ihren Rändern hyperämisch erscheinen.

Der untere Theil des Ileums zeigt eine ziemlich stark geröthete Mucosa, namentlich in der Nähe der Coecalklappe. Die solitären sowohl wie die agminirten Follikel sind in Gestalt kleinerer und grösserer opaker, leicht prominenter Herde geschwollen; die Centra dieser Herde sind mehrfach zerfallen, nirgends aber zeigt sich in der Umgebung der so veränderten Stellen eine deutliche Hyperämie. Im Coecum und Colon asc. ist ebenfalls eine Anzahl kleiner Geschwüre vorhanden, von ähnlicher Beschaffenheit, wie die im Dünndarm, und mit gleichfalls nicht hyperämischer Umgebung.

II. Ergebnisse mikroskopischer Untersuchungen aus den obigen 4 Fällen.

Prägnante positive Ergebnisse sind nur an Präparaten von Fall 1 (Marie Körtge) gewonnen worden. In den übrigen Fällen waren die Resultate der Untersuchung entweder ganz negativ, d. h. so, wie man sie auch an analogen Fällen, die ohne voraufgegangene Behandlung mit dem Koch'schen Mittel verstorben sind, zu sehen Gelegenheit hat. Oder es waren die in Fall 1 deutlich hervortretenden Veränderungen in den übrigen Fällen so geringfügig und undeutlich, dass sie nicht genügend erschienen, um mit Sicherheit als die Folgen des Mittels gedeutet werden zu können.

Von den Lungen gelangten zur mikroskopischen Untersuchung Gewebsstücke aus der Peripherie käsiger Herde und aus der Umgebung von Cavernen.

An diesen in Fall 1 schon makroskopisch stark hyperämisch erscheinenden Stellen zeigten sich die Septa der Alveolen verbreitert, die Capillaren strotzend mit Blut gefüllt, die Alveolar - Epithelien gequollen und vielfach desquamirt. In den durch zellige Anhäufung hepatisirten, ebenfalls makroskopisch blutreich erscheinenden Partieen zeigten sich frei rothe Blutkörperchen in zuweilen ziemlich erheblicher Menge, und daneben fand sich zwischen den Epithelien auch fädiges Fibrin. In manchen Gefässen der Nachbarschaft war die Zahl der Leucocyten eine sehr beträchtliche.

Von der Darmwand kamen solche Stellen zur mikroskopischen Untersuchung, in denen sich frischere Eruptionen von Tuberkeln, und in deren Umgebung sich schon mit blossem Auge erkennbare anderweitige Veränderungen vorfanden. Diese letzteren bestanden in Fall 1 in einer starken Hyperämie und Hämorrhagie, welche hauptsächlich die Serosa und Subserosa einnahmen, in denen sich, wenigstens bei den tiefgreifenden Geschwüren, auch die Knötchen am zahlreichsten vorfanden.

Die eben genannten Veränderungen liessen sich am deutlichsten an Verticalschnitten constatiren. An Flachschnitten aus der Serosa und Subserosa trat in der Umgebung der Tuberkeln eine ebenfalls ausserordentlich starke Hyperämie, zum Theil verbunden mit Hämorrhagie, hervor. Die Capillargefässe waren erheblich erweitert und strotzend mit rothen oder farblosen Blutkörperchen erfüllt. Zahlreiche rothe Blutkörperchen fanden sich ausserdem, in verschieden gestalteten Haufen, in dem Gewebe vor. Ausserdem aber war bemerkenswerth eine ausserordentlich grosse Zahl von Leucocyten, welche sich namentlich in der nächsten Umgebung des Tuberkels vorfanden und die Abgrenzung der Knötchen oft so verwischten, dass man an vielen Stellen nicht mit Sicherheit constatiren konnte, was ihm selbst und was seiner nächsten Umgebung angehöre. Eine vollständige Infiltration und Durchsetzung der einzelnen Tuberkel mit

Leucocyten konnte ebenfalls nicht mit Sicherheit festgestellt werden, auch war die Necrose in den tuberkulösen Neubildungen eine im Ganzen geringfügige.

III. Ergebnisse mikroskopischer Untersuchungen an einem lupös erkrankten Stücke der Gesichtshaut von einer mit dem Koch'schen Mittel behandelten Person.

Die nachstehenden Untersuchungen sind von dem hiesigen Privatdocenten Dr. Ernst Kromeyer im pathologischen Institute mit den Hülfsmitteln desselben ausgeführt worden.

Es handelt sich um eine 29 Jahre alte Frau mit Lupus der Nase und der angrenzenden Theile des Gesichts (Wangen und Oberlippe). Die Kranke hatte am 25. November eine Injection von 0,005 g Lymphe erhalten, an welche sich eine starke allgemeine und locale Reaction anschloss, welche letztere sich über die Grenzen der lupös erscheinenden Hautpartieen ausbreitete. An demselben Tage Excision eines etwa 2 cm langen und $1/_2$ cm breiten Keiles aus der Haut der linken Wange. Die mikroskopische Untersuchung zeigte das Bindegewebe in unmittelbarer Umgebung der Tuberkel mit einer Anzahl von Rundzellen durchsetzt, welche an einigen Stellen so dicht standen, dass sie das Aussehen einer eitrigen Infiltration bedingten. Ebenso fanden sich auch in der Epidermis zahllose Rundzellen vor, welche sich theils im Stratum mucosum, theils auch unmittelbar unter der Hornschicht in dichten Haufen angesammelt und die Epidermiszellen vielfach auseinander gedrängt hatten, so dass an einzelnen Stellen kleinste pustulöse und vesiculöse Herde hervortraten. Aehnliche, mehr umschriebene Anhäufungen fanden sich auch im Stratum papillare der Cutis vor, so dass auch hier, neben freilich ausserdem vorhandener mehr diffuser Infiltration, kleinste, mit Einschmelzung des Gewebes verbundene pustelartige Herde zum Vorschein kamen. Die Tuberkel selbst waren ebenfalls von zahlreichen Rundzellen durchsetzt, deren Menge in der Richtung vom Centrum nach der Peripherie hin zunahm. In einzelnen Tuberkeln waren nur die peripherischen Zonen mit zelligen Elementen durchsetzt, in anderen fanden sie sich auch in den centralen Partieen vor. Auch im Innern von den Tuberkeln angehörigen Riesenzellen waren Rundzellen zu erkennen, und mehrfach liess sich constatiren, dass auch in den Tuberkeln, ähnlich wie in deren Umgebung, eine Einschmelzung, anscheinend unter dem Einflusse der angehäuften Rundzellen, stattgefunden hatte und das Knötchen also vermöge einer Art, wie Dr. Kromeyer sich ausdrückt, Eiterungsprocesses zu Grunde gegangen war.

Dem entsprechend würde also das Koch'sche Mittel auf lupös erkrankte Hautstellen dadurch wirken, dass »in der Umgebung des Tuberkels eine Entzündung ausgelöst wird, welche ihrerseits zu einer Vereiterung des Tuberkels führt«.

Ein unmittelbares Absterben des Tuberkels, wie es von Koch angegeben wird, hat Kromeyer nicht beobachten können.

IV. Allgemeine Ergebnisse.

Aus den obigen Mittheilungen lassen sich für die Wirkungen des Koch'schen Mittels nachstehende Schlussfolgerungen herleiten.

1. Durch das Koch'sche Mittel wird in der unmittelbaren Nachbarschaft tuberkulöser Neubildungen ein mit Hyperämie und Hämorrhagie verbundener Entzündungsprocess hervorgerufen.

2. Derselbe besteht der Hauptsache nach in einem Austritt von Leucocyten aus den stärker mit Blut gefüllten Gefässen, bei gleichzeitiger bald geringerer, bald stärkerer Entwickelung eines serösen oder serös-fibrinösen Exsudats.

3. Das Exsudat kann, wenigstens beim Lupus, auch eine eiterähnliche Beschaffenheit annehmen.

4. Das Exsudat kann zu einer Nekrose in der Umgebung des Tuberkels führen.

5. Es dringt, wenigstens beim Lupus, auch in das Innere des Tuberkels ein und kann auch in ihm eine Zerstörung seiner Bestandtheile herbeiführen.

6. Eine primäre, unmittelbar durch die Wirkung des Mittels auf den Tuberkel erzeugte Nekrose desselben scheint nicht vorzukommen. Vielmehr treten mikroskopisch wahrnehmbare Veränderungen zuerst in der Umgebung des Tuberkels und dann erst in seinem Inneren auf.

7. Die localen Reactionen scheinen nach der Anwendung des Mittels bei verschiedenen Personen in verschiedener Stärke aufzutreten, ja zuweilen ganz auszubleiben.

8. Die punktirten Hämorrhagieen oder mehr diffusen hyperämisch-hämorrhagischen Röthungen der Pleura (Fall 1, 2, 4), die dunkelbläulichrothen ödematösen Hepatisationen (Fall 1, 2), die tuberkulöse Darmperforation (Fall 1), die starke Schwellung einzelner retroperitonäaler Lymphdrüsen (Fall 1), die Anhäufung miliarer Tuberkeln in der Pia cerebri, den Nieren, der Leber und dem Kehlkopf (Fall 3) und die aus einem Zweige der Lungenarterie in eine Caverne erfolgte Blutung (Fall 4), kommen auch ohne voraufgegangene Injectionen des Koch'schen Mittels vor und würden als deren Folgen nur anzusehen sein, wenn sie in einer unverhältnissmässig grossen Zahl von mit Injectionen behandelten Fällen zur Beobachtung gelangen sollten.

VII. Universität Kiel.

Aus der medicinischen Klinik.

Bericht des Direktors, Geheimen Medizinalrath Professor Dr. Quincke.

(Vom 27. December 1890.)

Ew. Excellenz erstatte ich nachstehend den unter dem 1. December c. erforderten Bericht über die mit Einspritzungen von Koch'scher Flüssigkeit behandelten Kranken.

In den 5 Wochen vom 21. November bis 25. December wurden 52 Kranke mit Koch'schen Einspritzungen von mir behandelt, 46 von diesen auf der medicinischen Klinik, 6 in einem Privatkrankenhause.

Die behandelten Fälle habe ich zu gruppiren versucht und dabei die Phthisiker in 5 Abtheilungen gebracht.

1. Beginnende (oder latente) Phthise — objectiv besteht höchstens Verschärfung des Athmungsgeräusches — 2 Fälle.

2. Spitzenkatarrhe — objectiv Rasselgeräusche, leichte Unterschiede des Percussionsschalles — 8 Fälle.

3. Fälle mit deutlicher Verdichtung von mässiger Ausdehnung — 7 Fälle.

4. Mittelschwere Fälle mit ausgedehnterer Verdichtung, gewöhnlich ohne nachweisbare Cavernen — 14 Fälle.

5. Vorgeschrittene Phthise mit ausgedehnter Verdichtung und sicheren Cavernen — 5 Fälle.

6. Kehlkopf- und Rachentuberkulose 1 — (+ 5) Fälle.*)

7. Knochentuberkulose 1 (+ 5) — Fälle.*)

8. Tuberkulose der serösen Häute — 3 Fälle.

9. Meningealtuberkulose — 1 Fall.

10. Lupus — 3 Fälle..

11. Zweifelhafte Fälle und solche mit negativem Ergebniss — 7 Fälle.

Bei 13 von diesen Kranken bestand zur Zeit der Einspritzungen Fieber, bei den übrigen nicht.

---

*) Die eingeklammerten Fälle sind schon bei den Lungenkranken mit aufgeführt.

Im Ganzen wurden 280 Einspritzungen gemacht; die höchste Zahl der Einspritzungen bei einem Kranken war 11. Die Dosis variirte von $^1/_2$ bis 60 mg. Üble Zufälle wurden nicht beobachtet. Im Allgemeinen verlief die Wirkung in der von Koch beschriebenen Weise.

Es betrug die Zeit bis zum Eintritt des Fiebers 3 bis 18 Stunden, durchschnittlich 6 Stunden; die Dauer der Temperatursteigerung 6 bis 48 Stunden, durchschnittlich 20 Stunden.

Dabei wurde beobachtet: Frost in 29 Fällen, Schweiss in 35 Fällen, Erythema in 3 Fällen, Herpes in 1 Fall, Icterus in 3 Fällen, Erbrechen in 8 Fällen, erhebliche Störung des Allgemeinbefindens in 31 Fällen.

In 13 Fällen nahm die fieberhafte Reaction mit der Zahl der Einspritzungen ab, obwohl die Dosis gesteigert wurde; in 13 anderen Fällen erfolgte auf die ersten Einspritzungen geringere Reaction als auf die späteren.

Während bei den Lupus- und Kehlkopfkranken die örtliche Reaction in Form von Röthung und Schwellung mit dem Auge zu verfolgen war, gab sie sich bei den Fällen von Knochentuberkulose durch Vermehrung der Schmerzen, in einem Falle von Spondylitis durch das Auftreten neuralgischer Schmerzen und vorübergehende Zunahme der Compressionslähmung kund.

In den 36 Fällen von Lungentuberkulose konnten 26 Mal frische Verdichtungen des Lungengewebes nachgewiesen werden, gewöhnlich in Form von Zunahme oder Vergrösserung schon bestehender Dämpfungen, oft aber auch so, dass in scheinbar gesunden Lungentheilen dahin zu deutende auscultatorische oder percutorische Erscheinungen auftraten.

Gewöhnlich wurden diese Verdichtungsherde bald wieder rückgängig, in einzelnen Fällen bestanden sie wochenlang und veranlassten augenscheinlich Fieber, wo solches vorher nicht bestanden hatte. Ganz gewöhnlich traten mit dem ersten Entstehen solcher Verdichtungsherde Rasselgeräusche auf, oft auch Auswurf, der bis dahin fehlte, oder Vermehrung von schon bestehendem Auswurf (10 Mal beobachtet).

Je geringer die bestehende Lungenerkrankung war, um so sicherer liessen sich durch das Mittel die gesetzten Veränderungen nachweisen, viel schwieriger und unsicherer war dies in vorgeschrittenen Fällen.

Während man im Allgemeinen, namentlich an der Hand der Lupusfälle, behaupten kann, dass der Grad der Wirkung des Mittels (der örtlichen sowohl wie der allgemeinen) proportional sei der Menge der Tuberkelherde, so erleidet dieser Satz im Einzelnen doch manche Einschränkung.

Namentlich ist das Verhalten der Localreaction am Erkrankungsherde zur Allgemeinreaction nicht immer gleich: im Verhältniss zur localen ist die allgemeine bald ungewöhnlich gering, bald viel stärker als man erwarten sollte.

Auch die Art der Allgemeinreaction ist bei verschiedenen Individuen verschieden, indem bald die einen, bald die anderen Fiebersymptome in den Vordergrund der Erscheinungen treten, — wie ja auch bei Fieberzuständen anderen Ursprungs sich ähnliche Varianten finden.

Besonders häufig stehen bei den Lungenkranken zur Ausdehnung der örtlichen Erkrankung die Reactionserscheinungen ausser Verhältniss, und zwar sowohl die örtlichen wie die allgemeinen. Während bei einigen eben beginnenden Spitzenkatarrhen auf Milligrammdosen heftiges Fieber, Verdichtung und Vermehrung des Auswurfs eintritt, sieht man bei Phthisikern mit ausgedehnten Verdichtungen auch beim Steigen bis zu Dosen von 1 cg oft nur geringe Temperatursteigerung und kann locale Veränderungen nicht nachweisen. Manchmal stellt sich in solchen Fällen die Reaction erst nach mehreren Einspritzungen (3 bis 6) ein.

Ich möchte vermuthen, dass diese Unterschiede davon abhängen, ob die Tuberkelherde in wenig verändertem oder in chronisch entzündlich-infiltrirtem Gewebe gelegen sind; in letzterem Falle kann die wirksame Substanz entweder nur langsam bis an die bacillären Erkrankungsherde vordringen oder deren Umgebung ist durch das längere Bestehen dieser Herde an die Einwirkung von deren Stoffwechselproducten gleichsam gewöhnt und aus diesem Grunde weniger reactionsfähig.

Ueber den therapeutischen Werth der Einspritzungen ein Urtheil abzugeben, muss ich mich enthalten; bei einer chronischen Krankheit wie die Phthise können Beobachtungen von einigen Wochen kein Resultat geben. Die Thatsache, dass wir durch das Koch'sche Mittel die Umgebung tuberkulöser Herde beeinflussen können, giebt uns die Aussicht, sie auch günstig zu beeinflussen, sie der Heilung zuzuführen; um dies zu können, wird das Mass der Einwirkung genau verfolgt, der Kranke beobachtet, danach die Anwendung des Mittels nach Menge und Zeit abgestuft werden müssen.

Während es als sicher gelten muss, dass um Tuberkelherde das Mittel eine Entzündung erzeugt, scheint die Erzeugung von Fieber, auch durch kleine Dosen, nicht ausschliesslich auf Tuberkulose beschränkt zu sein; ich kann mich vorläufig nicht entschliessen, bei allen jenen Kranken, die eine Allgemeinreaction zeigten, latente Tuberkelherde anzunehmen.

Aus der medicinischen Poliklinik.

Bericht des Direktors Professor Dr. Edlefsen.

(Vom 26. December 1890.)

Den zufolge Erlasses des Herrn Ministers der geistlichen etc. An-
gelegenheiten vom 1. d. M. gewünschten Bericht über die in der
hiesigen medicinischen Poliklinik mit dem Koch'schen Heilmittel behandelten Fälle von Tuberkulose beehrt sich der Unterzeichnete hiermit gehorsamst zu erstatten.

Das Koch'sche Verfahren ist bisher bei 7 Kranken der medicinischen Poliklinik zur Anwendung gekommen. Eine Kranke hat
sich nach der ersten Einspritzung geweigert, sich weiter in dieser
Weise behandeln zu lassen. Die übrigen sechs befinden sich noch
in Behandlung.

Es mag auffallend erscheinen, dass die Zahl der in Behandlung
genommenen Kranken bis jetzt eine so kleine ist. Dies erklärt sich
indessen aus den besonderen Verhältnissen unserer Poliklinik, deren
Einrichtung es mit sich bringt, dass die Kranken, ganz wie in der
Privatpraxis, in ihren Wohnungen behandelt werden. Wo es irgend
anging, habe ich die Kranken, welche für die Koch'sche Behandlung
geeignet erschienen, veranlasst, sich in die Klinik aufnehmen zu lassen,
und nur, wo dies aus verschiedenen Gründen nicht durchführbar war,
habe ich mich entschlossen, die Behandlung in der Wohnung der
Kranken vorzunehmen. Natürlich mussten nun — wenigstens vorläufig — die schwereren Fälle von der Behandlung ausgeschlossen
werden. Aber auch manche der leichteren Fälle mussten vorläufig
unbehandelt bleiben, weil sich die Kranken — vorwiegend Frauen —
nicht entschliessen wollten oder wegen ihrer häuslichen Verhältnisse
nicht im Stande waren, für die den Injectionen folgende Zeit das Bett
zu hüten. Auch die bereits erwähnte Kranke hat sich nur aus diesem
Grunde der weiteren Behandlung entzogen.

Auf der anderen Seite hat sich nun gezeigt, dass sich die Behandlung der Schwindsüchtigen und Lupuskranken in ihren Wohnungen bei genügender Vorsicht recht gut durchführen lässt, wenigstens,
wo die Verhältnisse in Betreff der Beobachtung annähernd ebenso
günstig liegen, wie in der hiesigen medicinischen Poliklinik.

Die Ausführung der Behandlung geschah in der Weise, dass ich die erste Injection stets, die folgenden der Mehrzahl nach selbst — und zwar immer Vormittags oder Mittags — vornahm und der Kranke alsdann Nachmittags und Abends mehrmals (zuweilen 4—5 Mal), theils von dem behandelnden Practicanten, theils von einem meiner Assistenten besucht wurde. An den folgenden Tagen wurden die Beobachtungen in gleicher Weise fortgesetzt. Wenn die Injection Erfolg hatte, habe ich immer mindestens dreimal 24 Stunden bis zur nächsten verstreichen lassen und bei starker Reaction sogar noch längere Pausen gemacht. Nach dem Eindruck, den ich aus meinen Beobachtungen gewonnen habe, scheint es mir auch geboten zu sein, an dem Grundsatz festzuhalten, dass man dem Organismus Zeit lassen muss, die durch die Wirkung des Heilmittels hervorgerufenen Reactionsvorgänge bis zu einem gewissen Abschluss zu bringen, ehe man durch Wiederholung der Einspritzung dieselben von Neuem anregt.

Bei Phthisikern mit ausgedehnterer Infiltration der Lungen wurde das erste Mal nur $^1/_2$ mg injicirt und alsdann, je nach dem Grade der Reaction, bald etwas rascher, bald langsamer, mit der Dosis gestiegen.

Behandelt wurden 1 Fall von Lupus und 6 Fälle von Phthisis.

In dem Fall von Lupus ist die Wirkung eine vorzügliche gewesen. Derselbe betraf ein junges Mädchen von 20 Jahren (Ida Stender), welches seit etwa 5 Jahren mit dem Übel behaftet und vielfach mit Auskratzungen behandelt war. Zur Zeit bestanden an der rechten Seite des Halses dicht unterhalb des Unterkiefers und auf der linken Wange ausgedehnte Narben, an deren Rändern keine frischen Knötchen zu bemerken waren. Dagegen fanden sich solche an dem rechten Ohr, welches bereits durch alte Narben sehr entstellt war, und besonders in der Nasenschleimhaut; hier in grösserer Menge, jedoch zum Theil sehr versteckt. Husten bestand nicht. An den Lungen nichts abnormes nachzuweisen. Höchstens die rechte Lungenspitze etwas verdächtig.

Am 4. December Mittags 2 Uhr wurden zuerst 3 mg der Koch'schen Flüssigkeit injicirt. 5$^1/_2$ Uhr noch keine Reaction. Wohlbefinden. Um 9 Uhr Abends Röthung sämmtlicher sonst blass erscheinender Narben; starker Hustenreiz; kein Auswurf. Temp. im Mastdarm 36,6°. Erst am anderen Morgen 6 Uhr, also 16 Stunden nach der Injection trat unter Kopfschmerzen Schüttelfrost ein, dem eine Temperatursteigerung bis zu 39,6° folgte. Im Laufe des Vormittages steigerte sich auch die locale Reaction zu sehr erheblichem Grade und führte der Husten zu reichlichem Auswurf, in welchem spärliche Tuberkelbacillen gefunden wurden. Über der linken Fossa supraspinata hörte man vereinzelte feuchte Rasselgeräusche. Am 8. Dec. wurden 5, am 12. 7,5, am 15. 10 mg, am 17. und 20. Dec. je 2 cg injicirt. Die Temperatur ist nach jeder Einspritzung bis über 40° gestiegen, die localen Reactionserscheinungen sind jedesmal etwas milder aufgetreten. Heute, nachdem 6 Tage seit der letzten Injection vergangen sind, macht die Kranke einen ausserordentlich günstigen Eindruck: Die Haut im Bereich der Narben hat eine weichere und mehr normale Beschaffenheit angenommen. Am rechten Ohr zeigt dieselbe, abgesehen von den alten Narben, ein ganz normales Aussehen. Die Nase ist kaum noch geschwollen und nur ein geringfügiger, leicht blutig gefärbter Ausfluss aus derselben liefert den Beweis, dass die Schleimhaut noch nicht gesund ist.

Die Behandlung wird fortgesetzt werden.

38*

Der erste Fall von Phthisis, der in Behandlung genommen wurde, betraf einen 45 jährigen Mann, Hofmann mit Namen, bei dem schon seit 4 Jahren eine ziemlich ausgedehnte Verdichtung der linken Lungenspitze mit besonders in dieser, in geringerem Masse auch in der rechten Spitze localisirtem Katarrh bestand. Der Auswurf war nie bedeutend gewesen. Bei wiederholten Untersuchungen gelang es nicht, Tuberkelbacillen darin nachzuweisen. Das Ergebniss der physikalischen Untersuchung war seit langer Zeit fast unverändert geblieben. Der Ernährungszustand war ein verhältnissmässig guter. Fieber bestand nicht.

1. Injection von 1 mg am 2. Dec. Keine Reaction.
2. Injection von 3 mg am 6. Dec. Im Lauf des Nachmittags und Abends keine Temperatursteigerung, aber etwas mehr Husten und Auswurf als gewöhnlich. Am folgenden Mittag (7. Dec.) fühlt Patient leichtes Frösteln und die Temperaturmessung ergab um 2 Uhr 37,8, um 5 Uhr 37,8 und um 7 Uhr 37,7 in der Achselhöhle. Auch an diesem Tage Husten und Auswurf etwas reichlicher. Es gelang nicht, im letzteren Tuberkelbacillen zu finden.
3. Injection von 5,5 mg am 16. Dec. Bis Abends 9 Uhr keine Störung des Befindens. Dann beim Schlafengehen Frösteln und Nachts 1 Uhr 38,2, 2 Uhr 39,1, 3½ Uhr 38,6, 6½ Uhr 38° in der Achselhöhle und allmähliches Sinken der Temperatur bis Nachmittags 4 Uhr, wo sie 37,6° betrug, um nun an normal zu bleiben.
4. Injection am 20. Dec. in der Dosis von 8,5 mg. Nachmittags und Abends normale Temperatur. Nachts 12 Uhr begann dieselbe zu steigen und erreichte um 9 Uhr Morgens ihren Höhepunkt mit 38,8° in der Achselhöhle. In dem an diesem Morgen entleerten nicht sehr reichlichen Auswurf gelang es, Tuberkelbacillen nachzuweisen, die an einzelnen Stellen der Präparate gruppenweise gehäuft erschienen. Die nächste Injection wird morgen gemacht worden. Inzwischen hat sich das Allgemeinbefinden gebessert und Husten und Auswurf haben sich vermindert. Der Befund über den Lungen ist unverändert.

Der zweite Phthisiker, der 24 jährige Sattler Schnoor kam am 4. Dec. in Behandlung. Derselbe, immer schwächlich, von kleinem Wuchs und gracilem Körperbau und blasser Farbe, gab an, seit dem September d. J. an Husten zu leiden und im Laufe dieser Zeit zweimal etwas Blut ausgehustet zu haben. Die linke Lungenspitze war in ziemlicher Ausdehnung infiltrirt, in der rechten nur leichter Katarrh nachzuweisen. Auswurf nicht bedeutend, enthielt nur spärliche Tuberkelbacillen. Fieber bestand in der letzten Zeit nicht.

1. Injection von 1 mg am 4. Dec. Nachmittags 1³/₄ Uhr. Nachmittags 4½ Uhr 39,3°, 8½ Uhr 39,7°. Am andern Morgen 8 Uhr 38,8° im Mastdarm. Am 6. Dec. normale Temperatur.
2. Injection von 2 mg am 7 Dec. Mittags 12 Uhr. Temperatursteigerung Abends nur bis 38,6°; aber starker Schweiss.
3. Injection von 4 mg am 10. Dec. Mittags 12 Uhr. Höchste Temperatur Abends 7 Uhr = 39,7°. Am folgenden Tage normal.
4. Injection von 6 mg am 14. Dec. Mittags 12 Uhr. Beginn der Temperatursteigerung um 4 Uhr, höchste Temperatur = 39,3° um 8 Uhr. Am folgenden Tage normal.
5. Injection von 9 mg am 18. Dec. Mittags 12 Uhr. Von 4 bis 5 Uhr starker Schüttelfrost. Abends 9 Uhr höchste Temperatur = 39,8°. An den folgenden Tagen noch leichte abendliche Temperatursteigerung bis 38,6°. Seit dem 23. Dec. normale Temperatur.

Während des durch die Injection veranlassten Fiebers verlor Patient jedesmal den Appetit; in den folgenden Tagen stellte sich derselbe allmählich wieder ein; aber erst nachdem seit der letzten Injection etwas längere Zeit verstrichen ist, hat der Kranke wirklich guten Appetit bekommen und sich seitdem auch bereits sichtlich erholt. Husten und Auswurf haben bedeutend abgenommen. Nach der zweiten und dritten Einspritzung hustete Patient wiederholt etwas Blut aus. Seitdem hat sich dies nicht wiederholt. Nach der letzten Injection wurden ziemlich zahlreiche Tuberkelbacillen gefunden, zum Theil im Zustande der Zerfalls. Die heutige Untersuchung der Lungen ergab eine Aufhellung des Schalles über der linken Lungenspitze, rechts nichts Abnormes.

Dritter Fall: Arbeiter Giersieper, 38 J. Ausgedehnte Infiltration beider Lungenspitzen, besonders der linken. Heiserkeit bedingt durch chronischen Kehlkopfkatarrh (tuberkulöse Affection des Kehlkopfes nicht nachzuweisen). Ernährungzustand ziemlich gut. Kein Fieber. Im Auswurf reichlich Tuberkelbacillen.

1. Injection von ½ mg am 13. Dec. Keine Reaction.
2. Injection von 3 mg am 16. Dec. Höchste Temperatur am Abend 38,8°.
3. Injection am 20. Dec. Dosis 6 mg. Abends 6 Uhr 37,8°, 9 Uhr 38,8°. Am nächsten Morgen 9 Uhr 39,8°, um 12 Uhr 39°. Dann allmähliches Sinken auf die Norm. Auswurf hat kaum zugenommen, in den folgenden Tagen sich eher vermindert. Allgemeinbefinden gut.

Vierter Fall: Frau Wagner, 38 J., hustet erst seit 6 Wochen, wahrscheinlich inficirt von ihrem 13jährigen an weit vorgeschrittener Phthisis leidenden Kinde. Kräftige gut ernährte Frau. Nur leichte Infiltration der rechten Lungenspitze mit wenig Katarrh nachzuweisen. Tuberkelbacillen nicht gefunden. Kein Fieber.

1. Injection von 1 mg am 13. Dec. Nachmittags 4 Uhr Ansteigen der Temperatur auf 38,7°, auf welcher Höhe sie bis 8 Uhr verweilt. Am 14. Dec. Wohlbefinden. Über der rechten Lungenspitze kein Rasseln, aber deutliches bronchiales Athmen.
2. Injection von 3 mg am 16. Dec. Steigerung der Temperatur im Laufe des Nachmittags bis auf 38,7°.
3. Injection von 5 mg am 20. Dec. Mittags 11½ Uhr. Temperatur um 5 Uhr Nachmittags 38,8°, um 7 Uhr 39,1°, um 9 Uhr 40,2°, um 11 Uhr 40,5°. Am nächsten Morgen 10 Uhr 38,6°, Nachmittags 5 Uhr 37,4°. Wenig Husten, kein Auswurf. Die hohe Temperatursteigerung wurde nicht durch einen ausgesprochenen Schüttelfrost eingeleitet. Jetzt ist das Befinden ein gutes

Fünfter Fall: Lehrling Bahr, 17 J. Seit einigen Monaten besteht Husten. Leichte Dämpfung über beiden Lungenspitzen. Wenig Katarrh. Kein Fieber. Blasse Farbe. Mässig guter Ernährungszustand.

1. Injection von ½ mg am 15. Dec. Keine Reaction. Nur am nächsten Tage etwas mehr Husten und Auswurf.
2. Injection von 2 mg am 17. Dec. Keine Temperatursteigerung. Schmerzhafte Anschwellung der Axillardrüsen rechts.
3. Injection von 4 mg am 19. Dec. Temperatursteigerung bis 40° Abends 11 Uhr. Am folgenden Tage allmähliches Sinken bis 39,2°; erst am 21. Dec. wieder normale Temperatur. In diesen Tagen auch Anschwellung der Axillardrüsen links und der Halslymphdrüsen. Auswurf nicht vermehrt. Seitdem ist noch keine Injection wieder gemacht. Patient fühlt sich jetzt vollständig wohl. Temperatur anhaltend normal.

Sechster Fall: Frau Töpfer, 55 J. Geringe Infiltration der linken, etwas bedeutendere der rechten Lungenspitze. Über beiden katarrhalische Geräusche. Kein Fieber. Ziemlich guter Ernährungszustand.

20. December Injection von ½ mg. Steigerung der Temperatur bis auf 39,4° Abends 8 Uhr. Am folgenden Tage noch leichte Temperatursteigerung. Patientin wünscht nicht weiter behandelt zu werden.

Aus der chirurgischen Klinik.

Bericht des Direktors, Geheimen Medicinalrath Professor Dr. von Esmarch.

(Vom 27. December 1890.)

Vom 23. November bis 20. December 1890 wurden 30 Kranke auf der Kieler chirurgischen Klinik mit dem Koch'schen Heilmittel gegen Tuberkulose behandelt. Die Allgemeinreactionen der Tuberkulosen boten ein ausserordentlich übereinstimmendes Bild in weitaus der Mehrzahl der Fälle. Es entsprach dasselbe ganz der Koch'schen Schilderung:

Hohe Fiebersteigerung, meist mit einem Schüttelfrost beginnend, Husten- und Brechreiz, Kopfschmerz, Schmerzen in den Gliedern, Mattigkeit; in einigen Fällen Exantheme.

Meist befanden sich die Kranken dabei verhältnissmässig wohl; nur in 2 Fällen traten sehr hohe Allgemeinerscheinungen auf, wie bei den schwersten Infectionskrankheiten, bestehend in Coma und Fieberdelirien; dieselben verschwanden wieder rasch.

Die Fiebercurven der verschiedensten chirurgischen Tuberkulosen lassen im Allgemeinen folgenden Typus erkennen: Nach der ersten Injection hohe Steigerung, ziemlich langsamer Abfall, mit jeder nächsten Injection derselben Dosis geringere Steigerung, schnellerer Abfall; graphisch ausgedrückt wird also die Curve immer niedriger und spitzer, bis eine höhere Dosis sie wieder steigen lässt.

Abweichungen von diesem Typus werden vor allem hervorgebracht durch Complication mit »inneren« Tuberkulosen.

In mehreren Fällen ist eine Abnahme des Körpergewichts in der augenfälligsten Weise beobachtet. In anderen und zwar gerade in schwereren Fällen dagegen ist eine Zunahme desselben und eine Besserung des Allgemeinbefindens zu constatiren gewesen.

Wo bei den mitgetheilten Fällen es nicht gerade anders erwähnt ist, boten die Patienten den oben erwähnten von Koch geschilderten Allgemeinzustand dar.

Um Wiederholung zu vermeiden ist dies bei jedem einzelnen Falle nicht besonders erwähnt.

Krankengeschichten.

I. Lupus: 11 Fälle.

1. Carl A u s b o r n, Knecht, 20 Jahre, Rosenhof, behandelt seit 23. 11. 1890.

Seit 3 Jahren Lupus nasi (Eczema nasi?).

Status. Eingang zu beiden Nasenlöchern rings herum mit Borken bedeckt, ebenso das häufige Septum narium und der angrenzende Theil der Oberlippe. — Im Nasenrachenraum massenhafte adenoide Vegetationen. Nasenathmung vollständig aufgehoben. Auf der rechten Wand des knorpeligen Nasenseptums ein zeichennagelgrosses flaches Geschwür.

Erste Injection 23. 11.: 0,01*). Beginn der Reaction nach 7 Stunden. Starke allgemeine und locale Reaction. T. 40° C. Der Lupus bedeckt sich mit Borken.

7. 12. Die Borken fallen ab, darunter eine feine, leicht geröthete Narbe. Adenoide Vegetationen fast vollständig verschwunden. — Ulcus sept. nar. sehr verkleinert.

Patient reagirt auf 0,01 local gar nicht mehr; allgemein nur sehr unbedeutend. Steigerung der Dosis auf 0,02.

9. 12. Reaction auf 0,02 sehr gering. Steigerung auf 0,1.

14. 12. auf 0,2.

20. 12. Alles Krankhafte vollständig verschwunden. Auf der früher lupösen Stelle wachsen bereits Härchen.

Nasenrachenraum vollständig frei. Nasenathmung unbehindert.

Patient hat während der Behandlung erheblich an Gewicht abgenommen.

Zahl der Injectionen 11.

Verbrauch an Koch'scher Lösung 0,86 g.

2. Anna H a n s e n, 48 Jahre, Husum, behandelt seit 23. 11.

Starke hereditäre Belastung. Lupus der Nasenspitze seit 34 Jahren. Vergebliche Behandlung mit Ferrum candens, Kali caust., Jodglycerin, Schabung und Cauterisation.

Der Lupus verbreitete sich allmählich über das ganze Gesicht und beide Ohren.

Starke Ectropien beider unterer Augenlider.

Am 22. 11. 90 beiderseits Blepharoplastik wegen quälender Conjunctival-catarrhe und Thränenträufeln.

Status. 23. 11. Das ganze Gesicht, die Nase, beide Ohren mit Lupus bedeckt.

Ausgedehnte Ulcerationen mit Borkenbildung.

Defect der Nase und Ohrmuscheln, Ectropium beider unterer Augenlider, trotz Blepharoplastik. Keine Lungentuberkulose.

23. 11. Erste Injection 0,01.

Enorme allgemeine und locale Reaction. T. 40,2° C. Beginn der Reaction nach 4½ Stunden. Sehr starke Schwellung des ganzen Gesichts. Alle lupösen Stellen bedecken sich mit Krusten.

---

*) Bei den Mengenbestimmungen sind immer Bruchtheile der reinen Koch'schen Lösung gemeint.

28. 12. Injection von 0,01.
Wiederum starke Reaction. Fiebersteigerung auf 41°.
Patient liegt 12 Stunden im Coma.
2. 12. 0,01 mit demselben Erfolg.

4. 12.
7. 12. } 0,01. { Starke locale, ausser Fiebersteigerung keine allgemeine
9. 12.   Reaction.

Vom 14. 12. ab allmähliche Steigerung der Dosis bis auf 0,05. Allgemeine und locale Reaction sehr gering.

Status. 20. 12. An der Nasenwurzel eine fünfpfennigstückgrosse Borke, alles Uebrige mit einer glänzenden röthlichen Narbe geheilt, die allmählich abblasst.

Zahl der Injectionen 11. Gesammtquantum 0,19.

3. Doris Wellendorf, Schneiderin, 20 Jahre, Muxal, behandelt seit 23. 11.

Hereditäre Belastung: als Kind Spondylitis et Keratitis tuberculosa. Seit Sommer 1890 Geschwüre an der Nase. Vor 3 Wochen Erkrankung an Gesichtserysipel.

Status. Am Ansatz des Septum narium an die Oberlippe eine kaffeebohnengrosse Borke, darunter eine atrophische Geschwürsfläche, am Kieferwinkel und vor dem linken Ohr haselnussgrosse Drüsen. Starke Kyphoskoliose der Wirbelsäule.

Percussions- und Auskultationsbefund wegen der starken Thoraxdifformität für die Diagnose einer etwa vorhandenen Lungentuberkulose nicht zu verwerthen. Symptome für dieselbe liegen nicht vor.

23. 11. 0,002. Starke Schwellung der Oberlippe und der Drüsen, geringe Allgemeinreaction. T. 39,5° C.

28. 11. 0,01. Starke allgemeine und locale Reaction. T. 40,5°. Scharlachähnlicher Friesel über den ganzen Rumpf und die Oberschenkel verbreitet.

1. 12. 0,01. Derselbe Erfolg.

3. 12. Die Kur wird unterbrochen durch Wiederausbruch des Gesichtserysipels.

Status. 20. 12. Erysipel erloschen. Lupus anscheinend geheilt. — Drüsen verkleinert, eine derselben nach dem Erysipel vereitert und incidirt.

Zahl der Injectionen: 3. Gesammtquantum: 0,022.
Koch'sche Kur noch nicht wieder begonnen.

4. Claus Matzen, 19 Jahre, Krankenwärter aus Kiel, behandelt seit 28. 11.

1884. Coxitis conservatio, behandelt und geheilt.

1887. Verwundung der Nase durch Fall, daraus entwickelte sich ein Lupus.

1888. Lupöse Erkrankung des weichen Gaumens.

Schleimhautlupus durch galvanocaustische Stichelung und Sublimatbepinselung geheilt.

Hautlupus mehrmals geschabt und gebrannt.

Status: Nasenspitze und grösster Theil der knorpeligen Nasenscheidewand fehlen. Naseneingang stark narbig verengt. Lupus anscheinend geheilt.

Lungenbefund: Über der rechten Spitze leichte Dämpfung, verschärftes Athmen, verlängertes Exspirium. Husten und Auswurf haben nie bestanden.

28. 11. 0,002. Beginn der Reaction nach 10 Stunden, geringe Allgemeinreaction. Die Nase schwillt an und röthet sich. Die Epidermis reisst ein. Aus den Einrissen tritt Serum, das zu Borken vertrocknet.

1. 12. 0,004. Starke allgemeine und locale Reaction, T. 40,0°, in der Submaxillargegend sperlingseigrosse sehr empfindliche Drüsen fühlbar. Von Seiten der Lunge nach beiden Injectionen keine Erscheinungen.

4. 12. 0,01. Reaction bereits nach $3^1/_2$ Stunden. Temperatur 40,6°. Patient auffallend blass, starke Dyspnoe. Puls dabei voll und kräftig, später Auswurf von grossen Mengen, zuerst eitrigem, dann serösem grünlichen Sputum, in welchem Bacillen nachgewiesen. Lungenuntersuchung ergiebt: Ausgebreitete Dämpfung über der rechten Spitze. Zahlreiches feines und mittelblasiges Rasseln. Gleichzeitig mit der Fiebersteigerung tritt über den ganzen Rumpf ein theils Acne-, theils masernartiges Exanthem auf.

Dasselbe nimmt am 5. 12. zu und erinnert durch seine Multiformität am meisten an ein luetisches Exanthem.

7. 12. 0,01. Dieselben Erscheinungen wie bei der vorigen Injection in verstärktem Masse. Sehr starke Dyspnoe. 60 Athemzüge pro Minute. Puls dabei zwischen 60 und 78, voll und kräftig. Patient hustet grosse Mengen dünnen serösen Sputums aus.

Rechts oben ausgebreitete Dämpfung. Stark hauchendes Exspirium, zahlreiche Rasselgeräusche, r. h. u. handgrosses pleuritisches Exsudat (Transsudat?). Abgeschwächtes Athmen, abgeschwächter Pectoralfremitus. Dämpfung, Exanthem nimmt zu.

10. 12. Erscheinungen haben sich schnell zurückgebildet. Patient wirft nicht mehr aus. Exsudat verschwunden. Dämpfung über der Spitze verringert. Exanthem hat zugenommen, schuppt stark ab.

11. 12. Wegen der bedrohlichen Lungenerscheinungen wird die Dosis auf 0,005 verringert, trotzdem derselbe Erfolg.

12. 12. Verringerung der Dosis auf 0,001. Keine Reaction. Die Borken, welche die Nase bedeckten, fallen ab.

14. 12. 0,002 }
17. 12. 0,003 } Sehr geringe allgemeine, keinerlei locale Reaction,
20. 12. 0,005 } speziell kein Auswurf.

Status. 20. 12. Nase heil, noch leicht geröthet, Lungenbefund derselbe wie am 28. 11. Vom Exanthem nur noch Spuren zu bemerken. Dieselben erinnern immer noch durch ihr verwaschenes, schmutziges Aussehen an ein verblassendes luetisches Exanthem.

Zahl der Injectionen: 9. Gesammtverbrauch: 0.042.

5. Johanna Suchsdorf, 20 Jahre, Näherin aus Kiel, behandelt seit 2. 12. 1890.

In der Kindheit tuberkulöse Drüsen und tuberkulöse Keratitis, seit 12 Jahren Lupus.

Status. Ausgedehnter Lupus nodosus, exulcerans und exfoliativus des ganzen Gesichts, beider Ohren und der Vorderseite des Halses. Defect der Nase und der Ohrmuscheln. Rechter Bulbus und Conjunctiven durch Lupus zerstört. Ausgedehnter Lupus des Zahnfleisches.

Kehlkopfbefund: Linke Hälfte der Epiglottis, linke ary-epiglottische Falte und linkes Taschenband von einem flachen lupösen Geschwür bedeckt. Linkes Stimmband so vom Taschenband verdeckt, dass nur der hintere Theil sichtbar. Stimmbänder leicht geröthet, sonst gesund. Stimme leicht heiser.

2. 12. 0,002. Beginn der Reaction nach 5 Stunden. Lupus im Gesicht schwillt stark und bedeckt sich mit Krusten.

Gefühl von Schwellung und Trockenheit im Kehlkopf. Keine Athembeschwerden.

Kehlkopfbefund: Geringe Schwellung, Geschwüre mit Eiter bedeckt.

4. 12. 0,005. Starke allgemeine und locale Reaction.

Patientin wird auf der Höhe der Reaction aphonisch.

Starke Schwellung des Kehlkopfs schon äusserlich fühlbar. Keine Athembeschwerden.

Kehlkopfbefund (laryngoskopisch): Starke Schwellung, Geschwüre mit Eiter bedeckt.

7. und 9. 12. 0,01. Befund derselbe.

12. 12. }
14. 12. } 0,015 } Geringe Reaction.
17. 12. 0,02 }

Befund am 20. 12.: Krusten, die den Gesichtslupus bedeckten, zum grössten Theil abgefallen, darunter glatte rothe Narben.
Kehlkopfgeschwüre sehr verkleinert, granuliren gut.
Zahl der Injectionen 10. Gesammtverbrauch 0,27.

6. Christine Jessen, 57 Jahre, Landwirthsfrau aus Joerlfeld.
Beginn der Behandlung 4. 12.
In der Familie der Patientin Phthisis sehr häufig.
Seit 34 Jahren Lupus faciei. Ausgedehnter über das ganze Gesicht verbreiteter Lupus. An der linken Schulter zehnpfennigstückgrosser, an der rechten Mamma handtellergrosser Lupus. Vergebliche Behandlung mit Schabung und Cauterisation. Rechte Lungenspitze verdächtig.
4. 12. 0,002. Geringe Reaction.
Lupus schwillt und bedeckt sich mit Krusten.
Vom 7. 12. an 0,01 in steigender Dosis bis auf 0,05. Nach allen Injectionen starke Reaction.
Status am 20. 12. Lupöse Stellen noch mit Borken bedeckt, die eben anfangen abzufallen.
Lungenerscheinungen sind nicht aufgetreten.
Zahl der Injectionen 6. Gesammtverbrauch 0,172.

7. Albertine Rehder, 28 Jahre, Käthnerstochter aus Huje. Beginn der Behandlung 4. 12.
Erblich belastet. Patientin hat in der Jugend an Drüsen gelitten. Seit 6 Jahren Lupus der Nase. Seit 1 Jahre Lupus des Zahnfleisches und des Gaumens.
Status. 4. 12. Zweifingerbreites lupöses Geschwür, beginnt 2 cm breit hinter der oberen Zahnreihe und reicht nach hinten bis zur Uvula. Letzterer bis auf einen kleinen Stumpf zerstört.
Nase unter fast völligem Verlust ihres knorpeligen Theiles anscheinend mit weissen strahligen Narben geheilt.
Über der rechten Lungenspitze Bronchialathmen. Klingendes Rasseln. Gedämpft tympanitischer Percussionsschall.
4. 12. 0,002. Starke Reaction. Schleimhautlupus schwillt und bedeckt sich mit Eiter.
Nasenstumpf röthet sich stark. Geringer Auswurf. Keine Dyspnoe.
7. 12. 0,01. Mässige Dyspnoe. Reichlicher, zum Theil geballter, theils dünn seröser Auswurf, in dem Bacillen nachgewiesen worden.
Ueber der rechten Spitze Zunahme der Dämpfung. Masernartiges Exanthem auf dem Rücken.
9. und 12. 12. 0,01. Dieselben Erscheinungen, sich nach jeder Injection steigernd.
14. 12. Wegen der Lungenerscheinungen Dosis auf 0,008 herabgesetzt, geringe Reaction.
17. 12. 0,008. Geringe Reaction.
Status am 20. 12. Schleimhautlupus sehr verkleinert. Nasenstumpf noch sehr stark geröthet.
Lungenbefund derselbe wie am 4. 12.
Zahl der Injectionen: 5. Gesammtverbrauch: 0,048.

8. Cäcilie Hollig, 16 Jahre, aus Dammstedt.
Beginn der Behandlung 9. 12. Erbliche Belastung. Seit 2 Jahren Eczem am Naseneingang, im Anschluss an einem Trauma. Seit Sommer 1890 Störung der Nasenathmung.

Status 9. 12. Unter dem linken Nasenloch auf der Oberlippe ein fünf-pfennigstückgrosses nässendes ganz oberflächliches Eczem. Am äusseren Winkel des linken Nasenloches eine feine mit einer Kruste bedeckte Rhagade. Bisher mit Salben vergeblich behandelt.

Im Nasenrachenraum adenoide Vegetationen. Lungen gesund.

9. 12. Injection von 0,01. Starke Reaction.

Die erkrankte Stelle der Oberlippe schwillt, wird heiss und schmerzhaft; bedeckt sich mit Krusten; wird ödematös.

12. und 14. 12. 0,01. Starke Reaction.

Am 13. und 14. 12. blättern die Krusten ab. Oberlippe darunter völlig verheilt.

17. 12. Trotzdem nach 0,01 starke Reaction. Anschwellung der Oberlippe.

Status am 20. 12. Nachdem die Reaction vorbei, sieht die früher kranke Partie völlig normal aus. Ein Einfluss der Injectionen auf die ade-noiden Vegetationen ist nicht zu bemerken.

Zahl der Injectionen 4. Gesammtverbrauch 0,04.

9. Dora Schümann, 19 Jahre, Landmannstochter aus Wisch, behandelt seit 17. 12.

Patientin hat in der Kindheit an Drüsen gelitten, vor 3 Jahren lupus nasi. Von einem Arzt mit Schabung und Cauterisation behandelt. Vor 2 Jahren wegen eines Recidivs auf hiesiger Klinik behandelt.

Seit 1 Jahre Thränenträufeln. April 1890 wegen Recidivs auf hiesiger Klinik aufgenommen.

Damaliger Status: Ausgedehnter Schleimhautlupus der Nase. Tuberku-lose des Thränennasengangs.

9. 4. 90. Temporärresection der Nase nach v. Bruns. Exstirpation des tuberkulösen Thränennasengangs und Thränensacks.

Schabung und Cauterisation des Lupus. Entfernung der rechten unteren cariösen Nasenmuschel.

14. 12. 90. Wiederaufnahme mit Recidiv.

Status. Nasenathmung aufgehoben. Aus der Nase entleert sich eitriges Secret. Untersuchung des Naseninneren durch narbige Stenose des Eingangs sehr erschwert.

Vom linken Nasenloch aus lupöse Geschwüre der Schleimhaut sichtbar. Keine Lungentuberkulose.

17. 12. 0,002. Starke Reaction.

Der ganze knorpelige Theil der Nase intensiv geröthet und geschwollen. Aus der Nase eitriger Ausfluss.

20. 12. Dasselbe wie bei der Aufnahme. Zahl der Injectionen: 1. Gesammtquantum: 0,002.

10. Auguste Vorbeck, 10 Jahre, aus Kaköhl, behandelt seit 23. 11. Hereditäre Belastung. Lymphdrüsenschwellung am Halse seit dem 6. Jahre. Seit einigen Wochen Knötchen an der Nasenspitze und am Nasenrücken.

Status 1. 11. Am linken Nasenflügel und an der Nasenspitze eine knapp fünfpfennigstückgrosse braunroth verfärbte Hautstelle, in der drei feine, derb anzufühlende Knötchen sitzen. Am linken Kieferwinkel zwei geschwollene Lymphdrüsen von der Grösse eines Sperlingeies.

4. 11. Die drei Knötchen werden geschabt und cauterisirt.

Status 23. 11. Vier kleine Narben von der erwähnten Operation. Die Drüsen in alter Grösse vorhanden. Sehr schlechte Zähne. Keine Lungen-tuberkulose.

23. 11. 0,002. Nach 9 Stunden schwillt die Nase an, besonders die Um-gebung der Narben, und röthet sich. Auf denselben Schorfbildung.

28. 11. 0,004. Starke allgemeine und locale Reaction. Drüsen un-beeinflusst.

1. 12. bis 19. 12. Allmähliche Steigerung auf 0,01. Reaction mässig, tritt aber noch nach jeder Injection auf.

Lymphdrüsen durch die Injection unbeeinflusst. Sie bilden sich nach Extraction eines schmerzhaften cariösen Zahnes schnell zurück.

Status 20. 12. Während der Reaction noch geringe Röthung und Schwellung der Narben. In der Zwischenzeit nichts.

Zahl der Injectionen: 10. Gesammtquantum: 0,049.

11. Ernst Cornelsen, 17 Jahre, Krämerssohn aus Lübeck. Seit 10 Jahren Gesichtslupus. Seit 3 Jahren Lupus der Extremitäten.

2. 4. 90. Aufnahme in die Klinik. Damaliger Status: Ausgedehnter Lupus serpiginosus. Bogenförmige Ulcerationen mit dicken Borken bedeckt, Mitte verheilt, Estropiam des rechten oberen Augenlides. Mit dem Knochen verwachsene Hautnarbe am rechten Supraorbitalbogen.

Zahlreiche Lupusgeschwüre vom gleichen Charakter wie im Gesicht, am linken Hand- und Fussrücken und an den Oberschenkeln, nahe den beiden Kniekehlen.

Spina ventosa am linken Mittelfinger. Keratitis parenchymatosa am rechten Auge.

Diagnose: Lupus serpiginosus lueticus. Schmierkur. Jodkali.

3. 8. Entlassung nach Verbrauch von 577 g Jodkali und 524 g grauer Salbe. Zu Hause Fortsetzung der Kur. Lupus in bester Verheilung.

11. 12. Wiederaufnahme. Patient hat noch weitere 175 g graue Salbe und 387 g Jodkali verbraucht.

Lupus anscheinend vollständig heil, mit glatter Epidermis überzogen, die Neigung zu Abschilferung zeigt. Spina ventosa des Mittelfingers in Flexionsstellung verheilt. In den Narben hier und da bläuliche Knötchen mit Epidermis überzogen. An den Lungen nichts nachweisbar.

12. 12. Injection von 0,005. Starke Allgemeinreaction.

Die Hautnarben stark geröthet, geschwollen und bläulich verfärbt, auf Rücken und Bauch ein leichtes Erythem.

15. 12. Patient aus äusseren Gründen entlassen. Kommt zur Fortsetzung der Kur wieder.

Zahl der Injectionen: 1. Gesammtquantum 0,005.

In allen Fällen von Lupus der äusseren Haut schwillt diese stark an, röthet sich und schwitzt Serum aus, das rasch zu Krusten vertrocknet.

Auf der Schleimhaut kommt es wegen der dort stets vorhandenen Feuchtigkeit nicht zur Vertrocknung des Secretes; der Lupus bedeckt sich daselbst nur mit Eiter.

Wo Lupusknoten noch mit Epidermis bedeckt sind, bilden sich in letzterer kleine Risse, aus denen Serum tritt und eintrocknet.

In einigen Fällen von Lupus exulcerans war das bei der zweiten und dritten Injection hervorgebrachte Secret so reichhaltig, dass es die bei der vorhergehenden Injection gebildeten Krusten zunächst wegschwemmte und dann durch Eintrocknung eine neue Kruste bildete.

Ohne Ausnahme war die Reaction der Lupösen auf die Injection eine sehr prompte. Sie trat nach 4 bis 7 Stunden ein. Sie war auch bei beginnendem Lupus örtlich eine sehr hohe, führte aber alsdann nicht zu so schweren Allgemeinerscheinungen, wie beim ausgedehnten Lupus. Im Fall 2 kam es zu typhösen Erscheinungen; aber auch bei den beiden anderen weit vorgeschrittenen Lupusfällen (5 und 6) waren die Allgemeinerscheinungen, besonders das subjective Krankheitsgefühl, viel schwererer als in den beginnenden Fällen, obwohl die Fiebersteigerungen der ersteren zuweilen hinter denen der letzteren zurückblieben. Es scheint deshalb im Grossen und Ganzen die Schwere der Allgemeinerscheinungen beim Lupus im geraden Verhältniss zu stehen zu der Menge des tuberkulösen Gewebes, das unter dem Einfluss des Koch'schen Heilmittels steht.

Im Fall 4 und 7, weniger vorgeschrittenen Lupusfällen, sind die schweren Allgemeinerscheinungen offenbar abhängig von der gleichzeitig bestehenden Lungentuberkulose.

II. Knochen- und Gelenktuberkulose: 12 Fälle.

12. Gretchen Krämer, 7 Jahre, Landmannstochter, behandelt seit 23. 11. Vor einem Jahre Fall auf die linke Hüfte, seitdem Hinken; Besserung durch Streckverband. September 90 neuer Fall auf die Hüfte. Verschlimmerung; Functionsunfähigkeit.

Aufnahme: 26. 10. Beginn der Kur: 23. 11.

Status: Fixation der linken Hüfte in Flexion, Abduction und Rotation nach innen. Trochanter überragt um 2 cm die Roser'sche Linie. Directer und indirekter Druck stark empfindlich. Bisherige Behandlung: Leberthran, Eis, Arsenik. Lungen frei.

23. 11. 0,002. Reaction nach 7 Stunden. Geringe Fiebersteigerung. Starke locale Wirkung. Gelenk geschwollen und sehr empfindlich.

28. 11. und 1. 12. 0.004. Starke allgemeine und locale Reaction. T. 40,8 °.

4. 12. 0,005 ⎫
7. 12. 0,005 ⎬ Sehr geringe Reaction.
9. 12. 0,007 ⎭

12. 12. 0,008 ⎫
14. 12. 0,01 ⎬ Weder locale noch allgemeine Reaction.
17. 12. 0,01 ⎭

Zahl der Injectionen: 10. Gesammtquantum: 0,065.

13. Anna Rohwer, 5 Jahre, Käthnerstochter, Wennhorn.

Aufgenommen: 26. 6. Beginn der Kur: 23. 11.

Starke hereditäre Belastung.

Coxitis seit April 90. Fixation der Hüfte in Flexion, Abduction, Rotation nach aussen, keine Verkürzung. Gelenk auf direkten und indirekten Druck empfindlich. Knieschmerz.

Bisherige Behandlung im Hospital: Eis, Leberthran, Streckverband. Lungen frei.

23. 11. 0,002. Beginn der Reaction nach 6 Stunden. T. 40°. Gelenk schwillt stark an und ist empfindlich. Geringe Allgemeinreaction. Vom 24. 11. bis 1. 12. hohe Temperaturen, gestörtes Allgemeinbefinden, Schwellung und Schmerzhaftigkeit im Gelenk. Fluctuation. Deshalb am 22. 12. Resectio coxae. Im Gelenk wenig Eiter. Knorpel arrodirt und abgehoben, lässt sich mit der Pincette abziehen, unter dem Knorpel eine gleichmässige 2 cm dicke Zone von cariösem Knochen. Pfanne verhält sich ebenso. Ausgedehnte Kapseltuberkulose. Die Erkrankung bietet makroskopisch, wie mikroskopisch keine Abweichung vom Bilde der gemeinen Tuberkulose. Eine Einwirkung der Injectionen also nicht nachgewiesen. Tamponade mit sterilisirter Gaze. Streckverband.

4. 12. 0,004. 5. 12. Verbandwechsel. Wunde stark hyperämisch.

7. 12. 0,005. 8. 12. Verbandwechsel. Hyperämische Granulationen, in die punktförmige Blutungen erfolgt sind. Blutung in dem Verband.

9. 12. 0,006. Beim Verbandwechsel am folgenden Tage derselbe Befund.

11. 12. 0,001. Keine Reaction mehr. Auffallend kräftige Granulationen.

14. und 17. 12. 0,01. Keine Reaction.

Status 20. 12. Wundhöhle sehr verkleinert mit auffallend schön rothen und üppigen Granulationen bekleidet. Secretion sehr gering. Dünner schleimiger Eiter.

Zahl der Injectionen: 9. Gesammtquantum: 0,051.

14. Anna Hansen, 22 Jahre, Pellworm. Aufgenommen: 14. 11. Beginn der Kur: 23. 11.

Hereditäre Belastung. Seit 6 Jahren Gonitis fungosa. Status: Anschwellung des linken Kniegelenks. Massdifferenzen: Auf der Patella 2 cm, oberhalb 1,5 cm, unterhalb 1 cm. Flexionsstellung. Active Beweglichkeit aufgehoben, passive in sehr geringem Masse, im Sinne der Beugung möglich. Crepitation im Gelenk. Subluxation des Unterschenkels. Auf Druck je ein Schmerzpunkt am Condyl ext. und internus. Femoris. Beugeversuch sehr schmerzhaft. Linkes Bein sehr atrophisch. Lungen frei.

23. 11. 0,01. Beginn der allgemeinen Reaction nach 10 Stunden. T. 39,6°. Mässige Allgemeinerscheinungen. Locale Reaction nach 14 Stunden: Starke Anschwellung des Gelenks, besonders tritt eine circumscripte Schwellung am Condyl ext. femoris ein. 28. 9. 0,01. T. 40,2°.

1. 12. 0,01. Beginn der Reaction bereits nach 4 Stunden. T. 39,6°. Stärkere allgemeine, geringere locale Erscheinungen.

4. 12. 0,01 ⎱ Sehr geringe Reaction.
7. 12. 0,02 ⎰

9. 12. 0,1. Starke Reaction. T. 40,4°.

12. 12. 0,1. Eintritt der Reaction nach 4 Stunden. Gleichzeitig tritt eine Randkeratitis am rechten Auge mit starker Limbusinjection und Conjunctivalröthung auf. Lichtscheu; Schmerzen.

13. 12. Rasche Abnahme der Keratitis.

14. 12. 0,1. Keine allgemeine, keine Reaction am Kniegelenk, Keratitis tritt in alter Stärke auf und verschwindet bis zum 17. 12. wieder.

17. 12. 0,1. Wiederauftreten der Keratitis, sonst keine Reaction.

20. 12. Status. Abschwellung des kranken Knies: auf der Patella um 0 cm, oberhalb der Patella um 0,5 cm, unterhalb der Patella um 0,5 cm. Die Abschwellung ist viel augenfälliger als diese Masse vermuthen lassen. Beweglichkeit hat sich nicht gebessert. Empfindlichkeit eher zugenommen.

20. 12. Resectio genu. Bogenschnitt mit unterer Convexität über das lig. patellae. Die Ausstülpungen des Gelenks, besonders die Bursa extensorum obliterirt. Menisken vollständig und Knorpel zum grössten Theil zerstört. Patella ankylotisch. Lig. cruciata stark gedehnt, aber erhalten, im Condyl. extern. ein beweglicher Sequester, entsprechend dem erwähnten Schmerzpunkt. Von tuberkulösen Granulationen im Gelenk nichts zu sehen. Dieselben sind in eine homogene, spiegelnde, blutig durchsetzte Masse verwandelt, welche überall die Kapsel überzieht und den Knorpel ersetzt. (Molekularer Zerfall?) Flache Absägung der Gelenkenden, kein cariöser Knochenherd, nur einige erweichte Stellen, welche mit dem scharfen Löffel entfernt werden. Exstirpation der Patella und der obliterirten Bursa extensorum; bei Durchschneidung der letzteren finden sich zahlreiche Blutungen in dem Gewebe. Nagelung der Knochenstümpfe. Naht. Verband mit sterilisirter Gaze. Volkmann'sche Schiene.

Zahl der Injectionen: 9. Gesammtquantum: 0,66 g.

15. Marie Mumm, 7 Jahre, Arbeiterkind, aus Kl. Bernebeck. Aufnahme 24. 11. Beginn der Behandlung 28. 11.

Vor 7 Wochen Umknicken mit dem Holzpantoffel, danach Unfähigkeit zu gehen. Schwellung an der Aussenseite des Calcaneus.

Status 24. 12. Fuss in geringer Plantarflexion fixirt; jeder Versuch, ihn aus dieser Stellung zu entfernen, sehr schmerzhaft.

An der Aussenseite zwischen Achillessehne und Malleolus eine thalergrosse fluctuirende, stark druckempfindliche Stelle.

Haut der Fusssohle in der Gegend des Calcaneus ödematös.

28. 11. 0,002. Beginn der Reaction nach 13 Stunden. Geringe Allgemeinerscheinungen.

Die erkrankte Stelle am Fuss schwillt um das Doppelte an. Schmerz spontan und auf Druck. Haut stark geröthet.

2. 12. Operation in Narkose.

Schnitt parallel der Achillessehne. Es entleert sich etwa anderthalb Esslöffel dünner, seröser, mit Flocken gemischter Eiter; in letzterem Bacillen nachgewiesen.

Tuberositas Calcanei weich und cariös. Oberflächliche Auslöfflung. Eine Einwirkung der Injection auf die erkrankten Partien nicht nachgewiesen.

Um den Krankheitszustand im weiteren Verlauf der Kur gut beobachten zu können. Kreuzschnitt. Verband mit sterilisirter Gaze.

4. 12. 0,004. Starke Allgemeinreaction. T. 40,4°.

5. 12. Verbandwechsel. Geringe Blutung in den Verband.

7. 12. 0,005. T. 40°.

8. 12. Verbandwechsel. Blutung in die Granulationen und in den Verband.

9. 12 0,006 und 12. 12. 0,01. Geringe Reaction. Am folgenden Tage Verbandwechsel. Geringe Blutung.

14. und 17. 12. 0,01. Keine Reaction.

Status am 20. 12. Wunde bis auf einen schmalen Streifen verheilt; durchaus gute kräftige Granulationen.

Zahl der Injectionen 7. Gesammtquantum 0,051.

16. Marie Detlefs, 17 Jahre, Dienstmädchen aus Norddeich. Beginn der Kur am 28. 11.

Seit Anfang Juni 1890 Schmerzen im linken Hüftgelenk. Hinken.

Status am 25. 11. Schmerz im Gelenk auf direkten und indirekten Druck. Contracturstellung in Flexion, Adduction, Rotation nach innen.

Bisherige Behandlung: Eis, Streckverband, Leberthran, Arsenik.

Unter 3 Streckverbänden Verschlimmerung, Vermehrung der Schmerzen. Fluctuation.

7. 11. Resectio coxae. Viel Eiter im Gelenk. Kapseltuberkulose. Kopf und Pfanne cariös. Unterminirung der Haut an der Vorderseite. Contraincision. Drainage. Tamponade. Streckverband.

Status am 28. 11. Resectionswunde verkleinert, fungöse Granulationen mit fibrinösem Belag. Drain von der Vorderseite bis zur Wundhöhle. Mässige Secretion.

Keine Lungentuberkulose.

28. 11. 0,01. Starke Allgemeinreaction. T. 40,1°.

29. 11. Verbandwechsel. An der Wunde keine Veränderungen.

1. 12. 0,01 mit demselben Erfolg. T. 39,9°.

4. 12. 0,01. Geringe Allgemeinreaction. T. 39,6°.

5. 12. Verbandwechsel. Granulationen sehr hyperämisch, Blutungen in denselben und in den Verband; fibrinöser Belag verschwunden. Auf 0,01 mässige Reaction.

6. 12. Beim Verbandwechsel derselbe Befund wie das vorige Mal.

9. 12. 0,01 mit demselben Erfolg. Drain entfernt.

12. 12. 0,05 ⎫
14. 12. 0,1 ⎪ Keine Reaction.
17. 12. 0,07 ⎬
19. 12. 0,1 ⎭

Status am 20. 12. Wundhöhle sehr verkleinert. Drainkanal geschlossen. Kräftige üppige Ganulation.

Zahl der Injectionen 9. Gesammtquantum 0,040.

17. Julius Brüchmann, 18 Jahre, Knecht aus Saarau. Aufnahme 23. 7. Beginn der Kur 28. 11.

Seit 1888 Spondylitis lumbalis Kyphose. Sommer 1889 Flexion des linken Beines. Anschwellung in der Trochantergegend. Incicion eines Abscesses durch einen Arzt.

1. 8. 90. Auf hiesiger Klinik breite Spaltung des Abscesses.

11. 9. Revision. Zweite Eröffnung des Abscesses oberhalb des Ligament. Poupartii. Ausfüllung der Abscesshöhle nach Billroth mit Jodoform-Glycerin. Naht. Drain von der Aussenseite des Femur bis in die Inguinalgegend. Starke Secretion.

28. 11. 0,002. Mässige Reaction.

1. 12. 0,01. T. 40,4 ⎫
4. 12. 0,01. T. 40,2 ⎬ Mässige Allgemein - Reaction. Röthung in der Um-
7. 12. 0,01. T. 40,0 ⎭ gebung der Mündung des Drainkanals.

9. 12. 0,02. Geringe Reaction.

10. 12. Drain entfernt.

12. 12. 0,04 ⎫
14. 12. 0,1 ⎬ Keine Reaction.
17. 12. 0,1 ⎭

Status am 20. 12. Drainkanal fast geschlossen. Minimale Secretion. Zahl der Injectionen 9. Gesammtverbrauch 0,392.

18. Otto Saddelkow, Schlosser, 31 Jahre, aus Kiel, aufgenommen den 9. 9. Beginn der Kur am 23. 11.

Otitis media in der Kindheit. Frühjahr und Sommer 1888 Nachtschweisse. Seit Herbst 1888 Schmerzen und Schwellung an beiden Fussgelenken. Seit Frühjahr 1889 Eiter aus der Ferse und Fistelbildung.

Bisherige Behandlung im Hospital: Conservative Behandlung des linken, weniger erkrankten Fusses, am rechten Fusse Resectionsversuch, der aufgegeben werden musste, weil der ganze rechte Tarsus cariös ist. Amputation verweigert.

Status am 23. 11. Sehr cachectisch aussehender Mann; über der rechten Spitze Dämpfung, geringes feinblasiges Rasseln; kein Husten, kein Auswurf. Rechter Fuss: Starke Schwellung des Fussgelenks und des ganzen Tarsus, Resectionsnarbe auf der Aussenseite, in ihrer Mitte eine tiefe, Eiter secernirende Fistel, starke Schmerzhaftigkeit. Linker Fuss: Starke Schwellung des Gelenks, eiternde Fistel, Fluctuation, Schmerzhaftigkeit.

23. 11. 0,002. Beginn der Reaction nach 3 Stunden; sehr starke Allgemeinreaction, T. 40°. Fussgelenke schwellen stark an und werden schmerzhaft, Dämpfung über der rechten Spitze intensiver, über der linken Spitze tritt Dämpfung und Rasseln ein. Husten und Auswurf.

28. 11. ⎫
1. 12. ⎬ 0,002. Dieselbe Reaction, nur etwas geringer.

Nach der letzten Injection sehr starke Schmerzhaftigkeit des linken Fussgelenks. Starke Secretion von serösem, mit käsigen Flocken gemischtem Eiter. Die Eiterung verläuft vom 5. bis 9. December wie ein heisser Abscess mit hohen Temperaturen. Am 9. 12. Abfieberung.

9. 12. 0,002 geringe Reaction.

12. 12. 0,002 keine Reaction.

14. 12. 0,003 ⎫
17. 12. 0,004 ⎬ sehr geringe Reaction.

Status am 20. 12. Patient hat sich sehr erholt. Über der rechten Lunge nur sehr geringe Dämpfung, hauchendes Exspirium, hin und wieder feinblasiges Rasseln; an der linken Spitze nichts zu konstatiren, Fussgelenke bedeutend abgeschwollen, unempfindlich.

Zahl der Injectionen 9. Gesammtverbrauch 0,033.

19. Emil Gerdes, 10 Jahre, Malerssohn aus Kiel, aufgenommen 8. 10. Beginn der Kur 12. 12.

Coxitis seit Ostern 1889 in Folge von Typhus.

Status am 8. 10. Contracturstellung in Flexion, Abduction und Rotation nach aussen, Verkürzung des rechten Beines um 1 1/2 cm.

10. 10. Resection. Im Gelenk Eiter. Knorpel arrodirt. Ligam teres zerstört.

Im Hals des Femur, noch dem Diaphysentheil angehörig, ein erbsengrosser Knochenherd mit Eiter und zähen Granulationen gefüllt.

Naht. Streckverband.

Damalige Diagnose: Ostitis femoris nach Typhus mit Durchbruch ins Gelenk.

Nach 8 Wochen erste Verbandabnahme. Heilung per primam bis auf einen schmalen Granulationsstreifen.

Status. 12. 12. Granulation pilzförmig wuchernd, mit grauem Belag. Keine Lungentuberkulose. Allgemeinbefinden des Patienten bedeutend gehoben.

Injection 0,0015. Hohe Allgemeinreaction. T. 40°.

Die Narbe und ihre Umgebung schwellen an.

Granulationen bis in ziemliche Tiefe zerfallen, so dass ein Spalt entsteht.

20. 12. Status: An Stelle des Granulationsstreifens ein schmaler Spalt. Secretion gering.

Zahl der Injectionen 1. Gesammtquantum 0,0015.

20. Wilhelm Köster, 11 Jahre, Arbeiterssohn aus Kiel, aufgenommen am 11. 10. 90. Beginn der Kur 12. 12.

Seit Frühjahr 1890 Gonitis fungosa. Linkes Knie spindelförmig geschwollen, in Flexionsstellung. Massdifferenz auf der Patella 4 cm.

13. 10. Resectio genu. Im Gelenk Eiter. Ausgedehnte Kapsel- und Knochentuberkulose. Nagelung — Naht. Dauerverband.

Nach 6 Wochen erste Verbandabnahme. Heilung per primam bis auf die offengelassenen Wundwinkel, daselbst oberflächliche, gute Granulationen.

12. 12. 0,001 } Hohe Allgemeinreaction. Die Narbe röthet sich und
16. 12. 0,005 } schwillt an.

Die Granulationen zerfallen und bedecken sich mit Krusten. Herpes labialis nach jeder Injection.

Zahl der Injectionen 2. Gesammtquantum 0,007.

21. Hans Ehlers, 23 Jahre, Landmann aus Kuhden, aufgenommen am 20. 9. Beginn der Kur 28. 11.

Seit 1888 Coxitis. Seit 3 Monaten Abscessus lumbalis.

20. 9. Spaltung des Abscesses. Entleerung von 1 1/2 Liter Eiter.

6. 11. Resectio coxae. Perforation der Pfanne, grosser Beckenabscess. Die Sonde gelangt von der Resectionswunde zur Incisionswunde am Rücken. Ausgiebige Drainage.

Tamponade. Sehr reichliche Secretion. Fieber zwischen 38° und 40°.

28. 11. 0,001
1. 12. 0,005
4. 12. 0,007 } Keine Reaction.
7. 12. 0,01
9. 12. 0,02
12. 12. 0,02

Status vom 20. 12. Befinden des Patienten in keiner Weise durch die Injection beeinflusst.

22. Johann Schlichting, Arbeiter, 64 Jahre, Neustadt i. H., aufgenommen 6. 10. Caries des linken Sternoclaviculargelenks.

4. 10. Ausgiebige Resection des grössten Theils des manubrium Sterni und des sternalen Theils der Clavicula. Tamponade mit Jodoformgaze.

Status 20. 12. Dreimarkstückgrosse, gut granulirende Fläche an Stelle der Resectionswunde. Auch bei grossen Dosen bleibt jede Reaction aus.

23. Therese Storm, Arbeiterstochter, 14 Jahre, Rendswühren, aufgenommen 15. 12. Beginn der Kur 18. 12.
Gonitis fungosa seit 1/4 Jahr. Spindelförmige Anschwellung des linken Knies. Massdifferenz auf der Patella 7 cm. Pseudo-Fluctuation. Schmerzhaftigkeit. Flexionsstellung. Keine Lungentuberkulose.
18. 12. 0,005. Hohe Allgemeinreaction bereits nach 3 Stunden. Fieber bis 40,8°. Bewusstlosigkeit. Delirien. Knie sehr stark angeschwollen. Haut geröthet.
Status 20. 12. Knie noch etwas geschwollen und schmerzhaft.
Zahl der Injectionen 1. Gesammtquantum 0,005.

Die Reactionen der Knochentuberkulosen zeigen denen des Lupus gegenüber mannigfache Verschiedenheiten. Im Ganzen ist allgemeine und locale Reaction weniger stürmisch und tritt später auf.

Diese Erscheinung ist leicht erklärlich. Beim Lupus liegt das tuberkulöse Gewebe, besonders wenn es sich um Gesichts- oder Schleimhauttuberkulose handelt, in einer ungemein gefässreichen Umgebung, der Blutstrom wird deshalb das Heilmittel in verhältnissmässig grossen Mengen dem tuberkulösen Gewebe übermitteln. Von der Knochen- und Gelenktuberkulose wissen wir dagegen, dass die frischen Wucherungen nicht in die sogenannten »schwieligen« und speckigen, d. h. sehr gefässarmen Gewebe eingebettet liegen, das die eigentlichen tuberkulösen Massen vor der energischen Einwirkung des Mittels schützt.

Doch scheint das letztere bei wiederholter Anwendung diesen Schutzwall zu durchdringen; dafür spricht die Erscheinung, dass die zweite oder dritte gleich hohe Dosis weit stärkere Reactionen hervorbringt als die erste.

Unter diese Gesichtspunkte lassen sich alle unsere Beobachtungen bei den von uns behandelten Knochentuberkulosen bringen. Wir verstehen es, dass die bereits operirten und in der Nachbehandlung befindlichen Fälle in ihren Reactionen sich dem Lupus ähnlicher verhalten; denn hier haben wir die schwieligen und speckigen Massen entfernt; die zurückgebliebenen Tuberkel liegen in sehr gefässreichem neuen Granulationsgewebe und sind also dem Mittel sehr zugänglich. Ist doch die Hyperämie der Granulationen nach der Injection eine so hochgradige, dass sie zu Blutungen führt.

Auch der Fall 23 macht hier keine Ausnahme, denn es handelt sich um eine sehr junge Tuberkulose, wo von Schwielenbildung noch keine Rede ist; trotzdem aber finden wir sehr ausgedehnte tuberkulöse Wucherungen, wie die starke Schwellung und die Pseudofluctuation beweist. Also wieder eine Bestätigung des Gesetzes: Je grösser die Menge des für den Blutstrom erreichbaren tuberkulösen Gewebes, desto grösser die Reaction.

In den Fällen 21 und 22 — klinisch wohlcharakterisirten Gelenktuberkulosen — fehlte jede Reaction.

Im Fall 21 handelt es sich um eine sehr ausgedehnte und chronische hoffnungslose Erkrankung. Die Secretion ist sehr stark, grosse Schwielenmassen umgeben grosse Eiterhöhlen und die Granulationsbildung ist sehr schwach.

Diese ausgedehnte Knochentuberkulose verhält sich also dem Mittel gegenüber aus gleichen Gründen gerade so torpide, wie die von inneren Kliniken beobachteten sehr alten und chronischen hochgradigen Lungentuberkulosen.

Im Fall 22 war eine sehr gründliche Entfernung alles Erkrankten vorgenommen und die Wundhöhle hatte lange Zeit unter dem Einfluss der Jodoformgazetamponade gestanden. Das Ausbleiben der Reaction auf starke Dosen beweist demnach, dass eine volle Ausheilung bereits vor der Injection eingetreten war.

III. Drüsentuberkulose. (2 Fälle.)

24. Dora Meede, 21 Jahre, Blindenalumnin aus Kiel.

Aufgenommen 23. 11. Beginn der Kur 23. 11.

In frühester Jugend Erblindung durch Blennorhoea neonatorum. Starke hereditäre Belastung. Seit 8 Jahren Drüsen.

2. 4. 90. Exstirpation grosser Drüsenpackete auf beiden Seiten des Halses. Rechts Unterbindung des Vena jugul. nothwendig.

15. 4. Aus dem Hospital mit Fisteln entlassen, die bisher ambulant vergeblich mit Injection von Jodoformäther, Villatte'scher Lösung, Schabung und Spaltung behandelt wurden. An beiden Seiten des Halses, besonders links, tief eingezogene, zum Theil ulcerirte Narben. Haut in ihrer Gegend unterminirt und blauroth verfärbt. Zahlreiche Fistelgänge, welche einestheils unter die Haut, anderentheils in die Tiefe führen und käsigen Eiter entleeren. Rechte Spitze verdächtig.

23. 11. 0,002. 7 Stunden nach der Injection Verschorfung der Granulationen. Dieselben bedecken sich mit Krusten. Allgemeinreaction fehlt.

28. 11. 0,01. Hohe locale und allgemeine Reaction. T. 40°.

1. 12. 0,01 ⎫
4. 12. 0,01 ⎪ Mässige allgemeine und lokale Reaction.
7. 12. 0,02 ⎬ Nach der 2. und 3. Injection Auftreten von Herpes labialis.
9. 12. 0,05 ⎭

12. 12. 0,1. Geringe Reaction.

14. 12. 0,1 ⎫ Keine Reaction.
17. 12. 0,1 ⎭

Bereits nach der ersten Injection ist die Secretion der Fisteln versiegt. Patient hat die ganze Zeit ohne Verband gelegen. Die Krusten von den Granulationen und Fisteln sind allmählich abgefallen. Darunter erscheint eine leicht geröthete Narbe.

Status 20. 12. Vollständige Heilung. Patient wird zur Befestigung derselben noch weiter mit Injectionen behandelt. Anzeichen von Lungentuberkulose niemals aufgetreten.

Zahl der Injectionen: 9. Gesammtquantum: 0,402.

25. Carl Bühmann, Arbeiter, 25 Jahre, Lüneburg.

Aufgenmomen 18. 11. Beginn der Kur 23. 11.

Januar 1890. Drüsenanschwellung am Halse. Exstirpation in einem Militärlazareth. Eine granulirende Stelle in der rechten Supraclaviculargrube blieb bisher zurück.

Status. In der rechten Supraclaviculargrube eine fünfpfennigstückgrosse granulirende Fläche, in der Umgebung die Haut unterminirt und verfärbt.

Unter den Granulationen ein sperlingseigrosser empfindlicher Drüsenrest. In der rechten Halsgegend mehrere tief eingezogene Narben. Keine Lungentuberkulose.

23. 11. 0,01. Hohe Allgemeinreaction nach 6½ Stunden. T. 40°. Gleichzeitig verschorfen die Granulationen, starke Röthung und Schwellung der Narben.

27. 11. entzieht sich der Patient der Behandlung. Zahl der Injectionen: 1. Gesammtquantum: 0,01.

In beiden unter III. erwähnten Fällen handelt es sich nur um die Reste von Drüsentuberkulose.

Fall 24 ist dadurch interessant, dass nach der ersten schwachen Injection die allgemeine Reaction völlig fehlte, während die örtliche sehr stark war, eine Erscheinung, die wir auch sonst beobachteten.

IV. Kehlkopftuberkulose.

26. W. cand. med., 25. Jahre aus Griesbach.

Im Herbst 1889 starker Katarrh der Athmungswege mit mässigem Auswurf. Der Katarrh nahm einen chronischen Charakter an. Seit Weihnachten 1889 Gefühl von Trockenheit im Kehlkopf. Von Specialisten wurden polypöse Wucherungen an der hinteren Wand des Kehlkopfes constatirt und mit Galvanokaustik und Pinselung mit Arg. nitric. erfolglos behandelt. Lunge gesund. Jodkalikur, die Patient im letzten Herbst durchmachte, ohne Einfluss auf die Erkrankung.

Aufnahme am 21. 11. 90.

Befund: Die ganze Kehlkopfschleimhaut stark angeschwollen und infiltrirt aussehend. Die Hauptschwellung sitzt an der Hinterseite. Daselbst zwei von oben nach unten verlaufende flache Schleimhautwülste. Aryknorpel und linkes Taschenband stark angeschwollen, die Schwellung des letzteren verdeckt vollständig das Stimmband. Patient ist aphonisch.

Lungenbefund: Geringer Tiefstand der rechten Lungenspitze, sonst negativ.

28. 11. 0,003. Beginn der Reaction nach 10 Stunden. Geringe Allgemeinreaction, Schwellung und Schmerzen im Kehlkopf, Auswurf. Nach Eintritt der Reaction verschwand das Gefühl der Trockenheit im Halse, welches den Patienten früher immer belästigte.

30. 11. 0,01. Geringe Reaction.

2. 12. 0,05. Eintritt der Reaction nach 5½ Stunden. Hohe Allgemeinreaction. Anschwellung des Kehlkopfes, Schmerz bei Druck auf denselben und beim Schlucken Laryngoskopisch ganze Kehlkopfschleimhaut sehr stark angeschwollen, besonders die der Aryknorpel und mit eitrigem Schleim belegt. Am nächsten Tage schnelle Abschwellung. Sprechen nach dieser Injection sehr erschwert.

3. 12. 0,07 ⎫
6. 12. 0,1 ⎬ Geringe Reaction.
7. 12. 0,1 ⎭

10. 12. 0,2 ⎫
12. 12. 0,3 ⎬ Geringe allgemeine, ziemlich starke locale Reaction.
15. 12. 0,3 ⎭

18. 12. 0,2, keine Reaction.

Status am 20. 12. Schleimhaut der Aryknorpel und des linken Taschenbandes etwas abgeschwollen, so dass das linke Stimmband sichtbar ist. Im Sprechen keine wesentliche Besserung. Gewichtsabnahme um 2 Pfund.

Zahl der Injectionen: 11. Gesammtverbrauch: 1,563.

613

Zweifelhafte Fälle durch die Injection als nicht tuberkulös
erkannt.

27. August Fiebiger, 17 Jahre, Formerlehrling aus Kiel. Beginn der
Kur 23. 11.
Starke hereditäre Belastung. Mitte September Contusion des linken
Fusses. Seitdem Schmerzhaftigkeit und wesentlich beschränkte Gebrauchs-
fähigkeit desselben. Bei der Aufnahme geringes Oedem des Fussgelenks.
Status 23. 11. Gegend des Malleolus extern. noch schmerzhaft und
geschwollen. Lungen frei.
Injection von 0,01. Weder allgemeine noch locale Reaction. Da auch
auf weitere grosse Dosen jegliche Reaction ausbleibt, wird die Kur auf-
gegeben.

28. Andreas Durmiak, Arbeiter, 24 Jahre, aus Elmshorn. Aufge-
nommen 20. 11., Beginn der Kur 23. 11.
Seit 90 Schmerzen an der Aussenseite des linken Fusses.
Status: Schwellung in der Gegend des os cuboides. Pseudofluctuation.
Starke Druckempfindlichkeit. Fussgelenk frei. Keine Lungentuberkulose.
2 Injectionen zu 0,01, 1 Injection zu 0,02, ohne Reaction; 1 Injection zu
0,05, keine locale, sehr geringe Allgemeinreaction.
Zahl der Injectionen: 4. Verbrauch: 0,09.

29. Albert Friedrichs, 31 Jahre, Schlosser aus Friedrichsort. Aufge-
nommen 2. 12., Beginn der Kur 11. 12.
Starke hereditäre Belastung. Mai 90 complicierte Schädelfractur. Heilung
mit geringen Resten motorischer Aphasie. Ende November 90 epileptische
Anfälle, Verschlechterung der Sprache.
Status: Links Depression nach Schädelfractur. Geringe motorische
Aphasie.
Differentialdiagnose: Narbenwirkung oder eine daselbst sich entwickelnde
Hirntuberkulose.
Auf 2 Injectionen von 0,001 und 0,002 keine Reaction.

30. Andreas Petersen, 40 Jahre, Arbeiter aus Kiel. Aufgenommen
31. 10., Beginn der Kur am 18. 12.
Hereditäre Belastung vorhanden. Seit 1/4 Jahr im Auschluss an Pneu-
monie-Coxitis.
Status 31. 10. Schwellung in der Gegend des rechten Hüftgelenks,
daselbst Druckempfindlichkeit, Schlag auf Hacke und Trochanter schmerzhaft. Keine Verkürzung. Kein Fieber. Unter Eis und Streckverband
Besserung. Mehrfache Probepunction resultatlos.
Status 17. 12. Starke Schwellung der Gelenksgegend. Passive Bewegungen und Druck sehr schmerzhaft. Kein Fieber.
18. 12. 0,01. ⎫
20. 12. 0,01. ⎬ Keine Reaction.
22. 12. 0,02. ⎭
Kur aufgegeben.
Zahl der Injectionen: 3. Gesammtquantum 0,04.

Wirkung des Koch'schen Mittels.

Das Mittel wirkt wie ein sehr intensives Gift, das gelegentlich
beängstigende und sogar lebensgefährliche Erscheinungen hervorruft.
Am meisten trat dies hervor bei unserem Fall 4, der in der höchsten
Lebensgefahr schwebte. Weniger kritisch aber immer noch bedrohlich
genug reagirten die Fälle 2, 7 und 23. Von grösster Wichtigkeit ist
deshalb die Dosirung. Aber die Schwierigkeiten einer zweckmässigen

Dosirung sind sehr grosse, da dieselbe nicht wie bei anderen Mitteln, von im Ganzen und Grossen bekannten Factoren — Körpergewicht, Kräftezustand etc. — abhängt, sondern von der Menge und der Zugänglichkeit des tuberkulösen Gewebes, dessen Bestimmung wir nicht in der Hand haben, und vor allem in der gleichzeitigen Erkrankung edler Organe, namentlich der Lunge, die häufig unseren genauesten Untersuchungen entgeht.

Die Schwierigkeit der Dosirung wächst dadurch, dass häufig das Mittel anfangs sehr wenig wirkt, bei späteren Injectionen sich den Weg zu den erkrankten Stellen bahnt und dann plötzlich zu nicht vorherzusehenden Reactionen führt.

Obwohl deshalb bei rein chirurgischen Tuberkulosen mittlere Dosen von Anfang an die zweckmässigsten sind, gebietet es die Vorsicht, mit kleinen Dosen als Probe-Injectionen zu beginnen, weil Complicationen mit »inneren« Tuberkulosen nie ausgeschlossen sind.

Besonders aber sind da kleine Anfangsdosen geboten, wo man diese Complication bereits festgestellt oder vermuthet hat. Wir haben deshalb die dreisten Dosen, mit denen wir anfangs mit besten Erfolgen begannen, in der letzten Zeit sehr herabgemindert, beginnen mit einer Probe-Injection von 0,002 und steigern die Dosis allmählich.

Die Wirkungen auf den Allgemeinzustand sind sehr verschieden. Wir sahen bei Einzelnen das Allgemeinbefinden sich bessern, bei Anderen dagegen sich auch sehr verschlechtern, wie es nach diesen ungeheuren Eingriffen in die Thätigkeit des Organismus auch nicht anders zu erwarten steht. Bei unserem Fall 4 beispielsweise (es war ein kräftiger, gut genährter Mensch) traten ein Gewichtsverlust von nahezu 20 Pfund und ausserdem die Zeichen einer allgemeinen Anämie ein.

Die diagnostische Wirkung des Mittels hat uns die allergrössten Dienste geleistet und zwar: 1. beim Lupus.

Die Injection bestätigte unsere immerhin zweifelhafte Diagnose im Fall 10 (vier kleine Knötchen).

Sie bewies die tuberkulöse Natur der Dermatitis, die im Fall 1 und 8 vorlag. Es ist ja schwer zu sagen, wo hört das sogenannte »scrophulöse« Eczem, das wir besonders am Naseneingang finden, auf, wo fängt der Lupus an? Das Koch'sche Mittel hilft uns über diese Schwierigkeit hinweg.

Sehr viele Fälle von Lupus serpiginosus, die hier vorkommen, besonders diejenigen, welche an den Extremitäten sitzen, sind luetischer Natur (Morbus Dithmarsicus). Wir behandeln dieselben seit Jahren mit den besten Erfolgen mit der antiluetischen Kur. Aber wir machten lange schon die Beobachtung, dass zuweilen der grösste Theil des Lupus auf Schmierkur und Jodkali zurückging, ein Rest aber bestehen blieb, oder dass der Lupus heilte, aber ein Recidiv entstand, das von einer antiluetischen Kur nicht mehr beeinflusst wurde und mit dem scharfen Löffel entfernt werden musste. In diesen Fällen wurde eine Mischinfection angenommen, eine Tuberkulose auf dem Boden einer (meist congenitalen) syphilitischen Hauterkrankung. Der Erfolg der antisyphilitischen und der antituberkulösen Kur im Fall 11 verleiht dieser Ansicht eine wesentliche Stütze.

2. Bei Knochen- und Gelenktuberkulosen. Besonders geeignet zur Illustrirung des diagnostischen Werths des Mittels sind unsere Fälle 15 und 28.

In dem einen Falle (15) handelt es sich um einen verhältnissmässig acut entstandenen Abscess. Die Injection wies durch die besonders local hochgradige Reaction seinen tuberkulösen Ursprung nach; die Operation bestätigte dasselbe durch den Befund von Knochencaries. In dem anderen Falle (28), eine Erkrankung, die sowohl vom behandelnden Arzte als auch auf hiesiger Klinik für Caries der Fusswurzel gehalten wurde, trat keine Reaction ein. Die schnelle spontane Besserung durch anderweitige Behandlung stellte fest, dass es sich in der That nicht um Tuberkulose handelte.

Der diagnostische Werth in den übrigen Fällen erhellt aus den Krankengeschichten. Er ist um so grösser, als beginnende Fälle von Tuberkulose immer zu reagiren scheinen, und bei beginnenden Fällen pflegt ja die Diagnose am schwierigsten zu sein.

Die therapeutische Wirkung des Mittels. Wir haben in einzelnen unserer Fälle die überraschendsten und glänzendsten Heilerfolge durch Anwendung des Mittels, in allen aber, die überhaupt reagirten, und lange genug in Beobachtung waren, eine sehr schnelle Besserung gesehen.

Als völlig geheilt sehen wir den Fall 1 an. Alle Krankheitserscheinungen sind auf das vollkommenste geschwunden, Reactionen auf das Mittel treten nicht mehr ein. Die Stelle, wo der Lupus gesessen, ist nur für den Eingeweihten noch durch eine leichte Hautröthung zu erkennen. Auf der Haut wachsen daselbst schon wieder Lanugohärchen und beginnt der Bart zu sprossen.

Im hohen Grade tritt auch die Heilwirkung im Fall 24 hervor. Fisteln, die 7 Monate geeitert haben, versiegen nach der ersten Injection und heilen schnell aus.

Am augenfälligsten konnten wir die Wirkung des Mittels beobachten bei den operirten Knochentuberkulosen, und sie sind es vor allem, welche uns überzeugten, dass Koch uns wirklich ein Heilmittel für die Tuberkulose gegeben hat.

Alle Operationswunden wurden, um jede Nebenwirkung auszuschliessen, nur mit sterilisirter Gaze bedeckt. Spülungen der Wunden wurden nie vorgenommen. Nach den ersten Injectionen fand man hyperämische Granulationen, beziehungsweise Wunden, in die und aus denen Blutungen erfolgt waren.

Schon nach einigen Injectionen entstand die üppigste und kräftigste Granulationsfläche. Die bekannten tuberkulösen Granulationen haben wir bei den reagirenden Kranken überhaupt nicht wiedergesehen. Die Wundhöhlen verkleinern sich rasch, Drains, die noch von früheren Zeiten lagen, wurden bald entfernt und ihre Kanäle fielen rasch zusammen und verheilten. Die Secretion ist geringer geworden und hat einen schleimigen Charakter angenommen.

Auch der Befund im Fall 14, wo nach Aufhören der Reaction auf starke Dosen die Resection des kranken Knies ausgeführt wurde, wirkt sehr überzeugend. Von tuberkulösen Granulationen war überhaupt nichts mehr zu sehen. Statt ihrer fanden sich überall die feinen blutig verfärbten Auflagerungen. Ob es sich hier um eine reine Einschmelzung oder um eine Umwandlung des tuberkulösen Gewebes handelt, werden die noch nicht abgeschlossenen Untersuchungen, die auf hiesigem pathologischen Institut an den gewonnenen Präparaten gemacht werden, zeigen.

Noch mehrere besondere Erscheinungen, die bei unseren Kranken auftraten, verdienen der Erwähnung.

Im Fall 1 verschwanden die massenhaften adenoiden Vegetationen nach mehreren Injectionen vollständig. Leider wurde dies erst bemerkt, als sie bereits verschwunden waren, weil man sie als einen zufälligen, mit der tuberkulösen Erkrankung in keinem Zusammenhang stehenden Nebenbefund ansah; man konnte also den directen Einfluss der Injection auf die Vegetationen nicht constatiren.

Ob man aus dem schnellen Verschwinden schliessen darf, dass die Vegetationen tuberkulösen Ursprungs waren, ist zweifelhaft; verschwinden dieselben doch in dem Alter, in welchem sich der Patient befand, zuweilen von selbst.

Jedenfalls aber ist das so ausserordentlich schnelle Verschwinden so ausgedehnter adenoider Wucherungen sehr merkwürdig.

Bei unseren mit Phthise complicirten Fällen konnten wir die Beobachtung machen, dass neue Dämpfungen auftraten und bestehende sich vergrösserten.

Der Fall 4 beweist durch das Auftreten von massenhaftem serösem Sputum, dass bei starker Reaction von Seiten der Lunge derselbe Vorgang sich abspielt wie beim Lupus: eine starke seröse Transsudation.

Wahrscheinlich ist auch der pleuritische Erguss, der so schnell wieder verschwand, nur als seröses Transsudat aufzufassen.

Aus der chirurgischen Poliklinik.

Bericht des Direktors, Professor Dr. Ferd. Petersen.

(Vom 27. December 1890.)

Das Koch'sche Heilverfahren kam ausschliesslich in dem mit der chirurgischen Poliklinik verbundenen, unter dem Protectorat Ihrer Majestät der Kaiserin Auguste Victoria stehenden Anschar-Krankenhause in Anwendung.

In dieser Anstalt wurden 28 chirurgische Kranke mit Koch'scher Lymphe behandelt.

Davon waren tuberkulös 23: Reaction trat ein bei 23, nicht tuberkulös 2: keine Reaction. Zweifelhaft war die Krankheitsursache bei 3: Reaction trat ein bei 3 Kranken.

Die Reaction trat das erste Mal ein bei 9 Patienten nach $^1/_2$ mg pr. d., bei 7 nach 1 mg, bei 2 nach 2 mg, bei 3 nach 3 mg, bei 1 nach 4 mg, bei 4 nach 5 mg.

Die erste Dosis war bei Kindern unter 10 Jahren $^1/_2$ mg, ein paar Mal $^1/_4$ mg, bei Kindern über 10 Jahren 1 mg, bei Erwachsenen ohne Erscheinungen von Seiten der Lunge in einem Fall 10 mg, sonst 2 mg. Im Laufe der Behandlung wurden die Gaben in der Weise abgemessen, dass nach völligem Ablauf der Reaction (in der ersten Zeit meist nach 48 Stunden — später bisweilen nach 24 Stunden) eine gleiche Menge eingespritzt wurde, falls die Temperatur über 39° gestiegen war, anderenfalls die Dosis erhöht wurde.

Bis jetzt ist als höchste Dosis gegeben: bei Kindern 50 mg, bei Erwachsenen 10 mg.

Veränderungen an den erkrankten Körperteilen wurden wahrgenommen: 1. zugleich mit der Erhöhung der Körpertemperatur in 11 Fällen, 2. erst bei höherer Dosis als der, wonach die Körpertemperatur stieg, in 12 Fällen, 3. bei geringerer Dosis in 0 Fällen, 4. ohne dass eine wesentliche Temperaturerhöhung überhaupt eintrat, in 3 Fällen.

Die höchste Temperatursteigerung trat ein frühestens: 8 Stunden, spätestens: 48 Stunden, durchschnittlich: 12 Stunden nach der Injection.

Die höchste beobachtete Temperatursteigerung war 40,5°.
Die niedrigste Temperatur in der Remission war 34°.
Temperatursteigerung von über 40° trat ein bei 11 Patienten.
Die höchste Pulsfrequenz war 180 bei einem Kind von 4 Jahren nach 0,0005 g.
Über starke Kopfschmerzen und Appetitlosigkeit klagten 9 Patienten.
Vorübergehende schwache Albuminurie zeigte sich bei 1 Patienten.
Diarrhoe grauweissen Stuhls zeigte sich bei 2 Patienten.
Erbrechen nach der ersten Einspritzung zeigte sich bei 6 Patienten.
Wiederholtes Erbrechen zeigte sich bei 2 Patienten.
Von den Kranken waren 2 bis 5 Jahre alt: 10, 5 bis 10 Jahre alt: 3, 10 bis 15 Jahre alt: 11, Erwachsene: 2.
Die Kranken litten an:

1. Lupus: 2; cfr. No. 1 bis 2. Bei beiden war Besserung zu beobachten.

2. Lymphomen: 2; cfr. No. 3 bis 4. Beide gebessert.

3. Ostitis cranii: 1; cfr. No. 5. Gebessert.

4. Spondylitis: 6; cfr. No. 6 bis 11. a) Ohne Fisteln: 5. Bei ihnen war eine Besserung nicht zu bemerken. b) Mit eiternden Fisteln: 1. Hier hörte die Eiterung fast auf, stellte sich aber später wieder etwas ein.

5. Knochen- und Gelenkerkrankungen der Extremitäten: 13; cfr. No. 12 bis 24. a) Mit offenen Wunden oder Fisteln: 5. Ein Patient war erst eine Woche in Behandlung, die übrigen 4 wurden gebessert. b) Mit subcutanen Erkrankungen: 8. α) Mehr als 2 Wochen in Behandlung: 7. Davon wurden 4 gebessert. Bei 3 war keine Änderung zu constatieren. β) Weniger als 2 Wochen in Behandlung war 1 Patient.

Patient No. 25 litt an mannigfachen tuberkulösen Herden, die wohl meist schon vor Beginn der Einspritzungen geheilt waren.
Bei No. 26 blieb die Natur der Erkrankung zweifelhaft.
Es wird bemerkt, dass ein Vorhandensein oder Fehlen von erblicher Belastung in keinem Fall notirt wurde, da, wie die Erfahrung lehrte, weder die Angaben der Kinder noch ihrer Eltern den thatsächlichen Verhältnissen entsprachen.

Krankengeschichten.

1. C. Glindemann, 30 J. Seit 15 Jahren hat sich ein Lupus entwickelt, der die Nase und beide Wangen umfasst. Tiefe Zerstörungen sind noch nicht da. Am Arm ist eine grosse blasse Narbe von einem alten Lupus, der seit 3 Jahren ganz verheilt ist. Auf den Lungen ist nichts Abnormes nachzuweisen.
Den 9. 12. 0,001 g. Danach Temperatursteigerung bis 40,3° unter Schüttelfrost und Erbrechen. Starke Schwellung und Rötung der lupösen Gesichtshaut. An den exulcerierten Stellen findet eine profuse Secretion von Serum statt. Vorübergehend Husten. Im Auswurf keine Tuberkelbacillen. Die

Temp. kehrt erst am 12. 12. zur Norm zurück, auch die Schwellung des Gesichts erst jetzt zurückgegangen.

Den 13. 12. 0,002 g. Danach Temperatur 40,2°, gleiche Schwellung und Röte des Gesichts und auch die alte blasse Narbe am Arm ist rot, aber nicht geschwollen. Diesmal fällt die Temperatur schon nach 10 Stunden wieder ab. Die Störung des Allgemeinbefindens wie bei der ersten Injection. Es ist wieder Husten eingetreten, jetzt verlängertes Exspirium vorn unter der 4. Rippe links, mittelblasiges Rasseln. Reichlich Tuberkelbacillen im Auswurf, die zum Teil wie zerbrochen erscheinen. Patientin ist heiser. Am Kehlkopf jedoch nur eine Schwellung und Röte der gesamten Schleimhaut zu erkennen, nirgends Knoten oder Ulcera.

Den 16. 12. Der Husten ist weniger, das Allgemeinbefinden gut. Die Schwellung des Gesichts ist zurückgegangen. Abends 7 Uhr 0,002 g eingespritzt. In der Nacht Schüttelfrost, stärkerer Husten, viel Kopfschmerz. Patientin ist sehr heiser.

Den 18. Befinden gut. Jetzt ist die Schwellung im Gesicht und im Kehlkopf viel weniger. Auf der ganzen lupösen Gesichtshaut sieht man weissgraue Fetzen trockner abschilfernder Epidermis.

Den 17. 12. 0,001 g injiciert. Danach noch wieder viel Husten und Kopfschmerz. Die Temperatur steigt noch bis 39°, fällt aber bald und mit ihr die Allgemeinerscheinungen. Die Gesichtshaut rötet sich stark.

Den 22. 12. Das Befinden ist wieder gut. Es besteht jedoch noch Husten und Heiserkeit mit Schwellung und Röte des Kehlkopfs; die Erscheinungen von Seiten der Lunge wie am 14. 12. Abends des 22. 12. 0,001 g gegeben. Gleiche Reaction wie am 17. 12.

Wenn das Gesicht abgeschwollen ist, scheint es, als wären lupöse Teile etwas eingetrocknet und verschorft.

25. 12. Mor. 0,002 g, danach höchste Temperatur 37,5, starker Hustenreiz, sonstige Erscheinungen, besonders an Lungen, wie oben.

2. D. Riekhof, 8 J. Seit 3 Monaten besteht auf der Wange ein lupöses Geschwür von ³/₄ cm Durchmesser in geröteter infiltrierter Haut. In der Haut des Oberarms 2 kleine Fisteln aus vereiterten Lymphdrüsen.

Den 28. 11. 0,005 g. Danach Temperatursteigerung bis 40,1° unter Erbrechen und Schüttelfrost. Die ganze Wange wird rot und schwillt. Nach 5 Tagen haben sich das Geschwür an der Wange und die Fisteln der Armhaut mit harten Schorfen bedeckt. Schon bei der zweiten Einspritzung ist die Röte und Schwellung der Wange nur gering, ein Unwohlsein tritt bei den folgenden Injectionen kaum auf. Die Temperatur steigt noch einmal am 3. 12. nach 0,001 g bis 39,6°, dann bleibt sie annähernd normal. Den 23. 12. 0,01 g. Jetzt sind an Wange und Arm nur noch kleine Krusten von etwas geröteter Umgebung.

In der zweiten Woche der Behandlung war geringer Eiweissgehalt des Urins nachzuweisen. 24. 12. Ab. 0,03 g, danach höchste Temp. 37,6°. Wohlbefinden. 26. 12. Ab. 0,04 g.

3. A. Giersieger, 4 J. Seit ¹/₄ Jahr besteht ein lambertsnussgrosses Lymphon an der linken Seite des Halses. Im Übrigen ist Patient gesund.

Den 5. 12. 0,0005 g. Den 10. 12. ist die Dosis 0,002 g erreicht. An der Drüse noch keine Veränderung; desgleichen am 11. 12. Am 12. 12. ist die Drüse bis auf einen geringen, ganz weichen Rest verschwunden. Bis jetzt war noch keine Temperatursteigerung constatiert.

Am Abend des 12. 12. 0,003. Den 13. 12. Temp. 40,3°, starkes Unwohlsein; ganz acute Schwellung des Metatarsus I. links mit bedeutenden Schmerzen. Die Temp. fällt erst am 14. 12. Morgens bis 37°.

Den 16. 12. wieder 0,003 g injiciert. Wiederum Temp. 40,2° und intensive Schmerzen am Fuss. Danach fällt die Temp. zur Norm und steigt bei den nächsten Injectionen nicht wieder. Den 21. 12. sind 0,005 g erreicht.

Den 24. 12. hat sich deutliche Fluctuation über den Metatarsus I. gebildet. Es wird incidiert; es entleert sich Eiter, in dem keine Tuberkelbacillen, dagegen massenhaft Eiterkokken nachzuweisen sind. Das Gelenk zwischen Metatarsus I. und der 1. Phalange ist besonders befallen. Ausschabung der Granulationen. Verband. 25. 12. 0,006, höchste Temp. 38,3°.

4. H. Dahmke, 12 J. Seit 2 Jahren hat Patient geschwollene Lymphdrüsen. Es zieht sich ein ganzer Kranz von Tumoren, kleinster bis nussgrosser, von einem Ohr zum andern. In der Achsel mehrere haselnussgrosse Drüsen. Den 9. 12. 0,0005 g. Danach erfolgt keine Reaction. Den 11. 12. 0,001 g. Den 13. 12. (48 Stunden nach der Injection) ist die Temperatur in stetiger Steigung bis 39° gelangt und fällt dann schnell ab. Patient befindet sich dabei wohl. Von nun an werden die Lymphome kleiner. Die Dosis wird bis zum 23. 12. auf 0,008 g erhöht, dabei steigt die Temperatur zuweilen bis 39°. Am 23. 12. ist eine ganz wesentliche Verkleinerung der Lymphome zu constatiren. 24. 12. Injection von 0,008: Wohlbefinden, höchste Temp. 38,2°. 26. 12. Abends 0,015 g.

5. J. Hansen, 14 J. Im Juni wurden wegen ostitis tuberkulosa Sequester aus dem rechten es frontale entfernt, die dura mater dabei freigelegt. Im September noch wieder ein zehnpfennigstückgrosser Sequester entfernt. Patient erkrankte zugleich an acuter Entzündung des rechten Handgelenks mit bedeutender Schwellung und Schmerzhaftigkeit. Den 1. 12. In der Kopfhaut besteht eine zehnpfennigstückgrosse Lücke, die mit schlaffen Granulationen erfüllt ist. 0,0005 g eingespritzt. Danach keine Reaction. Den 4. 12. 0,00075 g. Den 5. Temp. 38,8°. Den 6. 12. 0,002 g. Den 7. Temp. 39,2°. Die Granulationen sind zusammengefallen. In den nächsten Tagen bedeckte sich die Wundfläche mit einem trockenen Schorf, der bis zum 23. 12. nicht abfällt. Die Secretion hat ganz aufgehört. Am 11. 12. steigt die Temp. noch auf 39° nach 0,003 g. Dann tritt keine hohe Temperatursteigerung mehr ein. Die Dosis wird bis zum 23. 12. auf 0,01 g erhöht. 25. 12. Ab. 0,01 g. 26. 12. Ab. 0,015 g. — An dem früher acut erkrankten Handgelenk keine Reaction je aufgetreten.

6. P. Stuhr, 4 J. Seit 2 Jahren leidet Patient an Spondylitis. Es besteht eine geringe Vorragung des zwölften Brustwirbels. Patient ist seit Juli mit der Tuchschwebe behandelt. Er kann nicht allein gehen. Schlag auf den Kopf und Druck auf den erkrankten Wirbel macht keine Schmerzen. Den 26. 11. 0,0005 g eingespritzt. Am 19. Dec. 0,015 g erreicht. Patient hatte nur am 2. Dec. 39°, im Übrigen stieg die Temperatur kaum, 2 Mal fiel sie unter 36°. Das Allgemeinbefinden war stets gut. Schmerzen haben sich nicht gezeigt. 20. 12. 0,015 g, höchste Temperatur danach 38°. Am 24. 12. Injection von 0,02 g, am 25. 12. Ab. 40,2°; 26. 12. Morg. 6 Uhr 36°, Puls klein, 120. Sonst Wohlbefinden. Ab. 6 Uhr Injection von 0,02 g.

7. W. Meier. Seit Mai 90 an Spondylitis erkrankt. Seit August ist Patient mit der Tuchschwebe behandelt. Es besteht eine geringe Vorragung des neunten Brustwirbelfortsatzes. Schlag auf den Kopf macht Schmerzen in der linken Seite, dem neunten Intercostalnerven entsprechend. Patient kann mit Mühe gehen, empfindet aber dabei Schmerzen in der linken Seite. Den 26. 11. 0,0005 g. Die Temperatur steigt bis 39,4°. Das Gesicht wird rot und etwas geschwollen. Patient fühlt sich unbehaglich. Der Appetit ist gering. Jetzt zeigen sich die Schmerzen in der linken Seite auch bei ruhiger Lage im Bett. Den 20. 12 0,015 g erreicht. Patient hat während der Behandlung keine wesentlichen Temperatursteigerungen wieder gehabt. Die Schmerzen in der linken Seite zeigten sich noch öfter. Das Befinden war ein gutes. Eine Besserung der Spondylitis ist nicht zu constatiren. 21. 12. 38,7° als höchste

Temp. 24. 12. Ab. Injection von $0{,}_{02}$ g; danach höchste Temp. 25. 12. $38{,}_2$°.
26. 12. Ab. Injection von $0{,}_{03}$ g.

8. Joh. Tange, 3 J. Schwächliche Constitution, alte Spondylitis mit spitzem Gibbus. Bis jetzt $^3/_4$ Jahre mit Tuchschwebe behandelt, ohne dass eine wesentliche Besserung eingetreten wäre. Schlag auf den Kopf, Druck auf den vorragenden Wirbel macht Schmerzen. Patient stützt sich mit den Händen beim Sitzen, Stehen ist unmöglich. Fieber besteht nicht, Lungen gesund.

Den 26. 11. $0{,}_{0005}$ g. Die Temperatur steigt bis 38°. Patient fühlt sich unwohl, hat keinen Appetit. Nach den nächsten Einspritzungen treten ähnliche Störungen des Allgemeinbefindens auf. Von dem 10. 12. an befindet sich Patient anhaltend wohl. Die Erscheinungen an der Wirbelsäule ändern sich bis zum 27. 12. jedoch nicht. Am 14. 12. wurden $0{,}_{006}$ g gegeben, danach war die Temperatur am 15. 12. Ab. $35{,}_4$°, am 16. 12. Ab. 34°. Puls kräftig, Allgemeinbefinden und Appetit gut. Den 23. 12. wurden $0{,}_{01}$ g gegeben. Danach am 25. 12. Ab. $38{,}_8$°. 26. 12. Morg. 6 Uhr $36{,}_4$°, Ab. $39{,}_4$°.

9. E. Brüggmann, 8 J. Seit 14 Tagen Spondylitis mit Schmerzen in den oberen Brustwirbeln bei Bewegung, Schlag auf den Kopf und Druck auf den process. spinosi. Chronische eitrige Paukenhöhlenentzündung. Lungen gesund.

Den 10. 12. $0{,}_{0005}$ g.
Den 12. 12. $0{,}_{001}$ g. Danach noch keine Reaction.
Den 14. 12. $0{,}_{002}$ g, den 15. 12. (24 Stunden nach der Einspritzung) Temp. 40°. Starke Schmerzen in Kopf und Nacken. Schwere Störung des Allgemeinbefindens.

Den 16. 12. Allgemeinbefinden gut. Temp. normal.
Den 17. 12. Wieder $0{,}_{002}$ g. Den 18. (12 Stunden nach der Einspritzung) Temp. $40{,}_5$. Wiederum heftige Schmerzen in Kopf und Wirbelsäule, so dass Patient sich nicht im Bette aufrichten kann. Die Eiterung aus dem Ohr ist unverändert, auch die Untersuchung der Paukenhöhle zeigt denselben Befund wie am 10. 12.

Den 21. 12. $0{,}_{001}$ g eingespritzt. Den 22. 12. hat Patient wieder viel Kopfschmerz, Schmerzen im Rücken, keinen Appetit. Es hat sich etwas Husten eingestellt. 24. 12. Ab. Injection von $0{,}_{002}$ g, am 25. 12. Ab. Injection von $0{,}_{003}$ g, am 26. 12 Ab. von $0{,}_{004}$ g. Die Temperatur stieg nie über 38°, stets Wohlbefinden.

10. Auguste Wagner, 4 J. Seit 2 Jahren besteht eine Spondylitis der Brustwirbel, es hat sich ein Gibbus gebildet, dessen Spitze etwa vom neunten Brustwirbel dargestellt wird. Patientin kann nicht gehen. Schlag auf den Kopf und Druck auf die vertebra prominens macht keine Schmerzen. Die Lungen sind gesund.

Den 18. 12. $0{,}_{0005}$ g injiciert. Keine Reaction.
Den 20. 12. $0{,}_{001}$ g Ab. 7 Uhr. Am 22. 12. ist Ab. die Temperatur in continuierlichem Steigen bis auf 40° gelangt. Das Allgemeinbefinden ist wenig gestört. Die Temperatur fällt schnell. 24. 12. Ab. $0{,}_{01}$ g. Höchste Temperatur danach $38{,}_4$°. Wohlbefinden. 26. 12. Ab. $0{,}_{03}$ g.

11. J. Karolus, 13 J. Spondylitis. Seit 6 Jahren bestehen eiternde Fisteln neben der kyphotischen Wirbelsäule und Fisteln alter Senkungsabscesse am Oberschenkel. Starke amyloide Degeneration von Leber und Milz. Kein Husten. Im Urin mässig Eiweiss.

Den 26. 11. $0{,}_{0005}$ g. Am 8. 12. ist die Dosis $0{,}_{0015}$ g erreicht, die Eiterung noch wesentlich wie am 26. 11. Von nun an nimmt sie ab und hat am 12. 12. fast ganz aufgehört. Patient hat nach jeder Einspritzung Temperatursteigerung bis ca. 39° und fühlt sich ziemlich unwohl. Nur einmal stieg die Temperatur auf 40°.

Bis zum 23. 12. stellt sich keine Eiterung wieder ein. Es ist jetzt 0,004 g zur Zeit eingespritzt. Patient hat nach jeder Injection viel Schmerzen und starke Schwellung an der Einstichstelle. Eine Abscedierung ist nicht vorgekommen. 24. 12. 6 h. Ab. Injection von 0,003 g. 25. 12. Morgens 6 h. 36,4°, Ab. 38,4. Wohlbefinden. 26. 12. Ab. Injection von 0,005. Wohlbefinden. Absonderung aus der Fistel in der Schenkelbeuge wieder etwas stärker.

12. Emil Nehlsen, 14 J. Seit 2 Jahren leidet Patient an Coxitis. Vor 1½ Jahren wurden an der Aussenseite des Oberschenkels in der Inguinalgegend Abscesse gespalten, Patient lag seitdem im Streckverband. Er ist sehr abgemagert. Über der rechten Lunge im Oberlappen verlängertes Exspirium, kein Husten, keine Schmerzen in der Hüfte. Der Trochanter steht 2½ cm über der Roser'schen Linie; die Fisteln sondern mässig viel flockigen Eiter ab. Die Abendtemperatur ist 38,0.
Den 16. 12. 0,00015 g. Danach keine Veränderung, ebenso nach den folgenden Gaben nicht. Am 22. 12. 0,004 g, danach tritt Kopfschmerz ein und Temperatursteigerung bis 39,0; kein Husten, keine Schmerzen in der Hüfte. 24. 12. Wohlbefinden, Temperatur 38,2; 25. 12. Ab. 6 h. Injection von 0,005, höchste Temperatur danach 38,4.

13. E. Beckmann, 9 J. Seit einem Jahre bestehen eiternde Fisteln der tuberkulös erkrankten bursa trochanterica rechts. Im August d. J. erkrankte Patient an Diphteritis faucium und behielt danach eine Nephritis parenchymatosa mit starker Albuminurie. Öfter traten Ödeme des Gesichts auf.
Den 6. 10. wird die bursa trochanterica grösstenteils exstirpirt. Es müssen einzelne Ausbuchtungen zurückgelassen werden, weil sie sich bis an die Innenseite des Oberschenkels erstrecken. Sie werden ausgekratzt. Tamponade mit Jodoformgaze.
Den 26. 11. ist über dem Trochanter eine Fläche von ca. 12 cm Durchmesser von schlaffen Granulationen bedeckt, es wird reichlich Eiter secerniert. Im Urin ist wenig Eiweiss, die Augenlider stark ödematös. Auf der rechten Lunge verlängertes Exspirium; wenige, meist trockene Rasselgeräusche; geringer Husten, ohne Auswurf.
Den 26. 11. 0,0005 g, danach Temperatur bis 40° gestiegen.
Den 28. 11. 0,0005 g, danach Temperatur bis 39° gestiegen.
Den 29. 11. Die schlaffen Granulationen am Trochanter sind abgestossen; es ist hier eine ebene hochrote Fläche, die leicht blutet; geringe Secretion. An den Lungen ist nichts geändert.
Am 14. 12. Die Granulationsfläche ist etwas kleiner geworden. Es sind wieder wenige schlaffe Granula entstanden. Granulationsfläche stellenweise zerfallen, Secretion wieder etwas stärker. Von nun an wird täglich injiciert.
Den 23. 12. 0,01 g erreicht. Allgemeinbefinden nicht geändert. Die Granulationsfläche ist wieder eben. Der Eiweissgehalt des Urins ist unverändert.
24. 12. Ab. 0,012 g; keine Reaction. 25. Ab. 0,015 g, höchste Temperatur 37,6°; Wohlbefinden.

14. F. Paulsen, 3 J. Alte tuberkulöse Entzündung verschiedener Metakarpalknochen und der linken ulna mit eiternden Fisteln. Lungen gesund, kein Fieber.
Den 5. 12. 0,0005 g. Bis zum 23. 12. allmählich bis 0,01 g gestiegen, indem jeden zweiten Tag oder später täglich eingespritzt wurde. Patient hat nur geringe Temperaturerhöhung gehabt (bis 38°). Das Befinden war stets gut. In den ersten Tagen der Behandlung wurde die Eiterung stärker. Von der zweiten Woche an nahm sie ab, die Fisteln wurden kleiner und sind am 23. 12. ganz zugeheilt, auf den Narben befinden sich nur noch ganz kleine trockene Schorfe. Zweimal war die Temperatur auf 35° gefallen.

24. 12. Abends erhielt Patient eine Dosis von 0,01, danach als höchste Temperatur 38,3° am 26. 12. Abends.

15. C. Steinbach, 4 J. Den 21. 10. Ablatio femoris wegen gonitis fungosa, nachdem der Resection ein Recediv gefolgt war. In den alten Resectionsnarben ein bohnengrosser, pilzförmiger Auswuchs von schlaffen Granulationen. Patient hat auch nach der Amputation hectisches Fieber mit Abendtemperaturen von 40°. Den 26. 11. 0,0005 g. Danach Temperatur 39°. In den folgenden 3 Tagen bleiben die Temperatursteigerungen am Abend aus. Patient hat sehr guten Appetit. Den 28. 11. 0,0005 g, danach keine Reaction. Den 1. 12. 0,001 g, Temperatur danach 39,2°. Patient erkrankt dann drei Tage an Varicellen und damit beginnen wieder hohe Abendtemperaturen. Es wird jeden 2. Tag eingespritzt. Am 23. 12. ist 0,003 g erreicht. Der Zustand des Patienten ist wie am Anfang der Behandlung, nur die Granulationen am Stumpf sind zusammengefallen und mit einem Schorf bedeckt. 24. 12. Welkes Aussehen, geringer Appetit, hectisches Fieber mit Abendtemperaturen über 40°. Am 24. 12. Ab. 0,004; 25. 12. Morgens 6 h. 37,2° Abends 6 h. 40,2°.

16. M. Lau, 4 J. Im August d. J. ist wegen tuberkulöser Synovitis das zweite Keilbein des rechten Fusses exstirpiert und zugleich die Synovialis der benachbarten Gelenke entfernt. Die Wundhöhle hat sich aber wieder mit schlaffen Granulationen gefüllt. Es bestehen 2 eiternde Fisteln. Den 2. 12. 0,0005 g. Bis zum 7. 12. in allmählich steigender Dosis auf 0,002 g gelangt, die Eiterung hat fast ganz aufgehört. Temperatursteigerung ist nicht eingetreten. Am 23. 12. sind die Fisteln mit Borken bedeckt, die Schwellung des erkrankten Fusses ist viel geringer als vor Beginn der Behandlung. Patient hatte nie Schmerzen im Fuss und nie Temperatursteigerung. 24. 12. Ab. 0,012 g; höchste Temperatur 38,2°. 25. 12. Ab. 0,015 g, höchste Temperatur 38,6°; Wohlbefinden.

17. M. Wree, 10 J. Seit Mai d. J. bestehende Psoasabscess. Im Juli wurde wiederholt ein Abscess unter der spina ilei anter. inferia punctiert und die Höhle mit Jodoformöl gefüllt. Patient lag im Streckverband und wurde mit demselben entlassen. Den 29. 11. Das Bein steht in rechtwinkliger Flexion und mässiger Adduction fixcert. Die Abscesshöhle mit Öl und Eiter gefüllt. Temperatur Abends bis 38°. Lungen gesund. Den 29. 11. 0,001 g. Nach 5 Stunden Erbrechen, nach 8 Stunden Temperatur 40°. Röte des Gesichts. Bis zum 11. 12. in zweitägigen Pausen je 0,001 g eingespritzt. Danach stieg die Temperatur immer über 40°. Schmerzen und Unwohlsein trat nicht ein. Patientin lag stets im Streckverband. Am 23. 12. ist völlige Streckung und Abduction des Beins erzielt. Die Dosis ist jetzt 0,007 g. Seit dem 15. 12. sind keine Temperatursteigerungen bemerkt. Dabei hat sich die Schwellung unter dem Poupart'schen Bande nicht wesentlich geändert. Zu Anfang der Behandlung klagte Patientin bisweilen über geringe Schmerzen bei Druck auf dem Trochanter, diese Empfindlichkeit ist jetzt geschwunden. 24. 12. 0,008 g. Höchste Temperatur 38,1°, 25. 12. 0,01 g, stets Wohlbefinden. Keine Schmerzen im Fusse.

18. Pauline T., 11 J. Seit 2 Jahren bestehende gonitis fungosa. Mässige teigige Schwellung zu beiden Seiten der Patella, geringe Abhebung der Patella von dem Condylen des Femur. Keine Schmerzen beim Gehen. Lungen gesund. Beginn der Behandlung den 2. Dec. mit 0,001 g. 8 Stunden nach der Einspritzung Temperatur 39,5°. Am Knie keine Änderung. Den 4. Dec. 0,001 g injiciert, noch keine Änderung am Knie. Temperatur 38,8°.

Den 6. Dec. 0,₀₀₂ g. Danach Temperatur 40,₁°. Das Knie schwoll stärker an und wurde sehr schmerzhaft. Bei wiederholten grösseren Dosen nahm die Schwellung des Knies ab, so dass sie jetzt geringer ist, als bei Beginn der Behandlung. Patientin bekam am 23. Dec. 0,₀₁ g. Sie ist während der ganzen Behandlung stets wohl gewesen. Die Temperatur stieg nach dem 10. Dec. nicht mehr. Das Knie war bisweilen am Tage nach den Injectionen etwas stärker geschwollen, wie sich durch Messungen nachweisen liess. Jetzt treten kaum Veränderungen ein, die von einem Tag zum anderen unterschieden werden können. Es besteht kaum noch Druckschmerz; die Schwellung ist wesentlich geringer als vor dem 2. 12.

24. 12. Ab. 0,₀₂ g, höchste Temperatur 38°; 25. 12. Ab. 0,₀₃ g, höchste Temperatur 38,₁°.

19. O. Kähler, 4 J. Gonitis fungosa mit starker pararticulärer Schwellung, besonders an der Innenseite teigige Fluctuation. Geringe Flüssigkeitsmenge im Gelenk. Keine Schmerzen, ziemlich bedeutende Beugecontractur. Lungen gesund, kein Fieber. Den 26. 12. 0,₀₀₅ g. Danach schwillt das Knie, wird warm und sehr schmerzhaft. Die Temperatur steigt bis 40,₁°, Puls 180. Patient ist sehr matt. Vom 28. 12. nimmt die Schwellung des Knies ab. Die Schmerzen werden bald nicht mehr empfunden. Temperatursteigerung tritt noch einmal auf. Den 23. 12. Die Schwellung des Knies ist geringer als vor dem 26. 11. Keine Schmerzen auf Druck. Es werden jetzt 0,₀₁ g gegeben. 24. 12. Ab. 0,₀₃, höchste Temperatur 38,₂; 26. 12. Ab. 0,₀₅ g (höchste Dosis bei Kindern!) Danach am 27. 12. Morg. 6 Uhr 38,₄°, um 9 Uhr 38,₁°; Wohlbefinden.

20. E. Roosch, 5 J. Seit 3 Monaten bestehende gonitis fungosa mit mässiger pararticulärer Schwellung, geringem hydrops, Patient hinkt etwas. Keine Schmerzen, kein Fieber, Lungen gesund. Den 5. 12. 0,₀₀₀₅ g. Die Temperatur steigt bis 39,₁°. Am Knie keine Veränderung, ausser etwas höherer Wärme der Haut. Den 14. 12. 0,₀₀₃ g. Am 16. 12. Ab. ist die Körpertemperatur auf 34,₉° gesunken, Patient befindet sich wohl. Den 23. 12. Bis jetzt war kaum die erhöhte Hauttemperatur am Knie zu constatieren. Eine Abnahme der Schwellung scheint nicht eingetreten zu sein. Die Dosis ist 0,₀₀₇ g. In der letzten Woche war die Gesichtshaut immer etwas rot. Am 24. 12. auf Wunsch der Eltern entlassen.

21. Wilh. Schümann, 14 J. Vor ca. 1 Jahr ist Patient am linken Knie wegen hydrops punktiert. Der Erguss ist damals nicht wiedergekommen, hat sich aber seit 14 Tagen wieder angesammelt und ist jetzt so gross, dass die Gruben neben der Patella verstrichen sind, die Patella von den Condylen des femur abgehoben. Im Übrigen ist am Patienten nichts Abnormes zu finden. Den 18. 12. 7 Uhr Ab. 0,₀₀₁ g. Danach steigt die Temperatur stetig bis zum 20. 12. Ab. 7 Uhr auf 39°, dann fällt sie am 21. 12. bis 36,₄°. Patient fühlt sich wohl. Den 22. 12. ist die Schwellung des Knies bedeutend vermindert. Schmerzen hat Patient nicht. 24. 12. Ab. 9 Uhr 39,₆°. 25. 12. Ab. 6 Uhr erhält Patient eine Dosis von 0,₀₀₃ g; 9 Uhr ist die Temperatur auf 36,₁ herabgesunken, Patient hat schlecht geschlafen, im übrigen Wohlbefinden, keine Schmerzen im Knie. 26. 12. 12 Uhr 40°.

22. F. Nass, 1½ J. Ueber dem rechten Handgelenk besteht seit 2 Monaten eine Schwellung an der Dorsalseite, die anscheinend vom Gelenk ausgeht. Im Übrigen ist Patient gesund. Den 2. 12: 0,₀₀₀₂₅ g. Am 23. 12. ist die Dosis auf 0,₀₁ g erhöht. Es ist nie eine wesentliche Temperatursteigerung eingetreten. Die Schwellung des

Handgelenks ist geringer, und die Hand wird besser bewegt als zu Anfang der Behandlung.

24. 12. Ab.: 0,₀₁₁, keine Steigerung der Temperatur, Abfall bis 36,₂° am 25. 12. Morgens 6 Uhr. Puls 132, klein, im Übrigen Wohlbefinden. 25. 12. Ab.: 0,₀₂.

23. M. Lundquist, 4 J. An 2 Metacarpalknochen frische spina ventosa. An 2 anderen anscheinend verheilte spina ventosa, die durch Operation beseitigt ist. Im August erkrankte Patient an Gelenkrheumatismus des rechten Ellbogens und des linken Knies; beide Gelenke sind noch leicht geschwollen, aber nicht schmerzhaft. Lungen gesund, kein Fieber. Den 26. 11.: 0,₀₀₀₅ g. Temperatursteigerung bis 40,₂°, Puls 170 unter Schüttelfrost und Erbrechen. Patient ist sehr hinfällig, die Temperatur ist erst am 28. 11. zur Norm zurückgekehrt. Die Metacarpalknochen werden sehr schmerzhaft, die Haut rot und gespannt. Am Knie und Ellbogen keine Veränderung. Bei den nächsten Einspritzungen steigt die Temperatur noch ebenso, fällt aber schnell, Übelbefinden ist weit geringer. Die Gaben werden erhöht, vom 5. 12. an nimmt die Schwellung über der Mittelhand ab. Knie und Ellbogen werden von der ganzen Behandlung nicht beeinflusst. Den 10. 12. ist plötzlich an der linken Ulna eine Schwellung aufgetreten, die sehr schmerzhaft ist; dieselbe geht in circa 8 Tagen wieder zurück bis auf einen kleinen Rest, der auch am 23. 12. noch da ist. Den 23. 12. ist 0,₀₁₂ g erreicht. Patient ist etwas abgemagert. Die erkrankten Knochen sind nicht mehr schmerzhaft, die Schwellungen geringer als am 26. 11.

24. 12 Ab.: 0,₀₁₅ g, keine Reaction. 25. 12. Ab.: 0,₀₁ g, keine Reaction, 26. 12. ab: 0,₀₃ g.

24. Hedw. M., 12 J. Seit 1½ Jahren entstand eine Schwellung der linken Ulna dicht unter dem Olekranon; dieselbe ist bei Druck wenig schmerzhaft. Im Übrigen ist Patientin gesund. Den 29. 11: 0,₀₀₁ g, danach keine Reaction. Den 4. 12: 0,₀₀₅ g, den 5. 12. Temperatur 39,₂°. Die Schwellung der Ulna wird wärmer als die umgebenden Teile. Patientin empfindet geringe Schmerzen. In der folgenden Zeit ist immer dieselbe locale Temperatursteigerung zu bemerken. Die Körperwärme steigt vereinzelt auf 39°. Das Allgemeinbefinden ist nicht verändert. Den 23. 12. werden 0,₀₂ g gegeben. Eine Verkleinerung der Schwellung ist nicht zu constatieren. 24. 12. Ab.: 0,₀₂₅ g, Temperatur 37,₈°; 25. 12. Ab.: 0,₀₄ g, höchste Temperatur 38,₄°.

25. Dora Förde, 9 J. Patientin ist mit allgemeiner Scrophulose behaftet. Geschwollene Lymphdrüsen am Hals. Keratitis, Blepharitis, alte ostitis an den Phalangen; eine noch eiternd. Viele Narben alter Hauttuberkulose an beiden Armen. Den 26. 12: 0,₀₀₀₅ g. Den 23. 12. wird 0,₀₁₂ g gegeben. Patientin hatte während der Behandlung unregelmässig Temperaturerhöhung, vereinzelt bis 40°. An den alten Narben und Drüsen ist keine Veränderung eingetreten, auch die erkrankten Phalangen haben noch dasselbe Aussehen. Das Allgemeinbefinden ist gut, wie am 26. 11. Am 24. 12. Ab. 6 Uhr Injection von 0,₀₁₅ g, höchste Temperatur danach 38,₂°; Wohlbefinden. Am 26. 12 Ab.: 0,₀₂ g.

26. F. Jöhnck. Im April d. J. Partus, danach mastitis suppurativa, Spaltung der mamma nach oben von der mammilla. Es blieb eine Fistel zurück, die im August täglich mit Jodoformgaze ausgestopft wurde. Die Heilung ging nicht weiter. Jetzt besteht in granulierender Umgebung eine Fistel oberhalb der mammilla, die wenig milchig-eitrige Flüssigkeit absondert. Im Übrigen ist am Körper nichts Krankhaftes nachzuweisen.

Den 29. 11.: 0,01 g. Ansteigen der Temperatur bis 40,1 ° mit heftigem Schüttelfrost und Erbrechen. Die mamma schwillt stark und wird intensiv rot. Am 30 11. ist die Röte und Schwellung verschwunden, die Temperatur abgefallen. Appetit fehlt noch. Den 2. 12., den 4. 12., den 7. 12. werden die Einspritzungen wiederholt. Jedesmal dieselben Störungen des Allgemeinbefindens. An der Brust keine Änderung, als dass die Granulationen sich mit Borken bedecken. Patientin wünscht dringend durch Operation von der Fistel befreit zu werden. Deshalb am 11. 12. die Fistel beiderseits umschnitten und im Gesunden exstirpirt. Es zeigt sich, dass viele grosse Milchgänge, die noch etwas Milch enthalten, durchtrennt sind. Drainage, im Übrigen dichte Naht.

Den 12. 12. Entfernung des Drains. Den 17. 12. Verbandwechsel. Die Wunde ist in einer Ausdehnung von 1 cm nicht verheilt. Mikroskopische Untersuchung des herausgeschnittenen Gewebes liess nichts für Tuberkulose Characteristisches erkennen*).

Bemerkungen.

Es wurde nicht die Koch'sche, sondern die Overlach'sche Spritze mit Asbeststempel gebraucht, theils weil die Koch'sche Spritze anfangs nicht vorhanden war, theils weil die Overlach'sche weit bequemer zu handhaben und leicht zu desinficieren ist.

Eingespritzt wurde in den Rücken, den Oberschenkel, den Oberarm. Ein Unterschied in der Wirkung hat sich nicht gezeigt, ebenso wenig irgend ein Nachteil, wenn nicht die Rückenhaut gewählt wurde.

Als Zeit der Einspritzung wurde gewöhnlich der Vormittag oder der Abend gewählt. Letzterer wurde vielfach vorgezogen, weil die Kranken dann in der Nacht besser schliefen, oft nach einer abendlichen Einspritzung besser als ohne Einspritzung überhaupt.

Wir begannen stets mit kleinsten Dosen und stiegen sehr vorsichtig. Irgendwie bedrohliche Erscheinungen haben wir deshalb nie gesehen, trotz »normaler« Reaction.

Dem Fieber ging mehrfach, besonders wenn Abends eingespritzt wurde, ein stärkeres Fallen der Temperatur vorauf. — Das Fieber stellte sich öfters später als 24 Stunden nach der Einspritzung ein. Auffallend war das häufig nach dem Fieber eintretende Abfallen der Temperatur bis weit unter die Norm, einmal sogar bis 34° (Fall 8), während Herzbewegung und Athmung nichts Abnormes zeigten, und das Allgemeinbefinden trotz der Collapstemperatur ungestört war. — Wenn zunächst nach den Einspritzungen eigentliches Fieber nicht eintrat, bemerkten wir oft ein »Unruhigwerden« der sonst mehr gleichmässigen Temperatur.

Was die Reaction am Orte der Krankheit anbetrifft, so trat, abgesehen vom Lupus, in der Mehrzahl keine besonders starke Empfindlichkeit und Schwellung ein. Eine Ausstossung und Abstossung necrotischen Gewebes bei Fisteln und offenen Wunden wurde nicht beobachtet, vermuthlich weil die Anfangsdosis klein war und die Steigerung vorsichtig vorgenommen wurde. Dagegen wurde die Ab-

---

*) Anmerkung bei der Korrektur. Später sind doch Tuberkelbacillen gefunden worden.

sonderung in allen Fällen geringer, so dass vorhandene Fisteln zum Teil ganz versiegten oder nur noch wenig Eiter entleerten, offene Geschwürsflächen sich mit einer trockenen Kruste bedeckten oder ein blasses und wie abgeschliffenes Aussehen gewannen, vom Rande her aber zu vernarben anfingen. Jedoch wurde auch später wieder stärkere Eiterung beobachtet (Fall 11 und 13).

Bei zwei Kranken (Fall 5 und 23), die im Sommer bei einer kleinen Hospital-Endemie von Rheumathritis (eigenthümlichen Verlaufes) an je 2 Gelenken erkrankt waren, und deren damals befallene Gelenke bis auf eins noch Veränderungen zeigten, blieben diese Gelenke, während sonst allgemeine und örtliche Reaction eintrat, unbeeinflusst (bei einem Gelenk war es zweifelhaft, Ellbogen bei Fall 23).

Lymphome wurden, ohne erst Schwellung und Empfindlichkeit zu zeigen, kleiner, in einem Fall (3) schwand eine ungefähr lambertsnussgrosse, äusserlich deutlich sichtbare Drüse am Kieferwinkel nach der dritten Einspritzung (10. 12.) innerhalb 24 Stunden (vom 11. bis 12. 12.) so sehr, dass sie in der Tiefe nur eben zu fühlen war. Nach der folgenden grösseren Einspritzung trat starke Allgemeinwirkung ein, und zugleich eine eitrige Gelenkentzündung des ersten Metatarsophalangealgelenks. In dem später (24. 12.) entleerten Eiter fanden sich massenhaft Eiterkokken aber keine Tuberkelbacillen. Kulturversuche stehen noch aus. (In einem anderen Falle, der noch nicht mit berücksichtigt worden ist, Lupus des rechten Ohrs, trat während der starken Reaction eine eitrige linksseitige Konjunctivitis auf.)

Die Reaction am Orte der Einspritzung war selten erheblich; Empfindlichkeit, Schwellung und Röthung der betreffenden Stelle stieg und fiel mit dem Fieber. Vereiterungen oder länger dauernde Entzündungen sind nicht beobachtet worden.

In einem Falle von Albuminurie nach Diphtherie (13) und in einem anderen Fall von bedeutender Amyloidentartung der Unterleibsorgane (11) zeigte sich kein übler Einfluss des Mittels auf die Nieren.

Das Allgemeinbefinden nach der Einspritzung war sehr verschieden, manchmal gut bei hohem Fieber, manchmal schlecht bei verhältnissmässig niederer Temperatur. Ebenso ging es mit dem Appetit. — Mehrere Kranken fühlten sich nach mehrfachen Einspritzungen sehr angegriffen.

Eine endgültige Heilung haben wir nicht gesehen.

VIII. Universität Königsberg.

Aus der medicinischen Klinik.

Bericht des Direktors, Medicinalrath Professor Dr. Lichtheim.

(Vom 27. December 1890.)

Nachfolgender Übersicht über die in der medicinischen Klinik zu Königsberg mit dem Koch'schen Mittel behandelten Krankheitsfälle füge ich folgende Bemerkungen bei.

Die Zeit, welche verstrichen ist, ist eine so kurze, dass jede Äusserung über die Wirkungen desselben nur eine provisorische sein kann. Ohne die ausdrückliche Aufforderung Seiner Excellenz des Herrn Ministers würde ich zunächst mit meinem Urtheil zurückgehalten haben.

Aus der Übersicht ist zunächst zu ersehen, dass wir Unglücksfälle bei Anwendung des Mittels, wie sie von mehreren Seiten, allerdings zunächst in ungenügend verbürgter Form berichtet worden sind, nicht beobachtet haben.

Es lässt sich nicht leugnen, dass die Behandlung eine eingreifende ist, dass der Ernährungszustand vieler Kranken durch dieselbe ungünstig beeinflusst wird und dass deshalb bei durch die Krankheit sehr reducirtem Kräftezustand Vorsicht in der Anwendung geboten erscheint. Es sind nicht allein die Fiebererscheinungen der Reaction, welche diese ungünstige Beeinflussung des Kräftezustandes erklären, auch bei Kranken, bei welchen die Fiebererscheinungen durch allmähliche Steigerung der Dosirung fast vollständig vermieden werden konnten, wurde dieselbe beobachtet. Wir haben ungünstige Folgen dadurch vermieden, dass wir gelegentlich die Injectionen aussetzten und mit kleinen Dosen wieder anfingen.

Die Contra-Indicationen gegen den Gebrauch des Mittels, welche von einigen Seiten aufgestellt worden sind, haben sich bei uns als unbegründet erwiesen. Eine Schwangere vertrug grosse Dosen des

Mittels (0,1) ohne jeden Schaden für die Frucht. Bei tuberkulösen Darmgeschwüren haben wir die gefürchtete Perforation des Darms nie eintreten sehen, bei zwei Fällen von Bauchfelltuberkulose haben wir durch die Behandlung ganz vortreffliche Resultate erzielt. Auch bei Nephritis und Amyloiderkrankung haben wir von der Behandlung bei vorsichtiger, steigender Dosirung nicht den geringsten Schaden beobachten können.

Die auch anderweitig beobachteten Folgeerscheinungen: ein masernähnliches Exanthem, Albuminurie gelegentlich mit blutiger Beschaffenheit des Harns, haben auch wir häufig beobachtet, ein dauernder Schaden für die Kranken resultirte aus denselben nicht.

Was die practische Brauchbarkeit des Mittels betrifft, so gehe ich zunächst auf die diagnostische Bedeutung desselben ein. Auch wir haben dieselbe in vollem Umfang bestätigen können, sowohl das Fehlen der Reaction bei nicht Tuberkulösen, wie das Auftreten der Reaction bei Tuberkulösen. Letzteres allerdings nur da, wo von vornherein grössere Dosen des Mittels angewendet wurden; bei allmählicher Steigerung der Dosirung kann man mitunter bei hochgradiger Tuberkulose grosse Dosen erreichen, ohne Fieber zu erzielen, wie dies übrigens von Koch schon angegeben worden ist.

Wir haben mehrfach von dem diagnostischen Werth durch Probeinjectionen Gebrauch gemacht. Bei einer Zungengeschwulst, die uns als tuberkulös zur Behandlung übergeben worden war, blieb die Reaction aus. Leider entzog sich die Kranke der weiteren Behandlung; ein als Scrophuloderma uns überwiesener Fall von ausgedehnter Ulceration der Beine wurde als syphilitisch an dem Ausbleiben der Reaction erkannt und heilte rasch unter Jodkaligebrauch.

Besonders bemerkenswerth aber ist das Verfahren wegen der Möglichkeit der Aufdeckung verborgener tuberkulöser Erkrankungen. Es sind in dieser Hinsicht schon zahlreiche Mittheilungen gemacht worden, ich füge hier nur zwei an.

Bei einem Kranken, welcher wegen einer Hirngeschwulst der Klinik zuging, wurde, um festzustellen, ob die Geschwulst tuberkulöser Natur sei, eine Probeinjection gemacht. Es folgte die bekannte rapide Fiebersteigerung der Reaction. Die geringen Hirnerscheinungen wurden durch die Reaction nicht beeinflusst, hingegen schwoll die Nase des Patienten mächtig an und es zeigte sich bisher unbemerkt gebliebene Ulceration im Innern desselben. Über den weiteren Verlauf ist noch nichts zu berichten, da die Beobachtung erst vor einigen Tagen gemacht wurde.

Eine andere Kranke ging der Klinik zu wegen einer Hautaffection der Nase, welche für Lupus gehalten wurde. Eine Probeinjection ergab Fieberreaction ohne locale Reaction der erkrankten Hautpartien. Die Kranke, die vorher nicht gehustet hatte, auch über den Lungen keine Erscheinungen gezeigt hatte, fing an zu husten; im spärlichen Auswurf fanden sich Tuberkelbacillen. Nach mehreren

Injectionen verschwanden Husten und Auswurf vollständig wieder. Auf mässige Dosen des Mittels (0,02) reagirt die Kranke zunächst nicht. Die Beobachtung ist noch nicht abgeschlossen.

Auch wir haben einige Erfahrungen gemacht, welche der diagnostischen Bedeutung des Koch'schen Verfahrens zu widersprechen scheinen. Zunächst haben einige Affectionen, welche wir für tuberkulöse hielten, nicht reagirt. Ein Fall von Spondylitis der Halswirbelsäule mit caput obstitum und starker Infiltration der Weichtheile über dem unteren Theile der Halswirbelsäule zeigte auf 0,01 keine Reaction. Da hier auch die Schmerzhaftigkeit der Wirbel auf Druck fehlte, handelte es sich vielleicht um einen abgelaufenen Process.

Ein Fall von Compression der lauda equina mit Auftreten einer elastischen Geschwulst zur rechten Seite des rechten Lendenwirbels hatten wir für eine tuberkulöse Erkrankung des Lendenwirbels gehalten. Auch hier blieb die Reaction auf 0,01 aus. Hier ist es nicht ausgeschlossen, dass unsere Ansicht über die Natur des Processes eine unrichtige war. *)

Ferner haben wir einige Fälle beobachtet, in welchen wir durch das Eintreten einer Reaction überrascht wurden, weil wir sie auf Grund unserer Auffassung des Falles nicht erwartet hatten.

Zunächst zeigte ein Kranker mit einer Lebercirrhose ohne Ascites nach jeder Injection eine typische schwere Fieberreaction. Wir können nicht sagen, dass uns diese Reaction völlig unerwartet kam; denn wir hatten schon vorher auf Grund von gelegentlichen Fieberbewegungen, welche während der langen Beobachtungsdauer der Kranken aufgetreten waren, an die Existenz einer latenten Bauchfelltuberkulose gedacht.

Eine Kranke mit einer schweren Entzündung des rechten Hüft- und Kniegelenkes zeigte nach der Injection schwere allgemeine und mässige locale Reactionserscheinungen. Wir hatten diese Gelenkentzündung für gonorrhoische gehalten und nicht ohne Grund. Einige Wochen nach der Verheirathung der Kranken waren Entzündungen in mehreren Gelenken des Körpers aufgetreten und hatten sich schliesslich in den genannten Gelenken fixirt. Unmittelbar nach der Hochzeit war ein Ausfluss aus den Genitalien aufgetreten, der noch bestand und in welchem Gonokokken nachgewiesen waren. Obenein gestand der Ehemann, einige Wochen vor der Hochzeit einen Tripper acquirirt zu haben. Trotz alledem wird die Frage als eine offene bezeichnet werden müssen, ob die Natur der Gelenkentzündung nicht doch eine tuberkulöse gewesen ist, um so mehr, als nach jeder Reaction eine manifeste Besserung der vorher durch jede Behandlung unbeeinflussten Gelenkaffection sich geltend machte. Ich bemerke zugleich, dass ich durch die Mittheilung eines Collegen

---

*) Inzwischen hat eine Probepunction ergeben, dass es sich um ein Rundzellensarcom handelt.

weiss, dass bei einem Kranken unserer Stadt, der an einer manifesten Trippergonitis litt, eine Probeinjection keine Reaction hervorgerufen hat.*)

Es hat sich also bei uns die diagnostische Bedeutung der Koch'schen Injectionen vollkommen bewährt.

Was die viel wichtigere Frage nach dem therapeutischen Werthe des neuen Verfahrens betrifft, so glaube ich, dass unsere bisherigen Erfahrungen zu dem Schlusse berechtigen, dass wir in dem Koch'schen Präparate ein Heilmittel besitzen, welches tuberkulöse Affectionen zur Rückbildung bringt.

Diesem Ausspruch involvirt, wie ich ausdrücklich bemerke, ein Urtheil darüber nicht, ob durch die Einführung desselben in den Organismus eine definitive Ausheilung der tuberkulösen Processe erzielt werden kann. Um diese Frage zu entscheiden, bedarf es einer viel längeren Beobachtungsdauer als die, welche uns bisher vergönnt war. Wir verfügen bisher über keinen Fall, von dem wir selbst überzeugt sind, dass bei ihm eine endgültige Heilung eingetreten ist.

Allein die Beobachtung derjenigen tuberkulösen Processe, welche der directen Anschauung zugänglich sind, zeigt so unzweifelhaft die Rückbildung derselben unter der Behandlung, dass wir ohne Rückhalt sagen können, dass das Koch'sche Mittel ein specifisches Heilmittel gegen Tuberkulose sei.

Der Heilungsprocess selbst wird nach unseren Erfahrungen durch einen acuten Entzündungsprocess in den erkrankten Partien eingeleitet. Nekrotisirende Vorgänge in denselben und eine Ausstossung abgestorbener Gewebspartien haben wir in keinem Falle beobachtet. Wir haben auch versucht, Material zu gewinnen, um durch anatomische Untersuchung das Wesen der Reactions- und Heilungsvorgänge zu ergründen. Herr Professor Nauwerck hat diese Untersuchung übernommen und wird später über dieselbe berichten.

Wie aus obigen Bemerkungen ersichtlich ist, haben wir unsere Überzeugung hauptsächlich an der Hand der dem Auge zugänglichen Tuberkulose der Haut und der sichtbaren Schleimhäute gewonnen und bemerken ausdrücklich, dass, wenn unsere Resultate bei diesen Affectionen zwar sehr auffallende, bisher kaum in anderer Weise erzielbare Besserungen aufweisen, wir doch vielleicht noch weiter gekommen wären, wenn wir bei denselben nicht absichtlich wenig energisch vorgegangen wären, als es erlaubt gewesen wäre. Wir haben dies absichtlich gethan aus folgenden Gründen.

An praktischer Wichtigkeit überragt alle anderen die Frage nach der Möglichkeit der Bekämpfung der Lungenschwindsucht und die innere Medicin wird dieser Frage zunächst ihre ungetheilte Aufmerksamkeit zuzuwenden haben. Die Tuberkulose der Haut und der sicht-

---

*) Später hat sich bei der Kranken eine tuberkulöse Erkrankung der rechten Niere eingestellt.

baren Schleimhäute habe ich deshalb dazu benutzen zu müssen geglaubt, um an diesen durch das Auge kontrollirbaren Affectionen die zweckmässigste Methode zur Behandlung der Lungenkranken zu erproben. Es sind deshalb absichtlich häufig grössere Pausen eingeschoben worden, um die Folgen einer solchen Unterbrechung der Behandlung zu studiren. Trotz alledem sind Fortschritte bei allen Kranken ganz unverkennbar; die meisten Lupuskranken sind kaum wiederzuerkennen. So wesentlich ist der Fortschritt. Die tuberkulösen Geschwüre der Mund- und Rachenschleimhaut sind so gut wie alle vernarbt oder auf dem besten Wege zur Vernarbung. Am wenigsten in die Augen fallend sind die Besserungen bei der Larynxtuberkulose, wobei berücksichtigt werden muss, dass wir fast ausschliesslich sehr schwere, alte, meist mit Lungentuberkulose combinirte Processe zur Behandlung bekommen haben. Doch sind auch hierbei einige unverkennbare Besserungen erzielt worden.

Bei keinem dieser Kranken jedoch, bei den lupösen so wenig, wie bei den tuberkulösen der sichtbaren Schleimhäute ist bisher ein völliges Erlöschen der Krankheit beobachtet worden. Dieselben reagiren alle noch auf das Koch'sche Mittel, die lupösen sogar auf verhältnissmässig geringe Dosen. Auch zeigte sich in den Fällen, in welchen längere Pausen der Behandlung eingeschoben wurden, dass nach einer Periode fortschreitender Rückbildung wieder eine Verschlimmerung des lokalen Befundes constatirt werden konnte, welche eine Wiederaufnahme der Behandlung nothwendig machte.

Sehr viel schwieriger zu beurtheilen sind die Resultate des Verfahrens bei der Lungenschwindsucht. Hier fehlt die Kontrolle der directen localen Inspection, die die Beurtheilung des Verlaufs bei den anderen Affectionen so sehr erleichtert. Wenn wir an Stelle derselben die Untersuchung der Brust durch Auscultation und Percussion zu Rathe ziehen, so müssen wir sagen, dass in unseren Fällen während der uns zu Gebote stehenden Beobachtungszeit die Resultate sehr geringfügige waren. Wir haben, wie viele andere Beobachter auch Verschlimmerungen des physikalischen Befundes als Ausdruck der localen Reaction an der Lunge beobachten können und haben gesehen, dass dieselben sich theils während der Behandlung, theils in eingeschobenen Pausen wieder zurückbildeten; aber diejenigen Symptome, welche bei der Aufnahme des Kranken vorhanden waren, sind so gut wie ausnahmslos bis auf den heutigen Tag bestehen geblieben. Zum Theil mag dies in der Qualität der Fälle seine Erklärung finden; einer medicinischen Klinik fliessen natürlich die leichteren Fälle viel spärlicher zu als die vorgeschrittenen, und wir haben zunächst, um uns selbst ein Urtheil über die künftig zu bewerkstelligende Auswahl zu bilden, alle unsere Schwindsüchtigen ausnahmslos in Behandlung genommen. Die wenigen Fälle, welche wir nach kurzer Beobachtungszeit entlassen und ambulatorisch fortbehandelt haben, sind verhältnissmässig günstig verlaufen, wobei natürlich nicht übersehen werden darf, dass dies auch die leichtesten gewesen sind. Meine eigene Meinung geht dahin, dass man nur von subacuten, tuberkulösen Processen in so kurzer Frist solche Rückbildung erwarten darf, dass dieselben für Auscultation und Percussion erkennbar sind. Bei den chronischen Lungenphthisen, die die übergrosse Mehrzahl bilden, sind, wie der anatomische Befund zeigt, die Veränderungen nicht derartige, dass eine rasche restitutio in integrum im Bereich der Möglichkeit liegt. Selbst wenn wir es mit einem Mittel zu thun hätten, dass die Tuberkelbacillen sicher tödtete, würde dieselbe Erfahrung gemacht werden. Das Urtheil darüber, ob der tuberkulöse Process in der Lunge zum Stillstand gebracht wird und sich zur Rückbildung anschickt, wird also auch bei der Koch'schen Behandlungsmethode, wie bei allen früheren, vielmehr auf das Allgemeinbefinden der Kranken, die Menge und den Charakter des Auswurfs derselben zu beziehen sein, als auf den Befund der physikalischen Untersuchung.

Legen wir diesen Massstab an unsere Beobachtungen, so haben wir trotz der verhältnissmässig schweren Erkrankungn und trotz der ungünstigen äusseren Verhältnisse doch bemerkenswerthe Besserungen bei der Mehrzahl der Kranken zu verzeichnen.

Nur bei einigen wenigen, höchst elenden Kranken hat sich gar kein Einfluss auf das Allgemeinbefinden constatiren lassen, so dass die Behandlung aufgegeben wurde.

Bei den übrigen schwand, wenn sie fieberten, allmählich das Fieber und die mit demselben verbundenen Nachtschweisse; die Kranken fühlten sich wohler und bekamen ein besseres Aussehen. Einzelne nahmen an Gewicht zu, bei den anderen hielt sich wenigstens das Körpergewicht während der Beobachtungszeit auf dem gleichen Niveau. Bei den meisten Kranken ging dieser Periode der Besserung eine entschiedene Verschlechterung ihres Befindens vorauf, die nicht allein von der fiebererzeugenden Wirkung des Mittels abhängig war, sondern auch bei nicht fiebernden Kranken beobachtet wurde. Mehrfach war diese Verschlimmerung des Befindens so stark, dass wir gezwungen waren, zeitweise eine Pause in der Behandlung eintreten zu lassen und dann machte während dieser Pause die Besserung bei den Kranken so rasche Fortschritte, dass die Behandlung bald wieder aufgenommen werden konnte.

Dass mit der Besserung des Allgemeinbefindens auch eine Besserung der localen Vorgänge in der Lunge verbunden war, dafür bietet eine sichere Gewähr das Verhalten des Auswurfs. Bei fast allen Kranken ist nach einer Periode der Verschlimmerung der Husten mit Zunahme des Auswurfs und sehr markanter Steigerung des Bacillengehaltes eine ganz evidente Verminderung des Hustens und des Auswurfs zu beobachten. Der Auswurf änderte dabei oft seinen Charakter und wurde mehr schleimig und die Bacillen wurden spärlicher, mitunter sehr spärlich. Mehrfach beobachteten wir die schon anderweitig beschriebene Formveränderung an den Bacillen. Bacillenfrei ist der Auswurf nur in einem Falle , geworden. Es ist dies ein Kranker, der mit sehr geringen auscultatorischen Erscheinungen und spärlichen Tuberkelbacillen in unsere Behandlung trat, und bei dem nach 5 wöchentlicher Behandlung mit rasch steigenden Dosen die Bacillen aus dem Auswurf verschwanden. Da die Injection keine sichtbare Reaction mehr machte, wurde die Dosis plötzlich von 0,02 nach mehrtägiger Pause auf 0,05 gesteigert, ohne dass eine Reaction eintrat. Ob dieser Fall als geheilt betrachtet werden darf, muss die weitere Beobachtung lehren.

Bei einem anderen schweren Kranken sind gleichfalls bei der letzten Untersuchung die Bacillen, welche ungemein spärlich geworden waren, vermisst worden. Derselbe reagirte jedoch auf Injection grosser Dosen (0,1) immer noch mit geringen Temperatursteigerungen. Der physikalische Befund ist bei ihm derselbe geblieben.

Ausser Betracht geblieben ist hier der oben erwähnte Fall, in welchem Auswurf und Bacillen erst nach den Injectionen auftraten und nach Sistirung derselben wieder verschwanden.

Einiges Kopfzerbrechen hat uns die Frage nach der geeignetsten Behandlungsmethode für die Lungenphthise gemacht. Ganz klar sind ja die Vorschriften Koch's für diejenigen Fälle, in welchen nach kleinen Dosen oder nach Steigerung derselben eine deutliche Allgemeinreaction auftritt. Aber sehr bald haben wir, wie auch viele andere Beobachter, die Erfahrung gemacht, dass bei schweren, wie bei leichten Phthisen bei allmählicher Steigerung der Dosen die Reactionserscheinungen völlig ausbleiben können. Als nun markante Zeichen der Besserung ausblieben, kam uns das Bedenken, ob dieses Verfahren das richtige sei, ob nicht die Reaction, der Entzündungssturm die unerlässliche Vorbedingung der Rückbildung sei. Eine Prüfung dieser Frage von Lupuskranken hat uns gezeigt, dass diese Bedenken ungerechtfertigt waren. Wir haben 2 Lupusfälle in derselben Weise behandelt; in dem einen traten schon bei geringfügigen Dosen Fiebererscheinungen auf, doch blieb die locale Reaction eine sehr mässige, im anderen fehlte die allgemeine Reaction vollkommen, die locale war sehr geringfügig und beschränkte sich auf eine leichte Röthung der Ränder der erkrankten Partien. In beiden Fällen traten sehr manifeste Rückbildungsprocesse frühzeitig auf.

Auf Grund dieser Beobachtungen halte ich es für zweckmässig, die Reactionserscheinungen bei Phthisikern, soweit dies möglich ist, vollkommen zu vermeiden. 2 von den behandelten Lungenphthisen sind gestorben.

Der erste der Todesfälle wird schwerlich auf Rechnung der Behandlung gesetzt werden können. Es handelte sich um einen schweren Diabetiker, der mehrfach von uns behandelt worden war und bei dem, wie so oft, zum Diabetes eine tuberkulöse Lungenaffection hinzugetreten war. Die Lungenaffection war eine nicht allzu vorgeschrittene und die Injectionen wurden vom Kranken ohne jedes

Zeichen der Reaction vertragen. Sehr bald jedoch entwickelten sich beim Patienten die Zeichen des Coma diabeticum, dem er sehr rasch erlag. Über die gefundenen anatomischen Veränderungen wird von Seiten des Professors der pathologischen Anatomie berichtet werden.

Im 2. Falle handelte es sich um eine rasch fortschreitende, hochfiebernde Phthise. Die Behandlung hatte auf das Befinden einen entschieden ungünstigen Einfluss. Während derselben nahmen die Infiltrationen in beiden Lungen rasch an Umfang zu. Als deshalb die Behandlung ausgesetzt wurde, trat kein Rückgang des Processes ein und der Kranke starb 10 Tage nach dem Aussetzen der Behandlung. Der anatomische Befund, über welchen gleichfalls anderweitig berichtet werden wird, zeigte keine Abweichungen vom gewöhnlichen Befunde.

Sehr bemerkenswerthe Besserungen erzielten wir in 2 Fällen von Tuberkulose der serösen Häute; die Flüssigkeitsergüsse in den Brustfellsäcken und im Bauchraum verschwanden vollkommen. Ob die Heilung eine dauernde ist, muss die weitere Beobachtung lehren.

In einem Falle von Tuberkulose des Darmes und des Bauchfelles, der uns in einem sehr reducirten Zustande zuging, ist zunächst eine nennenswerthe Besserung nicht eingetreten.

Die übrigen tuberkulösen Affectionen, welche wir behandelt haben, bieten zu weiteren Bemerkungen keinen Anlass. Nur auf die von uns behandelte tuberkulöse Meningitis muss ich noch mit einigen Worten eingehen. Das kranke Kind wurde in einem absolut hoffnungslosen Zustande im letzten Stadium der Hirnentzündung aufgenommen. Auf einen Nutzen der Behandlung konnte in diesem Falle nicht gerechnet werden. Wenn wir ihn trotzdem der Behandlung unterzogen haben, so geschah dies gerade, weil an ihm nichts zu verderben war und weil wir von ihm etwas zu erfahren wünschten, über die Gefahren der Anwendung des Verfahrens bei anderen Meningitiden. Das Kind lebte noch einige Tage. Die Injectionen steigerten in geringem Masse das Fieber, während der übrige Zustand absolut unbeeinflusst blieb. Die Autopsie ergab das gewöhnliche Bild der tuberkulösen Meningitis ohne irgend welche Besonderheiten, welche auf die Behandlung hätten bezogen werden können. Insbesondere fehlte auch die von anderer Seite beschriebene enorme Blutfülle des Gehirns.

Übersicht über die behandelten Fälle.

1. Amalie Butzky, Dienstmädchen, 31 Jahre alt. Lupus faciei. Zahl der Einspritzungen: 7. Menge der verbrauchten Lymphe: 0,15 g. Behandlungsdauer: 34 Tage. Grosse, sehr kräftige Person, seit 7 Jahren an Lupus krank, öfters mit Auslöffelungen behandelt. Auf beiden Wangen und dem linken Nasenrücken lupöse, nicht ulcerirte Hautpartien. Sonst keine Tuberkulose nachweisbar.

20. 11. 0,01 injicirt. Nach 7 Stunden Schüttelfrost, 39,7°, ausserordentlich heftige Gliederschmerzen, die lupösen Gewebe geröthet und geschwollen, schmerzhaft bei Berührung.

21. 11. Knötchen auf der Schleimhaut der Wange, gegenüber dem zweiten prämolaren Zahn des Oberkiefers, rechts aufgetreten.

22. 11., 23. 11. Injection von 0,01, starke Reaction.

25. 11. 0,03 injicirt, starke Reaction. Rechtes oberes Augenlid am innern Rande stark geröthet und geschwollen. Darauf eine stecknadelkopfgrosse, mit Borken bedeckte ulcerirte Stelle.

26. 11. bis 1. 12. Pause. Die Localreactionen klingen ab. Das Knötchen an der Schleimhaut und die Ulceration am oberen Augenlide werden unsichtbar. Die lupösen Partien des Gesichts sind blasser geworden, die prominenten Randpartien haben sich abgeflacht, ziemlich starke Schuppung.

27. 11. wird geringe Albuminurie beobachtet, die am nächsten Tage wieder verschwunden ist.

1. 12. 0,03 injicirt. Starke Reaction. Pause bis zum 11. 12.

11. 12. 0,03 injicirt. Starke Reaction. Von jetzt ab sichtbare Besserung. Die lupösen Partien werden blasser. Schwellung und Röthung der Ränder rückgängig. Starke Schuppung. Da die Heilung nicht rechte Fortschritte macht, am 22. 12. erneute Injection von 0,03 g. Resultat: Auf dem Wege zur Heilung. Sichere Besserung.

2. Kasimir Klebinsky, Eisenbahnbeamter, 39 Jahre alt. Lupus faciei. Anzahl der Einspritzungen: 4. Menge der verbrauchten Lymphe: 0,06 g. Grosser, kräftiger Patient, seit 25 Jahren lupuskrank. Grosse, excoriirte Fläche, die gegen die Wange, bis zum Unterkieferrande reichend, nach hinten erheblich übers Ohr reicht. Rand erhaben, mit Knötchen besetzt, nach vorne vor einigen Tagen abgekratzte Partien.

21. 11. 0,01 injicirt. Schwere Reaction. Nach acht Stunden (Schüttelfrost, Gliederziehen, Kopfschmerzen) lupöses Gewebe sehr stark geschwollen, gespannt, schmerzhaft, sondert von der ganzen Fläche reichlich dünn, seröseitrige Flüssigkeit ab. Über den ganzen Körper verbreitet ein masernähnliches Exanthem, das schon am nächsten Tage fast völlig abgeblasst ist.

23. 11. 0,01 injicirt; keine Reaction.

25. 11. 0,02 injicirt; starke Reaction, local und allgemein, wie das erste Mal.

27. 11. 0,02 injicirt; etwas geringere Reaction. Danach ist die ganze lupöse Fläche in ein stark secernirendes flaches Geschwür umgewandelt, die Ränder flach, die Knötchen verschwunden. Da Patient keinen weiteren Urlaub erhält, wird er mit der Weisung, sich nach 2 Monaten wieder vorzustellen, entlassen. Resultat: Auf dem Wege zur Heilung entlassen.

3. Adolf Quednau, Landwirth, 25 Jahre alt. Lupus des Nase. Zahl der Einspritzungen: 6. Menge der verbrauchten Lymphe: 0,07 g. Grosser, kräftiger Patient, seit 9 Jahren krank. Nasenspitze, Nasenflügel nicht mehr vorhanden. Septum narium ebenfalls tief ausgefressen. Die übrig gebliebenen Nasentheile und die anliegenden Theile der Wange und Oberlippe in ein dunkelrothes, mit dünner, glänzender Epidermis bedecktes Gewebe verwandelt. Septum narium ulcerirt.

22. 11. 0,01 injicirt; schwere Reaction, Schüttelfrost, Kopfschmerzen, Gliederschmerzen, Erbrechen. Lupöse Partien sehr stark geschwollen, geröthet. Es haben sich einzelne Bläschen gebildet, die eintrocknen und kleine Borken hinterlassen. Allmählicher Rückgang der Erscheinungen.

27. 11. 0,01 injicirt; sehr schwere Reaction, stärker wie das erste Mal. Nase, enorm geschwollen, bedeckt sich fast in toto mit schnell zu braunen Krusten vertrocknender Flüssigkeit, so dass am Abend der schwer kranke Patient sehr entstellt ist. Während in den nächsten Tagen die Borken abfallen und die Schwellung zurückgeht, bleibt auf der Nase jetzt eine fünf-

pfennigstückgrosse, flache, ulcerirte Stelle zurück. Ein masernähnliches Exanthem blasst in den nächsten drei Tagen völlig ab. Der schwerkranke Zustand des Patienten dauert 48 Stunden.

4. 12 und 12. 12. Injection mit etwas geringerer, aber doch noch recht starker Reaction auf 0,01.

19. 12. 0,01 erweist sich als unwirksam. Das lupöse Gewebe fängt jetzt an blass zu werden, runzlig auf der Oberfläche und ähnelt einer abblassenden Narbe.

22. 12. 0,02. Resultat: Eine Tendenz zur Heilung.

4. Paul K o e c k, Arbeiterkind, 10 Jahre alt. Lupus an der rechten Hinterbacke. Normal entwickelter, kräftiger Junge. Seit 5 Jahren an Lupus krank. Rechts hinten am Halse zwei callöse, blassrothe Narben nach vereiterten Drüsen. In der rechten Leiste eine flache röthliche Narbe. Vergrösserte harte, leicht schmerzhafte Lymphdrüsen in der rechten Leiste. Auf der rechten Hinterbacke eine fünfmarkstückgrosse, stark erhabene, geröthete, mit braunen Borken bedeckte Hautpartie, die am Rande Knötchen zeigt.

27. 11. 0,01 injicirt; ziemlich starke allgemeine und locale Reaction, 39°, erkrankte Partie deutlich geröthet, schmerzhaft und geschwollen; ebenso die vorher erwähnten Narben. Leistendrüsen stark schmerzhaft. Über dem ganzen Körper ein kleinfleckiges Exanthem, das schnell abblasst,

1., 5., 11. 12. Je 0,02 injicirt; immer sehr starke allgemeine und locale Reaction.

18. 12. Die Narben am Halse blass geworden und deutlich kleiner. Ebenso die Narbe in der Leistengegend. Der lupöse Herd auf der rechten Hinterbacke beträchtlich kleiner, blasser und flacher. Resultat: Auf dem Wege zur Heilung.

5. Charlotte P a e t z, Wittwe, 45 Jahre alt. Lupus der Nase. Zahl der Einspritzungen: 3. Menge der verbrauchten Lymphe: 0,03 g. Behandlungsdauer: 32 Tage. Kräftige Frau, seit 10 Jahren krank. Ganze Nase und benachbarte Partien der Wange dunkel geröthet, mit glänzender Haut bedeckt. Ein kleines Stück des rechten Nasenflügels fehlt. Daselbst eine Borke auf ulcerirender Fläche.

22. 11. Injection von 0,01. Schwere Reaction mit starker Schwellung des lupös erkrankten Gewebes. Dieselbe Erscheinung bei jeder erneuten Injection. 28. 11. und 20. 12. je 0,01 g.

24. 12. Die erkrankten Partien sind erheblich abgeblasst, die ulcerirte Fläche fast vollkommen vernarbt. Resultat: Tendenz zur Heilung.

6. Henriette K i r s t e i n, Dienstmädchen, 21 Jahre alt. Lupus der Nase. Zahl der Einspritzungen: 15. Menge der verbrauchten Lymphe: 0,054 g. Behandlungsdauer: 20 Tage. Kräftiges Dienstmädchen. Seit 3 Jahren krank. Linker Theil der Nase von intensiv rothem und geschwollenem, von glänzender Epidermis bedecktem Gewebe eingenommen. Narbiger Defect der Nasenspitze, Septum stark infiltrirt. Erkrankter Theil stark geröthet und abschuppend.

1. 12. Injection von 0,001. Patientin erhält dann jeden Tag kleine, allmählich ansteigende Dosen wie eine Lungenkranke. Mässige Fiebersteigerungen können nicht vermieden werden (39°). Allmählich stellt sich eine geringere Röthung und Schwellung des lupösen Gewebes ein, ohne dass sich Patientin jemals unwohl gefühlt hat. Am 7. Tage (Dosis 0,003) ist die Schwellung durchaus deutlich, wenn auch ziemlich geringfügig. Am 14. Tage (Dosis 0,006) beginnt die Schwellung zurückzugehen. Die Haut über den erkrankten Partien hat sich gefaltet und schuppt stark ab, auch die Röthung ist erheblich zurückgegangen. Resultat: Besserung.

7. Max v. S c h a b l o n o w s k y, Kaufmann, 17 Jahre alt. Lupus der Nase. Zahl der Einspritzungen: 4. Menge der verbrauchten Lymphe: 0,016 g. Behandlungsdauer: 23 Tage. Mässig kräftiger Patient, seit 1 Jahr krank.

Die Haut der vorderen Hälfte der Nase geröthet, glänzend. Am Septum wenig umfängliche Ulceration mit infiltrirten Rändern, Substanzverlust gering. Injection von 0,01; schwere Reaction 40,6°. Die erkrankten Theile colossal geschwollen. Auf dem rechten Auge starke Conjunctiralinjection und eine Phlyctäne bemerkbar. Am nächsten Tage im Urin Blutkörperchen, Cylinder und einige Nierenepithelien; geringe Menge Albumen. Die Injection des Auges und die nephritischen Erscheinungen klingen in 2 Tagen ab.

17. 12. Injection von 0,002. Schwere Allgemeinreaction (40°), geringe Localreaction. Wiederum Blutkörperchen im Urin.

19. 12. und 21. 12. Injectionen von 0,002 mit schwächer werdender Reaction und fortbestehenden nephritischen Symptomen im Harn. Am Auge nichts Neues aufgetreten. Noch in Behandlung.

Tuberkulose der Schleimhäute:

8. Fritz Behrend, Fleischerssohn, 14 Jahre alt. Tuberculosis pharyngis. Zahl der Einspritzungen: 6. Menge der verbrauchten Lymphe: 0,135 g. Seit 1 Jahr krank. An der hintern Wand des Pharynx ein markstückgrosses, mit missfarbenen Granulationen bedecktes Geschwür mit leicht erhabenen Rändern.

21. 11. 0,005; sehr geringe Reaction.
22. 11. 0,01.
23. 11. 0,02.
25. 11. 0,03.
26. 11. und 27. 11. 0,04. Erst auf die letzten Dosen eine mässig starke Reaction, 39,7°. Das Geschwür selbst zeigt schöne rothe Granulationen und hat sich etwas verkleinert. Auf Wunsch vorläufig entlassen. Die Heilung hatte ausserhalb des Spitals gute Fortschritte gemacht, doch trat nach einiger Zeit ein Stillstand ein. Der Kranke wurde wieder aufgenommen. Resultat: Auf dem Wege zur Heilung.

9. Julie Pauluhn, Sattlerfrau, 43 Jahre alt. Lupus des Zungengrundes und des Pharynx. Zahl der Einspritzungen: 8. Menge der verbrauchten Lymphe: 0,36 g. Behandlungsdauer: 32 Tage. Am Zungengrunde hahnenkammförmige Excrescenzen in der Ausdehnung eines Fünfzigpfennigstücks. Epiglottis stark verdickt und gewulstet. An der hinteren Pharynxwand ein mit unregelmässigen Rändern versehenes Geschwür. Intermittirende Inject. von 1 cg bis 1 dg innerhalb von 7 Tagen. Ziemlich schwere Allgemeinreactionen mit hohem Fieber, während local nach den einzelnen Injectionen keine Reaction zu sehen ist. Die Excrescenzen am Zungengrunde sind fast geheilt. Das Geschwür an der Pharynxwand ist vernarbt. Die Epiglottis noch verdickt.

Entlassung am 1. 12.

Am 17. 12. stellt sich Patientin wieder vor. Der Zungengrund ist unverändert geblieben, hingegen bildet sich an der hinteren Rachenwand wieder ein Geschwür und an dessen Rande 2 gelblich schimmernde Knötchen. Erneute Injectionen in Intervallen von 4 Tagen von 4 bis 6 cg. Unter denselben hat sich das Geschwür wieder verkleinert und wird Patientin weiter behandelt werden.

10. Wilhelm Herholz, Arbeiter, 20 Jahre alt. Lupus der Nase und des Rachens. Zahl der Einspritzungen: 7. Menge der verbrauchten Lymphe: 0,06 g. Behandlungsdauer: 34 Tage. Seit 5 Jahren krank. Nase stark geschwollen, tief roth, mit Schuppen bedeckt; rechter Nasenflügel ulcerirt. Eingang in die Nase ebenfalls ulcerirt. Septum narium perforirt. Zahnfleisch am Oberkiefer stark geröthet und verdickt. Uvula geröthet und vergrössert. Arcus pharyngopalatinus geröthet und stellenweise ulcerirt. Epiglottis geröthet, verdickt, am Rande ulcerirt. Am Halse grosse, rechtwinklige Narbe von einer Lymphdrüsenexstirpation.

22., 24., 26. und 29. 11. je 0,01 injicirt. Jedesmal schwere Allgemeinreaction (40,5°). Nase schwillt stark an; auf der linken Wange in der Gegend
der Nasolabialfalte röthet sich und schwillt jedesmal eine fünfpfennigstückgrosse Stelle an. An der Innenseite der Oberlippe entstehen zwei kleine,
flache Ulcerationen bei starker Schwellung und Schmerzhaftigkeit des ganzen
Zahnfleisches des Oberkiefers. Am harten Gaumen schiessen dicht nebeneinander fünf kleine Tuberkel in gerötheter Umgebung frisch auf. Alle diese
Erscheinungen gehen nach der 3. Injection zurück. Die Nase wird kleiner,
blasser und schuppt. Die Ulcerationen der Oberlippe heilen, das Zahnfleisch
nimmt eine normale Farbe an, die Tuberkel am harten Gaumen verschwinden. Die Ulcerationen am arcus pharyngopalatinus und der Epiglottis heilen.

5., 12., 19. 12. je 0,01 injicirt; Reactionen von allmählich abnehmender
Intensität. Heilung macht sichtliche Fortschritte. Resultat: Auf dem Wege
zur Heilung.

11. Ferdinand Unruh, Arbeiter, 40 Jahre alt. Tuberkulose der Mund-
Rachenhöhle. Zahl der Einspritzungen: 6, Menge der verbrauchten Lymphe:
0,078 g, Behandlungsdauer: 32 Tage. Mässig kräftig gebauter Patient. Seit
3 Jahren krank. Links am Übergang der Zunge in den Boden der Mundhöhle ein fünfpfennigstück-grosses Ulcus mit erhabenen Rändern und ver-
dickter entzündeter Umgebung. Laryngoskopischer Befund: Die Epiglottis,
in einen unförmlichen dicken Wulst verwandelt, verdeckt völlig den Kehlkopfeingang. Starke Heiserkeit.

27. 11. 0,005; geringe Reaction.
29. 11. 0,007.
30. 11. 0,01.
31. 11. 0,015.
1. 12. 0,02: geringe Allgemein-, keine bemerkbare Localreaction. Das
Geschwür an der Zunge verheilt vollständig. Die Epiglottis ist wenig geschwollen; man kann jetzt die falschen Stimmbänder sehen, die als rothe,
dicke Wülste den Kehlkopfeingang bedecken.

12. Henriette Plath, Arbeiterin, 15 Jahre alt. Tuberkulose des linken
Nasenlochs, Gaumens und Rachens. Zahl der Einspritzungen: 19, Menge
der verbrauchten Lymphe: 0,1 g, Behandlungsdauer: 23 Tage. Ziemlich kräftige
Patientin von gedunsenem Aussehen, leicht fiebernd. Amyloid der Unterleibsorgane. Grosse Mengen von Albumen im Urin. Linkes Nasenloch von
pilzförmig wuchernden Granulationen umgeben. Uvula weggefressen. Im
weichen Gaumen eine breite Lücke, die denselben in 2 Theile theilt, und
deren Ränder exulcerirt sind. Geschwüre am harten Gaumen und der
hinteren Pharynxwand. Kehlkopf intact. Keine sonst nachweisbare Tuberkulose. Patientin wird wie eine Lungenphthise behandelt mit ganz kleinen
allmählich steigenden Dosen, so dass das Fieber nur ganz wenig höher ist,
wie vor der Injection. Dabei sieht man nach der 5. Injection (0,006) um die
Granulationen des Gaumens einen roten Entzündungshof auftreten. Nach
weiteren 6 Injectionen sind die Granulationen um den Naseneingang verschwunden und vollzieht sich an der Nasenschleimhaut ein langsamer
Heilungsvorgang. Ebenso heilen die Geschwüre am weichen Gaumen.
Resultat: Fortschreitende Besserung.

Tuberculosis pulmonum:

13. Ferdinand Lüdeke, Arbeiter, 54 Jahre alt. Tub. pulmonum.
Zahl der Einspritzungen: 23, Menge der verbrauchten Lymphe: 1,140 g, Behandlungsdauer: 34 Tage. Kleiner schwächlicher Patient, seit vielen Jahren
an Husten leidend. Diffuse bronchitische Erscheinungen über beiden Lungen,
mässige Mengen reineitrigen Auswurfs, mässig reichlich Tuberkelbacillen.
Geringe Reactionen (39°) erst auf grosse Dosen.

Beginn mit kleinen Dosen, continuirliche Steigerung bis zu 0,₁.
Auswurf ist gering geworden, Allgemeinbefinden besser. Tuberkelbacillen im Auswurf vorhanden. Resultat: Besserung.

14. Hermann Taurat, Photograph, 52 Jahre alt. Tub. pulmonum,
laryngis et intestini. Zahl der Einspritzungen: 14, Menge der verbrauchten
Lymphe: 0,₁₇₂ g, Behandlungsdauer: 27 Tage. Abgemagerter Patient von
starkem Körperbau, seit 1 Jahr krank. Über der linken Spitze bis zur Ma-
milla grosse Infiltration und Höhlenbildung nachweisbar. An der rechten
Spitze katarrhalische Erscheinungen. Reichlicher Auswurf, viele Tuberkel-
bacillen. Starke Heiserkeit. Am linken Stimmband ein dreieckiger Defect.
Mässige Injectionserscheinungen am Kehlkopf. Patient fiebert auf die In-
jection etwas höher wie gewöhnlich.
Behandlungsmethode wie bei 13.
Besserung des Allgemeinbefindens. Auswurf an Menge verringert.
Tuberkelbacillen unverändert. Kehlkopfbefund nicht verändert. Resultat:
Besserung.

15. Martha Josewitz, Fabrikarbeiterin, 17 Jahre alt. Tub. pulmonum. Zahl der Einspritzungen: 19, Menge der verbrauchten Lymphe:
0,₀₉₇ g, Behandlungsdauer: 37 Tage. Schwächliche Patientin, erst seit einigen
Wochen krank. Über beiden Lungen katarrhalische Erscheinungen. Über
den Spitzen auch Infiltrationserscheinungen. Athemnot, reichlicher Auswurf, viel Tuberkelbacillen, hohes intermittirendes Fieber. Behandlung ohne
Einfluss.
Methode: continuirliche, kleine Dosen bis zu 0,₀₁.

16. August Gross, Arbeiter, 49 Jahre alt. Tub. pulmonum et laryngis.
Zahl der Einspritzungen: 21, Menge der verbrauchten Lymphe: 0,₂₈₄ g, Behandlungsdauer: 30 Tage. Sehr heruntergekommener Patient, seit 1 Jahr
krank. Über beiden Spitzen ziemlich hochgradige Infiltrationserscheinungen,
reichlicher Auswurf, reichlich Tuberkelbacillen, starke Heiserkeit, Schleimhaut der Ary-Knorpel geschwollen, falsche Stimmbänder stark geschwollen,
auf dem linken falschen Stimmband ein Ulcus; hectisches Fieber, continuirliche Behandlung mit kleinen Dosen. Keine Besserung.

17. Carl Baumgart, Chaussee-Arbeiter, 56 Jahre alt. Tub. pul-
monum. Zahl der Einspritzungen: 15, Menge der verbrauchten Lymphe:
0,₁₇₆ g, Behandlungsdauer: 37 Tage. Starkgebauter Patient, seit mehreren
Jahren krank. Diffus katarrhalische Erscheinungen über den Lungen, ziem-
lich reichlicher eitriger Auswurf. Mässige Menge Tuberkelbacillen, kein
Fieber.
Behandlung mit continuirlichen, langsam steigenden Dosen bis zu 0,₀₅.
Mässige Reactionen.
Auswurf spärlich geworden, Tuberkelbacillen darin vorhanden, Allge-
meinbefinden gebessert.
Gewichtszunahme: 1,75 kg Resultat: Besserung.

18. Ernst Fraenzel, Schneidermeister, 26 Jahre alt. Tub. pulmonum.
Zahl der Einspritzungen: 13, Menge der verbrauchten Lymphe: 0,₁₄₃ g, Behandlungsdauer: 23 Tage. Ziemlich heruntergekommener Patient, seit
4 Jahren krank, über beiden Spitzen ziemlich hochgradige Infiltrationserscheinungen.
Heiserkeit, starke Schwellung des rechten Aryknorpels, Ulcus auf dem
rechten Stimmband, kein Fieber.
Behandlung: mit continuirlichen kleinen Dosen bis 0,₀₁ g aufwärts; keine
Änderung in dem localen Befunde und dem Allgemeinbefinden.

19. Julius Schäfer, Kaufmann, 43 Jahre alt. Tub. pulmonum. Zahl
der Einspritzungen: 3, Menge der verbrauchten Lymphe 0,₀₁₃ g, Behandlungsdauer: 9 Tage. Schwächlicher, dürftig genährter Patient, seit 1 Jahre krank,

beide Lungenspitzen geschrumpft, ziemlich umfängliche Infiltrationserscheinungen. Rechts Höhlenbildung. Reichlicher Auswurf. Reichlich Tuberkelbacillen.
Behandlung erst im Beginn.

20. Wilhelmine Gross, Besitzerfrau, 26 Jahre alt. Tub. pulmonum Zahl der Einspritzungen: 20, Menge der verbrauchten Lymphe: 1,030 g, Behandlungsdauer: 34 Tage. Mässig heruntergekommene Patientin, seit 1 Jahre krank. Rechte Lunge hochgradig in ganzer Ausdehnung erkrankt. Links normale Verhältnisse. Athemnot. Fieberfrei, ziemlich reichlicher Auswurf, mässig reichliche Tuberkelbacillen. Gravidität im 6. Monat.
Patientin erhält anfangs continuirliche, später intermittirende Dosen bis zu 0,1. Mässige Reaction (39 °). Niemals schlechtes Allgemeinbefinden.
Verringerung des Auswurfs, Tuberkelbacillen nachweisbar. Allgemeinbefinden gut. Resultat: Besserung.

21. Karl Krebs, Schmiedelehrling, 17 Jahre alt. Tub. pulmonum et laryngis. Zahl der Einspritzungen: 17, Menge der verbrauchten Lymphe: 0,088 g. Schwächlicher Patient. Im Anschluss an Influenza seit 1 Jahr krank. Seit 2 Monaten heiser. Beide Lungenspitzen zeigen Infiltrationserscheinungen. Mässig reichlicher, eitriger Auswurf, reichlich Tuberkelbacillen, hectisches Fieber (38,5 °).
Starke Heiserkeit; Kehldeckel und Ary - Knorpel stark geschwollen. Auf beiden Stimmbändern, Taschenbändern und der Schleimhaut des Ary-Knorpels Ulcerationen.
Continuirliche Einspritzungen von kleinen Dosen bis zu 0,01. Fieber wird etwas höher. Patient verfällt, während die Infiltrationserscheinungen über den Lungen sich ausbreiten. Aussetzen der Injectionen 10 Tage vor dem Tode.
Autopsie: In beiden Oberlappen etwas ältere tuberkulöse Herde. Die Unterlappen mit zahlreichen, frischen, zum Theil confluirenden Knötchen durchsetzt.
Mikroskopische Untersuchung durch Geheimrath Professor Dr. Neumann.

22. Gustav Labath, Tischler, 27 Jahre alt. Tub. pulmonum. Zahl der Einspritzungen: 17, Menge der verbrauchten Lymphe: 0,214 g, Behandlungsdauer: 30 Tage. Ziemlich schwächlicher, blasser Mann. Seit 1 Jahr etwas schwerer krank. Über beiden Spitzen mässige Infiltrationserscheinungen. Kehlkopf stark injicirt, mässige Heiserkeit. Mässig reichlich eitriges Sputum, ziemlich reichlich Tuberkelbacillen. Behandlung: Anfangs mit kleinen continuirlichen, später mit grösseren Dosen (0,02 — 0,05) in Intervallen.
Erhebliche Besserung des Allgemeinbefindens. Gewichtszunahme 1,5 kg. Verschwinden des Fiebers, Verminderung des Auswurfs, reichliche Tuberkelbacillen in demselben. Resultat: Besserung.

23. Johanna Marklein, Pfarrersfrau, 38 Jahre alt. Tub. pulmonum et laryngis. Zahl der Einspritzungen: 22, Menge der verbrauchten Lymphe: 0,130 g, Behandlungsdauer: 29 Tage. Schwächliche, sehr heruntergekommene Patientin. Über beiden Lungenspitzen Infiltrationserscheinungen, starke Heiserkeit. Schleimhaut über den Ary - Knorpeln stark geschwollen. Links Taschenband stark geschwollen und mit Ulcerationen bedeckt. Intermittirendes Fieber.
Behandlungsmethode: Continuirliche kleine Dosen bis zu 0,015, Allgemeinbefinden hat sich gebessert.
Auswurf und Tuberkelbacillen in demselben unverändert, Stimme klarer, Schluckact nicht mehr schmerzhaft. Objectiv Abschwellung der Schleimhaut des Ary - Knorpels zu constatiren. Resultat: Besserung.

24. Friedrich Kalcher, Schuhmacher, 35 Jahre alt. Tub. pulmonum et Pleuritis sinistra. Zahl der Einspritzungen: 24, Menge der verbrauchten Lymphe: 0,830 g, Behandlungsdauer: 37 Tage. Kleiner, schwächlicher Patient, seit 1 Jahr krank. Pleuritis exsudativa sinistra. Geringer Auswurf, spärliche Tuberkelbacillen. Über den Lungen nichts nachweisbar, kein Fieber.

Behandlung: Anfangs mit continuirlichen, später mit intermittirenden Dosen bis zu 0,07.

Besserung des Allgemeinbefindens, Verschwinden des pleuritischen Exsudats. Sputum sehr gering, Tuberkelbacillen darin vorhanden. Resultat: Besserung.

25. August Schröder, Maler, 32 Jahre alt. Tub. pulmonum. Zahl der Einspritzungen: 4, Menge der verbrauchten Lymphe: 0,013 g, Behandlungsdauer: 7 Tage. Schwächlicher Patient, seit mehreren Jahren krank. Über beiden Spitzen Infiltrationserscheinungen, mässig reichliches Sputum, Tuberkelbacillen, kein Fieber.

Behandlung erst im Beginn.

26. Paul Grundmann, Primaner, 23 Jahre alt. Tub. pulmonum. Zahl der Einspritzungen: 7, Menge der verbrauchten Lymphe: 0,033 g, Behandlungsdauer: 12 Tage. Kleiner, schwächlicher Patient. Seit 3 Jahren krank. Über beiden Spitzen Infiltrationserscheinungen.

Behandlung mit kleinen intermittirenden Dosen bis zu 0,01.

Behandlung erst im Beginn.

27. Otto Stabenow, Secretär, 30 Jahre alt. Tub. pulmonum, doppelseitige Otitis media. Zahl der Einspritzungen: 6, Menge der verbrauchten Lymphe: 0,047 g, Behandlungsdauer: 12 Tage. Anämischer, magerer Patient. Über beiden Lungen bis zur Mammilla Infiltrationserscheinungen. Mässig reichlich eitriger Auswurf, ziemlich reichliche Tuberkelbacillen. Fieberfrei-doppelseitige Trommelfell-Perforation. Rechtes Ohr trocken, links geringe eitrige Secretion. Intermittirende kleine Dosen, geringe Reaction. Keine Änderung am Ohrbefunde.

28. Emma Hungerecker, Arbeiterstochter, 24 Jahre alt. Tub. pulmonum. Zahl der Einspritzungen: 22, Menge der verbrauchten Lymphe: 0,083 g, Behandlungsdauer: 37 Tage. Gracil gebautes Mädchen. Mässiger Ernährungszustand, seit 3 Jahren krank. Linksseitige Spitzeninfiltration bis zur 3. Rippe. Ziemlich reichlicher Auswurf, viel Tuberkelbacillen, mässige Fiebersteigerung (38,5°) vor der Injection.

Continuirliche Behandlung mit kleinen Dosen; dieselben erzeugen starke Allgemeinreaction. Nach der 5. Injection (0,003) eine fingerbreite Dämpfung rechts hinten unten mit ausculatorischen Consonanzphänomenen entstanden. Auswurf etwas vermehrt. Tuberkelbacillen in Pfröpfen sehr massenhaft ausgestossen. Nach der 7. Injection links vorne, oben tympanitischer Schall mit bruit de pot fêlé. Da Patientin sich trotz Anwendung sehr kleiner Dosen 0,003—0,005 sehr schlecht befindet, dauernd fiebert, wird nach 19 Injectionen eine grosse Pause von 12 Tagen eingeschoben, während derer Patientin sich sehr erholt. Der Herd rechts hinten unten verschwindet, der Auswurf wird spärlicher, die Zahl der Tuberkelbacillen verringert sich; dann Injection 0,005, die Patientin mit geringerem Fieber beantwortet und jetzt besser verträgt.

29. Hermann Ludwig, Kaufmann, 33 Jahre alt. Tub. pulmonum, Diabetes mellitus gravis. Zahl der Einspritzungen: 7, Menge der verbrauchten Lymphe: 0,06 g. Sehr heruntergekommener abgemagerter Patient. Seit Juni 1889 in der Klinik an Diabetes behandelt, seit Mai 1890 im spärlichen Sputum Tuberkelbacillen gefunden ohne Localbefund auf der Lunge.

22. 11. 90 schwerkrank mit grossen Zuckermengen, starker Eisenchloridreaction und grossen Ammoniakmengen im Harn aufgenommen. Sputum

spärlich, Tuberkelbacillen schwer zu finden. Auf der Lunge nichts nachweisbar (starke Verunstaltung des Thorax durch Scoliose). Continuirliche Injectionen von 0,002—0,02 ohne jede allgemeine Reaction. Nach der 3. Injection geringe Mengen Blut im Sputum. Allmählich eintretende Somnolenz und Delirien. Am 1. 12. manifestes Coma diabeticum, das sich schnell trotz Transfusion von Natron Carbonicum-Lösung (1½ l Wasser 45 g Natr. carbon.) steigert und Abends zum Tode führt.

Autopsie ergiebt: eine mässige tuberkulöse Affection des rechten Oberlappens mit einer kleinen Caverne. Um die tuberkulösen Partien herum starke Röthung und Succulenz des Gewebes.

Mikroskopische Untersuchung durch Geheimrath Professor Dr. Neumann.

30. Julius Boy, Kaufmann, 33 Jahre alt. Tub. pulmonum, Nephritis chronica. Zahl der Einspritzungen: 13, Menge der verbrauchten Lymphe: 0,250 g. Mässig kräftig gebauter Patient, mässiger Ernährungszustand, beide Lungenspitzen geschrumpft, ziemlich grosse Infiltrationserscheinungen, mässig reichliches Sputum, mässig reichliche Tuberkelbacillen. — Schrumpfniere.

Continuirliche, allmählich steigende Injectionen, später intermittirend, bis zu 0,05 g.

Allgemeinbefinden besser, Auswurf verringert sich.

31. Adalbert Tscherner, Postmeister, 57 Jahre alt. Tub. pulmonum. Zahl der Einspritzungen: 14, Menge der verbrauchten Lymphe: 0,215 g. Kräftiger Patient, etwas dürftiger Ernährungszustand. Rechte Spitze bis zur Mammilla zeigt intensive Infiltrationserscheinungen, mässig reichliches Sputum, reichliche Tuberkelbacillen. Anfangs continuirliche, später intermittirende Injectionen bis zu 0,05 g; ziemlich starke Reactionen, gutes Allgemeinbefinden.

Localer Befund unverändert. Gewichtszunahme (1,5 kg). Sputum sehr viel spärlicher. Tuberkelbacillen vorhanden.

32. Friedrich Schmiede, Landwirth, 46 Jahre alt. Tub. pulmonum. Zahl der Einspritzungen: 5, Menge der verbrauchten Lymphe: 0,033 g. Grosser, kräftig genährter Patient, spärliches Sputum, reichliche Tuberkelbacillen; über beiden Lungenspitzen bis zur Mammilla Infiltrationserscheinungen.

Intermittirende Dosen bis 0,015.

Noch keine Veränderungen.

33. Luise Schreiber, 41 Jahre alt. Tub. pulmonum. Zahl der Einspritzungen: 12, Menge der verbrauchten Lymphe 0,147 g. Kleine, schwächlich gebaute Patientin, ziemlich hochgradige Infiltrationserscheinungen über beiden Lungen; reichliches Sputum, reichliche Tuberkelbacillen, kein Fieber.

Anfangs continuirliche, später intermittirende Injectionen bis 0,03; mässig schwere Reactionen.

Menge des Sputums hat abgenommen, Allgemeinbefinden besser. Bacillen vorhanden. Resultat: Besserung.

34. Auguste Grätsch, 38 Jahre alt. Tub. pulmonum. Zahl der Einspritzungen: 12, Menge der verbrauchten Lymphe: 0,112 g. Über beiden Lungenspitzen mässige Infiltrationserscheinungen, mässige Menge Sputum, reichliche Tuberkelbacillen; etwas Fieber (anfangs)

Behandlung wie beim vorigen Fall; ziemlich starke Reactionen.

Auswurf ist geringer geworden und schleimiger. Allgemeinbefinden viel besser. Bacillen vorhanden. Resultat: Besserung.

35. Elise Bloedhorn, 30 Jahre alt. Tub. pulmonum. Zahl der Einspritzungen: 14, Menge der verbrauchten Lymphe: 0,114 g. Grosse, kräftig gebaute Patientin, guter Ernährungszustand; über der rechten Lunge hoch-

gradige Infiltrationserscheinungen, mässige Mengen Sputum, reichliche Tuberkelbacillen.

Behandlung wie im vorigen Fall; mässige Reactionen.

Besserung des Allgemeinbefindens. Bacillen vorhanden. Resultat: Besserung.

36. Emma Friedländer, 27 Jahre alt. Tub. pulmonum. Zahl der Einspritzungen: 13, Menge der verbrauchten Lymphe: 0,049 g. Gracil gebaute Patientin, mässig hoch fiebernd; über beiden Lungenspitzen mässige Infiltrationserscheinungen, ab und zu etwas Sanguis im mässig reichlichen Sputum, mässig reichliche Tuberkelbacillen, ab und zu etwas Durchfall; im Stuhl keine Tuberkelbacillen.

Continuirliche Dosen bis 0,007.

Auswurf ist weniger geworden, kein Fieber; Allgemeinbefinden viel besser. Bacillen vorhanden. Resultat: Besserung.

37. Abraham Jossel, Kaufmann, 52 Jahre alt. Tub. pulmonum et laryngis. Zahl der Einspritzungen: 6, Menge der verbrauchten Lymphe: 0,08 g, Behandlungsdauer 29 Tage. Ziemlich gut genährter Patient, seit 3 Jahren krank. Über der rechten Spitze katarrhalische Erscheinungen, Heiserkeit. Beide Stimmbänder verdickt, geröthet und mit Granulationsknötchen bedeckt. Im Sputum werden erst nach einer Injection von 0,01 spärliche Tuberkelbacillen nachgewiesen; kein Fieber.

Behandlungsmethode: Intermittirende Dosen von 0,01 — 0,02 g, jedesmal starke Reaction.

Allgemeinbefinden gut, Sputum spärlich, enthält Tuberkelbacillen, Kehlkopf unverändert. Resultat: Besserung.

38. Minna Messerschmidt, Bahn-Assistentenfrau, 31 Jahre alt. Tub. pulmonum incipiens. Zahl der Einspritzungen: 2, Menge der verbrauchten Lymphe: 0,003 g, Behandlungsdauer: 5 Tage. Blasse, ziemlich gut genährte Patientin. Über der rechten Spitze klangloses Rasseln. Schleimiges Sputum. Spärliche Tuberkelbacillen.

Behandlung eben erst begonnen.

39. Robert Burnus, Locomotivheizer, 24 Jahre alt. Tub. pulmonum. Zahl der Einspritzungen: 20, Menge der verbrauchten Lymphe: 0,51 g, Behandlungsdauer: 37 Tage. Blasser, kräftig gebauter Patient. Über der linken Spitze spärliche Rasselgeräusche, geringer Auswurf, spärliche Tuberkelbacillen, kein Fieber.

Behandlung: Anfangs mit kleinen, allmählich steigenden Dosen, später mit intermittirenden bis zu 0,07 g. Während der Injectionen werden die Rasselgeräusche reichlicher und breiten sich mehr aus.

Diese Erscheinungen gehen bald wieder zurück. Auswurf sehr gering, spärliche Tuberkelbacillen. Gutes Allgemeinbefinden. Resultat: Besserung.

40. Mathilde Klein, Kaufmannsfrau, 51 Jahre alt. Tub. pulmonum. Zahl der Einspritzungen 10, Menge der verbrauchten Lymphe: 0,51 g, Behandlungsdauer: 15 Tage. Kräftige Frau, seit 2½ Jahren krank. Über der linken Spitze klangloses Rasseln, mässiger Auswurf, mässig reichlich Tuberkelbacillen, kein Fieber.

Behandlung mit kleinen continuirlichen, allmählich steigenden Dosen bis zu 0,01 g.

Allgemeinbefinden mässig, Sputum hat sich verringert, Tuberkelbacillen vorhanden. Resultat: Besserung

41. Ernst Kaulbars, Buchhalter, 24 Jahre alt. Tub. pulmonum et laryngis. Zahl der Einspritzungen: 9, Menge der verbrauchten Lymphe: 0,057 g, Behandlungsdauer: 17 Tage. Gracil gebauter Patient, guter Ernährungszustand. Über der linken Spitze Infiltrationserscheinungen. Mässige Fiebersteigerungen. Anfangs continuirliche, später intermittirende Dosen bis zu 0,025.

42. Eduard Sinnhuber, stud. theol., 22 Jahre alt. Tub. pulmonum incipiens. Zahl der Einspritzungen: 12, Menge der verbrauchten Lymphe: 0,165 g, Behandlungsdauer: 28 Tage. Über der rechten Spitze klangloses Rasseln bei dem sonst normal genährten Patienten. Geringer schleimig-eitriger Auswurf. Mässig reichlich Tuberkelbacillen. Behandlung anfangs mit continuirlichen kleinen Dosen, später mit intermittirenden bis zu 6 cg; sehr geringe Reactionen.

Sehr gutes Allgemeinbefinden, Verminderung des Auswurfs, Tuberkelbacillen vorhanden. Resultat: Besserung.

43. Anna Wiechert, Dienstmädchen, 25 Jahre alt. Tub. pulmonum. Zahl der Einspritzungen: 5, Menge der verbrauchten Lymphe: 0,090 g, Behandlungsdauer: 30 Tage. Kräftiges Mädchen, wegen einer für Lupus gehaltenen Nasenaffection (acne rosacea) aufgenommen. Auf den Lungen nichts nachweisbar, kein Auswurf.

Intermittirende Injectionen von 0,01 g bis 0,03 g. Starke Allgemeinreaction ohne Veränderung der Nasenaffection. Es stellt sich geringe Menge Sputum ein. In demselben Tuberkelbacillen. Über den Lungen diffuse Rhonchi. Einige Tage nach der letzten Injection verschwindet der Auswurf und mit ihm die Tuberkelbacillen. Patientin ist sehr angegriffen.

Allmähliche Besserung nach Aussetzen der Injectionen. Die Behandlung, die wegen Schwäche der Patientin ausgesetzt war, wird wieder aufgenommen werden.

44. Ernst Dogge, Comptoirist, 25 Jahre alt. Tub. pulmonum. Zahl der Einspritzungen: 16, Menge der verbrauchten Lymphe: 0,346 g, Behandlungsdauer: 37 Tage. Gut genährter Patient, seit einem Jahre krank. Über der linken Spitze abgeschwächtes Athmen, klangloses Rasseln, geringfügiger Auswurf, spärliche Tuberkelbacillen.

Continuirliche Injectionen, anfangs mit sehr geringer Reaction. Die letzten Injectionen (0,04) zeigen etwas schwerere Allgemeinreaction und ziemlich reiche klanglose Rasselgeräusche der linken Spitze.

2 Tage nach Aussetzen der Injection schweres Fieber (40°) mit schwerer Prostration der Kräfte. Das Fieber hält continuirlich 3 Tage an und sinkt dann in den weiteren 3 Tagen allmählich zur Norm ab. Während dieser Zeit reichlicher, blutiger Auswurf (400 ccm). Tuberkelbacillen in dem Blut nicht nachweisbar. Mit Absinken des Fiebers schwindet allmählich das Blut. Der sehr geschwächte Patient erholt sich etwas, nimmt aber noch dauernd an Gewicht ab. Nach 14 fieberfreien Tagen mit der Weisung sich nach 14 Tagen wieder vorzustellen, entlassen.

Sputum wieder spärlich eitrig, wenig Tuberkelbacillen enthaltend. Lungenerscheinungen wieder sehr zurückgegangen. Resultat: Verschlimmerung.

45. Otto Petersdorf, Bäcker, 24 Jahre alt. Tub. pulmonum incipiens. Zahl der Einspritzungen: 19, Menge der verbrauchten Lymphe: 0,206 g. Sehr kräftig gebauter Patient. Seit einigen Monaten krank. Hämoptoë in der Anamnese. Spärlicher eitriger Auswurf, mässig reichlich Tuberkelbacillen. Einige klanglose Rasselgeräusche in der rechten Spitze.

Behandlung: Anfangs in continuirlichen Dosen bis zu 0,015. Sehr geringe Allgemeinreaction. Einmal bis 40°, einmal bis 39°, sonst nur bis 38°. Im Intervall von 3 Tagen 0,02 g, keine Reaction. Nach 3 Tagen 0,05 g, keine Reaction. Die Untersuchung ergiebt normalen Befund über den Lungen. Im schleimigen Sputum bei sorgfältiger Untersuchung keine Tuberkelbacillen nachweisbar. Resultat: Besserung.

46. Arthur Markgraf, Kaufmann, 22 Jahre alt. Tub. pulmonum incipiens. Zahl der Einspritzungen: 21, Menge der verbrauchten Lymphe: 0,793 g, Behandlungsdauer: 37 Tage. Kräftiger, blühend aussehender Patient, seit 2 Jahren im Anschluss an eine Pleuritis erkrankt. Mässiger Husten mit wenig, zuweilen etwas blutig tingirtem Auswurf. Einmal reichliche Hämoptoë. Im Sputum mässige Mengen Bacillen. Über der linken Spitze

leichte Dämpfung und wenige klanglose Rasselgeräusche ebenso an einer beschränkten Stelle der Fossa supraclavicularis sinisitra.

Behandlung erst mit allmählich ansteigenden täglichen Dosen von 0,001 g bis 0,045 g bei sehr geringer febriler Reaction und leidlichem Allgemeinbefinden. Hierauf rasch gesteigerte Dosen von 0,05 g bis 0,1 g in Intervallen von 2 bis 5 Tagen. Auch dann keine oder nur sehr mässige febrile Reaction (38,6° bei 0,1 g) und ziemlich unverändertes, subjectives Befinden.

Keine Veränderungen im auscultatorischen Befunde. Sputum verringert, zuweilen gar nicht vorhanden. Sehr wenige Tuberkelbacillen. Gewichtszunahme. Resultat: Besserung.

47. Ernst Neumann, Reisender, 28 Jahre alt. Tuberculosis laryngis. Zahl der Einspritzungen: 11, Menge der verbrauchten Lymphe: 0,199 g, Behandlungsdauer: 36 Tage. Blasser, mässig gut genährter Patient, seit 3 Jahren ab und zu heiser. Seit einigen Monaten tuberkulös erkrankt. In den Lungen nichts nachweisbar. In dem geringen schleimigen Sputum keine Tuberkelbacillen nachweisbar, Stimmbänder stark geschwellt. Auf dem rechten Stimmbande ein hirsekorngrosser, graugelblicher Belag.

Behandlung in Intervallen. Ziemlich starke Reaction auf c,01 g. Dann bei steigenden Dosen, in Intermissionen von 3 bis 4 Tagen gegeben, bis 0,05 g keine Reaction mehr.

Der graugelbliche Belag stösst sich ab. Die Stimmbänder noch stark injicirt. Resultat: Tendenz zur Heilung.

Anderweitige tuberkulöse Erkrankungen.

48. Marie Thews, Besitzerstochter, 18 Jahre alt. Spondylitis der Lendenwirbelsäule. Zahl der Einspritzungen: 12, Menge der verbrauchten Lymphe: 0,078 g, Behandlungsdauer: 36 Tage. Kleines, blasses schwächliches Mädchen mit doppelseitiger Trommelfellsclerose, seit einem Jahre krank, zeigt eine kleine Hervorbuckelung in der Gegend des ersten Lendenwirbels, die auf Druck schmerzhaft ist. Beine in Flexionscontractur gestellt, subfebrile Temperaturen. Auf kleine, continuirliche Dosen von 0,003 g bis 0,008 g starke Reaction (40°). Local nichts bemerkbar.

Auf 0,01 g bis 0,015 g nicht mehr reagirend, 6 Tage Pause. Auf 0,01 g wiederum Reaction. Streckung der Beine durch Extensionsverband. Keine localen Veränderungen zu bemerken. Resultat: Besserung.

49. Anna Baukus, Arbeiterstochter, 13 Monate alt. Tuberkulosis des rechten Fussgelenks. 2 tuberkulöse Knoten des Unterhautzellgewebes des rechten Armes. Zahl der Einspritzungen: 2, Menge der verbrauchten Lymphe: 0,004 g. Kleines, atropisches Kind, seit ¼ Jahr krank. Die rechte Fussgelenkgegend stark geröthet und geschwollen. An der Aussen- und Innenseite je eine fluctuirende Prominenz.

Zweimalige Injection von je 0,002 g erzeugt jedesmal starke Reaction (40°). Der Fuss schwillt jedesmal stark an. Am nächsten Tage Rückgang der Erscheinungen.

Bis jetzt keine Besserung. Die Hautknochen schwellen ebenfalls stark an bei jeder Injection und röthen sich. Zwei tuberkulöse Abscesse am Fuss sind incidirt und aus jedem Gewebsstückchen zur mikroskopischen Untersuchung entnommen, ein Stückchen, während der Fuss entzündliche Reaction zeigte.

50. Gustav Mansky, Arbeiterskind, 4 Jahre alt. Tuberkulöse Peritonitis. Zahl der Einspritzungen: 19, Menge der verbrauchten Lymphe: 0,132 g. Blasses anämisches Kind. Im Anschluss an Masern vor 1½ Jahren erkrankt. Grosser Ascites im prall gespannten Abdomen. Sonst keine Tuberkulose nachweisbar. Continuirliche Injectionen bis zu 0,015 g mit mässigen Reactionen (39°) und ziemlich starker Somnolenz.

Nach 20 Behandlungstagen Aussetzen des Mittels. Mit geringen Fiebererscheinungen, Verschwinden des Ascites. Gewichtsabnahme 3,1 kg durch Resorption des Ascites. Resultat: Besserung.

647

51. Mathilde Besner, Rentierstochter, 15 Jahre alt. Tuberkulose der serösen Häute, Amyloid der Unterleibsorgane. Zahl der Einspritzungen: 20, Menge der verbrauchten Lymphe: 0,185 g, Behandlungsdauer: 33 Tage. Ziemlich schlecht genährtes Mädchen; vor 1 Jahre Masern, seit 5 Monaten Athemnot und Stiche auf der Brust. Doppelseitige Pleuritis, mässige Athemnot, spärliches Sputum, keine Tuberkelbacillen. Mässiger Ascites. Sehr grosse Leber, Milz nicht palpabel. Geringe Mengen Urin (500), viel Eiweiss. Hydrops. Continuirliche Injectionen von 0,001 g bis 0,015 g. Dann in Intervallen 0,02 g und 0,03 g. Geringfügige Reationen. Fieber nicht viel höher wie vorher. Die serösen Pleuritisen zurückgegangen, Ascites hat sich verringert. Diurese bei gleichzeitigem Gebrauch von Calomel in den letzten 7 Tagen colossal gestiegen von 600 bis 4000. Hydrops verschwunden. Gewicht hat um 5 kg abgenommen. Resultat: Besserung.

52. Amalie Kohn. Tuberkulose des Peritoneums, des Darms und der retroperitonealen Lymphdrüsen. Zahl der Einspritzungen: 10, Menge der verbrauchten Lymphe: 0,087 g, Behandlungsdauer: 25 Tage. Sehr abgemagertes, marastisches Kind, seit 1 Jahre krank, ziemlich hoch (39°) fiebernd, hat im Bauch fühlbare Knollen (vergrösserte Lymphdrüsen) und geringen Ascites. Ernährung durch vieles Erbrechen sehr mangelhaft. In diarrhoischem Stuhl Tuberkelbacillen.

Nach den ersten Injectionen Trombose der Vena iliaca dextra, geringe Reaction, Fieber etwas niedriger, wie vor den Injectionen. Das Ödem fast vollkommen zurückgegangen. Die Tumoren haben sich etwas verkleinert. Der Ascites hat sich verringert, Patientin ist aber sehr schwach.

53. Leopold Lange, Kaufmann, 22 Jahre alt. Urogenitaltuberkulose. Zahl der Einspritzungen: 3, Menge der verbrauchten Lymphe: 0,03 g, Behandlungsdauer: 21 Tage. Der blasse, etwas heruntergekommene Patient seit 1½ Jahren krank hat 2 vergrösserte Nieren, rechts stärker wie links. Harndrang. Ein vergrössertes, hartes, knolliges Samenbläschen rechts und eine Epidimitis tuberculosa dextra. Urin in normaler Menge. Mässiges Eiterdepot; spärliche Tuberkelbacillen darin.

Behandlung: In Intermission von 3 bis 6 Tagen 3 Mal Injectionen von 0,01 g. Starke Allgemeinreaction (40°). Am nächsten Tage jedesmal Blut im Urin, während die Eitermenge sich sehr verringert hat. Nieren, Samenblasen, Nebenhoden schwellen an und werden schmerzhaft. Schneller Rückgang aller Erscheinungen mit Ausnahme des Bluts im Harn, das continuirlich beobachtet wird. Tuberkelbacillen sind nach den Injectionen sehr reichlich im Eiter zu finden.

Mitten in der Behandlung.

54. Max Leymann, Arbeiterssohn, 7 Jahre alt. Meningitis tuberculosa. Zahl der Einspritzungen: 5, Menge der verbrauchten Lymphe: 0,019 g. Comatös eingeliefert mit doppelseitiger Stauungspapille, seit 3 Wochen krank; typische Anamnese.

Continuirliche Injectionen von 0,001 g und 0,002 g.

Tod: Eine Einwirkung der Injectionen auf die Hirndruckerscheinungen war nicht bemerkbar.

55. Fritz Schultzke, Kind, 8 Monate alt. Tuberkulosis universalis. Zahl der Einspritzungen: 1, Menge der verbrauchten Lymphe: 0,002 g. Sehr abgemagertes Kind, unmittelbar vor dem Exitus aufgenommen, linksseitige periphere Facialislähmung, doppelseitige Ohreiterung; allgemeine Convulsionen, keine Stauungspapille. Bronchitische Erscheinungen über den Lungen. 0,002 g ohne Fieber ertragen.

Autopsie: Zwei grosse Tuberkel im Hirn, Tuberkulose beider Felsenbeine, grosse Tuberkelknoten in Lunge, Leber, Milz und Nieren.

56. Therese Gronke, 37 Jahre alt. Gumma oder Tuberkulose der linken Zungenhälfte. Zahl der Einspritzungen: 3, Menge der verbrauchten Lymphe: 0,032 g. Ziemlich schwächliche Patientin, seit 1 Monat krank. Linke

Zungenhälfte in der Mitte stark vergrössert, von normaler Schleimhaut bedeckt. Bei der Palpation daselbst ein wallnussgrosser Knoten. Lues in der Anamnese nicht eruirbar.

Patientin erhält am 21. 12. 0,002 g, am 22. 12. 0,01 g, am 23. 12. 0,02 g injicirt, keine Spur von localer und allgemeiner Reaction.

Resultat: Durch Probeinjection der Character der Erkrankung als luetischer festgestellt.

57. Wilhelm Marschewsky; Factorssohn, 8 Jahre alt. Geschwürige Processe an den Beinen. Lues oder Tuberkulose. Zahl der Einspritzungen: 2. Menge der verbrauchten Lymphe: 0,022 g. Schlecht genährtes Kind, Lues in der Anamnese nicht eruirbar. Sonst keine Symptome von Lues. Beide Unterschenkel seit 7 Jahren mit Geschwüren bedeckt, die tief und kraterförmig eingesunken, mit schmutzigem Belage bedeckt sind. Einige Stellen vernarbt. An anderen Stellen schreitet der Process vorwärts.

22. 11. Injection von 0,007 g, keine Reaction.

23. 11. Injection von 0,015 g, keine Reaction.

Schnelle Heilung unter Jodkali - Gebrauch. Resultat: Durch Probeinjection die Erkrankung als luetische erkannt.

58. Fritz Klein, Factorssohn, 2½ Jahre alt. Tuberkulose der Conjunctiva. Zahl der Einspritzungen: 3, Menge der verbrauchten Lymphe: 0,025 g. Sehr kräftiges Kind. Vor einem Jahre rechtsseitige Coxitis, seit einigen Monaten Infection des rechten Auges; Tuberculosis conjunctivae am oberen und unteren Augenlid, durch Dr. Treitel festgestellt durch Excision aus der Conjunction des unteren Augenlides. Mikroskopisch waren darin Tuberkel mit Riesenzellen. In der Conjunctiva des oberen Augenlides einige, leicht prominente gelbe Knötchen ohne Injection der Umgebung.

28. 11. 0,005; ohne Reaction.

29. 11. 0,01; geringe Allgemeinreaction (38,7°), Knötchen der Conjunctiva vergrössert, Umgebung stark geröthet.

6. 12. 0,01; keine Allgemeinreaction, schwache locale. In die Beobachtung von Dr. Treitel entlassen.

59. Friedrich Debler, Arbeiter, 31 Jahre alt. Verdacht auf Phthisis pulmonum. Zahl der Einspritzungen: 4, Menge der verbrauchten Lymphe: 0,018 g. Sehr kräftiger, aber abgemagerter Patient. Vor 3 Wochen Hämoptoë (2 bis 3 l Blut); kein Fieber, kein Localbefund. Im schleimigen Sputum keine Tuberkelbacillen. Erhält an 4 auf einander folgenden Tagen 0,001, 0,002, 0,005, 0,01 injicirt; keine Reaction. Entlassung.

60. Amalie Friederike Ziefuss, Schuhmacherfrau, 20 Jahre alt. Tuberkulose des rechten Hüftgelenks. (?) Zahl der Einspritzungen: 3, Menge der verbrauchten Lymphe: 0,003 g, Behandlungsdauer: 30 Tage. Kräftige Patientin, vor 3 Monaten, 6 Wochen nach der Heirath, mit polyarticulären Affectionen erkrankt. Rechtsseitige Coxitis zurückbleibend. Keine Tuberkulose nachweisbar, kein Fieber. Im Urin und Scheidensecret Gonokokken. Der Ehemann hat einige Wochen vor der Verheirathung floriden Tripper gehabt.

Probeinjection von 0,01, in Intervallen 3 mal wiederholt, ergeben stets grosse Reactionen in Bezug auf das Allgemeinbefinden; local nicht nachweisbar.

Das vor der Injection in starker Flexion und Rotation nach Aussen gehaltene Bein ist jetzt weniger schmerzhaft und steht beinahe normal. Resultat: Besserung.

61. Georg Weinreich, Gastwirthssohn. 11 Jahre alt. Spondylitis der Wirbelsäule oder Sarcom derselben. Zahl der Einspritzungen: 2, Menge der verbrauchten Lymphe: 0,03 g. Kräftiger Junge, seit 9 Wochen an den Beinen gelähmt. Im Bereich des 2., 3., 4. Lendenwirbels eine flachkugelige elastische Anschwellung. Compression der Canda equina in dieser Höhe (Lähmung von Blase, Mastdarm und im Gebiet des Geflechtes der Sacralnerven.)

2 Probeinjectionen von 0,₀₁ und 2 Tage darauf von 0,₀₂ ergeben keine Reaction. Probepunction ergiebt ein kleinzelliges Rundzellensarcom.

62. Fritz Kowalewsky, Arbeitersohn, 12 Jahre alt. Tumor cerebri (der Vierhügel). Zahl der Einspritzungen: 3, Menge der verbrauchten Lymphe: 0,₀₁₇ g. Somnolenter Knabe, seit 1 Jahre krank. Schwere allgemeine Hirndruckerscheinungen, Augenmuskellähmungen (Lähmungen der Blick-Heber und Senker). Amaurose mit Sehnervenatrophie. Gleichgewichtstörungen. Keine Tuberkulose nachweisbar; 3 Injectionen 0,₀₀₂, 0,₀₀₅, 0,₀₁ in Intervallen von 3 Tagen geben keine Reaction.

63. Andreas Blohmann, Knecht, 26 Jahre alt. Tumor cerebri (der Vierhügel). Zahl der Einspritzungen: 1, Menge der verbrauchten Lymphe: 0,₀₁ g. Sehr kräftiger Patient, seit 9 Monaten krank, »deutliche allgemeine Hirndruckerscheinungen. Lähmung der associirten Augenbewegungen nach oben und unten. Schwindel beim Gehen.

Injection von 0,₀₁ ergiebt keine Reaction.

64. Magdalene Lux, Besitzerfrau, 30 Jahre alt. Tumor cerebri. Zahl der Einspritzungen: 2, Menge der verbrauchten Lymphe: 0,₀₁₁ g. Kräftige Frau, schwere Hirndruckerscheinungen. Parese der rechten Seite.

2 Injectionen von 0,₀₀₁ ergeben keine Reaction.

65. Pauline Biel, Dienstmädchen, 15 Jahre alt. Tumor cerebri. Zahl der Einspritzungen: 2, Menge der verbrauchten Lymphe: 0,₀₃ g. Blasses Mädchen. Amaurose als Folge von Stauungspapille. Sonst negativer Befund.

2 Injectionen von 0,₀₁ und 0,₀₂; keine Reaction.

66. Carl Schulz, Matrose, 25 Jahre alt. Tumor cerebri. Zahl der Einspritzungen: 1, Menge der verbrauchten Lymphe: 0,₀₁ g. Normal entwickelter Patient, seit 9 Monaten krank. Stauungspapille. Schwindelerscheinungen, centrale Schwerhörigkeit auf dem rechten Ohr. Leichte Parese bei »Wenden des Blicks nach links«. Sonst nichts Abnormes.

Injection von 0,₀₁; schwere Allgemeinreaction (40°) ohne besondere Betheiligung der cerebralen Functionen. Die Nasenspitze nach der Injection stark angeschwollen, geröthet, schmerzhaft. An der Innenseite des linken Nasenlochs finden sich braune, fest anheftende Borken, die bei ihrer Entfernung eine ulcerirte, leicht blutende Fläche hinterlassen.

Diagnose: Lupus der Nase, der vorher nicht bemerkbar war.

67. Julius Stuhrmann, Besitzersohn, 9 Jahre alt. Caries der Halswirbelsäule. Zahl der Einspritzungen: 1, Menge der verbrauchten Lymphe: 0,₀₁ g. Normal gebildeter Knabe ohne sonstige tuberkulöse Veränderung, zeigt eine hochgradige Verbiegung der Halswirbelsäule nach rechts, mit einer Drehung nach hinten. Kopf auf die linke Schulter geneigt. Die Biegung der Wirbelsäule ist eine nicht winklige, ganz fest fixirt, lässt sich keine Spur redressiren und ist nicht schmerzhaft, auch nicht bei Extensionsversuchen.

Injection von 1 cg ergiebt eine geringe Fiebersteigerung (38,₂°) ohne Verschlechterung des Allgemeinbefindens, ohne locale Änderung. Patient hat noch eine Mitralinsufficienz. In die chirurgische Klinik verlegt.

68. Wilhelm Kurowski, Arbeiter, 27 Jahre alt. Cirrhosis hepatis (Tuberculosis peritonei). Zahl der Einspritzungen: 2, Menge der verbrauchten Lymphe: 0,₀₁ g. Seit 2 Jahren krank, colossal vergrösserte, harte unebne Leber, grosse harte Milz; zeitweise Ödeme ohne Ascites; Urobilinieteres, früher hohes intermittirendes Fieber. Einige Wochen vor Beginn der Injectionen fieberfrei.

2 Probeinjectionen im Zwischenraum von 14 Tagen von je 1 cg ergeben eine schwere Reaction. Fieber steigt sehr hoch an (40,₂, 40,₈°). Leber und Milz werden sehr schmerzhaft, sind vielleicht auch etwas grösser. Sehr schlechtes Allgemeinbefinden. Am nächsten Tage noch hohes Fieber, dann sinkt es zur Norm.

Patient wird weiter mit Injectionen behandelt werden.

Aus der medicinischen Universitäts-Poliklinik.

Bericht des Direktors, Professor Dr. J. Schreiber.

(Vom 25. December 1890.)

Der nachstehende Bericht umfasst die Beobachtungsdauer von 30 Tagen, d. h. vom 23. November bis 22. December; er enthält die an 53 Personen mit 312 Injectionen (35 poliklinisch) gewonnenen Beobachtungsresultate.

Die öffentlich discutirte Frage über die Zweckmässigkeit, selbst Zulässigkeit poliklinisch geleiteter Krankenbehandlung mit dem Koch-schen Mittel nöthigt zur Darstellung des von mir hierzu sowie zur wissenschaftlichen Beobachtung eingeschlagenen Weges.

1. Zur poliklinischen Behandlung wurden nur in den poliklini-schen Revieren wohnhafte oder nur solche Kranke angenommen, welche für die Dauer der Behandlung in der Nähe der Poliklinik Wohnung nahmen. So konnten die Injicirten von den Ärzten der Poliklinik rasch und mehrmals am Tage besucht werden.

2. Jeder Kranke erhielt vor Beginn der Kur ein Maximalthermo-meter eingehändigt, nachdem er zuvor über die Handhabung desselben genauestens unterrichtet worden war. Durch 3 stündliche, schriftlich niedergelegte, controlirte Vermessungen musste der Kranke seine Zu-verlässigkeit im Thermometriren darthun. Jetzt erst begann die Beob-achtung mit einer abermaligen 3 stündlichen Temperaturbestimmung für einen Tag; an diese schloss sich der Regel nach die erste In-jection an. Die Zuverlässigkeit der häuslichen, stets auf Tageszettel eingetragenen Messungen wurde fortdauernd controlirt und die Ein-tragung derselben in die poliklinischen Temperaturbogen von den Assistenten bewirkt.

3. Die häuslichen Besuche der Injicirten wurden von mir und den 3 Ärzten der Poliklinik (2 Assistenzärzten, 1 Volontairarzt) ge-macht, denen Amanuensen und Praktikanten noch helfend zur Seite waren.

4. Sämmtliche Injectionen wurden von mir, und zwar mit ganz vereinzelten Ausnahmen in den Räumen der Poliklinik ausge-führt. Nach der Injection begab sich der Kranke sogleich nach Hause und der Weisung gemäss meistens zu Bette. Während der mindestens einmal täglich, häufig gemeinschaftlich gemachten Besuche von uns Ärzten und mindestens einmal Seitens der Amanuensen oder

Praktikanten wurden die am Kranken beobachteten Veränderungen auf dem Tageszettel notirt. Im fieberfreien Stadium, und wenn der Kranke wieder ausgehen konnte, was meistens am folgenden Tage der Fall war, stellte sich der Kranke in der Poliklinik vor. Hier wurde von mir allemal eine abermalige genaue Untersuchung jedes Einzelnen vorgenommen und jede bemerkenswerthe Veränderung oder Angaben in die betreffenden Krankengeschichten eingetragen. Dass die Temperaturmessungen auch an den injectionsfreien Tagen sorgfältig fortgesetzt wurden, darf wohl kaum besonders hervorgehoben werden.

Die Untersuchung des Urins sowie Körpergewichtsbestimmungen konnten nicht regelmässig durchgeführt werden.

5. Die Sputa aller Kranken, soweit solche producirt wurden, wurden in bestimmten Zwischenräumen von 2 bis 4 bis 6 Tagen genauestens mikroskopisch durchforscht, in einzelnen Fällen täglich.

Zu den Injectionen in Beziehung zu setzende unangenehme Zwischenfälle irgend welcher Art habe ich bisher*) wenigstens nicht zu beklagen gehabt.

Die zum Studium der Koch'schen Flüssigkeit gewählten Gesichtspunkte ergeben sich aus den nachfolgend aufgestellten 7 Rubriken:

I. Wie wirkt die Koch'sche Flüssigkeit bei gesunden Menschen?

II. Wie wirkt die Koch'sche Flüssigkeit bei an chronischer Lungentuberkulose Leidenden?

III. Wie wirkt die Koch'sche Flüssigkeit bei Tuberkulose anderer Organe?

IV. Sind die in einem gegebenen Falle vorhandenen, anatomisch oder ätiologisch aber nicht objectivirbaren Beschwerden oder Erscheinungen auf Tuberkulose zu beziehen oder nicht?

V. Wirkt die Koch'sche Flüssigkeit auch auf andere, der Untersuchung wie dem allgemeinen Eindruck nach nicht tuberkulöse Lungenerkrankungen?

VI. Die Koch'sche Flüssigkeit bei anscheinend gesunden Kindern tuberkulöser Eltern?

VII. Die Koch'sche Flüssigkeit bei normalen Neugeborenen?

Zur Beantwortung der obigen Fragen wurde je nach dem Alter der Untersuchten in minimo mit 1 dmg (0,0001), in maximo mit 2 mg (0,002) zu injiciren begonnen; in jedem Falle wurde bis zur Feststellung der Reactionsdosis um nicht mehr als 1 dmg, 1 mg bis höchstens 3 mg vorgeschritten. Unter Reaction ist hier vor Allem deren prägnantester Repräsentant, die Steigerung der Körpertemperatur über die Norm verstanden.

I. Bei gesunden Menschen:

1. F. K., 50 Jahre, Zeichen inveterirter Lues (0,002, 0,005, 0,008, 0,01, 0,015), keine Reaction.

---

*) Auch bis jetzt (6. Februar 1891) nicht bei ca. 80 Injicirten. Anm. w. d. Korrektur.

2. A. D., 35 Jahre, in Heilung begriffene Radialislähmung $(0,002,$ $0,003, 0,004, 0,006)$ keine, $(0,01)$ schwache Reaction.

3. J. J., 32 Jahre, Neurasthenie $(0,002, 0,005, 0,008)$ keine, $(0,01)$ schwache, $(0,015)$ starke Reaction.

4. M. K., 43 Jahre, Hysterie $(0,002)$ Reaction mit $38,7^{\circ}$.

Von vier im Sinne der hier zu erörternden Frage gesunden Personen bot somit eine nach $0,002$, d. h. nach einer Dosis, auf welche gesunde nie, tuberkulöse stets reagiren sollen, eine deutliche Reaction dar. Zur Beurtheilung des Falles hebe ich hervor, dass im Anschluss an die Injection ein urticariaartiger Ausschlag an Armen und Beinen auftrat, der gerade um die Zeit in Blüthe stand, als die Temperatursteigerung sich bemerkbar machte.

II. Chronische Lungentuberkulose.
A. Leichte bis mittelschwere Fälle.

Tuberkelbacillen in allen nachgewiesen:

1. C. B., 44 J.,	Inj. von 0,002	= Reaction	in Behandl. 25 Tage	Inj. erhalten: 11.
2. R. H., 25 J.,	- - 0,003 =	-	- - 19 -	- - 8.
3. B. K., 40 J.,	- - 0,002 =	-	- - 14 -	- - 7.
4. J. W., 26 J.,	- - 0,002 =	-	- - 20 -	- - 11.
5. F. D., 35 J.,	- - 0,004 =	-	- - 13 -	- - 7.
6. R. R., 36 J.,	- - 0,002 =	-	- - 6 -	- - 3.
7. B., 52 J.,	- - 0,002 =	-	- - 5 -	- - 1.
8. G. S., 46 J.,	- - 0,002 =	-	- - 17 -	- - 7.
9. G. B., 14 J.,	- - 0,001 =	-	- - 5 -	- - 3.
10. C.Sp., 33 J.,	- - 0,002 =	-	- - 17 -	- - 10.
11. H.Kr., 20 J.,	- - 0,006 =	-	- - 10 -	- - 6.
12. G. B., 30 J.,	- - 0,002 =	-	- - 25 -	- - 11.
13. E. E., 33 J.,	Inj. bis 0,015 { keine deutliche	{ - - 13 -	- - 7.
14. O. L., 28 J.,	Reaction	{ - - 18 -	- - 10.

B. Mittelschwere bis schwerste Fälle:

15. E. N., 30 J.,	Inj. von 0,001	= Reaction	in Behandl. 10 Tage	Inj. erhalten: 5.
16. A. K., 32 J.,	- - 0,002 =	-	- - 24 -	- - 11.
17. F. S., 32 J.,	- bis 0,007 = keine Reaction	-	- - 12 -	- - 5.

Von 17 durch die physikalische Untersuchung sowie durch den Nachweis von Tuberkelbacillen unzweifelhaften Lungentuberkulosen reagirten sonach 14 prompt nach $0,001$ bis $0,002$, in einzelnen Fällen nach bis $0,006$. Drei Fälle reagirten nicht, unter diesen der schwerste, lediglich zum Zwecke der »neuen Kur« hierher gereiste Kranke, F. S., 32 Jahre alt, s. II. B. 17., bei welchem die Injectionen als voraussichtlich fruchtlos eingestellt wurden und der 5 Tage nach der letzten Einspritzung seinem Leiden erlag. Die Autopsie ergab, dass beide Lungen sowie der Darm in weitestem Umfange krank, der eine Lappen in eine einzige grosse Caverne umgewandelt war u. s. w. F. S. hatte überdies in den Vormessungs- sowie in den injections-freien Tagen Temperatursteigerungen bis 40, welche durch die In-jection weder nach oben noch nach unten hin beeinflusst wurden. 13. E. E. und 14. O. L. sind dagegen fieberfreie Tuberkulosen.

Von einem Erfolg der Behandlung zu sprechen, erscheint
verfrüht. Denn einerseits können bei einer Krankheit, wie
die chronische Lungentuberkulose, in längstens 3 bis
4 Wochen kaum erhebliche Fortschritte zum Besseren erwartet, andererseits, wenn sie dennoch erfolgt sind, können
sie nicht unbestritten auf die eingeschlagene Behandlung
bezogen werden, es sei denn, dass zahlreiche Beobachtungen dieses ergeben haben.

Mit dieser Einschränkung bemerke ich, dass die meisten der
oben angeführten Kranken sich durch die Injectionskur subjectiv gebessert,
zum Theil sehr gebessert fühlen. Der objective Befund hat jedoch bei
fast allen hin- und hergeschwankt; eine Verschlechterung des Gesammtbefindens oder des localen Leidens ist (cfr. F. S.) mit
Ausnahme der bekannten Reactionserscheinungen niemals beobachtet
worden. Bei der 25 Tage in Behandlung befindlichen C. B.,
s. II. A. 1, sind sogar seit länger als 14 Tagen keine Tuberkelbacillen mehr nachzuweisen*); die Kranke, deren Husten
verschwunden ist, fühlt sich gesund und betrachtet sich als geheilt.

Diese Patientin stammt aus gesunder Familie; sie leidet seit 5 Jahren
an Husten, der fast immer von reichlichem, etwas blutig gefärbtem
Auswurf gefolgt war. Am 7. October d. J. mässige Hämoptoë.
1 Kind im vergangenen Jahre im Alter von 3 Jahren an Meningitis
tuberculosa gestorben.

Ziemlich kräftig gebaute, sehr blass aussehende Frau; Thorax
normal gewölbt. In der rechten Supraclaviculargrube Percussionsschall leicht gedämpft: bei der Auscultation an dieser Stelle zu Beginn
der Kur feuchte Rasselgeräusche.

Die Percussionsdifferenz ist auch jetzt noch nachweisbar, Rasselgeräusche fehlen seit ca. 1 Woche. Die Reaction, welche bei 0,018
immer schwächer wurde, ist bei 0,02 gestern hervorgetreten.

III. Bei Tuberkulose anderer Organe:

A. des Kehlkopfes: enthalten als Complication der Fälle
3. B. K. und 10. C. Sp., s. II. A. 3. und 10., von Tuberkulose der
Lungen. Im Kehlkopf konnten in diesen beiden Fällen Veränderungen beobachtet werden, welche z. B. bei C. Sp. mit einer
Besserung seiner Heiserkeit einherging; bei B. K. ver-
kleinerte sich ein zwischen linkem, wahrem und falschem
Stimmband befindliches Infiltrat.

B. des Hodens:

1. J. O., 4 Jahre, Inject. von 0,001 = starke locale und allgemeine
Reaction, in Behandlung 25 Tage, Injectionen: 10.

---

*) Auch nicht bei der letzten, vor 14 Tagen erfolgten Untersuchung. Anm. w. d. Korrektur.

654

Resultat: Unter zunehmender Secretion aus der kleinen Fistelöffnung ist eine wesentliche Besserung erfolgt; die Geschwulst hat sich sichtlich verkleinert und sie ist in toto weniger hart.

IV. Sind die vorhandenen Beschwerden oder Erscheinungen auf Tuberkulose zu beziehen oder nicht?

	Name	Alter		Dosis	Reaction		in Behandl.	Tage		Inject.:
1.	A. H.,	36 J.,	Inj. von	0,002	= Reaction	in Behandl.	9	Tage	Inject.:	1.
2.	H. T.,	38 J.,	- -	0,003	=	-	-	-	16 -	7.
3.	S. R.,	34 J.,	- -	0,003	=	-	-	-	27 -	11.
4.	M. Schm.,	19 J.,	- -	0,0015	=	-	-	-	30 -	13.
5.	W. Sch.,	5 J.,	- -	0,0007	=	-	-	-	8 -	3.
6.	Cl. Sperl.,	13 J.,	- -	0,001	=	-	-	-	14 -	3.
7.	O. Müller,	7 J.,	- -	0,0005	=	-	-	-	4 -	2.
8.	A. L,	28 J.,	- -	0,004	=	-	-	-	23 -	6.
9.	G. K.,	19 J.,	- -	0,006	keine	-	-	-	14 -	4.
10.	H. Sp.,	4 Woch.,	- -	0,001	-	-	-	-	11 -	6.

Die Behandlung der Kranken der IV. Gruppe hat überwiegend zu ausserordentlich bemerkenswerthen Resultaten geführt. Gemeinsam allen diesen Kranken war der Mangel sicherer Zeichen von Tuberkulose, selbst sicherer Zeichen von organischer Erkrankung überhaupt; die prompte Reaction auf Injectionsdosen von 0,0007 bis 0,001 bis 0,002 u. s. w. erweckte den Verdacht bestehender Tuberkulose; bis zu welchem Grade dieser Verdacht Berechtigung, ja die vollste Bestätigung gewann, werden die folgenden kurzen Angaben erkennen lassen:

1. A. H., 36 Jahre, ein in seiner Art höchst selten beobachteter Kranker; er leidet nämlich seit circa 14 Jahren an morbus Adissonii: dunkle, zum Theil schwarz pigmentirte Haut, blauschwärzliche Pigmentirung der Lippen- und Wangenschleimhaut, zeitweilig toxämische Collapszustände. Erscheinungen eines anderen Localleidens, speciell eines Lungenleidens hat H. mit Ausnahme einer in seiner ersten Jugend »mehrmals überstandenen Brustentzündung« nie dargeboten.

Die Pathogenese dieses Leidens ist noch dunkel; es wird zuweilen neben Tuberkulose der Lungen gefunden und auch für sich allein mit Wahrscheinlichkeit auf Tuberkulose der Nebenniere bezogen. Der Kranke reagirte nun auf 0,002 Koch'scher Flüssigkeit nicht nur mit hohem Fieber, sondern auch zugleich mit heftigsten Kreuzschmerzen, liess somit das tief verborgene locale Leiden sowie die tuberkulöse Natur desselben erkennen. Die Behandlung dieses Kranken wurde aus äusseren Gründen vorläufig ausgesetzt*).

2. H. T., 38 Jahre, aus Heydekrug, ein grossgewachsener, wohlgestalteter Mann, aus gesunder, nicht hereditär belasteter Familie, der im Laufe des letzten halben Jahres angeblich abzumagern begann und mannigfache unbestimmte Klagen hatte; u. A. gab er an, täglich zu fiebern, was niemals objectiv constatirt werden konnte. Zweimal kam

*) Ist aber seit ca. 14 Tagen wieder aufgenommen. Anm. w. d. Korrektur.

er hierher gereist zu längerem Aufenthalt; er hinterliess beide Male den Eindruck eines Neurasthenikers, da die allergenaueste Untersuchung nicht den geringsten sicheren Anhalt für eine organische Erkrankung erkennen liess. Die minimalen Mengen Sputa enthielten niemals Tuberkelbacillen. Der Kranke reagirte nun prompt nach jeder Injection, ohne dass wir nach 14 Tagen bezw. nach 6 Injectionen diagnostisch weiter gekommen wären. Schon schwankten wir, ob hier die Reaction nicht eine Tuberkulose nur vortäusche, als — nach der 7. Injection — in dem äusserst minimalen Auswurf Tuberkelbacillen gefunden wurden, nach denen wir zuvor, wie angegeben, immer und immer vergebens gesucht hatten.

3. S. R., 34 Jahre, eine kleine zarte Frau aus Russland, die aus gesunder, nicht hereditär belasteter Familie stammt. Sie consultirte mich wegen ihres Magenleidens. Niemals und zu keiner Zeit hat sie auch nur den geringsten Verdacht eines Lungenleidens dargeboten, niemals auch nur die geringste auf ein Lungenleiden zu beziehende Beschwerde gehabt. Nichtsdestoweniger fand ich in der rechten Lungenspitze tympanitischen Ton und beim Husten ein eigenthümliches pfeifend-zischendes Geräusch, wie etwa beim Peitschen es dem Peitschenknall vorangeht. Der Befund war überraschend, die Kranke jedoch nicht zu überzeugen, dass sie ein Lungenleiden habe. Auswurf ist nie dagewesen und auch bis jetzt bei ihr nicht vorhanden. Auf jede Injection reagirte die Kranke mit starker Temperaturerhöhung; die Reaction beginnt jetzt abzunehmen.

4. M. Schm., 19 Jahre, Seminarist. Mutter leidet an Husten. Seit seinem 8. Lebensjahr leidet der Kranke an Husten, der besonders im Winter hervortritt. Nie Hämoptoë, nie Nachtschweisse. Dieses Mal besteht der Husten seit vorigen Winter. Auswurf stets gering.

Wohlgestalteter, mässig kräftiger, junger Mann, normaler Thoraxbau. Nirgends Dämpfung. Beiderseitig weitverbreiteter, von der Lungenspitze bis zur Basis reichender, diffuser, trockener Bronchialkatarrh, diffuser mässiger Larynxkatarrh. Im Sputum keine Tuberkelbacillen.

Prompte Reaction nach 0,0015 und so fort, niemals bis jetzt trotz genauesten Suchens Tuberkelbacillen. Aber der Katarrh ist jetzt — im Winter! — so gut wie vollständig verschwunden. Seit einer Woche gelingt es nur an einzelnen Tagen und nur an dieser oder jener Stelle über der Brustwand einen schwachen rhonchus sibilaus zu hören; der Kranke hat, obschon er unter dürftigen Verhältnissen lebt, unter der Injectionskur 7 Pfd. an Körpergewicht zugenommen; er behauptet, niemals zuvor so frei von Hustenbeschwerden gewesen zu sein, als jetzt.

5. W. Sch., 5 Jahre, kam in Begleitung seiner Mutter nach der Poliklinik; am rechten Kieferrande, sowie an der Beugefläche der rechten Hand je eine längliche, alte, durch nichts auffällige Narbe,

welche von im 1. Lebensjahre an den genannten Stellen eröffneten Abscessen herrühren.

Nach 5 Decimilligramm (0,0005) Koch'scher Flüssigkeit trat bei dem Knaben Fieber mit deutlicher Röthung und Schwellung der die Narben umgebenden Hautpartien ein; mit den folgenden 2 Injectionen begann sich die alte Narbe mit Krusten zu bedecken.

6. und 7. A. Sp. und O. M. husten, standen im Verdacht von Tuberkulose, ohne dass sich dieser durch den mikroskopischen Befund erhärten liess; beide Kinder reagirten auf entsprechende Injectionsmengen.

8. A. L. will vor ca. 8 Jahren wegen Lungenspitzenkatarrh vom Militair entlassen sein; zur Zeit ist an ihm nicht die geringste Veränderung über den Lungen nachweisbar; L. hustet auch nicht, aber er fühlt sich im Ganzen nicht kräftig. Auf tuberkulöse Reactionsdosen (0,004) reagirte der Mann.

9. G. K. hat vor mehreren Monaten eine pleuritis exsudativa überstanden; das Exsudat ist durch Punction von uns entleert worden; damals ist Katarrh in dem oberen Lappen der gesunden Seite vorübergehend dagewesen; sonst besteht kein Verdacht auf Tuberkulose; namentlich ist zur Zeit nicht die geringste Veränderung nach der Richtung hin bei der Kranken zu finden, die sich überdies gesund fühlt und aus gesunder Familie stammt. Auf Dosen bis 0,006 reagirte sie demgemäss nicht.

V. Bei anderen, anscheinend nicht tuberkulösen Lungenkrankheiten?

E. B., 26 Jahre, Inject. von 0,006 = React.   ⎫ Diagnosis:
L. G., 25   -   -   0,004 = schwache React. ⎬ Bronchiektasie.
                             0,006 = keine React.   ⎭ Zu kurze Zeit in
                                                        Beobachtung.

VI. Bei gesunden Kindern tuberkulöser Eltern.

Wenn die Koch'sche Flüssigkeit ein untrügliches Reagens auf im Körper etablirte Tuberkulose ist, so wird es von Wichtigkeit sein, Kinder tuberkulöser Eltern einer Reactionsprüfung zu unterwerfen, um die Tuberkulose im ersten Beginn mit dem Mittel angreifen zu können.

Der Knabe F. B., 11 J., ist der Sohn der II. A. 1. C. B. Der Vater wollte anfangs die Injection nicht gestatten, da der Knabe »ganz gesund« sei; in der That bot er äusserlich, wie nach eingehender Untersuchung, keine krankhafte Veränderung dar; nur eine kleine Kieferdrüse links und eine kaum erbsengrosse Cervicaldrüse. Endlich gestatteten die Eltern den Versuch: der Knabe reagirte nach 0,001 mit heftigem Fieber; zugleich schwollen die genannten Drüsen beträchtlich an und neue traten auf der rechten Kieferseite hervor.*)

---

*) Noch im zweiten Falle konnte ich eine Probe-Injection vornehmen, welche abermals zu einem positiven Reactionserfolge geführt hat. Anm. w. d. Korrektur.

VII. Bei Neugeborenen.

Die unter VI gemachte Bemerkung ist dahin zu erweitern, dass solche Reactionsprüfungen in möglichst frühen Kinderjahren werden vorzunehmen sein, oder mindestens, wenn die ersten Zeichen von »Scrophulose« oder von »Bronchialkatarrhen« hervortreten. Zur richtigen Beurtheilung der Reaction bedarf es jedoch zunächst noch der Kenntniss über die bei gesunden Kindern in den ersten Lebenswochen bis Jahren anzuwendende Dosis und der genauen Feststellung der Reactionsweise.

Auch der folgende Gesichtspunkt ist festzuhalten: Hinsichtlich der hereditären Tuberkulose darf man noch über die germinative und placentare Übertragungsmöglichkeit streiten; ob sie häufig oder ausnahmsweise bei der Übertragung von Tuberkulose eine Rolle spielen, ist zunächst gleichgültig.

Enthalten Neugeborene tuberkulöse Keime, so wird sich das durch die in Rede stehenden Injectionen erweisen lassen müssen. Wie aber reagiren Neugeborene auf solche Injectionen?

Die Beantwortung dieser Frage wurde mir durch das freundliche Entgegenkommen des Directors der hiesigen geburtshülflichen Klinik (Geheimrath Dorn) ermöglicht, der mir auf meine Bitte gestattete, an den Neugeborenen seiner Klinik die Injectionen vorzunehmen.

Ich habe bisher 18 Neugeborene geprüft; sie stammen sämmtlich von gesunden Müttern. Ich begann mit den Injectionen am 2. bis 4. Lebenstage, und zwar mit Gaben von 1 Decimilligramm, um je 1 Decimilligramm von Tag zu Tage steigernd; in einer zweiten Serie begann ich mit Injectionen von 5 Decimilligramm um 5 Decimilligramm steigernd u. s. f.

So habe ich Neugeborenen schliesslich*) im Verlauf von einer Woche, nach der 5. Injection 5, 6, 7 Milligramm pro dosi! injiciren können — niemals habe ich eine fieberhafte Steigerung der Körpertemperatur hier folgen sehen.

Die Reactionsdosis für gesunde Neugeborene gesunder Mütter (Eltern?) scheint somit sehr nahe*) derjenigen für gesunde Erwachsene zu liegen, vielleicht ihr gleich zu sein. Die Versuche werden fortgesetzt.

Die Neugeborenen schienen nach den Injectionen sich nicht anders als sonst zu verhalten; nach keiner der im Ganzen 92 Injectionen habe ich die Entwickelung eines Infiltrates an der Injectionsstelle finden können.

---

*) Anmerkung. w. d. Korrektur (6. Febr. 1891): Ich habe bis jetzt bereits an 40 Neugeborenen Injectionen vorgenommen und das bemerkenswerthe Resultat erhalten, dass man bei ihnen mit 0,001—0,005 — selbst mit 0,01 (1 Centigramm) beginnen, in raschem Tempo um 1 bis 2 Centigramm steigen und so mit der 3. bis 4. Injection 5 Centigramm injiciren kann, ohne dass selbst nach einer so grossen einmaligen Dosis auch nur eine Andeutung einer Reaction erfolgt! Neugeborene verhalten sich demnach gegenüber dem Koch'schen Mittel, wahrscheinlich in Folge ihres lebhaften Stoffwechsels, ganz anders als ältere Kinder und Erwachsene.

Die nach eingehender Beschäftigung mit dem Koch'schen Mittel an Kranken und Gesunden, an Erwachsenen und an Kindern, selbst an Neugeborenen in der relativ kurzen Beobachtungszeit gewonnenen persönlichen Eindrücke lassen sich etwa dahin zusammenfassen:

1. Das Koch'sche Mittel scheint ein zuverlässiges Reagens auf Tuberkuloseerkrankung zu sein. Wenn einer von 4 Gesunden und drei (s. IV, 4 und V, 1 und 2), anscheinend nicht tuberkulöse Bronchitiker wie Tuberkulöse, hinwiederum von 17 notorisch Tuberkulösen 3 wie Gesunde reagirten, so widerspricht das dem soeben ausgesprochenem Satze nicht. Derartige Abweichungen von der Regel sind auch in der pharmakologischen Theraphie nicht ungewöhnliche Vorkommnisse; ihre Ursache bleibt noch zu erforschen.

2. Die »Reaction« gleicht im Wesentlichen stets dem von Koch gezeichneten und allgemein bekannten Bilde; sie ist jedoch in einzelnen Fällen, selbst bei vorsichtigster Dosirung eine so stürmische, dass bei der Anwendung des Mittels die grösseste Vorsicht geboten ist. Bei IV A. H. 1. folgte z. B. auf die Temperaturerhöhung ein heftiger Collapszustand mit einer Temperaturerniedrigung bis 34,7°.

3. Über den therapeutischen Erfolg cfr. II. Resultat der Behandlung von Tuberkulose der Lungen, III. Tuberkulose des Kehlkopfs und des Hodens und IV, 4. M. Sch.

4. Von Ausschlägen haben wir 2 Mal Herpes labialis, 1 Mal ein scharlachähnliches Exanthem in der Kreuzgegend, 1 Mal Roseola an der vorderen Brustwand gesehen.

5. Infiltrate an den Injectionsstellen sind uns vereinzelt nur zu Beginn der Kur vorgekommen; bei einer Patientin sind sie jetzt noch nachweisbar.

6. Milzschwellung ist, so oft danach während der Reactionsperiode gesucht wurde, nicht gefunden worden; 12 bis 24 Stunden nach Eintritt der Reaction ist solche jedenfalls bestimmt niemals nachzuweisen gewesen.

7. Reibegeräusche der Pleura haben wir in Fällen von Lungenerkrankung den Injectionen niemals folgen sehen; in einzelnen Fällen traten nach den Injectionen die Erscheinungen von Infiltration deutlicher, oder an bisher nicht beobachteter Stelle hervor.

8. Normale Neugeborene gesunder Mütter zeigen nach Injectionen von 1 Decimilligramm bis zu 7 Milligramm*) Koch'scher Flüssigkeit keine Veränderungen ihres Gesammtzustandes und keine Erhöhung der Körpertemperatur, welche als »Reaction« zu betrachten wäre.

---

*) 5 Centigramm in einmaliger Injectionsdosis. Anm. w. d. Korrektur.

Aus der chirurgischen Klinik in Königsberg.

Bericht des Direktors Professor Dr. Braun.

(Vom 29. December 1890.)

Die Behandlung Kranker mit dem Koch'schen Heilmittel begann in der chirurgischen Klinik am 22. November und wurden seitdem 344 Einspritzungen bei 65 Personen ausgeführt. Von diesen litten 41 an Tuberkulose der Haut, der Knochen, der Gelenke, bei 33 von diesen wurden keine grösseren chirurgischen Eingriffe vorgenommen und keine anderen den Verlauf wesentlich beeinflussenden Behandlungsmethoden daneben angewendet, um reine Beobachtungen über die in Folge der Injectionen entstehenden localen und allgemeinen Veränderungen zu erhalten; bei den anderen wurden die Injectionen gemacht, nachdem einige Zeit vorher Gelenkresectionen zur Ausführung gekommen waren. Die 24 anderen Personen zeigten verschiedenartige chirurgische Krankheiten, die aber alle nicht auf tuberkulöser Basis beruhten.

Die Injectionen der stets frisch bereiteten verdünnten Koch'schen Flüssigkeit wurden mit desinficirter Pravaz'scher Spritze gemacht nach vorheriger Desinfection der zwischen den Schulterblättern oder in der Lendengegend gelegenen Injectionsstelle mit Alcohol und 5 procentiger Carbolsäurelösung. Niemals entstand nach diesen Injectionen ein Abscess, nur ganz selten wurde von den Kranken über Schmerzen an der Injectionsstelle geklagt und ganz ausnahmsweise kam es bei wenigen Kranken zu einer bis handtellergrossen schmerzhaften Röthung in der Umgebung derselben, die meist bald wieder verschwand und nur einmal an gleicher Stelle wiederkehrte, obgleich die folgende Einspritzung an anderer Stelle zur Ausführung gekommen war. Meistens wurden die Einspritzungen am 3. Tage wiederholt, um den Kranken, die, wie aus den späteren Mittheilungen hervorgeht, durch das constant auftretende Fieber, welches ausnahmsweise auch zwei Tage andauerte, stark angegriffen waren, Zeit zur Erholung zu lassen und um ein richtiges Bild über den Temperaturverlauf nach jeder einzelnen Injection zu bekommen. Die Temperaturmessungen wurden alle 2 Stunden wiederholt und oft länger als einen Tag fortgesetzt.

Meist wurde bei Erwachsenen, die keine Lungenaffectionen zeigten, mit 0,01, manchmal mit 0,005, bei Kindern mit 0,005 Koch'scher Flüssigkeit begonnen und die Dosis erst dann erhöht, wenn keine oder nur eine mässige Reaction eintrat; waren dagegen die Erscheinungen heftig oder wurden die Kranken hauptsächlich durch das in Folge der Injectionen entstandene hohe Fieber stark angegriffen, so wurden zu den späteren Injectionen kleinere Quantitäten angewendet oder dieselben überhaupt ausgesetzt. Ein Unterschied in der Wirksamkeit der aus verschiedenen Gläsern entnommenen Flüssigkeit konnte nicht festgestellt werden; wenn manchmal die Reaction ausblieb, so musste die Ursache dafür nicht in dem Mittel, sondern in individuellen Ursachen gesucht werden, da dieselbe Verdünnung bei anderen Personen, oft schon in geringerer Menge, die lebhaftesten Erscheinungen hervorrief. Meistens wurden die Injectionen Vormittags ausgeführt, damit das einige Stunden später auftretende heftige Reactionsstadium noch im Laufe des Tages verlief, nur einige Male wurden dieselben am Abend oder in der Nacht gemacht, um den Studirenden die Reactionserscheinungen in der Klinik zeigen zu können.

Im Folgenden stelle ich zunächst die Erscheinungen, welche nach den Injectionen bei Tuberkulösen beobachtet wurden, zusammen, dann die Erfolge, welche bis jetzt durch die Behandlungsmethode bei den verschiedenen Gruppen von tuberkulösen Erkrankungen erzielt wurden. Im Anschluss folgt eine Zusammenstellung der behandelten Kranken, welche das Material zu diesem Berichte lieferten. Angeführt ist darin das Leiden der Kranken, Tage, an welchen die Injectionen gemacht wurden, die Dosis der Koch'schen Flüssigkeit, die jedesmal verwendet wurde, und die höchsten Temperaturen, welche danach beobachtet wurden. Danach folgen kurze Bemerkungen über Injectionen bei nicht Tuberkulösen, die der Kontrolle wegen vorgenommen wurden und eine Zusammenstellung der Kranken, die zu diesen Versuchen verwendet wurden, nebst Angabe ihres Leidens und einiger nennenswerther Thatsachen.

A. Über die nach den Injectionen mit dem Koch'schen Heilmittel beobachteten Erscheinungen bei Kranken mit Tuberkulose der Haut, der Knochen und Gelenke.

Fieber. Am constantesten war bei Tuberkulösen der Einfluss der Injectionen auf die Temperatur und den Puls, die gleichmässig in die Höhe gingen.

Meist war die Temperatursteigerung eine sehr bedeutende, bei 2 Kranken erreichte sie 41, bei 10 über 40,5, bei 11 40 bis 40,5, bei 9 39,5 bis 40 und bei 1 39°. Bei einem Kinde (15), das an doppelseitiger Kniegelenkzündung litt, die ebenfalls als tuberkulöse angesehen werden musste, kam keine Temperaturerhöhung zu Stande. Gewöhnlich stieg das Fieber nach der 1. Injection am höchsten von allen bei den betreffenden Kranken beobachteten

Temperaturerhöhungen, selbst wenn die Dosis der injicirten Flüssigkeit kleiner war als bei späteren Injectionen. Manchmal stieg allerdings das Fieber bei gleicher Dosis nach einer 2. oder 3. Injection höher als das 1. Mal. Im Voraus lässt sich also niemals bestimmen, wie hoch das Fieber bei den einzelnen Kranken steigen wird.

In 198 Beobachtungen, in denen genauer auf den Beginn der Temperatursteigerung geachtet wurde, kam dieselbe zu Stande 7 mal in den ersten 2 Stunden nach der Injection (1 mal aber schon nach 1 Stunde), 49 mal nach 2—4 Stunden, 92 mal nach 5—7 Stunden, 43 mal nach $7^{1}/_{2}$—$9^{1}/_{2}$ Stunden, 3 mal nach 10 Stunden, 3 mal nach 11 Stunden, 1 mal nach 13 Stunden.

Verschieden war fernerhin auch der Verlauf des Fiebers; meist stieg die Temperatur plötzlich in die Höhe und fiel nach einigen Stunden rasch wieder ab, in anderen Fällen, in denen die Temperatur schnell in die Höhe gegangen war, nahm dieselbe ganz allmählich ab oder die Temperatur kehrte in der Weise zur Norm zurück, dass auf eine Temperaturerhöhung eine fieberfreie Zeit oft von Stunden folgte, dann ohne erneute Injection eine nochmalige Temperatursteigerung stattfand und nun erst wieder normale Verhältnisse eintraten. Im Zusammenhang damit stand dann auch die verschiedene Dauer des Fiebers. In 185 Injectionen zeigte sich, dass dasselbe nach den 1. Injectionen 2—52 Stunden anhielt. Bei 26 von 31 Kranken war die 1. Injection von der längsten Fieberdauer gefolgt von 8—52 Stunden, während die späteren Fiebersteigerungen, auch wenn eine grössere Dosis injicirt wurde, bedeutend kürzere Zeit dauerten. Bei 5 Kranken stieg allerdings nach erhöhter Dosis die Temperatur auch länger als nach der 1. Injection, bei einem vielleicht durch eine Complication bedingt. Bei denjenigen Kranken, bei denen die Injectionen schliesslich keine Reaction mehr ergaben, war die Dauer der vorhergehenden Fiebersteigerungen meistens kurz. Aus diesen geringen Zahlen, die durch weitere Beobachtungen kontrollirt werden müssen, scheint der in prognostischer Beziehung wichtige Satz hervorzugehen, dass bei langer Dauer des Fiebers nach den Injectionen auf ein baldiges Aufhören der Reaction nicht gehofft werden darf, während bei kurzer Dauer und niedriger Temperatur das Aufhören der Reaction zu erwarten ist.

Zählt man alle 185 Injectionen, so dauerte das Fieber meist 4—8 Stunden, wenn die Injectionen wiederholt wurden. Im Einzelnen verhält sich die Dauer, wie aus der folgenden Zusammenstellung hervorgeht,

2— 4 Stunden	26 mal,		12—14 Stunden	14 mal,
4—6	-	29 -		14—16	-	8 -
6—8	-	30 -		16—18	-	12 -
8—10	-	13 -		18—20	-	8 -
10—12	-	17 -		20—22	-	1 -

22—24 Stunden	2 mal,		34—36 Stunden	3 mal,
24—26	- 7 -		36—38	- 1 -
26—28	- 5 -		46	- 1 -
28—30	- 2 -		50	- 1 -
30—32	- 1 -		52	- 1 -
32—34	- 2 -			

Der Puls verhielt sich stets entsprechend der Temperatur, der häufig bei Kindern 160—180 erreichte und bei Erwachsenen auf 120—140 kam; auffallend war dabei in vielen Fällen seine weiche Beschaffenheit, so dass er leicht unterdrückt werden konnte.

Schüttelfrost wurde nach 315 Injectionen 56 mal beobachtet, und zwar stellte es sich unter den zur Injection verwendeten tuberkulösen 25 Erwachsenen bei 18 ein, während er bei 16 Kindern 4 mal gesehen wurde. Bei 10 Kranken trat derselbe nur 1 mal auf, während er sich bei anderen bei 10 Injectionen 4- bis 5 mal wiederholte. Also in 17,7 % aller Injectionen.

Erbrechen kam bei 12 Erwachsenen und bei 4 Kindern 25 mal zur Beobachtung. In 7,9 % aller Injectionen.

Kopfschmerz wurde von allen Erwachsenen empfunden, jedoch nicht nach jeder Injection; von 6 Kindern, die zum Theil allerdings noch sehr jung waren, wurde nicht darüber geklagt.

Leibschmerzen wurden von 3 und Durchfall von 4 Kranken als Folgezustand angegeben.

Mehr als die Verdauungsorgane wurde der Respirationstractus in Mitleidenschaft gezogen, obgleich nur bei 4 Kranken Veränderungen an den Lungen nachgewiesen werden konnten.

Husten bekamen 24 Kranke nach den Injectionen, die vorher nicht daran gelitten haben; meist hielt derselbe allerdings nur kurze Zeit an.

Dyspnoische Anfälle zeigten sich bei 15 Kranken.

Eiweiss im Urin konnte bei 2 Kranken nachgewiesen werden, das rasch verschwand, aber bei späteren Injectionen wieder auftrat. Zu erwähnen ist, dass fortlaufende Untersuchungen bei allen Kranken aus Mangel an Zeit nicht vorgenommen werden konnten.

Über Steifigkeit und Schmerzhaftigkeit der Glieder wurde ebenfalls von manchen Kranken oft in lebhafter Weise geklagt.

Maniakalische Anfälle stellten sich bei einem Manne, der schon lange Zeit im Krankenhause lag und niemals ähnliche Zustände gehabt hatte, 8 Stunden nach der ersten Injection in einer Dauer von 10—15 Minuten ein. Der Kranke erkannte seine Umgebung nicht, musste im Bett gehalten werden und beruhigte sich erst nach Stunden. Bei späteren Injectionen wiederholte sich dieser Zustand nicht wieder.

Schweiss stellte sich bei 9 Kranken nach verschiedenen Injectionen ein, meist im Anschluss von Schüttelfrost.

Herpes zeigte sich 5 Mal an Oberlippe, Unterlippe und am unteren Augenlid.

Exantheme, besonders am Rumpf, weniger deutlich an den Extremitäten, kamen bei 9 Kranken (etwa 2,1 Procent) zum Vorschein und wiederholten sich bei 5 Kranken 3—5 Mal, während es bei anderen nur nach einzelnen Einspritzungen zum Vorschein gekommen war. Die Exantheme glichen bald dem bei Scharlach, bald dem bei Masern vorkommenden, einmal hatte es ein akneartiges Aussehen, ein andermal war es knötchenförmig, letzteres blieb auch mehrere Tage bestehen, während die übrigen meist ohne Abschuppen der Haut (nur 1 Mal war dies deutlich) meist nach 1—2 Tagen vollkommen zur Heilung kamen. Bei 2 Kranken traten noch Erysipelas ähnliche Veränderungen der Haut auf, die an der Nase begonnen und über beide Wangen weggingen, bei dem einen Kranken mit Temperaturen bis 38,5, bei dem anderen ohne jede Fieberregung. Wegen letzterer Eigenthümlichkeit bin ich geneigt, auch diese Hautveränderungen nicht als echte Erysipele anzusehen, sondern als solche, die mit den Injectionen in Zusammenhang standen. Jedoch kann dies nur durch eine grössere Reihe von Beobachtungen entschieden werden.

Die localen Veränderungen unmittelbar nach den Injectionen waren je nach den vorliegenden speciellen Erkrankungen verschieden.

Bei Lupus kam jedesmal eine starke Schwellung der erkrankten Hautfläche und ihrer Umgebung zu Stande, die einzelnen Knötchen traten deutlicher hervor und neue kamen zum Vorschein; ferner secernirte die lupöse Fläche und bedeckte sich dann mit einer Kruste. Drüsen in der Umgebung schwollen auch dabei etwas an. Einmal stiessen sich dieselben ab, so dass durch den Zerfall der dicht gedrängt stehenden Knötchen grosse Geschwürsflächen entstanden.

Bei Knochenerkrankungen mit Fisteln schwoll gewöhnlich die Umgebung der letzteren an, die Haut röthete sich und die Secretion nahm zu, gleichzeitig bestand fast regelmässig Schmerz.

Bei geschlossenen Gelenkentzündungen wurde auch über Schmerz geklagt, auch kam vermehrte Schwellung und Exsudation im Gelenk zu Stande.

Erfolge, die bis jetzt mit den Einspritzungen des Koch'schen Heilmittels erlangt wurden.

Bei Lupus.

6 Kranke mit Lupus kamen zur Behandlung. 2 derselben scheinen durch 8—10 Injectionen in 27 Tagen geheilt, 2 sind wesentlich gebessert, während bei 2 anderen Kranken die Behandlungsdauer noch zu kurz ist, um über den Erfolg derselben etwas sagen zu können; bei ihnen sind auch die Reactionserscheinungen noch sehr heftig.

In den beiden geheilten Fällen, bei denen die weitere Beobachtung entscheiden muss, ob die Heilung eine definitive ist, handelte es sich um kleine lupöse Flächen, das eine Mal an der Hand und am Vorderarm (2); die Heilung wurde durch 10 Injectionen in 27 Tagen, das andere Mal am Oberschenkel (33) durch 8 Injectionen in derselben Zeit herbeigeführt. Die Haut sieht nun an den lupösen Stellen glatt, pigmentirt aus und schuppt noch etwas ab.

Viel ausgedehnter war der Lupus bei den beiden wesentlich gebesserten Kranken. In dem einen Falle (1) handelte es sich um grosse lupöse Flächen an der Nase, an den Wangen und an beiden Seiten des Halses; jetzt nach 11 Injectionen, die seit 30 Tagen ausgeführt werden, sind die Reactionserscheinungen gering, das Gesicht ist fast vollkommen glatt, lässt keine Knötchen mehr erkennen und die grosse, durch Zerfall des Gewebes am Halse zu Stande gekommene Wundfläche überhäutet von den Rändern aus.

In dem anderen Falle (3) war ein Lupus der Nasenspitze und des Zahnfleisches vorhanden, der ebenfalls nach 7 Injectionen in 20 Tagen von den Rändern her heilt; die Reactionserscheinungen bei diesem Kranken waren bei der letzten Injection noch sehr heftig.

Bei Tuberkulose der Wirbelsäule und des Beckens.

Bei 5 Kranken dieser Kategorie (No. 6, 7, 8, 9 und 10) sind keine wesentlichen Erfolge erzielt worden; Besserungen sind zum Theil da, von denen sich aber nicht bestimmt angeben lässt, ob sie durch die Injectionen oder durch die gleichzeitig eingehaltene völlige Ruhe im Bett herbeigeführt wurden. Ein Einfluss auf die Secretion aus den bei 4 Kranken vorhandenen Fisteln ist nicht zu erkennen.

Bei Tuberkulose der Gelenke.

a) Ohne Bildung von Fisteln.

Drei Mal war das Hüftgelenk (No. 11, 12, 13), vier Mal das Kniegelenk (No. 14, 15, 16, 17) und ein Mal das Fussgelenk (No. 18) befallen.

Bei den Kranken mit Hüftgelenksentzündung wurde die Stellung des Beines besser, die Empfindlichkeit des Gelenkes bei Bewegungen wurde geringer, Beweglichkeit jedoch wenig besser. Wie viel bei diesen Veränderungen auf die gleichzeitig angewandte Extensionsbehandlung zurückzuführen ist, lässt sich nicht mit Bestimmtheit angeben.

Bei 4 Entzündungen des Kniegelenks, bei denen wegen der oberflächlichen Lage dieses Gelenkes die Veränderungen sich besser übersehen lassen, kam es einmal (No. 17) zur Vermehrung, dann zur Abnahme des Exsudates, so dass eine Besserung des Zustandes anzunehmen ist, einmal (No. 14) nöthigte eine starke Zunahme des Exsudates zu mehrfachen Incisionen, die später wenig secernirten; leider mussten aber hier die Injectionen einige Zeit ausgesetzt werden, da die von

Anfang an vorhandenen Erscheinungen von Seiten der Lungen sich steigerten. Bei einem Kinde (No. 15), bei dem die Schwellung beider Kniegelenke, als auf tuberkulöser Basis beruhend, angesehen werden musste, da am rechten Knie die Synovialis bedeutend verdickt war, der Unterschenkel in Subluxation stand und seitlich bewegt werden konnte, erfolgte trotz Ausbleibens aller Reactionserscheinungen, auch des Fiebers, eine Abnahme der Schwellung um 4 cm.

Bei einer Kranken (No. 18), bei welcher die Entzündung des Fussgelenkes wahrscheinlich von dem Talus ausging, nahm die zu beiden Seiten der Achillessehne gelegene Schwellung ab, während Druckempfindlichkeit noch vorhanden ist.

b) Mit Bildung von Fisteln.

Bei einem Kranken (No. 19), bei welchem nach tuberkulöser Ellenbogengelenksentzündung noch 2 Fisteln bestanden, bildete sich ein neuer Abscess in der Narbe, der zu einem Geschwür Veranlassung gab, das nach längerer Zeit erst ausheilte. Die Injectionen mussten ausgesetzt werden, da sich eine Pleuritis sicca entwickelte.

Besonders günstigen Einfluss äusserten die Injectionen bei den folgenden 3 Kranken. Zunächst bei einem Kranken (No. 25), bei dem wegen spitzwinkliger Contracturstellung des Kniegelenkes vor Beginn der Injection längere Zeit die Extension mit Gewichten ohne jeden Erfolg gemacht war, stellte sich nach Ausführung derselben bei gleicher Behandlungsweise das nachgiebig gewordene Gelenk bedeutend besser und die vorhandenen Fisteln secernirten weniger. Ebenso liess sich bei einer 36 Jahre alten Frau (No. 27), deren Fuss schon lange Zeit in Spitzfussstellung stand, nach Beginn der Injectionen die vorher unmögliche Correction der Stellung allmählich ausführen, so dass jetzt der Fuss im rechten Winkel steht, die Schmerzhaftigkeit geringer und eine Fistel zum Verschluss gekommen ist. Weiterhin bei einem Mädchen (No. 28), das drei Mal wegen tuberkulöser Erkrankung mehrerer Tarsalknochen und der damit in Verbindung stehenden Gelenke mit dem scharfen Löffel ausgeschabt war, ohne dass eine wesentliche Besserung erzielt wurde, heilte die durch eine erneute Ausschabung am 6. 11. veranlasste grosse, quer durch den Fuss gehende Öffnung nach Beginn der Injectionen am 22. 11. sehr gut, mit wenig Secretion; auffallend ist dabei das gute Aussehen der nicht mehr wie früher blutenden Granulationen und die Einziehung der beiden an den Seitenflächen des Fusses gelegenen Fisteln. Diese Kranke empfindet bei Bewegungen des Fusses und beim Auftreten gar keine Schmerzen mehr, so dass hier eine völlige Heilung in Aussicht steht.

Bei 2 Kranken (No. 20 und 21) mit Coxitis sonderten die vorhandenen Fisteln anfangs vermehrt dicken Eiter ab, einige Öffnungen kamen auch zum völligen Verschluss; die schwammig und speckig belegt aussehenden Granulationen reinigten sich und die Wundflächen überhäuteten. Allmählich verschlechterte sich aber der Zustand von Neuem, so dass Ausschabungen nothwendig wurden. Seit Ausführung derselben ist erst kurze Zeit verflossen, so dass über ihren Einfluss auf den weiteren Verlauf noch nichts anzugeben ist. Bei einem Kranken (No. 22), dessen Allgemeinbefinden während der Injectionen besser wurde, kam es zur Entwickelung eines Abscesses, dessen Bildung aber nicht von den Einspritzungen herrührt, sondern vorher schon begonnen hatte. Die Fistel bei einer Kranken (No. 26) ist zur Heilung gelangt, während sie bei einem Manne (No. 23), der gleichzeitig noch ein Infiltrat im Becken hat, keine Veränderung zeigt und bei der anderen (No. 24), bei welcher die Beweglichkeit des Hüftgelenks eine bessere geworden ist, noch weiter secernirt.

Bei Tuberkulose der Knochen mit Bildung von Fisteln. Bei 2 von den 3 hierher gehörigen Kranken (No. 30 u. 31) wurde kein wesentlicher Einfluss der Injectionen auf den Krankheitsprocess beobachtet, während bei dem dritten (No. 29) nach Ausschabung einer Fistel und eines Herdes im unteren Ende der Tibia sich die grosse Wundhöhle mit guten Granulationen ausfüllte und wenig secernirte; die Reactionserscheinungen bei den nachfolgenden Injectionen waren sehr gering.

Tuberkulose der Bauchhöhle.

Über diesen Kranken (No. 32) mit Tuberkulose der Bauchhöhle und Kothfistel lässt sich wegen zu kurzer Behandlungsdauer noch keine Angabe über den Erfolg machen.

Tuberkulose des Nebenhodens.

Dieser Kranke (No. 33), der gleichzeitig eine kleine lupöse Stelle am linken Oberschenkel hatte, wegen deren er oben schon erwähnt ist, zeigte eine Anschwellung der Nebenhoden mit Fistelbildung am Hodensack und am Damm, letztere zurückgeblieben nach einer früher ausgeführten Boutonnière. Anfangs wurde die Infiltration beider Nebenhoden kleiner, später kehrte sie aber wieder zur anfänglichen Grösse zurück, während die Fisteln unbeeinflusst durch die Injectionen blieben. Das Allgemeinbefinden war während der Dauer der Behandlung (27 Tage mit 8 Injectionen von Dosen von 0,01—0,03) entschieden schlechter geworden, es bestanden Klagen über Kopfschmerz und Schwindel, so dass der Mann das Bett nicht verlassen konnte und die Injectionen ausgesetzt werden mussten.

Im Anschluss an diese Kranken, bei denen keine grösseren Operationen in der letzten Zeit gemacht waren, sind noch eine Anzahl anderer anzuführen von solchen, bei denen kürzere Zeit vor Beginn der Injectionen Resectionen von Gelenken gemacht waren. Hier war der Erfolg insofern auffallend günstig, als bei 5 Kranken mit Kniegelenksresection (No. 34—38), die 14, 28, 29, 31 und 35 Tage vor Ausführung der ersten Injection gemacht war, nach 7, 6, 5, 6 und

4 Injectionen keine Temperatursteigerung mehr hervorgerufen wurde, obgleich zuletzt Dosen von 0,015, 0,06, 0,03, 0,03 und 0,04 zur Anwendung gekommen waren, während anfangs bei allen sehr heftige Reactionserscheinungen aufgetreten waren. Die Kranken befanden sich alle wohl, so dass einzelne schon nach Hause entlassen werden konnten.

Äusserst wünschenswerth wäre es, nach längerer Zeit gerade bei diesen Kranken die Injectionen nochmals zu wiederholen, um zu sehen, ob die Reaction definitiv ausbleibt.

Bei einem Kranken (No. 40) wurde bis jetzt erst eine Injection ausgeführt, so dass über diesen Fall noch keine weitere Angabe gemacht werden kann.

Bei einem anderen Kranken (No. 39), bei dem 19 Tage nach Ausführung der Hüftgelenksresection mit den Injectionen begonnen und dieselben bis jetzt 6 Mal gemacht wurden, steigt das Fieber nicht mehr so bedeutend in die Höhe und dauert nicht mehr so lange, so dass ein baldiges Aufhören der Reactionserscheinungen anzunehmen ist. Die Heilung der gut granulirenden Wunden erfolgt rasch, obgleich viele Fisteln das ganze Hüftgelenk umgaben; die Hüftsgelenkgegend ist bei Druck nicht mehr empfindlich und nicht angeschwollen.

Besonders interessant und hervorzuheben ist noch das Ergebniss der Injectionen bei einem Jungen (No. 41), der vor 2 Jahren wegen einer tuberkulösen Coxitis auswärts resecirt war und nun zur Heilung einer Blutcyste am Halse Aufnahme in die Klinik gefunden hatte. Das Hüftgelenk erschien vollkommen ausgeheilt, die von der Resection und von der Eröffnung eines Abscesses der Leistengegend herrührenden Schnitte zeigten derbes Aussehen. Bei diesem Jungen trat nach zweimaliger Injection stets hohes, wenn auch nicht lange andauerndes Fieber auf, der weiss aussehende, tief eingezogene Resectionsschnitt röthete sich und schwoll in einem solchen Maasse an, dass bei Fortsetzung der Injectionen ein Ausbruch an dieser Stelle zu erwarten stand.

Das Allgemeinbefinden war bei fast allen Kranken am Tage der Injectionen ein ziemlich schlechtes, da die meisten wegen des hohen Fiebers und der anderen mit demselben in Verbindung stehenden Erscheinungen keinen Appetit und das Gefühl von Mattigkeit und Hinfälligkeit hatten. Auf die Dauer befanden sich aber viele Kranken, besonders wenn das Fieber nicht mehr so hoch anstieg, bei den Injectionen körperlich vollkommen wohl. Bei verschiedenen Kranken verschlechterte sich aber der Allgemeinzustand so, z. B. bei No. 9, dass von einer Fortsetzung der Injectionen abgesehen werden musste. In einzelnen Fällen nöthigten auch Complicationen, so z. B. bei No. 19, das Auftreten einer Pleuritis, bei No. 33 heftige Kopfschmerzen, Schwindel und Erbrechen, bei No. 14 heftige Hustenanfälle mit reichlichem, bacillenhaltigem Sputum zum Aussetzen der Einspritzungen.

Auch aus den hier mitgetheilten Beobachtungen geht hervor, dass das Koch'sche Heilmittel einen specifischen Einfluss auf tuberkulöse Gewebe ausübt, und dass es in günstigen Fällen, wie bei kleinem Lupus und bei Kranken, bei welchen vor Beginn der Injectionen grössere Operationen vorgenommen waren, in kurzer Zeit einen direct heilenden Einfluss besitzt.

Bestätigt wird ferner auch der diagnostische Werth der Injectionen, indem manche Erkrankungen als tuberkulös erwiesen wurden, von denen es vorher zweifelhaft erschienen war. Grossen Werth besitzen ferner auch noch die Injectionen deshalb, weil man durch sie tuberkulöse Herde auffinden kann, die bis dahin klinisch nicht zu diagnosticiren waren. Weiterhin geben dieselben uns auch ein Mittel in die Hand, mit Hülfe dessen man constatiren kann, ob bei behandelten Kranken die Tuberkulose auch in der That völlig zur Heilung gelangt ist, was ebenfalls bis jetzt nicht immer mit Sicherheit zu entscheiden war.

Viele Fragen werden erst durch eine grössere Zahl längere Zeit genau beobachteter Kranker zu beantworten sein. Zweifelhaft ist noch, in welchen Zeitintervallen und in welchen Quantitäten die Flüssigkeit am zweckmässigsten injicirt wird, ferner ob und in welchen Fällen eine operative Behandlung die Einspritzungen unterstützen muss, ob die chirurgischen Eingriffe besser vor Beginn der Injectionen ausgeführt werden oder nachdem letztere schon öfter gemacht waren, schliesslich auch, ob bei behandelten Kranken das Ausbleiben der Reactionserscheinungen gleichbedeutend ist mit vollkommener Heilung, ob also definitive Heilungen durch Anwendung des Koch'schen Heilmittels zu erzielen sind.

Lupus.

1. Mannemeit, Emilie, 18 Jahre, Georgenburg. Lupus der Nase, der Wange und des Halses.

22. 11.	1.	Injection	0,01.	Höchste Temperatur		39,1°
25. -	2.	-	0,01.	-	-	40,1
28. -	3.	-	0,02.	-	-	40,2
1. 12.	4.	-	0,02.	-	-	40,1
3. -	5.	-	0,02.	-	-	39,8
7. -	6.	-	0,025.	-	-	39,9
10. -	7.	-	0,025.	-	-	39,3
13. -	8.	-	0,025.	-	-	38,0
16. -	9.	-	0,03.	-	-	38,0
19. -	10.	-	0,04.	-	-	38,0
22. -	11.	-	0,04.	-	-	38,3

Nach der letzten Injection keine Reaction aufgetreten. Lupus bedeutend gebessert, in Heilung.

2. Wittenberg, Rose, 13 Jahre alt, Kowno. Lupus der Hand und des Vorderarmes.

25. 11.	1.	Injection	0,01.	Höchste Temperatur		40,2°
28. -	2.	-	0,01.	-	-	40,6
1. 12.	3.	-	0,01.	-	-	40,7

4. 12. 4. Injection 0,01. Höchste Temperatur 40,6°
7. - 5. - 0,01. - - 40,2
10. - 6. - 0,01. - - 40,0
13. - 7. - 0,01. - - 37,1
16. - 8. - 0,015. - - 38,9
19. - 9. - 0,02. - - 37,7
22. - 10. - 0,025. - - 38,5

Nach der letzten Injection 38,5. Lupus am Vorderarm und Hand scheint geheilt.

3. Liedtke, Otto, 18 Jahre alt, Hanshausen (Pr. Eylau). Lupus der Nase und Oberlippe.

3. 12. 1. Injection 0,01. Höchste Temperatur 40,8°
7. - 2. - 0,01. - - 40,5
10. - 3. - 0,01. - - 40,8
13. - 4. - 0,01. - - 40,4
16. - 5. - 0,01. - - 39,9
19. - 6. - 0,01. - - 39,2
23. - 7. - 0,01. - - 40,2

Lupus bedeutend gebessert. Nach den letzten Injectionen noch bedeutende Reactionserscheinungen.

4. Schenk, Julie, 27 Jahre alt, Krizwinsken (Angerburg). Lupus der Nase, Wange, des Zahnfleisches und des harten Gaumens.

8. 12. 1. Injection 0,01. Höchste Temperatur 40,1°
13. - 2. - 0,01. - - 40,8
19. - 3. - 0,01. - - 40,8
22. - 4. - 0,005. - - 40,7

Wegen heftiger Reactionserscheinungen (40,7, Kopfschmerz) wurde bei der letzten Injection die Dosis verringert.

5. Kohn, Marie, 22 Jahre alt, Heide (Kr. Heiligenbeil). Lupus der Nase.

19. 12. 1. Injection 0,005. Höchste Temperatur 39,8°
22. - 2. - 0,005. - - 40,0

Wegen eines 6. Falles von Lupus am Bein (vergl. No. 33).

Tuberkulose der Wirbelsäule und des Beckens.

6. Schmidt, Marie, 15 Jahre alt, Sieslack (Pr. Eylau). Kyphose.

22. 11. 1. Injection 0,01. Höchste Temperatur 39,8°
25. - 2. - 0,01. - - 38,4
28. - 3. - 0,02. - - 40,7
1. 12. 4. - 0,02. - - 39,6
4. - 5. - 0,025. - - 39,2
7. - 6. - 0,03. - - 40,1
10. - 7. - 0,03. - - 37,4
13. - 8. - 0,04. - - 37,9
16. - 9. - 0,045. - - 38,2
22. - 10. - 0,05. - - 38,0

Allgemeinbefinden etwas besser. Localer Befund unverändert.

7. Deicke, Kurt, 7 Jahre alt, Königsberg i. Pr. Kyphose und Senkungsabscess.

25. 11. 1. Injection 0,005. Höchste Temperatur 39,3°
28. - 2. - 0,005. - - 39,3
1. 12. 3. - 0,007. - - 39,9
4. - 4. - 0,008. - - 39,5
7. - 5. - 0,008. - - 39,2
10. - 6. - 0,01. - - 39,7

13. 12. 7. Injection 0,01. Höchste Temperatur 38,5°
16. - 8. - 0,01. - - 38,0
19. - 9. - 0,012. - - 38,6
22. - 10. - 0,015. - - 39,0
Die Secretion vermehrt. Etwas bessere Beweglichkeit. Stärkere Schwellung auf der linken Seite der Kyphose.

8. Schönfeld, August, 8 Jahre alt, Königsberg. Kyphose.
13. 12. 1. Injection 0,004. Höchste Temperatur 40,2°
16. - 2. - 0,004. - - 40,2
Wegen andauernd hohen Fiebers wird die Injection ausgesetzt. Die Secretion etwas vermehrt.

9. Kohn, Karl, 27 Jahre alt, Posmahlen (Pr. Eylau). Tuberkulöser Abscess am Becken.
25. 11. 1. Injection 0,01. Höchste Temperatur 41,0°
28. - 2. - 0,01. - - 40,2
1. 12. 3. - 0,01. - - 40,2
4. - 4. - — - - 40,5
7. - 5. - 0,015. - - 39,8
10. - 6. - 0,01. - - 38,6
13. - 7. - — - - 39,6
Der Abscess war vor den Injectionen am 23. 10. gespalten und ausgekratzt. Er reichte bis hoch gegen die Lendenwirbelsäule. Darnach starke Secretion ohne Neigung zur Ausheilung. Die Injectionen wirkten sowohl auf das Allgemeinbefinden, wie auf den Krankheitsherd schlecht ein. Es bildete sich an der andern Seite des Beckens ein grosses Infiltrat, das mit dem Abscess zweifellos in Verbindung stand. Da Patient elender wurde, wurden die Injectionen ausgesetzt.

10. Mordachewitz, Elisabeth, 18 Jahre alt, Königsberg. Tuberkulöse Fisteln am Becken.
8. 12. 1. Injection 0,01. Höchste Temperatur 40,0°
10. - 2. - 0,01. - - 38,0
13. - 3. - 0,02. - - 40,5
16. - 4. - 0,02. - - 40,3
Wegen eines intercurrenten Erysipelas faciei, von der Nase ausgehend, müssen die Injectionen ausgesetzt werden. Secretion etwas geringer. Wird auf ihren Wunsch entlassen.

Tuberkulose der Gelenke.

a. Ohne Fisteln.

11. Kaulbars, Albert, 7 Jahre alt, Bulitten (Kr. Königsberg). Coxitis.
4. 12. 1. Injection 0,005. Höchste Temperatur 39,4°
7. - 2. - 0,005. - - 39,4
10. - 3. - 0,005. - - 39,6
13. - 4. - 0,005. - - 39,2
16. - 5. - 0,005. - - 38,0
19. - 6. - 0,006. - - 37,5
22. - 7. - 0,01. - - 38,3
Die Schmerzen im Gelenke haben bedeutend nachgelassen. Die Beweglichkeit, besonders Flexion und Extension, gebessert.

12. Schulz, Marie, 12 Jahre alt, Miggehnen (Braunsberg). Coxitis
22. 11. 1. Injection 0,01. Höchste Temperatur 41,2°
25. - 2. - 0,01. - - 41,0
28. - 3. - 0,01. - - 41,0
1. 12. 4. - 0,01. - - 40,5
4. - 5. - 0,01. - - 40,0

7. 12.   6. Injection 0,015.   Höchste Temperatur 40,7°
10. - 7.   -   0,015.   -   -   39,5
13. - 8.   -   0,02.   -   -   39,7
16. - 9.   -   0,015.   -   -   38,9
19. - 10.   -   0,03.   -   -   39,0
22. - 11.   -   0,03.   -   -   38,8

Es besteht mässig ausgedehnte Beweglichkeit bei normaler Stellung des Beines. Keine Schmerzen, weder bei Bewegungen noch bei Druck. Active Bewegungen sind noch nicht möglich, kann mit 2 Krücken gehen.

13. Kerpa, Emil, 16 Jahre alt, Schackeninken (Tilsit). Coxitis.
22. 11.   1. Injection 0,01.   Höchste Temperatur 39,1°
25. - 2.   -   0,01.   -   -   37,7
28. - 3.   -   0,02.   -   -   39,7
1. 12. 4.   -   0,02.   -   -   39,2
4. - 5.   -   0,015.   -   -   38,8
7. - 6.   -   0,03.   -   -   39,1
10. - 7.   -   0,04.   -   -   37,8
13. - 8.   -   0,05.   -   -   37,7
22. - 9.   -   0,065.   -   -   37,7

Stellung des linken Beines dieselbe. Beweglichkeit nicht vermehrt. Auftreten ohne Schmerzen möglich. Forcirte Bewegungsversuche schmerzhaft.

14. Suchotzki, Friedrich, 12 Jahre alt, Lonhortz (Bischofswerder). Gonitis tuberculosa.
25. 11.   1. Injection 0,007.   Höchste Temperatur 40,0°
28. - 2.   -   0,01.   -   -   39,5
4. 12. 3.   -   0,007.   -   -   39,3
7. - 4.   -   0,008.   -   -   39,1
10. - 5.   -   0,01.   -   -   39,5
13. - 6.   -   0,01.   -   -   39,6
22. - 7.   -   0,002.   -   -   39,0

Nachdem nach der ersten Injection die Schwellung des Gelenkes zugenommen hatte, wurde Arthrotomie gemacht. Die Secretion fast vollständig verschwunden, ebenso die Schwellung. Auch die Schmerzhaftigkeit hat nachgelassen. Dagegen haben die Erscheinungen von Seiten der Lungen bedeutend an Intensität zugenommen.

15. Trojahn, Bertha, 13 Jahre, Pulfnick (Osterode). Gonitis tuber. culosa duplex.
10. 12.   1. Injection 0,005.   Höchste Temperatur normal.
13. - 2.   -   0,007.   -   -   -
16. - 3.   -   0,01.   -   -   -
19. - 4.   -   0,015.   -   -   -
22. - 5.   -   0,02.   -   -   35,9°

Keine Reactionserscheinungen. Abnahme des Knies um 4 cm. Freiere Beweglichkeit.

16. Kalwitzki, Bertha, 8 Jahre, Schönwiese (Kreis Neidenburg). Gonitis tuberculosa.
23. 12.   1. Injection 0,003.   Höchste Temperatur 39,6°. Bedeutende Schwellung des Gelenks.

17. Dexling, Heinrich, 20 Jahre, Elnischken (Memel). Gonitis tuberculosa.
22. 11.   1. Injection 0,01.   Höchste Temperatur 39,2°
25. - 2.   -   0,01.   -   -   normal
28. - 3.   -   0,02.   -   -   39,2°
1. 12. 4.   -   0,02.   -   -   normal

4. 12. 5. Injection 0,03. Höchste Temperatur normal.
7. - 6. - 0,04. - - -
10. - 7. - 0,05. - - -
13. - 8. - 0,05. - - 39,7°
16. - 9. - 0,05. - - normal
21. - 10. - 0,065. - - -

Kniegelenk nahezu gestreckt und fixirt. Am äusseren Umfange des Gelenkspaltes schmerzhafter Druckpunkt. Keine Anschwellung des Gelenks. Patient geht in einem Gipsverband ohne Unterstützung und ohne Schmerzen. Über der rechten Lungenspitze Dämpfung ohne deutliche auscultatorische Veränderung.

18. Purwin, Luise, 12 Jahre alt, Grundzsken. Tuberkulose des rechten Fussgelenks.

22. 11. 1. Injection 0,01. Höchste Temperatur 40,1°
25. - 2. - 0,01. - - 40,3
28. - 3. - 0,015. - - 40,5
1. 12. 4. - 0,015. - - 40,2
4. - 5. - 0,02. - - 40,0
19. - 6. - 0,015. - - 39,8
22. - 7. - 0,015. - - 37,5

Fussgelenk erheblich abgeschwollen. Schmerzhaftigkeit bedeutend nachgelassen.

b) Tuberculosa des Gelenks mit Bildung von Fisteln.

19. Rutkowski, Johann, 18 Jahre, Schwarzenau, Kreis Löbau. Arthritis cubiti tub.

22. 11. 1. Injection 0,01. Höchste Temperatur 40,8°
25. - 2. - 0,01. - - 41,1
28. - 3. - 0,01. - - 40,7
1. 12. 4. - 0,01. - - 40,7
4. - 5. - 0,01. - - 41,0
7. - 6. - 0,01. - - 40,3
19. - 7. - 0,005. - - 38,0

Die Injectionen mussten zeitweise wegen Pleuritis sicca ausgesetzt werden. Starke allgemeine Reaction. Local brach zuerst eine Narbe wieder auf, später trat Verheilung ein. Die Schwellung des Gelenkes nahm ab, Schmerzhaftigkeit wurde geringer und Beweglichkeit ein wenig besser.

20. Bartsch, Auguste, 10 Jahre, Zinten. Coxitis.

22. 11. 1. Injection 0,005. Höchste Temperatur 39,7°
25. - 2. - 0,005. - - 39,5
28. - 3. - 0,01. - - 39,5
1. 12. 4. - 0,01. - - 38,9
4. - 5. - 0,01. - - 37,9
7. - 6. - 0,013. - - 38,0
10. - 7. - 0,015. - - 38,6
13. - 8. - 0,015. - - 38,4
16. - 9. - 0,017. - - 37,7
19. - 10. - 0,02. - - 38,0
22. - 11. - 0,025. - - 38,7
27. - 12. - 0,025. - - 38,6

Nachdem die Granulationen der sehr zahlreich vorhandenen Fisteln anfangs ein erheblich besseres Aussehen bekommen hatten und einzelne Stellen fast vollständig überhäutet waren, brachen dieselben zum Theil wieder auf, zum Theil bekamen die Granulationen ihr glasiges Aussehen wieder. Stellung des Beines unverändert.

21. Plaumann, Rudolf, 11 Jahre, Pr. Eylau. Coxitis mit Fisteln nach Resection.

22. 11.	1. Injection	0,01.	Höchste Temperatur		39,9°
25. -	2. -	0,01.	-	-	38,5
28. -	3. -	0,015.	-	-	39,9
1. 12.	4. -	0,015.	-	-	39,1
4 -	5. -	0,02.	-	-	39,5
7. -	6. -	0,025.	-	-	39,5
10. -	7. -	0,03.	-	-	39,0
13. -	8. -	0,04.	-	-	38,9
16. -	9. -	0,04.	-	-	38,4
19. -	10. -	0,04.	-	-	38,1

Nach den ersten Injectionen secernirten die Fisteln stärker. Die Granulationen stiessen sich zum Theil ab und nahmen ein gutes Aussehen an. Die zugleich beträchtliche Schwellung der Weichtheile an der vorderen Gelenkfläche schwand allmählich, zuletzt trat ein Stillstand ein, die Granulationen wurden schlaff und bedeckten sich mit speckigem Belage. Nach ausgeführter Ausschabung Besserung.

22. Wagner, Johann, 26 Jahre, Insterburg. Coxitis tub. mit Fisteln nach Resection.

22. 11.	1. Injection	0,01.	Höchste Temperatur		40,5°
25. -	2. -	0,01.	-	-	40,6
28. -	3. -	0,01.	-	-	40,2
1. 12.	4. -	0,01.	-	-	39,8
4. -	5. -	0,015.	-	-	39,1
7. -	6. -	0,02.	-	-	40,4
10. -	7. -	0,02.	-	-	39,1
13. -	8. -	0,025.	-	-	39,2
16. -	9. -	0,03.	-	-	39,2
19. -	10. -	0,03.	-	-	39,3

Zunahme der Secretion und Reinigung der bis dahin speckigen Granulation. Infiltrat vorn über dem Gelenk mit Abscessbildung. Die Fisteln kleiden sich wieder mit schlaffen Granulationen aus, daher Ausschabung und Spaltung des Abscesses. Allgemeinbefinden gut.

23. Broszeit, Christoph, 26 Jahre, Gaidellen (Heydekrug). Coxitis mit Fisteln nach Resection.

2. 12.	1. Injection	0,01.	Höchste Temperatur		39,9°
6. -	2. -	0,01.	-	-	40,2
9. -	3. -	0,01.	-	-	39,0
12. -	4. -	0,015.	-	-	38,7
15. -	5. -	0,02.	-	-	38,2
18. -	6. -	0,03.	-	-	38,2
21. -	7. -	0,03.	-	-	37,4

Zunahme der Secretion, sonst keine Veränderungen. Allgemeinbefinden gut.

24. Bohl, Wilhelmine, 15 Jahre, Gabditten (Heiligenbeil). Coxitis tub. mit Fisteln.

28. 11.	1. Injection	0,01.	Höchste Temperatur		39,0°
1. 12.	2. -	0,01.	-	-	39,8
4. -	3. -	0,02.	-	-	40,0
7. -	4. -	0,02.	-	-	40,0
10. -	5. -	0,02.	-	-	39,4
13. -	6. -	0,025.	-	-	38,9
16. -	7. -	0,03.	-	-	38,6
22. -	8. -	0,03.	-	-	37,7

Allgemeinbefinden unverändert. Das um 5 cm verkürzte Bein steht im

Hüftgelenk normal. Gelenk mässig frei beweglich. Druck aufs Gelenk etwas schmerzhaft. Fisteln 3 cm lang secernirt weniger.

25. Glagau, Wilhelm, 5 Jahre, Pillau. Gonitis tub.

22. 11.	1. Injection 0,005.	Höchste Temperatur			40,2°
25. -	2. -	0,005.	-	-	39,1
28. -	3. -	0,008.	-	-	39,4
1. 12.	4. -	0,008.	-	-	38,5
7. -	5. -	0,008.	-	-	37,8
10. -	6. -	0,009.	-	-	38,1
13. -	7. -	0,01.	-	-	37,5
16. -	8. -	0,012.	-	-	37,6
19. -	9. -	0,014.	-	-	38,1
22. -	10. -	0,02.	-	-	38,5

Allgemeinbefinden gebessert. Knie nicht schmerzhaft. Vollständig exetendirt.

26. Ostrowsky, Marie, 14 Jahre, Settgeken (Oletzko). Coxitis tub. mit Fisteln nach Resection (25. 7. 90).

22. 11.	1. Injection 0,01.	Höchste Temperatur			38,8°
25. -	2. -	0,01.	-	-	39,3
28. -	3. -	0,02.	-	-	40,5
1. 12.	4. -	0,02.	-	-	40,0
4. -	5. -	0,025.	-	-	38,8
7. -	6. -	0,03.	-	-	40,2
10. -	7. -	0,03.	-	-	39,1
13. -	8. -	0,03.	-	-	37,8
16. -	9. -	0,04.	-	-	38,1
22. -	10. -	0,04.	-	-	37,8

Allgemeinbefinden bedeutend gebessert. Fisteln verheilt mit tief eingezogener Narbe. Fast normale Stellung des Beines. Passive Bewegungen in allen Richtungen in fast normalen Grenzen frei und schmerzlos. Druck aufs Gelenk schmerzlos. Patientin geht mit Krücken.

27. Skirde, Elisabeth, 34 Jahre, Heilsberg. Tuberkulose des Fussgelenks.

22. 11.	1. Injection 0,01.	Höchste Temperatur			40,1°
25. -	2. -	0,01.	-	-	39,4
28. -	3. -	0,02.	-	-	40,5
1. 12.	4. -	0,02.	-	-	39,7
4. -	5. -	0,025.	-	-	38,9
7. -	6. -	0,03.	-	-	40,4
10. -	7. -	0,03.	-	-	39,5
13. -	8. -	0,03.	-	-	38,0
16. -	9. -	0,035.	-	-	38,5
22. -	10. -	0,035.	-	-	39,0

Normale Stellung des Fusses. Antreten ohne Beschwerden möglich. Fistel geschlossen, Bewegungen im Fussgelenk noch ziemlich beschränkt.

28. Weiner, Sarah, 22 Jahre, Siebutz (Russland). Tuberkulose des Fussgelenks.

22. 11.	1. Injection 0,01.	Höchste Temperatur			40,2°
25. -	2. -	0,01.	-	-	40,5
28. -	3. -	0,02.	-	-	40,4
1. 12.	4. -	0,02.	-	-	39,6
4. -	5. -	0,025.	-	-	38,9
7. -	6. -	0,03.	-	-	40,4
10. -	7. -	0,03.	-	-	39,5
13. -	8. -	0,03.	-	-	38,0
16. -	9. -	0,035.	-	-	38,5
22. -	10. -	0,035.	-	-	39,0

Fisteln nicht secernirend, im Verheilen. Normale Beweglichkeit im Fussgelenk. Auftreten ohne Schmerzen möglich.

Tuberkulose der Knochen.

29. Baruchsohn, Daniel, 12 Jahre, Pölitz bei Stettin. Tuberkulose am unteren Ende der tibia.

4. 12.	1.	Injection	0,007.	Höchste Temperatur	39,7°
7. -	2.	-	0,008.	-	-	38,5
10. -	3.	-	0,008.	-	-	39,3
13. -	4.	-	0,008.	-	-	38,0
16. -	5.	-	0,01.	-	-	38,3
19. -	6.	-	0,011.	-	-	38,1
22. -	7.	-	0,015.	-	-	38,1

Wundhöhle fast vollständig mit guten Granulationen ausgefüllt.

30. Hinzmann, Bernhard, 6 Jahre, Königsberg. Tuberkulose der Vorderarmknochen beiderseits.

25. 11.	1.	Injection	0,005.	Höchste Temperatur	40,0°
28. -	2.	-	0,005.	-	-	39,7
4. 12.	3.	-	0,007.	-	-	39,7
7. -	4.	-	0,007.	-	-	38,4
13. -	5.	-	0,004.	-	-	38,6
16. -	6.	-	0,005.	-	-	38,0
19. -	7.	-	0,006.	-	-	37,2

Die Fisteln an beiden Vorderarmen secerniren etwas mehr. Entlassen auf Wunsch der Eltern.

31. Tinkow, Chaiem, 12 Jahre, Sludszk (Gouv. Minsk). Spina ventosa manus et pedis.

25. 11.	1.	Injection	0,007.	Höchste Temperatur	39,1°
28. -	2.	-	0,01.	-	-	39,9
1. 12.	3.	-	0,01.	-	-	39,6
4. -	4.	-	0,015.	-	-	39,5
7. -	5.	-	0,02.	-	-	39,6
10. -	6.	-	0,02.	-	-	37,8
13. -	7.	-	0,025.	-	-	38,1
16. -	8.	-	0,025.	-	-	37,7
19. -	9.	-	0,025.	-	-	37,8
23. -	10.	-	0,03.	-	-	37,3

Der Zustand nahezu derselbe wie vor den Injectionen. Die Fisteln secerniren und zeigen keine Neigung zur Verheilung.

Tuberkulose der Bauchhöhle.

32. Fotschki, Joseph, 25 Jahre, Guttstadt.

19. 12.	1.	Injection	0,005.	Höchste Temperatur	39,6°
23. -	2.	-	0,005.	-	-	38,8

Keine Veränderung.

Tuberkulose der Nebenhoden und Lupus am Oberschenkel.

33. Sack, Christoph, 24 Jahre, Moschnitz (Osterode).

22. 11.	1.	Injection	0,01.	Höchste Temperatur	40,1°
25. -	2.	-	0,01.	-	-	38,4
28. -	3.	-	0,01.	-	-	40,0
1. 12.	4.	-	0,02.	-	-	39,5
4. -	5.	-	0,025.	-	-	39,2
7. -	6.	-	0,03.	-	-	40,6
16. -	7.	-	0,02.	-	-	38,9
19. -	8.	-	0,02.	-	-	37,8

Die Knoten in den Nebenhoden und Fisteln unverändert. Der Lupus abgeflacht, nur als brauner Pigmentfleck sichtbar. Allgemeiner Zustand verschlechtert. Wegen Schwindel und Erbrechen mussten die Injectionen ausgesetzt werden.

Tuberkulose, bei denen Gelenkresectionen kurze Zeit vor den Injectionen gemacht waren.

34. Stremplat, Adolf, 22 Jahre, Sodinehlen (Gumbinnen). Gonitis tuberculosa. Resection am 4. 11.

28. 11.	1. Injection	0,01.	Höchste Temperatur	40,2 °
2. 12.	2.	-	0,01.	-	-	40,6
6. -	3.	-	0,01.	-	-	40,4
9. -	4.	-	0,05.	-	-	40,2
12. -	5.	-	0,005.	-	-	39,4
15. -	6.	-	0,01.	-	-	39,8
18. -	7.	-	0,01.	-	-	38,3
21. -	8.	-	0,015.	-	-	37,2

Heilung bis auf eine kleine granulirende Stelle im Hautschnitt. Das Gelenk ist consolidirt. Patient geht ohne Schmerzen mit fixirendem Verbande. Allgemeinbefinden gut.

35. Schulz, Robert, 22 Jahre, Beierhorst (Marienburg). Gonitis tuberculosa. Resectio genu am 1. 11.

28. 11.	1. Injection	0,01.	Höchste Temperatur	40,2 °
2. 12.	2.	-	0,01.	-	-	39,8
6. -	3.	-	0,015.	-	-	40,0
9. -	4.	-	0,015.	-	-	38,6
12. -	5.	-	0,02.	-	-	38,1
15. -	6.	-	0,03.	-	-	38,3
18. -	7.	-	0,04.	-	-	37,3
21. -	8.	-	0,06.	-	-	37,8

Patient am 22. 12. mit fixirendem Verbande geheilt entlassen. Der Hautschnitt bis auf eine kleine granulirende Stelle vernarbt. Das Gelenk fast consolidirt. Patient geht ohne Schmerzen. Allgemeinbefinden gut.

36. Krupat, Grete, 24 Jahre, Karczanninken (Ragnit). Gonitis tuberculosa. Resection am 30. 10.

28. 11.	1. Injection	0,01.	Höchste Temperatur	40,5 °
4. 12.	2.	-	0,01.	-	-	39,9
7. -	3.	-	0,01.	-	-	39,6
10. -	4.	-	0,015.	-	-	39,4
13. -	5.	-	0,015.	-	-	38,5
16. -	6.	-	0,02.	-	-	38,8
19. -	7.	-	0,025.	-	-	38,1
22. -	8.	-	0,03.	-	-	38,5

Nach den letzten Injectionen nicht mehr reagirt. Nahezu feste Consolidation. Patientin geht im abnehmbaren Gipsverband.

37. Boll, August, 22 Jahre, Alt-Kroenau (Pr. Holland). Gonitis tuberculosa. Resection am 28. 12.

28. 11.	1. Injection	0,01.	Höchste Temperatur	39,5 °
2. 12.	2.	-	0,015.	-	-	39,8
6. -	3.	-	0,02.	-	-	40,6
9. -	4.	-	0,01.	-	-	40,3
12. -	5.	-	0,01.	-	-	39,6
15. -	6.	-	0,015.	-	-	39,0
18. -	7.	-	0,02.	-	-	—
21. -	8.	-	0,03.	-	-	—

Bei den beiden letzten Injectionen keine Temperaturerhöhung und Reaction. Die Resectionswunde vernarbt. Das Gelenk fest. Patient geht mit festem Verbande ohne Schmerz. Allgemeinbefinden gut.

38. Trampnau, August, 33 Jahre, Wilnau (Mohrungen). Gonitis tuberculosa. Resection am 24. 10.

28.	11.	1. Injection	0,01.	Höchste Temperatur	38,9 °
2.	12.	2.	-	0,02.	-	-	39,5
6.	-	3.	-		-	-	39,6
9.	-	4.	-		-	-	38,3
12.	-	5.	-	0,03.	-	-	37,6
15.	-	6.	-	0,04.	-	-	37,4

Vollständige Verheilung und feste Consolidation. Patient geht ohne Schmerz. Am 20. December geheilt entlassen.

39. Gervinat, Benjamin, 20 Jahre, Girrehnen (Ragnit). Coxitis tuberculosa mit zahlreichen Fisteln. Resection am 13. 11.

2.	12.	1. Injection	0,01.	Höchste Temperatur	40,0 °
6.	-	2.	-	0,01.	-	-	40,3
9.	-	3.	-	0,01.	-	-	40,4
12.	-	4.	-	0,005.	-	-	39,6
15.	-	5.	-	0,005.	-	-	40,1
18.	-	6.	-	0,005.	-	-	39,5
21.	-	7.	-	0,005.	-	-	38,5

Das Allgemeinbefinden ist gut, der grösste Theil der Fisteln ist vollkommen verheilt. Die noch bestehenden granuliren rein und zeigen Neigung zur Verheilung. Die Resectionswunde ist bis auf eine Fistel, die bis jetzt absichtlich offen gehalten wurde, vernarbt. Bewegungen im resecirten Gelenk ohne Schmerzen ausführbar. Die Secretion ziemlich stark (Eiter mit Gewebsfetzen). Die früher starke Schwellung um das Hüftgelenk ist vollkommen geschwunden. Die Injectionen werden fortgesetzt.

40. Oltersdorf, Carl, 38 Jahre, Gr. Dexen (Pr. Eylau). Gonitis tuberculosa. Resection am 18. 11.

21.	12.	1. Injection	0,005.	Höchste Temperatur	40,4 °.

Starke Reaction (allgemeine), trotz vollkommener Heilung bereits vor der Injection. Die Injectionen werden fortgesetzt.

41. Quandt, Franz, 11 Jahre, Balga (Heiligenbeil). Blutcyste am Halse, vor etwa zwei Jahren. Hüftgelenksresection wegen tub. coxitis. Völlige Heilung.

16.	12.	1. Injection	0,004.	Höchste Temperatur	39,0 °
19.	-	2.	-	0,004.	-	-	40,1

Nach jeder Injection sehr starke Röthung und Schwellung der Narbe. Um einen Aufbruch zu verhüten, werden die Injectionen ausgesetzt.

B. Injectionen bei nicht tuberkulösen chirurgischen Kranken.

Bei 24 Kranken dieser Kategorie wurden keine localen Reactionserscheinungen an den erkrankten Stellen beobachtet, niemals traten die sonstigen bei Tuberkulösen so häufig beobachteten Allgemeinerscheinungen auf, nur einzelne klagten über Kopfschmerz und Mattigkeit. Bei 17 Kranken entstand kein Fieber, während bei 7 nach Injection von 0,01 Koch'scher Flüssigkeit ein solches vorkam.

Bei dem einen Kranken (No. 49), bei dem wegen einer eitrigen Kniegelenkentzündung eine Resection gemacht war, trat nach Injection von 0,01 ein etwa 3 Stunden anhaltendes Fieber auf, das aber nur auf 38,7 stieg, und ebenso hoch nach einer Injection von 0,015 kam, während die folgenden Einspritzungen von 0,02 keine Reaction ergaben.

678

Dieser Kranke starb an eitriger Meningitis, die aber in keiner Beziehung zu der etwa 14 Tage vor dem Tode vorgenommenen letzten Einspritzung stand. Auch die Autopsie ergab, was vorher schon angenommen war, keine Erscheinungen, die auf Tuberkulose bezogen werden konnten.

Bei dem anderen Kranken (No. 43) stieg die Temperatur auf 39,0 nach 0,01, bei der 2. Injection der gleichen Dosis erreicht sie aber nur noch 38,4; bei der 3. Injection stieg sie dann wieder auf 39° und dauerte längere Zeit. Die Injectionen wurden dann weggelassen und der Kranke kam zur Entlassung. Auch hier handelte es sich gewiss nicht um Tuberkulose. Ein 3. Kranker (No. 54) mit Empyenfistel zeigte nach 0,01 eine Temperaturerhöhung von 38°. Ein 4. Kranker (No. 44), der an vielfachen, nach Nekrotomien zurückgebliebenen Fisteln litt, eine Temperatur von 38,4°. Bei einem 5. (No. 45) Kranken kam eine Temperaturerhöhung von 38,2 zu Stande, und auch der 6. (No. 60) und 7. Kranke (No. 62) hatte nur einmal eine Temperatur von 38°. Bei allen diesen Kranken war das Fieber meist bedeutend geringer, als es bei den Tuberkulösen zu sein pflegt.

Auffallend war bei einem Kinde, das seit $^1/_2$ Jahre hinkte und alle Erscheinungen der Coxitis bot, dass die Temperatur am Tage nach der Injection auf 35,5 fiel und der Puls nur eine Frequenz von 48—52 Schlägen in der Minute hatte; auch nach einer 2. Injection sank die Temperatur wieder auf 35,5 und der Puls auf 56, während sonst doch immer eine Temperatur von 37° gemessen wurde.

Erwähnen möchte ich dabei noch, dass auch bei einem tuberkulösen Kinde (No. 15) die Temperatur nach der 5. Injection auf 35,9 fiel, während der Puls 76 zeigte. Sonstige Erscheinungen von Collaps fehlten vollständig. Diese beiden Fälle sind die einzigen, bei denen möglicherweise die Injectionen einen temperaturerniedrigenden Einfluss hatten.

Bei allen nicht Tuberkulösen fehlten also die Reactionserscheinungen, bei den meisten trat kein Fieber auf und bei den wenigen, bei denen sich ein solches einstellte, erreichte es nicht die Höhe, welche bei den Tuberkulösen die Regel ist.

Im Folgenden sind die Kranken, bei denen die Injectionen vorgenommen wurden, übersichtlich zusammengestellt.

B. Injectionen bei nicht tuberkulösen chirurgischen Kranken.
(Zweistündige Messungen während 18 bis 24 Stunden.)

42. Selekowitz, Schmul, 42 Jahre, Sewe (Grodno). Empyema antri Highmori. Injection von 0,005 am 21. Dec. ohne jeglichen Einfluss.

43. Diedring, Hermann, 43 Jahre, Insterburg. Phlegmone der rechten Schulter. 21. Nov. aufgenommen; 24. Nov. Incisionen. Erfolg: spät auftretendes, längere Zeit andauerndes Fieber ohne locale Reaction und ohne Einfluss auf Allgemeinbefinden, nur nach der 2. Injection geringe Kopfschmerzen.

Patient geheilt entlassen. Injectionen 0,008 am 2. Dez. Vm. 11 Uhr. Temperatur am 2. Dec. normal bei 37,6°, aber am 3. Dec. Morgens um 8 Uhr auf 38,1° und stieg

um 10 Uhr 38,5°	um 12 Uhr 38,5°, am 4. Dec. Nachts
12 - 38,7	2 - 38,5
2 - 39,2	4 - 38,2
4 - 38,8	6 - 37,9
6 - 39,2	8 - 37,4
8 - 39,2	10 - 37,0
10 - 37,9	

Von da ab blieb die Temperatur zwischen 36,8 und 37,2. Am 6. Dec. 2. Injection 0,01, Vm. 9½ Uhr; Abends um 8 Uhr ging die Temperatur in die Höhe auf 38,6°

um 10 Uhr 38,7	um 8 Uhr 38,4°
12 - 37,9	10 - 38,4
Am 7. Dec. um 2 - 37,9	12 - 38,4
4 - 37,5	2 - 38,6
9 - 37,5	4 - 38,4

dann wieder normal.

Am 9. Dec. 3. Injection 0,01. 9¾ Uhr Vm.

Nm. um 6 Uhr 38,1°	um 12 Uhr 38,2°
8 - 38,5	2 - 38,7
10 - 39,0	4 - 38,4
12 - 39,0	6 - 38,7
10. Dec. um 2 - 38,9	8 - 38,5
4 - 38,9	10 - 37,9
6 - 38,7	12 - 37,9
8 - 38,4	2 - 37,8 am 11. Dec.
10 - 38,7	

Möglicherweise handelt es sich um einen verborgenen tuberkulösen Herd in der Lunge, der aber keine physikalisch nachweisbaren Veränderungen machte.

44. Scherhaus, Carl, 18 Jahre, Jodeglienen (Gerdauen). Multiple Fisteln nach Necrose am Oberarm, Oberschenkel und Unterschenkel, die nach Osteomyelitis acuta entstanden waren.

9. Dec. 1. Injection von 0,005, die um 9¾ Uhr Vm. vorgenommen wurde, hatte eine Temperaturerhöhung von 38,3° nach 15 Stunden zur Folge.

Am 12. Dec. 2. Injection ohne Einfluss auf Temperatur und Allgemeinbefinden.

45. Supplies, Gustav, 13 Jahre, Wamelen bei Gumbinnen. Necrosis femoris nach Osteomyelitis acuta.

16. Dec. Injection von 0,003 hatte Temperatursteigerung auf 38,2 während einiger Stunden zur Folge.

46. Zimmermann, Johann, 36 Jahre, Dorf Schwetz (Graudenz). Necrosis femoris nach Osteomyelitis infectiosa acuta.

6. Dec. 1. Injection von 0,01, 37,9 (höchste Temperatur).
9. Dec. 2. Injection 0,01, 37,5°.

47. Schindowski, Otto, 36 Jahre, Elbing. Fisteln am Unterschenkel (Syphilis?).

28. Nov. 1. Injection ohne Reaction.
1. Dec. 2. Injection. Temperatur auf 37,9, ohne sonstige Reactionserscheinungen.

48. Galla, Katharina, 33 Jahre, Kutzburg (Ortelsburg). Ödeme beider Unterschenkel nebst Fistel am rechten Bein.

Injection von 0,01 am 1. Dec. hatte keine Einwirkung.

49. Pareik, Gottlieb, 45 Jahre, Königsberg. Gonitis suppurativa.
28. Nov. 1. Injection 0,01 8 Uhr Vm.

Temp. um 10 Uhr 37,7° | um 6 Uhr 38,5°
　　　　12 - 38,4 | 　　8 - 38,2
　　　　 2 - 38,4 | 　　10 - 37,4
　　　　 4 - 38,7 |

Temperatur steigt auch am 29. Nov. und 30. Nov. auf 38° und 38,2°.
Bis zum 5. Dec. normal. Am 6. Dec. 2. Injection 0,015 Vm. 9³/₄ Uhr;

um 2 Uhr 37,4° | um 10 Uhr 38,7°
　　4 - 38,0 | 　　12 - 38,5
　　6 - 38,7 | 　　 2 - 37,9
　　8 - 38,6 |

Am 7. und 8. Dec. Temperatur normal.
Am 9. Dec. 3. Injection 0,02, 9³/₄ Uhr Vm., Temperatur steigt bis 38,2°.
In den nächsten Tagen immer Temperatursteigerung bis zu dem am 24. Dec.
erfolgten Tod an Meningitis purulenta, der aber mit den Injectionen in keinem
Zusammenhang steht.

50. Tutlies, Wilhelm, 48 Jahre, Ragnit. Resectio genu wegen
Gonitis tabica.
28. Nov. 1. Injection von 0,01 veranlasst keine Reactionserscheinungen.

51. Böhm, Theodor, 32 Jahre, Königsberg. Empyemfistel.
0,005 am 21. Dec. injicirt, verursachte keine Reactionserscheinungen.

52. Endrulat, August, 8 Jahre, Splitten bei Tilsit. Empyemfistel.
Injectionen von 0,005 und von 0,007 am 4. und 7. Dec. hatten keine
Reactionserscheinungen zur Folge.

53. Meyer, Fritz, 8 Jahre, Janischken bei Memel. Empyemfistel.
Injection von 0,03 am 16. Dec. hatte keine Erscheinungen zur Folge.

54. Bukowski, Jacob, 23 Jahre, Wandze (Gouv. Kowno). Empyemfistel.
4. Dec. 1. Injection von 0,005, Vm. 11½ Uhr.

4. Dec. um 2 Uhr 37,6° | 　　　um 12 Uhr 37,8°
　　　4 - 38,4 | 5. Dec. um 2 - 37,9
　　　6 - 38,4 | 　　　　　4 - 36,9
　　　8 - 38,4 | 　　　　　6 - 38,5
　　　10 - 38,5 | 　　　　　8 - 37,0

Temperatursteigerung nach 4½ Stunden. Dauer derselben 6 Stunden.
Höchste Pulsfrequenz 104.
7. Dec. 2. Injection von 0,015, Vm. 9³/₄ Uhr.

7. Dec. um 6 Uhr 36,6° | um 10 Uhr 38,5°
　　　　8 - 38,4 | 　12 - 37,7

Temperatursteigerung nach 8¼ Stunden. Dauer derselben 4 Stunden.
Höchste Pulsfrequenz 100.
10. Dec. 3. Injection von 0,005, Vm. 10 Uhr.
　　10 Dec. um 12 Uhr 36,7° | um 2 Uhr 36,7°
Keine Temperatursteigerung.
21. December 4. Injection von 0,01 Vorm. 10½ Uhr. 21. December 12 Uhr
37,0. Keine Temperatursteigerung.

55. Klaffke, Joseph, 43 Jahre, Sonnenfeld (Braunsberg). Actinomykosis
abdominis.
Am 15. December wurde eine Injection von 0,005 gemacht, ohne irgend
welche Erscheinungen zu veranlassen.

56. Schramm, Wilhelm, 48 Jahre, Königsberg. Strictura urethrae mit Urinfisteln.

21. December Injection von 0,005 ohne Reactionserscheinungen.

57. Mey, Gottfried, 67 Jahre, Kühlendorf (Gerdauen). Carcinoma parotitis.

Injection von 0,005 am 19. December; hatte keine Reactionserscheinungen zur Folge.

58. Müller, Albert, 27 Jahre, Königsberg. Lymphomata colli.

Injection von 0,005 am 11. December und von 0,01 am 12. December waren ohne jeglichen Einfluss auf das Befinden des Kranken.

59. Pomeditis, Jacob, 55 Jahre, Kowno. Sarcom der Lymphdrüsen der Schenkelbeuge.

21. December Injection von 0,01. Temperatur 37,4°.

60. Hertel, Anna, 24 Jahre, Stanislewen (Rössel). Spondylitis cervicalis.

1. December Injection von 0,01 machte Temperaturerhöhung auf 38°, ohne sonstige Reactionen.

61. Stuhrmann, Julius, 9 Jahre, Friedrichsheide (Heilsberg). Spondylitis cervicalis.

Am 22. December Injection von 0,005 ohne Reaction.

62. Kolber, Trude, 4½ Jahre, Königsberg. Ankylose des Schultergelenkes.

Nach 0,003 kam eine einmalige Temperaturerhöhung von 38°.

63. Gross, Bertha, 8 Jahre, Nossberg (Kr. Heilsberg). Coxitis.

Temperaturerhöhung auf 35,5, Puls von 48—52.

64. Barschat, Fritz, 32 Jahre, Radischen (Ragnit). Narben der linken Hüfte, wahrscheinlich nach Osteomyelitis femoris.

0,01 und 0,015 veranlassten keinerlei Reactionsveränderungen.

65. Boehmeleit, Wilhelm, 48 Jahre, Ickschen (Ragnit). Gonitis traumatica.

Sowohl die Injection von 0,005 als von 0,01 am 12. und 13. December hatten keine Reactionserscheinungen zur Folge.

Aus der Klinik für Augenkranke.

Bericht des Direktors, Geheimen Medicinalrath Professor Dr. von Hippel.

(Vom 22. December 1890.)

Ew. Excellenz beehre ich mich auf den Erlass vom 5. c. (U. K. 2307) Folgendes ganz ergebenst zu berichten:

In der Königl. Augenklinik ist das Koch'sche Heilmittel bisher in 4 Fällen angewandt worden. Bei 2 Patienten von 15 resp. 57 Jahren handelte es sich um Geschwülste der Augenhöhle, deren tiefer Sitz eine sichere Beantwortung der Frage unmöglich machte, ob sie tuberkulöser Natur wären. Da Beide auf eine Injection von 0,005 Koch'scher Flüssigkeit absolut nicht reagirten, wurde Tuberkulose mit grosser Wahrscheinlichkeit ausgeschlossen und der weitere Verlauf bestätigte die Richtigkeit der Diagnose.

Bei einem Kinde von 5 Jahren bestand neben scrophulöser Entzündung der Nase, der Gesichtshaut und der Augenlider seit Monaten eine hartnäckige Entzündung der Hornhaut beider Augen, welche sich trotz 34 tägiger klinischer Behandlung nicht besserte. Eine Injection von 0,005 Koch'scher Flüssigkeit rief nur eine geringe, 4 Stunden anhaltende Temperatursteigerung hervor, trotzdem trat 2 Tage darauf bereits eine **auffallende Besserung** in dem Zustande des Kindes ein, die Ekzeme an Nase, Gesicht und Lidern gingen zurück, die heftige Lichtscheu verlor sich und im Verlaufe von 10 Tagen war die Hornhautentzündung gehoben. Ob dieser glänzende Erfolg auf Rechnung des Mittels zu setzen ist oder ob hier ein Zufall mitgespielt hat, werden erst umfangreichere Versuche entscheiden können.

In dem letzten Fall handelte es sich um ein elendes Kind von 7 Jahren, dessen ganzer Körper von Ekzem und oberflächlichen Geschwüren bedeckt war. Ausserdem zeigte es Drüsenschwellungen und Hornhautentzündung auf beiden Augen. Nach der ersten Injection von 0,005 trat eine sehr starke, fieberhafte Reaction auf, die erst nach 3 Tagen rückgängig wurde, zugleich schwollen die erkrankten Lymphdrüsen bedeutend an; nach der zweiten Injection von 0,003 brach ein kupferrothes Exanthem über den ganzen Körper aus, begleitet von allgemeinem Icterus; die Temperatursteigerung hielt aber nur einen Tag an. Mit ihr verschwand auch das Exanthem, auf dasselbe folgte aber eine enorm starke Abschuppung der Haut, welche noch heute in vollem Gange ist. Das Allgemeinbefinden des Kindes hat sich dabei **auffallend gebessert**, die Hornhautentzündung ist geheilt, die Drüsenschwellung nimmt von Tag zu Tag ab. Wie sich der definitive Erfolg gestalten wird, vermag ich vorläufig noch nicht anzugeben, da sich das Kind noch in Behandlung befindet.

Aus dem pathologischen Institut.

Bericht des Direktors, Geheimen Medicinalrath Professor Dr. Neumann.

(Vom 27. December 1890.)

Ew. Excellenz beehre ich mich hiermit ganz gehorsamst den durch gefälliges Schreiben, d. d. 16. December c. (U. K. 2383) erforderten Bericht über die bisher im hiesigen pathologischen Institut gewonnenen Erfahrungen in Betreff der Wirksamkeit des Koch'schen Heilmittels zu erstatten.

Zur Section gelangten 4 Fälle, in denen das Verfahren nach Koch angewandt worden war, 3 derselben betrafen erwachsene, mit tuberkulöser Lungenschwindsucht behaftete Individuen, ein vierter ein Kind mit Tuberkulose der Gehirnhäute. In sämmtlichen Beobachtungen wich der Leichenbefund nicht wesentlich ab von dem typischen Bilde in anderen Fällen, wie folgende kurze Zusammenstellung der wichtigen Theile der Sectionsprotokolle ergiebt.

Fall I. 33jähriger Kaufmann, am 22. November wegen Zuckerharnruhr und Lungentuberkulose in die medicinische Klinik aufgenommen und am 2. December in einem Anfall von Coma diabeticum gestorben. Koch'sche Injectionen waren in allmählich von 2 mg bis zu 2 cg steigender Dosis in der Zeit vom 24. bis 30. November gemacht worden — in beiden Lungen. zeigte sich eine noch frische tuberkulöse Affection, eine beschränkte Zahl derber Knoten von Hirsekorn- bis Haselnussgrösse mit theils grauer theils gelber Schnittfläche durchsetzte das Gewebe, nur in dem theilweise im Zustande rother Hepatisation befindlichen oberen Lappen der rechten Lunge hatte sich eine fast wallnussgrosse Höhle gebildet, in der sich ein kleines frisches Blutkongulum befand. Die übrigen Lungentheile zeichneten sich durch starken Blutreichthum, namentlich in der Umgebung der Knoten und der bezeichneten Höhle aus: über letzterer bestand ausserdem eine leicht lösbare Verwachsung der beiden Brustfellblätter. — Im unteren Theile des Dünndarms sind die Peyer'sche Plaques etwas geröthet, ihre Follikel an einzelnen Stellen zu käsigen Knötchen geschwellt; in Magen- und Zwölffingerdarmschleimhaut kleine Extravasate der Schleimhaut.

Fall II. 32 jähriger Landmann, seit dem 3. December in der medicinischen Poliklinik an vorgeschrittener Lungenphthise nach Koch'scher Methode behandelt; am 4. December war die erste Injection von 1 mg, am 11. die lezte (fünfte) von 7 mg gemacht worden; Tod am 15. December — die Autopsie ergab, dass die Lungen beiderseits mit unzähligen kleinen, meistens die feineren Bronchialverästelungen umgebenden käsigen Knötchen übersäet waren, von denen viele beginnende eitrige Einschmelzung zeigten; die Bronchialverästelungen selbst vielfach in ihrer Wandung tuberkulös infiltrirt und mit käsigem Inhalt erfüllt; ausserdem ist fast der ganze obere Lappen der rechten Lunge in einen dünnwandigen, Eiter und käsige Bröckel enthaltenden Sack umgewandelt und auch der Oberlappen der linken Lunge schliesst mehrere kleinere Höhlen ein. — Ferner ein frisches tuberkulöses Geschwür an der vorderen Commissur der Stimmbänder im Kehlkopf, mehrere pfennig- bis markstückgrosse Geschwüre auf den Peyer'schen Plaques des Ileum, ein mehrere Centimeter breites Ringgeschwür dicht oberhalb der Ileocoecal-Klappe. Die Ränder dieser Dünndarmgeschwüre sind zum Theil durch kleine Hämorrhagieen dunkelroth gefärbt und auch, unabhängig von den Geschwüren, in grösserer oder geringerer Entfernung von denselben, ist die übrigens unversehrte Schleimhaut und das submucöse Gewebe der Sitz einiger, nicht erheblicher blutiger Suffusionen — der seröse Überzug des Darms, entsprechend den Ulcerationen der Schleimhaut, mit Tuberkelknötchen besetzt, welche zum Theil dem Verlauf der Chylusgefässe folgend sich bis gegen das Mesenterium hin erstrecken. Im Colon ascendens befindet sich gleichfalls eine grössere Zahl von Geschwüren von 1 bis 2 cm Durchmesser in der theils gerötheten, theils blassen Schleimhaut.

Fall III. 17 jähriger Lehrling, am 20. December in der medicinischen Klinik gestorben, nachdem in der Zeit vom 22. November bis 9. December 13 Injectionen von 0,001 bis 0,01 g Koch'scher Flüssigkeit ausgeführt worden. Auch hier erwies die Section ein weit vorgerücktes Stadium tuberkulöser Erkrankung; in den Spitzen beider Lungen befinden sich hühnereigrosse Cavernen, die Oberlappen ausserdem mit dichtgedrängten, die übrigen Theile mit mehr zerstreut stehenden miliaren und peribronchialen käsigen Knötchen durchsetzt, die Lunge im Ganzen dabei ziemlich blutreich — Bronchialdrüsen geschwellt, mit tuberkulösen Einlagerungen versehen, ferner sehr ausgedehnte geschwürige Zerstörung der Kehlkopfschleimhaut mit Defect des Kehldeckels und Entblössung der Giessbeckenknorpel, ausgebreitete käsige Infiltration der Follikel der Peyer'schen Plaques, welche auch einige kleine narbige Stellen zeigen, zahlreiche querovale, etwa pfennigstückgrosse Geschwüre des Colon ascendens mit infiltrirten Rändern und hämorrhagische Flecken in einzelnen Theilen des Ileum.

Fall IV. 7 jähriger Knabe, in der medicinischen Klinik unter den Erscheinungen einer Meningitis tuberculosa gestorben am 23. December. Koch'sche Flüssigkeit ist in einer Menge von 1 bis 2 mg vom 19. December ab täglich injicirt worden. An der Basis des Gehirns fand sich eine mehrere Millimeter dicke, theils eitergelbe, theils graue, sulzige Infiltration der Subarachnoiden, welche sich von dem vorderen Theile der Brücke bis über das Chiasma opticum hinaus nach vorn erstreckte und sich in die Spalte zwischen beiden Stirnlappen, in die Syloischen Spalten, auf Grosshirnschenkel und die angrenzenden Theile des Schläfenlappens und der Kleinhirnoberfläche fortsetzt. Ausserhalb dieser Infiltration zahlreiche kleinste perlartige Knötchen sichtbar — die übrigen Organe boten, abgesehen von einer käsigen Erweichung der bronchialen Lymphdrüsen und beschränkten Tuberkelgruppen in den oberen Lappen beider Lungen, nichts Bemerkenswerthes dar.

Das Ergebniss dieser spärlichen und unvollständigen Beobachtungen lässt sich dahin zusammenfassen, dass es nicht gelungen ist, eine heilende oder die Heilung einleitende Einwirkung des Koch'schen Mittels zu constatiren, da der anatomische Befund überall die Charaktere eines in progressiver Ausbreitung befindlichen Processes an sich trug; die in Fall III erwähnten kleinen narbigen Stellen auf den Peyerschen Plaques des Darms schienen wenigstens älteren Datums zu sein und dürften schwerlich in ihrer Entstehung auf die Injectionen zurückzuführen sein. Dagegen erscheint es nicht unwahrscheinlich, dass letztere die mittelbare oder unmittelbare Veranlassung für das Auftreten der in Fall II und III aufgefundenen hämorrhagischen Zustände des tuberkulös afficirten Darms gewesen sind, da es sich hier um eine der Darmtuberkulose für gewöhnlich nicht zukommende Erscheinung handelt.

Die mikroskopische Untersuchung der Leichenpräparate, soweit eine solche bisher ausgeführt werden konnte, ergab durchweg die bekannten tuberkulösen Gewebsveränderungen und auch wohlerhaltene Tuberkelbacillen.

Ein weiteres Untersuchungsmaterial zur Beurtheilung des Kochschen Mittels hat nicht. vorgelegen.

IX. Universität Marburg.

Aus der medicinischen Klinik.

Bericht des Direktors, Geheimen Medicinalrath Professor Dr. Mannkopff.

(Vom 27. December 1890.)

Nachdem am Abend des 20. November das Koch'sche Mittel gegen Tuberkulose eingetroffen war, wurde am 22. November Morgens mit der Anwendung desselben begonnen. Es sind seitdem bis zum heutigen Tage, also im Verlauf von 5 Wochen, dem Koch'schen Verfahren unterworfen worden:

I. Zu diagnostischen Zwecken.

5 Fälle geringer Infiltration einer Lungenspitze, 1 Fall ausgedehnter Lungenerkrankung, 1 Fall von Pleuritis, in welchen Fällen Tuberkelbacillen weder im Auswurf noch in dem durch Punction entleerten Exsudat gefunden worden waren; alle diese Fälle zeigten nach den Injectionen die charakteristischen Reactionen; jedoch sind auch jetzt bei denselben Tuberkelbacillen nicht beobachtet worden.

II. Zum Zweck der Behandlung.

Ausser den vorgenannten Fällen 19 Fälle von Lungentuberkulose sehr verschiedenen Grades und sehr verschiedener Ausdehnung, 3 Fälle von Lungen- und Kehlkopftuberkulose, 1 Fall von Tuberkulose der einen Lungenspitze, des Kehlkopfs und der ableitenden Harnwege, 1 Fall von Tuberkulose der Wirbelsäule und der ableitenden Harnwege, in welchen 24 Fällen Tuberkelbacillen im Auswurf bezw. im Harnsediment vor den Injectionen nachgewiesen worden waren, 1 Fall von Tuberkulose der Wirbelsäule und der linksseitigen Fusswurzelknochen. Im Ganzen 32 Fälle, 20 männlichen, 12 weiblichen Geschlechts, im Alter von $3^3/_4$ bis 47 Jahren.

Methode der Anwendung.

Das Mittel wurde in der von Koch angegebenen Weise bei Erwachsenen in 1 procentiger, bei Kindern in 0,2 procentiger Ver-

dünnung verwendet; die Verdünnungen — mit 0,5 %₀ Carbolsäurelösung — wurden stets in möglichst kleinen Mengen bereitet, um sie
immer thunlichst frisch zu haben. Das Mittel wurde bisher ausschliesslich mittelst der stets vor und nach der Anwendung mit absolutem Alkohol desinficirten Koch'schen Spritze, die allerdings etwas
unbequemer zu gebrauchen ist als die gewöhnliche Pravaz'sche
Spritze, injicirt; es soll nunmehr die letztere mit Asbeststempel in
Anwendung gezogen werden.

Als Ort für die Injectionen wurden dem Druck weniger aus-
gesetzte Stellen des Rückens gewählt. Die betreffende Hautpartie
wurde vor der Einspritzung sorgfältig gereinigt und desinficirt. Besonders wurde bei der Injection darauf geachtet, dass die Flüssigkeit
tief in das Unterhautzellgewebe gelangte. Dieselbe wurde nach der
Injection durch sanftes Reiben vertheilt.

Bei Kindern wurde mit einer Dosis von 0,0002 des Mittels, bei
Erwachsenen mit einer Dosis von 0,001 begonnen.

Abgesehen von einigen Fällen, in denen theils wegen eingetretener Periode, theils weil etwas grössere Blutmassen im Auswurf
aufgetreten waren, theils weil sich bei bereits weit vorgeschrittener
Lungentuberkulose das Allgemeinbefinden verschlechterte, die Injectionen
bis zum Vorübergehen genannter Erscheinungen ausgesetzt werden
mussten, wurde je nach der Dauer der Reaction, die der letzten
Injection gefolgt war, die nächste Einspritzung bereits am
folgenden oder erst am dritten oder selbst vierten Tag gemacht und
dabei je nach dem Grade der vorangegangenen Reactionen dieselbe
Dosis wie bei der letzten Injection wiederholt oder eine höhere Gabe
verabreicht. Diese Steigerung geschah bei Kindern um je 0,0002
bis 0,0005, später bei einem 10jährigen Mädchen, wie stets bei Erwachsenen, um je 0,001 bis 0,002, sehr selten um 0,003. Die höchste
Dosis, bis zu der bis jetzt angestiegen ist, beträgt 0,02. Wenn diese
bei dreimaliger Anwendung von keiner Reaction gefolgt war, wurde
zunächst die Behandlung mit dem Koch'schen Mittel unterbrochen
und soll in diesen Fällen zunächst die weitere Gestaltung der Krankheitsprocesse abgewartet werden.

Im Ganzen sind bis jetzt 416 Injectionen gemacht worden.

Erscheinungen an den Injectionsstellen.

Die Einspritzungen selbst bereiteten keinerlei unangenehme Empfindungen. Einigemal erfolgte dabei eine ganz unbedeutende Blutung;
einmal trat eine Ohnmachtsanwandlung bei einem 31jährigen schwächlichen Mann ein.

Auch weiterhin zeigten die Injectionsstellen meist keine auf-
fälligen Erscheinungen. Ziemlich oft war einige Zeit nach der Einspritzung die betreffende Stelle in mässigem, selten in grösserem
Umfang etwas geröthet, mitunter etwas geschwollen und auf Druck
etwas, selten stark und dann auch spontan empfindlich; auch am

folgenden Tage bestand dies öfter noch in gleichem oder geringem Grade fort, selten war noch am dritten Tage etwas davon nachzuweisen. Bei einem 9jährigen Mädchen dehnten sich die spontan und auf Druck schmerzhaften Röthungen an den Injectionsstellen 2mal ungewöhnlich weit aus; es zogen sich von ihnen rothe, anscheinend Lymphbahnen entsprechende, ebenfalls auf Druck schmerzende Streifen zu der entsprechenden Achselhöhle hin, in der die schon vorher leicht geschwollenen Lymphdrüsen noch stärker anschwollen und auf Druck schmerzhaft wurden.

Sonstige Veränderungen sind an den Injectionsstellen bisher nicht eingetreten.

Reactionserscheinungen im Allgemeinen.

In einem Fall von ausgedehnter Lungentuberkulose bei einer 44jährigen Frau erfolgte, obwohl innerhalb 16 Tagen bis. auf 0,02 gestiegen war, niemals irgend welche Reaction.

In allen übrigen Fällen trat zwar nicht nach allen, aber nach den meisten Injectionen Reaction ein. Dieselbe war dem Grade nach sehr verschieden. Und zwar wurden in der Regel bei geringeren und mittleren Erkrankungen verhältnissmässig starke, bei schweren Erkrankungen geringere Reactionen beobachtet. Bei demselben Individuum waren mitunter nach gleich starken Dosen die späteren Reactionen stärker als die vorangehenden, während in anderen Fällen bei gesteigerter Dosis, und zwar nicht allein bei bereits länger fortgesetzter Behandlung, die Reaction sich milder gestaltete. Auch das Verhältniss der einzelnen Reactionserscheinungen zu einander war ziemlich verschieden; es konnte z. B. das Fieber gering, der Kopfschmerz, die Mattigkeit etc. dagegen sehr bedeutend sein, und umgekehrt.

Der Höhepunkt der Reactionen trat, nachdem stets die Injectionen zwischen 9 bis 10 Vormittags gemacht waren, meist gegen Abend desselben Tages, in seltenen Fällen erst am 2. Tage ein.

In Betreff der Dauer ist zu bemerken, dass die Reactionen meist nach 24 Stunden abgeklungen waren, sich aber mitunter bis in den 2. und selbst den 3. Tag hineinzogen.

Reactionserscheinungen im Einzelnen.

Fieber. Frost ziemlich häufig, aber meist in mässigem Grade, nur bei einigen Kranken im Beginn der Behandlung Schüttelfröste. Hitzegefühl etwas seltener, zum Theil mehrfach mit Frostempfindung abwechselnd. Schweiss ziemlich oft, meist leicht, bei einzelnen Patienten stets stark. Temperatur hob sich meist auf 37,6 bis 38,5, ziemlich oft auf 38,6 bis 39,5, selten 39,6 bis 40, sehr selten 40,1 bis 40,2. Diese höchsten Temperaturen wurden erreicht nach den Injectionen selten binnen 4 bis 8 Stunden, meist binnen 8 bis 12 Stunden, mitunter erst am folgenden Tage.

Kräftezustand. Gefühl von Mattigkeit fast immer, meist mässig, seltener stark.

Nervensystem. Kopfschmerz sehr häufig und ziemlich oft stark, damit war selten schmerzhafter Druck in den Augen verbunden. Schwindel seltener und dann meist leicht. Ohrensausen in wenigen Fällen, dann zum Theil stark. Ziehen und Reissen in den Gliedern ziemlich oft, mitunter nur in einem Arm. Schlaf in manchen Fällen mehr oder minder gestört, öfter erst spät eintretend, sonst im Allgemeinen gut.

Respirationsorgane. Gefühl von Druck auf der Brust häufig, meist mässig, in vereinzelten Fällen stark, bis zu starker Athemnoth. Bruststiche selten, zum Theil an früher anscheinend nicht erkrankten Stellen. (In einem derartigen Fall trat Reibegeräusch auf.) Husten ziemlich oft etwas, mitunter bedeutend vermehrt, gewöhnlich trocken, einigemal von Erbrechen, 2 mal von Schmerzen in den Bauchmuskeln gefolgt. Im Auswurf traten nur selten kleine, 1 mal etwas grössere Blutmengen auf. Nasenbluten hat sich mehrfach in geringem Grade, bei 2 Fällen wiederholt gezeigt. Die Respirationsfrequenz hat sich nur einigemal erheblich, niemals in bedrohlichem Grade gesteigert.

Selten sind an bis dahin anscheinend gesunden Theilen der Lunge Rasselgeräusche aufgetreten, niemals aber Erscheinungen neuer Infiltration.

An den erkrankten Stellen sind ausser geringen Schwankungen in Betreff der Menge und des Charakters der Rasselgeräusche niemals Änderungen der physikalischen Erscheinungen zur Zeit der Reaction beobachtet worden.

Mehr oder weniger Schmerz am Kehlkopf trat in den Fällen von Kehlkopftuberkulose auf, niemals eine auffällige Behinderung für die Luftzufuhr. Objectiv wurde stärkere Röthung und Schwellung beobachtet und weiterhin zum Theil Bildung neuer Geschwüre.

Circulationsapparat. Pulsfrequenz hob sich meist, entsprechend der Temperatur, nur selten bis zu ungewöhnlicher Höhe. Die Qualität des Pulses nahm niemals einen bedrohlichen Grad an. Ueber Herzklopfen wurde mehrfach, zum Theil sehr geklagt. Objectiv traten am Herzen niemals bemerkenswerthe Erscheinungen auf.

Verdauungsapparat. Mehrfach wurde über einen unangenehmen Geschmack im Munde, einigemal auch über Trockenheit im Schlundkopf geklagt. Appetit wurde fast immer schlechter, Übelkeit und Erbrechen selten. Leibschmerz trat mehrfach auf, selten Durchfall. Icterus hat sich deutlich niemals gezeigt.

Harnapparat. Schmerz in der Nierengegend längs der Ureteren und in der Blasengegend mit stärkerem Harndrang trat bei beiden mit Tuberkulose der ableitenden Harnwege behafteten Personen auf; ein daran leidender Mann klagte besonders auch über Schmerz in der Harnröhre. Bei diesem stieg zur Reactionszeit die Menge des Harns in mässigem Grad. Der Eiweissgehalt des Harns vermehrte sich während stärkerer Reactionen bei beiden Kranken. Männliche Geschlechtstheile. Bei einem Kranken trat bei mehreren Reactionen eine mässige schmerzhafte Anschwellung des einen Hodens und Nebenhodens ein. Eine umschriebene Geschwulst wurde nicht bemerkt. Haut. Bei einem Kranken, der stets zur Zeit der Reaction stark schwitzte, trat bei 3 Reactionen am Stamm ein masernartiges Exanthem während einiger Stunden auf. Lymphdrüsen. Schmerzhafte Anschwellungen traten am Unterkiefer und Halse, sowie in den Achselhöhlen in seltenen Fällen auf. Knochengerüst. Bei den 2 an Spondylitis tuberculosa leidenden Personen traten, und zwar bei der einen Schmerz, bei der anderen Röthung in der Gegend der starken kyphotischen Verkrümmung der Wirbelsäule auf. In den durch letztere veranlassten Innervationsstörungen traten keinerlei Änderungen ein. Bei dem zugleich an Tuberkulose der linken Fusswurzelknochen leidenden Knaben trat Röthung und Schwellung nur während der ersten Reactionen auf, später nicht mehr.

Veränderungen im Verhalten der Kranken, welche während der Injectionsbehandlung eingetreten sind.

Die bemerkenswertheste Besserung ist gerade bei der oben besonders hervorgehobenen 44jährigen Patientin eingetreten, bei der die Injectionen niemals von einer Reaction gefolgt waren. Während derselben sank das vor der Injectionsbehandlung beobachtete Fieber allmählich; nach Aussetzen derselben ist nur an einzelnen Abenden die Temperatur unbedeutend erhöht. Die früheren Nachtschweisse sind verschwunden. Patientin fühlt sich bedeutend besser, schläft gut; der Husten ist geringer, während der nach wie vor bacillenhaltige Auswurf ebenso wie die physikalischen Erscheinungen keine deutliche Änderung aufweisen. Der Appetit ist besser, die früheren Durchfälle haben aufgehört, die 4 Monate lang fortgebliebene Regel hat sich wieder eingestellt. Das Körpergewicht hat um $6\frac{1}{2}$ Pfund zugenommen.

Bei den übrigen Fällen hat sich etwa in der Hälfte das Allgemeinbefinden etwas, nur 1 mal bedeutend gebessert; 1 mal verschlechterte sich dasselbe derartig, dass das Verfahren einstweilen ausgesetzt werden musste.

Das Körpergewicht ist in etwa je $\frac{1}{3}$ der Fälle gleichgeblieben, vermindert um 100 g bis 4 Pfund 300 g, vermehrt um 100 g bis 10 Pfund.

Bei einigen Patienten, die vor der Injectionsbehandlung an Nachtschweissen litten, haben diese aufgehört oder sind doch bedeutend geringer geworden.

Bei 2 Kranken mit höheren Graden von Lungentuberkulose wurden zu Zeiten, in denen die Injectionen ausgesetzt waren, höhere Fiebergrade als vor der Behandlung bezw. an Injectionstagen beobachtet.

Einigemal ist der Husten deutlich geringer, das früher behinderte Athmen leichter, früher bestehender Brustschmerz geringer geworden.

In Betreff des Auswurfs ist Folgendes zu berichten: Bei der grösseren Hälfte der Auswurf liefernden Patienten hat sich in Betreff der Menge, der Qualität und des Gehaltes an Bacillen und elastischen Fasern nichts geändert.

Die Menge des Auswurfs hat 1 mal etwas zugenommen, 3 mal ohne, 3 mal nach anfänglicher Steigerung erheblich abgenommen.

Die Qualität hat deutliche bemerkenswerthe Änderungen bisher nicht erkennen lassen, ausser dass in seltenen Fällen das Sputum vorübergehend ein mehr gelbes, eiteriges Aussehen annahm, in anderen seltenen Fällen weniger geballt, mehr zerfliessend wurde.

Der Gehalt an Bacillen hat in 1 Fall bedeutend abgenommen, so dass an einzelnen Tagen keine gefunden wurden; in 1 Fall sind dieselben, nachdem sie durch 15 Tage verschwunden waren, nur an 1 Tag wiedergefunden, seitdem aber, bis jetzt durch 9 Tage, nicht mehr beobachtet worden; elastische Fasern finden sich in diesem Fall nach wie vor. Mehrfach, aber keineswegs in allen Fällen, wurden, zum Theil aber nur vorübergehend, kleinere und zerbröckelte Bacillen gefunden; dieselben Formen wurden aber auch häufig, besonders bei vorgeschritteneren Fällen, bereits vor Einleitung des Koch'schen Verfahrens beobachtet.

Die physikalischen Erscheinungen haben sich fast gar nicht geändert. In einem Fall ist der Percussionsschall über einer Partie der linken Lunge etwas heller, dagegen über der Spitze der anderen Lunge etwas dumpfer geworden. In einem anderen Fall hat über einem Theil der erkrankten Lunge das Athmungs-geräusch seinen bronchialen Charakter verloren, ist unbestimmt geworden. In einigen Fällen hat die Menge der Rasselgeräusche abgenommen.

Der Appetit hat sich häufig gebessert, selten dauernd verschlechtert.

Die Schmerzen im Bereich der Harnwege bei den beiden an Tuberkulose derselben leidenden Personen haben sich gegen früher vermindert. In einem dieser Fälle hat sich die Menge der früher im Harnsediment nur spärlichen Tuberkelbacillen bedeutend vermehrt, bei dem andern ist die Menge des Eiweisses im Harn geringer geworden.

Aus der medicinischen Poliklinik.

Bericht des Direktors, Professor Dr. Rumpf.

(Vom 28. December 1890.)

Nachdem wir am 20. November in den Besitz des Koch'schen Mittels gekommen waren, wurde am 21. November die erste Injection vorgenommen. Im Laufe der nächsten Tage folgten 11 weitere Patienten und bis zum 28. December sind im Ganzen 60 Patienten mit etwa 380 Injectionen behandelt worden. Der am längsten behandelte Patient befindet sich somit 38 Tage unter der Einwirkung des Koch'schen Mittels, der jüngste Fall 10 Tage. Wir durften hoffen, dass gerade die Kranken der medicinischen Poliklinik zu Marburg für die Anwendung des Koch'schen Mittels sehr geeignet seien. Sehen wir von den Lupusfällen ab, von welchen durch die Liebenswürdigkeit befreundeter Ärzte alsbald einige in Behandlung genommen werden konnten, so bot sich auch für die Behandlung der Lungentuberkulose eine reiche und übersichtliche Zahl von Fällen, die zum grossen Theil schon seit längerer Zeit in Beobachtung und Behandlung der Poliklinik standen. Von grossem Werthe musste es hierbei sein, dass unter diesen viele Fälle in dem Anfangsstadium der Lungentuberkulose sich befanden, auf welche ja nach den Ausführungen von Robert Koch vor allem ein günstiger Einfluss erwartet werden konnte. Viele auswärtige Patienten wurden naturgemäss der medicinischen Klinik überwiesen. Da diese indessen die Zahl der Hülfesuchenden nicht aufzunehmen vermochte, so verblieb für die medicinische Poliklinik noch eine genügende Zahl von Krankheitsfällen. Eine grössere Zahl von Kranken bezüglich der Einwirkung des Koch'schen Mittels zu beobachten, schien aber deshalb wünschenswerth, weil dadurch günstige oder ungünstige Zufälligkeiten sich einigermassen ausgleichen.

Als Bedingung für die Aufnahme der Behandlung wurde von den Patienten verlangt, dass sie während der Dauer der Kur ihren Wohnsitz in Marburg hatten oder nahmen. Vereinzelt wurden sie in den späteren Stadien der Behandlung bei gutem Befinden auf einige Tage nach Hause entlassen.

Die Beobachtung war naturgemäss durch das zerstreute Wohnen der Patienten erschwert. Da indessen rasch eine Anzahl von kleineren Kosthäusern sich mit der Aufnahme der Kranken befasste, so liess sich doch eine genügende ärztliche Aufsicht erzielen, allerdings nur dadurch, dass die Assistenzärzte der Poliklinik sowie einige Coassistenten ihre Kräfte in ausgedehntester Weise zur Verfügung stellten. Ich bin den Herren Assistenzärzten Dr. Martini und Ehrich für ihre angestrengte Mühewaltung bei Durchführung der vorliegenden Untersuchung zu besonderem Danke verpflichtet.

Art der Anwendung und Zahl der Fälle.

Die Anwendung des Koch'schen Mittels geschah in der Art, dass bei Erwachsenen mit 0,001 g, bei Kindern mit 0,0002 g begonnen wurde. Erfolgte keine deutliche Reaction, so wurden im Verlauf einer Reihe von Tagen langsam steigende Dosen, event. bis 0,01, injicirt. Sobald die erste deutliche Reaction eingetreten war, wurde mit den Einspritzungen pausirt. Die nächste Injection erfolgte erst nach einer Reihe von Tagen. Diese freie Pause wurde im Laufe der Zeit bei den in regelmässiger Behandlung befindlichen Patienten immer grösser gewählt, so dass in der letzten Zeit im Durchschnitt nur jeden 5. bis 8. Tag die Einspritzung einer wirksamen Dosis vorgenommen wurde. Der Grund für diese grössere Pause liegt in der lange andauernden und theilweise beträchtlichen Nachwirkung, welche wir bei einzelnen Injectionen beobachtet haben. War eine Einspritzung von gewisser Stärke völlig reactionslos geblieben, so wurde nach 2 bis 3 Tagen eine etwas stärkere Injection gemacht. Die höchste Dosis, bis zu welcher wir gegangen sind, beträgt 0,02.

Die Injectionen wurden nach Robert Koch's Vorschlag unter die Rückenhaut in den Interscapularraum vorgenommen. Zur Einspritzung benutzten wir Anfangs die von R. Koch angegebene Spritze, später gut gearbeitete und geaichte Pravaz'sche Spritzen, welche sorgfältig mit 5 proc. Carbollösung, Alkohol und destillirtem Wasser behandelt waren. Unangenehme Erscheinungen, wie Abscesse, haben wir nach den Einspritzungen nie beobachtet. Doch kam es vor, dass die Stelle der Einspritzung einige Tage empfindlich war.

Unter den 60 Fällen, welche mit dem R. Koch'schen Verfahren behandelt wurden, befanden sich 5 Fälle von Lupus. Bei 19 Fällen wurden Probe-Injectionen gemacht, und von diesen blieben 6 ohne Reaction. Von den restirenden 13 wurden nur 10 in poliklinische Behandlung genommen, da ein Fall der chirurgischen, ein anderer der medicinischen Klinik überwiesen wurde, ein dritter aus äusseren Gründen um Aufschub der Behandlung ersuchte. Zu diesen 10 Fällen, welche sich nach der Probe-Injection theils als tuberkulös erwiesen, theils als tuberkulös betrachtet werden mussten, kamen 36 Fälle von Lungentuberkulose, welche nach anderweit gestellter Diagnose der Behandlung unterworfen wurden. Es wurden somit 46 Fälle von Lungentuberkulose längere Zeit mit dem R. Koch'schen Mittel behandelt. Die Erkrankung der Lungen war zum Theil mit tuberkulöser Erkrankung des Kehlkopfes, der Drüsen und der Hoden complicirt.

Reaction und Behandlungsresultat bei Lupus.

Unter den 5 Lupusfällen befinden sich 3, welche schon längere Zeit (in einem Fall 12 Jahre) mit Ätzungen, insbesondere mit Chlorzink, behandelt waren. 2 Fälle waren noch als frischer Lupus zu bezeichnen und einer Behandlung seither nicht unterzogen worden. Am intensivsten gestaltete sich die Reaction in zwei älteren Fällen. Beide reagirten auf 0,001 mit Temperatur bis 40° und mehr, beide zeigten Schüttelfrost, beträchtliche Schwellung der erkrankten Partien, bei beiden war auch am zweiten Tage noch eine deutliche Fiebersteigerung vorhanden. Der zweite Fall klagte auch über Brustbeklemmungen, intensive Rückenschmerzen, Brechneigung, Appetitlosigkeit und eingenommenen Kopf. Bei dem dritten Fall trat erst bei einer Injection von 0,01 Fieber bis 38,9 bei geringen Störungen des Allgemeinbefindens ein, bei dem vierten Fall Temperaturerhöhung bis 39 bei Beschleunigung der Athmung, Rückenschmerzen und Übelkeit, während der fünfte Fall ebenfalls mit Fieber und Schüttelfrost reagirte.

In allen Fällen trat eine zum Theil hochgradige Anschwellung der lupösen Hautpartien ein. Die Anschwellung war meist schon nach einigen Stunden deutlich, erreichte aber ihren Höhepunkt im Durchschnitt nach 8 Stunden. Mit der Schwellung ging eine beträchtliche, allerdings bei den einzelnen Patienten verschieden weit ausgedehnte Röthe einher. In diesem rothen bis braunrothen ödematösen Gewebe sieht man die schon vorher als Lupusknötchen erkannten Gebilde eine eigenthümliche Änderung erfahren. Sie werden vielfach zunächst dunkler, dann mischt sich diesem Ton ein eigenthümlicher weisslicher Glanz bei, der vor allem die Lupusknötchen umgiebt, und nun kann es unter den Augen des Beobachters zu einer Loslösung der theils braun, theils silberweiss und schuppig aussehenden Krusten kommen. Bei dem ersten Fall trat das wenigstens zum Theil ein, nachdem zur Entfernung des aussickernden Serums etwas Verbandwatte aufgelegt war und nach Kurzem wieder abgenommen wurde. Es klebten jetzt eine Anzahl Borken an der Verbandwatte und an ihrem Platze sah man tiefgehende eiternde Punkte in dem entzündeten Gewebe.

Für die meisten Borken dauerte dieser Abstossungsprocess allerdings mehrere Tage. Bei dem ersten Fall war dann eine grosse eiternde Fläche vorhanden, aus welcher die jeweils betroffenen lupösen Partien wie mit einem Locheisen herausgeschlagen schienen. Jede neue wirksame Injection brachte weitere Schübe, aber dieselben wurden immer geringer, und bei der Injection am 16. December waren es nur noch zwei umschriebene Stellen von geringer Grösse, welche Reaction zeigten. Interessant war in diesem Falle auch, dass in ausgeheilten Lupusnarben einzelne Partien völlig reactionslos verharrten und in anderen ein erneuter Entzündungsprocess ausbrach, welcher in typischer Weise ablief, aber zu einer raschen und anscheinend vollständigen Heilung dieser Stellen führte. Ähnlich, aber nicht ganz so intensiv, war der Ablauf der Erscheinungen in Fall 2. Herr College Barth wird diesen ausführlich mittheilen.

Fall 3, 4 und 5 führten nur zur Bildung von braunrothen Knötchen mit entzündetem Hofe, die langsam abfielen. Doch sind auf die nicht sehr häufig wiederholten Einspritzungen bisher noch kleinere Nachschübe aufgetreten, während an einzelnen Stellen, insbesondere vom Rande her, ein Heilungsvorgang mit Bildung einer weissen Narbe sich anzubahnen scheint.

Somit ist eine völlige Heilung noch nicht eingetreten, nach dem seitherigen Verlauf lässt sich dieselbe aber erhoffen. In Betracht kommt, dass allerdings tiefere Theile, insbesondere die Knochen der Nase, bei unseren Fällen nicht angegriffen waren. Nur in dem Fall 2 war die Schleimhaut der Nase betheiligt. Es gehören somit unsere Fälle nicht zur Kategorie der schwersten. Aber das dürfte ja eine Hauptaufgabe der Zukunft sein, der Entwickelung solcher schweren Fälle vorzubeugen. Ob es sich in dem einen oder anderen Fall von Lupus empfehlen wird, die Behandlung nach R. Koch noch durch andere Mittel zu unterstützen, muss die Zukunft lehren. In Rücksicht auf die Reinheit der Beobachtung haben wir einstweilen darauf verzichtet.

Probe-Injectionen.

Insgesammt wurden bei 19 Fällen Probe-Injectionen gemacht. Von diesen wurden 6 Fälle ausgeschieden, nachdem auch eine langsame Erhöhung der Injectionsmenge zu keiner Reaction geführt hatte. Es handelte sich zunächst um 3 Fälle mit Dämpfung einer Lungenspitze, Husten und Auswurf, sowie anderen physikalischen Erscheinungen eines Katarrhs. Allerdings hatte keiner dieser Fälle bei der Untersuchung auf Tuberkelbacillen ein positives Resultat ergeben. Immerhin konnte man an einen phthisisch-tuberkulösen Process denken, da auch bei Tuberkulose der Lungen die Koch'schen Bacillen durch längere Zeit fehlen können. Der Verdacht einer tuberkulösen Erkrankung war in 2 Fällen um so mehr begründet, als in dem einen Fall ein Kind des Patienten an Hydrocephalus nach Meningitis litt, und in dem anderen der Vater der Patientin, sowie eine Schwester derselben an Tuberkulose gestorben waren. Der 4. Fall der Probe-Injection betrifft ein Mädchen von 6 Jahren, dessen Schwester an Darmtuberkulose gestorben war und das seit längerer Zeit an Durchfällen, Mattigkeit und Abmagerung litt. Eitrige Massen, welche auf Tuberkelbacillen untersucht werden konnten, fehlten in dem Stuhl. Eine weitere Probe-Injection wurde bei einem Kinde aus tuberkulöser Familie gemacht, dessen älterer Bruder an Miliartuberkulose gestorben war und das an Drüsenschwellungen, insbesondere am Halse, litt. Hier blieb die Reaction bei 2 Injectionen zweifelhaft. Aus äusseren Gründen wurde die Fortsetzung der Behandlung hinausgeschoben. In dem einen weiteren Fall handelte es sich um eine ausgebreitete und chronische Dermatitis des Gesichts und Kopfes, welche zwar eine gewisse Ähnlichkeit mit Lupus hatte, aber doch als chronisches Eczem aufgefasst werden musste. In diesem Fall blieb die wiederholte Probe-Injection ebenfalls wirkungslos, während die weiterhin eingeschlagene Behandlung von einem günstigen Erfolge begleitet war. Die Bedeutung der Probe-Injection dürfte aus derartigen negativen Resultaten zur Genüge erhellen.

Nach Abzug dieser 6 Fälle bleiben somit 13 Patienten, bei welchen das Koch'sche Verfahren von einer Reaction gefolgt war. Unter diesen befindet sich ein hereditär schwer belastetes Mädchen mit Knochentuberkulose, bei welchem die Probe-Injection von einer starken, fieberhaften Allgemeinreaction mit hochgradiger Anschwellung und Schmerzhaftigkeit der afficirten Armknochen gefolgt war. Patientin wurde der chirurgischen Klinik überwiesen. Eine Patientin mit ganz initialem Lungenbefund und positiver Reaction wurde der medicinischen Klinik überwiesen; bei einem 30jährigen Mann mit beiderseitiger leichter Spitzenaffection wurde auf Wunsch des Patienten die Behandlung noch einige Zeit hinausgeschoben.

Es bleiben ausserdem noch 10 Fälle von Probe-Injection mit positivem Erfolg.

Besonderes Interesse verdient unter diesen ein älterer Student der Medicin. Derselbe befand sich seit etwa zwei Jahren in Behandlung, nachdem schon früher Lungenblutung vorhanden gewesen war. Während der zwei Jahre fand sich stets die gleiche Dämpfung der rechten Lungenspitze mit verschärftem Inspirium und spärlichen trockenen Rasselgeräuschen. Tuberkelbacillen wurden trotz wiederholter Untersuchung niemals gefunden. Nach der Injection von 0,001 war die höchste Temperatur 37,9; dagegen traten in der Gegend der rechten Lungenspitze Schmerzen auf, eine Schwellung der Achseldrüsen stellte sich ein und reichlicher Auswurf erfolgte, in welchem jetzt Tuberkelbacillen gefunden wurden. Bei längerer Behandlung mit steigenden Dosen trat nur einmal nach 0,01 eine Temperaturerhöhung bis 38,8 ein. Später erfolgte keine Reaction mehr. Auf den weiteren sehr günstigen Verlauf möchte ich später eingehen.

Bei 9 weiteren Fällen, in welchen wegen Dämpfung über den Lungen, Husten, theils mit Auswurf, theils ohne solchen, jedoch ohne nachweisbare Tuberkelbacillen der Verdacht auf Tuberkulose der Lungen begründet war, trat nach entsprechenden Injectionen deutliches Fieber mit den übrigen Reactionserscheinungen ein. Einer dieser Fälle ist insofern interessant, als es sich um eine abgelaufene Pleuritis exsudativa mit nachfolgender Erkrankung der Lungen handelte.

Ein 4jähriger Junge zeigte zur Zeit eine Dämpfung des rechten Oberlappens, Betheiligung des rechten Unterlappens, ständiges abendliches Fieber, Nachtschweisse, Husten (der Auswurf wurde nicht nach aussen entleert, sondern herabgeschluckt) und Abmagerung. Nach der 1. Injection trat eine Temperaturerhöhung von 39,3 mit Frost, einem knötchenförmigen Erythem über den ganzen Körper auf und Husten mit reichlichen Auswurf. In dem Auswurf wurden jetzt Tuberkelbacillen nachgewiesen.

Nicht minder interessant sind die übrigen Fälle.

Bei den meisten von diesen sind die Eltern oder einzelne Geschwister an Lungentuberkulose gestorben, bei allen waren physikalische Erscheinungen einer Lungenerkrankung vorhanden; doch liess die sorgfältige Untersuchung des Sputums keine Tuberkelbacillen nachweisen. Bei den meisten wurde der Auswurf eine Reihe von Tagen vor der Injection ohne Resultat untersucht, bei zwei Patienten, welche sich schon seit vielen Monaten in Behandlung befanden, hatte weder die häufig wiederholte frühere Untersuchung des Sputums, noch die vor der Behandlung erneute ein positives Resultat ergeben. Bei zwei von diesen Fällen ergab die Untersuchung des Auswurfs nach der Injection ebenso wie bei dem erwähnten 4jährigen Jungen Tuberkelbacillen im Sputum, bei den übrigen Patienten liessen sich jedoch auch jetzt Tuberkelbacillen nicht nachweisen, trotzdem die Reaction eine typische war. Man darf aber nicht vergessen, dass die seitherige Beobachtungszeit in einzelnen Fällen sehr kurz ist, zumal man häufig in Fällen von Phthise längere Zeit den Befund von Tuberkelbacillen vermisst. Man muss auch berücksichtigen, dass die Patienten ihren Auswurf nicht in einem klinischen Krankensaale unter ständiger Aufsicht entleerten, wenn sie auch meist von der Poliklinik brauchbare Spuckgläser erhielten. Doch erschien auch ohne den Befund von Tuberkelbacillen die Diagnose einer Lungentuberkulose aus dem physikalischen Befund, den zum Theil schweren Allgemeinerscheinungen unter Berücksichtigung der eigenthümlichen Reaction gegenüber dem R. Koch'schen Mittel soweit begründet, dass diese zehn Fälle in Behandlung genommen wurden.

Einwirkung auf die Tuberkulose der Lungen.

Die Erscheinungen, welche nach der Injection auftraten, dürften sich zweckmässig in zwei Gruppen einreihen lassen, in primäre Wirkungen, welche direct resp. innerhalb der nächsten Stunden nach der Einspritzung beobachtet wurden, und in secundäre Wirkungen, welche sich im Laufe einer Reihe von Tagen oder im Verlaufe einer längeren Behandlung zeigten.

Die primären Wirkungen werden zweckmässig in allgemeine und örtliche eingetheilt. Unter den Allgemeinwirkungen nimmt das Fieber die erste Stelle ein. Das Auftreten im Anschluss an die Injection ist allerdings ein zeitlich sehr wechselndes, und dieser Wechsel ist nicht allein in der Stärke der Einspritzung begründet, sondern muss auch individuelle Gründe haben. Während bei dem einen Individuum die Temperatursteigerung nach 5 Stunden vorhanden ist und nach 6 Stunden zurückgeht, sehen wir bei einem zweiten Individuum die Temperaturerhöhung erst nach 10 Stunden eintreten und dann 2 Stunden anhalten. Man könnte denken, dass die Ursache dieser Erscheinung in einer Verschiedenheit der Krankheitsprocesse beruht, indessen fehlt ein sicherer Anhalt. Jedenfalls kann die grössere Ausdehnung des Lungenprocesses nicht für die Höhe des Fiebers in Anspruch genommen werden, da z. B. bei einem Patienten mit ausgedehnter Erkrankung das Fieber fast fehlt oder erst bei 0,015 auftritt, während ein zweiter Kranker mit geringer Spitzenaffection nach Injection von 0,001 mit Fieber bis 40,9 reagirt. Eine geradezu typische Reaction zeigt ein alter Patient der medizinischen Poliklinik, auf welchen wir noch häufiger zurückkommen werden. Es handelt sich um einen Fall, der keineswegs zu den initialen der Lungentuberkulose gerechnet werden kann. Der ganze rechte Oberlappen und von dem linken Unterlappen die vorderen Partien bis zur mittleren Axillarlinie sind erkrankt und in dem Oberlappen befindet sich eine allerdings nicht immer oder nur inspiratorisch nachweisbare Caverna. Hier trat die Reaction nach 0,001 allerdings erst 8 Stunden nach der Injection ein und dem Fieber des ersten Tages folgte nach der jedesmaligen Einspritzung eine geringere Erhöhung am zweiten, während in der Zwischenzeit die Temperatur sich nicht über 37,5 erhob.

Dass die gleiche Dosis in der Wirkung schwächer wird, wie das schon R. Koch angegeben hat, sehen wir ebenfalls an der Temperaturcurve dieses Patienten auf das deutlichste.

In ähnlicher Weise reagirte nun die grösste Anzahl unserer Patienten. Unter den 46 Fällen befinden sich indessen zwei Fälle, bei welchen die Fiebersteigerung fast ausblieb. Bei einem Patienten trat bei langsamer Steigerung der Injectionsmenge von 0,001 bis 0,015 erst bei der zuletzt genannten Menge eine Temperatur von 39,0 auf. Bei den vorhergehenden Injectionen fehlt jede Temperaturerhöhung; trotz des Fehlens der Temperaturerhöhung bei geringeren Dosen trat aber hier eine anderweitige deutliche und sehr beträchtliche Reaction in Erscheinung. Das Gleiche war bei einem anderen Kranken der Fall, welcher nach einer Einspritzung von 0,02 in den nächsten 24 Stunden 38,5° C. als höchste Temperatur aufwies.

Keiner dieser Fälle kann als ein ganz leichter bezeichnet werden, da es sich in beiden um eine Erkrankung beider Oberlappen handelt.

Auch ein Fehler in der Diagnose ist ausgeschlossen, da beide Patienten zum Theil viele Tuberkelbacillen im Sputum zeigten.

Das Fieber war in vielen Fällen von Schüttelfrost begleitet, oft bestand dieser während der ganzen Dauer der Temperaturerhöhung, hier und da ging er auch der Fieberattaque voraus oder folgte ihr nach. Nur in einem Falle war dieser Schüttelfrost der Patientin so unangenehm, dass sie auf die weitere Behandlung verzichtete.

Unter den weiteren Allgemeinerscheinungen ist ein Exanthem zu nennen, welches in nicht sehr vielen Fällen auftrat und einige Ähnlichkeit mit Masern, einmal auch mit einem knötchenförmigen Erythem hatte.

Der Puls erfuhr im Allgemeinen eine dem Fieber entsprechende Beschleunigung, nur in zwei Fällen traten von Seiten des Circulationsapparates unangenehme Erscheinungen ein. Bei einem Patienten traten Erscheinungen von Angina pectoris mit Tachycardie auf. Doch schwanden diese Anfälle völlig und Patient erfuhr trotzdem eine wesentliche Besserung. Bei einem zweiten Patientin trat ebenfalls unter Athemnoth ein Puls von 120 auf, ohne dass die Lungen eine Veränderung zeigten. Einfache Bettruhe brachte dieses Symptom zum Schwinden.

Eine der regelmässigsten Folgen war in dem Stadium der Reaction die Beschleunigung der Athmung. Die Zahl der Athemzüge war fast regelmässig erhöht, in einzelnen Fällen wurden 36 und 40 Athemzüge in der Minute gezählt, wo zuvor 24 und und 28 Athemzüge vorhanden waren. Gleichzeitig trat meist Beklemmungsgefühl mit Druck auf der Brust auf. Diese Erscheinungen hielten in der Regel nicht länger als 24 Stunden an, in einzelnen Fällen trat jedoch dieselbe Erscheinung nach mehreren Tagen nach der Injection auf, gleichzeitig mit deutlichen objectiven Veränderungen von Seiten der Lungen.

Eine sehr lästige Erscheinung waren die Störungen von Seiten des Verdauungsapparates, welche in einzelnen Fällen auftraten. Sie bestanden in Druck und Schmerzen in der Magengegend, Brechneigung bis zu wirklichem Erbrechen und hochgradigem Gefühl von Elendsein. Dabei war der Appetit völlig aufgehoben. Meist schwanden diese Symptome am zweiten Tage, nur in einem Falle bestanden sie am dritten Tage noch fort, so dass die Ernährung des Patienten Noth litt.

Ausserordentlich verschieden bei den einzelnen Patienten waren die Erscheinungen von Seiten des Nervensystems. Während viele überhaupt nichts zu klagen hatten, wurden von anderen Eingenommensein des Kopfes, Druck in der Stirn und den Schläfen, Unfähigkeit zu denken angegeben, ohne dass diese Erscheinungen immer mit der Höhe des Fiebers Hand in Hand gingen. Meist hatte das letztere ja einen gewissen Einfluss auf das Allgemeinbefinden, indessen kam auch ein Fall vor, in welchem 40° C. gemessen wurde und Patient nicht die mindeste Belästignng bei dieser Temperatur zu haben angab.

In zwei Fällen traten allerdings in dem Höhestadium des Fiebers Delirien auf, bei welchen fast an eine organische Betheiligung des Gehirns gedacht werden konnte. Doch gingen diese unangenehmen und ängstlichen Erscheinungen ohne weitere Folgen vorüber.

Ein weiteres, in der Regel nach den Beklemmungen eintretendes und sie lange überdauerndes Symptom bestand in dem Auftreten oder der beträchtlichen Steigerung des vorhandenen Hustens. Das Symptom ist so regelmässig aufgetreten, dass es dem Fieber an Constanz fast gleichkommt. Das mit dem Husten entleerte Sputum wechselte an Menge allerdings ganz ausserordentlich. In dem einen Falle war schon am Abend der Injection reichlicher Auswurf vorhanden, in einem anderen Falle trat dieser erst einige Tage nach der Einspritzung auf. In fast allen Fällen aber liess sich zunächst eine Vermehrung des Auswurfs nachweisen, der einige Zeit nach der Einspritzung oder bei der weiteren Behandlung mehr oder minder beträchtlich abnahm. An den ersten beiden Tagen nach der Injection wurden in einer Anzahl von Fällen mit dem entleerten reicheren Sputum auch Spuren von Blut in dem Auswurf konstatirt, und zwar in Fällen, in welchen dieses nie vorhanden oder nur vereinzelt in grösserer Menge aufgetreten war.

Mit dem reicheren Sputum nahm häufig der Befund von Tuberkelbacillen in dem entleerten Sputum gegenüber den früheren Untersuchungen beträchtlich zu. Damit im Einklang steht wohl auch das Auftreten von Tuberkelbacillen in solchem Auswurf, welcher früher bacillenfrei gefunden wurde.

Unter den secundären Wirkungen der Behandlung nach R. Koch traten die Erscheinungen von Seiten des Respirationsapparates in den Vordergrund. In der Regel pflegte der Husten und Auswurf nach der Injection einige Tage anzuhalten. Meist ging mit diesen Erscheinungen noch Andauer der Beklemmung und Respirationsbeschleunigung einher. Diese Symptome schwanden nicht immer rasch, ja sie wurden während der Dauer der Behandlung in einzelnen Fällen immer von neuem konstatirt. Meist fand sich für diese Erscheinung eine zunächst in hohem Maasse überraschende Erklärung. War früher an der einen Spitze eine umschriebene Erkrankung konstatirt worden, so zeigte sich jetzt plötzlich, dass die Dämpfung wesentlich grösser geworden war, dass Veränderungen des Athemgeräusches an Stellen gefunden wurden, wo zuvor normales Athmen und Fehlen aller Rasselgeräusche in das Protokoll eingetragen war, wie das auch von Noorden schon mitgetheilt hat. In einer anderen nicht unbeträchtlichen Zahl von Fällen war eine Erkrankung der einen Spitze oder des einen Oberlappens constatirt worden, während die andere Spitze vielfach normal oder nur verdächtig gefunden wurde. Nun zeigte sich plötzlich an der wesentlich krank gefundenen Stelle eine deutliche Besserung aller Erscheinungen, während die Lungen-spitze oder der Oberlappen der anderen Seite eine mehr oder minder ausgedehnte Dämpfung zeigte mit Veränderung des Vesiculärathmens, Rasselgeräuschen etc.

Auch in den unteren für gesund gehaltenen Lungenpartien traten derartige Infiltrationen nach der Einspritzung auf. Die Erklärung dürfte wohl mit Recht in dem Auftreten eines entzündlichen Herdes um eine tuberkulös erkrankte, aber keine Symptome dar-bietende resp. für die Untersuchung zu tief versteckte Stelle liegen. Wenigstens spricht dafür die Erfahrung, dass bei fast allen Obductionen Tuberkulöser vereinzelte Herde gefunden werden, welche sich der Untersuchung entzogen haben.

Wir waren aber auch in der Lage, die klinische Untersuchung durch die Ergebnisse eines Obductionsbefundes zu kontrolliren.

Fall 53. Frau H., 41 J., Biedenkopf.

Beginn des Leidens 1889, nachdem Patientin eine lungenkranke Tochter bis zum Tode gepflegt hatte. Vom Januar 1890 im Anschluss an Influenza Verschlimmerung mit Müdigkeit und geringem Husten. Im August 90 wurde Zucker im Urin gefunden; von jener Zeit an nahm auch Husten und Aus-wurf zu. Abendliches Fieber und Nachtschweisse stellten sich ein. Der Appetit wurde geringer. Kreosot hatte keinen günstigen Einfluss.

Objectiv: Vertiefung besonders der rechten Supra- und Infraclavicular-gruben, Zurückbleiben der rechten Thoraxseite beim Athmen. Dämpfung des rechten Oberlappens vorn bis zur 3. Rippe, hinten bis zur spina scpl. Im Bereich der Dämpfung hört man oberhalb und unterhalb des Schlüsselbeines verschärftes In- und Exspirium, letzteres fast bronchial, mit spärlichen, kleinblasigen Rasselgeräuschen. In der linken Oberschlüsselbeingrube hört man nur verschärftes Athmen mit spärlichen, trockenen, knatternden Rassel-geräuschen. Der übrige Lungenbefund sowie das Herz ergaben keine Anomalie.

Urin reagirt sauer, enthält viel Zucker, Aceton, sehr viel Acetessigsäure, Oxybuttersäure und eine Spur Albumen.

4. 12. Menge 3650 ccm, spezifisches Gewicht 1037,5, Polarisation + 6,6, nach Vergährung — 0,26.

Demgemäss ergiebt sich eine Zuckerausscheidung von etwa 250 g pro die.

In Rücksicht auf den reichlichen Gehalt an Aceton und Acetessigsäure wurde von einem völligen Verbot von Kohlenhydraten abgesehen und die schon früher ärztlich genau vorgeschriebene Diät genau beibehalten. Trotz der Bedenken, welche in der Befürchtung eines Coma diabet. bestanden, entschloss ich mich, auf Drängen der Patientin und ihres Mannes, zu einem Versuch mit den Injectionen nach Koch, zumal ein weiteres Fortschreiten des Lungenprozesses in der seitherigen Schnelligkeit den Tod der Patientin bald herbeiführen musste.

Am 2. 12. wurde die 1. Injection von 0,001 gemacht; höchste Temperatur am Abend 38,8, im Übrigen fehlt jede andere Reaction. Am 3. 12. erhielt Patientin 0,002; einige Stunden später Frost Beklemmung auf der Brust, Magendruck und Appetitlosigkeit, sowie Rückenschmerzen. Die Temperatur betrug um 6 Uhr 38,4, stieg jedoch in der Nacht und zeigte am nächsten Morgen noch 39,3, um im Laufe des 4. 12 auf 38,2 zu sinken. An diesem Tage trat reichlicher Husten mit etwas eitrigem Auswurf auf, der geringe Spuren Blut enthielt. Das Allgemeinbefinden wurde besser, die Brust-beklemmungen hörten auf, der Athem wurde freier, der Appetit besser.

Dieser günstige Zustand hielt bis zum 7. 12. an; der Husten wurde dann stärker, es stellten sich Beklemmungen ein, 36 Athemzüge in der Minute; die Temperatur stieg in der Nacht auf 38,6. Die Untersuchung der Lungen ergab am 8. 12. ausser der Dämpfung des rechten Oberlappens nunmehr auch Dämpfung mit tympanit. Beiklang in der linken Oberschlüsselbeingrube und fossa supraspinata, und in beiden Oberlappen reichliche, grossblasige, z. T. klingende Rasselgeräusche bei deutlich bronchialem Athmen. Ausserdem waren auch im linken Unterlappen reichliche Rasselgeräusche nachweisbar. Im Laufe des 8. 12. wurde der Zustand beunruhigend. Patientin wurde schlummersüchtig, der Athem hatte einen obstartigen Geruch, die Temperatur fiel bis zum Abend auf 36,5, der Puls betrug 120 und war sehr klein. Da Stuhlverstopfung bestand, wurde Bitterwasser verabreicht. Nach einigen Entleerungen trat wiederum Besserung ein. Die Temperatur stieg bis zum 9. 12. Abends wieder auf 38,0, der Lungenbefund blieb der gleiche. Am 10. 12. Status idem. Reichlicher Auswurf, Abendtemperatur 36,8. Am 11. 12. wurde Patientin wieder schlummersüchtig, erholte sich nach Stuhl und einem warmen Bade und befand sich Abends leidlich wohl. Athem freier, 30 Züge in der Minute, Puls 100, Temperatur 38,3. In der Nacht traten Beklemmungen mit Angstanfällen auf, Benommenheit und Schlummersucht stellten sich ein und um 4 Uhr Nachts erfolgte der Tod.

Die täglich ausgeführte Urinuntersuchung ergab ziemlich den gleichen Befund wie Anfangs, nur der Zuckergehalt fiel auf 177,5 g im Tage, da Patientin die früher verordnete Diät etwas strenger einhielt als am 1. Tage der Ankunft, doch war die Oxybuttersäure am letzten Tage gegenüber der ersten Untersuchung vermehrt.

Es handelte sich also bei der klinischen Untersuchung um eine Erkrankung des rechten Oberlappens, während der linke Oberlappen normalen Lungenschall in der Oberschlüsselbeingrube mit verschärftem Athmen und leichtem Knattern ergab. Im Anschluss an die Behandlung stellte sich vier Tage nach einer wirksamen Injection eine Dämpfung des linken Oberlappens mit bronchialem Athmen und reichlichen klingenden Rasselgeräuschen ein. Auch im linken Unterlappen wurden reichliche Rasselgeräusche constatirt. Dieser Befund hielt bis zu dem 4 Tage später an Coma diabeticum erfolgten Tode an. Die Obduction, über welche Herr College Marchand berichten wird, ergab, ausser der Bestätigung des klinischen Befundes im rechten Oberlappen, in dem linken Oberlappen eine fast vollständige und im linken Unterlappen vereinzelte Infiltrationen um nekrotische in Loslösung oder Ausstossung befindliche Herde. Die Untersuchung dieser nekrotischen Theile ergab, dass sie sehr reich an Tuberkelbacillen waren, während die Umgebung den Eindruck einer kleinzelligen Infiltration machte. Diese Momente führen wohl mit Recht zu der schon von Koch betonten, durch die Beobachtung der Lupusfälle gestützten Annahme, dass die tuberkulösen Herde durch eine reactive Entzündung in ihrer Umgebung losgelöst werden und dann zur Ausstossung gelangen.

Dieser Befund dürfte aber auch in der Lage sein, unsere klinischen Beobachtungen zu erklären, dass auch um kleine und kaum erkennbare tuberkulöse Herde unter der Einwirkung des R. Koch'schen Mittels Entzündungen auftreten, welche recht beträchtlich werden können.

Diese reactiven Entzündungen sind naturgemäss dadurch eine Gefahr, dass ihre Ausdehnung, die im Voraus zu erkennen kaum möglich sein wird, zu einer Beeinträchtigung des Lungengaswechsels führen kann, wie sie mit dem Leben nicht vereinbar ist, weiterhin aber auch dadurch, dass der von Neuem angefachte Entzündungsprocess der Lungen dauernd wird und so das Leben gefährdet. Wenigstens haben wir in einem Fall, welcher später noch Erwähnung finden wird, die secundäre Infiltration unter Steigerung aller Erscheinungen um sich greifen sehen, und der Tod des Patienten ist nach einiger Zeit in der Heimath erfolgt.

Auf ein Fortschreiten der reactiven Entzündung sind wohl auch die Erscheinungen von Pleuritis sicca zurückzuführen, welche wir bei mehreren Fällen beobachtet haben. Man könnte allerdings auch daran denken, dass die Einschmelzung eines tuberkulösen Herdes gelegentlich die Pleura in anderer Weise betheiligt und zur Perforation in die Pleurahöhle führt. Doch ist die allerdings bedenkliche Complication eines Pneumothorax von uns nicht beobachtet worden. Für die Mehrzahl der Kranken mit hauptsächlicher Affection der Lungenspitzen ist dieselbe durch die meist schon früher eingetretenen Pleuraverwachsungen nicht besonders wahrscheinlich.

Bei einer grossen Zahl unserer Kranken trat jedoch nach der Injection eine andere Erscheinung in den Vordergrund: es traten zahlreiche Rasselgeräusche in den erkrankten Partien auf oder, wo dieselben früher vorhanden waren, nahmen sie einen anderen Charakter an. An Stelle von trockenem Knattern an den Lungenspitzen wurden im Laufe der Behandlung, insbesondere in den ersten Tagen nach der Injection, feuchte und mittelgrossblasige oder auch klingende Rasselgeräusche constatirt. Mit dem reichlichen Auswurf nahmen diese nach einigen Tagen ab und nunmehr trat wesentlich das bronchiale Athmen in den Vordergrund. In ähnlicher Weise traten Rasselgeräusche an Stellen auf, welche bei der Untersuchung vor der Behandlung keine Erkrankung hatten erkennen lassen. Sie steigerten sich meist nach jeder Injection, um dann langsam abzunehmen. Doch ist es keineswegs bei allen Patienten zu einer beträchtlichen Abnahme gekommen.

Die Veränderung der Rasselgeräusche hängt wohl mit dem fast stets vorhandenen reichlicheren Auswurf zusammen. Nur in wenigen Fällen wurde dieser erst im Laufe längerer Behandlung reichlicher, um dann wieder an Menge abzunehmen. In den meisten Fällen war der Auswurf eitriggelb, in drei Fällen wurden auch grössere zusammenhängende Klumpen entleert, die sich bei der Untersuchung als abgestossene Stücke Lungengewebes mit Kohlenpigment, Tuberkelbacillen, aber auch reichlichen anderen Coccen erwiesen. Nach der Entleerung dieser wurde in zwei Fällen an Stellen, deren genaueste Untersuchung zuvor keine Caverne ergeben hatte, das Vorhandensein einer Caverne auf das Deutlichste constatirt. In einigen Fällen erfuhr eine schon vorhandene Caverne eine beträchtliche Vergrösserung.

In der Regel erfolgte die Entleerung des Auswurfs in den der Injection folgenden Tagen ohne Schwierigkeit und ohne Complicationen. Nur in einem Fall, der allerdings schon mehrfach an Hämoptoë gelitten hatte, wurde während einer Zeit von 13 Tagen bei zunächst vermehrtem Husten wenig Auswurf entleeert. Derselbe war völlig frei von Blut. Am 17. 12 erhielt er eine Injection von 0,005, welche von typischer Reaction gefolgt war. Das Sputum war auch an den folgenden drei Tagen frei von Blut. Nach einer körperlichen Anstrengung trat plötzlich am 20. 12 eine typische Lungenblutung auf, welche sich mehrmals wiederholte und im Laufe von 4 Tagen zur Entleerung von etwa $\frac{1}{2}$ Liter Blut führte. Reichlicher eitriger Auswurf war jetzt dem Blute beigemischt. Nach einigen Tagen erholte sich Patient. Ob es sich hier um eine zufällige Complication gehandelt hat, oder ob die Blutung durch eine Abstossung tuberkulösen Gewebes bedingt war, liess sich nicht entscheiden.

In einzelnen Fällen erfolgte die Entleerung des Sputums etwas schwieriger und ging mit Beklemmungen einher. In diesen Fällen verordneten wir meist die seit 2 Jahren in der medicinischen Poliklinik benutzten ·Inhalationen von Perubalsamemulsion:

Perubalsam . . . . 1 ccm,
Natronlauge (20 %) . . . 1 -
Chloroform . . . . 5 -
Spiritus . . . . 20 -
Glycerin . . . . ,20 -
Wasser . . . . ;. 250 -

Mit der Verminderung der Rasselgeräusche in den Lungen ging eine Verminderung des Hustens entweder schon bald nach der Injection oder im Laufe der Behandlung Hand in Hand. Doch war das nicht bei allen Kranken der Fall. Insbesondere bei jenen Fällen, welche im Laufe der Behandlung neue Infiltrationsherde in den Lungen darboten, blieb der Husten und Auswurf bestehen.

In vielen Fällen ist er aber sehr gering geworden, ja fast völlig verschwunden.

Bei einer grossen Zahl von Patienten wurde aber neben der Verminderung von Husten und Auswurf ein Rückgang der Lungeninfiltration beobachtet. Die Zahl dieser Beobachtungen ist viel zu gross, um sie einzeln aufzuführen. Erwähnt sei nur, dass bei zwei Patienten die früher deutliche Spitzendämpfung überhaupt nicht mehr nachweisbar war, dass in anderen Fällen eine deutliche Aufhellung eintrat und in wiederum anderen der Umfang der Dämpfung beträchlich abnahm.

In sechs Fällen hat die Dämpfung der ursprünglich erkrankt befundenen Seite ebenfalls Aufhellung oder Einengung erfahren, indessen ist keine wesentliche Besserung des Allgemeinbefindens eingetreten, weil an anderen Stellen der Lungen Infiltrationsherde aufgetreten sind.

Was das Verhalten der Tuberkelbacillen betrifft, so konnten wir bis jetzt nur in einem Fall Schwinden der Bacillen verzeichnen. Ein Fall, welcher zeitweise bacillenfrei erschien, bot später wieder spärliche Tuberkelbacillen im Sputum. Dass im Anschluss an die ersten wirksamen Injectionen die Bacillen zum Theil in ungeheuerer Menge im Sputum auftraten, ist oben schon erwähnt worden. Später verminderten sie sich im Allgemeinen. In einzelnen Fällen zeigten sich Veränderungen ihrer Form, wie dieselben schon beschrieben sind, in anderen Fällen schien das Tinctionsvermögen verändert zu sein. Sie hatten bei Färbung mit Carbolfuchsin und Nachfärbung mit Methylenblau einen violetten Ton angenommen, der sie viel schwerer als sonst erkennen liess.

Es betrifft diese Beobachtung vor allem länger behandelte Fälle. Der Unterschied trat gerade dadurch so deutlich hervor, dass Präparate von frischen Fällen, welche gleichzeitig nach demselben Verfahren gefärbt wurden, eine ganz andere Färbung darboten. Doch bedürfen diese Beobachtungen noch eingehender Untersuchungen.

Complicationen der Lungentuberkulose.

Bei vielen unserer Kranken war gleichzeitig der Kehlkopf betheiligt, bei anderen trat die Erkrankung des Kehlkopfes erst im Laufe der Behandlung hervor. Alle diese Fälle wurden Herrn Collegen Barth zur Untersuchung überwiesen und wird dieser ausführlich über die Befunde berichten. Bei einem Patienten, dessen einer Hoden schon wegen Tuberkulose entfernt war, war auch der andere Hoden tuberkulös erkrankt; ohne nachweisbar umschriebenen Tumor neben dem Hoden war eine Hodenfistel vorhanden, aus welcher reichliches Secret mit Tuberkelbacillen abgesondert wurde. Hier trat nach den Injectionen ein deutlich abgrenzbarer Tumor neben dem Hoden hervor, der mit dem Fistelgang in Zusammenhang stand und Anfangs viel Secret abgab. Mit der späteren Rückbildung des Tumors nahm auch das Secret ab. — Auch Drüsenschwellungen wurden in einem Fall im Anschluss an die Injection beobachtet. Sie schwanden bei Fortsetzung der Behandlung später vollständig.

Wirkung auf das Allgemeinbefinden.

Bei den meisten unserer Kranken machte sich, abgesehen von der primären Reaction, im Laufe der Zeit eine Wirkung auf das Allgemeinbefinden deutlich bemerkbar. In der ersten Zeit der Behandlung gehörte zu den fast ständigen Klagen grosse Mattigkeit. In zwei Fällen war diese so gross, dass von einer Weiterbehandlung abgesehen wurde. Es waren das Patienten, bei welchen die Erkrankung der Lungen schon lange bestand und zum Theil sehr ausgedehnt war. Aber auch in länger behandelten Fällen spielten die Klagen über grosse Mattigkeit und Schwäche eine Rolle. Es wurde das insbesondere bei solchen Kranken beobachtet, welche im Laufe der Behandlung noch weitere Infiltrationen der Lunge erkennen liessen, als sie ursprünglich gefunden waren. Neben diesen Beschwerden wurde vielfach über Brust- und Kreuzschmerzen geklagt. Aber auch einzelne Fälle mit gutem Lungenbefund klagten über grosse Mattigkeit. Es hängt das vielleicht mit derselben Ursache zusammen, welche zu einer anfänglichen Abnahme des Körpergewichts führt. Unter den 44 Kranken stellte sich nach einiger Zeit bei 27 ein subjectiv gutes Befinden ein.

Man hätte diese Erscheinung auf Einbildung zurückführen können, weil ja bei chronisch Kranken häufig mit dem Beginn einer neuen Kur so leicht eine Steigerung der Hoffnung über eine Verschlechterung des Allgemeinbefindens hinwegtäuscht. Das könnte aber nur für eine kleine Zahl der Kranken überhaupt gelten. Viele waren sehr enttäuscht, dass die Behandlung so lange Zeit in Anspruch nehmen solle und entschlossen sich nur schwer zu dieser. Dass die Besserung des Allgemeinbefindens nicht auf Selbsttäuschung beruhte, wurde übrigens für 23 bald auch durch eine Besserung des objectiven Befundes constatirt. Bei vier Fällen wurde eine subjective Besserung angegeben, ohne dass die objective Untersuchung einen günstigeren Befund als früher ergab. Es handelte sich hier allerdings um Patienten, welche erst kurze Zeit in Behandlung waren.

Die objective Besserung betrifft zunächst den Schwund des Fiebers in der injectionsfreien Zeit.

Doch muss hinzugefügt werden, dass unter den 44 Fällen mit dem Auftreten neuer Infiltrationsherde nach der Injection häufig eine Fiebersteigerung auftrat, dass aber auch in drei Fällen dauerndes, intermittirendes Fieber sich einstellte, welches zuvor gefehlt hatte. In einem Fall nahm es dann langsam wieder ab. In einem dritten Fall ist das Fieber wenigstens bis jetzt nicht geschwunden.

Doch hören diese Fälle im Ganzen zu den Ausnahmen, während Schwund des Fiebers die Regel ist. Mit dem Aufhören des Fiebers — in einem Falle trotz Bestehens desselben — schwanden in der Regel die Nachtschweisse und damit besserte sich das Befinden am Morgen beträchtlich.

Weiterhin nahm die Athemnoth in der grössten Zahl von Fällen ab. Es liess sich das auch objectiv durch Abnehmen der Athemzüge in der Minute constatiren. Auch die Brustbeklemmungen hörten auf. Hand in Hand damit ging eine zum Theil hochgradige Besserung der Bewegungsfähigkeit. Patienten, welche früher das Zimmer kaum verlassen hatten, oder solche, welche beim Berg- und Treppensteigen alsbald an Athemnoth litten, fingen wieder an leicht zu gehen, erstiegen Treppen und Berge ohne Schwierigkeit.

Das Körpergewicht der Patienten erfuhr in der ersten Zeit der Behandlung in der Regel eine Abnahme. Diese Abnahme hielt auch in der Folge noch bei vielen Patienten an, insbesondere bei solchen, welche neue Infiltrationsherde in den Lungen nachweisen liessen. In einer Anzahl günstig verlaufender Fälle hob sich das Körpergewicht wieder, selten wie in zwei Fällen um 10 Pfd. Ein neuer Nachschub von tuberkulösen Geschwüren im Hals mit Erschwerung des Schluckens rief in dem einen Fall wieder eine kleine Abnahme hervor. Die meisten Zunahmen sind bis jetzt gering. Eine Bedeutung dürften erst die Wägungsresultate nach Monaten erlangen. Ein Fall von Miliartuberkulose befindet sich unter den Behandelten nicht. Erfreulicherweise schlossen sich auch in unseren Fällen von Lungentuberkulose an die Behandlung niemals Erscheinungen an, welche an eine Einwanderung der Tuberkelbacillen in die Blutbahn denken liessen.*) Nur in zwei Fällen traten mit dem hohen Reactionsfieber Delirien auf, welche an eine Meningitis erinnerten. Doch fehlten alle sonstigen Erscheinungen dieser schweren Complication. Erfreulich war, dass auch die Resorption tuberkulös erkrankter Lymphdrüsen, welche in dem Stadium der Reaction zu beträchtlicher Grösse angeschwollen waren, nicht zu Miliartuberkulose führte, während wir ja sonst die Aufsaugung tuberkulöser Massen nicht ohne Grund fürchten. Vielleicht liegt die Erklärung für diese Erscheinung in dem Gedanken, welchen Koch schon angedeutet hat, dass das Gewebe des menschlichen Körpers durch das neue Mittel gegen die Ansiedelung des Parasiten geschützt wird.

Die Wirkung des R. Koch'schen Verfahrens auf die verschiedenen Stadien der Lungentuberkulose.

Dass beträchtliche Besserungen der Lungentuberkulose nach der Behandlung mit dem R. Koch'schen Verfahren eintreten, dürfte nach dem Gesagten zweifellos sein. Dass auch Verschlechterungen eintreten können, ist ebenfalls genügend hervorgehoben.

Die nächste Frage, welche der Beantwortung harrt, ist die, in welchem Stadium der Lungenerkrankung noch eine Besserung resp. Heilung erwartet werden darf und somit die Behandlung nach Koch noch angezeigt ist. Zur Beantwortung dieser Frage habe ich die 46 Beobachtungen je nach der Ausdehnung des Krankheitsprocesses in verschiedene Gruppen eingetheilt. Ich wählte als Gruppen:

1. Erkrankung einer Lungenspitze,
2. Erkrankung eines ganzen Lungenlappens,
3. Erkrankung beider Oberlappen,
4. Erkrankung mehrerer anderer Lungenlappen.

---

*) Nachträglich ist der schon oben erwähnte 4 jährige Knabe (Fall 60), bei welchem 4 Injectionen mit gutem Erfolg (Schwinden der Nachtschweisse, des Fiebers, Abnahme der Dämpfung) gemacht waren, aber in Folge grosser Schwäche die Behandlung wieder ausgesetzt wurde, 16 Tage nach der letzten Injection unter den Erscheinungen der Miliartuberkulose gestorben. Die Obduction machte es wahrscheinlich, dass diese von den verkästen Bronchialdrüsen ausgegangen war. Da bei diesem Fall die Behandlung wieder ausgesetzt war, so wird man denselben zu Schlüssen bezüglich des Schutzes gegen die Miliartuberkulose durch das Koch'sche Mittel nicht verwenden können.

Mit dieser Einreihung sind die in den einzelnen Gruppen unter-
gebrachten Krankheitsfälle ja keineswegs als völlig gleichwerthig
zu betrachten, da die individuellen Verschiedenheiten neben der
Ausdehnung des Lungenprocesses eine nicht minder grosse Bedeutung
haben. Aber die Übersicht dürfte durch diese Eintheilung sich leichter
gestalten. Der einzelne Fall kann ja dann immer noch vom individuellen
Standpunkt aus betrachtet werden.

Von der 1. Gruppe hatten wir 8 Fälle in Behandlung. Von
diesen kann ein Fall (der schon oben erwähnte ältere Student der
Medizin) als geheilt bezeichnet werden, falls wir annehmen, dass
alles tuberkulöse Gewebe wirklich eleminirt ist und neue Nachschübe
nicht erfolgen. Bei diesem Patienten ist die Dämpfung der rechten
Spitze nicht mehr deutlich, Vesiculärathmen und Fehlen der Rasselgeräusche ist an Stelle des früheren verschärften Inspiriums mit spärlichen trockenen Rasselgeräuschen getreten, die Tuberkelbacillen sind
aus dem Sputum völlig verschwunden. Der geringe Auswurf kann
nur als schleimig bezeichnet werden. Nicht ganz so günstig, aber
doch erfreulich gestaltete sich ein weiterer Fall. Hier besserte sich
das Allgemeinbefinden sehr rasch, der Husten hörte fast auf, der
Auswurf verminderte sich und war nur Morgens noch in geringer Menge
vorhanden. Nach Behandlung von 8 Tagen mit 6 Injectionen erklärte
Patient, er sei gesund. Allerdings ergab am 3. 12. die Untersuchung
auf Tuberkelbacillen ein negatives Resultat und eine Injection von
0,01, welche früher eine deutliche Reaction hervorgerufen hatte, blieb
ohne Einwirkung.

Als wir aber 12 Tage nach der letzten Injection von Neuem das
Sputum untersuchten, fanden sich einige Tuberkelbacillen vor, und
eine an demselben Tage gemachte Injection von 0,01 führte im Laufe
von 6 Stunden wieder zu Schüttelfrost, Fieber, Husten und stärkerem
Auswurf. Somit kann Patient keineswegs als geheilt bezeichnet werden,
aber man kann nach dem seitherigen Verlauf hoffen, dass bei Fortsetzung der Behandlung Heilung erfolgt. Unter den weiteren 6 Fällen
sind drei als hochgradig gebessert zu bezeichnen.

Fall 17. Frl. K., 24 J., Homberg.
Im Februar 90 Influenza, seitdem Husten, Auswurf, Heiserkeit, in
letzter Zeit Abmagerung und Mattigkeit.
Objectiv: Dämpfung im Bereich des rechten Oberlappens vorn bis zur
2. Rippe, hinten nicht ganz bis zur spina scapulae. Im Bereich der Dämpfung
bronchiales In- und Exspirium mit deutlichen kleinblasigen, nicht klingenden
Rasselgeräuschen. An der linken Spitze verschärftes In- und Exspirium.
Keine Cavernensymptome. Tuberkelbacillen im Sputum. Parese der
Thyreo - arytaenoidei.
9. 12. Morgens 10 Uhr Injection von 0,001, 8 Uhr Abends Schüttelfrost,
Temp. steigt bis 39,5, Beklemmungen, Störungen von Seiten des Magens.
In den nächsten Tagen reichlicher Husten mit Auswurf, besserer Appetit.
15. 12. Injection von 0,005. Reaction die gleiche; in den nächsten Tagen
wieder mehr Auswurf, worunter ein grösserer, anscheinend auch Lungengewebe enthaltender Sequester.

18. 12. Die Dämpfung der rechten Spitze hat etwas tympanitischen Beiklang. Die Percussion ergiebt über der Clavicula und an umschriebener Stelle dieser deutlichen Schallhöhenwechsel beim Öffnen und Schliessen des Mundes. Bronchialathmen sehr laut, einzelne klingende Rasselgeräusche.

20. 12. Stat. idem, nur sind Rasselgeräusche nicht mehr nachweisbar.

21. 12. Injection von 0,01. Darauf nur geringe Vermehrung des Auswurfs, wenig Husten; die Allgemeinreaction ist sehr gering (38,5).

In den nächsten Tagen sehr gutes Befinden, Husten und Auswurf minimal, der Appetit ist vorzüglich, das Aussehen der Patientin ein wesentlich besseres, das Körpergewicht hat zugenommen (5 Pfund). Dämpfungsbezirk kleiner.

Fall 18. Johanna Müller, 12 J., Marburg.

Hereditär nicht nachweisbar belastet. Seit 3 Jahren Husten, Auswurf, zuweilen leichte Hämoptoë.

Stat. am 24. 11. Rechte Spitze gedämpft, daselbst verschärftes Expirium. Linke Spitze normal. Tuberkelbacillen nicht aufgefunden.

Patientin erhielt vom 24. 11. bis 24. 12. 7 Injectionen von 0,001 bis 0,005. Typische Reaction mit Fieber bis zu 40,9, welches erst am folgenden oder 2. Tage abklang. Dabei heftige Störung des Allgemeinbefindens, Mattigkeit, viel Husten, wenig Auswurf, starke Kopfschmerzen. Die Temperatur kehrte immer wieder zur Norm zurück unter steigendem Wohlbefinden.

Im weiteren Verlaufe trat Herpes labialis auf. Appetit zur Zeit sehr gut, wenig Husten, kein Auswurf.

Stat. am 24. 12. Auf den Spitzen keine Schalldifferenzen, rechts oberhalb der Clav. verschärftes Exspirium. Nirgends Rasselgeräusche.

Fall 19. Wilhelm Leisler, 17 J., Marburg.

Hereditär belastet. Im Jahre 86 wegen Drüsenschwellung in Behandlung, seit Oct. 90 wegen Husten und Heiserkeit.

Objectiv: Rechte Spitze leicht gedämpft, Athmungsgeräusch saccadirt, Exspir. verschärft, spärliche Rasselgeräusche. Tuberkelbacillen wurden trotz wiederholter Untersuchung nicht aufgefunden.

Patient erhielt vom 27. 11. bis 20. 12. 10 Injectionen von 0,001 bis 0,015. Die Temperatur, die Anfangs kaum die Norm überschritt, hob sich bei steigender Dosis bis 39,8 (bei 0,01). Dabei Störung des Allgemeinbefindens, Frost, Kopfschmerzen, Mattigkeit. Nach der letzten Injection traten starke Schmerzen in der Gegend der linken Lungenspitze ein. Heiserkeit nimmt zu. Laryng. Befund: Diffuse Röthung und Schwellung ohne sichtbare Ulceration.

An Tagen, an denen nicht injicirt wurde, keine Fiebersteigerung, Wohlbefinden. Die Heiserkeit nimmt bei fortgesetzten Injectionen ab.

Stat. am 27. 12. Schalldifferenzen über den Spitzen sind nicht mehr nachweisbar, das Athmungsgeräusch ist noch saccadirt, vesiculär; vereinzelte trockene Rasselgeräusche.

Bei zwei Fällen ist an der ursprünglich erkrankten linken Spitze die Dämpfung fast verschwunden, ebenso die Rasselgeräusche, dagegen ist im Laufe der Behandlung eine Erkrankung der rechten Spitze hervorgetreten, die noch alle Charaktere einer Spitzenaffection zeigt. Verläuft die im Laufe der Behandlung hervorgetretene Erkrankung der rechten Spitze ebenso wie diejenige der anderen Seite, so darf man ein günstiges Endresultat erwarten. Über einen weiteren Fall lässt sich bei der kurzen Behandlungsdauer noch kein Urtheil abgeben. *)

---

*) Nachträglich sei bemerkt, dass auch dieser Fall eine beträchtliche Besserung erfahren hat.

Unter sieben Erkrankungen der einen Lungenspitze, über welche wir berichten können, befinden sich somit eine einstweilige Heilung und 4 hochgradige Besserungen. Die beiden anderen Fälle haben Besserung der erkrankten einen Spitze erfahren, es ist aber im Laufe der Behandlung die zweite Spitze in Mitleidenschaft gezogen.

Von der 2. Gruppe, Erkrankung eines oder fast eines ganzen Lungenlappens, hatten wir 15 Fälle in Behandlung. Unter diesen befinden sich vier Kranke, welche wir als hochgradig gebessert bezeichnen können, und sechs Kranke, welche zwar keine hochgradige, aber doch eine deutliche Besserung erfahren haben. Zur Illustration der Besserung seien einige Fälle angeführt.

Fall 25. Heinrich Brömer, 32 J., Belnhausen.
Eltern gesund, 1 Bruder an Phthisis gestorben. Patient leidet seit 1 Jahr an Husten, Auswurf (zeitweise mit Blutbeimengungen), Heiserkeit, Nachtschweissen.
Objectiv: Linke Spitze bis zur 2. Rippe leicht gedämpft, daselbst Bronchialathmen mit zahlreichen feuchten, theilweise klingenden Rasselgeräuschen. In den unteren Partien der linken Lunge einzelne Rhonchi. Rechte Lunge intact.
Patient erhielt vom 16. 12. bis 23. 12. 4 Injectionen von 0,001 bis 0,005. Nach 0,003 erste typische Steigerung bis 39,8, dabei subjectives Wohlbefinden, mehr Auswurf mit etwas Blutbeimengungen.
Stat. am 27. 12. Sehr gutes Allgemeinbefinden. An der linken Spitze ist percutorisch und auscultatorisch keine Anomalie nachweisbar. Auswurf sehr gering; Tuberkelbacillen wurden stets gefunden.

Fall 27. Frau Elise Becker, 37 J., Abterode.
Vater an Phthisis gestorben. Seit 4 Jahren brustkrank, seit Sommer 90 starke Heiserkeit, Nachtschweisse.
Objectiv: Rechts oben starke Dämpfung bis zur 3. Rippe, hinten bis zur spina sc. An der Spitze verschärftes Exspirium, unterhalb der Clav. bronchiales Athmen mit zahlreichen Rasselgeräuschen.
Laryngoskopischer Befund von Prof. Barth: Entzündliches Ödem der beiden Arygegenden und der aryepiglottischen Falten; chronische Schwellung der Nasenschleimhaut, schmutzig belegtes Ulcus an der linken Seite des septum nar. Viele Tuberkelbacillen im Sputum.
Patientin erhielt vom 28. 11. bis 20. 12. 10 Injectionen von 0,001 bis 0,015; nur einmal nach Inject. von 0,01 stieg die Temp. bis 39,3; dabei Allgemeinbefinden gut, Nachtschweisse hörten auf. Kurzathmigkeit und Husten nahmen ab, die Heiserkeit aber zu und es traten starke Schlingbeschwerden auf. Auswurf blieb gering.
21. 12. Mehrfach wiederholte Untersuchungen ergaben eine Abnahme der Dämpfung über dem rechten Oberlappen, welche jetzt kaum bis zur 2. Rippe reicht. Im Bereiche derselben ist das Exspir. bronchial geblieben, indessen nahmen die Rasselgeräusche mehr und mehr ab und sind zur Zeit verschwunden. Die linke Spitze ist frei geblieben. Allgemeinbefinden gut. Schluckbeschwerden und Heiserkeit geringer. Zunahme des Körpergewichts.

Fall 28. Johann Wilhelm, 21 J., Schiffelbach.
Eltern leben, husten jedoch stark; Patient leidet seit Oct. 90 an Husten, Auswurf und Nachtschweissen.
Objectiv: Rechts vorn oben deutliche Dämpfung bis zur 3. Rippe, hinten bis zur spina sc. Daselbst bronchiales Exspir., zeitweise mit knatternden

Rasselgeräuschen. Linke Spitze frei. Tuberkelbacillen anfangs nicht nachzuweisen.

Patient erhielt vom 25. 11. bis 18. 12. 11 Injectionen von 0,001 bis 0,015. Die Reaction, welche bei den anfänglichen Dosen sehr schwach war, wurde bei den späteren stärker. Fieber bis 39,7. Dabei leichter Frost, geringe Schmerzen in Brust und Leib.

Tuberkelbacillen erschienen plötzlich am 10. Tage sehr reichlich im Sputum.

18. 12. Subjectives Befinden gut. Husten und Auswurf gering, Nachtschweisse verschwunden. Dämpfung nicht mehr deutlich, Rasselgeräusche verschwunden, Athmungsgeräusch abgeschwächt vesiculär.

Fall 31. Daniel Schuchardt, 21 J., Marburg.

Hereditär nicht belastet. Im Jan. 90 Influenza. Im Anschluss daran blieb Bronchialkatarrh bestehen.

Objectiv: Thorax gut gebaut. Rechte Spitze gedämpft vorn bis zur 2. Rippe, hinten nicht deutlich. Daselbst verschärftes Inspirium, verlängertes Exspirium mit einzelnen trockenen Rasselgeräuschen. Trotz wiederholter Untersuchung keine Tuberkelbacillen im Sputum.

Patient erhielt vom 11. bis 24. 12. 5 Injectionen von 0,001 bis 0,01; erst nach 0,01 deutliche Reaction mit Fieber bis 40,0, Frost, Kopfschmerzen. Im Verlaufe der Behandlung trat leichte Heiserkeit auf, Husten und Auswurf anfangs vermehrt, wurde später geringer.

Bei der objectiven Untersuchung am 27. 12. ist ein Unterschied percutorisch zwischen rechts und links nicht nachweisbar. Das Athmungsgeräusch über der rechten Spitze vesiculär. Exspirium etwas verlängert, ohne Rasselgeräusche. Jetzt über der linken Spitze einzelne trockene Rasselgeräusche.

Zwei Fälle befinden sich noch zu kurze Zeit in Behandlung, um ein Urtheil zu gestatten. In drei Fällen ist neben der Erkrankung des einen Oberlappens im Laufe der Behandlung eine Affection des zweiten Oberlappens hinzugetreten. Bei dem einen von diesen ist eine Prognose noch unmöglich. Ein zweiter ist entschieden als ungünstig zu bezeichnen.

Fall 34. Bonifacius Herrwig, 29 J., Staudebach.

Hereditär nicht belastet. Krank seit 1½ Jahren, starker Husten, Auswurf, Nachtschweisse.

Befund am 29. 11. Paralytischer Thorax. Rechts oben absolute Dämpfung bis zur 2. Rippe, fast bronchiales Exspirium, viele knatternde Rasselgeräusche. Keine Cavernensymptome. Auf der linken Spitze nichts nachzuweisen. Viele Tuberkelbacillen im Sputum.

Beginn der Injectionen vom 29. 11. an mit 0,001, vorsichtige Steigerung bis 0,01, darauf leichte Fiebersteigerung bis 38,7. Jetzt trotz Aussetzen der Injectionen Eintritt eines hektischen Fiebers, welches Abends stets über 39,0 stieg. Injectionen am 13. bis 16. 12. hatten keinen Einfluss auf den Verlauf desselben. Subjectives Übelbefinden, Frost, Hitze, Appetit schlecht, viel Auswurf.

Befund am 13. 12. Bronchiales Exspirium auf der linken Spitze.

Befund am 23. 12. Grosse Mattigkeit, Tremor, Puls fadenförmig, 128 Schläge. Rechts Dämpfung unverändert, daselbst verschärftes und verlängertes Exspirium, welches auch über den unteren Lungenpartien besteht, überall zahlreiche Rasselgeräusche.

Auf der linken Spitze hat sich eine diffuse Dämpfung entwickelt, die vorn fast in die Herzdämpfung übergeht und hinten bis zum 4. Brustwirbel reicht. Im 2. Intercostalraum besteht das Geräusch des gesprungenen Topfes mit Schallwechsel, daselbst bronchiales Exspirium mit zahlreichen, klingenden Rasselgeräuschen. Links unten vorn pleuritisches Reiben, hinten finden sich beiderseits zahlreiche, kleinblasige Rasselgeräusche. (Nachtrag: Patient kehrte in die Heimath zurück und ist dort Anfang Januar verstorben.)

Ähnlich, jedoch keineswegs so ungünstig im Verlaufe, gestaltete sich ein anderer Fall. Hier handelte es sich um eine Erkrankung des rechten Oberlappens mit deutlichen Rasselgeräuschen. Im Laufe der Behandlung verschwanden die Rasselgeräusche rechts, es trat aber eine Dämpfung des linken Oberlappens mit bronchialem Exspirium und Rasselgeräuschen auf. Mit dem Auftreten dieser Affection stellte sich das schon früher zeitweise vorhandene abendliche Fieber regelmässig ein, so dass Patient zunächst einen weniger günstigen Eindruck macht als früher. Da ähnliches schon in anderen Fällen von uns beobachtet wurde, so ist es einstweilen keineswegs nothwendig, eine ungünstige Prognose zu stellen. Der Ausgang bleibt abzuwarten.

Wir haben somit unter den Fällen mit partieller oder vollständiger Erkrankung des einen Oberlappens vier Fälle mit hochgradiger Besserung, sechs Fälle die entschieden gebessert sind, drei unbestimmte, einen, den ich als sehr ungünstig*) bezeichnen möchte, und einen, der zunächst zwar einen ungünstigen Eindruck macht, aber doch als zweifelhaft bezeichnet werden muss.

Die dritte Gruppe, Erkrankung beider Lungenspitzen, hat unter 16 Fällen keinen Fall von hochgradiger Besserung, wohl aber acht Fälle, welche als einfach gebessert bezeichnet werden können.

Eine Erkrankung endete mit dem Tode, allerdings durch die Complication mit Diabetes mellitus und im Coma diabeticum (siehe oben Fall 53).

Unter den gebesserten Fällen scheint mir ein Fall interessant.

Fall 38. Heinrich Winnebald, 33 J., Breitenstein.

Eltern an Phthisis gestorben. Patient leidet seit 1884 an Husten, Auswurf und Nachtschweissen.

Objectiv: Hochgradige Athemnoth und Mattigkeit. Rechts Dämpfung bis zur 3. Rippe, hinten bis zur spina sc., unterhalb der Clav. deutlicher Schallwechsel. Daselbst unbestimmtes Athmen mit klingenden kleinblasigen Rasselgeräuschen. Linke Spitze leicht gedämpft, Rhonchi. Tuberkelbacillen im Auswurf.

Patient erhielt vom 9. bis 23. 12. 7 Injectionen von 0,001 bis 0,015. Dabei blieb typische Reaction fast vollständig aus. Nach Injection von 0,01 und 0,015 stieg die Temperatur bis 38,7 unter leichtem Frösteln. Der Auswurf mehrte sich beträchtlich, die Athmung wurde bedeutend freier, der Husten leichter, der Appetit besser und die Nachtschweisse verschwanden.

Status am 22. 12. Allgemeinbefinden gut. Die Dämpfung rechts reicht bis zur 2. Rippe, Schallwechsel viel deutlicher und in grösserer Ausdehnung, Geräusch des gesprungenen Topfes; daselbst bronchiales Exspirium, fast gar keine Rasselgeräusche; links oben verlängertes Exspirium, keine Rasselgeräusche.

Nur mit geringen Erwartungen wurde dieser Patient in Behandlung genommen, da die Ausdehnung des Processes und un-

---

*) Patient ist gestorben; siehe oben Fall 34.

günstige Erfahrungen bei ähnlichen Fällen uns wenig Erfreuliches hoffen liess. Als günstig war allerdings der gut gebaute Thorax zu bezeichnen. Bei diesem Patienten trat also in nicht ganz drei Wochen eine hochgradige Besserung auf. Allerdings vergrösserte sich die rechts vorhandene Caverne nicht unbeträchtlich — aber nach einer anfänglichen Steigerung nahmen Husten und Auswurf ab, die Athmung wurde leichter, die Nachtschweisse hörten auf und die Rasselgeräusche über den Lungen verschwanden. Das früher sehr schlechte subjective Befinden ist sehr gut geworden.*)

Ebenso ungünstig sahen wir zunächst einen andern Fall an. Hier trat nach der dritten Injection neben den übrigen Reactionserscheinungen Tachycardie ein, die auch am folgenden Tage mit 140 Schlägen noch anhielt und mit subjectiven Beschwerden von Seiten des Herzens und mit Athemnoth einherging. Unter dem Gebrauch von einem Digitalis-infus mit Cognac nahm die Zahl der Herzschläge wieder ab und die Beschwerden verschwanden. Als wir aber den Patienten, an dessen Entlassung aus der Kur wir schon dachten, nach 8 Tagen untersuchten, war eine deutliche Besserung des Lungenbefundes vorhanden. In zwei Fällen wurde die Behandlung zunächst ausgesetzt. Bei einem Patienten lag die Ursache in grosser Mattigkeit und Schwäche, ohne dass der objective Befund dafür verantwortlich gemacht werden konnte; bei einem zweiten Falle waren auftretende Lungenblutungen die Veranlassung zu einstweiligem Aussetzen. Über die übrigen fünf Fälle lässt sich ein Urtheil noch nicht abgeben. Es befinden sich unter ihnen einige, welche eine Besserung des subjectiven Befindens angeben, indessen kann der objective Befund für diese Besserung nicht in Anspruch genommen werden. Einzelne dieser Fälle befinden sich allerdings erst kurze Zeit in Behandlung. In einem Falle stehen übrigens auch Klagen über grosse Mattigkeit im Vordergrund.

Von der vierten Gruppe, Erkrankung mehrerer Lungenlappen, befanden sich sieben Fälle in Behandlung. Von diesen schied einer aus, weil der auf die erste Injection von 0,001 folgende Schüttelfrost mit den übrigen Reactionserscheinungen der Patientin zu unangenehm war, um eine solche Kur weiter durchzuführen.

Unter den übrigen 6 Fällen befindet sich zunächst ein älterer und schon lange in poliklinischer Behandlung stehender Fall von Lungentuberkulose, der einen sehr günstigen Verlauf nahm. Er reagirte in typischer Weise, wie das oben schon angeführt ist, Husten und Auswurf nahm zunächst zu, dann beträchtlich ab, eine in der rechten Lungenspitze vorhandene Caverne vergrösserte sich beträchtlich, dann wurde über dem erkrankten rechten Unterlappen eine Pleuritis sicca constatirt. Aber im Ganzen wurde im Verlauf von 15 Injectionen das Befinden besser. Die Rasselgeräusche verschwanden,

---

*) Nachträglich ist bei diesem Patienten eine erneute Infiltration von der 2. bis 5. Rippe rechts aufgetreten, welche aber einen anscheinend günstigen Verlauf nimmt.

die Dämpfung im rechten Unterlappen hellte sich auf. Fieber und Schweisse, welche früher vorhanden waren, kamen ausser an den Injectionstagen nicht mehr vor. Anfangs nahm das Körpergewicht ab, dann wenig zu. Dabei kann die Ernährung des Patienten keineswegs als gut bezeichnet werden. Der günstige Verlauf in diesem schweren Falle war zum Theil die Ursache, dass die Behandlung nach Koch Anfangs weiter ausgedehnt wurde, als es nach den jetzigen Erfahrungen angebracht sein dürfte.

Zwei Fälle sind wieder dadurch charakterisirt, dass die Affection auf der als krank diagnosticirten Seite abnahm und gleichzeitig die zweite Lunge Erscheinungen einer Infiltration darbot. Sind auch einzelne Symptome besser geworden, so lässt sich doch ein Gesammtresultat noch nicht mittheilen. Der gute Bau des Thorax in diesen Fällen dürfte übrigens den seitherigen nicht ungünstigen Verlauf mit bedingen.

In einem Fall war die körperliche Schwäche des Patienten so gross, dass die weitere Behandlung sistirt wurde. Einen noch zweifelhaften Verlauf nimmt bis jetzt ein anderer Fall. Es handelt sich um eine alte Patientin der medicinischen Poliklinik mit Affection eines grossen Theils der rechten Lungenlappen. Allerdings wurden auch hier nach der Injection noch weitere Herde nachweisbar, es besteht auch noch zeitweise Fieber in der Mittagsstunde, im rechten Oberlappen hat sich eine Caverne gebildet — dagegen sind die Nachtschweisse verschwunden, Husten und Auswurf sind geringer geworden, die Athmung ist freier und das Allgemeinbefinden ein leidliches.

Günstig, bezüglich des Lungenbefundes, wenn auch in dem definitiven Ausgang zweifelhaft, stellt sich der letzte Fall. Abnahme der Dämpfung und des Hustens und Schwinden der Nachtschweisse sind auch bei diesem Patienten eingetreten. Doch ist die Schwäche des schon vor 1 1/2 Jahr an einem beträchtlichen pleuritischen Exsudat erkrankten und in der Folge an Phthisis pulmonum behandelten Patienten so gross, dass wir nur in grossen Zwischenräumen eine Injection mit ihren Folgen riskiren.*)

Es befindet sich somit unter den sieben Fällen dieser Gruppe nur ein Fall von Besserung. Vier Fälle sind bezüglich des Resultates noch abzuwarten und zwei Fälle schieden aus der Behandlung aus.

Die besten Resultate ergeben somit Fälle von Lungentuberkulose, welche sich auf eine Spitze oder auf einen Oberlappen beschränken.

Unter den 23 Kranken dieser beiden Gruppen befindet sich ein Fall von relativer Heilung, 8 hochgradige Besserungen und 6 deutliche und objectiv günstigere Befunde, als sie die früheren Untersuchungen aufgewiesen hatten. Je geringer die Ausdehnung des

---

*) Patient ist in der Folge an Miliartuberkulose gestorben; vergl. oben S. 707.

Processes, um so erfreulicher gestaltete sich der Verlauf. Durch Auftreten neuer Dämpfungen wurde derselbe in einem Fall zweifelhaft,
in einem Fall ungünstig. Sechs Fälle stehen noch aus.

Weniger günstig gestalteten sich schon Erkrankungen beider
Oberlappen. Allerdings sind unter den 16 Kranken dieser Gruppe
ebenfalls 8 Besserungen zu verzeichnen. Ein Fall ist an einer Complication (Coma diabeticum) gestorben, ein zweiter hat sich zweifellos
im Laufe der Behandlung verschlechtert. Ueber fünf Fälle lässt sich
ein Urtheil noch nicht abgeben.

Unter sieben Fällen der vierten Gruppe haben wir aber nur eine
allerdings überraschende Besserung zu verzeichnen, während über
den Verlauf der übrigen Fälle noch nichts gesagt werden kann. Der
eine von diesen scheint sich allerdings schon jetzt günstig zu gestalten.

Fragen wir, ob ausser dem Umfang der Erkrankung individuelle
Unterschiede zur Erklärung des günstigen oder ungünstigen Verlaufes
herangezogen werden können, so ergiebt sich, dass einmal bei den
günstigen Fällen neue Dämpfungen um versteckte Herde ausblieben,
dann aber, dass dieselben im Ganzen einen guten Thoraxbau darboten. Bei der Übernahme der Behandlung dürfte demnach ein
langes Bestehen des Leidens, wobei die Zahl der Herde gewiss
grösser ist, als ungünstig, ein guter Thoraxbau als günstig für
die Prognose in Betracht zu ziehen sein.

Ob diese Schlussfolgerungen durch die weiteren Beobachtungen
eine Stütze erfahren, muss die Zukunft lehren. Ich betrachte dieselben
wesentlich als vorläufige. Immerhin kann man schon jetzt der Frage
näher treten, ob die Behandlung nach Robert Koch die seitherigen
Behandlungsresultate übertrifft.

Zweifellos kommen ja Besserungen oder Stillstände der Lungentuberkulose vor, aber diese Fälle gehören zu den Ausnahmen und
betreffen in der Regel nur solche Patienten, welche bei glänzender
Ernährung, vorzüglichem Appetit unter hygienisch möglichst günstigen
Bedingungen leben. In dem Krankenbestand der medicinischen Poliklinik habe ich fast nur langsames, aber deutliches Fortschreiten der
Erkrankung beobachtet. Nur in einem Falle wurde zeitweise bei subcutanen Injectionen von Guajacol 1 Spirit. 10, täglich eine Spritze,
deutliche Besserung beobachtet. Auch sonst kamen wohl vereinzelt
Stillstände des Leidens durch einige Zeit vor. Derartige Besserungen
aber, wie wir sie bei den obigen Fällen unter den beschriebenen
höchst eigenthümlichen Erscheinungen eintreten sahen, sind in der
Phthisistherapie hoch überraschend. Dabei muss berücksichtigt werden,
dass das Gesammtresultat wesentlich besser sein würde, wenn alle
weiter vorgeschrittenen Fälle von der Behandlung ausgeschlossen
wären. Erfolgt aber weiterhin in den initialen Fällen durch die
R. Koch'sche Behandlung die Eliminirung alles tuberkulösen Gewebes
und bleiben neue Infiltrationen im Laufe der Zeit aus, so stellen sich
die Aussichten für die Zukunft noch weit günstiger, da die Zahl der

schweren Fälle mit den von ihnen ausgehenden immer neuen An-
steckungsherden dann wegfallen dürfte.

Zusammenstellung der Ergebnisse.

Die Wirkung des Koch'schen Mittels auf tuberkulöse Processe
ist eine ausserordentlich überraschende und hat in der ganzen Heil-
kunde kaum ein Analogon.

Die erste Bedeutung ist eine diagnostische. Bei allen tuberkulösen Processen sowohl der Haut als innerer Organe trat eine ganz
specifische Wirkung auf, welche man zweckmässig als tuberkulöse
Reaction bezeichnen dürfte.

Neben der diagnostischen Bedeutung kommt aber dem Koch-
schen Mittel die Fähigkeit zu, tuberkulös erkranktes Gewebe
zur Ausstossung aus dem Körper zu bringen.

Am Deutlichsten tritt diese Erscheinung bei Lupus hervor, indem
hier auf grösseren Flächen das lupöse Gewebe verschwindet
und eine Narbe zurückbleibt.

Ein ähnlicher Vorgang spielt sich, soweit Krankenbeobachtung
und Obductionsresultat bis jetzt ein Urtheil zulassen, auch an tuberkulös erkrankten Stellen innerhalb der Lungen ab. Hier führt
die Ausstossung erkrankter Theile bei frühen Stadien zum mindesten
zu einer Besserung und ist die Möglichkeit vorhanden, auf
diesem Wege eine Heilung herbeizuführen, vorausgesetzt, dass alles
tuberkulöse Gewebe eliminirt werden kann und die Ansiedelung von
neuen Herden verhindert wird.

Eine Gefahr, die in der Behandlung liegt, ist für eine Reihe
von Personen in einer zu geringen Widerstandsfähigkeit des Körpers
gegenüber den toxischen Wirkungen des Mittels gegeben, eine weitere
Gefahr in reactiven Entzündungen innerhalb der erkrankten Lungen,
und diese Gefahr wächst mit dem Grade der Erkrankung.

Zur Behandlung eignen sich demgemäss vorwiegend und vorläufig Kranke mit geringer Ausdehnung des Lungenprocesses, und
zwar um so besser, je günstiger die übrigen Körperverhältnisse (Ernährung und namentlich Thoraxbau) sind.

Complicationen der Lungenerkrankung mit anderweitigen schweren
Leiden, wie schweren Formen des Diabetes mellitus, Erkrankungen
der Nieren werden vielleicht die Anwendung des Verfahrens völlig
verbieten. Doch wird nur die Zusammenstellung der Erfolge bei
einer grösseren Zahl von Kranken, wie sie der Einzelne nur in
grossem Zeitraum zu übersehen vermag, in diesen Punkten Klarheit
schaffen.

Geben somit die ersten Stadien der tuberkulösen Lungenerkrankung die besten Resultate, so muss auf ihre Diagnose und ihre Behandlung der Schwerpunkt gelegt werden. Wird die Heilung dieser
Fälle erzielt, so fallen ja im Laufe der Zeit die schweren Fälle von
selbst fort.

Die Diagnose der ersten Stadien der Lungenerkrankung ist aber durch die Meister der physikalischen Diagnostik und durch die grosse Entdeckung der Tuberkelbacillen durch R o b e r t K o c h in einer glänzenden Weise gefördert worden.

Haben diese Untersuchungsmethoden seither wesentlich dazu gedient, das menschliche Beobachtungsvermögen zu schärfen, so tritt jetzt die praktische Bedeutung in kaum geahnter Weise hervor. Eine weit sorgfältigere und genauere Untersuchung der Brustkranken, als sie seither in der Praxis üblich war, ist die Forderung, die an alle Ärzte herantritt.

Nicht allein eine sorgfältigere physikalische Untersuchung, auch die genaueste und häufig wiederholte Untersuchung des Sputums auf Tuberkelbacillen soll in jedem Falle von Husten und Heiserkeit vorgenommen werden. In zweifelhaften Fällen wird die Probe-Injection nach Koch zu Rathe gezogen werden müssen.

Aufgabe der klinischen Institute ist es, bei der Erziehung der angehenden Ärzte noch mehr als seither die neu gewonnenen Gesichtspunkte in den Vordergrund treten zu lassen.

Krankengeschichten.

I. Lupus.

Fall 1. Georg S c h w i e d e r, 30 Jahre alt, aus Frankenberg. Beginn des Leidens mit dem 18. Jahre; vielfache Behandlung mit Chlorzinkätzungen.

Geröthete, zum Theil narbige, mit vereinzelten Knötchen besetzte Fläche, welche sich von den vorderen Partien des rechten Ohres gegen das Kinn hin erstreckt. Länge ca. 12 cm, Breite 3 cm; eine kleine Zunge von 2 cm Höhe erstreckt sich noch hinter das Ohr.

Auf der rechten Supraclaviculargrube besteht eine 8 cm lange, 2—3 cm breite ähnliche Stelle, die jedoch den Eindruck stattgehabter Heilung macht. Lungen gesund.

Patient erhielt vom 22. 11. bis 16. 12. 4 Injectionen von 0,001 bis 0,005. Danach typische Reaction mit Fieber bis 40,0, Frost und Übelbefinden. Starke Schwellung der oberen Stelle, welche sich bald mit dicken Borken bedeckte. Im Laufe der ersten 8 Tage fielen diese Borken ab und es bildete sich eine diffus eiternde Wundfläche; dieselbe schwoll nach jeder weiteren Injection von Neuem an, eiterte indess nicht mehr so stark und macht jetzt den Eindruck einer in Heilung begriffenen Granulationswunde.

Die untere fast verheilte Stelle röthete sich jedesmal stark, blasste aber in wenigen Tagen ab. Starke Abschilferung an dieser Stelle.

Fall 2. Käthchen I s e n g a r t, 16 Jahre alt, aus Wetzlar. Patientin lag auf der Abtheilung von Herrn Prof. B a r t h; der Bericht wird von diesem ausführlich mitgetheilt werden. Resultat von 5 Injectionen: hochgradige Besserung.

Fall 3. Frau M. S t e i n h a u s, 58 Jahre alt, aus Staudebach. Beginn des Leidens vor langen Jahren; dasselbe ist wiederholt chirurgisch behandelt worden.

An der linken Seite der Nase im inneren Winkel der Orbitalgegend besteht eine infiltrirte, leicht ulcerirte Stelle von 2,5 cm Länge und 1,8 cm Breite; strahlige Narbenbildung, spärlicher Borkenbelag.

Patientin erhielt vom 28. 11. bis 20. 12. 7 Injectionen von 0,002 bis 0,01. Schon nach der 1. Injection trat Schwellung der afficirten Hautpartie mit stärkerer Borkenbildung ein; die 1. Fiebersteigerung trat jedoch erst nach 0,006 auf. Höchste Temperatur 39,3; dabei war das Allgemeinbefinden gestört, ein Gefühl von Ziehen und Stechen in der Lupusstelle trat ein. Nach jeder Injection bildeten sich neue Knötchen. Eine definitive Abheilung ist zur Zeit noch nicht erfolgt, doch hat man den Eindruck, dass sie nicht ausbleiben wird, da die Randpartien zum Theil vernarbt sind und bei weiteren Injectionen Nachschübe hier ausblieben.

Fall 4. Frau R., 60 Jahre alt.

Patientin leidet seit 2 Jahren an einer ulcerirenden Fläche der Nasenspitze, die mit Knötchenbildung einhergeht und an einzelnen Stellen narbig eingezogen ist. Im Übrigen ist Patientin gesund. Patientin erhielt am 29. 11. eine Injection von 0,002, welche nur local geringe Schwellung im Gefolge hatte, am 6. 12. 0,01, auf welche die typische Reaction folgte mit Anschwellung der Nase, Borkenbildung und langsamer Abstossung dieser.

Patientin befindet sich auf dem Wege der Besserung. Wegen interkurrenter, anderer Erkrankung wurden die Einspritzungen seither noch sistirt.

Fall 5. Robert Burchard, 21 Jahre alt, Marburg.

Seit 7 Jahren hat Patient an der linken Wange, nahe dem Kieferrande, eine 3 cm lange, 1,5 cm breite, geröthete, früher schuppende Stelle. Sie stellt eine strahlige Narbe dar, mit kleinen Knötchen am Rande. Vor 2 Jahren Ätzung ohne Erfolg. Patient erhielt vom 9. bis 24. 12. 3 Injectionen von 0,001 bis 0,005. Typische Reaction mit Fieber bis zu 39,8, Röthung und Schwellung der afficirten Hautstelle und Störung des Allgemeinbefindens. Die Schwellung nahm rasch ab und war von stärkerer Abschilferung gefolgt. Das Aussehen der Narbe hat sich zur Zeit nicht wesentlich geändert.

II. Fälle von Probe-Injectionen.

a. Mit negativem Resultat.

Fall 6. Carl Wilke, 40 Jahre alt, Marburg.

Hereditär nicht belastet; ein Kind des Patienten leidet an Hydrocephalus. Seit längerer Zeit Husten, Auswurf, Kopfschmerzen.

Objectiv: Thorax gut gebaut. Rechts leichte Dämpfung bis zur 2. Rippe, hinten bis zur spina scapulae; daselbst verlängertes und verschärftes Exspirium. Über der ganzen rechten Lunge Rhonchi. L. O. ebenfalls Rhonchi. Tuberkelbacillen wurden bei wiederholter Untersuchung nicht gefunden. Patient erhielt 3 Probe-Injectionen von 0,001 bis 0,01. Reaction blieb vollständig aus. Die katarrhalischen Erscheinungen besserten sich rasch.

Fall 7. Heinrich Kisselbach. 33 Jahre alt, Marburg, rec. 8. 12. 90.

Der Vater des Patienten starb an Magenkrebs, die Mutter lebt. Patient fühlt sich seit einigen Monaten krank; er hat insbesondere Morgens reichlichen Auswurf, etwas Husten und zeitweise Schmerzen auf der rechten Brust, besonders in den unteren Partien.

Objectiv: Thoraxbau gut. Die rechte Oberschlüsselbeingrube zeigt gegenüber der linken deutliche Dämpfung; im Übrigen sind Schalldifferenzen nicht vorhanden, die Grenzen der Lunge normal. Die Auscultation ergiebt in der rechten Oberschlüsselbeingrube leichte, knatternde Rasselgeräusche, in den vorderen und seitlichen Partien des rechten Unterlappens reichliche klein- und mittelgrossblasige Rasselgeräusche. Inspiratorische Ausdehnung der Lunge unbehindert. Die Untersuchung des Auswurfs auf Tuberkelbacillen, welche 4 Tage hintereinander durchgeführt wurde, ergab negatives Resultat.

Am 9., 10., 11. und 12. wurde jeweils eine Injection von 0,001, 0,003, 0,005, 0,01 gemacht. Es blieb jede Reaction aus. Das Sputum wurde nicht reichlicher und enthielt auch keine Tuberkelbacillen. Patient wurde als nicht tuberkulös betrachtet und anderweitig behandelt.

Fall 8. Dina Gies, 15 Jahre alt, Marburg.
Vater und eine Schwester an Phthisis gestorben, eine zweite Schwester befindet sich wegen Phthisis in poliklinischer Behandlung: cf. Frau Nonnewitz. Patientin leidet seit Anfangs November 90 an Husten, Frösteln und Appetitlosigkeit.
Thorax gut gebaut. Objectiv lässt sich ausser den Erscheinungen einer leichten Chlorose noch eine geringe Dämpfung der rechten Spitze constatiren nebst spärlichen Rhonchis. Im Sputum keine Tuberkelbacillen. Patient erhielt 3 Probe-Injectionen von 0,001 bis 0,005, welche resultatlos verliefen. Die Chlorose besserte sich nach Gebrauch von Eisen; Schalldifferenzen waren später nicht mehr zu constatiren, die Rhonchi schwanden.

Fall 9. Catharina Sandrock, 6 Jahre alt, Sassmannshausen.
Eine Schwester an Darmtuberkulose gestorben. Seit 3 Wochen Leibschmerzen, Durchfälle ohne nachweisbare Ursache.
Leib etwas aufgetrieben und auf Druck empfindlich. In den Faces konnten weder Würmer noch eitrige Massen aufgefunden werden. Lungen und Herz gesund.
Da auf Grund der Anamnese und des objectiven Befundes der Verdacht auf eine tuberkulöse Affection bestehen musste, so erhielt das Kind zwei Probeinjectionen von 0,001 und 0,002. Dieselben blieben ohne jegliche Reaction.

Fall 10. L. v. D., $2^3/_4$ Jahre alt, Marburg, rec. 27. 11. 90.
Der Vater des Patienten starb an Lungentuberkulose, die Mutter ist gesund, eine ältere Schwester von 5 Jahren lebt, ein älterer Bruder starb, 8 Monate alt, an Hirnhauttuberkulose, welche sich im Anschluss an Drüsenschwellung gebildet haben soll. Patient soll ebenfalls an Drüsenschwellungen leiden.
Objectiv: Lungen und Herz zeigen keine Anomalie, am Hals einige verdickte, nicht schmerzhafte Drüsenpackete. Ernährung des Patienten gut, alle Functionen regelmässig.
Patient erhält am 1. und 3. 12. je eine Probe-Injection von 0,001 und 0,002. Fieberhafte Reaction trat nicht auf. Eine Anschwellung der Drüsen blieb zweifelhaft.
Patient wurde deshalb zurückgestellt.

Fall 11. Emma Kind, 12 Jahre alt, Marburg.
Seit 6—7 Jahren starkes Eczem des behaarten Kopfes, beider Ohrmuscheln und der Nasenlöcher, das im Sommer stets vollständig ohne Narbe geheilt sein soll, jedoch im Winter immer wiederkehrte.
Obwohl in diesem Falle die Diagnose Lupus fast mit Sicherheit ausgeschlossen werden konnte, so wurden dennoch 2 Probe-Injectionen von 0,001 und 0,002 gemacht, um die vollständige Verschiedenheit der Einwirkung im Gegensatz zu tuberkulösen Hautaffectionen zu erweisen.
Die Injectionen blieben ohne jegliche Reaction.

b. Probe-Injectionen mit positivem Resultat.
Fall 12. Irene West, $1^1/_2$ Jahre alt, Marburg.
Vater an Phthisis in poliklinischer Behandlung gestorben. Patientin leidet seit längerer Zeit an tuberkulösen Gelenkaffectionen beider Ellenbogen und des rechten Handgelenkes, sowie Abscessen der Kopfhaut, welche schon mehrmals Gegenstand chirurgischer Behandlung waren.

Patientin erhielt eine Probe-Injection von 0,0005. Typische Reaction mit Fieber bis zu 40,5, mit vermehrter Schwellung und Schmerzhaftigkeit der afficirten Theile.

Da die Behandlung weitere chirurgische Eingriffe nothwendig machte, so wurde das Kind der chirurgischen Klinik hierselbst überwiesen.

Fall 13. Maria Muth, 18 Jahre alt, Amenau.

Hereditär nicht belastet. Vater an krupöser Pneumonie gestorben. Patientin leidet seit März 90 an Husten und mässigem Auswurf.

Objectiv: Thorax gut gebaut. Rechte Spitze leicht gedämpft, daselbst verschärftes Exspirium und einzelne Rasselgeräusche. Tuberkelbacillen wurden im Sputum nicht gefunden.

Patientin erhielt eine Probe-Injection von 0,001, reagirte in typischer Weise mit Fieber und Unwohlsein und wurde zur weiteren Behandlung der stationären Klinik überwiesen.

Fall 14. Ludwig Schmetzer, 30 Jahre alt, Marburg.

Hereditär nicht direct belastet; erkrankte mit 17 Jahren an Diphtheritis, seit der Zeit leichte Heiserkeit, die im Sommer 90 stärker geworden ist. Wenig Husten.

Objectiv: Rechte Spitze leicht gedämpft. Auf beiden Spitzen verschärftes Exspirium mit feuchten Rasselgeräuschen. Im Kehlkopf scharfzackig umrandetes Ulcus an der hinteren Larynxwand mit acuter Reizung des Kehlkopfeinganges und der Stimmbänder ohne wesentliche Schwellung.

Tuberkelbacillen wurden nicht aufgefunden.

Patient erhielt 3 Probe-Injectionen von 0,001 bis 0,005. Es trat Temperatursteigerung bis zu 39,5 auf bei subjectivem Wohlbefinden.

Die Diagnose Phthisis wurde hierdurch bestätigt, die weitere Behandlung musste indess auf Verlangen des Patienten einstweilen verschoben werden.

III. Lungentuberkulose.

1. Erkrankung einer Lungenspitze.

Fall 15. Stud. med. B., 21 J., Marburg.

Im Jahre 1888 Lungenblutung; vom Militär wegen hartnäckigen Lungenkatarrhs entlassen. Seit 2 Jahren wegen zeitweise intermittirenden Fiebers und Lungenerkrankung in Behandlung.

Die durch 2 Jahre vielfach wiederholte Untersuchung ergab stets Dämpfung der rechten Lungenspitze mit verschärftem Inspirium und spärlichen trockenen Rasselgeräuschen. Keine Tuberkelbacillen im Sputum.

22. 11. Injection von 0,001, höchste Temperatur in den nächsten 48 Stunden 37,9, dagegen Schmerzen in der Gegend der rechten Lungenspitze, vermehrter reichlicher Auswurf, in welchem sich jetzt Tuberkelbacillen finden; beträchtliche schmerzhafte Anschwellung der Achseldrüsen.

Patient wird nun mit steigenden Dosen bis zu 0,01 behandelt; die höchste Temperatur betrug nach 0,01 g 38,8. Anfangs nahmen die Schmerzen, der Auswurf, die Schwellung der Achseldrüsen zu, später verschwanden alle Erscheinungen. Patient reagirte am 3. und 9. 12. auf 0,01 nicht mehr.

Die Untersuchung der Lungen ergab am 20. 12. noch eine Spur von Dämpfung über der rechten Spitze, auskultatorisch unbestimmtes Athmen ohne Rasselgeräusche. Tuberkelbacillen wurden bei verschiedenen Untersuchungen (auch vom Patienten selbst ausgeführt) nicht mehr gefunden.

Fall 16. Musikus Heinrich Günther, 25 J., Marburg.

Hereditär nicht belastet; leidet seit längerer Zeit, besonders im Frühjahr und Herbst, an Husten.

Objectiv: keine Schalldifferenzen über den Lungen. Auf der linken Spitze bronchiales Exspirium, zeitweise mit spärlichen Rasselgeräuschen. Viele Tuberkelbacillen im Sputum.

Patient erhielt am 26. 11. die 1. Einspritzung von 0,001, am folgenden Tage 0,002. Darauf trat eine Temperaturerhöhung bis 38,0, geringes Frieren und reichlicher Auswurf ein. In den nächsten Tagen wurde bis 0,00- gestiegen und zuletzt am 2. 12. 0,01 injicirt. Nach dieser Injection blieb jede Reaction aus. Am 3. 12. glaubte Patient sich gesund melden zu dürfen. Tuberkelbacillen wurden im Sputum nicht mehr gefunden. Patient erhielt jedoch den Rath, jeden 7. Tag sich zur Einspritzung einzufinden. Auf wiederholtes Mahnen kam Patient erst am 15. 12. wieder. Nunmehr wurden wieder im Auswurf einzelne Tuberkelbacillen gefunden. Eine Injection von 0,01 führte jetzt eine deutliche Reaction herbei mit Schüttelfrost. Fieber bis zu 40° und vermehrtem Auswurf. In den nächsten Tagen wieder völliges Wohlbefinden. — Patient wird dringend ermahnt, sich nicht für gesund zu halten.

Fall 20. Gerichtsdiener Fischer, 40 J., Marburg.
Hereditär nicht nachweisbar belastet; krank seit Anfangs 90, Husten, Heiserkeit, mehrmals Hämoptoë.
Stat. am 25. 11. Linke Spitze leicht gedämpft, daselbst bronchiales Exspirium mit spärlichen, trockenen Rasselgeräuschen. Hinten oben links ist ebenfalls eine leichte Dämpfung nachweisbar mit spärlichen, feuchten Rasselgeräuschen. Tuberkelbacillen im Sputum.
Patient erhielt vom 26. 11. bis 18. 12. 8 Injectionen von 0,001 bis 0,005. Dabei meistens typische Reaction mit Fieber bis zu 39,6, Schüttelfrost und Kopfschmerzen. Husten und Auswurf nicht vermehrt. An den injectionsfreien Tagen bestand kein Fieber, jedoch liessen die subjectiven Beschwerden erst allmählich nach.
Stat. am 24. 12. Auf der linken Spitze sind weder Dämpfung noch Rasselgeräusche nachweisbar. Indessen ist das Exspirium noch fast bronchial. Auf der rechten Spitze findet sich nunmehr eine deutliche Dämpfung bis zur 2. Rippe mit Rasselgeräuschen während des verschärften Exspiriums. Subjectives Befinden zur Zeit gut, Husten und Auswurf gering, Appetit gut.

Fall. 21. Jakob Gilles, 18 J., aus Wetzlar.
Heridität nicht nachweisbar belastet. Im April 90 Lungenblutung, von da an Husten, seit October stärkerer Auswurf, seit einiger Zeit Heiserkeit.
Objectiv: Dämpfung über der rechten Spitze, verschärftes Inspir., etwas verschärftes Exspirium. Tuberkulöse Geschwüre im Kehlkopf. Tuberkelbacillen im Sputum.
Patient wurde vom 27. 11. an mit steigenden Dosen behandelt. Injectionen unter 0,01 riefen nur geringe Fiebersteigerungen hervor, einmal 38,8; dann aber wurden die Temperaturen höher (39,1 bis 40,5); dabei subjectiv völliges Wohlbefinden. Appetit gut, Husten vorübergehend etwas vermehrt. Einmal Schmerzen in der linken Seite, ohne pleuritische Erscheinungen.
Am 27. 12. ist eine Dämpfung über der rechten Spitze nicht mehr nachweisbar. Inspir. dort verschärft, Exsp. bronchial. Über der linken Spitze leichte Dämpfung bis zur 2. Rippe mit vesiculärem Athmen und einzelnen knatternden Rasselgeräuschen.

Fall 22. Otto Koch, 12 J., Marburg.
Vater an Phthisis gestorben, Patient leidet seit 1 Jahr an Husten, grosser Schwäche und Abmagerung.
Objectiv: Rechte Spitze leicht gedämpft, daselbst verschärftes Exspir., zeitweise spärliche Rasselgeräusche.
Tuberkelbacillen trotz wiederholter Untersuchung nicht gefunden.
Patient erhielt vom 9. bis 20. 12. 4 Injectionen von 0,001 bis 0,004; mit steigender Dosis stieg die Temp. entsprechend bis auf 40,0. Subjective Beschwerden gering, mehr Husten und Auswurf mit etwas Blut, Nachts einmal Athemnoth.
Am 24. 12. stat. idem, nur waren Rasselgeräusche nicht mehr zu constatiren. Auswurf und Husten geringer; subject. Befinden gut.

2. Erkrankung eines ganzen Lungenlappens.

Fall 23. Frl. Anna B., 20 J., Castell, rec. 27. 11.

Patientin erkrankte vor 2 Jahren mit Bluthusten, grosser Mattigkeit und Fieber; seitdem viel Husten, der noch dreimal reichlich Blut enthielt. Kurzathmigkeit und Beklemmung, zeitweise Fieber und Nachtschweisse. Eine Anschwellung der Füsse hat sich wieder verloren.

Objectiv: Dämpfung des rechten Oberlappens, vorn bis zur 4. Rippe, hinten bis zum 5. Brustwirbel. Die Auscultation ergiebt in beiden Oberschlüsselbeingruben bronchiales In- und Exspirium ohne Rasselgeräusche. Im Bereich der Dämpfung rechts unbestimmtes Athmen mit reichlichen, zum Theil etwas klangvollen Rasselgeräuschen. Tuberkelbacillen im Sputum.

28. 11. Beginn der Injectionen. Die 1. Reaction erfolgte auf 0.001, die Temp. stieg bis 39,1, Frost, Magenschmerzen, Brechneigung, die bis zum 2. Tage anhielt. An den der Injection folgenden Tagen trat mehr Husten und Auswurf auf, letzterem war Blut in geringen Mengen beigemischt; in der Folge wurde mit den Injectionen bis 0,01 gestiegen; diese wurden jeden 7. bis 8. Tag wiederholt. Nach der Injection folgte typische Reaction, Beklemmung und jedesmalige Betheiligung des Magens; in den folgenden Tagen wurde mehr Auswurf meist mit etwas Blut entleert, am 16. 12., 6 Tage nach der letzten Injection, auch ein Stück schwärzlichen mit Eiter durchsetzten Gewebes; die mikroskopische Untersuchung ergab in diesen neben Tuberkelbacillen reichliche Haufen von Coccen.

Am 20. 12. ergab die Untersuchung: Die Dämpfung des rechten Oberlappens geht nur noch bis zur 2. Rippe vorn, hinten bis zum spina scapulae. Rasselgeräusche ganz verschwunden. Allgemeinbefinden vorzüglich, Athmung freier, keine Beklemmungen, keine Nachtschweisse, kein Fieber. Zunahme des Körpergewichts.

Auf die Injection von 0,01 am 22. 12. reagirte die Patientin nur noch wenig, etwa 24 Stunden bestanden Magenbeschwerden. Seit dem 25. 12. Allgemeinbefinden gut, Gewichtszunahme um 10 Pfund.

Fall 24. Luise B., 45 J., Melsungen.

Patientin ist seit Sommer 89 an Husten und Auswurf erkrankt, einige Male war dieser bluthaltig. In letzter Zeit ist das Befinden schlechter, der Auswurf reichlicher, der Husten häufiger geworden. Nächtliche Schweisse.

Objectiv: Dämpfung des rechten Oberlappens bis zur 3. Rippe, im Bereich der Dämpfung kein Schallwechsel, auscultatorisch Bronchialathmen mit spärlichen trockenen Rasselgeräuschen. Tuberkelbacillen im Auswurf.

Beginn der Behandlung am 26. 11. mit einer Injection von 0,001 und langsam ansteigend bis 0,01. Von 0,002 an typische fieberhafte Reaction, meist mit Schüttelfrost, Beklemmungen, Magendruck, reichlichem Husten und Auswurf, zum Theil mit Blut gemischt. 4 bis 5 Tage nach den Injectionen nahmen die Reactionserscheinungen ab. Am 16. 12. traten nach der Inject. Schmerzen im Rücken auf. Der Befund ergab hier am inneren unteren Winkel des Schulterblattes leichte Dämpfung mit reichlichen, mittelgrossblasigen Rasselgeräuschen, gleichzeitig wurde im Bereich des gedämpften Oberlappens im 1. und 2. Intercostalraum rechts Wintrich'scher Schallwechsel mit amphorischem Athmen und spärlichen, etwas klingenden Rasselgeräuschen gefunden. In der Folge nahm Husten und Auswurf etwas ab, fieberhafte Temperaturen wurden mit Ausnahme der Injectionstage nicht constatirt, Nachtschweisse sind seit Beginn der Behandlung selten aufgetreten. Eine Injection von 0,01 am 22. 12. hatte nur geringe Reaction zur Folge, keine Athembeschwerden mehr, wenig Husten, Appetit sehr gut, Zunahme des Körpergewichtes.

Fall 26. Heinrich Sauer, 20 J., aus Lohne.

Hereditär nicht belastet. Im Anschluss an Influenza im Jan. 90 Husten, Auswurf, starke Nachtschweisse.

Die objectiven Erscheinungen, welche im Oct. 90 nur sehr gering waren, verschlimmerten sich zu folgendem Befund am 5. 12.: Linke Lunge stark gedämpft bis über die 3. Rippe hinaus. Athmungsgeräusch unbestimmt mit zahlreichen knatternden Rasselgeräuschen. Rechte Spitze intact. Im Sputum Tuberkelbacillen.

Patient erhielt vom 8. bis 22. 12. 6 Inject. von 0,001 bis 0,015. Dabei Reaction gering; höchste Temp. 38,8. Subjectives Wohlbefinden, Husten und Auswurf anfangs vermehrt, später geringer. An den injectionsfreien Tagen stieg die Temp. in maximo bis 38,0.

Stat. am 22. 12.: Die Dämpfung reicht links noch bis zur 3. Rippe, hellt sich aber im 2. Intercostalraum wesentlich auf. Athmungsgeräusch unbestimmt, zahlreiche kleinblasige Rasselgeräusche. Rechte Spitze frei.

Fall 29. Herr R., 31 J., Kassel; rec. 26. 11. 90.

Patient erkrankte 86 im Anschluss an Typhus an einem Lungenspitzenkatarrh; in der Folge trat zuerst Tuberkulose des linken Hodens auf, der exstirpirt wurde, weiterhin Tuberkulose des rechten Hodens. die mit einer Fistel jetzt noch besteht. Seit Überstehen der Influenza wesentliche Verschlimmerung, Husten und Auswurf, Kurzathmigkeit, hier und da Nachtschweisse und seit Juli d. J. Heiserkeit.

Objectiv: Rechte Lungenspitze gedämpft vorn bis zur 3. Rippe, hinten bis zum Dornfortsatz des 4. Brustwirbels. Im Bereich der Dämpfung Bronchialathmen mit wenigen Rasselgeräuschen. Tuberkelbacillen im Auswurf. Der Hodensack zeigt 2 eiternde Fisteln, von welchen die rechte bis zum Hoden geht; an letzterem ist eine Anschwellung nicht zu fühlen. Im Ausfluss der rechtsseitigen Fistel finden sich Tuberkelbacillen.

28. 11. Beginn mit Injectionen von 0,001 und Steigen bis 0,01. Die erste deutliche Reaction erfolgte bei 0,01 mit Frost, eingenommenem Kopf, Druck in der Magengegend, Temp. bis 39,9. Am folgenden Morgen ergiebt die Untersuchung mehr Husten, wenig Auswurf, dagegen reichlichen Ausfluss aus der Hodenfistel, und jetzt findet sich am unteren Ende des Hodens und in Verbindung mit der Fistel eine etwa haselnussgrosse Geschwulst, welche sich deutlich vom Hoden abgrenzen lässt. In der Folge traten nach jeder Injection die gleichen Allgemeinerscheinungen auf, insbesondere mit Störung der Verdauung; weiterhin befindet sich Patient aber leidlich gut, keine Kurzathmigkeit, keine Nachtschweisse, Appetit und Schlaf leidlich. Die neben dem Hoden befindliche Geschwulst trennt sich von diesem mehr und mehr und nähert sich dem Ausgang der Fistel; sie wird entschieden kleiner. Ausfluss reichlich.

Am 28. 12. ist eine Dämpfung der rechten Spitze nur in der Oberschlüsselbeingrube nachzuweisen, Inspir. verschärft, Exspir. leicht hauchend, keine Rasselgeräusche. Abnahme der Hodengeschwulst, wenig Secret, gutes Allgemeinbefinden.

Fall 30. Elise Völker, 29 J., Freudenthal, rec. 19. 12.

Vater starb an Kehlkopfschwindsucht, 2 Geschwister starben an Lungenleiden. Patientin erkrankte in Folge von Influenza an Husten mit theilweise blutigem Auswurf. Seit Beginn des Winters Befinden schlechter, reichlicher Auswurf, nächtliche Schweisse, grosse Schwäche.

Objectiv: Schall über der linken Clavicula leicht tympanitisch, hinten bis zur spina geringe Dämpfung. Im Übrigen zeigt der Lungenschall keine Abweichung. Ausdehnungsfähigkeit der Lungen gut. Im Bereich des linken Oberlappens vorn und hinten zahlreiche klein- und mittelgrossblasige Rasselgeräusche. Über den übrigen Lungenpartien verschärftes, pueriles Athmen. Patientin erhielt vom 20. bis 28. 12. 4 Injectionen von 0,001 bis 0,005. Dabei Temperatursteigerung bis 39,5 mit Frost, Husten und Auswurf vermehrt. Tuberkelbacillen im Sputum.

28. 12. Allgemeinbefinden leidlich, Rasselgeräusche im Bereich der Dämpfung sehr spärlich.

Fall 32. Heinrich Knauf, 26 J., Obergrenzbach.

Eltern gesund, 2 Schwestern an Phthisis gestorben. Patient erkrankte Herbst 89 mit Lungenblutung, viel Husten und Auswurf. Starke Abmagerung, leichte Halsbeschwerden, keine Nachtschweisse.

Objectiv: Thorax gut gebaut, Dämpfung rechts bis zur 3. Rippe mit tympanitischem Beiklang und Schallwechsel. Daselbst vorn und hinten bronchiales Exspirium und zahlreiche, knatternde Rasselgeräusche. Linke Spitze frei. Viele Tuberkelbacillen im Auswurf.

Laryngoskopischer Befund: Ulcus an der hinteren Larynxwand und mässige Schwellung. Diffuse Röthung des ganzen Larynx.

Patient erhielt vom 17 bis 28. 12. 5 Injectionen von 0,001 bis 0,0075; dabei mässige Temperatursteigerung einmal bis 39,3, Kopfschmerzen, Auswurf vermehrt mit ziemlich reichlichen Blutbeimengungen. Am 4. Tage traten stärkere Schmerzen im Halse auf.

27. 12. Allgemeinbefinden gut. Viel Husten und Auswurf. Dämpfung rechts noch bis zur 3. Rippe. Hinten ist eine Schalldifferenz nicht nachweisbar. Athmungsgeräusch unbestimmt mit leicht bronchialem Exspirium. Spärliche, hier und da klingende Rasselgeräusche. Schallwechsel nicht mehr sehr deutlich. Auf der linken Spitze spärliche Rasselgeräusche.

Fall 33. Postbeamter St., 20 J., Mansbach.

Eltern und Geschwister an Phthisis gestorben. Patient leidet seit der Influenza an Husten, Auswurf, Nachtschweissen; mehrmals Hämoptoë.

Objectiv: Kräftiger Bau des Thorax. Rechte Lungenspitze ober- und unterhalb der Clav. leicht gedämpft, ebenso hinten bis zur spina scp. Daselbst und auch über der linken Spitze verschärftes Exspirium mit spärlichen Rasselgeräuschen. Tuberkelbacillen im Sputum.

Patient erhielt vom 7. bis 22. 12. 5 Injectionen von 0,001 bis 0,005. Danach typische Reaction, Fieber bis 40,0 mit vorausgehendem Frost; Übelkeit, Schmerzen auf der Brust, viel trockener Husten, wenig Auswurf. Sonst war das Allgemeinbefinden gut, besonders an den injectionsfreien Tagen, an welchen keinerlei Temperatursteigerungen stattfanden. Appetit stets gut. Nach der 3. Injection fanden sich in dem spärlichen Sputum ungeheure Mengen von Tuberkelbacillen zu grossen Haufen zusammenliegend.

Status am 22. 12.: Dämpfung unverändert. Daselbst bronchiales Exspirium, im Inspirium zahlreiche, etwas klingende Rasselgeräusche. Auf der linke Spitze etwas unbestimmtes Athmen. Subjectiv wohl; vermehrter Auswurf.

Fall 35. Paul G., 26 J., Marburg, rec. 25. 11. 90.

Patient aus gesunder Familie stammend, erkrankte im Jahre 1886 an Pleuritis, seitdem Husten, Auswurf, einmal kleine Lungenblutung, in letzter Zeit Nachtschweisse und Abnahme des Körpergewichtes.

Objectiv: Der rechte Oberlappen zeigt eine Dämpfung, welche vorn bis zur 2. Rippe, hinten bis zur spina scap. geht. Daselbst bronchiales In- und Exspirium mit spärlichen Rasselgeräuschen.

Linke Lungenspitze frei. Im Auswurf reichlich Tuberkelbacillen.

Patient erhielt vom 27. 11. bis 23. 12. 9 Injectionen von 0,001 bis 0,0075. Im Anschluss daran typische Reaction mit Fieber bis 40,0, Frost, Übelbefinden, Mattigkeit, mehr Husten und Auswurf. Die Temperaturerhöhungen, welche anfangs in geringem Grade, auch an injectionsfreien Tagen bestanden, entwickelten sich in der Folge zu andauernd intermittirendem Fieber mit Abendtemperaturen bis 39,5°. Nachtschweisse bestehen fort.

Status am 23. 12. Rechts Dämpfung dieselbe. Auf der linken Spitze ebenfalls kein voller Lungenschall, daselbst hauchendes Exspirium mit vereinzelten, klingenden Rasselgeräuschen. Rechts Athmungsgeräusch wie anfangs, jedoch ohne Rasselgeräusche.

Fall 36. Johann Jacob, 38 J., Marburg.

Hereditär nicht belastet. Brustkrank, angeblich in Folge von Bleivergiftung, die vor 4 Jahren bestand, seitdem Husten, Auswurf, Nachtschweisse. Objectiv: Rechte Spitze gedämpft bis zur 3. Rippe, hinten bis zur spina sc., daselbst Bronchialathmen und reichliche Rasselgeräusche, Tuberkelbacillen im Sputum. Patient erhielt vom 25. 11. bis 20. 12. 11 Injectionen von 0,001 bis 0,01. Die Temperatur stieg bei schwächeren Dosen nur bis 38,6, erreichte dann bei wiederholter Injection von 0,01 einmal 39,4°, dabei subjectiv wenig Erscheinungen, leichte Rückenschmerzen, vermehrter Auswurf, Gefühl von Mattigkeit. Nachtschweisse haben nachgelassen.

Am 27. 12. Dämpfung rechts nur bis zur 2. Rippe deutlich. Bronchialathmen mit spärlichen, mittelgrossblasigen Rasselgeräuschen. Ueber der linken Spitze bis zur 3. Rippe unbestimmtes Athmen, ebenfalls mit feuchten Rasselgeräuschen.

Fall 37. Heinrich Otto, 31 J. alt, Treysa.

Vater an Phthisis gestorben. Patient leidet seit 1½ Jahren an Husten, Auswurf, oft Athemnoth, keine Nachtschweisse. Objectiv: Paralytischer Thorax. Rechts oben Dämpfung, vorn bis zur 2. Rippe, hinten bis zum 4. Brustwirbel. Unter der Clav. deutlicher Schallwechsel. Athmungsgeräusch bronchial, zahlreiche, mittelgrossblasige, theils klingende Rasselgeräusche, Tuberkelbacillen im Sputum. Patient erhielt vom 4. bis 24. 12. 7 Injectionen von 0,001 bis 0,01. Typische Reaction mit Fieber bis 39,4, welches zuweilen am folgenden Tage noch einen geringeren Nachschub hatte. Dabei mässige Störung des Allgemeinbefindens, Frösteln, Kopfschmerzen. Der Auswurf mehrte sich beträchtlich, einmal trat starker Durchfall ein und nach der letzten Injection Kurzathmigkeit. Zur Zeit besteht Wohlbefinden, Husten und Auswurf sind gering, Appetit gut.

3. Erkrankung beider Lungenspitzen.

Fall 39. Conrad Musch, 27 J., Marburg.

Hereditär nicht belastet. Im Jahre 1888 Pneumonia cruposa. Patient leidet seit Juli 1890 an Husten, Auswurf, Heiserkeit. Objectiv: Linke Spitze leicht gedämpft. Ueber und unter der Clav. knatternde Rasselgeräusche. An der rechten Spitze verlängertes unbestimmtes Exspirium; links unten pleuritisches Reiben. Laryngoskopischer Befund: Linkes Stimmband geröthet und geschwellt. Tuberkelbacillen im Sputum. Patient erhielt vom 24. 11. bis 17. 12. 11 Injectionen von 0,001 bis 0,015. Dabei hob sich die Temperatur erst bei der letzten Injection über 38,5 (bis 39,0). Trotzdem subjective Beschwerden: starker Frost, Hitze, Kreuz- und Leibschmerzen, Brustbeklemmung, Schmerzen im Hals und Luftmangel. Viel Auswurf und Husten. An den injectionsfreien Tagen lassen die Erscheinungen nach. Zur Zeit Wohlbefinden, Appetit gut, Mattigkeit. Befund am 27. 12. Linke Spitze nicht gedämpft, eher tympanitisch, vereinzelte knatternde Rasselgeräusche.

Fall 40. Joseph Riehl, 34 J., Erfurtshausen.

Bruder an Phthisis gestorben, seit Juli 1889 krank, leidet an Husten, Auswurf, zuweilen an Heiserkeit. Objectiv: Thorax gut gebaut. Beide Spitzen gedämpft. Exspirium beiderseits verlängert, rechts knatternde Rasselgeräusche. Viele Tuberkelbacillen im Sputum.

Patient erhielt vom 29. 11. bis 18. 12. 7 Injectionen von 0,001 bis 0,02. Die typische Reaction blieb aus. Die Temperatur stieg nur bei der letzten Injection über 38,0 (bis 38,5), dabei der Husten vermehrt, leichte Kopfschmerzen. Das subjective Befinden war im Übrigen während der Behandlung gut, abgesehen von leichten Brustschmerzen und Stechen in der linken Seite, für welch' letzteres keine objectiven Symptome gefunden wurden.

27. 12. Abnahme des Hustens und Auswurfs. Rechte Spitze leicht gedämpft, unbestimmtes Athmen, keine Rasselgeräusche. An der linken Spitze keine Dämpfung über der Clav., bronchiales In- und Exspirium, keine Rasselgeräusche, unter der Clav. Athmungsgeräusch verschärft.

Fall 41. Wilhelm Ruhland, 24 J., Obergrenzbach.

Hereditär nicht belastet. Im August Stechen in der linken Seite, Frost, Hitze. Objectiv: Verlängertes Exspirium an der linke Spitze. Viele Tuberkelbacillen im Sputum.

Status am 13. 12. Rechte Spitze leicht gedämpft. Athmungsgeräusch hier vesiculär. Auf der linken Spitze spärliche Rasselgeräusche. Viele Tuberkelbacillen im Sputum.

Patient erhielt vom 13. bis 22. 12. 6 Injectionen von 0,001 bis 0,0075. Typische Reaction.- Fieber bis 40,1, welches am Tage nach der Injection meist noch einen geringeren Nachschub hatte (39,2). Bei den höheren Dosen Frostanfälle, sonst geringe Beschwerden. Husten und Auswurf, anfangs vermehrt, liessen nach.

Status am 22. 12. Percutorisch derselbe Befund. Über der rechten Spitze unbestimmtes Athmungsgeräusch, über der linken spärliche Rasselgeräusche.

Status am 27. 12. Patient hat keinen Husten, weniger Auswurf, Schall über der rechten Spitze nicht gedämpft, dagegen eine Spur tympanitisch, Athmungsgeräusch unbestimmt, ohne deutliche Rasselgeräusche. Links Rasselgeräusche ebenfalls nicht nachweisbar.

Fall 42. Wilhelm Windolph, 26 J., Wilsbach.

Mutter brustleidend. Patient leidet seit ½ Jahr an Husten, Auswurf, zuweilen Hämoptoë, keine Nachtschweisse.

Status. Kräftiger Körperbau. Rechts oben Dämpfung, vorn bis zur zweiten Rippe, hinten bis zur spina sc. Daselbst verschärftes Inspirium, fast bronchiales Exspirium, knatternde Rasselgeräusche. Links oben verschärftes Exspirium, einzelne Rasselgeräusche. Tuberkelbacillen im Sputum.

Patient erhielt vom 13. 12. bis 27. 12. 6 Injectionen von 0,001 bis 0,01. Dabei typische Reaction mit Fieber bis zu 39,6, Frost, Kopf- und Leibschmerzen, etwas Druck auf der Brust. An den injectionsfreien Tagen stieg die Temperatur einmal auf 38,8, blieb sonst normal. Patient fühlte sich am Schluss etwas angegriffen, sonst wohl. Husten und Auswurf waren nicht vermehrt, jedoch in letzter Zeit mit etwas Blut gemischt.

Am 27. 12. Vorn bezüglich der Dämpfung derselbe Befund; hinten zwischen beiden Seiten ein Unterschied nicht mehr nachweisbar. Inspirium über der rechten Spitze unbestimmt, Exspirium verlängert; Rasselgeräusche kaum nachweisbar.

Fall 43. Frau Elise Althaus, 33 J., Marburg.

Eltern und Geschwister an Phthisis gestorben. Krank seit einigen. Monaten, leidet an Husten und Schmerzen auf der Brust. Habitus phthisicus.

Objectiv. Rechte Spitze zeigt vorn leichte Dämpfung bis zur zweiten Rippe, hinten bis zur spina sc. Verschärftes, fast bronchiales Exspirium und spärliche Rasselgeräusche. Die linke Spitze zeigt leicht katarrhalische Erscheinungen. Tuberkelbacillen bei wiederholter Untersuchung nicht aufgefunden.

Patient erhielt vom 11. 12. bis 24. 12. 6 Injectionen von 0,001 bis 0,01. Typische Reaction mit Fieber bis zu 41,0 (schon bei 0,001). Dabei Husten und Auswurf vermehrt, Allgemeinbefinden jedoch gut. An den Tagen, an welchen nicht injicirt wurde, keine Fiebersteigerung.

Befund am 23. 12. Die Dämpfung rechts besteht fort, desgleichen ist das Exspirium hier noch fast bronchial. Rasselgeräusche sind weder rechts noch links zu hören, in den unteren Partien beiderseits Rhonchi.

Fall 44. Anna Maria Hans, 22 J., aus Trier.

Grossvater an Phthisis gestorben, sonst keine hereditäre Belastung. Patientin leidet seit 2 Jahren an geringem Husten mit etwas Auswurf.

Befund: Kräftiger Körperbau. Dämpfung in der linken Supraclaviculargrube, Verkürzung der Spitze. Bei der Auscultation verschärftes Inspirium, verlängertes Exspirium mit deutlichen knatternden Rasselgeräuschen. An der rechten Spitze unbestimmtes Athmen mit Andeutung von knatternden Rasselgeräuschen. Im Sputum wurden trotz täglicher Untersuchung keine Tuberkelbacillen nachgewiesen.

Beginn der Injectionen am 13, 12. Patientin erhielt bis zum 27. 12. 5 Injectionen von 0,001 bis 0,01. Typische Reaction erst auf 0,01; höchste Temperatur 40,1, Puls 132; Schüttelfrost, Kopf- und Leibschmerzen, Mattigkeit. Das Fieber erreichte am Tage nach der letzten Injection noch 39,2.

Befund am 27. 12. Linke Spitze nicht mehr deutlich gedämpft, aber verkürzt; etwas weniger Rasselgeräusche. An der rechten Spitze nichts nachweisbar. Allgemeinbefinden gut.

Fall 45. Herrmann W., 26 J., Niederasphe.

Eltern gesund, Schwester an Phthisis gestorben. Patient leidet seit Ende Juli 90 an Husten, Auswurf, Schmerzen in der Brust und Fieber (im Anschluss an einen Typhus).

Befund: Patient von mässig kräftigem Körperbau und Ernährungszustand. Linke Spitze vorn bis zur zweiten Rippe, hinten bis zur spina sc. leicht gedämpft. Daselbst fast bronchiales Exspirium, ziemlich zahlreiche feuchte Rasselgeräusche. Über der rechten Spitze ist das Exspirium etwas verschärft; daselbst einzelne Ronchi. Sonst über der rechten Lunge normaler Befund. Im Sputum Tuberkelbacillen.

Patient erhielt vom 5. bis 26. 12. 4 Injectionen von 0,001 bis 0,005. Danach Fiebersteigerung bis 39,8, welche auch an den injectionsfreien Tagen in geringerer Weise anhielt (bis 39,0). Die ersten Injectionen wurden ohne Störung des Allgemeinbefindens ertragen; nach der vorletzten Injection trat heftiges Unwohlsein mit Schmerzen auf der Brust und Herzklopfen ein. 140 Pulsschläge. Dabei viel Husten, aber wenig Auswurf. Wegen Auftretens grosser Mattigkeit wurden die Injectionen vom 16. bis 26. ausgesetzt.

Befund am 27. 12. Dämpfung auf der linken Spitze besteht in geringer Weise fort. Athmungsgeräusch unbestimmt mit ganz spärlichen Rasselgeräuschen. Wohlbefinden, kein Husten, kein Fieber, Pulsbeschleunigung hat nachgelassen, die Herzbeschwerden sind geschwunden.

Fall 46. Lehrer Bickelbach, 37 J., Marburg.

Vater und ein Bruder an Phthisis gestorben. Patient leidet seit 5 Jahren unter mehrfachen Fieberanfällen an Husten und Auswurf, zeitweise auch an Hämoptoë. Nachtschweisse, seit 1 Jahre auch Kehlkopfbeschwerden.

Objectiv: Paralytischer Thorax. Dämpfung auf beiden Spitzen, besonders links. Über beiden Spitzen bronchiales Athmen. Laryngoskopischer Befund von Professor Barth: Hochgradiges Ödem beider Arygegenden. Die beiden Aryknorpel stehen auch bei der Inspiration fest aneinander gelagert, so dass von der hinteren Larynxwand nichts zu sehen ist. — Viele Tuberkelbacillen im Sputum.

Patient erhielt vom 22. 11. bis 20. 12. 8 Injectionen von 0,001 bis 0,01. Dabei höchste Temperatur 38,9. Subjectiv keine Beschwerden. Im weiteren Verlaufe stellte sich grosse Mattigkeit ein, hin und wieder Schmerzen auf der Brust. Die Schwellung im Kehlkopf nahm etwas zu, jedoch ohne

Athembeschwerden zu verursachen. Vom 8. 12. an wurden in Anbetracht der Schwäche und auf Wunsch des Patienten die Injectionen einstweilen eingestellt.

Am 21. 12. war keine wesentliche Veränderung im objectiven Befunde eingetreten.

Fall 47. Julius Fenner, 15 J., Ziegenhain, rec. 6. 12. 90.

Patient aus tuberkulöser Familie stammend, erkrankte im März 1890 mit Husten und Heiserkeit. Trotz verschiedener Kuren nahm der Husten zu, und stellte sich im August mehrfach reichlicher Bluthusten ein, der sich auch im September wiederholte. Seitdem haben die Kräfte des Patienten sehr abgenommen. Abendliches Fieber ist täglich vorhanden, häufig Nachtschweisse. Patient hustet fast beständig. Tuberkelbacillen im Sputum.

Objectiv: Beide Oberschlüsselbeingruben zeigen leichte Dämpfung mit verschärftem Inspirium und leicht bronchialem Exspirium. Links erstreckt sich die Dämpfung fast bis zur zweiten Rippe.

Patient erhielt am 10. und 17. 12. eine Injection zuletzt von 0,005. Am Tage der Injection trat intensive fieberhafte Reaction mit Schüttelfrost auf. Der Husten wurde zunächst etwas vermehrt. Auswurf trat nur in geringer Menge auf. Nach der 2. Injection verminderte sich der Husten, der Appetit wurde besser, dagegen blieb das abendliche Fieber (38,2 bis 38,9) bestehen. Am 20. trat plötzlich Bluthusten auf, der sich am 21. nochmals wiederholte; im Ganzen wurde etwa ½ l Blut entleert. Dasselbe enthielt nur sehr wenig schleimig-eitriges Sputum beigemengt.

Fall 48. Conrad Lielich, 40 J., Oberappenfeld.

Vater und Bruder an Phthisis gestorben. Seit 1½ Jahren zeitweise Hämoptoë, seit November 90 mehr Husten. Vor 20 Jahren Rippenfellentzündung.

Objectiv: Habit. phthisicus. Rechts Dämpfung bis zur zweiten Rippe, hinten bis zur Spina scap. Auf der linken Spitze tympanitischer Schall mit Schallwechsel, sonst keine Dämpfung. Auf beiden Spitzen bronchiales Athmen, rechts bis zur dritten Rippe; links unterhalb der Clav. verschärftes In- und Exspirium. Über den ergriffenen Partien trockene Rasselgeräusche. Spärliche Tuberkelbacillen im Sputum.

Patient erhielt vom 16. bis 22. 12. 5 Injectionen von 0,001 bis 0,0075. Höchste Temperatur 39,3. Nach der letzten Injection Frost und Übelbefinden. An den injectionsfreien Tagen keine Fiebersteigerung.

23. 12. Subjectiv wohl. Dämpfung rechts nicht verändert. Links besteht jetzt Dämpfung bis zur dritten Rippe. Hier auch unterhalb der Clav. deutlicher Schallwechsel. Auscultation ergiebt auf der rechten Spitze noch bronchiales Exspirium, sonst ist dies beiderseits nur verschärft. Rechts mehr Rasselgeräusche als links. In den unteren Partien beiderseits spärliche Rhonchi.

Fall 49. Carl Mengel, 20 J., Erfurtshausen.

In der Familie angeblich kein Lungenleiden. Patient leidet seit etwa 3 Jahren an Husten und Auswurf.

Objectiv: Dämpfung beider Spitzen, besonders rechts; hinten rechts bis zum fünften Brustwirbel. Hier bronchiales Athmen und knatternde Rasselgeräusche. Links verschärftes Exspirium, einzelne Rhonchi. Tuberkelbacillen im Sputum.

Patient erhielt vom 29. 11. bis 19. 12. 7 Injectionen von 0,001 bis 0,02. Das Fieber, welches bei den ersten, schwachen Dosen ausblieb, erreichte später 40.2. Dabei subjectives Übelbefinden, Schüttelfrost, Kopfschmerzen, Brechreiz, Delirien, Auswurf vermehrt, Mattigkeit.

Im Verlauf der Behandlung stellte sich Heiserkeit ein. Laryngoskopischer Befund von Professor Barth: Ödem der beiden Arypartien, besonders rechts. Zwischen beiden eine kleine Granulationsgeschwulst.

Am 20. 12. Heiserkeit geringer. Am 27. 12. Rechts Dämpfung bis zur zweiten Rippe, unter dem Schlüsselbein mit tympanitischem Beiklang und Schallwechsel. Inspirium unbestimmt, Exspirium bronchial; keine Rasselgeräusche. Über der linken Spitze verschärftes In- und Exspirium, ebenfalls ohne Rasselgeräusche. Grosse Müdigkeit.

Fall 50. Tischler Metzler, 20 J., Marburg.

Hereditär nicht belastet. Krank seit 3½ Jahren mit zeitweiligen Fieberanfällen, Husten und viel Auswurf. Aufenthalt in Falkenstein brachte vorübergehende geringe Besserung.

Objectiv: Habit. phthisicus. Rechts Dämpfung bis zur zweiten Rippe, hinten bis zur Spina sc. Bronchiales Exspiruim mit vereinzelten, kleinblasigen Rasselgeräuschen. Links unbestimmtes Athmen bis zum vierten Intercostalraum; vereinzelte Rasselgeräusche. Viele Tuberkelbacillen im Auswurf.

Vom 2. bis 20. 12. erhielt Patient 9 Injectionen von 0,001 bis 0,015. Dabei hob sich die Temperatur bis 38,9, sujective Beschwerden sehr gering, Husten vermehrt. Auswurf klumpiger Massen mit etwas Blut. Leichte Rückenschmerzen; zur Zeit Mattigkeit.

Am 27. 12. In den letzten Tagen Wohlbefinden, Husten und Auswurf geringer. Rechts Dämpfung nur oberhalb der Clav. nachweisbar. Unbestimmtes Inspirium. Bronchiales Exspirium. Mässig reichliche, kleinblasige Rasselgeräusche zum Theil mit etwas Giemen. An der linken Spitze bis zur dritten Rippe ebenfalls reichliche Rasselgeräusche bei vesiculärem Athmen.

Fall 51. Johann Hausen, 40 J.

Hereditär nicht nachweisbar belastet.

Patient leidet seit etwa 1 Jahre an leichtem Husten und Heiserkeit.

Objectiv: Dämpfung über beiden Spitzen, besonders rechts; hier Bronchialathmen, links knatternde Rasselgeräusche. Tuberkelbacillen im Sputum.

Laryngoskopischer Befund von Professor Barth: Ödem des Laynxeinganges, besonders der Epiglottis. Ulceration der Stimmbänder.

Patient erhielt vom 16. bis 19. 12. 8 Injectionen in steigender Dosis von 0,001 bis 0,015. Im Anschluss daran stets Fieber meist geringen Grades, zweimal jedoch über 39,0 (bis 39,7). Dabei stets subjectives Wohlbefinden.

Im Kehlkopf war anfänglich das Gefühl des Wundseins stärker, verminderte sich jedoch bei objectiv festgestellter Abschwellung der Larynxschleimhaut vom 12. an. Hin und wieder leichte Brustschmerzen, etwas mehr Auswurf, der am 3. Tage einmal mit etwas Blut gemengt war. Heiserkeit besteht fort.

Fall 52. Frau Nonnewitz, geb. Gies, 27 J., Marburg.

Vater und 1 Schwester an Phthisis gestorben. Vor 3 Jahren Pleuritis, seit der Zeit Husten und Auswurf, in letzter Zeit Nachtschweisse.

Status. Schmächtiger Körperbau. Hectische Röthe. Linke Spitze gedämpft, vorn bis zur 2. Rippe, hinten bis zur spina scp. Daselbst Bronchialathmen mit einzelnen Rasselgeräuschen. Rechts oben verschärftes In- und Exspirium. Beim Exspirium einzelne etwas klingende kleinblasige Rasselgeräusche. Tuberkelbacillen im Sputum.

Patientin erhielt vom 16. bis 24. 12. 3 Injectionen von 0,001 bis 0,005. Im Anschluss daran nur leichte Temperatursteigerung bis 38,5 ohne subjective Beschwerden.

Husten und Auswurf wurden geringer.

4. Erkrankung mehrerer Lungenlappen.

Fall 54. Heinrich Barthmann, 29 J., Marburg.
Hereditär nicht belastet. Patient leidet seit October 1888 an Husten und Auswurf; mehrfach trat Lungenblutung ein, zeitweise abendliches Fieber und Nachtschweisse.

Objectiv. Rechte Spitze gedämpft vorn bis zur 2. Rippe, hinten bis zur spina scp. Unterhalb der Clav. tympanitischer Schall mit Schallwechsel. Vorn unten ebenfalls leichte Dämpfung bis zur Leber. Auf der rechten Spitze Bronchialathmen, unterhalb der Clav. mit amphorischem Beiklang. Spärliche, zuweilen klingende Rasselgeräusche. In den übrigen Partien der rechten Lunge verschärftes Athmen, ebenfalls mit spärlichem Rasseln. Kein pleuritisches Reiben. Die linke Lunge zeigt keine Dämpfung, meist normales Athmungsgeräusch, im 1. und 2. Interkostalraume hat das Exspirium bronchialen Beiklang. Tuberkelbacillen im Sputum.

Patient erhielt vom 21. 11 bis 23. 12. 15 Injectionen von 0,001 bis 0,006. Nach jeder Injection typische Reaction mit Fieber bis 40,2, welches häufig noch an Tagen, an welchen ausgesetzt wurde, geringe Nachschübe folgen liess (bis 38,9). Dabei Allgemeinbefinden gestört, Frost, Erbrechen, vom 2. bis 4. Tage intensive Leibschmerzen, Schmerzen auf der Brust, Husten und Auswurf vermehrt, im Übrigen subjectives Wohlbefinden.

Am 10. 12. wurde an den gedämpften unteren Partien auf der rechten Seite starkes pleuritisches Reiben konstatirt. Starke Schmerzen in der betroffenen Partie. Im Laufe einiger Tage schwand die Pleuritis sicca und die früher gedämpfte Lungenpartie hellte sich auf. Der Husten, der früher ständig vorhanden war, hörte fast völlig auf. Der Auswurf war sehr gering. Abendliches Fieber war an den injectionsfreien Tagen selten vorhanden. Nachtschweisse fehlten völlig. Die Rasselgeräusche auf der Brust waren fast verschwunden. Allgemeinbefinden gut. Das Körpergewicht, welches Anfangs abnahm, ist jetzt wieder im Zunehmen.

Am 27. 12. Stat. idem. Keine Rasselgeräusche.

Fall 55. Lehrer Weber, 24 J., Abterode.
Beginn des Leidens im Anschluss an Influenza im Frühjahr d. J. mit Husten, Auswurf, Mattigkeit und nächtlichen Schweissen.

Objectiv: Erkrankung des rechten Ober-, Mittel- und Unterlappens. Auf der linken Seite keine nachweisbaren Veränderungen. Tuberkelbacillen im Sputum.

Patient erhielt vom 28. 11. bis 24. 12. 11 Injectionen von 0,001 bis 0,015. Die Temperatursteigerung, welche Anfangs gering blieb, erreichte nach 0,004 39,0 und hob sich in der Folge bis zu 39,7. Dabei war das subjective Befinden ein gutes, nur zweimal wurde über Frost und Kopfschmerz geklagt. An den injectionsfreien Tagen trat gegen Abend stets leichtes Fieber ein, in der letzten Zeit mit Steigerung bis zu 39,1. Husten und Auswurf waren vermehrt, dazu Mattigkeit.

Befund am 23. 12. Dämpfung rechts bis zur 2. Rippe, auf der linken Spitze etwas tympanit. Schall. Rechts leicht bronchiales Exspirium mit wenig knatternden Rasselgeräuschen. Ausserdem findet sich leichte Dämpfung, welche sich von der hinteren Axillarlinie bis zur Scapularlinie erstreckt, in deren Bereich man grossblasige, doch nicht klingende Rasselgeräusche hört.

Fall 56. Mathilde Wassmuth, 25 J., Obergeis.
Zwei Geschwister leiden an Lungenkatarrh.
Beginn des Leidens vor 1½ Jahren mit Blutauswurf. Im Verlauf eines Wochenbetts Husten und Auswurf sehr vermehrt. Auftreten von Nachtschweissen.

Objectiv: Dämpfung rechts bis zur 4. Rippe, hinten bis zum 7. Brustwirbel. Oberhalb der Clav. tympanit. Beiklang. In den oberen Partien

Bronchialathmen, in den unteren unbestimmtes Inspir., bronchiales Exspir.;
linke Lunge normal   Viele Tuberkelbacillen.
Patientin erhielt vom 13. bis 22. 12. 5 Injectionen von 0,001 bis 0,004. Dabei
typ. Reaction mit Fieber bis zu 39,2, Frost, stark vermehrtem Husten und
Auswurf (klumpige Massen). An den injectionsfreien Tagen stieg die Tem-
peratur mehrmals noch bis 38,6, um dann zur Norm zurückzukehren.
Befund am 22. 12. Subjectives Wohlbefinden, etwas Mattigkeit. Die
Dämpfung rechts hat an Ausdehnung und Intensität abgenommen.
Daselbst verschärftes Exspirium, ganz spärliche Rasselgeräusche. Keine
Cavernensymptome. Auf der linken Spitze ober- und unterhalb der Clavi-
cularis verschärftes Inspirium, bronchiales Exspirium. Keine Rasselgeräusche.

Fall 57. Matthäus Maistedt, 49 J., Marburg.
Mutter an Phthisis gestorben, eine Schwester brustleidend.
Status am 24. 11. Patient leidet seit etwa 1 Jahr an Husten und Aus-
wurf. Dämpfung fast auf der ganzen rechten Lunge. Daselbst verschärftes
Inspirium, bronchiales Exspirium. Rechts hinten unten scharf bronchiales
Athmen, zahlreiche klingende Rasselgeräusche. Tuberkelbacillen trotz wieder-
holter Untersuchung nicht gefunden.
Patient erhielt vom 24. 11. bis 4. 12. 5 Injectionen von 0,001 bis 0,005.
Die Temperatur stieg bis 39,4, Frost, Hitze, Kopfweh, mehr Auswurf und
Mattigkeit. Wegen körperlicher Schwäche wurden die Injectionen einstweilen
ausgesetzt.
28. 12. Die Dämpfung besteht in gleicher Weise fort. Rechts vorn ist
das Inspirium vesiculär, das Exspirium verschärft und verlängert; ebenso
rechts hinten oben. Rechts unten Brochialathmen. Ueber der ganzen rechten
Seite nur Spuren von Rasseln. Auf der linken Seite verschärftes Athmungsgeräusch; einzelne Rhonchi.

Fall 58. Luise Rohrmann, 42 J., Marburg.
Krank seit anfangs 90, klagt über Husten, Auswurf und Nachtschweisse.
Status vom 19. 6. Dämpfung der rechten Spitze, bronchiales Athmen
und knatternde Rasselgeräusche daselbst. Rechts hinten unten eine 2 Finger
breite Dämpfung mit pleuritischem Reiben. Tuberkelbacillen im Sputum.
Status vom 29. 11. Rechte Spitze bis zur 2. Rippe gedämpft, hinten
bis zum 5. Brustwirbel. Kein Schallwechsel, daselbst unbestimmtes Inspirium, bronchiales Exspirium. Ziemlich reichliche Rasselgeräusche. Linke
Spitze bis auf einige Rhonchi frei. Von der Pleuritis nichts mehr nachweisbar.
Patientin erhielt vom 29. 11. bis zum 24. 12. 13 Injectionen von 0,001
bis 0,007. Dabei trat typische Reaction ein, schon bei den kleinsten Dosen;
das Fieber stieg bis 39,6 5 Stunden nach der Injection, um dann schnell abzufallen. Dabei bestand selten etwas Frösteln, viel Husten und sehr reichlicher Auswurf; sonst war das Allgemeinbefinden ein sehr zufriedenstellendes.
Appetit war gut. Patientin fühlte sich so wohl, wie seit Monaten nicht
mehr. Die Nachtschweisse hörten auf. Anfangs traten an den injectionsfreien Tagen keinerlei Temperatursteigerungen ein, in der Folge aber täglich
um dieselbe Zeit, in welcher nach den Injectionen die höchste Temperatur
beobachtet wurde, und zwar bis zu 39,5. Morgens und Abends waren kaum
Temperatursteigerungen vorhanden, sondern nur stets des Nachmittags gegen
2 Uhr, daher fühlt sich Patientin zur Zeit etwas angegriffen, sie hustet sehr
viel aus, hat aber guten Appetit.
Am 15. 12. wurde deutlicher Schallwechsel über der Dämpfung wahrgenommen. Daselbst Brochialathmen mit klingenden zahlreichen Rasselgeräuschen.
Status am 24. 12. Dämpfung, Schallwechsel und Bronchialathmen bestehen fort. Rasselgeräusche sind zur Zeit nicht nachweisbar. Wohlbefinden.
Patientin hat trotz des Fiebers an Körpergewicht zugenommen. Das

hectische Fieber hat in den letzten Tagen nachgelassen, ebenso die Nachtschweisse.

Fall 59. Frau Gökler, 37 J., Marburg.

Hereditär belastet, seit mehreren Jahren wegen Phthisis in poliklinischer Behandlung.

Bei Beginn der jetzigen Behandlung bestand Infiltration des rechten Oberlappens mit Dämpfung bis zur 3. Rippe; daselbst Schallwechsel. Auscultatorisch stark bronchiales Athmen, über der Clav. mit amphorischem Beiklang, vereinzelte klingende Rasselgeräusche. Linke Spitze leicht gedämpft, verschärftes Inspirium, bronchiales Exspirium mit einzelnen knatternden Rasselgeräuschen. Hinten beiderseits einzelne Rhonchi. Paralytischer Thorax. Patientin erhielt eine Injection von 0,001. Im Anschluss Fieber bis 40,0 und so heftiges Uebelbefinden, dass Patientin zur Fortsetzung der Kur nicht zu bewegen war.

Fall 60. Pius Müller, 4 J., Marburg.

Eltern gesund. 2 Geschwister an Phthisis gestorben. Krank seit 1 Jahr. Anfangs Pleuritis mit serösem Exsudat. Seitdem unvollständige Genesung, Nachtschweisse, Husten, Auswurf gering.

Befund am 3. 11. Absolute Dämpfung im Bezirk des ganzen linken Oberlappens. Bronchiales Exspirium fast in gleicher Ausdehnung. In der rechten unteren Partie Pfeifen und Schnurren. Tuberkelbacillen trotz oftmaliger Untersuchung nicht gefunden.

Injectionen: am 28. 11. 0,0005, am 30. 11. 0,001, am 3. 12. 0,001, am 11. 12. 0,003. Jedesmal typ. Reaction. Fieber bis 40,1. Auswurf stark vermehrt. Schon nach der 1. Injection massenhafte Tuberkelbacillen im Sputum. Mehrfach Erbrechen fetziger Massen, welche aus der Lunge stammen. Auftreten eines knötchenförmigen Erythems nach jeder Injection. Schmerzhaftigkeit des linken Handgelenks bei mässiger Schwellung, die bald wieder schwand.

Befund am 20. 12. Allgemeine Schwäche und Appetitlosigkeit, Nachtschweisse haben gänzlich aufgehört, Auswurf und Husten gering, Temperatur Abends 7 Uhr 37,9, Dämpfung links oben reicht nur bis zur 2. Rippe und ist nicht mehr so intensiv. Nirgends bronchiales Exspirium. Auf beiden Lungen allenthalben zahlreiche Rasselgeräusche, besonders links oben. Die Injectionen wurden bis auf Weiteres wegen Besorgniss erregender Schwäche ausgesetzt.

Aus der chirurgischen Klinik.

Bericht des Direktors, Geheimen Medicinalrath Professor Dr. Küster.

(Vom 28. December 1890.)

In der chirurgischen Klinik begannen die Einspritzungen mit der Koch'schen Flüssigkeit am 20. November, und wurden bis zum 24. December im Ganzen 39 Patienten mit 177 Einspritzungen behandelt. Nur ein kleiner Teil dieser Einspritzungen wurde mittels der von Koch angegebenen Spritze vollzogen; der bei weitem grössere Teil erfolgte mittels einer gewöhnlichen, vollkommen neuen und nur zu diesem Zwecke dienenden Pravaz'schen Spritze, welche natürlich vor und nach dem Gebrauch sorgfältig mit Alkohol gereinigt wurde. Ein Nachteil davon ist in keinem einzigen Falle bemerkt worden.

Die behandelten Personen verteilen sich auf nachfolgende 5 Gruppen:

I. Lupus	5	Fälle mit	17	Inject.,
II. Einfache Knochen- und Gelenktuberkulose	22	-	-	110	-
III. Multiple Knochen- und Gelenktuberkulose	7	-	-	35	-
IV. Primäre Bauchfelltuberkulose	2	-	-	11	-
V. Diagnostische Injectionen	3	-	-	4	-

39 Fälle mit 177 Inject.

I. Lupus (5 Fälle mit 17 Injectionen).

Vier der behandelten Lupusfälle gehören dem bisher ausschliesslich als tuberkulös betrachteten Lupus vulgaris an. Bei allen wurde mit der von Koch empfohlenen Dosis von 0,01 g des Specificum begonnen. Die Reaction, welche ziemlich regelmässig etwa 8 Stunden nach der Injection eintrat, war in jedem Falle sehr stark, sowohl örtlich wie allgemein. Die Temperaturen schwankten zwischen 38,7 und 40,5° C., das Fieber setzte stets mit einem Schüttelfroste ein und war von sehr

schlechtem Allgemeinbefinden begleitet: Kopfschmerzen bis zur Somnolenz, Erbrechen, Prostration der Kräfte, zuweilen Atemnot und
selbst leichte Cyanose bildeten die Begleiterscheinungen. Zugleich
traten an den Lupusknötchen brennende Schmerzen auf, die umgebende Haut rötete sich und schwoll an, die kranken Hautstellen
begannen stärker und immer stärker zu secerniren. Mit dem Nachlass
aller Erscheinungen, welcher gewöhnlich ca. 24 Stunden nach der
Injection bemerkbar wurde, hörte auch diese Secretion auf, die aus-
sickernde Flüssigkeit trocknete zu einer dicken Borke ein, welche
nun Tage lang der Haut anhaftete. Fiel sie endlich ab, so war in
manchen Fällen eine deutliche Besserung wahrnehmbar, während
einer (No. 5) kaum nennenswerth gebessert erschien. — In allen
Fällen aber wurden die Kranken stark mitgenommen, magerten ab,
wurden blass und fühlten sich so elend, dass die Anfangs schnell
auf einander folgenden Injectionen in längeren Pausen von mindestens
8 Tagen verabfolgt werden mussten. Eine sichere Heilung ist noch
in keinem Falle beobachtet worden, wenn auch Fall 1 der Tabelle
sehr gebessert erscheint.

Von besonderem Interesse ist ein Fall von Lupus erythematodes
oder seborrhagicus, dessen Ätiologie bislang noch unaufgeklärt ist.
Dessen glaubte man allerdings sicher zu sein, dass der Tuberkelbacillus bei ihm keine Rolle spiele. Eine Probe-Injection (Fall 5)
ergab indessen eine so kräftige allgemeine und besonders örtliche
Reaction und im Anschluss daran eine so auffallende Besserung, dass
jene Anschauung zweifelhaft werden konnte. Die Erscheinungen
haben sich bisher bei jeder neuen Einspritzung wiederholt. — Darf
man daraus den Schluss ziehen, dass der Lupus erythematodes eine
tuberkulöse Affection sei? Dieser Schluss wäre zweifellos verfrüht;
aber der Gedanke liegt wenigstens nahe, dass dieser Krankheit, wie
es schon nach dem klinischen Verlauf höchst wahrscheinlich ist, eine
Infection zu Grunde liege und dass die Koch'schen Injectionen auf
verwandte Injectionskrankheiten in ähnlicher Weise wirken, wie auf
die Tuberkulose.

Wir fassen vorstehende Beobachtungen dahin zusammen, dass
die Injectionen beim Lupus vulgaris jedesmal sehr kräftige örtliche
und allgemeine Reaction hervorriefen, welche aber nicht in allen
Fällen gleich deutliche Besserung hinterliessen. Eine sichere Heilung
ist bis jetzt noch nicht erzielt worden. — Lupus erythematodes ist
der Injectionsbehandlung nicht nur gleichfalls zugängig, sondern
scheint sogar einer noch schnelleren Besserung fähig zu sein.

II. Einfache Knochen- und Gelenktuberkulose (22 Fälle mit
110 Injectionen).

Unter den zahlreichen Fällen dieser Art tritt die grosse individuelle Verschiedenheit der Einwirkung des Mittels sowohl in Betreff
der allgemeinen als der örtlichen Reaction in den Vordergrund. Es

giebt Personen mit einer einzelnen tuberkulösen Fistel, welche zu Anfang gar nicht, sondern erst unter fortgesetzter Steigerung der Dosis, dann allerdings meist sehr stark mit Allgemeinerscheinungen reagiren, während die örtliche Reaction dabei vollkommen zu fehlen pflegt. Die grössere Mehrzahl aber aller mit Knochen- und Gelenktuberkulose Behafteten reagirt von Anfang an sehr intensiv, selbst auf kleine Dosen, so dass die Anfangsgabe für diese Krankheitsgruppe auf 0,002 g für Kinder und 0,005 für Erwachsene festgesetzt worden ist. Aber dieser allgemeinen entspricht keineswegs die örtliche Reaction, welche vielmehr in der Mehrzahl der Fälle gänzlich ausbleibt, insbesondere in solchen, bei welchen offene Fisteln vorhanden sind. Nur ausnahmsweise trat auch bei diesen eine mässige Reaction auf, während bei geschlossenem Krankheitsherd die örtliche Reaction stets sehr deutlich war. Tiefliegende Knochen, wie die Wirbelkörper, verrieten die örtliche Reizung nur durch erhebliche, aber vorübergehende örtliche Schmerzhaftigkeit, während oberflächlich liegende Gelenke nicht nur schmerzhaft wurden, sondern auch anschwollen. Am meisten charakteristisch waren die Veränderungen, wenn sich neben dem kranken Gelenk, wie in Fall 11, ein Abscess entwickelt hatte. Ein solcher wurde dann erheblich grösser, diffus, um sich nach einigen Tagen wieder etwas zu verkleinern; jede neue Einspritzung aber rief eine neue Vergrösserung hervor, die freilich jedesmal geringer wurde, so dass schliesslich doch eine Verkleinerung des Umfangs und eine Verdickung der Abscesswand bemerkbar wurde.

Zwei solche geschlossene Gelenke wurden nach mehrfachen Injectionen operirt (Arthrectomie). Der Befund war schon makroskopisch wesentlich verschieden von dem, was man sonst zu sehen gewohnt ist. Im Knochen fand sich eine Höhle mit fester Wand, welche dem scharfen Löffel nicht nachgab, ausgefüllt mit einem weichen, käsigen Detritus, der nirgends mehr festhaftete. Der gleiche Befund wurde in der oberen Ausbuchtung des Kniegelenks nachgewiesen, ebenso in einem pararticulären Abscess: überall verdichtete, mehr starre Wandungen mit einem völlig zerfallenen, nirgends mehr der Wand aufsitzenden Inhalt. Über den mikroskopischen Befund wird Professor Marchand berichten.

Wesentlich anders war das Verhalten bei fistulöser Knochen- und Gelenktuberkulose. Kam es hierbei zur Operation (Resection und Ausschabung), so fand sich weder makroskopisch noch mikroskopisch ein von dem sonstigen Verhalten wesentlich verschiedenes Bild: es waren Tuberkel sowohl in den Wänden, als an den Knochen vorhanden. Aber niemals ist es vorgekommen, dass die Synovialis in eine dicke, wuchernde, graue Membran verwandelt erschien, dass graue, gequollene Granulationen die Höhle ausfüllten. Immerhin war dies der einzige Unterschied gegenüber manchen Formen fistulöser Tuberkulose, wie wir sie sonst zu sehen gewohnt waren.

Die Ergebnisse dieser Betrachtungen fassen wir dahin zusammen, dass die Wirksamkeit der Injection individuell sehr verschieden ist, dass aber auch grosse Verschiedenheiten vorhanden sind, je nachdem der tuberkulöse Process noch geschlossen oder schon offen ist. Als Heilwirkung haben wir, bei geschlossener Tuberkulose deutlich, bei offener weniger deutlich eine Verdichtung der umgebenden Gewebe aufzufassen, während ein Teil der tuberkulösen Massen abstirbt, verfettet und aus dem Zusammenhange mit dem lebenden Gewebe sich loslöst. Eine vollständige Heilung aber haben wir bisher auch in dieser Gruppe nicht beobachtet.

III. Multiple Knochen- und Gelenktuberkulose. (7 Fälle mit 35 Injectionen.)

Es handelt sich um ausserordentlich schwere Fälle, wie sie in Hessen, wohl in Folge der grossen Unreinlichkeit der ländlichen Bevölkerung, leider sehr häufig vorzukommen scheinen. Von den 7 Patienten dieser Gruppe ist, ungeachtet vielfacher Injectionen und Operationen aller Art (darunter zwei breite Eröffnungen des Schädels), keiner in nennenswerter Weise gebessert worden. Ein Kind, welches mit Empyemfistel übernommen wurde, starb an Erschöpfung. Die Section deckte eine verbreitete Bauchfelltuberkulose auf, welche sich während des Lebens durch kein Symptom verraten hatte, vielleicht also ganz frisch war. Makroskopisch zeigten die Tuberkel nichts Besonderes.

IV. Primäre Bauchfelltuberkulose. (2 Fälle mit 11 Injectionen.)

Es handelte sich um einen Fall von tuberkulöser Bauchfistel nach Laparotomie, welche nach mehrfachen Injectionen noch immer keine Heilungstendenz zeigt, und um einen frischeren Fall von geschlossener Bauchfelltuberkulose bei einer 33 jährigen Frau. Bei Letzterer war am 11. November d. J. die Laparotomie gemacht, das Bauchfell von Tuberkeln übersäet gefunden, die Bauchwunde aber dennoch schnell geheilt. Allein der Ascites entwickelte sich sehr bald wieder. Die nunmehr beginnenden Injectionen in kleinen Dosen riefen bedeutende örtliche Reaction in Form von Schmerzen und Diarrhoen hervor; die Flüssigkeitsansammlung verringerte sich, die Geschwulstknollen nahmen in sehr merkbarer Weise an Grösse ab, die Kranke fühlte sich wohler. Die Behandlung wird mit achttägigen Unterbrechungen fortgesetzt.

V. Diagnostische Injectionen. (3 Fälle mit 4 Injectionen.)

Die Fälle betrafen einmal Osteomyelitis des Jochbeins, einmal Gonitis gonorrhoica mit Hämoptysis, einmal einen Tumor am Unterkieferwinkel und am Muc. masseter gummöser Natur. In keinem Falle trat weder örtliche, noch allgemeine Reaction ein und führte die auf Grund der gesicherten Diagnose nunmehr eingeleitete anderweite Behandlung stets schnell zum Ziele.

Fassen wir die Ergebnisse, welche uns die Kritik der beigefügten Krankengeschichten darbietet, zusammen, so können wir folgende Schlüsse ziehen:

1. Die Koch'sche Flüssigkeit ist ein ausgezeichnetes diagnostisches Hülfsmittel. Zwar giebt es einzelne Fälle von unzweifelhaft tuberkulösen Fisteln, in welchen eine Reaction entweder gar nicht, oder doch sehr spät erfolgt; ebenso giebt es bisher nicht als tuberkulös angesehene Krankheiten (Lupus erythematodes), bei welchen eine kräftige Reaction erfolgt. Allein diese Dinge bilden doch nur seltene Ausnahmen für jene Regel.

2. Sie ruft in der Regel eine kräftige allgemeine und örtliche Reaction hervor. Auch hiervon giebt es Ausnahmen; insbesondere fehlt die örtliche nicht selten ganz oder fast ganz bei bedeutender allgemeiner Reaction. Dies Verhalten wird am häufigsten bei offener Tuberkulose beobachtet, während geschlossene Herde kräftiger reagiren.

3. Eine vollständige Heilung ist bis jetzt noch nicht zu Stande gekommen, wohl aber erhebliche Besserungen. Diese Besserungen betreffen fast sämmtlich Fälle von rein örtlicher Tuberkulose, welche übrigens an dem einen Orte ihres Auftretens recht schwer und ausgebreitet sein kann. Hier scheint die Krankheit in der Weise zur Heilung zu neigen, dass die gesunden Gewebe gegen die kranken durch einen festen Wall sich abgrenzen. Ein Einfluss auf offene, sowie weit verbreitete, insbesondere schwere multiple Tuberkulose ist bis jetzt noch nicht festgestellt worden.

Weitere Schlüsse erlaubt die Kürze der Beobachtungszeit nicht; zumal ist es vorläufig noch ganz unmöglich, ein Urteil über den dauernden Wert des Koch'schen Heilmittels abzugeben.

No.	Nationale.	Alter. Jahre.	Krankheit.	Inject.	Datum.
			I. Lupus.		
			a) Lupus tuberculosus.		
1.	Biedenbach, Auguste, Dienstmagd aus Marburg.	25	Ausgedehnter Lupus exfoliat. auf beiden Wangen, Nase und am rechten Arm. In den letzten Jahren mehrfach mit Cauterisation behandelt.	0,01 0,01 0,015 0,015	20. 11. 26. 11. 29. 11. 6. 12.
2.	Stödgen, Marie, Tagelöhnerstochter aus Medebach.	17	Ausgedehnter Lupus serpiginosus am Halse, an Nase und Oberlippe, am Kinn, linken Arm und Bein. Seit ½ Jahr bestehend und noch nicht behandelt.	0,01 0,01 0,01	29. 11. 3. 12. 12. 12.
3.	Bauer, Catharine, Tagelöhnerstochter aus Felsberg.	24	Vorgeschrittener Lupus exulcerans des Gesichtes mit Zerstörung der Nase. Ausgedehnte Narben mit eingesprengten Knötchen, vom rechten unteren Augenlide an bis zum Zahnfleisch. Seit 6 Jahren in Behandlung.	0,01 0,01 0,015 0,02 0,02 0,02	25. 11. 27. 11. 28. 11. 30. 11. 6. 12. 12. 12.
4.	Frau Lohmeier.	58	Lupus des Gesichts.	0,01	18. 12.
			b) Lupus erythematodes.		
5.	W., Professorsfrau aus Marburg.	52	Lupus erythematodes des Gesichts.	0,01 0,015 0,025	3. 12. 10. 12. 17. 12.

II. Fälle von einfacher Knochen- und Gelenktuberkulose.

No.	Nationale.	Alter.	Krankheit.	Inject.	Datum.
1.	Klingelhöfer, Martha, Bauerstochter aus Reddenau.	18	Tuberkulose des rechten Handgelenks. Am 10. 9. reseciert, bis auf eine oberflächliche Ulceration geheilt. Anchylose.	0,005 0,01 0,015	25. 11. 28. 11. 30. 11.
2.	Reichel, Hermann, Gastwirthskind aus Steinwurf.	5	Gonitis tuberc. sin. mässigen Grades. Kapselschwellung und Bewegungsbeschränkung.	0,005	3. 12.
3.	Schulte, Eberhard, Schmiedssohn aus Iserlohn.	9	Gonitis tuberc. sin. mässigen Grades. Kapselschwellung und Bewegungshemmung.	0,005 0,005 0,01 0,01 0,01	26. 11. 28. 11. 30. 11. 6. 12. 12. 12.

Reaction.	Verlauf.
Jedesmal Schüttelfrost und hohe Temperatur bis 40,5, Erbrechen, Somnolenz, Prostration. Local intensive Rötung und Schwellung der frischen Knötchen sowol, als der vernarbten Stellen.	Unter wiederholten Abschilferungen bessert sich das Aussehen, und die einzelnen Knötchen sind nicht mehr deutlich abzugrenzen. Patientin ist sehr mitgenommen. Am 11.12. vorläufig entlassen.
Starke Allgemein- und Localreaction wie im vorigen Falle, profuse Secretion der lupösen Partien mit nachfolgender Borkenbildung.	Geringe, aber deutliche Besserung des Aussehens. Die Ränder der Eruptionsringe sind schmaler und flacher geworden. Am 19.12. auf Wunsch vorläufig entlassen.
Schüttelfrost und Temperatur bis 41,0 mit schwerer Alteration des Allgemeinbefindens bis zur letzten Injection. Local enorme Schwellung und Secretion, später nur geringe Rötung.	Eine locale Besserung ist am 21.12. kaum wahrzunehmen. Patientin ist durch die Kur sehr angegriffen und sieht elend aus.
Schüttelfrost, 38,7. Starke Allgemeinreaction. Local enorme Schwellung der kranken Partien, starke Secretion.	—
Kräftige locale und allgemeine Reaction nach jeder Injection. Stets Schüttelfrost und Temperatur bis 39,2.	Unter Abschilferung der kranken Stellen wesentliche Besserung bis zum 20.12.
Nach jeder Injection Frost und Temperatur bis 40,0. Allgemeinbefinden dabei wenig alterirt. Local geringe und schnell vorübergehende Schwellung.	Local hat sich bis zur Entlassung am 4.12. nichts geändert.
39,9 ohne Frost. Dabei vollkommene Euphorie. Local schnell vorübergehende Schwellung des Kniegelenks.	Am 8.12. auf Wunsch der Eltern entlassen.
Der Junge reagiert jedesmal mit hohen Temperaturen bis 40,1 ohne wesentliche Alteration des Allgemeinbefindens. Local keine deutlichen Veränderungen.	Es hat sich während der Behandlung, die den Patienten nicht angegriffen hat, an dem kranken Gelenk nichts verändert.

No.	Nationale.	Alter. Jahre.	Krankheit.	Inject.	Datum.
4.	Lorch, Fritz, Musikalien- händlerssohn aus Marburg.	8	Im April 1890 wurde Patient im linken Ellenbogengelenk wegen Tuberku- lose reseciert. Es bestehen an dem anchylotischen Gelenk 3 Fisteln; ge- ringe Secretion.	0,002 0,004 0,005 0,01 0,015 0,01 0,015	21. 11. 24. 11. 26. 11. 28. 11. 30. 11. 6. 12. 12. 12.
5.	Stark, Catharine, Bauerstochter aus Allendorf.	21	Tuberkulose der rechten Fusswurzel seit 1½ Jahren. Resection am 29. 3. Heilung mit Fisteln. Lungen intact.	0,01 0,01 0,015 0,015 0,015 0,01	26. 11. 28. 11. 30. 11. 6. 12. 12. 12. 22. 12.
6.	Schmidt, Elisabeth, Bauerntochter aus Waldgirmis.	12	Tuberkulose des linken Fussgelenks seit 4 Jahren. Resection am 20. 1. 91. Heilung mit Fisteln. Wiederholte Ausschabungen.	0,005 0,01 0,015 0,015 0,015	26. 11. 27. 11. 30. 11. 6. 12. 12. 12. 22. 12.
7.	Stein, Heinrich, Arbeiterssohn aus Eichen bei Kreuzthal.	2½	Gonitis tuberc. sin., seit ¾ Jahr starke Kapselschwellung. Fistel an der Aussenseite. Gelenkcontractur.	0,002 0,005 0,01 0,01 0,01 0,01	25. 11. 26. 11. 28. 11. 6. 12. 12. 12. 22. 12.
8.	Godmann, Florentine, Arbeiterskind aus Reiste.	11	Coxitis tuberc. sin., seit 1½ Jahren be- stehend. Am 18. 9. reseciert, mit Fisteln geheilt. Elendes Aussehen.	0,002 0,005 0,005 0,005 0,005	25. 11. 29. 11. 6. 12. 12. 12. 22. 12.
9.	Heinrich, Catharine, Arbeiterskind aus Sohl.	9	Gonitis tuberc. dextr. Reseciert am 26. 11. 89, später wiederholt ausge- schabt, zahlreiche Fisteln.	0,005 0,007 0,01 0,01 0,01	25. 11. 28. 11. 6. 12. 12. 12. 22. 12.
10.	Wied, Emilie, Försterskind aus Wingeshausen.	12	Tuberkulose des rechten Handgelenks, seit October 1889 bestehend, am 10. 5. 90 reseciert, mehrfach ausge- schabt, zahlreiche Fisteln.	0,005 0,01 0,015 0,015 0,02 0,02	25. 11. 28. 11. 30. 11. 6. 12. 12. 12. 22. 12.

Reaction.	Verlauf.
Geringe Allgemeinreaction. Temperatur bis 39,3, ohne Frost. Local nach den ersten Injectionen geringe Rötung der Fistelränder.	19. 12. Ausschabung der Fisteln, welche sich als festwandig erweisen und nur geringe Mengen von Granulationen und käsigen Massen enthalten.
Während local kaum eine Reaction wahrnehmbar war, zeigte Patientin die heftigsten Allgemeinerscheinungen. Schüttelfrost 40,0, hochgradige Dyspnoe ohne Auswurf, leichte Albuminurie.	20. 12. Ausschabung der Fisteln. Ausgedehnte Zerstörung des Calcaneus, Wände des Herdes hart. Patientin ist durch die Kur ausserordentlich mitgenommen.
Local geringe Schwellung u. Schmerzhaftigkeit. Allgemeinreaction lebhaft, oft Temperatur bis 41°, anfangs stufenweise, später stets jäh abfallend.	Patientin ist durch die Kur etwas angegriffen. Am 17. 12. wurde die Ausschabung der Fisteln vorgenommen. In straffwandigem Gewebe befinden sich abgestossene käsige Massen.
Anfangs geringe, später höhere Fieberreaction ohne Frost, schnell vorübergehend. Allgemeinbefinden wenig alteriert. Local vermehrte Schwellung des Gelenks.	Da am Knie nicht die geringste Besserung wahrzunehmen war, wurde am 16. 12. die Arthrectomie gemacht. Im condyl. ext. femor. ein haselnussgrosser Herd aus abgestossenen käsigen Massen in der glattwandigen Knochenhöhle bestehend. Solche bereits gelöste Massen finden sich auch reichlich im oberen Recessus.
Anfangs geringe, später sehr lebhafte Fieberreaction mit Temperatur bis 40,3 ohne Frost. Local keine Veränderungen.	Das Kind ist durch die Kur stark mitgenommen. Bei der Ausschabung am 22. 12. zeigen sich die Fisteln starrwandig, mit wenigen Granulationen erfüllt. Knochen im Gelenk überall bedeckt.
Stets hohe Fieberreaction mit Temperatur bis 40,4, anfangs langsam, später steil abfallend. Mässige Alteration des Allgemeinbefindens. Local geringe Rötung der Fistelränder.	Das Aussehen des Knies hat sich bis zum 17. 12. nicht verändert. Ausschabung. Straffwandige Fisteln. Kein Knochenherd.
Stets hohe Fiebertemperatur bis 40,4 mit Schüttelfrost, mit schnellem Abfall. Local geringe Schwellung und vermehrte Schmerzhaftigkeit.	Am 17. 12. Ausschabung. Extraction cariöser Knochen, noch festsitzend. Process anscheinend noch progredient.

No.	Nationale.	Alter. Jahre.	Krankheit.	Inject.	Datum.
11.	Dönges, Elise, Formerskind aus Eckelshausen.	11	Tuberkulose des linken Ellenbogen-gelenks mit Abscess an der Innen-seite am Humerus, seit 1 Jahr be-stehend.	0,002 0,004 0,01 0,01 0,01 0,01 0,01	21. 11. 24. 11. 26. 11. 28. 11. 6. 12. 12. 12. 22. 12.
12.	Haas, Ernst, Arbeiterskind aus Gross-ropperhausen.	5	Tuberkulose des linken Fussgelenks mit Narbe an der Aussenseite.	0,002 0,005 0,01	6. 12. 12. 12. 22. 12.
13.	Schmidt, Louise, Zimmer-meisterstochter aus Frohnhausen.	13	Coxitis tuberc. dextr., seit 2 Jahren bestehend, reseciert am 4. 7. 90, mit breiter tuberkulöser Fistel geheilt.	0,005 0,01 0,01 0,01 0,01	26. 11. 28. 11. 6. 12. 12. 12. 22. 12.
14.	Müller, Georg, Bergmann aus Raumland.	21	Coxitis tuberc. sin. mit Abscessbildung, seit October 1889 bestehend. Früher mit Jodoforminjectionen behandelt.	0,005 0,01 0,015 0,02 0,02 0,02 0,02	24. 11. 26. 11. 28. 11. 30. 11. 6. 12. 12. 12. 22. 12.
15.	Assmann, Friedrich, Kaufmannssohn aus Corbach.	16	Coxitis tuberc. sin., seit 4 Jahren be-stehend, reseciert am 15. 7. 89, aus-geheilt mit Fisteln.	0,005 0,01 0,02 0,03 0,03 0,03 0,03	22. 11. 24. 11. 27. 11. 30. 11. 6. 12. 12. 12. 22. 12.
16.	Rust, Carl, Schüler aus Tann.	12	Tuberkulose des linken Fussgelenks, seit Nov. 88 bestehend, reseciert am 20. 12. 89, mehrfach ausgeschabt, multiple Fisteln.	0,005 0,005 0,01 0,02 0,02 0,02	24. 11. 26. 11. 27. 11. 29. 11. 6. 12. 12. 12.
17.	Schmidt, Rudolf, Bergmann aus Wahlbach.	23	Tuberkulose der rechten Fusswurzel, seit 2½ Jahren bestehend. Am 21. 3. 90 reseciert, dann mehrfach ausgeschabt. Vielfache Fisteln.	0,01 0,01 0,02 0,02 0,02 0,02	22. 11. 26. 11. 29. 11. 6. 12. 12. 12. 22. 12.

Reaction.	Verlauf.
Höchste Temperatur 40,₁ nach 0,₀₁, bei kleineren Dosen keine Reaction. Der Abscess schwillt auf das Dreifache an. Stets Euphorie. Bewegungen im Gelenk werden beschränkter.	16. 12. Arthrectomie. Der Abscess ist von festem Gewebe umkleidet und führt ins Gelenk, welches ausgedehnte Kapselerkrankung, aber keinen Knochenherd zeigt.
Stets Fieberreaction bis 39,₉, steil ansteigende und abfallende Curve. Die Narbe bricht auf und secerniert serös, das Fussgelenk schwillt an und wird schmerzhaft.	Am 17. 12. Ausschabung. Kein Knochenherd. Process im Ablaufen begriffen.
Sehr hohe Temperatur bis 40,₇, schnell abfallend. Local keine merklichen Veränderungen.	Das Kind ist durch die Kur sehr angegriffen. Am 17. 12. Ausschabung der massenhaften tuberkulösen Granulationen.
Stets hohe Fiebertemperatur bis 39,₈ mit Erbrechen und Frost. Reaction schnell vorübergehend.	Der Abscess ist bis auf eine kleine Schwellung zurückgegangen. Patient ist durch die Kur sehr mitgenommen.
Reaction erst nach 0,₀₂, Fieber bis 40,₂, ohne Frost. Starke Prostration. Local keine Reaction.	Die Fisteln sind unter der Behandlung völlig verheilt.
Stets Fieber bis 40,₁ mit Frost und starker Prostration, einen Tag anhaltend. Local Schwellung und Schmerzhaftigkeit.	Die Fisteln haben sich nicht verändert. Ausschabung am 20. 12. Käsige Massen im Knochenherde.
Fieberreaction bis 39,₉ mit Frösteln und heftigen Kopfschmerzen. Local lebhafte Schwellung des Gelenks nach der 1. Injection, später keine Reaction.	9. 12. Ausschabung. Extraction eines losen Sequesters, Wandungen der Höhle fest, narbig. Patient hat sich sichtlich erholt.

No.	Nationale.	Alter. Jahre.	Krankheit.	Inject.	Datum.
18.	Jakob, Johannes, Landmann aus Ansbach.	49	Tuberkulose des rechten Calcaneus, seit 1 Jahr bestehend, Fisteln an beiden Seiten.	0,01 0,01 0,02 0,02 0,02 0,02	22. 11. 26. 11. 29. 11. 6. 12. 12. 12. 22. 12.
19.	Hett, Georg, Briefträger aus Treysa.	40	Doppelseitiger Psoasabscess, seit 1½ Jahren bestehend. Rechts mit Jodoforminjectionen behandelt. Fisteln.	0,002 0,005 0,005	11. 12. 12. 12. 22. 12.
20	Schlerf, Willy, Musikerskind aus Marburg.	3	Gonitis tub. sin., seit 1 Jahr. Narben zu beiden Seiten des verdickten Kniegelenks.	0,002 0,005 0,01	24. 11. 7. 12. 17. 12.
21.	Busch, Gertrude, Arbeitersfrau aus Borken.	24	Tuberc. meta. carpi I. sin., seit der Kindheit bestehend, mit oberflächlicher Ulceration.	0,005 0,01	10. 12. 12. 12.
22.	Bröder, August, Arbeiterskind aus Gemmerich.	15	Hüftcontractur, seit 4 Jahren, Fistel über dem Darmbein. Kyphose.	0,005 0,01 0,015 0,02 0,03	21. 11. 24. 11. 26. 11. 28. 11. 30. 11.

III. Fälle von multiplen Knochen- und Gelenktuberkulosen.

No.	Nationale.	Alter.	Krankheit.	Inject.	Datum.
1.	Pick, Wilhelm, Buchhalter aus Laasphe.	34	Tuberkulose des rechten Ellenbogengelenks, der linken grossen Zehe, der linken Fibula, der linken Mittelhand. Vorgeschrittene Lungenphthise links. Am 12. 11. Resection cubiti und Ausschabung der übrigen Herde.	0,002 0,005 0,01 0,01 0,01 0,01	24. 11. 27. 11. 30. 11. 6. 12. 12. 12. 22. 12.
2.	Kallmeyer, Georg, Schüler aus Marburg.	8	Tuberkulose des Os sacrum und des linken Fussgelenks, seit ¾ Jahr bestehend.	0,005 0,01 0,02 0,02	26. 11. 28. 11. 29. 11. 6. 12. 12. 12.
3.	Walter, Johannes, Schneider aus Willersdorf.	30	Multiple Drüseneiterung seit 13 Jahren. Am Thorax viele Narben und eine in die Tiefe führende Fistel.	0,002 0,005 0,01	6. 12. 10. 12. 22. 12.
4.	Kohl, August, Arbeiterskind aus Altwildungen.	12	Tuberkulose der Halswirbelsäule, des rechten Handgelenks, des linken Fussgelenks (amputiert) und multiple Unterhauttuberkulose, seit 5 Jahren bestehend.	0,005 0,01 0,01 0,01 0,01	28. 11. 30. 11. 6. 12. 12. 12. 22. 12.

Reaction.	Verlauf.
Stets eintägige Fieberreaction bis 40° mit Frösteln, Husten, Beklemmung, Prostration. Local nach der 1. Injection Schwellung und Schmerzhaftigkeit.	18. 12. Ausschabung. Ausgedehnte Knochenherde mit glatten Wandungen.
Stets starke Fieberreaction bis 40,7, mit Frösteln, Prostration. Local keine Reaction.	Keine Veränderung am 22. 12.
Erst auf 0,005-schnell vorübergehende Temperaturreaction (39,5). Local keine Veränderung.	Keine Veränderung.
Erst auf 0,01 schnell vorübergehende Temperatursteigerung (40,4). Local keine Reaction.	17. 12. Ulceration mit dem Thermokauter bestrichen.
Mässige Fieberreactionen bis 39,0 ohne Alteration des Allgemeinbefindens. Erst bei 0,03 Kopfschmerz und Frösteln.	17. 12. Brisement forcé zur Correctur der fehlerhaften Hüftstellung. Ausmeisselung des cariösen Herdes am Darmbein. Der Process tendiert zur Ausheilung, wenig Granulationen.
Geringe Allgemeinreaction mit Temperatur bis 38,9, ohne Frost. Stets profuse, meist sanguinolente Sputa, welche Bacillen reichlich enthalten. An den Wunden keine Reaction. Mässige Albuminurie.	Patient ist durch die Kur nicht wesentlich angegriffen, eine Besserung ist nach keiner Richtung zu constatieren.
Reaction beginnt erst bei 0,01. Temperatur bis 40°, eintägig. Local geringe Schmerzhaftigkeit.	20. 12. Ausschabung der Fisteln, Knochen hart. Die Fisteln enthalten abgestossene käsige Massen. Fisteln am Fuss tendieren zur Vernarbung.
Temperatur bis 39,6 bei geringem Unbehagen. Local keine Reaction.	Zustand am 22. 12. unverändert.
Temperatur bis 40,4 ohne Frost, eintägig. Local keine Reaction.	15. 12. Incision eines Käseherdes im Nacken, Ausschabung der Fisteln an den Extremitäten. Keine Besserung.

No.	Nationale.	Alter. Jahre.	Krankheit.	Inject.	Datum.
5.	Oberlies, Heinrich, Arbeiterskind aus Frankenberg.	12	Tuberkulose am Unterkiefer, Schädel, Rippe (reseciert) und Haut.	0,002 0,005 0,01 0,01 0,01 0,01	25.11. 28.11. 30.11. 6.12. 12.12. 22.12.
6.	Nette, Andreas, Arbeiterskind aus Gombett.	5	Empyema pleurae d. mit Fistel, Fussgelenkstuberkulose, Bauchfelltuberkulose.	0,002 0,005 0,01 0,01 0,005	24.11. 26.11. 28.11. 30.11. 6.12.
7.	Herwig, Carl, Schneiderlehrling aus Kirchhain.	17	Seit 2 Jahren Schädel- und Ellenbogentuberkulose, bereits ausgemeisselt und reseciert.	0,002 0,01 0,01 0,015 0,015	27.11. 29.11. 6.12. 12.12. 22.12.

IV. Bauchfelltuberkulose.

No.	Nationale.	Alter. Jahre.	Krankheit.	Inject.	Datum.
1.	Mann, Catharine, Arbeiterskind aus Neustadt.	11	Wurde wegen Bauchfelltuberkulose am 18.6.90. laparotomiert. Mit Fistel geheilt, ohne Erguss der Bauchhöhle.	0,002 0,005 0,01 0,015 0,016 0,02 0,02	24.11. 26.11. 28.11. 30.11. 6.12. 12.12. 22.12.
2.	Frau Hering aus Marburg.	33	11.11. Wegen Bauchfelltuberkulose laparotomiert, am 22.11. mässige Wiederansammlung von Ascites.	0,002 0,005 0,0075 0,01	27.11. 30.11. 6.12. 13.12.

V. Diagnostische Injectionen.

No.	Nationale.	Alter. Jahre.	Krankheit.	Inject.	Datum.
1.	Will, Ludwig, Müller aus Kombach.	33	Abscess am Jochbein, seit 4 Wochen bestehend. Incision, Knochen liegt frei. Diagnose schwankt zwischen Tuberkulose und Osteomyelitis.	0,02	27.11.
2.	Heuser, Georg, Arbeiter aus Cappel.	23	Gonitis gonorrhoica. Wegen Hämoptoë vom Militär entlassen. In den Lungen nichts nachweisbar.	0,005 0,01	24.11. 26.11.
3.	R. Frau,	32	Tumor der linken Parotis und am linken Knie. Diagnose schwankt zwischen Tuberkulose und Lues.	0,01	12.12.

Reaction.	Verlauf.
Temperatur bis 40,3 ohne Frost, eintägig, ohne wesentliche Alteration des Allgemeinbefindens. Local keine Reaction.	17. 12. Ausmeisselung des Schädelherdes, Ausschabung der übrigen Fisteln. Der Junge beginnt sich zu erholen.
Temperatur bis 40,0, eintägig. Local keine Reaction.	9. 12. Exit. letalis an Erschöpfung.
Temperatur bis 39,7 mit mässiger Alteration des Allgemeinbefindens. Local Schmerzen im Ellenbogen.	17. 12. Nachresection des Ellenbogengelenks wegen fortschreitender Knochentuberkulose. Ausgedehnte Trepanation.
Höchste Temperatur 39. Fieber stets eintägig, schnell abfallend. Allgemeinbefinden wenig alteriert. Local Rötung und Schwellung der Fistel, die Stichkanalnarben brechen auf und secernieren serös, um sich langsam zu schliessen.	17. 12. Ausschabung der Fistel in der Laparotomienarbe.
Temperatur bis 40,2, mit Frost und heftiger Alteration des Allgemeinbefindens. Diarrhoe. Local keine Reaction.	15. 12. nach Hause entlassen.
Nicht die geringste Reaction.	Bis zum 20. 12. völlig geheilt.
Keinerlei Reaction.	Am 12. 12. entlassen.
Temperatur 38,3, keine sonstige Reaction.	Reagirt auf Jodkali.

Aus der Poliklinik für Kehlkopfkranke.

Bericht des Direktors, Professor Dr. Barth.

(Vom 30. December 1890.)

Seit dem 22. November d. J. habe ich mit Herrn Professor Rumpf in Wechselbeziehung gestanden, um den Einfluss Koch'scher Injectionen auf tuberkulöse Erkrankung des Kehlkopfes zu beobachten. Herr Professor Rumpf machte die Einspritzungen und wies mir die Kranken, bei welchen Erscheinungen am Kehlkopf auftraten, zur Beobachtung zu, während ich aus der laryngologischen Poliklinik die Patienten mit Kehlkopftuberkulose zu Einspritzungen und zur Beobachtung der Lungen- und sonstigen Allgemeinerscheinungen an Herrn Professor Rumpf schickte. Es liegt in den Verhältnissen, dass nicht alle Patienten gleich regelmässig nachgesehen werden konnten, dass einzelne sich der Beobachtung fast ganz entzogen. Ausserdem habe ich einige Kranke erst gesehen, nachdem schon mehrere Einspritzungen gemacht waren. Aus den angeführten Gründen halte ich es für unzweckmässig, eine schematische Tabelle über alle von mir beobachteten Kranken aufzustellen. — Am Schluss werde ich noch einen Fall von Lupus in der Nase eingehender besprechen, weil bei diesem mehrere ungewöhnliche Erscheinungen hervortraten.

Aus der Beobachtung von 18 Kranken, welche seit dem 22. November bis zum 30. December 1890 der Einwirkung Koch'scher Injectionen unterzogen wurden, lassen sich in Bezug auf den Kehlkopf folgende Punkte aufstellen:

1. Bei nachgewiesener Lungentuberkulose ohne gleichzeitig tuberkulöse Erkrankung des Kehlkopfes treten a) auch nach der Injection im Kehlkopf keine Erscheinungen auf, oder b) nach der ersten oder nach mehreren Injectionen finden sich auch Symptome von Erkrankung im Kehlkopf.

2. Die im Kehlkopf auftretenden Erscheinungen bestehen in
a) einer mehr oder weniger allgemeinen Röthung und Schwellung
des Kehlkopfes, ähnlich wie bei einem acuten Katarrh mässigen Grades;
b) in einer mehr oder weniger ausgesprochenen Röthung und Schwellung der Arygegend und der hinteren Larynxwand, welche bei ihrem
Auftreten stets als der Tuberkulose verdächtig gilt; c) in Geschwürsbildung an der hinteren Larynxwand, welche allgemein als sicheres
Zeichen der Tuberkulose angesehen wird.

3. Bei bereits bestehender tuberkulöser Erkrankung des Kehlkopfes entwickelt sich in bei Weitem der Mehrzahl der Kranken unter
dem Einflusse der Injection das Bild acuter Exacerbation: Röthung,
Schwellung, Secretion, Hustenreiz und Schmerzhaftigkeit frisch auftretend oder, wo es bereits bestand, zunehmend.

4. Die als Folge der Injection aufgetretenen Erscheinungen verschwinden in den meisten Fällen schnell wieder (ein bis wenige Tage):
am schnellsten die Röthung und Schwellung der Arygegend und der
hinteren Larynxwand; fast ebenso schnell unter Umständen oberflächliche Geschwüre an der hinteren Larynxwand; weniger schnell
die diffuse Röthung und Schwellung des ganzen Kehlkopfes.

5. In ähnlicher Reihenfolge, wie die durch die Behandlung
hervorgerufenen Erscheinungen am schnellsten wieder verschwinden,
scheinen die Injectionen auf bereits vorher bestehende Erkrankungen
günstig einzuwirken. Vom Larynx ausgehende Schmerzen und Hustenreiz lassen manchmal nach wenigen Injectionen wesentlich nach.

6. Ich kann von zwei localen Heilungen von Ulcerationen an
der hinteren Larynxwand berichten. Beide werden wegen der Lungenerkrankung von Herrn Professor Rumpf noch weiter behandelt. Im
einen Fall trat das Geschwür nach den ersten Injectionen ein, heilte
aber in kürzester Zeit wieder. Doch stellt sich noch nach jeder Injection (wegen der Lungenerkrankung sind seitdem noch sechs gemacht) eine mehrstündige Reizung des Larynx ein. Im anderen
Falle bestand das Geschwür schon vor der Behandlung. Es heilte
sehr schnell, auch die Schwellung der Arygegend verschwand fast
vollständig. Nachdem sich der Kehlkopf über 14 Tage in diesem
günstigen Zustande befand, bekam der Patient, der noch anhaltend
fieberte, mehrmals Hämoptoë. Seitdem hat sich wieder ein Geschwür, nicht wie früher an der hinteren Larynxgegend, sondern in
der Interarytänoidalfalte mit entzündlicher Schwellung der Umgebung
gebildet.

7. Ulcerationen, welche mehr seitlich auf dem Aryknorpel sitzen
und sich eventuell auf die Stimmbänder erstrecken, reinigen sich,
wohl weil sie gewöhnlich tiefer gehen, erst nach mehreren Einspritzungen, resp. nach Wochen.

8. Ödeme — ein starkes Ödem des ganzen Larynxeinganges,
einige Ödeme der Arygegend und der aryepiglottischen Falten —

scheinen am wenigsten günstig durch die Injectionen beeinflusst, obwohl sie nach jeder Injection meist eine verstärkte Schwellung zeigen, so dass in einem Fall etwas Athembeschwerden eintraten, die aber unter gelinden Massnahmen wieder verschwanden.

9. Eine tuberkulöse Larynxerkrankung ohne gleichzeitige Lungentuberkulose ist während dieser Zeit nicht beobachtet, also auch nicht nach Koch behandelt.

10. Bei Larynxerkrankungen nicht tuberkulöser Natur wurden keine Koch'schen Injectionen vorgenommen, so dass über einen eventuellen Einfluss auf dieselben nichts berichtet werden kann.

Tuberkulöse Geschwüre am weichen Gaumen.

In einem Fall bestanden neben tuberkulöser Erkrankung der Lungen und des Larynx mehrere schmutzige, scharfrandige Geschwüre zu beiden Seiten des Gaumens, welche einige Tage stark geschmerzt und das Schlucken sehr behindert hatten. Als bereits wieder eine Besserung eingetreten war, stellten sich im Anschluss an eine Injection für mehrere Stunden wieder wesentlich verstärkte Beschwerden ein, die aber am nächsten Tage schon wieder verschwunden waren, so dass auch objectiv sich keine Veränderung mehr zeigte. Die Patientin ist noch in Behandlung.

Lupus in der Nase.

Ein 17jähriges, leidlich kräftig entwickeltes Mädchen von gesunder Gesichtsfarbe, leidet seit Jahren an der Nase. Von Seiten der Eltern ist sie anscheinend in keiner Weise tuberkulös belastet, dagegen hat eine jüngere Schwester Lungenschwindsucht. Die Patientin leidet ausser an der Nase nur noch an beiderseitiger Mittelohreiterung (die Eiterung war sehr gering und verschwand durch einfaches Ausspritzen mit Borsäurelösung in einigen Wochen ganz). Vor allem sind die Lungen intact. Die Nase ist geschwollen, besonders die Spitze und die rechte Seite bis nach dem inneren Augenwinkel hin. Die Spitze ist geröthet, und in der gerötheten Haut einige Lupusknötchen zerstreut. Der rechte Nasengang ist von der Stelle des Überganges der äusseren Haut in die Schleimhaut rund herum wund, wulstig granulirend, von einzelnen Borken bedeckt und dadurch vollständig verstopft. Im Nasenrachenraum, am Gaumen, im Kehlkopf ist nichts Krankhaftes zu sehen. Die Patientin bekam am 22. und 25. November je 0,001, am 29. November und 6. December je 0,002 und am 20. December wieder 0,001 Koch'scher Flüssigkeit im Rücken injicirt. Nach der ersten Einspritzung bekam sie Abends einen Schüttelfrost. Sie reagirte jedes Mal mit kräftiger Temperatursteigerung (vgl. beiliegende Tabelle) und entsprechender Pulsbeschleunigung. Doch wurde die Temperatur stets innerhalb 24 Stunden wieder normal. Auffallend war nun bei dieser Patientin an den localen Erscheinungen, dass nicht nur der Erkrankungsherd und seine nächste Umgebung in der von Koch und Anderen beschriebenen Weise reagirten, sondern dass ausserdem eine schmerzhafte Schwellung der rechten Submaxillargegend mit Vergrösserung der Lymphdrüsen, eine Röthung und Schwellung des weichen Gaumens und der Uvula, sowie acute Reizerscheinungen im Kehlkopf, am ausgesprochensten in der Arygegend eintraten. Zugleich war der Hals reizbarer, so dass dadurch die laryngoskopische Untersuchung etwas erschwert wurde. An den Lungen blieben die Athemgeräusche völlig normal Die beschriebenen Reizerscheinungen waren nach der ersten Einspritzung am auffallendsten. — Als eine weitere Complication traten Beschwerden von Seiten des Magens auf, die im Gegensatz dazu, dass die Reaction mit der Zahl der Einspritzungen abzunehmen pflegt, an Stärke zuzunehmen schienen. Dieselben bestanden in belästigenden Empfindungen in der Magengegend und Übelkeit, welche in aufrechter Haltung stärker, im Liegen geringer wurde. Der Magen war auf Druck empfindlich, am meisten einige Finger breit unter dem Processus xiphoideus. Nach der dritten Injection (2 mg!) trat Abends blutiges Erbrechen ein, nach der vierten (2 mg!) Mittags Erbrechen, Abends stärker bluthaltiges Erbrechen. Auch nach der fünften Injection (1 mg) wurden die Magenbeschwerden schon wieder unangenehm empfunden. Sie schienen überhaupt das am meisten Belästigende der ganzen Reaction zu sein und dauerten immer mehrere Tage. So war nach der vierten Injection noch nach 14 Tagen der Magen auf Druck etwas empfindlich. Die Patientin, welche etwas abgefallen und blass geworden war, hatte sich aber schnell wieder erholt. Auf die Nase waren die Einspritzungen von vorzüglicher Wirkung, doch kann man noch nicht von vollständiger Heilung sprechen.

Aus der mitgetheilten Krankengeschichte geht ausser dem, was schon von vielen Seiten veröffentlicht ist, hervor:

1. dass in diesem Falle der Lupus doch nicht eine so rein locale Erkrankung war, als welche man ihn meist ansieht;

2. dass unter Umständen auch schon nach verhältnissmässig schwachen Injectionen recht bedenkliche Erscheinungen von Seiten des Magens auftreten können.

Aus dem pathologisch-anatomischen Institut.

Bericht des Direktors, Professor Dr. Marchand.

(Vom 25. December 1890.)

Die pathologisch-anatomischen Erfahrungen des Unterzeichneten über die Wirkungsweise des Koch'schen Mittels gegen Tuberkulose beschränken sich auf zwei Sectionen tuberkulöser Individuen, welche während oder nach der Behandlung mit Koch'schen Injectionen verstorben waren, und auf die Untersuchung verschiedener Gewebstheile, welche durch operative Eingriffe aus tuberkulösen Gelenken oder anderen Krankheitsherden entfernt worden waren.

Bei der Kürze der Zeit ist es indess noch nicht möglich gewesen, sehr eingehende Untersuchungen über die feineren Veränderungen der Gewebe anzustellen, welche etwa auf den Einfluss des Mittels zurückzuführen wären. Auch fehlte mir bisher zu meinem lebhaften Bedauern die Gelegenheit, diese wenigen Beobachtungen durch experimentelle Untersuchungen an Thieren zu ergänzen, da mir das Kochsche Mittel nicht zur Verfügung stand.

Im Nachstehenden erlaube ich mir zunächst über die Sectionsergebnisse zu berichten, indem ich bezüglich der klinischen Daten über die beiden Fälle auf die Mittheilungen der Herren Küster und Rumpf verweise.

A. Sectionen.

Fall 1. A. Nette, 5 Jahre, in der chirurgischen Klinik gest. 9. 12., Section 10. 12. 1890. Es handelte sich um einen Knaben, bei welchem die Thoracocentese mit Resection mehrerer Rippen vorgenommen worden war; ausserdem bestand eine tuberkulöse Fussgelenksentzündung mit Fistelbildung und tuberkulöse Peritonitis. Eine Untersuchung des Fussgelenkes konnte aus äusseren Gründen nicht vorgenommen werden; auch ist zu bemerken, dass leider bei der Vornahme der Section nicht bekannt war, dass der Verstorbene mit dem Koch'schen Mittel behandelt worden war, und dass in Folge dessen

753

eine genauere, namentlich mikroskopische Untersuchung der tuberkulösen Herde, welche andernfalls selbstverständlich nicht unterblieben sein würde, nicht stattfand. Ich beschränke mich demnach hier auf die kurze Angabe des wesentlichsten Sectionsbefundes.

Sehr abgemagerte Kindesleiche; in der rechten Brustwand sind ausgedehnte Theile der 4., 7., 8. und 9. Rippe resecirt; durch die entsprechenden Oeffnungen hat man einen freien Einblick in die Thoraxhöhle; die rechte Lunge ist sehr stark verkleinert, nach oben und gegen die Wirbelsäule gedrängt, ihre Oberfläche ist mit gelblichen, schmierigen Massen bedeckt, welche sich in ähnlicher Weise, wenn auch in geringerem Grade, an der Innenfläche der Pleuracostalis vorfinden. Eigentlich käsige Massen sind nicht vorhanden.

Die rechte Lunge sehr wenig lufthaltig, im unteren Lappen ganz luftleer, frei von käsigen Knötchen, die linke Lunge ausgedehnter, lufthaltig, ödematös; in den Bronchialdrüsen finden sich mehrere käsige Herde von Hanfkorngrösse. Das grosse Netz ist mit der Bauchwand verwachsen, ebenso auch mit den Darmschlingen, zwischen welchen sich ebenfalls vielfach bindegewebige Pseudomembranen ausspannen, so dass die Darmschlingen schwer von einander trennbar sind. Sowohl in den Adhäsionen, als an der Oberfläche des Mesenterium, sowie der Darmschlingen und des parietalen Peritoneum finden sich sehr zahlreiche gelbe käsige Knötchen von Hanfkorn- bis Linsengrösse, vielfach confluirend, die Umgebung nur stellenweise stärker geröthet, meist blass. Sehr starke Fettleber.

Fall 2. Frau H., 40 Jahre, in der Privatklinik des Herrn Prof. Rumpf wegen Diabetes und Lungentuberkulose in Behandlung; gest. am 12. 12. Section am 13. 12. 1890.

Die Leiche ist ziemlich stark abgemagert.

Beide Lungen sind nur in der Gegend der Spitzen etwas mit der Brustwand verwachsen. Der obere Lappen der rechten Lunge ist grösstentheils infiltrirt, derb anzufühlen, im unteren und mittleren Lappen finden sich einige verdichtete Stellen. Ein grosser Theil des Parenchyms des Oberlappens ist augenscheinlich frisch hepatisirt, auf dem Durchschnitt hellröthlich oder gelblichgrau; die so beschaffenen Partien grenzen sich zum Theil scharf an den Interlobularlinien ab, treten auch an mehreren Stellen deutlich an der Oberfläche über das Niveau der Umgebung hervor, und zeigen auch hier eine hellere gelbliche Färbung. Im Allgemeinen ist das infiltrirte Gewebe weich, und lässt auf dem Durchschnitt trübe graugelbliche Masse bei Druck hervortreten. An anderen Stellen geht diese Infiltration in deutlich käsige Herde über, in deren Mitte sich stellenweise auch beginnende Erweichungshöhlen zeigen. Ausserdem enthält der Oberlappen eine grössere Anzahl Höhlen, welche das Aussehen frisch entstandener Cavernen haben, aber ihre Innenfläche zeichnet sich durch eine eigenthümlich glatte Wandung aus, frei von den gewöhnlich anhaftenden käsigen Zerfallsmassen. Dagegen sind in den Höhlen meistens noch umfangreiche, von der Umgebung mehr oder weniger abgelöste Massen vorhanden, welche zuweilen nur noch durch eine Art Stiel mit der Wandung in Verbindung stehen, und im Übrigen frei in die Höhle hineinhängen. Die Höhlen haben eine Grösse von der einer Kirsche bis zu der eines Taubeneies; die Inhaltsmassen sind grösstentheils von derber Consistenz, und bestehen augenscheinlich aus ganz mortificirtem, grösstentheils käsigem, aber auch vielfach fetzig zerfallenem Lungengewebe. Einige dieser Massen oder Pfröpfe waren auch bereits ganz von der Umgebung abgelöst und lagen frei in den abgeglätteten Höhlen; stets waren die festen Pfröpfe von reichlicher, sehr trüber schmutzig grauröthlicher und gelblicher Flüssigkeit umgeben.

In dem linken Oberlappen verhält sich das Parenchym ganz ähnlich, namentlich sind auch hier mehrere grössere Hohlräume mit denselben theilweise abgelösten Inhaltsmassen sichtbar, im Ganzen 4 bis 5. Hier zeigt sich

48

sehr deutlich, dass ein augenscheinlich ganz frisches pneumonisches Infiltrat die Umgebung der Höhlen, etwa im Bereich der ganzen unteren Hälfte des Oberlappens, einnimmt. Man kann auch hier durch Druck mit dem Messer den trüben, graugelblichen Inhalt aus den Alveolen hervorpressen. Ausserdem sind zwischendurch noch derbere bis kirschgrosse käsige Knoten vorhanden, welche keine Ablösung an der Grenze erkennen lassen. Kleinere Herde dieser Art sind in grösserer Anzahl verstreut, weniger im Unterlappen, überall ist in der Umgebung derselben wenig Bindegewebsbildung sichtbar.

In den übrigen Organen fanden sich keine bemerkenswerthe Veränderungen, namentlich waren Kehlkopf und Darmkanal frei von tuberkulösen Geschwüren.

In den Nieren fand sich ziemlich verbreitete Verfettung, welche wahrscheinlich auf Ernährungsstörung durch den gleichzeitig vorhandenen Diabetes zu beziehen war.

Einige der bereits ganz abgelösten festen Pfröpfe aus den erwähnten Hohlräumen wurden nach vorheriger Härtung in Alkohol und Einbettung in Celloidin in Schnitte zerlegt und mit Carbolfuchsin zum Nachweis von Tuberkelbacillen gefärbt. Mikroskopisch zeigten die Schnitte die charakteristische Structur des Lungenparenchyms, dessen Alveolen mit einem mehr oder weniger weit in der Verkäsung vorgeschrittenen Inhalt gefüllt und an den freien Rändern in Zerfall begriffen waren. An verschiedenen Stellen zeigten sich im Innern sehr dichte Anhäufungen von vollkommen gut erhaltenen Tuberkelbacillen in Gestalt grösserer, bereits bei schwacher Vergrösserung deutlich sichtbarer rothgefärbter Klumpen.

In der trüben, die festen Massen umspülenden Flüssigkeit wurden ebenfalls sehr reichliche, grösstentheils in kleinen Häufchen zusammenliegende Tuberkelbacillen nachgewiesen. In der Umgebung der glattwandigen Hohlräume war eine irgendwie erhebliche Neubildung von jungem Granulationsgewebe nicht nachweisbar. Die dünne glatte Wand grenzte fast unmittelbar an das umgebende infiltrirte Parenchym.

Eine genauere mikroskopische Untersuchung muss noch vorbehalten werden.

Was die Beurtheilung dieses Lungenbefundes betrifft, so muss hervorgehoben werden, dass die ausgedehnte Abstossung so umfangreicher nekrotisirter und verkäster Massen mit Bildung glattwandiger Hohlräume in einer phthisischen Lunge jedenfalls etwas sehr eigenthümliches ist. Es fehlte auch in dieser Lunge nicht ganz die Bildung kleiner Höhlen durch Erweichung und Zerfall von käsigen Massen mit Bildung des gewöhnlichen gelblichen, schmierigen Inhalts, doch war augenscheinlich ein grosser, vielleicht der grösste Theil der vorhandenen umfangreichen verkästen Herde durch einen schnell vorgeschrittenen Sequestrationsprocess von der Umgebung abgelöst, oder noch in Ablösung begriffen. Besonders auffallend war die grösstentheils glatte, vollständig gereinigte Innenfläche der Hohlräume, während die Inhaltsmasse noch an einer Stelle durch die resistenten Gewebstheile mit der Wand in Verbindung stand.

Es muss aber betont werden, dass der Lungenbefund in diesem Fall nicht ganz zweifellos auf die Wirkung der vorhergegangenen Injectionen mit dem Koch'schen Mittel zu beziehen ist, da gleichzeitig eine schwere Erkrankung an Diabetes vorhanden war, welcher bekanntlich eine grosse Geneigtheit zur Sequestrirung mangelhaft genährter Gewebstheile bedingt. Indess entspricht das Aussehen der

Lunge in dem vorliegenden Falle keineswegs dem gewöhnlichen Bilde der tuberkulösen Phthise bei Diabetes.

Die ausgedehnte Infiltration des Lungenparenchyms in der Umgebung der Hohlräume macht den Eindruck einer im Anschluss an den Sequestrationsprocess frisch entstandenen Entzündung des Lungenparenchyms, wenn dieselbe auch einen, bei den vorhandenen ungünstigen Ernährungsverhältnissen nicht überraschenden, schlaffen, anämischen Charakter besitzt.

B. Tuberkulöse Gewebstheile aus Gelenken und Abscesshöhlen, welche nach vorhergegangener Behandlung mit Koch'schen Injectionen auf operativem Wege entfernt wurden.

Die bisher von der chirurgischen Klinik erhaltenen Untersuchungsobjecte stammten von folgenden Fällen:

1. Kind von 2½ Jahren; tuberkulöse Kniegelenkentzündung seit ½ Jahre, mit Fistelbildung. Bei der Eröffnung des Gelenkes am 16. 12. fanden sich in demselben freiliegende weiche Massen von gelblicher Farbe, die grösste im oberen Recessus, andere waren noch in Verbindung mit der Kapsel und wurden mit dieser herausgeschnitten. In dem einen Condylus wurde ein tuberkulöser Herd gefunden, welcher nach dem Gelenk durchgebrochen war.

2. Dönges, Mädchen von 10 Jahren; ausgekratzte und excidirte Massen, welche durch Abscesseröffnung und Gelenkausschabung aus einem tuberkulösen Ellenbogengelenk entfernt worden waren. (17. 12. 90.)

3. Oberdies, Knabe von 8 Jahren, mit multipler Tuberkulose der Knochen.

a. Mehrere Knochenfragmente von der Umgebung eines rundlichen Defectes im Schädel; an der Oberfläche haften einige undeutliche Reste von Granulationen; ausserdem ein freiliegender gelblicher Knochensequester von der Grösse einer kleinen Bohne.

b. Abscess der Kreuzbeingegend; weiche lappige Masse, theils gelblichgrau, theils hämorrhagisch; nur an einer Seite deutlich als Granulationsmembran erkennbar. (18. 12. 90.)

4. Lorch, Knabe von 12 Jahren mit multipler Tuberkulose der Knochen; resecirte Condylen des Humerus, oberes Ende des Radius und der Ulna. Alle Knochen sind stark deformirt, an der Oberfläche mit sehr unregelmässig zackigen und rauhen Knochenneubildungen, welche vielfach noch mit Resten einer weichen blassgraugelblichen Granulationsschicht bedeckt sind; an einigen Stellen der Oberfläche finden sich erweichte schmierige, gelbliche Massen; im Ganzen unterscheidet sich das Aussehen der Knochenstücke nicht von dem gewöhnlichen in solchen Fällen. (18. 12.)

5. Wied, Knabe von 12 Jahren. Tuberkulose des Ellenbogens; kleiner Fetzen einer Granulationsmembran. (18. 12.)

6. Haas, Knabe von 7 Jahren, kleine flache Knorpelscheibe mit rauhen Defecten, welche grösstentheils abgelöst war, und ein kleines, compactes Stück Granulationsgewebe, ohne besonderes charakteristisches Verhalten. (18. 12.)

7. Herkunft? Grössere und kleinere Stücke von Granulationsmembranen aus einem Senkungsabscess bei Caries der Wirbelsäule. (20. 12.)

Während ein Theil dieser Präparate keine besonderen Eigenthümlichkeiten darbot, so dass eine nähere Beschreibung nur zu unnöthigen Wiederholungen führen würde, zeigten einige ein sehr eigenthümliches und charakteristisches Verhalten, welches wohl mit der Wirkung des Koch'schen Mittels in Verbindung zu bringen sein dürfte. Namentlich war dies der Fall bei den unter No. 1, 2 und 7 angeführten Objecten, welche schon durch den Umfang der abgelösten Granulationsmassen bemerkenswerth waren. Im Fall 1 wurde beispielsweise folgender Befund notirt: »Die herausgelösten Massen bestehen zum Theil aus grösseren Fetzen, welche sich als zusammenhängende Granulationsschicht erkennen lassen; ein Theil dieser Fetzen ist blassroth, augenscheinlich noch bluthaltig, an der einen (der Gelenkhöhle zugekehrt gewesenen) Fläche glatt, oder ganz leicht höckerig, wie die gewöhnlichen fungösen Granulationen, während die äussere, ursprünglich der Gelenkkapsel zugekehrte Fläche mit weichen schmierigen Zerfallsmassen bedeckt ist, welche stellenweise grössere Klumpen — an dem einen angeblich aus dem oberen Recessus stammenden grösseren Fetzen bis zu Haselnussgrösse — bildet; an anderen Stellen sind diese gelblichweissen Zerfallsmassen als kleine zusammenfliessende Herde erkennbar, an noch anderen bilden sie eine gleichmässigere dünne Schicht. An der der Gelenkhöhle zugekehrten Fläche lassen sich bereits makroskopisch die charakteristischen blassgelblichen, tuberkulösen Knötchen erkennen, ebenso auf dem Durchschnitt, während die entgegengesetzte Fläche frei von solchen war.

Bei der mikroskopischen Untersuchung der weichen gelblichweissen Masse an der Aussenfläche der Fetzen finden sich am frischen Präparat sehr zahlreiche, in fettigem Zerfall begriffene rundliche Zellen, welche in eine unbestimmte feinkörnige Grundsubstanz eingebettet sind.«

No. 2 zeigte im Wesentlichen denselben Befund, doch waren die Membranen weniger umfangreich. In No. 7 waren einzelne ungewöhnlich grosse Granulationsmembranen vorhanden, darunter eine bis zu 5—6 cm Länge und mehrere Centimeter Breite, von sehr weicher, schlaffer Consistenz und ziemlich glatter Oberfläche.

Die Untersuchung der nach der Härtung in Alkohol (theilweise auch nach vorheriger Behandlung mit dem Flemming'schen Chrom-Osimum-Essigsäuregemisch) hergestellten Schnitte ergab, soweit dieselbe bis jetzt ausgeführt werden konnte, in den der Gelenkhöhle zugekehrten Theilen der Granulationsschicht das Vorhandensein sehr zahlreicher tuberkulöser Knötchen von genau derselben Beschaffenheit, wie in den unveränderten tuberkulösen Granulationen. Weder die Knötchen selbst mit ihren Riesenzellen, noch das dazwischen gelegene Granulationsgewebe unterschieden sich von dem gewöhnlichen Verhalten; namentlich fand sich nirgends stärkere Anhäufung von Rundzellen (Leukocyten) in der Umgebung der Knötchen oder der Riesenzellen, auch waren nirgends Zeichen von vorgeschrittener Nekrose oder von Zerfall in diesen Theilen erkennbar. Selbst die gewöhnliche confluirende Verkäsung der oberflächlichen Schichten war meist sehr geringfügig. Dagegen boten die äusseren Schichten, entsprechend den mehr oder weniger mächtigen gelblichweissen, weichen Massen, sehr deutlich die Zeichen diffusen nekrotischen Zerfalls mit sehr verbreiteter fettiger Degeneration der in den Gewebsspalten angehäuften rundlichen Zellformen dar. Stellenweise liessen sich in diesen Gewebsschichten, welche im Allgemeinen ganz frei von eigentlichen tuberkulösen Knötchen waren, noch Reste der fibrillären Zwischensubstanz erkennen, an anderen Stellen waren diese Theile structurlos, feinkörnig, mit Fetttröpfchen durchsetzt, und an gefärbten Schnitten durch ihre Farblosigkeit ausgezeichnet. Sie hatten demnach auch nicht den Charakter einer frischen entzündlichen oder eiterigen Infiltration, sondern mehr den einer diffusen Nekrose mit fettigem Zerfall, unterschieden sich aber auch von der eigenthümlich homogenkörnigen Beschaffenheit der gewöhnlichen Verkäsung.

Man erhielt demnach den Eindruck, als sei die Ablösung der tuberkulösen Granulationsschicht durch einen eigenthümlichen acuten Gewebszerfall an der äusseren Grenze des eigentlichen tuberkulösen Gewebes zu Stande gekommen.

Nachtrag.

Aus der Universitäts-Poliklinik für orthopädische Chirurgie in Berlin.

Bericht des Direktors, Professor Dr. Jul. Wolff.

(Vom 15. Januar 1891.)

An der Königlichen Universitäts-Poliklinik für orthopädische Chirurgie wurden in der Zeit vom 19. November 1890 bis 15. Januar 1891 9 Fälle von Tuberkulose mit Koch'schen Injectionen behandelt. Die Einspritzungen wurden in der ersten Zeit, bevor das Institut selbst mit dem Mittel versehen war, durch Herrn Dr. Cornet ausgeführt. Am 15. Dezember kam die Anstalt in den Besitz des Mittels.

Es sind an den 9 Patienten bis zum 15. Januar 1891 im Ganzen 57 Injectionen vorgenommen worden. Der am längsten behandelte Patient befindet sich 57 Tage unter der Einwirkung des Koch'schen Mittels, der jüngste Fall 17 Tage.

Die Fälle verteilen sich in folgender Weise: 2 Fälle von Lupus, 1 Fall von allgemeiner Drüsentuberkulose, 6 Fälle von Knochen- bezw. Gelenktuberkulose.

Von letzteren entfielen: 2 Fälle auf das Hüftgelenk, 3 Fälle auf das Kniegelenk, 1 Fall auf das Talocruralgelenk, 1 Fall von Coxitis war doppelseitig.

Vier von den Gelenktuberkulosen wurden im Anschlusse an die Behandlung mit dem Koch'schen Mittel einem operativen Eingriff unterworfen.

Die Anwendung des Mittels geschah in der Art, dass mit kleinen Dosen begonnen wurde: bei den Kindern mit 0,0005 ccm des ge-

lieferten Mittels, bei den Erwachsenen mit 0,01 ccm. Eine Ausnahme
wurde bei letzteren gemacht in dem Falle von Drüsentuberkulose, wo
wegen einer begleitenden, etwas vorgeschrittenen Lungentuberkulose
mit der Dosis von 0,0005 ccm begonnen wurde. Nach Ablauf der Reaction folgte ein injectionsfreier Tag; traten nachträglich noch Temperatursteigerungen auf, so wurde mit der neuen Injection gewartet,
bis diese verschwunden waren.

Die höchste Dosis, die bei einer einzelnen Injection erreicht
wurde, betrug 0,06 ccm. Das bei dem einzelnen Patienten zur Anwendung gekommene gesammte Quantum schwankt zwischen 0,0032
und 0,29·ccm.

Die Injectionen wurden nach Koch's Vorgang in den Intrascapu-
larraum vorgenommen. Zur Einspritzung wurde eine gewöhnliche,
sorgfältigst mit 5 procentiger Carbollösung, absolutem Alcohol und
sterilisiertem Wasser desinficierte Pravaz'sche Spritze benutzt. Unangenehme Erscheinungen, Infiltrationen oder Abscesse wurden an der
Injectionsstelle nicht beobachtet, einigemale zeigte sich etwas Empfindlichkeit in der Umgebung der Einspritzungsstelle, welche in einem
Falle sogar mehrere Tage anhielt.

Die weiteren Ergebnisse und Beobachtungen erhellen am Besten
aus den Krankengeschichten. Die specielleren lassen sich in Folgendem
zusammenfassen.

I. Lupus.

Beide beobachteten Fälle bestanden schon seit längerer Zeit, der
eine seit 18 Jahren, und waren schon mehrfach, zuletzt beide in der
Klinik von Prof. Wolff mit Auskratzungen behandelt worden. In dem
einen Fall war die Diagnose etwas zweifelhaft, indem eine sichere
Differenzierung von Acne rosacea und Lues nicht möglich gewesen
war. Die Diagnose blieb auch nach der 1. Injection nicht unanfechtbar,
weil innerhalb der ersten 24 Stunden nach der Eispritzung noch keine
Reaction eingetreten war und erst nach 30 Stunden in Form eines
Frostes mit Fieber auftrat. Durch weitere Injectionen, bei welchen
eine prompte Reaction eintrat, wurde sie jedoch sichergestellt.

Der andere Fall dagegen zeigte gleich nach der ersten Einspritzung
— 0,01 ccm — eine Temperaturerhöhung bis 39,8° mit heftigem Schüttelfrost, Brechneigung, Appetitlosigkeit und hochgradiger Somnolenz.

Was die localen Erscheinungen anbetrifft, so trat in dem ersteren
Falle zwar Rötung an der lupösen Hautstelle ein, eine sehr deutlich
ausgesprochene Schwellung war aber nicht zu constatieren. Dagegen
zeigte der andere Fall (2) eine hochgradige Anschwellung der lupösen
Hautpartien. Die Schwellung war schon nach wenigen Stunden deutlich, erreichte ihren Höhepunkt gewöhnlich nach 12 bis 15 Stunden.
Mit der Schwellung vergesellschaftete sich eine die lupösen Partien zwei-
bis dreifingerbreit übergreifende und dann scharf absetzende Rötung.
Gleichzeitig trat eine vorher nicht vorhandene, teilweise ziemlich

starke Schmerzhaftigkeit der erkrankten Teile ein. Der Lupusherd selbst nahm einen oedematös glänzenden, tief braunroten Ton an; innerhalb desselben traten die einzelnen Knötchen durch dunklere Farbe gekennzeichnet hervor. Hierauf kam es zu einer Exsudation von Serum, durch welche teils mehr gelbbraune, teils ins Weissliche spielende Borken auf der Oberfläche entstanden. Diese Borken vertrockneten und fielen als weissliche Schuppen ab; die Haut erschien dann zarter und heller als vorher. Der Process dauerte mehrere Tage und wiederholte sich im Laufe der neuen Injectionen.

Leider konnten beide Lupusfälle nicht in abschliessender Weise beobachtet werden, indem sie sich aus äusseren Gründen der Behandlung vor Beendigung derselben entzogen. In dem 2. Fall scheint jedoch eine Besserung erreicht worden zu sein, indem die erzielte Blässe der lupösen Stellen sich erhalten hat.

II. Gelenks- bezw. Knochentuberkulose.

Unter den 6 Knochen- bezw. Gelenktuberkulosen befanden sich 2 Fälle, welche schon längere Zeit bestanden hatten und behandelt worden waren (Fall 3 u. 7), einmal schon 10 Jahre. Die vier übrigen Fälle sind als frische zu bezeichnen, indem keiner seit länger als einem halben Jahre Erscheinungen gezeigt hatte.

Reaction auf die Einspritzungen trat sowol bei den älteren, wie bei den frischeren Fällen schon bei den ersten Injectionen und ganz geringen Dosen des Mittels (0,0005 resp. 0,001) ein. Bei dem einen der älteren Fälle traten hohe Temperaturen auf, bis 40,2°, der andere überschritt 39° nur einmal. Die localen Symptome waren in beiden Fällen ganz minimale, lediglich eine vermehrte Schmerzhaftigkeit in dem betroffenen Gelenk bei Druck oder Bewegung. Ein Unterschied bezüglich des Verhaltens der einzelnen Gelenke war nicht zu constatieren.

Die jüngeren Fälle reagierten ohne Ausnahme mit hohen Temperaturen — bis 41° Fall 4 — und ausgesprochenen Allgemeinsymptomen, neben Schüttelfrost (Fall 4), Appetitlosigkeit, Somnolenz, profusen Schweissausbrüchen, Kopf- und Gliederschmerzen. Local trat bei 3 Fällen eine deutliche den Umfang des ganzen Gelenks einnehmende Rötung und teigige Schwellung ein, verbunden mit grosser Schmerzhaftigkeit. In einem Fall (Coxitis Fall 5) blieb die locale Reaction aus und beschränkte sich auf eine allerdings ziemlich hochgradige Schmerzhaftigkeit in dem erkrankten Gelenk. Die Schwellung der Gelenke erreichte innerhalb 8 bis 10 Stunden nach der Einspritzung eine gewisse Höhe, die dann während der nächsten 12 bis 24 Stunden stationär blieb. Eine Vermehrung des vorhandenen Gelenkergusses konnte nicht festgestellt werden.

In 4 von den 6 Fällen folgte der Injectionsreihe ein operativer Eingriff.

In dem Falle 7, inveterierte Kniegelenkstuberkulose, zeigte das Operationsfeld keine besonderen Unterschiede gegenüber den Befunden, wie sie bei nicht injicierten Fällen getroffen werden. Das ganze Gelenk war erfüllt mit tuberkulösen Granulationen, ohne dass dieselben sich schärfer gegen das gesunde Gewebe abgehoben hätten. Necrotisierte Gewebsteile wurden nicht gefunden, ebensowenig Gewebseinschmelzungen in flüssiger Form.

Dagegen schien es bei der Operation der Sprunggelenkstuberkulose (Fall 8), als ob die ebenfalls reichlich das Gelenk erfüllenden tuberkulösen Wucherungen sich ein wenig sicherer von dem gesunden Gewebe unterscheiden liessen, als es gewöhnlich der Fall ist. Auch hier wurden keine abgestorbenen Massen angetroffen, auch nicht in Form von Detritus.

Eine augenfällige Veränderung in den Gelenken der Injicierten zeigte sich bei der Operation der beiden Coxitiden (Fall 3 und 5). Bei Fall 3 war in dem Gelenk eine reichliche Flüssigkeitsansammlung, aus Detritus bestehend, und daneben mehrere auffällig grosse zusammenhängende Fetzen abgestorbenen Gewebes. Der gleiche Befund zeigte sich im Fall 5. Auch hier war das Gelenk erfüllt mit einer grossen Menge dünnflüssigen Eiters, in welchem neben kleineren auch einige grössere necrotisierte zusammenhängende Gewebsteile sich fanden. Ausserdem ergab sich in letzterem Falle eine weitgehende Abstossung von sequestrierten Knochenpartien am Darmbein.

Der Zeitraum seit der Operation ist zur Zeit noch zu gering, um über das weitere Verhalten der Fälle schon berichten zu können.

III. Drüsentuberkulose.

Der eine beobachtete Fall, welcher mit einer hochgradigen beiderseitigen Lungentuberkulose compliciert war, bot wenig chirurgisches Interesse dar. Allgemeinreaction und Localerscheinungen von Seiten der Lunge traten in auch sonst beobachteter Weise auf, von Seite der afficierten Drüsen wurde in keiner Beziehung eine Reaction beobachtet. Ausserdem beeinträchtigte die durch die vorgeschrittene Lungenphthise gebotene Vorsicht in Bezug auf Frequenz und Quantität der Einspritzungen die Behandlung.

Krankengeschichten.

Fall 1. Lupus nasi. Danker, J., 27 J.
Anamnese. Seit 4 Jahren Knötchenbildung im Bereich der Nase, flügelartig auf die Wangen übergreifend. Im Sommer dieses Jahres Auskratzung und Heilung; letztere besonders gut auf der Nase selbst. Seit einigen Wochen neue Nachschübe von Knötchen.
Status 19. 11. 90. Auf dem Nasenrücken glatte Narben; Nase selbst und angrenzende Wangenpartien stark gerötet. Auf jeder Seite mehrere stark prominierende Knötchen.

19. 11. 90. Injection von 0,01 ccm. Keinerlei Reaction ausser subnormalen Temperaturen zwischen 35° und 36,8°! Dagegen am Nachmittag des nächsten Tages, nachdem Patient bereits entlassen, Schüttelfrost und Fieber. Nach 4 Wochen, am 16. 12. 90. Wiederaufnahme der Behandlung.

16. 12. 90. Injection von 0,015 ccm. Temperatur-Maximum nach 8 Stunden 38,3. Allgemeine Mattigkeit. Local: Rötung der lupösen Hautpartien, jedoch nicht übermässig hervortretend.

17. 12. Injection von 0,02 ccm. Temperatur-Maximum nach 9 Stunden 39,1°. Schüttelfrost, Kopf- und Gliederschmerzen, Sensorium benommen, Appetitlosigkeit. Local: stärkere Rötung, etwas feuchter Glanz, keine deutliche Schwellung.

19. 12. Injection von 0,025 ccm. Temperatur-Maximum nach 9 Stunden 38,2°. Kopfschmerz, Somnolenz; Mattigkeit aber nicht so stark wie am 17. 12. Local keine besonderen Erscheinungen.

21. 12. Injection von 0,03 ccm. Temperatur-Maximum 37,9 keine weitere Reaction.

22. 12. Patient begiebt sich ausser Behandlung.

Fall 2. Lupus vulgaris. Welm, Gertrud, 20 J.

Anamnese. Vor 18 Jahren trat am linken Arme eine Hauterkrankung auf, die sich späterhin auch auf beiden Seiten des Unterkieferrandes einstellte. Patientin wurde bereits dreimal operativer Behandlung unterworfen. Vater an Lungenschwindsucht gestorben.

Status am 19. 11. 90. An der volaren Seite des distalen Drittheils des linken Vorderarms eine 6 cm lange, 5 cm breite Stelle, welche unter dem Niveau der übrigen Haut liegt und gegen diese mit einem schwach geröteten Rand absetzt. Innerhalb derselben zahlreiche charakteristische Lupusknötchen, die sich weit in die Tiefe verfolgen lassen, ferner ist die ganze Unterkiefergegend von Ohr zu Ohr von einer 3 bis 5 cm breiten lupösen Affection eingenommen. In der Mitte derselben sieht man blasse, narbige Stränge, von den früheren operativen Eingriffen herrührend, an dem geröteten Rand zahlreiche Lupusknötchen. In der Mitte des rechten trigonum cervicale posticum zwei kleine, gestreckte, glatte Narben. Herz und Lungen normal.

19. 11. 90. 2 Uhr p. m. Injection von 0,01 ccm.

9 Uhr Abends. Die erkrankten Stellen nehmen eine lebhafter rote Färbung an und beginnen zu schwellen. Noch stärkere Schwellung zeigen die Knötchen, sie heben sich durch ihr dunkleres Rot gegen die Umgebung scharf ab. Auf der rechten Seite des Halses ist entsprechend der Mitte des Sternocleidomastoideus ein kleiner dunkelroter Fleck von Linsengrösse erschienen, umgeben von einem rötlichen Hofe. Temperatur 38,3.

11 Uhr Abends. Vor einer Stunde Schüttelfrost. Rötung und Schwellung zugenommen. In den Narbensträngen zeigen sich dunkelrote Flecke. Die Knötchen und diese Flecke haben ein noch dunkleres Braunrot angenommen. Auf der Kuppe der Knötchen, sowie rings um dieselben ein schuppenartiger, weisslicher Belag. Die erkrankten Partien sehr schmerzhaft. Mattigkeit, Schwere in den Gliedern.

1 Uhr Nachts. Die Exfoliation in Form der Schuppen hat zugenommen, namentlich am Halse, weniger am Vorderarm. Die Entzündung ist diffus, eine allgemeine Schwellung des Gesichts ist eingetreten. Conjunctivae gerötet. Temperatur 39,2°.

3 Uhr Nachts. An den Knötchen erscheint ein Exsudat, die einzelnen Knötchen machen den Eindruck einer Pustel. Temperatur 39,5°.

5 Uhr. Die Exsudation schreitet fort.

20. 11. 90. 5 Uhr Morgens. Am Rande der Knötchen sieht man kleine honiggelbe Tröpfchen von serumähnlichem Aussehen hervortreten. Temperatur 39,2°.

11 Uhr Morgens. Die Serumtröpfchen sind eingetrocknet, so dass es zu einer Borkenbildung gekommen. Auch die gerötete Stelle auf der Höhe des Sternocleidomastoideus ist mit glänzenden Schuppen bedeckt. Die erkrankten Partien erscheinen gleichmässig gerötet.

7 Uhr Abends. Borkenbildung und neue Exsudation, hochgradiger Sopor.

21. 11. 90. 5 Uhr Morgens. Das subjective Befinden der Patientin wird besser: im Gesichte noch derselbe Zustand wie gestern, am Vorderarm reichlichere Exsudation und beginnende Borkenbildung.

3 Uhr Mittags. Subjectives Befinden besser, aber immer noch grosse Mattigkeit; die localen Veränderungen halten an.

7 Uhr Abends. Die nässenden Stellen im Gesicht beginnen trockener zu werden.

22. 11. 99. 9 Uhr Vormittags. Im Gesicht sind die lupösen Stellen ziemlich trocken, mit Borken bedeckt, noch immer stark geschwollen. Am Vorderarm dieselben Erscheinungen wie gestern.

23. 11. 90. 2½ Uhr p. m. Injection 0,01 ccm.

5 Uhr p. m. Schüttelfrost; Husten und Halsschmerzen. Die lupösen Stellen dunkler gerötet und stark geschwollen.

8 Uhr Abends. Appetitlosigkeit, Mattigkeit, Kreuz- und Gliederschmerzen. Die Exsudation wieder stärker, die alten Borken zeigen Neigung sich abzulösen.

1 Uhr Nachts. Sehr starke Exsudation von Serum; die lupösen Stellen tief braunrot gefärbt, von einem helleren aber intensiv roten Hofe umgeben, der gegen die übrige Haut scharf abgegrenzt ist.

24. 11. 90. 3 Uhr Morgens. Grosse Somnolenz, etwas dyspnoischer Athem. Umgebung der lupösen Stellen gerötet, scharf absetzend. Am Vorderarm keine Veränderungen. Auf Brust, Hals und oberen Extremitäten spärliches Roseola ähnliches Exanthem. Temperatur 40,4°.

7 Uhr Morgens. Der rote Hof um die afficierten Stellen abgeblasst, die Exsudationen eingetrocknet, subjectives Befinden besser.

11 Uhr Mittags. Local wenig Veränderungen, Borkenbildung ausgeprägter.

7 Uhr Abends. Unverändert.

25. 11. 90. Injection 0,03. 6 Uhr Abends.

11 Uhr Abends. Die lupösen Stellen dunkel gerötet, von einem Hofe umgeben, bedeutende Schwellung.

26. 11. 90. 5 Uhr Morgens. Beginn der Exsudation. Schlaf und Athmung sehr unruhig. Temperatur 39,9°. Hustenreiz. Halsschmerzen.

11 Uhr Mittags. Eintrocknen und Borkenbildung. Subjectives Befinden gebessert.

27. 11. 90. Injection 0,03.

11 Uhr Abends 39,2°. Starke Rötung und Schwellung. Gliederschmerzen, Athembeschwerden, Hustenreiz.

28. 11. 90. Morgens 9 Uhr. Borkenbildung mit weisslichem Schimmer an der Oberfläche.

29. 11. 90. Injection 0,04. Temperatur-Maximum 39,9°. Starke Allgemeinerscheinungen. Local: Wiederholung im Symptomencomplex in derselben Weise wie früher.

3. 12. 90. Injection 0,05. Temperatur-Maximum 39,5° nach 9 Uhr. Starke Allgemein- und Localerscheinungen.

5. 12. Patientin begiebt sich ausser Behandlung.

Wieder untersucht Ende December: Die lupösen Stellen erscheinen blasser als früher; an einzelnen Stellen am Rande scheinen sich aber neue Nachschübe vorzubereiten.

Fall 3. Coxitis duplex. Alfred Grosse, 8 J.

Anamnese. Bis Weihnachten 1887 gesund, dann Beginn der Erkrankung im Hüftgelenk — mit Streckverbänden erfolglos behandelt. Seit December 1888 Schmerzen im rechten Hüftgelenk, ebenfalls ohne Erfolg behandelt. Vor 14 Tagen Eröffnung eines Abscesses am rechten Hüftgelenk. Wunde geheilt.

Status 18. 11. 90. Im rechten Hüftgelenk Beugung im Winkel von 100 bis 120° frei, die übrigen Bewegungen unmöglich. Frische Narbe dicht unter dem rechten ligamentum Poupartii, von der Eröffnung des Abscesses herrührend. Das rechte Bein steht etwa im Winkel von 110° gebeugt, mässig adduciert und nach aussen rotiert. Das linke steht flectiert, adduciert und nach innen rotiert. Beugung möglich bis etwa 120°. Nahezu hühnerei-grosser Abscess an der äusseren Seite des Oberschenkels, deutlich fluctuierend.

19. 11. 90. Injection 0,001 ccm. Temperatur-Maximum nach 8 Uhr 38,8°. Keine Allgemeinsymptome. Vermehrte Schmerzhaftigkeit in beiden Hüft-gelenken. Äusserlich keine Veränderungen zu bemerken, ebensowenig an der Narbe rechts und am Abscess links.

20. 11. 90. Schmerzhaftigkeit an den Gelenken anhaltend bei einer noch maligen Temperaturerhöhung auf 38,8°; sonst Wohlbefinden.

23. 11. 90. Injection 0,002. Sehr geringe Reaction. Temperatur-Maximum nach 10 Uhr 38,0°. Vollkommenes Wohlbefinden. Local keine Veränderung nachweisbar, auch keine Schmerzen auf Druck vorhanden.

24. 11. 90. Bei Fehlen jeder sonstigen Erscheinung und gutem Befinden nochmals Temperatur 38,0°, 32 Stunden nach der Injection.

25. 11. 90. Injection von 0,003 ccm. Temperatur-Maximum nach 6 Stunden 38,1°. Vollkommenes Wohlbefinden. An den Hüftgelenken keine Veränderung.

27. 11. 90. Injection von 0,004 ccm. Temperatur-Maximum nach 12 Stunden 39,1°. Etwas Mattigkeit, Appetitlosigkeit; locale Schmerzen bei Druck und Bewegungen, äusserlich nichts zu constatieren. Bewegungs-excursionen im Gelenk nicht grösser als vorher.

29. 11. 90. Injection von 0,006 ccm. Gar keine Reaction. Temperatur-Maximum 37,6°.

3. 12. 90. Injection von 0,01 ccm. Temperatur-Maximum 39,° 12 Stunden nach der Injection. Kopfschmerz, Mattigkeit, kein Appetit. Local Schmerzen bei Druck; sonst Status idem.

Am 16. 12. 90. Wiederaufnahme der Injectionen.

16. 12. 90. Injection 0,006 ccm. Gar keine Reaction. Temperatur-Maximum 37,9°.

18. 12. 90. Injection 0,01 ccm. Weder subjectiv noch objectiv etwas Bemerkenswerthes ausser vermehrter Schmerzhaftigkeit der beiden afficierten Gelenke. Allgemeines Wohlbefinden.

20. 12. 90. Injection von 0,015 ccm. Keine Symptome. Temperatur-Maximum 38,1°. Patient verlässt am 21. 12. auf einige Tage die Klinik.

30. 12. 90. Injection von 0,01 ccm. In der Nacht Mattigkeit, Schweiss-ausbruch, Gliederschmerzen. Local nichts zu bemerken. Temperatur-Maximum 38,8°.

31. 12. 90. Subjectives Wohlbefinden, sont status idem.

2. 1. 91. Injection von 0,01 ccm. Geringe Reaction. Temperatur-Maximum 38,3°. Local nichts Besonderes.

4. 1. 91. Injection von 0,03 ccm. Temperatur-Maximum 38,3° bei voll-kommenem Wohlbefinden; im Übrigen Status idem.

Die Injectionen werden vorläufig unterbrochen und operativ zunächst auf der linken Seite eingeschritten.

Operation 11. 1. 91. Es wird mit Langenbeck'schem Resectionsschnitt direct auf den Kopf des Femur losgegangen und dieser zunächst freigelegt. Es zeigt sich, dass der Kopf völlig aus der Pfanne luxiert ist. Er ist seines

Knorpelüberzuges völlig beraubt; nur einige kleine gesunde Knorpelinselchen sind noch zu sehen. An der Vorderfläche zeigt sich ein tief in den Knochen gehender tuberkulöser Herd, der mit dem scharfen Löffel ausgeräumt wird. Vom Hals des Femur und grossen Trochanter werden hierauf alle Weichteile losgelöst, der femur aus der Wunde luxiert und so die Pfanne freigelegt. Dieselbe ist völlig ausgefüllt mit tuberkulösen Massen. Nach sorgfältiger Entfernung der erkrankten Teile und der ganzen Gelenkkapsel zeigt die Pfanne nur einzelne Knochenherde, besonders gegen die incisura ischiadica hin. Nach Entfernung aller tuberkulösen Massen wird der Kopf in die Pfanne reponiert. Jodoformgazetamponade.

Der an der Vorderfläche des Oberschenkels befindliche Abscess wird eröffnet und eine grosse Menge dünnen mit bröckligen Massen vermischten Eiters entleert.

14. 1. 91. Vernähung der Wunde und Drainage.

Fall 4. Gonitis tuberculosa sinistra. Frühling, Wilhelm, $1^3/_4$ J.
Anamnese. Stets kränkliches, schwaches Kind.

Vor 3 Monaten begann die Gelenkserkrankung; mit Jodoforminjectionen und Gipsverbänden erfolglos behandelt.

Status 18. 11. 90. Linksseitige Gonitis mit flüssiger Ansammlung im Gelenk. Das Knie ist winklig gebeugt, Bewegungen schmerzhaft. Patellar contouren undeutlich.

19. 11. 90. Injection 0,0005. Temperatur-Maximum 41,0° nach 8 Stunden Grosse Unruhe. Starker Schweiss, allgemeines Übelbefinden. Grosse Schmerzhaftigkeit des Gelenkes. Starke Schwellung, Rötung der umgebenden Weichteile.

20. 11. 90. Nochmaliges Temperaturansteigen auf 39,5°, 24 Stunden nach der Injection. Gesteigerte Unruhe, nachdem dieselbe vorher nachgelassen hatte. Kniegelenk stärker geschwollen. Allgemeinbefinden nicht verschlechtert.

21. 11. 90. Fieberlos. Subjectives Wohlbefinden. Noch immer starke Anschwellung des Gelenks, verbunden mit grosser Schmerzhaftigkeit.

23. 11. 90. Injection 0,001. Temperatur-Maximum 40,3° nach 4 Stunden. Grosse Mattigkeit, wieder gesteigerte körperliche Unruhe. Gelenk bei der geringsten Berührung äusserst schmerzhaft, bedeutende Rötung in der ganzen Umgebung. Kein Schlaf.

24. 11. Abermaliges Temperaturansteigen auf 39,5°. Gelenk noch stark geschwollen und sehr schmerzhaft. Subjectives Befinden besser.

27. 11. Injection 0,002. Temperatur-Maximum 41,0° nach 8 Stunden. Grosse körperliche Unruhe und Mattigkeit. Gelenk wieder eminent schmerzhaft, starke Schweisse.

28. 11. Befinden besser. Patient wird nach Haus geholt und der weiteren Behandlung entzogen.

Fall 5. Coxitis sinistra tuberculosa. Drachmann, Karl, $3^1/_2$ J.
Anamnese. Früher immer gesund, seit Januar dieses Jahres krank.

Status 19. 11. 90. Linksseitige Coxitis. Beweglichkeit gering. Bei vollständiger Streckung hochgradige Lordose. Stellung in Adduction und Rotation nach innen.

19. 11. 90. Injection 0,0005. Temperatur-Maximum nach 6 Stunden 40,5°. Patient sehr unruhig, dabei somnolent. Am Gelenk keine sichtbaren Veränderungen, aber enorme Schmerzhaftigkeit bei Druck und Bewegung.

20. 11. Nochmaliges Temperaturansteigen auf 38,8°. Schmerzhaftigkeit andauernd; sonst nichts Bemerkenswerthes.

23. 11. Injection 0,001. Temperatur-Maximum nach 7 Stunden 39,1°. Patient ist ruhig; keine Rötung oder Schwellung über dem erkrankten Gelenk. Grosse Schmerzhaftigkeit auf Druck oder Berührung.

24. 11. Nochmaliges Temperaturansteigen 38,1°, sonst vollkommenes Wohlbefinden. Gelenk sehr empfindlich.

25. 11. Injection 0,0015. Temperatur-Maximum nach 11 Stunden 39,1°. Patient schläft ruhig. Lebhafte Schmerzen bei Druck und Bewegung.

27. 11. Injection 0,002. Keine Temperaturerhöhung oder sonstige Reaction.

28. 11. Nachträglich — nach 36 Stunden — Temperatur 38,2°. Patient vollkommen ruhig. Schmerzen im Gelenk.

29. 11. Injection 0,003. Temperatur-Maximum 38,6° nach 6 Stunden. Keine Allgemeinerscheinungen, local: gesteigerte Schmerzhaftigkeit.

3. 12. Injection 0,004. Temperatur-Maximum 38,8° nach 7 Stunden. Sonst Status idem.

Am 16. 12. Wiederaufnahme der Injectionen.

16. 12. Injection 0,003. Temperatur-Maximum nach 7 Stunden 38,3°. Keine Allgemeinerscheinungen. Local: grosse Schmerzen bei Berührung, sonst nichts wahrzunehmen.

17. 12. Nochmalige Temperaturerhöhung auf 38,0° bei vollkommenem Wohlbefinden.

18. 12. Injection 0,004. Geringe Reaction. 38,3° Status idem.

20. 12. Injection 0,005. Mässige Reaction ohne besondere Symptome. Temperatur-Maximum 38,8°.

Die Injectionen werden vorläufig nicht weiter fortgesetzt.

Operation 3. 1. 91. Langenbeck'scher Resectionsschnitt. Die am Trochanter inserierenden Weichteile nach beiden Seiten abgetrennt, Kapsel eröffnet. Beim Einschneiden entleeren sich ca. 3—4 Esslöffel eines dünnen, mit kleinen Gewebspartikeln durchsetzten Eiters, sowie mehrere grössere zusammenhängende freie Gewebsteile, welche augenscheinlich totes, abgestossenes Gewebe repräsentieren. Der aus der Wunde luxierte Femurkopf hat kein ligamentum teres, ist sonst intact. Der Knorpelüberzug desselben ist etwas gelblich verfärbt, lässt sich sehr leicht mit der Pincette abheben. Er wird entfernt und die freiliegende anscheinend gesunde Knochenoberfläche mit dem scharfen Löffel abgekratzt. Die Gelenkkapsel ist allenthalben verdickt und sulzig infiltriert, es heben sich jedoch die erkrankten Teile etwas schärfer gegen die gesunden Teile ab, als es sonst bei tuberkulösen Gelenken wohl möglich ist. Alles Krankerscheinende wird mit Scheere und Messer entfernt, worauf die Pfanne frei daliegt. Sie entbehrt vollkommen des Knorpelüberzuges: in der Mitte, etwa entsprechend dem Ansatzpunkt des ligamentum teres, liegt ein vollkommen freier, etwa bohnengrosser Sequester. Das ganze Darmbein bis zur incisura ischiadica major besteht aus bröckligem, weichem, deutlich vom Gesunden sich abhebenden Knochen, der mit dem scharfen Löffel entfernt wird. Blutstillung. Reposition des Kopfs in die Pfanne. Ausspülung mit 1%/00 Sublimat-Jodoformgazetamponade. Antiseptischer Verband.

5. 1. 91. Entfernung des Tampons. Vernähung. Drainage. Bis 14. 1. fieberlos.

Fall 6. Gonitis tuberculosa dextra. Paul Herder, 3½ J.

Anamnese. Seit Ostern Schmerzen im rechten Kniegelenk, sonst nicht krank gewesen.

Status 18. 11. 90. Rechtsseitige Gonitis mit Erguss ins Gelenk. Durch Punction als serös erkannt, einige Flocken in demselben. Patella tanzend. Das Knie steht etwa im Winkel von 165°, Beugung bis 70° möglich, sehr schmerzhaft.

19. 11. 90. Injection 0,0005. Temperatur-Maximum 38,5° nach 6 Stunden. Subjectives Wohlbefinden. Stärkere teigige Schwellung ohne vermehrte Flüssigkeitsansammlung im kranken Gelenk. Bei Bewegung grosse Schmerzen.

23. 11. 90. Injection 0,001. Temperatur-Maximum 40,3° nach 12 Stunden. Schwellung des Gelenks und Rötung der bedeckenden Weichteile, starke Schmerzen bei Berührung und Bewegung.

24. 11. Nochmalige Temperaturerhöhung auf 38,5°. Schmerzen im Rücken und in den Extremitäten. Schwellung und Rötung des Gelenks anhaltend bis 27 Stunden nach der Injection.

25. 11. Injection 0,0015. Temperatur-Maximum 39,2° nach 15 Stunden. Schmerzen auf dem Rücken und in den Gliedern. Gelenk geschwollen, schmerzhaft. Unruhiger Schlaf.

27. 11. Injection 0,002. Temperatur-Maximum 39,6° nach 15 Stunden. Gliederschmerzen, Mattigkeit. Gelenk geschwollen, heiss, auf Druck schmerzhaft.

30. 11. Injection 0,003. Temperatur-Maximum 39,7° nach 10 Stunden. Gliederschmerzen, Mattigkeit. Gelenk geschwollen, gerötet, sehr schmerzhaft.

4. 12. Injection 0,004. Temperatur-Maximum 39,4° nach 12 Stunden. Allgemein- und Localerscheinungen wie sonst.

16. 12. Wiederaufnahme der Injectionen.

16. 12. Injection 0,003. Temperatur-Maximum 38,5° nach 10 Stunden. Geringe Reaction. Patient matt, Gelenk sehr schmerzhaft.

18. 12. Injection 0,004. Temperatur-Maximum 38,1° nach 10 Stunden. Keine Allgemeinerscheinungen. Gelenk nicht geschwollen, nicht gerötet.

20. 12. Injection 0,005. Temperatur-Maximum 38,3° nach 17 Stunden. Patient fühlt sich wohl. Gelenk schmerzhaft, nicht stärker geschwollen.

22. 12. Injection 0,006. Temperatur-Maximum 38,6° nach 14 Stunden. Patient ruhig. Local keine Erscheinung, Schmerzen mässig.

23. 11. Nochmaliges Temperaturansteigen auf 38,7°, 24 Stunden nach der Injection ohne sonstige Erscheinungen.

24. 12. Patient wird des Weihnachtsfestes wegen nach Hause entlassen; kehrt nicht wieder zur Behandlung zurück.

Fall 7. Gonitis tub. invet. sinistr. Brandstetter, Otto, 35 J.
Anamnese. 1880 Fall, seitdem Verdickung des linken Kniegelenks auf der Innenseite, nach weiterem Fallen allgemeine Schwellung des linken Knies. Patient wurde mit Gummiverband, Jodeinspritzung, Gipsverbänden erfolglos behandelt. 1885 Eröffnung des Gelenks, wobei sich kein Eiter fand. Status 18. 12. Patient kräftig, muskulös, bedient sich einer Krücke. Linkes Kniegelenk mässig in Beugestellung fixirt, erscheint gegen das rechte etwas aufgetrieben, namentlich an der Innenseite. An der Vorderseite des Condylus internus der Tibia eine rundliche, stark pigmentirte Narbe. Ebenso in der Kniekehle eine kleine, tief eingezogene runde Narbe. Auf Druck mässige Schmerzhaftigkeit, passive Bewegung nur sehr gering.

19. 12. 90. Injection 0,01. Abends Frost, Kopf- und Gliederschmerzen. Temperatur 39,2. Nachts Schweissausbruch, grosse Schmerzen im Kniegelenk, äusserlich nichts constatirbar.

20. 12. Patient fühlt sich noch unbehaglich. Kopfschmerz. Schmerzen im Gelenk anhaltend. Gegen Abend Wohlbefinden.

21. 12. Injection 0,02. Abends Kopfschmerz, Gliederreissen, Mattigkeit. Gelenk etwas heisser, nicht geröthet oder geschwollen, mässig empfindlich. Temperatur-Maximum 39°. Nachts Schweissausbruch, grosse Mattigkeit.

22. 12. Vollkommenes subjectives Wohlbefinden. Gelenk wenig schmerzhaft, äusserlich nichts wahrzunehmen.

23. 12. Injection 0,03. Temperatur-Maximum 40,2°. Abends stärkere Mattigkeit, Allgemeinerscheinungen wie sonst. Local Status idem.

26. 12. Injection 0,03. Geringe Reaction. Kein Schweiss oder Kopfschmerz. Local nichts Bemerkenswerthes. Temperatur-Maximum 38,2°.

28. 12. Injection 0,04. Fast gar keine Erscheinungen. Temperatur-Maximum 38,1°.

30. 12. Injection 0,05. Keine Reaction ausser etwas Müdigkeit. Local nichts Bemerkenswerthes.

2. 1. 91. Injection 0,05. Keine Reaction. Temperatur-Maximum 37,4°.

4. 1. Injection 0,06. Keine Reaction. 36,8 °.
Die Injectionen werden vorläufig nicht fortgesetzt.
Operation. 6. 1. 91. Querschnitt unterhalb der Patella. Das Gelenk ist
mit grossen Mengen fungöser Granulationen ausgefüllt. Der Knochen fast
vollständig an den einanderanliegenden Gelenkflächen des Knorpels beraubt,
ohne dass sich ein Knochenherd auffinden liess. Das ganze Gelenk mit
Scheere, Messer und Löffel vollständig gesäubert. Zur Ermöglichung der
vollständigen Streckung erweist es sich nötig, an den Condylen des Femur
eine geringe Abmeisselung vorzunehmen. Anpassung, Naht mit Offenlassung
zweier Stellen zum Abfluss der Wundsekrete. Aseptischer Verband.
15. 1. Reactionsloser Verlauf. Verbandwechsel. Geringe oberflächliche
Sekretion an einer offenen Stelle. Nähte entfernt. Aseptischer Verband.

Fall 8. Tuberculosis articulationis talo - cruralis. Nelke,
Gretchen, 4½ J.
Anamnese. Im April 1890 plötzliche Erkrankung auf einem Spaziergang
mit Schmerzen im Fussgelenk, anfänglich als Verstauchung mit Massage behandelt. Hierauf Schwellung mit Schmerzhaftigkeit. Als tuberkulöse Erkrankung erkannt, eine Jodoformeinspritzung steigerte die Beschwerden.
Im August Eröffnung und Auskratzung. Anfänglich Besserung, später
erneutes Auftreten der Beschwerden.
Status. 27. 12. 90. Kräftiges Kind. Am rechten Fuss unterhalb des
Malleolus internus eine horizontale Narbe, bei Berührung schmerzhaft. Das
ganze Sprunggelenk erscheint aufgetrieben, ist auf Druck schmerzhaft. Gehen
schmerzhaft und hinkend.
30. 12. Injection 0,0005. Temperatur - Maximum 38,4 ° nach 16 Stunden.
In der Nacht heftige Schmerzen im betroffenen Gelenk, welches geschwollen
und heiss ist.
31. 12. Das Gelenk ist noch stark geschwollen und schmerzhaft. Keine
Allgemeinerscheinungen.
2. 1. 91. Injection 0,00075. Abends etwas Hitzegefühl, sonst subjectiv
keine Erscheinungen. Temperatur - Maximum 37,9 °.
3. 1. 91. In der Nacht war das Kind unruhig und hatte grosse Schmerzen.
Das Sprunggelenk ist sehr stark angeschwollen. Keine Rötung der Be-
deckungen. Sehr starke Schmerzen.
5. 1. 91. Injection 0,0015. Temperatur - Maximum 39,4 nach 39,4 °. Grosse
Mattigkeit, Kreuz - und Gliederschmerzen. Starke Schwellung ohne subjective
Beschwerden ausser Schmerz bei Druck und Bewegung.
6. 1. 91. Kind sehr blass und matt, erholt sich in den nächsten Tagen.
9. 1. Injection 0,0005. Ohne jegliche Reaction. Temperatur-Maximum 37,8 °.
Operation. 13. 1. Esmarch'sche Blutleere. Bogenförmiger Schnitt über
Malleolus internus. Eröffnung des Talo-crural-Gelenks, das sich mit deutlich
differenzierten tuberkulösen Granulationen erfüllt erweist. Am Talus selbst
Knorpelüberzug grösstenteils verschwunden, zum Teil vom Knochen abgehoben, leicht mit der Pincette abziehbar. An der Vorderfläche des Talus
kein tuberkulöser Herd nachweisbar. Ausräumung des Gelenks mit Scheere
und Löffel. Im spatium interosseum zwischen tibia und fibula ein grösserer
tuberkulöser Herd, der in seiner ganzen Ausdehnung entfernt wird. Um
die Hinterfläche des Gelenkes zu übersehen, wird ein Teil der Talus
reseciert. Ausspülung mit 1 %/₀₀ Sublimat. Vernähung mit Abflussöffnung.
Aseptischer Verband.
15. 1. Vollkommen reactionsloser Verlauf. Verband liegt noch.

Fall 9. Tuberculosis der submaxillaren und cervicalen Lymph-
drüsen. Beiderseitige Lungentuberkulose. Ferdinand Schlagowski,
23 Jahre.
Anamnese. Früher nicht krank gewesen. Seit 2 Jahren hustet Patient.
Die Drüsenschwellung bemerkt seit Ostern dieses Jahres. Im Auswurf Bacillen.
Abends seit längerer Zeit Fieber.

Status. 23. 12. 90. Blasses abgemagertes Individuum mit geröteten Wangen. Lungen: RHO und RVO, ebenso LHO und LVO, gedämpfter Schall, Bronchialathmen, Rasselgeräusche. LVO zwischen der zweiten und dritten Rippe amphorischer Schall (Caverne?). Die Drüsen über der Clavicula bis zum Kinn, hinter dem Unterkiefer und in der Regio subauricularis, als feste perlschnurartig aneinandergereihte Knoten von Kirschen- bis Pflaumengrösse durchzufühlen.

24. 12. 90. Injection 0,0005. Patient gegen Abend matt. Subjectiv und objectiv keine Symptome, Drüsen unverändert. Temperatur-Maximum 39,6°.

26. 12. Injection 0,001. 3 Stunden nach der Injection heftiger Frost. Kopf- und Gliederschmerzen, grosse Hinfälligkeit. Drüsen ohne Veränderung. Temperatur-Maximum 40,2° 8 Stunden nach der Injection.

27. 12. Beschwerden in der Nacht nachgelassen. Grosse Mattigkeit, schlechtes Aussehen. Abendtemperatur 39,6°.

28. 12. Status idem Abendtemperatur 39,6°.

29. 12. Status idem Abendtemperatur 39,2°.

30. 12. Status idem Abendtemperatur 39,8°.

31. 12. Patient erholt sich wieder. Abendtemperatur 39,2°.

1. 1. 91. Patient sieht wieder besser aus, ist kräftiger, gleichwohl erscheint noch Vorsicht mit den Injectionen geboten. Abendtemperatur 39,4°.

2. 1. 91. Injection 0,001. Temperatur-Maximum 39,4°. Mattigkeit, Kopfschmerz. Drüsen unverändert, nicht vergrössert, nicht druckempfindlich.

3. 1. Verhältnissmässig guter Allgemeinzustand. Abendtemperatur 37,7°.

4. 1. Injection 0,0015. Reaction mässig. Temperatur-Maximum 38,8°. Mattigkeit. Drüsen nicht verändert.

5. 1. Patient hinfällig, matt. Abendtemperatur 39,2°.

6. 1. Status idem Abendtemperatur 37,8°.

7. 1. Status idem Abendtemperatur 37,8°.

8. 1. Injection 0,002. Temperatur-Maximum nach 12 Stunden 39,4°. Stechen auf der Brust, starker Husten, viel Auswurf. An den Drüsen keine Veränderung.

9. 1. Grosse Mattigkeit. Abendtemperatur 38,6°.

10. 1. Status idem Abendtemperatur 39,2°.

11. 1. Status idem Abendtemperatur 38,9°.

12. 1. Status idem Abendtemperatur 39,1°.

13. 1. Patient fühlt sich kräftiger, fiebert aber fort. Abends 39,1°.

14. 1. und 15. 1. Status idem Temperatur 38,9°.

Wird weiter behandelt.

Aus dem pathologischen Institut in Kiel.

Bericht des Direktors, Professor Dr. A. Heller.

(Vom 9. Februar 1891.)

Es sind im Ganzen elf Fälle zur Section gekommen, welche mit Koch'schen Einspritzungen behandelt waren.

Davon waren drei nicht tuberkulös, hatten auch keine typischen Reactionserscheinungen gezeigt.

Die übrigen acht Fälle sind trotz der Mannigfaltigkeit derselben für ein einigermassen abschliessendes Urteil über den Wert einer Behandlungsmethode bei einer Krankheit, welche sich in der Regel über Monate und Jahre oft mit längeren zur Besserung neigenden Unter-brechungen hinzieht, nicht genügend.

Von vornherein ist hervorzuheben, dass von den acht Tuberkulösen in keinem Falle als letzte Todesursache Befunde festgestellt worden, welche nicht auch bei nicht mit Koch'schen Einspritzungen behandelten gefunden zu werden pflegen. Bei den meisten waren derartig vorgeschrittene Veränderungen vorhanden, wie sie auch sonst zum Tode zu führen pflegen, namentlich in drei Fällen sehr starke amyloide Entartung sehr zahlreicher Organe.

Eine kurze Übersicht der Fälle mit Hervorhebung der Besonderheiten mag der allgemeinen Besprechung vorangehen.

1. J. H., 36jähriger Arbeiter, Diagnose: Lungenschwindsucht — amyloide Entartung der Nieren; zwei Injectionen von 0,002 und 0,003 g. Tod drei Tage nach der zweiten.

Section 11½ Stunden p. m. (Heller).

Wesentlicher Befund: Sehr grosse Lungencavernen mit blutigserösem Inhalte — starke Hyperämie und Ödem der Lungen — Emfysem, Schwielen, Miliartuberkel, ältere und frische pneumonische Infiltrate der Lungen — feine miliare Knötchen des Kehlkopfes — starke lockere Schwellung der Bronchialdrüsen mit lockeren graulichen Knötchen — lockere verkäsende Follikel des Darmes mit vereinzelten kleinen Geschwüren — Schwellung der Mesenterialdrüsen mit lockeren graulichen Knötchen — Miliartuberkel und amyloide Entartung der Leber — amyloide Entartung von Milz, Nieren, Nebennieren, Darm, Lungengefässen — Muskularhypertrofie des pylorus — Residuen doppelseitiger Pleuritis — Doppelseitige Schenkelbruchsäcke — Hyperämie des Schädelinhaltes — starkes Ödem der Dünn- und Dickdarmwand.

In diesem Falle war besonders hervortretend die starke Hyperämie des verhältnismässig gut erhaltenen Lungengewebes; das Verhalten der Cavernen wich von dem sonst gewöhnlichen dadurch ab, dass ihre Wand, fast vollkommen frei von käsigem Belage, nur einen zarten

weisslichgrauen Überzug zeigte, unter welchem die stark gerötete
Cavernenwand durchschien; nur hie und da fand sich etwas käsiger
Belag, dann war das unterliegende Gewebe schwielig, blasser.
Im krümeligen Sedimente des Inhaltes fanden sich sehr zahl-
reiche Tuberkelbacillen.

Der weissliche Überzug der Innenfläche besteht wesentlich aus
gute Kernfärbung gebenden Leukocyten, mit bald spärlichen, bald
zahlreicheren Bacillen. Im angrenzenden Lungengewebe Miliartuberkel
mit Riesenzellen, dichte Leukocyten-Infiltration.

2. E. P., 42jähriger Koch. Diagnose: Ausgedehnte Lungentuberkulose
— fistula ani. Eine Injection von 0,001 g ohne Reaction. Tod 4 Tage später.
Section 19 Stunden p. m. (Heller).

Wesentlicher Befund: Sehr starke chronische Lungenschwindsucht
mit Cavernen — grosse Sequester in den Cavernen — sehr starke Lungen-
hyperämie und Ödem — ausgebreitete stark ödematöse pleuritische Verwachsungen — geringe tuberkulöse Geschwüre der Luftwege — kleines
tuberkulöses Magengeschwür — ausgebreiteter tuberkulöser Geschwürsprocess
von Dünn- und Dickdarm — Tuberkulose von Chylusgefässen und Mesenterialdrüsen — Tuberkulose von Leber, Milz, Nieren, Tracheal- und Bronchialdrüsen — Residuen von linksseitiger Periorchitis — doppelseitige Schenkel-
und Leistenbruchsäcke — Schädelnarben auf beiden Stirnbeinen — Residuen
von oberflächlicher Zertrümmerung des rechten Stirnlappens — umschriebene
hämorrhagische Pachymeningitis — Pentastomum der Leber.

In diesem Falle war neben der Hyperämie der Lungen eine starke
zellige Infiltration der Leber neben sehr kleinen, zarten Miliartuberkeln
auffallend. Einer der Sequester zeigte mikroskopisch in dem verkäsenden Lungengewebe an einzelnen Stellen gute Kernfärbung gebende
Gefässe.

3. K. T., 36jähriger Maler. Diagnose: Lungenschwindsucht. Erhält im
Laufe von 14 Tagen 7 Injectionen von 0,001—0,005 g. Tod 8 Tage nach der
letzten.
Section 14 Stunden p. m. (Dr. Döhle.)

Wesentlicher Befund: Ausgedehnte Lungenschwindsucht mit grossen
Cavernen, käsigen Infiltraten und Tuberkeln — frisch granulirende Cavernenwände mit Abstossung käsiger Massen — frische pneumonische Infiltrate im
linken Unterlappen mit frischer pleuritis — ausgedehnte Residuen rechtsseitiger, geringe linksseitiger pleuritis — Hypertrofie des linken Ventrikels —
alte und frische Endocarditis an Aortenklappen und Mitralis — pericarditische
Verwachsungen — Schwellung und durchscheinende Tuberkel der Bronchialdrüsen — gereinigtes Geschwür der Zungenspitze — ausgedehnter Geschwürsprocess im Kehlkopf und Trachea — Lebertuberkulose — Residuen von
Perihepatitis — ausgedehnte Residuen von perisplenitis — derbe Milzschwellung — Anämie der Nieren — ausgedehnter tuberkulöser Geschwürsprozess
im Dünn- und Dickdarm in Reinigung begriffen — Verkäsung und Verkalkung von Mesenterialdrüsen — Tuberkulose des peritoneum — geringe
pachymeningitis.

Die Lungencavernen verhielten sich zum Teile wie in Fall 1,
zum Teile aber waren sie stellenweise mit lockerem, käsigem, lose
haftendem Belage versehen; auch die die Cavernen durchziehenden
Gewebsstränge hatten grösstenteils gereinigte, gut granulirende Oberflächen. Das Zungengeschwür hatte sich während der Behandlung
entwickelt, zeigte das charakteristische Verhalten des tuberkulösen Ge-

schwüres, war jedoch makroskopisch wie mikroskopisch vollkommen gereinigt mit stark entzündlich infiltrierter Umgebung, jedoch frei von Tuberkeln; im Rande mikroskopisch einzelne Bacillen.

4. H. E., 23jähriger Landmann. Diagnose: Tuberculosis coxae et pelvis; phthisis pulmonum. Erhielt steigende Injectionen ohne Reaction. Tod tritt ein 21 Tage nach der letzten von 0,05 g. Section 10½ Stunden p. m. (Dr. Döhle).

Wesentlicher Befund: Ausgedehnte cariöse Zerstörung der Lendenwirbelsäule und des Beckens mit grossen Abscessen in der Umgebung — sehr starke Anämie und Ödem der Lungen — weisse Thromben in der Lungenarterie — starke Trübung des Herzens — spärliche Residuen von pleuritis, ausgedehnte von perihepatitis und perisplenitis — Amyloid-Entartung von Leber, Milz, Nieren, Nebennieren — zahlreiche flache Geschwüre des Magens — zwei alte tuberkulöse Geschwürsnarben des Dünndarms — flache Geschwüre des Cöcum — Käseherde in einzelnen mesenterialen und einer mesocöcalen Lymphdrüse — Thrombose der rechten vena iliaca — Ödem des rechten Beines — Derbheit und Anämie des Gehirns — allgemeine Anämie.

Es gelang nicht, in dem cariösen Eiter Tuberkelbacillen nachzuweisen, wohl aber fanden sich solche in den kleinen Käseherden der Mesenterialdrüsen. Von besonderem Interesse waren die beiden Narben und die Cöcumgeschwüre; die eine zeigte sich als glatter Fleck im einen Ende einer Peyerschen Platte mit strahliger Heranziehung der Umgebung; die andere zeigt sich ebenfalls als eine glatte Stelle im Ende einer Peyerschen Platte, an welche sich ein 2 mm breiter, 2,5 cm langer, die Hälfte des Darmes umfassender, narbiger Wulst anschliesst; gegen ihn sind Schleimhautfalten strahlig herangezogen; in diesen sitzen einzelne grössere und kleinere gelbliche, trockene Knötchen von Mohn- bis Hirsekorngrösse. Im Cöcum findet sich eine etwa 3 cm grosse Gruppe flacher Geschwüre mit glattem Grunde und flachen Rändern. Dass diese Narben und Geschwüre tuberkulösen Ursprungs, das beweisen die kleinen bacillenhaltigen Herde in den nicht geschwollenen, derben zugehörigen Lymphdrüsen. Man wird kaum geneigt sein, die Vernarbung der Dünn- und Reinigung der Cöcum-Geschwüre auf die Injectionen zurückzuführen, obwohl Narben ihr Alter nicht anzusehen ist. Leider konnten aus äusseren Gründen mit dem cariösen Eiter keine Impfversuche angestellt werden.

5. F. J., 22jähriger Schlächter. Diagnose: Lungenschwindsucht. Drei Wochen lang mit Injectionen behandelt. Tod tritt ein 12 Tage nach der letzten von 0,005 g. Section 8½ Stunden p. m. (Dr. Döhle).

Wesentlicher Befund: Starke chronische Lungenschwindsucht mit Cavernen, Schwielen, käsigen Infiltraten und Tuberkeln — frische Infiltrate des rechten Unter- und Mittellappens — beiderseitiger frischer pleuritischer Erguss — spärliche pleuritische Verwachsungen — Schwellung der Bronchialdrüsen — Geschwüre im Kehlkopf und hinterer Luftröhrenwand — zum Teil gereinigte tuberkulöse Geschwüre des Darmes — hyalines Aussehen der Mesenterialdrüsen — Milzschwellung — Trübung von Herz, Leber, Nieren — Ödeme der Bauchdecken — Decubitus am Kreuzbein — starke allgemeine Anämie.

Die sehr grossen und zahlreichen Cavernen der Lungen ver-
halten sich meist wie in No. 1. Von besonderem Interesse sind die
Darmgeschwüre, von denen verschiedene in allen Stadien einer Art
Reinigung sind, so dass die fortgeschrittensten weder Tuberkel im
Grunde noch Rande zeigen.

6. E. N., 14jähriger Knabe. Hat 8 Injectionen bis 0,008 g erhalten, erkrankte dann an Difterie, welche local günstig verlief; Tod tritt ein
3 Wochen nach der letzten Injection an Herzschwäche.
Section 17 Stunden p. m. (Heller).
Wesentlicher Befund: Starke chronische verkäsende Lungentuberkulose — spärliche frische Miliartuberkel der Lungen und pleura, Miliartuberkel der Leber, linken Niere und Mesocöcumdrüsen — sehr starke
verkäsende Tuberkulose von rechtem Ureter, Nierenbecken und Kelchen
mit Miliartuberkeln der rechten Niere — blasser Infarkt der linken Niere —
grosses tuberkulöses Geschwür der Harnblase — zahlreiche Narben und
ein tuberkulöses Geschwür des Dünndarms — tuberkulöse (2) Geschwüre
in Cöcum und Mastdarm — Schwellung der Mesenterialdrüsen mit
weisslichen Herden — cariöse Zerstörung des Hüftgelenks mit Durchbruch der Pfanne — tuberkulöse Peritonitis — in Vernarbung be-
griffenes difteritisches Geschwür des weichen Gaumens — starke Erweiterung
des linken Herzens, myocarditis und zahlreiche weisse Thromben — Katarrh
der Luftwege — derbes Gehirn — Erweiterung des linken Unterhorns und
Obliteration der Hinterhörner — starkes flaches Osteofyt der inneren Schädel-
fläche — geringe vascularisierte Pachymeningitis.

In diesem Falle sind die vernarbten tuberkulösen Geschwüre,
welche ebenso wie das noch offene (7 : 4 mm) sehr klein waren, von
besonderem Interesse, ebenso wie die zugehörigen Mesenterialdrüsen;
diese zeigten sich geschwollen, eigentümlich blassrostfarben mit kleinen
ganz weissen Herden. Die Frage, ob diese Geschwüre und Drüsen-
tuberkel unter dem Einflusse der Injectionen geheilt sind, dürfte so
wenig, wie in No. 4 zu entscheiden sein. An Lunge und rechtem
Harnorgan scheinen die starken tuberkulösen Veränderungen von den
Injectionen nicht beeinflusst worden zu sein.

7. E. B., 9jähriges Mädchen. Diagnose: Fistulöse Abscesse des rechten
Oberschenkels — amyloide Entartung von Nieren und Leber — Lungentuberkulose. Seit 2 Monaten mit Injectionen behandelt, Tod 2 Tage nach
der letzten von 0,05 g.
Section 24 Stunden p. m. (Heller).
Wesentlicher Befund: Eitrige Peritonitis — Karies des 3. bis
5. Lendenwirbels — Senkungsabscess nach dem rechten Hüftgelenk — grosse
leicht schiefrige Schwiele der linken Lungenspitze — käsig-kreidige Bronchialdrüsen — Amyloidentartung von Leber, Milz, Nebennieren, Magen
und Darm — chronische parenchymatöse Nephritis mit amyloider Entartung —
Residuen doppelseitiger pleuritis — eitrige Tonsillitis — frische pachymeningitis — ausgedehnte Verkalkung von Arterien der Milz und am rechten
musculus psoas — Spul- und Peitschenwürmer.

Ob die völlige Ausheilung des linken Oberlappens und der
Bronchialdrüsen auf die Behandlung zurückzuführen ist, dürfte bestimmt schwer zu beantworten sein. Die Nefritis stammte von einer
vor der Kur überstandenen Difterie, bei welcher Nefritis als Complication beobachtet war.

8. M. P., 31 jährige Ehefrau. Diagnose: Tuberkulose der Lungen, pleura und des peritoneums. Seit circa 2 Monaten mit Injectionen behandelt. Tod 14 Tage nach der letzten von 0,01 g.
Section 31 Stunden p. m. (Heller).

Wesentlicher Befund: Verkäsende Tuberkulose der rechten Lunge und des linken Oberlappens mit schlaffen Infiltraten — starke Verkleinerung des linken Unterlappens durch chronische difformirende pleuritis — frische doppelseitige pleuritis mit reichlichem Exsudate — alte und frische Tuberkulose des peritoneum mit zahlreichen weisslichen Flecken — sehr starke käsige Tuberkulose der Leber und Milz — indurierte und durch Schnürfurche stark verlängerte Fettleber — Tuberkulose von Uterus und linker Tube — Residuum von Blutung im Douglas'schen Raume — spärliche Tuberkel der Blase — starke Nierentuberkulose — Schrumpfung des Netzes — ganz vereinzelte verkäsende Darmfollikel — lockere Verwachsung der Dünndarmschlingen — spärliche Tuberkel der Schilddrüse — Trübung des Herzfleisches — hydropericardium — ascites.

Der Befund in diesem Falle bot mannigfaches Interesse. Es waren bei Lebzeiten knollige Geschwülste in der Bauchhöle gefühlt worden, welche allmählich schwanden. Die Section ergab neben feinsten grauen Miliartuberkeln grössere gelbliche sehr schlaffe Knötchen von Stecknadel- bis etwa Linsengrösse in grosser Ausdehnung über das Peritoneum verbreitet; besonders auch auf der Milzkapsel fanden sich solche, daneben sehr ausgedehnte weissliche Fleckungen, wie sie als Überbleibsel zur Resorption gekommener peritonitischer Eiterherde nicht ganz selten zur Beobachtung kommen.

Sodann fand sich das Netz zu einem abgerundeten flachen am Quercolon festsitzenden Wulste umgewandelt von der Form, welche es bei der Netztuberkulose anzunehmen pflegt. Jedoch fanden sich weder oberflächlich noch auf dem Querschnitte Tuberkel.

Die Lungen sind im Ganzen trotz der ausgedehnten verkäsenden Tuberkulose und der frischeren Infiltration ganz ungewöhnlich weich und schlaff; auf dem Durchschnitte ist das frischer infiltrierte Gewebe blassgraurötlich, sehr trübe.

Die käsig infiltrierte Uterus-Innenwand ist in eiterähnlicher Lockerung und Abstossung begriffen.

Die Processe in Lungen, Peritoneum und Uterus erwecken den Eindruck einer stark in Gang befindlichen Rückbildung der krankhaften Producte; besonders aber das Netz macht völlig den Eindruck, als möge es sich um eine zur Rückbildung gekommene Netztuberkulose handeln.

Die mikroskopische Untersuchung zahlreicher Präparate von vorstehenden Sectionen ergab vorwiegend eine auffällig starke Leukocyten-Infiltration der erkrankten Gewebe, soweit nicht die Tuberkel in schwieliges Gewebe eingeschlossen waren. Bei Sectionen, welche bald nach Einspritzungen gemacht wurden, war ausgesprochene Hyperämie der erkrankten Organe vorhanden.

Dasselbe Verhalten zeigte sich bei der mikroskopischen Untersuchung von Lupus und tuberkulösen Gelenken, von denen Teilchen

sowohl vor der Einspritzung, als im Reactionsstadium, als auch längere
Zeit nachher zur Untersuchung entnommen wurden. Als gesteigerte
Nekrose zu bezeichnende Veränderungen kamen hier wie bei dem
Sectionsmaterial nur ganz ausnahmsweise zur Beobachtung.

Die vorstehend kurz beschriebenen Fälle boten ein sehr mannig-
faltiges Untersuchungsmaterial, sowohl nach Art und Ausbreitung der
Erkrankung als Dauer der Behandlung, Zahl der Injectionen und
Zeitabstand seit der letzten Injection. Dem entsprechend waren die
Befunde auch sehr verschieden.

Die Befunde aber waren meistens derartige, wie sie, einzeln betrachtet, auch wohl sonst dem pathologischen Anatomen, der über
ein grosses Sectionsmaterial Tuberkulöser verfügt, nicht neu sind.

Einzelne dieser Befunde jedoch möchte ich hiervon ausnehmen.

Vor Allem ist ein eigentümlich hellrostfarbenes Aussehen der geschwollenen Lymphdrüsen in mehreren Fällen ebenso auffallend gewesen wie die weissliche oder weisslich gelbe Färbung der tuberkulösen Herde in ihnen, während letztere sonst viel gelber zu sein
pflegen. Ebenso waren meist die verkäsenden Dünndarmfollikel mehr
weisslich als gelb.

Weiter wären die Darmgeschwüre zu nennen, welche nur sehr
selten auch nur annähernd ihren Grund derartig glatt, ihre Umgebung
flach zeigen, wie es in einzelnen der Fälle an zahlreichen Geschwüren
gefunden wurde, neben denen andere noch mehr oder weniger das
charakteristische Aussehen von tuberkulösen Geschwüren darboten.
Eine Nekrose des Geschwürsgrundes oder Perforation ist in keinem
der Fälle beobachtet.

Als selten muss auch die völlige Reinigung der Cavernenwände
von käsigen Massen bezeichnet werden. Es kam zur selben Zeit
eine solche, wenn auch in geringerer Ausbreitung bei einem nicht
mit Injectionen behandelten Schwindsüchtigen zur Beobachtung.

So sehr nun auch vorstehend kurz geschilderte Befunde besonders
in ihrem Gesamtbilde von den gewohnten Befunden bei der Section
Tuberkulöser abweichen und so sehr sie eine bedeutende Einwirkung
auf die gesamten Krankheitsproducte nicht verkennen lassen, so
bedarf es doch noch viel eingehenderer Beobachtungen und Untersuchungen,[*] bevor die an jedem Punkte auftauchenden Fragen und
Zweifel zu erledigen sind.

---

[*] Auch das vorstehende Material in eingehenderer Weise zu durchforschen war der Berichterstatter leider durch eine mehrwöchentliche Krankheit gehindert und muss sich weiteres
vorbehalten.

Anhang.

Weitere Mittheilungen über ein Heilmittel gegen Tuberkulose*).

Von Professor R. Koch, Berlin.

In einem Vortrage, welchen ich vor einigen Monaten auf dem internationalen medicinischen Congresse hielt, habe ich ein Mittel erwähnt, welches im Stande ist, Versuchsthiere unempfänglich gegen Impfung mit Tuberkelbacillen zu machen und bei schon erkrankten Thieren den tuberkulösen Krankheitsprocess zum Stillstand zu bringen. Mit diesem Mittel sind inzwischen Versuche an Menschen gemacht, über welche im Nachstehenden berichtet werden soll.

Eigentlich war es meine Absicht, die Untersuchungen vollständig zum Abschluss zu bringen und namentlich auch ausreichende Erfahrungen über die Anwendung des Mittels in der Praxis und seine Herstellung in grösserem Massstabe zu gewinnen, ehe ich etwas darüber veröffentlichte. Aber es ist trotz aller Vorsichtsmassregeln zu viel davon, und zwar in entstellter und übertriebener Weise, in die Öffentlichkeit gedrungen, so dass es mir geboten erscheint, um keine falschen Vorstellungen aufkommen zu lassen, schon jetzt eine orientirende Übersicht über den augenblicklichen Stand der Sache zu geben. Allerdings kann dieselbe unter den gegebenen Verhältnissen nur kuz ausfallen und muss manche wichtigen Fragen noch offen lassen.

Die Versuche sind unter meiner Leitung von den Herren Dr. A. Libbertz und Stabsarzt Dr. E. Pfuhl ausgeführt und zum Theil noch im Gange. Das nöthige Krankenmaterial haben zur Verfügung gestellt Herr Prof. Brieger aus seiner Poliklinik, Herr Dr. W. Levy in seiner chirurgischen Privatklinik, Herr Geheimrath Fraentzel und Herr Oberstabsarzt R. Köhler im Charité-Krankenhause und Herr Geheimrath von Bergmann in der chirurgischen Universitätsklinik.

---

*) Deutsche Medicinische Wochenschrift No. 46a. Vom 13. November 1890.

Allen diesen Herren, sowie deren Assistenten, welche bei den Versuchen behülflich gewesen sind, möchte ich an dieser Stelle für das lebhafte Interesse, welches sie der Sache gewidmet, und für das uneigennützige Entgegenkommen, das sie mir bewiesen haben, meinen tiefgefühlten Dank aussprechen. Ohne diese vielseitige Mithülfe wäre es nicht möglich gewesen, die schwierige und verantwortungsvolle Untersuchung in wenigen Monaten so weit zu fördern.

Über die Herkunft und die Bereitung des Mittels kann ich, da meine Arbeit noch nicht abgeschlossen ist, hier noch keine Angaben machen, sondern muss mir dieselben für eine spätere Mittheilung vorbehalten*).

Das Mittel besteht aus einer bräunlichen klaren Flüssigkeit, welche an und für sich, also ohne besondere Vorsichtsmassregeln, haltbar ist. Für den Gebrauch muss diese Flüssigkeit aber mehr oder weniger verdünnt werden, und die Verdünnungen sind, wenn sie mit destillirtem Wasser hergestellt werden, zersetzlich; es entwickeln sich darin sehr bald Bacterienvegetationen, sie werden trübe und sind dann nicht mehr zu gebrauchen. Um dies zu verhüten, müssen die Verdünnungen durch Hitze sterilisirt und unter Watteverschluss aufbewahrt, oder, was bequemer ist, mit o,5 procentiger Phenollösung hergestellt werden. Durch öfteres Erhitzen sowohl, als durch die Mischung mit Phenollösung scheint aber die Wirkung nach einiger Zeit, namentlich in stark verdünnten Lösungen, beeinträchtigt zu werden, und ich habe mich deswegen immer möglichst frisch hergestellter Lösungen bedient.

Vom Magen aus wirkt das Mittel nicht; um eine zuverlässige Wirkung zu erzielen, muss es subcutan beigebracht werden. Wir haben bei unseren Versuchen zu diesem Zwecke ausschliesslich die von mir für bacteriologische Arbeiten angegebene Spritze benutzt, welche mit einem kleinen Gummiballon versehen ist und keinen Stempel hat. Eine solche Spritze lässt sich leicht und sicher durch Ausspülen mit absolutem Alkohol aseptisch erhalten, und wir schreiben es diesem Umstande zu, dass bei mehr als tausend subcutanen Injectionen nicht ein einziger Abscess entstanden ist.

Als Applicationsstelle wählten wir, nach einigen Versuchen mit anderen Stellen, die Rückenhaut zwischen den Schulterblättern und in der Lendengegend, weil die Injection an diesen Stellen am wenigsten, in der Regel sogar überhaupt keine örtliche Reaction zeigte und fast schmerzlos war.

Was nun die Wirkung des Mittels auf den Menschen anlangt, so stellte sich gleich beim Beginn der Versuche heraus, dass in einem sehr wichtigen Punkte der Mensch sich dem Mittel gegenüber wesent-

---

*) Diejenigen Ärzte, welche jetzt schon Versuche mit dem Mittel anstellen wollen, können dasselbe von Dr. A. Libbertz (Berlin NW., Lüneburgerstrasse 28 II) beziehen, welcher unter meiner und Dr. Pfuhl's Mitwirkung die Herstellung des Mittels übernommen hat. Doch muss ich bemerken, dass der zur Zeit vorhandene Vorrath nur ein sehr geringer ist, und dass erst nach einigen Wochen etwas grössere Mengen zur Verfügung stehen werden.

lich anders verhält, als das gewöhnlich benutzte Versuchsthier, das Meerschweinchen. Also wiederum eine Bestätigung der gar nicht genug einzuschärfenden Regel für den Experimentator, dass man nicht ohne weiteres vom Thierexperiment auf das gleiche Verhalten beim Menschen schliessen soll.

Der Mensch erwies sich nämlich ausserordentlich viel empfindlicher für die Wirkung des Mittels als das Meerschweinchen. Einem gesunden Meerschweinchen kann man bis zu zwei Cubikcentimetern und selbst mehr von der unverdünnten Flüssigkeit subcutan injiciren, ohne dass dasselbe dadurch merklich beeinträchtigt wird. Bei einem gesunden erwachsenen Menschen genügt dagegen 0,25 ccm, um eine intensive Wirkung hervorzubringen. Auf Körpergewicht berechnet ist also $^1/_{1500}$ von der Menge, welche beim Meerschweinchen noch keine merkliche Wirkung hervorbringt, für den Menschen sehr stark wirkend.

Die Symptome, welche nach der Injection von 0,25 ccm beim Menschen entstehen, habe ich an mir selbst nach einer am Oberarm gemachten Injection erfahren; sie waren in Kürze folgende: Drei bis vier Stunden nach der Injection Ziehen in den Gliedern, Mattigkeit, Neigung zum Husten, Athembeschwerden, welche sich schnell steigerten; in der fünften Stunde trat ein ungewöhnlich heftiger Schüttelfrost ein, welcher fast eine Stunde andauerte; zugleich Übelkeit, Erbrechen, Ansteigen der Körpertemperatur bis zu $39,6°$; nach etwa 12 Stunden liessen sämmtliche Beschwerden nach, die Temperatur sank und erreichte bis zum nächsten Tage wieder die normale Höhe; Schwere in den Gliedern und Mattigkeit hielten noch einige Tage an, ebenso lange Zeit blieb die Injectionsstelle ein wenig schmerzhaft und geröthet.

Die untere Grenze der Wirkung des Mittels liegt für den gesunden Menschen ungefähr bei 0,01 ccm (gleich einem Cubikcentimeter der hundertfachen Verdünnung), wie zahlreiche Versuche ergeben haben. Die meisten Menschen reagirten auf diese Dosis nur noch mit leichten Gliederschmerzen und bald vorübergehender Mattigkeit. Bei einigen trat ausserdem noch eine leichte Temperatursteigerung ein bis zu $38°$ oder wenig darüber hinaus.

Wenn in Bezug auf die Dosis des Mittels (auf Körpergewicht berechnet) zwischen Versuchsthier und Mensch ein ganz bedeutender Unterschied besteht, so zeigt sich doch in einigen anderen Eigenschaften wieder eine ziemlich gute Übereinstimmung.

Die wichtigste dieser Eigenschaften ist die specifische Wirkung des Mittels auf tuberkulöse Processe, welcher Art sie auch sein mögen.

Das Verhalten des Versuchsthiers in dieser Beziehung will ich, da dies zu weit führen würde, hier nicht weiter schildern, sondern mich sofort dem höchst merkwürdigen Verhalten des tuberkulösen Menschen zuwenden.

Der gesunde Mensch reagirt, wie wir gesehen haben, auf 0,01 ccm gar nicht mehr oder in unbedeutender Weise. Ganz dasselbe gilt auch, wie vielfache Versuche gezeigt haben, für kranke Menschen, vorausgesetzt, dass sie nicht tuberkulös sind. Aber ganz anders gestalten sich die Verhältnisse bei Tuberkulösen; wenn man diesen dieselbe Dosis des Mittels (0,01 ccm) injicirt*), dann tritt sowohl eine starke allgemeine, als auch eine örtliche Reaction ein.

Die allgemeine Reaction besteht in einem Fieberanfall, welcher, meistens mit einem Schüttelfrost beginnend, die Körpertemperatur über 39°, oft bis 40 und selbst 41° steigert; daneben bestehen Gliederschmerzen, Hustenreiz, grosse Mattigkeit, öfters Übelkeit und Erbrechen. Einige Male wurde eine leichte icterische Färbung, in einigen Fällen auch das Auftreten eines masernartigen Exanthems an Brust und Hals beobachtet. Der Anfall beginnt in der Regel 4 bis 5 Stunden nach der Injection und dauert 12 bis 15 Stunden. Ausnahmsweise kann er auch später auftreten und verläuft dann mit geringerer Intensität. Die Kranken werden von dem Anfall auffallend wenig angegriffen und fühlen sich, sobald er vorüber ist, verhältnissmässig wohl, sogar besser wie vor demselben.

Die örtliche Reaction kann am besten an solchen Kranken beobachtet werden, deren tuberkulöse Affection sichtbar zu Tage liegt, also z. B. bei Lupuskranken. Bei diesen treten Veränderungen ein, welche die specifisch antituberkulöse Wirkung des Mittels in einer ganz überraschenden Weise erkennen lassen. Einige Stunden nachdem die Injection unter die Rückenhaut, also an einem von den erkrankten Hauttheilen im Gesicht u. s. w. ganz entfernten Punkte gemacht ist, fangen die lupösen Stellen, und zwar gewöhnlich schon vor Beginn des Frostanfalls an zu schwellen und sich zu röthen. Während des Fiebers nimmt Schwellung und Röthung immer mehr zu und kann schliesslich einen ganz bedeutenden Grad erreichen, so dass das Lupusgewebe stellenweise braunroth und nekrotisch wird. An schärfer abgegrenzten Lupusherden war öfters die stark geschwollene und braunroth gefärbte Stelle von einem weisslichen, fast einen Centimeter breiten Saum eingefasst, der seinerseits wieder von einem breiten, lebhaft gerötheten Hof umgeben war. Nach Abfall des Fiebers nimmt die Anschwellung der lupösen Stellen allmählich wieder ab, so dass sie nach 2 bis 3 Tagen verschwunden sein kann. Die Lupusherde selbst haben sich mit Krusten von aussickerndem und an der Luft vertrocknetem Serum bedeckt, sie verwandeln sich in Borken, welche nach 2 bis 3 Wochen abfallen und mitunter schon nach einmaliger Injection des Mittels eine glatte rothe Narbe hinterlassen. Gewöhnlich bedarf es aber mehrerer Injectionen zur vollständigen Beseitigung des lupösen Gewebes; doch davon später. Als besonders wichtig bei

---

*) Kinder im Alter von 3 bis 5 Jahren haben wir ein Zehntel dieser Dosis, also 0,001, sehr schwächlichen Kindern nur 0,0005 ccm gegeben und damit eine kräftige, aber nicht besorgnisserregende Reaction erhalten.

diesem Vorgange muss noch hervorgehoben werden, dass die geschilderten Veränderungen sich durchaus auf die lupös erkrankten
Hautstellen beschränken; selbst die kleinsten und unscheinbarsten
im Narbengewebe versteckten Knötchen machen den Process durch
und werden in Folge der Anschwellung und Farbenveränderung
sichtbar, während das eigentliche Narbengewebe, in welchem die lupösen Veränderungen gänzlich abgelaufen sind, unverändert bleibt.

Die Beobachtung eines mit dem Mittel behandelten Lupuskranken
ist so instructiv und muss zugleich so überzeugend in Bezug auf die
specifische Natur des Mittels wirken, dass jeder, der sich mit dem
Mittel beschäftigen will, seine Versuche, wenn es irgend zu ermöglichen ist, mit Lupösen beginnen sollte.

Weniger frappant, aber immer noch für Auge und Gefühl wahrnehmbar, sind die örtlichen Reactionen bei Tuberkulose der Lymphdrüsen, der Knochen und Gelenke u. s. w., bei welchen Anschwellung,
vermehrte Schmerzhaftigkeit, bei oberflächlich gelegenen Theilen auch
Röthung sich bemerklich machen.

Die Reaction in den inneren Organen, namentlich in den Lungen,
entzieht sich dagegen der Beobachtung, wenn man nicht etwa vermehrten Husten und Auswurf der Lungenkranken nach den ersten
Injectionen auf eine örtliche Reaction beziehen will. In derartigen
Fällen dominirt die allgemeine Reaction. Gleichwohl muss man annehmen, dass auch hier sich gleiche Veränderungen vollziehen, wie
sie beim Lupus direkt beobachtet werden.

Die geschilderten Reactionserscheinungen sind, wenn irgend ein
tuberkulöser Process im Körper vorhanden war, auf die Dosis von
0,01 ccm in den bisherigen Versuchen ausnahmslos eingetreten, und
ich glaube deswegen nicht zu weit zu gehen, wenn ich annehme,
dass das Mittel in Zukunft ein unentbehrliches diagnostisches
Hülfsmittel bilden wird. Man wird damit im Stande sein, zweifelhafte Fälle von beginnender Phthisis selbst dann noch zu diagnosticiren, wenn es nicht gelingt, durch den Befund von Bacillen oder
elastischen Fasern im Sputum oder durch die physikalische Untersuchung eine sichere Auskunft über die Natur des Leidens zu erhalten.
Drüsenaffectionen, versteckte Knochentuberkulose, zweifelhafte Hauttuberkulose und dergleichen werden leicht und sicher als solche zu
erkennen sein. In scheinbar abgelaufenen Fällen von Lungen- und
Gelenkstuberkulose wird sich feststellen lassen, ob der Krankheitsprocess in Wirklichkeit schon seinen Abschluss gefunden hat, und
ob nicht doch noch einzelne Herde vorhanden sind, von denen aus
die Krankheit, wie von einem unter der Asche glimmenden Funken,
später von neuem um sich greifen könnte.

Sehr viel wichtiger aber als die Bedeutung, welche das Mittel
für diagnostische Zwecke hat, ist seine Heilwirkung.

Bei der Beschreibung der Veränderungen, welche eine subcutane
Injection des Mittels auf lupös veränderte Hautstellen hervorruft,

wurde bereits erwähnt, dass nach Abnahme der Schwellung und Röthung das Lupusgewebe nicht seinen ursprünglichen Zustand wieder einnimmt, sondern dass es mehr oder weniger zerstört wird und verschwindet. An einzelnen Stellen geht dies, wie der Augenschein lehrt, in der Weise vor sich, dass das kranke Gewebe schon nach einer ausreichenden Injection unmittelbar abstirbt und als todte Masse später abgestossen wird. An anderen Stellen scheint mehr ein Schwund oder eine Art von Schmelzung des Gewebes einzutreten, welche, um vollständig zu werden, wiederholter Einwirkung des Mittels bedarf. In welcher Weise dieser Vorgang sich vollzieht, lässt sich augenblicklich noch nicht mit Bestimmtheit sagen, da es an den erforderlichen histologischen Untersuchungen fehlt. Nur so viel steht fest, dass es sich nicht um eine Abtödtung der im Gewebe befindlichen Tuberkelbacillen handelt, sondern dass nur das Gewebe, welches die Tuberkelbacillen einschliesst, von der Wirkung des Mittels getroffen wird. In diesem treten, wie die sichtbare Schwellung und Röthung zeigt, erhebliche Circulationsstörungen und damit offenbar tiefgreifende Veränderungen in der Ernährung ein, welche das Gewebe je nach der Art und Weise, in welcher man das Mittel wirken lässt, mehr oder weniger schnell und tief zum Absterben bringen.

Das Mittel tödtet also, um es noch einmal kurz zu wiederholen, nicht die Tuberkelbacillen, sondern das tuberkulöse Gewebe. Damit ist aber auch sofort ganz bestimmt die Grenze bezeichnet, bis zu welcher die Wirkung des Mittels sich zu erstrecken vermag. Es ist nur im Stande, lebendes tuberkulöses Gewebe zu beeinflussen; auf bereits todtes, z. B. abgestorbene käsige Massen, nekrotische Knochen u. s. w., wirkt es nicht; ebensowenig auch auf das durch das Mittel selbst bereits zum Absterben gebrachte Gewebe. In solchen todten Gewebsmassen können dann immerhin noch lebende Tuberkelbacillen lagern, welche entweder mit dem nekrotischen Gewebe ausgestossen werden, möglicherweise aber auch unter besonderen Verhältnissen in das benachbarte noch lebende Gewebe wieder eindringen könnten.

Gerade diese Eigenschaft des Mittels ist sorgfältig zu beachten, wenn man die Heilwirkung desselben richtig ausnutzen will. Es muss also zunächst das noch lebende tuberkulöse Gewebe zum Absterben gebracht, und dann alles aufgeboten werden, um das todte sobald als möglich, z. B. durch chirurgische Nachhülfe zu entfernen; da aber, wo dies nicht möglich ist, und nur durch Selbsthülfe des Organismus die Aussonderung langsam vor sich gehen kann, muss zugleich durch fortgesetzte Anwendung des Mittels das gefährdete lebende Gewebe vor dem Wiedereinwandern der Parasiten geschützt werden.

Daraus, dass das Mittel das tuberkulöse Gewebe zum Absterben bringt und nur auf das lebende Gewebe wirkt, lässt sich ungezwungen noch ein anderes, höchst eigenthümliches Verhalten des

Mittels erklären, dass es nämlich in sehr schnell gesteigerten Dosen gegeben werden kann. Zunächst könnte diese Erscheinung als auf Angewöhnung beruhend gedeutet werden. Wenn man aber erfährt, dass die Steigerung der Dosis im Laufe von etwa drei Wochen bis auf das 500 fache der Anfangsdosis getrieben werden kann, dann lässt sich dies wohl nicht mehr als Angewöhnung auffassen, da es an jedem Analogon von so weitgehender und so schneller Anpassung an ein starkwirkendes Mittel fehlt.

Man wird sich diese Erscheinung viel mehr so zu erklären haben, dass anfangs viel tuberkulöses lebendes Gewebe vorhanden ist, und dem entsprechend eine geringe Menge der wirksamen Substanz ausreicht, um eine starke Reaction zu veranlassen; durch jede Injection wird aber eine gewisse Menge reactionsfähigen Gewebes zum Schwinden gebracht, und es bedarf dann verhältnissmässig immer grösserer Dosen, um denselben Grad von Reaction wie früher zu erzielen. Daneben her mag auch innerhalb gewisser Grenzen eine Angewöhnung sich geltend machen. Sobald der Tuberkulöse so weit mit steigenden Dosen behandelt ist, dass er nur noch ebensowenig reagirt, wie ein Nichttuberkulöser, dann darf man wohl annehmen, dass alles reactionsfähige tuberkulöse Gewebe getödtet ist. Man wird alsdann nur noch, um den Kranken, so lange noch Bacillen im Körper vorhanden sind, vor einer neuen Infection zu schützen, mit langsam steigenden Dosen und mit Unterbrechungen die Behandlung fortzusetzen haben.

Ob diese Auffassung und die sich daran knüpfenden Folgerungen richtig sind, das wird die Zukunft lehren müssen. Vorläufig sind sie für mich massgebend gewesen, um danach die Art und Weise der Anwendung des Mittels zu construiren, welche sich bei unseren Versuchen folgendermassen gestaltete:

Um wieder mit dem einfachsten Falle, nämlich mit dem Lupus zu beginnen, so haben wir fast bei allen derartigen Kranken von vornherein die volle Dosis von 0,01 ccm injicirt, dann die Reaction vollständig ablaufen lassen und nach 1—2 Wochen wieder 0,01 ccm gegeben, so fortfahrend, bis die Reaction immer schwächer wurde und schliesslich aufhörte. Bei zwei Kranken mit Gesichtslupus sind in dieser Weise durch drei bezw. vier Injectionen die lupösen Stellen zur glatten Vernarbung gebracht, die übrigen Lupuskranken sind der Dauer der Behandlung entsprechend gebessert. Alle diese Kranken haben ihr Leiden schon viele Jahre getragen und sind vorher in der verschiedensten Weise erfolglos behandelt.

Ganz ähnlich wurden Drüsen-, Knochen- und Gelenktuberkulose behandelt, indem ebenfalls grosse Dosen mit längeren Unterbrechungen zur Anwendung kamen. Der Erfolg war der gleiche wie bei Lupus; schnelle Heilung in frischen und leichteren Fällen, langsam fortschreitende Besserung bei den schweren Fällen.

Etwas anders gestalteten sich die Verhältnisse bei der Hauptmasse unserer Kranken, bei den Phthisikern. Kranke mit ausgesprochener Lungentuberkulose sind nämlich gegen das Mittel weit empfindlicher, als die mit chirurgischen tuberkulösen Affectionen behafteten. Wir mussten die für Phthisiker anfänglich zu hoch bemessene Dosis von 0,01 ccm sehr bald herabsetzen und fanden, dass Phthisiker fast regelmässig noch auf 0,002 und selbst 0,001 ccm stark reagirten, dass man aber von dieser niedrigen Anfangsdosis mehr oder weniger schnell zu denselben Mengen aufsteigen kann, welche auch von den anderen Kranken gut ertragen werden. Wir verfuhren in der Regel so, dass der Phthisiker zuerst 0,001 ccm injicirt erhielt, und dass, wenn Temperaturerhöhung danach eintrat, dieselbe Dosis so lange täglich einmal wiederholt wurde, bis keine Reaction mehr erfolgte; erst dann wurde auf 0,002 gestiegen, bis auch diese Menge reactionslos vertragen wurde, und so fort immer um 0,001 oder höchstens 0,002 steigend bis zu 0,01 und darüber hinaus. Dieses milde Verfahren schien mir namentlich bei solchen Kranken geboten, deren Kräftszustand ein geringer war. Wenn man in der geschilderten Weise vorgeht, lässt es sich leicht erreichen, dass ein Kranker fast ohne Fiebertemperatur und für ihn fast unmerklich auf sehr hohe Dosen des Mittels gebracht werden kann. Einige noch einigermassen kräftige Phthisiker wurden aber auch theils von vornherein mit grossen Dosen, theils mit forcirter Steigerung in der Dosirung behandelt, wobei es den Anschein hatte, als ob der günstige Erfolg entsprechend schneller eintrat. Die Wirkung des Mittels äusserte sich bei den Phthisikern im Allgemeinen so, dass Husten und Auswurf nach den ersten Injectionen gewöhnlich etwas zunahmen, dann aber mehr und mehr geringer wurden, um in den günstigsten Fällen schliesslich ganz zu verschwinden; auch verlor der Auswurf seine eitrige Beschaffenheit, er wurde schleimig. Die Zahl der Bacillen (es sind nur solche Kranke zum Versuch gewählt, welche Bacillen im Auswurf hatten) nahm gewöhnlich erst dann ab, wenn der Auswurf schleimiges Aussehen bekommen hatte. Sie verschwanden dann zeitweilig ganz, wurden aber von Zeit zu Zeit wieder angetroffen, bis der Auswurf vollständig wegblieb. Gleichzeitig hörten die Nachtschweisse auf, das Aussehen besserte sich, und die Kranken nahmen an Gewicht zu. Die im Anfangsstadium der Phthisis behandelten Kranken sind sämmtlich im Laufe von 4—6 Wochen von allen Krankheitssymptomen befreit, so dass man sie als geheilt ansehen konnte. Auch Kranke mit nicht zu grossen Cavernen sind bedeutend gebessert und nahezu geheilt. Nur bei solchen Phthisikern, deren Lungen viele und grosse Cavernen enthielten, war, obwohl der Auswurf auch bei ihnen abnahm, und das subjective Befinden sich besserte, doch keine objective Besserung wahrzunehmen. Nach diesen Erfahrungen möchte ich annehmen, dass beginnende Phthisis durch das Mittel mit Sicherheit zu heilen ist.*) Theilweise mag dies auch noch für die nicht zu weit vorge-schrittenen Fälle gelten.

Aber Phthisiker mit grossen Cavernen, bei denen wohl meistens Complicationen, z. B. durch das Eindringen von anderen eiter-erregenden Mikroorganismen in die Cavernen, durch nicht mehr zu beseitigende pathologische Veränderungen in anderen Organen u. s. w. bestehen, werden wohl nur ausnahmsweise einen dauernden Nutzen von der Anwendung des Mittels haben. Vorübergehend gebessert wurden indessen auch derartige Kranke in den meisten Fällen. Man muss daraus schliessen, dass auch bei ihnen der ursprüngliche Krank-heitsprocess, die Tuberkulose, durch das Mittel in derselben Weise beeinflusst wird, wie bei den übrigen Kranken, und dass es ge-wöhnlich nur an der Möglichkeit fehlt, die abgetödteten Gewebs-massen nebst den secundären Eiterungsprocessen zu beseitigen. Un-willkürlich wird da der Gedanke wachgerufen, ob nicht doch noch manchen von diesen Schwerkranken durch Combination des neuen Heilverfahrens mit chirurgischen Eingriffen (nach Art der Empyem-operation), oder mit anderen Heilfactoren zu helfen sein sollte. Überhaupt möchte ich dringend davon abrathen, das Mittel etwa in schematischer Weise und ohne Unterschied bei allen Tuberkulösen anzuwenden. Am einfachsten wird sich voraussichtlich die Behand-lung bei beginnender Phthise und bei einfachen chirurgischen Affec-tionen gestalten, aber bei allen anderen Formen der Tuberkulose sollte man die ärztliche Kunst in ihre vollen Rechte treten lassen, indem sorgfältig individualisirt wird und alle anderen Hülfsmittel her-angezogen werden, um die Wirkung des Mittels zu unterstützen. In vielen Fällen habe ich den entschiedenen Eindruck gehabt, als ob die Pflege, welche den Kranken zu Theil wurde, auf die Heilwirkung von nicht unerheblichem Einfluss war, und ich möchte deswegen der Anwendung des Mittels in geeigneten Anstalten, in welchen eine sorgfältige Beobachtung der Kranken und die erforderliche Pflege derselben am besten durchzuführen ist, vor der ambulanten oder Hausbehandlung den Vorzug geben. Inwieweit die bisher als nützlich erkannten Behandlungsmethoden, die Anwendung des Gebirgsklimas, die Freiluftbehandlung, specifische Ernährung u. s. w. mit dem neuen Verfahren vortheilhaft combinirt werden können, lässt sich augen-blicklich noch nicht absehen; aber ich glaube, dass auch diese Heil-factoren in sehr vielen Fällen, namentlich in den vernachlässigten und

---

*) Dieser Ausspruch bedarf allerdings noch insofern einer Einschränkung, als augenblicklich noch keine abschliessenden Erfahrungen darüber vorliegen und auch noch nicht vorliegen können, ob die Heilung eine definitive ist; Recidive sind selbstverständlich vorläufig noch nicht ausge-schlossen. Doch ist wohl anzunehmen, dass dieselben ebenso leicht und schnell zu beseitigen sein werden, wie der erste Anfall.

Andererseits wäre es aber auch möglich, dass nach Analogie mit anderen Infections-krankheiten die einmal Geheilten dauernd immun werden. Auch dies muss bis auf Weiteres als eine offene Frage angesehen werden.

schweren Fällen, ferner im Reconvalescenzstadium im Verein mit dem neuen Verfahren von bedeutendem Nutzen sein werden. *)

Der Schwerpunkt des neuen Heilverfahrens liegt, wie gesagt, in der möglichst frühzeitigen Anwendung. Das Anfangsstadium der Phthise soll das eigentliche Object der Behandlung sein, weil sie diesem gegenüber ihre Wirkung voll und ganz entfalten kann. Deswegen kann aber auch gar nicht eindringlich genug darauf hingewiesen werden, dass in Zukunft viel mehr, als es bisher der Fall war, seitens der praktischen Aerzte alles aufgeboten werden muss, um die Phthisis so frühzeitig als möglich zu diagnosticiren. Bislang wurde der Nachweis der Tuberkelbacillen im Sputum mehr als eine nicht uninteressante Nebensache betrieben, durch welche zwar die Diagnose gesichert, dem Kranken aber kein weiterer Nutzen geschafft wird, die deswegen auch nur zu oft unterlassen wurde, wie ich noch wieder in letzter Zeit an zahlreichen Phthisikern erfahren habe, welche gewöhnlich durch die Hände mehrerer Ärzte gegangen waren, ohne dass ihr Sputum auch nur einmal untersucht war. In Zukunft muss das anders werden. Ein Arzt, welcher es unterlässt, mit allen ihm zu Gebote stehenden Mitteln, namentlich mit Hülfe der Untersuchung des verdächtigen Sputums auf Tuberkelbacillen die Phthisis so früh als möglich zu constatiren, macht sich damit einer schweren Vernachlässigung seines Kranken schuldig, weil von dieser Diagnose und der auf Grund derselben schleunigst eingeleiteten specifischen Behandlung das Leben des Kranken abhängen kann. In zweifelhaften Fällen sollte sich der Arzt durch eine Probe-Injection die Gewissheit über das Vorhandensein oder Fehlen der Tuberkulose verschaffen.

Dann erst wird das neue Heilverfahren zu einem wahren Segen für die leidende Menschheit geworden sein, wenn es dahin gekommen ist, dass möglichst alle Fälle von Tuberkulose frühzeitig in Behandlung genommen werden, und es gar nicht mehr zur Ausbildung der vernachlässigten schweren Formen kommt, welche die unerschöpfliche Quelle für immer neue Infectionen bisher gebildet haben.

Zum Schluss möchte ich noch bemerken, dass ich absichtlich statistische Zahlenangaben und Schilderung einzelner Krankheitsfälle in dieser Mittheilung unterlassen habe, weil diejenigen Ärzte, zu deren Krankenmaterial die für unsere Versuche benutzten Kranken gehörten, selbst die Beschreibung der Fälle übernommen haben, und ich ihnen in einer möglichst objectiven Darstellung ihrer Beobachtungen nicht vorgreifen wollte.

---

*) In Bezug auf Gehirn-, Kehlkopf- und Miliartuberkulose stand uns zu wenig Material zu Gebote, um darüber Erfahrungen sammeln zu können.

Fortsetzung der Mittheilungen über ein Heilmittel gegen Tuberkulose.*)

Von Professor R. Koch, Berlin.

Seit der vor zwei Monaten erfolgten Veröffentlichung (cf. diese Wochenschr., 1890, No. 46 a) meiner Versuche mit einem neuen Heilverfahren gegen Tuberkulose haben viele Ärzte das Mittel erhalten und sind dadurch in den Stand gesetzt, sich durch eigene Versuche mit den Eigenschaften desselben bekannt zu machen. Soweit ich die bisher hierüber erschienenen Publicationen und die an mich gelangten brieflichen Mittheilungen übersehe, haben meine Angaben im grossen und ganzen volle Bestätigung gefunden. Darüber, dass das Mittel eine specifische Wirkung auf tuberkulöses Gewebe ausübt und infolgedessen als ein sehr feines und sicheres Reagens zum Nachweis versteckter und zur Diagnose zweifelhafter tuberkulöser Processe verwerthet werden kann, ist man wohl allgemein einig. Auch in Bezug auf die Heilwirkung des Mittels wird von den meisten berichtet, dass trotz der verhältnissmässig kurzen Dauer der Kur bei vielen Kranken schon mehr oder weniger weitgehende Besserung eingetreten ist. In nicht wenigen Fällen soll, wie mir berichtet wurde, selbst Heilung erzielt sein. Nur ganz vereinzelt ist behauptet, dass das Mittel nicht allein bei zu weit vorgeschrittenen Fällen gefährlich werden könne, was man ohne weiteres zugeben wird, sondern dass es den tuberkulösen Process geradezu befördere, also an und für sich schädlich sei. Ich selbst habe seit anderthalb Monaten Gelegenheit gehabt, an etwa 150 Kranken mit Tuberkulose der verschiedensten Art im städtischen Krankenhause zu Moabit weitere Erfahrungen über die Heilwirkung und die diagnostische Verwendung des Mittels zu sammeln, und kann nur sagen, dass alles, was ich in letzter Zeit gesehen habe, mit meinen früheren Beobachtungen im Einklang steht, und dass ich an dem, was ich früher berichtete, nichts zu ändern habe.**)

So lange es nur darauf ankam, meine Angaben auf ihre Richtigkeit zu prüfen, war es nicht erforderlich zu wissen, was das Mittel enthält und woher es stammt. Es musste im Gegentheil die Nach-

---

*) Deutsche Medicinische Wochenschrift No. 3. Vom 15. Januar 1891.
**) In Bezug auf die Dauer der Heilung möchte ich hier anführen, dass von den Kranken, welche von mir vorläufig als geheilt bezeichnet waren, zwei in das Krankenhaus Moabit zur weiteren Beobachtung wieder aufgenommen sind, und dass sich seit drei Monaten keine Bacillen im Sputum gezeigt haben; auch die physikalischen Symptome sind bei denselben allmählich vollkommen verschwunden.

prüfung um so unbefangener ausfallen, je weniger von dem Mittel selbst bekannt war. Nachdem nun aber die Nachprüfung, wie mir scheint, in hinreichendem Maasse stattgefunden und die Bedeutung des Mittels ergeben hat, wird es die nächste Aufgabe sein, das Mittel auch über den bisherigen Bereich der Anwendung hinaus zu studiren und womöglich die Principien, welche der Entdeckung desselben zu Grunde liegen, auch auf andere Krankheiten anzuwenden. Diese Aufgaben verlangen selbstverständlich die volle Kenntniss des Mittels, und ich halte deswegen den Zeitpunkt für gekommen, dass nach dieser Richtung hin die erforderlichen Angaben gemacht werden, was in Folgendem geschehen soll.

Ehe ich auf das Mittel selbst eingehe, halte ich es zum besseren Verständniss der Wirkungsweise desselben für geboten, ganz kurz den Weg anzugeben, auf welchem ich zur Entdeckung desselben gekommen bin.

Wenn man ein gesundes Meerschweinchen mit einer Reincultur von Tuberkelbacillen impft, dann verklebt in der Regel die Impfwunde und scheint in den ersten Tagen zu verheilen; erst im Laufe von 10—14 Tagen entsteht ein hartes Knötchen, welches bald aufbricht und bis zum Tode des Thieres eine ulcerirende Stelle bildet. Aber ganz anders verhält es sich, wenn ein bereits tuberkulös erkranktes Meerschweinchen geimpft wird. Am besten eignen sich hierzu Thiere, welche 4—6 Wochen vorher erfolgreich geimpft wurden. Bei einem solchen Thier verklebt die kleine Impfwunde auch anfangs, aber es bildet sich kein Knötchen, sondern schon am nächsten oder zweiten Tage tritt eine eigenthümliche Veränderung an der Impfstelle ein. Dieselbe wird hart und nimmt eine dunklere Färbung an, und zwar beschränkt sich dies nicht allein auf die Impfstelle selbst, sondern breitet sich auf die Umgebung bis zu einem Durchmesser von 0,5—1 cm aus. An den nächsten Tagen stellt sich dann immer deutlicher heraus, dass die so veränderte Haut nekrotisch ist, sie wird schliesslich abgestossen, und es bleibt dann eine flache Ulceration zurück, welche gewöhnlich schnell und dauernd heilt, ohne dass die benachbarten Lymphdrüsen inficirt werden. Die verimpften Tuberkelbacillen wirken also ganz anders auf die Haut eines gesunden, als auf diejenige eines tuberkulösen Meerschweinchens. Diese auffallende Wirkung kommt nun aber nicht etwa ausschliesslich den lebenden Tuberkelbacillen zu, sondern findet sich ebenso bei den abgetödteten, ganz gleich, ob man sie, wie ich es anfangs versuchte, durch niedrige Temperaturen von längerer Dauer, oder durch Siedehitze, oder durch gewisse Chemikalien zum Absterben gebracht hat.

Nachdem diese eigenthümliche Thatsache gefunden war, habe ich sie nach allen Richtungen hin weiter verfolgt, und es ergab sich dann weiter, dass abgetödtete Reinculturen von Tuberkelbacillen, nachdem sie verrieben und im Wasser aufgeschwemmt sind, bei gesunden Meerschweinchen in grosser Menge unter die Haut gespritzt werden können, ohne dass etwas anderes als eine locale Eiterung entsteht.*) Tuberkulöse Meerschweinchen werden dagegen schon durch die Injection von sehr geringen Mengen solcher aufgeschwemmten Culturen getödtet, und zwar je nach der angewandten Dosis innerhalb von 6—48 Stunden. Eine Dosis, welche eben nicht mehr ausreicht, um das Thier zu tödten, kann eine ausgedehnte Nekrose der Haut im Bereich der Injectionsstelle bewirken. Wird die Aufschwemmung nun aber noch weiter verdünnt, so dass sie kaum sichtbar getrübt ist, dann bleiben die Thiere am Leben und es tritt, wenn die Injectionen mit ein- bis zweitägigen Pausen fortgesetzt werden, bald eine merkliche Besserung im Zustande derselben ein; die ulcerirende Impfwunde verkleinert sich und vernarbt schliesslich, was ohne eine derartige Behandlung niemals der Fall ist; die geschwollenen Lymphdrüsen verkleinern sich; der Ernährungszustand wird besser und der Krankheitsprocess kommt, wenn er nicht bereits zu weit vorgeschritten ist und das Thier an Entkräftung zu Grunde geht, zum Stillstand.

Damit war die Grundlage für ein Heilverfahren gegen Tuberkulose gegeben. Der praktischen Anwendung solcher Aufschwemmungen von abgetödteten Tuberkelbacillen stellte sich aber der Umstand entgegen, dass an den Injectionsstellen die Tuberkelbacillen nicht etwa resorbirt werden oder in anderer Weise verschwinden, sondern unverändert lange Zeit liegen bleiben und kleinere oder grössere Eiterherde erzeugen.

Das, was bei diesem Verfahren heilend auf den tuberkulösen Process wirkt, musste also eine lösliche Substanz sein, welche von den die Tuberkelbacillen umspülenden Flüssigkeiten des Körpers gewissermassen ausgelaugt und ziemlich schnell in den Säftestrom übergeführt wird, während das, was eitererzeugend wirkt, anscheinend in den Tuberkelbacillen zurückbleibt oder doch nur sehr langsam in Lösung geht.

Es kam also lediglich darauf an, den im Körper sich abspielenden Vorgang auch ausserhalb desselben durchzuführen und womöglich die heilend wirkende Substanz für sich allein aus den Tuberkelbacillen zu extrahiren. Diese Aufgabe hat viel Mühe und Zeit beansprucht, bis es mir endlich gelang, mit Hülfe einer 40- bis 50procentigen Glycerinlösung die wirksame Substanz aus den Tuberkelbacillen zu erhalten. So gewonnene Flüssigkeiten sind es gewesen, mit denen ich die weiteren Versuche an Thieren und schliesslich am Menschen gemacht habe, und welche zur Wiederholung der Versuche an andere Ärzte abgegeben sind.

Das Mittel, mit welchem das neue Heilverfahren gegen Tuberkulose ausgeübt wird, ist also ein Glycerinextract aus den Reinculturen der Tuberkelbacillen.

---

*) Derartige Injectionen gehören zu den einfachsten und sichersten Mitteln, um Eiterungen zu erzeugen, welche frei von lebenden Bacterien sind.

In das einfache Extract gehen aus den Tuberkelbacillen natürlich neben der wirksamen Substanz auch alle übrigen in 5oprocentigem Glycerin löslichen Stoffe über, und es finden sich deswegen darin eine gewisse Menge von Mineralsalzen, färbende Substanzen und andere unbekannte Extractivstoffe. Einige dieser Stoffe lassen sich ziemlich leicht daraus entfernen. Die wirksame Substanz ist nämlich unlöslich in absolutem Alkohol und kann durch denselben, allerdings nicht rein, sondern immer noch in Verbindung mit anderen ebenfalls in Alkohol unlöslichen Extractivstoffen ausgefällt werden. Auch die Farbstoffe lassen sich beseitigen, so dass es möglich ist, aus dem Extract eine farblose trockene Substanz zu erhalten, welche das wirksame Princip in viel concentrirterer Form enthält, als die ursprüngliche Glycerinlösung. Für die Anwendung in der Praxis bietet diese Reinigung des Glycerinextractes indessen keinen Vortheil, weil die so entfernten Stoffe für den menschlichen Organismus indifferent sind, und also der Reinigungsprocess das Mittel nur unnöthigerweise vertheuern würde.

Über die Constitution der wirksamen Substanz lassen sich vorläufig nur Vermuthungen aussprechen. Dieselbe scheint mir ein Derivat von Eiweisskörpern zu sein und diesen nahe zu stehen, gehört aber nicht zur Gruppe der sogenannten Toxalbumine, da sie hohe Temperaturen erträgt und im Dyalisator leicht und schnell durch die Membran geht. Das im Extract vorhandene Quantum der Substanz ist allem Anschein nach ein sehr geringes; ich schätze es auf Bruchtheile eines Procents. Wir würden es, wenn meine Voraussetzung richtig ist, also mit einem Stoff zu thun haben, dessen Wirksamkeit auf tuberkulös erkrankte Organismen weit über das hinausgeht, was uns von den am stärksten wirkenden Arzneistoffen bekannt ist.

Über die Art und Weise, wie wir uns die specifische Wirkung des Mittels auf das tuberkulöse Gewebe vorzustellen haben, lassen sich selbstverständlich verschiedene Hypothesen aufstellen. Ich stelle mir, ohne behaupten zu wollen, dass meine Ansicht die beste Erklärung abgiebt, den Vorgang folgendermassen vor. Die Tuberkelbacillen produciren bei ihrem Wachsthum in den lebenden Geweben ebenso wie in den künstlichen Culturen gewisse Stoffe, welche die lebenden Elemente ihrer Umgebung, die Zellen, in verschiedener Weise, und zwar nachtheilig beeinflussen. Darunter befindet sich ein Stoff, welcher in einer gewissen Concentration lebendes Protoplasma tödtet und so verändert, dass es in den von Weigert als Coagulationsnekrose bezeichneten Zustand übergeführt wird. In dem nekrotisch gewordenen Gewebe findet der Bacillus dann so ungünstige Ernährungsbedingungen, dass er nicht weiter zu wachsen vermag, unter Umständen selbst schliesslich abstirbt. Auf diese Weise erkläre ich mir die auffallende Erscheinung, dass man in frisch tuberkulös erkrankten Organen, z. B. in der von grauen Knötchen durchsetzten Milz oder Leber eines Meerschweinchens, zahlreiche Bacillen findet, während letztere selten sind oder gar fehlen, wenn die colossal ver-

grösserte Milz fast ganz aus weisslicher, im Zustande der Coagulationsnekrose befindlicher Substanz besteht, wie man es häufig beim natürlichen Tode tuberkulöser Meerschweinchen findet. Auf grosse Entfernung vermag der einzelne Bacillus deswegen auch nicht Nekrose
zu bewirken; denn, sobald die Nekrose eine gewisse Ausdehnung
erreicht hat, nimmt das Wachsthum des Bacillus und damit die
Production der nekrotisirenden Substanz ab, und es tritt so eine Art
von gegenseitiger Compensation ein, welche bewirkt, dass die Vegetation vereinzelter Bacillen eine so auffallend beschränkte bleibt, wie
z. B. beim Lupus, in scrophulösen Drüsen u. s. w. In solchem Falle
erstreckt sich die Nekrose gewöhnlich nur über einen Theil einer
Zelle, welche dann bei ihrem weiteren Wachsthum die eigenthümliche Form der Riesenzelle annimmt; ich folge also in dieser Auffassung der zuerst von Weigert gegebenen Erklärung von dem
Zustandekommen der Riesenzellen.

Würde man nun künstlich in der Umgebung des Bacillus den
Gehalt des Gewebes an nekrotisirender Substanz steigern, dann würde
sich die Nekrose auf eine grössere Entfernung ausdehnen, und es
würden sich damit die Ernährungsverhältnisse für den Bacillus viel
ungünstiger gestalten, als dies gewöhnlich der Fall ist. Theils würden
alsdann die in grösserem Umfange nekrotisch gewordenen Gewebe
zerfallen, sich ablösen und, wo dies möglich ist, die eingeschlossenen
Bacillen mit fortreissen und nach aussen befördern; theils würden die
Bacillen soweit in ihrer Vegetation gestört, dass es viel eher zu einem
Absterben derselben kommt, als dies unter gewöhnlichen Verhältnissen
geschieht.

Gerade in dem Hervorrufen solcher Veränderungen scheint mir
nun die Wirkung des Mittels zu bestehen. Es enthält eine gewisse
Menge der nekrotisirenden Substanz, von welcher eine entsprechend
grosse Dosis auch beim Gesunden bestimmte Gewebselemente, vielleicht die weissen Blutkörperchen, oder ihnen nahestehende Zellen
schädigt und damit Fieber und den ganzen eigenthümlichen Symptomencomplex bewirkt. Beim Tuberkulösen genügt aber schon eine
sehr viel geringere Menge, um an bestimmten Stellen, nämlich da,
wo Tuberkelbacillen vegetiren und bereits ihre Umgebung mit demselben nekrotisirenden Stoff imprägnirt haben, mehr oder weniger
ausgedehnte Nekrose von Zellen nebst den damit verbundenen Folgeerscheinungen für den Gesammtorganismus zu veranlassen. Auf solche
Weise lässt sich, wenigstens vorläufig, ungezwungen der specifische
Einfluss, welchen das Mittel in ganz bestimmten Dosen auf tuberkulöses Gewebe ausübt, ferner die Möglichkeit, mit diesen Dosen so
auffallend schnell zu steigen, und die unter nur einigermassen günstigen
Verhältnissen unverkennbar vorhandene Heilwirkung des Mittels
erklären.

Aus dem städtischen Krankenhause Moabit in Berlin.

Bericht des Direktors der inneren Abteilung,
Dr. Paul Guttmann, Sanitätsrat und Privatdocent.

(Vom 22. Januar 1891.)

Die Versuche über die Heilwirkung des Koch'schen Mittels bei Lungentuberkulose sind auf der inneren Station des städtischen Krankenhauses Moabit bei 196 Kranken angestellt worden. Die Lungentuberkulosen bilden ja zu jeder Zeit den grössten Bestandteil in einem Krankenhause, ihre Zahl wächst besonders im Winter und speciell in diesem Winter suchten behufs Anwendung des Koch'schen Verfahrens sehr viele dieser Lungenkranken, die sich sonst zu Hause verpflegen liessen, die Krankenhäuser auf.

Eine besondere Bedeutung für die vielen Hilfe suchenden Phthisiker erlangte aber gerade das städtische Krankenhaus Moabit dadurch, dass hier Herr Geheimrat K o c h 150 Betten von den städtischen Behörden zur Verfügung erhielt, um die Beobachtungen über sein Heilverfahren fortsetzen zu können. So kam es, dass die innere Abteilung unseres Krankenhauses, welche 550 Betten zählt, schon im December 250 und im Januar über 300 mit Phthisikern belegt hatte. Ja, wenn wir alle zur Aufnahme sich drängenden Phthisiker hätten aufnehmen wollen, so hätte die innere Abteilung schliesslich nur noch Phthisiker gehabt. Wir waren gezwungen, eine sehr grosse Zahl von Aufnahmemeldungen, insbesondere alle von auswärts gelangten, zurückzuweisen wegen Platzmangel.

Es ist selbstverständlich, dass, wenn die grösste Mehrzahl der Kranken in einem Krankenhause Phthisiker sind, ganze Säle ausschliesslich mit ihnen gefüllt werden. So waren von unseren je 30 Betten enthaltenden Krankensälen 7 mit männlichen, 3 mit weiblichen Phthisikern gefüllt, und auch in einigen anderen Sälen lagen zum Teil Phthisiker. Von den 18 Krankensälen der inneren Station waren 4 Säle (3 männliche, 1 weiblicher) Herrn Geheimrat K o c h unterstellt. In diesen Krankensälen (aber auch in gleicher Weise in den anderen) wurden die Beobachtungen über die Einwirkung des K o c h ' s c h e n M i t t e l s und die vielen anderen sich hieran schliessenden wissenschaftlichen Untersuchungen nach den Anordnungen des Herrn Geheimrats K o c h von mir und von Herrn Professor E h r l i c h ausgeführt. Die Methode in unseren Beobachtungen war folgende:

Bei den dem Koch'schen Heilverfahren unterzogenen Kranken wurde vorher etwa 1 Woche lang zunächst der Temperaturverlauf beobachtet, das Körpergewicht gemessen, der physikalische Lungenbefund festgestellt und das Sputum auf Tuberkelbacillen untersucht. Die Temperaturen wurden in die Curventabellen graphisch eingetragen. Bei Beginn der Injectionsversuche wurden die Temperaturen zweistündlich gemessen, in 3 Krankensälen im Rectum, in den anderen in der Achselhöhle.

Bei jedem Kranken wurde die Sputummenge alle 24 Stunden quantitativ bestimmt in der Weise, dass in jedes Speiglas stets eine bestimmte Wassermenge (40 ccm) eingegossen, nach Ablauf von 24 Stunden der Gesammtinhalt des (bedeckt gehaltenen) Speiglases gemessen und die Wassermenge abgezogen wurde. Die Sputummenge wurde graphisch (mit blauer Farbe) in die Temperaturtabelle eingetragen. Ebenso wurde graphisch eingetragen die Injectionsmenge (in roter Farbe). Ferner wurde alle 4 bis 5 Tage das Sputum jedes Kranken auf Tuberkelbacillen untersucht und der Befund nach der Gaffky'schen Skala in die Curventafeln eingetragen. Durch diese farbigen graphischen Darstellungen und Einzeichnungen der Bacillenbefunde war eine ausserordentlich anschauliche, rasche Übersicht über die ganze Behandlungszeit und die Einwirkung des Koch'schen Mittels gegeben.

Es wurden ferner die physikalischen Lungenbefunde immer wieder aufs Neue festgestellt und alle 8 Tage das Körpergewicht bestimmt.

Die ersten Versuche wurden am 22. November 1890 begonnen, allmählich wurde mit der Zahl der Kranken gestiegen, so dass bis jetzt 196 mit Koch'schen Injectionen (ausschliesslich, ohne andere Medication) behandelt worden sind, und zwar 147 Männer, 49 Frauen.

Bei allen diesen Kranken hat sich nun die Kardinaleigenschaft des Mittels, ein ausgezeichnetes Reagens für Tuberkulose zu sein, ausnahmslos gezeigt. Alle zu den Versuchen gewählten fieberlosen Kranken haben durch Fieber reagirt. Die Stärke dieser Fieberreaction ist eine verschiedene, je nach der Grösse der Dosis. Wir haben in dieser Beziehung 5 Versuchsreihen zu verschiedenen Zeiten mit verschiedenen von Herrn Koch uns überlieferten Lymphflüssigkeiten angestellt. Zu jedem Versuche wurden 8 Phthisiker, die bis dahin noch keine Injection erhalten hatten, genommen, von denen je 2 die Dosis von 1 mg, beziehungsweise 2, 3 und 5 mg erhielten. Es zeigte sich, dass bei 3 mg das Stärkemaximum in der Temperaturhöhe erreicht wurde, insofern als 5 mg keine höhere Temperatur mehr erzielten.

Die Fieberreaction tritt also, wie erwähnt, bei allen Tuberkulösen nach der 1. Injection ein, und zwar in der Mehrzahl der Fälle schon nach 1 mg. Die Temperaturhöhe, welche nach dieser Dosis erreicht wird, ist sehr verschieden; sie liegt am häufigsten etwa zwischen 38°

bis 39° C., seltener steigt sie höher. Diese verschiedenen Reactionsstärken hängen nicht ab von Verschiedenheiten in der Intensität des Krankheitsprocesses; es kann z. B. bei nur geringen Spitzeninfiltrationen die Reaction stark, bei weit vorgeschrittenen Processen schwach sein. Es lässt sich deshalb niemals voraussagen, wie hoch nach 1 mg die Temperatur im gegebenen Falle ansteigen wird.

Was nun die Fieberreaction der Zeit des Eintrittes und ihrer Dauer nach betrifft, so kommen ebenfalls viele Verschiedenheiten vor, die es etwas erschweren, generell den Verlauf zu schildern. Meist beginnt etwa 6 Stunden nach der Injection die Temperatursteigerung, sie ist eine continuierliche, etwa 12 bis 14 Stunden nach der Injection ist das Maximum erreicht, dann sinkt die Temperatur allmählich, und etwa 24 Stunden nach der Injection ist sie wieder auf ihrem normalen Niveau.

Aus dieser kurz skizzierten Darstellung ist von vornherein ersichtlich, dass die Injectionen schon am frühen Vormittag gemacht werden müssen, damit die Temperatursteigerung bis zum Maximum noch vor Eintritt der Nacht erreicht ist. Würde die Injection beispielsweise erst Mittags gemacht werden, dann würden die höheren Temperaturen in die Nacht fallen, den Schlaf des Kranken stören und naturgemäss nicht so exact 2 stündlich gemessen werden können. Im Allgemeinen dauert das Ansteigen der Temperatur um so länger, je höher die zu erreichende Grenze ist; ebenso verhält sich das nachfolgende Absinken der Temperatur. Bei schwacher Fieberreaction nehmen Ansteigen und Absinken daher kürzere Zeit in Anspruch. Mit der auftretenden Fieberreaction, insbesondere mit den stärkeren Graden derselben, stellen sich auch Störungen des Allgemeinbefindens ein: Frösteln, selbst Schüttelfrost, Kopfschmerzen, Gliederschmerzen, Muskelschmerzen, allgemeine Mattigkeit, in einzelnen Fällen Schwindelgefühle, Magen- und Leibschmerzen, hin und wieder Übelkeit, selbst Erbrechen. Bei geringeren Graden der Fieberreaction kann, abgesehen von etwas Mattigkeit, fast völliges Wohlbefinden bestehen, und bei den späteren Injectionen sind, selbst wenn dieselben durch höhere Dosen wieder stärkere Reactionen hervorrufen, die Allgemeinstörungen des Befindens geringere, als bei den ersten Injectionen. Wirklich dauernde Störungen des Allgemeinbefindens, wie sie hier und da mitgetheilt worden sind, Bewusstlosigkeit, Collaps haben wir in unserem Krankenhause nie beobachtet. Die beschriebenen Störungen des subjectiven Befindens gehen mit Nachlass bezw. Ablauf der Wirkung wieder vorüber.

In der hier skizzierten Weise verläuft die Wirkung des Koch'schen Mittels meistens bei allen uncomplicirten, vorher fieberlosen Fällen, und man erkennt das Charakteristische in der graphischen Darstellung dieser Wirkung insbesondere in dem Contraste, den die in den früheren Tagen vor der Injection graphisch dargestellte Normaltemperatur zeigt.

Von diesem kontinuierlichen Auf- und Absinken der Temperatur in der Fieberreaction kommen aber ziemlich häufige Ausnahmen vor, und zwar wesentlich in zwei Formen, nämlich:

1. darin, dass nach dem Erreichen der Maximaltemperatur zunächst kein Absinken erfolgt, sondern dass am zweiten Tage noch fortdauerndes Fieber besteht und erst am dritten ein langsames und discontinuierliches Sinken der Temperatur eintritt;

2. darin, dass die Temperatursteigerung erst viel später als gewöhnlich, und zwar erst am zweiten Tage erfolgt.

In beiden Fällen ist die Ursache in Complicationen zu suchen.

Für die erstgenannte Abweichung von der Norm, nämlich für das Fortbestehen des Fiebers am zweiten Tage, dürfte als Ursache die Retention von Inhalt in Cavernen aufzufassen sein. Da nämlich das Koch'sche Mittel eine Hyperämie mit vermehrter Secretion hervorruft, wird es dort, wo Cavernen sich befinden, ihren Inhalt so vermehren können, dass bei ungenügender Entleerung desselben durch die in sie mündenden Bronchien ein verstärkter Druck auf die Höhlenwand und dadurch Resorption des so leicht in Zersetzung übergehenden Secrets zu Stande kommt. Es würde nach dieser Erklärung die nachschleppende Temperaturhöhe ein Resorptionsfieber sein.

Was andererseits den verspäteten Eintritt der Reaction betrifft, so kann man sich vorstellen, dass es sich hier um Fälle handelt, in welchen das tuberkulöse Gewebe gewissermassen gut abgekapselt ist durch schwieliges Bindegewebe und hierdurch dem Mittel nur schwer zugänglich wird.

Es war vorhin erwähnt, dass nicht alle Tuberkulösen auf 1 mg reagieren, sondern nur die Mehrzahl. Wohl aber reagiert die übrig bleibende Minderzahl auf h ö h e r e Dosen. Auf diesen Punkt soll dann später noch zurückgekommen werden, wenn die Frage besprochen wird, wie man sich in der Dosierung zu verhalten habe, um in zweifelhaften Fällen die Entscheidung zu erhalten, ob Tuberkulose vorhanden sei oder nicht.

Nächst der Fieberreaction erhält man bei localisierten Tuberkulosen — von Lupus, Gelenk- sowie chirurgischen Tuberkulosen überhaupt sehe ich hier ab — in D r ü s e n und anderen Geweben gewöhnlich schon bei der ersten Injection oder später bei den gesteigerten Dosen eine l o c a l e Reaction. Dieselbe kennzeichnet sich in einem 8 bis 10 Stunden nach der Injection auftretenden Schmerz und entzündlicher Anschwellung dieser Stellen, die viele Stunden andauert, dann allmählich nachlässt und aufhört, aber sehr häufig in den folgenden Injectionen mit allmählich abnehmender Stärke wiederkehrt. In noch späterer Zeit tritt die Reaction auch bei gesteigerten Dosen nicht mehr ein. Zuweilen sieht man in dieser Weise jede einzelne Drüse eines

Kranken reagieren (supraclaviculare, submaxillare, cervicale, axillare). Namentlich die Achseldrüsen sind, wie man erst jetzt durch die Injectionen kennen gelernt hat, sehr häufig bei der Lungentuberkulose mit afficiert.

Viele Kranke sind erst durch den in diesen Drüsen auftretenden Schmerz aufmerksam geworden, dass sie dort fühlbare Drüsen haben, sehr häufig haben die Kranken angegeben, dass sie nach der Injection vergrössert seien. Vielleicht ist auch mancher von den Patienten tief in der Brust bezeichnete Schmerz nach den Injectionen auf die locale Reaction in den tuberkulösen mediastinalen und retrobronchialen Drüsen zu beziehen. Eine Abschwellung dieser Drüsen in nennenswerthem Grade nach längerer Behandlungszeit habe ich, selbst bei sonst sehr wesentlich bewirkter Besserung des Allgemeinbefindens und des Lungenleidens, nicht gesehen. Diese locale Reaction, welche uns an Stellen, die sonst ganz indolent waren, Tuberkulose kennen lehrt, ist in ihrer Feinheit geradezu überraschend. Namentlich instruktiv sind 2 Fälle in meinen zahlreichen Beobachtungen, die sogenannte »Leichentuberkel« an einem Finger betreffen. Ein Arzt aus Danzig, Herr Dr. D., der sich vor $1^{1}/_{2}$ Jahren eine Infection am rechten Zeigefinger dadurch zuzog, dass er sich mit einem mit phthisischem Sputum imprägnirten Deckgläschen ritzte, wonach allmählich eine etwa halberbsengrosse Induration entstand und zurückblieb mit völlig indolentem Verlauf, injicierte sich hier in Berlin 3 mg der Koch'schen Flüssigkeit. 8 bis 10 Stunden darauf trat eine schmerzhafte, entzündliche Schwellung, welche das mehr als zweifache Volumen der Induration erreichte, ein, die erst viele Stunden lang später allmählich zurückging. Ein zweiter Fall betrifft einen Krankenwärter, der sich beim Leichentransport ebenfalls an einem Finger inficierte und drei unmittelbar neben einander liegende Indurationen bekam. Er liess sich 3 mg injicieren und bekam eine ausserordentlich schmerzhafte Anschwellung und Rötung dieser Indurationen, ebenso nach etwa 10 Tagen bei einer wiederholten Injection von 3 mg. Aus einer dieser Indurationen wurde ein Stück excidiert und einem Meerschweinchen mit Bouillon verrieben in die Bauchhöhle gebracht. Es sei hierbei daran erinnert, dass in diesen sogenannten Leichentuberkeln in der That Tuberkelbacillen vorkommen, wie von verschiedenen Autoren nachgewiesen worden ist, aber ungemein spärlich. Dasselbe ist der Fall in den tuberkulösen Drüsen, von denen man ja auch eine grössere Zahl von Schnitten durchsuchen muss, ehe man einmal einen Tuberkelbacillus findet.

Es war in der bisherigen Darlegung die Reaction des Koch'schen Mittels auf Tuberkulose hervorgehoben. Obwohl es nach den Koch-schen Mittheilungen an sich schon selbstverständlich ist, so muss doch gegenüber einzelnen Beobachtungen, dass auch bei nicht tuberkulösen Erkrankungen hier und da fieberhafte Reaction beobachtet worden sei, folgender Punkt festgehalten werden: auf eine Dosis von 3 mg reagiert kein anderer Kranker, wohl aber fast jeder Tuberkulöser. In nur vereinzelten Ausnahmen bedarf es einer stärkeren Dosis, um bei Tuberkulose Reaction zu erzielen. In höheren Dosen, und zwar von 1 cg an, kann jeder Kranke mit Fieber bis auf 38° oder wenig darüber reagieren, ebenso wie jeder Gesunde.

Hieran möchte ich noch einige Bemerkungen anknüpfen, in welcher Dosierung man das Koch'sche Mittel anzuwenden habe in zweifelhaften Fällen von Tuberkulose. Es giebt 2 Methoden: 1. Ist die erste Dosis von 1 mg unwirksam, ebenso die spätere zweite Dosis von 3 mg, dann steige man bei der dritten Injection auf 1 cg. Noch zweckmässiger ist die zweite Methode. Man beginne die erste Injection mit 3 bis 5 mg, tritt dann keine Reaction ein, so steige man gleich auf 1 cg. Mit sehr seltenen Ausnahmen — ich habe einige solche gesehen — wird auf letztere Dosis jeder Tuberkulöse reagieren, und zwar stark, über 39 bis 40° C. Ein Nichttuberkulöser wird auf die erste Dosis nicht reagieren (wir haben dies durch Versuche festgestellt) und auf die zweite Dosis höchstens ganz schwach, vielleicht bis 38° C. oder wenig darüber. Man kann die zweitgenannte Methode ohne jedes Bedenken anwenden; ich habe bei ausgesprochen Tuberkulösen in wiederholten Versuchen als erste Dosis 5 mg injiciert (freilich nicht aus diagnostischen Gründen, sondern weil es sich in wissenschaftlichen Versuchen um die Feststellung der Reactionsstärken solcher ersten Dosen handelte). Die in den beiden Methoden angegebene sprungweise Steigerung in der Dosierung ist deshalb notwendig, weil die allmähliche Steigerung der Erfahrung nach oft keine Reactionen eintreten lässt.

Was nun die therapeutische Anwendung des Koch'schen Mittels bei Lungentuberkulose betrifft und die allmähliche Steigerung in den Dosierungen, so halte ich nach unseren Erfahrungen folgende Methode als die zweckmässigste: Man beginnt mit 1 mg (wo gleichzeitig Kehlkopfaffection vorhanden ist, mit $\frac{1}{2}$ mg), lässt den nächsten Tag für die Beobachtung frei, injiciert am darauf folgenden Tage, falls Reaction über 38° C. vorhanden war, die gleiche Dosis, und wenn keine oder nur ganz geringe vorhanden war, die doppelte Dosis = 2 mg. So verfährt man stets nach demselben Princip, die Dosen bei jeder folgenden Injection nur dann zu steigern, und zwar zunächst immer nur um 1 mg, wenn die vorhergegangene Injection reactionslos war, und stets zwischen zwei Injectionen einen injectionsfreien Zwischentag zu lassen. Ist man auf 6 mg angelangt, so kann man die folgenden Injectionsdosen um je 2 mg erhöhen, und ist 1 bis $1\frac{1}{2}$ cg erreicht, so kann die nun folgende Steigerung stets um je 5 mg erfolgen. Bei den höheren Dosierungen über 1 bis $1\frac{1}{2}$ cg hinaus empfiehlt es sich, statt der bis dahin benutzten 1 procentigen Lösung der Koch'schen Urlymphe die 10 procentige anzuwenden; letztere hat ebenso wenig wie die 1 procentige locale irritative Erscheinungen zur Folge, wenn die selbstverständlichen antiseptischen Cautelen bei dem Verfahren angewendet sind. Höchstens sieht man in einzelnen Fällen eine leichte circumscripte Rötung an der Injectionsstelle zwischen den Schulterblättern.

In dieser Weise kann man bei aller Vorsicht in der Steigerung der Injectionsdosen nach 4 Wochen auf 2, 3 und, wo die Reactionen schwach, also raschere Steigerungen möglich waren, auf 4 und 5 cg gelangen. Sind diese Injectionshöhen erreicht, dann geschehen die folgenden Steigerungen, natürlich immer nur unter Voraussetzung, dass die Reaction fehlt, um je 1 cg. So wird nach einigen weiteren Wochen die Injectionsdosis von 1 dcg erreicht. Eine grosse Zahl unserer Kranken erhält bereits diese Dosis und zum Teil schon einige Wochen. Über diese Dosis hinaus sind wir nicht gegangen, weil wir es nicht für notwendig halten. Aber wir geben sie so lange fort, bis auch auf diese Dosis keine Reaction erfolgt.

Selbstverständlich kann man in vielen Fällen, insbesondere von initialer Phthise weit rascher in der Dosierung vorgehen und schon in etwa 3 Wochen zu der Enddosis von 1 dcg gelangen. Wir haben den Eindruck gewonnen, als ob ein solches Vorgehen bei frischen Fällen und gutem Kräftezustand, wo man also auch stärkere Reactionen bis auf 40° C. nicht zu scheuen braucht, von besonderem Vorteile sind.

Bei Decigrammdosen haben wir betreffs der Aufeinanderfolge der einzelnen Dosen ein verschiedenes Verfahren verfolgt: teils Zwischenräume von 4 bis 5, selbst 8 Tagen, teils — aber nur in einzelnen Fällen — 3 Tage hintereinander die gleiche Dosis und dann Pause von etwa 5 Tagen. Längere als 8 tägige Pausen empfehlen sich nach Decigrammdosen nicht, weil, so lange Tuberkulose fortbesteht, nach längerer Dauer wieder Reaction eintritt. Letztere kann allerdings auch bei nur 5 tägigen Pausen fortbestehen. In denjenigen Fällen, wo die Tuberkulose noch nicht weit fortgeschritten ist, insbesondere bei den initialen Fällen, wird nach Decigrammdosen allmählich Reactionslosigkeit eintreten. Ist dies der Fall, dann kann der Kranke aus der Krankenhausbehandlung entlassen werden und es können die folgenden Decigrammdosen in ambulanter Behandlung injiciert werden. Eine Anzahl von unseren aus der Krankenhausbehandlung entlassenen Kranken wird wöchentlich einmal zur Vornahme der Injectionen nach dem Krankenhause bestellt. Um über die Wirkung dieser in ambulanter Behandlung vorgenommenen Decigramm-Injectionen ein Urteil zu gewinnen, haben wir die Einrichtung getroffen, dass jeder dieser Kranken nach der Injection 2 stündlich seine Temperatur registriert und dem Arzte mitteilt.

Was nun, abgesehen von der Heilwirkung des Mittels, über die dann berichtet werden soll, die Nebenwirkungen betrifft, die hier und da beobachtet wurden, so sei Folgendes bemerkt:

Im Harn (derselbe wird bei allen Kranken regelmässig untersucht) beobachtet man hier und da während des fieberhaften Reactionsstadiums Eiweiss, aber nicht mehr, als man auch sonst bei höheren
Fiebergraden findet, höchstens 0,1 % laut Ergebnis des Esbach'schen
Albuminimeters. Diese, es sei nochmals betont, nur in einer kleinen
Zahl von Fällen beobachtete febrile Albuminurie verschwand meist in
der afebrilen Zeit des Kranken, kehrte selten einmal wieder. Es ist
also auf diese Erscheinung kein Gewicht zu legen; sie ist nur in dem
Sinne zu beachten, dass man in Fällen von nephritischer Albuminurie, wie sie in den vorgeschrittenen Fällen von Lungentuberkulose
namentlich durch den amyloiden Process so häufig beobachtet wird,
das Koch'sche Mittel nicht oder nur in sehr vorsichtiger Dosierung und
unter steter Berücksichtigung der Eiweissausscheidung anwenden wird.

Blut im Harn wurde nie bei unseren Kranken beobachtet.

Viel wichtiger ist das in mehreren Fällen von vor den Injectionen
dauernd bestandener Fieberlosigkeit beobachtete Andauern des Fiebers
nach der ersten Injection. Die Fälle, wo es verspätet auftritt und erst
am 3. Tage abzusinken anfängt, sind schon erwähnt worden; sie sind
ziemlich häufig. Es kommt aber auch andauerndes Fieber vor.
In einem Falle wurde ein selbst 7 Tage continuierlich hoch ver-
laufendes Fieber nach der ersten Injection von 1 mg beobachtet. In
diesem Falle trat dann auch eine starke Zunahme im Verbreitungs-
gebiete der Rasselgeräusche und Zunahme der Dämpfung auf. Es ist
also unzweifelhaft eine entzündliche Infiltration aufgetreten. In
geringeren Graden sieht man diese Zunahme der Rasselgeräusche im
Reactionsstadium und auch mitunter darüber hinaus ziemlich häufig;
sie nehmen allmählich dann wieder ab. Die Ursache dieser entzündlichen Zustände ist wohl in der Abstossung tuberkulösen Gewebes zu
suchen, die ja Folge der Einwirkung des Koch'schen Mittels ist.
Diese Zunahme der Secrete in den Lungen, wodurch die Rasselgeräusche verstärkt werden, macht sich auch kenntlich durch eine
häufige Zunahme des Auswurfs und des Hustens im Reactionsstadium.

Als zeitliche Contra-Indicationen gegen die Anwendung des
Koch'schen Mittels bei Lungentuberkulose haben wir stattgehabte
Hämoptysis, als dauernde Contra-Indicationen Herzaffectionen
und hoch fieberhaften Verlauf betrachtet; auch bei diabetischer
Phthise wird man nach unseren Erfahrungen von der Anwendung
des Koch'schen Mittels abstehen müssen.

Ich komme nun zur Besprechung der Heilerfolge, welche bisher
durch das Koch'sche Mittel erreicht sind. Es ist hierzu notwendig,
die Factoren hervorzuheben für die Beurteilung, was wir als Besserung
zu bezeichnen haben. Der erste dieser Factoren ist die Feststellung
des physikalischen Befundes an den Lungen.

Die Auscultation hat unzweifelhaft ergeben, dass in einer Anzahl von Fällen, vorzugsweise in denjenigen, wo der Process noch
nicht oder nicht erheblich über eine Infiltration der Lungenspitzen

hinausgegangen ist, eine Abnahme der Rasselgeräusche eingetreten ist, und zwar bei wiederholter Untersuchung — eine vorübergehende Abnahme würde nicht beweisend sein. Diese Thatsache ist von bedeutendem Wert, weil sie mit Sicherheit die Abnahme des secundären Katarrhs bei der tuberkulösen Infiltration beweist.

Viel schwieriger ist es bei der Perkussion zu entscheiden, ob der gedämpfte Schall sich unter der Behandlung aufgehellt hat, sobald diese Schallunterschiede nur gering sind; wo sie bedeutend sind, ist es natürlich leicht. Wir glauben uns nun überzeugt zu haben, dass der gedämpfte Schall an den Lungenspitzen sich in einer Anzahl von Fällen aufgehellt hat; diese Zahl ist aber nicht so gross, als jene, bei der die Rasselgeräusche abgenommen haben. Es muss gleich hier betont werden, dass eine solche Besserung des physikalischen Befundes in so kurzer Zeit und bei einer solchen Anzahl von Fällen in der Krankenhausbehandlung bei ganz gleichem Krankenmaterial niemals von mir beobachtet ist.

Ein zweiter Factor für die Beurteilung der Besserung ist die Abnahme des Bacillenbefundes. Ich habe schon in der Einleitung erwähnt, dass bei jedem mit Koch'schen Injectionen behandelten Kranken etwa alle 5 Tage das Sputum untersucht und der Befund nach Gaffky'scher Skala*) eingezeichnet ist.

Es ist nicht notwendig, mit mehr als einigen Worten anzudeuten, von welchen Zufälligkeiten der grössere oder geringere Zahlenbefund von Tuberkelbacillen abhängig ist, dass man schon in demselben Sputum verschiedene Ergebnisse haben kann und natürlich ebenso in den Sputis verschiedener Tage. Einen Wert hat also eine solche Bestimmung nach Gaffky'scher Skala nur dann, wenn nach längerer Zeit vorhergegangenen höheren Zahlen nun dauernd eine erheblich niedrigere Zahl von Tuberkelbacillen gefunden wird. Den grössten Wert natürlich hat das Verschwinden der Tuberkelbacillen nach einiger Zeit der Behandlung. Es hat sich nun gezeigt, dass in vielen der gebesserten Fälle auch eine Abnahme der Tuberkelbacillen, in einzelnen selbst bis zum Verschwinden vorhanden war. Was die Gestalt der Tuberkelbacillen betrifft, so habe ich schon in einer früheren Veröffentlichung unserer Erfahrungen (Berliner klin. Wochenschrift 1891 No. 1) hervorgehoben, dass wir nach der Ansicht des Herrn Geheimrats Koch nur den Zerfall der Bacillen in kokkenähnliche Formen, die in Häufchen zusammenliegen, als Ver-

---

*) No. 1. = im ganzen Präparat nur 1—4 Tuberkelbacillen.
2. = durchschnittlich auf mehrere Gesichtsfelder erst 1 Bacillus.
3. = - in jedem Gesichtsfelde etwa 1 Bacillus.
4. = - - - - 2—3 Bacillen.
5. = - - - - 4—6 -
6. = - - - - 7—12 -
7. = - - - - ziemlich viele Bacillen.
8. = - - - - zahlreiche Bacillen.
9. = - - - - sehr zahlreiche Bacillen.
10. = - - - - enorme Mengen von Bacillen.

änderungen durch die Injectionen bedingt anerkennen, weil diese Häufchenform v o r der Entdeckung des Koch'schen Mittels nicht beobachtet worden ist; a n d e r e Formen, wie Perlschnurform, Verschmälerung u. s. w., welche als Folge der Injectionsbehandlung angesehen worden sind, sieht man an Tuberkelbacillen auch o h n e Injectionsbehandlung. Angeschlossen an die Erwähnung unserer Sputumuntersuchungen sei noch die Beobachtung, dass in einer Anzahl von Fällen mit anfänglich negativem Tuberkelbacillenbefund während der Injectionsbehandlung Tuberkelbacillen im Sputum auftraten. Offenbar also war durch Abstossung von tuberkulösem Gewebe den eingeschlossenen Tuberkelbacillen der Weg in die Bronchien und somit nach aussen gebahnt.

An diese Angaben über den Tuberkelbacillenbefund möchte ich über das A u s s e h e n und die M e n g e d e s S p u t u m noch einige Bemerkungen anschliessen. Sehr häufig ist eine Veränderung im A u s s e h e n der Sputa beobachtet worden, indem die vor den Injectionen schleimig - eitrigen, geballten Sputa etwas schleimiger wurden. Dies ist ohne Zweifel zurückzuführen auf die vermehrte Secretion. welche durch die Hyperämie, als Folge der Einwirkung des Koch'schen Mittels, hervorgerufen wird, wenigstens in der ersten Zeit dieser Einwirkung. In den späteren Zeiten der Behandlung dürfte die mehr schleimige Beschaffenheit des Sputum auf die Besserung des Krankheitsprocesses zu beziehen sein, wo also infolge der Abnahme des Katarrhs nicht mehr so zahlreiche »Eiterzellen« producirt werden. Was die M e n g e der in 24 Stunden ausgeworfenen Sputa betrifft, so hat unsere in der Einleitung erwähnte graphische Darstellung derselben ausserordentliche Verschiedenheiten bei den verschiedenen Phthisikern gezeigt, wie dies ja bekannt ist. Im E i n z e l f a l l e aber nahmen mit einer deutlichen Besserung des physikalischen Befundes auch die Sputamengen ab. In einer Anzahl ausserordentlich gebesserter Fälle war übrigens von Anfang an trotz sehr deutlichen physikalischen Befundes kein Sputum, wenigstens kein zur Untersuchung geeignetes vorhanden, oder so wenig, dass es kaum messbar war.

Ein d r i t t e r Factor für die Annahme einer Besserung der Lungentuberkulose ist das A u f h ö r e n d e r F i e b e r r e a c t i o n b e i D o s e n v o n 1 D e c i g r a m m, d i e e t w a a l l e 8 T a g e g e g e b e n w o r d e n. Die Nichtreaction ist eben nach unseren bisherigen Vorstellungen ein Beweis, dass, zunächst wenigstens, reactionsfähiges tuberkulöses Gewebe nicht vorhanden ist. Ein solches kann sich allerdings, so lange der tuberkulöse Process fortbesteht, wieder ansammeln, und man kann nach den bisherigen Erfahrungen erwarten, dass nach etwa 10 bis 12 Tagen wieder eine mässige Reaction auf 1 dcg eintritt.

Ein v i e r t e r Factor der Besserung ist die Z u n a h m e d e s K ö r p e r g e w i c h t s. Dieselbe ist in einer grossen Zahl von Fällen nachweisbar und zum Teil eine sehr beträchtliche. Das Maximum

in unseren Beobachtungen ist 7 ¹/₂ kg. Der Einwand, dass die Zunahme des Körpergewichts schon durch die Krankenhauspflege an
sich bedingt sein könne, ist nur teilweise berechtigt. Gewiss nehmen
nach meinen langjährigen Erfahrungen die aus der ärmlichen, häuslichen Pflege in das Krankenhaus aufgenommenen Tuberkulösen selbst
bei mässigem Fieber in den ersten Wochen des Krankenhausaufenthalts
häufig an Körpergewicht zu, aber niemals beträchtlich, und vor allem,
sie nehmen später beim Fortschreiten des Processes an Gewicht
wieder ab. Nicht kam es früher vor, dass bei so vielen und zum
Teil vorgeschrittenen Fällen Gewichtszunahmen von 2, 3, 4 und
mehr Kilogramm nach 4 bis 6 Wochen zu constatieren waren.
Dazu kommt noch der Umstand, dass die oft starken Fieberreactionen
in der ersten Zeit der Behandlung ein selbstverständliches Hemmnis
für die Zunahme des Körpergewichts bilden. Oft wurde gesehen,
dass in dieser starken Reactionsperiode sogar Abnahme des Körpergewichts eintrat, so dass es nicht unwahrscheinlich ist, es werde
später, nachdem die Fieberreactionen ganz aufgehört haben, bei einzelnen der gebesserten Kranken noch eine weitere Gewichtszunahme
erfolgen.

Der letzte, fünfte Factor für die Annahme einer Besserung ist
das gute Allgemeinbefinden. Sehr viele Kranke heben ausdrücklich hervor, dass sie sich besser befinden, als vor den Injectionen.
Eine psychische Einwirkung, das Vertrauen auf dieses neue Heilmittel,
ist in den Angaben der Kranken ausgeschlossen.

Nicht alle diese 5 Factoren der Besserung müssen notwendig
bei jedem Kranken vorhanden sein, um ihn als gebessert anzusehen;
beispielsweise ist Körpergewichtszunahme schon allein ein Beweis,
ebenso Besserung des physikalischen Lungenbefundes, und auch die
anderen oben erwähnten Factoren würden selbst bei Fehlen einer
Gewichtszunahme und einer Änderung im physikalischen Befunde
ihren Wert für Annahme einer Besserung beanspruchen können.

Diese Besserungen, die in einer grossen Zahl von Fällen in
unserem Krankenhause erreicht wurden, sind in einzelnen Fällen von
initialer Tuberkulose so bedeutende, dass sie einer Heilung nahe
kommen, insofern bei ihnen fast vollständiges Verschwinden der
physikalischen Symptome vorhanden ist. Die initialen Fälle sind
es, welche die beste Aussicht auf vollsändigen Heilungserfolg geben,
und wenn es möglich wäre, in einem Krankenhause nur solche
initialen Fälle in Behandlung zu nehmen, so würden schon heute die
statistischen Ergebnisse der Krankenhäuser sehr günstige sein. Das
ist aber nicht möglich. Naturgemäss haben sich seit der Koch'schen
Entdeckung gerade die vorgeschrittenen Phthisiker in grosser Zahl in
die Krankenhäuser gedrängt, um diese Behandlung zu erlangen, und
die Directoren der Krankenhäuser waren gezwungen, sehr vielen
Wünschen auch ohne Aussicht auf Erfolg Rechnung zu tragen. Es
sind daher auch unter den 196 von mir behandelten Lungentuber-

kulose-Fällen sehr viele vorgeschrittene, zum Teil sehr stark vorgeschrittene. Wenn man daher in Zahlen mitteilen will, wie
sich der Erfolg des Koch'schen Mittels zeigt, dann muss man die
weit vorgeschrittenen Fälle, in denen ein Erfolg nicht, vor allem
nicht in einer so kurzen Zeit erwartet werden kann, in eine besondere Gruppe zusammenfassen, ebenso die initialen.

Unter den initialen sind allerdings nicht nur diejenigen Fälle verstanden, wo eben erst die Infiltration der Lungenspitzen im Beginn
ist — solcher Fälle giebt es im Krankenhause sehr wenige —, sondern
wo die Spitzeninfiltration in mehr oder minder starker Ausdehnung
bereits besteht. Ist die Infiltration bereits über die Lungenspitzen
hinausgegangen, so ist die Krankheit als mässig vorgeschritten zu bezeichnen, bei noch weiterer Ausdehnung als weit vorgeschritten.

Diese Bemerkungen wollte ich betreffs der später folgenden Tabellen vorausschicken.

Hinzufügen will ich hier, dass mehr als 30 der Lungentuberkulösen auch Kehlkopftuberkulose hatten, und dass bei allen
diesen Kehlkopfaffectionen, welche alle Abstufungen von den einfachen
Infiltrationen an bis zu den ausgedehntesten Ulcerationen und Perichondritiden betreffen, eine günstige Einwirkung des Koch'schen Mittels
besteht. Alle Affectionen zeigen eine entschiedene Tendenz zur
Besserung bezw. Heilung. Am schnellsten bessern sich die Infiltrate
und Schwellungen, aber auch die Geschwüre erlangen sehr bald ein
besseres Aussehen, zeigen einen reineren Grund und hören allmählich
auf, zu secerniren. Die Geschwürsränder stossen sich ab und in
einigen Fällen ist bereits eine vollständige Vernarbung der Geschwüre
eingetreten. Betont sei auch, dass die im Anfang allgemein gehegte
Befürchtung, es würde das Koch'sche Mittel bei Kehlkopftuberkulose
sehr starke Schwellungen während der Reactionsperiode hervorrufen,
dadurch die Atmung behindern und eventuell die Tracheotomie notwendig machen, sich nach unseren bisherigen Erfahrungen als unbegründet erwiesen hat. Niemals waren selbst bei solchen Patienten,
welche vor Beginn der Behandlung beträchtliche Schwellungen im
Larynx aufwiesen, die Schwellungen während des Reactionsstadiums
derartige, dass sie die Rima glottidis verlegten oder auch nur erheblich verengten.

Da, wie schon erwähnt, unter den 196 mit Injectionen be-
handelten Lungentuberkulösen sich auch viele vorgeschrittene, zum
Teil sehr bedeutend vorgeschrittene Fälle befanden, so ist es selbst-
verständlich, dass auch tötlicher Ablauf vorkam. Die Zahl der
Todesfälle beträgt 8. Die Obduction ergab, wie schon die Aufnahme
des klinischen Befundes, den weit vorgeschrittenen Process in den
Lungen, und in 2 Fällen hatte gleichzeitig Diabetes mellitus stärkeren
Grades seit längerer Zeit bestanden. In keinem der 8 Fälle hat der
Obductionsbefund Anhaltspunkte gegeben für die Annahme eines
schädigenden Einflusses der Injectionen.

Ich teile nun in dem Folgenden das Wesentlichste aus den Sectionsprotokollen dieser 8 Fälle in möglichster Kürze mit.

1. Frau Röttger, 23 Jahre. Klinischer Befund bei der Aufnahme: Sehr vorgeschrittene, hoch fieberhaft verlaufende Phthisis pulmonum. Injectionszahl 8, Injectionsmenge 28 mg, letzte Injection 6 Tage vor dem Tode.

Gestorben 17. 12. 90. Obducirt 19. 12. 90.

Sectionsbefund: Linke Lunge enthält im Oberlappen grössere Caverne mit eitrigem Inhalt, übriger Theil des Oberlappens, ebenso Unterlappen vollständig käsig infiltrirt. Rechtsseitiger Pneumothorax, ohne pleuritische Flüssigkeit; die Perforationsstelle ist im Oberlappen. Derselbe ist käsig infiltrirt, enthält eine haselnussgrosse Caverne. Mittel- und Unterlappen mässig käsig infiltrirt. Bronchialdrüsen, sowie retroperitonale Drüsen, auch einzelne cervicale verkäst.

2. Frau Haase, 43 Jahre. Klinischer Befund bei der Aufnahme: Vorgeschrittene, hoch fieberhaft verlaufende Phthisis pulmonum und Diabetes mellitus.

Injectionszahl 9, Injectionsmenge 170 mg, letzte Injection 5 Tage vor dem Tode.

Gestorben 1. Jan. 1891. Obducirt 2. Jan. 1891.

Sectionsbefund: Rechtsseitiger Pneumothorax. Die erbsengrosse Perforationsstelle liegt im Oberlappen und führt in eine erbsengrosse Höhle mit käsigem Inhalt. Der ganze Oberlappen ist käsig, ausserdem in demselben eine birngrosse, zerklüftete Höhle. Mittel- und Unterlappen sind ganz käsig durchsetzt und enthalten zahlreiche erbsengrosse Höhlen. Linke Lunge mit kleinsten Käseherden mässig durchsetzt.

3. Martha Warlies, 28 Jahre. Klinischer Befund bei der Aufnahme: Vorgeschrittene Phthisis pulmonum. Injectionszahl 6, Injectionsmenge 14 mg, letzte Injection 17 Tage vor dem Tode.

Gestorben 3. Jan. 1891. Obducirt 5. Jan. 1891.

Sectionsbefund: Im rechten Oberlappen eine gänseeigrosse, glattwandige Caverne mit wenig dünnflüssigem Inhalt. Käsige Infiltration der Lunge. Schleimhaut des Kehlkopfs stark geröthet. Im Colon ascendens circa 10 cm von der Bauhin'schen Klappe 2 frisch vernarbte Geschwüre; 5 cm von der Valvula Bauhini 1 linsengrosses, von gewulsteten Rändern begrenztes, gereinigtes Geschwür.

4. Wichera, Kürschner, 27 Jahre. Klinischer Befund bei der Aufnahme: Vorgeschrittene Phthisis pulmonum. Injectionszahl 3, Injectionsmenge 7 mg, letzte Injection 22 Tage vor dem Tode.

Gestorben 5. Jan. 1891. Obducirt 7. Jan. 1891.

Sectionsbefund: Starke käsige Infiltration der ganzen linken Lunge, des Ober- und Mittellappens der rechten Lunge.

5. Engelmann, stud. phil., 21 Jahre. Klinischer Befund bei der Aufnahme: Vorgeschrittene Phthisis pulmonum. Ausserdem Diabetes mellitus (3 bis 4 % Zucker).

Injectionszahl 4, gesammte Injectionsmenge 39 mg, letzte Injection 16 Tage vor dem Tode.

Gestorben 10. Jan. 1891. Obducirt 11. Jan. 1891.

Sectionsbefund: Hochgradige Abmagerung (Gewicht 41 kg). Linke Lunge: Im Oberlappen eine bis faustgrosse Caverne mit leicht geröthetem schmierigem Inhalt. In der übrigen Lunge einzelne Verdichtungsherde. Rechte Lunge: Im Mittellappen einzelne Verdichtungsherde.

807

6. **Lüdke**, Arbeiter, 43 Jahre. Klinischer Befund bei der Aufnahme: Vorgeschrittene Phthisis pulmonum.

Injectionszahl 14, gesammte Injectionsmenge 78 mg, letzte Injection 4 Tage vor dem Tode.

Gestorben 13. Jan. 1891. Obducirt 14. Jan. 1891.

Sectionsbefund: Starke Abmagerung. Linke Lunge mässig stark mit kleinen Käseherden und auch grauen Tuberkeln durchsetzt. Rechte Lunge sehr stark mit Käseherden durchsetzt, in der Spitze kleine Höhlen. Rechte Niere zeigt einige verkäste Tuberkel.

7. **Niethe**, Former, 34 Jahre. Klinischer Befund bei der Aufnahme: Vorgeschrittene, subacut, beziehungsweise acut verlaufende Phthisis pulmonum.

Injectionszahl 25, gesammte Injectionsmenge 545 mg, letzte Injection 11 Tage vor dem Tode.

Gestorben 14. Jan. 1891, obducirt 15. Jan. 1891.

Sectionsbefund: Linke Lunge total verkäst, absolut luftleer. Im Oberlappen eine etwa taubeneigrosse Caverne mit schmieriger, fetziger Wandung, ausserdem eine grössere Zahl kleinerer Cavernen. Rechte Lunge: In der Spitze eine taubeneigrosse Caverne mit eitrig belegter zerfetzter Wandung. Im übrigen Oberlappen einige grössere und kleinere schiefrig indurirte Herde.

Am untersten Theil des Ileum, nahe der Bauhin'schen Klappe einige grössere Geschwüre. Ihr Grund ist glatt, von weisslicher Farbe, ohne eitrigen Belag, ihre Ränder etwas schiefrig verfärbt; etwas höher im unteren Theil des Ileum und auch noch im oberen eine mässige Zahl in gleicher Weise völlig gereinigter Geschwüre, wie diejenigen an der Bauhin'schen Klappe. Im Colon ascendens sind eine grosse Zahl von Solitärfollikeln in kleine rundliche, ziemlich dicht nebeneinander liegende Geschwüre verwandelt, die ebenfalls vollkommen gereinigten Grund zeigen. **Dieser Befund bietet also das überraschende Bild völliger Heilung der tuberkulösen Darmgeschwüre unter dem Einfluss des Koch'schen Mittels** (das Präparat wurde im Verein für innere Medicin, Sitzung vom 19. Jan. 1891, demonstrirt.)

8. **Siebert**, Musiker, 23 Jahre. Klinischer Befund bei der Aufnahme: Phthisis pulmon. utriusque, praecipue dextri.

Injectionszahl 22, gesammte Injectionsmenge 270 mg, letzte Injection 7 Tage vor dem Tode.

Gestorben 14. Jan. 1891, obducirt 16. Jan. 1891.

Sectionsbefund: Hochgradige Abmagerung. **Linke Lunge**: Zahlreiche käsige Herde und mehrere bis kirschkerngrosse glattwandige Cavernen. **Rechte Lunge**: In der Spitze eine über **Mannsfaust grosse Caverne mit glatten gereinigten Wänden**, wenig Inhalt, der etwas blutig gefärbt ist. Im Mittellappen zwei etwa pflaumengrosse glattwandige Cavernen. Im Übrigen zahlreiche kleine käsige Herde durch das lufthaltige Gewebe versprengt. Im **Dünndarm** zahlreiche **geschwollene solitäre Follikel mit geröthetem Hof**, zum Theil ganz geröthet. An vielen **Follikeln deutliche Tuberkel sichtbar**. Einzelne Follikel auf dem Durchschnitt käsig. Keine Darmgeschwüre. Im **Dickdarm** ebenfalls geschwollene, **geröthete Follikel mit Tuberkeln**. Im Mesenterium **Drüsen mit markiger, nicht käsiger Schwellung**, auf dem Durchschnitt der einen Drüse von Bohnengrösse sind 2 Tuberkel sichtbar.

Zum Schluss stelle ich das Ergebnis über die günstige Einwirkung des Koch'schen Mittels bei Lungentuberkulose in Zahlen zusammen. Diese Zahlen ergeben sich aus den Tabellen, die diesem Berichte als Anhang angeschlossen sind; am Kopfe jeder dieser Tabellen ist die Anzahl der in jedem einzelnen Krankensaal behandelten Tuberkulösen bezëichnet mit kurzen Angaben über den Behandlungserfolg. Die durch die Behandlung Gebesserten sind, und zwar nur diese — es wäre sonst die tabellarische Zusammenstellung zu umfangreich geworden — mit Namen und den einzelnen Angaben über Befund vor und nach den Injectionen bezeichnet.

Es sind 196 Kranke mit Injectionen behandelt worden. Von diesen sind für die Statistik nicht verwertbar 32, weil sie bei der für diesen Bericht schon am 17. Januar geschlossenen Feststellung zum Theil erst wenige Injectionen erhalten hatten oder aus der Behandlung aus anderen Gründen ausschieden, oder weil die Diagnose der Tuberkulose in mehreren Fällen nach einigen Injectionen noch nicht feststand. Es bleiben daher für die Beurteilung über den Erfolg der Behandlung 164, das sind Fälle, welche mindestens $2\frac{1}{2}$ Wochen, längstens 8 Wochen mit Injectionen behandelt worden waren.

Von diesen 164 Fällen sind 63 als deutlich gebessert, jeder einzeln, in den Tabellen angeführt. Das ist ein Besserungsverhältniss von 38 Procent — an sich schon günstig in Berücksichtigung der doch zum Teil noch sehr kurzen Behandlungszeit.

Aber der günstige Einfluss der Koch'schen Behandlung zeigt sich noch viel auffälliger, wenn die initialen Fälle, also nur die auf die Lungenspitzen beschränkten Infiltrationen, besonders gruppirt werden.

Es sind

behandelt:	initiale Fälle:	gebessert:
in Stattion 17	3.............................	3
- - 18	12.............................	12
- - 19	2.............................	2
- - 26	11 (einschliesslich der beiden geheilten, zur Beobachtung in das Krankenhaus gebrachten Mädchen)	9 + 2 geheilte Fälle.
- - 20	3.............................	3
- - 21	1.............................	1
- - 22	7.............................	3
- - 24	3.............................	3
- - 7	12.............................	6
Summa..	54	Summa.. 42 + 2 geheilte, also 44.

Das ist ein Besserungsverhältniss von 81 Procent, also ein ausserordentlich günstiges.

Nach Abzug der initialen Fälle bleiben 110 Kranke von den 164 zur Statistik verwerteten Fällen, welche als weiter vorgeschrittene Phthisen zu bezeichnen sind. Auf diese fallen dann aus der Gesammtzahl von 63 gebesserten (nach Abzug der 44 gebesserten initialen) die übrig bleibenden 19 Besserungen, also 17 Procent. Auch dieses Verhältniss muss noch als ein günstiges bezeichnet werden; denn bei einer gleichen Anzahl so vorgeschrittener, nicht mit Injectionen behandelter Fälle sieht man solch günstigen Erfolg im Krankenhause nach meiner Erfahrung nicht.

Die Behandlungszeit mit dem Koch'schen Mittel ist noch verhältnissmässig eine kurze. In mehreren Monaten wird sich das Urteil über den Einfluss derselben bei Lungentuberkulose noch mehr klären und ich zweifle nicht, dass es ein günstiges sein wird, wenn man die Indicationen für die Anwendung des Koch'schen Heilverfahrens beschränken wird auf die Anfangsstadien dieser Krankheit.

Es folgen jetzt die tabellarischen Zusammenstellungen aus den 11 Stationen, in denen das Koch'sche Heilverfahren Anwendung gefunden hat. Nochmals sei betont, dass alle in den Tabellen aufgeführten Namen die gebesserten Fälle bezeichnen. In einigen dieser Fälle ist die Besserung so bedeutend, dass sie einer relativen Heilung fast gleichkommt und 2 Fälle sind vollkommen geheilt.

In der Rubrik »Injectionen« ist die »Gesammtmenge der injicirten Flüssigkeit« selbstverständlich berechnet auf Urlymphe, ebenso bedeutet die Rubrik «Enddosis» in den betreffenden Zahlenangaben stets die Dosis der Urlymphe.

Station 17
(unter der Oberleitung des Herrn Geheimrath Koch).

Auf Station 17 sind vom 5. December 1890 an bis zum 15. Januar 1891 31 Patienten, welche an Lungentuberkulose in verschiedenen Graden und Ausdehnungen erkrankt waren, der Koch'schen Injectionsmethode unterworfen worden. Davon sind 11 deutlich gebessert. Von den übrigen waren 4 schon vorgeschrittene Fälle längere Zeit hindurch in einer Privatklinik behandelt. Eine wesentliche Besserung in ihrem Befinden und in dem physikalischen Befunde hat während ihres Aufenthaltes in unserem Krankenhause nicht constatiert werden können, die Kranken selbst aber behaupten, sich

Name	Physikalischer Befund vor den Injectionen	Bacillen- befund vor der Behand- lung nach Gaffky No.	Dauer d. Be- hand- lung	Injectionen		
				Zahl der- selben	Gesammt- menge der injicierten Flüssigkeit	Enddosis
1. Wappler.	Beiderseitige Spitzeninfil- tration geringen Grades.	5	36 Tage	19	0,66 g	0,1
2. Köhler.	Rechtsseit. Spitzenaffec- tion mässigen Grades.	negativ	35 Tage	18	0,44 g	0,08
3. Trümper.	Beiderseitige Spitzeninfil- tration mässigen Grades.	4—5	33 Tage	16	0,637 g	0,1
4. Wieland.	Beiderseitige Spitzeninfil- tration mässig starken Grades.	6	36 Tage	19	0,575 g	0,1
5. Schmidt.	Schon vorgeschrittene In- filtration beider Spitzen.	6	45 Tage	20	0,679 g	0,1
6. Krüger.	Beiderseitige, schon aus- gedehnte Erkrankung der Oberlappen.	6	45 Tage	20	0,802 g	0,1
7. Gieseke.	Ausgedehnte Erkrankung der rechten Lunge in mässigem Grade.	4—5	45 Tage	22	0,894 g	0,1
8. Fricke.	Beiderseitige Spitzen- katarrhe, besond. rechts.	8	44 Tage	19	0,586 g	0,1
9. Hagedorn.	Beiderseit., mässig starke Spitzeninfiltration.	5	36 Tage	19	0,571 g	0,06
10. Sydow.	Beiderseitige, rechts er- heblichere Spitzeninfil- tration.	5	45 Tage	21	0,678 g	0,1
11. Hoffmann.	Rechtsseitige, nur mässige Spitzenaffection,	3	46 Tage	23	0,773 g	0,08

viel wohler zu fühlen als vor den Injectionen, auch soll der frühere physikalische Befund eine grössere Zahl von Rasselgeräuschen ergeben haben, als jetzt. Bei 16 Patienten konnte keine augenfällige Besserung beobachtet werden. Ein schon sehr vorgeschrittener und äusserst decrepider Patient erlag seiner Krankheit während der Behandlung. Was das Allgemeinbefinden betrifft, so geben die Patienten an, dass die Nachtschweisse verschwunden, die Kräfte in Zunahme begriffen sind, der Appetit sich gehoben hat. Bei einigen haben auch die früher sehr starken Brustschmerzen und Beklemmungen aufgehört.

In der nachfolgenden Tabelle sind 11 Patienten der Station verzeichnet, die deutlich gebessert sind.

Heilerfolg				
Letzte Reaction	Physikalischer Befund nach der Behandlung	Bacillenbefund nach Gaffky No.	Körpergewicht (+ = Zunahme)	Allgemeinbefinden
Keine Reaction.	Geringe Abnahme der Rasselgeräusche, Aufhellung des Schalls.	4	+ 4,2 kg	Sehr gut, bedeut. gebessert.
Keine Reaction.	Keine wesentliche Veränderung.	negativ	+ 1,5 kg	Sehr gut, bedeut. gebessert.
Keine Reaction.	Keine Veränderung.	4—5	+ 3,7 kg	Besser als vor der Behandl.
Geringe React.	Aufhellung des Schalls, Abnahme der Rasselgeräusche.	negativ	+ 1 kg	Sehr gebessert.
Keine Reaction.	Im Wesentlichen derselbe Befund.	3	+ 2,7 kg	Etwas besser als vorher.
Keine Reaction.	Linkerseits Abnahme der Rasselgeräusche.	2	+ 3,4 kg	Bedeutend gebessert.
Keine Reaction.	Keine Veränderung.	2	+ 3,5 kg	Bedeutend gebessert.
Keine Reaction.	Rasselgeräusche völl. verschwunden.	Kein Auswurf	+ 1,8 kg	Völlig gesund geworden.
Reaction.	Keine Veränderung.	5	+ 0,8 kg	Gut.
Minimale React.	Abnahme der Rasselgeräusche.	negativ	+ 0,5 kg	Sehr gebessert. Keine Brustbeklemmungen, keine Nachtschweisse mehr
Mässige React.	Keine Veränderung.	2	+ 2,5 kg	Sehr gebessert.

812

Station 18

(unter der Oberleitung des Herrn Geheimrath Koch).

Behandlungszeit vom 1. Dec. 1890 bis 17. Jan. 1891.
Behandelt wurden mit Einspritzungen 30 Patienten. Davon vor
Schlufs der Behandlung ausgeschieden: 3, davon gebessert: 1.
Als nicht tuberkulös erwiesen: 1.
Von den Patienten litten an:
I. Initialaffectionen: 12;

Name	Befund vor den Injectionen	Bacillenbefund vor der Behandlung nach Gaffky No.	Dauer d. Behandlung	Injectionen		
				Zahl derselben	Gesammtmenge der injicierten Flüssigkeit	Enddosis
1. Heibeck, 31 J., Arbeiter.	Beiderseits Spitzeninfiltration, rechts: stark, links: schwach. Sputum: gering, vorwiegend schleimig.	3	49 Tage.	22 Inj.	1,184 g	0,1
2. Moses, 23 J., Kaufmann, entlassen: 3. 1.	Beiderseits ger. Spitzeninfiltration. Sputum: vorwiegend schleim., Morgens eiterhaltig.	Vor d. Inj. negativ. (Im Laufe der Behandlung 2 mal in sehr geringer Menge gefunden.)	48 Tage.	19 Inj.	0,900 g	0,1
3. Kluge, 47 J., Arbeiter, entlassen: 3. 1.	Beiderseits Spitzeninfiltration, rechts: mässig stark, links: gering. Sputum: gering, rein schleimig (Schrumpfniere).	Vor d. Inj. 0 (Im Laufe der Behandlung 1mal 4 Gaffky, spät. kein Sputum.	34 Tage.	17 Inj.	0,595 g	0,1
4. Kassner, 16 J., Kellner.	Spitzenkatarrh beiders. Mässige Pleuritis exsudativa dextra. Sputum: gering, meist Schleim- u. Speisereste, zuweilen kl. Bronchialausgüsse enthaltend.	Stets 0.	42 Tage.	20 Inj.	0,198 g	0,1

a) ca. 7 Wochen behandelt: 11, gebessert: 11;
b) ca. 4 Wochen behandelt: 1, gebessert: 1.

II. Mittelschwere Fälle: **13**;
  a) ca. 7 Wochen behandelt: 2, gebessert: 1, unverändert: 1;
  b) ca. 4 Wochen behandelt: 11, gebessert: 4, unverändert: 6,
  verschlechtert: 1.

III. Schwere Fälle: **1**; physikalisch unverändert, Allgemeinbefinden verhältnissmässig gut.

Heilerfolg				
Letzte Reaction	Befund nach der Behandlung	Bacillen-befund nach Gaffky No.	Körper-gewicht	Allgemein-befinden
Vor 9 Tagen (38,₂ in recto).	Abnahme der Rasselge-räusche. Dämpfung unverändert. Sputum: fast rein schlei-mig, zuweilen kein Aus-wurf.	Vor 12 Tagen zum letzten Male gefund.	Gestiegen von 47,° auf 50,₁.	Bedeutend besser als vor der Behandlung.
Nach 8 tägiger Pause auf 0,₁ Temperatur-steigerung bis 39,5 (in recto).	Rasselgeräusche verschw. 8 Tage nach der Ent-lassung (am 3. 1.) Be-fund unverändert gut. Sputum: unverändert.	Seit 20 Tagen negativ.	Unverändert 53,₂. Nach der Ent-lassung Abnahme von 1½ kg.	Gut. (Patient hat in der Woche nach der Entlassung an Diarrhöen gelitten und an Gew. verloren. Ursache: Helminthiasis.)
Letzte Reaction 6 Tage vor der Entlassung. Seit der Ent-lassung keine Reaction.	Rasselgeräusche an Zahl geringer. Dämpfung unverändert. Seit dem 9. 12. kein Sput. Nierenaffection unveränd.	Kein Sputum.	Zunahme 44,₆ bis 51,₂. Entlassen.	Gut.
Letzte Reaction vor 10 Tagen (38,₃).	Trockene Rhonchi ver-schwunden. Kein Sput. seit 9 Tagen.	0	Gesunken von 58,₅ auf 55,₇.	Gut.

814

Name	Befund vor den Injectionen	Bacillenbefund vor der Behandlung nach Gaffky No.	Dauer d. Behandlung	Injectionen		
				Zahl derselben	Gesammtmenge der injicierten Flüssigkeit	Enddosis
5. Schmidt, 21 J., Maurer.	Spitzeninfiltration beiderseits, rechts: mässig, links: gering. Sputum: vorw. schleim. mit geringen eitrigen Flocken.	0	48 Tage.	21 Inj.	0,724 g	0,1
6. Bärensprung, 17 J., Buchbinder.	Geringe Spitzeninfiltration links. Larynx: Mässige Infiltration der Epiglottis und der hint. Wand. Sputum: vorw. Rachenschleim.	0	48 Tage.	21 Inj.	0,929 g	0,1
7. Damme, 54 J., Anstreicher.	Beiderseits Spitzeninfiltration, rechts: mässig, links: gering. Sputum: schleim.-eitrig.	0	48 Tage.	23 Inj.	1,120 g	0,1
8. Birol, 50 J., Arbeiter.	Seit 3 Monaten im Krankenhause wegen doppelseitiger Pleuritis u. geringer Spitzeninfiltrat. Sputum: schleim.-eitrig.	0 nach einwöchentl. Behandlung G. 4.	48 Tage.	21 Inj.	1,192 g	0,1
9. Liebkow, 19 J., Gürtler.	Spitzeninfiltration beiderseits gering. Sputum: vorw. schleim.	0	48 Tage.	22 Inj.	0,580 g	0,1
10. Stroscheen, 33 J., Schlosser.	Spitzeninfiltration, rechts: mässig stark, links: stark. Sputum: schleim.-eitrig.	6	48 Tage.	22 Inj.	0,727 g	0,1
11. Düsing, 20 J., Tischler.	Spitzeninfiltration beiderseits gering. Sputum: gering, vorwiegend schleimig.	6 im Anf. 1mal; spät. stets negativ.	48 Tage.	20 Inj.	0,631 g	0,1
12. Wollack, 26 J., Tischler.	Spitzeninfiltration beiderseits mässig. Sputum: schleim.-eitrig.	0 spät. einmal 1 Bac. gefunden.	22 Tage.	11 Inj.	0,130 g	0,05

	Heilerfolg			
Letzte Reaction	Befund nach der Behandlung	Bacillen-befund nach Gaffky No.	Körper-gewicht	Allgemein-befinden
Keine Reaction seit 13 Tagen.	Rasselgeräusche verschw. Dämpfung unverändert.	o	Gestiegen von 62,2 auf 66,0.	Gut.
Keine Reaction seit 19 Tagen.	Rasselgeräusche verschw. Dämpfung unverändert. Infiltrationen im Larynx geschwund. Stimme frei.	o	Gestiegen von 56,0 auf 57,5.	Gut.
Keine Reaction seit 9 Tagen.	Rasselgeräusche. Dämpfung unverändert.	o	Gestiegen von 59,6 auf 63,3.	Gut.
Höchste Temperatur 37,8 nach der Injection seit 27 Tagen.	Reibegeräusche verschw. Dämpfung aufgehellt. Spitzen unverändert. Sputum unverändert.	G. 4.	Gestiegen von 75,2 auf 77,0.	Gut.
Vor 9 Tagen 38,0.	Abnahme der Rasselgeräusche. Dämpfung unverändert. Sputum: meist Rachensputum.	o	Gesunken von 61,5 bis 58,7.	Appetitmangel. (Gastritis chron.) Blasse Gesichtsfarbe.
Vor 4 Tagen 38,1.	Dämpfung besond. links aufgehellt. Rasselgeräusche bedeut. geringer. Sputum: vorw. schleim.	o seit 10 Tagen.	Gestiegen von 58,0 bis 59,2.	Gut. Brustschmerzen geschwunden.
Vor 9 Tagen 38,0.	Unverändert. Äusserst geringe physikalische Symptome.	o	Nach Abnahme in der ersten Zeit ist das Anfangsgewicht 53,5 wieder erreicht.	Gut.
Letzte Reaction 5 Tage vor Enddosis.	Rasselgeräusche bedeutend abgenommen. Vesiculäres Atmen über der recht. Spitze, früher unbest. bronchial. Sputum: fast rein schl.	o	Gesunken von 60,5 bis 59,5.	Gut.

Name	Befund vor den Injectionen	Bacillen-befund vor der Behand-lung nach Gaffky No.	Dauer d. Be-hand-lung	Injectionen		Enddosis
				Zahl der-selben	Gesammt-menge der injicierten Flüssigkeit	
13. Lange, 20 J., Schlosser.	Infiltration des rechten Oberlappens u. der lin-ken Spitze. Sputum: schleim.-eitrig.	8	48 Tage.	24 Inj.	0,813 g	0,1
14. Tübbecke, 16 J., Mitfahrer.	Spitzeninfiltration, rechts: stark, links: gering. Sputum: schleim.-eitrig.	0	24 Tage.	12 Inj.	0,322 g	0,08 g
15. Gerhardt, 40 J., Maurer.	Spitzeninfiltration, rechts: stark, links: gering. Seit ca. 1 Jahr häufige Diarrhöen (seit 14 Tagen im Krankenh. beob.). Sputum: schleim.-eitrig.	2—3	24 Tage.	12 Inj.	0,088 g	0,015
16. Klempfner, 27 J., Kaufmann.	Infiltration: Oberlappen rechts, Spitze links. Larynx: Infiltration der Epiglottis und der hint. Wand. Ulcus am recht. Stimmband. Sputum: schleim.-eitrig.	6	33 Tage.	18 Inj.	0,555 g	0,1
17. Kosch, 31 J., Arbeiter.	Beiderseits Spitzeninfil-tration, links stark, rechts gering. Larynx: Infiltration der hinteren Wand, der Epi-glottis, Schwellung der Taschenbänder. Darm: starke Diarrhöen. Sputum: schleim.-eitrig.	3—4	18 Tage.	9 Inj.	0,136 g	0,04

Station 19
(unter der Oberleitung des Herrn Geheimrath Koch).

Auf Station 19 sind an **37** Patienten Injectionen gemacht. Davon sind 5 Patienten nach anderen Stationen verlegt. 4 Patienten haben sich nach wenigen Injectionen der Behandlung entzogen. 1 Patient ist nach der 25. Injection gebessert entlassen, so dass 27 Patienten am 17. 1. sich in Behandlung befinden.

Von den Patienten, welche ca. 7 bis 8 Wochen in Behandlung

Letzte Reaction	Befund nach der Behandlung	Bacillen-befund nach Gaffky No.	Körper-gewicht	Allgemein-befinden
Vor 4 Tagen.	Abnahme der Rasselge-räusche. Sputum: schleim.-eitrig.	5—6	Gestiegen von 48,5 auf 52,0.	Sehr gut.
Vor 4 Tagen 38,0.	Rasselgeräusche etwas vermindert. Sputum: wenig, schlei-mig mit Flocken.	0	Gestiegen von 32,5 auf 37,3.	Gut.
Vor 2 Tagen.	Lungenbefund: unverän-dert. Stuhlgang geformt, regel-mässig 2 mal täglich. Seit 17 Tagen nur 1 mal 1 Tag anhalt. Diarrhöen.	2	Gestiegen von 55,5 auf 55,7.	Gut.
Vor 3 Tagen.	Lungenbefund: unverän-dert. Schmerzen im Larynx geschwunden. Infiltra-tionen viel geringer. Sputum: schleim.-eitrig.	5	Gesunken von 63,5 bis 62,3.	Gut.
Vor 5 Tagen 38,1 auf 0,02.	Abnahme der Rasselge-räusche. Larynx: Abnahme der Infiltration und der Schwellung. Stuhlgang: regelmässig, v. normaler Consistenz. Sputum: schleim.-eitrig.	5—6	Auf dem Anfangsgewicht von 71,5.	Besser als vor der Behandlung in Betreff der Diarrhöen, sonst Klagen über Mattigkeit und Nachtschweisse, die vorher nicht bestanden haben sollen, jedoch immer in der Nacht nach d. In-jection auftreten.

sind, sind 7 in der Tabelle als gebessert bezeichnet. Eine Anzahl von mässig weit vorgeschrittenen Fällen befindet sich in demselben verhältnissmässig guten Zustande wie vor den Injectionen; bei einigen von ihnen haben die vorher bestandenen Nachtschweisse aufgehört.

Beim Rest der Patienten von 7 wöchentlicher Behandlungsdauer, welche sich in höchst vorgeschrittenem Stadium der Erkrankung be-finden, ist es nicht gelungen, das meist schon vorher bestehende

Fieber herabzudrücken und den Allgemeinzustand günstig zu beeinflussen. 3 von denselben sind gestorben.

Bei einer Reihe von Patienten, die 3 Wochen in Behandlung sind, ist bis jetzt keine wesentliche Veränderung im physikalischen Lungenbefund nachzuweisen; jedoch ist das Allgemeinbefinden durch-

Name	Physikalischer Befund vor den Injectionen	Bacillen-befund vor der Behand-lung nach Gaffky No.	Dauer d. Be-hand-lung	Injectionen			Enddosis
				Zahl der-selben	Gesammt-menge der injicierten Flüssigkeit		
1. Reinthal, Richard, 22 J., Hausdiener.	Mässig starke rechtsseitige Spitzeninfiltration.	23. 11. 90 No. 6.	56 Tage	26	1,220 cbcm der Ur-lymphe.		15. 1. 0,»
2. Porath, Hermann, 36 J., Tischler.	Dämpfung über der linken Spitze. Mässig zahlreiche Rasselge-räusche über der ganzen linken Seite.	23. 11. 90 No. 3.	56 Tage	30	0,759 cbcm		15. 1. 0,1
3. Henning, Karl, 38 Jahre, Maurer.	Stärkere rechtsseitige, mässig starke links-seitige Spitzeninfiltra-tion.	27. 11. 90 No. 10.	52 Tage	26	0,905 cbcm		15. 1. 0,1
4. Zeidler, Paul, 25 Jahre, Stellmacher.	Beiderseitige starke Spitzeninfiltration.	24. 11. 90 No. 2.	54 Tage	27	0,543 cbcm		15. 1. 0,05
5. Schunke, Karl, 40 Jahre Arbeiter.	Starke rechtsseitige, mässig starke links-seitige Spitzeninfiltra-tion. Wenig Rassel-geräusche.	27. 11. 90 No. 4.	52 Tage	26	1,067 cbcm		15. 1. 0,1
6. Wyns, François, 18 J., Kaufmann.	Beiderseitige sehr starke Spitzeninfiltration. (Ca-vernen?)	27. 11. 90 No. 5.	52 Tage	27	0,268 cbcm		15. 1. 0,015
7. Neye, August, 41 J., Kürschner.	Beiderseitige mässig starke Spitzeninfiltra-tion.	22. 11. 90 No. 2.	52 Tage	25	0,738 cbcm		7. 1. 0,1

schnittlich ein besseres geworden. Vorher bestandene Nachtschweisse
sind geringer geworden.

Endlich bei einer Anzahl von Patienten mit bis jetzt 12tägiger
Behandlungsdauer ist noch kein Einfluss der Injectionen zu constatieren.

Letzte Reaction	Heilerfolg			
	Physikalischer Befund nach den Injectionen	Bacillenbefund nach Gaffky No.	Körpergewicht (+ = Zunahme) (— = Abnahme)	Allgemeinbefinden
Keine Reaction.	Derselbe wie vor der Behandlung.	16. 1. 91 No. 3—4.	+ 7,200 kg	Sehr gut. Freieres Atmen. Weniger Husten. Keine Nachtschweisse mehr.
Keine Reaction.	Dämpfung noch vorhanden. Geringe Abnahme der Rasselgeräusche. ·	16. 1. 91 No. 6—7.	+ 4,800 kg	Sehr gut. Weniger Husten. Keine Nachtschweisse mehr.
Keine Reaction.	Derselbe wie vor der Behandlung.	16. 1. 91 No. 5—6.	+ 1,200 kg	Sehr gut. Sehr wenig Husten. Absolut keine Atembeschwerden mehr.
Geringe Reaction.	Derselbe wie vor der Behandlung.	16. 1. 91 No. 2.	+ 4,000 kg	Gut. Wenig Husten. Freieres Atmen.
Geringe Reaction.	Dämpfung etwas aufgehellt. Keine Rasselgeräusche hörbar.	16. 1. 91 No. 1.	— 1,500 kg	Gut. Weniger Husten. Freieres Atmen.
Mittelstarke Reaction.	Dämpfung wie vorher. Geringe Abnahme der Rasselgeräusche.	16. 1. 91 No. 4—5.	+ 5,900 kg	Gut. Besserer Appetit als vorher. Weniger Husten. Leichteres Atmen. Keine Nachtschweisse mehr.
Keine Reaction.	Derselbe wie vor der Behandlung.	7. 1. 91 No. 2.	+ 1,500 kg	Gut. Wenig Husten. Leichteres Atmen.

Station 26.

(Unter der Oberleitung des Herrn Geheimrath Koch.)

Behandelt wurden im ganzen 26 Patientinnen, davon sind 4 Fälle schon vorher in einer Privatklinik nach demselben Verfahren behandelt (Thiel, Lichtenberg, Lange, Piefke). Die beiden ersteren sind geheilt und sind nur zur weiteren Beobachtung im Krankenhause, die dritte ist gebessert. Von den übrigen 22 ist bei 3 Fällen noch nicht entschieden, ob Tuberkulose vorliegt.

Name	Physikalischer Befund vor den Injectionen	Bacillen-befund vor der Behandlung nach Gaffky No.	Dauer d. Behandlung	Injectionen		
				Zahl derselben	Gesammt-menge der injicierten Flüssigkeit	Enddosis
1. Thiel, Elisabeth, 17 Jahre.	Ende September: Dämpfung an beiden Spitzen, L.O.Klingendes Rasseln.	No. 3	3½ Mon.	Unbestimmt, da nicht immer hier		0,1
2. Lichtenberg, Bertha, 25 Jahre.	Ende September: Dämpfung, L. O. bis zur 3. Rippe.	No. 6	3½ Mon.	Unbestimmt, da lange Zeit ausserhalb des Krankenhauses behandelt.		0,1
3. Hoffmann, Clara, 31 Jahre.	R. O. geringe Dämpfung, kleinblasiges Rasseln an beiden Spitzen.	o. Meist kein geeignetes Sputum.	39 Tage	15	0,522 g	0,1
4. Urbansky, Johanna, 25 Jahre.	An beiden Spitzen kleinblasiges Rasseln.	o	39 Tage	20	0,773 g	0,1
5. Hübener, Ernestine, Wärterin, 25 Jahre.	An beiden Spitzen deutlich kleinblasiges Rasseln.	o	35 Tage	13	0,775 g	0,1
6. Diemer, Hulda, 36 Jahre.	Auf beiden Seiten kleinblasiges Rasseln.	No. 2	39 Tage	16	0,823 g	0,1
7. Klinke, Ludwiga, 29 Jahre.	Auf beiden Spitzen kleinblasiges Rasseln. L. O. geringe Dämpfung. Hintere Larynxwand infiltriert.	No. 1—4	37 Tage	15	0,703 g	0,1

Es bleiben also noch 19 übrig, von denen bei 10 noch kein Urteil sich abgeben lässt, da zu kurze Zeit injiciert wurde.

Von den 9 Fällen ist als Resultat erhalten in 6 Fällen Besserung (Initialphthisis).

In den übrigen 3 Fällen (vorgeschrittene Phthise und bei der einen Patientin Diabetes) ist in 1 Fall keine Aenderung, in 2 Fällen Tod erfolgt.

	Heilerfolg			
Letzte Reaction	Physikalischer Befund nach der Behandlung	Bacillen-befund nach Gaffky No.	Körpergewicht (+ = Zunahme)	Allgemein-befinden
Keine Reaction.	Keine Dämpfung, nur an manchen Tagen L. H. O. spärliches kleinbla-siges Rasseln.	T. B. 0	Keine Änderung.	In den letzten Tagen Albu-minurie, die jetzt wieder verschwunden. Dieselbe soll schon Januar 90 beobachtet sein. Kein Husten.
Keine Reaction.	Häufig rheumatische Schmerzen. Will in den letzten Tagen wieder Reiz haben.	T. B. 0	+ 2,3 kg	Häufig rheuma-tische Schmer-zen. In den letzten Tagen wieder etwas Husten.
—	Keine Dämpfung, spär-liches Rasseln über bei-den Spitzen.	T. B. 0	+ 6,5 kg	Wohlbefinden. Geringer Hu-sten.
Keine Reaction.	R. O. spärliches klein-blasiges Rasseln.	No. 1—2	+ 1,0 kg	Wohlbefinden. Geringer Hu-sten.
Wieder Reaction.	An beiden Seiten sehr spärliches kleinblasiges Rasseln.	0	Erst Abnahme dann Zunahme.	Wohlbefinden. Geringer Hu-sten.
Nach 4 tägiger Pause wieder Reaction.	R. O. Bronchialatmen. L. O. spärliches klein-blasiges Rasseln.	T. B. 1	Erst Abnahme dann Zunahme.	Wohlbefinden. Husten hat abgenommen.
Keine Reaction.	Spärliches Rasseln; Kehl-kopfbefund: Keine deutliche Änderung nachweisbar, doch ist Heiserkeit geringer.	T. B. (0—4)	+ 2,3 kg	Wohlbefinden. Husten hat sehr abge-nommen.

Name	Physikalischer Befund vor den Injectionen	Bacillen-befund vor der Behand-lung nach Gaffky. No.	Dauer d. Be-hand-lung	Injectionen		
				Zahl der-selben	Gesammt-menge der injicierten Flüssigkeit	Enddosis
8. Lange, Helene, 32 Jahre.	GenauereAngabenfehlen, da nicht hier behandelt, es soll sich unter der früheren Behandlung der laryngoskopische Befund gebessert haben.	No. 6—8	23 Tage	8	0,275 g	0,06
9. Kier, Martha, 25 Jahre.	R. O. kleinblasiges Ras-seln (Gravidität im 3. Monat).	0	29 Tage	15	0,240 g	0,04

Station 20.

Unter den 10 injicierten Kranken befinden sich:

1. 3 Fälle von Infiltrationen leichten Grades,

2. 6 Fälle von Infiltrationen mässigen Grades,

3. 1 Fall stärkeren Grades.

Bei sämmtlichen 10 Kranken ist eine Besserung im Allgemein-befinden zu constatieren.

ad 1. Die ersten in der Tabelle bezeichneten 3 Fälle zeigen

Name	Physikalischer Befund vor den Injectionen	Bacillen-befund vor der Behand-lung nach Gaffky No.	Dauer d. Be-hand-lung	Injectionen		
				Zahl der-selben	Gesamt-menge der injicierten Flüssigkeit	Enddosis
1. Mikoleit, 35 Jahre, Arbeiter.	Infiltration mässigen Gra-des. Rasselgeräusche vorn und hinten ziem-lich reichlich.	3—4	9. 12. 1890.	15	0,188 g	0,03 g 38,0°
2. Haberland, 48 Jahre, Inspector.	Infiltration mässigen Gra-des rechts, geringen Grades links. Bron-chialatmen.	1	15. 12. 1890.	14	0,198 g	0,08 g keine Reaction.
3. Hörning, 39 Jahre, Lehrer.	Keine Dämpfung, rechts vorn und hinten rauhes Vesicularatmen; spär-liches Rasseln.	1	22. 12. 1890.	11	0,264 g	0,08 g keine Reaction

Heilerfolg				
Letzte Reaction	Physikalischer Befund nach der Behandlung	Bacillen-befund nach Gaffky No.	Körpergewicht (+ = Zunahme.)	Allgemein-befinden
Keine Reaction.	—	T. B. (o—8)	+ 4,4 kg	Wohlbefinden.
Keine Reaction.	Auf beiden Spitzen nur spärliches Rasseln.	o	+ 4,9 kg (Gravidität)	Wohlbefinden. Wegen häus-licher Ver-hältnisse ent-lassen.

Besserung im physikalischen Befunde, im Körpergewicht und besonders im subjektiven Befinden. Hustenreiz ist erheblich vermindert.

ad 2. Von den 6 Fällen mässigen Grades zeigen 4 Gewichtszu-nahme, Abnahme des Hustens und ·Besserung im Lungenbefunde.

Bei einem Patienten wurden die Injectionen wegen febris continua ausgesetzt. Sein Körpergewicht stieg trotzdem.

ad 3. Der letzte Patient mit vorgeschritener Lungenphthise war nur auf seinen dringenden Wunsch injiciert worden. Wegen plötzlich auftretender Albuminurie wurden die Injectionen wieder ausgesetzt. Körpergewicht und Allgemeinbefinden gebessert.

Heilerfolg				
Letzte Reaction	Physikalischer Befund nach den Injectionen	Bacillen-befund nach Gaffky No.	Körpergewichts-veränderung (+ = Zunahme)	Allgemein-befinden
15. 1. 1891.	Dämpfung wie früher. Rasselgeräusche spär-lich.	3—4	+ 8 Pfund.	Husten sehr ver-ringert. Appe-tit gut. Allge-meines Befin-den sehr gut.
13. 1. 1891.	Dämpfung besteht noch. Atmungsgeräusch un-bestimmt. Rhonchi spärlich.	Negativ.	+ 1 Pfund.	Sehr gut.
Fast stets ohne Reaction.	Keine Dämpfung. Vesi-culäratmen. Sehr spär-liches Rasseln.	Kein Sputum.	+ 2 Pfund.	Sehr gut. Husten besei-tigt.

Station 21.

Auf Station 21 wurden vom 5. December 1890 bis zum 15. Januar 1891 8 Patienten mit Injectionen behandelt. Es befand sich unter diesen nur 1 initialer Fall, der in der nachfolgenden

Name	Physikalischer Befund vor den Injectionen	Bacillenbefund vor der Behandlung nach Gaffky No.	Dauer d. Behandlung	Injectionen		
				Zahl derselben	Gesammtmenge der injicierten Flüssigkeit	Enddosis
1. Laurenz.	Rechtsseitiger Spitzenkatarrh.	6	35 Tage	18	0,627	0,1

Station 22.

Mit Koch'scher Injection wurden behandelt im Ganzen 9 Patienten,

Name	Physikalischer Befund vor den Injectionen	Bacillenbefund vor der Behandlung nach Gaffky No.	Dauer d. Behandlung	Injectionen		
				Zahl derselben	Gesammtmenge der injicierten Flüssigkeit	Enddosis
1. Strauss ...	Beiderseits mässige Dämpfung und Rasseln über den Spitzen.	6	26 Tage	13	0,078 g	15 mg
2. König.....	Mässig starke Infiltration; beiderseits Rhonchi, namentlich links.	0	43 Tage	18	0,554 g	100 mg
3. Metten	Beiderseits unbedeutende Dämpfung oberhalb der Clavicula. Ganz vereinzeltes Rasseln.	0 (In Davos 2—3)	13 Tg. in Davos 23 hier	9 + 12 21	0,077 g 0,146 g —————— 0,223 g	50 mg

Station 24.

Auf Station 24 wurden in der Zeit vom 8. December bis zum 17. Januar im ganzen 15 Tuberkulöse nach der Koch'schen Methode behandelt; bei zwei derselben ist erst eine Injection gemacht. Unter den 15 Fällen sind bei 6 wesentliche Besserungen des objectiven

Tabelle bezeichnet ist, die übrigen waren zum Teil schon recht weit vorgeschritten. Jener Kranke hat vor Kurzem als vorläufig geheilt die Anstalt verlassen, während der Zustand der Anderen keine wesentliche Veränderung erkennen lässt.

	Heilerfolg			
Letzte Reaction	Physikalischer Befund nach den Injectionen	Bacillen-befund nach Gaffky No.	Körpergewicht (+ = Zunahme)	Allgemein-befinden
Keine Reaction.	Geringe Abnahme der Rasselgeräusche.	Nach 24 Tagen kein Sputum mehr	+ 3,500 kg	Gut.

davon sind deutlich gebessert 3, sie sind in der Tabelle angeführt, bei den anderen macht sich ebenfalls Besserung zum Theil bemerklich.

	Heilerfolg			
Letzte Reaction	Physikalischer Befund nach den Injectionen	Bacillen-befund nach Gaffky No.	Körpergewicht (+ = Zunahme)	Allgemein-befinden
Keine Reaction mehr.	Bei der Entlassung 1. 1. 91: Dämpfung besteht fort, Rasselgeräusche geringer.	Sputum ungeeignet zur Untersuchung. 0	58,500 62,900 + 4,400	So gutes Allgemeinbefinden, dass Patient auf Wunsch entlassen wird.
Ganz geringe Reaction.	Physikalisch keine Veränderung.	0	58,500 62,500 + 4,000	Husten geringer, Schlaf besser.
Keine Reaction mehr.	Rasselgeräusche kaum noch zu hören.	1 — 2	62,900 63,000 + 0,200	Euphorie, wie vor der Behandlung.

Zustandes eingetreten; sie sind in der Tabelle mit Namen angeführt. Besserung des subjectiven Verhaltens — Nachlass des Hustens, der Stiche auf der Brust, der Nachtschweisse — stellte sich bei fast sämmtlichen Patienten ein.

Name	Physikalischer Befund vor den Injectionen	Bacillen-befund vor der Behand-lung nach Gaffky No.	Dauer d. Be-hand-lung	Injectionen		
				Zahl der-selben	Gesammt-menge der injicierten Flüssigkeit	Enddosis
1. Paustian, Seiler, 25 J.	Einseitige starke Spitzen-infiltration.	5—6	41 Tage	19	0,2335 g	0,04
2. Paulat, Klempner, 23 J.	Beiderseitige Spitzenin-filtration, rechts stärker wie links.	1—2	32 Tage	15	0,2775 g	0,06
3. Klein, Schuhm., 20 J.	Mässige beiders. Spitzen-infiltration, links etwas stärker wie rechts.	1	23 Tage	12	0,082 g	0,02
4. Bauer, Bürstenm., 28 J.	Beiders. geringe Spitzen-infiltration.	negativ	17 Tage	6	0,013 g	0,004
5. Wulff, Putzer, 40 J.	Einseit. Spitzeninfiltrat., intensive katarrhalische Erscheinungen über der ganzen Lunge.	6	17 Tage	8	0,050 g	0,02
6. Holldorf, Metallarb., 41 J.	Einseitige starke Infil-tration, Cavernen in beiden Oberlappen.	2	17 Tage	8	0,034 g	0,01

Station 27.

Behandelt wurden im Ganzen 7 Patienten, von denen es bei einem Patienten unentschieden bleibt, ob Tuberkulose vorliegt.

Von den übrigen Patienten waren zwei leichte und vier schwere Fälle (darunter ein Fall mit Diabetes).

Resultat der Behandlung: 1 Fall Tod, 1 Fall Verschlechterung durch Complication, 4 Fälle, wo nur kurze Zeit injiciert wurde, zeigten keine Veränderungen.

Station 7.

Auf Station 7 sind im Ganzen 17 Patientinnen mit Injectionen behandelt, von denen 2 schon nach kurzer Zeit als ungeeignet aus-schieden. Dieselben waren hoch fieberhaft. Von den übrigen sind 3 schon ziemlich Vorgeschrittene, jedoch auch bei diesen ist eine Besse-

Heilerfolg				
Letzte Reaction	Physikalischer Befund nach den Injectionen	Bacillen-befund nach Gaffky No.	Körpergewicht (+ = Zunahme) (— = Abnahme)	Allgemein-befinden
Mässig starke Reaction.	Nachlass der Rasselge-räusche.	2	— 500 g	Nachlass des Hustens, sonst keine wesentl. Veränderung.
Mässig starke Reaction.	Die Erscheinungen der Infiltration sind auf einer Seite geschwunden.	1	+ 7700 g	Nachlass des Hustens, er-hebl. Besser.
Mässige React.	Über einer Spitze sind d. Infiltrationserschein. geschwunden.	5	+ 2500 g	Sehr erhebliche Besserung.
Geringe React.	Rasselger. geschwunden, nur mehr über einer Spitze geringe Infiltra-tionserscheinungen.	negativ	+ 3700 g	Subject. Wohl-befinden.
Geringe React.	Erheblicher Nachlass der katarrhalischen Erschei-nungen.	6—7	+ 4750 g	Erhebl. Besse-rung des All-gemeinbefind.
Mässige React.	Nachlass der Rasselge-räusche.	2	+ 1500 g	Subject. Wohl-befinden.

rung der gewöhnlichen Klagen und keine Verschlechterung des Lungen-befundes zu constatieren. Von den übrigen 12 sind 6 in der nach-folgenden Tabelle als erheblich gebessert angeführt, 5 sind erst seit kurzer Zeit in Behandlung, befinden sich aber zum Teil schon be-deutend besser, zum Teil ist noch keine Veränderung wegen der sehr kurzen Behandlungszeit zu constatieren. Eine Patientin mit Kehl-kopf- und Lungenphthise zeigt erhebliche Besserung des Localbefundes.

Name	Physikalischer Befund vor den Injectionen	Bacillen-befund vor der Behand-lung nach Gaffky No.	Dauer d. Be-hand-lung	Injectionen			Enddosis
				Zahl der-selben	Gesammt-menge der injicierten Flüssigkeit		
1. Schech, Bertha, Hausmädchen, 28 Jahre.	Über der rechten Spitze geringe Dämpfung, ab-geschwächtes Atmen mit sehr spärlichen Ras-selgeräuschen. Über der linken Spitze spärliche Rasselgeräusche. Sonst überall normaler Be-fund.	Kein Sputum	48 Tage	20	0,866		0,1
2. Pielke, Emma, 42 Jahre.	Mässige Dämpfung über dem rechten Oberlap-pen, geringe über der linken Spitze. Rechts über der Spitze schwach bronchiales Atmungs-geräusch; über dem Oberlappen kleinblasi-ges Rasseln. Links über der Spitze Vesiculär-atmen mit bronchialem Exspirium; über dem ganzen Oberlappen kleinblasige Rasselge-räusche.	8	34 Tage	13	0,231		0,05
3. Schulz, Clara, Ehefrau, 48 Jahre.	Mässig starke Dämpfung über dem rechten Ober-lappen — stärkere über der linken Spitze. Über der Dämpfung rechts vesiculäres Atmen mit kleinblasigem Rasseln. Links schwach bron-chiales Atmen ebenfalls mit kleinblasigem Ras-seln. Über der übrigen Lunge hört man bei vesiculärem Atmungs-geräusch von Zeit zu Zeit spärliches Rasseln.	3	44 Tage	21	0,797		0,1
4. Friedrich, Elise, Dienstmädchen, 22 Jahre.	Geringe Dämpfung über der linken Spitze. Über beiden Spitzen etwas verlängertes Exspirium mit sehr spärlichem Rasseln.	5	49 Tage	20	0,877		0,1

		Heilerfolg		
Letzte Reaction	Physikalischer Befund nach den Injectionen	Bacillen-befund nach Gaffky No.	Körpergewicht (+ = Zunahme) (− = Abnahme)	Allgemein-befinden
Keine Reaction.	Über der rechten Spitze keine Dämpfung, abge-schwächtes Atmen, über beiden Spitzen sehr spärliches, nur nach Hustenstössen auf-tretendes Rasseln.	Kein Sputum.	+ 3,5 kg	Vollkommene Euphorie.
Keine Reaction.	Geringere Dämpfung über dem rechten Oberlap-pen, dortselbst vesicu-läres Atmen mit klein-blasigem Rasseln, über der linken Spitze klein-blasiges Rasseln bei vesi-culärem Atemgeräusch. Sonst überall normaler Befund.	o Kein Sputum.	o	Vollkommene Euphorie.
Geringe Reaction (38,2).	Geringe Dämpfung über der rechten Spitze. Über beiden Spitzen Vesicu-läratmen mit verlän-gertem Exspirium, über dem rechten Oberlappen kleinblasige Rasselge-räusche — ebenso über der linken Spitze.	1—0	− 700 g	Vollkommene Euphorie.
Keine Reaction.	Wenig verkürzter Schall über der linken Spitze; nur nach Hustenstössen spärliches Rasseln.	o	+ 3 kg	Vollkommene Euphorie.

Name	Physikalischer Befund vor den Injectionen	Bacillen-befund vor der Behand-lung nach Gaffky No.	Dauer d. Be-hand-lung	Injectionen		
				Zahl der-selben	Gesammt-menge der injicierten Flüssigkeit	Enddosis
5. Manebauer, Ernestine, Ehefrau, 41 Jahre.	Mässige Dämpfung über dem linken Oberlappen und links hinten unten. Geringe Dämpfung über der rechten Spitze. Über dem linken Oberlappen bronchiales Atmen mit kleinblasigem Rasseln, hinten links unten eben-falls; rechts über der Spitze vesiculäres At-men mit kleinblasigem Rasseln.	0	44 Tage	18	0,601	0,1
5. Gerchel, Emilie, 39 Jahre.	Dämpfung über dem rech-ten Oberlappen und der linken Spitze. Bron-chialatmen mit klein-blasigem Rasseln über dem rechten Oberlap-pen, über der linken Spitze bei vesiculärem Atmen kleinblas. Rassel-geräusche.	8	25 Tage	10	0,061	0,01

Station 9.

Auf Station 9 sind bis jetzt 6 Patientinnen dem Koch'schen Heil-verfahren unterworfen worden.

Bei 2 Patientinnen ist eine leichte Besserung des Allgemein-befindens zu constatieren, ohne Veränderung des physikalischen Be-fundes.

3 Patientinnen bieten wegen der Kürze der Behandlungsdauer noch k e i n Resultat.

1 Patientin, welche sich im vorgeschrittenen Stadium der Er-krankung befand (Caverne) ist gestorben, nachdem ca. 2 Wochen keine Injectionen mehr gemacht worden waren.

	H e i l e r f o l g			
Letzte Reaction	Physikalischer Befund nach den Injectionen	Bacillen-befund nach Gaffky No.	Körpergewicht (+ = Zunahme)	Allgemein-befinden
Keine Reaction.	Geringere Dämpfung links über dem Oberlappen und links hinten unten, über dem Oberlappen vesiculäres Atmen mit kleinblasigem Rasseln. Hinten links unten bronchiales Atmen, sehr seltenes Rasseln. Rechts überall vesiculäres Atmen ohne Rasselge-räusche.	0	+ 1,5 kg	Vollkommene Euphorie.
Geringe Reaction (38,4).	Dämpfung über der rechten Spitze, dortselbst auch noch bronchiales Atmen mit kleinblasi-gem Rasseln. Links nur sehr geringe Spitzen-dämpfung und überall vesiculäres Atmen ohne Rasselgeräusche.	9	+ 2,5 kg	Ziemliches Wohlbefinden.

Aus dem städtischen Krankenhause Moabit in Berlin.

Bericht des Direktors der chirurgischen Abtheilung, Professor Dr. Sonnenburg.

(Vom 28. Januar 1891.)

Von der 235 Betten umfassenden chirurgischen Abtheilung des Krankenhauses Moabit wurden am 21. November 1890 die beiden Baracken No. 6 und 14, die eine für Männer mit 30 Betten, die andere für Frauen und Kinder mit 16 Betten, zusammen also 46 Betten für tuberkulöse Kranke, die nach dem Koch'schen Verfahren behandelt werden sollten, bestimmt. Kurze Zeit darauf übernahm Geh. Rath Prof. Dr. Koch die ihm von der Stadt im Krankenhause Moabit überlassenen Abtheilungen. Die beiden oben erwähnten Baracken bildeten fortan einen Theil dieser Abtheilungen, und zwar so, dass die in den Baracken befindlichen Kranken unter steter Aufsicht des Prof. Koch selber sich befanden, der uns fortan mit seinem Rath in liebenswürdigster Weise zur Seite stand. Daher kam es, dass die bereits bei anderen tuberkulösen Kranken mit dem Mittel gemachten Erfahrungen unseren Patienten zu Statten kamen. Auch hatten wir den Vorzug, einige bereits seit Wochen nach dem Koch'schen Verfahren behandelte Kranke auf unsere Abtheilungen aufzunehmen und dadurch wichtige Anhaltspunkte für die Behandlung ähnlicher Patienten zu gewinnen.

Es sind auf der Tuberkulosenstation der chirurgischen Abtheilung des Stadtkrankenhauses Moabit vom 21. November 1890 bis zum 18. Januar 1891 50 Patienten mit dem Koch'schen Mittel behandelt worden, auf den anderen chirurgischen Baracken noch 11 Patienten, theils zu diagnostischen, theils zu therapeutischen Zwecken, also im Ganzen 61 Patienten. Unter den 50 Patienten der Baracken 6 und 14 befinden sich 28 Männer, 5 Frauen, 17 Kinder. Von diesen 50 Patienten sind 6 als geheilt, 20 als gebessert, 16 als wenig resp. ungebessert anzusehen; 3 sind gestorben; bei 5 Patienten lässt sich das Resultat wegen der kurzen Behandlungsdauer noch nicht übersehen. 4 Patienten sind inzwischen zur weiteren ambulanten Behandlung entlassen. Bei einer Frau und einem Kinde wurde die Behandlung aus äusseren Gründen unterbrochen. Unter den »Gebesserten« befinden sich zwei an Knochen- und Gelenktuberkulose leidende Patienten, die zu gleicher Zeit tuberkulöse Lungenerkrankungen haben. Während bei dem einen auch die Lungenaffection sich besserte, zeigte sich bei dem anderen, dem Knaben Hewart, trotzdem das erkrankte Hüftgelenk Fortschritte zur Besserung machte, eine sich weiter entwickelnde Phthise. Wir werden diesen Fall unter Gruppe 3 noch besprechen.

Bei 23 Patienten (3 Todesfälle) handelte es sich um Gelenk-, Knochen- oder Drüsentuberkulose. Dazu kommen noch eine Tuberkulose der Zunge, eine der Blase, endlich ein Fall von tuberkulöser Erkrankung des Wurmfortsatzes und des proc. mastoïdens. Diese 3 Fälle sind zu den 23 Patienten bei der Gruppe 3 zusammengerechnet, so dass in dieser Gruppe 26 Fälle angeführt werden. In 8 Fällen kam Kehlkopftuberkulose (stets mit Lungentuberkulose complicirt), in 6 Fällen Lupus, in 6 Fällen Lungentuberkulose zur Behandlung. Zusammen 42 Fälle. Rechnet man dazu die 5 Fälle, die noch zu kurze Zeit in Behandlung sind, um ein Urtheil über dieselben zu haben, so ergiebt dies die oben angegebene Zahl von 50 Patienten. Die Todesfälle betrafen einen bereits im Hüftgelenk resecirten Patienten, einen Fall von Bauchfelltuberkulose, endlich einen elenden Knaben, der ausgedehnte Kniegelenks- und Weichtheilstuberkulose hatte, fast unstillbare Blutungen der Nasenschleimhaut und bereits überall Petechien. Er starb an Miliartuberkulose, ohne dass die Injectionen eine Änderung des bedrohlichen Zustandes herbeizuführen im Stande gewesen wären. Die Sectionsberichte der beiden anderen Patienten findet man unter Gruppe 3.

Bei 29 Individuen kam das Koch'sche Mittel allein in Anwendung, bei den 20 anderen wurden ausserdem vor oder während der Injectionsbehandlung operative Eingriffe vorgenommen. Um die Wirkung des Koch'schen Mittels richtig zu beurtheilen, wurden in den letzteren Fällen die Verbände womöglich nur mit sterilisirtem Verbandstoff gemacht, sehr selten kamen Jodoformgaze oder antiseptische Mittel in Anwendung und auch dann nur auf kurze Zeit. Auch die symptomatische, medikamentöse Behandlung wurde nach Möglichkeit eingeschränkt.

Die Zahl der bei den angeführten Patienten gemachten Injectionen betrug etwas über 1000. Die maximale Enddose, die wir nicht zu überschreiten pflegen, betrug bei Erwachsenen 1 dcg der Urlymphe, bei Kindern so viel Milligramm als das Kind Pfund wog.

Die Herstellung der für die Injectionen verwandten Lösungen geschah in der bekannten vorgeschriebenen Weise. Als Injectionsstelle diente im Allgemeinen die Rückenhaut. Abscessbildung wurde nie beobachtet. Die Temperaturveränderungen nach den Einspritzungen wurden durch regelmässige, zweistündlich im After vorgenommene Messungen bestimmt. Im Princip wurde die Injectionsbehandlung in der Weise vorgenommen, dass Erwachsene z. B. bei vorhandener Kehlkopftuberkulose complicirt mit Lungentuberkulose zunächst nur 1 mg des Mittels bekamen (Lupuskranke ohne gleichzeitige Lungenaffection bekamen zu Anfang gleich 1 cg). Unter Beobachtung eintägiger Pausen

behufs Kontrolle der Temperatur wurde alsdann mit genauer Berücksichtigung der Intensität der letzten allgemeinen und localen Reaction
mehr oder weniger rasch mit der Dose gestiegen, bis die Enddose
erreicht war und diese reactionslos vertragen wurde. Als Enddose für
Erwachsene wurde 1 dcg angesehen. Über diese Dose gingen wir nicht
hinaus. Es folgte alsdann eine 5—8 tägige Pause und dann die abermalige Anwendung der vollen Enddose und, wenn neue Reaction
eintrat, nach 1 tägiger Pause wieder dieselbe Dose u. s. w. bis zur
Reactionslosigkeit fortgesetzt. Dann wiederum nach 8 tägiger Pause
eine neue Injection von 1 dcg. Erst dann konnte eine Heilung als
definitiv von uns angesehen werden, wenn auch in grösseren Zwischenräumen von 8—14 Tagen bei Wiederholung der Enddose keine
locale oder allgemeine Reaction mehr auftrat. Es ist daher erklärlich,
dass bei derartigen Ansprüchen und bei einer so lang fortgesetzten
Kontrolle in unserem Berichte nur eine kleine Anzahl von Patienten
als definitiv geheilt angeführt werden konnten.

Im Allgemeinen wurde bei Erwachsenen die Enddose von 1 mg
aufsteigend nach 18 Injectionen resp. 36 Tagen reactionslos vertragen.
Bei Kindern etwas später (nach 22—28 Injectionen) wegen der lang-
sameren Steigerung. Bei letzteren wurde auch häufig, namentlich bei
bestehender Lungenaffection, mit kleineren Dosen, 0,2—0,5 mg, begonnen. Bei Fehlen jeder Lungenerkrankung wurde bei Erwachsenen
meistens sogleich mit der 5—10 fachen Dose begonnen und in den
Fällen, wo der Erfolg der Behandlung in gewissem Grade von der
Stärke der Reaction abzuhängen schien, wie bei den Lupuskranken,
sehr rasch oft unter Verdoppelung der Dosen gestiegen.

Irgend welche bedrohlichen Erscheinungen zur Zeit der Höhe der
Reaction sind mit Ausnahme einer heftigen, aber schnell vorübergehenden Dyspnoe bei einem $^3/_4$ jährigen Kinde, nicht beobachtet
worden. Hämoptoë auf der Höhe der Reaction wurde auch bei
bestehender und vorgeschrittener Lungentuberkulose selbst da, wo
kurze Zeit vor Eintritt in die Behandlung solche bestanden hatte,
niemals bemerkt. Ebensowenig ist bei dem oben angegebenen Vorgehen jemals die Gefahr einer Larynxstenose durch Schwellung der
Kehlkopfschleimhaut aufgetreten. Die Störungen des Allgemeinbefindens wechselten nach den Injectionen sehr in ihrer Intensität.
Heftige Schmerzen in den tuberkulösen Knochen und Gelenken waren
namentlich nach den ersten Injectionen häufig.

Bei der grösseren Anzahl unserer Patienten können wir von einer
wesentlichen Besserung sprechen. Bei einigen fanden auch während der Behandlung Gewichtszunahmen bis zu 10 Pfd. und darüber
statt. Das Nähere ist aus den folgenden Mittheilungen zu ersehen.

1. Lupus-Fälle.

Von den 6 Fällen dieser Erkrankung sind 2 vollständig geheilt,
3 bedeutend gebessert, der letzte ist erst kurze Zeit in Behandlung.

835

Bei einem Patienten zeigte sich bei den ersten Reactionen ein scharlachartiges Exanthem. Am interessantesten ist die Patientin Tiede, die seit dem 16. October 1890 mit dem Koch'schen Mittel behandelt wird. Es bestand bei ihr ausgedehnter Lupus mit tiefen Ulcerationen, und zwar auf beiden Gesichtshälften, auf der linken Schulter und auf dem ganzen linken Arm und der Hand. Die Ulcerationen sind jetzt vollständig geheilt, die knotigen Verdickungen geschwunden, so dass Gesichts- und Armhaut, abgesehen von einer langsam schwindenden elephantiastischen Verdickung des Armes in Folge des langen Bestehens der Krankheit, jetzt ein fast normales Aussehen haben. Es werden bei ihr aber noch in Zwischenräumen zur Kontrolle Injectionen gemacht.

2. Tuberkulöse Erkrankungen des Kehlkopfes.

Unter diesen 8 Kranken, bei denen ausser dem Kehlkopf auch die Lungen in sämmtlichen Fällen afficirt waren, konnten wir zwei bedeutend gebessert entlassen, bei vieren war eine geringe Besserung eingetreten; eine Frau befand sich nur kurze Zeit, 14 Tage, in unserer Behandlung. Bei dem Patienten Schulze, 33 Jahre (Phthisis pulmon. et laryng.), 29 Tage in Behandlung, der 14 Injectionen ohne Erfolg bisher bekommen, der auch auf die Enddosis von 1 dcg noch reagirt (Gaffky 7,8 im Sputum), zeigten sich am 17. 1. miliare Knötchen auf dem Kehldeckel neben starker Schwellung des rechten Randes des Kehldeckels; daneben erhebliche Schlingbeschwerden. Der Befund im Kehlkopf hatte sich während der Injection nicht sehr verändert. Besagte miliare Knötchen, die das Aussehen frischer Tuberkelknötchen hatten und als eine frische Eruption angesehen werden konnten, waren aber nach zwei Tagen wieder vollständig verschwunden. Es dürfte sehr zweifelhaft sein, ob besagte Knötchen in der That miliare Tuberkel waren. Es kann sich aber auch um ein Sichtbarwerden bisher latenter Herde handeln, die, wenn sie sich vergrössern und erweichen, an die Oberfläche gelangen.

Im Allgemeinen besserten sich hier die Erkrankungen des Kehlkopfes schneller als die der Lungen.

3. Knochen- und Gelenktuberkulose, sowie der Drüsen u. a.

Mit Ausnahme von zwei Fällen von Coxitis sinistra et Gonitis sinistra, welche noch nicht operirt worden waren, handelte es sich um Patienten, bei denen im Laufe des Sommers oder bereits früher chirurgische Eingriffe vorgenommen worden waren. Bei einigen war die Vernarbung bereits vollständig erfolgt, bei der grösseren Anzahl dagegen waren noch offene Wunden resp. Fisteln da. Bei 6 Kranken war zugleich eine tuberkulöse Erkrankung der Lunge zu constatiren. — Von den 26 Patienten sind 4 als geheilt zu betrachten, 12 als wesentlich gebessert*), 7 sind ungebessert, 3 sind gestorben. Wie man sich in diesen Fällen mit chirurgischen Eingriffen verhalten soll, darüber

*) Bei einem Patienten hat die Lungenerkrankung zugenommen.

herrscht erklärlicher Weise noch eine verschiedene Auffassung. Denn gerade bei diesen Patienten kann man Abweichungen von dem typischen Verhalten der Temperaturcurven, wie es durch das Mittel allein bedingt wird, beobachten. Diese Abweichungen sind bedingt durch hinzutretende Complicationen. Zu diesen gehören in erster Linie die Retentionen, welche durch die in Folge des Mittels stark vermehrte Secretion bedingt werden.

Nun sind es aber nicht allein die Retentionen, welche das Fieber bedingen, sondern auch die daran sich anschliessenden, durch secundäre Infection (Communication nach aussen) bedingten Zersetzungen (Mischinfectionen). Denn durch die vermehrte Secretion wird ein günstiger Nährboden für Kokken geschaffen und wenn hier nicht bald chirurgisch eingegriffen wird, können selbst septische Zustände entstehen. Aus solchen Eiterhöhlen haben wir den Staphylokokkus pyogenes albus, aureus und den Streptokokkus züchten können. Diese Retentionen erfordern aber sofort ausgiebige Incisionen und Drainage der Höhlen, eventuell Entfernung von Knochen oder Gelenkenden. Trotzdem wir von vornherein unsere Aufmerksamkeit auf diese Verhältnisse richteten, haben wir doch einen Patienten an derartigen profusen Eiterungen verloren. Die Autopsie ergab in dem Falle neben hochgradiger Anämie ausgedehnte Zerstörungen der Weichtheile in der Umgebung des resecirten Hüftgelenks (Abscessbildung, speckige Infiltration und fungöse Granulationsherde). In den inneren Organen liess sich eine chronische interstitielle Nephritis mässigen Grades constatiren, die sich mikroskopisch als ziemlich gleichmässige Vermehrung des interstitiellen Bindegewebes mit vereinzelten frischen Granulationsherden in der Rinde documentirte. Tuberkulöse Veränderungen wurden, ausser Verkäsung der Bronchialdrüsen, nicht constatirt, in specie waren die Lungen frei von jeder Erkrankung.

Erst nach Erweiterung und Drainage der Wunden zeigen die Temperaturcurven derartiger Patienten nach der jedesmaligen Injection das typische Verhalten.

Auch in anderen (serösen) Höhlen wird man, sobald Retention und durch Communication nach aussen Infectionsgelegenheit gegeben ist, ähnliche Verhältnisse beobachten. Bei solchen Complicationen muss die Wirkung des Koch'schen Heilmittels beeinträchtigt werden, und zwar so lange, bis es eventuell gelungen ist, die Complication zu beseitigen. Sehr lehrreich in dieser Hinsicht war der folgende Fall.

Bei der Patientin Schmidt (16 Jahre) handelte es sich um eine Peritonitis tuberculosa. Am 16. October wurde die Laparotomie vorgenommen ohne nennenswerthen Erfolg. Seitdem musste noch öfters die Punction ausgeführt werden. Am 24. November folgte die erste Injection von 1 mg Koch'scher Flüssigkeit ohne Reaction. Am 25. 2 mg; starkes Spannungsgefühl im Leibe neben deutlicher Reaction. Spontane Entleerung aus der letzten Punctionsöffnung. Am 5. December, nachdem das Fieber während der ganzen Zeit hoch geblieben und von den Injéctionen (dreimal 5 mg), die noch gemacht wurden, unbeeinflusst geblieben war, wurde bei der Patientin noch einmal die Laparotomie gemacht. Die elende und sehr heruntergekommene Patientin starb bald darauf. Das Ergebniss der Section war eine alte Tuberkulose des Bauchfells, die besonders in den abhängigen Theilen neuerdings zu einer dicht stehenden Eruption geführt hatte, Zeichen einer frischen purulenten Peritonitis. Ausserdem typische Cirrhose der Leber, nicht durch Tuberkulose bedingt; Lungen völlig frei. Die bacteriologische Untersuchung der Exsudatflüssigkeit sowie der Fibringerinnsel ergab das Vorhandensein von Staphylokokkus pyogenes aureus (secundäre Infection).

Überall da, wo Reactionen auf grosse Dosen dauernd ausblieben, die Wunden aber dennoch nicht völlig geheilt waren, haben wir die kranken Knochen und Gelenke auf das sorgfältigste excidirt und dadurch sehr befriedigende Resultate erzielt.

Bei einem Patienten, Hewart (vergl. S. 833), 15 Jahre (Resectio coxae am 30. Septbr. 1890), wurden die Injectionen am 22. Novbr. bei noch nicht geheilter Wunde begonnen. Die Untersuchung der Lungen ergab damals nur geringe Veränderungen, keine Rasselgeräusche, keine Expectoration. Bei diesem Kranken zeigten sich während der Behandlung plötzlich Bacillen im Sputum. Dann trat zu mehreren Malen Hämoptoë auf. Die Veränderungen auf den Lungen haben zugenommen. Trotzdem hat man neuerdings wieder mit den Injectionen, anscheinend mit Erfolg, beginnen können. Dabei heilt das Hüftgelenk aus.

Wenn ich ein vorläufiges Urtheil über die Einwirkung des Koch'schen Mittels bei Knochen- und Gelenktuberkulose abgeben soll, so ist ein überraschend schneller Erfolg bei frischen Entzündungen, besonders der Gelenke, unzweifelhaft. Bei bereits länger bestehenden Erkrankungen und bei solchen Patienten, bei denen bereits früher operative Eingriffe vorgenommen, können zunächst durch das Koch'sche Verfahren Complicationen entstehen, die dem Arzte Gelegenheit genug geben, mit dem Messer nachzuhelfen. Nur dann wird er im Stande sein, Erfolge von dem Koch'schen Verfahren zu sehen. Hier darf man sich am allerwenigsten auf ein schablonenmässiges Einspritzen des Koch'schen Mittels beschränken, sondern muss die höchsten Anforderungen der chirurgischen Kunst im Auge behalten.

4. Lungenerkrankungen.

Diejenigen Fälle von Lungentuberkulose, welche auf der chirurgischen Abtheilung sich befanden, waren dorthin zur chirurgischen Behandlung ihrer Lungencavernen verlegt worden.

Bekanntlich hat Rob. Koch in seiner Publication vom 13. Nov. betont, dass Phthisiker mit grossen Cavernen wohl nur ausnahmsweise einen dauernden Nutzen von der Anwendung des Mittels haben würden. Bei ihnen wird zwar der ursprüngliche Krankheitsprocess, die Tuberkulose, durch das Mittel in derselben Weise beeinflusst, wie bei den übrigen Kranken; aber es fehlt gewöhnlich an der Möglichkeit, die abgetödteten Gewebsmassen nebst den secundären Eiterungsprocessen zu beseitigen. Unwillkürlich wird dadurch, wie Koch sich ausdrückt, der Gedanke wachgerufen, ob nicht doch noch manchen von diesen Schwerkranken durch Combination des neuen Heilverfahrens mit chirurgischen Eingriffen, nach Art der Empyemoperation, zu helfen sein sollte.

Dieser von Koch gegebenen Anregung Folge zu leisten, sollten wir bald Gelegenheit haben. Den ersten derartigen Fall operirte ich am 12. December, ihm folgten in den nächsten Tagen und Wochen vier weitere Fälle. Viermal bei Cavernen in der Spitze, dreimal auf der rechten, einmal auf der linken Seite waren Verwachsungen der Pleura und Lunge vorhanden, in einem Falle, in welchem die Caverne tiefer, aber sehr oberflächlich lag, fehlten Adhäsionen, doch haben sich nachträglich Verwachsungen gebildet, und auch hier konnte die Caverne freigelegt werden. Sämmtliche Fälle wurden in Gegenwart des Geh. Rath Koch operirt.

Bei dem grossen Material des Krankenhauses ist es erklärlich, dass sich auch bald günstige Fälle für eine operative Behandlung von Lungenhöhlen vorfinden mussten, d. h. Fälle, bei denen weder allgemeiner Kräfteverfall, noch bedeutende Zerstörungen der Lunge in Folge von Tuberkulose vorlagen, sondern bei denen ein guter Kräftezustand vorhanden und ausser einer bestimmt zu localisirenden Caverne keine erheblicheren oder nicht zu ausgedehnte Veränderungen der Lunge nachgewiesen, noch vermuthet werden konnten.

Die Patienten, bei denen wir zur Eröffnung der Cavernen schritten, waren einer regelmässigen Injectionskur noch nicht unterworfen worden.

Um zu den Cavernen der Lungenspitzen zu gelangen, ist der bequemste Weg der erste Intercostalraum.

Um zu demselben zu gelangen, und zwar dort, wo er am breitesten ist, habe ich einen Schnitt gemacht, der daumenbreit unterhalb des Schlüsselbeins parallel mit diesem verläuft, am Manubrium beginnt und zwei Querfinger breit vor dem Proc. coracoidens aufhört. Nach Durchschneidung der Haut, des Platysma, und der Fasern des Pectoralis major, kommt, nach Durchtrennung der tiefen Brustfascie der Rand des Pectoralis minor zum Vorschein. Man kann sich jetzt stumpf mit dem Finger das Operationsfeld zugänglich machen. Wenn man den Schnitt nicht zu weit nach aussen zu führen braucht, so kommt die Vena und Art. subclavia gar nicht zu Gesicht. Nach Ablösung des Periosts der ersten Rippe können die Intercostalmuskeln stumpf von der Pleura losgelöst werden. Um aber einen noch breiteren und bequemeren Zugang zur Lunge und Caverne zu erlangen, muss man von der ersten Rippe ein grösseres Stück entfernen. Da man eine totale Resection wegen der verdeckten

Lage der Rippe nicht gut ausführen kann, so genügt es nach meiner Ansicht, ein bogenförmiges Stück aus dem knorpligen und knöchernen Theile der Rippe, soweit diese vom Schlüsselbein nicht bedeckt ist, zu entfernen, und zwar am besten mit der Hohlmeisselzange. Es gestaltet sich nun die weitere Operation zu einer sehr einfachen, wenn, wie in unseren Fällen, Verwachsungen vorhanden sind. Mit einer nicht zu kleinen Punctionsspritze wird zunächst durch die Pleura in die Caverne eingestochen, und wir haben mit der Spitze aus der Tiefe oder mehr oberflächlich immer zähen Eiter entleert.

Der Punctionsöffnung entsprechend wird Pleura und Lungengewebe langsam mit dem Thermokanter bis zur Caverne durchgebrannt. Das geschieht ohne Blutung. Ein Vorquellen von Eiter findet dabei nicht statt. Es ist nicht nöthig, die Caverne gleich in ihrem ganzen Umfange zu eröffnen, da die Vergrösserung derselben, sowie der Zerfall des umliegenden Gewebes später von selber erfolgt. Die Nachbehandlung besteht in Tamponade der Höhle mit sterilisirter Gaze, eine Drainage ist nicht möglich.

Sobald die geringe Reaction nach der Operation vorbei war, wurde das Koch'sche Verfahren bei diesen Patienten begonnen. Wie an der Haut (bei Lupus) und an der Schleimhaut kann man die Wirkung des Koch'schen Mittels an solchen freigelegten Cavernen studiren. Und dass dieselben nur in Folge des Mittels ausheilen, lehrte uns ein Kontrollversuch: Bei dem zuletzt operirten Patienten Sowitzki hatten wir eine Caverne in der rechten Spitze eröffnet. Vor der Operation war eine heftige Hämoptoë aufgetreten, die sich auch nach der Eröffnung der Caverne, wenn auch im geringeren Maasse, wiederholte. Deswegen wurde er in den ersten 14 Tagen nicht mit dem Koch'schen Mittel behandelt. Bei ihm blieb aber im Gegensatze zu den anderen Patienten die Caverne schmierig und missfarben, reinigte sich nicht und zeigte keine Neigung zur Heilung. Erst nach Anwendung der Injectionen traten die auch bei den anderen Patienten beobachteten Veränderungen auf.

Diese bestanden darin, dass die Caverne allmählich aus einer schmutzig verfärbten Höhle sich in eine gesunde Granulationshöhle umwandelte. Dabei ging viel Lungengewebe, wie die Untersuchung ergab, zu Grunde. Nachdem die Abstossung erfolgt war, begann die Verkleinerung der Höhlen, und bei drei von den operirten Patienten kann man bereits von einer fast vollendeten Heilung sprechen. Es ist somit der Beweis erbracht, dass man in der That Lungencavernen gefahrlos für die Patienten öffnen und mit Hülfe des Koch'schen Mittels ausheilen kann. Die Erfahrungen sind noch zu gering und die Beobachtungen noch zu neu, als dass man schon jetzt die Indicationen für dieses chirurgische Verfahren aufstellen könnte. Die Hauptsache ist, geeignete derartige Fälle mit der grössten Sorgfallt auszusuchen und weitere Beobachtungen zu sammeln. Dass aber dieses operative Verfahren in der That die Heilung der Lungentuberkulose wesentlich unterstützen kann, das haben wir an den besagten drei in Heilung befindlichen Patienten gesehen, deren Allgemeinbefinden sich gebessert hat, bei denen eine Verminderung der Tuberkelbacillen im Auswurf und Gewichtszunahme constatirt wurde. Wenn auch die Operation den Krankheitsprocess als solchen nicht angreift, so beseitigt sie doch immerhin den Hauptherd der Erkrankung und macht den Patienten für das Koch'sche Verfahren so zu sagen angreifbarer.

Nach dem kurzen Zeitraume von kaum zwei Monaten ist es nicht möglich, bereits ein abschliessendes Urtheil über das Koch'sche Mittel, besonders als Heilmittel zu geben. Dazu ist die Beobachtungszeit eine viel zu kurze.

Dass wir aber ein mächtiges Mittel gegen die Tuberkulose in Händen haben, ein Mittel, dessen specifische Wirkung auf das tuberkulöse Gewebe feststeht, das wird jeder bestätigen, der unparteiisch und aufmerksam seine Kranken beobachtet. Die heilende Wirkung sieht man am besten bei den tuberkulösen Erkrankungen der Haut, der Schleimhaut, die sieht man auch am Lungengewebe nach Eröffnung der Cavernen.

Aber wenn wir gleichmässige und gute Erfolge bei der Anwendung des Koch'schen Verfahrens haben wollen, so wird es geboten sein, dass wir principiell alle Schwerkranken, bei denen die Tuberkulose bereits hochgradige Zerstörungen hervorgerufen hat, von der Behandlung ausschliessen. Das Mittel soll vorwiegend in den ersten Stadien der tuberkulösen Erkrankungen erprobt werden.

Es wird sich aber nicht allein um die richtige Auswahl der Patienten handeln, sondern auch um eine richtige Anwendung des Mittels. Gerade in dieser Hinsicht befinden wir uns noch im Unklaren und haben noch viel zu lernen. Wir müssen erst unsere Kenntnisse über die Wirkung und Leistungsfähigkeit des Koch'schen Mittels erweitern. Es kommt alles auf den Zeitpunkt an, wann die Behandlung begonnen werden soll, und dann auch auf die Stärke der Dosen und deren richtige Steigerung. Mit einem Worte, wir müssen zu individualisiren lernen. Auch ist es denkbar, dass wir die heilende Wirkung des Mittels in bestimmten Fällen ebenso erreichen werden, wenn wir bei der Anwendung hohe fieberhafte Reactionen ganz meiden. Das Alles bedarf noch eines genauen Studiums und einer langen gemeinsamen Arbeit und erklärt uns auch die abweichenden Ansichten über die Wirkung des Mittels gerade als Heilmittel. Wir sind aber der festen Zuversicht, dass wir immer richtiger und erfolgreicher mit dem Koch'schen Mittel gegen jede Art der Tuberkulose ankämpfen werden.

Zusammenstellung der Berichtsergebnisse

über die

Wirksamkeit des Koch'schen Heilmittels gegen Tuberkulose.

Zusammenstellung der Berichtsergebnisse.

Von Professor Dr. Albert Guttstadt.

Von den vorstehend mitgetheilten 55 Berichten sind 43 aus Kliniken und Polikliniken der Universitäten, 2 aus nicht klinischen Abtheilungen der Königlichen Charité in Berlin, 2 aus dem städtischen Krankenhause Moabit in Berlin und 8 aus pathologisch-anatomischen Instituten der Universitäten eingegangen. Sämmtliche Berichte beziehen sich auf Beobachtungen über die Wirkung des Koch'schen Heilmittels gegen Tuberkulose während einer höchstens achtwöchentlichen Zeitdauer in der Zeit vom November bis Ende December v. J., ausnahmsweise bis Mitte Januar d. J. Nur die Beobachtungen von Fräntzel (S. 89) und R. Köhler (S. 168) in Berlin haben bereits im September bezw. im Oktober 1890 begonnen. Während dieses Zeitraumes ist das Koch'sche Mittel 2172 Personen eingespritzt worden. Die Anzahl der Einspritzungen bezw. der Beobachtungen über ihre Wirkung auf diese Personen betrug mehr als 17500. Welche Menge des Mittels zu diesem Zweck verbraucht worden ist, liess sich im Allgemeinen nicht mit Sicherheit feststellen. Doch ist überall ermittelt worden, wie viel Einspritzungen und welche Menge des Mittels ein Einzelner erhalten hat. Die Angaben darüber sind, nachdem dieselben den Berichten entnommen und jedem Berichterstatter zur Prüfung auf ihre Richtigkeit bezw. zur Ergänzung zugesandt worden waren,[1]) in der Tabelle 1 auf S. 844 zusammengestellt. Demnach betrug die grösste Anzahl der ausgeführten Einspritzungen 54[2]), dann

---

[1]) Dies ist auch in Bezug auf die statistischen Angaben in den übrigen Tabellen geschehen.

[2]) Diese hohe Zahl der Injectionen erklärt sich nach einer nachträglich mitgetheilten Angabe von P. Guttmann in Berlin, in dessen Behandlung dieser Fall gewesen ist, daraus, »dass der an sehr vorgeschrittener Phthisis pulmonum leidende Kranke schon seit dem 22. September mit Koch'schen Injectionen behandelt worden ist, und zwar bis zum 1. December ausserhalb unseres Krankenhauses in einer Privatklinik, vom 2. December dann in unserem Krankenhause. Dieser Kranke ist es auch, welcher, wie oben erwähnt, die grösste Menge des Koch'schen Mittels, nämlich 3,345 g der Urlymphe verbraucht hat. Er befindet sich in einem verhältnissmässig günstigen Zustande, dennoch haben wir ihn nicht unter die Zahl der Gebesserten aufgenommen, weil wir keine nennenswerthe Veränderung im objectiven Befund während des Krankenhausaufenthaltes festgestellt haben.«

Übersicht der injicirten Personen, der ausgeführten Ein
Mittels in den einzelnen

Tabelle 1.

Arten der klinischen Anstalten ——— Berichterstatter	Bericht auf Seite:	Anzahl der injicirten Personen	Anzahl der Einspritzungen überhaupt	Menge des verbrauchten Mittels g
Kliniken und Polikliniken:				
I. Für innere Krankheiten.				
Leyden	1—60	131	747	7,3755
Gerhardt	61—77	65	530	13,118
Senator	78—88	50	307	5,64
Fr. Schultze	274—281	71	850	—
Biermer	369—376	47	293	3,033
Ebstein	448—480	39	225	1,371 [3]
Mosler, Strübing und Peiper .	502—527	93	ca. 600	ca. 13
Weber	548—556	55	264	5
Quincke	591—593	52	280	1,66
Lichtheim	628—649	68	541	6,972
Mannkopff	686—691	32	416	4,5
Senator	128—131	34	388	20 [3]
Finkler	342—358	77	ca. 917	15
Edlefsen	594—597	11	78	0,726
Schreiber [1]	650—658	100	724	ca. 20
Rumpf	692—732	60	380	5—6
Fräntzel	89—127	37	522	20,3065
P. Guttmann	794—831	196	2728	etwa 175 für inn. u. äuss. Abtheilung
II. Für äussere Krankheiten.				
Bardeleben und A. Koehler .	132—167	52	438	5,170
v. Bergmann	238—257	111	1107	37,532
Trendelenburg	282—316	96	719	4,7885
Mikulicz	377—390	60	—	—
König und Hildebrand . . .	481—493	58	174	1,0374
Helferich	528—547	43	230	ca. 2 Flaschen
v. Bramann	557—580	56	179	1,095
v. Esmarch	598—616	30	183	6,2675
Braun	659—681	65	344	5,460
Küster	733—747	39	177	1,996
Petersen	617—627	28	350	2,3762
R. Köhler und Westphal . . .	168—182	39	302	7
Sonnenburg	831—840	61	ca. 1000	—
III. Für Frauenkrankheiten. [2]				
Olshausen	183—187	7	—	—
Fritsch	391—407	5	24	—

spritzungen und der angewendeten Mengen des Koch'schen Kliniken und Polikliniken.

Grösste Anzahl der Einspritzungen bei einem Kranken	Anfangs-Dosis		Steigerung der Dosis höchstens um:	Grösste Dosis einer Einspritzung		Grösste Menge des verbrauchten Mittels bei einem Kranken g
	bei Erwachsenen	bei Kindern		bei Erwachsenen	bei Kindern	
24	0,001	—	0,03	0,1	—	0,582
18	0,001 od. 0,002	—	0,03	0,18	—	1,117
14	0,0005	—	0,005	0,1	—	—
22	0,001	0,0005	0,005	0,02	0,003	—
13	0,001—0,002	0,001	0,01	0,05	0,02	0,243
15	0,001	—	0,005	0,013	—	0,134 [6]
14	0,002	0,0005	0,02	0,023	0,01	0,243
7	0,001—0,005	0,0005	0,02	0,009	0,005	0,034
11	0,001	0,005	0,02	0,06	0,007	0,168
24	0,001	0,001	0,01	0,1	0,04	0,830
24	0,001	0,0002	0,001—0,003	0,02	0,015	0,292
23	0,0005	—	0,01	0,1	—	—
25	0,0005	0,0001	0,005	0,030	—	0,221
12	0,0005—0,003	0,001	{0,005 [5] / 0,01 [6]}	{0,025 [5] / 0,04 [6]}	0,005	{0,1185 [5] / 0,1755 [6]}
28	0,001	0,0001	0,02	0,0001	0,06	0,909
15	0,001	0,0002	0,005	0,02	0,005	0,115
43	0,001—0,002	0,0005	0,01	0,1	—	3,826
54	0,001 (bei Kehlkopftuberkulose nur 0,0005)	0,0004	0,05	0,1	—	3,345
17	0,001—0,005	0,001	0,01	0,15	0,05	0,700
22	0,002—0,01	0,001	0,15	0,3	0,05 [8]	1,32
17	0,001—0,008	0,0005—0,001	0,01	0,03	0,01	0,207
13	0,001—0,006	0,0005—0,001	0,1	0,2	0,1	1,018
6	{0,001 / 0,008 / 0,01}	{0,0003 / 0,001 / 0,005}	0,002	0,014	0,01	0,062
12	0,001—0,01	0,0002—0,001	0,03	0,05	0,02	0,145
6	0,002	0,002	0,003	0,01	0,006	0,05
11	0,001—0,01	0,0015—0,005	0,1	0,3	0,01	1,563
11	0,005—0,01	0,003—0,007	0,01	0,065	0,03	0,345
7	0,001—0,01	0,001—0,005	0,005	0,03	0,15	0,155
22	0,002	0,001	0,020	0,010	0,050	0,268
33	0,001—0,01	—	0,04	0,1	—	0,730
—	0,001—0,01	0,0002—0,001	—	0,1	0,001—0,002	—
10	0,001	—	—	0,02	—	—
6	0,003	—	—	0,012	—	0,040

Noch: Tabelle 1. Arten der klinischen Anstalten _____ Berichterstatter	Bericht auf Seite:	Anzahl der injicirten Personen	Anzahl der Einspritzungen überhaupt	Menge des verbrauchten Mittels g
Kliniken und Polikliniken:				
IV. Für Augenkrankheiten.[2]				
Schweigger	220—224	4	15	—
v. Hippel	682	4	5	—
V. Für syphilitische und Hautkrankheiten.				
G. Lewin	205—209	11	41	2—3
Schweninger	210—219	14	67	0,611
Doutrelepont	317—337	38	393	2,6665
Neisser	408—445	46	258	2,48
VI. Für Ohrenkrankheiten.[2]				
Lucae	225—237	17	110	0,6475
Schwartze	580	—	—	—
Walb	338—341	—	—	—
VII. Andere Kliniken und Polikliniken.[2]				
Jolly	188—195	5	26	0,23
Henoch und Görne	196—204	16	61	0,0457
B. Fränkel.	258—263	22	401	8,722
Barth	748—751	18	127	1,014
J. Wolff	758—769	9	57	0,7337

[1] Die Angaben sind nachträglich eingeschickt und beziehen sich bis auf den 11. Februar 1891. — [2] In den anderen Kliniken und Polikliniken ist das Koch'sche Mittel nicht zur Anwendung gekommen. — [3] ccm, weil gemessen. — [4] Bei kleinen Kindern bis zu 5 Jahren. — [5] b. Phthisis.

43[3]) und die grösste Menge des Mittels, welche ein Patient bekam, 3,826 g[3]) im zweiten und 3,345 g im ersten der beiden Fälle. Welche grösste Anzahl von Einspritzungen sonst erreicht ist und welche grösste Menge Koch'scher Flüssigkeit sonst ein Einzelner erhalten hat, ist aus der erwähnten Tabelle zu ersehen, ebenso diejenige Dosis des Mittels, welche die einzelnen Beobachter beim Be-

---

[3]) Dieser Kranke befand sich in Behandlung von Fräntzel in Berlin und ist in der von ihm mitgetheilten tabellarischen Übersicht unter No. 5 auf S. 92 aufgeführt. Es ist ein Schuhmacher von 26 Jahren, dessen Blutsverwandte nicht tuberkulös sind. Am 2. September 1890 wurde er aufgenommen. Seit 14 Wochen vorher litt er andauernd an Husten und Auswurf, Seitenstechen und Kurzathmigkeit. Langer Mensch von mässigem Ernährungszustande. Es wurden starke Nachtschweisse beobachtet; sein Auswurf war schleimig-eitrig, ziemlich reichlich und enthielt sehr zahlreiche Bacillen. Rechts wurden leichte Dämpfung bis zur 2. Rippe und spärliche Rasselgeräusche konstatirt.

Grösste Anzahl der Einspritzungen bei einem Kranken	Anfangs-Dosis		Steigerung der Dosis höchstens um:	Grösste Dosis einer Einspritzung		Grösste Menge des verbrauchten Mittels bei einem Kranken g
	bei Erwachsenen	bei Kindern		bei Erwachsenen	bei Kindern	
7	—	—	—	—	—	—
2	0,005	0,005	—	—	0,003	0,008
14	0,001—0,002	—	0,01	0,03	—	0,16
8	0,001	0,001	0,005	0,025	0,008	0,113
19	0,001—0,005	0,0005	0,01	0,06	0,02	0,332
12	0,001	0,0005	—	0,060	—	0,187
10	0,001	0,0005	0,01	0,020	0,005	0,0965
—	—	—	—	—	—	—
9	0,0005	—	0,14	0,15	—	0,189
11	—	0,002[4]) u. 0,0005	0,0005	—	0,002	0,008
29	0,001	—	0,01	0,1[7])	—	1,227
13	0,001	—	0,005	0,025	—	0,115
12	0,001	0,0005	0,01	0,06	0,03	0,29

— [6] b. Lupus. — [7] Die gewöhnliche Steigerung betrug 0,001 bis 0,002. Um 0,1 wurde nur gestiegen, wenn 0,06 ohne Reaction ertragen wurde. — [8] Unter 10 Jahren.

ginn der Behandlung des einzelnen Kranken angewandt und während derselben in Bezug auf höchste Menge erreicht haben. Dabei sind Unterschiede eingetreten einmal in Bezug darauf, ob das Mittel einem Kinde oder einem Erwachsenen eingespritzt worden ist, ob der zu behandelnde Lungenkranke ausserdem noch an Tuberkulose des Kehlkopfs leidet u. s. w. Darüber, wie über die Zubereitung des Koch-

Am 13. September, 11 Tage nach seiner Aufnahme, erhielt er die erste Einspritzung und seitdem die erwähnten 43 Einspritzungen mit dem Koch'schen Mittel. Reaction trat nach ca. 7 Stunden ein mit Temperaturerhöhung bis auf 40° C., Schüttelfrost, Hitzegefühl. Nach jeder Injection Vermehrung der Rasselgeräusche. Complicationen sind nicht hinzugetreten. Am 1. November trat die letzte Reaction auf 0,1 g ein. Der Bericht von Fräntzel, am 30. December 1890 abgeschlossen, giebt über diesen Patienten, der noch in Behandlung geblieben war, folgende Auskunft: »Allgemeinbefinden ganz bedeutend gehoben. Husten unbedeutend. Auswurf gering, glasig. Patient

schen Mittels für die Einspritzungen, verbreiten sich mehrere Berichte sehr ausführlich.

Die Art und Weise der Anwendung des Koch'schen Mittels und die beobachteten Wirkungen nach der Einspritzung desselben, welche als locale uud allgemeine Reaction bezeichnet werden, schildern die meisten Berichterstatter in eingehender Weise und belegen ihre Mittheilungen durch zahlreiche und sorgfältig ausgearbeitete Krankengeschichten, deren Inhalt zur Aufklärung über die einschlägigen Fragen wesentlich beitragen wird.

Dass übrigens das Studium dieser einzelnen Beobachtungsergebnisse den Aerzten dringend zu empfehlen ist, lehrt u. A. Fräntzel in Berlin (S. 127), indem er seine Ansicht in folgender Weise ausspricht: »Wieviel von der Koch'schen Flüssigkeit zu injiciren sei, muss dem Urtheil des Arztes überlassen werden. Erfahrung und Beobachtung treten hier in ihre vollen Rechte. Fast jeder Fall bietet während des Verlaufes der Krankheit ein anderes Bild. Nichts wäre weniger zu rathen, als eine schematische Behandlung.«

Diese und ähnliche Schlussfolgerungen aus den Beobachtungen, wenn dieselben auch nur auf eine kurze Zeit sich beziehen und deshalb nach der Erklärung der meisten Berichterstatter als endgültige nicht anzusehen sind, verdienen die allgemeine Aufmerksamkeit in so hervorragendem Maasse, dass eine Zusammenstellung der wichtigsten derselben rathsam erscheinen dürfte.

Entsprechend der Bedeutung, welche Koch selbst in seinen Mittheilungen vom 13. November v. J. (S. 783) seinem Mittel beigelegt hat, haben die meisten Berichterstatter versucht, aus ihren Beobachtungen über die Wirkung des Koch'schen Heilmittels Schlüsse nach zwei Richtungen zu ziehen, nämlich I. nach dem Werth als diagnostisches Hilfsmittel und II. nach dem Werth als Heilmittel.

Hieran schliessen wir III. Sektionsergebnisse aus den pathologisch-anatomischen Instituten, IV. Erfahrungssätze und V. eine statistische Gesammtübersicht über die Krankheitsfälle aller Arten von Tuberkulose, welche während der Berichtszeit mit dem Koch'schen Mittel behandelt worden sind.

---

hatte 5 Perioden, in denen er ganz bacillenfrei war. An einem Tage Reinkulturen im Auswurf. Nachtschweisse geschwunden. Gewichtszunahme 6 kg. Die Dämpfung ist nur noch angedeutet. Rasselgeräusche sind gar nicht mehr zu hören, nur nach der Injection tritt noch ganz spärliches Rasseln auf.«

Aus einer nachträglichen Mittheilung vom 11. Februar d. J. geht hervor, dass der p. Weigt am 27. December in seine Heimath (Adresse: H. Horlbogen, Oranienstr. 66, II) entlassen worden ist, und zwar gebessert. Nach einem Schreiben, das vor kurzer Zeit von dem p. Weigt eingetroffen, ist derselbe in gutem Gesundheitszustand. Leider ist er nicht weiter ambulant behandelt worden.

I. Beobachtungsergebnisse über den Werth als diagnostisches Hilfsmittel.

(Hierzu Tabelle 2 auf S. 850.)

Ueber die Bedeutung für die Krankheitserkenntniss liegen — soweit angegeben — folgende Urtheile vor und zwar:

A. Nach Beobachtungen bei Tuberkulose innerer Organe.

Leyden in Berlin (S. 7) erkennt das Koch'sche Mittel als ein Specificum gegen Tuberkulose an und ist der Ansicht, dass durch diese seine spezifischen Eigenschaften das Mittel zur Sicherung der Diagnose tuberkulöser Prozesse wesentlich beitragen könne; doch würde er niemals soweit gehen, daraufhin allein die Diagnose zu stellen, ehe nicht anderweitige, durch die klinische Erfahrung erprobte und den bisherigen Mitteln der Diagnose zugängliche locale Symptome auftreten.

Nach Gerhardt in Berlin (S. 67) ist der Werth des Mittels als Reagens auf Tuberkulose kein absoluter, da Fälle vorkommen, in welchen 0,05 g trotz nachgewiesener Tuberkelbacillen keine Steigerung der Körperwärme hervorriefen. »Für Unterscheidung tuberkulöser und syphilitischer Kehlkopfgeschwüre, tuberkulöser und syphilitischer Lungenschwindsucht, für das Auffinden tuberkulöser Knoten der Lunge und Geschwüre des Kehlkopfes«, führt er aus, »wird es die Leichtigkeit und Sicherheit der seitherigen Diagnostik bedeutend steigern.

Namentlich in jenen Fällen von Verdichtungen der Lungenspitzen, in welchen kein Auswurf geliefert wird (wie bei Kindern), wird der Nachweis, dass die Geweberänderung tuberkulöser Art sei, durch dieses Mittel erbracht werden können.«

Fr. Schultze in Bonn (S. 281) hält das Koch'sche Mittel innerhalb gewisser Grenzen für ein Reagens auf Tuberkulose.

»Ueber die diagnostische Bedeutung der neuen Methode möchte ich mich mit einiger Vorsicht ausdrücken,« erklärt Biermer in Breslau (S. 375), »denn wir haben zwei Fälle von sicherer Tuberkulose mit Bacillenauswurf beobachtet, bei welchen trotz fortgesetzter Injectionen weder eine allgemeine noch eine locale Reaction zu con-

54

Übersicht der Einspritzungen zu diagnostischen

Tabelle 2. Arten der klinischen Anstalten Berichterstatter	überhaupt	davon mit Reaction	davon ohne Reaction	Gesunde Personen überhaupt	davon mit Reaction	davon ohne Reaction
Kliniken und Polikliniken:						
I. Für innere Krankheiten.						
Leyden	67	31⁴⁾	36	—	—	—
Gerhardt	10	5	5	—	—	—
Senator	50	50	—	—	—	—
Schultze	15	12	3	—	—	—
Biermer	11	7	4	2	—	2
Ebstein	8	6	2	—	—	—
Mosler	33	22	11	2	1	1
Weber	4	2	2	—	—	—
Quincke	11	10	1	—	—	—
Lichtheim	12	4	8	—	—	—
Mannkopff	7	7	—	—	—	—
Senator	3	1	2	—	—	—
Finkler	75	72	3	—	—	—
Edlefsen	1	—	1	—	—	—
Schreiber ¹)	100	44	56	43⁶⁾	1	42
Rumpf	60	52	8	—	—	—
Fräntzel	37	35	2	—	—	—
P. Guttmann	62	40	22	14	—	14
II. Für äussere Krankheiten.						
Bardeleben und A. Koehler	16	10	6	1	—	1
v. Bergmann	12	2	10	—	—	—
Trendelenburg	96	92	4	—	—	—
Mikulicz	36	15	21	10	5	5
König	5	—	5	—	—	—
Helferich	10	—	10	4	—	4
v. Bramann	56	47	9	—	—	—
v. Esmarch	5	—	5	—	—	—
Braun	65	46	19	—	—	—
Küster	3	1	2	—	—	—
Petersen	28	26	2	—	—	—
R. Köhler und Westphal	39	21	18	—	—	—
Sonnenburg	11³)	—	—	—	—	—
III. Für Frauenkrankheiten. ²)						
Olshausen	7	6	1	—	—	—
Fritsch	1	1	—	—	—	—
IV. Für Augenkrankheiten. ²)						
Schweigger	4	1	3	—	—	—
v. Hippel	4	2	2	—	—	—
V. Für syphilitische und Hautkrankheiten. ²)						
G. Lewin	7	1	6	—	—	—
Schweninger	3	1	2	—	—	—
Doutrelepont	1	1	—	—	—	—
Neisser	46	30	16⁵⁾	6	—	6⁵⁾
VI. Für Ohrenkrankheiten. ²)						
Lucae	17	17	—	—	—	—
VII. Andere Kliniken und Polikliniken. ²)						
Jolly	3	—	3	—	—	—
Henoch	2	—	2	—	—	—
Barth	18	18	—	—	—	—
J. Wolff	9	9	—	—	—	—
Zusammen . . .	**1070³)**	**747⁴⁾**	**312**	**82**	**7**	**75**

Die Anmerkungen zu Tabelle 2 befinden sich auf Seite 852.

Zwecken in den einzelnen Kliniken und Polikliniken.

injicirten Personen

Kranke, nicht tuberkulöse	davon		Kranke, zweifelhaft ob tuberk.	davon		Tuberkulöse Kranke	davon	
überhaupt	mit Reaction	ohne Reaction	überhaupt	mit Reaction	ohne Reaction	überhaupt	mit Reaction	ohne Reaction
36	—	36	—	—	—	—	—	—
4	4	—	10	5	5	46	46	—
5	3	2	15	12	3	2	2	—
1	1	—	2	2	—	1	1	—
21	17	4	6	4	2	2	2	—
1	—	1	8	2	6	—	—	—
3	2	1	3	2	1	4	4	—
—	—	—	4	4	—	—	—	—
—	—	—	12	4	8	—	—	—
1	1	—	7	7	—	—	—	—
—	—	—	2	—	2	73	71	2
1	—	1	2	1	1	—	—	—
13	5	8	12	11	1	32	27	5 [9)]
1	—	1	18	13	5	41 [7)]	39	2 [10)]
—	—	—	—	—	—	37	35	2
8	—	8	—	—	—	40	40	—
3	—	3	12	10	2	—	—	—
11	1	10	1	1	—	—	—	—
3	1	2	3	2	1	90	89	1
—	—	—	26	10	16	—	—	—
4	—	4	1	—	1	—	—	—
6	—	6	—	—	—	—	—	—
5	2	3	2	—	2	49 [8)]	45	4
—	—	—	4	—	4	1	—	1
22	6	16	2	—	2	41	40	1
—	—	—	3	1	2	—	—	—
2	—	2	3	3	—	23	23	—
18	5	13	12	7	5	9	9	—
1	—	1	1	1	—	5	5	—
—	—	—	1	1	—	—	—	—
—	—	—	4	1	3	—	—	—
—	—	—	4	2	2	—	—	—
6	—	6	—	—	—	1	1	—
—	—	—	3	1	2	—	—	—
—	—	—	1	1	—	—	—	—
6	—	6	6	2	4	28	28	—
2	2	—	6	6	—	9	9	—
—	—	—	2	—	2	1	—	1
—	—	—	2	—	2	—	—	—
—	—	—	3	3	—	15/8	15/8	—
—	—	—	1	1	—			
184	50	134	204	120	84	558	539	19

54*

statiren war. Andererseits haben wir in einem Falle von Tabes
alcoholica, in welchem weder vorher noch nachher Anhaltspunkte für
eine Complication mit Tuberkulose gefunden werden konnten, eine
ganz deutlich allgemeine Reaction gesehen. Die differential diagnostische
Bedeutung hat nur dann einen sicheren Werth, wenn locale Reaction
nachgewiesen wird. Bei blos allgemeiner Fieberreaction kann man
nur dann auf verborgene tuberkulöse Herde schliessen, wenn die
Reaction nach ganz kleinen Dosen erfolgt ist. Das Ausbleiben der
Reaction in fraglichen verdächtigen Fällen lässt Tuberkulose nicht mit
Sicherheit ausschliessen.«

Ebstein in Göttingen (S. 480) kann der Koch'schen Flüssigkeit
keine absolute Sicherheit zuschreiben.

»Wenngleich die diagnostische Bedeutung des Mittels naturgemäss
durch den Umstand beeinträchtigt wird,« erklären Mosler, Strübing
und Peiper in Greifswald (S. 515), »dass auch nicht tuberkulös
Erkrankte nach der Injection Fieber und eine Reihe allgemeiner
Reactionserscheinungen zeigen und dass auch Tuberkulöse nicht immer
auf die ersten Einspritzungen reagiren, so zweifeln wir nicht, dass
das Mittel, namentlich wiederholt angewandt, wohl zur Entscheidung
der Frage beitragen kann, ob bei verdächtigen Individuen eine tuberkulöse Erkrankung innerer Organe, speciell der Lungen, besteht oder
ob eine früher vorhandene Erkrankung zur Ausheilung gelangt ist.
Weiter vermag es in günstigen Fällen darüber Auskunft zu geben,
ob ein Leiden, dessen Natur die klinischen Untersuchungsmethoden
bisher mit Sicherheit nicht sofort feststellen konnten, eventuell als ein
tuberkulöses aufgefasst werden muss.«

Weber in Halle (S. 555). »Da bei einer grösseren Anzahl
notorisch tuberkulöser Kranker keine. allgemeine Fieberreaction eintritt,
zumal wenn das Mittel in kleineren Dosen angewandt wurde, grosse
Dosen zu Anfang zu probiren aber gefährlich ist, so ist die Koch'sche
Einspritzung kein sicheres diagnostisches Mittel für die Tuberkulose
innerer Organe und giebt bei zweifelhaften Fällen kein sicheres Resultat.
Bei Tuberkulosen äusserer Theile, namentlich solcher, die dem Gesichtssinne zugänglich sind, scheint die örtliche entzündliche Reaction den
tuberkulösen Charakter der erkrankten Stelle mit Sicherheit anzuzeigen
und kann daher für die Differentialdiagnose benutzt werden.«

»Je geringer die bestehende Lungenerkrankung war«, führt
Quincke in Kiel (S. 592) aus, »um so sicherer liessen sich durch

---

Anmerkungen zu Tabelle 2: [1] Die Angaben sind nachträglich eingeschickt und
beziehen sich bis auf den 11. Februar 1891. — [2] In den anderen Kliniken und Polikliniken ist
das Koch'sche Mittel nicht zur Anwendung gekommen. — [3] Über 11 Personen lagen weitere Angaben nicht vor. — [4] Desgl. über 31 Personen. — [5] Einschl. 3 fraglich. — [6] Darunter 41 neugeborene Kinder. — [7] 36 Lungenkranke, 5 Lupus. — [8] Tuberkulose des Sterno-Clavicular-
gelenks. — Gut granulirende Wunde nach Resection zurückgeblieben. — [9] Unter diesen 5 befanden sich 2 an sich bereits fiebernde Kranke mit Temperatur bis 40°, welche durch die Injection
nicht weiter erhöht wurden, und 1 Kranker, welcher nach der Injection zwar allgemeine
Reactionserscheinungen, jedoch keine Temperatursteigerung darbot. — [10] Lungenkranke.

das Mittel die gefolgten Veränderungen nachweisen, viel schwieriger war dies in vorgeschrittenen Fällen. . . . . Während es als sicher gelten muss, dass um Tuberkelherde das Mittel eine Entzündung erzeugt, scheint die Erzeugung von Fieber, auch durch kleine Dosen, nicht ausschliesslich auf Tuberkulose beschränkt zu sein; ich kann mich vorläufig nicht entschliessen, bei allen jenen Kranken, die eine Allgemeinreaction zeigten, latente Tuberkelherde anzunehmen.«

Lichtheim in Königsberg (S. 631) giebt die Erklärung ab: »Es hat sich also bei uns die diagnostische Bedeutung der Koch'schen Injectionen vollkommen bewährt.«

Nach Finkler in Bonn (S. 343) ist es für die Frage nach der diagnostischen Bedeutung des Mittels von Interesse, zu wissen, dass offenbar doch mit nur ganz seltenen Ausnahmen die beginnende Phthisis überhaupt Reaction auf das Mittel zu erkennen giebt. »Wenn es vorkommt, dass sehr vorgeschrittene chronische Lungenphthisen keine Fieberreaction zeigen, so setzt dies den Werth für die Diagnose keineswegs herab.«

Schreiber in Königsberg (S. 658) spricht sich folgendermassen aus: »Das Koch'sche Mittel scheint ein zuverlässiges Reagens auf Tuberkuloserkrankung zu sein.

Wenn einer von vier Gesunden und drei anscheinend nicht tuberkulöse Bronchitiker wie Tuberkulöse, hinwiederum von siebzehn notorisch Tuberkulösen drei wie Gesunde reagirten, so widerspricht das dem soeben ausgesprochenen Satze nicht. Derartige Abweichungen von der Regel sind auch in der pharmakologischen Therapie nicht ungewöhnliche Vorkommnisse; ihre Ursache bleibt noch zu erforschen.«

Rumpf in Marburg (S. 716) kommt zu folgendem Ergebniss: »Bei allen tuberkulösen Prozessen, sowohl der Haut als innerer Organe, trat eine ganz specifische Wirkung auf, welche man zweckmässig als tuberkulöse Reaction bezeichnen dürfte. Die Diagnose der ersten Stadien der Lungenerkrankung ist aber durch die Meister der physikalischen Diagnostik und durch die grosse Entdeckung der Tuberkelbacillen durch Robert Koch in einer glänzenden Weise gefördert worden.

Haben diese Untersuchungsmethoden seither wesentlich dazu gedient, das menschliche Beobachtungsvermögen zu schärfen, so tritt jetzt die praktische Bedeutung in kaum geahnter Weise hervor. Eine weit sorgfältigere und genauere Untersuchung der Brustkranken, als sie seither in der Praxis üblich war, ist die Forderung, die an die Ärzte herantritt.

Nicht allein eine sorgfältigere physikalische Untersuchung, auch die genaueste und häufig wiederholte Untersuchung des Sputums auf Tuberkelbacillen soll in jedem Falle von Husten und Heiserkeit vorgenommen werden. In zweifelhaften Fällen wird die Probe-Injection nach Koch zu Rathe gezogen werden müssen.«

Das Urtheil von P. Guttmann in Berlin (S. 795) lautet: »Bei allen diesen Kranken hat sich nun die Kardinaleigenschaft des Mittels, ein ausgezeichnetes Reagens für Tuberkulose zu sein, ausnahmslos gezeigt. Alle zu den Versuchen gewählten fieberlosen Kranken haben durch Fieber reagirt. Die Stärke dieser Fieberreaction ist eine verschiedene, je nach der Grösse der Dosis. Wir haben in dieser Beziehung 5 Versuchsreihen zu verschiedenen Zeiten mit verschiedenen von Herrn Koch uns überlieferten Lymphflüssigkeiten angestellt. Zu jedem Versuche wurden 8 Phthisiker, die bis dahin noch keine Injection erhalten hatten, genommen, von denen je 2 die Dosis von 1 mg, bezw. 2, 3 und 5 mg erhielten. Es zeigte sich, dass bei 3 mg das Stärkemaximum in der Temperaturhöhe erreicht wurde, insofern als 5 mg keine höhere Temperatur mehr erzielten.«

Nach Olshausen in Berlin (S. 187) zeigte in der Schwangerschaft die Anwendung des Koch'schen Mittels bei sicher nachgewiesener, aber beschränkter Lungentuberkulose keine Reaction. Am Foetus blieb die Pulsfrequenz dieselbe wie vorher.

»Für die Fälle von tuberkulöser Wassersucht«, führt Fritsch in Breslau (S. 391) an, »wird die Einspritzung mit Koch'scher Lymphe einen hohen diagnostischen Werth erlangen; man wird durch das Vorhandensein oder Fehlen der specifischen Reaction sofort erkennen, ob Carcinose oder Tuberkulose vorliegt.«

B. Nach Beobachtungen bei äusserlich auftretender Tuberkulose.

Bardeleben und A. Köhler in Berlin (S. 132) erklären: »Auch in unseren Fällen traten dieselben localen und allgemeinen Reactionen ein, welche Koch schon beschrieb, und welche seitdem so oft aufgezählt und so allgemein bekannt geworden sind, dass wir hier wohl darauf verzichten können, sie noch einmal zu wiederholen. Unwesentliche Abweichungen und Ausnahmen werden bei einer grösseren Beobachtungsreihe natürlich nicht fehlen; wir sind für die Erklärung derselben auf individuelle Unterschiede in der Empfindlichkeit angewiesen, wenn wir nicht annehmen wollen, dass die Eigenschaften der Lymphe aus verschiedenen »Ernten« nicht ganz dieselben sind, oder dass es schon Unterschiede bedingt, wenn die frisch hergestellte 1 prozentige Lösung (mit $\frac{1}{2}$ % Carbolwasser) sofort oder erst nach längerem Stehen zu Injectionen gebraucht wird. Ganz abgesehen von den bekannten sogen. Spät-Reactionen, für welche die Koch'sche Erklärung ja sehr wahrscheinlich ist, werden, wenn auch selten, Abweichungen von dem allgemeinen Schema beobachtet, welche wir uns, wenn wir nicht auf das Gebiet der Speculation übergehen wollen, vorläufig nicht erklären können.«

v. Bergmann in Berlin (S. 257) kommt zu dem Resultat: »dass das Koch'sche Mittel sehr werthvoll für die Unterscheidung einer tuberkulösen Krankheit von den ihr nahe verwandten syphilitischen und carcinomatösen Affectionen ist.«

»Die Erfahrungen der chirurgischen Klinik bestätigen demnach«, führt Trendelenburg in Bonn (S. 314) aus, »die schon von Koch betonte grosse praktische Bedeutung des Mittels für die Diagnose tuberkulöser Erkrankungen und für das Auffinden versteckter localer Herde der Krankheit. Nur bei Tuberkulose der Hoden scheint die Einwirkung unsicher zu sein und in einzelnen Fällen ganz ausbleiben zu können, so dass in zweifelhaften Fällen von Hodenerkrankung jedenfalls wiederholte Injectionen von grösseren Dosen nothwendig sein werden, ehe ein negatives Resultat für die Diagnose verwerthet werden kann. Dagegen wird in der Koch'schen Behandlung ein sicheres diagnostisches Mittel gegeben sein, in zweifelhaften Fällen das tuberkulöse Malum Pottii von Geschwülsten der Wirbelkörper frühzeitig zu unterscheiden. Ebenso wird für die Aussonderung des tuberkulösen Hydrops genu aus der grossen Gruppe von serösen Ergüssen in das Kniegelenk aus verschiedenen Ursachen ein sicherer Boden gewonnen sein. Von grosser praktischer Bedeutung verspricht das Mittel auch für die frühzeitige Diagnose der Nierentuberkulose zu werden.«

Auf Grund seiner Beobachtungen stellt Mikulicz in Breslau (S. 386) folgende Sätze auf:

»1. Tritt nach der Injection des Koch'schen Mittels eine locale und allgemeine Reaction ein, dann ist die Diagnose auf Tuberkulose sichergestellt.

2. Tritt weder allgemeine noch locale Reaction ein, dann ist Tuberkulose auszuschliessen. — Hierbei ist jedoch zu berücksichtigen, dass die typische Reaction auch bei Tuberkulösen nicht immer auf die erste Injection einer kleinen Dosis eintritt. Sie kann bei wenigen Milligramm (0,001 bis 0,005) noch ausbleiben, während sie bei der späteren Injection einer etwas grösseren Menge in typischer Weise auftritt.

3. Tritt auf relativ geringe Mengen eine heftige Allgemeinreaction ohne locale Veränderungen ein, so ist auch mit Sicherheit anzunehmen, dafs Tuberkulose vorliegt.

4. Tritt nach Injectionen einer nicht zu geringen Menge eine mässige Allgemeinreaction ohne locale Veränderungen ein, dann bleibt die Diagnose zweifelhaft, falls nicht spätere Injectionen den Ausschlag geben.

Fälle dieser Art dürften selten sein und thun der hohen Bedeutung des Koch'schen Mittels in diagnostischer Beziehung keinen Eintrag. Die Eingangs angeführten 26 Fälle, in welchen das Mittel zu diagnostischen Zwecken angewendet wurde, sprechen genügend für seinen diagnostischen Werth. Es befinden sich darunter Fälle, in welchen sich mit unseren bisherigen Hülfsmitteln eine sichere Differentialdiagnose nur schwer stellen liess und in welchen erst nach der

Koch'schen Injection eine richtige Therapie eingeschlagen werden konnte. Insbesondere gehören hierher die Fälle 17 (Syphilis) und 6 (Coxitis gonorrh.). Ausserdem gewinnt, wie schon Koch betont hat, die diagnostische Bedeutung des Mittels noch dadurch, dass es uns in vielen Fällen versteckte tuberkulöse Herde zum Vorschein bringt. Wir sind durch das Mittel in die Lage versetzt, derartige Herde in einem früheren Stadium zu erkennen und zu behandeln. In dieser Richtung leistete uns das Mittel vortreffliche Dienste in den Fällen No. 1, 2, 3, 10, 13, 20, 35, 41.«

König und Hildebrand in Göttingen (S. 492): ... »Aber ohne Bedenken können wir doch die Bemerkung machen, dass man den Werth des Mittels als einen diagnostischen nicht hoch anschlagen darf. Denn auf der einen Seite weiss man bereits, dass manche schwer tuberkulöse Personen sich dem Mittel gegenüber ganz ähnlich verhalten wie Gesunde: Sie fiebern nicht nach Injectionen von Dosen, nach welchen sie fiebern sollten und andererseits können Menschen, welche ein zweifelhaft tuberkulöses, beispielsweise krebsiges Leiden haben, dessen Diagnose durch Injection sichergestellt werden soll, sehr leicht irgendwo verborgene Tuberkulose haben. Eine tuberkulöse Drüse genügt schon.

Solche Menschen können also fiebern, während das Leiden, dessen Diagnose man durch die Injection sicherstellen wollte, kein tuberkulöses ist.«

»Unsere Erfahrungen berechtigen uns zu der Anschauung«, spricht Helferich in Greifswald (S. 541) aus, »dass das Koch'sche Heilmittel in der That ein Reagens auf tuberkulöses Gewebe ist und unter Umständen ein wichtiges Mittel zur Diagnose von tuberkulöser Localaffection abgeben kann. Die Frage, ob alle tuberkulösen Herde von dem Mittel beeinflusst werden, ist natürlich entscheidend zur Beurtheilung des absoluten diagnostischen Werthes des Koch'schen Mittels.«

v. Bramann in Halle (S. 564) schliesst aus seinen Beobachtungen: »Die Koch'sche Lymphe ist anscheinend ein sicheres Reagens auf das Vorhandensein von Tuberkulose.«

»Die diagnostische Wirkung des Mittels hat uns,« führt v. Esmarch in Kiel (S. 614) aus, »die allergrössten Dienste geleistet, und zwar: 1. beim Lupus, 2. bei Knochen- und Gelenktuberkulosen. Der diagnostische Werth in den übrigen Fällen erhellt aus den Krankengeschichten. Er ist um so grösser, als beginnende Fälle von Tuberkulose·immer zu reagiren scheinen, und bei beginnenden Fällen pflegt ja die Diagnose am schwierigsten zu sein.«

Durch die Beobachtungen von Braun in Königsberg (S. 668) wird auch der diagnostische Werth der Injectionen bestätigt, »indem manche Erkrankungen als tuberkulös erwiesen wurden, von denen es vorher zweifelhaft erschienen war. Grossen Werth besitzen

ferner auch noch die Injectionen deshalb, weil man durch sie tuberkulöse Herde auffinden kann, die bis dahin klinisch nicht zu
diagnosticiren waren. Weiterhin geben dieselben uns auch ein Mittel
in die Hand, mit Hülfe dessen man constatiren kann, ob bei behandelten Kanken die Tuberkulose auch in der That völlig zur Heilung gelangt ist, was ebenfalls bis jetzt nicht immer mit Sicherheit zu
entscheiden war.«

Küster in Marburg (S. 737) zieht aus den Ergebnissen,
welche die Kritik seiner Krankengeschichten darbietet, folgenden
Schluss: »Die Koch'sche Flüssigkeit ist ein ausgezeichnetes diagnostisches Hülfsmittel. Zwar giebt es einzelne Fälle von unzweifelhaft
tuberkulösen Fisteln, in welchen eine Reaction entweder gar nicht
oder doch sehr spät erfolgt; ebenso giebt es bisher nicht als tuberkulös angesehene Krankheiten (Lupus erythematodes), bei welchen eine
kräftige Reaction erfolgt. Allein diese Dinge bilden doch nur seltene
Ausnahmen für jene Regel.«

R. Köhler und Westphal in Berlin (S. 182) erklären:
»In vielen zweifelhaften Fällen von Tuberkulose, bei welchen die
übrigen Untersuchungsmethoden uns im Stich lassen, kann durch die
Anwendung des Mittels die Diagnose der Tuberkulose sichergestellt
werden. Das Mittel übertrifft daher sowohl in Bezug auf seine Heilwirkung, als auch in differential-diagnostischer Beziehung alle übrigen
bekannten Mittel, und ist als specifisch gegen die Tuberkulose zu betrachten.«

»Nach diesen wenigen auf der diesseitigen Abtheilung angestellten
Versuchen«, theilt Lewin in Berlin (S. 209) mit, »war das Koch'sche
Mittel wesentlich in differential-diagnostischer Hinsicht werthvoll, indem es einmal durch Ausfall der Reactionserscheinungen und das
andere Mal durch Eintritt derselben die Diagnose sicherstellte.«.

Überall, wo tuberkulöses Gewebe sitzt, tritt nach Doutrelepont
in Bonn (S. 337) locale Reaction ein, so dass nach seiner Ansicht
der grosse diagnostische Werth des Mittels nicht hoch genug angeschlagen
werden kann.

»Die diagnostische Bedeutung der Injectionen ist nach unseren
Fällen für mich durchaus unzweifelhaft« ist die Ansicht Neissers
in Breslau (S. 418), der er folgende Erläuterung hinzufügt: »Die
Fälle, in welchen die locale und die allgemeine Reaction typisch ausgesprochen ist, bedürfen keiner Erörterung; aber auch diejenigen, in
denen bei deutlicher localer Reaction eine sehr geringe allgemeine
Reaction eintrat, scheinen mir unzweifelhaft zu sein; denn auch in
ihnen ist bei unseren kleinen Anfangsdosen immer eine Temperatursteigerung (z. B. von 36,3 bis 38,2) aufgetreten, wenn auch keine wirkliche Fiebererhebung.

Schwierig liegen die Fälle nur dann, wenn bei anscheinend Gesunden resp. bei solchen, bei denen eine Beobachtung der eventuellen
localen Reaction unmöglich ist, sich Fiebererhebungen geltend machen.

Für diese Fälle ist aber erstens festzuhalten, dass nicht jede Temperatur-erhöhung ohne Weiteres als Allgemeinreaction zu deuten ist. Zweitens war bei diesen anscheinend Gesunden fast immer eine viel grössere Dosis nöthig (cfr. Fall 43), um überhaupt eine allgemeine Einwirkung zu erzielen.

Allerdings wird man in allen diesen Fällen mit anscheinend typischer Temperatursteigerung nie mit Sicherheit den Verdacht ab-weisen können, dass irgendwo versteckte tuberkulöse Herde vorhanden sind — für den inneren Kliniker eine oft sehr schwierige Situation. Für uns dagegen bestand eine solche Schwierigkeit nur in denjenigen Fällen, in denen makroskopisch eine tuberkulöse Infiltration irgend welcher Art nicht wahrgenommen werden konnte, in welchen also höchstens minimalste, eben beginnende Herdchen supponirt werden müssen, wenn man die beobachtete allgemeine Reaction im Zusammen-hang mit der (natürlich auch schwer zu beurtheilenden) localen Reaction dieses verdächtigen Herdes bringen will. Für deutlich ausgebildete Hautaffectionen irgend welcher Art dagegen, welche nicht reagiren, wird die Injection stets als ein sicheres Reagens zu betrachten sein.«

v. Hippel in Königsberg (S. 682) theilt mit: »Bei 2 Patienten von 15 resp. 57 Jahren handelte es sich um Geschwülste der Augen-höhle, deren tiefer Sitz eine sichere Beantwortung der Frage unmöglich machte, ob sie tuberkulöser Natur wären. Da Beide auf eine Injection von 0,005 Koch'scher Flüssigkeit absolut nicht reagirten, wurde Tuber-kulose mit grosser Wahrscheinlichkeit ausgeschlossen und der weitere Verlauf bestätigte die Richtigkeit der Diagnose.«

Von Schwartze in Halle (S. 580) wurde die von Koch be-schriebene allgemeine Reaction in allen Fällen beobachtet; die locale Reaction war bald in sehr auffallender Weise, bald gar nicht bemerkbar.

II. Beobachtungsergebnisse über den Werth als Heilmittel.

A. Behandlungsergebnisse bei Tuberkulose der Lungen.

(Hierzu Tabelle 3, 4 u. 5 auf S. 861 bis 863.)

1. Allgemein gehaltene Urtheile.

Leyden in Berlin (S. 9) erklärt: »Diejenigen Fälle von beginnender Phthisis, welche ich auf der I. medicinischen Klinik beobachtete und zum Theil 5 Wochen lang behandelte, geben meiner Ansicht nach keine Entscheidung. Der Verlauf derselben geht gleichmässig zum Besseren, ohne jedoch eine eclatante Wendung zu zeigen, welche dem Medikament allein zuzuschreiben wäre. Die Bacillen sind zeitweise geschwunden, kehren aber unter der fortgesetzten Behandlung wieder. Ganz geschwunden sind sie nur in einem Falle, bei welchem überhaupt nur einmal zwei Tuberkelbacillen gefunden wurden. Die Reactionsfähigkeit hält bei einigen immer noch an, bei anderen, wo sie verschwunden ist, war sie von vornherein keine lebhafte. Ich bin demnach der Meinung, dass sich ein definitives Urtheil bis jetzt noch nicht fällen lässt.«

Senator in Berlin (S. 131) spricht als Ergebniss seiner bisher in der Poliklinik gemachten Erfahrungen aus: »Dass durch Anwendung des Koch'schen Mittels in nicht weit vorgeschrittenen Fällen von Lungentuberkulose eine Besserung, ja sogar Heilung, über deren Dauer allerdings sich jetzt noch Nichts aussagen lässt, zu erzielen ist unter Umständen und innerhalb eines Zeitraumes, wo vorher auf einen gleichen Erfolg nicht zu rechnen war.

Denn bisher konnte man Erfolge gleicher Art nur unter den günstigsten äusseren Verhältnissen und bei einer mindestens viele Monate, nicht selten aber auch Jahre lang dauernden Kur erreichen.«

Fr. Schultze in Bonn (S. 281) theilt mit: »Eine Heilung von Lungen-, Kehlkopf- und Darmtuberkulose konnte in der bisherigen Beobachtungszeit von $4^1/_2$ Wochen noch nicht mit Bestimmtheit festgestellt werden. In vereinzelten Fällen stellte sich eine unzweifelhafte Besserung der Krankheitssymptome ein.«

Biermer in Breslau (S. 375) urtheilt in folgender Weise: »Die Beurtheilung der Einwirkung auf den Localprocess ist bei der inneren Tuberkulose bei einer so kurzen Beobachtungszeit eine sehr schwierige.

In einem Fall von tuberkulöser Pleuritis mit ziemlich grosser Exsudatmenge war es uns nicht zweifelhaft, dass die rasche Besserung der
Injectionsbehandlung zuzuschreiben sei. In anderen wenigen Fällen,
wo wir eine Abnahme der Rasselgeräusche oder eine geringe Veränderung der Perkussionsergebnisse oder eine Veränderung der Bacillen
im Auswurf konstatiren konnten, ist es uns vorläufig zweifelhaft geblieben, ob wir eine Besserung der anatomischen Verhältnisse annehmen
durften. In drei Fällen (einem leichten und zwei mittelschweren) schritt
der tuberkulöse Process in den Lungen während der Koch'schen Injectionen deutlich fort.«

Ebstein in Göttingen (S. 480) kommt zu folgendem Schluss:
»Unbeschadet der grossen wissenschaftlichen Bedeutung der Koch'schen
Entdeckung haben wir durch unsere seitherigen Versuche den vorläufigen Eindruck gewonnen, dass noch lange Zeit vergehen wird, ehe
wir über die Leistungsfähigkeit der Koch'schen Flüssigkeit als Heilmittel der Tuberkulose ein abschliessendes Urtheil gewonnen haben
werden; denn wie, um kurz zusammenzufassen, aus dem vorstehenden
Berichte sich ergeben dürfte, haben wir (mit Ausnahme der Fälle von
Hauttuberkulose, wo eine Besserung des localen Processes eingetreten
ist) bis jetzt in keinem der von uns mit der Koch'schen Flüssigkeit
behandelten Fälle eine Besserung weder des tuberkulösen Processes,
noch auch des Allgemeinzustandes der Kranken zu verzeichnen, bezw.
war dieselbe in den wenigen Fällen, wo eine solche in letzterer
Beziehung eingetreten ist, gering und man kann überdies dieselbe
wohl als durch die Hospitalpflege veranlasst ansehen«.

Mosler, Strübing und Peiper in Greifswald (S. 510) geben
folgende Erklärung ab: »Über die Einwirkung des Mittels auf den
localen tuberkulösen Lungenprocess kann wegen der Kürze der Zeit·
kein definitives Urtheil abgegeben werden; bisweilen nahmen die
Dämpfungserscheinungen nach den Einspritzungen zu (s. u. Michalski)
und Rasselgeräusche wurden vermehrt und verstärkt, doch konnten
wir dieses deutlichere Hervortreten und Anwachsen der physikalischen
Erscheinungen nur in einigen Fällen wahrnehmen . . . . . (S. 527).
Wohl aber lässt sich erwarten, dass weniger vorgeschrittene Fälle, in
denen der tuberkulöse Process noch nicht so destructiv geworden,
durch eine locale chirurgische Behandlung in Verbindung mit der
Anwendung des Koch'schen Mittels erfolgreicheren Ausgang zeigen
werden.«

Eine völlige Heilung eines tuberkulösen Processes hat Weber in
Halle (S. 555) bis jetzt nicht beobachtet. »Eine Besserung trat in
29 Fällen ein. Unter diesen befinden sich 5 Lupusfälle. 24 der Gebesserten litten an Lungentuberkulose und unter diesen waren auch
mehrere Fälle von Kehlkopftuberkulose. Die Gebesserten gehörten
grösstentheils zu den weniger schwer Erkrankten. Bei 10 Erkrankten
war eine Verschlimmerung der ohnehin Schwererkrankten wahrzunehmen; bei 16 Kindern blieb der Krankheitszustand unverändert.«

Statistische Angaben über die Wirksamkeit des Koch'schen Heilmittels gegen beginnende Phthisis pulmonum.

Tabelle 3. Berichterstatter	Anzahl der Behandelten	Entlassen überhaupt	davon geheilt	davon wesentlich gebessert	davon gebessert	davon ungebessert	Gestorben	Noch in Behandlung überhaupt	davon wesentlich gebessert	davon gebessert	davon unverändert	davon verschlimmert
Leyden*)	9	—	—	—	—	—	—	—	—	—	—	—
Gerhardt	15	4	—	—	4	—	—	11	3	1	7	—
Senator	9	7	—	3	3	1	—	2	—	2	—	—
Schultze	9	1	—	—	—	1	—	8	2	2	4	—
Biermer	12	2	—	—	—	2	—	10	—	6	4	—
Ebstein	3	1	—	—	—	1	—	2	—	—	1	1
Mosler	7	5	—	2	1	2	—	2	—	2	—	—
Weber	9	—	—	—	—	—	—	9	3	6	—	—
Quincke	10	2	—	—	2	—	—	8	—	—	8	—
Lichtheim	9	—	—	—	—	—	—	9	2	4	3	—
Mannkopff	9	—	—	—	—	—	—	9	1	2	6	—
Senator	30	3	—	—	—	3	—	27	2	1	20	4
Finkler	10	7	4	3	—	—	—	3	—	3	—	—
Edlefsen	2	—	—	—	—	—	—	2	2	—	—	—
Schreiber	12	3	1	—	—	2	—	9	2	1	6	—
Rumpf	19	—	—	—	—	—	—	19	13	5	1	—
Fräntzel	3	—	—	—	—	—	—	3	1	—	2	—
P. Guttmann	54	14	4	8	1	1	—	40	21	10	9	—
Neisser	2	2	—	—	—	2	—	—	—	—	—	—
Henoch	5	—	—	—	—	—	—	5	—	1	4	—
B. Fränkel	4	—	—	—	—	—	—	4	4	—	—	—
Zusammen	242*)	51	9	16	13	13	—	182	56	46	75	5
Davon: a) mit Kehlkopftuberkulose .	30*)	4	—	—	—	4	—	25	10	6	9	—
b) mit Tuberkulose anderer innerer Organe	7	—	—	—	—	—	—	7	1	2	4	—
c) mit anderen Krankheiten .	8*)	3	—	—	—	3	—	4	—	1	3	—

*) Weitere Angaben liegen nicht vor. (Zur Erklärung der Differenzen.)

Quincke in Kiel (S. 593) erklärt: »Über den therapeutischen Werth der Einspritzungen ein Urtheil abzugeben, muss ich mich enthalten; bei einer chronischen Krankheit wie die Phthise können Beobachtungen von einigen Wochen kein Resultat geben. Die Thatsache, dass wir durch das Koch'sche Mittel die Umgebung tuberkulöser Herde beeinflussen können, giebt uns die Aussicht, sie auch günstig zu beeinflussen, sie der Heilung zuzuführen; um dies zu können, wird das Maass der Einwirkung genau verfolgt, der Kranke beobachtet, danach die Anwendung des Mittels nach Menge und Zeit abgestuft werden müssen.«

»Was die viel wichtigere Frage nach dem therapeutischen Werth

Statistische Angaben über die Wirksamkeit des Koch'schen Heilmittel gegen mässig vorgeschrittene Phthisis pulmonum.

Tabelle 4. Berichterstatter	Anzahl der Behandelten	Entlassen überhaupt	davon geheilt	wesentlich gebessert	gebessert	ungebessert	Gestorben	Noch in Behandlung überhaupt	davon wesentlich gebessert	gebessert	unverändert	ver- schlimmert
Leyden¹)	23	—	—	—	—	—	—	—	—	—	—	—
Gerhardt	34	2	—	—	—	2	2	30	3	4	23	—
Senator	32	21	—	1	6	14	1	10	1	3	6	oder verschlimmert
Schultze	26	—	—	—	—	—	—	26	2	4	20	—
Biermer	17	1	—	—	—	1	1	15	—	5	10	—
Ebstein	18	6	—	—	—	6	—	12	—	—	12	—
Mosler	25	22	—	4	4	14	—	3	3	—	—	—
Weber	13	—	—	—	—	—	—	13	2	4	7	—
Quincke	21	—	—	—	—	—	—	21	—	—	21	—
Lichtheim	16	—	—	—	—	—	1	15	—	9	6	—
Mannkopff	13	—	—	—	—	—	—	13	1	5	7	—
Finkler	27	20	—	2	5	13	—	7	—	2	5	—
Edlefsen	4	2	—	1	—	1	—	2	—	1	1	—
Schreiber	11	5	—	—	1	4	—	6	1	—	5	—
Rumpf.	20	3	—	—	—	3	1	16	—	6	10	—
Fräntzel	16	3	—	—	3	—	—	13	4	2	7	—
P. Guttmann	112	25	—	16	4	5	—	87	14		73²)	—
Henoch	1	1	—	—	—	1³)	—	—	—	—	—	—
B. Fränkel	14	1	1	—	—	—	—	13	13	—	—	—
G. Lewin	1	1	—	—	—	1	—	—	—	—	—	—
Zusammen	444	113	1	24	23	65	6	302	44	45	213	—
Davon: a) mit Kehlkopftuberkulose	85¹)	12	1	1	4	6	2	47	9	7	31	—
b) mit Tuberkulose anderer innerer Organe	15¹)	2	—	—	1	1	2	8	1	3	4	—
c) mit anderen Krankheiten	14¹)	4	—	—	—	4	2	3	—	—	3	—

¹) Weitere Angaben liegen nicht vor. (Zur Erklärung der Differenzen). — ²) Diese Zahl ist zur Spalte »unverändert« gezählt. — ³) Verschlimmert aufgehört.

des neuen Verfahrens betrifft, so glaube ich«, sagt Lichtheim in Königsberg (S. 631), »dass unsere bisherigen Erfahrungen zu dem Schlusse berechtigen, dass wir in dem Koch'schen Präparate ein Heilmittel besitzen, welche tuberkulöse Affectionen zur Rückbildung bringt.

Diesem Ausspruch involvirt, wie ich ausdrücklich bemerke, ein Urtheil darüber nicht, ob durch die Einführung desselben in den Organismus eine definitive Ausheilung der tuberkulösen Processe erzielt werden kann. Um diese Frage zu entscheiden, bedarf es einer viel längeren Beobachtungsdauer als die, welche uns bisher vergönnt war.

Statistische Angaben über die Wirksamkeit des Koch'schen Heilmittels gegen sehr vorgeschrittene Phthisis pulmonum (cavernosa).

Tabelle 5.

Berichterstatter	Anzahl der Behandelten	Entlassen überhaupt	geheilt	wesentlich gebessert	gebessert	ungebessert	Gestorben	Noch in Behandlung überhaupt	wesentlich gebessert	gebessert	unverändert	ver-schlimmert
eyden [1]	20	—	—	—	—	—	4	—	—	—	—	—
erhardt	8	—	—	—	—	—	1	7	—	—	7	—
enator	8	—	—	—	—	—	5	3	—	—	3	—
hultze	14	—	—	—	—	—	—	14	—	—	14	—
iermer	7	—	—	—	—	—	1	6	—	—	6	—
bstein	6	2	—	—	—	2	—	4	—	—	4	—
osler	28	23	—	3	6	14	—	5	—	1	4	—
Veber	22	—	—	—	—	—	2	20	—	2	18	—
uincke	5	—	—	—	—	—	—	5	—	1	4	—
ichtheim	9	—	—	—	—	—	1	8	—	4	4	—
annkopff	8	—	—	—	—	—	—	8	—	1	7	—
inkler	32	14	—	—	3	11	2	16	—	2	14	—
dlefsen	3	—	—	—	—	—	—	3	—	—	3	—
chreiber	6	4	—	—	1	3	1	1	—	—	1	—
umpf	7	1	—	—	—	1	—	6	—	2	4	—
räntzel	17	2	—	—	1	1	4	11	1	—	3	7
. Guttmann	30	5	—	—	—	5	8	17	—	—	—	17
onnenburg	7	—	—	—	—	—	—	7	3	3	1	—
lshausen	3	2	—	—	—	2	—	1	—	—	[1]) 1	—
Henoch	1	1	—	—	—	1 [2])	—	—	—	—	—	—
B. Fränkel	5	—	—	—	—	—	1	4	—	1	3	—
Zusammen	246 [1])	54	—	3	11	40	30	146	4	20	122	—
Davon:												
a) mit Kehlkopftuberkulose .	60 [1])	9	—	1	—	8	5	41	—	4	37	—
b) mit Tuberkulose anderer innerer Organe	24 [1])	6	—	1	2	3	1	14	—	—	14	—
c) mit anderen Krankheiten .	16 [1])	3	—	—	1	2	2	5	—	—	5	—

[1]) Wie Tabelle 4. — [2]) Verschlimmert aufgehört.

Wir verfügen bisher über keinen Fall, von dem wir selbst überzeugt sind, dass bei ihm eine endgültige Heilung eingetreten ist. Allein die Beobachtung derjenigen tuberkulösen Processe, welche der directen Anschauung zugänglich sind, zeigt so unzweifelhaft die Rückbildung derselben unter der Behandlung, dass wir ohne Rückhalt sagen können, dass das Koch'sche Mittel ein specifisches Heilmittel gegen Tuberkulose sei . . . . Die Tuberkulose der Haut und der sichtbaren Schleimhäute habe ich deshalb dazu benutzen zu müssen geglaubt, um an diesen durch das Auge kontrollirbaren Affectionen die zweckmässigste Methode zur Behandlung der Lungenkranken zu erproben.

Es sind deshalb absichtlich häufig grössere Pausen eingeschoben worden, um die Folgen einer solchen Unterbrechung der Behandlung zu studiren. Trotz alledem sind Fortschritte bei allen Kranken ganz unverkennbar; die meisten Lupuskranken sind kaum wiederzuerkennen. So wesentlich ist der Fortschritt. Die tuberkulösen Geschwüre der Mund- und Rachenschleimhaut sind so gut wie alle vernarbt oder auf dem besten Wege zur Vernarbung (S. 632). Sehr viel schwieriger zu beurtheilen sind die Resultate des Verfahrens bei der Lungenschwindsucht . . . . (S. 633). Meine eigene Meinung geht dahin, dass man nur von subacuten, tuberkulösen Processen in so kurzer Frist solche Rückbildung erwarten darf, dass dieselben für Auscultation und Percussion erkennbar sind. Bei den chronischen Lungenphthisen, die die übergrosse Mehrzahl bilden, sind, wie der anatomische Befund zeigt, die Veränderungen nicht derartige, dass eine rasche restitutio in integrum im Bereich der Möglichkeit liegt. Selbst wenn wir es mit einem Mittel zu thun hätten, das die Tuberkelbacillen sicher tödtete, würde dieselbe Erfahrung gemacht werden. Das Urtheil darüber, ob der tuberkulöse Process in der Lunge zum Stillstand gebracht wird und sich zur Rückbildung anschickt, wird also auch bei der Koch'schen Behandlungsmethode, wie bei allen früheren, vielmehr auf das Allgemeinbefinden der Kranken, die Menge und den Charakter des Auswurfs derselben zu beziehen sein, als auf den Befund der physikalischen Untersuchung.

Legen wir diesen Maassstab an unsere Beobachtungen, so haben wir trotz der verhältnissmässig schweren Erkrankungen und trotz der ungünstigen äusseren Verhältnisse doch bemerkenswerthe Besserungen bei der Mehrzahl der Kranken zu verzeichnen.

Nur bei einigen wenigen, höchst elenden Kranken hat sich gar kein Einfluss auf das Allgemeinbefinden konstatiren lassen, so dass die Behandlung aufgegeben wurde.«

Wenn Finkler in Bonn (S. 358) seine Beobachtungen nach dem Erfolg zusammenstellt, so erhält er folgende Uebersicht:

	Behandelte	davon:			
		geh.	geb.	ungeb.	gestorb.
I. Beginnende Phthise	10	4	6	—	—
II. Indurationen	17	—	5	12	—
III. Fortschreitende chronische Erkrankungen mit Zerfall	37	—	7	30	—
IV. Florider Process	5	—	—	3	2
zusammen Lungentuberkulose	69	4	18	45	2.

Von einem Erfolg der Behandlung zu sprechen, erscheint Schreiber in Königsberg (S. 653) verfrüht. »Denn einerseits können bei einer Krankheit, wie die chronische Lungentuberkulose, in längstens 3 bis 4 Wochen kaum erhebliche Fortschritte zum Besseren erwartet, andererseits, wenn sie dennoch erfolgt sind, können sie nicht unbestritten auf die eingeschlagene Behandlung bezogen werden, es sei denn, dass zahlreiche Beobachtungen dieses ergeben haben.

Mit dieser Einschränkung bemerke ich, dass die meisten der oben angeführten Kranken sich durch die Injectionskur subjectiv gebessert, zum Theil sehr gebessert fühlen. Der objective Befund hat jedoch bei fast allen hin- und hergeschwankt; eine Verschlechterung des Gesammtbefindens oder des localen Leidens ist (cfr. F. S.) mit Ausnahme der bekannten Reactionserscheinungen niemals beobachtet worden. Bei der 25 Tage in Behandlung befindlichen C. B., s. II. A. I., sind sogar seit länger als 14 Tagen keine Tuberkelbacillen mehr nachzuweisen*); die Kranke, deren Husten verschwunden ist, fühlt sich gesund und betrachtet sich als geheilt.«

Rumpf in Marburg (S. 716) gelangt zu folgendem Ergebniss: »Neben der diagnostischen Bedeutung kommt aber dem Koch'schen Mittel die Fähigkeit zu, tuberkulös erkrankte Gewebe zur Ausstossung aus dem Körper zu bringen.

Am deutlichsten tritt diese Erscheinung bei Lupus hervor, indem hier auf grösseren Flächen das lupöse Gewebe verschwindet und eine Narbe zurückbleibt.

Ein ähnlicher Vorgang spielt sich, soweit Krankenbeobachtung und Obductionsresultat bis jetzt ein Urtheil zulassen, auch an tuberkulös erkrankten Stellen innerhalb der Lungen ab. Hier führt die Ausstossung erkrankter Theile bei frühen Stadien zum mindesten zu einer Besserung und ist die Möglichkeit vorhanden, auf diesem Wege eine Heilung herbeizuführen, vorausgesetzt, dass alles tuberkulöse Gewebe eliminirt werden kann und die Ansiedelung von neuen Herden verhindert wird.

Geben somit die ersten Stadien der tuberkulösen Lungenerkrankung die besten Resultate, so muss auf ihre Diagnose und ihre Behandlung der Schwerpunkt gelegt werden. Wird die Heilung dieser Fälle erzielt, so fallen ja im Laufe der Zeit die schweren Fälle von selbst fort.«

»Es bleiben daher für die Beurtheilung über den Erfolg der Behandlung,« führt P. Guttmann in Berlin (S. 808) aus, »164, das sind Fälle, welche mindestens $2^{1}/_{2}$ Wochen, längstens 8 Wochen mit Injectionen behandelt worden sind.

Von diesen 164 Fällen sind 63, als deutlich gebessert, jeder einzeln in den Tabellen angeführt. Das ist ein Besserungsverhältniss von 38 Procent — an sich schon günstig in Berücksichtigung der doch zum Theil noch sehr kurzen Behandlungszeit.

Aber der günstige Einfluss der Koch'schen Behandlung zeigt sich noch viel auffälliger, wenn die initialen Fälle, also nur die auf die

---

*) Auch nicht bei der letzten vor 14 Tagen erfolgten Untersuchung. Anmerkung des Berichterstatters während der Korrektur am 6. Februar 1891.

Lungenspitzen beschränkten Infiltrationen, besonders gruppirt werden. Es sind 54 initiale Fälle behandelt worden, davon gebessert 42 und 2 geheilte, zur Beobachtung in das Krankenhaus gebrachte Mädchen (vgl. S. 789 Anmerkung **), also 44.

Das ist ein Besserungsverhältniss von 81 Procent, also ein ausserordentlich günstiges.

Nach Abzug der initialen Fälle bleiben 110 Kranke von den 164 zur Statistik verwertheten Fällen, welche als weiter vorgeschrittene Phthisen zu bezeichnen sind. Auf diese fallen dann aus der Gesammtzahl von 63 gebesserten (nach Abzug der 44 gebesserten initialen) die übrig bleibenden 19 Besserungen, also 20 Procent. Auch dieses Verhältniss muss noch als ein günstiges bezeichnet werden; denn bei einer gleichen Anzahl so vorgeschrittener, nicht mit Injectionen behandelter Fälle sieht man solch günstigen Erfolg im Krankenhause nach meiner Erfahrung nicht.

Die Behandlungszeit mit dem Koch'schen Mittel ist noch verhältnissmässig eine kurze. In mehreren Monaten wird sich das Urtheil über den Einfluss desselben bei Lungentuberkulose noch mehr klären und ich zweifle nicht, dass es ein günstiges sein wird, wenn man die Indicationen für die Anwendung des Koch'schen Heilverfahrens beschränken wird auf die Anfangsstadien dieser Krankheit.«

In Gegenwart von Robert Koch hat Sonnenburg in Berlin an 5 Personen mit Phthisis pulmonum cavernosa die Cavernen eröffnet. Die Patienten waren vor Eröffnung der Cavernen einer regelmässigen Injectionskur noch nicht unterworfen worden. Sonnenburg theilt über den Erfolg dieser Behandlung (S. 839) Folgendes mit: »Und dass dieselben nur in Folge des Mittels ausheilen, lehrte uns ein Kontrollversuch: Bei dem zuletzt operirten Patienten Sowitzki hatten wir eine Caverne in der rechten Spitze eröffnet. Vor der Operation war eine heftige Hämoptoë aufgetreten, die sich auch nach der Eröffnung der Caverne, wenn auch in geringerem Masse, wiederholte. Deswegen wurde er in den ersten 14 Tagen nicht mit dem Koch'schen Mittel behandelt. Bei ihm blieb aber im Gegensatze zu den anderen Patienten die Caverne schmierig und missfarben, reinigte sich nicht und zeigte keine Neigung zur Heilung. Erst nach Anwendung der Injectionen traten die auch bei den anderen Patienten beobachteten Veränderungen auf.

Diese bestanden darin, dass die Caverne allmählich aus einer schmutzig verfärbten Höhle sich in eine gesunde Granulationshöhle umwandelte. Dabei ging viel Lungengewebe, wie die Untersuchung ergab, zu Grunde.

Nachdem die Abstossung erfolgt war, begann die Verkleinerung der Höhlen und bei drei von den operirten Patienten kann man bereits von einer fast vollendeten Heilung sprechen.

Es ist somit der Beweis erbracht, dass man in der That Lungencavernen gefahrlos für die Patienten öffnen und mit Hülfe des Koch-
schen Mittels ausheilen kann.

Wie an der Haut (bei Lupus) und an der Schleimhaut kann man
die Wirkung des Koch'schen Mittels an solchen freigelegten Cavernen
studiren.«

2. Beobachtungsergebnisse der Wirkung des Koch'schen
Mittels auf einzelne wichtige Symptome der Lungentuberkulose.

1) Körpergewicht.

Gerhardt in Berlin (S. 68): »Das Körpergewicht hat für
Wochen und Monate mindestens dieselbe Beweiskraft, wie für den
Tag die Körperwärme. Es giebt die Bilanz des Stoffwechsels. Nach
dem Gange des Gewichts kann man unterscheiden: Kranke mit
günstigem, mit wenig verändertem und mit schlechtem Verlaufe. Von
unseren 61 Kranken hatten Zunahme 22, gleich blieben 17, Abnahme
des Gewichts 22. Die Zunahme des Körpergewichts betrug in 7 Fällen
nur 0,5, 4 Mal 1 kg, 6 Mal 1,5, 1 Mal 2, 3 Mal 2,5, 1 Mal 5 kg.
Die Gewichtsabnahme betrug 9 Mal 0,5 bis 4 kg, je 1 Mal 5 und
1,5 bis 2 kg, 5 Mal 2,5 bis 3 kg, 4 Mal 3,4 bis 4 kg, je 1 Mal 5
und 8,5 kg. Hieraus ergiebt sich, dass erhebliche Zunahmen des Gewichts (über 2 kg) nur 4 Male, erhebliche Abnahmen (von über 2 kg)
11 Male vorkamen.«

Senator in Berlin (S. 85): »In den ersten beiden Wochen
der Behandlung nach Koch war durchweg eine Abnahme des Gewichts festzustellen. Erst später beginnt die Zunahme des Körpergewichts, in einem Falle um 4,4 kg während einer Woche; vielfach
betrug dieselbe 1,5 bis 2 kg für den gleichen Zeitraum.

Nur bei denjenigen Kranken ist keine Gewichtszunahme zu verzeichnen gewesen, bei denen durch die Injectionen andauernde Fieberbewegungen angeregt worden sind, oder bei denen vorgeschrittene
phthisische Zerstörungsprocesse Hand in Hand mit einem weit vorgeschrittenen Kräfteverfall eine Besserung in dem Krankheitszustande
von vornherein nicht mehr erwarten liessen. Es ist aber die Thatsache bemerkenswerth, dass Kranke (6 Männer und 2 Frauen) mit
weit vorgeschrittener Phthise (Cavernenbildung im grösseren Umfange,
bedeutende Abmagerung, hartnäckigen Nachtschweissen u. s. w.) bezw.
trotz gleichzeitigen Bestehens von Bronchitis putrida oder einer Darmtuberkulose mit sehr reichlichen und profusen, seit Monaten bestehenden Diarrhöen trotzdem Gewichtszunahmen bis zu 2,5 kg erfahren haben.

Ferner ist die Beobachtung auffällig, dass Kranke, die aus gewissen Gründen während eines 8 bis 10 bis 12 tägigen Zeitraumes
Einspritzungen nicht erhalten konnten, gerade in dieser Zeit Gewichts-

verluste erlitten, während sie vorher trotz nicht unbeträchtlicher und andauernder Reactionsfieber bereits eine Vermehrung ihres Körpergewichts erfahren hatten und auch solche später nach der Wiederaufnahme der Einspritzungen wieder zu verzeichnen hatten.«

Biermer in Breslau (S. 375): »Der Ernährungszustand unserer Kranken hat, so weit er sich durch das Körpergewicht ausspricht, in 11 Fällen eine kleine Besserung erfahren: 2 bis 3 Pfund Gewichtszunahme und in einem Fall sogar 10 Pfund. Es ist aber zu bemerken, dass ein Theil unserer Kranken vor dem Eintritt ins Spital unter schlechteren Ernährungsbedingungen gestanden hat, und dass die Frau, welche innerhalb 4 Wochen um 10 Pfund zunahm, kurz vorher ein Wochenbett durchgemacht hatte. Bei einigen Kranken war in der ersten Woche eine kleine Gewichtszunahme beobachtet worden, welche später, wahrscheinlich infolge der stärkeren Fieberreactionen, wieder verschwand und sogar einer Verminderung des Gewichts bis zu 3 Pfund innerhalb 3 Wochen Platz machte. In 17 Fällen war eine von Anfang an progressive Gewichtsabnahme von 1 bis 6 Pfund beobachtet worden. In den übrigen Fällen war das Körpergewicht unverändert geblieben.«

Ebstein in Göttingen (S. 478): »Das Körpergewicht hat bei unseren Kranken zu geringe Schwankungen gezeigt, um daraus weitere Schlüsse ziehen zu können.«

Mosler in Greifswald (S. 509): »In der Mehrzahl der Fälle wurde trotz guter und reichlicher Kost eine Abnahme des Körpergewichts wahrgenommen, trotzdem wir unsere Patienten nicht durch forcirte Einspritzungen belästigt haben. Die Abnahme bewegt sich allerdings nur in engen Grenzen. In einigen Fällen trat keine Änderung im Körpergewicht auf, in anderen wurde eine Zunahme um einige Pfunde constatirt.«

Weber in Halle (S. 556): »Das Körpergewicht hatte nach dreiwöchentlicher Behandlung bei 16 Kranken zugenommen, bei 12 Kranken war es gleich geblieben, bei 28 hatte es abgenommen. Unter den letzteren befanden sich 4 Lupusfälle. Das Fieber schien auf die Abnahme des Körpergewichts einen hervorragenden Einfluss geübt zu haben.«

Lichtheim in Königsberg (S. 633): »Einzelne nahmen an Gewicht zu, bei den anderen hielt sich wenigstens das Körpergewicht während der Beobachtungszeit auf dem gleichen Niveau.«

Fräntzel in Berlin (S. 126): »In Bezug auf die Gewichtsverhältnisse haben wir folgende Beobachtungen gemacht. In der Regel tritt anfangs, so lange die Patienten noch reagiren, eine Gewichtsabnahme ein, später eine Zunahme, in manchen Fällen über 10 Pfund.«

P. Guttmann in Berlin (S. 803): »Die Zunahme des Körpergewichts ist in einer grofsen Zahl von Fällen nachweisbar und zum Theil eine sehr beträchtliche. Das Maximum in unseren Beobachtungen ist 7¹/₂ kg. Der Einwand, dass die Zunahme des Körpergewichts schon durch die Krankenhauspflege an sich bedingt sein könne, ist nur theilweise berechtigt.«

2) Auswurf.

Gerhardt in Berlin (S. 68): »Der Auswurf nahm häufig im Beginn an Menge zu, trat auch auf, wo er vorher gefehlt hatte. 5 Male wurde er vorübergehend blutig. Günstigenfalls nahm er mit der Zeit an Menge ab und gewann ein feinfaseriges, vorwiegend schleimiges Aussehen. Bei mehreren Kranken schien die Zahl der Bacillen im Auswurf anfangs zuzunehmen. In günstig verlaufenden Fällen verminderte sich der Bacillengehalt bis zu zeitweisem, mehrtägigem Verschwinden aus dem Auswurf. Doch ist auch der best aussehende Fall mit 5 kg Gewichtszunahme, der Einspritzungen von 0,12 ohne Fieber erträgt, jetzt nach 5 wöchentlicher Behandlung noch nicht bacillenfrei geworden.«

Senator in Berlin (S. 86): »In Bezug auf die Bacillen im Auswurf lässt sich in den Fällen, die sich unter der qu. Behandlung wesentlich gebessert haben und die überhaupt bacillenhaltigen Auswurf hatten, die Thatsache nicht leugnen, dass deren Zahl sich auffällig vermindert hat. Weniger tritt dies bei den Kranken zu Tage, die grössere Cavernen besitzen. Bei diesen ist der Befund in dieser Beziehung ein häufig wechselnder.

Verschwunden sind die Tuberkelbacillen bisher noch bei keinem Kranken, auch nicht einmal vorübergehend.

Freilich ist in den Fällen hochgradiger Verminderung bezw. bei zeitweilig missglücktem Nachweis das Biedert'sche Sedimentirungsverfahren zu Hülfe gezogen worden.

Was die Gestaltveränderungen der Bacillen anlangt, so muss Jedem, der längere Zeit sich viel mit dem Bacillennachweis beschäftigt hat, es auffällig erschienen sein, dass seit Einleitung des Koch'schen Heilverfahrens jene Veränderung der Bacillen fast ausschliesslich, sicherlich aber weit häufiger als vordem, gefunden werden kann, die früher als käsige Degenerationsform bezeichnet wurde.

Soviel steht fest, dass bei den nach Koch behandelten Kranken der Nachweis normaler Bacillen weit schwerer gelingt, als vor den Einspritzungen oder bei solchen Kranken, die solche noch nicht erhalten haben.«

Ebstein in Göttingen (S. 477): »Was das Verhalten der Sputa bei der Behandlung Schwindsüchtiger mit dem Koch'schen Mittel anlangt, so haben wir bis dahin keine Verbesserung derselben, weder was Quantität noch Qualität, insbesondere was das Verhalten der Tuberkelbacillen angeht, gesehen. Die weitere Beobachtung hat seither noch immer alle Hoffnungen, welche die Kranken und wir selbst in dieser Beziehung zu schöpfen anfingen, vereitelt. Was die Veränderung der Form der Bacillen anlangt, welche von manchen

Seiten im Gefolge der Einspritzungen des Koch'schen Mittels beobachtet und als eine Wirkung, und zwar eine günstige desselben angesehen worden ist, so haben wir dieselbe auch öfter beobachtet, können sie aber weder als eine günstige, noch überhaupt als eine Wirkung des Koch'schen Mittels ansehen; denn wir haben solche veränderte Formen der Bacillen auch ohne diese Behandlung in fast jedem Sputum, constant aber in Käsebröckeln gesehen. Da die Koch'sche Flüssigkeit die Tuberkelbacillen nicht tödtet, würde auf eine Formveränderung derselben auch kein Gewicht zu legen sein. Auf die Verringerung und das Verschwinden der Bacillen im Auswurf kann man nur dann ein Gewicht legen, wenn man zur Untersuchung der Sputa Methoden angewendet hat, welche, wie die Stroschein'sche, ein zuverlässiges Urtheil in dieser Beziehung gestatten. Mittheilungen aus Dr. Brehmer's Heilanstalt für Lungenkranke in Görbersdorf, I. (S. 285, Wiesbaden 1889).«

Mosler in Greifswald (S. 509): »Der Untersuchung des Sputums wurde eingehende Aufmerksamkeit zugewandt. In fast allen Fällen trat nach den Injectionen eine Zunahme desselben ein; gleichzeitig wurde dasselbe zuerst in Folge des vermehrten Hustens schaumiger, dann wurde der Schleimgehalt desselben ein stärkerer und nach wiederholten Injectionen machte es bisweilen den Eindruck, als wenn vorher typische »sputa globosa fundum petentia« die Tendenz zeigten, auseinander zu fliessen. Inwieweit eine spätere, wiederholt constatirte Verringerung des Sputums auf einen Nachlass des Hustens oder auf eine Besserung des localen Herdes zu beziehen ist, bleibt abzuwarten. Hin und wieder zeigten sich kleine Blutstreifen, jedoch haben wir niemals bisher eine Hämoptoë beobachtet. Vergeblich haben wir uns bisher bemüht, charakteristische Veränderungen im Verhalten der Tuberkelbacillen nachzuweisen. Wenn solche in der Zahl und in der Form vorhanden zu sein schienen, lehrte doch die immer von Neuem vorgenommene Untersuchung nach späteren Injectionen, dass die anfänglich wahrgenommenen Veränderungen nur vorübergehende resp. zufällige gewesen waren. Bei der Kürze unserer Beobachtungszeit hatten wir allerdings von vornherein charakteristische Veränderung in dem Verhalten der Bacillen auch nicht erwartet.«

Weber in Halle (S. 556): »Husten war bei 14 gebessert, bei 15 vermehrt, bei den übrigen gleich geblieben. Auswurf war bei 18 vermindert, bei 12 vermehrt, bei den anderen derselbe geblieben.«

Lichtheim in Königsberg (S. 633): »Dass mit der Besserung des Allgemeinbefindens auch eine Besserung der localen Vorgänge in der Lunge verbunden war, dafür bietet eine sichere Gewähr das Verhalten des Auswurfs. Bei fast allen Kranken ist nach einer Periode der Verschlimmerung der Husten mit Zunahme des Auswurfs und sehr markanter Steigerung des Bacillengehaltes eine ganz evidente

Verminderung des Hustens und des Auswurfs zu beobachten. Der Auswurf änderte dabei oft seinen Charakter und wurde mehr schleimig und die Bacillen wurden spärlicher, mitunter sehr spärlich. Mehrfach beobachteten wir die schon anderweitig beschriebene Formveränderung an den Bacillen. Bacillenfrei ist der Auswurf nur in einem Falle geworden. Es ist dies ein Kranker, der mit sehr geringen auscultatorischen Erscheinungen und spärlichen Tuberkelbacillen in unsere Behandlung trat, und bei dem nach 5 wöchentlicher Behandlung mit rasch steigenden Dosen die Bacillen aus dem Auswurf verschwanden. Da die Injection keine sichtbare Reaction mehr machte, wurde die Dosis plötzlich von 0,02 nach mehrtägiger Pause auf 0,05 gesteigert, ohne dass eine Reaction eintrat.

Ob dieser Fall als geheilt betrachtet werden darf, muss die weitere Beobachtung lehren. Bei einem anderen schweren Kranken sind gleichfalls bei der letzten Untersuchung die Bacillen, welche ungemein spärlich geworden waren, vermisst worden. Derselbe reagirte jedoch auf Injection grosser Dosen (0,1) immer noch mit geringen Temperatursteigerungen. Der physikalische Befund ist bei ihm derselbe geblieben.

Ausser Betracht geblieben ist hier der oben erwähnte Fall, in welchem Auswurf und Bacillen erst nach den Injectionen auftraten und nach Sistirung derselben wieder verschwanden.«

Mannkopff in Marburg (S. 691): »Bei der grösseren Hälfte der Auswurf liefernden Patienten hat sich in Betreff der Menge, der Qualität und des Gehaltes an Bacillen und elastischen Fasern nichts geändert. Die Menge des Auswurfs hat 1 Mal etwas zugenommen, 3 Mal ohne, 3 Mal nach anfänglicher Steigerung erheblich abgenommen. Die Qualität hat deutliche bemerkenswerthe Änderungen bisher nicht erkennen lassen, ausser dass in seltenen Fällen das Sputum vorübergehend ein mehr gelbes, eitriges Aussehen annahm, in anderen seltenen Fällen weniger geballt, mehr zerfliessend wurde.

Der Gehalt an Bacillen hat in 1 Fall bedeutend abgenommen, so dass an einzelnen Tagen keine gefunden wurden; in 1 Fall sind dieselben, nachdem sie durch 15 Tage verschwunden waren, nur an 1 Tag wiedergefunden, seitdem aber, bis jetzt durch 9 Tage, nicht mehr beobachtet worden; elastische Fasern finden sich in diesem Fall nach wie vor. Mehrfach, aber keineswegs in allen Fällen, wurden, zum Theil aber nur vorübergehend, kleinere und zerbröckelte Bacillen gefunden; dieselben Formen wurden aber auch häufig, besonders bei vorgeschritteneren Fällen, bereits vor Einleitung des Koch'schen Verfahrens beobachtet.«

Fräntzel in Berlin (S. 124): »Der Auswurf ist anfangs vermehrt, später verringert, ändert seine Beschaffenheit und bekommt ein mehr glasiges Aussehen.

Der Husten wird weniger intensiv, tritt nur noch zeitweise, namentlich Morgens auf.

Die Bacillen sind anfangs sehr reichlich im Sputum vorhanden, verschwinden später zeitweise, und zwar oft ganz plötzlich, so dass man an dem einen Tage sie noch ziemlich reichlich sieht, am anderen Tage ganz vermisst, doch sind sie bis jetzt bei noch keinem Falle dauernd vollständig weggeblieben.

Einige Wochen nach Beginn der Behandlung nach der Koch'schen Methode macht sich als eine der ersten Erscheinungen der Rückbildung ein Zerfallen der Bacillen bemerkbar, wie wir in der ersten Mittheilung über diese Behandlungsmethode auf der Abtheilung beschrieben haben. Die meisten Bacillen sind kleiner und schmaler, ein Theil derselben zeigt eine leichte Anschwellung an beiden Enden, ein Theil der Bacillen ist in der Mitte durchgebrochen, ein Theil besteht nur noch aus Bröckeln, die perlschnurartig angeordnet sind.

Wir haben diesen Zerfall zuweilen nicht gesehen, aber in der Mehrzahl der Fälle war er festzustellen, so dass wir diesen Zerfall noch heute als einen charakteristischen ansehen müssen, wenngleich wir gern zugeben, was wir auch schon in unserer ersten Mittheilung erwähnt haben, dass ein ähnlicher Zerfall auch bei einzelnen alten Phthisikern, die nicht mit dem Koch'schen Mittel behandelt sind, beobachtet worden ist.«

P. Guttmann in Berlin (S. 802): »Ich habe schon in der Einleitung erwähnt, dass bei jedem mit Koch'schen Injectionen behandelten Kranken etwa alle 5 Tage das Sputum untersucht und der Befund nach Gaffky'scher Scala eingezeichnet ist.

Es ist nicht nothwendig, mit mehr als einigen Worten anzudeuten, von welchen Zufälligkeiten der grössere oder geringere Zahlenbefund von Tuberkelbacillen abhängig ist, dass man schon in demselben Sputum verschiedene Ergebnisse haben kann und natürlich ebenso in den Sputis verschiedener Tage. Einen Werth hat also eine solche Bestimmung nach Gaffky'scher Scala nur dann, wenn nach längerer Zeit vorhergegangenen höheren Zahlen nun dauernd eine erheblich niedrigere Zahl von Tuberkelbacillen gefunden wird. Den grössten Werth natürlich hat das Verschwinden der Tuberkelbacillen nach einiger Zeit der Behandlung. Es hat sich nun gezeigt, dass in vielen der gebesserten Fälle auch eine Abnahme der Tuberkelbacillen, in einzelnen selbst bis zum Verschwinden vorhanden war. Was die Gestalt der Tuberkelbacillen betrifft, so habe ich schon in einer früheren Veröffentlichung unserer Erfahrungen (Berliner klin. Wochenschrift 1891 No. 1) hervorgehoben, dass wir nach der Ansicht des Herrn Geheimraths Koch nur den Zerfall der Bacillen in kokkenähnliche Formen, die in Häufchen zusammenliegen, als Veränderungen durch die Injectionen bedingt anerkennen, weil diese Häufchenform vor der Entdeckung des Koch'schen Mittels nicht beobachtet worden ist; andere Formen, wie Perlschnurform, Verschmälerung u. s. w., welche als Folge der Injectionsbehandlung angesehen worden sind, sieht man an Tuberkelbacillen auch ohne Injectionsbehandlung. Angeschlossen an die Erwähnung unserer Sputumuntersuchungen sei noch die Beobachtung, dass in einer Anzahl von Fällen mit anfänglich negativem Tuberkelbacillenbefund während der Injectionsbehandlung Tuberkelbacillen im Sputum auftraten. Offenbar also war durch Abstossung von tuberkulösem Gewebe den eingeschlossenen Tuberkelbacillen der Weg in die Bronchien und somit nach aussen gebahnt.

An diese Angaben über den Tuberkelbacillenbefund möchte ich über das Aussehen und die Menge des Sputum noch einige Bemerkungen anschliessen. Sehr häufig ist eine Veränderung im Aussehen der Sputa beobachtet worden, indem die vor den Injectionen schleimig-eitrigen, geballten Sputa etwas schleimiger wurden. Dies ist ohne Zweifel zurückzuführen auf die vermehrte Secretion, welche durch die Hyperämie, als Folge der Einwirkung des Koch'schen Mittels, hervorgerufen wird, wenigstens in der ersten Zeit dieser Einwirkung. In den späteren Zeiten der Behandlung dürfte die mehr schleimige Beschaffenheit des Sputum auf die Besserung des Krankheitsprocesses zu beziehen sein, wo also infolge der Abnahme des Katarrhs nicht mehr so zahlreiche »Eiterzellen« producirt werden. Was die Menge der in 24 Stunden ausgeworfenen Sputa betrifft, so hat unsere in der Einleitung erwähnte graphische Darstellung derselben ausserordentliche Verschiedenheiten bei den verschiedenen Phthisikern gezeigt, wie dies ja bekannt ist. Im Einzelfalle aber nahmen mit einer deutlichen Besserung des physikalischen Befundes auch die Sputamengen ab. In einer Anzahl ausserordentlich gebesserter Fälle war übrigens von Anfang an trotz sehr deutlichen physikalischen Befundes kein Sputum, wenigstens kein zur Untersuchung geeignetes vorhanden, oder so wenig, dass es kaum messbar war.«

3) Athmungsgrösse.

Gerhardt in Berlin (S. 68): »Die Athmungsgrösse nimmt nach den ersten Einspritzungen ab; unter 10 Kranken hatten 5 später Zunahme der vitalen Capacität.«

4) Physikalisch nachweisbare Veränderungen.

Gerhardt in Berlin (S. 68): »Die Zeichen aus dem Beklopfen und Behorchen des Brustkorbes haben in mehreren Fällen Abnahme der Krankheitserscheinungen erkennen lassen, Abnahme namentlich der Dämpfung und der Rasselgeräusche. In einigen nahmen diese Zeichen während der Behandlung zu, in keinem sind sie in diesen 5 Wochen gänzlich zum Verschwinden gekommen.«

Senator in Berlin (S. 85): »Die physikalischen Erscheinungen in den Lungen haben sich selbst in den für die Koch'sche Behandlung am wenigsten günstigen Fällen insofern gebessert, als stets verhältnissmässig sehr frühzeitig ein gänzliches Schwinden der katarrhalischen Erscheinungen und Geräusche beobachtet werden konnte. Auch die Rasselgeräusche an den Stellen der Dämpfungen nahmen zum Theil nicht unmerklich ab. In Bezug auf letztere ist zwar ein Aufhellen in einzelnen Fällen nicht in Abrede zu stellen, aber ein gänzliches Verschwinden der ursprünglich vorhanden gewesenen Dämpfungen ist bisher bei keinem Kranken festgestellt worden. Anders steht es mit den Gewebsinfiltrationen, welche erst nach den Einspritzungen zum Theil in ausgedehntem Umfange, zum Theil nur herdweise als Zeichen örtlicher Reaction auftraten. Diese haben sich meist verhältnissmässig bald und vollständig wieder zurückgebildet. Höchstens macht sich eine solche Stelle noch für etliche Zeit durch das Vorhandensein verschärfter Athemgeräusche kenntlich.

Je reichlicher und seröser der Auswurf, um so schneller geht die Aufhellung der Dämpfung bezw. der Schwund der Verdichtungsherde vor sich, der in einem an sich hoffnungslosen Falle schon nach 24 bis 30 Stunden erfolgt war.«

Ebstein in Göttingen (S. 478): »Veränderungen im Lungenbefunde, weder zum Besseren, noch zum Schlechteren, haben wir bei keinem unserer Kranken beobachtet. Wir haben heut spärliche, morgen reichliche Rasselgeräusche gehört, bei gefüllten Hohlräumen Dämpfungen, die nach der Entleerung derselben verschwanden, und ähnliche Befunde gesehen, ohne dass wir vermöchten, diese Befunde auf Rechnung des Koch'schen Mittels oder irgend welcher Behandlungsmethode zu setzen.«

Mannkopff in Marburg (S. 691): »Die physikalischen Erscheinungen haben sich fast gar nicht geändert. In einem Falle ist der Percussionsschall über einer Partie der linken Lunge etwas heller, dagegen über der Spitze der anderen Lunge etwas dumpfer geworden. In einem anderen Falle hat über einem Theil der erkrankten Lunge das Athmungsgeräusch seinen bronchialen Charakter verloren, ist unbestimmt geworden. In einigen Fällen hat die Menge der Rasselgeräusche abgenommen.«

Fräntzel in Berlin: (S. 124): »In Bezug auf die physikalisch nachweisbaren Veränderungen in den Lungen ist zu bemerken, dass nach genügenden Behandlungstagen die Rasselgeräusche in den Lungen fast vollständig, in einzelnen Fällen sogar völlig verschwinden, dass die Dämpfung, allerdings nur in geringerem Grade, zurückgeht (11 Fälle). Hiergegen stellt sich bei den kürzer behandelten Fällen heraus, dass sich die physikalischen Erscheinungen nur wenig ändern, ja dass sogar Rasselgeräusche für längere Zeit auftreten, wo früher keine nachweisbar waren.«

P. Guttmann in Berlin (S. 801): »Die Auscultation hat unzweifelhaft ergeben, dass in einer Anzahl von Fällen, vorzugsweise in denjenigen, wo der Process noch nicht oder nicht erheblich über eine Infiltration der Lungenspitzen hinausgegangen ist, eine Abnahme der Rasselgeräusche eingetreten ist, und zwar bei wiederholter Untersuchung, eine vorübergehende Abnahme würde nicht beweisend sein. Diese Thatsache ist von bedeutendem Werth, weil sie mit Sicherheit die Abnahme des secundären Katarrhs bei der tuberkulösen Infiltration beweist.

Viel schwieriger ist es bei der Percussion zu entscheiden, ob der gedämpfte Schall sich unter der Behandlung aufgehellt hat, sobald diese Schallunterschiede nur gering sind; wo sie bedeutend sind, ist es natürlich leicht. Wir glauben uns nun überzeugt zu haben, dass der gedämpfte Schall an den Lungenspitzen sich in einer Anzahl von Fällen aufgehellt hat; diese Zahl aber ist nicht so gross als diejenige, bei der die Rasselgeräusche abgenommen haben. Es muss gleich hier betont werden, dass eine solche Besserung des physikalischen Befundes in so kurzer Zeit und bei einer solchen Anzahl von Fällen in der Krankenhausbehandlung bei ganz gleichem Krankenmaterial niemals von mir beobachtet ist.«

5) Nachtschweisse.

Senator in Berlin (S. 87): »Eigentliche hektische Nachtschweisse sind bei den nach Koch behandelten Kranken nicht mehr beobachtet worden, selbst wenn sie vor dieser Behandlung erheblich daran gelitten hatten.«

Weber in Halle (S. 556): »Nachtschweisse waren bei 11 Kranken vermindert, bei 3 Kranken vermehrt.«

Lichtheim in Königsberg (S. 633): »Nur bei einigen wenigen, höchst elenden Kranken hat sich gar kein Einfluss auf das Allgemeinbefinden constatiren lassen, so dass die Behandlung aufgegeben wurde. Bei den übrigen schwand, wenn sie fieberten, allmählich das Fieber und die mit demselben verbundenen Nachtschweisse; die Kranken fühlten sich wohler und bekamen besseres Aussehen.«

Mannkopff in Marburg (S. 691): »Bei einigen Patienten, die vor der Injectionsbehandlung an Nachtschweissen litten, haben diese aufgehört oder sind doch bedeutend geringer geworden.«

Fräntzel in Berlin (S. 126): »Unverkennbar ist die Wirkung des Mittels auf die Nachtschweisse; alle Patienten, die daran litten — oft sogar in recht unangenehmer Weise — sind davon frei geworden.«

6) Allgemeinbefinden.

Gerhardt in Berlin (S. 68): »3 Kranke traten aus, weil sie sich zu wohl fühlten, um im Krankenhause zu bleiben. Nach den objectiven Zeichen konnten sie jedoch nur als gebessert, nicht als geheilt angesehen werden. Zwei wurden sehr gebessert auf Wunsch entlassen; bei einem wurde die Behandlung auf seinen Wunsch ausgesetzt. Einer trat unzufrieden mit seinem Befinden aus. Bei 10 Kranken musste die Behandlung wegen Schwäche, Mattigkeit, andauerndem Fieber oder rascher Gewichtsabnahme unterbrochen werden.«

Senator in Berlin (S. 84): »Was nun die mit dieser Behandlung erzielten Erfolge anlangt, soweit man von solchen nach einer höchstens sechswöchentlichen Zeitdauer derselben sprechen kann, so ist an erster Stelle die günstige Beeinflussung des subjectiven Allgemeinbefindens einer ganzen Anzahl der behandelten Kranken hervorzuheben. Dies äusserte sich bei denselben mehr oder minder deutlich erkennbar durch andauerndes Wohlbefinden, zunehmendes Kraftgefühl, gesteigerte Esslust, durch wesentliche Verbesserung der Gesichtsfarbe, durch gänzliches Schwinden localer pleuritischer Beschwerden.

Dazu kommt eine erhebliche Abnahme bezw. völlige Beseitigung des Hustenreizes und des Hustens selbst, verbunden mit bedeutender Verminderung des Auswurfs bis zur völligen Beseitigung desselben, schliesslich eine mehr oder minder erhebliche Steigerung des Körpergewichts.«

Biermer in Breslau (S. 375): »Die Einwirkung der Injectionen auf das Allgemeinbefinden war recht verschieden. Einzelne Patienten erklärten sich wohler zu befinden, andere fühlten sich schwächer und matter. Exquisite Verschlimmerung des ganzen Zustandes wurde nur in dem erwähnten Fall (Leschau) beobachtet, nach der intensiven Reaction mit Erbrechen und Magenschmerzen.«

Mosler in Greifswald (S. 509): »Der Einfluss der Behandlung auf das Allgemeinbefinden der Patienten trat mehr oder weniger in den meisten Fällen hervor. Zunächst wurde ein besseres, gesunderes Aussehen sowohl bei den Patienten mit leichter, als auch mit vorgeschrittener Lungenaffection zumeist constatirt. Es musste dies um so mehr auffallen, als die länger fortgesetzte Behandlung trotz guter und reichlicher Kost einen unverkennbaren Einfluss auf den Ernährungszustand ausübte.«

Weber in Halle (S. 555): »Euphorie zeigte sich nach den ersten Injectionen bei fast allen Kranken mit Ausnahme der an Lupus Leidenden. Später liess die gehobene Stimmung bei manchen Kranken etwas nach. Bei 22 war das Allgemeinbefinden schlechter geworden, 33 waren mit ihrem Zustande zufrieden.«

P. Guttmann in Berlin (S. 804): »Sehr viele Kranke heben ausdrücklich hervor, dass sie sich besser befinden, als vor den Injectionen. Eine psychische Einwirkung, das Vertrauen auf dieses neue Heilmittel, ist in den Angaben der Kranken ausgeschlossen.«

B. Beobachtungsergebnisse über die Wirksamkeit des Koch-schen Heilmittels auf Kehlkopftuberkulose.

(Hierzu Tabelle 6 auf S. 877.)

Senator in Berlin (S. 87): »An dieser Stelle mag noch auf die günstige Beeinflussung der Kehlkopftuberkulose hingewiesen werden. Vor Allem muss die ausserordentlich günstige Wirkung des Mittels auf die peinigenden Schlingbeschwerden betont werden, die bei einem Patienten bis zum Beginn der Behandlung nach Koch jeder localen

Statistische Angaben über die Wirksamkeit des Koch'schen Heilmittels gegen Tuberkulose des Kehlkopfes.

Tabelle 6.

Berichterstatter	Anzahl der Behandelten	Entlassen überhaupt	davon geheilt	davon wesentlich gebessert	davon gebessert	davon ungebessert	Gestorben	Noch in Behandlg. überhaupt	davon wesentlich gebessert	davon gebessert	davon unverändert
Leyden	2	—	—	—	—	—	—	—	—	—	—
Gerhardt	1	—	—	—	—	—	—	1	—	—	1
Weber	1	—	—	—	—	—	—	1	—	1	—
Quincke	1	—	—	—	—	—	—	1	—	1	—
Lichtheim	1	—	—	—	—	—	—	1	1	—	—
Finkler	2	—	—	—	—	—	—	2	—	2	—
Fränkel	15 [1]	1	1	—	—	—	—	14	10	1	3
Schreiber	1	—	—	—	—	—	—	1	—	—	1
Fräntzel	1	—	—	—	—	—	—	1	1	—	—
Barth und Rumpf	17 [1]	1	—	—	—	1	—	16	4	7	5
v. Bergmann	4	—	—	—	—	—	2	2	—	1	1
Trendelenburg	2	1	—	—	—	1	—	1	—	1	—
König	1	—	—	—	—	—	1	—	—	—	—
v. Bramann	1	—	—	—	—	—	1	—	—	—	—
v. Esmarch	2 [2]	—	—	—	—	—	—	2	—	1	1
Sonnenburg	8	2	—	2	—	—	—	6	—	5	1
Doutrelepont	2	—	—	—	—	—	—	2	—	2	—
Neisser	1	1	—	—	1	—	—	—	—	—	—
Zusammen ...	63	6	1	2	1	2	4	51	16	22	13
Davon Tuberkulose der Lungen.	45	3	—	2	—	1	4	38	14	13	11

[1] Auch unter Phthisis pulmonum aufgeführt. — [2] Einer bereits unter Lupus erwähnt.

Behandlung getrotzt hatten, so dass der Kranke Tage lang die Aufnahme von Nahrung verweigerte und so dem Verhungern nahe gebracht war, weil auch die Ernährung durch die Schlundsonde wegen der dadurch verursachten heftigen Schmerzen verweigert wurde. In der Zeit der regelrechten Behandlung nach Koch schwanden die genannten Beschwerden; als aber dieselbe wegen bedeutender Herzschwäche und in Rücksicht auf die plötzlich aufgetretenen, recht ausgedehnten Verdichtungen im Lungengewebe ausgesetzt werden musste, traten allmählich wieder die alten Klagen hervor.«

Fr. Schultze in Bonn (S. 281): »Die Kranken mit Kehlkopftuberkulose wurden in der Weise beeinflusst, dass gelegentlich erst nach einer Injection ein bis dahin kehlkopfgesund erscheinender Kranker heiser wurde, dass aber bei anderen die vorhandenen Ulcerationen im Kehlkopf und an der Epiglottis sich mit weisslichen Massen bedeckten und zum Theil reinigten. Eine Heilung ist bisher noch nicht erfolgt.«

Biermer in Breslau (S. 375): »Die Kehlkopfsveränderungen, die während der Reaction aufgetreten waren, blieben sich ziemlich gleich; jedenfalls wurde eine Ausheilung der Kehlkopfsaffection bis jetzt nicht beobachtet.«

Mosler in Greifswald (S. 510): »Unverkennbar war die Beeinflussung des localen tuberkulösen Processes im Kehlkopf. Bei der relativ kurzen Versuchszeit können wir hier allerdings nicht über Heilungen, aber doch über Besserungen berichten.«

Weber in Halle (S. 556): »Kehlkopferscheinungen bei 6 gebessert, bei 4 verschlechtert, bei 5 unverändert.«

Lichtheim in Königsberg (S. 632): »Am wenigsten in die Augen fallend sind die Besserungen bei der Larynxtuberkulose, wobei berücksichtigt werden muss, dass wir fast ausschliesslich sehr schwere, alte, meist mit Lungentuberkulose combinirte Processe zur Behandlung bekommen haben. Doch sind auch hierbei einige unverkennbare Besserungen erzielt worden.«

Fräntzel in Berlin (S. 124): »In Bezug auf die Veränderungen im Kehlkopf ist zu bemerken, dass im Durchschnitt die Wirkung viel schneller sichtbar zur Geltung kommt wie bei der Lungenerkrankung, und dass schon nach verhältnissmässig kurzer Behandlungsdauer die Affectionen bedeutend zurückgehen.«

P. Guttmann in Berlin (S. 805): »Hinzufügen will ich hier, dass mehr als 30 der Lungentuberkulösen auch Kehlkopftuberkulose hatten, und dass bei allen diesen Kehlkopfaffectionen, welche alle Abstufungen von den einfachen Infiltrationen an bis zu den ausgedehntesten Ulcerationen und Perichondritiden betreffen, eine günstige Einwirkung des Koch'schen Mittels besteht. Alle Affectionen zeigen eine entschiedene Tendenz zur Besserung bezw. Heilung. Am schnellsten bessern sich die Infiltrate und Schwellungen, aber auch die Geschwüre erlangen sehr bald ein besseres Aussehen, zeigen einen reineren Grund und hören allmählich auf zu secerniren. Die Geschwürsränder stossen sich ab und in einigen Fällen ist bereits eine vollständige Vernarbung der Geschwüre eingetreten. Betont sei auch, dass die im Anfang allgemein gehegte Befürchtung, es würde das Koch'sche Mittel bei Kehlkopftuberkulose sehr starke Schwellungen während der Reactionsperiode hervorrufen, dadurch die Athmung behindern und eventuell die Tracheotomie nothwendig machen, sich nach unseren bisherigen Erfahrungen als unbegründet erwiesen hat. Niemals waren selbst bei solchen Patienten, welche vor Beginn der Behandlung beträchtliche Schwellungen im Larynx aufwiesen, die Schwellungen während des Reactionsstadiums derartige, dass sie die Rima glottidis verlegten oder auch nur erheblich verengten.«

Fränkel in Berlin (S. 263): »Sind tuberkulöse Ulcerationen beim Beginn der Behandlung vorhanden, so reinigen sich dieselben unter dem Einfluss des Koch'schen Mittels und zeigen bald zur Heilung strebende Granulationen. Es vollzieht sich dieser Process in ähnlicher Weise, wie wir es bei der Localtherapie bisher gesehen haben. Dagegen erfolgt die Reinigung der Geschwüre bei Anwendung des Koch'schen Mittels rascher, als dies bei der Localtherapie gewöhnlich geschieht.«

Sonnenburg in Berlin (S. 835): »Unter diesen 8 Kranken, bei denen ausser dem Kehlkopf auch die Lungen in sämmtlichen Fällen afficirt waren, konnten wir zwei bedeutend gebessert entlassen, bei vier war eine geringe Besserung eingetreten; eine Frau befand sich nur kurze Zeit, 14 Tage, in unserer Behandlung.«

Barth in Marburg (S. 749): »In ähnlicher Reihenfolge, wie die durch die Behandlung hervorgerufenen Erscheinungen am schnellsten wieder verschwinden, scheinen die Injectionen auf bereits vorher bestehende Erkrankungen günstig einzuwirken. Vom Larynx ausgehende Schmerzen und Hustenreiz lassen manchmal nach wenigen Injectionen wesentlich nach. Ich kann von zwei localen Heilungen von Ulcerationen an der hinteren Larynxwand berichten. Beide werden wegen der Lungenerkrankung von Herrn Professor Rumpf noch weiter behandelt. Ulcerationen, welche mehr seitlich auf dem Aryknorpel sitzen und sich eventuell auf die Stimmbänder erstrecken, reinigen sich, wohl weil sie gewöhnlich tiefer gehen, erst nach mehreren Einspritzungen, respective nach Wochen.

Ödeme — ein starkes Ödem des ganzen Larynxeinganges, einige Ödeme der Arygegend und der aryepiglottischen Falten — scheinen am wenigsten günstig durch die Injectionen beeinflusst, obwohl sie nach jeder Injection meist eine verstärkte Schwellung zeigen, so dass in einem Fall etwas Athembeschwerden eintraten, die aber unter gelinden Maassnahmen wieder verschwanden.«

C. Behandlungsergebniss bei Tuberkulose anderer innerer Organe.

(Hierzu Tabelle 7 auf S. 880.)

Mit Rücksicht darauf, dass Kranke, welche an Tuberkulose anderer innerer Organe litten, nur in vereinzelten Fällen mit dem Koch'schen Mittel behandelt worden waren, sind Behandlungsergebnisse für solche Krankheitsfälle in zusammenfassender Weise von den Berichterstattern selten mitgetheilt worden. Deshalb dürften die Angaben darüber, welche von ihnen geliefert und in der nachfolgenden Tabelle 7 auf Seite 880 zusammengestellt sind, als statistischer Beitrag zu diesen Krankheitsfällen von Interesse sein.

Folgende Mittheilung von Olshausen in Berlin (S. 187) scheint besonders erwähnenswerth zu sein: »Bei Ascites von Tuberkulose des Bauchfells trat unter erheblicher allgemeiner und auch örtlicher Reaction eine ganz auffällige Verminderung der angesammelten Flüssigkeit in ziemlich kurzer Zeit ein (Fall 5 und 6).«

Statistische Angaben über die Wirksamkeit des Koch'schen Heilmittel gegen Tuberkulose anderer innerer Organe.

Tabelle 7. Berichterstatter	Anzahl der Behandelten	Entlassen					Gestorben	Noch in Behandl			
		überhaupt	davon					überhaupt	davon		
			geheilt	wesentlich gebessert	gebessert	ungebessert			wesentlich gebessert	gebessert	unverändert
Pleuritis.											
Leyden	8	1	1	—	—	—	—	7	—	—	7
Schultze	1	—	—	—	—	—	—	1	—	1	—
Quincke	3	—	—	—	—	—	—	3	—	3	—
Trendelenburg	1	1	—	—	—	1	—	—	—	—	—
Neisser	1	1	—	—	—	1	—	—	—	—	—
Zusammen ...	14	3	1	—	—	2	—	11	—	4	7
Perniciöse Anämie mit beginnender secundärer Lungenphthise.											
Gerhardt	1	—	—	—	—	—	1	—	—	—	—
Meningitis tuberculosa.											
Quincke	1	—	—	—	—	—	—	1	—	1	—
Finkler	1	—	—	—	—	—	1	—	—	—	—
Henoch	2	1	—	—	—	1	1	—	—	—	—
Zusammen ...	4	1	—	—	—	1	2	1	—	1	—
Bauchfelltuberkulose.											
Leyden	1	—	—	—	—	—	—	—	—	—	—
Schultze	1	—	—	—	—	—	—	1	—	—	1
Lichtheim	4	—	—	—	—	—	1	3	2	—	1
Trendelenburg	1	—	—	—	—	—	—	1	—	—	1
Braun	1	—	—	—	—	—	—	1	—	—	1
Küster	2	—	—	—	—	—	—	2	—	1	1
Sonnenburg	1	—	—	—	—	—	1	—	—	—	—
Olshausen	2	—	—	—	—	—	—	2	—	2	—
Fritsch	2	2	1	1	—	—	—	—	—	—	—
Zusammen ...	15	2	1	1	—	—	2	10	2	3	5
Darmtuberkulose.											
Sonnenburg	1	—	—	—	—	—	—	1	1	—	—
Nierentuberkulose.											
v. Bergmann	1	1	—	—	—	1	—	—	—	—	—
König	1	1	—	—	—	1	—	—	—	—	—
Trendelenburg	2	—	—	—	—	—	—	2	—	—	2
Zusammen ...	4	2	—	—	—	2	—	2	—	—	2

Noch: Tabelle 7. Berichterstatter	Anzahl der Behandelten	Entlassen					Gestorben	Noch in Behandlg.			
		überhaupt	davon					überhaupt	davon		
			geheilt	wesentlich gebessert	gebessert	ungebessert			wesentlich gebessert	gebessert	unverändert
Harnröhren- und Blasentuberkulose.											
Ebstein	1	—	—	—	—	—	—	1	—	—	1
Lichtheim	2	—	—	—	—	—	—	2	—	—	2
Trendelenburg	2	—	—	—	—	—	—	2	—	—	2
Helferich	1	—	—	—	—	—	1	—	—	—	—
Sonnenburg	1	—	—	—	—	—	—	1	—	1	—
Fritsch	1	—	—	—	—	—	—	1	—	1	—
Neisser	2	2	—	—	2	—	—	—	—	—	—
Zusammen ...	10	2	—	—	2	—	1	7	—	2	5
Hodentuberkulose.											
v. Bergmann	3	1	—	—	—	1	—	2	—	—	2
König	1	1	—	1	—	—	—	—	—	—	—
Trendelenburg	6	—	—	—	—	—	—	6	—	1	5
Mikulicz	2	—	—	—	—	—	—	2	—	—	2
v. Bramann	1	—	—	—	—	—	—	1	—	—	1
Braun	1 [1]	—	—	—	—	—	—	1	—	—	1
Sonnenburg	1	—	—	—	—	—	—	1	—	1	—
Schreiber	2	2	—	1	—	1	—	—	—	—	—
Lewin	1	1	—	—	—	1	—	—	—	—	—
Zusammen ...	18	5	—	2	—	3	—	13	—	2	11
Pyosalpinx tuberc. duplex und Phthisis pulm. incip.											
Olshausen	1	—	—	—	—	—	—	1	—	—	1

[1] Bei Lupus als geheilt angeführt.

D. Beobachtungsergebnisse über die Wirksamkeit des Koch'schen Mittels bei äusserlich auftretender Tuberkulose.

(Hierzu Tabellen 8—12 auf S. 882—886.)

Aus den Mittheilungen von Bardeleben und A. Köhler in Berlin (S. 135) ist Folgendes hervorzuheben:

»Von 4 Fällen ätiologisch unklarer Gelenkkrankheiten (No. 4, 8, 9 und 10) reagirten die ersten 3; No. 9 ist fast vollständig geheilt (s. die Krankheitsgeschichte), die beiden anderen bedeutend gebessert. Der 4. Fall (No. 10) reagirte nicht; trotzdem heilte die Fistel an dem erkrankten Handgelenk in 3 Wochen zu; die Schwellung war ganz bedeutend zurückgegangen, Beschwerden gar nicht mehr vorhanden.

Statistische Angaben über die Wirksamkeit des Koch'schen Heilmittel gegen Lupus.

Tabelle 8. Berichterstatter	Anzahl der Behandelten	Entlassen überhaupt	davon geheilt	davon wesentlich gebessert	davon gebessert	davon ungebessert	Gestorben	Noch in Behandl. überhaupt	davon wesentlich gebessert	davon gebessert	davon unverändert
Bardeleben und A. Koehler	2	—	—	—	—	—	—	2	2	—	—
v. Bergmann	27	7	—	1	6	—	—	20	5	13	2
Trendelenburg	7¹⁾	1	—	—	1	—	—	6	1	5	—
Mikulicz	1	1	—	1	—	—	—	—	—	—	—
König	11	3	—	—	3	—	—	8	—	8	—
Helferich	8	—	—	—	—	—	—	8	7	1	—
v. Bramann	7	6	1	2	2	1	—	1	—	—	1
v. Esmarch	11	1²⁾	—	—	—	1²⁾	—	10	7	2	1
Braun	6	—	—	—	—	—	—	6	2	2	2
Küster	5	1	—	—	1	—	—	4	—	2	2
Petersen	2	—	—	—	—	—	—	2	1	1	—
R. Köhler und Westphal	4	—	—	—	—	—	—	4	2	2	—
Sonnenburg	7	2	2	—	—	—	—	5	4	1	—
G. Lewin	1	—	—	—	—	—	—	1	—	—	1
Schweninger	3	—	—	—	—	—	—	3	—	3	—
Doutrelepont	21	2	1	1	—	—	—	19	3	14	2
Neisser	19¹⁾	3	—	—	—	3³⁾	—	16	16	—	—
Gerhardt	1⁴⁾	—	—	—	—	—	—	1	—	1	—
Senator	1	—	—	—	—	—	—	1	1	—	—
Schultze	1	—	—	—	—	—	—	1	1	—	—
Ebstein	3	2	—	—	1	1	—	1	—	1	—
Mosler	1	1	—	1	—	—	—	—	—	—	—
Lichtheim	12⁷⁾	1	—	—	1	—	—	11	8	3	—
Weber	5	—	—	—	—	—	—	5	4	1	—
Quincke	3	—	—	—	—	—	—	3	2	1	—
Edlefsen	1	1	1⁵⁾	—	—	—	—	—	—	—	—
Fränkel	5	5	—	5	—	—	—	—	—	—	—
Finkler	2	—	—	—	—	—	—	2	—	2	—
Henoch	1⁶⁾	1	—	—	1	—	—	—	—	—	—
Rumpf	5	—	—	—	—	—	—	5	—	3	2
Wolff	2	2	—	—	1	1	—	—	—	—	—
Jolly	1⁶⁾	—	—	—	—	—	—	1	—	—	1
Barth	1	—	—	—	—	—	—	1	1	—	—
Lucae	1⁸⁾	—	—	—	—	—	—	1	—	1	—
Zusammen ...	188	40	5	11	17	7	—	148	67	67	14
Darunter mit Tuberkulose innerer Organe	27	3	—	1	1	1	—	20	4	5	2

¹) Und Hauttuberkulose. — ²) Aus äusseren Gründen entlassen. — ³) 1 mit Carcinom, 2 nach 1 resp. 2 Injectionen. — ⁴) Lupusnarbe an der Nase bei chronischem Ulcus ventriculi. — ⁵) »Entlassen am 7. Januar, nachdem die beiden letzten Injectionen von je 0,04 g ohne Reaction geblieben und sämmtliche Erscheinungen von Lupus verschwunden waren. Jetzt (10. Februar) scheint ein leichtes Recidiv zu beginnen.« gez. Dr. Edlefsen. — ⁶) Lupus mit Spondylitis. — ⁷) Und Schleimhäute. — ⁸) Zugleich Erkrankung des Warzenfortsatzes und des Labyrinthes.

Statistische Angaben über die Wirksamkeit des Koch'schen Heilmittels gegen einfache Knochen- nnd Gelenktuberkulose.

Tabelle 9.

Berichterstatter	Anzahl der Behandelten	Entlassen überhaupt	davon geheilt	wesentlich gebessert	gebessert	ungebessert	Gestorben	Noch in Behandlg. überhaupt	davon wesentlich gebessert	gebessert	unverändert
Weber	1¹)	—	—	—	—	—	—	1	—	1	—
Bardeleben und A. Koehler	37	2	1	1	—	—	1	34	—	—	34
v. Bergmann	49	17	2²)	—	2	13	1	31	1	6	24
Trendelenburg	59	—	—	—	—	—	—	59	4	12	43
Mikulicz	19	10	—	—	—	10	—	9	—	8	1
König	40	20	—	1	19	—	—	20	—	20	—
Helferich	21	2	—	—	1	1	—	19	9	2	8
v. Bramann	35	20	—	1	11	8	—	15	1	2	12
v. Esmarch	11	—	—	—	—	—	—	11	4	3	4
Braun	30	1	—	—	—	1	—	29	9	13	7
Küster	22	2	—	—	—	2	—	20	1	4	15
Petersen	18	—	—	—	—	—	—	18	—	4	14
R. Köhler und Westphal	6	—	—	—	—	—	—	6	4	1	1
Sonnenburg	24³)	4	4	—	—	—	2	18	12	—	6
Schweninger	2	—	—	—	—	—	—	2	1	1	—
Doutrelepont	9	1	1	—	—	—	2	6	—	4	2
Neisser	3	1	—	—	—	1	—	2	2	—	—
Leyden	1	—	—	—	—	—	—	—	—	—	—
Lichtheim	2	—	—	—	—	—	—	2	—	1	1
Mannkopff	2	—	—	—	—	—	—	2	—	1	1
Wolff	5	2	—	—	—	2	—	3	—	3	—
Finkler	1	1	1	—	—	—	—	—	—	—	—
Zusammen …	397	83	9	3	33	38	6	307	48	86	173
Davon mit Tuberkulose innerer Organe	48	13	—	—	—	3	1	34	1	4	19

¹) Spondylitis. — ²) »Bei den beiden geheilten Fällen von Knochentuberkulose ist die Heilung nicht durch das Koch'sche Mittel allein zu Stande gekommen; beide Fälle sind chirurgisch durch Operation behandelt. Ähnlich ist bei den meisten Fällen von Knochentuberkulose die Besserung zu erklären.« gez. v. Bergmann. — ³) Einfache und multiple Knochen- und Gelenktuberkulose und Lymphdrüsentuberkulose.

Wir lassen es dahingestellt, ob man diesen Fall (die Pat. hatte Spitzenkatarrh) als Heilung durch die Injectionen betrachten kann.

Unter den Fällen der Gruppe B. waren 1 und 2 (Lupus bei Knaben von 8 resp. 10 Jahren) besonders interessant. Bei beiden Knaben ist die Besserung eine ganz beträchtliche; aber eine vollständige Heilung ist bis jetzt noch nicht eingetreten. Die Besserung ist aber so gross, dass man wohl behaupten kann, mit keinem einzigen der anderen bekannten Mittel in so kurzer Zeit auch nur annähernd dasselbe erreichen zu können. Ähnlich verhält es sich mit

Statistische Angaben über die Wirksamkeit des Koch'schen Heilmittel gegen multiple Knochen- und Gelenktuberkulose.

Tabelle 10. Berichterstatter	Anzahl der Behandelten	Entlassen					Gestorben	Noch in Behandl			
		überhaupt	davon					überhaupt	davon		
			geheilt	wesentlich gebessert	gebessert	ungebessert			wesentlich gebessert	gebessert	unverändert
Bardeleben und A. Koehler	3	—	—	—	—	—	—	3	2	—	1
v. Bergmann	6	1	—	—	—	1	..	5	—	1	4
Trendelenburg	3	—	—	—	—	—	—	3	—	1	2
Mikulicz	3	—	—	—	—	—	—	3	—	2	1
König	3	1	—	—	1	—	—	2	—	2	—
v. Bramann	1	1	—	—	1	—	—	—	—	—	—
Braun	3	1	—	—	—	1	—	2	—	—	2
Küster	7	—	—	—	—	—	!	6	—	1	5
Petersen	3	—	—	—	—	—	—	3	—	1	2
R. Köhler und Westphal	2	—	—	—	—	—	1	1	—	1	—
Doutrelepont	1	—	—	—	—	—	—	1	—	—	1
Wolff	1	—	—	—	—	—	—	1	—	1	—
Jolly	1	—	—	—	—	—	—	1	1	—	—
Henoch	3	2	—	—	—	2	—	1	—	—	1
Zusammen ...	40	6	—	—	2	4	2	32	3	10	19
Davon mit Tuberkulose der Lungen	10	1	—	—	—	1	2	7	—	1	6

Fall 6; die grosse, nach Exstirpation eines Theiles der Fusswurzel-knochen und der proximalen Theile der drei letzten Mittelfussknochen zurückgebliebene Höhle hat sich überraschend schnell verkleinert und hat ein so gesundes Aussehen, dass man eine vollständige Heilung in kurzer Frist erwarten kann. — Im Falle 31 hat sich eine fast faust-grosse Höhle an einem seit Jahren kranken und mehrfach operativ behandelten Ellbogengelenk in wenigen Wochen vollständig geschlossen.

Bei den Fällen von Narben mit und ohne Fisteln nach Re-sectio femoris (Fall 9 bis 16) war häufig die locale Reaction nur gering, wenigstens in der ersten Zeit der Behandlung, bei kleineren Gaben; die allgemeine Reaction war von vornherein deutlicher. Auch in diesen Fällen konnten wir fast ausnahmslos eine Besserung der Beweglichkeit, ein Nachlassen der Schmerzhaftigkeit beobachten, ebenso wie bei den übrigen Fällen von Erkrankung des Hüftgelenks (Fall 17 bis 22). In einem Falle (No. 19) konnte die Kranke nach 1 Monat umhergehen; die Beweglichkeit des Hüftgelenks war nahezu frei. Wir wissen sehr wohl, dass bei frischen Fällen von Coxitis eine Heilung im Streckverbande nichts Seltenes ist; haben aber den Eindruck (mehr lässt sich nicht sagen), dass es unter der Mitwirkung

tatistische Angaben über die Wirksamkeit des Koch'schen Heilmittels gegen Tuberkulose der Lymphdrüsen.

Tabelle 11. Berichterstatter	Anzahl der Behandelten	Entlassen					Gestorben	Noch in Behandlg.			
		überhaupt	davon					überhaupt	davon		
			geheilt	wesentlich gebessert	gebessert	ungebessert			wesentlich gebessert	gebessert	unverändert
Bardeleben und A. Koehler	3	—	—	—	—	—	—	3	2	—	1
v. Bergmann	9	2	—	—	1	1	—	7	—	—	7
Trendelenburg	8	2	—	—	1	1	—	6	—	1	5
Mikulicz	4	—	—	—	—	—	—	4	—	1	3
Helferich	2	1	—	—	1	—	—	1	1	—	—
v. Bramann	3	3	—	—	1	2	—	—	—	—	—
v. Esmarch	2	1¹⁾	—	—	—	1¹⁾	—	1	1	—	—
Petersen	2	—	—	—	—	—	—	2	2	—	—
Doutrelepont	2	—	—	—	—	—	—	2	2	—	—
Neisser	1	—	—	—	—	—	—	1	1	—	—
Wolff	1	—	—	—	—	—	—	1	—	—	1
Lucae	1	—	—	—	—	—	—	1	—	1	—
Schultze	4	—	—	—	—	—	—	4	—	—	4
Zusammen ...	42	9	—	—	4	5	—	33	9	3	21
Darunter mit Tuberkulose innerer Organe	8	1	—	—	—	1	—	7	1	—	6

¹) Aus äusseren Gründen entlassen.

der Injectionen in diesen Fällen glatter und schneller gegangen ist. — Ein Fall von Coxitis bei einem 3 jährigen Knaben (Fall 21), welcher nach kleinen Gaben jedesmal deutlich allgemein und local reagirte, und bei dem wegen zunehmender Schwellung die Resection gemacht wurde, endigte tödtlich, 2 Tage nach der Resection, 4 Tage nach der letzten Injection (0,003). Bei der Section fanden sich eine grosse Zahl bohnen- bis kirschgrosser Solitärtuberkel im Gehirn (4 im Kleinhirn, davon 2 dicht am vierten Ventrikel, 2 in der Rinde der Schläfenlappen, 1 im Thalamus opticus). Das Kind hatte zu Lebzeiten keine auf Hirntumoren deutende Symptome dargeboten. In der nächsten Umgebung dieser Herde fand sich eine zarte Röthung in ganz schmaler Zone — nicht mehr, als man sonst in der Umgebung von Hirntumoren finden kann. Ausserdem fanden sich zahlreiche Darmgeschwüre und eine Caries der Körper des ersten und zweiten Lendenwirbels mit Eiterung im rechten Psoas; auch diese Erkrankung war bei dem seit vielen Wochen bettlägerigen Kinde zu Lebzeiten ohne Symptome gewesen. — Bei der Ausführung der Arthrectomie erschien es sehr merkwürdig, dass die stark verdickte Kapsel mit ihren Verstärkungsbändern sich bequem mit den Fingern heraus-

Statistische Angaben über die Wirksamkeit des Koch'schen Heilmittel gegen sonst äusserlich auftretende Tuberkulose.

Tabelle 12. Berichterstatter	Anzahl der Behandelten	Entlassen					Gestorben	Noch in Behandlg			
		überhaupt	davon					überhaupt	davon		
			geheilt	wesentlich gebessert	gebessert	ungebessert			wesentlich gebessert	gebessert	unverändert
Tuberkulose der Weichtheile.											
Neisser	1	—	—	—	—	—	—	1	1	—	—
Mikulicz	6	—	—	—	—	—	—	6	—	4	2
v. Bramann	1	—	—	—	—	—	—	1	—	—	1
Zusammen ...	8	—	—	—	—	—	—	8	1	4	3
Tuberkulose der Narben.											
R. Köhler	2	1	—	—	1	—	—	1	—	1	—
Henoch	1	—	—	—	—	—	—	1	—	—	1
Fritsch	1	—	—	—	—	—	—	1	—	1	—
Zusammen ...	4	1	—	—	1	—	—	3	—	2	1
Scrophuloderma.											
Neisser	2	—	—	—	—	—	—	2	2	—	—
Doutrelepont	4	1	1	—	—	—	—	3	—	3	—
Zusammen ...	6	1	1	—	—	—	—	5	2	3	—
Lepra.											
Bardeleben	1	—	—	—	—	—	—	1	—	1	—
Doutrelepont	1	—	—	—	—	—	—	1	—	—	1
Zusammen ...	2	—	—	—	—	—	—	2	—	1	1
Ulcus rodens.											
Bardeleben	2	1	—	—	1	—	—	1	—	—	1
Fistula ani tuberculosa.											
Bardeleben	1	—	—	—	—	—	—	1	—	—	1
Helferich	1	—	—	—	—	—	—	1	1	—	—
R. Köhler	1	—	—	—	—	—	1	—	—	—	—
Zusammen ...	3	—	—	—	—	—	1	2	1	—	1
Tuberkulose der Sehnenscheiden.											
R. Köhler	1	—	—	—	—	—	—	1	1	—	—
Scrophulöses Ekzem.											
Neisser	1	1	—	—	1	—	—	—	—	—	—
Scrophulöse Hornhautentzündung beider Augen.											
von Hippel	2	—	—	—	—	—	—	2	2	—	—
Erkrankung des Gehörorgans.											
Lucae	16	1	—	—	1	—	—	15	—	1	14

schälen und entfernen liess; weder Scheere, noch scharfer Löffel waren dazu nöthig. Bei der Section zeigte es sich, dass am und im Collum, zwischen dem Rande des Caput femoris und dem kleinen Trochanter ein haselnussgrosser Sequester sass, mit seiner grössten, harten und rauhen Fläche nach aussen sehend, von dem gesunden Knochen durch eine dunkelblaurothe Schicht getrennt. Diese Veränderungen am Hüftgelenk: die Lockerung der erkrankten Kapsel, die deutliche Demarkirung des kranken Stückes im Collum femoris in so kurzer Zeit (kaum 10 Wochen), sind gewiss zum grossen Theil Wirkung der Injectionen.

Ein Punkt, auf den von vornherein geachtet wurde und auf den nach Allem, was wir gelesen haben, noch nicht genügend aufmerksam gemacht wird, ist die gleichzeitige Weiterbehandlung in chirurgischem Sinne. Das Gelenk z. B., auf welches die Injectionen wirken sollen, wird zweifellos von demselben besser beeinflusst, wenn wir es unter die auch sonst günstigen Bedingungen, z. B. durch Ruhigstellung und Distraction, bringen. Wir können es vorläufig nur behaupten, dass auch die Kombination der Koch'schen Behandlung mit chirurgischen Eingriffen eine viel häufigere sein wird, sobald die nöthigen Erfahrungen über allgemeine und locale Wirkung der Injectionen genauer, vollständiger geworden und allgemeiner bekannt sind.«

Folgende Sätze stellt v. Bergmann in Berlin (S. 257) auf: 1. »Dass durch kein Mittel schneller, sicherer und bedeutender der Lupus gebessert und zur Rückbildung gebracht wird, wie durch das Koch'sche Mittel«. 2. »Dass das Koch'sche Mittel völlig wirkungslos scheint bei tuberkulösen Knochen- und Gelenkkrankheiten, bei tuberkulösen Lymphdrüsen-Entzündungen und Entartungen sowie bei den tuberkulösen Erkrankungen des Hodens und Nebenhodens.«

»Über die praktische Bedeutung in therapeutischer Beziehung kann ich mich nur sehr reservirt ausdrücken«, erklärt Trendelenburg in Bonn (S. 315), »die Kürze der Beobachtungszeit erlaubt kaum irgend welche Schlüsse. In der grossen Majorität der Fälle hat sich während der Beobachtungszeit kein deutlicher Erfolg feststellen lassen. Einige Kranke, besonders solche mit abscedirender Gelenktuberkulose, klagten sogar mehr als vor der Behandlung. In einigen Fällen war eine unzweifelhafte Besserung des Zustandes nicht zu verkennen. Zu den durch die Behandlung gebesserten Fällen kann ich rechnen (abgesehen von den Lupusfällen) 1. (No. 8) Wirbelcaries, 2. (No. 22) Handgelenktuberkulose, 3. (No. 45) Kniegelenktuberkulose, 4. (No. 46) Kniegelenktuberkulose, 5. (No. 20) Ellbogengelenktuberkulose (nach Abschluss des Berichts constatirt), 6. (No. 71) desgl. Der Fall No. 23 ist weniger sicher.

Auffallend schnell schritt während der Behandlung auch bei dem Fall von Schädelcaries (No. 1) die Heilung fort; ebenso schien sich in den Fällen No. 89 (Hauttuberkulose und Drüsentuberkulose) und

No. 11 (Beckencaries) ein günstiger Einfluss der Behandlung auf den Heilungsprocess geltend zu machen.«

Mikulicz in Breslau (S. 387) spricht sich folgendermassen aus: »Eine deutliche Besserung des tuberkulösen Erkrankungsherdes liess sich beim Abschluss der Beobachtungen in 17 Fällen constatiren. Ich möchte hier hervorheben, dass auch in Fällen, in welchen die locale Reaction ganz ausblieb oder schwach ausgeprägt war, auch eine Besserung des localen Zustandes constatirt werden konnte (No. 16, 18, 29 u. 40). Jene 17 Fälle müssen jedoch in 2 Kategorien getrennt werden:

a) Solche, in welchen weder kurz vor noch während der Behandlung chirurgische Eingriffe vorgenommen wurden, in welche also die Besserung unzweifelhaft dem Koch'schen Mittel zugeschrieben werden muss. Dahin gehören folgende Fälle: No. 3 (Gonitis, Tendovaginitis und Lymphadenitis colli); hier trat in jeder Richtung eine eclatante Besserung auf. In No. 9 sind die Drüsen am Halse auf etwa die Hälfte verkleinert; die Drüsen in der Achsel unverändert. In No. 10 (Hydrops genu tub.) ist das geschwollene und nur beschränkt bewegliche Knie erheblich abgeschwollen und fast in normalen Grenzen beweglich. Der 7jährige Patient läuft nach kaum 4wöchentlicher Behandlung behend und hinkt dabei kaum merklich.

Eine ebenso deutliche Besserung ist ferner in den Fällen No. 20 (Gonitis), No. 21 (Lupus), No. 12 (Spondylitis) und No. 30 (vereiterte Lymphdrüsen am Halse) zu constatiren.

Endlich sei erwähnt, dass im Fall 7 ein deutlicher Rückgang der Veränderungen in den Lungen nachzuweisen ist.

b) In folgenden 7 Fällen wurde eine deutliche Besserung constatirt, nachdem entweder vor Beginn der Koch'schen Behandlung oder während derselben chirurgische Eingriffe vorgenommen worden: No. 2, 13, 16, 18, 29, 35 und in dem angeführten Fall aus der dermat. Klinik. Am weitesten vorgeschritten ist die Heilung im Fall No. 2. Hier legte ich überall die tuberkulösen Gewebe durch oberflächliche Schnitte bloss und kratzte die zum Theil schon nekrotisirten Gewebsmassen mit dem scharfen Löffel aus. Ich glaube, dass dieser Fall als geheilt angesehen werden darf.«

Auch König und Hildebrand in Göttingen (S. 493) bestätigen durch ihre Erfahrungen die hohe wissenschaftliche Bedeutung des von Koch gefundenen antituberkulösen Mittels. »Dagegen können wir bis jetzt auf Grund unserer Erfahrungen«, führen sie weiter aus, »nicht behaupten, dass die Koch'sche Injection in ihrer jetzigen Form Tuberkulose heilt. Wir nehmen an, dass Heilungen durch lange fortgesetzte Injectionen unter Umständen möglich sind, aber wir sind der Meinung, dass die grössere Menge der schweren Kranken und zumal derer, welche an Complicationen der Tuberkulose leiden, eine solche Kur von langer Dauer nicht erträgt und dass sie auch bei anscheinend leicht Kranken mit grosser Vorsicht angewandt werden muss.

Wir hegen die Hoffnung, dass nun, nachdem die Herstellung des Mittels bekannt geworden ist, Modificationen des Verfahrens möglich sind, welche seine Anwendung noch ungefährlicher und seine Wirkung auf Tuberkulose sicherer machen.«

Helferich in Greifswald (S. 547) erklärt: »Was endlich den Heileffect der Injectionen betrifft, so lässt sich zur Zeit noch nichts Definitives sagen. Immerhin sind die auch in den obigen Krankengeschichten mitgetheilten Veränderungen an Lupusflächen (bei Hausmann, Wartoczek, Hartseil, Skibbe etc.), wie das Versiegen der Fisteleiterung und der Verschluss von Fisteln (bei Boll, Berndt, Schramm, Heyden etc.), Beobachtungen, die zu den grössten Hoffnungen berechtigen. Durch Combination leichter, wenig eingreifender (eigentlich unvollständiger) Operationen mit der Koch'schen Injectionsbehandlung werden wir voraussichtlich die schönsten Erfolge erzielen.«

Aus seinen Beobachtungen schliesst von Bramann in Halle (S. 564) Folgendes:

»Tuberkulöse Herde werden durch die Koch'sche Lymphe sehr energisch alterirt; ob aber Heilung und dauernde Beseitigung des tuberkulösen Processes dadurch zu erreichen ist, steht dahin.

Bei allen localen tuberkulösen Erkrankungen (Haut, Knochen, Gelenke etc.), sobald dieselben mit Eiterung einhergehen, sind neben der Anwendung des Mittels chirurgische Eingriffe unbedingt nothwendig. Wieweit die letzteren bei der Ausheilung der Tuberkulose durch die Koch'sche Lymphe unterstützt werden, wird die Zukunft lehren.«

»Wir haben«, theilt von Esmarch in Kiel (S. 615) mit, »in einzelnen unserer Fälle die überraschendsten und glänzendsten Heilerfolge durch Anwendung des Mittels, in allen aber, die überhaupt reagirten und lange genug in Beobachtung waren, eine sehr schnelle Besserung gesehen. Als völlig geheilt sehen wir den Fall 1 an. Alle Krankheitserscheinungen sind auf das vollkommenste geschwunden, Reactionen auf das Mittel treten nicht mehr ein. Die Stelle, wo der Lupus gesessen, ist nur für den. Eingeweihten noch durch eine leichte Hautröthung zu erkennen. Auf der Haut wachsen daselbst schon wieder Lanugohärchen und beginnt der Bart zu sprossen. Im hohen Grade tritt auch die Heilwirkung im Fall 24 hervor. Fisteln, die 7 Monate geeitert haben, versiegen nach der ersten Injection und heilen schnell aus. Am augenfälligsten konnten wir die Wirkung des Mittels beobachten bei den operirten Knochentuberkulosen, und sie sind es vor allem, welche uns überzeugten, dass Koch uns wirklich ein Heilmittel für die Tuberkulose gegeben hat.«

»Auch aus den hier mitgetheilten Beobachtungen«, sagt Braun in Königsberg (S. 668), »geht hervor, dass das Koch'sche Heilmittel einen specifischen Einfluss auf tuberkulöse Gewebe ausübt, und dass es in günstigen Fällen, wie bei kleinem Lupus und bei Kranken, bei welchen vor Beginn der Injectionen grössere Operationen vorgenommen waren, in kurzer Zeit einen direct heilenden Einfluss besitzt.«

Küster in Marburg (S. 737) giebt folgende Erklärung ab: »Eine vollständige Heilung ist bis jetzt noch nicht zu Stande gekommen, wohl aber erhebliche Besserungen. Diese Besserungen betreffen fast sämmtlich Fälle von rein örtlicher Tuberkulose, welche übrigens an dem einen Ort ihres Auftretens recht schwer und ausgebreitet sein kann. Hier scheint die Krankheit in der Weise zur Heilung zu neigen, dass die gesunden Gewebe gegen die kranken durch einen festen Wall sich abgrenzen. Ein Einfluss auf offene, sowie weit verbreitete, insbesondere schwere multiple Tuberkulose ist bis jetzt noch nicht festgestellt worden.

Weitere Schlüsse erlaubt die Kürze der Beobachtungszeit nicht, zumal ist es vorläufig noch ganz unmöglich, ein Urtheil über den dauernden Werth des Koch'schen Heilmittels abzugeben.«

R. Köhler und Westphal in Berlin (S. 182) machen folgende Mittheilungen: »Von 4 mit dem Mittel behandelten Lupuskranken ist der eine (Theiss), wie es scheint, der vollständigen, einwurfsfreien Heilung nahe. Bei einer zweiten Kranken (Thon) ist die lupöse Affection bis auf wenige Stellen geheilt. Die beiden anderen Kranken befinden sich in einem Zustand bedeutender Besserung.

Auch an tuberkulösen Narben ist die Heilwirkung des Mittels unverkennbar, wenngleich eine vollkommene Heilwirkung noch nicht erzielt worden ist.

Von 7 Fällen von Gelenk- und Knochentuberkulose hat das Mittel in 5 Fällen eine ganz bedeutende Besserung hervorgebracht, während bei 2 Kranken bis jetzt eine Veränderung des Zustandes noch nicht erzielt worden ist. Der Fall Friedrich (Kniegelenkentzündung) berechtigt zu der Erwartung, dass gewisse tuberkulöse Gelenkkrankheiten nur durch den Einfluss des Mittels ohne Mitwirkung operativer Eingriffe heilbar sein werden.

Das Mittel übertrifft daher sowohl in Bezug auf seine Heilwirkung als auch in differential-diagnostischer Beziehung alle übrigen bekannten Mittel und ist als specifisch gegen die Tuberkulose zu betrachten.

Seine Anwendung erfordert eine grosse Sorgfalt hinsichtlich der Beobachtung der Kranken und der Individualisirung des einzelnen Falles.

Von 40 der Behandlung mit dem Koch'schen Mittel unterworfenen Kranken ist ein einziger, nicht infolge des Mittels, sondern an einer durch Lungenschwindsucht bedingten Hämoptoë gestorben.«

»Bei der grösseren Zahl seiner Patienten kann« Sonnenburg in Berlin (S. 834) von einer wesentlichen Besserung sprechen. »Bei einigen fanden auch während der Behandlung Gewichtszunahmen bis zu 5 kg und darüber statt. Von 6 Erkrankungen an Lupus sind 2 vollständig geheilt, 3 bedeutend gebessert; der letzte ist erst kurze

Zeit in Behandlung . . . (S. 837) »Wenn ich ein vorläufiges Urtheil über die Einwirkung des Koch'schen Mittels bei Knochen- und Gelenktuberkulose abgeben soll, so ist ein überraschend schneller Erfolg bei frischen Entzündungen, besonders der Gelenke, unzweifelhaft. Bei bereits länger bestehenden Erkrankungen und bei solchen Patienten, bei denen bereits früher operative Eingriffe vorgenommen, können zunächst durch das Koch'sche Verfahren Complicationen entstehen, die dem Arzte Gelegenheit genug geben, mit dem Messer nachzuhelfen. Nur dann wird er im Stande sein, Erfolge von dem Koch'schen Verfahren zu sehen. Hier darf man sich am allerwenigsten auf ein schablonenmässiges Einspritzen des Koch'schen Mittels beschränken, sondern muss die höchsten Anforderungen der chirurgischen Kunst im Auge behalten.«

Schweninger in Berlin (S. 213) sagt: »Nur das wollen wir zum Schluss dieses Berichtes als unsere Überzeugung zum Ausdruck bringen, dass die Grossartigkeit und Zielbewusstheit, die durch Koch's Arbeiten in das Studium und das Verständniss der Ursachen und Heilung der Krankheiten, namentlich der infectiösen, gebracht worden ist, in keiner Epoche der Geschichte der Medicin nur annähernd zu finden sein dürfte.«

»Unsere Lupusfälle heilen alle«, berichtet Doutrelepont in Bonn (S. 337), »unter Anwendung des Koch'schen Mittels. 2 Fälle von Lupus konnten wir schon entlassen, 2 weitere werden dieser Tage folgen. Sie reagirten schon nicht mehr auf die letzten Injectionen. 1 Fall von Scrophuloderma ist entlassen, 1 Fall von Drüsentuberkulose wird nächster Tage weggehen können. Die Zeit der Beobachtung ist noch kurz, um über Recidive, sowie über die Nothwendigkeit der mechanischen Hülfe bei der Behandlung sich auszusprechen. Jedenfalls ist die Behandlung der Hauttuberkulose mit dem Koch'schen Mittel als eine alle vorherigen weit übertreffende zu bezeichnen, sowohl was die Dauer der Behandlung anlangt, als besonders auch die Schönheit der erzielten Narben.«

Von Neisser in Breslau (S. 421) liegt folgende Äusserung vor: »Soll ich zum Schluss meine Überzeugung, welche ich aus den bisherigen Versuchen über den therapeutischen Erfolg gewonnen habe, aussprechen, so ist derselbe für mich ein ebenso unzweifelhafter, wie der Werth des Koch'schen Mittels in diagnostischer Beziehung. Eine zum Abschluss gebrachte Heilung haben wir bisher bei der Kürze der zur Verfügung stehenden Zeit freilich nicht beobachtet, doch habe ich nach den bisher erzielten Fortschritten keinen Zweifel, dass ein solcher definitiver Erfolg sich erzielen lassen wird. Speciell die Beobachtung der Veränderungen an Lupus der Schleimhaut — bisher einer wirklich radicalen Therapie geradezu unzugänglich — scheint mir ein eclatanter Beweis für diese Anschauung zu sein.

III. Sectionsergebnisse.

Die Berichte aus den 8 pathologisch-anatomischen Instituten enthalten folgende Beobachtungsergebnisse:

Im pathologischen Institut zu Berlin sind während der Berichtszeit 21 Leichen solcher Personen, die mit dem Koch'schen Mittel eingespritzt worden waren, secirt worden. Die Krankheiten, die Anzahl der Einspritzungen, die Menge der Koch'schen Flüssigkeit und die Zeit der letzten Einspritzung bis zum Tode sind aus der nachstehenden Übersicht zu entnehmen.

Haupt-krankheiten	Anzahl der Eingespritzten	Anzahl der Einspritzungen	Menge der Koch'schen Flüssigkeit	Zeit seit der letzten Einspritzung bis zum Tode
1. Phthisis ulcerosa . und cavernosa. (16 Fälle).	1	10	0,287	nicht angegeben.
	2	je 7	0,05 — 0,098	5 Tg. — 13 Tg.
	2	je 6	0,120 — 0,21	nicht angegeben — 4 Wochen.
	2	je 5	0,03 — 0,015	14 Tg. — 10 Tg.
	2	je 4	0,015 und nicht angegeben	nicht angegeben.
	1	3	nicht angegeben	1½ Wochen.
	2	je 2	0,005 — 0,004	8 Tg. — 3 Tg.
	1	1	0,002	nicht angegeben.
	3	nicht angegeben	0,038. 0,045. 0,0154	nicht angegeben.
2. Arachnitis tuberculosa.	1	3	0,002	16 Stunden.
3. Tubercula caseosa solitaria cerebri et cerebelli.	1	nicht angegeben	0,012	nicht angegeben.
4. Phthisis pulm. incipiens, carcinoma pancreatis.	1	1	0,001	5 Tage.
5. Empyem.	1	2	0,00125	5 Tage.
6. Anaemia perniciosa, Pleuritis tuberculosa.	1	3	0,004	11 Tage.

»In Bezug auf die Wirkung des Mitttels«, sagt R. Virchow
(S. 264), »kann Folgendes angegeben werden:

1. Eine Einwirkung auf die Tuberkelbacillen ist nicht bemerkt
worden. Ein gelegentlich beobachteter körniger Zerfall der letzteren
ging nicht über die auch sonst vorkommenden Veränderungen hinaus.

2. Eine Einwirkung auf die eigentlichen Tuberkel ist nur in
geringem Masse nachweisbar gewesen. Die Elemente der submiliaren
Tuberkel der serösen Häute und der Pia mater erschienen ganz intact; an den Lebertuberkeln sah man zuweilen centrale Fettmetamorphose, jedoch nicht stärker, wie sie auch sonst vorkommt. Auch
die grossen Solitärtuberkeln des Gehirns liessen keine nennenswerthe
Einwirkung erkennen. Dagegen schien es, dass die Tuberkeln der
Schleimhäute, namentlich im Schlunde und in den Respirationswegen,
einem stärkeren Zerfall unterliegen und früher zur Bildung von Geschwüren führen. Auch an grösseren Tuberkeln der Pleura habe
ich einen ausgedehnteren Rückbildungsprocess wahrnehmen zu können
geglaubt. Eine mehrfach beobachtete Anhäufung farbloser Blutkörperchen im Umfange und selbst im Innern der Tuberkeln dürfte mit
späteren Zerfallsvorgängen in Verbindung zu bringen sein.

3. In weit höherem Masse schienen die in der Nähe von Tuberkeln
gelegenen Gewebe, insbesondere die jungen Granulationsgewebe älterer
Geschwürsflächen, zum Theil auch ältere fibröse Neubildungen, einer
Mortification zu unterliegen. Eine daraus folgende Gefahr ist die
stärkere Vergrösserung von Lungenhöhlen und die Perforation von
Darmgeschwüren. Andererseits darf als ein Vortheil, dessen Grösse
freilich auf blos anatomischem Wege schwer zu bestimmen ist, die
ausgedehntere Reinigung der Geschwürsflächen bezeichnet werden.

4. Heilungsvorgänge, selbst Narbenbildung sind im Kehlkopf
und Darm beobachtet worden, jedoch ohne definitives Ergebniss, da
neue Eruptionen neben den Narben auftraten. Bestimmte Resorptionsvorgänge sind nicht erkannt worden, indess wurde mehrfach Fettmetamorphose bei katarrhalischer Hepatisation der Lunge aufgefunden.

5. Als weitere gefährliche Folgen der Injection sind beobachtet
worden:

   a) sehr starke fluxionäre Hyperämie mit Ödem,
   b) hämorrhagische Vorgänge,
   c) starke entzündliche Processe, theils exsudativer, theils infiltrativer, theils proliferirender Art. Unter diesen sind
   namentlich die secundären Entzündungen der Lungen zu
   bezeichnen, welche sich bei 12 Fällen unter 16 fanden,
   d) secundäre Eruptionen neuer miliarer und submiliarer
   Tuberkel, welche sich gerade bei solchen Personen fanden,
   die längere Zeit hindurch gespritzt worden waren.«

Koester in Bonn (S. 342) hat untersucht bezw. secirt:

1. Gehirn eines 2 Jahre alten Mädchens, das poliklinisch wegen
tuberkulöser Meningitis 1 Injection erhalten hat.

2. Leiche eines 45 jährigen Mannes, der wegen vorgeschrittener Tuberkulose der Lungen nur einige schwache Einspritzungen, die letzte 5 Tage vor dem Tode, erhalten hat.

3. Leiche eines 9 Jahre alten Mädchens, das in der Klinik für Hautkrankheiten gestorben ist.

4. Leiche eines 70 jährigen Mannes, der eine Injection wegen Tuberkulose des rechten Ellbogengelenks und der Hoden erhalten hatte.

5. Tuberkulose des Hodens eines Mannes, dem zwei Injectionen ohne Reactionserscheinungen gemacht waren.

6. Tuberkulose des Hodens eines 20 jährigen Patienten, der 3 Wochen hindurch fast täglich Injectionen, steigend bis zu 0,02 g, und in den letzten 8 Tagen keine Injection erhalten hatte.

7. Kniegelenk, bei einer 23 jährigen Frau durch Resection entfernt.

8. Tuberkulöses Kniegelenk an einem 19 jährigen Patienten resecirt.

Die Untersuchungen mussten, wie sich aus dem Datum der eingegangenen Objecte ergiebt, zu rasch ausgeführt werden, als dass er die Ergebnisse derselben für bindende erachten könnte.

In dem pathologischen Institut zu Breslau sind 2 Personen zur Obduction gekommen. Eine 38 jährige Frau, im vorgerücktesten Stadium der Schwindsucht, hatte innerhalb der letzten 6 Tage vor dem Tode 5 Einspritzungen erhalten. Das aufgetretene Ödema pulmonum und eine nicht geringe Zahl von Blutergüssen in den gleichen Gewebsbezirken glaubt Ponfick (S. 447) nicht in einen directen ursprünglichen Zusammenhang mit den Einspritzungen bringen zu müssen, weil verbreitetes Emphysem der Lungen (soweit noch von der phthisischen Verdichtung verschont) und eine starke Herzerweiterung nachgewiesen worden waren.

Im zweiten Falle handelte es sich um einen 41 jährigen Schlosser, dessen altes Lungenleiden seiner Zeit offenbar in hohem Masse ausgeheilt war. Den Mittelpunkt des neuerlichen, letal endigenden Leidens bildete ein mässiger Flüssigkeitserguss in den rechten Brustfellsack, welcher aus theils serösen, theils blutigen Ausschwitzungsproducten bestand und seinen Ursprung in einer äusserst ausgedehnten Entwickelung kleiner Tuberkel auf dem Lungen- und Brustfell fand. Für die Vermuthung, dass eine Zunahme der Ansammlung unter dem Einflusse des Koch'schen Mittels stattgefunden habe, ist indess ein bestimmter Anhalt nach den Angaben der Krankengeschichte für eine derartige Unterstellung nicht vorhanden.

Orth in Göttingen (S. 494) hat den abgestossenen Schorf einer lupösen Nase untersucht und einen Befund festgestellt, der an das fächerige Aussehen einer Pockenpustel erinnert. Nach seiner Meinung lässt dieser Befund keinen Zweifel darüber, dass in Folge der Injection des Koch'schen Mittels eine heftige exsudative Entzündung mit Auswanderung der Leucocyten entstanden war.

Von dem Kniegelenk eines 21 jährigen Dienstknechtes, dem 2 Einspritzungen von je 0,01 g des Koch'schen Mittels, zuletzt 3 Tage vor der Resection desselben gemacht waren, kam ein Stück der Gelenkhaut, nachdem es schon in Alkohol gelegen hatte, zur Untersuchung.

Zeichen einer reactiven Exsudation in der Umgebung des tuberkulösen Granulationsgewebes konnte Orth nicht feststellen.

Zur Section aus den Kliniken in Göttingen kam nur ein Fall, ein Arbeiter von 22 Jahren, der 2 Injectionen von 0,001 und 0,0015 g, die letzte 3 Tage vor seinem Tode erhalten hatte. Es fand sich eine höchst ausgedehnte ulceröse Lungen-, Luftröhren-, Kehlkopf-, Rachen-, Darm- u. s. w. Phthise nebst einer amyloiden Entartung der Lymphknötchen der Milz.

Trotz einer auffällig saftreichen Beschaffenheit und eines eigenthümlichen, wie gallertartigen Aussehens der geschwürigen Partien der Respirationswege und der bronchialen u. s. w. Lymphdrüsen hält sich Orth doch nicht für berechtigt, darin etwa eine Wirkung des Koch'schen Mittels zu sehen, da er ähnliche Befunde auch früher schon gemacht habe.

Aus auswärtigen Krankenhäusern wurden ferner dem Berichterstatter die wichtigsten Organe von drei Leichen zur Verfügung gestellt.

Das Untersuchungsergebniss derselben veranlasst ihn zu dem Rathe, dass man gerade bei Kindern, bei welchen ganz besonders häufig die Verhältnisse für die Entstehung einer acuten disseminirten Miliartuberkulose günstig zu sein pflegen, in der Anwendung des Koch'schen Mittels die äusserste Vorsicht walten lassen müsse (S. 500).

Ackermann in Halle (S. 590) theilt mit die Ergebnisse von 4 Sectionen, den mikroskopischen Untersuchungen aus diesen 4 Fällen und den mikroskopischen Untersuchungen an einem lupös erkrankten Stücke der Gesichtshaut von einer mit dem Koch'schen Mittel behandelten Person.

Aus seinen Mittheilungen leitet er nachstehende Schlussfolgerungen her:

»1. Durch das Koch'sche Mittel wird in der unmittelbaren Nachbarschaft tuberkulöser Neubildungen ein mit Hyperämie und Hämorrhagie verbundener Entzündungsprocefs hervorgerufen.

2. Derselbe besteht der Hauptsache nach in einem Austritt von Leucocyten aus den stärker mit Blut gefüllten Gefässen bei gleichzeitiger bald geringerer, bald stärkerer Entwickelung eines serösen oder serösfibrinösen Exsudats.

3. Das Exsudat kann wenigstens beim Lupus auch eine eiterartige Beschaffenheit annehmen.

4. Das Exsudat kann zu einer Nekrose in der Umgebung des Tuberkels führen.

5. Es dringt, wenigstens beim Lupus, auch in das Innere des Tuberkels ein und kann auch in ihm eine Zerstörung seiner Bestandtheile herbeiführen.

6. Eine primäre, unmittelbar durch die Wirkung des Mittels auf den Tuberkel erzeugte Nekrose desselben scheint nicht vorzukommen. Vielmehr treten mikroskopisch wahrnehmbare Veränderungen zuerst in der Umgebung des Tuberkels und dann erst in seinem Innern auf.

7. Die localen Reactionen scheinen nach der Anwendung des Mittels bei verschiedenen Personen in verschiedener Stärke aufzutreten, ja zuweilen ganz auszubleiben.

8. Die punktirten Hämorrhagien oder mehr diffusen hyperämisch-hämorrhagischen Röthungen der Pleura (Fall 1, 2, 4), die dunkel-bläulichrothen ödematösen Hepatisationen (Fall 1, 2), die tuberkulöse Darmperforation (Fall 1), die starke Schwellung einzelner retroperitonäaler Lymphdrüsen (Fall 1), die Anhäufung miliarer Tuberkeln in der Pia cerebri, den Nieren, der Leber und dem Kehlkopf (Fall 3) und die aus einem Zweige der Lungenarterie in eine Caverne erfolgte Blutung (Fall 4) kommen auch ohne voraufgegangene Injectionen des Koch-schen Mittels vor und würden als deren Folgen nur anzusehen sein, wenn sie in einer unverhältnissmässig grossen Zahl von mit Injectionen behandelten Fällen zur Beobachtung gelangen sollten.«

In Kiel sind 11 Fälle, welche mit Koch'schen Einspritzungen behandelt waren, zur Section gekommen. »Davon waren 3 nicht tuberkulös, hatten auch keine typischen Reactionserscheinungen gezeigt«, berichtet Heller (S. 771):

»Die übrigen 8 Fälle sind trotz der Mannigfaltigkeit derselben für ein einigermassen abschliessendes Urtheil über den Werth einer Behandlungsmethode bei einer Krankheit, welche sich in der Regel über Monate und Jahre oft mit längeren, zur Besserung neigenden Unterbrechungen hinzieht, nicht genügend.

Von vornherein ist hervorzuheben, dass von den 8 Tuberkulösen in keinem Falle als letzte Todesursache Befunde festgestellt worden, welche nicht auch bei nicht mit Koch'schen Einspritzungen Behandelten gefunden zu werden pflegen. Bei den meisten waren derartig vorgeschrittene Veränderungen vorhanden, wie sie auch sonst zum Tode zu führen pflegen, namentlich in 3 Fällen sehr starke amyloide Entartung sehr zahlreicher Organe.«

Aus Königsberg berichtet Neumann (S. 683): »Zur Section gelangten 4 Fälle, in denen das Verfahren nach Koch angewandt worden war; 3 derselben betrafen erwachsene, mit vorgeschrittenerer tuberkulöser Lungenschwindsucht behaftete Individuen, ein vierter, ein Kind mit Tuberkulose der Gehirnhäute.

Das Ergebniss dieser spärlichen und unvollständigen Beobachtungen lässt sich dahin zusammenfassen, dass es nicht gelungen ist, eine heilende oder die Heilung einleitende Einwirkung des Koch'schen Mittels zu constatiren, da der anatomische Befund überall die Charaktere eines in progressiver Ausbreitung befindlichen Processes an sich trug; die in Fall III erwähnten kleinen narbigen Stellen auf den Peyerschen Plaques des Darms schienen wenigstens älteren Datums zu sein und dürften schwerlich in ihrer Entstehung auf die Injectionen zurückzuführen sein. Dagegen erscheint es nicht unwahrscheinlich, dass letztere die mittelbare oder unmittelbare Veranlassung für das Auftreten der in Fall II und III aufgefundenen hämorrhagischen Zustände des tuberkulös afficirten Darms gewesen sind, da es sich hier um eine der Darmtuberkulose für gewöhnlich nicht zukommende Erscheinung handelt.

Die mikroskopische Untersuchung der Leichenpräparate, soweit eine solche bisher ausgeführt werden konnte, ergab durchweg die bekannten tuberkulösen Gewebsveränderungen und auch wohlerhaltene Tuberkelbacillen.«

Marchand in Marburg (S. 755) berichtet über 2 Sectionen tuberkulöser Personen, welchen das Koch'sche Mittel eingespritzt war, und über die Untersuchung von 8 tuberkulösen Gewebstheilen aus Gelenken und Abscesshöhlen, welche nach vorhergegangener Behandlung mit Koch'schen Injectionen auf operativem Wege entfernt wurden. Die Sectionsergebnisse veranlassen ihn zu keinem zweifellosen Schluss auf die Wirkung der vorhergegangenen Injectionen, aber von den Präparaten zeigten einige ein sehr eigenthümliches und charakteristisches Verhalten, welches wohl mit der Wirkung des Koch'schen Mittels in Verbindung zu bringen sein dürfte.

IV. Erfahrungssätze.

1. Ansichten über Indication.

Leyden in Berlin (S. 7): »Die Anwendung des Koch'schen Mittels ist unter den vom Entdecker angegebenen Kautelen in der Regel ohne Gefahr, doch scheint es, dass trotz aller Vorsicht Unglücksfälle vorgekommen sind und vorkommen können. Jedenfalls ist die Behandlung keine indifferente, sondern ein ganz bedeutender Eingriff, welcher häufig mit Verschlimmerung des Allgemeinbefindens, Consumtion der Kräfte und nicht selten mit lokaler Exacerbation des Processes verbunden ist. Ob von den letzten Exacerbationen allemal mit Sicherheit gesagt werden kann, dass sie wieder ohne Nachtheil rückgängig werden, ist noch nicht zu entscheiden. Ferner ist noch nicht zu entscheiden, ob das Mittel anderweitige Schädlichkeiten, wie etwa neue Infectionen, erhebliche Schmelzung und Cavernenbildung herbeiführen oder gar Keime von Bacillen gelegentlich in den bisher davon freien Körper einführen kann. So lange wir weder die chemische Beschaffenheit, noch die Art der Zubereitung kennen, ist ein Urtheil über so wichtige Fragen gar nicht zu formuliren.«

Gerhardt in Berlin (S. 68): »Nur Anfangsformen mit geringem Fieber und sehr chronisch verlaufende Fälle im zweiten Stadium sollten der Behandlung mit diesem Mittel unterstellt werden. Sorgfältige Brustuntersuchung sollte über die Auswahl entscheiden.«

Fräntzel in Berlin (S. 89): »Gestützt auf die Erfahrung, dass bei weit vorgeschrittener Phthise, wo der Kräfteverfall ein sehr grosser, eine positive Wirkung nicht zu erwarten steht, wandten wir das Mittel später nur bei solchen Kranken an, bei welchen noch ein verhältnissmässig guter Kräftezustand da war, und zwar wurde auf dieses Moment mehr Gewicht gelegt, als auf die Ausbreitung des Processes selbst.«

Senator in Berlin (S. 128): »Nur solche Personen wurden (in der Poliklinik) angenommen, welche hinreichend kräftig und nicht allzu schlecht genährt waren, keine Colliquativerscheinungen und kein oder nur sehr geringes Fieber hatten. Kehlkopfkranke wurden ganz ausgeschlossen. Die Patienten mussten sich verpflichten, für die Dauer der Behandlung jede ausserhalb ihrer Wohnung auszuübende Berufsthätigkeit aufzugeben und sich an den Tagen der zu erwartenden Reaction ganz zu Hause zu halten.«

Ebstein in Göttingen (S. 480): »Man darf bei der Behandlung der Tuberkulose mit dem Koch'schen Mittel nur mit der allergrössten Vorsicht vorgehen, weil die Anwendung desselben mancherlei schwere Gefahren für die Kranken hat, welche sich in keinem Falle sicher voraussehen lassen.«

2. Ansichten über Contra-Indication.

Gerhardt in Berlin (S. 69): »Andauernd Fiebernde haben schlechte Aussicht auf Erfolg. Kranke, die, vorher fieberlos, nach der Einspritzung eine Reihe von Tagen hindurch fiebern, haben gleichfalls schlechte Aussichten.

Häufiges Erbrechen, längere Appetitlosigkeit, dauernde Gewichtsabnahme, Herzschwäche, Eintritt grosser Mattigkeit erfordert Aussetzen der Einspritzungen, mindestens Herabsetzung der Dose.

Ausgesprochene Darmtuberkulose mindert die Aussicht auf Erfolg.«

Ebstein in Göttingen (S. 451) sieht als absolute Contra-Indicationen in dieser Richtung an: »1. Darmgeschwüre, welche sich vor kurzem durch Darmblutungen manifestiren; 2. diejenigen Fälle von Tuberkulose, bei welchen durch constante Schmerzhaftigkeit, bezw. bei Druckempfindlichkeit circumscripte Stellen des Bauches auf die Anwesenheit von umschriebenen Peritonitiden in Folge von tiefgehenden Ulcerationen des Darms mit Wahrscheinlichkeit geschlossen werden muss; 3. colliquative Durchfälle, wie sie besonders vergesellschaftet mit Febr. hectica auftreten; 4. die Anwesenheit von tuberkulöser Peritonitis mit flüssigem Exsudat, bei welcher ich der Laparatomie den Vorzug gebe; 5. von vornherein aber glaubten wir schwindsüchtige Schwangere von der Behandlung mit dem Koch'schen Mittel ganz fern halten zu sollen (S. 450).«

Mosler in Greifswald (S. 515): »Eine Gefährdung des Lebens wie überhaupt bedrohliche Erscheinungen haben bei genauer Individualisirung durchweg gefehlt. Allerdings haben wir auch unter den vorgeschrittenen Fällen nicht derartige der Behandlung unterzogen, in denen nachweisbare schwere Erkrankungen anderer Organe als der Lunge vorlagen. Wir haben es vermieden bei Schwangeren, bei Patienten mit starker Darm- oder Meningealtuberkulose, bei frischer Hämoptoë, bei amyloider Entartung der Unterleibsorgane.«

Fräntzel in Berlin (S. 89): »Hohe Morgen- und Abendtemperaturen boten keine Contra-Indication, wohl aber Hämoptoë, weil diese an und für sich schon manchmal tödtlich verläuft, und man den Vorwurf, dass der Injicirte in Folge der Behandlung gestorben sei, nicht direct abwehren, und weil durch die Reactionsvorgänge in den Lungen eine geringe Hämoptoë möglicherweise zu einer tödtlichen werden kann.«

v. Bergmann in Berlin (S. 251): »Ich halte die Anwendung des Koch'schen Mittels bei Kindern unter 10 Jahren für sehr gefährlich. Es treten auf der Höhe der Reaction allerdings nur selten gefahrdrohende Erscheinungen, wie Delirien, Sopor und Collaps ein, aber es entwickelt sich im Laufe der Zeit eine bedenkliche Anämie, von der sich noch keines der von uns in ·Behandlung genommenen Kinder erholt hat.«

Henoch in Berlin (S. 204): »Dieser Fall enthält daher für uns die Lehre, überall, wo es sich um eine Tuberkulose im Innern der

allseitig geschlossenen Schädelhöhle handelt, von den Koch'schen Injectionen gänzlich abzusehen. So hoffnungslos die Fälle an und
für sich auch sind, hat der Arzt doch nicht das Recht, ein Mittel
anzuwenden, welches eine Verkürzung des Lebens fast in sichere
Aussicht stellt.«

P. Guttmann in Berlin (S. 801): »Als zeitliche Contra-Indicationen gegen die Anwendung des Koch'schen Mittels bei Lungentuberkulose haben wir stattgehabte Haemoptysis, als dauernde Contra-Indicationen Herzaffectionen und hoch fieberhaften Verlauf betrachtet; auch
bei diabetischer Phthise wird man nach unseren Erfahrungen von
der Anwendung des Koch'schen Mittels absehen müssen.«

Sonnenburg in Berlin (S. 840): »Alle Schwerkranken, bei
denen die Tuberkulose bereits hochgradige Zerstörungen hervorgerufen
hat, sind von der Behandlung auszuschliessen.«

3. Ansichten über Zeichen einer günstigen Einwirkung (Prognose).

Gerhardt in Berlin (S. 69): »Können hohe Dosen (0,05—0,1)
ohne erhebliche Störungen erreicht werden, so tritt Besserung ein.

Gewichtszunahme und Verschwinden der Bacillen aus dem Auswurfe sind die werthvollsten Zeichen günstiger Wirkung.

Beginnende Kehlkopferkrankung bietet bessere Aussichten als
beginnende Lungenerkrankung.«

P. Guttmann in Berlin (S. 803): »Ein dritter Factor für die
Annahme einer Besserung der Lungentuberkulose ist das Aufhören der
Fieberreaction bei Dosen von 1 dcg, die etwa alle 8 Tage gegeben
worden. Die Nichtreaction ist eben nach unseren bisherigen Vorstellungen ein Beweis, dass, zunächst wenigstens, reactionsfähiges
tuberkulöses Gewebe nicht vorhanden ist. Ein solches kann sich
allerdings, so lange der tuberkulöse Process fortbesteht, wieder ansammeln, und man kann nach den bisherigen Erfahrungen erwarten,
dass nach etwa 10—12 Tagen wieder eine mässige Reaction auf
1 dcg eintritt.«

4. Andere Erfahrungssätze.

R. Köhler und Westphal in Berlin (S. 182): »Das von
Koch gegen Tuberkulose empfohlene Mittel bleibt auf chirurgische
Erkrankungen nicht tuberkulöser Natur nach unseren Erfahrungen ohne
jeden Einfluss. Eine schädliche Einwirkung auf nicht Tuberkulöse
wurde nicht beobachtet.«

Gerhardt (S. 69): »Bei Lungen- und Kehlkopfskranken sollte die
erstmalige Einspritzung nicht mehr als 0,002 betragen, als Reagens 0,005.
Kehlkopfverengung, Neigung zum Blutspeien, Neigung zu entzündlichen Brustkrankheiten sollte Grund sein, die Anfangsmenge auf
0,0005 bis 0,001 herabzusetzen.«

P. Guttmann (S. 798): »Es war in der bisherigen Darlegung
die Reaction des Koch'schen Mittels auf Tuberkulose hervorgehoben.

Obwohl es nach den Koch'schen Mittheilungen an sich schon selbstverständlich ist, so muss doch gegenüber einzelnen Beobachtungen, dass auch bei nicht tuberkulösen Erkrankungen hier und da fieberhafte Reaction beobachtet worden sei, folgender Punkt festgehalten werden: auf eine Dosis von 3 mg reagirt kein anderer Kranker, wohl aber fast jeder Tuberkulöser. In nur vereinzelten Ausnahmen bedarf es einer stärkeren Dosis, um bei Tuberkulose Reaction zu erzielen. In höheren Dosen, und zwar von 1 cg an, kann jeder Kranke mit Fieber bis auf 38° oder wenig darüber reagiren, ebenso wie jeder Gesunde.«

Bardeleben und A. Köhler (S. 137): »Ein Punkt, auf den von vornherein geachtet wurde, und auf den nach Allem, was wir gelesen haben, noch nicht genügend aufmerksam gemacht wird, ist die gleichzeitige Weiterbehandlung in chirurgischem Sinne. Das Gelenk z. B., auf welches die Injectionen wirken sollen, wird zweifellos von denselben besser beeinflusst, wenn wir es unter die auch sonst günstigen Bedingungen, z. B. durch Ruhigstellung und Distraction, bringen. Wir können es vorläufig nur behaupten, dass auch die Combination der Koch'schen Behandlung mit chirurgischen Eingriffen eine viel häufigere sein wird, sobald die nöthigen Erfahrungen über allgemeine und locale Wirkung der Injectionen genauer, vollständiger geworden und allgemeiner bekannt sind.«

Trendelenburg (S. 316): »Vielleicht werden die Koch'schen Injectionen dazu dienen können, die Gelenke für die mechanische Ausräumung des tuberkulös inficirten Gewebes durch Arthrotomie und Auswaschung, und Arthrektomie oder vollständige Gelenkresection geeigneter zu machen und vorzubereiten.«

Mikulicz (S. 389): »Bei der Frage, ob man während der Koch-schen Behandlung operativ eingreifen soll oder nicht, muss man bedenken, dass der Heilungsmodus bei diesem Verfahren nicht immer derselbe ist. Ich glaube, dass wir hier, wenigstens klinisch, 2 verschiedene Vorgänge unterscheiden müssen:

In dem einen Falle tritt Erweichung und Nekrotisirung der tuberkulösen Granulationen ein. Sie bleiben als ganz oder halb abgestorbene Massen in den Geweben liegen. Hier muss der Chirurg eingreifen, um diese immer noch infectiösen Gewebe fortzuschaffen.

In dem anderen Falle tritt eine entzündliche Schwellung im tuberkulösen Gewebe und seiner Umgebung auf. Derselben folgt eine Resorption und ein allmählicher Schwund der tuberkulösen Granulationen (vielleicht in ähnlicher Weise wie bei gummösen Processen). — Ein operativer Eingriff wäre hier selbstverständlich überflüssig, wenn die weitere Erfahrung lehren sollte, dass eine derartige Resorption vollständig und ohne Schaden eintritt.

Diese Anschauung, welche ich mir vorläufig gebildet habe, möchte ich als eine durchaus hypothetische betrachten, da sie sich ja auf eine relativ geringe Beobachtungszeit stützt. Ich wollte sie aber doch aussprechen, weil sie vielleicht einen brauchbaren Gesichtspunkt für weitere Beobachtungen abgiebt.«

Neisser (S. 420): »Es wird also zu der alten Chirurgenregel, in zweifelhaften Fällen nie eingreifende Zungen- und ähnliche Operation ohne voraufgegangene antisyphilitische Kur vorzunehmen, nun die hinzutreten, auch die Koch'schen Injectionen nie unversucht zu lassen.«

von Bramann (S. 564): »Das Mittel erfordert bei seiner Anwendung grosse Vorsicht, weil die Intensität seiner Wirkung nicht vorherzusehen ist.

Die Einwirkung der Koch'schen Lymphe auf tuberkulöse Gewebe ist unabhängig und unbeeinflusst von einer zuvor bereits stattgehabten andersartigen Behandlung; nur die In- und Extensität der Reaction scheint ein wenig zu differiren.«

von Esmarch (S. 613): »Das Mittel wirkt wie ein sehr intensives Gift, das gelegentlich beängstigende und sogar lebensgefährliche Erscheinungen hervorruft. Am meisten trat dies hervor bei unserem Fall 4, der in der höchsten Lebensgefahr schwebte. Weniger kritisch aber immer noch bedrohlich genug reagirten die Fälle 2, 7 und 23. Von grösster Wichtigkeit ist deshalb die Dosirung. Aber die Schwierigkeiten einer zweckmässigen Dosirung sind sehr grosse, da dieselbe nicht, wie bei anderen Mitteln, von im Ganzen und Grossen bekannten Factoren — Körpergewicht, Kräftezustand etc. — abhängt, sondern von der Menge und der Zugänglichkeit des tuberkulösen Gewebes, dessen Bestimmung wir nicht in der Hand haben, und vor allem in der gleichzeitigen Erkrankung edler Organe, namentlich der Lunge, die häufig unseren genauesten Untersuchungen entgeht.

Die Schwierigkeit der Dosirung wächst dadurch, dass häufig das Mittel anfangs sehr wenig wirkt, bei späteren Injectionen sich den Weg zu den erkrankten Stellen bahnt und dann plötzlich zu nicht vorherzusehenden Reactionen führt.

Obwohl deshalb bei rein chirurgischen Tuberkulosen mittlere Dosen von Anfang an die zweckmässigsten sind, gebietet es die Vorsicht, mit kleinen Dosen als Probe-Injectionen zu beginnen, weil Complicationen mit »inneren« Tuberkulosen nie ausgeschlossen sind.

Besonders aber sind da kleine Anfangsdosen geboten, wo man diese Complication bereits festgestellt oder vermuthet hat. Wir haben deshalb die dreisten Dosen, mit denen wir anfangs mit besten Erfolgen begannen, in der letzten Zeit sehr herabgemindert, beginnen mit einer Probe-Injection von 0,002 und steigern die Dosis allmählich.«

Schreiber (S. 658): »Normale Neugeborene gesunder Mütter zeigen nach Injectionen von 1 Decimilligramm bis zu 7 Milligramm (5 Centigramm in einmaliger Injectionsdosis! Anmerkung des Berichterstatters während der Correctur.) Koch'scher Flüssigkeit keine Veränderungen ihres Gesammtzustandes und keine Erhöhung der Körpertemperatur, welche als Reaction zu betrachten wäre.«

V. Statistische Gesammtübersicht.

(Hierzu Tabellen 13 und 14.)

Stellt man die statistischen Angaben der Berichterstatter nach ihrer Beurtheilung der Krankheitsfälle in Bezug auf die Wirkung des Koch'schen Mittels ohne Rücksicht darauf, ob die Kranken entlassen oder noch in Behandlung geblieben sind, zusammen, so erhält man folgende Gesammtübersicht. (S. Tabellen auf S. 904 und 905.)

Dieselbe ist getrennt hergestellt für die Tuberkulose innerer Organe und der äusserlich auftretenden Tuberkulose.

Demnach sind von den 2172 mit dem Koch'schen Mittel injicirten und durch Tabelle 1 auf S. 844 nachgewiesenen Personen rund 1700 in Behandlung genommen worden; davon haben 932 an Tuberkulose der Lungen, rund 120 an Tuberkulose anderer innerer Organe und rund 700 an äusserlich auftretender Tuberkulose gelitten.

Will man zwischen den in den Tabellen aufgeführten Behandlungsergebnissen mit dem Koch'schen Mittel und den Ergebnissen der Behandlung von Tuberkulose mit anderen Mitteln eine Vergleichung anstellen, so muss man sich gegenwärtig halten, dass die vorstehende Statistik sich auf einen Zeitraum von nur zwei Monaten bezieht, währeud Angaben über das Ergebniss anderer Tuberkulosenbehandlung einen bedeutend längeren Zeitraum, in der Regel mindestens ein Jahr umfassen. Um für eine Vergleichung mit einer solchen anderen Statistik die Relativzahlen (Procente) zu berechnen, ist es erforderlich, die hier mitgetheilten Zahlen, welche die Beurtheilung der Berichterstatter über die Wirksamkeit des Koch'schen Heilmittels darstellen, mindestens mit sechs zu multipliciren.

Statistische Angaben über die Wirksamkeit des Koch'schen Heilmittels gegen Tuberkulose innerer Organe.

Tabelle 13. Krankheiten	Anzahl der Behandelten	Davon				
		geheilt	wesentlich gebessert	gebessert	ungebessert	Gestorben
I. Lungentuberkulose.						
1. Beginnende Phthisis pulm.	242	9	72	59	93	—
Davon:						
a. mit Kehlkopftuberkulose.	30	—	10	6	13	—
b. mit Tuberkulose anderer innerer Organe	7	—	1	2	4	—
c. mit anderen Krankheiten.	8	—	—	1	6	—
2. Mässig vorgeschrittene Phthisis pulmonum	444	1	68	68	278	6
Davon:						
a. mit Kehlkopftuberkulose.	85	1	10	11	37	2
b. mit Tuberkulose anderer innerer Organe	15	—	1	4	5	2
c. mit anderen Krankheiten	14	—	—	—	7	2
3. Sehr vorgeschrittene Phthisis pulm. (cavernosa)	246	—	7	31	162	30
Davon:						
a. mit Kehlkopftuberkulose.	60	—	1	4	45	5
b. mit Tuberkulose anderer innerer Organe	24	—	1	2	17	1
c. mit anderen Krankheiten	16	—	—	1	7	5
I. Lungentuberkulose überhaupt	932	10	147	158	533	36
Davon:						
a. mit Kehlkopftuberkulose.	175	1	21	21	95	7
b. mit Tuberkulose anderer innerer Organe	46	—	3	8	26	3
c. mit anderen Krankheiten	38	—	—	2	20	7
II. Kehlkopftuberkulose[1]	63	1	18	23	15	4
Davon mit Tuberkulose der Lungen	45	—	16	13	12	4
III. Pleuritis	13	1	—	3	9	—
IV. Perniciöse Anämie	1	—	—	—	—	1
V. Meningitis tuberculosa	4	—	—	1	1	2
VI. Bauchfelltuberkulose	14	1	3	3	4	2
VII. Darmtuberkulose	1	—	1	—	—	—
VIII. Nierentuberkulose	4	—	—	—	4	—
IX. Harnröhre- und Blasentuberkulose	10	—	—	4	5	1
X. Hodentuberkulose	18	—	2	2	14	—
XI. Pyosalpinx tuberc. duplex und Phthisis pulm. incip.	1	—	—	—	1	—
Zusammen ...	1 061[1]	13	171	194	586	46

[1] Die Differenzen bei der Zusammenrechnung der Zahlen für den Ausgang der Behandlung sind dadurch zu erklären, dass einige Berichterstatter über den Ausgang Angaben nicht gemacht haben.

Statistische Angaben über die Wirksamkeit des Koch'schen Heilmittels gegen äusserlich auftretende Tuberkulose.

Tabelle 14. Krankheiten	Anzahl der Behandelten	Davon				Gestorben
		geheilt	wesentlich gebessert	gebessert	ungebessert	
I. Lupus	188	5	78	84	21	—
Davon mit Tuberkulose innerer Organe	27	—	5	6	3	—
II. Einfache Knochen- und Gelenktuberkulose	397	9	51	119	211	6
Davon mit Tuberkulose innerer Organe	48	—	1	4	22	1
III. Multiple Knochen- und Gelenktuberkulose............	40	—	3	12	23	2
Davon mit Tuberkulose innerer Organe.......	10	—	—	1	7	2
IV. Tuberkulose der Lymphdrüsen	38	—	9	7	22	—
Davon mit Tuberkulose innerer Organe	8	—	1	—	7	—
V. Tuberkulose der Weichtheile.	8	—	1	4	3	—
VI. Tuberkulose der Narben.....	4	—	—	3	1	—
VII. Scrofuloderma..............	6	1	2	3	—	—
VIII. Lepra	2	—	—	1	1	—
IX. Ulcus rodens	2	—	—	1	1	—
X. Fistula ani tuberculosa......	3	—	1	—	1	1
XI. Tuberkulose der Sehnenscheiden	1	—	1	—	—	—
XII. Scrophulöses Ekzem	1	—	—	1	—	—
XIII. Scrophulöse Hornhautentzündung beider Augen	2	—	2	—	—	—
XIV. Erkrankungen des Gehörorgans...................	16	—	—	2	14	—
Davon mit Lungentuberkul.	7	—	—	1	6	—
Zusammen....	708	15	148	237	298	9

BERLIN. GEDRUCKT IN DER REICHSDRUCKEREI.

Berichtigungen.

Seite 68 Zeile 6 von oben lies: probatorisch statt: probaterisch,
- 68 - 7 - - - 22 statt: 12,
- 223 - 21 - - - Blennorrhoe statt: Bleuorrhoe,
- 229 - 26 - unten - Ohrenschmerzen statt: Ohrensausen,
- 230 - 18 - - - leichtem statt: diesem,
- 233 - 28 - - - 3. — 6. Inject. statt: 3. — 5. Inject.,
- 237 - 4 - - - behandelten statt: behandelnden,
- 264 - 9 - - - (No. 1) statt: (No. 11),
- 347 - 12 - oben - Propagation statt: Proporgation,
- 364 - 16 - unten - Synovialkapsel statt: Synoxialkapsel,
- 398 - 22 - oben - Exsudatbildung statt: Exudatbildung,
- 520 - 23 - - - Lungenechinococcen statt Lungenachinococcen,
- 555 - 15 - unten - unbedeutend statt: bedeutend,
- 630 - 8 - oben - obstipum statt: obstitum,
- 630 - 13 - - - Cauda statt: lauda.